Benninghoff

Anatomie

Band 2

Unter Mitarbeit von
K. Akert, P. Böck, E. Braak, H. Braak, J. Brökelmann,
H.-W. Denker, W. Firbas, K. Fleischhauer, W. G. Forssmann,
P. Fritsch, P. Groscurth, D. Grube, H. Gruber, Z. Halata,
A. F. Holstein, P. Kaufmann, W. Kriz, S. Kubik, H. Künzle, R. Mayr,
W. Neuhuber, H. Petsche, G. Rager, H. Wartenberg,
E. van der Zypen

Benninghoff
Anatomie

Makroskopische Anatomie,
Embryologie und Histologie
des Menschen

Band 2
Niere, Reproduktionsorgane, endokrine Drüsen,
Nervensystem, Sinnesorgane, Haut

Herausgegeben von
Detlev Drenckhahn und Wolfgang Zenker

15., völlig neu bearbeitete Auflage
mit 792 größtenteils mehrfarbigen Abbildungen

Urban & Schwarzenberg
München–Wien–Baltimore

Autorenverzeichnis

Herausgeber
Prof. Dr. med. D. Drenckhahn
Anatomisches Institut, Koellikerstr. 6, 97070 Würzburg

Prof. Dr. med. W. Zenker
Anatomisches Institut, Winterthurerstr. 190, CH-8057 Zürich

Autoren dieses Bandes
Prof. Dr. med. K. Akert
Institut für Hirnforschung, August-Forel-Str. 1, CH-8029 Zürich

Prof. Dr. med. P. Böck
Histologisch-Embryologisches Institut, Linke Bahngasse 11, A-1030 Wien

Prof. Dr. med. Eva Braak
Zentrum für Morphologie, Theodor-Stern-Kai 7, 60596 Frankfurt/M.

Prof. Dr. med. H. Braak
Zentrum für Morphologie, Theodor-Stern-Kai 7, 60596 Frankfurt/M.

Prof. Dr. med. J. Brökelmann
Friedensplatz 9, 53111 Bonn

Prof. Dr. med. Dr. rer. nat. H.-W. Denker
Institut für Anatomie, Hufelandstr. 55, 45147 Essen

Prof. Dr. med. W. Firbas
Anatomisches Institut, Währingerstr. 13, A-1090 Wien

Prof. Dr. med. K. Fleischhauer
Anatomisches Institut, Nußallee 10, 53115 Bonn

Prof. Dr. med. Dr. h. c. W. G. Forssmann
Institut für Peptid-Forschung GmbH (IPF), Feodor-Lynen-Str. 31, 30625 Hannover

Prof. Dr. med. P. Fritsch
Univ.-Klinik für Dermatologie u. Venerologie, Anichstr. 35, A-6020 Innsbruck

Prof. Dr. med. P. Groscurth
Anatomisches Institut, Winterthurerstr. 190, CH-8057 Zürich

Prof. Dr. med. D. Grube
Institut für Anatomie, Konstanty-Gutschow-Str. 8, 30625 Hannover

Prof. Dr. med. H. Gruber
Anatomisches Institut, Währingerstr. 13, A-1090 Wien

Prof. Dr. med. Z. Halata
Anatomisches Institut, Abt. für Funktionelle Anatomie, Martinistr. 52, 20251 Hamburg

Prof. Dr. med. A. F. Holstein
Anatomisches Institut, Martinistr. 52, 20251 Hamburg

Prof. Dr. med. P. Kaufmann
Institut f. Anatomie II, Pauwelsstr., 52074 Aachen

Prof. Dr. med. W. Kriz
Anatomisches Institut, Im Neuenheimer Feld 307, 69120 Heidelberg

Prof. Dr. med. St. Kubik
Anatomisches Institut, Winterthurerstr. 190, CH-8057 Zürich

Prof. Dr. med. H. Künzle
Anatomische Anstalt, Pettenkoferstr. 11, 80336 München

Prof. Dr. med. R. Mayr
Anatomisches Institut, Währingerstr. 13, A-1090 Wien

Prof. Dr. med. W. Neuhuber
Anatomisches Institut, Universitätsstr. 19, 91054 Erlangen

Prof. Dr. med. H. Petsche
Institut f. Neurophysiologie, Währingerstr. 17, A-1090 Wien

Prof. Dr. Dr. G. Rager
Institut für Anatomie u. Spez. Embryologie, 1, rue Gockel, CH-1700 Fribourg

Prof. Dr. med. H. Wartenberg
Anatomisches Institut, Nußallee 10, 53115 Bonn

Prof. Dr. med. W. Zenker
(Anschrift siehe unter Herausgeber)

Prof. Dr. med. E. van der Zypen
Anatomisches Institut, Bühlstr. 26, CH-3012 Bern

Lektorat: Dr. D. Schneiderbanger
Redaktion: A. Gattnarzik
Herstellung: R. Hausdorf

Die 13./14. Auflage erschien in drei Bänden, unter dem Titel „Benninghoff, Anatomie. Makroskopische und mikroskopische Anatomie des Menschen"
Die 15. Auflage erscheint in zwei Bänden, unter dem Titel „Benninghoff, Anatomie. Makroskopische Anatomie, Embryologie und Histologie des Menschen"

Benninghoff 1. Auflage 1942. 2. Auflage 1944. 3. Auflage 1948. 4. Auflage 1952
Benninghoff-Goerttler 5. Auflage 1960. 6. Auflage 1962. 7. Auflage 1964. 8. Auflage 1967.
9. Auflage 1971 (ISBN 3-541-00259-X). 10. Auflage 1975 (ISBN 3-541-00250-6). 11. Auflage 1977 (ISBN 3-541-00251-4).
12. Auflage 1979 (ISBN 3-541-00252-2)
13./14. Auflage 1985 (ISBN 3-541-00254-9)

Die Deutsche Bibliothek – CIP-Einheitsaufnahme

Benninghoff, Alfred:
Makroskopische Anatomie, Embryologie und Histologie des Menschen / Benninghoff. Hrsg. von Detlev Drenckhahn und Wolfgang Zenker. – München ; Wien ; Baltimore : Urban und Schwarzenberg.
Früher u. d. T.: Benninghoff, Alfred: Makroskopische und mikroskopische Anatomie des Menschen
Bd. 2. Reproduktionsorgane, endokrine Drüsen, Nervensystem, Sinnesorgane, Haut / unter Mitarb. von K. Akert ... – 15., völlig neubearb. Aufl. – 1993
ISBN 3-541-00255-7

Satz: Kösel, Kempten
Druck und Verarbeitung: Neue Stalling, Oldenburg.
Printed in Germany.

ISBN 3-541-00255-7

Vorwort zum Gesamtwerk

Der neue „Benninghoff" ist das Ergebnis einer durchgreifenden Neubearbeitung und erscheint nunmehr als zweibändiges Werk. Dies wurde durch Straffung und neue Gliederung möglich. Die vorliegende 15. Auflage ist als umfassendes Lehrbuch der *Anatomie,* der *Histologie* und der *Embryologie* konzipiert. Weite Teile des Textes wurden neu geschrieben, zahlreiche neue Abbildungen, Tabellen und Schemata eingebracht, um möglichst viel Anschaulichkeit und Übersicht zu vermitteln. Gleichgeblieben ist das Ziel, das seinem Begründer, A. Benninghoff, von Anfang an vorgeschwebt ist, die Zusammenhänge zwischen Gestalt und Funktion deutlich werden zu lassen und die für den Arzt wichtigen morphologischen Gegebenheiten verständlich darzustellen.

Herausgeber und Autoren sahen sich bei der lehrbuchgerechten Aufarbeitung der rasant wachsenden morphologischen Erkenntnisse in zunehmendem Maße mit Fragen der Gewichtung des Stoffes konfrontiert, wobei eingetretene Veränderungen der wissenschaftlichen Betrachtungsweise ebensowenig außer acht gelassen werden konnten wie der aktuelle Bedarf der modernen Medizin an Anatomie, der heute größer ist denn je. Angesichts der vielen neuen Möglichkeiten, ins Innere des *lebenden* Körpers hineinzusehen, hat die Anatomie bei der Interpretation der Ergebnisse von Computer- und Kernspintomographie, von Ultraschall und Endoskopie, von radiologischen und nuklearmedizinischen Untersuchungsverfahren, aber ebenso bei der Ausführung gezielter therapeutischer Eingriffe an Bedeutung gewonnen. Die *makroskopische Anatomie* muß somit Eckpfeiler der medizinischen Ausbildung bleiben, wie immer man diese strukturieren will. Ähnliches gilt für die *klassische Histologie.* Mehr denn je stützen sich viele Diagnosen auf Biopsien, die heute vielfach auf endoskopischem Wege gewonnen werden. Zur klassischen *Zytologie* gesellen sich laufend neuentwickelte Technologien der Zytochemie und Molekularbiologie. Diese Sparten mit ihren vielen strukturellen Aspekten können in einem modernen Lehrbuch der Anatomie nicht ausgeklammert werden, um so weniger, als mit einem solchen Lehrbuch auch ein Beitrag für die Brückenbildung zwischen naturwissenschaftlichen Grundlagenfächern und klinischer Medizin zu leisten ist. Im Bereich der Zellforschung findet derzeit der größte Erkenntnisgewinn für das Verständnis der Funktionsabläufe und Erkrankungen des Menschen statt. Deshalb sind die „Zellenlehre" und die „Allgemeine Gewebelehre" völlig neu erstellt worden und zahlreiche Aspekte der Zellforschung noch konsequenter als bisher in die speziellen Kapitel der Organlehre eingeflossen.

Wir haben uns sehr darum bemüht, den Rahmen dieses Buches trotz des explosionsartig gewachsenen Wissensstoffes so zu halten, daß es ein *Studentenlehrbuch* bleibt. Dem Studenten, der es erwirbt, soll es auch in der weiteren Ausbildung und für den späteren ärztlichen Alltag Anhaltspunkt und Begleiter bleiben; nicht nur zum Nachschlagen und Rekapitulieren, vielmehr auch zum Eindringen in die Tiefe des Faches. Die Gliederung des Textes in normal- und petit-gedruckte Abschnitte soll eine Orientierungshilfe dafür geben, was man als Grundwissen und was als Zusatzinformation werten kann. Am Schluß der Einzelabschnitte finden sich Hinweise auf weiterführende Literatur.

Das Werk ist für all jene Studenten gedacht, die Freude daran haben, den Lehrstoff der Anatomie nicht ausschließlich prüfungsorientiert als Faktenwissen zu konsumieren, die vielmehr in die Anatomie profund und unter Erfassung interessanter Zusammenhänge eingeführt werden möchten. Wenn es Herausgebern und Autoren gelungen sein sollte, daß viele zukünftige „Benninghoff"-Leser das Lernen der Anatomie nicht nur als unvermeidliche Pflichtübung, sondern auch als Freude empfinden, wenn sich so manche gelegentlich gar ins Staunen über die Konstruktionsprinzipien unseres Körpers versetzen lassen, so erscheint uns unser wichtigstes Ziel erreicht.

Das Buch soll auch den in der Lehre tätigen Mitarbeitern an den Anatomischen Instituten Anregungen vermitteln und all jenen Ärzten, die in Fächern tätig sind, die im besonderen auf Anatomie angewiesen sind, als Nachschlagewerk und für die Fortbildung zur Seite stehen.

Allen an diesem Buch beteiligten Mitautoren sei für die gute Kooperation gedankt. Es liegt uns daran, darauf hinzuweisen, daß in der Frühphase der Planung dieser Auflage auch Professor Kurt Fleischhauer noch dabei war. Angesichts der enormen Inanspruchnahme durch das Rektorat der Bonner Universität ist er aus dem Herausgebergremium ausgeschieden. Ihm sei für seine engagierte Mitarbeit in der Anfangsphase wie auch für die Neubearbeitung einiger von ihm in der Vorauflage verfaßten Kapitel herzlich gedankt.

Die hohen Ansprüche, die mit unserem Unterfangen verbunden waren, konnten nur dank des Verständnisses und der Großzügigkeit des Verlegers, Herrn Dr. Michael Urban, erfüllt werden. Ihm gilt unser besonderer Dank.

Ebenso aber allen seinen an diesem Werk beteiligten Mitarbeitern. Hervorheben möchten wir die ebenso gewissenhafte wie flexible Arbeit des von Frau Dr. Schneiderbanger geleiteten Lektorates, Einsatz und Kompetenz von Herrn A. Gattnarzik, mit dem wir besonders eng zusammengearbeitet haben. Großer Dank gilt auch Herrn P. Mazzetti und Frau R. Hausdorf, die die technische Betreuung des Werkes fachkundig und mit großem Engagement versehen haben.

Detlev Drenckhahn und Wolfgang Zenker

Vorwort zum 2. Band

Der 2. Band der 15. Auflage des Benninghoff-Lehrbuches schließt inhaltlich kontinuierlich an den 1. Band an. Kapitel 13 behandelt das *Harnsystem* und den gesamten *Fortpflanzungsapparat* inklusive Plazenta und Brustdrüsen. Beide Abschnitte wurden auf den neuesten Stand gebracht, auch hinsichtlich der didaktischen Überschaubarkeit gründlich überarbeitet. Das Kapitel Plazenta, in früheren Benninghoff-Auflagen fehlend, wurde völlig neu erstellt.

Die *endokrinen Drüsen,* in den Kapiteln 14 und 15 ebenfalls neu bearbeitet, stellen als Bestandteile unseres Kommunikationssystems den Übergang zum Nervensystem her.

Das Kapitel 16, *Nervensystem, Sinnesorgane und Haut,* entspricht dem Band 3 früherer Auflagen. Angesichts der rasanten wissenschaftlichen Fortschritte wurden die meisten Unterabschnitte dieses Kapitels weitreichend überarbeitet, einige völlig neu geschrieben (11, 16, 17, 18, 24, 29). Entsprechend ihrer ständig zunehmenden Bedeutung für die Klinik wurde auch hier der *makroskopischen Anatomie* gebührend Platz eingeräumt. Einen neuen Akzent erhielten die Blutgefäße des Gehirns und der Orbita, da sie bei den heute angewandten diagnostischen sowie mikrochirurgischen und radiologischen therapeutischen Verfahren an praktischer Bedeutung enorm zugenommen haben.

Den *Leitungsbahnen* im Nervensystem, ihren Verschaltungen und deren funktioneller Interpretation mußte so weit Rechnung getragen werden, daß die Grundlagen der funktionellen Diagnostik der modernen Neurologie und der Neuropathologie verstanden werden können. Hier gibt es viel Neues. Bezüglich des großen, im Tierexperiment gewonnenen neuroanatomischen Wissensgutes waren wir bemüht, in die Darstellung nur solche Befunde einfließen zu lassen, die grundlegende neuroanatomische und neurophysiologische Phänomene beleuchten und nach unserem Ermessen auch für den Menschen relevant sind oder es noch werden können.

Im *Feinbau* wird an die Zell- und Gewebelehre des 1. Bandes angeschlossen. Herausgearbeitet wurden die Besonderheiten des Nervengewebes, um die Grundlagen für das Verständnis für dessen Reaktions- und Regenerationsmöglichkeiten zu vermitteln. Hierbei waren auch Brücken zu Nachbardisziplinen zu bauen. Das letzte Jahrzehnt hat der Neurobiologie viele neue Erkenntnisse beschert, aber eine noch größere Zahl von Fragen aufgeworfen.

Die Herausgabe der Kapitel „Harn- und Geschlechtsorgane“ und „Disseminierte endokrine Drüsen“ wurde tatkräftig von Mitarbeitern der Anatomischen Institute in Marburg und Würzburg unterstützt. Ihr Anteil am Gelingen des Gesamtwerkes ist im Vorwort zum 1. Band gewürdigt.

Bezüglich des Nervensystems sei der engagierten Mithilfe Professor Konrad Akerts – in Rat *und* Tat – gedacht. Der Dank der Herausgeber gilt ferner all jenen, die durch Anfertigung wertvoller Präparate (Dr. B. Szarvas, L. Szaraz, A. Lang, Anatomie Zürich), erstklassiger Fotografien (H. Weber, Zürich) und Zeichnungen zum Gelingen dieses Buchabschnittes beigetragen haben. Die aus der Hand von Frau S. Klebe (Zeichnerin des Verlages) stammenden zahlreichen Neuzeichnungen nach anatomischen Originalpräparaten, wie auch die didaktisch einprägsamen funktionell-anatomischen Schemata stellen eine sehr wertvolle Bereicherung der vorliegenden Neuauflage dar. Herrn Professor Valavanis (Zürich) danken wir für die Bereitstellung neuroradiologischer Bilder. – Ständig begleitet wurde die Arbeit an diesem Buch durch unschätzbare Hilfeleistungen von Frau Dr. Christine Zenker. Sie umfaßten kritische Durchsicht, Reinschrift und Nachkorrektur von Manuskripten bis zur gemeinsamen Durchsicht des Umbruches des gesamten zweiten Bandes.

Detlev Drenckhahn und Wolfgang Zenker

Bemerkung zu den Kapitelverweisen im Text: Beim Verweis auf andere Kapitel wird immer die *vollständige* Kapitelnummer zitiert. Sie kann mit Hilfe des linksseitigen Kolumnentitels (steht jeweils auf der linken Seite ganz oben) aufgefunden werden. So findet man beispielsweise unter dem Verweis „s. Kap. 13.2.2.3“ das Kapitel „Harnblase“.

Bemerkung zu den Hervorhebungen im Text: Fett- und Kursivdruck sind als Lernhilfen gedacht; tragende Begriffe sind fett hervorgehoben. Klinisch relevante Abschnitte sind rot unterlegt. Normal- und Kleindruck heben Grundlagenwissen und Zusatzinformationen voneinander ab.

Zeichnerhinweis

Ulrike Brugger

16.9-15
16.11-9, 16.11-17
16.12-28b, 16.12-36c
16.14-1, 16.14-13, 16.14-17, 16.14-19, 16.14-21, 16.14-25, 16.14-27, 16.14-32, 16.14-33, 16.14-34, 16.14-35, 16.14-36
16.15-7
16.24-37, 16.24-39, 16.24-53, 16.24-56

Sonja Klebe

14.3-5
14.4-3
16.2-13, 16.2-14, 16.2-16, 16.2-19 a–e, 16.2-33, 16.2-40c, 16.2-46
16.5-8, 16.5-9 a, b
16.10-1 – 16.10-3, 16.10-6, 16.10-9 a, b, 16.10-13, 16.10-14, 16.10-16 b, 16.10-18
16.11-2 – 16.11-5, 16.11-8, 16.11-10 a–d, 16.11-13 – 16.11-15
16.13-2, 16.13-6 – 16.13-8, 16.13-16 d, 16.13-17, 16.13-36
16.14-22, 16.14-26, 16.14-28, 16.14-31, 16.14-37, 16.14-50
16.16-1 – 16.16-4, 16.16-6 – 16.16-13, 16.16-15 – 16.16-21
16.17-2 – 16.17-7
16.20-3, 16.20-5 – 16.20-8
16.22-1, 16.22-3 – 16.22-9, 16.22-14, 16.22-16 – 16.22-19
16.24-2, 16.24-3, 16.24-8, 16.24-9, 16.24-13 a–c, 16.24-16, 16.24-17, 16.24-19, 16.24-20, 16.24-23, 16.24-26

Inhalt

13 Harn- und Geschlechtsorgane (Apparatus urogenitalis)

13.1 Entwicklung der Harn- und Geschlechtsorgane

13.2 Nieren und harnableitende Organe

13.3 Männliche Geschlechtsorgane

13.4 Weibliche Geschlechtsorgane

13.5 Plazenta

13.6 Die Brustdrüsen

14 Endokrine Drüsen (Glandulae endocrinae)

K. Fleischhauer und P. Groscurth

15 Die disseminierten endokrinen Zellen

D. Grube und W. G. Forssmann

16 Nervensystem, Haut, Paraganglien

16.12 Entwicklung des menschlichen Nervensystems

16.13 Feinbau von Rückenmark und Spinalganglien

16.14 Innerer Aufbau und Leitungsbahnen des Hirnstamms

16.15 Innerer Aufbau und Leitungsbahnen des Kleinhirns

16.16 Aufbau und Verbindungen des Zwischenhirns

16.17 Aufbau und Verbindungen der Basalganglien

16.18 Architektonik des Isokortex

16.19 Limbisches System

16.20 Autonomes (viszerales, vegetatives) Nervensystem

16.21 Peripheres Nervensystem

16.22 Rückenmarksnerven (Nervi spinales)

16.23 Hirnnerven (Nervi craniales)

16.24 Auge

16.25 Makroskopische und mikroskopische Anatomie des statoakustischen Organs. Hörleitung

16.26 Geruchsorgan und zentrale Geruchsbahnen

16.27 Geschmacksorgan

16.28 Haut

16.29 Sensible Nervenendigungen

16.30 Paraganglien

Register

13 Harn- und Geschlechtsorgane (Apparatus urogenitalis)

13.1 Entwicklung der Harn- und Geschlechtsorgane

H. Wartenberg

1 *Allgemeines*

Die Harn- und Geschlechtsorgane entstehen in engem morphologischen Zusammenhang, bilden aber zwei Systeme mit unterschiedlichen Funktionen. Das Harnsystem dient der Ausscheidung von Wasser und in ihm gelösten Produkten des Stoffwechsels über die Nieren. Das Genitalsystem ermöglicht dagegen die Fortpflanzung der Art, indem die Fortpflanzungszellen vermehrt und in der differenzierten Form bereitgestellt werden.

Das Urogenitalsystem entwickelt sich aus dem intermediären Mesoderm, den sog. Ursegment- oder Somitenstielen, welche das segmentierte Somitenmaterial mit den unsegmentierten Seitenplatten verbinden. Die einzelnen Abschnitte des intermediären Mesoderms – auch **Nephrotome** genannt – sind nur unvollkommen voneinander getrennt und bilden ein perlschnurartiges Blastem, den **nephrogenen Strang.** Lateral von ihm und aus dem gleichen Material entsteht der primitive Harnleiter, der **Wolffsche Gang,** *Ductus mesonephricus.* Aus dem kranialen Abschnitt des nephrogenen Stranges differenziert sich die **Vorniere,** *Pronephros,* und aus den folgenden Abschnitten (ab Somit 9 oder 10 bis Somit 20) die **Urniere,** *Mesonephros* (Abb. 13.1-1). Der verbleibende, am weitesten kaudal gelegene Teil des nephrogenen

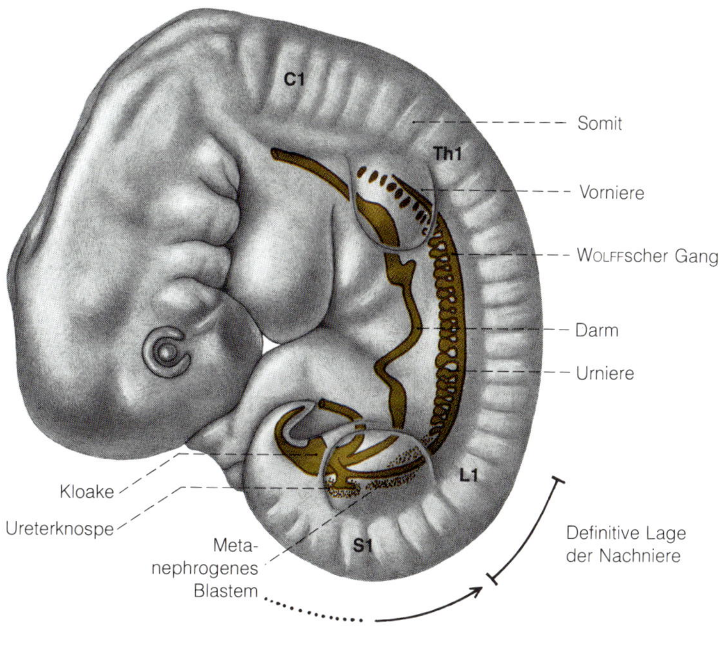

Abb. 13.1-1 Lage und Ausdehnung der Vor- und Urniere in einem 6,3 mm großen Embryo. Die Nachniere entwickelt sich in Höhe des 1.–4. Sakralsegments. (Nach Blechschmidt [4])

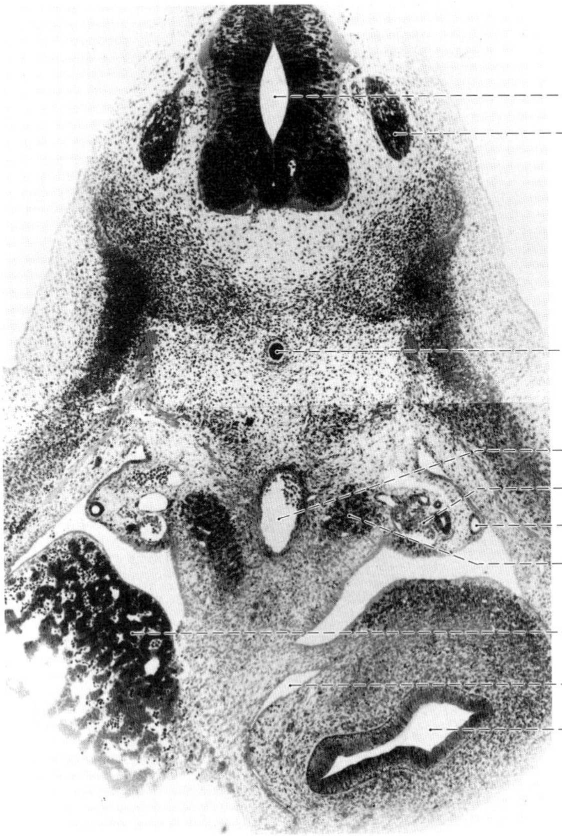

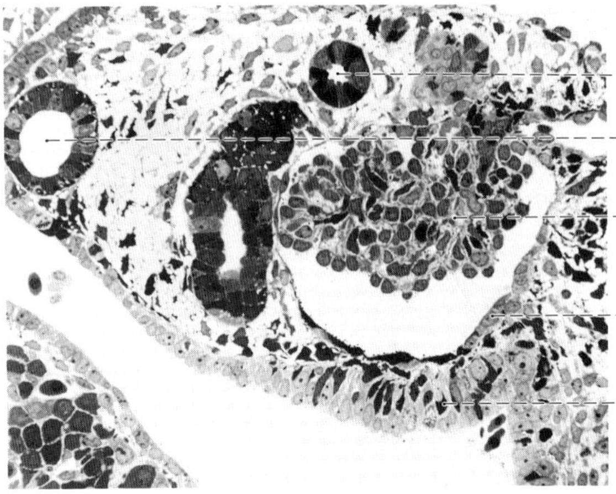

Abb. 13.1-2 (a) Querschnitt durch einen 12 mm großen Embryo in Höhe der Magen- und Leberanlage. Beidseits der Aorta erkennt man die Anlagen der Nebennierenrinde, der Urniere und die Genitalleiste. Vergr. 45fach. (b) Rechte Urnierenfalte mit verdicktem Oberflächenepithel (Genitalleiste). Vergr. 250fach.

Stranges liefert das Blastem für die definitive **Niere** oder **Nachniere,** *Metanephros.* Es entstehen also räumlich getrennt und zeitlich versetzt drei Nierenanlagen.

Bezogen auf das spätere Achsenskelett, entwickelt sich die Vorniere in Höhe der Halssegmente, die Urniere entlang den Brust- und Lendensegmenten und die Nachniere im Bereich der Sakralsegmente 1 bis 4 (Abb. 13.1-1). Dies entspricht nicht der späteren Lage der Niere. Während ihrer Entwicklung verlagert sie sich in kranialer Richtung, bis sie ihre definitive Lage im oberen Lendenabschnitt erreicht (Abb. 13.1-1). Der WOLFFsche Gang entsteht zuerst als *Ductus excretorius primitivus* kranial in Höhe der Vornierenanlage und entwickelt sich fortschreitend als *Ductus mesonephricus* in kaudaler Richtung, bis er in den unteren Abschnitt des Darmrohres, in die Kloake, einmündet.

2 *Vorniere und Urniere*

In menschlichen Embryonen geht die Entwicklung der Vorniere nicht über ein rudimentäres Stadium hinaus [30]. In der Regel entstehen in Höhe der zervikalen Somiten verschiedene Bläschen oder einige andeutungsweise erkennbare Kanälchenanlagen (Abb. 13.1-1). Nur der WOLFFsche Gang kommt im kaudalen Abschnitt der

Vornierenanlage voll zur Ausbildung. Er setzt sich als Ausführungsgang der Urniere fort und gewinnt dort seine funktionelle Bedeutung (Abb. 13.1-1 u. 2). Die menschlichen Vornierenrudimente bilden sich zurück und sind ab der 5. Woche der Embryonalentwicklung nicht mehr nachweisbar.

Die Urnieren entwickeln sich im menschlichen Embryo zu beträchtlicher relativer Größe. Bei 4 mm langen Embryonen differenzieren sich zunächst eine Reihe nephrogener Bläschen, aus denen sich pro Segment zwei bis drei Urnierennephrone formen, insgesamt 40 bis 42 Paare [11]. Diese Nephrone bestehen aus einem MALPIGHIschen Körperchen mit Glomerulusschlingen und BOWMANscher Kapsel und einem S-förmigen Tubulusabschnitt (Abb. 13.1-2b). In 25 mm langen Embryonen ist die Anzahl der Urnierennephrone bereits wieder auf etwa 35 Stück zurückgegangen, die sich auf etwa 15 Segmente verteilen. Die Kanälchen erhalten nacheinander Anschluß an den WOLFFschen Gang.

Differenzierungsgrad der Urnierennephrone und experimentelle Untersuchungen machen es wahrscheinlich, daß die Urniere des Menschen exkretorische Funktionen ausübt, d.h. Harn produziert. Allerdings könnte diese Funktion nur über einen begrenzten Zeitraum vom Ende der 6. Woche bis etwa zur 9. Woche aufrechterhalten werden. Denn bereits zu Beginn der 7. Woche beginnt die Regression des Urnierensystems. Dies betrifft zunächst nur die Nephrone der kranialen Segmente, die offenbar zu keinem Zeitpunkt funktionstüchtig werden. In diesem Abschnitt kommt es zu einem Abbau der Urnierenkörperchen, wobei Zellen freigesetzt werden, die in die Anlagen der Nebennieren und der Gonaden einwandern (s. Kap. 13.1.5). Die Tubulusabschnitte des kranialen Urnierenteils bleiben erhalten und dienen der Bildung der Ductuli efferentes des Nebenhodens (s. Kap. 13.1.6).

Die Urnieren nehmen in jungen Embryonen einen breiten Raum zwischen dem Ansatz des Mesenteriums und der lateralen Leibeswand ein (Abb. 13.1-2). Sie wölben das Epithel des Zöloms in die primitive Leibeshöhle vor und reichen als **Urnierenfalten** von der Anlage der Lungen und vom Septum transversum hinab bis in den Bereich des Hinterdarms und der Kloake. Während des schnellen Wachstums in der 5. bis 9. Woche (Zunahme der Größe des Embryos von 5 mm bis etwa 50 mm SSL) ist die Urniere zunächst etwa 2,5 mm lang, bleibt dann aber in ihrem Wachstum zurück. Sie ist in einem 23 mm langen Embryo nur noch auf die lumbosakrale Region beschränkt [26]. Im Fall der männlichen Entwicklung bleiben die kranialen Urnierenkanälchen und der WOLFFsche Gang erhalten, während sich im weiblichen Feten sämtliche Teile bis auf wenige Rudimente zurückbilden (s. Kap. 13.1.6).

3 *Nachniere und ableitende Harnwege*

Die Nachniere oder definitive Niere, *Metanephros*, entwickelt sich zeitlich und räumlich unabhängig von Vor- und Urniere. Sie zeigt nicht die segmentale Anordnung wie ihre Vorläufer und entwickelt ein eigenes Ausführungssystem. Zu Beginn der 6. Woche der Embryonalentwicklung wächst aus dem WOLFFschen Gang kurz vor dessen Mündung in die Kloake eine dorsal gerichtete Ausstülpung aus, die **Ureterknospe** (Abb. 13.1-1). Diese nimmt Verbindung mit dem kaudal verbleibenden Teil des nephrogenen Stranges, dem **metanephrogenen Blastem**, auf, und die gesamte Anlage wächst dorsal der Urniere empor (Abb. 13.1-1 u. 16).

Ureterknospe und metanephrogenes Blastem bilden unter gegenseitiger Beeinflussung die Nierenbestandteile: Das Knospenmaterial bildet die ableitenden Harnwege, und das metanephrogene Blastem die harnbereitenden Strukturen (Nephrone) sowie das Nierenstroma.

3.1 *Entwicklung der ableitenden Harnwege*

Die Ureterknospe zeigt am distalen Ende eine Erweiterung, die **Ampulle** (Abb. 13.1-1 u. 16). Diese besitzt zwei Eigenschaften: Sie verzweigt sich dichotom (Abb. 13.1-3d) und sie regt das metanephrogene Blastem zur Proliferation an. Der proximale Stiel der Ureterknospe streckt sich und wird zum Ureter. Die Ampulle bildet durch wiederholte Verzweigung die Anlage des Nierenbeckens und der Sammelrohre. Die erste dichotome Teilung erfolgt in kranialer und kaudaler Richtung, was bestimmend für die Formgebung der Niere ist. Wenn diese Verzweigung rückläufig den Stiel der Ureterknospe ebenfalls erfaßt, resultiert daraus eine partielle oder vollständige Verdoppelung des Ureters (vgl. Abb. 13.2-38). Eine solche Verdoppelung kann ein- oder beidseitig auftreten.

Die erste Wachstumsphase der Ureterknospe umfaßt 3 bis 5 Teilungen. Da gleichzeitig die ersten aktiven Nephrone Anschluß an die Verzweigungen bekommen, führt die Einleitung von Harn zu einer deutlichen Erweiterung der Äste. Damit werden das Nierenbecken selbst und die *Calices majores* gebildet (Abb. 13.1-3a). Bei besonders starker Erweiterung entsteht ein Nierenbecken vom ampullären Typ. Der dendritische Typ läßt dagegen besser das Ergebnis der ersten Verzweigungsphase erkennen (vgl. Abb. 13.3-1). Da die folgenden Teilungen der zwei polaren und zwei mittelständigen Primäräste unregelmäßig sind, liegt die Zahl der distalen Äste zwischen 10 und 25. Dies entspricht der Zahl der *Calices minores* oder der Nierenpapillen [8].

Ein zweiter Schub dichotomer Verzweigungen umfaßt ebenfalls 3 bis 5 Teilungen. Sie erfolgen sehr rasch, wobei die sich teilenden Zweige zusammenfließen und einen einheitlichen Raum, einen Nierenkelch, bilden (Abb. 13.1-3b). Daher münden auf einer Nierenpapille 10 bis 25 Sammelrohre mit ihren *Ductus papillares.* Papilläre Zwillings- oder Drillingsbildungen sind nicht selten; dann umfaßt ein Kelch zwei bis drei Papillen.

In einer dritten Phase teilen sich die Ductus papillares weiter dichotom, wobei in 5 bis 7 Generationen die Verästelung des Sammelrohrsystems entsteht (Abb. 13.1-3c). Diese Phase dauert bis etwa zur 15. Woche. Danach kommt es nur noch unregelmäßig zu Teilungen, und im 7. Monat ist der Prozeß des Auswachsens und Teilens der Ureterknospe beendet [25].

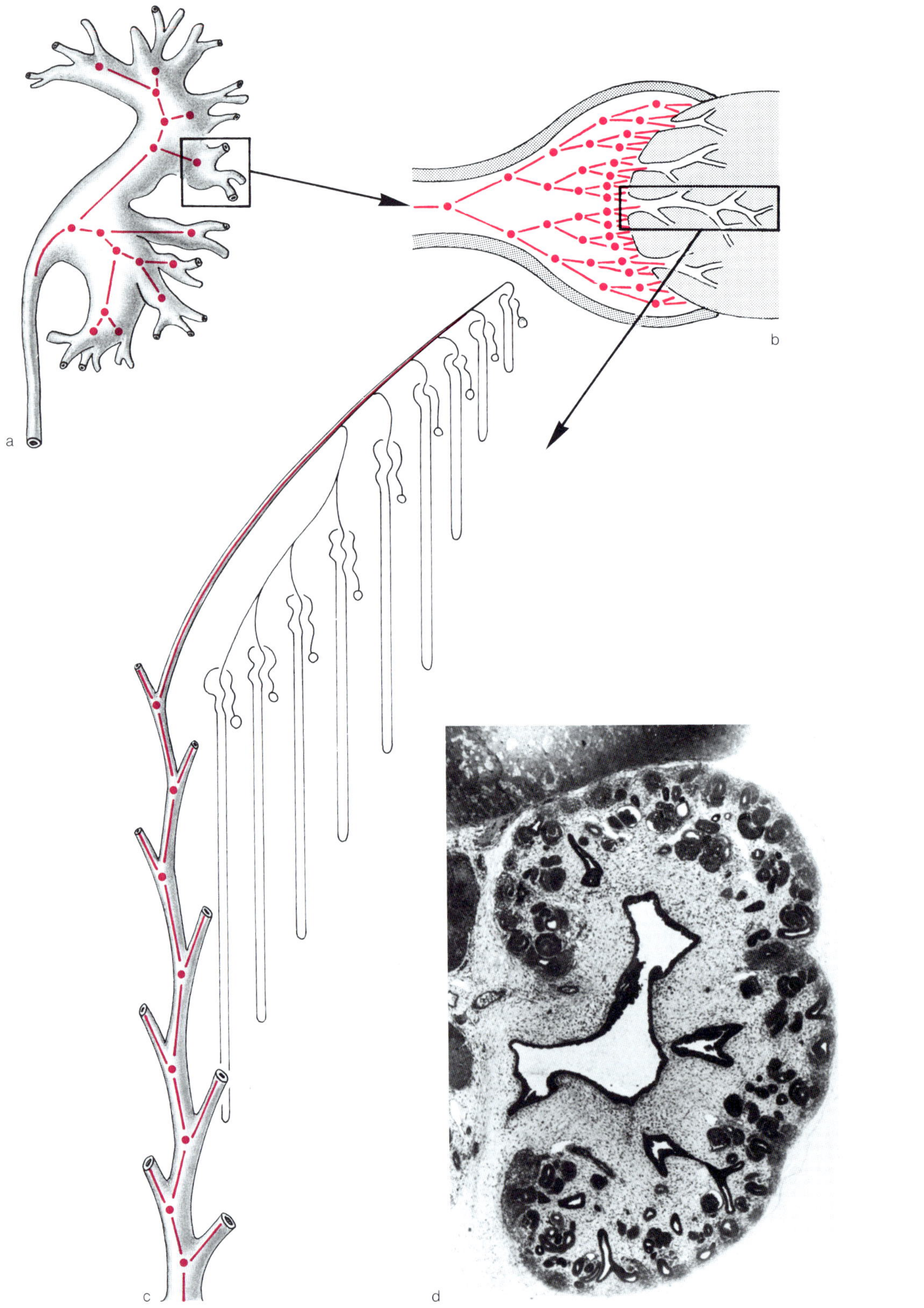

Abb. 13.1-3 (a) Entwicklung des Nierenbeckens durch 3 bis 5 dichotome Verzweigungen der Ureterknospe. (b) Entwicklung der Nierenpapille durch weitere 5 bis 6 Teilungen. (c) Entwicklung der Sammelrohre durch 5 bis 8 dichotome Teilungen und Bildung der Nephrone (nach POTTER [25]). (d) Frontalschnitt durch die Niere eines 40 mm großen Feten. Vergr. 27fach.

3.2 *Differenzierung des metanephrogenen Blastems zum Nephron*

Mit der Teilung und dem Wachstum der **Sammelrohre** ist die Differenzierung der **Nephrone** aus dem metanephrogenen Blastem eng verbunden. Jeder Zweig des Sammelrohrsystems endet wie die Ureterknospe mit einer **terminalen Ampulle.** Jeder Ampulle sitzt kappenförmig metanephrogenes Gewebe auf (Abb. 13.1-4a), welches unter dem induzierenden Einfluß der Ampulle proliferiert. Es differenziert sich ein epitheliales Bläschen (Abb. 13.1-4a), welches sich streckt, dessen laterale Wand eingestülpt wird und das schließlich eine S-förmige Gestalt annimmt (Abb. 13.1-4b u. c). Der distale Abschnitt dieser Anlage faltet sich napfförmig ein und zeigt zwei Zellschichten: eine äußere, dünne Lage, aus der die **BOWMANsche Kapsel** entsteht, und eine innere, dickere Schicht, die zum „viszeralen" Blatt, den *Podozyten,* wird (Abb. 13.1-4c u. d). Gleichzeitig mit dem inneren Blatt bilden sich die Kapillarschlingen des *Glomerulus* (Abb. 13.1-4d). Insgesamt differenziert sich auf diese Weise die Anlage eines Nephrons mit dem **MALPIGHIschen Körperchen** und dem abgehenden Hauptstück (Abb. 13.1-4d), der **HENLEschen Schleife** und dem Mittelstück. Auffällig ist, daß die *Macula densa* schon sehr zeitig im Kontakt mit dem sich bildenden Gefäßpol zu erkennen ist (Abb. 13.1-4e).

Das distale Ende der Nephronanlage bekommt Anschluß an die Ampulle (Abb. 13.1-4c). Gleichzeitig teilt sich die Ampulle. Die zweite, neu entstandene Ampulle induziert ihrerseits in dem nephrogenen Gewebe die Anlage eines weiteren Nephrons. Die Bildung der Nephrone ist also mit der sukzessiven Verzweigung der Sammelrohre unmittelbar gekoppelt. Mit dem Anschluß eines Nephrons an die terminale Ampulle wird diese zur Teilung veranlaßt, und die Bildung eines neuen Nephrons beginnt. So entstehen in einer 1. Periode etwa 7 bis 8 Generationen von Nephronen. Auch während der Bildung des Nierenbeckens und der Kelche aus der Ureterknospe differenzieren sich Nephrone. Diese ersten Generationen gehen aber wieder unter. Am Ende dieser ersten Periode läßt sich erstmalig der Kortex der Niere von der Medulla unterscheiden (in einem 90-mm-Fetus [25]).

Schließlich sistiert die Teilung der Ampullen, und eine zweite Periode der Nephronbildung beginnt ab der 14. Woche. Die Sammelrohre wachsen unverzweigt in die Länge, wobei die terminale Ampulle die Bildung weiterer 8 bis 12 Generationen von Nephronen induziert. Von diesen stehen die Tubuli einer ersten Gruppe (3–5 Stück) arkadenförmig untereinander in Verbindung und münden über ein gemeinsames Verbindungsstück in das Sammelrohr (Abb. 13.1-3c). Die Arkadenbildung erfolgt bis etwa zur 22. Woche. Bis zu diesem Zeitpunkt sind 40 bis 50% der aktiven Nephrone entstanden. Eine zweite Gruppe (5–7 Stück) mündet einzeln in den distalen Abschnitt des Sammelrohres (Abb. 13.1-3c).

Mit der 32. bis 36. Woche der Schwangerschaft ist der gesamte Prozeß beendet und die volle Zahl der Nephrone gebildet. Die terminalen Ampullen verschwinden, folglich können weder weitere Nephrone induziert werden, noch die Sammelrohre sich weiter verzweigen. Mit der Geburt sind alle Nephrone vorhanden, im weiteren erfolgt nur noch Wachstum, vor allem der proximalen und distalen Tubulusabschnitte, der HENLEschen Schleife und der Sammelrohre. Die tatsächliche Zahl von Nephronen wurde mit 822300 pro Niere zum Zeitpunkt der Geburt ermittelt [25]. Diese Zahl stimmt gut mit der rechnerisch ermittelten Menge überein.

Ein wesentlicher Prozeß im Verlauf der Nierenentwicklung ist der Anschluß der neugebildeten Nephrone an das Sammelrohr.

Der Anschluß kann unterbleiben und führt zu einer typischen Mißbildung des Nierenparenchyms, der **kongenitalen Zystenniere.** Einzelne kleine oder große Zysten sind ein häufiger Befund in der Niere des Erwachsenen. Multiple und bilateral auftretende Zysten können so zahlreich sein, daß die Nierenfunktion stark reduziert ist und der Tod mit der Geburt oder kurz danach eintritt. Die teilweise genetisch bedingte Pathogenese von Nierenzysten kann aber auch mit der unvollständigen Degeneration der Nephrone der ersten Generationen oder mit Fehlbildungen an den Sammelrohren erklärt werden.

4 *Lageveränderung der Nieren und Gefäßverhältnisse*

Während ihrer frühen Entwicklung vollzieht sich eine relative Verlagerung der Nieren in kranialer Richtung. Dieser **Aszensus** ist vorwiegend durch das Wachstum und die Umformung der Lumbosakralregion bedingt und erfolgt von der 5. bis zur 8. Woche. Während die erste Nierenanlage beim 5 bis 6 mm großen Keim im kleinen Becken in Höhe der Wirbelanlagen S1 und S2 zu finden ist, erreicht sie nach 4 Wochen ihre definitive Lage in Höhe von Th12 bis L2 (Abb. 13.1-1). Im Verlauf dieses Aszensus dreht sich die Niere um 90°, wobei sich das Hilum von einer zunächst ventralen Position nach medial wendet. Dabei zeigt die Nierenanlage zunächst Kontakt mit dem kaudalen Bereich der Urniere, liegt dann dorsal von Urniere und Gonadenanlage, um schließlich Kontakt mit der zu diesem Zeitpunkt relativ großen Nebenniere zu bekommen (Abb. 13.1-3d u. 13.1-14).

Die Gefäßversorgung der Nierenanlage wechselt im Verlauf ihres Aszensus. Während die Niere anfangs mit Ästen der Iliakalgefäße Verbindung hat, wird sie in der Folge von den segmentalen Ästen der lumbalen Aorta versorgt. Die definitive Versorgung übernimmt das Gefäß in Höhe des 2. Lumbalwirbels.

Bleibt eine der passageren Gefäßverbindungen erhalten, resultiert daraus eine aberrierende, meist zusätzliche Nierenarterie. Unterbleibt die aszendierende Verlagerung, so findet man die Niere in ektopischer Lage als kongenitale **Beckenniere** (Abb. 13.1-5). Auch das Entstehen einer **Hufeisenniere** erfolgt zu Beginn der kranialen Verlagerung: Die Ursache wird in einer Fusion der beidseitigen nephrogenen Blasteme im unteren Abschnitt gesehen. Entsprechend sind bei einer Hufeisenniere in der Regel die unteren Nierenpole vereint (Abb. 13.1-6).

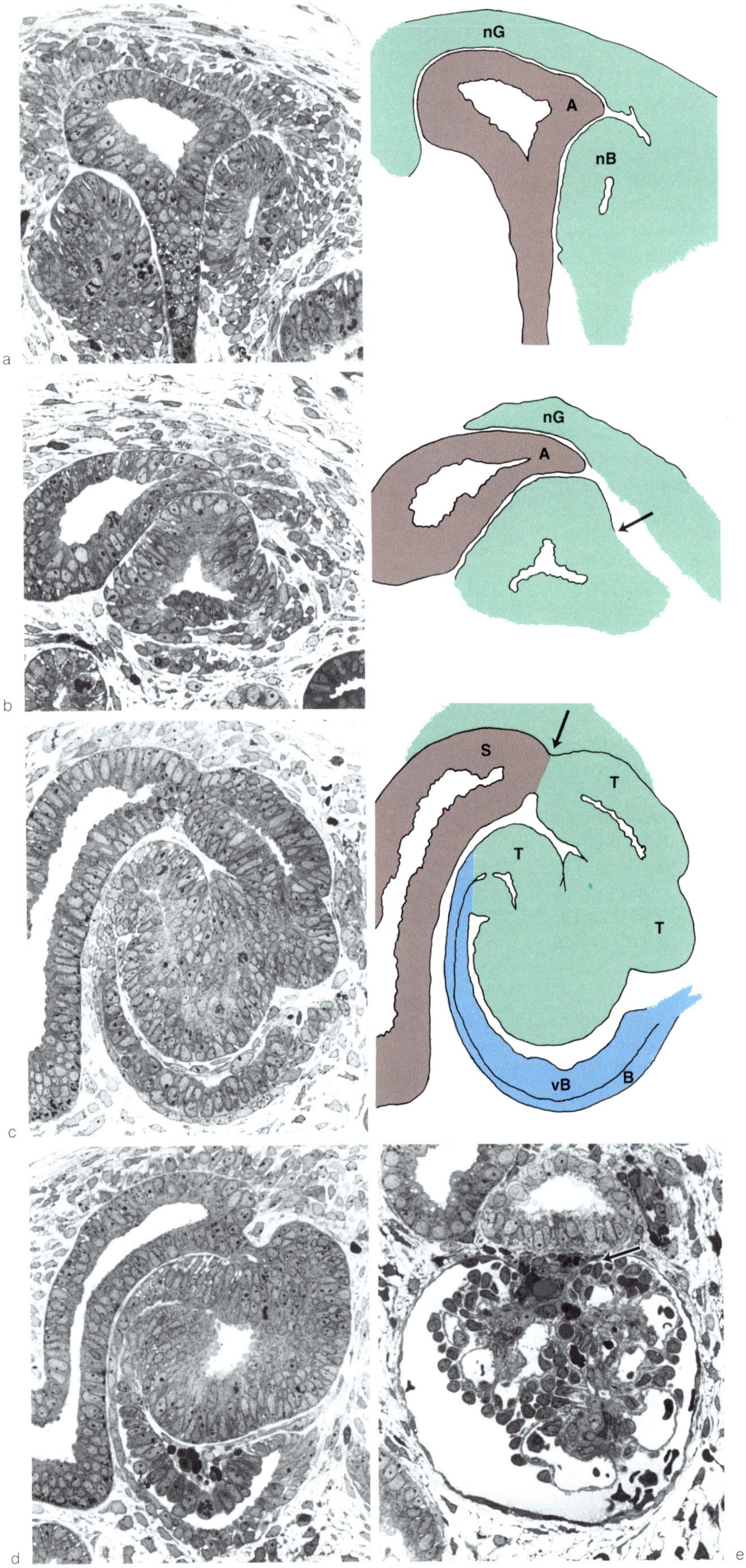

Abb. 13.1-4 Entwicklungsstadien des menschlichen Nephrons. (a) Nephrogenes Bläschen. (b) Beginnende Invagination (Pfeil). (c) Anschluß der S-förmigen Nephronanlage an Sammelrohr (Pfeil). (d) Differenzierung von Glomerulus und BOWMANscher Kapsel. (e) MALPIGHIsches Körperchen mit Macula densa am Gefäßpol (Pfeil). nG = nephrogenes Gewebe, nB = nephrogenes Bläschen, A = Ampulle, S = Sammelrohr, T = Tubulus, vB = viszerales Blatt des MALPIGHIschen Körperchens, B = BOWMANsche Kapsel. Semidünnschnitte; Vergr. 260fach.

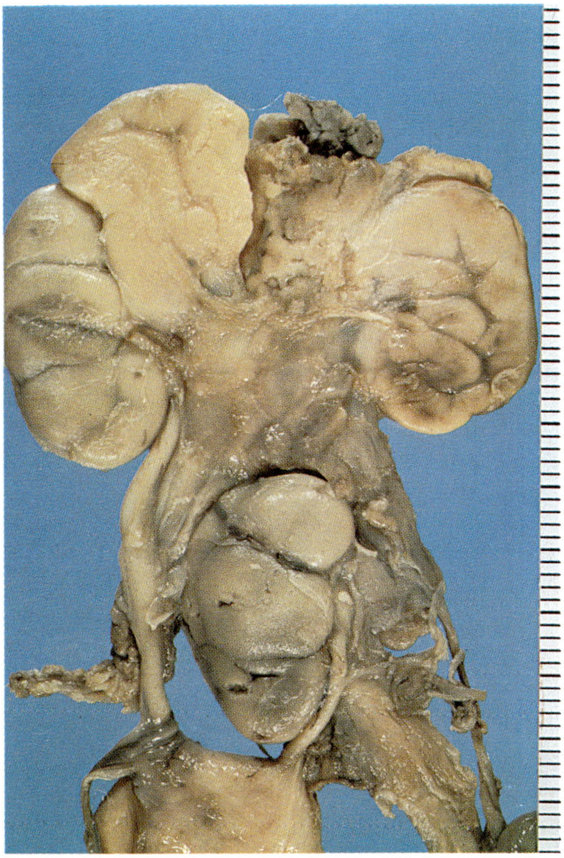

Abb. 13.1-5 Beckenniere, links, eines 25 Wochen alten Feten. (Original: Prof. FÖDISCH, Bonn)

5 *Entwicklung der inneren Geschlechtsorgane*

Obwohl das Geschlecht eines Individuums bereits bei der Vereinigung von väterlicher und mütterlicher Geschlechtszelle durch die Kombination von entweder einem X- und einem Y-Chromosom im männlichen oder zwei X-Chromosomen im weiblichen Zellkern der Zygote als chromosomales oder **genetisches Geschlecht** festgelegt ist, entwickelt sich der Embryo zunächst in einer sexuell nicht festgelegten Form. Hoden und Ovar entstehen als **indifferente Gonade,** der übrige Genitaltrakt ist durch zwei parallel laufende Gänge, den WOLFFschen Gang, *Ductus mesonephricus,* und den MÜLLERschen Gang, *Ductus paramesonephricus,* bisexuell repräsentiert. Als erste Anzeichen einer sexuellen Differenzierung entwickelt sich am Ende der 7. Woche aus der indifferenten Gonade entweder ein Hoden oder ein Ovar, das **gonadale Geschlecht** manifestiert sich. In der nächsten Stufe beeinflußt der Hoden die Entwicklung eines männlichen oder das Ovar die Entwicklung eines weiblichen Genitaltraktes. In gleicher Weise wird die Ausbildung der männlichen oder weiblichen äußeren Geschlechtsorgane sowie der sekundären Geschlechtsmerkmale veranlaßt, ein Prozeß, der zum Teil erst mit Vollendung der Pubertät abgeschlossen ist. Die Gonade beeinflußt die sexuelle Ausprägung des gesamten Körpers, das **körperliche Geschlecht,** wobei der Einfluß der männlichen Gonade dominierend ist [17]. Schließlich nimmt die Gonade auch Einfluß auf eine gewisse sexuelle Prägung des Gehirns, das **psychische Geschlecht** wird geformt (Tabelle 13.1-1).

5.1 *Die indifferente Gonade*

Die Gonadenanlage entsteht in unmittelbarer Nachbarschaft zur Urniere (Abb. 13.1-7) als indifferente Gonade. Im kranialen Abschnitt der Urnierenfalte verdickt sich das Zölomepithel in der Nähe der Wurzel des dorsalen Mesenteriums und bildet eine **Genitalfalte.** Drei Formen von Zellen tragen zur Entstehung der Gonadenanlage bei: 1. Zellen, die sich örtlich aus dem *Zölomepithel* differenzieren, 2. Zellen, die aus dem *Mesonephros* (Urniere) aus- und in das Gonadenblastem einwandern, und 3. *Keimzellen* oder primordiale Geschlechtszellen.

Die Geschlechtszellen gelangen aus dem Hinterdarmepithel durch amöboide Bewegungen in die bereits vor-

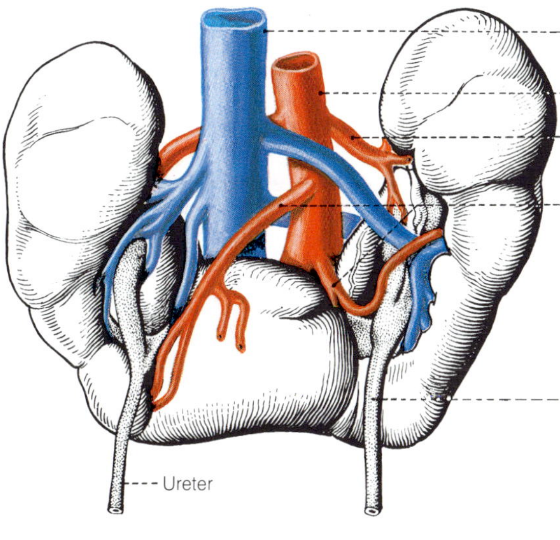

Abb. 13.1-6 Hufeisenniere.

Tabelle 13.1-1 Asymmetrische und stufenweise Manifestation der Sexualstrukturen durch geschlechtsbildende Faktoren. TDF = Testis-determinierender Faktor. (Nach JOST et al. [17] und WARTENBERG [31])

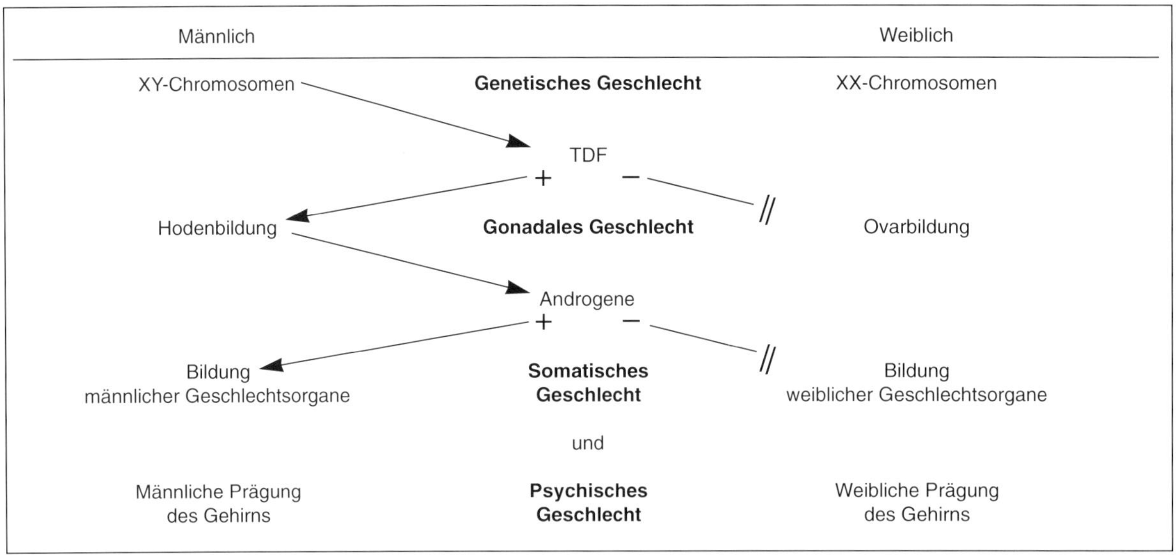

handene Gonadenanlage [35]. Die Einwanderung der Geschlechtszellen geschieht etwa in der 5. bis 6. Woche, wenn der Embryo 5 bis 10 mm groß ist. Die Zellen lassen sich gut durch ihre positive Reaktion auf alkalische Phosphatase lokalisieren [21]. Der Hinterdarm ist jedoch nicht der Entstehungsort der Geschlechtszellen, sondern sie haben ihren Ursprung im Ektoderm [27]. In die Darmwand gelangen die Geschlechtszellen aus der Allantoiswurzel oder dem Dottersackstiel passiv im Verlauf der morphogenetischen Gewebsverlagerungen, bei denen der Darm vom Dottersack abgegliedert wird.

5.2 *Entwicklung des Hodens*

In der 7. Woche beginnt die Umformung der indifferenten Gonade zum Hoden (Abb. 13.1-7c u. e). Es kommt zu einer Verlagerung des Gonadenblastems. Die im Zentrum der Anlage, der **Medulla,** lokalisierten Anteile bilden Stränge, in denen die Geschlechtszellen eingeschlossen sind. Diese Stränge stellen die Vorläufer der späteren Tubuli seminiferi dar. Besonders auffallend ist, daß die Stränge die Verbindung zur Oberfläche des Organs verlieren. Durch die Differenzierung einer primären *Tunica albuginea* zwischen Medulla und Oberflächenepithel wird der Bauplan der männlichen Gonade sichtbar festgelegt (Abb. 13.1-7e u. 8a) [31]. In dem zwischen den Strängen liegenden Interstitium differenzieren sich bald die LEYDIGschen Zwischenzellen.

Die Differenzierung der weiblichen Gonade zeigt weniger auffällige Veränderungen in der Blastemverteilung. Die Verbindung des Blastems zur Oberfläche bleibt erhalten, und es entwickelt sich die Rinde des Ovars, in der die weiblichen Geschlechtszellen verteilt sind (Abb. 13.1-7d u. 8c).

Die Differenzierung des Hodens wird der Einwirkung eines Faktors zugeschrieben, dessen Transkription einem Gen auf dem Y-Chromosom (SRY) zugeordnet wird (**TDF** = **T**estis-**d**eterminierender **F**aktor) [20]. Er soll die Differenzierung männlicher Gonadenstrukturen verursachen [23]. Ist kein Y-Chromosom vorhanden, entwickelt sich die indifferente Gonade zum Ovar. Der Hoden wird also aktiv induziert. Die Entwicklung des Ovars bedarf eines solchen Anstoßes nicht (Tabelle 13.1-1).

Die weitere Histogenese des Hodens wird durch das Wachstum der Hodenstränge, die Vermehrung der in ihnen eingeschlossenen Stützzellen, der späteren SERTOLI-Zellen, und primordialen Geschlechtszellen und vor allem der Entwicklung eines umfangreichen interstitiellen Zellsystems mit den fetalen LEYDIG-Zellen geprägt, während die Lumenbildung der Tubuli seminiferi erst mit Beginn der Pubertät einsetzt. Die Anzahl der primordialen Geschlechtszellen wird ab der 10. Schwangerschaftswoche ständig kleiner. Gleichzeitig nimmt die Zahl der **fetalen Spermatogonien** zu (Tabelle 13.1-2 und Abb. 13.1-8b). Während die primordialen Geschlechtszellen die Fähigkeit zur amöboiden Fortbewegung beibehalten, sind die Spermatogonien auch in ihrem fetalen Stadium vor allem durch die Eigenschaft ausgezeichnet, sich durch schnelle Proliferation stark zu vermehren und Zellklone zu bilden, deren einzelne Glieder durch interzelluläre Zytoplasmabrücken miteinander verbunden sind und sich wieder trennen [10].

Besonders auffällig ist die Differenzierung des LEYDIG-Zellsystems. Bereits in der 8. Woche, d.h. kurz nach der sexuellen Differenzierung der indifferenten Gonade zum Hoden, werden die ersten **LEYDIG-Zellen** sichtbar und nehmen in der 9. Woche schnell an Zahl zu (Abb. 13.1-8b u. 9). In der 12. Woche erreicht diese Entwicklung einen Höhepunkt: Das gesamte Interstitium ist mit dicht gelagerten LEYDIG-Zellen angefüllt. Zu diesem Zeitpunkt nimmt das LEYDIG-Zellsystem mehr Raum ein (etwa 42% Volumenanteile) als die Ho-

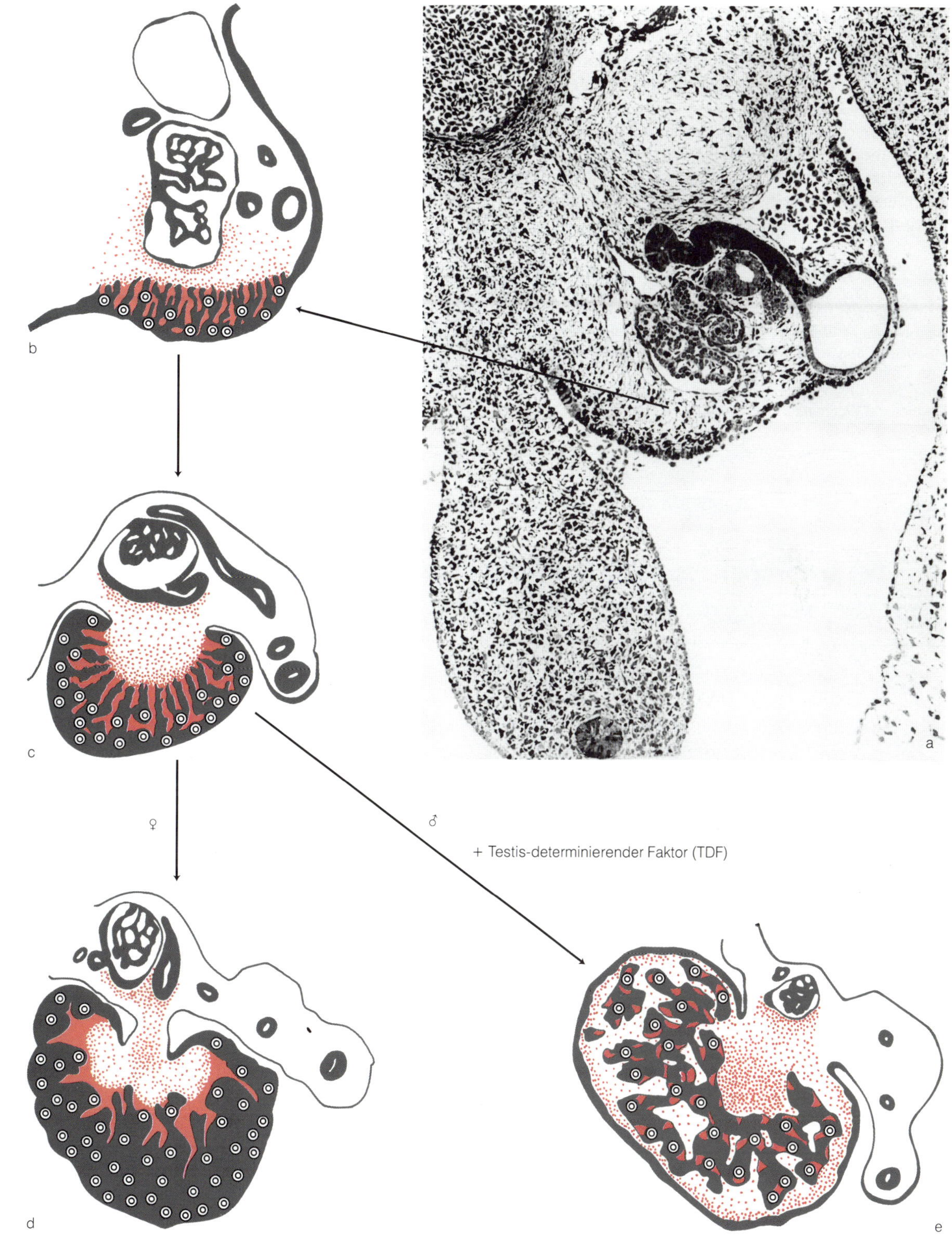

Abb. 13.1-7 Entwicklung der indifferenten Gonade (a–c) und Stadien der sexuellen Differenzierung zu Ovar (d) oder Hoden (e). (a) ist ein Querschnitt durch einen 12 mm großen Embryo in Höhe des Hinterdarms. Vergr. 120fach.

denstränge mit den Geschlechtszellen (etwa 30% Volumenanteile) [14] . Diese massive Entwicklung der LEYDIG-Zellen, mit der eine entsprechende Produktion und Sekretion von Testosteron einhergeht, hält bis zur 18. bis 22. Woche an. In der zweiten Hälfte der Schwangerschaft kommt es zu keinem weiteren Zuwachs, aber erst einige Monate nach der Geburt fallen die fetalen LEYDIG-Zellen der Regression anheim. Nach einem erneuten kurzfristigen Anstieg der Androgenproduktion in den Monaten nach der Geburt [3] sistiert diese vollends. Während der pränatalen Entwicklung steuern die Androgene die Differenzierung der männlichen Genitalorgane.

5.3 *Deszensus des Hodens*

Der Hoden hat während seiner frühen Entwicklung eine intraperitoneale Lage. Über ein kurzes Mesorchium steht er mit der Urniere in Verbindung (Abb. 13.1-8a u. 9). Diese Umschlagsfalte setzt sich kranial bis zur Zwerchfellanlage fort und bildet gemeinsam mit den Resten der Urniere das **obere Keimdrüsen-** oder **Zwerchfellband.** Dieses bildet sich gänzlich zurück. Dagegen entwickelt sich eine entsprechende kaudale Umschlagsfalte gemeinsam mit den unteren Resten der Urniere zum **kaudalen Keimdrüsenband.** Es setzt sich bis in die Inguinalregion und durch die Anlage der kaudalen

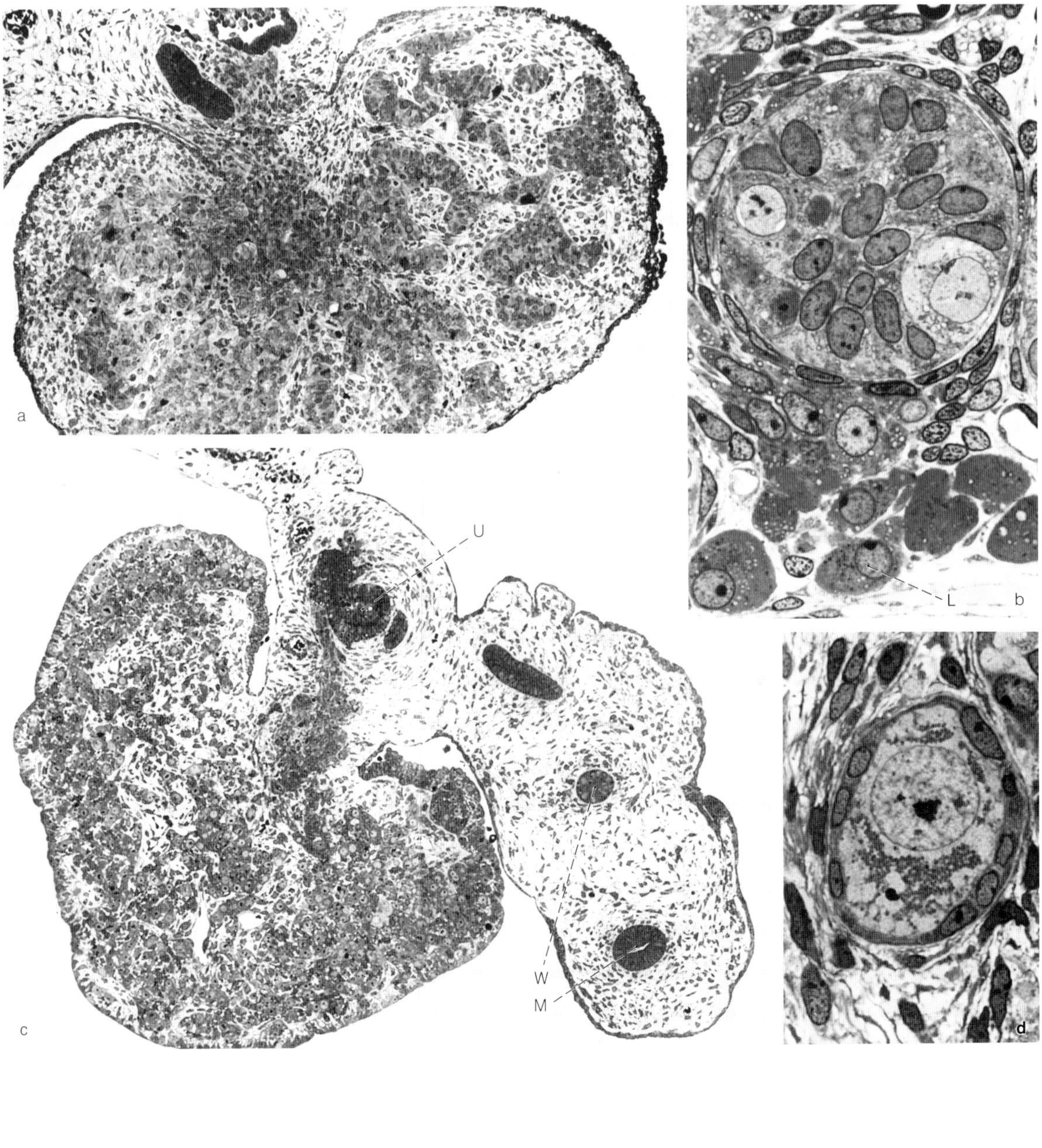

Abb. 13.1-8 (a) Querschnitt durch den Hoden eines ca. 50 Tage alten Embryos; Vergr. 300fach. (b) Hodenstrang mit Prospermatogonien und fetalen LEYDIG-Zellen im interstitiellen Gewebe (Alter des Feten ca. 20 Wochen); Vergr. 860fach; L = LEYDIG-Zellen. (c) Querschnitt durch das Ovar eines ca. 50 Tage alten Embryos; Vergr. 330fach; U = Urniere, W = WOLFFscher Gang, M = MÜLLERscher Gang. (d) Primordialfollikel (Alter des Feten ca. 18 Wochen); Vergr. 860fach. – Semidünnschnitte.

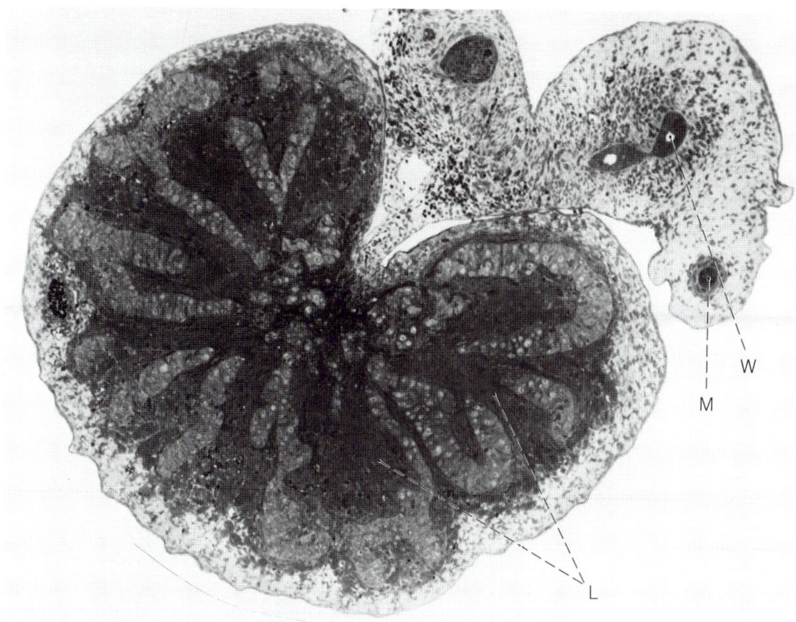

Abb. 13.1-9 Hoden eines ca. 10 Wochen alten Feten mit aktivem LEYDIG-Zellsystem (L). W = WOLFFscher Gang, M = MÜLLERscher Gang. Semidünnschnitt; Vergr. 56fach.

Bauchwand bis in die Labioskrotalfalte fort und wird zum *Gubernaculum testis* (Abb. 13.1-11 u. 12). Im Zusammenhang mit dem allgemeinen Körperwachstum wird der Hoden relativ nach kaudal verlagert, bis er unmittelbar vor dem Eingang des Inguinalkanals liegt (Abb. 13.1-14a).

Da das Ovar einen gleichartigen relativen Deszensus durchläuft, nehmen Hoden und Ovar während einer längeren Entwicklungsperiode eine gleiche Position ein (vgl. Abb. 13.1-14a u. b). Bei beiden Keimdrüsen zeigt der Verlauf der arteriellen und venösen Gefäße den stattgehabten Deszensus an.

Schon in der zweiten Hälfte der Schwangerschaft bildet die Zölomhöhle in der zukünftigen Inguinalregion eine Aussackung, den **Processus vaginalis.** An ihm entlang erstreckt sich das Gubernaculum testis bis in die Skrotalfalte. Mit ihm verlaufen Muskelfaserzüge als Anlage des Musculus cremaster und Ausstülpungen der inneren und äußeren Muskelfaszien. Der Inguinalkanal ist also lange vor dem Durchtritt des Hodens fertig ausgebildet.

Der eigentliche **Deszensus** des Hodens, d.h. seine Verlagerung in den Skrotalsack, erfolgt ab dem 7. Monat und ist in der Regel zum Zeitpunkt der Geburt abgeschlossen. Dabei wird der Hoden „extraperitoneal" entlang dem Processus vaginalis durch den Leistenkanal verlagert. Eine wesentliche Rolle spielt dabei das Gubernaculum testis.

Aus Untersuchungen an Säugern ist folgendes über den Mechanismus bekannt [34]: In der ersten Phase des Durchtritts schwillt der extraabdominale Teil des Gubernaculum testis ballonartig an und unter gleichzeitiger Verkürzung des intraabdominalen Teils wird der Hoden in den Kanal hineingezogen. In einer zweiten Phase bildet sich das gesamte Gubernaculum zurück, und durch die damit verbundene Verkürzung wird der Hoden schließlich in das Skrotum verlagert. Vor allem die Schwellung der distalen Strecke des Gubernaculums scheint ausschlaggebend für den geordneten Funktionsablauf. Verursacht wird dieser Prozeß durch einen vom fetalen Hoden produzierten Faktor, ein Polypeptid, der das Gubernaculum zur Zellproliferation anregt [9]. Während der geschilderten zwei Phasen sind der Testosteron-Spiegel und der LH-Spiegel relativ niedrig [34]. Andererseits läßt sich ein Hodenhochstand durch therapeutische Gaben von Gonadotropin korrigieren.

Kurz vor oder nach der Geburt schließt sich der Processus vaginalis. Der obliterierte Strang wird Bestandteil des Funiculus spermaticus.

Ein offengebliebener Processus vaginalis kann Ursache für eine **kongenitale Leistenhernie** sein. Zystenbildungen können durch unvollständigen Verschluß des Processus vaginalis hervorgerufen werden. Sie werden als **Hydrozelen** des Hodens oder des Funiculus spermaticus beschrieben.

Bis zu 3% der termingerecht geborenen Jungen weisen ein- oder beidseitig einen unterbliebenen Hodendeszensus auf. Bei Frühgeburten ist der Prozentsatz an Hodenhochstand oder **Kryptorchismus** noch höher. Diese Fehlbildung muß frühzeitig z. T. operativ behoben werden, da es sonst nicht zu einer normalen kindlichen Hodenentwicklung kommt.

5.4 *Entwicklung des Ovars*

Die Entwicklung der weiblichen Gonade läuft der des Hodens parallel, unterscheidet sich aber hinsichtlich der Histogenese. Das indifferente Blastem wächst weiter und behält dabei die Verbindung zur Oberfläche (Abb. 13.1-7c, d u. 8c). Im Gegensatz zur Hodenentwicklung trennt keine Tunica albuginea das Oberflächenepithel von dem tiefergelegenen Blastem, und die zentralen Anteile, *Medulla,* bleiben in der Entwicklung zurück. Unter Beteiligung von Zellen des Oberflächenepithels (Zölomepithel) und der Urniere entsteht die **Rinde,** *Cortex,* des Ovars. In ihr sind die weiblichen Geschlechtszellen eingeschlossen [32].

Tabelle 13.1-2 Vergleich von Oogenese und Spermatogenese. (Nach HILSCHER [12])

Weiblich	DNA	Geschlechtszelle	DNA	Männlich
Oogonie	2c		2c	Prospermatogonie
Oozyt in Prophase – Leptotän – Zygotän – Pachytän – Diplotän	4c			Fetale Proliferation
Oozyt I. Ordnung im Primordialfollikel				
Geburt				
			2c	Präpuberale Proliferation
Pubertät				
Oozyt I. Ordnung in Primär-, Sekundär- und Tertiärfollikel				Spermatogonie A – A „dark" – A „pale"
				Spermatogonie B
			4c	Spermatozyt I. Ordnung in Prophase – Leptotän – Zygotän – Pachytän – Diplotän
		♀ ♂		
1. Reifeteilung		MEIOSE		**1. Reifeteilung**
Oozyt II. Ordnung *Follikelsprung*	2c		2c	Spermatozyt II. Ordnung
2. Reifeteilung				**2. Reifeteilung**
Ovum	c		c	Spermatide
			c	Spermium

Die weitere Entwicklung des Ovars zeigt aber zwei andere wesentliche Unterschiede zur Hodenentwicklung: Es entsteht kein fetales, hormonproduzierendes Zellsystem von nennenswertem Umfang, und im Gegensatz zur männlichen Geschlechtszelle tritt die weibliche in die Meiose ein. Die **weibliche Meiose** beginnt also in der pränatalen Periode (Tabelle 13.1-2). Nachdem in der 7. bis 9. Woche die Rinde des Ovars durch Proliferation der somatischen Zellen an Umfang zugenommen und gleichzeitig die Zahl der primordialen Geschlechtszellen sich vervielfacht hat, setzt in der 10. Woche – synchron dem Auftreten der Spermatogonien im Hoden – die Differenzierung der Oogonien ein [12].

Die **Oogonien** unterscheiden sich von den primordialen Geschlechtszellen insofern, als sie durch schnell aufeinanderfolgende mitotische Teilungen Zellklone bilden, deren Zellbrücken – im Gegensatz zu den Zellbrücken der fetalen Spermatogonien – erhalten bleiben (Abb. 13.1-10). Die klonale Assoziation der Oogonien ist offenbar eine Voraussetzung für den Eintritt der Geschlechtszellen in die Meiose. Haben Oogonien die Proliferation durchlaufen, dann treten sie als **Oozyten** unter Verdoppelung ihrer DNA-Menge in die *Prophase* der Meiose ein. Die ersten Gruppen sind ab der 12. Woche an ihren typischen Zellkernstrukturen zu erkennen: Die homologen Chromosomen kondensieren, paaren sich und durchlaufen eine besondere, sich von der Mitose unterscheidende Prophase, in der die in einer Tetrade vereinten, konjugierten Chromatiden abschnittsweise ausgetauscht werden können. Dieser Stückaustausch von Chromatidabschnitten äußert sich durch die Bildung sog. Chiasmata und führt in mehr

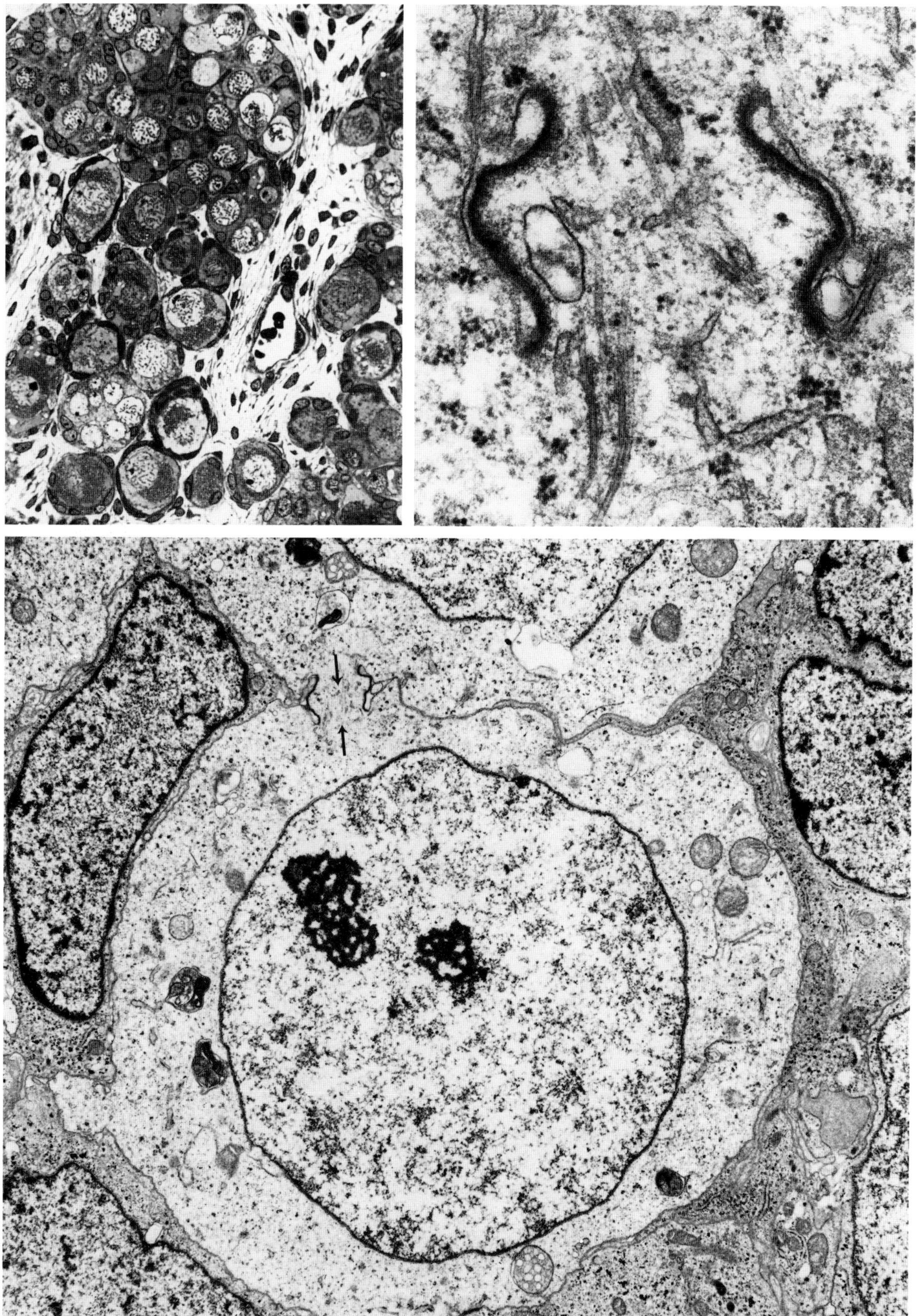

a c b

Abb. 13.1-10 (a) Oozyten in Prophasestadien der Meiose (oben) und als Primordialfollikel (unten). Semidünnschnitt; Vergr. 365fach. (b) Zwei Oogonien durch Zellbrücke (Pfeil) verbunden. TEM; Vergr. 6000fach. (c) Zellbrücke bei starker Vergrößerung. TEM; Vergr. 49000fach.

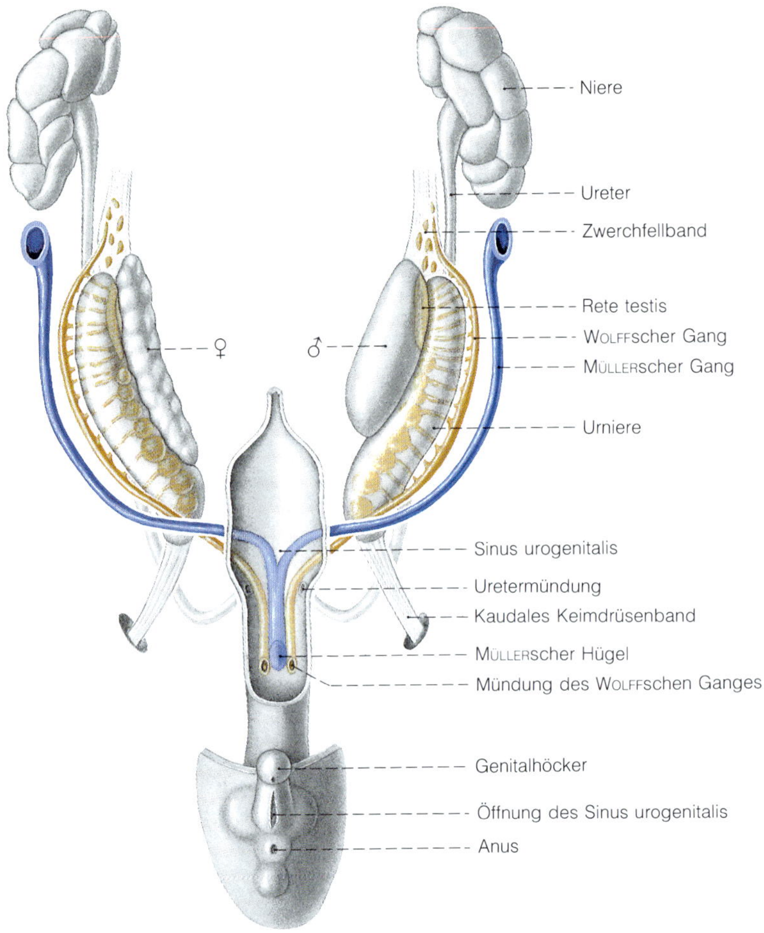

Abb. 13.1-11 Indifferentes Stadium der Geschlechtsentwicklung. ♀ Ovar, ♂ Hoden.

oder weniger großem Umfang und außerordentlich variantenreich zu einer Rekombination des Genmaterials durch crossing-over. Damit kommt es zu einer Neuverteilung der Erbeigenschaften. Der Zellkern der Oozyten schwillt während dieser Phase an, und die konjugierten Chromosomen nehmen nacheinander typische Formen und Anordnungen an, die als Leptotän-, Zygotän- und Pachytän-Stadien bezeichnet werden (Abb. 13.1-10a). Schließlich erreicht die Geschlechtszelle das Diplotän. Dies ist mit einer Besonderheit der weiblichen Meiose verbunden: Es folgt nicht die Kinese der ersten Reifeteilung, sondern die *Meiose wird unterbrochen,* und der Oozyt tritt in eine Periode ein, in der er zunächst ruht und dann an Größe zunimmt. Die beiden **Reifeteilungen** der Meiose, durch die der diploide Chromosomensatz (44+XX) mit der reduplizierten DNA-Menge (4c) des primären Oozyten über den sekundären Oozyten (2c) zum haploiden Chromosomensatz des reifen Ovums (22+X; 1c) reduziert wird, folgen nicht sofort, sondern erst nach Jahren (Tabelle 13.1-2), wenn mit der Pubertät das Ovar ausgereift ist und die ersten Follikelsprünge induziert werden. Für einen Teil der Oozyten bedeutet dies eine Ruhepause für Jahrzehnte, im Maximum bis zu 50 Jahren.

Durch die Oogonienteilungen werden bis etwa zum 5. Monat der fetalen Entwicklung in beiden Ovarien bis zu 7 Millionen Eizellen angelegt. Während die Proliferation der Oogonien bis zum 7. Monat noch anhält, nimmt die absolute Zahl der Geschlechtszellen rapide ab. Sie wird bis zur Geburt auf 1–2 Millionen reduziert und während der postnatalen Periode und der Kindheit nochmals um zwei Drittel vermindert, so daß mit Beginn des zeugungsfähigen Alters in der Pubertät in beiden Ovarien nur noch etwa 600000 Eizellen überlebt haben (vgl. Abb. 13.4-35) [1]. Schon während der Prophase der Meiose, vor allem im Pachytän-Stadium, sind die Zellen besonders anfällig und sterben ab. Eine weitere Ursache für den Zelluntergang ist vor allem die Follikelatresie:

Mit dem Ende der Prophase der Meiose wird der Oozyt nämlich in einem **Follikel** eingeschlossen (Abb. 13.1-10a). Schon als primordiale Geschlechtszelle und auch als Oogonie ist die Eizelle von Stützzellen umgeben. Diese formen um den Oozyten eine geschlossene Hüllschicht von flachen Follikelzellen; damit entsteht ein **Primordialfollikel.** Die ersten Primordialfollikel werden zu Beginn der zweiten Hälfte der Schwangerschaft gebildet. Mit der Geburt ist die Follikulogenese abgeschlossen. Zahlreiche Follikel gehen vor der Geburt bereits zugrunde. Bedingt durch das reichliche Angebot an weiblichen Geschlechtshormonen von seiten der Plazenta und des mütterlichen Organismus, beginnen pränatal Follikel zu wachsen. Primär-, Sekundär- und Tertiärfollikel können im fetalen Ovar gefunden werden. Sie alle fallen nach der Geburt unter dem plötzlichen Abbruch der Hormonzufuhr der Atresie anheim.

Die verschiedenen Phasen in der Entwicklung der männlichen und weiblichen Geschlechtszellen sind in der Tabelle 13.1-2 so nebeneinander gestellt, daß ein unmittelbarer Vergleich möglich ist. Die Tabelle 13.1-3 enthält einen Zeitplan der gesamten Geschlechtsentwicklung.

6 *Entwicklung des Genitaltraktes*

Das System der inneren Geschlechtsorgane ist zunächst *bisexuell* angelegt (Abb. 13.1-11). Zwei einfache, mit Epithel ausgekleidete Gangpaare bilden die Vorläufer von Nebenhoden und Ductus deferens einerseits sowie von Tuba uterina und Uterus andererseits. An der Bildung der distalen Teile des Systems (Urethra, Prostata sowie unterer Abschnitt der Vagina) ist außerdem der Sinus urogenitalis beteiligt.

Zuerst entsteht der **Wolffsche Gang,** *Ductus mesonephricus,* der zunächst als Ausführungsgang der Vor- und Urniere Verwendung findet. Er mündet in den Teil der Kloake, der sich frühzeitig als *Sinus urogenitalis* von der dorsal gelegenen Rektumanlage abtrennt. Der Wolffsche Gang verläuft lateral der Urniere und induziert die Bildung eines zweiten Ganges, der durch Invagination des Zölomepithels entsteht und lateral vom Wolffschen Gang und in unmittelbarem Kontakt mit ihm in kaudaler Richtung auswächst. Dieser *Ductus paramesonephricus* oder **Müllersche Gang** geht unterhalb der Gonadenanlage in einen horizontalen Teil über und kreuzt dabei ventral den Wolffschen Gang. Nun medial vom Wolffschen Gang gelegen, biegt er wieder in einen senkrecht verlaufenden Abschnitt ein, der gemeinsam mit dem Müllerschen Gang der Gegenseite Anschluß an die dorsale Wand des Sinus urogenitalis bekommt. Eine hier erzeugte Vorstülpung der Sinuswand wird als Müllerscher Hügel oder Tuberkel bezeichnet (Abb. 13.1-11).

6.1 *Entwicklung und Differenzierung des männlichen Genitaltraktes*

Wenn sich in der 6. bis 7. Woche der Hoden aus der indifferenten Gonade entwickelt hat, nimmt er Einfluß auf das weitere Schicksal des Wolffschen und Müllerschen Ganges. Dieser Einfluß wird durch die vom Hoden produzierten Hormone ausgeübt. Die massive Bildung von fetalen Leydig-Zellen und die daraus resultierende Synthese von Androgenen bewirken das Wachstum und die Differenzierung des Wolffschen Ganges und eines Teils der Nephrontubuli der Urniere. Ab der 12. Woche wird die Funktion der Urniere eingestellt, sie bildet sich zurück, und nur der zunächst als primitiver Ureter fungierende **Wolffsche Gang** wächst weiter. Um den epithelialen Gang sammelt sich ein besonderes Stroma, welches Rezeptoren für das vom Hoden gebildete Testosteron besitzt. Das Stroma vermittelt die induzierende Wirkung des Testosterons an das Epithelgewebe. Unter dieser Einwirkung wächst der Wolffsche Gang in die Länge, der proximale Abschnitt windet sich stark und differenziert sich zum *Ductus epididymidis*

Tabelle 13.1-3 Zeitplan der Gonaden- und Geschlechtsentwicklung. (Nach Angaben von Baker [2], Jirasek [15], O'Rahilly [24], Wartenberg [31], Witschi [35])

Alter	Größe	
24–26 Tage	2– 5 mm	Wolffscher Gang entsteht
28–32 Tage	4– 7 mm	Gonadenfalte sichtbar Geschlechtszellen wandern von Hinterdarm in Gonadenfalte ein
33 Tage	7– 9 mm	Sinus urogenitalis von Kloake abgetrennt
37–41 Tage	8–14 mm	Indifferente Gonade faltet sich ab
44–49 Tage	13–21 mm	Sexuelle Differenzierung der Gonade Müllerscher Gang wächst kaudalwärts
8 Wochen	24–32 mm	Leydigsche Zwischenzellen im Interstitium des Hodens Kortexbildung im Ovar
9 Wochen	33–42 mm	Erste Oogonien proliferieren im Ovar; erste Prospermatogonien im Hoden
11–12 Wochen	52–80 mm	Prophase der Meiose (Leptotän) im Ovar
		Männlicher Fetus: Regression des Müllerschen Ganges Wachstum des Wolffschen Ganges
		Weiblicher Fetus: Differenzierung des Müllerschen Ganges
14–16 Wochen	12–14 cm	Erste Primordialfollikel im Ovar

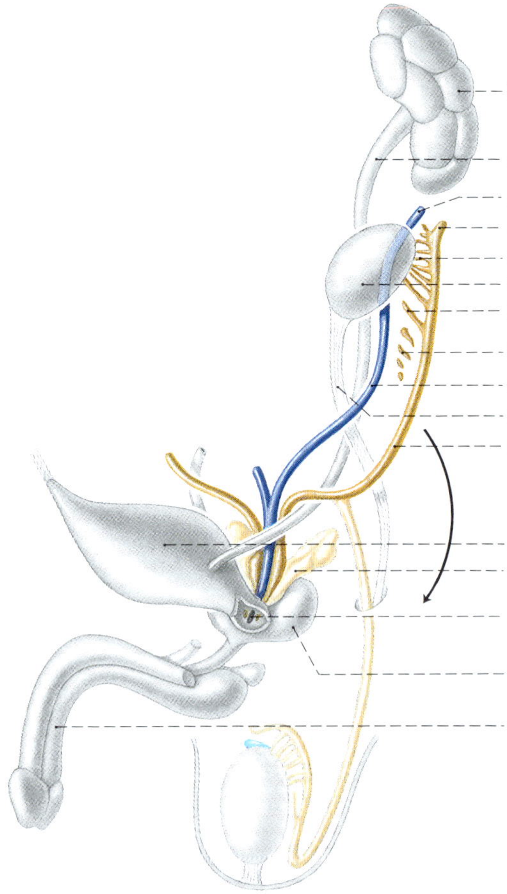

Abb. 13.1-12 Entwicklung der Genitalorgane des Mannes.

des **Nebenhodens.** Der distale Abschnitt entwickelt sich zum *Ductus deferens.* In gleicher Weise wird die kraniale, epigenitale Gruppe persistierender Urnierentubuli zur Proliferation angeregt. Die etwa 6 Kanälchen bilden im Nebenhodenkopf die *Ductuli efferentes* (Abb. 13.1-12). Die Verbindung zwischen Hodenkanälchen (Tubuli seminiferi) und Ductuli efferentes wird zunächst durch ein undifferenziertes Blastem hergestellt, welches sich im Hilusgebiet des Hodens angesammelt hat und aus den degenerierenden Urnierenkörperchen entstanden ist. Es dient zunächst dem Zuwachs von Hodensträngen und interstitiellem Gewebe. Ab der 20. Woche werden die Blastemstränge, Rete-Blastem, kanalisiert, und schließlich wird durch die Ausbildung des *Rete testis* eine durchgehende Verbindung zwischen Tubuli recti der Hodenkanälchen, den Ductuli efferentes und dem Ductus epididymidis hergestellt (Abb. 13.1-12).

Die Urniere findet also Wiederverwendung bei der Entwicklung der inneren männlichen Geschlechtsorgane. Epigenitale Tubuli und der kraniale Abschnitt des WOLFFschen Ganges bilden den Nebenhoden. Zellen der Urnierenkörperchen (BOWMANsche Kapseln, Glomeruli) erfahren eine Umdifferenzierung zu Zellen der Hodentubuli (SERTOLI-Zellen), Zellen des Interstitiums (LEYDIG-Zellen), Zellen des Rete testis sowie Zellen der Nebenniere.

Einige Anteile der Urniere finden keine Verwendung, bleiben aber als Rudimente erhalten (Abb. 13.1-12, Tabelle 13.1-4). Kanälchenreste können mit flüssigkeitsgefüllten kleinen Zysten enden, den sog. *Hydatiden.* Größere Zysten mit spermahaltigem Inhalt werden als *Spermatozelen* bezeichnet. So kann das blinde Ende des WOLFFschen Ganges als gestielte Hydatide (MORGAGNI) am kranialen Pol des Nebenhodens (Appendix epididymidis) gefunden werden. Sie besteht aus einem bindegewebigen Stiel mit einer mit Flimmerepithel ausgekleideten Blase. Das ganze Gebilde ist von Peritoneum überzogen (vgl. Abb. 13.3-34b) [13]. Aberrierende, d.h. blind endende Gänge können als Reste von Urnierenkanälchen proximal (Ductuli aberrantes superiores) oder distal (Ductuli aberrantes inferiores HALLERI) der Mündungen der Ductuli efferentes Anschluß an den Ductus epididymidis haben. Urnierenkanälchen der paragenitalen Gruppe bleiben gelegentlich bis in das Kindesalter hinein erhalten, haben sich aber von dem WOLFFschen Gang gelöst. Sie bilden die Paradidymis (GIRALDÈSsches Organ), welche häufig auch Zystenbildung aufweist, im Erwachsenenalter aber in der Regel nicht mehr nachweisbar ist.

Der **MÜLLERsche Gang,** *Ductus paramesonephricus,* wird im männlichen wie im weiblichen Embryo in der 6. bis 7. Woche gebildet. Er entsteht unter induktiver Einwirkung des WOLFFschen Ganges aus dem Zölomepithel. Während der nächsten Wochen bildet sich im männlichen Embryo um den epithelialen Gang eine dichte Manschette aus Stromazellen. Der Gang wird von der Umgebung isoliert. Ab der 12. Woche löst sich die Grenze zwischen Stroma und Epithel auf: Die Zellen vermischen sich, und der Gang degeneriert. Dieser Prozeß wird von einem zweiten Wirkstoff des Hodens verursacht: Neben den von den LEYDIG-Zellen produzierten Androgenen wird von den SERTOLI-Zellen ein

Tabelle 13.1-4 Die embryonalen Strukturen des Urogenitalsystems und deren Abkömmlinge (Organe und Rudimente) bei Mann und Frau.

Mann	Embryonale Anlage	Frau
Hoden	**Indifferente Gonade**	**Ovar**
	Mesonephros (Urniere)	
------------	Kranialer, epigenitaler Teil (oberes Geschlechtsband oder Zwerchfellband der Urniere)	**Ligamentum suspensorium ovarii**
Gubernaculum testis (HUNTER)	Kaudaler, paragenitaler Teil	**Ligamentum ovarii proprium** und **Ligamentum teres uteri**
Rud.: Ductuli aberrantes superiores	Urnierenkanälchen	*Rud.:* Appendices vesiculosae (ungestielte und gestielte Hydatide: MORGAGNI)
Ductuli efferentes		*Rud.:* Ductuli transversi des Epoophorons
Rud.: Paradidymis		*Rud.:* Paroophoron
Rud.: Ductuli aberrantes inferiores (HALLER)		
Rete testis	Urnierenkörperchen	*Rud.:* Rete ovarii
Rud.: Appendix epididymidis (gestielte Hydatide)	**WOLFFscher Gang** (Ductus mesonephricus)	*Rud.:* Ductus longitudinalis des Epoophorons
Ductus epididymidis		*Rud.:* GARTNERscher Gang
Ductus deferens		
Glandula vesiculosa		
Ureter, Pelvis, Sammelrohre der Niere	**Ureterknospe**	**Ureter, Pelvis, Sammelrohre der Niere**
Rud.: Appendix testis (ungestielte Hydatide MORGAGNI)	**MÜLLERscher Gang** (Ductus paramesonephricus)	**Fimbria tubae**
Rud.: Utriculus prostaticus		**Tuba uterina** **Uterus** **Vagina**
Harnblase	**Sinus urogenitalis** Pars pelvina	**Harnblase**
Urethra (oberer Teil der Pars prostatica)		**Urethra**
Prostata		**Glandulae urethrales** (SKENEsche Drüsen)

Anti-MÜLLER-Hormon gebildet [16]. Während der weiteren Entwicklung bleiben im männlichen Feten nur das kraniale und kaudale Ende des MÜLLERschen Ganges erhalten. Unmittelbar dem Nebenhodenkopf anliegend findet man auf dem oberen Hodenpol die *Appendix testis*, die ungestielte Hydatide (MORGAGNI). Sie geht aus dem kranialen, trichterförmigen Teil des MÜLLERschen Ganges hervor und besteht aus einem gedrungenen Bindegewebesockel, der von einem mehrreihigen Flimmerepithel überzogen ist. Dieses Gebilde liegt – wie die Appendix epididymidis – innerhalb des Cavums der Tunica vaginalis testis (vgl. Abb. 13.3-34a).

Der Mündungsabschnitt des MÜLLERschen Ganges bildet sich ebenfalls nicht vollständig zurück. Dort, wo beide Gänge mit der Rückwand des Sinus urogenitalis in Verbindung stehen, entsteht der *Utriculus prostaticus*. Dieser liegt zwischen den Mündungen der beiden WOLFFschen Gänge. Er bleibt als kurzer Gang auf dem

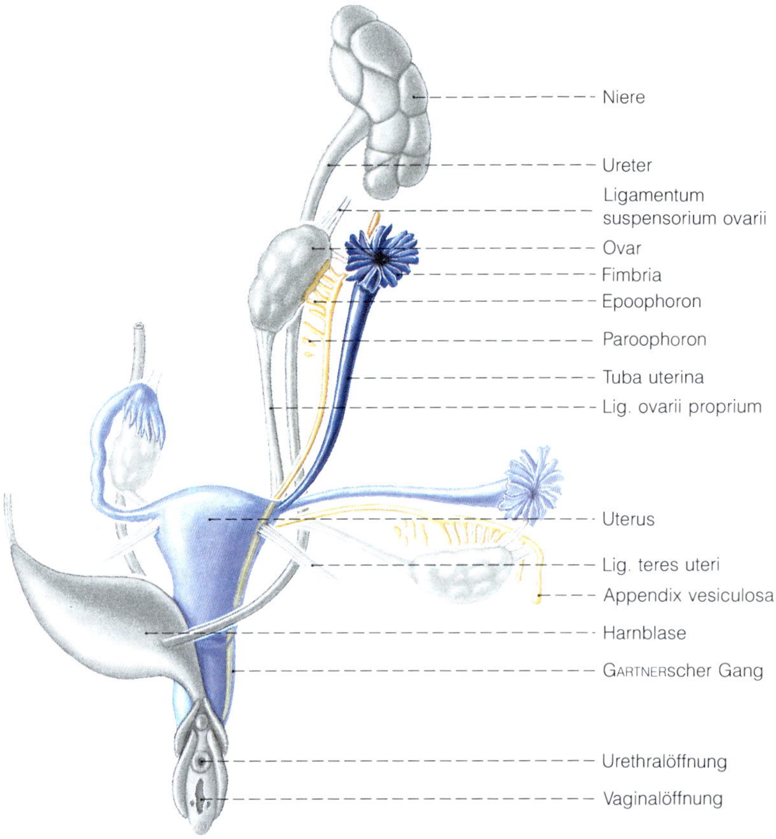

Abb. 13.1-13 Entwicklung der Genitalorgane der Frau.

Colliculus seminalis erhalten (Abb. 13.1-12). In der Regel wird er als Rudiment der MÜLLERschen Gänge und damit als Homologon des Uterus beschrieben. Es ist jedoch nicht ausgeschlossen, daß an seiner Bildung auch das Entoderm des Sinus urogenitalis beteiligt ist.

6.2 *Entwicklung und Differenzierung des weiblichen Genitaltraktes*

Entgegen den Verhältnissen im männlichen Embryo hat sich bisher nicht nachweisen lassen, daß auch im weiblichen Embryo eine hormonelle Einwirkung das Schicksal von WOLFFschem und MÜLLERschem Gang entscheidend beeinflußt. Erst in der zweiten Hälfte der Schwangerschaft findet man eine Reihe von Vorgängen, die ohne das Einwirken von weiblichem Sexualhormon nicht denkbar sind. Die frühe Entwicklung des weiblichen Genitaltraktes wird daher als ein autonomes Geschehen angesehen, das unabhängig von Steroiden abläuft. Auch das Ausbleiben jeder Differenzierung des WOLFFschen Ganges wird als Fehlen der stimulierenden Wirkung des Testosterons gedeutet.

Als Rudimente der Urnierentubuli und des WOLFFschen Ganges läßt sich im Ligamentum latum uteri eine kammartige Anordnung von kleinen Kanälchen nachweisen (Abb. 13.1-13 und Tabelle 13.1-4). Auch hier unterscheidet man je nach Herkunft aus dem epigenitalen oder paragenitalen Abschnitt der Urniere ein *Epoophoron* (analog der Epididymis in Höhe des Ovars gelegen) und ein *Paroophoron* (zwischen Ovar und Tubenwinkel gelegen). Vom WOLFFschen Gang können Reste entlang seinem gesamten Verlauf nachweisbar sein. Die kaudalen Abschnitte lassen sich innerhalb der lateralen Uterus- und Vaginalwand als GARTNER*scher Gang* verfolgen. Aus jeder dieser rudimentären Strukturen können Zystenbildungen hervorgehen. Wenn diese dem Ligamentum latum aufsitzen oder anhängen, werden sie als ungestielte oder gestielte Hydatiden (*Appendix vesiculosa* MORGAGNI) bezeichnet.

Ein *Rete ovarii* ist unter Umständen als Rudiment am Hilus des Ovars nachweisbar. Es entsteht auf folgende Weise: Bei der Rückbildung der Urnierenkörperchen sammelt sich ein Teil der freigesetzten Zellen im hilusnahen Gebiet des Ovars. Wie im Hoden wandern von hier aus Zellen in das Ovar ein und werden für die Differenzierung des Ovars verwendet (Follikelzellen). In Analogie zum Rete testis wird dieses Zellmaterial als Rete ovarii bezeichnet. Zur Ausbildung eines kanalisierten Netzwerkes kommt es aber niemals (Tabelle 13.1-4).

Die MÜLLERschen Gänge erfahren ab der 12. Woche eine deutliche Proliferation (Abb. 13.1-14b). Ein dichter Mantel von mesenchymalen Stromazellen hat sich um den epithelialen Gang gebildet. Der Gang nimmt an Umfang zu. Mit dem Dickenwachstum wird das Epithel eingefaltet, und die für die **Tuba uterina** typische Faltenbildung der Schleimhaut im kranialen Abschnitt des MÜLLERschen Ganges wird sichtbar. Die im kaudalen Bereich parallel verlaufenden Gangabschnitte verschmelzen miteinander, und nach Auflösung der Zwischenwand entsteht der *uterovaginale Kanal.* Aus seinem kranialen Abschnitt entwickelt sich der **Uterus.** Bedingt durch die Vereinigung der MÜLLERschen Gänge verschmelzen auch die sie umhüllenden Zölomepithelfalten in der Medianebene. Damit liegt der uterovagina-

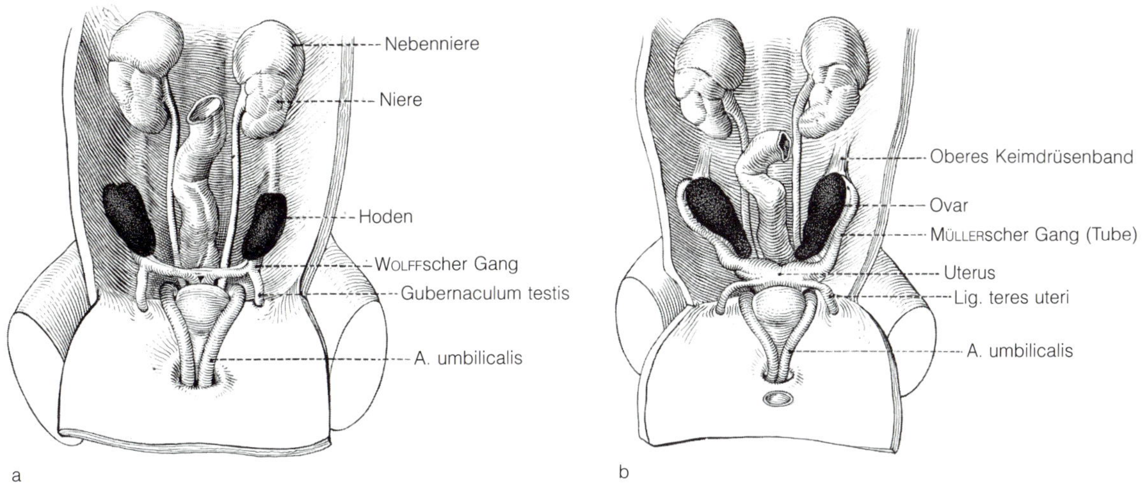

Abb. 13.1-14 (a) Lage der Hoden in einem menschlichen Feten von 7 cm SSL. (b) Lage der Ovarien, der Tuben und des Uterus in einem Feten von 7,5 cm SSL. (Nach KOLLMANN [19])

le Kanal in einem transversal gestellten Septum, das als Anlage der Plica lata die Excavatio vesicouterina und die Excavatio rectouterina voneinander trennt. Mit zunehmendem Deszensus gelangt das Ovar ebenfalls in seine definitive Lage und steht mit der Plica lata über das Mesovarium dorsal in Verbindung (Abb. 13.1-15).

Unterbleibt diese Verschmelzung, dann resultiert daraus eine mehr oder weniger ausgedehnte Verdoppelung des Uterus (**Uterus bicornis**), was mit einer zweiten Vagina (**Vagina duplex**) kombiniert sein kann. Durch Persistenz der Zwischenwand kann das Uteruslumen in zwei Hälften aufgeteilt sein (**Uterus septus**).

Die **Vagina** entsteht an der Nahtstelle zwischen MÜLLERschen Gängen und Sinus urogenitalis. Durch Proliferation entsteht hier ein solider Zellstrang, die Vaginalplatte oder *Bulbus sinu-vaginalis,* der zwischen den Endstrecken der WOLFFschen Kanäle beginnt und kranial in den uterovaginalen Kanal übergeht [18]. Im Verlauf des 5. Monats entfaltet sich ein Lumen, und in einem Feten von 150 mm Größe besteht eine durchgängige Verbindung zwischen Cervix uteri und Vestibulum vaginae. Nur an der Grenze zum Vestibulum bleibt ein unvollständiger Verschluß in Form des Hymens erhalten. Das Vaginallumen und die sich anschließenden Hohlräume des Uterus und der Tube lassen sich allerdings schon in Embryonen ab der 12. Woche (56 mm SSL) nachweisen [28, 29].

Die Vaginalschleimhaut soll in ihrem oberen Teil ein Derivat der MÜLLERschen Gänge sein, in ihrem restlichen unteren Teil aus der Sinuswand hervorgehen [18].

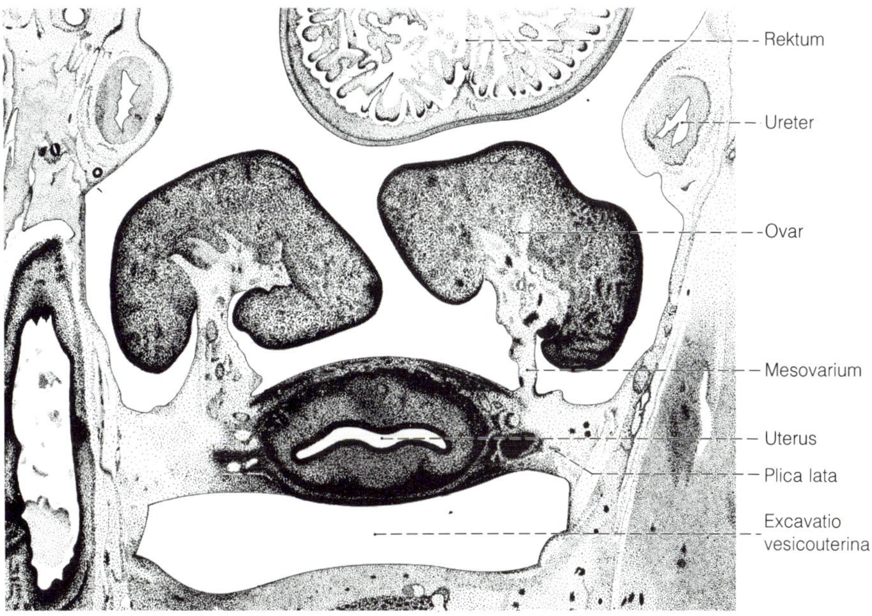

Abb. 13.1-15 Querschnitt durch das kleine Becken eines 18 cm langen weiblichen Feten. Vergr. ca. 45fach.

Erst während der weiteren Differenzierung soll auch der kraniale Teil der Vagina mit Epithel des Sinus urogenitalis ausgekleidet werden [7]. Nach anderen Autoren soll sich das Epithel durch fortschreitende Metaplasie des prismatischen Epithels der MÜLLERschen Gänge bilden [29], dies unter dem induktiven Einfluß der umgebenden Stroma- bzw. Mesenchymzellen [7].

7 *Entwicklung des Sinus urogenitalis und der äußeren Geschlechtsorgane*

Der Sinus urogenitalis geht aus dem ventralen Abschnitt der **Kloake** hervor (Abb. 13.1-16). Die Kloake bildet das erweiterte Ende des Enddarms und ist durch die Kloakenmembran verschlossen. In die Kloake mündet außerdem die Allantois. Die Bildung des Sinus urogenitalis hängt unmittelbar mit der Entstehung der Harnblase und des Rektums zusammen. Durch das Einwachsen eines transversal gestellten *Septum urorectale* wird in der Mitte des 2. Monats der Mastdarm vom Sinus abgetrennt (Abb. 13.1-16). Der primitive Sinus urogenitalis streckt sich und gliedert sich in zwei Abschnitte. Aus dem oberen Teil, dem Canalis vesicourethralis, geht bei beiden Geschlechtern die Harnblase, bei der Frau die Urethra und beim Mann ein Teil der Urethra und die Prostata hervor. Der untere Teil wird zum definitiven Sinus urogenitalis.

7.1 *Entwicklung der Harnblase*

Die Harnblase entsteht also aus dem Teil des *Sinus urogenitalis*, der sich oberhalb der Einmündung der beiden WOLFFschen Gänge abgliedert (Abb. 13.1-16). Die Harnblasenanlage setzt sich in der Allantois bis in die Nabelschnur fort. Nach Obliteration der Allantois bleibt eine Verbindung zwischen Apex der Harnblase und Nabel

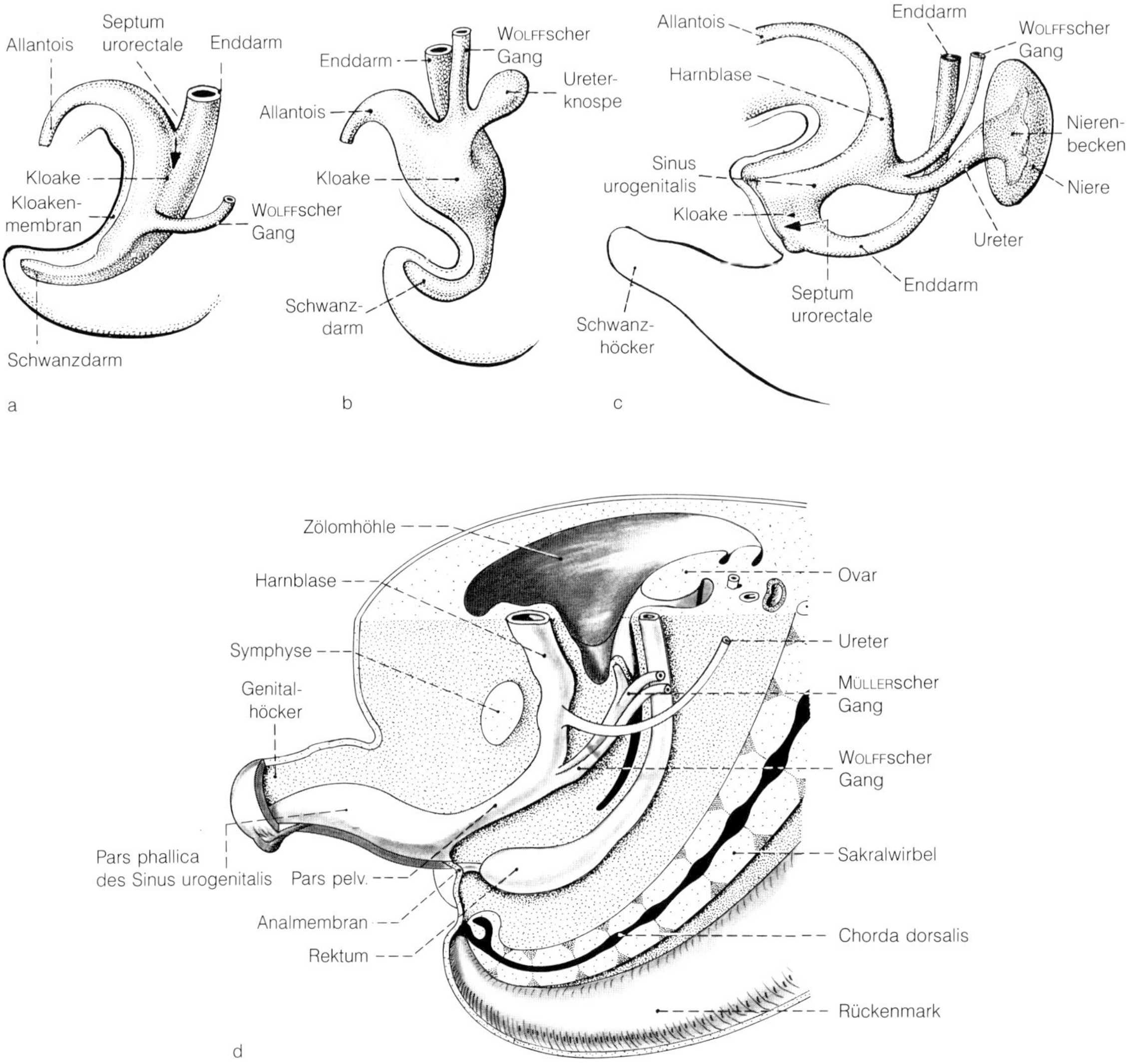

Abb. 13.1-16 Entwicklung der Kloake, des Sinus urogenitalis und Verlagerung des WOLFFschen Ganges und des Ureters bei Mündung in Harnblase. (a) Menschlicher Embryo von 4,2 mm, (b) von 6,5 mm, (c) von 11,5 mm, (d) von 25 mm SSL.(a–c nach KEIBEL, d nach KOLLMANN [19])

entlang der unteren Bauchwand bestehen: der *Urachus* in der Plica umbilicalis mediana.

Nachdem der primitive Ureter aus dem WOLFFschen Gang ausgewachsen ist (Abb. 13.1-16a u. b), erfolgt eine Verlagerung der Mündungen dieser beiden Gänge in den Sinus urogenitalis (Abb. 13.1-16c u. d). Zunächst wird die Mündung des Ureters in die dorsale Sinuswand einbezogen (Abb. 13.1-16b u. c). Beim Mann, bei dem sich der WOLFFsche Gang zum Ductus deferens entwickelt, trennen sich Ureter und WOLFFscher Gang: Die Mündung des Ureters wird kranial verlagert, die Mündung des WOLFFschen Ganges erfolgt als *Ductus ejaculatorius* in den Teil des Sinus, der zur *Pars prostatica* der **Urethra** wird und eng bleibt (Abb. 13.1-16d). Damit wird in die dorsale Wand des Sinus urogenitalis Material einbezogen, das nicht entodermaler, sondern mesodermaler Herkunft ist, da es aus dem WOLFFschen Gang hervorgeht. Vor allem die Harnblasenwand im Bereich des *Trigonum vesicae* ist davon betroffen.

Die Entwicklung der weiblichen Harnblase erfolgt in ähnlicher Weise. Die weibliche Urethra entsteht dagegen überwiegend aus dem Teil des Sinus urogenitalis, der oberhalb der Mündung des WOLFFschen Ganges gelegen ist. Sie ist daher wesentlich kürzer als die männliche Urethra.

7.2 *Entwicklung der Prostata und der männlichen Urethra*

Die Prostata entsteht aus der entodermalen Sinuswand in Höhe der Mündungen der WOLFFschen Gänge in die spätere Urethra. In das umgebende dichte Mesenchym wachsen Drüsenschläuche aus, die sich in einen äußeren und einen inneren Lappen gliedern. Die Entwicklung der Prostatadrüsen aus dem Sinusepithel erfolgt wie bei allen anderen männlichen Geschlechtsorganen durch die Einwirkung von männlichen Geschlechtshormonen. Auch hier wird die Androgenwirkung durch Vermittlung über eine spezifische Stromazelle möglich.

Tierexperimentelle Untersuchungen haben gezeigt, daß nur das Mesenchym, welches den Sinus urogenitalis umgibt, die Bildung von Prostatadrüsen aus dem Sinusepithel bewirken kann [6]. Aus dem Mesenchym selbst differenzieren sich das bindegewebige und das muskuläre Stroma.

Aus dem kaudalen Teil des primitiven Sinus urogenitalis, der unterhalb der Einmündung der WOLFFschen Gänge beginnt, formt sich der definitive *Sinus urogenitalis.* Dieser gliedert sich weiter in eine enge *Pars pelvina* und eine weit offene *Pars phallica* (Abb. 13.1-16d). Beide Abschnitte des definitiven Sinus haben je nach Geschlecht eine unterschiedliche Entwicklung.

Beim Mann entstehen aus der *Pars pelvina* der kaudale Teil der Pars prostatica und die Pars membranacea der Urethra sowie Teile der Prostata, bei der Frau das Mündungsgebiet der Urethra und die der Prostata homologen, paraurethralen Drüsen, die SKENEschen Drüsen.

Die *Pars phallica* bildet beim Mann die Pars spongiosa der Harnröhre und bei der Frau den Vorhof der Vagina (Tabelle 13.1-5). Ihre weitere Differenzierung erfolgt im Zusammenhang mit Mesenchymschwellungen, die zwischen dem Ansatz der Nabelschnur und dem Schwanz- bzw. Steißbeinhöcker die Anlage der äußeren Geschlechtsorgane darstellen.

7.3 *Indifferente Entwicklung der äußeren Geschlechtsorgane*

Die äußeren Geschlechtsorgane entwickeln sich zunächst bis zum Ende der 8. Woche und bis zu einer Größe des Embryos von etwa 25 mm SSL in einer indifferenten Form. Es sind daran eine Reihe von Mesenchymproliferationen beteiligt, die das Ektoderm um jene Stelle, an der das Entoderm der Kloake mit dem äußeren Keimblatt in Kontakt bleibt und als Kloakenmembran den Enddarm verschließt, anschwellen lassen. Nach Aufgliederung der Kloake in Sinus urogenitalis

Tabelle 13.1-5 Zusammenstellung der aus dem Sinus urogenitalis, dem Genitalhöcker, der Genitalfalte und der Labioskrotalfalte hervorgegangenen äußeren Geschlechtsorgane bei Mann und Frau.

Mann	Embryonale Anlage	Frau
Urethra (ab Colliculus seminalis)	**Sinus urogenitalis** Pars phallica	Vestibulum vaginae
Glandulae bulbourethrales (COWPER)		Glandulae vestibulares maj. (BARTHOLIN)
Glans penis	**Genitalhöcker**	Glans clitoridis
Fossa navicularis urethrae		
Penis (Haut) Corpus cavernosum penis Corpus spongiosum penis Praeputium penis	**Genitalfalten**	Labium minus pudendi Corpus cavernosum clitoridis Bulbus vestibuli Praeputium clitoridis
Skrotum	**Labioskrotalfalten**	Labium majus pudendi

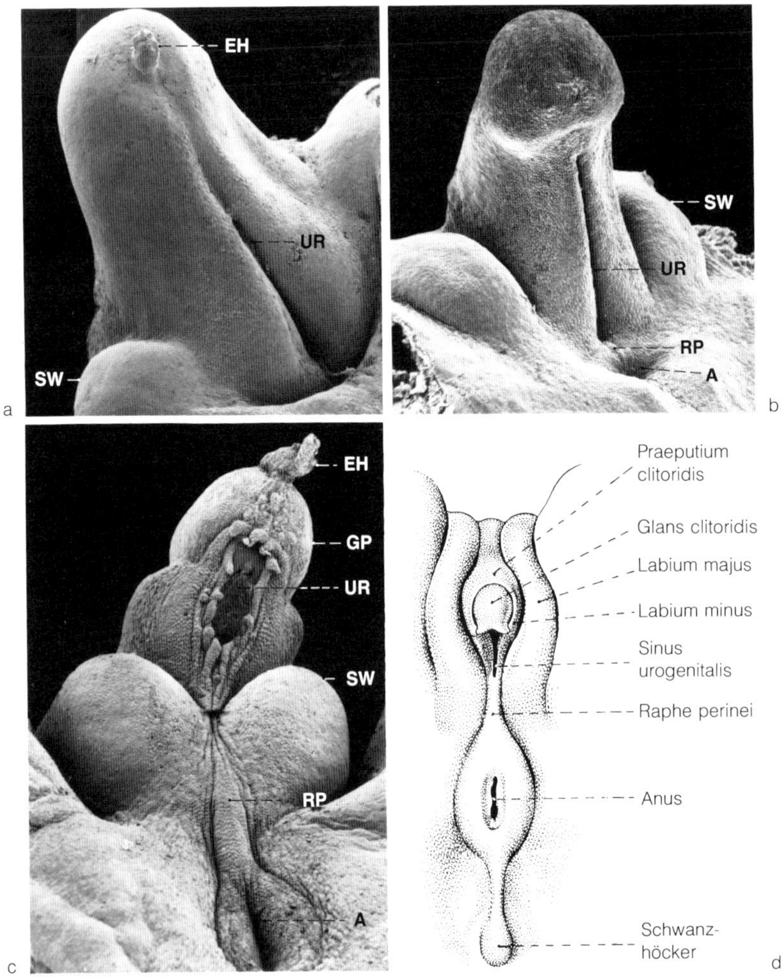

Abb. 13.1-17 Entwicklung des männlichen (a–c) und weiblichen (d) äußeren Genitales. REM-Aufnahmen des Genitalhöckers (a) vom Beginn, (b) vom Ende der 8. Woche und (c) des Phallus vom Beginn der 10. Woche. UR = Urogenitalrinne, SW = (Labio-)Skrotalwulst, EH = Epithelhöcker, A = Anus, RP = Raphe perinei, GP = Glans penis (aus WATERMAN [33]). (d) Äußere Geschlechtsorgane eines weiblichen Feten von 6,5 cm Länge. Vergr. (a) = 50fach, (b) = 40fach, (c) = 25fach.

und Rektum senkt sich der Teil der Membran, der den Sinus verschließt, als *Sulcus urogenitalis* zwischen zwei Falten ein, die als **Genital-** bzw. **Geschlechtsfalten** künftig die Sinusöffnung begrenzen. Vor dem Sulcus urogenitalis erhebt sich der *Genitalhöcker,* und lateral umgeben die **Labioskrotalwülste** die äußere Genitalregion (Abb. 13.1-17).

Im weiteren Verlauf wächst vom Sinus urogenitalis entodermales Gewebe in den Genitalhöcker ein und bildet einen soliden Gewebsstrang, die **Urethralplatte.** Damit erstreckt sich der Sulcus urogenitalis auf die ventrale Fläche des Genitalhöckers (Abb. 13.1-17a). Da seine ektodermale Bedeckung sich in der Folge auflöst, hat die entodermale Auskleidung des Sinus urogenitalis mitsamt der Urethralplatte freien Zugang zur Oberfläche der Genitalregion: Der Sinus öffnet sich zwischen den Genitalfalten. Davor vertieft sich die Urethralplatte zur **Urethralrinne,** die aber mit ihrem distalen Ende nicht die Spitze des Genitalhöckers erreicht (Abb. 13.1-17b). Vielmehr wächst ihr von dort ein ektodermaler Epithelstrang entgegen. Zwischen der Öffnung des Sinus urogenitalis und der Analöffnung bildet sich die Dammregion, deren sagittale Ausdehnung beim männlichen Embryo größer wird als beim weiblichen (Abb. 13.1-17c u. d).

7.4 Entwicklung der äußeren Geschlechtsorgane beim Mann

Unter der Einwirkung der vom Hoden reichlich produzierten Androgene nimmt die Länge des Genitalhöckers zu, er wird zum *Phallus.* An seiner Spitze bildet sich die *Glans penis.* Die Urogenitalfalten schließen sich über dem Sinusgebiet und der Urethralrinne zur *Pars spongiosa* der Harnröhre. Die Nahtstelle bleibt weiterhin am Damm, dem Hodensack und der Unterseite des Penis als *Raphe perinei, scroti et penis* sichtbar. Eine vordere Öffnung schließt sich zunächst nicht (Abb. 13.1-17c). Erst mit der Kanalisierung des von der Glans penis einwachsenden Epithelstranges wird die Urethralöffnung von der Penisunterseite an die Spitze verlegt. Aus dem ektodermalen Material wird der Öffnungsteil der Urethra mit der *Fossa navicularis* gebildet. Gleichzeitig werden die Skrotalwülste größer und vereinigen sich unter Bildung des **Skrotums,** wodurch die Phalluswurzel sich deutlich vom Damm entfernt. Die Glans penis setzt sich schon frühzeitig durch Ausbildung einer zirkulären Furche, *Corona glandis,* vom übrigen Phalluskörper ab. Die Vorhaut, *Praeputium penis,* entsteht durch eine Epithelwucherung, die von der Spitze der Glans einwachsend eine epitheliale Manschette bildet.

Erst wenn sich die Epithelien der Vorhaut und der Glans voneinander gelöst haben, kann das Praeputium retrahiert werden. Dies ist in der Regel zum Zeitpunkt der Geburt noch nicht möglich.

Aus dem Gefäßbindegewebe des Phallus entwickeln sich das *Corpus spongiosum* und die beiden *Corpora cavernosa* des Penis. Die COWPERschen Drüsen, *Glandulae bulbourethrales,* entstehen aus dem entodermalen Harnröhrenepithel.

Mißbildungen der äußeren männlichen Genitalien betreffen vor allem den unvollständigen Verschluß der Urethralrinne: **Hypospadie.** Dies äußert sich entweder in Form einer abnormen Lage bzw. eines multiplen Vorkommens der Urethralöffnung an der distalen Penisunterseite oder als ausgedehnte Rinne mit proximaler Anordnung der Urethralöffnung. Die Formen der Hypospadie können auch mit geteilten Skrotalsäcken kombiniert sein. Bei der sog. **Epispadie** tritt die Urethra an der dorsalen Fläche des Penis aus. Meist ist die Mißbildung mit Fehlbildungen des Penis und einer Ektopie der Harnblase verbunden.

7.5 Entwicklung der äußeren Geschlechtsorgane bei der Frau

Im Gegensatz zur männlichen Entwicklung unterbleibt der Verschluß der Urethralrinne und vor allem des Sinus urogenitalis (Abb. 13.1-17d). Aus der *Pars phallica* des Sinus urogenitalis entwickelt sich das *Vestibulum vaginae,* in das die Urethra, die Vagina und die BARTHOLINschen Drüsen, *Glandulae vestibulares,* münden. Die das Vestibulum begrenzenden kleinen Schamlippen, *Labia minora pudendi.* entstehen aus den Genitalfalten. Sie setzen sich im *Praeputium clitoridis* fort, dessen Falten sich vor der *Clitoris* vereinen. Die Klitoris selber ist ein Derivat des Genitalhöckers.

Die Vereinigung der Labioskrotalwülste kann ebenfalls nicht erfolgen. Sie umrahmen das Gebiet, indem sie sich zu den großen Schamlippen, *Labia majora pudendi,* entwickeln. Eine Vereinigung erfolgt nur ventral in Form des *Mons pubis* und in geringerem Maße im Dammbereich vor der Analöffnung als *Commissura labiorum posterior.*

Hemmungsmißbildungen kommen bei der Entwicklung der weiblichen äußeren Genitalorgane nicht vor und sind auch nicht denkbar. Angeborene Hyperplasien der Klitoris bzw. der Labia minora entstehen durch Hormoneinflüsse von mütterlicher Seite, die die Plazentaschranke in zu starkem Maße passieren, oder im Rahmen eines adrenogenitalen Syndroms, bei dem, bedingt durch eine Stoffwechselstörung, die fetale Nebenniere vermehrt Androgene ausschüttet (virilisierende Hyperplasie der Nebenniere).

Literatur

[1] BAKER, T. G.: A quantitative and cytological study of germ cells in human ovaries. Proc. Roy. Soc. London (Biol.) 158 (1963) 417–433.

[2] BAKER, T. G.: Oogenesis and ovarian development. In: BALIN, H., ST. GLASSER (eds.): Reproductive Biology. Excerpta Medica, Amsterdam 1972.

[3] BIDLINGMAIER, F., H. G. DÖRR, W. EISENMENGER, U. KUHNLE, D. KNORR: Testosterone and androstenedione concentrations in human testis and epididymis during the first two years of life. J. clin. Endocrin. Metab. 57 (1983) 311–315.

[4] BLECHSCHMIDT, E.: Die vorgeburtlichen Entwicklungsstadien des Menschen. Karger, Basel–Freiburg–London–New York 1961.

[5] BULMER, D.: The development of the human vagina. J. Anat. 91 (1975) 490–509.

[6] CUNHA, G. R., L. W. K. CHUNG, J. M. SHANNON, B. A. REESE: Stromal-epithelial interactions in sex differentiation. Biol. Reprod. 22 (1980) 19–42.

[7] CUNHA, G. R., L. W. K. CHUNG, J. M. SHANNON, O. TAGUCHI, H. FUJII: Hormone-induced morphogenesis and growth: Role of mesenchymal-epithelial interaction. Rec. Progr. Horm. Res. 39 (1983) 559–598.

[8] DU BOIS, A. M.: The embryonic kidney. In: ROULLIER, C., A. F. MULLER (eds.): The Kidney. Morphology, Biochemistry, Physiology, Vol. I. Acad. Press, New York–London 1969.

[9] FENTENER VAN VLISSINGEN, J. M., E. J. J. VAN ZOELEN, P. J. F. URSEM, C. J. G. WENSING: In vitro model of the first phase of testicular descent: Identification of low molecular weight factor from fetal testis involved in proliferation of gubernaculum testis cells and distinct from specified polypeptide growth factors and fetal gonadal hormones. Endocrinology 123 (1988) 2868–2877.

[10] GONDOS, B.: Testicular development. In: JOHNSON, A. D., W. R. GOMES (eds.): The Testis, Vol. IV. Acad. Press, New York–San Francisco–London 1977.

[11] GRUENWALD, P.: Common traits in development and structure of the organs originating from the coelomic wall. J. Morphol. 70 (1942) 353–387.

[12] HILSCHER, W.: Problems of the Keimbahn. Bibliotheca anat. 24 (1983) 1–21.

[13] HOLSTEIN, A. F.: Morphologische Studien am Nebenhoden des Menschen. In: BARGMANN, W., W. DOERR (Hrsg.): Zwanglose Abhandlungen aus dem Gebiet der normalen und pathologischen Anatomie, Heft 20. Thieme, Stuttgart 1969.

[14] HOLSTEIN, A. F., H. WARTENBERG, J. VOSSMEYER: Zur Cytologie der pränatalen Gonadenentwicklung beim Menschen, Teil III: Die Entwicklung der Leydigzellen im Hoden von Embryonen und Feten. Z. Anat. Entwickl. Gesch. 135 (1971) 43–66.

[15] JIRÁSEK, J. E.: Principles of reproductive embryology. In: SIMPSON, J. L. (ed.): Disorders of Sexual Differentiation. Acad. Press, New York–San Francisco–London 1976.

[16] JOSSO, N., J. Y. PICARD, D. TRAN: The Antimüllerian hormone. Rec. Progr. Horm. Res. 33 (1977) 117–163.

[17] JOST, A., B. VIGIER, J. PRÉPIN, J. P. PERCHELLET: Studies on sex differentiation in mammals. Rec. Progr. Horm. Res. 29 (1973) 1–35.

[18] KOFF, A. K.: Development of the vagina in the human fetus. Contr. Embryol. Carneg. Inst. (Washington) 24 (1933) 61–90.

[19] KOLLMANN, J.: Handatlas der Entwicklungsgeschichte des Menschen, Teil II. Fischer, Jena 1907.

[20] KOOPMAN, P., J. GUBBAY, N. VIVIAN, P. GOODFELLOW, R. LOVELL-BADGE: Male development of chromosomally female mice transgenic for *Sry.* Nature 351 (1991) 117–121.

[21] MCKAY, D. G., A. T. HERTIG, E. C. ADAMS, S. DANZIGER: Histochemical observations on the germ cells of human embryos. Anat. Rec. 117 (1953) 201–219.

[22] McLaren, A.: Primordial germ cells in mice. Bibliotheca anat. 24 (1983) 59–66.
[23] Ohno, S.: Major Sex-Determining Genes. Springer, Berlin–Heidelberg–New York 1979.
[24] O'Rahilly, R.: The timing and sequence of events in the development of the human reproductive system during the embryonic period proper. Anat. Embryol. 166 (1983) 247–261.
[25] Potter, E. L.: Normal and Abnormal Development of the Kidney. Year Book Medical Publ., Chicago 1972.
[26] Shikinami, J.: Detailed form of the Wolffian body in human embryos of the first eight weeks. Contr. Embryol. Carneg. Inst. (Washington) 18 (1926) 51–61.
[27] Snow, M. H. L., M. Monk: Emergence and migration of mouse primordial germ cells. In: McLaren, A., C. C. Wylie (eds.): Current Problems in Germ Cell Differentiation. University Press, Cambridge 1983.
[28] Terruhn, V.: A study of impression moulds of the genital tract of female fetuses. Arch. Gynecol. 229 (1980) 207–217.
[29] Terruhn, V.: Räumliche Darstellung der embryonalen Entwicklung der weiblichen Geschlechtswege. Wissenschaftliche Information 8 (1982) 53–62, Milupa AG, Wiss. Abt. Friedrichsdorf/Taunus.
[30] Torrey, T. W.: The early development of the human nephros. Contr. Embryol. Carneg. Inst. (Washington) 35 (1954) 175–197.
[31] Wartenberg, H.: Differentiation and development of the testes. In: Burger, H., D. de Kretser (eds.): The Testis. Raven Press, New York 1981.
[32] Wartenberg, H.: Development of the early human ovary and role of the mesonephros in the differentiation of the cortex. Anat. Embryol. 165 (1982) 253–280.
[33] Waterman, R. E.: Human embryo and fetus. In: Hafez, E. S. E., P. Kenemans (eds.): Atlas of Human Reproduction and Scanning Electron Microscopy. MTP Press, Lancaster–Boston 1982.
[34] Wensing, C. J. G.: Testicular descent in the rat and a comparison of this process in the rat with that in the pig. Anat. Rec. 214 (1986) 154–160.
[35] Witschi, E.: Migration of the germ cells of human embryos from the yolk sac to the primitive gonadal fold. Contr. Embryol Carneg. Inst. (Washington) 32 (1948) 67–80.

13.2 Nieren und harnableitende Organe

W. Kriz

1 *Nieren*

1.1 Form und Lage

Die Form der beiden Nieren des Menschen, *Ren* oder Nephros, zu beschreiben, erübrigt sich: sie sind „nierenförmig“. Man unterscheidet einen oberen und unteren Pol, eine Vorder- und Rückseite, die lateral gerundet ineinander übergehen; auf der medialen Seite findet sich eine tiefe Einkerbung, der Nierenhilus, *Hilum renale,* der den Zugang zu einem vollständig von Nierenparenchym umgebenen Raum, dem *Sinus renalis,* darstellt. Durch den Hilus treten Ureter, Gefäße und Nerven in den Nierensinus ein bzw. aus ihm aus (Abb. 13.2-1). Die Nieren sind oberflächlich von einer derben bindegewebigen Kapsel, *Capsula fibrosa,* überzogen, die am Hilus den eingerollten Rändern des Nierenparenchyms folgt, so daß der Hilus selbst offen bleibt. Das Gewicht einer Niere liegt zwischen 120 und 200 g; die rechte Niere ist im allgemeinen etwas kleiner als die linke.

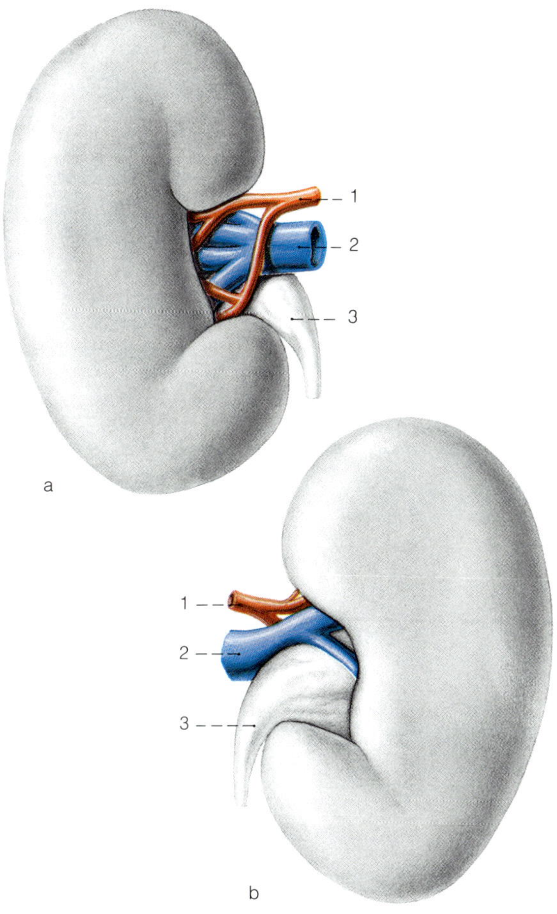

Abb. 13.2-1 Rechte Niere von vorn (a) und von hinten (b). 1 = A. renalis; 2 = V. renalis; 3 = Nierenbecken und Ureter.

Die Nieren liegen rechts und links neben der Wirbelsäule im Retroperitonealraum. Beim liegenden Menschen erstreckt sich die linke Niere von der 11. Rippe bis zur Oberkante des 3. Lendenwirbels, die rechte Niere steht etwas tiefer und reicht von der 12. Rippe bis zur Unterkante des 3. Lendenwirbels. Im Stehen tritt die Niere tiefer; darüber hinaus besitzt die Niere eine Atemverschieblichkeit; bei der Einatmung senkt sie sich um 2–3 cm.

Die **Längsachsen** der Nieren konvergieren nach oben, so daß die oberen Nierenpole näher zueinanderstehen als die unteren. Die **Querachsen** der Nieren konvergieren nach vorn, die Hili der Nieren schauen damit nach medial und vorn. Diese Ausrichtung der Nieren ist bedingt durch das Relief der hinteren Bauchwand. Die Nieren liegen beiderseits in der Rinne zwischen M. psoas und M. quadratus lumborum. Ihre Längsachsen folgen dem Verlauf des M. psoas. Die Nieren ragen aber nach lateral und nach oben über diese Muskeln hinaus und gewinnen topographische Beziehung zum M. transversus abdominis (nach lateral) und zum Zwerchfell (nach oben). Insbesondere die Lage auf dem Zwerchfell ist erwähnenswert, weil dahinter der Sinus phrenicocostalis der Pleurahöhle herunterreicht und topographische Beziehung zum oberen Nierenpol gewinnt.

Die Muskeln der hinteren Bauchwand sind innen von der Fascia transversalis überzogen. Der Hinterfläche der Niere topographisch zugeordnet verlaufen der N. subcostalis, der N. iliohypogastricus und der N. ilioinguinalis zwischen Fascia transversalis und Muskelschicht schräg von medial oben nach lateral unten absteigend. Wesentlich tiefer, auf der Vorderfläche des M. psoas unter der Faszie gelegen, und damit nicht mehr der Hinterfläche der Niere, sondern dem Ureter zugeordnet, steigt der N. genitofemoralis ab (Abb. 13.2-2).

Nach einer weitverbreiteten Meinung können Erkrankungen der Niere, des Nierenbeckens und des Ureters

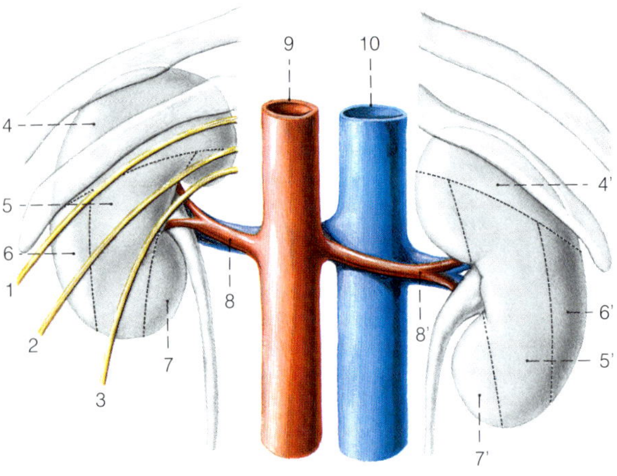

Abb. 13.2-2 Topographische Beziehungen der Hinterfläche beider Nieren. Dargestellt ist auf beiden Seiten die Projektion der 11. und 12. Rippe auf die Niere, auf der linken Seite zusätzlich der N. subcostalis (1), der N. iliohypogastricus (2) und der N. ilioinguinalis (3). Anlagerungsflächen für Diaphragma (4 und 4'); linken und rechten M. quadratus lumborum (5 und 5'); linken und rechten M. transversus abdominis (6 und 6'); linken und rechten M. psoas (7 und 7'); rechte und linke A. renalis (8 und 8'); 9 = Aorta abdominalis; 10 = V. cava inf.

(Steine) diese Nerven irritieren, die Schmerzen strahlen dann bis in die Hautgebiete der Leistengegend, bis in das Genitale, das Skrotum, bei Frauen in die Labia majora aus. Die wahrscheinlichere Erklärung für die typische Ausstrahlung der Schmerzen bei Nierenbecken- und Ureterirritationen ist jedoch, daß die Schmerzen in diejenigen Hautareale projiziert werden, deren sensible Nerven in dieselben Rückenmarkssegmente eintreten wie die Schmerzfasern von Nierenbecken und Ureter. Dies sind die Segmente Th11 bis L2, aus denen die drei oben genannten Nerven entstehen.

Dem oberen Pol, auf der linken Seite mehr der medialen Kante als dem Pol, liegen die Nebennieren auf. Gemeinsam mit ihnen sind die Nieren eingebettet in ein fettgewebiges Lager, die *Capsula adiposa*. Dieses ganze Paket, also Niere, Nebenniere und Capsula adiposa, steckt in einem **Fasziensack**, der nach lateral und oben geschlossen ist, jedoch nach medial zu den großen Gefäßen hin und auch nach unten offen ist. Innerhalb dieses Fasziensackes treten die Gefäße und der Ureter an die Niere heran. Das vordere Faszienblatt folgt unmittelbar hinter dem Peritoneum parietale. Es hat seitlich Verbindung zur Fascia transversalis; die verlöteten Mesos des Colon ascendens und descendens gehen in ihm auf. Auch das hintere Faszienblatt hat seitlich Verbindung mit der Fascia transversalis. Im Bereich des M. quadratus lumborum findet sich zwischen Fascia transversalis und dem hinteren Blatt der Fascia renalis eine zweite, wenn auch dünnere Fettschicht. Am Psoas vereinigt sich das hintere Blatt der Fascia renalis mit der Faszie des Psoas, die ein Teil der Fascia transversalis ist (Abb. 13.2-3).

Den Vorderseiten der Nieren sind eine ganze Reihe von Organen zugeordnet; die Verhältnisse sind links und rechts sehr unterschiedlich (Abb. 13.2-4). Auf der rechten Seite verläuft retroperitoneal auf den medialen Anteilen der Niere (Nierenhilus) die Pars descendens des Duodenums herab. Dem oberen Pol der Niere liegt durch einen Bauchfellspalt getrennt der rechte Leberlappen auf. Die Flexura coli dextra ist in wechselnder Höhe mit der Seitenfläche der Niere verwachsen. Von diesem Punkt an verläuft die Radix mesocolica quer über die Niere und die Pars descendens duodeni hinüber auf die andere Seite. Diese Grenzlinie, bzw. das Mesocolon transversum, ordnet den oberen Anteil der Niere topographisch dem Spatium subhepaticum zu. Der untere Pol findet sich in der Fossa mesenterico-colica dextra. Hier bildet der untere Nierenpol eine vom Peritoneum parietale überzogene Vorwölbung.

An der linken Seite sind die Verhältnisse noch vielfältiger. Über die Mitte der Vorderfläche, und mit ihr verwachsen, zieht die Cauda pancreatis über die Niere hinweg, um dann im Lig. splenorenale zur Milz zu gelan-

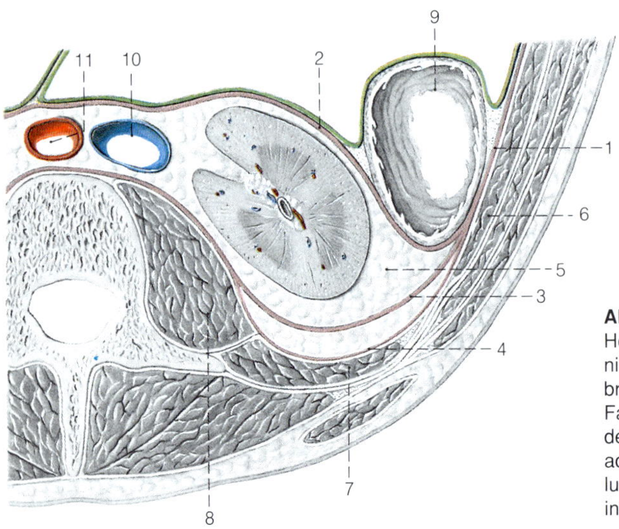

Abb. 13.2-3 Lage der rechten Niere im Retroperitonealraum; Horizontalschnitt in Höhe des 3. Lendenwirbels. Ansicht von kranial. Das Peritoneum ist grün, die Fascia transversalis (1) ist braun tingiert, ebenso die damit zusammenhängenden Blätter der Fascia renalis, das vordere (2), das hintere (3) sowie die Faszie des M. quadratus lumborum und des M. psoas (4). 5 = Capsula adiposa renis; 6 = M. transversus abdominis; 7 = M. quadratus lumborum; 8 = M. psoas; 9 = Flexura coli dextra; 10 = V. cava inf.; 11 = Aorta.

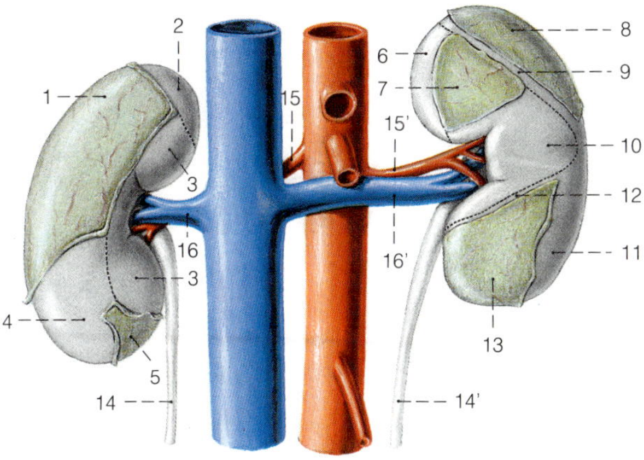

Abb. 13.2-4 Topographische Beziehungen der Vorderfläche beider Nieren. Die der Niere direkt aufliegenden Anteile des Peritoneum parietale sind grün dargestellt. Die gestrichelt auf die Niere projizierten Grenzlinien sollen das Verständnis erleichtern. Anlagerungsflächen für: Leber (1); rechte Nebenniere (2); Pars descendens duodeni (3); Flexura coli dextra (4); Dünndarmschlinge (5); linke Nebenniere (6); Magen (7); Milz (8); Lig. splenorenale (9); Pankreas (10); Flexura coli sinistra und Colon descendens (11); Mesocolon transversum (12); Dünndarmschlingen (13); rechter und linker Ureter (14 und 14'); rechte und linke A. renalis (15 und 15'); rechte und linke V. renalis (16 und 16').

gen. Am Unterrand des Pankreasschwanzes entlang verläuft die Grenzlinie der Radix mesocolica. Die Flexura coli sinistra ist auch hier dem lateralen Rand, allerdings höher als auf der rechten Seite, zugeordnet.

Auch auf der linken Seite bleiben oberhalb und unterhalb des Mesocolon transversum „freie" Stellen auf der Vorderfläche der Niere übrig, die vom Peritoneum parietale überzogen sind. Diese sind oben der Facies renalis der Milz und – getrennt durch die Bauchfellduplikatur des Lig. renolienale – der Hinterwand des Magens zugeordnet; der untere Pol wölbt sich in die Fossa mesenterico-colica sinistra vor.

1.2 Arterien und Venen

Die beiden **Nierenarterien,** *A. renalis dextra et sinistra,* entspringen fast rechtwinklig beiderseits aus der Aorta, unmittelbar unterhalb des Abganges der A. mesenterica superior, die linke meist etwas höher als die rechte. Die längere rechte Nierenarterie läuft hinter der V. cava und der zugehörigen Nierenvene, bedeckt vom Pankreaskopf und der Pars descendens duodeni, zum rechten Nierenhilus. Auch die kürzere linke Nierenarterie liegt hinter der zugehörigen Nierenvene; sie wird vom Corpus pancreatis bedeckt (Abb. 13.2-2 u. 4).

Kurz vor dem Nierenhilus teilen sich die Nierenarterien auf, rechts und links in gleicher Art. Man kann grundsätzlich **zwei Aufteilungstypen** unterscheiden, die allerdings Variationen aufweisen können [29]. Beim Typ 1 entstehen zwei größere Äste, ein *Ramus principalis anterior* (der als direkte Fortsetzung der Nierenarterie angesehen werden kann) und ein *Ramus principalis posterior,* der meist dorsal vom Nierenbecken in den Nierenhilus eintritt. Beim Typ 2 ist zusätzlich ein *Ramus principalis inferior* vorhanden. Wie die Nierenarterien selbst sind die Rami principales Endarterien. Auch die daraus entstehenden Äste sind Endarterien. Das Aufteilungsmuster der weiteren Äste ist sehr variabel, die darauf aufbauende Segmenteinteilung der Niere umstritten [38][1].

Beim Typ 1 versorgt der Ramus principalis anterior regelmäßig den gesamten vorderen Teil der Niere, den unteren Pol und in wechselnder Weise den lateralen Rand mit Anteilen an der Hinterfläche der Niere. Der Ramus principalis posterior versorgt in der Regel den größten Teil der Hinterfläche der Niere, mit Ausnahme des unteren Poles. An der Versorgung des oberen Poles beteiligen sich die beiden Rami in wechselnder Weise. Er kann sowohl vom vorderen als auch vom hinteren Hauptast allein versorgt werden, meist beteiligen sich jedoch beide Äste an seiner Versorgung. Die Versorgungsaufteilung beim Typ 2 (drei Rami principales) unterscheidet sich vom Typ 1 nur dadurch, daß der Ramus principalis inferior jetzt den unteren Pol versorgt, der beim Typ 1 vom Ramus principalis anterior mitversorgt wird. Die Grenze zwischen dem Versorgungsgebiet des Ramus principalis anterior (beim Typ 2 einschließlich des Ramus principalis inferior) und des Ramus principalis posterior wird BRÖDEL-ZONDECKsche Linie genannt; sie hat allerdings keinen konstanten Verlauf (Abb. 13.2-5).

Akzessorische Nierenarterien sind häufig. Sie ersetzen meistens den Ramus principalis posterior oder den Ramus principalis inferior oder einen ihrer Sekundäräste. Der Ramus principalis anterior wird niemals durch eine akzessorische Nierenarterie ersetzt. Als **aberrante Nierenarterien** bezeichnet man solche, die nicht durch den Hilus, sondern direkt in das Nierenparenchym und dann fast immer am oberen oder unteren Pol eintreten (Polarterie). Gemäß dieser Definition kann eine aberrante Nierenarterie durchaus aus der A. renalis entspringen. Alle akzessorischen Nierenarterien (die auch aberrant verlaufen können) entspringen entweder aus der Bauchaorta oder aber aus jeder anderen Arterie aus der näheren und auch weiteren Umgebung der Niere (z.B. aus den Aa. iliacae, der A. hepatica propria und der A. mesenterica sup.).

Venen. In der Regel treten mehrere Venenstämme am Nierenhilus aus. Sie liegen am weitesten ventral, also vor den Ästen der A. renalis, die ihrerseits vor dem Nierenbecken und dem Anfangsteil des Ureters zu liegen kommen. Eine retropelvische Vene ist selten. Die Venenstämme vereinigen sich beiderseits schnell zu einer großen Vene, der *V. renalis.* Doppelte Nierenvenen, ebenso aberrante Nierenvenen sind selten. Die linke

[1] In den Nomina anatomica werden 6 Segmente unterschieden, nämlich: 1. Segmentum superius, 2. Segm. anterius superius, 3. Segm. anterius inferius, 4. Segm. inferius, 5. Segm. posterius. – Die Korrelierung mit der hier gegebenen Darstellung ist einfach. Beim Typ 1 gehören die Segmente 1–5 zum R. principalis anterior, das Segm. posterius zum R. principalis posterior. Beim Typ 2 gehört das Segm. inferius zum R. principalis inferior.

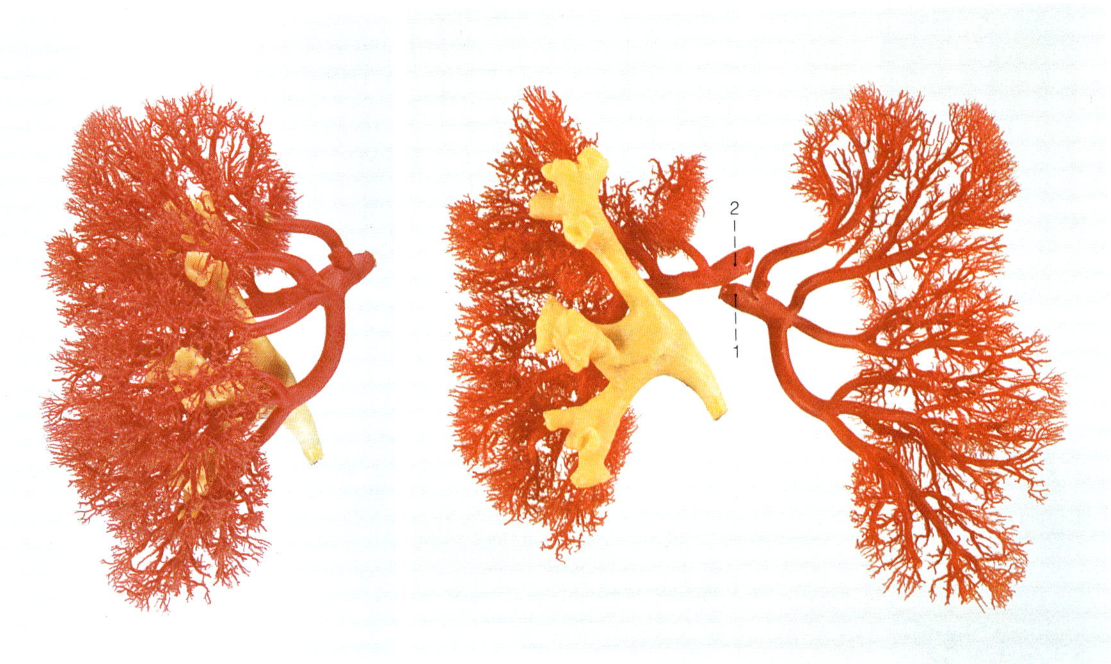

Abb. 13.2-5 Korrosionspräparat der rechten Niere nach Kunststoffüllung der Arterie (rot) und des Nierenbeckens (gelb). (a) zeigt das gesamte Präparat, in (b) ist der R. principalis anterior (1) der A. renalis mit seinen Ästen entlang der ZONDEK-BRÖDELschen Linie nach rechts weggeklappt; das Nierenbecken ist den Ästen des R. principalis posterior (2) der Nierenarterie aufgelagert. (Präparat R. KNEBEL, Heidelberg)

V. renalis ist etwa dreimal so lang wie die rechte und überkreuzt unmittelbar unterhalb des Abgangs der A. mesenterica superior die Aorta. Beide Nierenvenen münden fast rechtwinkelig in die V. cava inferior (Abb. 13.2-4 und 14.5-2).

1.3 *Aufbau der Niere*

1.3.1 Gliederung

Ein Längs- oder Querschnitt durch die Niere zeigt ein verwirrendes Muster von unterschiedlichen Anschnitten. Um den Aufbau der menschlichen Niere zu verstehen, ist ein Blick auf einfachere Formen der Niere nötig, wie sie bei kleinen Säugern (Ratten, Kaninchen, aber auch bei kleinen Primaten) vorkommen. Ein Längsschnitt durch eine solche einpapilläre Niere (Abb. 13.2-6a) macht den Grundaufbau der Niere auf einfache Art verständlich. Zwei Anteile sind zu unterscheiden: die **Nierenrinde,** *Cortex renalis,* und das **Nierenmark,** *Medulla renalis.* Die Form der Nierenrinde kann man mit einem dickwandigen Becher vergleichen, dessen Ränder eingerollt sind. Das Nierenmark, im Inneren des Bechers gelegen, hat die Form einer Pyramide, *Pyramis renalis* oder Markpyramide, mit stark gewölbter Grundfläche, mit der es an die Nierenrinde grenzt. Die Pyramide ist papillenförmig ausgezogen, *Papilla renalis* oder Nierenpapille; damit ragt sie in das Nierenbecken hinein, von dem sie allseitig umschlossen wird. Nierenbecken, die großen Äste der Arterien und Venen, Lymphgefäße und Nerven liegen im Nierensinus, der sich durch den Nierenhilus (die Öffnung des Bechers) nach außen öffnet.

Einpapilläre Nieren kommen in verschiedenen Größen vor, die Niere des Kaninchens ist selbstverständlich größer als die der Ratte und diese wiederum größer als die der Maus. Dem Wachstum dieser Nierenform sind aber offenbar Grenzen gesetzt, bei allen größeren Spezies, einschließlich des Menschen, wird deshalb diese Einheit (die einpapilläre Niere) vielfach angelegt. Dies führt zu **multipapillären Nieren.** Dabei können die einzelnen Einheiten vollständig getrennt bestehenbleiben (Renkulusniere; z.B. bei Walen kann das Organ Niere aus Hunderten von Renkuli, sprich einzelnen einpapillären Nieren bestehen) oder in unterschiedlichem Ausmaß zusammenwachsen, wie beim Menschen (zusammengesetzte, multipapilläre Niere). Die Art des Zusammenwachsens zeigt die Abb. 13.2-6b; bemerkenswert ist, daß daraus wieder ein Organ resultiert, das „nierenförmig“ ist. Zusammengesetzte Nieren besitzen einen vielfältig gekammerten und verwinkelten Nierensinus, das Nierenbecken hat Aufzweigungen zu Nierenkelchen (Abb. 13.2-6b u. 7).

Beim Menschen werden in der Regel auf beiden Seiten 14 „Einzelnieren“, *Lobi renales,* angelegt, die in unterschiedlichem Ausmaß miteinander verwachsen [21]. Im Bereich der Nierenrinde ist das Zusammenwachsen

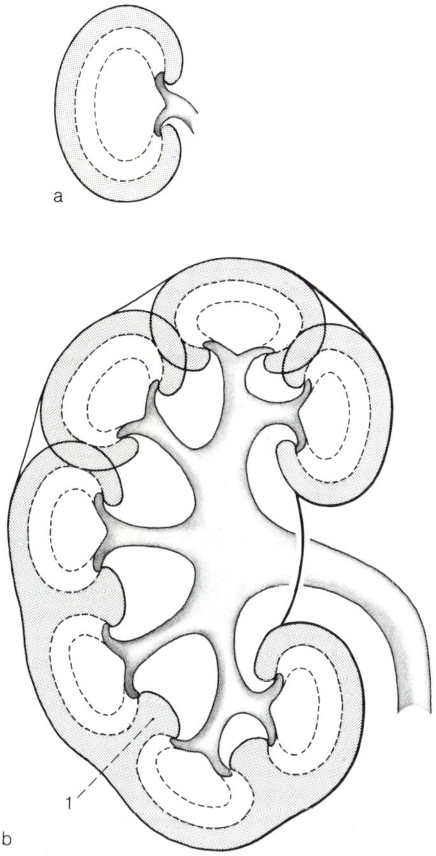

Abb. 13.2-6 Schemata des Aufbaus einer unipapillären (a) und einer multipapillären Niere (b). Die Rindensubstanz ist grau gerastert, das Mark ist weiß, das Nierenbecken plastisch dargestellt. Durch das Zusammenwachsen der Einzelanlagen entstehen die Columnae renales (1); ein Zusammenwachsen auch von Markanteilen, wie es bei der menschlichen Niere regelmäßig vorkommt, ist nicht gezeigt. Das Nierenbecken der multipapillären Niere besteht aus einzelnen Kelchen.

die Regel; die Oberfläche der erwachsenen menschlichen Niere ist meist glatt. Andeutungen der embryonalen Lappung sind allerdings häufig zu erkennen, eine persistierende Lappung, *Ren lobatus,* kommt in ca. 7% der Fälle vor; aber auch bei diesen vom äußeren Aspekt her gelappten Nieren sind Verwachsungen im tieferen Bereich die Regel. Die miteinander verwachsenen Rindenteile, die zum Nierensinus hin gerichtet sind und damit eigentlich nicht mehr „Rinde" (im Wortsinn) sind, werden *Columnae renales* (BERTINIsche Säulen) genannt. Auch die Markpyramiden – entsprechend der LÖFGRENschen Darstellung [21] – verwachsen in unterschiedlichem Ausmaß miteinander. Es können 2, 3, in seltenen Fällen auch 4 und 5 Markanlagen zusammenwachsen. Daraus resultieren sehr unterschiedlich geformte zusammengesetzte Papillen, die häufig nicht mehr mit einer Papillenspitze, sondern mit einer „Papillenleiste", *Crista renalis,* enden.

Nieren mit 8 Papillen sind die häufigste Form (solche mit 7 und 9 fast gleich häufig), das Maximum wäre danach 14, das Minimum von nur 3 ist extrem selten. Nach einer anderen Auffassung [10] entwickelt sich die menschliche Niere aus nur vier Einzelanlagen, aus vier *„Protolobi"*, die sich in variablem Ausmaß teilen. Diese Theorie kann erklären, daß Nieren mit mehr als 14 Papillen, wenn auch selten, vorkommen.

1.3.2 Nephrone und Sammelrohre

Die Niere setzt sich zusammen aus den Nephronen, den Sammelrohren und den Blutgefäßen, die in der Niere nicht nur versorgende Aufgaben haben, sondern in die Funktion des Organs unmittelbar integriert sind. Hinzu kommen Lymphgefäße und Nerven. Das **Nephron** wird im allgemeinen als strukturelle und funktionelle Einheit der Niere angesehen. Diese Betonung des Nephrons schmälert die Bedeutung der **Sammelrohre,** die für die Bereitung des Harns in gleicher Art wichtig sind wie die Nephrone und keinesfalls den Harn vor dessen endgültiger Ausscheidung nur „sammeln". Da darüber hinaus die genaue Grenze zwischen Nephron und Sammelrohr umstritten ist, werden hier beide gemeinsam besprochen. Der Begriff **Tubulus renalis** („die Tubuli" im üblichen Sprachgebrauch) meint beide, den Tubulusanteil des Nephrons und das Sammelrohr.

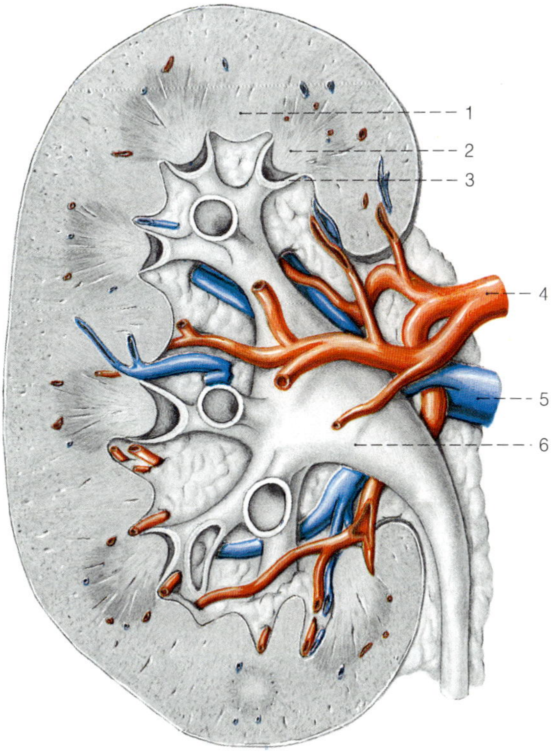

Abb. 13.2-7 Halbschematische Darstellung eines Koronarschnittes durch die linke Niere in der Ansicht von hinten; Gefäße und Nierenbecken zum Teil plastisch ergänzt. 1 = Columna renalis; 2 = Papille; 3 = Calix; 4 = A. renalis, deren R. principalis posterior regelrecht hinter dem Nierenbecken (6) verläuft; 5 = V. renalis, ohne einen retropelvischen Zufluß.

Jede menschliche Niere besitzt ca. 1 Million Nephrone. Ein **Nephron** beginnt mit einem Nierenkörperchen, *Corpusculum renale,* an das ein langes und kompliziert gebautes Kanälchen, *Tubulus nephroni,* angeschlossen ist, das schließlich in ein Sammelrohr, *Tubulus renalis colligens,* mündet (Abb. 13.2-8 u. 9).

Die **Nierenkörperchen** liegen in der Nierenrinde. Sie sind kugelige Gebilde mit einem Durchmesser von ca. 200 μm. Funktionell ist ein Nierenkörperchen eine Filtrationseinrichtung, in der ständig ein konstanter Anteil des Blutplasmas als Ultrafiltrat (Primärharn) abgeschieden wird und danach in den Tubulus gelangt.

Zu jedem Nierenkörperchen führt eine Arteriole, die *Arteriola glomerularis afferens* (afferente Arteriole, Vas afferens). Diese spaltet sich am Gefäßpol des Nierenkörperchens in ein Knäuel spezialisierter Kapillaren auf. Aus diesen entwickelt sich eine abführende Arteriole, die *Arteriola glomerularis efferens* (efferente Arteriole, Vas efferens). Zur Tubulusseite hin ist das Kapillarknäuel – bildlich gesprochen – in eine blinde Aussackung des Tubulus, die **BOWMANsche Kapsel,** *Capsula glomeruli,* eingestülpt; dies geschieht während der Entwicklung eines Nierenkörperchens (vgl. Abb. 13.1-4). Im reifen Nierenkörperchen sind deshalb die Kapillarschlingen von dem viszeralen Blatt der BOWMANschen Kapsel überzogen. Das Kapillarknäuel einschließlich der Epithelbedeckung bildet den **Glomerulus** im engeren Sinn (im Englischen auch: *glomerular tuft*). Rund um den Gefäßpol schlägt das *viszerale Blatt* in das *parietale Blatt* über, welches am Harnpol in das Epithel des Tubulus übergeht. Zwischen beiden Blättern der BOWMANschen Kapsel befindet sich der *Kapselraum,* in den hinein die Filtration erfolgt und der in das Tubuluslumen übergeht (Abb. 13.2-18).

Die **Tubuli** der Niere sind dünne Kanälchen, deren Wand von einem je nach Segment zwar sehr verschiedenen, aber immer einschichtigen Epithel gebildet wird. Beim Durchfluß des *Primärharns* durch den Tubulus des Nephrons und durch das Sammelrohr entsteht durch Rückresorptions- und Sekretionsvorgänge der *endgültige Harn.* Der Tubulus des Nephrons besteht aus einem an das Nierenkörperchen unmittelbar anschließenden gewundenen Teil, dem **proximalen Konvolut,** einer haarnadelförmigen Schleife (**HENLEsche Schleife**), die in das Nierenmark absteigt, und schließlich einem zweiten gewundenen Teil, dem **distalen Konvolut,** das in der Nierenrinde wieder in die Nähe des zugehörigen Nierenkörperchens zu liegen kommt. Darauf folgt in unterschiedlicher Ausprägung (s. unten) ein Ab-

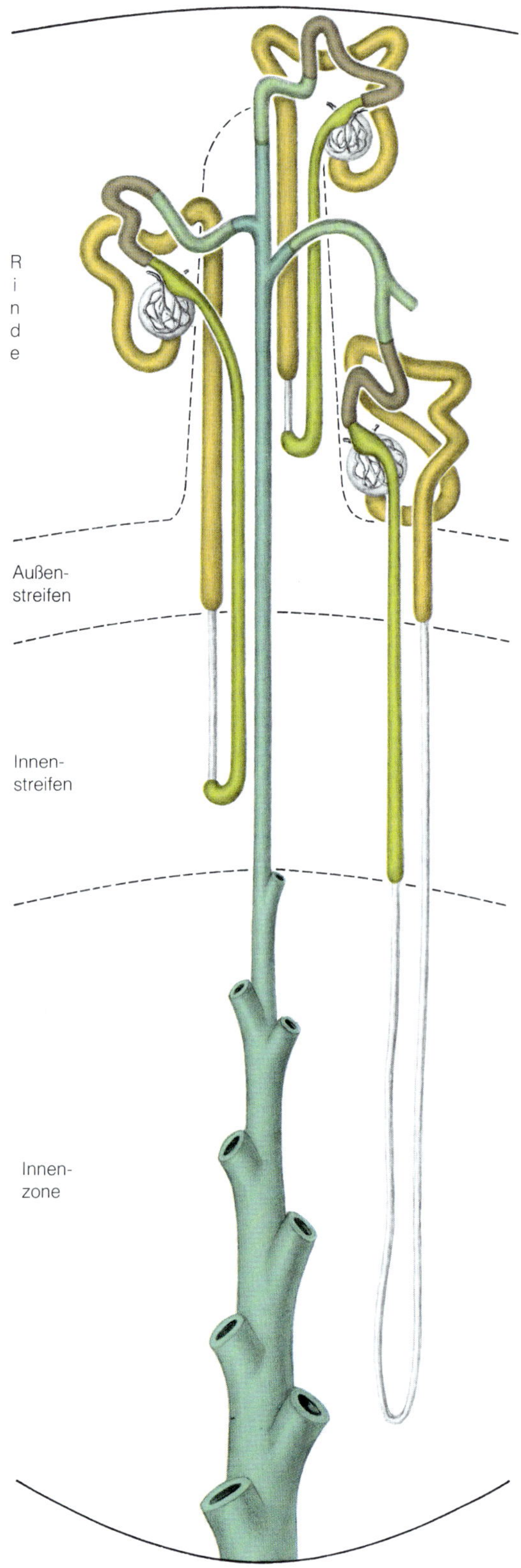

Abb. 13.2-8 Schema dreier Nephrone mit kortikaler, kurzer und langer Schleife und eines Sammelrohres. Am Nierenkörperchen beginnt jeweils der proximale Tubulus (ocker) mit der Pars convoluta, es folgt die Pars recta. Danach der intermediäre Tubulus (weiß) mit der Pars descendens und, bei langen Schleifen, der Pars ascendens. Der distale Tubulus besteht aus einer Pars recta (gelbgrün), die zum Nierenkörperchen zurückfindet und dort die Macula densa ausbildet, danach die Pars convoluta (braun). Es folgen der Verbindungstubulus (grünlich), der bei langen Nephronen die Arkade bildet, und schließlich das Sammelrohr (blaugrün).

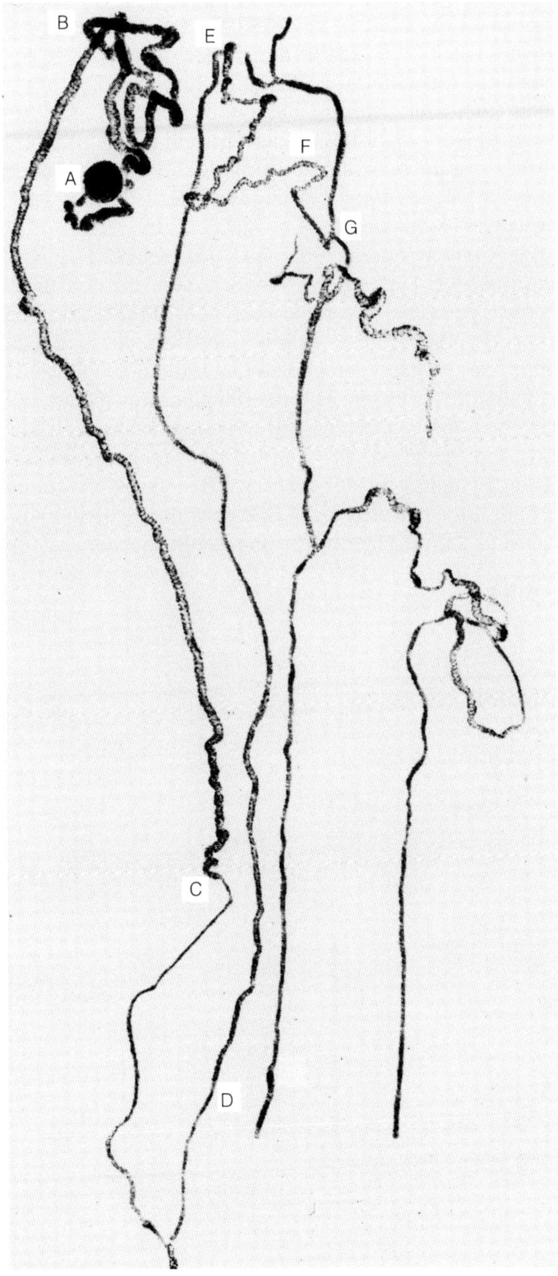

Abb. 13.2-9 Ein isoliertes Nephron der menschlichen Niere. A = Nierenkörperchen; B = proximaler Tubulus; C = Übergang des proximalen Tubulus zur Pars descendens des intermediären Tubulus; D = Übergang des intermediären Tubulus in die Pars recta des distalen Tubulus (dieser hat sich bei der Isolierung vom Nierenkörperchen gelöst!); E = Übergang in die Pars convoluta des distalen Tubulus; F = Übergang in den Verbindungstubulus; G = Übergang in das Sammelrohr, darunter münden drei weitere Nephrone, von denen allerdings bei der Isolierung nur Reste erhalten geblieben sind. (Aus Oliver [27])

schnitt, der **Verbindungstubulus** heißt, weil er die Verbindung zu den Sammelrohren herstellt. Im Durchschnitt nimmt jedes Sammelrohr in der Nierenrinde 11 Nephrone auf. Die **Sammelrohre** beginnen in der Nierenrinde, durchqueren das gesamte Nierenmark; in der Innenzone des Markes vereinigen sie sich nach und nach (im allgemeinen achtmal), um schließlich in der *Area cribrosa* der Papille in das Nierenbecken auszumünden.

Die genauere Unterteilung der Harnkanälchen und deren abschnittsweise Zuordnung zu bestimmten Nierenzonen ergibt sich aus den Tabellen 13.2-1 u. 2 und der Abb. 13.2-8.

Die einzelnen Tubulusabschnitte sind lichtmikroskopisch im üblichen Schnittpräparat nicht immer eindeutig zu bestimmen. Meist möglich ist allerdings die Unterscheidung der Primärsegmente, also des proximalen, intermediären, distalen Tubulus und des Sammelrohrs (s. Abb. 13.2-17). Die **proximalen Tubuli** sind vergleichsweise dick und mit einem hohen Bürstensaum ausgekleidet (Bürstensaumsegment), die **intermediären Tubuli** unterscheiden sich durch ihr niedriges Epithel von allen anderen Tubuli (sind aber gelegentlich nur schwer von einem Gefäßquerschnitt zu trennen), die **distalen Tubuli** haben wie die proximalen Tubuli ein mittelhohes Epithel, das im Unterschied zu diesem jedoch keinen Bürstensaum trägt. Für die **Sammelrohre** (allerdings auch für die Verbindungstubuli) typisch ist, daß die Grenzen zwischen den einzelnen Epithelzellen gut erkennbar sind und daß man häufig zwei Zelltypen (s. unten) erkennen kann; im Mark übertreffen die Sammelrohre an Größe alle anderen Tubuli.

Das **Labyrinth** der Rinde hat seinen Namen von den gewundenen Anteilen des proximalen und distalen Tubulus, die zusammen mit den Nierenkörperchen das Labyrinth füllen. Die geraden Anteile der proximalen und distalen Tubuli von etwa 40–60 Nephronen lagern sich mit den zugehörigen 4–6 Sammelrohren jeweils in einem **Markstrahl** der Nierenrinde zusammen. Diese setzen sich ohne erkennbare Grenze in den **Außenstreifen** des Nierenmarkes fort. Die Grenze zwischen Rinde und Außenstreifen des Markes (Markrindengrenze) ist als eine gedachte Ebene definiert, die auf den untersten Anteilen des Rindenlabyrinthes ruht. Der Außenstreifen des Nierenmarkes hat dieselbe Tubuluszusammensetzung wie die Markstrahlen, nämlich Partes rectae von proximalen und distalen Tubuli und Sammelrohre. An der Grenze zum **Innenstreifen** gehen die proximalen Tubuli in die dünnen absteigenden Schleifenschenkel über. Die Tubuluszusammensetzung des Innenstreifens besteht somit aus dünnen absteigenden Schleifenschenkeln, dicken aufsteigenden Schleifenschenkeln (Partes rectae der distalen Tubuli) und Sammelrohren. Die dünnen absteigenden Schleifenschenkel der langen Nephrone (s. unten) treten in die Innenzone des Markes über und bilden dort ihren Schleifenscheitel. Aufsteigend gehen sie an der Grenze von Innenzone zum Innenstreifen der Außenzone in die aufsteigenden dicken Schleifenschenkel über. Die Innenzone des Markes enthält damit nur dünne Schleifenschenkel (absteigend und aufsteigend) und Sammelrohre. Die Sammelrohre

Tabelle 13.2-1 Unterteilungen des Nierenparenchyms.

Nierenrinde (Cortex renalis)
Rindenlabyrinth
dazu gehört der Cortex corticis
Markstrahlen der Nierenrinde
Nierenmark (Medulla renalis)
Außenzone (Zona externa, auch äußeres Mark)
Außenstreifen
Innenstreifen
Innenzone (Zona interna, auch inneres Mark)
Papille

vereinigen sich mit Beginn der Innenzone des Markes zunehmend; die vereinigten Gänge, die *Ductus papillares*, münden schließlich an der Papillenspitze aus.

Es gibt verschiedene Arten von Nephronen (Abb. 13.2-8), solche mit langen Schleifen, die in der Innenzone des Markes umbiegen, und solche mit kurzen Schleifen, die in der Außenzone des Markes umbiegen. In der menschlichen Niere werden die Verhältnisse durch einen weiteren Nephrontyp kompliziert, der bei anderen Spezies selten ist, aber in der menschlichen Niere offenbar einen erheblichen Anteil ausmacht, Nephrone nämlich, deren HENLEsche Schleifen nicht bis in das Nierenmark gelangen, sondern noch in der Rinde (in den Markstrahlen) umbiegen. Ihr Anteil an der Gesamtzahl ist unbekannt. Faßt man kortikale Schleifen und kurze Schleifen (also solche, die in der Außenzone des Markes umbiegen) als kurze Schleifen zusammen (was häufig getan wird), so sollen nach der Angabe von PETER [28] in der menschlichen Niere sieben kurze auf eine lange Schleife kommen. Die kortikalen Schleifen stören das Bild der strengen regionsmäßigen Zuordnung der einzelnen Nephronabschnitte, da auch sie einen, wenn auch kurzen, dünnen Schleifenteil besitzen, der in den Markstrahlen liegt. Die langen Schleifen gehören zu den am weitesten innen gelegenen Nierenkörperchen (*juxtamedulläre Nierenkörperchen*), die kürzesten Schleifen zu den oberflächlich gelegenen Nierenkörperchen. Diese Verteilung ist aus der Ontogenese erklärbar, insofern die innersten Nierenkörperchen zuerst entstehen und zu den längsten Schleifen auswachsen. Die oberflächlichsten Glomeruli entstehen am spätesten und erhalten schließlich die kürzesten Schleifen. Das häufige Vorkommen von kortikalen Schleifen in der menschlichen Niere mag man deshalb als ein frühzeitiges Sistieren des Schleifenauswachsens interpretieren; die menschliche Niere ist im

Tabelle 13.2-2 Unterteilung des Nephrons und des Sammelrohrsystems.

Nephron	
Nierenkörperchen (Corpusculum renale)	
Glomerulus[1]	
BOWMANsche Kapsel	
Tubulus	
Proximaler Tubulus[2] (Tubulus proximalis)	
Pars convoluta / proximales Konvolut	
Pars recta / dicker absteigender Schleifenschenkel	HENLEsche Schleife Ansa nephroni
Intermediärer Tubulus[2] (Tubulus intermedius)	HENLEsche Schleife Ansa nephroni
Pars descendens / dünner absteigender Schleifenschenkel	HENLEsche Schleife Ansa nephroni
Pars ascendens / dünner aufsteigender Schleifenschenkel	HENLEsche Schleife Ansa nephroni
Distaler Tubulus[2] (Tubulus distalis)	HENLEsche Schleife Ansa nephroni
Pars recta / dicker aufsteigender Schleifenschenkel	HENLEsche Schleife Ansa nephroni
enthält kurz vor seinem Ende die Macula densa	HENLEsche Schleife Ansa nephroni
Pars convoluta / distales Konvolut	
Sammelrohrsystem	
Verbindungstubulus[2] (Tubulus reuniens)	
dazu gehören die Arkaden	
Sammelrohr (Tubulus renalis colligens)	
Kortikale Sammelrohre	
Medulläre Sammelrohre	

[1] Der Begriff „Glomerulus" wird heute häufig synonym für Nierenkörperchen gebraucht; strenggenommen ist jedoch der Glomerulus nur das Kapillarknäuel des Nierenkörperchens.

[2] Die alten Begriffe Hauptstück für proximaler Tubulus, Überleitungsstück für intermediärer Tubulus, Mittelstück für distaler Tubulus und Verbindungsstück für Verbindungstubulus werden nur noch selten gebraucht.

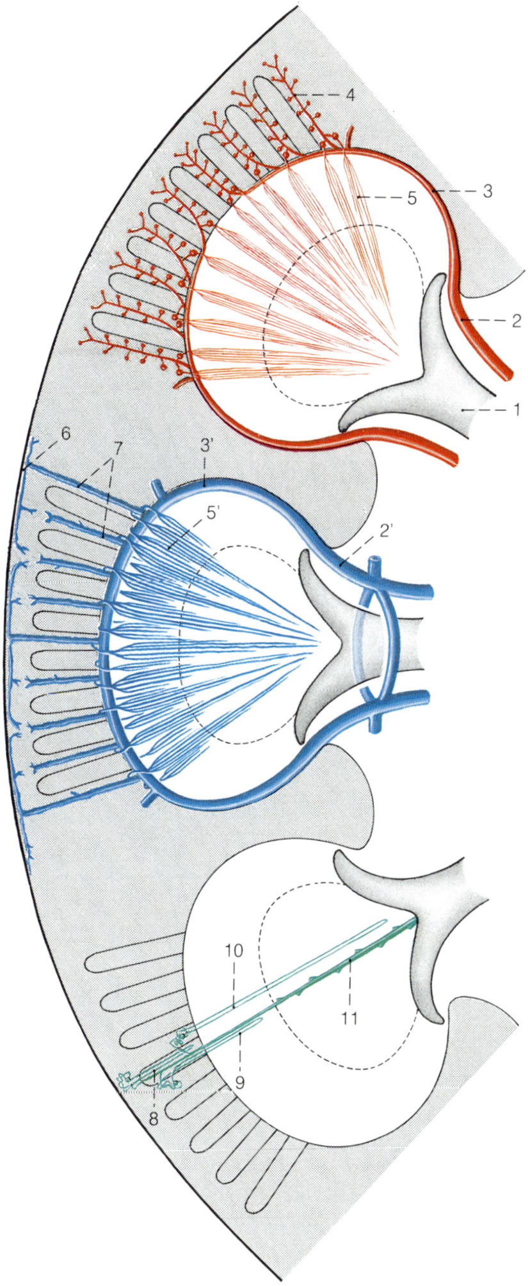

Abb. 13.2-10 Verlauf der arteriellen Gefäße (oben), der venösen Gefäße (Mitte) und der Nephrone (unten) der menschlichen Niere, schematisch dargestellt an einem Koronarschnittsektor. Die Rinde ist grau, durch bogenförmige Linien abgesteckt sind die Markstrahlen der Rinde; das Mark ist weiß, unterteilt in Außenzone und Innenzone mit Papille. 1 = Nierenkelch; 2 und 2' = A. und V. interlobularis; 3 und 3' = A. und V. arcuata; 4 = A. corticalis radiata (A. interlobularis); 5 und 5' = arterielle und venöse Vasa recta; 6 = V. stellata; 7 = Vv. corticales radiatae; 8 = Nephron mit kortikaler, 9 = Nephron mit kurzer, 10 = Nephron mit langer Schleife; 11 = Sammelrohr, das auf der Papillenspitze ins Nierenbecken ausmündet.

Vergleich zu den Nieren der meisten anderen Spezies in ihrem Wachstum auf einem embryologischen Stadium stehengeblieben. Mit der Länge der Schleifen korreliert in gewissem Maße die Größe der Nierenkörperchen: Die juxtamedullären Nephrone haben die größten Nierenkörperchen.

1.3.3 Intrarenale Blutgefäße

Die Rami principales der A. renalis teilen sich im Nierensinus in unterschiedlicher Weise in weitere Äste auf (Abb. 13.2-10). Daraus entstehen schließlich die *Aa. interlobares*, die jeweils zwischen Calixwand und Rindensubstanz der Columnae renales in das eigentliche Parenchym der Niere eintreten und zur Markrindengrenze vordringen. Hier teilen sie sich in die *Aa. arcuatae*. In der menschlichen Niere verlaufen die Aa. arcuatae meist nicht streng bogenförmig (wie dies ihr Name sagt und wie dies bei vielen anderen Spezies der Fall ist), sondern sie steigen im flachen Winkel langsam in die Nierenrinde auf und zerfallen dabei in die *Aa. corticales radiatae* (Aa. interlobulares). Arterienbögen (entsprechend den Venenbögen – s. später) gibt es nicht, auch die Aa. arcuatae und corticales radiatae sind Endarterien. Die Radialarterien enden in der Regel innerhalb der Nierenrinde; nur ein kleiner Teil erreicht als *Aa. perforantes* die Nierenoberfläche und anastomosiert mit den Arterien der Nierenkapsel. Hervorzuheben ist, daß in das Nierenmark keine Arterie eindringt und aus ihm keine Vene entspringt (Abb. 13.2-10 u. 12). Aus den Endabschnitten der Aa. arcuatae (vereinzelt auch schon aus den Anfangsabschnitten, ja selbst aus den Aa. interlobares) und den Aa. corticales radiatae entspringen die afferenten Arteriolen. Die letzten Aufzweigungen der Aa. corticales radiatae sind ebenfalls Arteriolae afferentes. Sie ziehen zu den Nierenkörperchen, um sich dort in die Kapillarknäuel der Glomeruli aufzuteilen. Aglomeruläre Äste, d.h. arterielle Äste, die sich direkt in die peritubulären Kapillaren der Nierenrinde ergießen, gibt es in der Niere junger Menschen so gut wie nicht. Bei älteren Individuen findet man jedoch immer eine gewisse Anzahl solcher Arterien, die offenbar die Überreste der Gefäßversorgung untergegangener Nephrone sind [7]. Eine grundsätzliche Bedeutung ist ihnen nicht zuzusprechen; die Durchblutung der Nierenkapillaren ist postglomerulär.

Aus den Kapillarknäueln der Nierenkörperchen entwickeln sich die efferenten Arteriolen. Diese verhalten sich unterschiedlich je nach Lage der Nierenkörperchen in der Nierenrinde. Die efferenten Arteriolen der oberflächlichen und der mediokortikalen Nierenkörperchen sind für die Versorgung der Nierenrinde, die der juxtamedullären für die Versorgung des Nierenmarkes zuständig (Abb. 13.2-11).

Die efferenten Arteriolen der oberflächlichen und mediokortikalen Nierenkörperchen sind in ihrer Länge variabel, spalten sich jedoch alle in die peritubulären Kapillaren der Nierenrinde auf. Diese peritubulären Kapillaren umgeben in einem dichten Geflecht die gewunde-

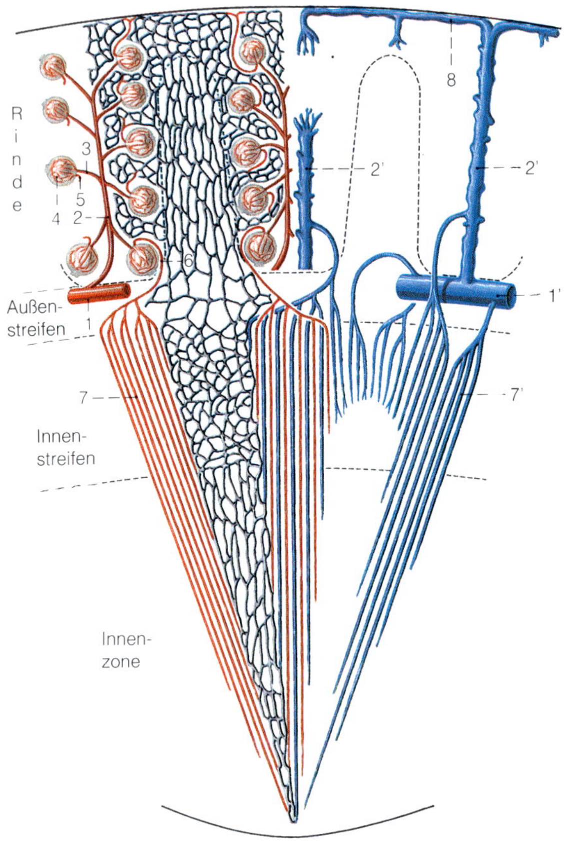

Abb. 13.2-11 Schema der Gefäßversorgung des Nierenparenchyms. Die arteriellen Gefäße sind rot, die Kapillaren grau, die venösen Gefäße blau. In der Rinde sind die Markstrahlen durch die gestrichelte Linie markiert. 1 und 1' = A. und V. arcuata; 2 und 2' = A. und V. corticalis radiata; 3 = A. afferens; 4 = Glomerulus; 5 = A. efferens; 6 = A. efferens eines juxtamedullären Nierenkörperchens; 7 und 7' = arterielle und venöse Vasa recta; 8 = V. stellata.

nen Tubuli im Labyrinth, mit einem weniger dichten Geflecht die geraden Tubuli in den Markstrahlen.

Die efferenten Arteriolen der juxtamedullären Glomeruli sind sehr kräftig entwickelt, nicht nur kräftiger als die übrigen efferenten Arteriolen, sondern auch kräftiger als die zugehörige afferente Arteriole. Die efferenten Arteriolen der juxtamedullären Nierenkörperchen sind für die **Blutversorgung des Nierenmarkes** zuständig [31]. Sie ziehen sofort abwärts zum Nierenmark. Im Außenstreifen zerfallen sie in ein Bündel von langen, unverzweigten Gefäßen, den **absteigenden Vasa recta,** die den Weg ins Nierenmark zum Teil bis zur Papillenspitze fortsetzen. Entsprechende im Nierenmark aufsteigende Gefäße, die aufsteigenden Vasa recta, leiten das venöse Blut aus dem Nierenmark ab (s. unten).

Auch für das Nierenmark gilt, was oben für die Nierenrinde gesagt wurde: Aglomeruläre Gefäße (die früher als Arteriolae rectae verae beschrieben worden sind) gibt es in den Nieren junger Individuen nur vereinzelt. Ihr häufiges Auftreten bei älteren Individuen wird wie in der Nierenrinde durch eine Degeneration der zugehörigen Glomeruli erklärt. Auch die Durchblutung des Nierenmarkes ist postglomerulär.

Die absteigenden Vasa recta bilden zusammen mit den aufsteigenden Vasa recta die **Gefäßbündel des Nierenmarkes** (Abb. 13.2-11). In ihnen sind absteigende und aufsteigende Vasa recta wechselweise zusammengelagert; sie bilden ein Gegenstromsystem, in dem ein Gegenstromaustausch zwischen ein- und ausfließendem Blut stattfindet (s. Lehrbücher der Physiologie). Die Gefäßbündel enthalten am Anfang des Nierenmarkes die größte Zahl an Gefäßen. Bei ihrem Tiefertreten im Nierenmark scheren auf allen Ebenen arterielle Vasa recta zur Versorgung der Kapillarplexus aus. Damit werden die Gefäßbündel zur Papillenspitze hin immer kleiner. Zum Schluß sind es keine Bündel mehr; nur einzelne absteigende Vasa recta, und dies nicht aus jedem Bündel, erreichen die Papillenspitze.

Die **Kapillarplexus des Nierenmarkes** sind unterschiedlich dicht: Spärlich sind die Kapillaren im Außenstreifen, sehr dicht vernetzt im Innenstreifen und wiederum spärlicher in der Innenzone. Aus den Kapillaren, und nur aus ihnen (direkte schleifenförmige Übergänge eines absteigenden Vas rectum in ein aufsteigendes gibt es nicht), entstehen die aufsteigenden Vasa recta, die das Blut aus dem Nierenmark zu den großen Venen an der Nierenmarksgrenze abführen.

Die **aufsteigenden Vasa recta** sind wie die absteigenden lange unverzweigte Gefäße, die auf jeder Ebene des Nierenmarkes entstehen und teils innerhalb der Gefäßbündel, aus den oberen Anteilen des Nierenmarkes auch unabhängig von den Gefäßbündeln zum Außenstreifen aufsteigen. Den Außenstreifen durchziehen die aufsteigenden Vasa recta als Einzelgefäße (also nicht mehr gebündelt) in engem Kontakt zu den hier gelegenen Tubuli. Da sie entsprechend ihrem Wandbau Kapillaren sind, kann man folgern, daß sie die ansonsten spärliche Kapillarisierung des Außenstreifens ergänzen. Sie münden schließlich – einzeln oder unter vorherigem Zusammenfluß zu etwas größeren Gefäßen – in die *Vv.*

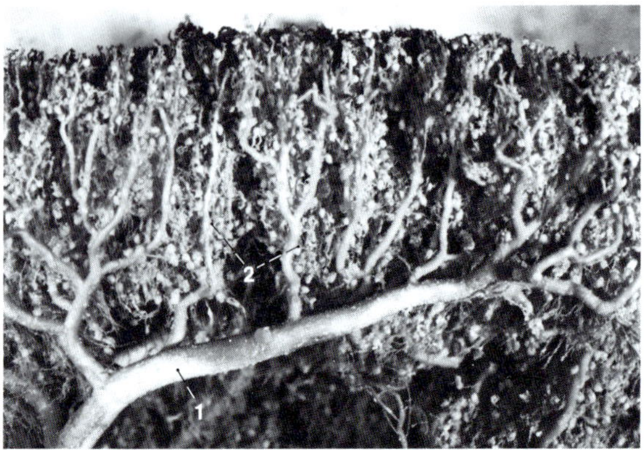

Abb. 13.2-12 Korrosionspräparat einer menschlichen Niere nach Füllung der arteriellen Gefäße mit Kunststoff. 1 = A. arcuata; 2 = Aa. corticales radiatae mit anhängenden Glomeruli. Vergr. etwa 30fach. (Präparat R. KNEBEL, Heidelberg)

arcuatae oder die basalen Anteile der *Vv. corticales radiatae* (Abb. 13.2-11).

Die **Kapillaren der Nierenrinde** fließen in den *Vv. corticales radiatae* (Vv. interlobulares) zusammen. Diese verlaufen in der Regel zusammen mit den entsprechenden Arterien. Es gibt zwei Arten von Vv. corticales radiatae. Die einen beginnen als *Venulae stellatae* an der Oberfläche des Nierenparenchyms (also unter der Kapsel). Ihre auf der Nierenoberfläche „sternförmig" verteilten Äste sammeln das Blut aus einem polygonalen Bezirk der äußeren Rindensubstanz. Als Vv. corticales radiatae ziehen sie zur Markrindengrenze und münden dort in die Vv. arcuatae ein. Der zweiten, häufigeren Art von Vv. corticales radiatae fehlen die Venulae stellatae; sie beginnen unterhalb der Oberfläche innerhalb der äußeren Rindensubstanz, haben jedoch ansonst denselben Verlauf, dieselbe Lage im Rindenlabyrinth und münden ebenfalls in die Vv. arcuatae (Abb. 13.2-11). Der Vergleich der ersteren Art mit den Hochstämmen eines Waldes, der zweiten mit dessen Unterholz beschreibt die Verhältnisse nicht schlecht.

Die *Vv. arcuatae* verlaufen an der Markrindengrenze. Im Gegensatz zu den entsprechenden Arterien bilden sie echte Anastomosenbögen, ja vollständige Anastomosenringe kommen vor, die etwa entlang den Grenzen der Basis einer Markpyramide verlaufen (Abb. 13.2-10). Die Vv. arcuatae sind zumindest in Teilen ihrer Zirkumferenz, meist zum Mark hin gelegen, von einem dichten kollagenen Bindegewebe begleitet, das auch glatte Muskelzellen und Übergangsformen zwischen Bindegewebs- und Muskelzellen enthält. Dieses Gewebe kann funktionell als bogenförmige Verankerung der muskulären Nierenbeckenwand im Nierenparenchym angesehen werden.

Aus den Vv. arcuatae entstehen die *Vv. interlobares,* die, wie die entsprechenden Arterien, mit denen sie zusammen verlaufen, zwischen Calixwand und der Rindensubstanz der Columnae renales in den Sinus renalis vordringen. Auf der Höhe der Papillenspitzen sind diese Venen wiederum durch Anastomosenringe verbunden, die jeweils um den entsprechenden Calix herumlaufen. Die daraus weiterführenden Venen vereinigen sich in sehr variabler Weise zu einer Reihe (2–6) von Stämmen, die meist vor das Nierenbecken zu liegen kommen und dann am Nierenhilus austreten.

Wandbau der intrarenalen Gefäße

Die intrarenalen Arterien und Arteriolen unterscheiden sich in ihrem Wandbau nicht von arteriellen Gefäßen gleichen Kalibers in anderen Organen [3]. Die Besonderheiten im Endabschnitt der afferenten Arteriole (granulierte Zellen) werden zusammen mit dem juxtaglomerulären Apparat, die Besonderheiten der glomerulären Gefäße (Kapillaren, intraglomeruläres Segment der efferenten Arteriole) werden im Kap. 13.2.1.4 beschrieben. Im folgenden werden deshalb nur die peritubulären Kapillaren, die Vasa recta und die Venen besprochen.

Die **peritubulären Kapillaren in der Rinde und im Mark** bestehen aus einem fenestrierten Endothel, das einer Basalmembran aufsitzt (Abb. 13.2-13b). Die Endothelzellen besitzen nur im Bereich der Perikaryen eine gewisse Dicke, die peripheren Anteile sind zu extrem dünnen Platten ausgezogen, die durch Zytoplasmarippen, die vom Perikaryon in die Peripherie verlaufen, unterteilt sind. In den Feldern zwischen den Rippen sind regelmäßig und dicht die Fenestrae angeordnet. Dies sind keine echten Poren, denn alle besitzen ein Diaphragma (im Gegensatz zu den Glomeruluskapillaren!). Dieses Diaphragma kann man auffassen als eine kreisförmige Verschmelzung der luminalen und basalen Zell-

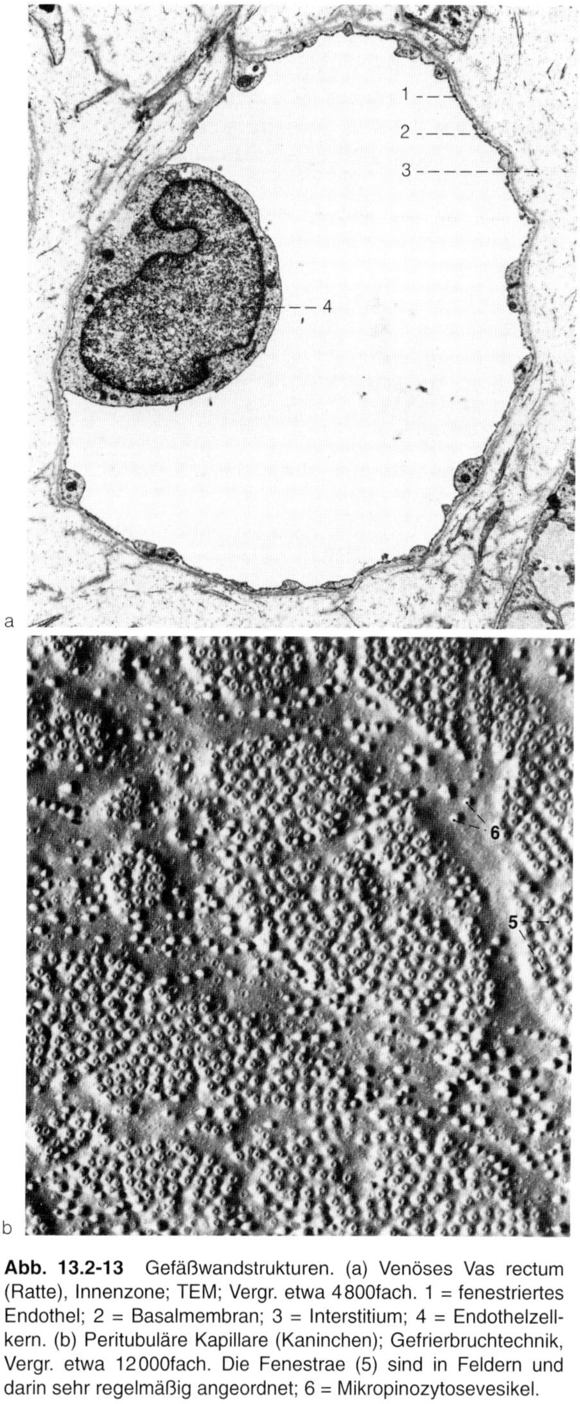

Abb. 13.2-13 Gefäßwandstrukturen. (a) Venöses Vas rectum (Ratte), Innenzone; TEM; Vergr. etwa 4800fach. 1 = fenestriertes Endothel; 2 = Basalmembran; 3 = Interstitium; 4 = Endothelzellkern. (b) Peritubuläre Kapillare (Kaninchen); Gefrierbruchtechnik, Vergr. etwa 12000fach. Die Fenestrae (5) sind in Feldern und darin sehr regelmäßig angeordnet; 6 = Mikropinozytosevesikel.

membranen; dabei entsteht der besondere submikroskopische Aufbau der Diaphragmen (s. Histologie).

Die **Vasa recta** sind die versorgenden (= arteriellen = absteigenden) und drainierenden (= venösen = aufsteigenden) Gefäße des Nierenmarkes; sie sind zusammengelagert zu Gefäßbündeln. Die **absteigenden Vasa recta** entwickeln sich aus den efferenten Arteriolen, sind in ihren Anfangsabschnitten ebenfalls noch Arteriolen, ersetzen dann aber ihre Muskelschicht durch eine regelmäßige Besetzung mit Perizyten, die sie auf einer langen Strecke begleiten. Mit dem Verlust der glatten Muskelzellen hört auch die Innervation dieser Gefäße auf. Man kann die arteriellen Vasa recta als eine besondere Form von präkapillären Arteriolen auffassen.

Die **aufsteigenden Vasa recta** (Abb. 13.2-13a) sind aufgrund ihres Wandbaues als Kapillaren aufzufassen: Sie bestehen, wie die Kapillaren, nur aus einem einer Basalmembran aufsitzenden dünnen Endothel mit dicht aneinandergelagerten Fenestrationsfeldern [3]. Sie sind ganz eindeutig auch Austauschgefäße; in den Gefäßbündeln sind sie ein Schenkel des Gegenstromaustauschsystems, im Außenstreifen haben sie auch aufgrund ihres Verlaufes als Einzelgefäße zwischen den Tubuli Kapillarcharakter und sind an der direkten Versorgung der Tubuli beteiligt.

Auch die **Venen der Nierenrinde,** die Vv. corticales radiatae [interlobulares], sind aufgrund ihres Wandbaues Kapillaren, auch sie bestehen nur aus einem fenestrierten Endothel, das einer Basalmembran aufsitzt. Auch für sie wird eine wichtige Austauschfunktion diskutiert (ein O_2-Diffusionsshunt zwischen ihnen und den ihnen entsprechenden arteriellen Gefäßen) [33]. Erst im Verlauf der Vv. arcuatae bilden die Venen der Niere eine Adventitia aus.

1.3.4 Interstitium und Lymphgefäße

Der Begriff Interstitium umfaßt die interstitiellen Zellen, Fibroblasten und mobile Zellen, meist Makrophagen, und die interstitiellen Räume, die in unterschiedlichem Ausmaß Bindegewebsfasern enthalten [20]. In der Niere ist ein Interstitium insgesamt gering entwickelt. In der Rinde liegen die Tubuli und die sie versorgenden peritubulären Kapillaren sehr dicht zusammen, so daß nur wenig Raum für ein Interstitium bleibt. Es besteht aus einzeln liegenden Fibroblasten und engen interstitiellen Räumen, die feine präkollagene und retikuläre Fasern enthalten. Eines muß man jedoch festhalten: So spärlich ausgebildet das intertubuläre Interstitium auch ist, bei allen Transportvorgängen von den Tubuli zu den Kapillaren (und umgekehrt) ist ein **interstitielles Kompartiment** zwischengeschaltet.

In der Pathologie der Niere spielt das Interstitium eine bedeutende Rolle. Interstitielle Entzündungen sind häufig; dabei kommt es zu einer Einwanderung von Zellen aus dem Blut, zu einer Vermehrung der interstitiellen Strukturen (Fibroblasten und Fasern) und zu einer Vergrößerung der interstitiellen Räume. Dies kann die Funktion der Niere erheblich beeinträchtigen.

Auffallend im Vergleich zum spärlichen peritubulären Interstitium ist die kräftige Ausprägung des adventitiellen Bindegewebes der Arterien. Es besteht aus Fibroblasten, reichlich kollagenen Fasern und aus parallel zu der Arterie orientierten weiten interstitiellen Räumen. Es begleitet als periarterielle Bindegewebsscheide die intrarenalen Arterien, Aa. arcuatae und corticales radiatae, und die afferenten Arteriolen bis hin zu den Glomeruli. In diesem Gewebe verlaufen die Nerven und Lymphgefäße der Niere [20].

Im Nierenmark bestehen große Unterschiede zwischen den einzelnen Regionen. Im Außenstreifen der Außenzone ist das Interstitium spärlich, eher noch spärlicher als in der Rinde. Im Innenstreifen ist das Interstitium schon kräftiger entwickelt, am Aufbau der Innenzone hat es einen erheblichen Anteil und eine spezifische Ausprägung.

Die sog. *lipidhaltigen interstitiellen Zellen (lipid laden interstitial cells)* sind ein eigener Zelltyp, der nur in der Innenzone des Nierenmarkes vorkommt (s. Abb. 13.2-35). Sie enthalten in ihrem Zytoplasma Lipidgranula, die man funktionell mit der Prostaglandinsynthese dieser Zellen in Zusammenhang bringt [20] (s. später). Diese Zellen sind darüber hinaus durch ein zweites Charakteristikum auffällig; sie sind wie die Sprossen einer Leiter streng quer zwischen den längsverlaufenden Tubuli und Gefäßen ausgespannt; die ausgespannten Fortsätze enthalten Mikrofilamentbündel. Man nimmt an, daß diese Anordnung interstitielle Diffusionsvorgänge in Längsrichtung der Innenzone erschwert und damit dazu beiträgt, die zur Papillenspitze hin zunehmend hohen osmotischen Konzentrationen im Interstitium der Innenzone aufrechtzuerhalten. Die interstitiellen Räume der Innenzone zeichnen sich weiterhin durch ihren hohen Gehalt an Proteoglykanen und Glykoproteinen aus; auch kollagene Fasern kommen vor und nehmen mit dem Alter zu. Die interstitiellen Räume werden zur Papillenspitze hin zunehmend größer, dadurch verlieren in der Papillenspitze die interstitiellen Zellen ihre typische Anordnung. Sie sind hier eher sternförmig mit vielen Ausläufern, enthalten jedoch die typischen Lipidgranula.

Das **Lymphgefäßsystem** der Niere [15] beginnt mit Lymphkapillaren im periarteriellen Bindegewebe der Radialarterien und afferenten Arteriolen der Rinde. Eindeutige intraparenchymatöse Lymphkapillaren, d. h. solche, die zwischen den Tubuli gelegen sind, sind selten. Im Nierenmark kommen keine Lymphkapillaren vor. Die Lymphkapillaren entlang den Aa. corticales radiatae gewinnen schnell eine gewisse Größe, vereinigen sich im Bereich der Aa. arcuatae zu größeren Stämmen, die Klappen enthalten. Sie folgen weiterhin den Arterien, immer im periarteriellen Bindegewebe gelegen, und treten schließlich als einzelne große Lymphstämme am Nierenhilus aus.

1.3.5 Nerven

Die Niere besitzt eine autonome Innervation. Die Nerven der Niere entspringen aus dem *Plexus renalis,* der beiderseits um die Anfangsabschnitte der A. renalis herum gelegen ist. Mit der A. renalis und später mit ihren Ästen verteilen sich die Nerven der Niere. Zum weit überwiegenden Teil sind es postganglionäre sympathische Nervenfasern. Afferente Nervenfasern kommen vor, darunter auch markhaltige. Ihre Menge, ihr Ursprung und ihre Bedeutung sind jedoch nicht bekannt. Wahrscheinlich ist, daß sie von Mechanorezeptoren der Arterienwände entspringen.

Recht gut bekannt dagegen ist die Verteilung der sympathischen Nerven. Sie begleiten als Nervenbündel und als terminale Axone (d. h. mit eingeschalteten Varikositäten) die Nierenarterien bis hin zur efferenten Arteriole; im Nierenmark begleiten sie noch die absteigenden Vasa recta. Sie innervieren die glatte Muskulatur der Arterien und Arteriolen. Weiterhin sind die granulären, reninbildenden Zellen am Gefäßpol jedes Glomerulus sympathisch innerviert. Eine Reninausschüttung kann durch eine nervöse Erregung ausgelöst werden.

Eine offene Frage ist, inwieweit die Tubuli der Niere innerviert sind. Überzeugende funktionelle Untersuchungen zeigen, daß die Nierennerven einen direkten Einfluß auf die Tubulusfunktion der Nieren haben. Morphologisch findet man jedoch Nierennerven und deren Effektorzonen nur in vereinzelten Fällen den Tubuli direkt zugeordnet. Eine regelmäßige Zuordnung, die es ermöglichte, auch im morphologischen Sinn von einer Innervation zu sprechen, besteht nicht. Eine interstitielle Verteilung der im Bereich der Arterien freigesetzten Katecholamine wird diskutiert [12].

1.3.6 Architektur

Der architektonische Aufbau der Niere, worunter man die Zuordnung der Nephrone, Sammelrohre und Gefäße zum Gesamtorgan versteht [24], ist streng. Erst die Kenntnis dieser Ordnung ermöglicht das Verstehen der vielfältigen Funktionen der Niere (Abb. 13.2-14, 15 u. 16).

Nierenrinde

Die *Markstrahlen* der Nierenrinde ragen von der Markrindengrenze als schlanke Kegel in das *Rindenlabyrinth* hinein; sie erreichen nicht die Oberfläche der Nie-

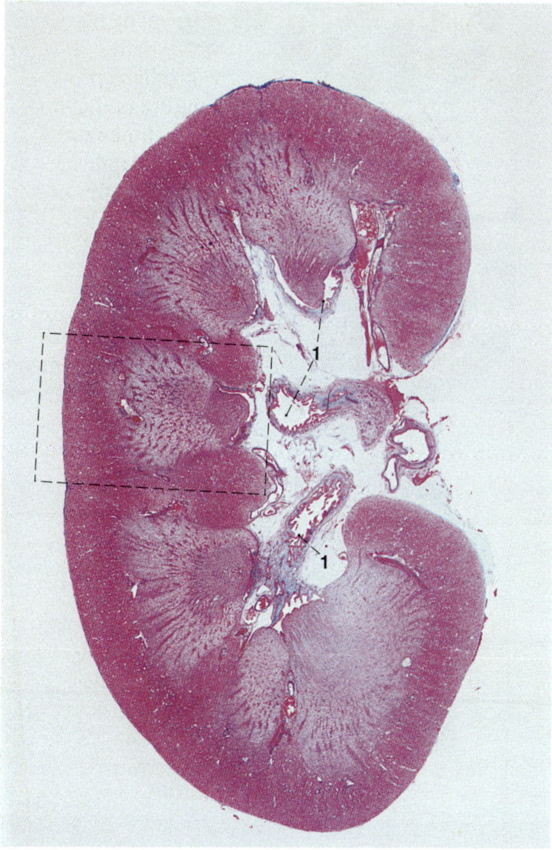

Abb. 13.2-14 Histologischer Schnitt durch eine menschliche Niere. Der in der Mitte angeschnittene Lobus ist in der nachfolgenden Abbildung vergrößert wiedergegeben. 1 = Anschnitte des Nierenbeckens im Sinus renalis. Azan; Originalgröße. (Original Prof. ALTMANN, Heidelberg)

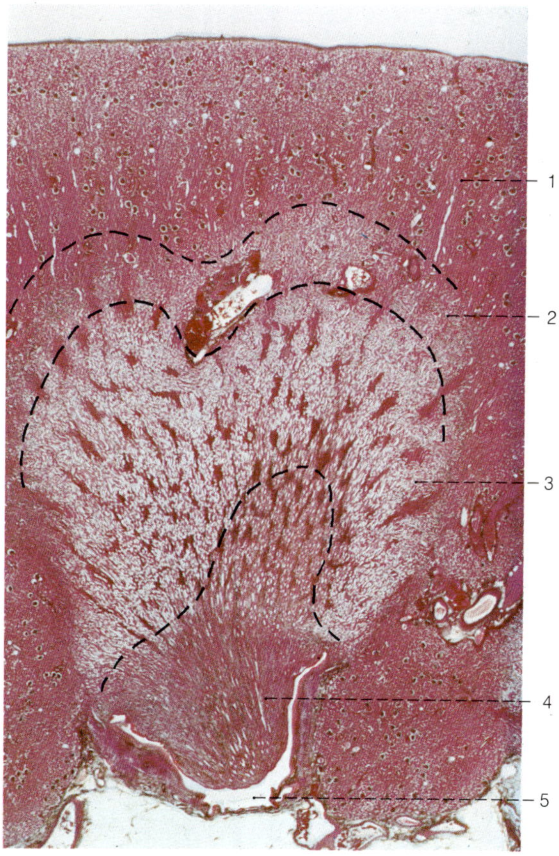

Abb. 13.2-15 Ausschnitt aus der vorangehenden Abbildung. Die gestrichelten Linien markieren die Grenzen zwischen Rinde (1) und Außenstreifen (2), Außenstreifen und Innenstreifen (3), Innenstreifen und Innenzone (4). Der ausgebuchtete Verlauf der Grenze zwischen Innenstreifen und Innenzone erklärt sich aus tangentialem Anschnitt der Innenzone. Die Papille ragt ins Nierenbecken (5). Azan; Vergr. etwa 3,5fach.

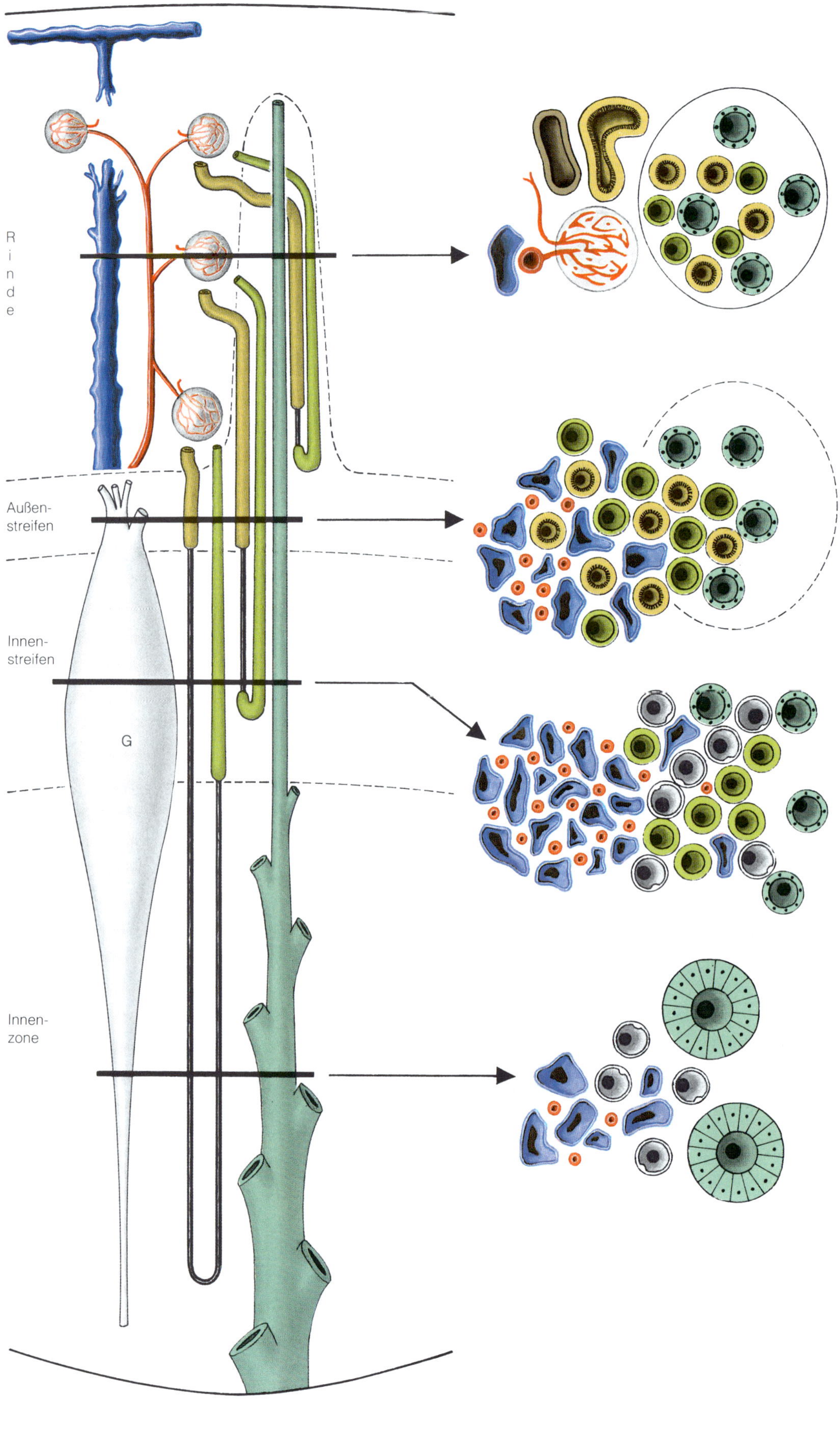
R
i
n
d
e
Außen-
streifen
Innen-
streifen
G
Innen-
zone

◂ **Abb. 13.2-16** Schematische Darstellung des architektonischen Aufbaus der Niere. Links sind die Gefäße dargestellt: in der Rinde eine A. corticalis radiata mit vier Nierenkörperchen, eine V. corticalis radiata und eine V. stellata, im Mark ein Gefäßbündel (G). Es folgen die Schleifen von drei Nephronen (kortikal, kurz und lang), deren gewundene, im Rindenlabyrinth gelegene Tubulusabschnitte nicht gezeichnet sind; weiterhin ist ein Sammelrohr abgebildet. Die kortikalen Schleifenteile und das kortikale Sammelrohr verlaufen zusammengelagert in den Markstrahlen der Nierenrinde.

Rechts sind schematische Querschnitte durch die einzelnen Nierenregionen abgebildet. In der Rinde ist der Markstrahl durch eine Linie abgegrenzt; im Markstrahl verlaufen die auf- und absteigenden Schleifenteile der oberflächlichen und mittleren Nephrone sowie die kortikalen Sammelrohre. Im Außenstreifen beginnen die Gefäßbündel, in deren unmittelbarer Nähe die Schleifenteile der juxtamedullären Nephrone liegen. Davon entfernt, in Fortsetzung der Markstrahlen absteigend, die Schleifenteile der mittleren und oberen Nephrone.

Im Innenstreifen sind die Gefäßbündel am stärksten entwickelt; um sie herum liegen in gleicher Anordnung wie im Außenstreifen die Schleifenschenkel: nahe am Bündel die langen Schleifen, entfernter die kurzen. Die Schleifen bestehen im Innenstreifen absteigend aus dem intermediären, aufsteigend aus dem distalen Tubulus.

In der Innenzone sind die Gefäßbündel klein. Es sind nur noch lange Schleifen vorhanden, die im absteigenden wie im aufsteigenden Teil aus dem intermediären Tubulus bestehen. Die Sammelrohre vereinigen sich und werden zu dicken Röhren.

re, ihre Spitzen sind zur Oberfläche hin von einem Labyrinthanteil, dem *Cortex corticis,* gedeckt. In einem Querschnitt (Abb. 13.2-16 u. 17a) durch die Mitte der Rinde erkennt man die regelmäßig verteilten Markstrahlen, allseitig umgeben von dem Gewebe des Rindenlabyrinthes. Innerhalb des Labyrinthes verlaufen auf- bzw. absteigend die Aa. und Vv. corticales radiatae. Im periarteriellen lockeren Bindegewebe (die Vene liegt den Tubuli eng an und hat kein adventitielles Bindegewebe) verlaufen die Lymphgefäße und die Nerven der Niere. Um die Gefäßachse herum liegen verstreut im Labyrinth die Nierenkörperchen. Die afferenten und efferenten Arteriolen liegen in ihrem Verlauf nicht in der Ebene eines einzigen Schnittes, aber es ist leicht vorstellbar, daß die afferenten Arteriolen von den Zentren der Gefäßachsen zu den Glomeruli hin, die efferenten Arteriolen von diesen nach peripher zum Rand der Markstrahlen verlaufen. Hier, also an der Grenze zwischen Labyrinth und Markstrahlen, erfolgt die Aufspaltung in Kapillaren, so daß der Zufluß zu den beiden Kapillargebieten des Labyrinthes und der Markstrahlen als gleichwertig beurteilt werden kann. Aufgrund der zentralen Lage der Vv. corticales radiatae hat jedoch das venöse Blut aus den Markstrahlen keine andere Rückflußmöglichkeit als über die Labyrinthkapillaren; im Abfluß sind damit die beiden Kapillargebiete hintereinandergeschaltet.

In den Markstrahlen verlaufen die Sammelrohre und die geraden Teile der proximalen und distalen Tubuli (gelegentlich auch dünne Teile kortikaler Schleifen, die im allgemeinen zu oberflächlich gelegenen Glomeruli gehören). Die meist 6 Sammelrohre eines Markstrahles bilden einen Ring, innerhalb dessen vorwiegend die Schleifenschenkel der oberflächlichen, außerhalb dessen die der mediokortikalen Nephrone liegen (die juxtamedullären Nephrone erreichen nicht die Markstrahlen).

Nierenmark

Das Nierenmark enthält die HENLEschen Schleifen (zumindest deren medulläre Teile, die kortikalen Teile liegen in den Markstrahlen), die medullären Teile der Sammelrohre und die spezifischen Markgefäße. Das Nierenmark enthält keine Lymphgefäße; Nerven finden sich nur eine gewisse Strecke entlang den absteigenden Vasa recta. Für das Verständnis der Architektur des Nierenmarkes sind die Gefäßbündel eine brauchbare Orientierung: Sie setzen als Gefäßachsen des Markes die Gefäßachsen der Vasa interlobularia der Rinde fort (Abb. 13.2-16). Sie bilden sich im Außenstreifen, sind zu Beginn des Innenstreifens am dicksten und nehmen dann langsam zur Papillenspitze hin an Dicke ab.

In einem Querschnitt durch die Mitte des **Außenstreifens** sind die Bündel noch klein, aber deutlich erkennbar. Um sie herum gelagert fallen relativ große Querschnitte proximaler Tubuli auf; dieses sind die Partes rectae der juxtamedullären Nephrone, die nicht strikt gerade, sondern eher korkenzieherartig gewunden durch den Außenstreifen absteigen. Dazwischen liegen unauffällig die aufsteigenden geraden Anteile der zugehörigen distalen Tubuli. Erst dann, also in einer gewissen Entfernung von den Bündeln, folgen in Fortsetzung der Markstrahlen der Rinde die Sammelrohre, umgeben von den geraden proximalen und distalen Tubuli der mediokortikalen und oberflächlichen Nephrone (Abb. 13.2-16 u. 17b).

Wichtig für eine funktionelle Beurteilung des Außenstreifens ist die **Kapillarisierung.** Das eigentliche Kapillarnetz, das aus direkten Ästen der Vasa efferentia gespeist wird, ist spärlich. Die funktionell wichtigeren „Kapillaren" sind die einzeln zwischen den Tubuli aufsteigenden Vasa recta. Erkennt man, daß aufgrund der größeren Durchmesser und des geschlängelten Verlaufes der Partes rectae der juxtamedullären Nephrone die proximalen Tubuli im Außenstreifen dominieren, so ergibt sich insgesamt eine enge Zuordnung der absteigenden proximalen Tubuli zu den aufsteigenden Vasa recta, über die das venöse Blut des gesamten Markes abfließt. Die Flußrichtung in den proximalen Tubuli ist absteigend, d.h., die Tubulusflüssigkeit fließt in das Mark hinein, das Blut in den aufsteigenden Vasa recta hingegen aus dem Mark heraus. Somit besteht eine Gegenstromanordnung, die einen Gegenstromaustausch (keine Gegenstrommultiplikation! Siehe Lehrbücher der Physiologie) zwischen dem Tubulusharn in den proximalen Tubuli und dem venösen Markblut ermöglicht. Dadurch, so interpretiert man, wird kurz vor Übertritt der Gefäße in die Nierenrinde eine letzte „Barriere" durchlaufen, an der das evtl. noch hypertone venöse Markblut durch Wasseraufnahme aus den proximalen Tubuli isoton wird, und somit in der Bilanz keine gelösten Stoffe aus dem Mark abtransportiert werden [11].

Im **Innenstreifen** bleibt die vom Außenstreifen her vorgegebene Anordnung der Tubuli grundsätzlich erhal-

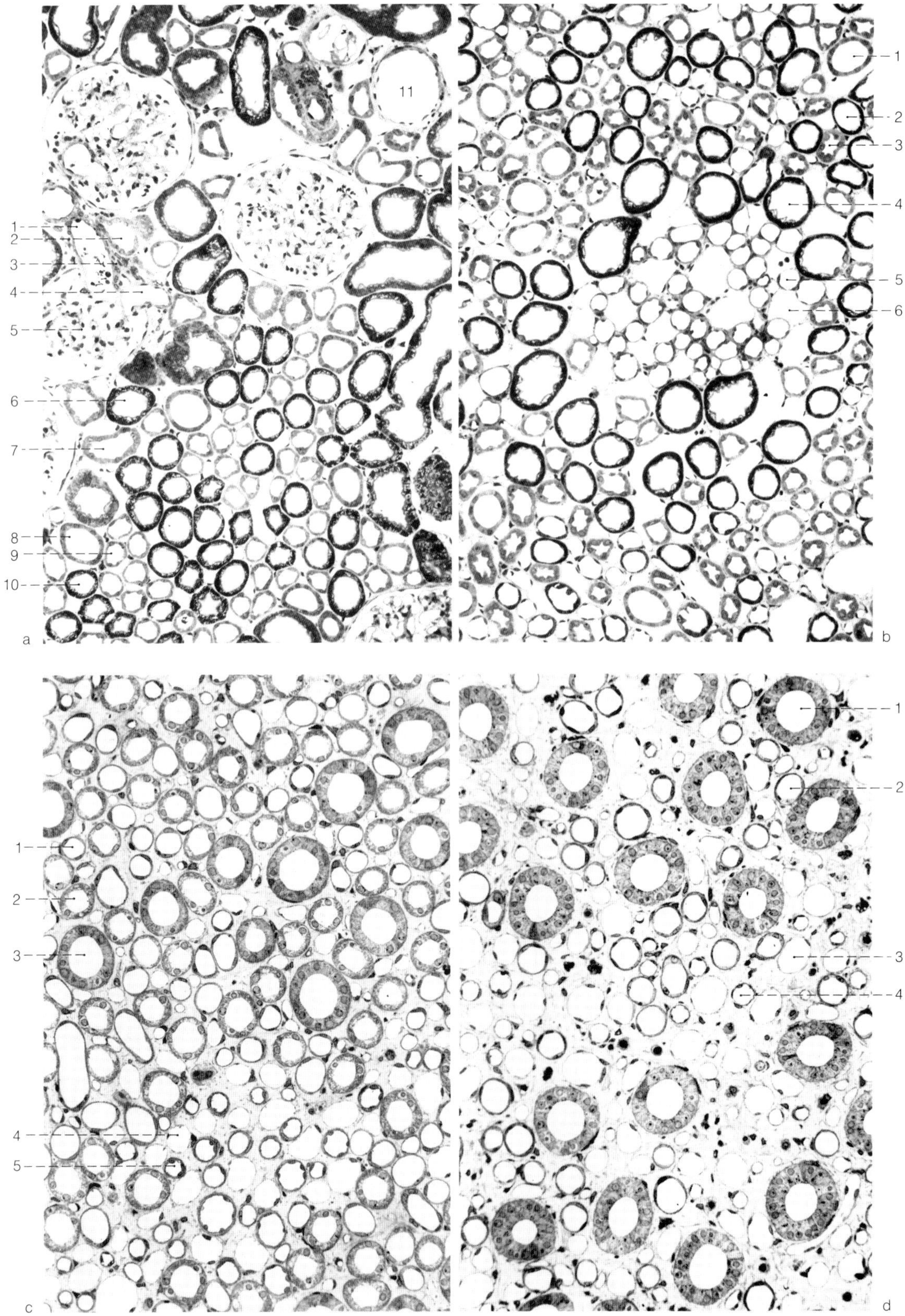
11
1
2
3
4
5
6
7
8
9
10
a
1
2
3
4
5
6
b
1
2
3
4
5
c
1
2
3
4
d

◄ **Abb. 13.2-17** Histologische Querschnitte durch die Rinde (a), den Außenstreifen (b), den Innenstreifen (c) und die Innenzone (d) der menschlichen Niere.

In (a): 1 = Arteriola afferens; 2 = distaler Tubulus mit Macula densa; 3 = extraglomeruläres Mesangium; 4 = Arteriola efferens; 5 = Glomerulus; 6 = proximaler Tubulus, Pars convoluta; 7 = distaler Tubulus, Pars convoluta; 8 = Sammelrohr; 9 = distaler Tubulus, Pars recta; 10 = proximaler Tubulus, Pars recta; 11 = A. corticalis radiata; 8, 9 und 10 liegen in einem Markstrahl.

In (b): 1 = Sammelrohr; 2 = Pars recta des proximalen Tubulus (oberflächliches oder mittleres Nephron); 3 = Pars recta des distalen Tubulus; 4 = Pars recta des proximalen Tubulus (juxtamedulläres Nephron); 5 = arterielles, 6 = venöses Vas rectum.

In (c): 1 = Pars descendens des intermediären Tubulus (dünner absteigender Schleifenschenkel); 2 = distaler Tubulus, Pars recta; 3 = Sammelrohr; 4 = aufsteigendes (venöses), 5 = absteigendes (arterielles) Vas rectum in einem Gefäßbündel.

In (d): 1 = Sammelrohr; 2 = intermediärer Tubulus (dünner Schleifenschenkel); 3 = venöses, 4 = arterielles Vas rectum innerhalb eines kleinen Gefäßbündels.

Semidünnschnitte; Methylenblau-Azur II nach RICHARDSON; Vergr. etwa 240fach. (Präparate Prof. PETER, Darmstadt)

ten (Abb. 13.2-16 u. 17c). Um ein Gefäßbündel herum liegen zunächst die absteigenden (hier als dünne Teile) und die aufsteigenden Schenkel der juxtamedullären Nephrone, weiter entfernt folgen – um die Sammelrohre gruppiert – die Schleifenschenkel der mediokortikalen und der oberflächlichen Nephrone. Die Gefäßbündel bestehen nur aus ab- und aufsteigenden Vasa recta, die Tubuli liegen alle in der sog. Zwischenbündelregion und werden hier von dem dichten Kapillarplexus des Innenstreifens versorgt.

Wichtig für eine funktionelle Interpretation sind die **Gefäßbündel.** Sie stellen ein Gegenstromsystem dar, in dem durch Gegenstromaustausch der Abtransport bestimmter Solute aus dem Nierenmark verhindert wird. Die Gefäßbündel im Innenstreifen enthalten die absteigenden Vasa recta für den Innenstreifen (die nach und nach im Verlaufe des Innenstreifens die Gefäßbündel verlassen) und diejenigen für die Innenzone. Die in den Gefäßbündeln des Innenstreifens liegenden aufsteigenden Vasa recta stammen vorwiegend aus der Innenzone; die venösen Gefäße aus dem Innenstreifen selbst steigen meist unabhängig von den Bündeln direkt zum Außenstreifen auf. Ein Gegenstromaustausch zwischen ab- und aufsteigenden Vasa recta in den Bündeln des Innenstreifens kann zweierlei Folgen haben. Erfolgt der Austausch gelöster Stoffe (z.B. Harnstoff oder Ionen) zwischen den auf- und absteigenden Vasa recta aus bzw. für die Innenzone, so werden die Stoffe in der Innenzone gehalten; die Gegenstromanordnung verhindert, daß sie zur Rinde hin abtransportiert werden. Erfolgt der Gegenstromaustausch zwischen aufsteigenden Vasa recta der Innenzone und den absteigenden Vasa recta für den Innenstreifen, so wird zwar ebenfalls der Abtransport gelöster Stoffe aus dem Mark ingesamt verhindert, aber die Stoffe bleiben nicht in der Innenzone, sondern es erfolgt ein Shift der gelösten Stoffe von der Innenzone in den Innenstreifen. Von hier aus ist eine Rezirkulation zur Innenzone über die absteigenden Schenkel der langen Schleifen denkbar [21].

In der **Innenzone** treten nur noch die langen Schleifen, also vor allem die der juxtamedullären Nephrone, über. Die Scheitel dieser Schleifen sind über die gesamte Innenzone verteilt, so daß es kurze „lange Schleifen“ und lange „lange Schleifen“ und alle Zwischenlängen gibt. Je länger die Schleifen sind, desto weniger gibt es von dieser Sorte; die längsten langen Schleifen, die die Papillenspitze oder Papillenleiste erreichen, bilden nur einen sehr kleinen Prozentsatz aller Schleifen. Diese quantitative Abnahme der beteiligten Strukturen am Aufbau der Innenzone spiegelt sich auch im Verhalten der Sammelrohre wider: Nach Eintritt in die Innenzone vereinigen sie sich nach und nach, so daß ihre Zahl ständig abnimmt, bis schließlich nur noch wenige Ductus papillares in das Nierenbecken ausmünden. Auch die Zahl der Vasa recta nimmt entsprechend ab. Dies bedingt insgesamt die zu einer Spitze oder Leiste ausgezogene Form der Innenzone.

Das Querschnittsbild der Innenzone ist weniger klar gegliedert als in der Außenzone (Abb. 13.2-16 u. 17d). Zu Beginn der Innenzone sind die Gefäßbündel noch hilfreiche Orientierungsmarken. Um sie herum gruppieren sich die Sammelrohre zusammen mit den ab- und aufsteigenden Schleifenschenkeln. Dabei liegen zwei Sammelrohre niemals zusammen; sie sind immer umlagert von dünnen Schleifenteilen und Kapillaren. Zur Papillenspitze hin werden die Querschnitte der Gefäßbündel kleiner; sie fallen in der Übersicht nicht mehr als Gefäßzentren auf, so daß das Querschnittsbild einförmiger wird. Die Räume zwischen den großen, regelmäßig verteilten Sammelrohren werden „homogen“ ausgefüllt von Gefäßen und dünnen Schleifenteilen. Dieser Eindruck wird verstärkt durch das zur Papillenspitze hin zunehmende Interstitium.

1.4 Feinbau der Nephrone und Sammelrohre

1.4.1 Nierenkörperchen

Ein Nierenkörperchen (*Corpusculum renale*) besteht aus dem **Glomerulus** und der **BOWMANschen Kapsel;** häufig allerdings wird der Begriff Glomerulus für das gesamte Nierenkörperchen verwandt. Man unterscheidet den **Gefäßpol,** an dem die afferente Arteriole ein-, die efferente Arteriole austritt, und den gegenüberliegenden **Harnpol,** an dem der Kapselraum in das Tubuluslumen übergeht (Abb. 13.2-18 u. 19). Die BOWMANsche Kapsel, korrekt gesagt das parietale Blatt der BOWMANschen Kapsel, besteht aus einem niedrigen, einschichtigen Plattenepithel, das nach außen von einer Basalmembran unterlagert ist. Am Gefäßpol geht das parietale Epithel der BOWMANschen Kapsel in das viszerale Epithel (Podozyten) über, aus der parietalen Basalmembran entwickelt sich die glomeruläre Basalmembran (GBM). GBM und viszerales Epithel überziehen gemeinsam die Kapillaren des Glomerulus vom Kapselraum her. Die GBM trennt damit strikt die Epithellage

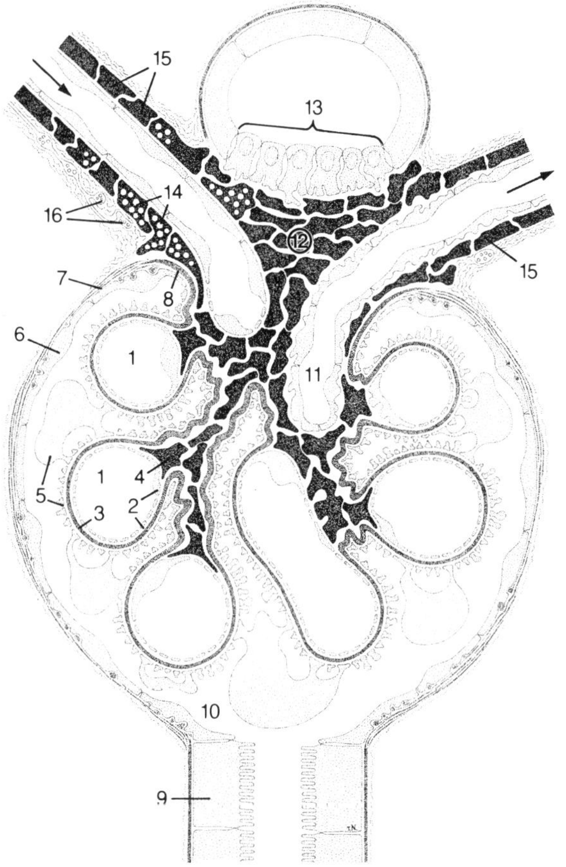

Abb. 13.2-18 Schematische Darstellung eines Längsschnittes durch ein Nierenkörperchen mit Gefäß- und Harnpol. Afferente und efferente Arteriolen sind durch Pfeile gekennzeichnet. 1 = Glomeruluskapillaren; 2 = Gefäßendothel; 3 = Globuläre Basalmembran (GBM); 4 = Mesangium; 5 = Podozyt; 6 = parietales Epithel der BOWMANschen Kapsel; 7 = Basalmembran der BOWMANschen Kapsel; 8 = Übergang dieser Basalmembran in die GBM; 9 = proximaler Tubulus; 10 = Kapselraum; 11 = intraglomeruläres Segment der efferenten Arteriole; 12 = extraglomeruläres Mesangium; 13 = Macula densa als Zellplaque in der Pars recta des distalen Tubulus; 14 = granulierte Zellen; 15 = glatte Muskelzellen der glomerulären Arteriolen; 16 = sympathische Nervenfasern. 12, 13 und 14 bilden nach klassischer Definition den juxtaglomerulären Apparat (JGA). (Aus: KRIZ, SAKAI u. HOSSER [18])

der Podozyten von den beiden innerhalb der GBM gelegenen Anteilen, den glomerulären Kapillaren und dem Mesangium (Abb. 13.2-18).

Das Kapillarknäuel ist kompliziert gebaut [34, 40]. Die afferente Arteriole spaltet sich unmittelbar am Eintritt in mehrere schon kapilläre Äste auf, aus denen sich jeweils ein Lobulus aus anastomosierenden Kapillaren entwickelt (Abb. 13.2-20). Diese laufen vorwiegend oberflächlich als anastomosierender Plexus in Richtung Harnpol, kehren dort um und vereinigen sich gefäßpolwärts innerhalb der einzelnen Lobuli zu Zuflüssen zur efferenten Arteriole. Diese entsteht noch innerhalb des Glomerulus; ihr intraglomeruläres Segment durchläuft den Glomerulusstiel (ist hier allseitig vom Mesangium umgeben) und wird nach Verlassen des Glomerulus wieder zu einer echten Arteriole [40]. Die Kapillaren innerhalb der Lobuli anastomosieren kräftig miteinander; im Zentrum des Gefäßknäuels kommen Anastomosen auch zwischen verschiedenen Lobuli vor. Direkte Anastomosen zwischen der afferenten und der efferenten Arteriole sowie deren frühen Ästen gibt es nicht.

Die Glomeruluskapillaren bestehen – strenggenommen – nur aus einem Endothelschlauch (Abb. 13.2-18, 21 u. 22). Ein schmaler Streifen dieses Schlauches ist zum Zentrum des Gefäßknäuels hin in Kontakt mit dem Mesangium, der weitaus größere Teil des Schlauches ist von der GBM und dem Podozytenepithel überzogen [16]. Dieser periphere Teil der Kapillaren stellt die Filtrationsfläche dar. Der schmale, dem Mesangium zugewandte Teil der Kapillaren besitzt keine Basalmembran, sondern grenzt direkt an das Mesangium. Das glomeruläre Mesangium stellt die Achse eines Lobulus dar, an die die glomerulären Kapillaren mittels ihres schmalen Endothelstreifens angelagert sind. Die direkt zum Kapselraum hin gerichteten Teile des Mesangiums werden von der paramesangialen GBM begrenzt, die auf ihrer Außenseite (wie die gesamte GBM) von dem interdigitierenden Podozytenepithel bedeckt ist.

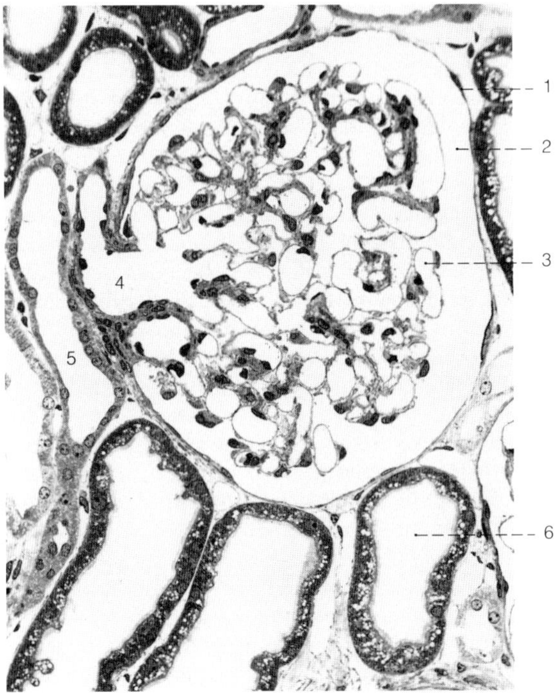

Abb. 13.2-19 Histologischer Schnitt durch ein menschliches Nierenkörperchen. 1 = BOWMANsche Kapsel, parietales Blatt; 2 = Kapselraum; 3 = Kapillarschlinge; 4 = Arteriola efferens; 5 = distaler Tubulus mit Macula densa; 6 = proximaler Tubulus. Semidünnschnitte; Methylenblau-Azur II nach RICHARDSON. Vergr. etwa 400fach.

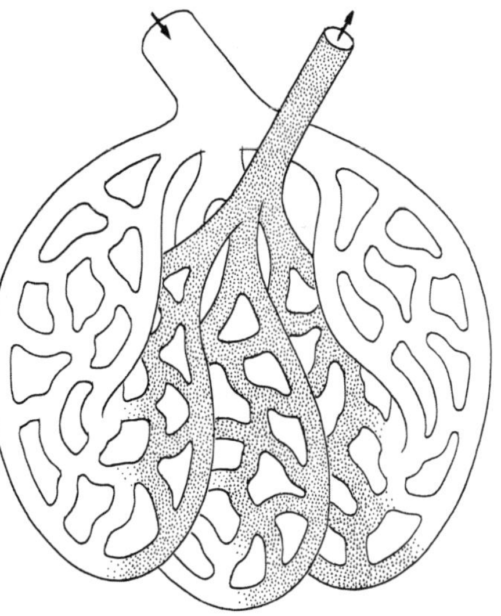

Abb. 13.2-20 Schematische Darstellung des Gefäßknäuels eines Nierenkörperchens. Drei Lobuli sind gezeichnet; die efferenten Kapillaranteile der einzelnen Lobuli (punktiert) vereinigen sich noch innerhalb des Gefäßknäuels zum Stamm der efferenten Arteriole. (Aus: WINKLER et al. [40])

1.4.2 Bestandteile des glomerulären Kapillarknäuels

Als Skelettelement des Glomerulus kann man die glomeruläre Basalmembran (GBM) ansehen; sie gibt dem Kapillarknäuel mechanische Stabilität. Die Zellen des Kapillarknäuels stehen alle in engem Kontakt mit der GBM. Es sind dies: a) Endothelzellen, b) Mesangiumzellen und c) Podozyten (viszerale Epithelzellen); ihr Zahlenverhältnis beträgt etwa 3:2:1. Zu den Mesangiumzellen gehört die mesangiale Matrix hinzu, beide zusammen bilden das Mesangium.

Die **glomeruläre Basalmembran (GBM)** ist eine derbe, zugfeste kollagene Matte, die für Stabilität und Funktion (Filtration) des Glomerulus gleichermaßen bedeutend ist. Ihre Dicke beträgt beim erwachsenen Menschen 250–350 nm. Im üblichen transmissionselektronenmikroskopischen Bild kann man drei Schichten unterscheiden. Die mittlere Schicht ist dicker als die beiden anderen und hat eine weit höhere Elektronendichte, deshalb die Namen: *Lamina densa,* innen und außen begrenzt von einer *Lamina rara interna* und *externa* (Abb. 13.2-21 u. 22).

Die Lamina densa stellt ein dreidimensionales Netzwerk aus Typ-IV-Kollagen dar, dessen Zwischenräume hydratisiert sind [5]. Das kollagene Netzwerk gibt die mechanische Stabilität und kann als die Basisstruktur angesehen werden, mit der sich alle anderen Komponenten verbinden. Die Laminae rarae bewerkstelligen die Verbindung der Lamina densa mit den Zellagen auf beiden Seiten. Für die Haftung sind die Glykoproteine Laminin, Fibronektin und Entaktin verantwortlich. Als Bestandteil sowohl der Lamina densa als auch der Laminae rarae kommen Proteoglykane, insbesondere Heparansulfat, hinzu. Diese polyanionischen Proteoglykane geben der gesamten Basalmembran eine starke negative Ladung. An der Synthese der glomerulären Basalmembran sind beide angrenzenden Zellagen, die Kapillarendothelien und die Podozyten, beteiligt; die wichtigere Rolle spielen dabei die Podozyten.

Die **Endothelzellen** sind große, mit Ausnahme in der Kernregion nach allen Seiten hin flach ausgezogene Zellen (Abb. 13.2-21 u. 22). In ihrer Gesamtheit bilden sie einen in sich geschlossenen Endothelschlauch, der die Kapillare darstellt. Die ausgewalzten dünnen Anteile des Endothels enthalten in regelmäßiger Anordnung große Fenestrierungen, besser gesagt Poren (50–100 nm im Durchmesser), die im Gegensatz zu den Fenestrae der peritubulären Kapillaren kein Diaphragma besitzen; es sind echte Löcher (Abb. 13.2-22 u. 23c). Ein weiterer auffälliger Unterschied zu den Endothelien anderer Kapillaren besteht darin, daß in den Glomerulusendothelien so gut wie keine Mikropinozytosevesikel vorkommen. Im Perikaryon enthalten die Endothelzellen die üblichen Zellorganellen. Ein kräftig entwickeltes Zytoskelett aus intermediären Filamenten und Mikrotubuli ist vorhanden. Der luminalen Zellmembran ist eine dicke, stark negativ geladene Glykokalix aufgelagert, die auch die Fenestrationen überbrückt. Verantwortlich für die negative Ladung dieser Schicht ist vor allem das Sialoprotein Podocalyxin.

Die **Podozyten** sind ein epithelialer Zelltyp (viszerales Epithel der BOWMANschen Kapsel); sie entstehen wie die Tubulusepithelien aus der „epithelialen“ Wand der S-förmigen Nephronanlage. Es sind stark differenzierte Zellen, die nach Abschluß der Ontogenese die Fähigkeit zur mitotischen Teilung verloren haben [17]. Ihre Adaptationsfähigkeit ist deshalb auf eine Zellhypertrophie beschränkt; zugrunde gegangene können nicht ersetzt werden. Podozyten bestehen aus einem großen Zellkörper (Perikaryon) und Fortsätzen, mit denen die Zellen an der glomerulären Basalmembran verankert sind (Abb. 13.2-21, 22, 23a u. b); die Zellkörper selbst berühren die Basalmembran nicht, sie „flottieren“ im Filtrat des Kapselraums. Der Zellkern liegt nahe der dem Kapselraum zugewandten Zellmembran, der ausgedehnte „subnukleäre“ Zytoplasmaraum enthält den sehr stark entwickelten GOLGI-Apparat, viele Zisternen aus rauhem und glattem endoplasmatischen Retikulum und auffallend viele lysosomale Elemente.

Vom Zellkörper ziehen zunächst kräftige Fortsätze (Primärfortsätze) zu den Kapillaren (besser gesagt zu der die Kapillaren umgebenden GBM); dort spalten sie sich in die Sekundärfortsätze (Fußfortsätze; Füßchen) auf (Abb. 13.2-23a u. b). Diese in ihrer Form eher fingerförmigen Fortsätze (der Name Fußfortsatz bezieht sich auf das Schnittbild; Abb. 13.2-22) interdigitieren sehr regelmäßig mit den Fußfortsätzen eines anderen Podozyten. Das interdigitierende Muster der Fußfortsätze ist der äußere Aspekt der Filtrationsbarriere.

Die Fußfortsätze sind in die äußere Schicht der GBM eingelagert und dort über die Lamina rara externa in der Lamina densa verankert (Abb. 13.2-22b). Im Zytoplasma der Fußfortsätze findet man regelmäßig längs verlau-

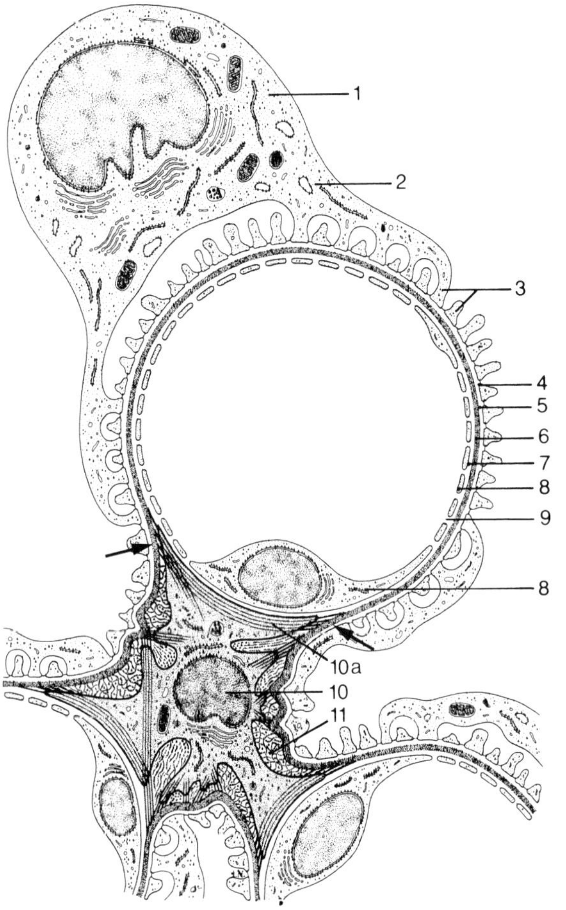

Abb. 13.2-21 Zeichnerische Darstellung eines Schnittes durch eine Glomeruluskapillare. 1 = Podozytenkörper; 2 = Primärfortsatz; 3 = Fußfortsätze; 4 = Schlitzmembran; 5 = Lamina rara externa, 6 = Lamina densa und 7 = Lamina rara interna der Basalmembran; 8 = Endothel; 9 = Endothelpore; 10 = Mesangiumzelle mit 10a = Mikrofilamentbündel; 11 = mesangiale Matrix. Die beiden Pfeile zeigen auf die Umschlagspunkte der Basalmembran, an denen diese aus ihrem perikapillären Verlauf in die Mesangiumbedeckung übergeht.

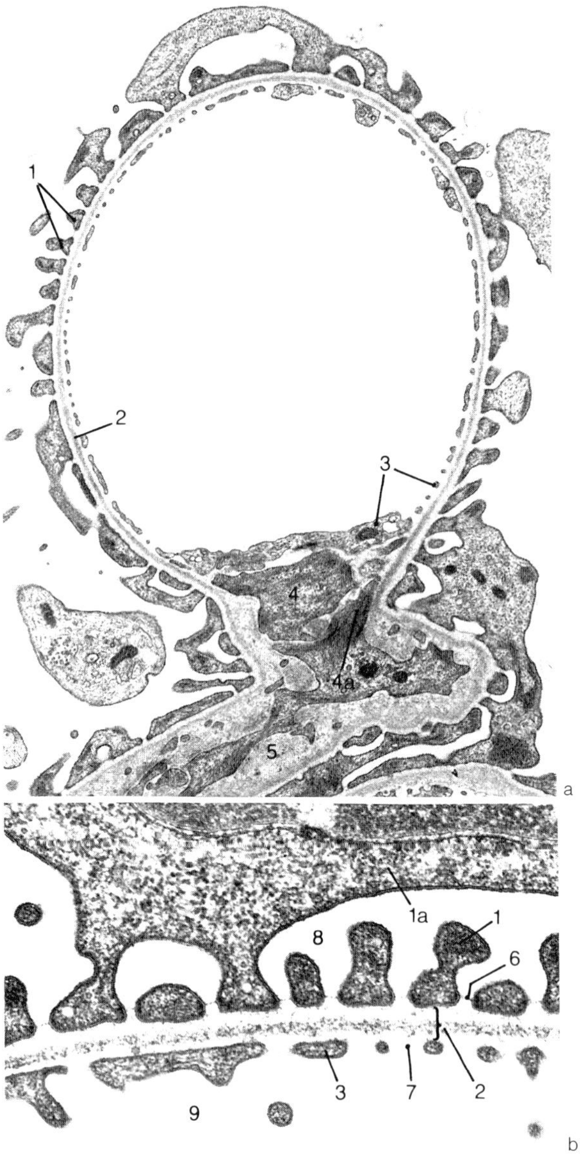

Abb. 13.2-22 Glomeruluskapillare (Ratte); TEM. (a) Übersicht. 1 = Podozyt; 2 = Basalmembran; 3 = Endothel; 4 = Mesangiumzelle mit 4a = Mikrofilamentbündel; 5 = mesangiale Matrix. Vergr. etwa 10500fach. (b) Filtrationsbarriere. 1 = Fußfortsatz und 1a = Körper eines Podozyten; 2 = Basalmembran mit Lamina rara interna, Lamina densa und Lamina rara externa; 6 = Schlitzmembran; 7 = Endothelpore; 8 = Harnraum; 9 = Kapillarlumen. Vergr. etwa 35000fach.

fende, kräftige Bündel von Mikrofilamenten. Immunzytochemisch wurden an dieser Stelle Aktin, Myosin und andere kontraktile Proteine gefunden [4], so daß mit einer Kontraktionsfähigkeit dieser Mikrofilamentbündel gerechnet werden kann.

Zwischen den Fußfortsätzen bleiben Spalten offen, die insgesamt zusammenhängende, mäandrierende Gräben auf der Außenfläche der Basalmembran bilden (Abb. 13.2-23b). Sie werden „Filtrationsschlitze" genannt, haben eine Tiefe von 300–500 nm und eine Breite von 20–30 nm. Der Boden der Schlitze wird gebildet von der 4 nm dicken sog. Schlitzmembran. Dies ist eine extrazelluläre Struktur mit einem sehr regelmäßigen submikroskopischen Aufbau [30]. Einem Reißverschluß vergleichbar besteht sie aus kleinen quaderförmigen Gliedern, die alternierend von beiden Seiten zur Mitte des Schlitzes gerichtet und dort miteinander verbunden sind. Zwischen den Gliedern entstehen auf beiden Seiten der Mitte rechteckige Zwischenräume von ca. 4 × 14 nm Kantenlänge; dies entspricht etwa der Größe eines Albuminmoleküls. Die luminale Zellmembran (also die dem Kapselraum und den Filtrationsschlitzen zugewandte, im Gegensatz zur abluminalen, der GBM angelagerten Zellmembran der Fußfortsatzsohlen) ist von einer dicken, negativ geladenen Glykokalix überzogen, die damit die Filtrationsschlitze auskleidet und auch die Schlitzmembran bedeckt. Wie am Endothel

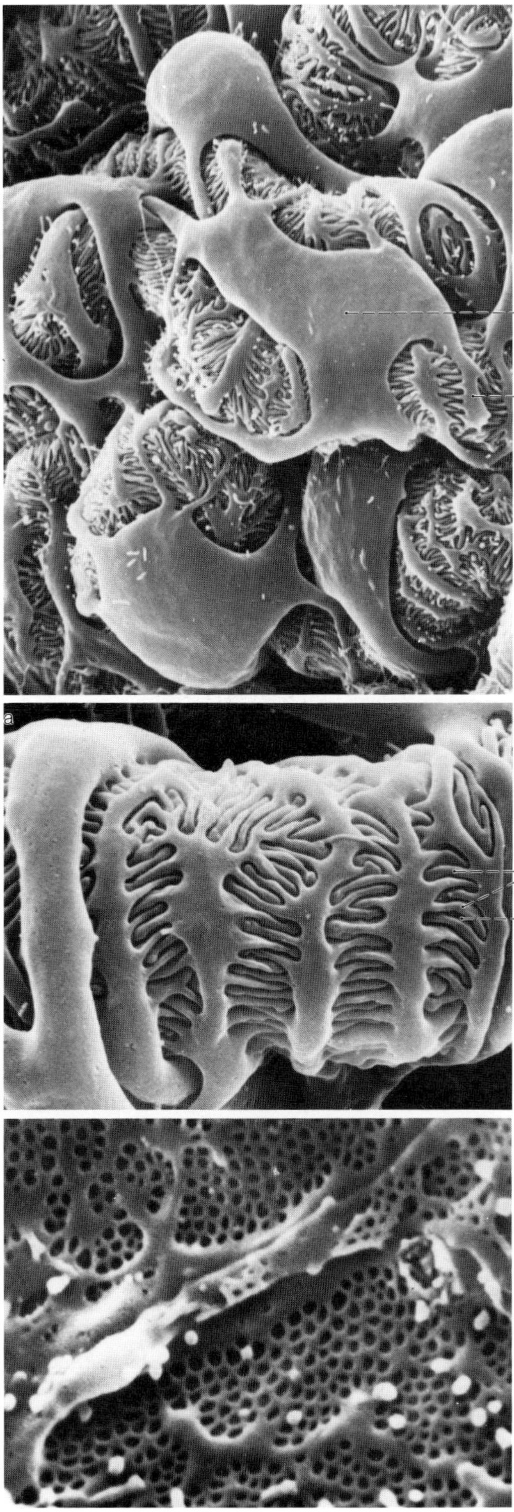

Abb. 13.2-23 Glomerulus der Ratte. (a) Mehrere Kapillarschlingen, Ansicht vom Kapselraum. 1 = Podozytenkörper; 2 = Primärfortsätze der Podozyten. Vergr. etwa 2700fach. (b) Eine einzelne Glomeruluskapillare. 3 = Fußfortsätze der Podozyten; 4 = Filtrationsschlitze. Vergr. etwa 7500fach. (c) Innenansicht einer Glomeruluskapillare. Das Endothel besitzt Poren ohne Diaphragma. REM; Vergr. etwa 16000fach.

sind es Glykoproteine, insbesondere wiederum das Sialoprotein Podocalyxin, die die negative Ladung dieser Schicht bedingen.

Die Verankerung der Fußfortsätze in der Basalmembran basiert offenbar auf der Verbindung der Mikrofilamentbündel – via Vinkulin und Talin – an die Integrine der Zellmembran und damit an die Glykoproteine Laminin und Fibronektin in der Lamina rara externa der Basalmembran. Das Zytoskelett der Podozytenkörper scheint weniger gut ausgebildet (Mikrofilamentbündel fehlen) und damit den „flottierenden“ Lebensbedingungen dieser Zellen angepaßt zu sein.

Die **Filtrationsbarriere** besteht somit aus den Endothelzellen mit großen offenen Poren, dem dichten fibrillären Netzwerk der Basalmembran und aus der Schlitzmembran, die die engen Filtrationsschlitze zwischen den Füßchen der Podozyten basal abschließt (Abb. 13.2-22b). Hinzu kommt auf beiden Seiten des Filters je eine stark negativ geladene Glykokalix; auch die beiden Laminae rarae der Basalmembran sind aufgrund des hohen Gehaltes an Heparansulfat negativ geladen.

Diese Barriere hat im Vergleich zu anderen Kapillarbarrieren erstaunliche Eigenschaften. Sie besitzt eine hohe Permeabilität für Wasser und kleine wasserlösliche Moleküle (einschließlich Ionen), dagegen eine extrem niedrige Permeabilität für Plasmaproteine. Die hohe Durchlässigkeit für Wasser und Ionen kann man dadurch erklären, daß keine Zellmembran, keine Doppellipidschicht, an der Barriere beteiligt ist; der Transfer erfolgt extrazellulär. Zwar stellt die Basalmembran durchaus eine hydraulische Barriere dar, der für die Größe des Wassertransfers schließlich bestimmende Widerstand liegt offenbar an der Schlitzmembran, deren Durchtrittsöffnungen in ihrer Gesamtheit nur eine Größe von 2–3% der Innenfläche der Kapillaren haben.

Die Undurchlässigkeit des Filters für Makromoleküle (Plasmaproteine) erklärt sich aus zwei Eigenschaften des Filters, der Größenselektivität und der Ladungsselektivität. Die vielen negativen Ladungen der Filtrationsbarriere wirken insgesamt als ein Ladungsschild, der negativ geladene Teilchen (die Plasmaproteine sind in ihrer Mehrheit polyanionische Substanzen) am Eintritt in den Filter hindert. Dieser Mechanismus ist offenbar von wesentlicher Bedeutung, insofern er eine ständige Verstopfung des Filters verhindert. Das morphologische Substrat für die Größenselektivität ist die Basalmembran. Die Größenselektivität des Filters geht daraus hervor, daß neutrale Substanzen bis zu einem effektiven Radius von 18 Å frei passieren. Größere Substanzen werden zunehmend zurückgehalten, bis bei einem effektiven Radius von etwa 40 Å eine absolute Barriere besteht. Der Begriff „effektiver Radius“ ist eine empirische Größe, bestimmt an künstlichen Membranen, die die Gestalt der Moleküle berücksichtigt und auch nichtkugeligen Partikeln einen „Radius“ zuschreibt. Plasmaalbumin mit einem effektiven Radius von 36 Å würde, bestünde nur die Größenselektivität des Filters, ständig zu einem gewissen, wenn auch kleinen Anteil filtriert werden; der Ladungsschild verhindert jedoch offenbar seinen Eintritt in den Filter.

Was mit den Makromolekülen geschieht, die dennoch in den Filter gelangen und dort steckenbleiben, ist weitgehend unbekannt. Man stellt sich vor, daß sie den Filter langsam passieren und dann an der Podozytenseite möglicherweise von den Podozyten phagozytiert werden. Auch die Mesangiumzellen sind möglicherweise an der Phagozytose solcher Moleküle und damit „an der Sauberhaltung" des Filters beteiligt.

Das **Mesangium** besteht aus den Mesangiumzellen und der mesangialen Matrix [16, 41]. Es findet sich in den Achsen der Lobuli, setzt sich über den glomerulären Stiel nach außen fort und ist dort mit einem soliden Zellsockel, dem extraglomerulären Mesangium, verbunden. Zusammen mit den glomerulären Kapillaren füllt das Mesangium den Raum innerhalb der glomerulären Basalmembran aus (Abb. 13.2-18, 21 u. 22).

Glomeruluskapillaren sind einem hohen hydrostatischen Druck ausgesetzt; dieser ist nötig, um eine effektive und damit genügend große Filtration zu gewährleisten. Ihre Wand muß damit einer beachtlichen hydrostatischen Druckdifferenz (35–50 mmHg) standhalten; in dieser Beanspruchung sind sie eher Arteriolen als anderen Kapillaren vergleichbar. In den Arteriolen sind es glatte Muskelzellen, die ringförmig den Endothelschlauch umgreifen und die Gegenkräfte (Wandspannung) zur hydrostatischen Druckdifferenz entwickeln. In den Glomeruluskapillaren wird diese Aufgabe auf ganz andere Art bewerkstelligt. Die Wand der Glomeruluskapillaren muß für die Filtration durchlässig sein, eine umgebende Schicht von glatten Muskelzellen würde eine effektive Filtration unmöglich machen. Für die Entwicklung der Wandspannung in den Glomeruluskapillaren verantwortlich ist zum einen die GBM, zum anderen – als nötiger aktiver Teil – das kontraktile System in den Mesangiumzellen. GBM und Mesangiumzellen bilden eine biomechanische Einheit, die den Dehnungskräften von innen her Widerstand leistet [16]. Die Details sind folgende:

Mesangiumzellen sind stark verzweigt und enthalten, vorwiegend in ihren Fortsätzen, kontraktile Mikrofilamentbündel. Die Fortsätze der Mesangiumzellen ziehen zur Basalmembran, mit der sie entweder direkt oder aber auch unter Zwischenschaltung von extrazellulären Mikrofibrillen verbunden sind (Abb. 13.2-21 u. 22). Die glomeruläre Basalmembran ist die Effektorstruktur der mesangialen Kontraktilität. Die stärksten Mikrofilamentbündel findet man in den mesangialen Zellfortsätzen, die den schmalen, dem Mesangium zugewandten Endothelstreifen der Kapillaren unterlagern. An diesen Stellen verbinden die kontraktilen Filamentbündel die gegenüberliegenden Umbiegungsstellen der Basalmembran, an denen diese von ihrem perikapillären Verlauf abweicht und als Bedeckung des Mesangiums paramesangial weiterverläuft. Einem Autoreifen vergleichbar ummantelt die GBM jede Kapillare (den Endothel„Schlauch") nur unvollständig; der offene Spalt schaut zum Mesangium hin. Der mechanische Verschluß dieses Spaltes wird durch kontraktile Filamentbündel der Mesangiumzellfortsätze bewerkstelligt. Diese kontraktilen Spangen finden sich in Serie entlang der Innenseite der Kapillaren; sie stabilisieren Form und Verlauf der Kapillaren [16].

Da zwischen Kapillarlumen und Mesangium keine hydraulische und damit keine Druckbarriere besteht, muß man annehmen, daß auch im Mesangium, in der mesangialen Matrix vergleichbar hohe hydrostatische Drücke herrschen wie in den Kapillaren. Auch hier sind es wieder kontraktile Fortsätze der Mesangiumzellen, die gegenüberliegende Anteile der Basalmembran miteinander verkoppeln und damit für die Ausbildung der Gegenkräfte zur Balancierung der hydrostatischen Druckdifferenzen über die paramesangiale Wand verantwortlich sind.

Mesangiumzellen haben zusätzliche Funktionen; sie sind zur Phagozytose befähigt. Bekannt ist z.B. die Phagozytose von Immunkomplexen bei glomerulären Erkrankungen. Mesangiumzellen sind jedoch keine professionellen Makrophagen. Echte, aus dem Knochenmark stammende Makrophagen können aber ins Mesangium einwandern und werden dort als verstreute Einzelzellen angetroffen; bei glomerulären Erkrankungen kann ihre Anzahl steigen.

Die **mesangiale Matrix** füllt die sehr verwinkelten Räume zwischen den mesangialen Zellen und der paramesangialen GBM völlig aus (Abb. 13.2-21 u. 22). Üblicherweise beschreibt man die mesangiale Matrix als ein „basalmembranartiges" Material, das jedoch stärker fibrillär ist. Die Matrix enthält als regelmäßigen Bestandteil Mikrofibrillen, die ein dreidimensionales Netzwerk bilden, das die Mesangiumzellen mit der GBM verbindet. Häufig werden die Fortsätze durch Mesangiumzellen von Mikrofibrillenbündeln, die man als „Mikrosehnen" auffassen kann, an die GBM angebunden [16]. Mikrofibrillen sind nicht-kollagene, sich nicht verzweigende, typischerweise etwa 15 nm dicke Bindegewebsfibrillen, die auch an anderer Stelle im Körper mechanische Funktionen übernehmen, wie z. B. bei der Verbindung der Linse mit dem Ziliarkörper. In ihrer chemischen Zusammensetzung unterscheidet sich die Matrix des Mesangiums auch durch das überreiche Vorkommen von Fibronektin eindeutig von der glomerulären Basalmembran.

Kurz zusammengefaßt: Mesangium und GBM stellen zusammen eine biomechanische Funktionseinheit dar, die Gegenkräfte gegen die hohen Druckdifferenzen im Glomerulus in Form von Wandspannung entwickeln kann. Dem Mesangium kommt damit eine sehr wichtige statische Funktion zu. Eine regulative Funktion für die Durchblutung des Glomerulus (Stichwort Kapillarverengung) ist aufgrund der Anordnung des kontraktilen Apparates wenig wahrscheinlich.

1.4.3 Nierenkanälchen

Der Filtrationsvorgang im Glomerulus beinhaltet keine Substanzspezifität, wenn man davon absieht, daß die Plasmaproteine zurückgehalten werden. Die Rückresorptions- und Sekretionsfunktionen der Tubulusepithelien hingegen sind in hohem Maße substanzspezifisch. Für die Grundlagen der funktionellen Zusammenhänge sei auf das Kap. „Epithelien" in Bd. 1.4 verwiesen.

Bauprinzipien der Nierenepithelien

Die Epithelien der Nierentubuli sind in der Regel einschichtig. Sie grenzen apikal (luminal) an das Tubuluslumen, basal sitzen sie einer Basalmembran auf. Dieser Basalmembranschlauch verleiht dem Tubulus eine gewisse externe Stabilität. Die Zellen werden als Verband zusammengehalten durch Zellverbindungen, die die Zellen nahe der luminalen Seite als geschlossene Bänder umlaufen. Der Epithelverband besteht demnach aus zwei Anteilen, den Zellen und den Zellverbindungen. Demgemäß bietet ein Epithel zwei Transportrouten an: *transzellulär* durch die Zellen, *parazellulär* zwischen den Zellen (Abb. 13.2-24). Sind insgesamt die Transporte durch ein Epithel vorwiegend nach basal (d. h. ins Interstitium) gerichtet, so spricht man von resorbierenden, im umgekehrten Fall von sezernierenden Epithelien.

Der **parazelluläre Transportweg** besteht aus dem Zellverbindungskomplex (Junktionskomplex) und den lateralen Interzellularspalten, die durch basale Schlitze zur Basalmembran hin offen sind. Mit Hinblick auf die Transportfunktion des Epithels ist die Zonula occludens

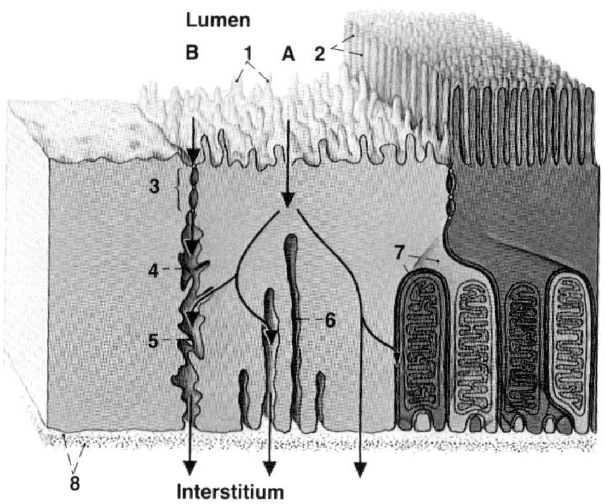

Abb. 13.2-24 Schema des Aufbaus von transportierenden Epithelien. A = transzellulärer, B = parazellulärer Transportweg. 1 = Mikrovilli; 2 = Bürstensaum; 3 = tight junction; 4 = lateraler Interzellularraum; 5 = lateraler Mikrovillus; 6 = basale Einfaltungen; 7 = interdigitierende Zellfortsätze; 8 = Basalmembran.

(*tight junction*) der wichtigste Anteil dieser Transportroute; sie vor allem bestimmt die charakteristische Permeabilität. Die anderen Anteile des Zellverbindungskomplexes (Zonula adhaerens, Desmosomen) dienen der mechanischen Verbindung der Zellen untereinander. Alle Transportvorgänge über die parazelluläre Route sind passiv, aber durchaus spezifisch, je nach Ausbildung der Zonula occludens (s. unten).

Der **transzelluläre Transportweg** führt über zwei Zellmembranen. Eine zu transportierende Substanz wird über die eine Zellmembran in das Zytoplasma aufgenommen und über die gegenseitige nach außen sezerniert. Die spezifische Ausstattung der luminalen und der basolateralen Zellmembran bestimmt die Transporteigenschaften dieser Route. Transzelluläre Transporte können auf aktive und passive Art erfolgen. Transzelluläre und parazelluläre Transporte verlaufen nicht unbedingt strikt getrennt voneinander. Die lateralen Interzellularspalten gehören zu beiden Routen, und die Transporte auf beiden Routen können sich hier gegenseitig beeinflussen.

Somit sind es **vier Strukturanteile** eines transportierenden Epithels, die Qualität und Quantität der Transportvorgänge vorrangig bestimmen: die *Zonula occludens (tight junction;* Abb. 13.2-28 u. 32), die *lateralen Interzellularspalten,* die *luminale* und die *basolaterale Zellmembran.* Diese Anteile sind sehr unterschiedlich entwickelt, wenn man die verschiedenen Tubulusepithelien vergleicht. Ihre jeweilige Ausbildung läßt sich gut mit funktionellen Parametern korrelieren. Eine detaillierte Darstellung der Bedeutung dieser Strukturanteile am transepithelialen Transport findet sich in [13].

Proximaler Tubulus

Das einschichtige, mittelhohe Epithel des proximalen Tubulus hat sehr typische Merkmale (Abb. 13.2-25). Luminal trägt es einen hohen **Bürstensaum** aus dicht stehenden Mikrovilli, die von einer *Glykokalix* überzogen sind. Deren Reichtum an Glykoproteinen bedingt das färberische Verhalten des Bürstensaums, der im lichtmikroskopischen Präparat, z. B. nach Azanfärbung, als einheitlich blaues, nach Behandlung mit fuchsinschwefliger Säure (PAS-Methode) als rotes Band erscheint. Basolateral sind die Zellen sehr stark miteinander interdigitiert; die Abb. 13.2-26 macht die bizarre Form dieser Zellen und die dadurch bedingte Flächenvergrößerung der basolateralen Zellmembranen deutlich. Die **interdigitierten Zellfortsätze** enthalten große Mitochondrien, die sich der Form der Zellfortsätze anpassen und damit der Zellmembran überall sehr nahe kommen. In lichtmikroskopischen Präparaten bedingen die insgesamt senkrecht stehenden Membranen mit den dazwischenliegenden Mitochondrien den Eindruck der *„basalen Streifung".*

Die parazellulären Transportwege sind ausgerüstet mit durchlässigen **Zonulae occludentes,** die nur eine Membranverschmelzungslinie aufweisen; selbst diese ist häufig unterbrochen. Die lateralen Interzellularräume sind durchweg sehr eng und folgen den komplizierten lateralen Zellkonturen; Zellgrenzen sind deshalb lichtmikroskopisch nicht zu erkennen.

Diese drei Merkmale, der hohe Bürstensaum, die intensive Zellinterdigitation und durchlässige Zonulae occludentes, erklären die Grundzüge des funktionellen Verhaltens des proximalen Tubulus. Die Na^+-K^+-ATPase in den basolateralen Zellmembranen ist der Motor für viele substanzspezifische Rückresorptionsvorgänge, deren Transportproteine (*Carrier*) an der luminalen Seite im Bürstensaum liegen. Osmotische oder hohe elektrochemische Gradienten kann das Epithel aufgrund der durchlässigen Zelljunktionen nicht aufbauen: Mit der Rückresorption der Ionen und kleineren organischen Moleküle erfolgt eine entsprechend große Rückresorption von Wasser.

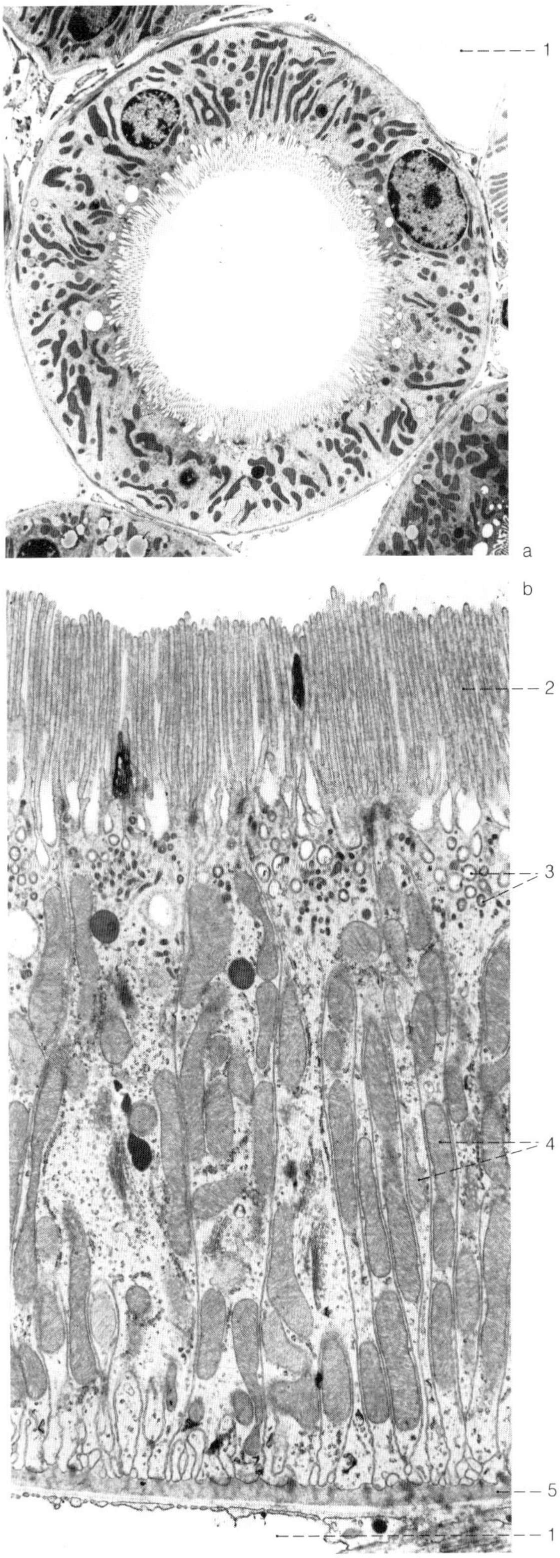

Abb. 13.2-25 Proximaler Tubulus (Ratte); TEM. (a) Querschnitt. Vergr. etwa 2000fach. (b) Epithelanschnitt. Vergr. etwa 9000fach. 1 = peritubuläre Kapillare; 2 = Bürstensaum; 3 = vakuolärer Apparat im apikalen Zytoplasma; 4 = interdigitierende Zellfortsätze angefüllt mit Mitochondrien; 5 = Basalmembran.

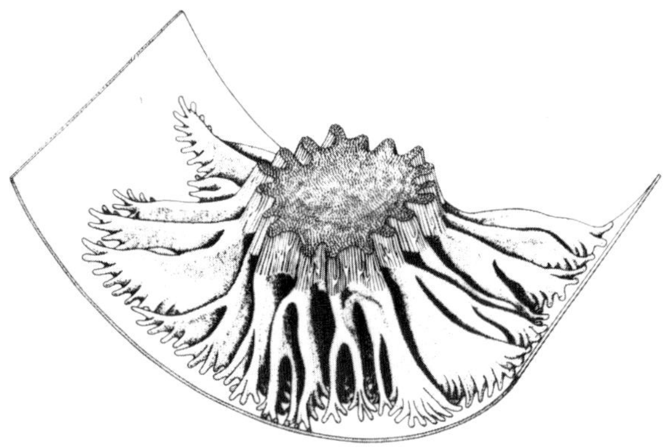

Abb. 13.2-26 Das Schema einer Zelle eines proximalen Tubulus illustriert die lateralen Zellfortsätze und damit das Ausmaß der zellulären Interdigitation. (Aus WELLING u. WELLING [39])

Als weiteres funktionell bedeutsames Merkmal des proximalen Tubulus ist die interzelluläre Koppelung durch **Nexus** zu nennen. Als einziges Epithel im Nierentubulus sind die Zellen des proximalen Tubulus regelmäßig durch Nexus *(gap junctions)* untereinander verbunden. Man kann deshalb annehmen, daß für kleinmolekulare Substanzen (Ionen) ein direkter Austausch von Zelle zu Zelle möglich ist.

Auffällig an der zytoplasmatischen Ausstattung der proximalen Tubuluszellen sind die große Anzahl von **Peroxisomen** (über deren Funktion im Nierentubulus noch wenig bekannt ist) und die vielen und vielfältigen lysosomalen Elemente. Diese werden insgesamt als der **„vakuoläre Apparat"** [23] des proximalen Tubulusepithels bezeichnet (Abb. 13.2-25). Sie sind das morphologische Korrelat für die Rückresorption und den Abbau von Makromolekülen. Eine ganze Reihe von Makromolekülen (z. B. Peptidhormone) passieren den glomerulären Filter und werden im proximalen Tubulus entweder nach Spaltung durch Bürstensaumproteasen über spezifische Transportsysteme rückresorbiert oder aber unspezifisch durch Endozytose. Finger- oder becherförmige Einstülpungen an der Basis zwischen den Mikrovilli der proximalen Tubuluszellen zeigen die beginnende Endozytose. Intrazellulär entspricht die weitere Verarbeitung den zellbiologisch allgemein gültigen Prinzipien eines lysosomalen Abbaus: Die endozytischen Vesikel verschmelzen mit lysosomalen Vesikeln zu sekundären Lysosomen, in denen der Abbau der Makromoleküle erfolgt. Die Metaboliten (im Falle von Peptiden sind es Aminosäuren) gelangen ins Zytoplasma und werden dort entweder im Zellstoffwechsel weiterverarbeitet oder nach basal ins Interstitium ausgeschleust. Die umhüllenden Membranen der Vesikel rezirkulieren zur Zellmembran oder zum GOLGI-Apparat.

Der proximale Tubulus ist nicht einheitlich gebaut, er muß unterteilt werden. Histologisch unterscheidet man eine **Pars convoluta** (im Labyrinth gelegen) und eine **Pars recta** (in den Markstrahlen der Rinde und im Außenstreifen gelegen). Die Pars recta ist der erste Teil der **HENLEschen Schleife.** Anhand von ultrastrukturellen

Unterschieden im Epithel werden drei Abschnitte, die als Segment 1, 2 und 3, abgekürzt auch als P1, P2 und P3 (oft auch S1, S2 und S3) bezeichnet werden, beschrieben [12, 23]. Der Übergang von P1 nach P2 geschieht allmählich in der zweiten Hälfte der Pars convoluta. Der Epithelwechsel von P2 nach P3 ist abrupter und erfolgt innerhalb der Pars recta. Eine detaillierte Beschreibung der Unterschiede zwischen den einzelnen Segmenten würde über den Rahmen dieser Darstellung hinausgehen. Gesagt sei, daß die Unterschiede quantitativer Natur sind, daß die typischen Merkmale des proximalen Tubulusepithels gewahrt bleiben, daß aber z. B. die basolaterale Interdigitation der Zellen von P1, wo sie am stärksten ausgeprägt ist, über P2 nach P3 abnimmt. Andere Merkmale nehmen zu, wie z. B. der Gehalt an Peroxisomen, der in den P3-Segmenten am höchsten ist. Die P3-Segmente sind für viele Sekretionsvorgänge zuständig, z. B. werden viele körperfremde Stoffe (Medikamente) durch einen solchen Mechanismus ausgeschieden.

Intermediärer Tubulus

Der Tubulus intermedius umfaßt die **dünnen Teile** der ab- und aufsteigenden Schenkel der **HENLEschen Schleife.** Dabei ist wichtig zu wissen: Die kurzen Schleifen besitzen nur im absteigenden Schenkel einen dünnen Teil, ihr aufsteigender Teil besteht vollständig aus der Pars recta des distalen Tubulus. Die langen Schleifen dagegen steigen mit der dünnen *Pars descendens* bis in die Innenzone ab, mit der dünnen *Pars ascendens* in der Innenzone bis zur Grenze zum Innenstreifen auf und gehen dort in die Pars recta des distalen Tubulus über (s. Abb. 13.2-8).

Auch im **Epithel** bestehen Unterschiede zwischen den dünnen Teilen der kurzen und der langen Schleifen (Abb. 13.2-27) [11]. Diese Kenntnisse basieren zwar bisher fast ausschließlich auf Untersuchungen an verschiedenen Tieren, doch besteht kein Grund anzunehmen, in der menschlichen Niere seien die dünnen Schleifenteile anders gebaut [2]. Die **dünne Pars descendens der kurzen Schleifen** wird von einem einschichtigen platten und sehr einfach gebauten Epithel ausgekleidet. Im Vergleich dazu ist das Epithel der **dünnen Pars descendens der langen Schleifen** wesentlich differenzierter. Zwar ist auch dieses Epithel flach, doch interdigitieren die Zellen ausgiebig miteinander, und die biochemische Ausstattung der Zellmembran läßt die Fähigkeit zu aktiven Transportleistungen (Sekretion) vermuten. Das Epithel wird allerdings im absteigenden Verlauf der Tubuli zunehmend einfacher und ist schließlich kaum noch von dem simplen Epithel der Pars descendens der kurzen Schleifen zu unterscheiden (Abb. 13.2-27). Auch das Epithel der **dünnen Pars ascendens** ist flach, doch sind die parazellulären Transportwege bemerkenswert: Eine mäandrierende und nur aus einer Verschmelzungslinie bestehende Zonula occludens (Abb. 13.2-28) läßt auf eine hohe Durchlässigkeit für Ionen schließen, was mit physiologischen Messungen sehr gut übereinstimmt.

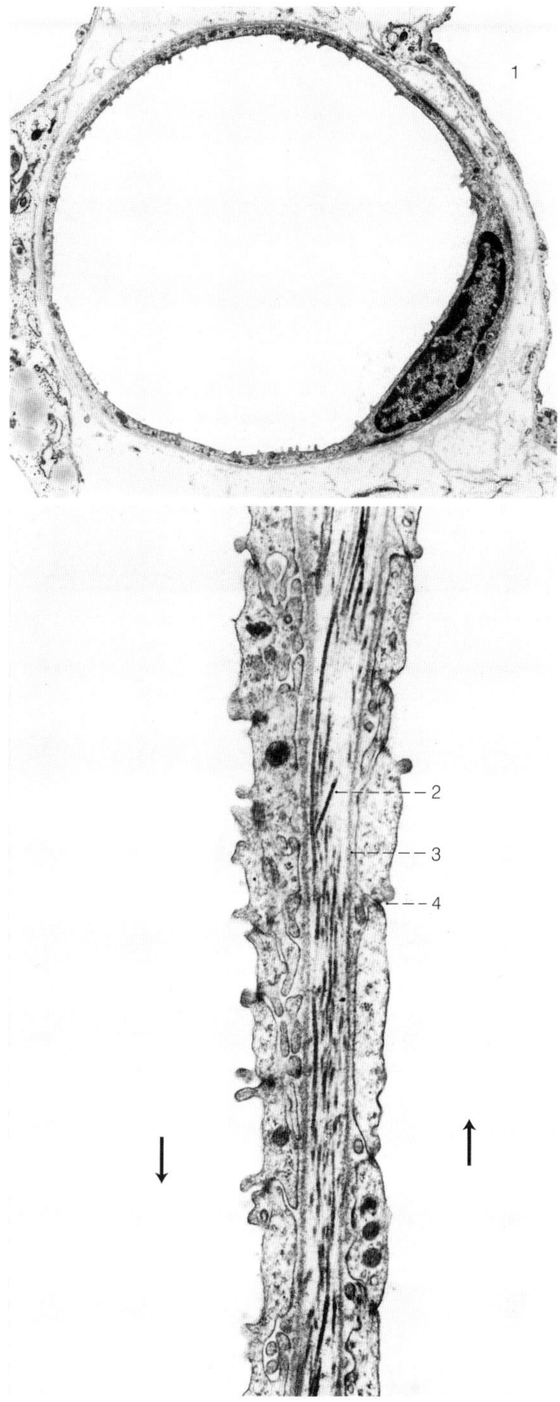

a
b

Abb. 13.2-27 Intermediärer Tubulus (Ratte); TEM. (a) Querschnitt durch den dünnen absteigenden Schenkel einer kurzen Schleife; Vergr. etwa 3800fach. (b) Anschnitte des Epithels eines dünnen absteigenden (↓) und dünnen aufsteigenden (↑) Schenkels einer langen Schleife; Vergr. etwa 15000fach. 1 = Kapillare; 2 = kollagene Fasern im Interstitium; 3 = Basalmembran; 4 = tight junction.

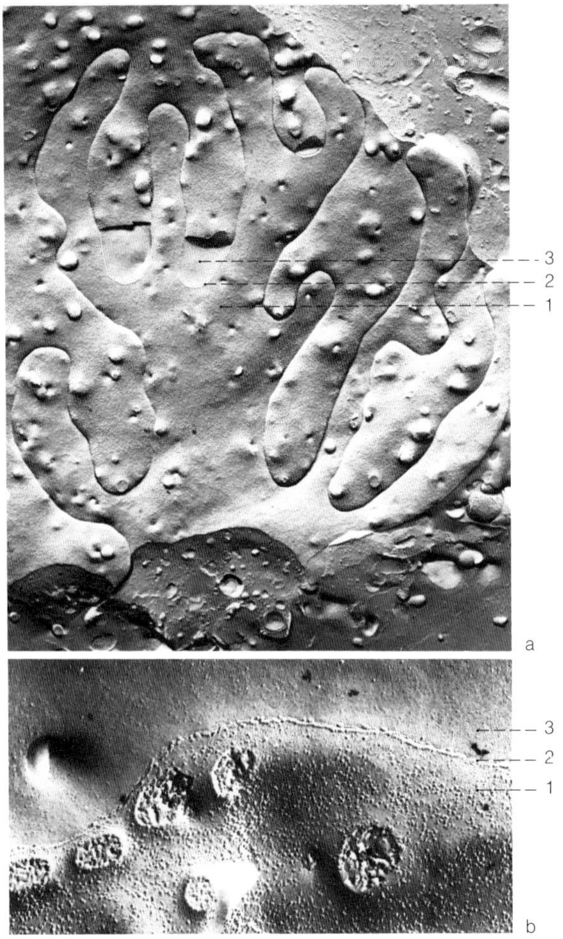

Abb. 13.2-28 Intermediärer Tubulus, aufsteigender Schenkel (Ratte); Gefrierbruchtechnik. (a) Übersicht; gezeigt sind die fingerförmigen Zellinterdigitationen; Vergr. etwa 12000fach. (b) Tight junction, die aus einer zum Teil partikulierten Fusionslinie besteht; Vergr. etwa 41000fach. 1 = Bruch durch die luminale, 3 = durch die basolaterale Membran (P-face); 2 = tight junction. (Präparate Priv.-Doz. Dr. SCHILLER, Heidelberg)

Distaler Tubulus

Der distale Tubulus besteht aus einer **Pars recta** und einer **Pars convoluta** [12, 37]. Die Pars recta beginnt (wenn man von den Nephronen mit kortikalen Schleifen absieht) in der Außenzone des Nierenmarkes und steigt in die Rinde bis zum zugehörigen Nierenkörperchen auf. Dort bildet sich die *Macula densa* aus, kurz dahinter beginnt die Pars convoluta. Als Teil der HENLEschen Schleife wird für die Pars recta distalis häufig der Name „dicker aufsteigender Schleifenschenkel" verwandt. Darüber hinaus ist eine dritte, funktionsbezogene Bezeichnung im Gebrauch: Das Epithel dieses Nephronsegments hat eine sehr niedrige Wasserpermeabilität und kann deshalb durch Rückresorption der Salze den Tubulusharn verdünnen; daher der Name „Verdünnungssegment" (diluting segment).

Das **Epithel der Pars recta** des distalen Tubulus besteht *im Mark* aus relativ hohen Zellen, die mit schlanken seitlichen Zellfortsätzen sehr tief miteinander *interdigitiert* sind (Abb. 13.2-29). Die Zellfortsätze enthalten formäquivalente große Mitochondrien, die damit den Zellmembranen eng anliegen. Die *Zonula occludens* besteht aus mehreren dicht und streng parallel angeordneten Membranverschmelzungslinien. Die *luminale Epitheloberfläche* ist relativ glatt, kurze Mikrovilli in variabler Menge kommen vor. Die Glykokalix enthält ein nierenspezifisches Glykoprotein, das TAMM-HORSFALL-Protein, das in offenbar großen Mengen ständig von diesem Epithel gebildet und ins Lumen abgegeben wird. Der Mensch scheidet täglich ca. 50 mg dieses Proteins im Urin aus; die Bedeutung dieses Proteins ist unbekannt.

Zur Rinde hin wird das Epithel der Pars recta distalis niedriger, in der Rinde selbst kann man es schließlich als flach bezeichnen. Die kennzeichnenden Merkmale ändern sich jedoch nicht; die starke basolaterale Verzahnung der Zellen und die den basolateralen Zellmembranen eng assoziierten Mitochondrien bleiben erhalten. Auf der luminalen Zellmembran nehmen die Mikrovilli zu. Auch funktionell unterscheidet sich der im Mark gelegene Teil dieses Nephronsegments von dem der Rinde, so daß es üblich ist, einen medullären Teil (des dicken aufsteigenden Schleifenschenkels) von einem kortikalen Teil zu unterscheiden. Die funktionellen Unterschiede sind wie die strukturellen quantitativer Art: Der medulläre Teil hat höhere Transportkapazitäten, baut jedoch nur relativ kleine Gradienten (zwischen Tubulusflüssigkeit und Interstitium) auf, der kortikale Teil schafft bei geringeren Kapazitäten wesentlich höhere Gradienten.

Kurz vor dem Übergang in die Pars convoluta enthält die Pars recta die **Macula densa** (Abb. 13.2-30). Dies ist eine Plaque aus 20–30 Zellen, die mit ihrer Außenfläche dem extraglomerulären Mesangium des zugehörigen Nierenkörperchens angelagert ist (s. S. 54). Die Zellen der Macula densa unterscheiden sich erheblich von den sie allseits umgebenden Zellen der Pars recta distalis. Die Zellen sind klein (zumindest relativ schlank) und haben große Zellkerne, so daß im Schnittbild die Zellkerne dicht nebeneinander liegen; darauf bezieht sich der Name Macula densa. Die Zellen sind nicht miteinander interdigitiert, sondern durchweg polygonal im Querschnitt. Sie grenzen sich gegenseitig durch Interzellularräume ab, die selbst lichtmikroskopisch weit erscheinen können. Die basale Zellmembran bildet Einfaltungen. Die luminale Zellmembran trägt meist einen dichten Rasen aus kurzen, unregelmäßig geformten Mikrovilli. Die Zonula occludens unterscheidet sich nicht von der in der Pars recta distalis.

Kurz nach der Macula densa geht die Pars recta abrupt in die **Pars convoluta** des distalen Tubulus über (Abb. 13.2-30). Dieser Übergang ist auch lichtmikroskopisch in günstigen Präparaten zu erkennen, da das Epithel der Pars convoluta am Übergang wesentlich höher ist als das der Pars recta. Im Aufbau ist das Epithel der Pars convoluta des distalen Tubulus dem der Pars recta jedoch sehr ähnlich, vergleicht man es mit dem medullären Teil, so stimmt auch die Zellhöhe. Die Zellen sind basolateral *stark miteinander interdigitiert,*

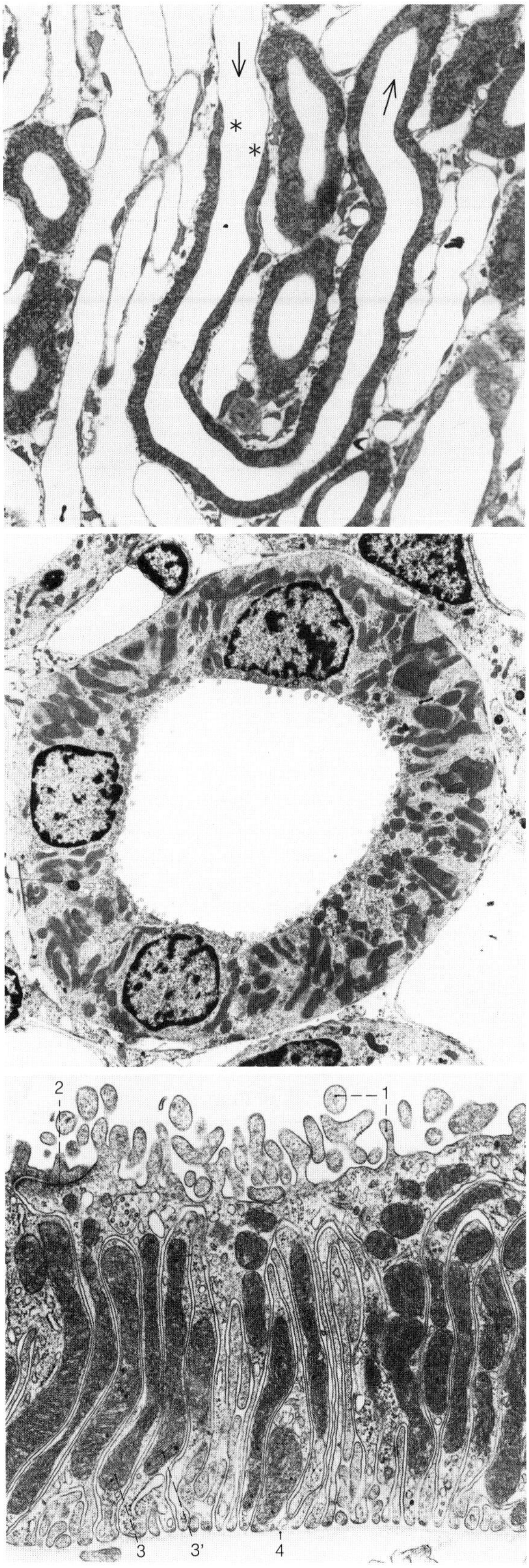

a b c

Abb. 13.2-29 Distaler Tubulus, Pars recta (Ratte). (a) Übergang des dünnen absteigenden Schenkels (↓) einer kurzen Schleife in die Pars recta des distalen Tubulus (**), der den aufsteigenden Schleifenschenkel (↑) bildet. Semidünnschnitt; Vergr. etwa 300fach. (b) Querschnitt; TEM; Vergr. etwa 2500fach. (c) Epithelanschnitt. 1 = luminale Mikrovilli; 2 = tight junction, schräg angeschnitten; 3 und 3' = interdigitierende Zellfortsätze; 4 = Basalmembran. TEM; Vergr. etwa 9100fach.

Mitochondrien sind überall den Zellmembranen eng assoziiert. Dieses Segment besitzt die stärkste Na^+-K^+-ATPase-Aktivität aller Nephronepithelien. Die Kerne liegen typischerweise in der apikalen Zellhälfte und buckeln die Zellen zum Lumen hin vor. Die luminale Membran hat einen dichten Besatz von kurzen, variabel geformten Mikrovilli. Die *Zonula occludens* erscheint morphologisch dichter als die der Pars recta.

Anschluß an die Sammelrohre – Verbindungstubulus

Zwischen der Pars convoluta des distalen Tubulus, die sich eindeutig aus der Nephronanlage entwickelt, und einem kortikalen Sammelrohr, das ebenso eindeutig aus der Ureterknospe entsteht, ist ein Tubulusabschnitt, der **Verbindungstubulus,** zwischengeschaltet, dessen Beschreibung in vielfacher Hinsicht schwierig ist [12, 17]. Seine Herkunft, ob aus der Nephronanlage oder von der Ureterknospe, ist umstritten. Für tiefgelegene Nephrone übernimmt der Verbindungstubulus schon „Sammelfunktion“, da die Verbindungstubuli mehrerer Nephrone sich vereinigen, eine sog. **Arkade** (s. Abb. 13.2-8) bilden können, die in der Rinde in Richtung Kapsel aufsteigt, bevor sie in ein kortikales Sammelrohr einmündet. In der menschlichen Niere sind Arkaden vergleichsweise selten, bei der Mehrzahl der Nephrone vereinigen sich die Verbindungstubuli nicht, sondern jeder mündet einzeln in ein kortikales Sammelrohr.

Das Epithel des Verbindungstubulus ist dem Sammelrohrepithel ähnich. Es ist heterogen wie das Sammelrohrepithel, d. h., es enthält zwei Zelltypen: die **„Verbindungstubuluszellen“,** die den Hauptzellen des Sammelrohrepithels ähnlich sind, und die **Schaltzellen,** die mit den Schaltzellen der Sammelrohre offenbar identisch sind. Beide Zelltypen sind von einfacher Gestalt, polygonal im Grundriß, eine Interdigitation der Zellen im Epithelverband kommt nicht vor. Die Verbindungstubuluszellen besitzen *Einfaltungen der basalen Zellmembran,* die bis in den apikalen Bereich des Zytoplasmas hinaufragen können; die luminale Zellmembran bildet viele kurze Mikrovilli aus. Die *Zonula occludens* ist breit und besteht aus mehreren Membranverschmelzungslinien. Die Schaltzellen werden später in Zusammenhang mit dem Sammelrohr beschrieben.

Schwierigkeiten in der Identifikation des Verbindungstubulus selbst im Elektronenmikroskop bereitet die Tatsache, daß sowohl zu Beginn als auch am Ende die Zellen dieses Tubulusabschnittes mit denen des vorangehenden bzw. denen des folgenden über eine variable Strecke vermischt sind, d. h., im Übergangsbereich vom distalen Tubulus zum Verbindungstubulus kommen die

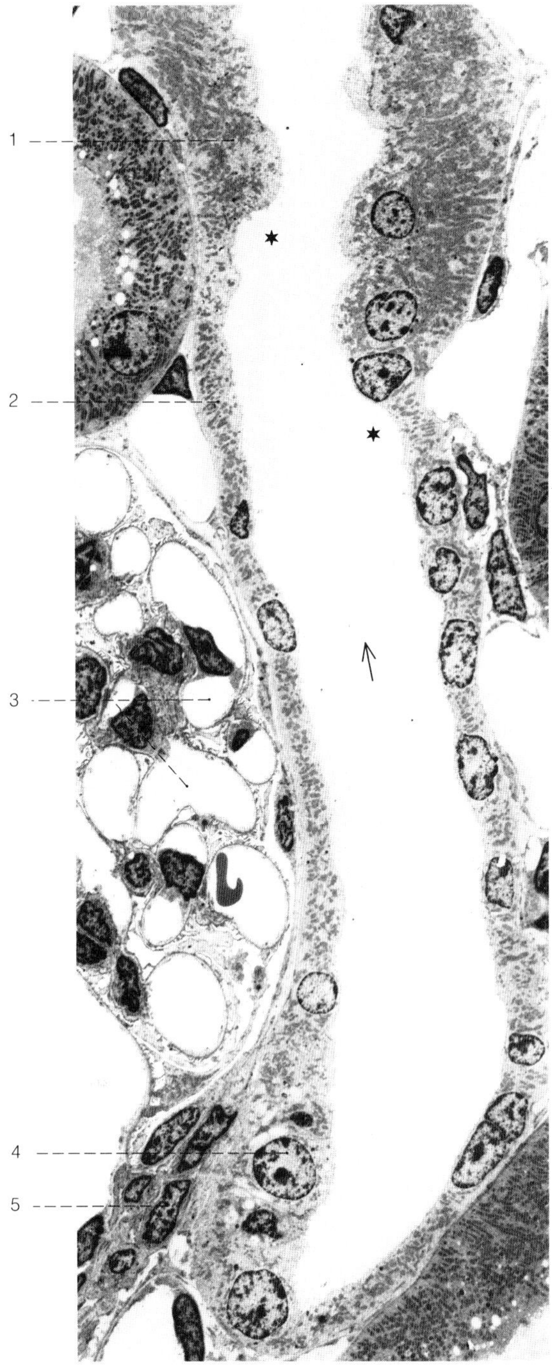

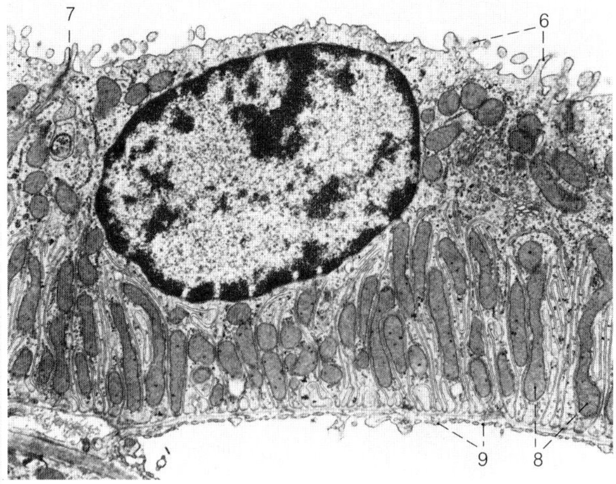

Abb. 13.2-30 Distaler Tubulus (Ratte); TEM. (a) Übergang (**) der Pars recta in die Pars convoluta; Vergr. 1200fach. Der Pfeil markiert die Richtung des Urinflusses. (b) Epithel der Pars convoluta; Vergr. etwa 6300fach. 1 = Pars convoluta; 2 = Pars recta des distalen Tubulus; 3 = Glomeruluskapillaren; 4 = Zelle der Macula densa; 5 = extraglomeruläres Mesangium; 6 = luminale Zellmembran; 7 = tight junction; 8 = interdigitierende Zellfortsätze mit Mitochondrien; 9 = fenestriertes Epithel einer peritubulären Kapillare. (Präparate Prof. KAISSLING, Zürich)

typischen Zellen des distalen Tubulus untermischt mit Verbindungstubuluszellen und Schaltzellen vor; im Übergangsbereich zum Sammelrohr bestehen nebeneinander Verbindungstubuluszellen, Sammelrohrhauptzellen und Schaltzellen.

Sammelrohre

Die Sammelrohre entstehen in den Markstrahlen des Kortex durch den Zusammenfluß mehrerer Nephrone (im Durchschnitt 11), sie durchqueren anschließend absteigend die Außenzone des Markes, ohne schon hier Vereinigungen miteinander einzugehen; dies geschieht erst mit dem Übertritt in die Innenzone des Nierenmarkes, an deren Spitze sie nach insgesamt acht Vereinigungen als Ductus papillares in das Nierenbecken ausmünden [27] (s. Abb. 13.2-8).

Das Epithel der Sammelrohre enthält zwei Zelltypen, die **Sammelrohrzellen** (auch **Hauptzellen** genannt) und die **Schaltzellen** [12, 17, 26] (Abb. 13.2-31). In den Sammelrohren des inneren Markes verschwinden die Schaltzellen, das Epithel besteht hier nur noch aus Hauptzellen. Die Sammelrohrzellen sind für das Sammelrohr typisch, Schaltzellen kommen auch im Verbindungstubulus vor. Der Name Schaltzelle bezieht sich auf den Umstand, daß eine Schaltzelle im Epithelverband so gut wie nie an eine zweite Schaltzelle grenzt, sondern immer vollständig von Sammelrohrzellen umgeben, also „dazwischengeschaltet" ist. Beide Zellarten sind von simpler Gestalt, polygonal im Grundriß. Auffallend sind die **lateralen Interzellularspalten,** die in Abhängigkeit vom Funktionszustand des Epithels unterschiedlich weit sind. Sind sie dilatiert, was funktionell als Anzeichen für große Wasserflüsse durch das Epithel interpretiert wird, so erkennt man an der lateralen Zellmembran sehr viele Mikrovilli und Mikrofalten, die in die Interzellularräume hineinragen und mit Mikrovilli der benachbarten Zelle durch Desmosomen verbunden sind. Dieses Arrangement ermöglicht und limitiert gleichzeitig die Weitung dieser Räume. Der Gürtel der *Zonula occludens* – gleichermaßen zwischen zwei Hauptzellen oder zwischen Haupt- und Schaltzelle –

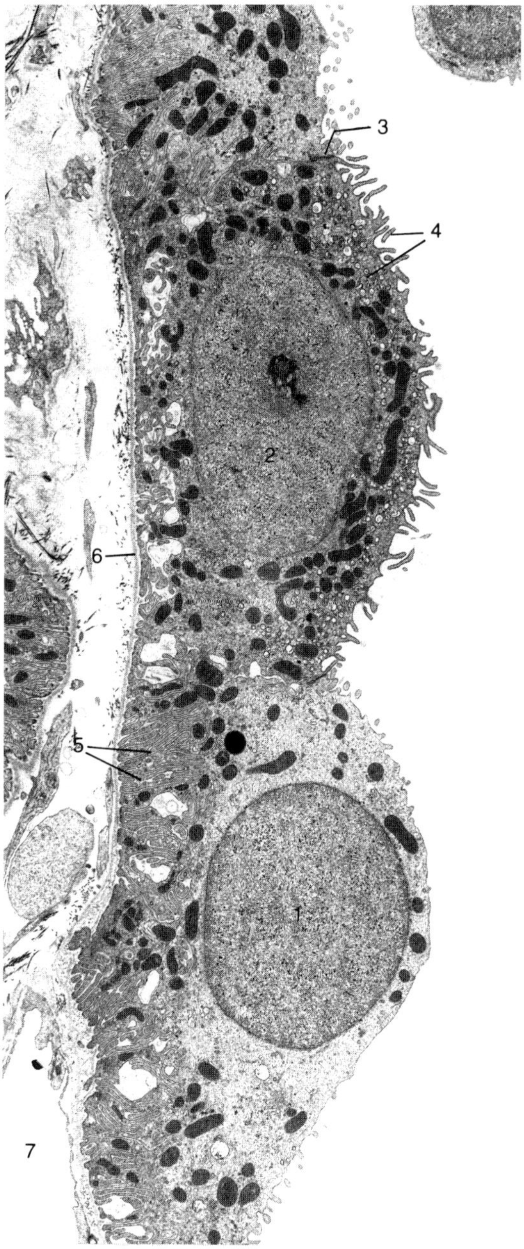

Abb. 13.2-31 Epithel des kortikalen Sammelrohrs (Ratte); TEM. Vergr. etwa 4800fach. 1 = Sammelrohrzelle (Hauptzelle); 2 = Schaltzelle (A-Typ); 3 = tight junction; 4 = apikale Vesikel und Mikrofalten; 5 = basale Einfaltungen; 6 = Basalmembran; 7 = Kapillare.

ist breit und besteht aus mehreren miteinander anastomosierenden Membranverschmelzungslinien (Abb. 13.2-32). Auch nach funktionellen Befunden ist dieses Epithel das „dichteste" der Niere, es hat den höchsten transepithelialen elektrischen Widerstand.

Die **Sammelrohrzellen (Hauptzellen)** kommen in verschiedenen Zellhöhen bei gleichbleibender Grundfläche vor. In den kortikalen Sammelrohren sind sie zwar nicht platt, aber relativ flach, schon im äußeren Mark werden sie mittelhoch und in den Ductus papillares sind sie schließlich hochprismatische Zellen (Abb. 13.2-33). In ihrem Aufbau bleiben sie dabei aber dieselbe Zelle. Sie haben ein *helles Zytoplasma* (helle Zellen) und einen auffallend kugeligen Zellkern (auch in den hochprismatischen Zellen). Die luminale Zellmembran trägt ein Zilium und in wechselnder Menge kleine Mikrovilli. Die basale Zellmembran bildet *basale Einfaltungen.* Die Menge dieser basalen Einfaltungen ist – wie tierexperimentell gezeigt wurde – funktionsabhängig. An diesen Membranen ist die Na^+-K^+-ATPase lokalisiert, die auch im Sammelrohr die Na^+-Rückresorption bewirkt. Im Sammelrohr wird das Ausmaß dieser Rückresorption von einem Nebennierenrindenhormon, dem Aldosteron, reguliert. Ist über längere Zeit die Aldosteronausschüttung hoch (z. B. bei Salzverlusten, kochsalzarmer Diät), dann bewirkt das Aldosteron ein Wachstum der basalen Zellmembran, die basalen

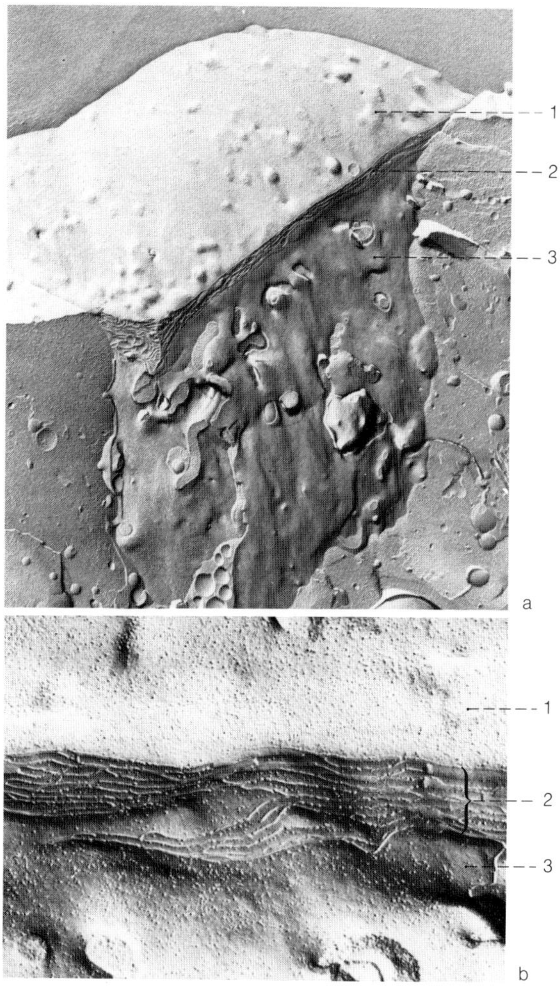

Abb. 13.2-32 Sammelrohr (Kaninchen); Gefrierbruchtechnik. (a) Übersicht; Vergr. etwa 12000fach. (b) Tight junction; Vergr. etwa 40000fach. 1 = Bruch durch die luminale Membran (P-face), 2 = tight junction, die aus mehreren Fusionslinien besteht; 3 = Bruch durch die basolaterale Membran (oben E-face, unten P-face). (Präparate Priv.-Doz. Dr. Schiller, Heidelberg)

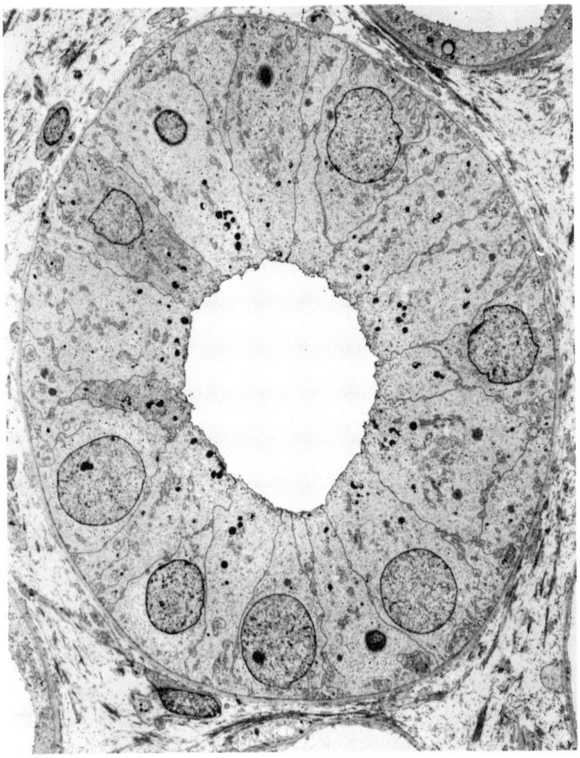

Abb. 13.2-33 Querschnitt durch ein medulläres Sammelrohr, Innenzone (Mensch); TEM. Das medulläre Sammelrohr besteht nur noch aus Hauptzellen. Vergr. etwa 1300fach.

Einfaltungen können in ihrer Flächengröße um das 5fache zunehmen. Damit können dann größere Mengen an Salz rückresorbiert werden.

Das Sammelrohrepithel reagiert auf ADH (antidiuretisches Hormon = Vasopressin). In Abwesenheit von ADH ist die Wasserpermeabilität der Sammelrohre gering, wird ADH sezerniert, steigt sie sprunghaft an. Dies ist ein sehr wichtiger Mechanismus für den Wechsel von der Bildung eines verdünnten zur Bildung eines konzentrierten Urins [11]. Der Sprung von einer sehr niedrigen zu einer sehr hohen Wasserpermeabilität auf Zugabe von ADH geschieht offenbar in der luminalen Zellmembran der Hauptzellen. Die Rezeptoren für ADH sitzen an der basolateralen Membran der Hauptzellen; ADH kann somit auf dem Blutweg von basal her diese Zellen erreichen. Unter Mitwirkung von cAMP („second messenger") und nach Durchlauf einer Sequenz von biochemischen Reaktionen werden spezifische Proteine, die unter der Zellmembran in apikalem Zytoplasma in der Membran von länglichen Vesikeln auf Vorrat liegen, in die luminale Zellmembran eingebaut und bewirken den plötzlichen und starken Anstieg der Wasserpermeabilität. Mit der Gefrierbruchtechnik ist der Einbau dieser Proteinkomplexe auch morphologisch darzustellen. Unter ADH-Wirkung sind im Gefrierbruchbild überall in der Membran typische Aggregate von Intramembranpartikeln zu finden.

Die **Schaltzellen** haben sehr spezifische Merkmale [11]. Sie besitzen keine oder bestenfalls nur geringe Mengen an Na^+-K^+-ATPase. Ihre wichtigste Funktion ist offenbar der Transport von H^+-Ionen (Protonen); mit Hilfe einer Protonen-ATPase (oder mehrerer) können sie H^+-Ionen aktiv sezernieren. Entsprechend dieser gegenteiligen Funktion unterscheidet man zwei Typen, die als Typ A und Typ B bezeichnet werden. Morphologisch auffällig sind die Zellen einmal durch ihr zumeist dunkles Zytoplasma („dunkle Zellen"), durch die Tatsache, daß sie immer als Einzelzellen zwischen die Hauptzellen eingefügt sind („Schaltzellen") und durch ihren hohen Gehalt an Mitochondrien mit engstehenden Cristae intramitochondriales („mitochondrienreiche Zellen"; s. Abb. 13.2-31). Beim Typ A ist die Protonen-ATPase in die apikale Membran eingebaut. Dieses Enzym besitzt eine große zytoplasmatische Domäne, die morphologisch im TEM-Bild als „stud" („Hufnagel") sichtbar ist. Im Zustand der aktiven H^+-Ionensekretion (stimuliert durch Übersäuerung des Blutes = Azidose) buckelt der apikale Zellpol mit vielen Mikrofalten in das Tubuluslumen vor (s. Abb. 13.2-31); die Membranen sind dann dicht besetzt mit der ATPase und können H^+-Ionen in den Harn pumpen. Für jedes abgegebene H^+ Ion bleibt ein Bikarbonat(HCO_3)-Ion im Zytoplasma zurück, das die Zelle über einen Anionenaustauscher in der basolateralen Plasmamembran verlassen kann. Dort gelangen die Bikarbonationen über Fenestrae der Kapillarwand in das Blut, wo sie der Azidose durch Abpufferung der H^+-Ionen entgegenwirken.

In weniger aktivem Zustand ist der apikale Zellpol weniger prominent, statt dessen finden sich im apikalen Zytoplasma flache Vesikel, die in ihrer Membran die Protonen-ATPase enthalten. Diese Vesikel stellen ein Reservoir des Transporters dar und können als Teil eines Membranrezirkulierungsmechanismus bei Bedarf in die apikale Membran eingebaut und auch wieder zurückgenommen werden [22]. Die B-Zelle enthält die Protonen-ATPase in der basolateralen Membran. Durch diese Pumpe können H^+-Ionen in das Blut abgegeben werden und einer Alkalose entgegenwirken. Inwieweit auch hier eine Membranrezirkulierung an der Regulation des Transportes teilnimmt, ist unbekannt. Unter normalen Bedingungen gehören die meisten Schaltzellen dem A-Typ an, die B-Zellen sind in der Minderheit; im Nierenmark gibt es nur den A-Typ.

1.4.4 Juxtaglomerulärer Apparat

Unter dem Begriff juxtaglomerulärer Apparat (JGA) werden Strukturen zusammengefaßt, die an der Anlagerungsstelle des distalen Tubulus an das zugehörige Nierenkörperchen funktionell im Dienste einer rückgekoppelten Regulation der glomerulären Filtration stehen. Die klassischen Anteile des JGA (s. Abb. 13.2-18) sind: die *Macula densa*, die reninproduzierenden *granulierten (epitheloiden) Zellen* des Vas afferens und das *extraglomeruläre Mesangium*, dessen Zellen auch GOORMAGHTIGHsche Zellen genannt werden [8]. Funktionell kann man darüber hinaus die Mesangiumzellen des

Glomerulus selbst und die glatten Muskelzellen in der Wand der afferenten und efferenten Arteriole hinzuzählen.

Die Macula densa wurde bereits beim distalen Tubulus beschrieben. Das **extraglomeruläre Mesangium** füllt den Raum zwischen der Macula densa und den beiden Glomerulusarteriolen aus (Abb. 13.2-34). Es besteht aus ca. 30 platten Zellen, die zu einem Konus aufgetürmt sind, dessen Basis der Außenfläche der Macula densa zugekehrt ist, an dessen Spitze die extraglomerulären Mesangiumzellen in die Mesangiumzellen des Glomerulus übergehen; die seitlichen Ränder jeweils zwischen afferenter und efferenter Arteriole sind kragenförmig verdickt. Dieser Zellsockel ist – wie man sagt – solide, da weder Blut- noch Lymphgefäße noch Nerven in ihn eindringen.

Die Zellen bilden *seitliche Fortsätze* aus; hierin wie auch in ihrem ultrastrukturellen Aufbau gleichen sie den Mesangiumzellen im Glomerulus. Um den großen Zellkern bleibt kaum Raum für ein „Perikaryon". Vor allem in den Fortsätzen finden sich *Mikrofilamentbündel.*

Die Zellen liegen eingebettet in ein basalmembranartiges, *extrazelluläres Material,* das Zellen und Zellfortsätze voneinander trennt. An umschriebenen Stellen jedoch lagern sich die Zellmembranen benachbarter Zellen aneinander und bilden *gap junctions* (Nexus) aus. Besonders häufig sind sie an den Zellfortsätzen anzutreffen. Verbindungen durch Nexus bestehen nicht nur zwischen den Zellen des extraglomerulären Mesangiums, sondern – mit Ausnahme der Macula-densa-Zellen – zu allen anderen angrenzenden Zellen, d. h. zu den Mesangiumzellen im Glomerulus, zu den granulierten Zellen des Vas afferens und zu den normalen glatten Muskelzellen in der Media der afferenten und efferenten Arteriolen. Neben den kontraktilen Filamenten weisen die interzellulären Verbindungen durch gap junctions auf einen glattmuskulären Ursprung der glomerulären und extraglomerulären Mesangiumzellen hin.

Die **granulierten Zellen** verdanken ihren Namen den vielen Granula in ihrem Zytoplasma. Sie liegen meist zu mehreren zusammen in der Media der afferenten Arteriole und ersetzen sozusagen deren glatte Muskelzellen unmittelbar vor dem Eintritt in das Nierenkörperchen (Abb. 13.2-34). In bestimmten Situationen (Unterfunktion der Nebennierenrinde, Stenose der A. renalis) kann die Zahl der granulierten Zellen erheblich zunehmen. Sie entstehen dabei stromaufwärts in der Media der afferenten Arteriole durch Metaplasie der glatten Muskelzellen. Darauf bezieht sich der Name „epitheloide Zellen": Aufgrund ihres Ursprungs sind sie glatte Muskelzellen, aufgrund der Granula sind sie endokrin tätigen Epithelzellen ähnlich.

Die **membrangebundenen spezifischen Granula** dieser Zellen sind in ihren Anschnitten in einem elektronenmikroskopischen Präparat von unterschiedlicher Form und Größe; ihr Inhalt ist amorph (Granula mit kristallinem Inhalt werden als junge Granula, als Protogranula aufgefaßt). Immunzytochemische Untersuchungen haben bestätigt, daß die Granula das Enzym **Renin** enthalten. Die Granula sind als Speicher für Renin aufzufassen, deshalb nennt man sie häufig Reningranula. Auf welche Weise das Enzym der Granula sezerniert wird, ist umstritten; eine Exozytose ist der wahrscheinlichste Mechanismus, doch wird vermutet, daß eine Reninsekretion auch unter Umgehung der Granulaform möglich ist.

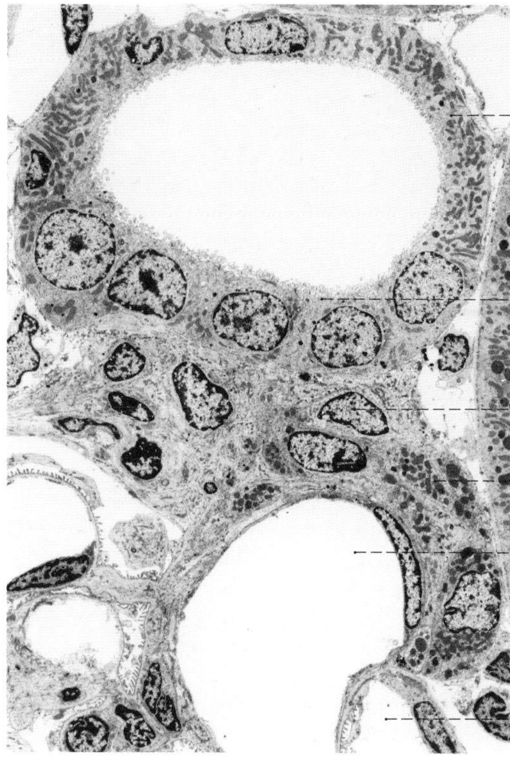

Abb. 13.2-34 Juxtaglomerulärer Apparat (Kaninchen). 1 = Epithel der Pars recta des distalen Tubulus; 2 = Macula densa; 3 = extraglomeruläres Mesangium; 4 = granulierte Zellen im Vas afferens; 5 = Vas afferens; 6 = Kapselraum. TEM; Vergr. etwa 1800fach.

Auch die granulierten Zellen haben, wie die glomerulären und die extraglomerulären Mesangiumzellen, *Fortsätze* ausgebildet, in denen *kontraktile Filamente* zu finden sind. Die Koppelung der granulierten Zellen an die Zellen der Umgebung durch gap junctions wurde bereits erwähnt. Nachzutragen bleibt, daß auch zu den Endothelzellen, durch die Basalmembran des Endothels hindurch, Membrankontakte mit Ausbildung von Nexus bestehen. An der Basis der granulierten Zellen finden sich regelmäßig Varikositäten katecholaminhaltiger Axone; die granulierten Zellen sind sympathisch innerviert.

Überlegungen zur **funktionellen Bedeutung des JGA** gehen von jeher davon aus, daß hier an jedem einzelnen Nephron die bis dahin erbrachten Transportleistungen des Tubulus in Rückkoppelung Einfluß auf die glomeruläre Filtration nehmen können. Dies hat sich als richtig herausgestellt, doch ist der Vorgang wesentlich komplizierter als ursprünglich gedacht [1, 32]. Der Kontrollfunktion am Einzelnephron überlagert sich – strukturell und funktionell – ein Regelkreis, das **Renin-Angioten-**

sin-Aldosteron-System. Dieses kann man auffassen als ein Notfallsystem, das in Aktion tritt, wenn der Blutdruck – aus welchen Gründen auch immer – unter einen minimalen Wert absinkt. Der Druckabfall wird offenbar direkt durch die granulierten Zellen der afferenten Arteriole perzipiert und führt zu einer Reninausschüttung. Renin ist ein Enzym, das über verschiedene Zwischenstufen die Bildung von Angiotensin II im Plasma bewirkt. Angiotensin II ist ein hochwirksamer Stoff, der eine massive Kontraktion der glatten Muskulatur der Arteriolen hervorruft und damit den Blutdruck hochhält. Gleichzeitig stimuliert er die Aldosteronsekretion in der Nebennierenrinde, und dies wiederum verstärkt die Natriumrückresorption im distalen Tubulus und vermindert damit insgesamt die Salz- und Wasserausscheidung durch die Niere (s. Lehrbücher der Physiologie).

Eine funktionell-morphologische Interpretation hat den Aufbau und die genaue Zuordnung herauszustellen. Die Macula densa ist morphologisch kein Rezeptor, sondern ein transportierendes Epithel; nach basal gerichtete Transporte müssen im extraglomerulären Mesangium enden. Die Außenfläche der Macula densa berührt zwar in wechselndem Ausmaß auch andere Strukturen (z. B. granulierte Zellen), konstant ist aber nur die Beziehung zur Basis des extraglomerulären Zellsockels. Die Außenfläche der Macula densa ist größer als die Basisfläche des extraglomerulären Mesangiums, überlappt sie nach allen Seiten und schirmt sie gegen andere Strukturen ab. Das extraglomeruläre Mesangium liegt im Zentrum des JGA und ist so auch gegen das Interstitium der Niere abgeschirmt; es ist deshalb vorstellbar, daß die interstitielle Zusammensetzung innerhalb dieses Zellsockels von den Transporten der Macula densa bestimmt wird. Daher ist es morphologisch sehr viel einleuchtender, nicht für die Macula densa, sondern für das extraglomeruläre Mesangium eine Rezeptorfunktion anzunehmen. Diese Zellen besitzen nach allen Seiten hin, zu allen möglichen Effektorzellen (Mesangiumzellen, glatte Muskelzellen des Vas afferens und efferens, granulierte Zellen) interzelluläre Verbindungen durch Nexus. Ein Signal könnte auf diesem Wege alle Effektorzellen direkt erreichen.

In dieser Darstellung fehlen die granulierten Zellen. Möglicherweise sind sie für die individuellen Regelvorgänge am Einzelnephron nur am Rande von Bedeutung. Es gibt Vorstellungen, daß das Ausmaß der Reninspeicherung (Anzahl der granulierten Zellen und Anzahl der Granula pro Zelle) langfristig von der Macula densa geregelt wird [32]. Für die Reninsekretion ist der systemische Reiz eines Abfalls des Blutdruckes offenbar von ungleich größerer Bedeutung als Signale von der Macula densa. Das kann man so interpretieren, daß die lokal von der Macula densa gesteuerten Regulationsvorgänge zur Einstellung der glomerulären Filtration überlagert und dann auch überspielt werden durch kräftige Gefäßkontraktionen infolge einer Reninsekretion.

1.4.5 Andere endokrine Funktionen der Niere

Neben dem Renin (das selbst kein Hormon ist, sondern nur dessen Freisetzung katalysiert) bildet die Niere eine ganze Reihe weiterer Hormone mit systemischer Wirkung.

Erythropoetin wird in der Nierenrinde gebildet. Der auslösende Reiz ist eine Hypoxämie (Anämie, arterielle Hypoxie). Erythropoetin stimuliert im Knochenmark die Neubildung von Erythrozyten. Nach neueren Untersuchungen sind es mit großer Wahrscheinlichkeit die Fibroblasten des Rindenlabyrinthes, die das Erythropoetin synthetisieren. Eine lokale Hypoxie dieser Nierenanteile scheint der entscheidende Stimulus zu sein; wie dieser allerdings die Synthese des Hormons anregt, ist unbekannt [19].

Das Nierenmark bildet große Mengen an **Prostaglandinen,** vor allem Prostaglandin E_2. Ein Großteil

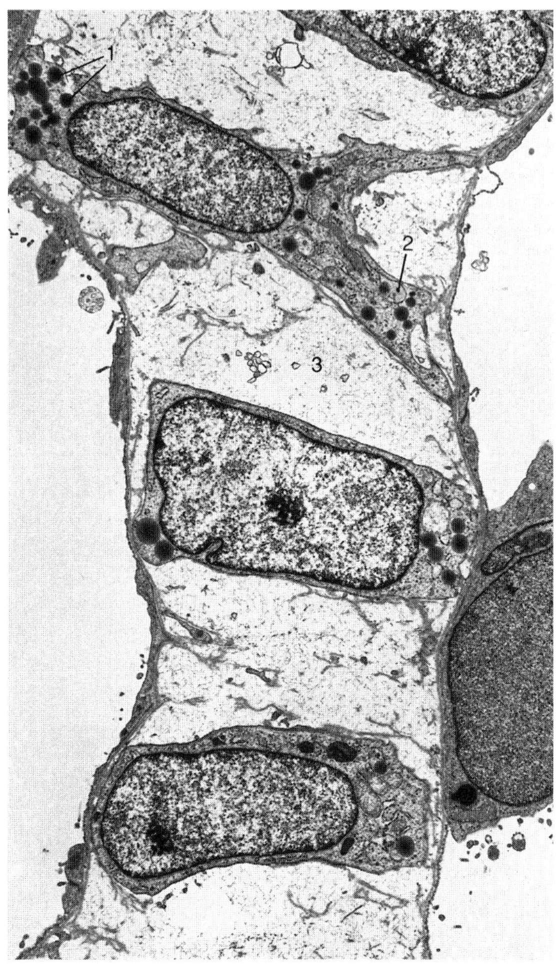

Abb. 13.2-35 Interstitielle Zellen des Nierenmarkes (Ratte); TEM. Längsschnitt durch die Innenzone mit den Anschnitten von zwei Kapillaren, zwischen denen drei interstitielle Zellen ausgespannt sind. 1 = Lipidgranula; 2 = weite Zisternen des endoplasmatischen Retikulums; 3 = interstitielle Matrix. Vergr. etwa 3800fach.

dieser Prostaglandine wird in den lipidhaltigen interstitiellen Zellen der Innenzone des Nierenmarkes gebildet [20] (Abb. 13.2-35). Darüber hinaus bilden allerdings auch andere Strukturen des Nierenmarkes, wie z. B. die Sammelrohre, Prostaglandine. Die Prostaglandine dürften im wesentlichen lokale Wirkung bei der Regulation der Markdurchblutung haben. Systemische Bedeutung für die Blutdruckregulation scheinen lipidartige, antihypertensive Stoffe zu haben, die den Namen *Medullolipine* erhielten [25]. Sie werden ebenfalls in den lipidhaltigen interstitiellen Zellen gebildet. Eine genaue Charakterisierung ihrer Bedeutung steht jedoch aus.

Auch das **Kallikrein** ist ein gefäßaktives Hormon. Es wird in der Niere im Verbindungstubulus und in den kortikalen Sammelrohren gebildet. Kallikrein ist ein Enzym (wie das Renin), das aus im Plasma vorhandenen Glykoproteinen das Kallidin abspaltet, woraus später durch eine Aminopeptidase das wirksame **Bradykinin** entsteht. Bradykinin ist somit das eigentliche Hormon; dessen Wirkungen sind vielfältig. In bezug auf die Gefäßmuskulatur hat es eine gegenteilige Wirkung zum Angiotensin II, es ist gefäßerweiternd.

Vitamin D (das kein Vitamin, sondern ein Hormon ist) wird in der Haut unter UV-Einstrahlung gebildet oder durch den Darm aus der Nahrung aufgenommen. Diese Substanz (Vitamin D_3) ist biologisch noch unwirksam. Aus ihm entsteht in der Leber das 25(OH)Vitamin D_3 (ebenfalls biologisch noch unwirksam), aus dem schließlich im proximalen Tubulus der Niere (durch die mitochondriale 25(OH)Vitamin D_3-Hydroxylase) die wirksame Form, das *1,25(OH)$_2$Vitamin D_3* entsteht. Es ist, soweit bekannt, der einzige wirksame Metabolit der Substanzgruppe des Vitamins D. Da es so gut wie ausschließlich in der Niere gebildet wird (Ausnahme: in der Schwangerschaft die Plazenta), spielt die Niere eine entscheidende Rolle bei der Regulation der Kalziumaufnahme und -ausscheidung sowie bei der Kalzifizierung des Knochens.

1.5 *Regenerations- und Adaptationsvorgänge in der Niere*

Die Nephrone entwickeln sich einzeln aus der nephrogenetischen Zone, die noch vor der Geburt zurückgebildet wird (s. Kap. 13.1, Entwicklung der Niere). Danach können keine neue Nephrone mehr gebildet werden. Somit ist eine Regeneration von Nephronen im Erwachsenenalter nicht möglich. Eine Längsspaltung von Nephronen („aus eins mach zwei"), was häufig als Möglichkeit einer Nephronregeneration beschrieben wird, wurde niemals bewiesen und ist biologisch auch nicht vorstellbar.

Regenerieren können allerdings die Zellen eines Nephrons, und dies in erstaunlichem Ausmaß. Wenn das Nephron als Struktur insgesamt erhalten ist, so können die Zellen in bestimmten Abschnitten (z. B. die proximalen Tubuluszellen bei einer Sublimatvergiftung) stark geschädigt, ja in hohem Prozentsatz nekrotisch sein, aus den überlebenden entsteht durch mitotische Teilung eine neue Epithelauskleidung des „Basalmembranschlauches". Eine Stammzellzone innerhalb des Nephrons oder eines Nephronsegmentes ist nicht bekannt. Auch bei der transplantierten Niere muß man davon ausgehen, daß im Transplantat ein Großteil der Tubuluszellen zugrunde gegangen ist, aber im Empfänger aus den verbleibenden Zellen eines Nephronabschnitts durch Mitose regeneriert wird.

Die Niere kann sich den von ihr geforderten Leistungen in bestimmten Grenzen anpassen. Eine Hypertrophie der Niere ist für eine Reihe von chronisch geänderten funktionellen Situationen kennzeichnend. Allein die Nahrungszusammensetzung vermag die Größe der Niere zu beeinflussen: fleischreiche im Gegensatz zu einer pflanzlichen Ernährung, eine kochsalzreiche im Gegensatz zu einer kochsalzarmen Diät vermögen das Nierengewicht zu steigern. Am bekanntesten ist die **kompensatorische Hypertrophie,** die in der verbleibenden Niere auftritt, wenn eine Niere entfernt wird. Die verbleibende Niere wächst dann innerhalb eines Zeitraums von 6 Wochen auf ca. 150% ihres Ausgangsgewichts heran. Zugrunde liegt eine Hypertrophie der einzelnen Nephrone oder zumindest der betroffenen Nephronabschnitte. Ein gefordertes Mehr an einer bestimmten Leistung eines Nephronabschnittes wird offenbar stufenweise erfüllt. Zunächst kann wahrscheinlich die Dichte der für den geforderten Transport nötigen Enzyme in einer Membran erhöht werden, dann erfolgt die Vermehrung der transportierenden Membranen einer Zelle (z. B. durch verstärkte Bildung von basalen Einfaltungen) und damit der transportierenden Enzyme; später kommt es zu einer Vergrößerung der Zellen, also einer Hypertrophie, und schließlich kann durch Vermehrung der Zellen durch mitotische Teilung (Hyperplasie) der gesamte Nephronabschnitt verlängert werden. Über die direkten Mechanismen, die diese Adaptationen im einzelnen bewirken, weiß man noch wenig. Am besten bekannt ist die stimulierende Wirkung von Hormonen. So bewirkt z.B. das Aldosteron, wenn es chronisch erhöht sezerniert wird, ein Wachstum der basolateralen Membranen der kortikalen Sammelrohrzellen und damit eine Erhöhung der Na^+-K^+-ATPase in diesem Nephronabschnitt.

1.6 *Anmerkungen zum funktionellen Gesamtaufbau der Niere*

Die Aufgaben der Niere sind vielfältig. Man betrachtet die Niere allgemein als **Ausscheidungsorgan;** sie ist in eher stärkerem Maße ein **Regulationsorgan,** das die Homöostasis der Körperflüssigkeiten garantiert. Grundprinzip der Arbeit der Niere ist folgendes: Im Glomerulus werden große Mengen eines eiweißfreien Ultrafiltrats des Blutplasmas gebildet. Dies ist der sog. **Primärharn,** welcher anschließend beim Durchfluß durch den Tubulus durch Rückresorptions- und Sekretionsvorgänge zum **endgültigen Harn** bereitet wird, dessen Menge (1,5 l pro Tag) weniger als 1% des Primärharns (180 l pro Tag) beträgt.

Die spezifischen Vorgänge, die die Regulationsfunktion der Niere ausmachen, geschehen entlang den Nephronen und Sammelrohren. Hier sind zumindest 14 spezifische Epithelien in strenger Sequenz hintereinander angeordnet, an denen der Tubulusharn vorbeifließt. Man kann dies zunächst einfach so interpretieren, daß, wie auf einem Montageband, einzelne Aufgaben in bestimmter Aufeinanderfolge durchgeführt werden müssen, damit das Endprodukt, der endgültige Harn, entsteht. Allerdings hat das Montageband biologische Qualitäten. Die Funktionen der einzelnen Stationen entlang dem Tubulus sind nicht starr, eine unvollkommene Funktion eines Segmentes kann durch die nachfolgenden Segmente, in Grenzen allerdings, korrigiert werden. Weiterhin bestehen verschiedene Möglichkeiten, die Funktion der vorangegangenen Segmente rückläufig steuernd zu beeinflussen. Das bekannteste System ist die Rückkoppelung an der Macula densa, das eine Anpassung des Einstroms in den Tubulus (in unserem Bild das Tempo des Montagebandes) an die gegebenen Verarbeitungsfähigkeiten des Tubulus ermöglicht.

Das Bild des Montagebandes ist jedoch nur in erster Annäherung für eine Beschreibung brauchbar.

1) Der Tubulus ist doppelt gefaltet. Die HENLEsche Schleife und nachfolgend die parallel dazu absteigenden Sammelrohre bedingen, daß bestimmte Abschnitte einander gegenläufig zugeordnet sind und sich in ihrer Funktion gegenseitig bedingen. Die Haarnadelgegenstromkonfiguration der HENLEschen Schleifen ermöglicht durch Zusammenarbeit der ab- mit den aufsteigenden Schleifenschenkeln den Aufbau der hohen osmotischen Konzentrationen im Nierenmark. Sie steigen von dem systemischen Wert von rund 300 mosm/l H_2O in der Rinde nach und nach auf etwa 1 500 mosm/l H_2O beim Menschen, bei Wüstentieren bis auf 6 000 mosm/l H_2O in der Papillenspitze an. Der Mechanismus, der dies bewirkt, ist die **Gegenstrommultiplikation** (nicht zu verwechseln mit dem einfachen Gegenstromaustausch), die im Modellversuch in einem einfachen gegenläufigen System durch Summierung kleiner Einzelkonzentriereffekte den Aufbau hoher Gradienten in Längsrichtung des Systems ermöglicht (s. Lehrbücher der Physiologie). Zwar sind die am Modell gewonnenen Einsichten nicht einfach auf die wesentlich komplizierteren Verhältnisse im Nierenmark zu übertragen, das Prinzip, nämlich die Summierung kleiner aktiver Einzelkonzentriereffekte (der Salztransport aus den aufsteigenden Schleifenschenkeln) durch Rezirkulation, gilt aber sicher auch für das Nierenmark; die genauen Mechanismen sind allerdings unbekannt. Durch dieses zur Papillenspitze hin zunehmend konzentrierte Milieu verlaufen die Sammelrohre. Sind diese bei Anwesenheit von ADH wasserdurchlässig, so erfolgt die Konzentrierung des Harns durch einen osmotischen Wasserentzug aus den Sammelrohren in das zunehmend hypertone Interstitium. Die Konzentrierung des Harns resultiert damit aus der direkten Zusammenarbeit parallel verlaufender Tubulussegmente.

2) Das Endprodukt Harn kann nicht in einem Nephron allein hergestellt werden. Die wichtigsten Funktionen der Leber mag man sich durchaus als Funktion einer einzelnen Leberzelle vorstellen können, die Funktion der Niere ist nur in Zusammenarbeit vieler Nephrone vorstellbar. Weiterhin gibt es verschiedene Typen von Nephronen, solche mit kurzen und solche mit langen Schleifen, und wiederum gilt, daß keiner der beiden Typen die Funktion der Niere repräsentiert. Nur aus der Zusammenarbeit der verschiedenen Nephrontypen mit den zugehörigen Sammelrohren wird die Funktion der Niere denkbar. Die kleinste Einheit, der man die Gesamtfunktion der Niere noch zutraute, ist ein Ductus papillaris mit seinen Zuflüssen von rund 2500 Nephronen. In das Bild des Montagebandes übertragen, hieße das, daß die Bildung des Urins nur in Zusammenarbeit von zumindest 2500 Montagebändern erklärbar wäre.

2 *Harnableitende Organe*

Zu den harnableitenden Organen zählen: das **Nierenbecken,** *Pelvis renalis,* (griechisch Pyelos, daher der Begriff Pyelitis für Nierenbeckenentzündung), der **Harnleiter,** *Ureter,* die **Harnblase,** *Vesica urinaria,* (griechisch Kystos, daher die Begriffe Zystitis, Zystoskopie) und die **Harnröhre,** *Urethra.* Die Harnröhre ist bei Frau und Mann verschieden gebaut; beim Mann ist sie gleichzeitig Samenröhre und in ihrem Bau von den Genitalorganen geprägt; deshalb wird sie dort besprochen.

Die harnableitenden Organe sind Hohlorgane, bestehend aus einer muskulären Wand und innen ausgekleidet mit einer Schleimhaut, die das typische Epithel der harnableitenden Organe, das *Urothel* (Übergangsepithel) trägt. Sie sind eingefügt in die Umgebung durch adventitielles Bindegewebe, das an manchen Stellen (Vorderwand des Ureters, Hinterwand der Blase) von Peritoneum überzogen ist.

2.1 *Nierenbecken*

Das Nierenbecken, *Pelvis renalis,* liegt im *Sinus renalis* (s. Abb. 13.2-7). Es entsteht aus dem Zusammenfluß der **Nierenkelche,** *Calices renales,* die in der Regel jeweils eine **Nierenpapille** umfassen. Zusammengesetzte Papillen (die aus zwei oder mehreren entstanden sind) werden von nur einem Kelch umgriffen. Darüber hinaus kommt es häufiger vor, daß zwei nahe zusammenliegende Papillen einen gemeinsamen Kelch besitzen. Die Zahl der Kelche ist deshalb häufig kleiner als die Zahl der Papillen. Die Verankerung der Nierenkelche im Nierengewebe geschieht durch Muskel- und Bindegewebszüge, die mit den intrarenalen Venen bogenförmig an der Markrindengrenze das Nierenparenchym durchziehen. Dieser Aufhängeapparat setzt sich kontinuierlich in der Muskelwand der Kelche fort. Er geht dort über in die mehr aus längsverlaufenden Zügen bestehende innere Muskelschicht, der sich außen eine Schicht aus mehr zirkulär angeordneten Muskelzügen auflagert. Diese Anordnung der Muskulatur und deren Verankerung im Nierenparenchym ermöglicht eine „Melkfunktion" der Kelche. Peristaltische Wellen der Kelchwände, die von der Basis zur Spitze über die Papille hinweg laufen, bewirken einen rhythmischen Ausfluß des Harns aus den Ductus papillares in die Nierenkelche. Tierexperimentell ist das „Melken" der Papillen überzeugend nachgewiesen. Ob dies auch für die häufig sehr flachen Papillen der menschlichen Niere gilt, bleibt fraglich. Die Schleimhaut der Kelche ist schon mit dem typischen Urothel überzogen, das in den Gewölben der Kelche in das Oberflächenepithel der Papille übergeht.

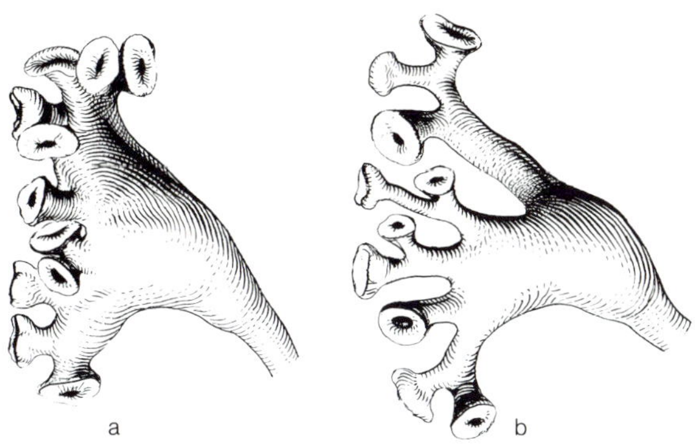

Abb. 13.2-36 Ausgüsse des Nierenbeckens. (a) Ampullärer und (b) dendritischer Typ.

Die Vereinigung der Nierenkelche zum Nierenbecken kann auf verschiedene Art erfolgen (Abb. 13.2-36). Entweder sind die Kelche kurz und münden direkt in ein weites Nierenbecken *(ampullärer Typ)*, oder sie sind gestielt, vereinigen sich dendritisch und laufen schließlich in einem wesentlich kleineren Nierenbecken zusammen *(dendritischer Typ)*. Am häufigsten sind Mischformen.

Das Nierenbecken füllt den Sinus renalis keinesfalls vollständig aus. Der Sinus renalis ist als Verteilungsraum aufzufassen, in dem sich Arterien und Nerven in ihre Äste aufspalten, Venen, Lymphgefäße und die Nierenkelche sich vereinigen. Zwischen diesen Strukturen bleiben viele Winkel ausgespart, die mit Fettgewebe gefüllt sind. Zum Nierenhilus zu verschmälert sich das Nierenbecken konusartig und geht in den Ureter über. Das konusartige Endstück tritt am Nierenhilus aus. Es liegt hier am weitesten dorsal, Venen- und Arterienäste bedecken es von vorn. Nur der Ramus principalis posterior tritt meist hinter dem Nierenbecken in den Sinus renalis ein. Echte, von der übrigen Wandmuskulatur morphologisch abgrenzbare Sphinkteren sind weder beim Übergang der Kelche in das Nierenbecken noch beim Übergang des letzteren in den Ureter ausgebildet. Man muß sich die Muskulatur dieser Gebilde als ein einheitliches System vorstellen, in dem peristaltische Wellen vom Beginn der Kelche über das Becken bis hinein in den Ureter laufen.

Die **Gefäßversorgung** des Nierenbeckens erfolgt durch kleine Seitenzweige der im Sinus renalis verlaufenden Äste der A. renalis; entsprechend ist der venöse Abfluß. Die Blutversorgung des Nierenbeckens ist damit unabhängig von der Durchblutung des Nierenparenchyms.

Es gibt zwei röntgenologische Methoden, um das Nierenbecken am Patienten sichtbar zu machen. Beim **Urogramm** wird ein jodhaltiges Kontrastmittel intravenös appliziert, das danach von der Niere ausgeschieden wird. Wenige Minuten nach der Gabe ist es in der ganzen Niere verteilt, im Röntgenbild ist die Niere erkennbar. Nach 10–15 Minuten stellen sich die Kelche, das Nierenbecken und der Ureter dar (Abb. 13.2-37). Beim **retrograden Pyelogramm** wird ein Kontrastmittel retrograd mit einem Katheter in den Ureter appliziert; auch damit ist die röntgenologische Darstellung des Ureters und des gesamten Nierenbeckens möglich.

2.2.2 *Harnleiter*

Der Harnleiter, *Ureter*, ist ein 25–30 cm langes, ca. 5 mm dickes Rohr, welches beiderseits das Nierenbecken mit der Harnblase verbindet.

An drei umschriebenen Stellen ist er geringfügig enger als im übrigen Teil; an diesen Stellen bleiben Nierensteine bevorzugt stecken, sie werden deshalb als die **drei „Ureterengen"** bezeichnet. Die erste ist der Übergang vom Nierenbecken in den Ureter, die zweite der Knick an der A. iliaca communis (oder A. iliaca externa) beim Übertritt in das kleine Becken, die dritte Enge, sie ist die engste, entsteht beim Durchtritt des Ureters durch die Blasenwand.

Fehlbildungen des Ureters sind häufig. Sie erklären sich aus der Entwicklung des Ureters aus der aussprossenden Ureterknospe und deren Teilungsbereitschaft. Am häufigsten ist eine Verdoppelung des Ureters (Abb. 13.2-38). Diese kann vollständig sein, dann bestehen zwei getrennte Nierenbecken, und beide Ureteren münden getrennt in die Harnblase, in der Regel der aus dem höher gelegenen Nierenbecken an einer tiefer gelegenen Stelle der Blase (oder noch tiefer in der Harnröhre), d. h., die beiden Ureteren überkreuzen sich. Doppelte Ureteren können sich aber auch an jeder Stelle vor der Harnblase vereinigen, um dann wie üblich gemeinsam in diese zu münden.

Man unterscheidet entsprechend ihrer Lage zwei Teile des Ureters: eine *Pars abdominalis* und eine *Pars pelvina*.

Die **Pars abdominalis** liegt auf der Faszie des M. psoas und kann hier enge topographische Beziehungen zum N. genitofemoralis haben. Rechterseits verläuft die Pars abdominalis nur wenig lateral der V. cava inferior abwärts. Sie wird von vorn zunächst vom Duodenum überlagert, danach von den Vasa testicularia (oder Vasa ovarica), von der A. colica dextra, der A. iliocolica und schließlich von der Radix mesenterii überkreuzt. Auf der linken Seite liegt der Ureter oberflächlicher (das Duodenum fehlt). Er wird links ebenfalls von den Vasa testicularia, dann von der A. mesenterica inferior (oder der A. colica sinistra) und schließlich von der Radix des Sigmoids gekreuzt. Dahinter verläuft der Ureter in der Hinterwand des Recessus intersigmoideus und kann hier vom Chirurgen leicht gefunden werden. Beim Übertritt ins kleine Becken kreuzt der linke Ureter die Aufteilungsstelle der A. iliaca communis, der rechte die A. iliaca externa. Beide kommen damit ins kleine Becken vor die A. iliaca interna zu liegen.

Die **Pars pelvina** des Ureters muß für Mann und Frau getrennt beschrieben werden. **Beim Mann** steigt der Ureter im subserösen Bindegewebe dicht unter dem Peritoneum gelegen an der seitlichen Beckenwand ab (s. Abb. 13.2-41). Er liegt damit oberflächlicher zur Peritonealhöhle als alle Arterien, Venen und Nerven der seitlichen Beckenwand. Etwa auf Höhe der Spina ischiadica ändert er seinen Verlauf nach medial und vorn, so daß die Ureteren beider Seiten zur Blase hin konvergieren. Sie erreichen etwas oberhalb der Samenblasen die hintere seitliche Wand der Harnblase, werden hier jeweils vom Ductus deferens überkreuzt, der damit an dieser Stelle näher zum Peritoneum liegt als der Harnleiter. Sie durchsetzen schließlich mit der manchmal gesondert benannten „Pars intramuralis" die Harnblasenwand schräg von hinten lateral nach vorn medial. Ihre

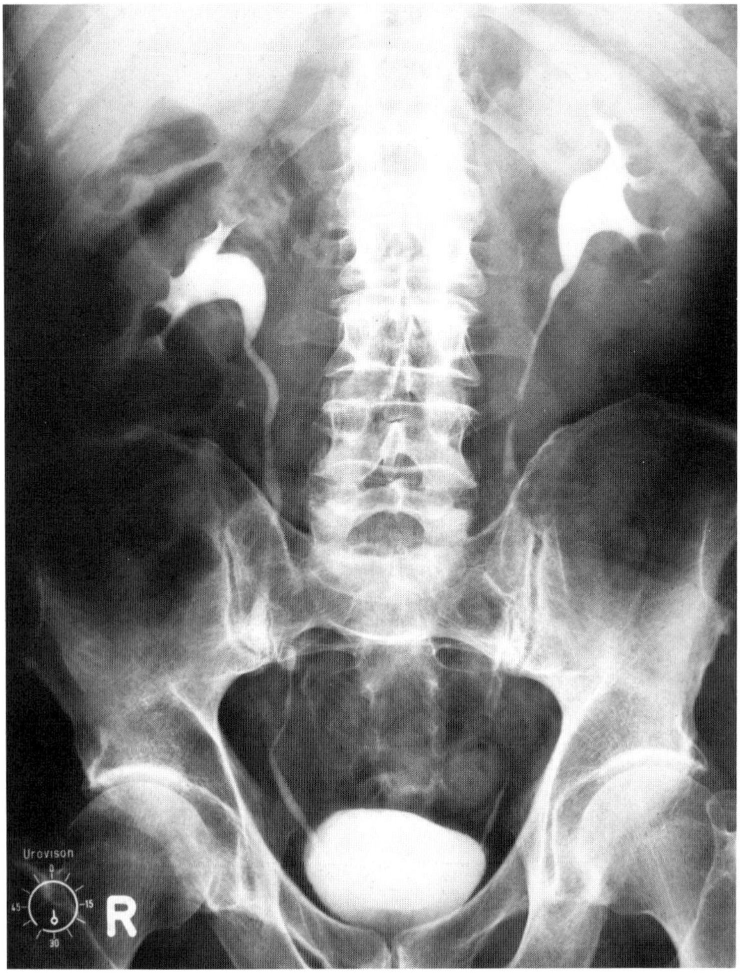

Abb. 13.2-37 Röntgenbild von Nierenbekken und Harnleiter (Urogramm). Die Form des Nierenbeckens ist ampullär.

Mündungsostien, *Ostia ureteris*, bilden die beiden seitlichen Ecken des Trigonum vesicae (s. unten); sie liegen etwa 3–5 cm voneinander entfernt, bei leerer Blase näher zueinander als bei gefüllter.

Auch **bei der Frau** verläuft die Pars pelvina des Ureters zunächst oberflächlich gelegen an der seitlichen Wand des kleinen Beckens abwärts und durchläuft damit dicht unter dem Peritoneum die Fossa ovarica (seitliche Ausbuchtung der Peritonealhöhle zwischen den Aa. iliaca interna und externa). Etwa auf Höhe der Spina ischiadica verläßt er die seitliche Beckenwand und verläuft in der Basis des Lig. latum uteri nach medial und vorn. Er wird in diesem Band von der A. uterina von vorn überkreuzt, die genau auf die Seitenwand des

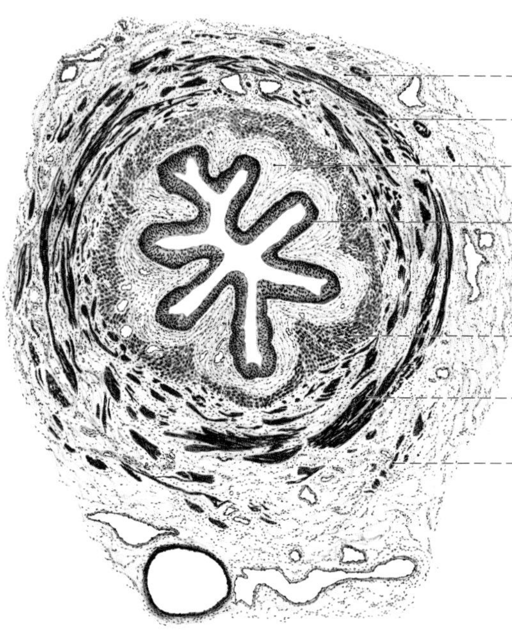

Abb. 13.2-39 Querschnitt durch den Ureter. 1 = Adventitia; 2 = Muskelschicht; 3 = Lamina propria; 4 = Übergangsepithel; 5 = innere, vorwiegend längs verlaufende und 6 = äußere, vorwiegend zirkulär verlaufende Fasern der Muskelschicht; 7 = längs verlaufende Muskelfasern in der Adventitia. Zeichnung nach histologischem Schnitt.

Abb. 13.2-38 Beidseitige Verdoppelung des Ureters und des Nierenbeckens im Urogramm.

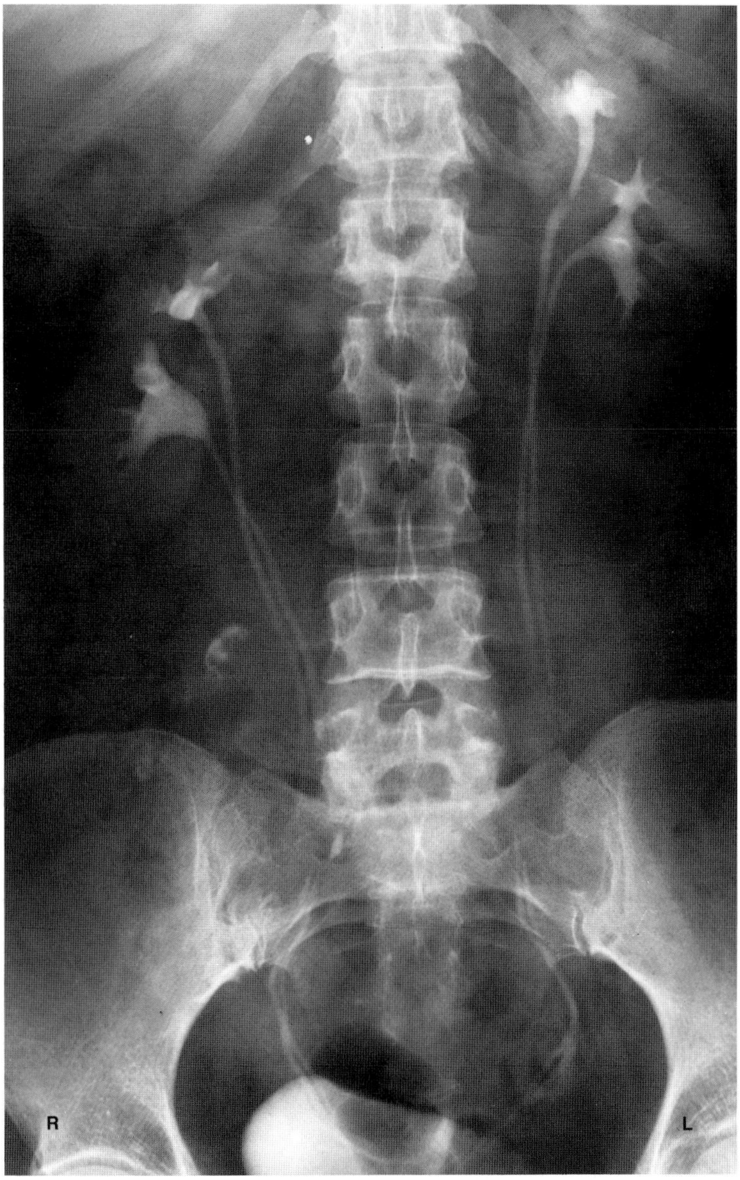

Uterus zuläuft, während der Ureter in nur 1–2 cm Abstand seitlich an der Pars supravaginalis der Cervix uteri vorbei nach vorn zur Harnblase läuft. Auf diesem letzten Stück liegt er unmittelbar oberhalb des lateralen und schließlich des vorderen Scheidengewölbes (vgl. Abb. 13.4-8). Der Durchtritt durch die Blase und die Mündung entsprechen den Verhältnissen beim Mann.

Das **Lumen** des Ureters ist sternförmig (Abb. 13.2-39). Dies ist bedingt durch 5–7 längs verlaufende Schleimhautfalten, die bei Dehnung des Ureters verstreichen. Das Epithel der Schleimhaut, ein typisches Urothel, besteht aus 4–6 Zellreihen (Abb. 13.2-40). Das Epithel ist fähig, sich Größenveränderungen des Ureterlumens anzupassen. Bei Dehnung verschieben sich die Zellen gegeneinander, das Epithel wird dabei niedriger, die Fläche jedoch größer (vgl. Bd. I, Kap. 4). Das Bindegewebe der Lamina propria ist weder locker noch ausgesprochen straff, es enthält viele elastische Fasern. Der Einbau des Ureters in die Umgebung erfolgt durch eine kollagenfaserige Adventitia, in der sich auch die Gefäße des Ureters aufteilen.

Zwischen Schleimhaut und Adventitia befindet sich ein kräftiger Muskelschlauch, *Tunica muscularis,* (Abb. 13.2-39), der die Peristaltik des Ureters und damit den Harntransport zur Blase besorgt. Man kann zwei Schichten unterscheiden, eine **innere Längs-** und eine **äußere Ringmuskelschicht,** die jedoch niemals so streng voneinander getrennt sind wie die beiden Schichten der Darmwand. Kurz vor dem Eintritt des Ureters in die Harnblasenwand ändert sich die Textur. Die äußeren, zirkulär verlaufenden Muskelzüge nehmen ab, an der Pars intramuralis fehlen sie ganz; die inneren, längs verlaufenden Muskelzüge gewinnen dagegen eher an Dicke. Hinzu kommen äußere, längs verlaufende Züge

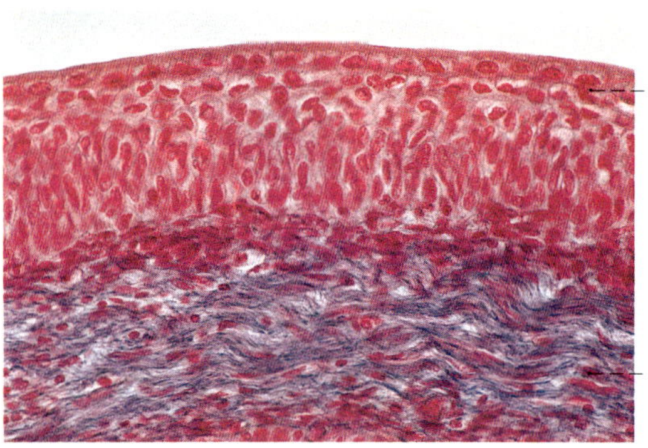

Abb. 13.2-40 Übergangsepithel aus dem Nierenbecken (Mensch). 1 = Deckzellschicht; 2 = Lamina propria. Azan; Vergr. 300fach.

glatter Muskulatur, die noch vor dem Eintritt des Ureters in die Blasenwand aus der Adventitia entstehen, mit kollagenfaserigem Bindegewebe untermischt schließlich eine fibromuskuläre Scheide (WALDEYERsche Scheide) bilden, die den Ureter bei seinem Durchtritt durch die Blasenwand begleitet. Der intramurale Teil des Ureters hat somit zwei deutlich voneinander getrennte Längsmuskelschichten. Diese setzen sich in die Muskulatur des Trigonum vesicae fort und verankern dort den Ureter in der Harnblasenwand (s. unten).

Die **arterielle Versorgung** des Ureters wird durch kleine Äste der jeweils in der Nähe liegenden Arterien besorgt. Diese Äste, die individuell sehr verschieden ausgebildet sein können, kommen aus folgenden Arterien: für die Pars abdominalis aus der A. renalis, der Aorta abdominalis, der A. testicularis bzw. ovarica, der A. iliaca communis, für die Pars pelvina aus der A. iliaca interna, der A. vesicalis inferior und bei der Frau häufig noch aus der A. uterina. Sie verzweigen sich in der äußeren Bindegewebsschicht und anastomosieren hier auch ausgiebig miteinander.

Bei der operativen Präparation des Ureters ist diese äußere gefäßführende Bindegewebsscheide sorgfältig zu schonen, da ihre Verletzung oder gar Entfernung die Blutversorgung gefährdet und leicht zu Nekrosen und damit zu Ureterfisteln führen kann.

Die **Venen** münden in die V. testicularis, in die V. iliaca interna und in den Plexus vesicalis.

Die **Nervenversorgung** von Nierenbecken und Ureter kann gemeinsam beschrieben werden. Beide erhalten viszeroefferente (sympathische und parasympathische), in beiden entstehen viszeroafferente Fasern. Die glatte Muskulatur der Nierenbecken- und Ureterwand ist parasympathisch innerviert, eine zusätzliche sympathische Innervation ist fraglich. Die sympathischen Fasern innervieren die Muskulatur der kleinen Arterien und Arteriolen in der Wand dieser Organe. Die Fähigkeit zur peristaltischen Kontraktion bleibt gemäß tierexperimentellen Befunden auch nach Denervation erhalten. Ein Anstieg des Harnflusses erhöht die Frequenz der peristaltischen Wellen.

An afferenten Fasern sind die schmerzleitenden Fasern bekannt; ob daneben andere vorkommen, ist unbekannt.

Schmerzen werden durch übermäßige Dehnung der Wand und durch Spasmen der Muskulatur (Kolik) ausgelöst. Die Schmerzen einer Ureterkolik, die durch den Übertritt eines Nierensteins in den Ureter ausgelöst werden können, gehören zu den intensivsten, die der Mensch erfahren kann. Die typische Ausstrahlung dieser Schmerzen in die Leiste und in das Skrotum bzw. in die großen Schamlippen wird unterschiedlich erklärt. Eine weitverbreitete Erklärung macht die enge Nachbarschaft des N. iliohypogastricus und des N. ilioinguinalis zur Hinterwand der Niere und zum Nierenbecken, die des N. genitofemoralis zum Ureter und damit die direkte Irritation dieser Nerven aus der Umgebung für die Ausstrahlung der Schmerzen verantwortlich. Wahrscheinlicher jedoch ist, daß die Schmerzen in diejenigen Hautareale projiziert werden, deren sensible Nerven in dieselben Rückenmarkssegmente eintreten wie die afferenten Nerven des Ureters und des Nierenbeckens. Dies sind die Segmente Th11 bis L2, aus denen vor allem auch die drei obengenannten Nerven entstehen.

2.3 *Harnblase*

Die Harnblase, *Vesica urinaria,* sammelt den über beide Ureteren einfließenden Urin und portioniert dessen endgültige Ausscheidung. Die systematische Beschreibung der Harnblase unterscheidet einen **Harnblasenkörper,** *Corpus vesicae,* der nach oben in den **Scheitel,** *Apex vesicae,* übergeht. Von diesem zieht das *Lig. umbilicale medianum,* der obliterierte Urachus, aufwärts bis zum Nabel. Der nach hinten und unten ausladende Teil ist der **Blasengrund,** *Fundus vesicae;* in ihn münden von seitlich hinten die Ureteren. Vorne unten liegt der trichterförmige **Blasenhals,** *Collum vesicae,* der in die Urethra führt (Abb. 13.2-41).

Form und Größe der Harnblase sind vom Füllungszustand abhängig. Im leeren Zustand ist die Hinterwand eingedellt; man spricht von der Schüsselform der Harnblase. Mit zunehmender Füllung dehnt sich vor allem der Blasenkörper aus, die Blase nimmt Eiform an. Das normale Fassungsvermögen der Blase liegt bei 500 cm^3; schon bei einer Füllung von mehr als 300 cm^3 tritt im allgemeinen starker Harndrang auf. Hierin sind die individuellen Unterschiede allerdings groß, Gewöhnung spielt eine bedeutende Rolle.

Die Blase liegt sub- bzw. präperitoneal hinter der Symphyse. An ihren basalen Anteilen ist die Blase im subperitonealen Beckenbindegewebe fixiert. Von vorne kommt beiderseits ein Bindegewebszug, das *Lig. pubovesicale* zum Blasenhals; es liegt seitlich den Levatorschenkeln an und ist mit diesen verbunden. Nach hinten zum Rektum zieht paarig das *Lig. rectovesicale,* das eine manchmal deutlich vorspringende Peritonealfalte, die *Plica rectovesicalis,* aufwirft. Diese Bänder enthalten glatte Muskelzüge, die als *M. pubovesicalis* und *M. rectovesicalis* bezeichnet werden und die in die Wandmuskulatur der Harnblase einstrahlen. Beim Mann ist die Harnblase nach unten fest mit der Prostata verwachsen, bei der Frau besteht an der entsprechenden Stelle zur Vorderwand der Vagina und zur Cervix uteri eine weit weniger starke Fixierung.

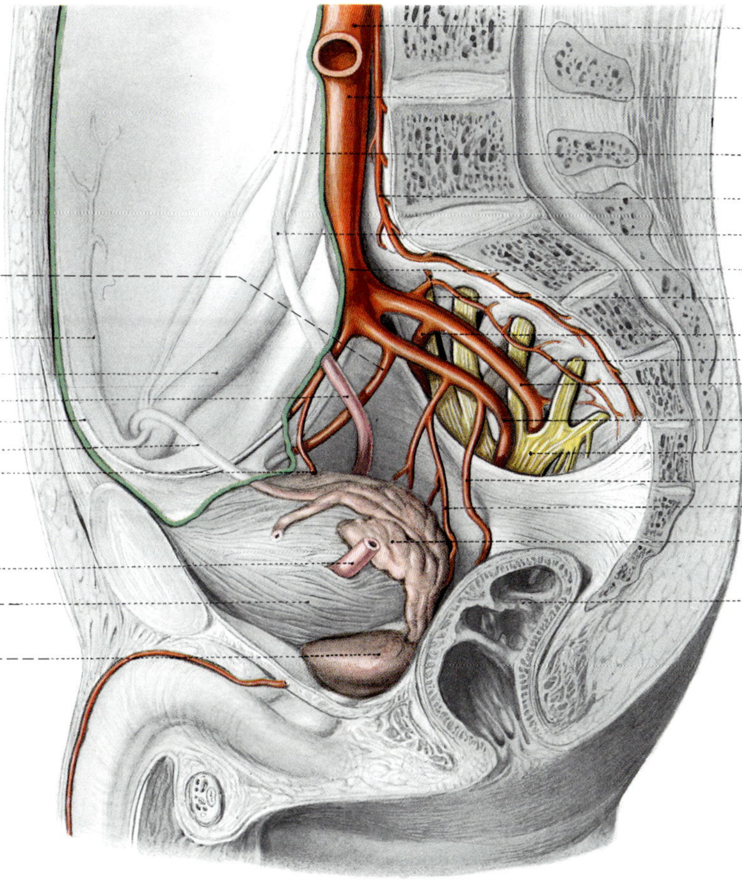

Abb. 13.2-41 Männliches Becken, Medianschnitt.

Vor der Harnblase liegt das *Spatium retropubicum*. Dieses enthält lockeres Bindegewebe, das sich zwischen Peritoneum und vorderer Bauchwand bis zum Nabel hinauf fortsetzt.

In diesem Gewebe kann die Blase bei zunehmender Füllung aufsteigen. Sie drängt dabei das Peritoneum von der Bauchwand ab und ist jetzt über der Symphyse von vorne ohne Verletzung des Bauchfells erreichbar (Blasenpunktion).

Die mit Peritoneum überzogene Hinterwand der Blase buckelt sich bei Füllung in die Peritonealhöhle vor und drängt die im leeren Zustand auf ihr liegenden Organe (bei der Frau der Uterus, beim Mann meist Ileumschlingen) nach hinten und oben ab (Abb. 13.2-42).

Die topographischen Beziehungen der Harnblase sind bei Frau und Mann verschieden. **Beim Mann** (Abb. 13.2-41) ist – wie schon gesagt – die Unterfläche der Blase (das Collum und der vordere Teil des Fundus) mit der Prostata verwachsen. Hinten und seitlich liegen die Samenbläschen, medial davon jeweils die Ampulle des Ductus deferens dem Blasengrund an. Zwischen rechter und linker Ampulle grenzt der Blasengrund in einem dreieckigen Feld direkt an das Rektum. Lateral der Samenblase durchbricht der Ureter beiderseits den Fundus vesicae. Die seitlichen Wände der Harnblase sind den Levatorschenkeln angelagert, die Vorderwand ist der Symphyse, bei gefüllter Blase zusätzlich der vorderen Bauchwand zugewandt. Das Bauchfell zieht von der vorderen Bauchwand über die Hinterfläche der Blase bis zum Fundus herab und schlägt hier unter Ausbildung der *Excavatio rectovesicalis* auf die Vorderwand des Rektums über. An dieser Umschlagstelle liegen seitlich unmittelbar unter dem Bauchfell die Überkreuzungsstellen des Ductus deferens mit dem Ureter. **Bei der Frau** bildet sich die entsprechende Umschlagstelle des Peritoneums zwischen Harnblasenfundus und dem Corpus uteri aus (*Excavatio uterovesicalis*). Nach unten grenzt die Harnblase an die Pars supravaginalis der Cervix uteri und an die Vorderwand der Vagina (vgl. Abb. 13.4-5 u. 8).

Die **Schleimhaut** der Harnblase ist gegenüber der darunterliegenden Muskelschicht verschieblich. Bei leerer Blase ist die Schleimhaut in zahlreiche Falten gelegt, die mit zunehmender Füllung verstreichen. Eine Sonderstellung nimmt das *Trigonum vesicae* ein (Abb. 13.2-43). Hier ist die Schleimhaut mit der darunterliegenden Muskelschicht fest verwachsen und deshalb auch bei leerer Blase glatt. Dieses Dreieck liegt zwischen den beia

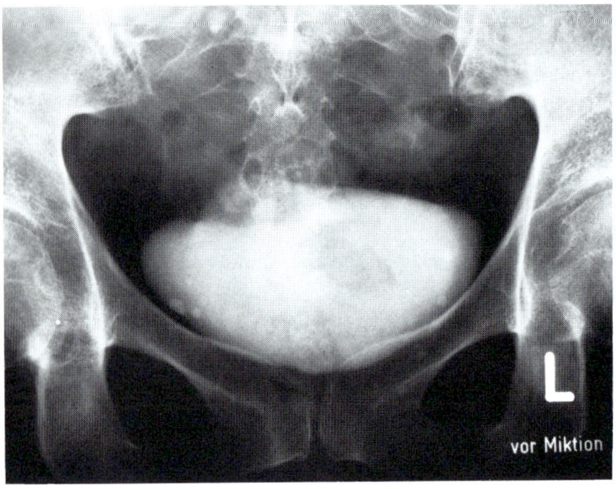

b

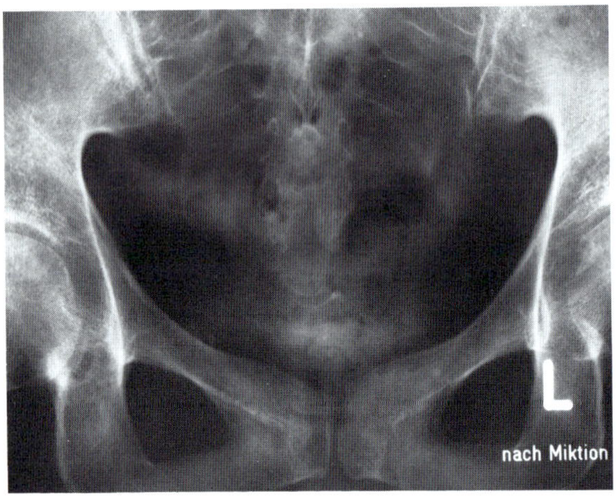

Abb. 13.2-42 Röntgenbilder der Harnblase (a) vor und (b) nach Miktion. Beachte die Schüsselform der entleerten Harnblase.

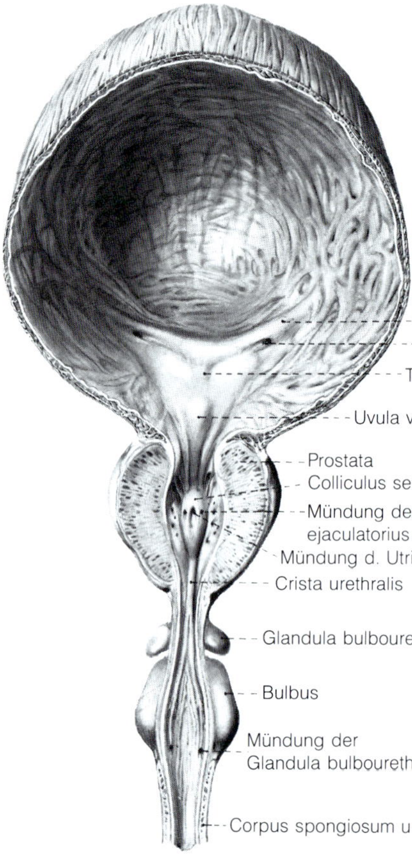

Abb. 13.2-43 Schleimhautrelief der Harnblase und des proximalen Teils der männlichen Harnröhre.

den schlitzförmigen Einmündungsöffnungen der Ureteren und dem nach vorne und unten schauenden *Ostium urethrae internum.* Durch den schrägen Durchtritt der Ureteren durch die Harnblasenwand wird beiderseits eine kleine Falte aufgeworfen, *Plica ureterica,* die von lateral und hinten auf die hinteren Ecken des Trigonum vesicae und die dort liegenden Öffnungen der Ureteren, *Ostium ureteris* (Abb. 13.2-44), zuläuft. Zwischen den beiden Ureteröffnungen bildet die *Plica interureterica* die hintere Kante des Trigonum vesicae. Dahinter kann sich eine Aussackung der Harnblasenwand ausbilden, die nur schwer zu entleeren ist. Die seitlichen Kanten des Dreiecks konvergieren zum Ostium urethrae internum und setzen sich in die Wand der Urethra fort. Beim Mann buckelt sich zwischen beiden die Uvula vesicae vor; sie wird von der darunterliegenden Prostata aufgeworfen.

Die Schleimhaut ist rötlich, im Bereich des Trigonums, insbesondere auf der Plica interureterica blasser, was für das Aufsuchen der Ureterostien bei einer Zystoskopie hilfreich sein kann. Die Schleimhaut trägt das für die harnableitenden Wege typische Urothel (Übergangsepithel), das sich ohne Unterbrechung in die Ureteren und die Urethra hinein fortsetzt. Die Tunica propria ist (abgesehen vom Trigonum vesicae) locker und ermöglicht die Faltenlegung der Schleimhaut.

Die Harnblase hat eine kräftige **Muskelschicht,** die insgesamt den *M. detrusor vesicae* (den Austreiber) bil-

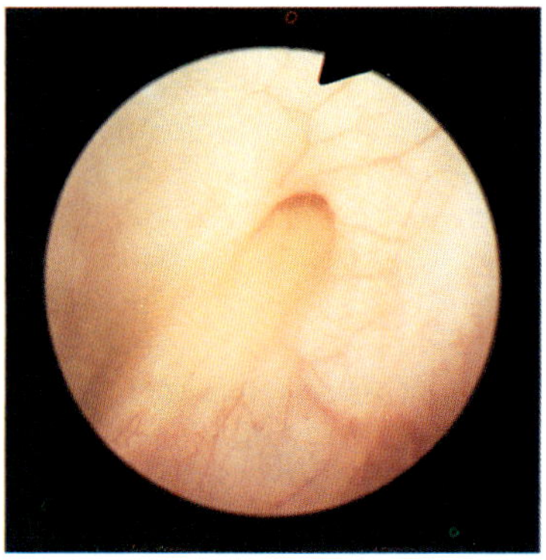

Abb. 13.2-44 Zystoskopisches Bild des Ostium ureteris. (Original Prof. VAHLENSIECK, Bonn)

det. Hinzu kommt die im Vergleich mit der Stärke des Detrusors schwach entwickelte *Trigonummuskulatur*, die als Fortsetzung der Uretermuskulatur angesehen werden kann. Zunächst zum Detrusor: Man kann drei Schichten unterscheiden, eine äußere und eine innere Längsmuskelschicht und dazwischenliegend eine Schicht aus mehr zirkulär verlaufenden Faserzügen. Die längs verlaufenden Züge konvergieren zum Blasenausgang und gehen in die Muskulatur der Urethra über. Die inneren Längszüge der Blase werden zur inneren Längsmuskulatur der Urethra, die Fortsetzungen der äußeren Längszüge gehen an der Urethra in äußere, zirkulär verlaufende Muskelzüge über. Die kräftig entwickelten zirkulär verlaufenden Muskelzüge der Blase erreichen nicht den Blasenausgang, sondern hören oberhalb davon auf; ein Sphinkter im Sinne eines Ringmuskels existiert am Blasenausgang nicht [35]. Wie an allen Beckenorganen gehen Muskelzüge der Wandmuskulatur in die Haltebänder, in das Lig. pubovesicale und Lig. rectovesicale, über.

Die Muskulatur, die das Trigonum vesicae unterlagert, besteht aus zwei Schichten. Die oberflächliche, unter der Schleimhaut gelegene Schicht entsteht aus den inneren Längsmuskelzügen der Ureteren, die sich nach Durchtritt durch die Blasenwand zu einer dreieckigen Muskelplatte umordnen, deren Spitze sich in die Hinterwand der Urethra hinein, beim Mann bis zum Colliculus seminalis fortsetzt (Abb. 13.2-45). Die tiefere Schicht entsteht in Fortsetzung der fibromuskulären Ureterscheide. Auch sie bildet eine dreieckige Muskelplatte, die gegenüber der oberflächlichen ein wenig nach hinten oben versetzt ist. Deren quer von einem Ureterostium zum anderen verlaufende Züge unterlagern die Plica interureterica. Die Spitze reicht bis zum Blasenhals; insgesamt ist diese tiefe Muskelschicht mit der dahinter liegenden Detrusorschicht recht fest verwachsen. Die Auffächerung der Uretermuskulatur zur Trigonummuskulatur verankert somit den Ureter in der Wand der Harnblase [35].

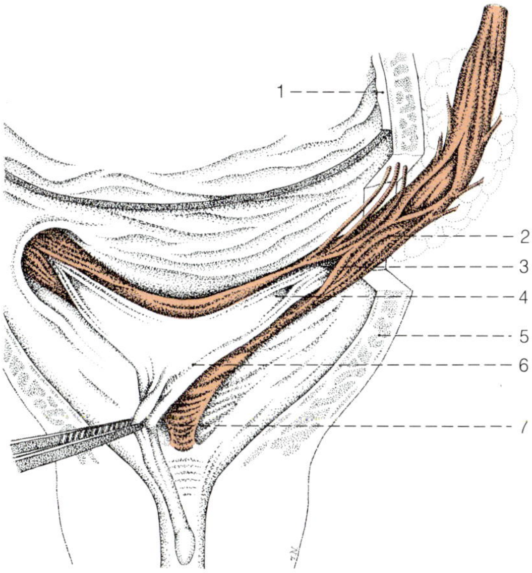

Abb. 13.2-45 Anordnung der Muskulatur des Trigonum vesicae. 1 = Schleimhaut der Harnblase; 2 = äußere Längsmuskelschicht des Ureters (WALDEYERsche Scheide), die sich in die tiefe Trigonummuskulatur (7) fortsetzt; 3 = innere Längsmuskelschicht des Ureters, die sich in die oberflächliche Trigonummuskulatur (6) fortsetzt; 4 = Ostium ureteris; 5 = Harnblasenwand (M. detrusor vesicae). (Nach TANAGHO et al. [35])

Die Ureterostien sind normalerweise geschlossen und öffnen sich nur, wenn eine durch die Ureterperistaltik portionierte Menge an Harn, ein Harnbolus, in die Blase abgegeben wird. Eine peristaltische Welle des Ureters erfaßt zum Schluß die Längsmuskelzüge der Pars intramuralis; dadurch wird das Ostium ureteris kurzzeitig geöffnet. Die Fortsetzung der Kontraktionswelle auf die Trigonummuskulatur schließt das Ostium wieder.

Für die **Sicherung des Verschlusses** wird einmal der schräge Durchtritt des Ureters durch die Harnblasenwand verantwortlich gemacht: Der Innendruck der Blase komprimiert das Lumen der Pars intramuralis. Hinzu kommt eine aktive Komponente, die vor allem während der Miktion, also dann, wenn durch Kontraktion des Detrusors in der Blase sehr hohe Drücke entstehen, von Bedeutung ist; sie wurde oben schon als Schlußpunkt der Ureterperistaltik erwähnt. Die aus dem Ureter herunterziehenden Längsmuskelzüge haben als Trigonummuskulatur unten am Blasenhals ihr Punctum fixum. Vor Beginn jeder Miktion kontrahiert sich die Trigonummuskulatur; damit wird das Lumen der Pars intramuralis des Ureters aktiv geschlossen [35].

Die Sicherung des Verschlusses der Ureterostien ist von großer klinischer Bedeutung. Eine Insuffizienz eines Ureterostiums führt zwangsläufig zu einer Refluxnephropathie, die schließlich die Degeneration der ganzen Niere zur Folge hat.

Die **arterielle Versorgung** der Harnblase erfolgt einmal über die *A. vesicalis superior*, die den nicht obliterierten Teil der A. umbilicalis fortsetzt, und über die *A. vesicalis inferior*, die als kräftiger Ast der A. iliaca interna von unten über Blasengrund und Blasenhals aufsteigt. Hinzu kommen kleinere Äste aus der A. obturatoria, der A. rectalis media, der A. pudenda interna und bei der Frau zusätzlich aus der A. uterina.

Das **venöse Blut** sammelt sich beiderseits in einem mächtigen Venenplexus, *Plexus venosus vesicalis*, der den inferolateralen Seiten der Harnblase anliegt, beim Mann mit dem Plexus venosus prostaticus, bei der Frau mit dem Plexus venosus vaginalis zusammenhängt und nach hinten seitlich in die V. iliaca interna mündet.

Die Harnblase wird durch viszeroefferente (sympathische und parasympathische) und viszeroafferente **Nerven** innerviert. Die viszeroafferenten Nerven beginnen als freie Nervenendigungen in der Wand und sprechen auf Dehnung an, sie vermitteln die Empfindung des Harndranges und damit das afferente Signal für eine Miktion. Hinzu kommen schmerzleitende Fasern, die durch Überdehnung der Harnblase stimuliert werden [6].

Die parasympathischen Fasern innervieren insgesamt den M. detrusor vesicae und veranlassen dessen Kontraktion bei der Miktion. Die Bedeutung der sympathischen Fasern ist umstritten. Sicher ist, daß sie die glatte Muskulatur der Gefäße innervieren. Inwieweit sie zusätzlich für eine Verschlußfunktion am Blasenausgang zuständig sind, ist fraglich, eher unwahrscheinlich [9]. Die verbreitete Vorstellung von der gegensinnigen Innervation der Harnblasenmuskulatur – der Parasympathikus für den Detrusor vesicae, der Sympathikus für einen „Sphincter vesicae" – war offenbar eine Wunschvorstellung: erstens existiert am Blasenausgang kein Ringmuskel, kein abgrenzbarer Sphinkter, der einen Verschluß bewirken könnte, und zweitens findet man beim Menschen im Bereich des Blasenhalses nur sehr wenige adrenerge Fasern. Bemerkenswert sind die Geschlechtsunterschiede im Anfangsabschnitt der Urethra. Hier finden sich beim Mann reichlich, bei der Frau so gut wie keine sympathischen Fasern [9]. Dies paßt gut in die Vorstellung, daß beim Mann während der sympathisch ausgelösten Ejakulation der proximale Teil der Harnröhre verschlossen sein muß, um den Übertritt der Samenflüssigkeit in die Harnblase zu verhindern.

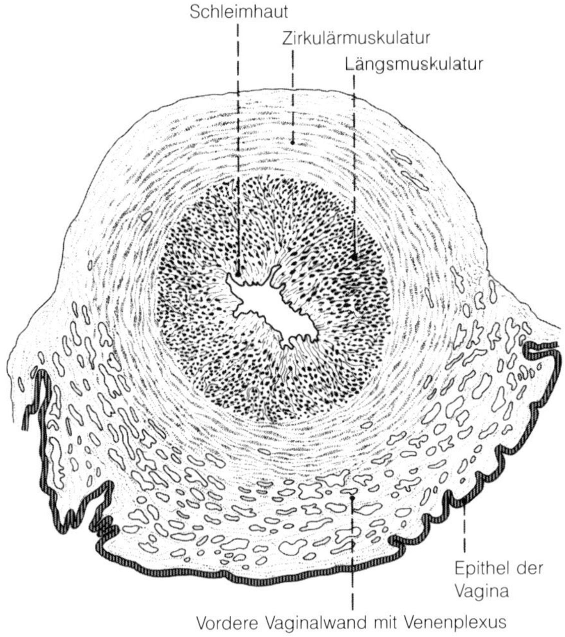

Abb. 13.2-46 Querschnitt durch die weibliche Urethra; Zeichnung nach histologischem Schnitt.

2.4 *Weibliche Harnröhre*

Die *Urethra* der Frau ist im Vergleich zu der des Mannes sehr kurz, sie ist nur 3–5 cm lang. Dies hat Vorteile; Abflußstörungen, die beim Mann häufig sind, gibt es so gut wie nicht. Andererseits haben es Bakterien einfach, durch diesen kurzen Kanal in die Harnblase zu gelangen; Zystitiden und nachfolgend Pyelitiden sind bei der Frau sehr viel häufiger als beim Mann.

Der Beginn der Urethra am *Ostium internum* liegt auf halber Höhe hinter der Symphyse. Von hier aus verläuft die Urethra in enger Nachbarschaft zur Vorderwand der Vagina nach vorn und abwärts; das Endstück wölbt sich als *Crista urethralis vaginae* in die Vagina vor. Das *Ostium urethrae externum*, ein länglich gestellter Schlitz, liegt im Vestibulum vaginae unmittelbar vor dem Ostium vaginae und 2–3 cm hinter der Glans clitoridis.

Histologisch besteht die Urethra aus einer Tunica mucosa und einer Tunica muscularis (Abb. 13.2-46). Die **Schleimhaut** der Urethra ist im verschlossenen Zustand in Längsfalten gelegt, die bei Dehnung verstreichen. Zu Beginn der Urethra trägt die Schleimhaut noch das typische Urothel, das in den Endabschnitten schließlich vollständig durch ein mehrschichtiges unverhorntes Plattenepithel ersetzt ist. In der Tunica propria finden sich zahlreiche Schleimdrüsen, *Glandulae urethrales;* blind endigende Einstülpungen der Schleimhaut werden als *Lacunae urethrales* bezeichnet.

Die **Muskelschicht** der Urethra geht aus der Wandmuskulatur der Harnblase hervor. Sie besteht aus inneren, längs und äußeren, zirkulär verlaufenden Zügen glatter Muskulatur. Die zirkulären Züge haben Verschlußfunktion. Der Begriff M. sphincter vesicae schließt die zirkulären Fasern am Beginn der Urethra mit ein; früher wurde dafür der Begriff M. sphincter urethrae internum gebraucht. Der eigentliche *M. sphincter urethrae* (früher Sphincter urethrae externum) besteht aus quergestreifter Muskulatur. Er entsteht beim Durchtritt der Harnröhre durch das Diaphragma urogenitale aus Fasern des M. transversus perinei profundus, die sich oberhalb und innerhalb des Diaphragmas zirkulär um die Harnröhre legen. Er besteht damit aus quergestreiften Muskelfasern und wird durch Fasern des N. pudendus innerviert. Dieser Muskel (zusammen mit der Beckenbodenmuskulatur insgesamt) ist es, der den willentlichen Verschluß der Harnröhre auch bei starkem Harndrang ermöglicht.

Die männliche Harnröhre wird als Harn-Samenröhre im Zusammenhang mit der Anatomie des Penis in Kap. 13.3.10 abgehandelt.

2.5 *Verschluß der Harnblase; Miktion*

Der Verschlußmechanismus der Harnblase am Blasenausgang ist nicht endgültig geklärt [36]. Am Blasenausgang fehlt ein morphologisch abgrenzbarer Sphinkter. Erst unterhalb davon, in der Urethra, ist eine Ringmuskelschicht vorhanden, die zum Verschluß der Urethra, nicht jedoch des Blasenausganges beiträgt. Für den Verschluß des Blasenausganges gilt folgende Vorstellung: Die Blase ist in ihrer Lage vom Kontraktionszustand der Beckenbodenmuskulatur, insbesondere des Diaphragma urogenitale (aus dem sich auch der M. sphincter urethrae ableitet) abhängig. Diese Muskulatur ist normalerweise in einem mittleren Kontraktionszustand, drückt damit die Blase, in erster Linie den Blasenhals nach oben. Jede Miktion wird eingeleitet mit dem Erschlaffen des Beckenbodens. Dadurch tritt die Blase tiefer, der Blasenhals nimmt Trichterform an. Damit gelangt Blasenurin tiefer in den Blasenausgang, in das Ostium urethrae internum und wahrschcinlich in den Anfangsabschnitt der Urethra. Zu diesem Zeitpunkt kontrahiert sich die Detrusormuskulatur, die Blase richtet sich noch stärker auf, die Trichterform des Blasenausgangs wird verstärkt, und damit öffnet sich vollends das Ostium urethrae internum (Abb. 13.2-47). Die Muskulatur der Urethra erschlafft, der quergestreifte M. sphincter urethrae ebenfalls, die Miktion beginnt. Am Ende kontrahieren sich Beckenboden und M. sphincter urethrae, der Blasenhals wird nach oben geschoben, die Trichterform des Blasenausgangs verschwindet, das Ostium internum urethrae schließt sich. Diese Darstellung bringt am ehesten die Anordnung der Muskulatur, die Innervation und experimentelle Ergebnisse in Einklang. Sie kann auch erklären, warum es immer möglich ist, eine Miktion willentlich und spontan zu unterbrechen, warum aber die Einleitung einer Miktion trotz des intensiven Willens dazu Schwierigkeiten bereiten kann.

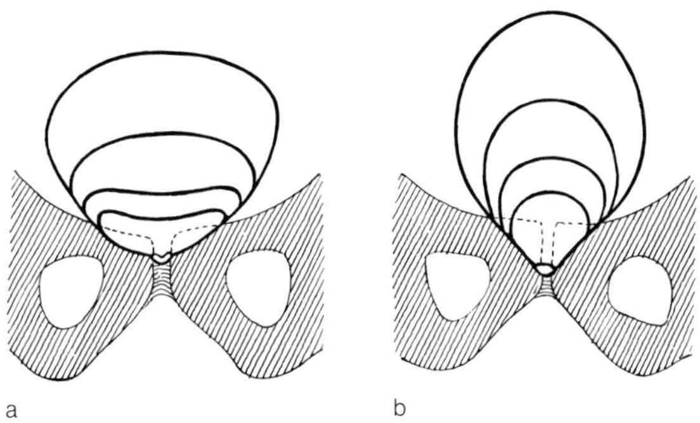

Abb. 13.2-47 Form der Harnblase bei verschiedenen Füllungs- (a) und Entleerungsphasen (b). Man beachte das Aufrichten der Harnblase und die Trichterform des Blasenausganges bei der Entleerung.

Literatur

[1] Barajas, L.: The JGA: Anatomical considerations in feedback control of glomerular filtration rate. Fed. Proc. 40 (1981) 78–86.

[2] Bulger, R. E, C. C. Tisher, C. H. Myers, B. F. Trump: Human renal ultrastructure. II. The thin limb of Henle's loop and the interstitium in healthy individuals. Lab. Invest. 16 (1967) 124–141.

[3] Dieterich, H. J.: Die Struktur der Blutgefäße in der Rattenniere. Norm. Path. Anat. 35 (1978) 1–127.

[4] Drenckhahn, D., R. P. Franke: Ultrastructural organization of contractile and cytoskeletal protcins in glomerular podocytes of chicken, rat, and man. Lab. Invest. 59 (1988) 673–682.

[5] Farquhar, M. G.: The glomerular basement membrane. A selective macromolecular filter. In: Hay, E. D. (ed.): Cell Biology of Extracellular Matrix. Plenum Press, New York–London 1981.

[6] Fletcher, T. F., W. E. Bradley: Neuronanatomy of the bladder-urethra. J. Urol. 119 (1978) 153–160.

[7] Fourman, J., D. B. Moffat: The Blood Vessels of the Kidney. Blackwell Scientific, Oxford 1971.

[8] Gorgas, K.: Structure and innervation of the juxtaglomerular apparatus of the rat. Advanc. Anat. Embryol. Cell Biol. 54 (1978) 5–84.

[9] Gosling, J. A., J. S. Dixon, R. G. Lendon: The autonomic innervation of the human male and female bladder neck and proximal urethra. J. Urol. 118 (1977) 302–305.

[10] Inke, G.: Gross Structure of the Human Kidney. Advances of Morphological Cells Tissues, p. 71. A. R. Liss, New York 1981.

[11] Jamison, R. L., W. Kriz: Urinary Concentrating Mechanism. Structure and Function. Oxford University Press, New York 1982.

[12] Kaissling, B., W. Kriz: Structural analysis of the rabbit kidney. Advanc. Anat. Embryol. Cell Biol. 56 (1979) 1–123.

[13] Kaissling, B., B. A. Stanton: Structure-function correlation in electrolyte transporting epithelia. In: Seldin, D. W., G. Giebisch (eds.): The Kidney: Physiology and Pathophysiology. 2nd ed., pp. 779–801. Raven Press, New York 1992.

[14] Kriz, W.: Structural organization of the renal medullary counterflow system. Fed. Proc. 42 (1983) 2379–2385.

[15] Kriz, W., H. J. Dieterich: Das Lymphgefäßsystem der Niere bei einigen Säugetieren. Licht- und elektronenmikroskopische Untersuchungen. Z. Anat. Entwicklungsgesch. 131 (1970) 111–147.

[16] Kriz, W., M. Elger, K. V. Lemley, T. Sakai: Structure of the glomerular mesangium: A biomechanical interpretation. Kidney Int. 38, Suppl. 30 (1990) S 2–S 9.

[17] Kriz, W., B. Kaissling: Structural organization of the mammalian kidney. In: Seldin, D. W., G. Giebisch (eds.): The Kidney: Physiology and Pathophysiology, 2nd ed., p. 707–777. Raven Press, New York 1992.

[18] Kriz, W., T. Sakai, H. Hosser: Morphological aspects of glomerular function. In: Davison, A. M. (ed.): Nephrology, Vol. 1., p. 3. Proc. X. Int. Congr. Nephrol. London 1987. Baillière Tindall, London 1988.

[19] Lehir, M., K.-U. Eckardt, B. Kaissling, S. T. Koury, A. Kurtz: Structure-function correlations in erythropoietin formation and oxygen sensing in the kidney. Klin. Wschr. 69 (1991) 567–575.

[20] Lemley, K. V., W. Kriz: Anatomy of the renal interstitium. Kidney Int. 39 (1991) 370–381.

[21] Lofgren, F.: Das topographische System der Malpighischen Pyramiden der Menschenniere. Håkan Ohlssons Boktryckeri, Lund 1949.

[22] Madsen, K. M., J. W. Verlander, J. Kim, C. C. Tisher: Morphological adaptation of the collecting duct to acid-base disturbances. Kidney Int. 40, Suppl. 33 (1991) S 57 bis S 63.

[23] Maunsbach, A. B., E. J. Christensen: Functional ultrastructure of the proximal tubule. In: Windhager, E. E. (ed.): Handbook of Physiology: Section on Renal Physiology, pp. 41–107. Oxford University Press, New York 1992.

[24] Mollendorff, W.: Der Exkretionsapparat. In: Handbuch der mikroskopischen Anatomie des Menschen, Bd. 7, S. 1. Springer, Berlin–Heidelberg–New York 1930.

[25] Muirhead, E. E.: The renomedullary system of blood pressure control. Amer. J. Med. Sci. 29531 (1988) 231–251.

[26] Myers, C. E., R. E. Bulger, C. C. Tisher, B. F. Trump: Human renal ultrastructure. IV. Collecting duct of healthy individuals. Lab. Invest. 15 (1966) 1921–1950.

[27] Oliver, J.: Nephrons and Kidneys. Harper & Row/Hoeber Medical, New York–Evanston–London 1968.

[28] Peter, K.: Untersuchungen über Bau und Entwicklung der Niere. Gustav Fischer, Jena 1909.

[29] Poisel, S., H. P. Spängler: Die Verästelungstypen der Arteria renalis im Hinblick auf die arterielle Blutversorgung des Parenchyms der Niere. Ein Beitrag zum Problem der sogenannten Nierensegmente. Acta Anat. 76 (1970) 516–529.

[30] RODEWALD, R., M. J. KARNOVSKY: Porous substructure of the glomerular slit diaphragm in the rat and mouse. J. Cell Biol. 60 (1974) 423–433.
[31] ROLLHÄUSER, H., W. KRIZ, W. HEINKE: Das Gefäßsystem der Rattenniere. Z. Zellforsch. 64 (1964) 381–403.
[32] SCHNERMANN, J., J. P. BRIGGS: Function of the juxtaglomerular apparatus: Control of glomerular hemodynamics and renin secretion. In: SELDIN, D. W., G. GIEBISCH (eds.): The Kidney: Physiology and Pathophysiology, pp. 1249–1289. Raven Press, New York 1991.
[33] SCHUREK, H.-J., U. JOST, H. BAUMGÄRTL, H. BERTRAM, U. HECKMANN: Evidence for a preglomerular oxygen diffusion shunt in rat renal cortex. Amer. J. Physiol. 259 (1990) F 910–F 915.
[34] STEINHAUSEN, M., H. SNOEI, N. PAREKH, R. BAKER, P. C. JOHNSON: Hydronephrosis: A new method to visualize vas afferens, efferens, and glomerular network. Kidney Int. 23 (1983) 794–806.
[35] TANAGHO, E. A., F. H. MEYERS, D. R. SMITH: The trigone: anatomical and physiological considerations. Part I: J. Urol. 100 (1968) 623–632; Part II: J. Urol. 100 (1968) 633–639.
[36] TANAGHO, E. A., E. R. MILLER: Initiation of voiding. Brit. J. Urol. 42 (1970) 175–183.
[37] TISHER, C. C., R. E. BULGER, B. F. TRUMP: Human renal ultrastructure. III. The distal tubule in healthy individuals. Lab. Invest. 18 (1968) 655–668.
[38] VORDERMARK, M. J. S.: Segmental anatomy of the kidney. Urology 17 (1981) 521–531.
[39] WELLING, L. W., D. J. WELLING: Shape of epithelial cells and intercellular channels in the rabbit proximal nephron. Kidney Int. 9 (1976) 385–394.
[40] WINKLER, D., M. ELGER, T. SAKAI, W. KRIZ: Branching and confluence pattern of glomerular arterioles in the rat. Kidney Int. 39, Suppl. 32 (1991) S 2–S 8.
[41] ZIMMERMANN, K. W.: Über den Bau des Glomerulus der Säugerniere. Z. Microscop. Anat. Forsch. 32 (1933) 176–278.

13.3 Männliche Geschlechtsorgane

A. F. Holstein

1 *Überblick*

Die männlichen Geschlechtsorgane (Abb. 13.3-1) bestehen aus dem Hoden, *Testis,* dem Nebenhoden, *Epididymis,* dem Samenleiter, *Ductus deferens,* den akzessorischen Geschlechtsdrüsen, und zwar der Samenblase, *Vesicula seminalis,* der Vorsteherdrüse, *Prostata,* und der Cowperschen Drüse, *Glandula bulbourethralis,* ferner aus dem männlichen Glied, *Penis,* und dem Hodensack, *Scrotum.* Paarig angelegt sind Hoden, Nebenhoden, Samenleiter, Samenblase und Cowpersche Drüse.

Im Hoden werden die Samenzellen, *Spermatozoen,* gebildet. Sie entwickeln sich in den Samenkanälchen, *Tubuli seminiferi.* Von dort gelangen sie in das Hodennetz, *Rete testis,* und verlassen den Hoden über die herausführenden Kanälchen, *Ductuli efferentes,* die in den Nebenhodengang, *Ductus epididymidis,* einmünden (Abb. 13.3-2). Der Nebenhodengang geht in den Samenleiter über, der im Bereich der Vorsteherdrüse in die Harnröhre, *Urethra,* mündet. Durch die Harnröhre, die von der Einmündung des Samenleiters bis zur äußeren Öffnung auch als Harn-Samen-Röhre bezeichnet wird, können die Samenzellen den Körper verlassen. Bei der Passage durch die ableitenden Samenwege werden den Samenzellen Sekrete der akzessorischen Geschlechtsdrüsen beigegeben. Das Endprodukt ist der Samen, der als Ejakulat durch Muskelkontraktionen von Teilen des samenableitenden Gangsystems aus der Harnröhre entleert wird.

Im Hoden wird auch das männliche Geschlechtshormon, *Testosteron,* gebildet. Es wird über das Blut- und Lymphgefäßsystem (endokrin) aus dem Hoden abgegeben.

2 *Hodenhüllen und Skrotum*

Hoden und Nebenhoden liegen im **Hodensack,** *Scrotum,* und sind dort von mehreren **Hüllen** umgeben (Abb. 13.3-3). Diese stehen mit den Schichten der vorderen Rumpfwand in der in Tabelle 13.3-1 dargestellten Weise in Verbindung.

Das **Epiorchium** (Abb. 13.3-4) ist eine glatte, seröse Haut, die auf der Tunica albuginea des Hodens sitzt. Sie überzieht auch wesentliche Teile des Nebenhodens und schlägt an der Abgangsstelle des Samenstranges vom Hoden in das **Periorchium** um. Epiorchium und Periorchium sind das viszerale und parietale Blatt der den Hoden und Nebenhoden umgebenden spaltförmigen Höhle, des *Cavum serosum testis.* Dieses entsteht während der Fetalzeit durch Ausstülpung eines Peri-

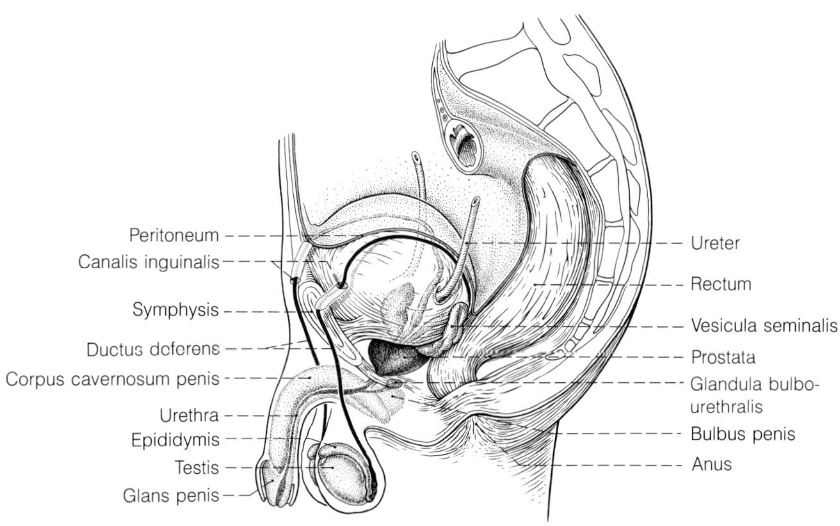

Abb. 13.3-1 Lage des Hodens, der samenableitenden Wege und der akzessorischen Geschlechtsdrüsen.

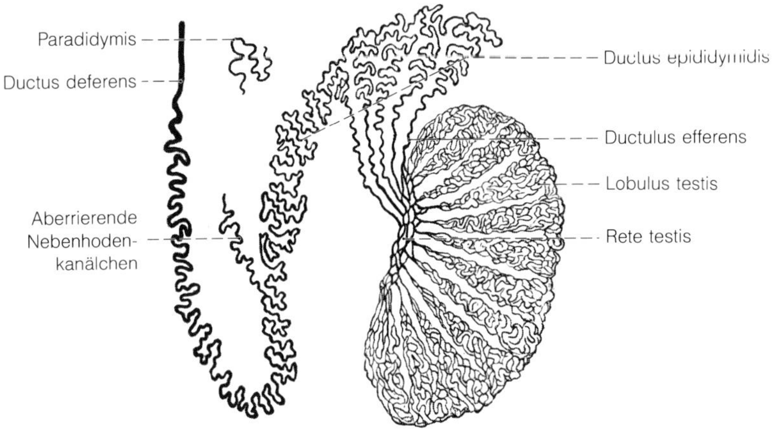

Abb. 13.3-2 Schematische Darstellung der Kanälchen des Hodens und Nebenhodens.

tonealfortsatzes, *Processus vaginalis peritonei,* der zusammen mit dem Hoden in das Skrotum gelangt. Die Verbindung des Processus vaginalis peritonei zur Bauchhöhle wird während der weiteren Entwicklung normalerweise unterbrochen, so daß eine geschlossene Höhle entsteht. Unter normalen Bedingungen befindet sich im Cavum serosum testis eine geringe Flüssigkeitsmenge, die dem Hoden eine gewisse Gleitbewegung in seiner serösen Höhle ermöglicht.

Unter krankhaften Bedingungen kann das Cavum serosum testis durch eine vermehrte Flüssigkeitsansammlung ballonartig aufgetrieben sein (**Hydrocele testis**).

Das Cavum serosum testis umschließt den Hoden nicht vollständig, denn eine relativ lange, kranio-kaudal orientierte Zone an der dorsalen Fläche des Hodens ist von der Anheftung des Samenstranges besetzt. Diese Anheftungszone des Samenstranges wird als *Mesorchium* bezeichnet.

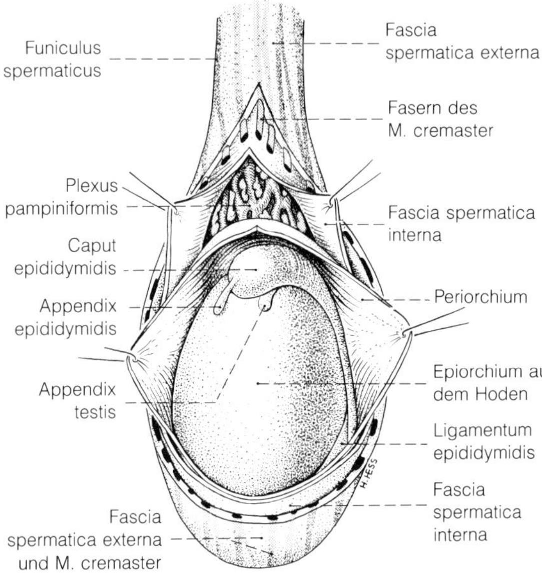

Abb. 13.3-3 Linker Hoden mit Hodenhüllen.

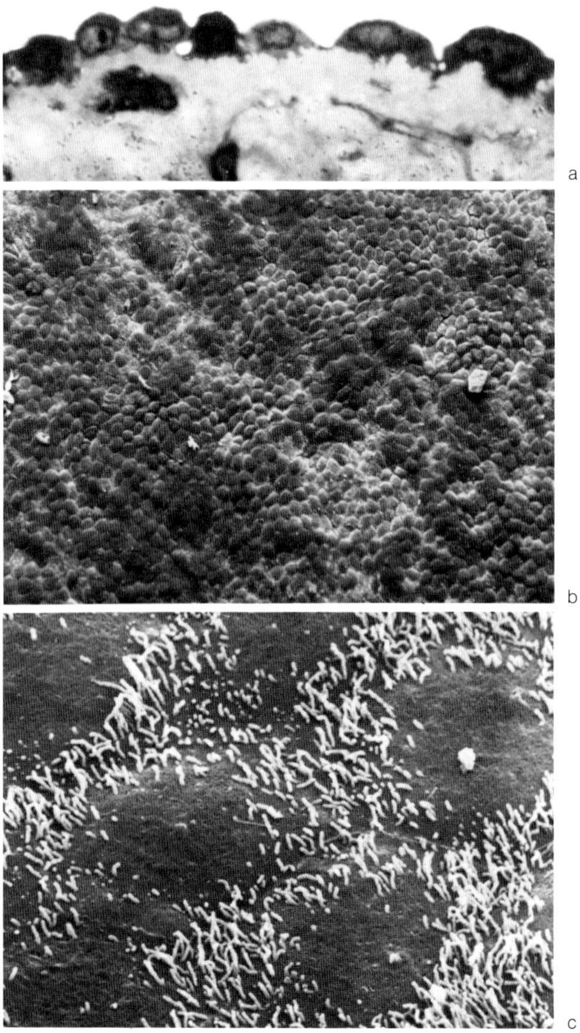

Abb. 13.3-4 Epiorchium, Mensch. (a) Lichtmikroskopie des einschichtigen Epithels auf der Tunica albuginea. Semidünnschnitt, Toluidinblau-Pyronin. Vergr. 1200fach. (b) Rasterelektronenmikroskopische Aufnahme der Oberfläche des Epiorchiums. Vergr. 150fach. (c) Bei stärkerer Vergrößerung sind Mikrovilli an den Rändern der Epithelzellen erkennbar. Vergr. 4000fach.

Tabelle 13.3-1. Die Hodenhüllen und die Schichten der Rumpfwand, mit denen sie jeweils in Verbindung stehen.

Hodenhüllen und Skrotum	Schichten der vorderen Rumpfwand
Epiorchium Periorchium	Peritoneum
Fascia spermatica interna	Fascia transversalis
M. cremaster	M. obl. int. abd. M. transv. abd.
Fascia spermatica externa	Fascia superficialis Faszie des M. obl. ext. abd.
Tunica dartos	subkut. Bindegewebe
Skrotalhaut	Haut

Ist das Mesorchium infolge einer Fehlentwicklung nur schmal, besteht die Gefahr einer Stieldrehung des Hodens, **Hodentorsion,** die mit einer Strangulierung der Blutgefäße des Hodens einhergeht und infolgedessen zu Durchblutungsstörungen mit einer irreversiblen Schädigung des Hodenparenchyms führen kann.

Dem Periorchium folgt nach außen zu als nächste Schicht die **Fascia spermatica interna.** Sie ist eine Ausstülpung der Fascia transversalis der Bauchhöhle. Auf der Fascia spermatica interna liegen Fasern des quergestreiften **M. cremaster,** die als Abspaltung des M. obliquus internus abdominis und evtl. des M. transversus abdominis in einem locker gefügten Netz den Hoden umgeben. Der M. cremaster kann den Hoden anheben und damit dem Rumpf nähern.

Durch Bestreichen der Innenseite des Oberschenkels kann der M. cremaster reflektorisch zur Kontraktion gebracht werden, **Kremasterreflex.**

Der Reiz wird afferent über den R. femoralis des N. genitofemoralis geleitet und efferent über den R. genitalis des N. genitofemoralis beantwortet. Der M. cremaster ist von der **Fascia spermatica externa** bedeckt, die eine Fortsetzung der äußeren Körperfaszie oder der Faszie des M. obliquus externus abdominis darstellt. Im Bereich des Samenstranges und des Hodens sind die beiden Faszien nicht voneinander trennbar.

Die von diesen Hüllen umgebenen Hoden liegen im Hodensack, *Scrotum.* Seine Wandschichten werden häufig zu den Hüllen des Hodens gerechnet. Das Skrotum besteht aus einem fettfreien, sehr lockeren, faserigen Bindegewebe, in das eine Schicht gering differenzierter glatter Muskelzellen, Myofibroblasten, eingelagert ist. Diese Schicht wird als fleischige Haut, **Tunica dartos,** bezeichnet. Sie liegt dicht unter der Haut. Die **Skrotalhaut** ist sehr dünn und meistens gerunzelt. Sie besitzt eine im Vergleich zur übrigen Körperhaut stärkere Pigmentierung und trägt vereinzelte Haare. Durch die dünne Haut sind Talgdrüsen als weißliche kleine Knötchen sichtbar. In der Mitte des Skrotums findet man eine von der Unterseite des Penis bis zum Anus reichende schmale Hautleiste, *Raphe scroti,* die am Damm als *Raphe perinei* bezeichnet wird.

Die Myofibroblasten der Tunica dartos können z. B. auf Kältereiz die Epidermis des Skrotums sehr stark in Falten legen. Dadurch wird die Wärmeabgabe des Hodens vermindert. Schweißdrüsen in der Skrotalhaut sorgen für Verdunstungskälte.

Der Hoden braucht für die Entwicklung reifer Samenzellen eine Temperatur, die mindestens 2 °C unter der Körpertemperatur liegt. Direkte Messungen der Hodentemperatur sind beim Menschen schwierig durchzuführen. Die in einer Skrotalfalte gemessene Temperatur beträgt 34–35 °C. Man nimmt an, daß sie der Hodentemperatur entspricht [5]. Die Temperatur des Hodens wird wesentlich durch die Kleidung beeinflußt. Bei Versuchstieren hat man gefunden, daß eine nur kurzzeitige Erwärmung des Hodens über 40 °C zu einer Schädigung der Samenzellbildung in den Hodenkanälchen führt, die Hormonbildung bleibt davon jedoch unberührt.

Der Hoden steigt während der Fetalzeit aus der Bauchhöhle in das Skrotum hinab. Er bleibt über den Samenstrang mit der Bauchhöhle verbunden. Zur Zeit der Geburt sollte der Abstieg des Hodens, **Descensus testis,** vollendet sein.

Bleibt der Hoden im Leistenkanal oder in der Bauchhöhle liegen (**Kryptorchismus**), findet beim Erwachsenen eine Bildung von Samenzellen meistens nicht statt.

Bereits in der Fetalzeit verklebt normalerweise der kraniale Abschnitt des Processus vaginalis peritonei. Sein kaudaler Abschnitt wird dadurch zu einem geschlossenen Hohlraum.

Unterbleibt der Verschluß des Processus vaginalis peritonei, kommt es zu einer Vorstülpung von Teilen des großen Netzes oder von Darmschlingen durch den Leistenkanal in das Cavum serosum testis (**indirekte Leistenhernie**).

Die **Gefäßversorgung** der Hodenhüllen erfolgt von der A. cremasterica, einem Ast der A. epigastrica inferior, das Skrotum erhält Äste der A. pudenda interna. Der Abfluß des Blutes erfolgt über kleine Venen, die Anschluß an die V. saphena magna, V. epigastrica inferior oder V. pudenda interna finden. Die Lymphbahnen ziehen zu den Nodi lymphatici inguinales. Innerviert werden M. cremaster, Tunica dartos und die Skrotalhaut von R. scrotales des N. ilioinguinalis und des N. pudendus.

3 *Samenstrang*

Der Samenstrang, *Funiculus spermaticus,* (Abb. 13.3-5) verbindet den Hoden mit der Bauchhöhle. Er hat von außen nach innen folgende **Hüllen:** Skrotalhaut – Tunica dartos – Fascia spermatica externa – M. cremaster – Fascia spermatica interna. Diese Hüllen umschließen folgende Gebilde:

1. Samenleiter (Ductus deferens);
2. A. ductus deferentis;
3. zwei Aa. testiculares;
4. Plexus pampiniformis;
5. Lymphgefäße;
6. vegetative Nervenfasern.

Der Hoden hat beim Deszensus in das Skrotum seine Arterien, Venen und Nerven hinter sich hergezogen. Meistens findet man zwei dünne, geschlängelte *Aa. testiculares,* die von einem Venengeflecht, *Plexus pampiniformis,* umgeben werden. Die Venen sind weitlumig und haben Venenklappen. In der Peripherie des venösen Plexus liegen Lymphgefäße (Abb. 13.3-6), in denen die Lymphe aus dem Hoden durch den Leistenkanal zu paraaortalen Lymphknotenstationen geleitet wird.

Die **Nerven** des Samenstranges enthalten marklose und markhaltige Axone. Die marklosen Nervenfasern dienen wohl der Gefäßinnervation im Hoden, die markhaltigen werden im Interstitium des Hodens und in der Tunica albuginea angetroffen.

Der *Ductus deferens* liegt am hinteren Rand des Samenstranges. Er ist am Lebenden durch die Haut des

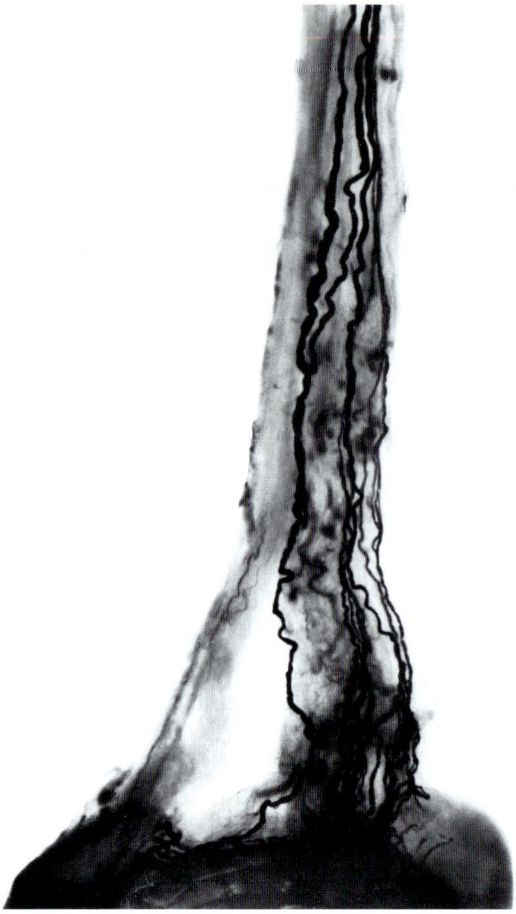

Abb. 13.3-6 Lymphgefäße am Samenstrang des Menschen. Tuscheinjektion. (Aus Möller [33]). Vergr. 280fach.

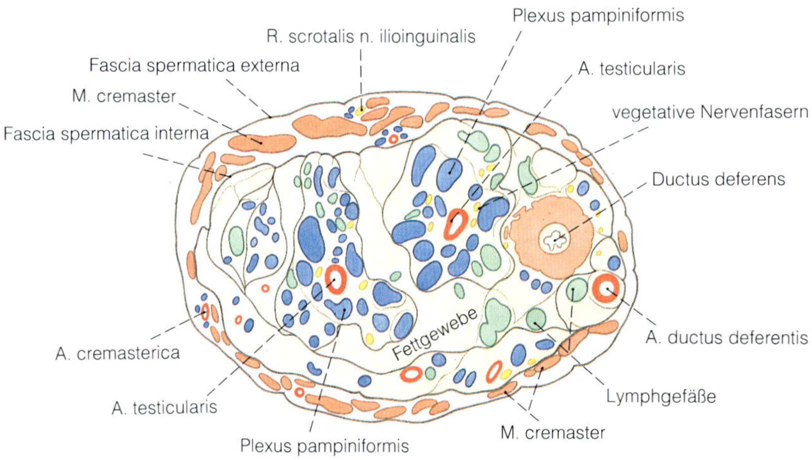

Abb. 13.3-5 Querschnitt durch den menschlichen Samenstrang. Schema.

Skrotums als stricknadeldicker, harter Strang zu tasten. Zarte Bindegewebssepten grenzen ihn vom Plexus pampiniformis ab. Die A. ductus deferentis und ein bis zwei dünne Venen begleiten ihn.

Der Ductus deferens ist wegen seiner hautnahen Lage im Bereich des Samenstranges für chirurgische Eingriffe leicht zugänglich. Hier wird die Unterbindung des Ductus deferens **(Vasektomie)** durchgeführt, um den Samentransport zu unterbrechen und damit den Mann zeugungsunfähig zu machen.

4 *Hoden*

4.1 *Form und Lage des Hodens*

Der Hoden, *Testis,* des Erwachsenen hat etwa die Form eines Rotationsellipsoids mit einer Längsachse von 40–45 mm und einem Durchmesser von etwa 30 mm. Das Volumen errechnet sich mit 20–25 ml. Der Hoden wiegt zusammen mit dem Nebenhoden 20–30 g. Der Hoden hat prall-elastische Konsistenz. Größe und Konsistenz unterliegen in einem gewissen Umfang tagesrhythmischen Schwankungen.

Beim aufrechtstehenden erwachsenen Mann befinden sich die Hoden im Skrotum in einer etwa 45° von der Vertikalachse nach vorne geneigten Position (Abb. 13.3-1). Der linke Hoden hängt meistens etwas tiefer als der rechte. An seiner nach dorsal gerichteten Fläche ist der Hoden mit den Gefäßen und Nerven des Samenstranges verbunden, **Mesorchium.** Lateral vom Mesorchium liegt der dorsalen Hodenfläche der Nebenhoden an, sein oberer Pol überragt geringfügig den kranialen Hodenpol. Der Hoden und der größte Teil des Nebenhodens sind vom viszeralen Blatt des Cavum serosum testis bedeckt, das am Mesorchium in das parietale Blatt umschlägt.

4.2 *Organgerüst des Hodens*

Der Hoden ist von einer Kapsel, **Tunica albuginea,** umgeben, die aus derbem, faserigem Bindegewebe besteht (Abb. 13.3-7). Sie enthält viele glatte Muskelzellen, die für eine Spannung der Kapsel sorgen. Bei Versuchstieren konnte nachgewiesen werden, daß sich die Hodenkapsel kontrahieren kann. Die äußere Schicht der Tunica albuginea trägt das Epiorchium, die innere Schicht enthält viele Blutgefäße und wird auch als **Tunica vasculosa** bezeichnet. Diese Gefäßschicht ist bei manchen Säugetieren sehr stark entwickelt.

Das von der Tunica albuginea umschlossene Hodengewebe wird durch zarte bindegewebige Septen, *Septula testis,* in etwa 370 **Hodenläppchen,** *Lobuli testis,* gekammert. Die Septula testis führen Blut- und Lymphgefäße und laufen radiär von der Tunica albuginea auf das Rete testis zu. Die Lobuli testis sind schmale Gewebsbezirke, die zur Tunica albuginea hin etwas breiter sind und sich zum Rete testis hin konisch verjüngen. Sie bilden das eigentliche Hodenparenchym. Ein Lobulus testis besteht aus einem oder mehreren stark aufgeknäuelten **Samenkanälchen,** *Tubuli seminiferi contorti,* die Schlaufen bilden [15], deren Beginn und Ende sich in die Räume des Rete testis öffnen. Manchmal hat eine Schlaufe zusätzliche Windungen oder blind endigende Kanälchenabschnitte. Etwa 1500 Mündungen von Samenkanälchen in das Rete testis konnten festgestellt werden [41]. Zwischen den Samenkanälchen gibt es ein ausgedehntes interstitielles Gewebe, in dem hormonbildende LEYDIG-Zellen, Blutgefäße, Lymphgefäße und Nerven vorkommen.

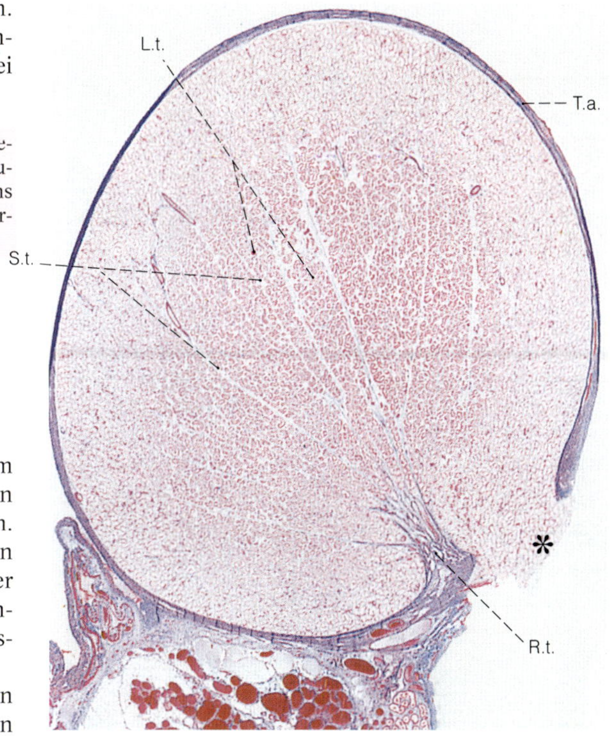

Abb. 13.3-7 Querschnitt durch den Hoden eines 19jährigen Mannes. Die Tunica albuginea ist an einer Stelle (*) für das bessere Eindringen des Fixierungsmittels eröffnet. T.a. = Tunica albuginea; S.t. = Septula testis; R.t. = Rete testis; L.t. = Lobuli testis. Unterhalb des Rete testis sind Teile des Nebenhodens und des Samenstranges angeschnitten. Azan. Vergr. 2,6fach.

4.3 *Samenkanälchen und Spermatogenese*

Die Samenkanälchen (Abb. 13.3-8/9, 10 u. 11), **Tubuli seminiferi,** haben einen Durchmesser von 180–280 µm und bestehen aus dem Keimepithel und einer 7–10 µm dicken myofibrösen Hülle, Lamina propria [21]. Die Länge der Hodenkanälchen im Hoden eines 30jährigen Mannes wird auf 300–350 m geschätzt. Das Keimepithel ist 60–80 µm hoch und aus Keimzellen und Stützzellen, den sog. SERTOLI-Zellen, aufgebaut.

Die Keimzellen vermehren sich im Keimepithel, sie machen die Reifeteilungen durch und differenzieren sich zu Samenzellen [40]. Dieser Vorgang wird als Samenzellbildung, **Spermatogenese,** bezeichnet. Die Ent-

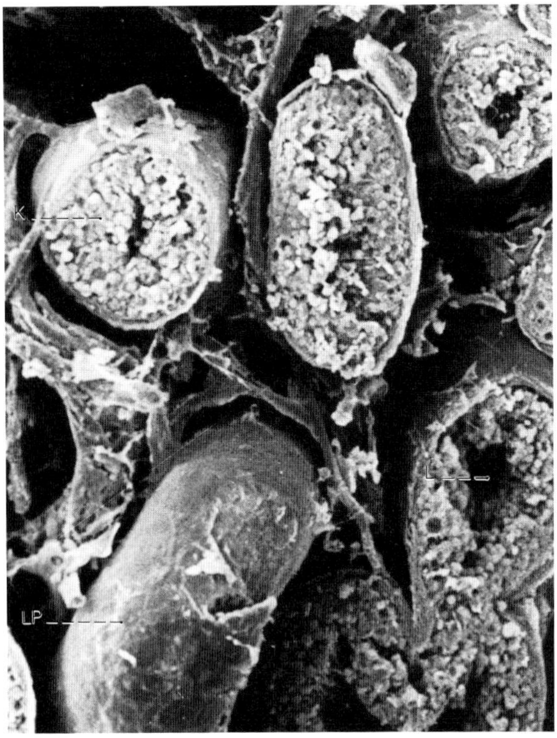

Abb. 13.3-8/9 Oberfläche eines Gewebsblocks aus dem Hoden eines 51jährigen Mannes. Die Hodenkanälchen sind größtenteils angeschnitten. Man erkennt das Keimepithel (K), die Lumina (L) und die Lamina propria (LP) der Hodenkanälchen. Im Interstitium sieht man faserige Strukturen, die Fibrozyten, LEYDIG-Zellen und Blutgefäßen entsprechen. REM; Vergr. 120fach. (Aus HOLSTEIN u. ROOSEN-RUNGE [21])

wicklung beginnt mit den *Spermatogonien* außen an der Basalmembran des Samenkanälchens und schreitet über *Spermatozyten I* und *II* bis zu den *Spermatiden* fort. Die reifen Spermatiden säumen das Lumen des Kanälchens [7].

Keimzellen haben einige Merkmale, die sie von Somazellen unterscheiden:

1. Sie stehen durch Interzellularbrücken miteinander in Verbindung, so daß Zellgruppen gleichen Entwicklungsstadiums und weitgehend identischen genetischen Bestandes resultieren, sog. *Klone.* Aus einer Spermatogonie sollen acht Spermatozyten, die einen Klon bilden, hervorgehen.

2. Sie besitzen besonders in frühen Stadien eine im Elektronenmikroskop erkennbare granuläre osmiophile Substanz, die als „nuage“ (Wolke) bezeichnet wird.

3. Sie machen die Reifeteilungen (Meiose) durch, um ihre Chromosomen auf den haploiden Satz zu reduzieren, mit der gleichzeitigen Möglichkeit einer Neukombination des genetischen Materials.

4. Sie erfahren während ihrer Entwicklung eine hochgradige Differenzierung, wobei Transformierungen von Zellorganellen, z. B. des GOLGI-Apparates zum Akrosom, stattfinden.

5. Auf ihrer höchsten Entwicklungsstufe werden sie, allein von allen Zellen des Körpers, als funktionstüchtige freie Zellen aus dem Gewebsverband entlassen.

Für die histologische und zytologische Untersuchung verwendet man am besten Hodengewebe, das nach der Fixierung und Entwässerung in Kunststoff eingebettet wurde. 1 µm dicke Semidünnschnitte zeigen Kern- und Zytoplasmastrukturen der Keimzellen, die mit dem Lichtmikroskop bis zur Grenze des Auflösungsvermögens (0,1 µm) untersucht werden können. Vom gleichen Material lassen sich 0,05 µm (= 50 nm) dicke Feinschnitte für die Untersuchung im Transmissionselektronenmikroskop herstellen. Konventionelle Paraffinschnitte zeigen weniger Details der Keimzellen, gestatten aber gute Übersichten über größere Gewebsbezirke. Da im Histologischen Kurs meistens Paraffinschnitte vom Hoden gezeigt werden, soll das paraffinhistologische Bild eines Samenkanälchens hier nicht fehlen (Abb. 13.3-10).

Spermatogonien

Spermatogonien bilden die basale Schicht des Keimepithels (Abb. 13.3-11). Man unterscheidet Spermatogonien des Typs A, die als Stammzellen der Samenbildung gelten, und Spermatogonien des Typs B, die einen weiterentwickelten Zelltyp darstellen. Die Spermatogonien des **Typs A** haben abgerundete Kerne und zeigen am histologischen Schnitt ein unterschiedliches Verhalten gegenüber Farbstoffen. Die meisten Zellen haben Kerne, die wenig Farbstoff aufnehmen, also blaß erscheinen. Sie werden in der Literatur heute als **Spermatogonien des Typs A pale** bezeichnet. Andere Spermatogonien haben Kerne, die sich stärker anfärben lassen und außerdem im Karyoplasma regelmäßig eine zentrale rundliche Aufhellung besitzen. Diese Spermatogonien tragen die Bezeichnung **Typ A dark**.

Die Spermatogonien des **Typs B** sind daran kenntlich, daß mehrere Nucleoli in ihren Kernen vorkommen. Diese Zellen liegen teilweise an der Basalmembran, teilweise stehen sie nur noch über einen dünnen Zytoplasmafuß mit der Basalmembran in Verbindung.

Spermatozyten I

Aus den mitotischen Teilungen der B-Spermatogonien gehen die Spermatozyten I hervor (Abb. 13.3-11). Spermatozyten I haben den normalen diploiden Chromosomensatz, d. h. 2 x 22 = 44 Chromosomen (Autosomen) und zwei Geschlechtschromosomen (Gonosomen), das sind zusammen 46 Chromosomen. Die Chromosomen verdoppeln vor Eintritt in die Prophase, in der Präleptotänphase, ihren DNS-Gehalt (= 4n DNS). Spermatozyten I sind im Keimepithel am leichtesten zu identifizieren, wenn sie die **erste Teilung der Meiose** begonnen haben. Sie sind dann die größten unter den Keimzellen, und ihr Kern zeigt typische Konfigurationen der Chromosomen in den verschiedenen Stadien der **Prophase I** der Meiose: Leptotän, Zygotän, Pachytän, Diplotän, Diakinese (Näheres s. Bd. I, Kap. 2.16). Im **Leptotän** sieht man im Kern eines Spermatozyten I zarte fädige Chromatinstrukturen, die einzelnen Chromosomen entsprechen (Abb. 13.3-12). Dabei besteht jedes Chromo-

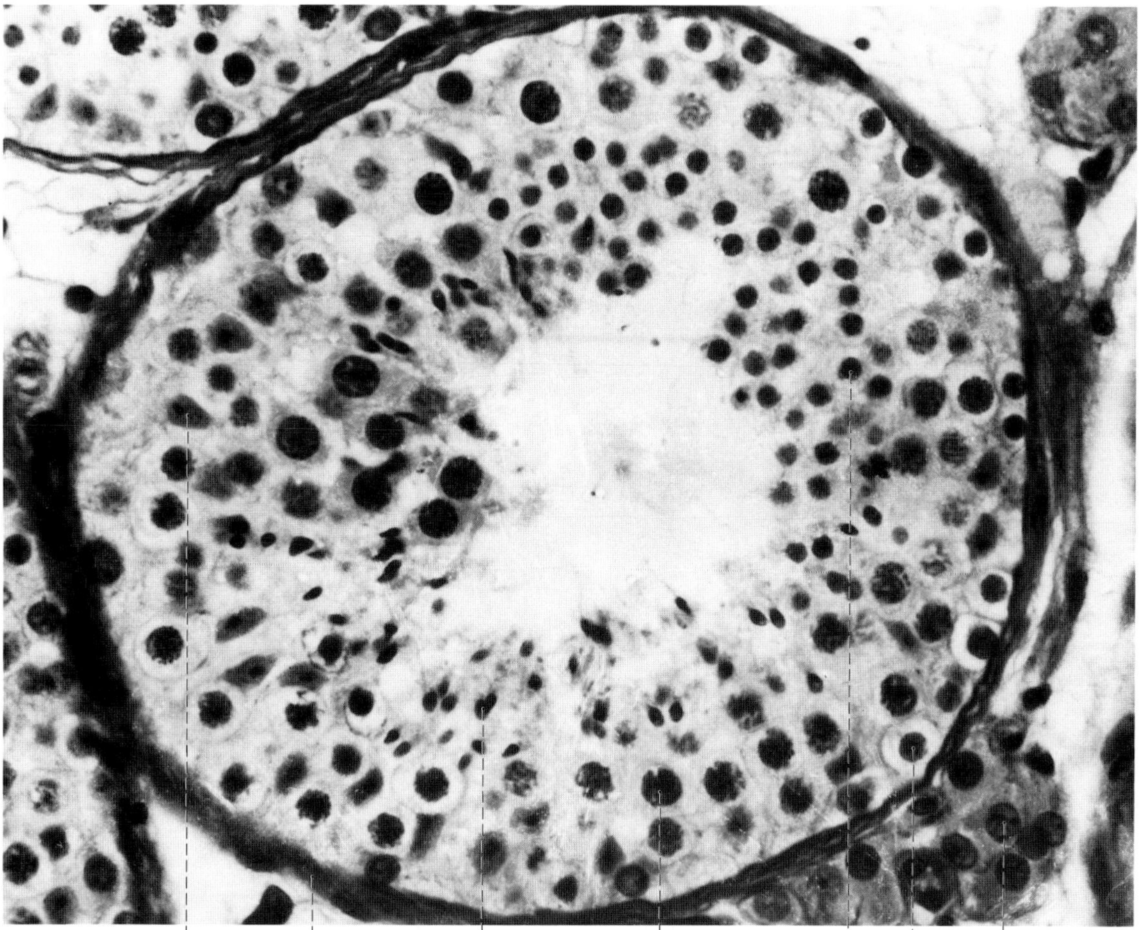

Abb. 13.3-10 Querschnitt durch ein Samenkanälchen aus dem Hoden eines 19jährigen Mannes. Paraffinschnitt; H.E. Das Kernchromatin der Keimzellen ist stark angefärbt, die Zytoplasmastrukturen sind nicht zu beurteilen. Vergr. 500fach.

som bereits aus zwei Untereinheiten, den Chromatiden, die jedoch erst später durch Längsspaltung der Chromosomen sichtbar werden. Im **Zygotän** erfolgt die Paarung der homologen Chromosomen (Konjugation), im Lichtmikroskop als kräftig anfärbbare Chromatinstränge erkennbar. Im elektronenmikroskopischen Bild wird im Bereich der gepaarten Chromosomen eine dreiteilige Struktur – zwei laterale Stränge, die durch einen Mittelstreifen verbunden sind – sichtbar, die als synaptonemaler Komplex bezeichnet wird (Abb. 13.3-13). Die Geschlechtschromosomen paaren sich nicht. Sie bilden einzelne Stränge *(sex chromatin),* die an der Kernmembran angeheftet und von einer Ansammlung granulären elektronendichten Materials umgeben sind (Abb. 13.3-13). Im **Pachytän** erfolgt eine Spiralisation und damit eine scheinbare Verkürzung der Autosomen. In diesem Abschnitt der Prophase I der Meiose findet ein Austausch genetischen Materials zwischen den gepaarten homologen Chromosomen statt, und zwar durch Überkreuzung der benachbarten Chromatiden *(Crossing-over).* Dieses Crossing-over wird im folgenden **Diplotän,** wenn die homologen Chromosomen die Tendenz zeigen, wieder auseinanderzurücken, in Form der Überkreuzungsstellen *(Chiasmen),* die Haftpunkte darstellen, mikroskopisch sichtbar. Da aber in diesem Abschnitt, wie in der folgenden **Diakinese,** die Kontraktion der Chromosomen noch zunimmt, imponieren diese zumeist als sehr dichte Chromatinbrocken im Spermatozytenkern. Die Diakinese leitet mit der Auflösung der Kernmembran zur Metaphase I über.

Die Prophase der Meiose ist sehr lang. Sie dauert etwa 24 Tage und bestimmt eine neue Kombination des vom Vater und von der Mutter stammenden genetischen Materials in jeder Keimzelle. Auf die lange Prophase folgen eine schnell ablaufende Metaphase, Anaphase und Telophase. Damit ist die Teilung I der Meiose vollendet.

Spermatozyten II

Aus der Teilung eines Spermatozyten I gehen zwei Spermatozyten II hervor. Diese Zellen und ihre Kerne sind deutlich kleiner und haben ein locker verteiltes Chro-

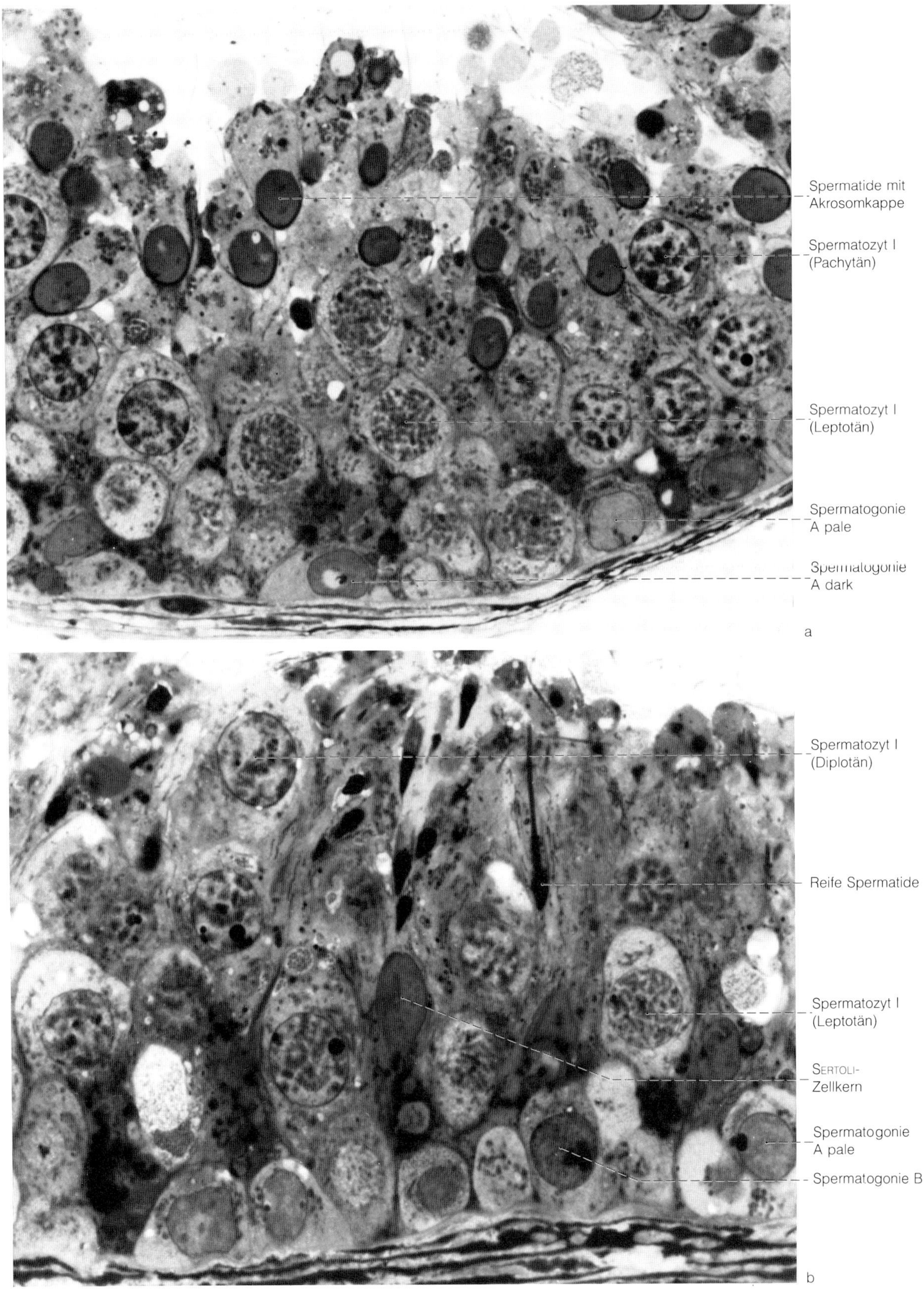

Abb. 13.3-11 Ausschnitte aus Samenkanälchen eines 47jährigen Mannes. Die Abbildungen (a) und (b) zeigen jeweils charakteristische Gruppierungen von Keimzellen unterschiedlicher Reifegrade (Stadien der Spermatogenese). Semidünnschnitt; Toluidinblau-Pyronin. Vergr. 1000fach.

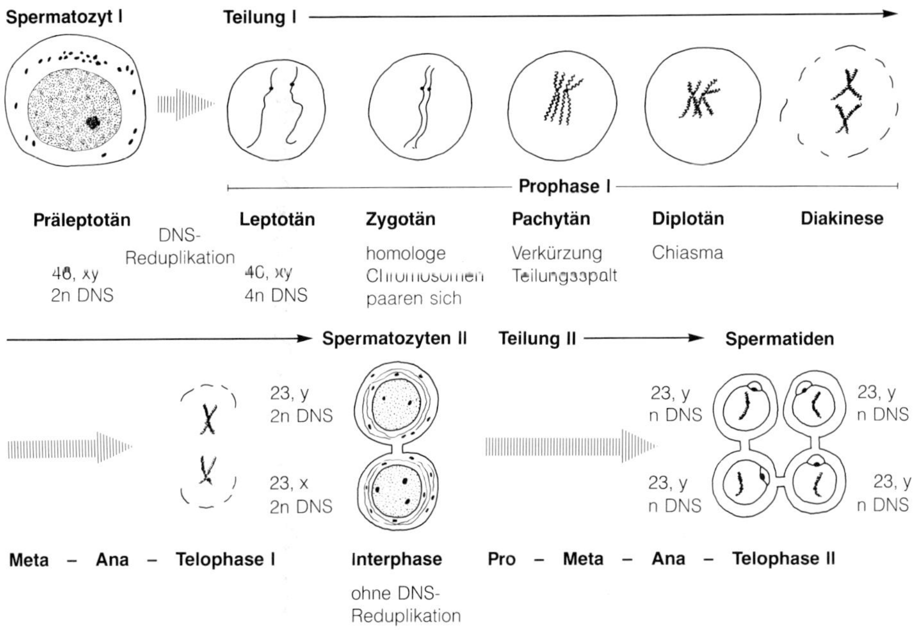

Abb. 13.3-12 Meiose der männlichen Keimzellen. Übersicht. Die Prophase der Meiose beginnt mit dem Spermatozyt I. Entsprechend der internationalen Vereinbarung wird der Chromosomensatz so abgekürzt, daß zunächst die Gesamtzahl der Chromosomen angegeben wird und dann, durch Komma abgetrennt, die Geschlechtschromosomen.

matin. Da bei der ersten meiotischen Teilung von den Chromosomenpaaren jeweils ein homologes Chromosom auf jede der zwei Tochterzellen kommt, enthält ein Spermatozyt II nur 22 Autosomen und ein Geschlechtschromosom. Jedes Chromosom besteht aus zwei Chromatiden. Der Kern eines Spermatozyten II enthält also noch 2n DNS.

Die Spermatozyten II haben keine DNS-Reduplikation und treten nach sehr kurzer Interphase in die **zweite meiotische Teilung** ein, wobei die beiden Chromatiden jedes Chromosoms auf die beiden Tochterzellen verteilt werden. Es entstehen Spermatiden, die 22 Autosomen und ein Geschlechtschromosom und dabei 1n DNS enthalten. Die aus der Teilung II der Meiose hervorgegangenen Spermatiden haben also einen haploiden (einfachen) Chromosomensatz.

Spermatiden

Die Spermatiden sind die kleinsten Zellen im Keimepithel. Sie liegen in der Nähe des Lumens eines Samenkanälchens. Frühe Spermatiden sind abgerundete Zellen mit einem runden Kern. Durch eine komplizierte Differenzierung entstehen reife Spermatiden, die eine Transportform der Keimzellen darstellen [21, 29].

Die Differenzierung der Spermatiden kann am besten mit Hilfe der Elektronenmikroskopie analysiert werden [21] (Abb. 13.3-14). Drei Entwicklungsvorgänge laufen in einer Spermatide gleichzeitig ab: die Kernkondensation, die Akrosombildung und die Entwicklung der Geißel. Bei der **Kernkondensation** wird das Karyoplas-

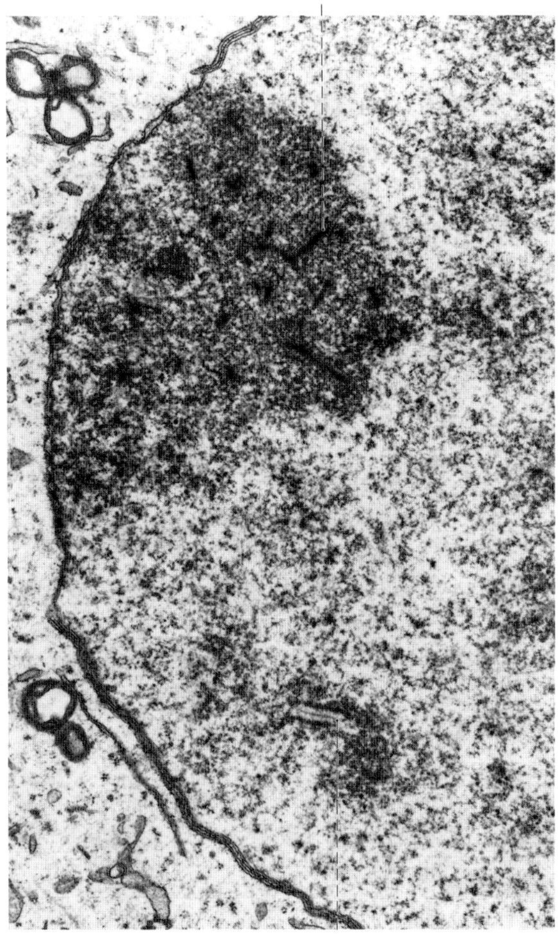

Abb. 13.3-13 Ausschnitt aus dem Zellkern eines Spermatozyten I mit Anschnitt der Geschlechtschromosomen und des synaptonemalen Komplexes. TEM; Vergr. 13000fach.

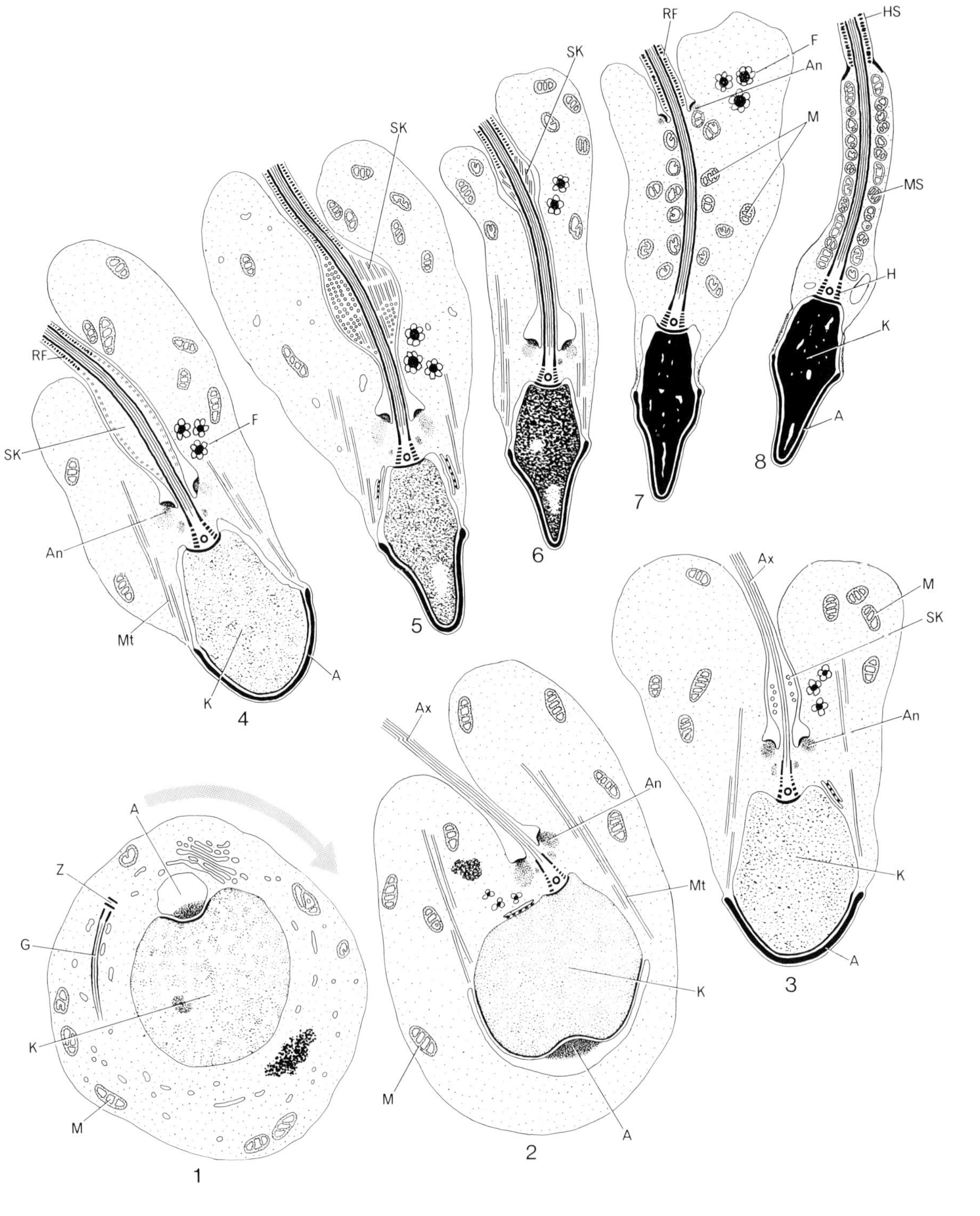

ma auf etwa ein Zehntel seines Volumens verdichtet. Der Spermatidenkern erhält dabei eine paddelförmige Gestalt. Das **Akrosom** wird vom GOLGI-Apparat der Spermatide gebildet. Ein anfänglich rundes Bläschen mit elektronendichtem Inhalt lagert sich dem Spermatidenkern an, vergrößert sich und breitet sich über etwa zwei Drittel der Kernoberfläche in Form einer Kappe aus. Im Akrosom ist das Enzym *Akrosin* enthalten, das bei den Befruchtungsvorgängen eine wichtige Rolle spielt. Es bewirkt eine Proteolyse der Zona pellucida (Glykoproteinschicht) der Eizelle und ermöglicht damit die Aufnahme des Spermatozoons in das Zytoplasma der Eizelle.

◀ **Abb. 13.3-14** Differenzierung der Spermatiden zu Spermatozoen.
(1) Frühe Spermatide mit rundlichem Kern (K), Akrosombläschen (A), Geißelanlage (G), Zentriol (Z), Mitochondrien (M). Im Verlauf der Entwicklung rotieren Kern und Akrosombläschen (Pfeil), so daß die Geißelanlage sich am entgegengesetzten Kernpol implantiert.
(2) Die Akrosomblase (A) hat sich über dem Kern (K) ausgebreitet. Mikrotubuli (Mt) gehen von ihrem Rand aus. Die Schwanzanlage ist implantiert. Ein Streifenkörper nimmt beide Zentriolen auf. Ein Anulus (An) umgibt das Tubulusbündel (= Axonema) (Ax) der Geißel.
(3) Die Akrosomblase ist mit akrosomaler Substanz gefüllt. Am Schwanz ist ein spindelförmiger Körper (SK) sichtbar.
(4) Der Spermatidenkern zeigt eine ovale Form. Der spindelförmige Körper ist vergrößert. An seinem Ende haben sich Ringfasern (RF) entwickelt, die das Axonema umgeben. Bläschenförmige Zytoplasmastrukturen (F).
(5) Das Karyoplasma des Spermatidenkerns ist grob-granulär. Der spindelförmige Körper enthält Mikrotubuli.
(6) Das Karyoplasma ist verdichtet, der spindelförmige Körper hat an Volumen abgenommen.
(7) Der Spermatidenkern zeigt eine starke Verdichtung des Karyoplasmas mit wenigen Vakuolen. Der Anulus ist am Axonema bis zum Beginn der Ringfasern gewandert und markiert jetzt den Beginn des Hauptstücks der Geißel. Die Mitochondrien gruppieren sich um das Axonema und bilden die Mitochondrienscheide des Mittelstücks.
(8) Reife Spermatide mit kappenförmigem Akrosom, konischem Kern (Seitenansicht), Halsstück (H), Mittelstück (MS), Hauptstück (HS), Anulus, Ringfasern. Zeichnungen nach elektronenmikroskopischen Aufnahmen. Vergr. etwa 4500fach. (Aus Holstein u. Roosen-Runge [21])

Die **Bildung der Geißelstrukturen** geht von den beiden Zentriolen aus. Die Zentriolen liegen zueinander in T-Stellung zuerst in Nähe des Golgi-Apparates. Sie erreichen dann den der Akrosomanlage gegenüberliegenden Kernpol. Das proximale Zentriol nimmt über eine Basalplatte Kontakt zum Spermatidenkern auf. Aus dem distalen Zentriol wächst das Bündel der neun peripheren Doppeltubuli und der zwei zentralen Tubuli, das als Axonema bezeichnet wird, aus. Nach Entwicklung zahlreicher Substrukturen können an der fertigen Geißel vier Abschnitte beschrieben werden (Abb. 13.3-15): das Halsstück, das Mittelstück, das Hauptstück und das Endstück. Das **Halsstück** enthält das proximale und das distale Zentriol, die in einen sog. Streifenkörper eingebaut sind. Das **Mittelstück** besitzt eine Scheide von ringförmig um das Axonema gelagerten Mitochondrien. Es findet zum Hauptstück hin seinen Abschluß durch eine ringförmige elektronendichte Struktur, den sog. Anulus. Das **Hauptstück** zeigt eine Scheide von elektronendichten ringförmigen Fasern, die das Axonema umgeben. Das **Endstück** besteht nur noch aus dem vom Plasmalemm der Spermatide umhüllten 9 + 2-Tubulusbündel des Axonemas. Wenn der Kern, das Akrosom und die Geißelstrukturen ausgereift sind, wird die Spermatide aus dem Keimepithel entlassen, *Spermiatio*. Die somit verselbständigten „freien“ Spermatiden werden nach der Spermiatio als **Spermatozoen** bezeichnet. Zytoplasmareste der Spermatiden bleiben im Keimepithel zurück und werden als sog. Residualkörper von den Sertoli-Zellen abgebaut.

4.4 Sertoli-Zellen

Die Sertoli-Zellen machen aus den nur durch dünne Interzellularbrücken zusammengehaltenen Keimzellen ein Gewebe, das **Keimepithel**. Alle Keimzellen außer den Spermatogonien, die mehr oder weniger unmittelbar der Basalmembran des Samenkanälchens aufsitzen, sind von Sertoli-Zellen umgeben. Die Sertoli-Zellen fußen auf der Basalmembran und reichen mit dichtverzweigten Fortsätzen bis zum Lumen hin (Abb. 13.3-16). Mit Recht sieht man sie als ein Epithel an, das die Keimzellen mit einer sehr speziellen Umgebung versieht. Die einzelne Sertoli-Zelle hat einen großen, gelappten Kern mit prominentem Nucleolus. In ihrem infranukleären Zytoplasma befinden sich zahlreiche Einschlüsse, die den Zellen ein unterschiedliches Aussehen verleihen. Vier Erscheinungsformen der Sertoli-Zellen konnten beschrieben werden, die vermutlich unterschiedliche Funktionszustände charakterisieren [43].

Im Gegensatz zu den ständig proliferierenden Keimzellen können sich die Sertoli-Zellen im fortpflan-

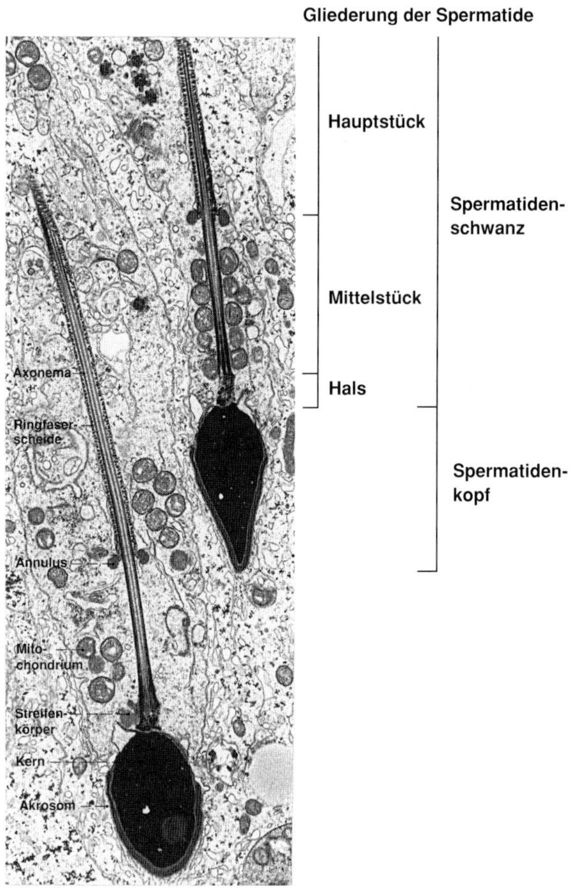

Abb. 13.3-15 Spermatiden im Samenkanälchen eines 37jährigen Mannes. Die Schnittflächen der Spermatidenköpfe stehen rechtwinkelig zueinander. Die rechte Spermatide zeigt also die Seitenansicht des Kopfes. Bei dieser Spermatide haben sich die Mitochondrien bereits im Bereich des Mittelstücks um das Axonema gruppiert. TEM; Vergr. 11000fach. (Aus Holstein u. Roosen-Runge [21])

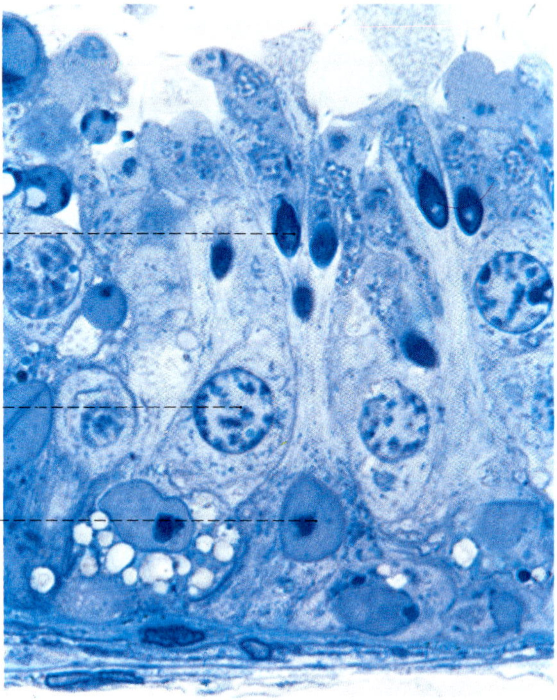

Abb. 13.3-16 Ausschnitt aus dem Samenkanälchen eines 33jährigen Mannes. Mittelständig ist eine SERTOLI-Zelle der Länge nach angeschnitten, in deren apikalem Zytoplasma Spermatiden stecken. Semidünnschnitt; Toluidinblau-Pyronin. Vergr. 1000fach.

zungsfähigen Lebensabschnitt eines Mannes nicht teilen; ihre Zahl im Samenkanälchen bleibt konstant.

Benachbarte SERTOLI-Zellen nehmen durch Membranspezialisierungen untereinander **Kontakt** auf. Leistenförmige Fusionen (Zonulae occludentes) der SERTOLI-Zellmembranen verschließen in einer Kontaktzone im basalen Bereich des Keimepithels den interzellulären Spalt und gliedern damit das Keimepithel in eine basale und eine adluminale Abteilung [10] (Abb. 13.3-17). In der **basalen Abteilung** liegen alle Spermatogonientypen und die Spermatozyten I im Präleptotänstadium. In der **adluminalen Abteilung** befinden sich die Spermatozyten I in der Prophase I der Meiose, die Spermatozyten II und die Spermatiden. Die Keimzellen passieren die Kontaktzone zwischen den SERTOLI-Zellen wie durch eine Schleuse, wobei sich vermutlich die Kontakte vor ihnen öffnen und hinter ihnen schließen. Bei ihrer Entwicklung von Spermatogonien zu Spermatiden schieben sich die Keimzellen lumenwärts an der SERTOLI-Zelle hoch.

Die Zellkontakte zwischen SERTOLI-Zellen sind experimentell nachweisbar. Diese Membranspezialisierungen lassen hochmolekulare Markierungssubstanzen, wie z. B. Lanthan oder Peroxidase, die vom Blutgefäßsystem oder direkt vom Interstitium her angeboten werden, nicht in die adluminale Abteilung gelangen. Die Kontaktzonen zwischen den SERTOLI-Zellen werden deshalb als das morphologische Korrelat der **Blut-Hoden-Schranke** angesehen. Die Blut-Hoden-Schranke wirkt als Barriere für den Stofftransport im interzellulären Raum zu den in der adluminalen Abteilung gelegenen Keimzellen. Damit werden die in der Meiose befindlichen Keimzellen und die zu höchst spezialisierten Zellen heranreifenden Spermatiden z. B. gegen mutagene (die Erbmerkmale verändernde) Substanzen oder gegen autoaggressive, auf Spermatozoen gerichtete Antikörper geschützt.

Die SERTOLI-Zelle hat auch mit den Spermatiden besondere Membrankontakte. Bei der Abgabe der reifen Spermatiden aus dem Keimepithel, *Spermiatio,* lösen sich diese Kontakte. Die SERTOLI-Zelle behält aber einen Teil des Spermatiden-Zelleibes in Form eines **Resi-**

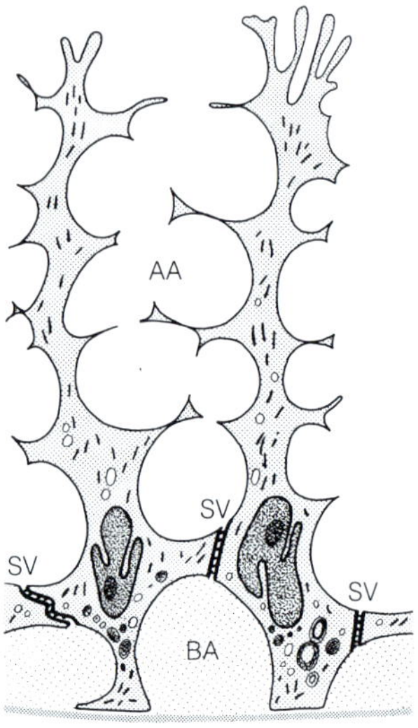

Abb. 13.3-17 Graphische Darstellung zweier benachbarter SERTOLI-Zellen ohne Berücksichtigung der von ihnen umgebenen Keimzellen. Die SERTOLI-Zellverbindungen (SV) grenzen den basalen Abschnitt (BA) des Keimepithels vom adluminalen Abschnitt (AA) ab.

dualkörpers zurück. Der Residualkörper enthält Mitochondrien, Ribosomen und zahlreiche weitere Organellen des Spermatiden-Zytoplasmas. Die SERTOLI-Zelle umschließt den Residualkörper und baut ihn ab [4]. Auch degenerierende Spermatozyten und Spermatiden werden von SERTOLI-Zellen phagozytiert und aufgelöst.

Tierexperimentelle Untersuchungen bestätigen, daß SERTOLI-Zellen im **Hormonmetabolismus** eine wichtige Rolle spielen: Sie haben die Fähigkeit, Testosteron zum stärker wirksamen Dihydrotestosteron zu reduzieren. SERTOLI-Zellen sind aber auch selbst **sekretorisch** tätig. Sie bilden ein *Androgen-bindendes Protein* (ABP), das für die Steuerung der Samenbildung und für die Funktion der ableitenden Samenwege wichtig ist. SERTOLI-Zellen haben Rezeptoren für FSH (Follikel-stimulierendes Hormon) und werden in ihrer sekretorischen Tätigkeit durch dieses Hypophysenhormon stimuliert. Weiterhin sezernieren SERTOLI-Zellen *Inhibin*, ein Protein, das die Bildung von FSH in der Hypophyse hemmt (s. Kap. 13.3.4.9). Bei unreifen SERTOLI-Zellen der Ratte ist sogar festgestellt worden, daß eine Umwandlung von Testosteron zu einem weiblichen Geschlechtshormon, *Östradiol*, erfolgt. Es wurde beobachtet, daß weibliche Geschlechtshormone die Testosteronsynthese in LEYDIG-Zellen hemmen.

Die SERTOLI-Zelle hat somit im Keimepithel mehrere **Funktionen** zu erfüllen:

1. Stützfunktion für die Keimzellen,
2. Errichtung einer Blut-Hoden-Schranke,
3. kontrollierter transzellulärer Stofftransport von der Basalmembran bis hin zum Lumen des Samenkanälchens,
4. Ernährungsfunktion für die Keimzellen,
5. Abgabe der reifen Spermatiden aus dem Keimepithel,
6. Übertragung der hormonellen Stimuli auf die Entwicklung der Keimzellen.

Wenn in den Hodenkanälchen infolge Entwicklungsstörungen oder äußerer Einflüsse keine Keimzellen enthalten sind, bilden die SERTOLI-Zellen einen geschlossenen Verband von hochprismatischen Zellen. Es liegt dann entweder ein angeborenes (DEL CASTILLO) oder erworbenes **SERTOLI-Zell-Syndrom** vor. Enthalten die Hodenkanälchen nur SERTOLI-Zellen und ist außerdem die Zahl der LEYDIG-Zellen im Interstitium vermehrt, besteht Verdacht auf eine Geschlechtschromosomen-Aberration (44,xxy). In Kombination mit weiteren klinischen Merkmalen wird diese Anomalie als **KLINEFELTER-Syndrom** beschrieben.

4.5 *Kinetik des Keimepithels*

Die Aufgabe des Keimepithels ist es, eine kontinuierliche Produktion und regelmäßige Abgabe sehr großer Mengen von Samenzellen zu gewährleisten, denn jede Stunde verlassen schätzungsweise 1 Million Spermatozoen den Hoden. Man würde denken, daß diese Leistung eine hohe Organisation des Keimepithels verlangt. Aber das Querschnittsbild eines Samenkanälchens zeigt sich dem unerfahrenen Beobachter als ein verwirrendes Gemisch von Keimzellen, das eine gewisse Ordnung nur darin aufweist, daß Zellen desselben Aussehens häufig in Gruppen erscheinen und daß die frühen Entwicklungsstufen außen und die späteren in ungefähr chronologischer Reihenfolge mehr zentral liegen. Die quantitative Analyse der Keimzellen, ihrer Typen, ihrer Zahl und Anordnung hat aber zur Erkenntnis einer relativ strengen Ordnung der zellkinetischen Vorgänge im Keimepithel geführt.

Die A-Spermatogonien vermehren sich beim Erwachsenen stetig. Ein Teil von ihnen verbleibt auf einem niedrigen Entwicklungsstand als Stammzellen. Ein Teil führt zur Ausbildung von B-Spermatogonien und weiter zu Spermatozyten, Spermatiden und Spermatozoen [8]. Die Stammzellen bilden ein Reservoir, das ständig durch Mitosen erneuert wird, aber auch ständig Zellen zur Bildung reifer Samenzellen abgibt. Keimzellen, die nach Mitosen von Spermatogonien entstehen, bleiben über Interzellularbrücken miteinander in Verbindung und bilden eine Zellgruppe, **Klon.** Die aus einer Stammspermatogonie entstandene Zellgruppe wandert bei ihren weiteren Teilungen und bei ihrer Reifung und Differenzierung durch das Keimepithel von der Basalmembran bis zum Tubuluslumen. Nachfolgende Zellgruppen gehen aus anderen Stammspermatogonien hervor. Betrachtet man eine beliebige Stelle im Keimepithel mit dem Lichtmikroskop, so findet man ganz bestimmte Konstellationen von Zellgruppen verschiedener Entwicklungsstufen, die als „Stadien" eines fortlaufenden Umbauvorganges beschrieben werden.

Beim Menschen konnten sechs solcher Stadien beschrieben werden. Die Stadien nehmen meistens nur kleine Bezirke im Samenkanälchen ein, so daß z. B. in einem Querschnitt (etwa 10 µm dick) durch ein Samenkanälchen verschiedene Stadien nebeneinander gefunden werden. Anhand einer Verteilungsanalyse der Spermatozytenpopulationen konnte gezeigt werden, daß die Stadien Ausdruck eines komplexen räumlichen Ordnungsmusters des Keimepithels sind [44]. So sind Keimzellpopulationen aufeinanderfolgender Entwicklungsgrade seriell kontinuierlich im Samenkanälchen angeordnet. Eine solche Populationssequenz besetzt ein streifenförmiges Keimepithelareal, das in konisch zulaufenden Schraubentouren in den Längsverlauf des Samenkanälchens eingepaßt ist (Abb. 13.3-18). An der Basis einer solchen Schraube – also nahe der Basalmembran des Kanälchens – liegen die frühesten Keimzellen, während sich an der Spitze der Schraube – also lumennah – die am weitesten entwickelten Keimzellen befinden. Alle 200–250 µm beginnt im Längsverlauf des Kanälchens eine neue Schraube, die gegenüber der vorangehenden Schraube um etwa 140° versetzt ist. Insgesamt läßt sich also die Ordnung des Keimepithels durch ein **System überlappender und fortlaufend gegeneinander verdrehter Schrauben** kennzeichnen. Denkt man sich an einer beliebigen Stelle einen Querschnitt durch dieses System, so erhält man zwangsläufig bestimmte Kombinationen von Zellpopulationen unterschiedlicher Entwicklungsgrade, nämlich die Stadien.

An jedem Ort im Keimepithel wird in einer zyklischen Wiederkehr alle 16 Tage nach Durchlaufen der sechs Stadien wieder die gleiche Kombination von Zellgruppen aufgebaut. Dieser Zeitraum wird als **Zyklus der Spermatogenese** bezeichnet. Der Gesamtablauf der Sa-

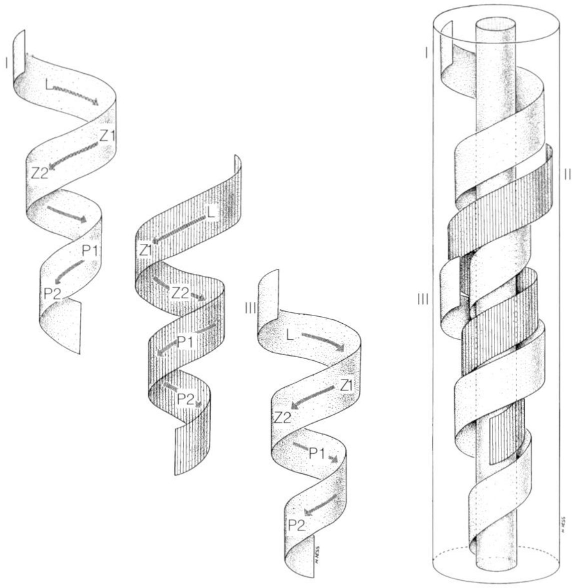

Abb. 13.3-18 Dreidimensionales Modell des Verteilungsmusters primärer Spermatozyten im Samenkanälchen des Menschen. L – Leptotän, Z1 – frühes Zygotän, Z2 – spätes Zygotän, P1 = frühes/mittleres Pachytän, P2 = spätes Pachytän/frühes Diplotän. (Aus Schulze u. Rehder [44])

menbildung von einer Stammspermatogonie bis zu reifen Spermatiden dauert 4,6 Zyklen, also 74 Tage. Rechnet man noch die Transportzeit der Spermatozoen durch den Nebenhoden von 8–17 Tagen hinzu, dann vergehen mindestens 82 Tage, bis die von einer Stammspermatogonie gebildeten Spermatozoen im Ejakulat erscheinen [16]. Diese Zeitspanne muß der Arzt kennen, der Störungen der Samenbildung behandeln will.

4.6 Lamina propria der Samenkanälchen

Das Keimepithel sitzt im Samenkanälchen auf einer Basalmembran. Nach außen schließt sich ein ca. 8 µm dicker Mantel aus Myofibroblasten und Fibroblasten an. Diese Zellen bilden 4–5 Schichten und schließen zwischen sich Kollagenfibrillen, elastische Fasern und Mikrofilamente ein. **Myofibroblasten** nehmen eine Mittelstellung zwischen Bindegewebszellen und glatten Muskelzellen ein, man kann sie auch als weniger differenzierte glatte Muskelzellen auffassen. Sie sind kontraktil und verursachen an den Samenkanälchen peristaltische Bewegungen. Dadurch werden die aus dem Keimepithel abgegebenen Spermatozoen, die noch keine Eigenbeweglichkeit haben, in das Rete testis transportiert. Die Zellen der Lamina propria regulieren außerdem den Einfluß der Leydig-Zellen auf die Sertoli-Zellen. Die normale Funktion der Myofibroblasten ist von den männlichen Geschlechtshormonen und von Wachstumshormonen [45] abhängig.

4.7 Interstitium

Die Samenkanälchen sind eingebettet in ein lockeres interstitielles Gewebe, das aus verschiedenen Gewebskomponenten besteht. Das Grundgerüst bildet ein lockeres faseriges Bindegewebe, das von Blutgefäßen durchzogen wird. Um die Blutgefäße und ihre kapillaren Endstrecken, die netzartig die Samenkanälchen umgeben, haben sich streckenweise große Zellen gruppiert. Es handelt sich hier um die für die Testosteronproduktion verantwortlichen Leydig-Zellen.

Weiterhin findet man im Interstitium Anschnitte von markhaltigen und marklosen Nervenfasern, vereinzelte Mastzellen, Makrophagen und Lymphozyten. Ein Teil der Nervenfasern innerviert die Blutgefäße im Interstitium, ein Teil erreicht auch Leydig-Zellen. Lymphgefäße gibt es zwischen den gewundenen Samenkanälchen im Hoden des Menschen nur selten, sie halten sich in ihrer Ausbreitung vorwiegend an die Septula testis.

4.8 Leydig-Zellen

Die Leydig-Zellen im Interstitium haben einen runden Zellkern und einen polygonalen Zelleib [43]. Sie bilden dichte, von Fibrozyten gesäumte Zellverbände, die regelmäßig Blutkapillaren umschließen. Das Zytoplasma der Leydig-Zellen enthält viel glattes endoplasmatisches Retikulum in Form von Vesikeln und Tubuli, Mitochondrien vom tubulären Typ sowie zahlreiche Lysosomen und Lipofuszingranula (Abb. 13.3-19). In vielen Leydig-Zellen kommen Kristalle vor, sog. Reinke-Kristalle, die aus Proteinen bestehen. Die Reinke-Kristalle nehmen mit fortschreitendem Lebensalter an Zahl und Größe zu. Man nimmt an, daß sie ein degeneratives Zeichen im Zusammenhang mit der Hormonproduktion der Leydig-Zellen sind [43].

Leydig-Zellen produzieren vor allem **männliche Sexualhormone.** Das wichtigste ist *Testosteron.* Sein Ausgangssubstrat Cholesterin wird entweder im glatten endoplasmatischen Retikulum der Leydig-Zellen aus Acetat synthetisiert oder gelangt über den Blutkreislauf in diese. Über die Zwischenstufe Pregnenolon, das in den Mitochondrien durch Oxidation von Cholesterin erzeugt wird, entsteht Testosteron mit Hilfe von Enzymen des endoplasmatischen Retikulums. Im Unterschied zu Cholesterin, welches im Zytoplasma als Ester speicherungsfähig ist, wird Testosteron direkt nach der Synthese von den Leydig-Zellen abgegeben. Der Abgabemechanismus konnte bisher morphologisch nicht erfaßt werden. Das Testosteron diffundiert in das Interstitium und wird dort vermutlich an ein Trägerprotein gebunden. Es wird dann von Blutgefäßen oder Lymphgefäßen aufgenommen und im gesamten Körper verteilt. Ein Teil des Testosterons gelangt aber auch durch die Lamina propria der Samenkanälchen in das Keimepithel. Zusammengefaßt hat **Testosteron** die folgenden **Wirkungen:**

1. Es stimuliert durch direkte Einwirkung auf die Samenkanälchen die Samenbildung,

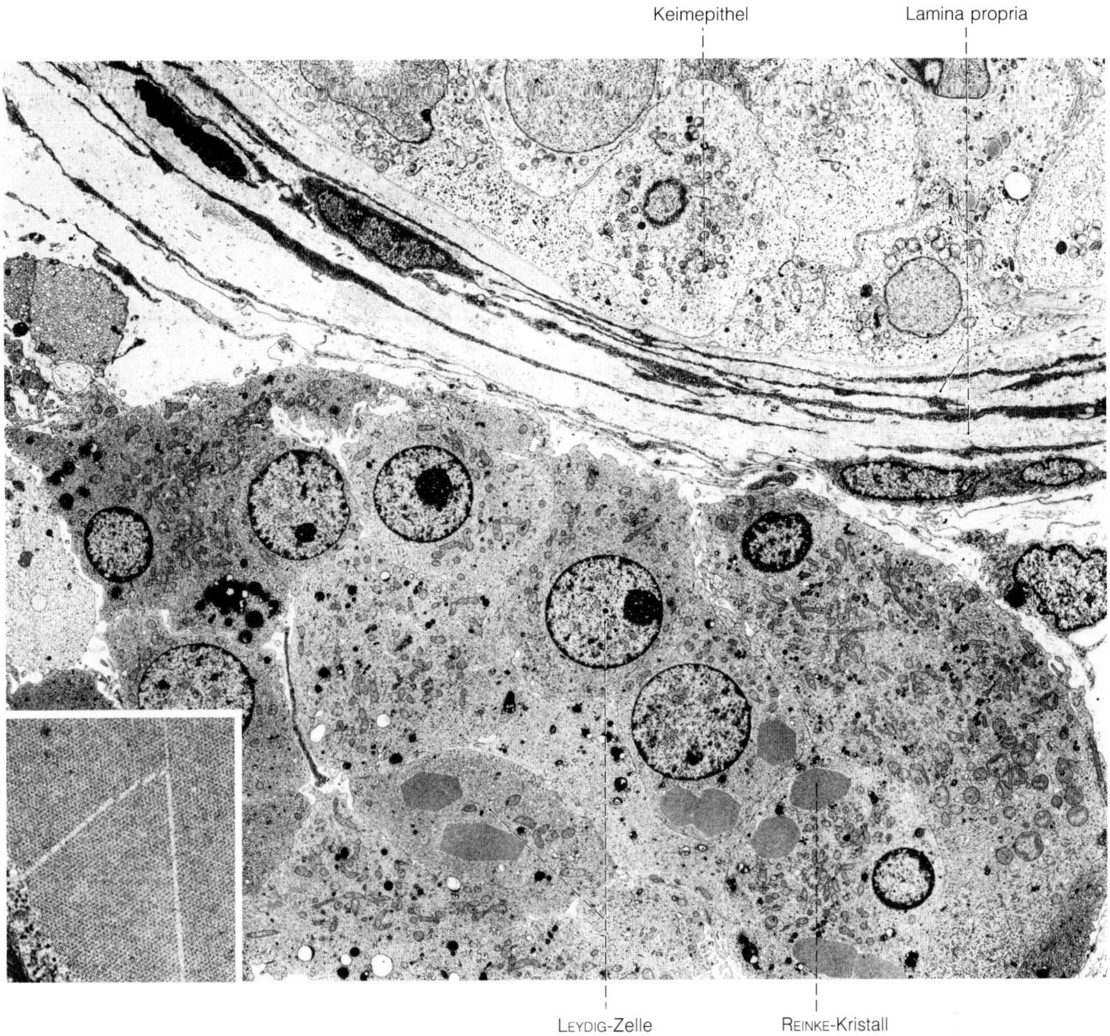

Abb. 13.3-19 Gruppe von LEYDIG-Zellen im Interstitium des Hodens eines 47jährigen Mannes. TEM; Vergr. 1600fach. Inset: Ausschnitt aus einer LEYDIG-Zelle. Mehrere REINKE-Kristalle sind angeschnitten. TEM; Vergr. 20000fach.

2. es wirkt über das Blutgefäßsystem auf die ableitenden Samenwege und die akzessorischen Geschlechtsdrüsen,
3. es fördert die Entwicklung und Erhaltung der sekundären Geschlechtsmerkmale, auch die Entwicklung und Erhaltung des männlichen Behaarungstyps,
4. es stimuliert die Talgdrüsenfunktion,
5. es hat eine anabole Wirkung auf den Allgemeinstoffwechsel,
6. es fördert Libido und Potenz, und
7. es hat Einfluß auf geschlechtsspezifische Verhaltensweisen.

Testosteron und sein stärker wirksamer Metabolit *Dihydrotestosteron* (DHT) induzieren in vielen Zielorganen die Ausbildung von Androgenrezeptoren und die Synthese von 5α-Reduktase, ein Enzym, das Testosteron zum DHT umwandelt. Diese Transformation ist für die Entwicklung und Funktion vieler Organe wesentlich. Hingegen geht der anabole Effekt der Androgene direkt vom Testosteron aus. Die Muskulatur enthält nämlich fast keine 5α-Reduktase.

Ein Ersatz degenerierender LEYDIG-Zellen scheint beim Erwachsenen hauptsächlich von anderen Zellpopulationen, z. B. von den Myofibroblasten der Lamina propria, zu erfolgen. In jüngster Zeit konnten aber auch mitotische Teilungen differenzierter LEYDIG-Zellen nachgewiesen werden [31].

LEYDIG-Zellen zeigen häufig ein unterschiedliches Aussehen ihrer Zellorganellen und haben auch ein unterschiedliches färberisches Verhalten. Man findet dunkle und helle LEYDIG-Zellen. Neuere experimentelle Untersuchungen deuten an, daß es LEYDIG-Zellpopulationen unterschiedlicher entwicklungsgeschichtlicher Herkunft gibt.

Versprengte, ektopische LEYDIG-Zellen findet man nicht selten in der Tunica albuginea des Hodens oder im Samenstrang. Hierbei fällt insbesondere im Samenstrang eine enge Nachbarschaft zu Nervenfasern, Nervenzellen und Glomuszellen auf. Diese Lagebeziehungen zu neuralen Geweben und die Tatsache, daß in LEYDIG-Zellen Substanzen nachgewiesen werden konnten, die für Nervengewebe typisch sind (z. B. Substanz P, Neuron-spezifische Enolase), lassen vermuten, daß LEYDIG-Zellen zumindest teilweise neuroendokrine Zellen sind.

4.9 Hormonelle Steuerung der Spermatogenese

Die Vermehrung, Reifung und Differenzierung der Keimzellen in den Samenkanälchen wird von Hormonen des Hypothalamus, der Hypophyse und des Hodens gesteuert. Hemmung und Förderung der Hormonsekretion erfolgen im wesentlichen nach Art eines Regelkreises, der sich folgendermaßen beschreiben läßt (Abb. 13.3-20): Im Hypothalamus werden **Gonadotropin-Releasing Hormone** (Gn-RH) gebildet, die über die Nervenfasern des Tractus tuberoinfundibularis als Neurosekret zur Eminentia mediana am Hypophysenstiel gelangen. Von dort werden sie über das portale Venennetz zur Adenohypophyse abgegeben. In speziellen Zellen der Adenohypophyse wird die Produktion der gonadotropen Hormone, 1. des **luteinisierenden Hormons (LH)** und 2. des **follikelstimulierenden Hormons (FSH),** angeregt. LH und FSH, die wie Gn-RH nicht nur kontinuierlich, sondern auch in kurzen Intervallen („pulsatil") sezerniert werden, veranlassen im Hoden die Synthese männlicher Sexualhormone und die Entwicklung von Samenzellen [34].

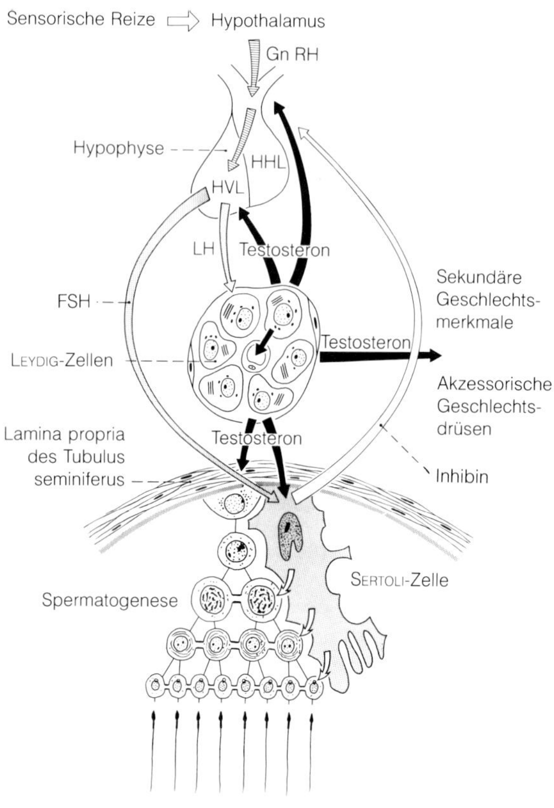

Abb. 13.3-20 Vereinfachtes Schema der hormonellen Steuerung der Spermatogenese. Einzelheiten sind im Text nachzulesen. HVL = Hypophysenvorderlappen. HHL = Hypophysenhinterlappen.

Das **LH** stimuliert die LEYDIG-Zellen, welche an ihrer Zellmembran Rezeptoren für LH besitzen, zur Bildung von Testosteron und anderen Androgenen. Der Testosteronspiegel im Blutserum wird vom Hypothalamus-Hypophysen-System kontrolliert und reguliert. Ein hoher Serumtestosteronspiegel hemmt die LH-Sekretion, ein niedriger Testosteronspiegel fördert die LH-Ausschüttung.

Demgegenüber stimuliert **FSH** die SERTOLI-Zellen und fördert damit die Samenzellbildung. Wie dieser Wirkungsmechanismus im einzelnen funktioniert, ist noch nicht ausreichend geklärt. FSH-Rezeptoren konnten an der Basis der SERTOLI-Zellen nachgewiesen werden. Man nimmt an, daß FSH über die SERTOLI-Zellen wesentlichen Einfluß auf die Differenzierungsphase der Spermatiden hat. Außerdem wird unter FSH-Wirkung die Anzahl der LH-Rezeptoren an der Oberfläche der LEYDIG-Zellen erhöht. Analog zum LH wird auch die FSH-Ausschüttung durch einen hohen Testosteronspiegel vermindert. Zusätzlich hemmt eine von den SERTOLI-Zellen gebildete Substanz, das **Inhibin,** die Abgabe von FSH und wahrscheinlich auch von Gn-RH, obwohl bisher weder im Hypothalamus noch in der Hypophyse Inhibinrezeptoren nachgewiesen werden konnten. Inhibin läßt sich in Rete-testis-Flüssigkeit und im Samenplasma finden.

Eine gestörte (verminderte) Inhibinsektretion weist auf einen Defekt der SERTOLI-Zellen hin. Da die FSH-Downregulation ausfällt, kommt es zu einer dauerhaften Erhöhung der FSH-Konzentration im Serum. Dies signalisiert eine schwere, zumeist irreversible Störung der Spermatogenese (sog. **„hypergonadotroper Hypogonadismus"**).

Zur Zeit wird eine Inhibinproduktion auch durch die LEYDIG-Zellen diskutiert.

Das Hypothalamus-Hypophysen-Hoden-System ist unter normalen Bedingungen in der Produktion seiner Hormone ausbalanciert. Die Hormonwerte im Blut zeigen nur eine geringe Schwankungsbreite. Die Aktivität der hormonproduzierenden Zellen hat jedoch einen **Tagesrhythmus.** So wird der höchste Testosteronspiegel im Serum um 6.00 Uhr morgens gemessen. Außerdem erfolgt alle 20–23 Tage eine vorübergehende Erhöhung der Testosteronwerte. Weiterhin gibt es Hinweise, daß auch ein jahreszeitlich bestimmter Rhythmus der hormonellen Aktivität der LEYDIG-Zellen besteht. Man findet erhöhte Plasmatestosteronwerte im Herbst.

Die **Balance des Hypothalamus-Hypophysen-Hoden-Systems** wird von zahlreichen Faktoren beeinflußt. Sensorische Reize wie Licht und Geruch, weiterhin sexuelle Erwartungshaltung, Streß, schwere Allgemeinerkrankungen und gute oder schlechte Umweltbedingungen wirken sich auf die hormonelle Steuerung der Samenzellbildung aus und nehmen damit Einfluß auf die Aktivität des Keimepithels.

Neben diesem Regelkreis existieren weitere Mechanismen, die der Feinabstimmung der Hodenfunktion dienen. Ihr physiologischer Stellenwert ist aber vielfach noch unklar.

So schreibt man u. a. bestimmten Wachstumsfaktoren wie dem Epidermal Growth Factor (EGF) und dem Insulin-like Growth Factor (IGF-1) einen **stimulierenden** Effekt auf die Testosteronsynthese zu. Einen **hemmenden** Einfluß haben z. B. die in den Leydig-Zellen synthetisierten Substanzen Östradiol und β-Endorphin. Möglicherweise haben auch die anderen für das Nervensystem charakteristischen Stoffe, die in den Leydig-Zellen nachgewiesen wurden, Bedeutung für die Steuerung der Spermatogenese.

Die Wirkung von Prolaktin, einem Hormon der Neurohypophyse, auf den Serumtestosteronspiegel wird kontrovers diskutiert. Möglicherweise liegt bei geringer Ausschüttung ein hemmender Einfluß auf die Testosteronsynthese und bei höherer ein fördernder vor.

Wie schon erwähnt, sind FSH, LH und Testosteron die wichtigsten Regulatoren der Spermatogenese. Zusätzlichen Anteil am geregelten Ablauf der Samenzellbildung dürften neben Mitose-induzierender Substanz (MIS) und dem „meiosis inducing peptide" das Vitamin A und Proteine wie beispielsweise Calmodulin, Plasminogenaktivator und Transferrin haben. Ferner greifen β-Endorphin und IGF-1 durch Beeinflussung der Sertoli-Zellen indirekt in die Keimzellbildung ein.

Zu erwähnen bleibt außerdem, daß unter LH-Vermittlung die Leydig-Zellen das Hormon Oxytocin ausschütten können, welches für die Peristaltik der peritubulären Myofibroblasten von Bedeutung zu sein scheint, und daß unter FSH-Einfluß die Sertoli-Zellen das Androgen-bindende Protein (ABP) in das Lumen der Tubuli sezernieren. ABP gilt als intratestikuläres Transportprotein für Androgene und soll die Aktivität und Differenzierung der Epithelien der ableitenden Samenwege stimulieren.

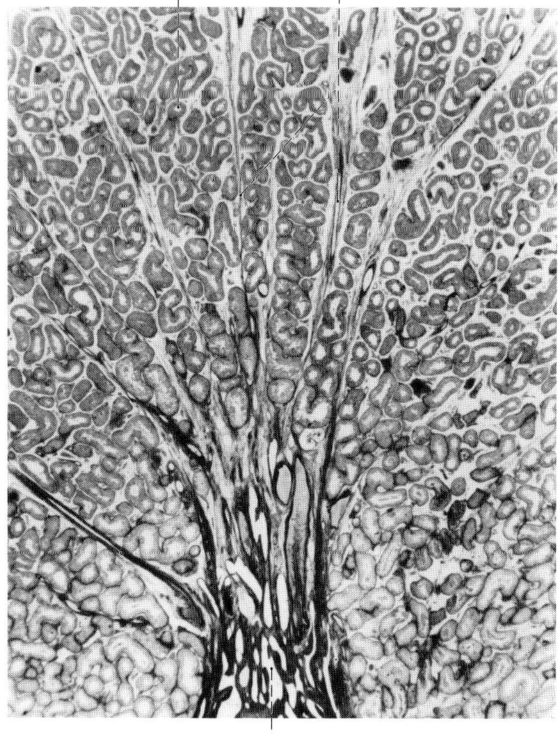

Abb. 13.3-21 Querschnitt durch das Rete testis mit Lobuli testis und Septula testis (vgl. Abb. 13.3-7). TEM; Vergr. 12fach. (Aus Holstein [17])

4.10 *Rete testis*

Das *Rete testis* besteht aus netzartig miteinander verbundenen, oval oder bizarr geformten Spalträumen, die zusammen mit zahlreichen Blut- und Lymphgefäßen in einem länglichen, bindegewebigen Körper, *Corpus* Highmori, eingeschlossen sind (Abb. 13.3-21). Das Rete testis liegt auf der Dorsalseite des Hodens von innen der Tunica albuginea an. Seine spaltförmigen Räume sind von einem einschichtigen isoprismatischen Epithel ausgekleidet. Häufig findet man Inseln mit hochprismatischen Zellen (Abb. 13.3-22). Die Spalträume des Rete testis werden von dünnen, mit Epithel bedeckten Bindegewebssträngen durchzogen, *Chordae rete testis* [41]. Die Samenkanälchen münden teilweise direkt in die Retespalten, teilweise sind vom Rete aus dünne, mit isoprismatischem Epithel ausgekleidete gestreckte Röhren, *Tubuli recti,* entwickelt. An der Einmündung in einen Tubulus rectus oder in eine Retespalte besteht das Samenkanälchen vorwiegend aus modifizierten Sertoli-Zellen; Keimzellen kommen nur selten vor. Dieser Abschnitt eines Hodenkanälchens wird als terminales Segment bezeichnet [32]. Die Einmündungsstelle ist lippenartig in das Rete vorgewölbt (Abb. 13.3-23). Ihr wird eine Ventilfunktion zugeschrieben, damit ein Rückstrom von Samenzellen aus dem Rete testis in die Samenkanälchen verhindert wird.

Aus tierexperimentellen Untersuchungen ist bekannt, daß ein kontinuierlicher Flüssigkeitsstrom, in dem die Spermatozoen enthalten sind, aus den Samenkanälchen in das Rete testis fließt. Das Rete testis mit seinen Spalträumen verhält sich wie ein Schwamm, der diese Flüssigkeit aufnimmt. Glatte Muskelzellen im Corpus Highmori und in der Tunica albuginea des Hodens veranlassen einen zum Nebenhoden hin gerichteten Strom des Inhaltes der Retespalten. Die große Oberfläche des Reteepithels nimmt durch Sekretions- und Resorptionsvorgänge Einfluß auf die Zusammensetzung der Reteflüssigkeit.

5 *Nebenhoden*

5.1 *Gliederung des Nebenhodens*

Der Nebenhoden, *Epididymis,* liegt an der Hilusseite dem Hoden an und reicht als 5–10 mm dickes längliches Organ vom kranialen bis zum kaudalen Hodenpol [17]. Man beschreibt bei Betrachtung mit bloßem Auge Nebenhodenkopf, *Caput,* Nebenhodenkörper, *Corpus,* und Nebenhodenschweif, *Cauda epididymi-*

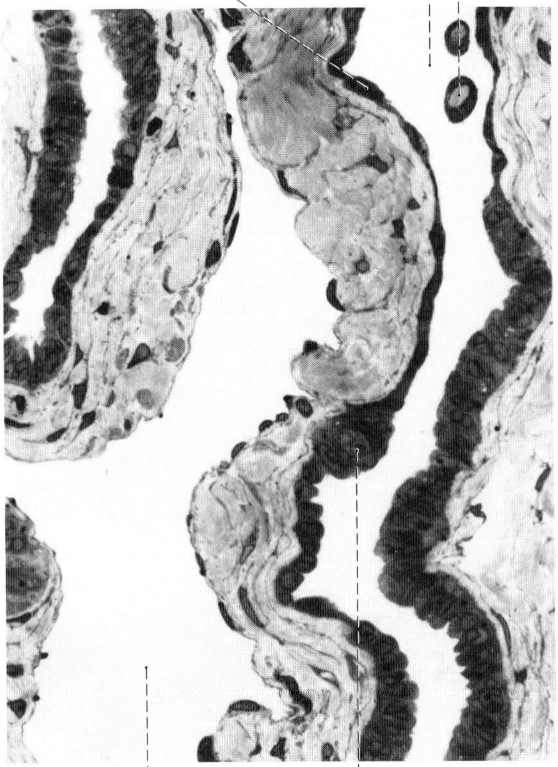

Abb. 13.3-22 Ausschnitt aus dem Rete testis mit Spaltraum, Chorda rete testis und Lymphgefäß. Vergr. 650fach. (Aus Bustos-Obregón u. Holstein [7])

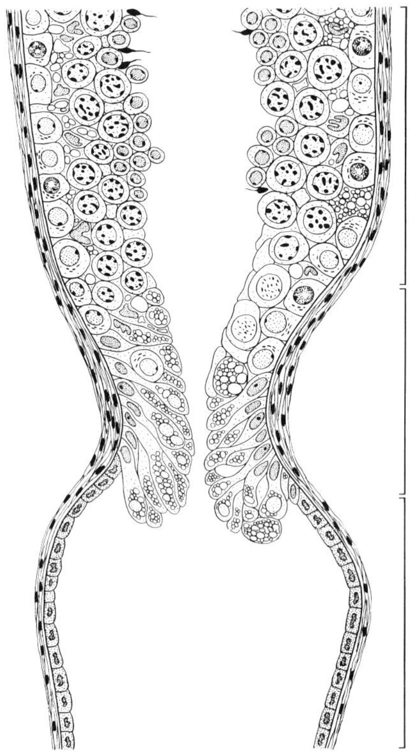

Abb. 13.3-23 Terminales Segment eines Samenkanälchens mit anschließendem Tubulus rectus des Rete testis. (Modifiziert nach Lindner [32])

dis. Am Lebenden ist der Nebenhoden durch das Skrotum hindurch tastbar und damit der klinischen Untersuchung zugänglich. Der Nebenhoden ist von einer – im Vergleich zum Hoden – dünnen *Tunica albuginea* überzogen. Haltebänder, *Ligamenta epididymidis superius* und *inferius,* fixieren ihn am Hoden. Innerhalb der Tunica albuginea epididymidis befinden sich die aus dem Hoden herausführenden Kanälchen, *Ductuli efferentes,* und der Nebenhodengang, *Ductus epididymidis* (Abb. 13.3-24). 8–12 Ductuli efferentes haben am oberen Hodenpol Anschluß an das Rete testis. Sie sind stark aufgeknäuelt und münden End-zu-Seit in den Ductus epididymidis. Am kaudalen Hodenpol biegt der Nebenhoden um und geht nach kranial in den *Ductus deferens* über. Die Länge eines Ductulus efferens beträgt etwa 10–12 cm und die des anschließenden Ductus epididymidis ca. 6 m. Aufgrund licht- und elektronenmikroskopischer Untersuchungen lassen sich weitere Gangabschnitte mit unterschiedlichem Wandbau und unterschiedlich weiter Lichtung erkennen. So findet man im Abschnitt 1 des Caputs vorwiegend Ductuli efferentes. Im Abschnitt 2a und b des Caputs befinden sich die ersten Windungen des Ductus epididymidis mit den Einmündungen der Ductuli efferentes. In den Abschnitten des Corpus (3a–c) nimmt die Kanälchenlichtung des Ductus epididymidis ab. An der Grenze zwischen Corpus und Cauda, zu Beginn des Abschnittes 4a, ist das Lumen des Ductus epididymidis am engsten (Abb. 13.3-25). Außerdem ist das Epithel hier stark gefaltet. In den Abschnitten 4a–c der Cauda erweitert sich das Lumen des Nebenhodenganges, und der Muskelmantel ist kräftig entwickelt.

Die **Ductuli efferentes** gehen von den Spalträumen des Rete testis aus (Abb. 13.3-26a). Ihre Wand besteht aus einem unterschiedlich hohen, mehrreihigen Epithel und aus mehreren Lagen gering differenzierter glatter Muskelzellen. Das Epithel enthält hochprismatische Zellen mit einem Bürstensaum (Mikrovilli) und Zellen mit *Kinozilien* (Abb. 13.3-27a). Die **hochprismatischen Zellen** enthalten in ihrem supranukleären Zytoplasma zahlreiche Lysosomen und an der Zellkuppe am Fuße der Mikrovilli zahlreiche vom Plasmalemm ausgehende Canaliculi. Diese Strukturen werden mit einer resorptiven Tätigkeit der prismatischen Zellen in Verbindung

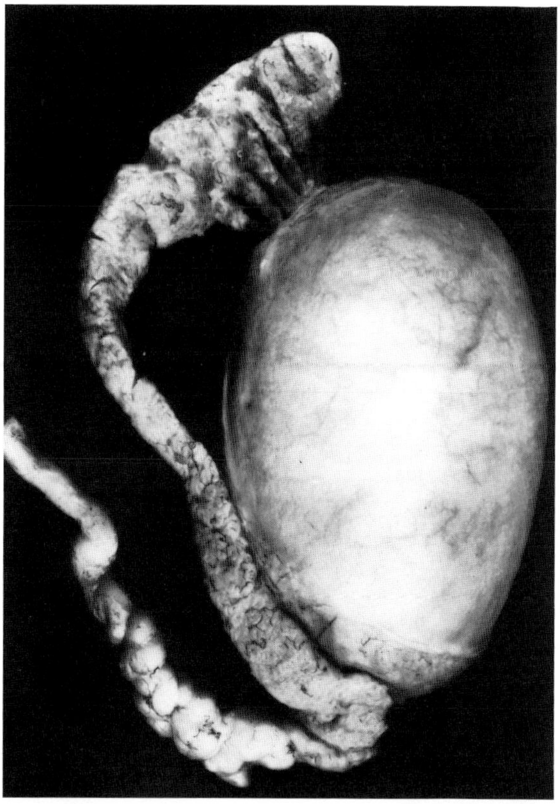

Abb. 13.3-24 Rechter Hoden und Nebenhoden eines 38jährigen Mannes. Die bindegewebige Kapsel und die Haltebänder des Nebenhodens sind abpräpariert. Der Nebenhodenkopf ist vom Hoden abgehoben, um den Anschluß der Ductuli efferentes an den Hoden darzustellen. Vergr. 1,5fach. (Aus HOLSTEIN [17])

gebracht. Offenbar wird ein Teil der aus dem Hoden strömenden Flüssigkeit resorbiert und damit die Zahl der in dieser Flüssigkeit ausgeschwemmten Spermatozoen pro Volumeneinheit erhöht. So konnte man beim Schafbock und beim Bullen feststellen, daß mehr als 90% der im Hoden produzierten Flüssigkeit in den Ductuli efferentes resorbiert werden. Neben den prismatischen Zellen sieht man aber auch Zellen, deren Zellkuppen voller Vesikel in das Kanälchenlumen vorgewölbt sind und offenbar als apikale Zytoplasmatropfen abgeschnürt werden. Die **kinozilientragenden Zellen** sorgen für den Transport der noch unbeweglichen Spermatozoen in weiter distal gelegene Gangabschnitte. Die Ductuli efferentes münden mit englumigen, düsenartigen Öffnungen in den Ductus epididymidis.

Der **Ductus epididymidis** ist ein Kanal, dessen Wand aus einem gleichmäßig hohen Epithel und glatten Muskelzellen besteht (Abb. 13.3-26b). Basale abgerundete Zellen und hochprismatische Zellen mit Stereozilien bilden ein zweireihiges Epithel. Die **basalen Zellen** haben runde Kerne und liegen auf der Basalmembran. Die Höhe der hochprismatischen Zellen wird bedingt durch einen stark entwickelten GOLGI-Apparat, viel Ergastoplasma, zahlreiche Mitochondrien und andere Zellbestandteile (Abb. 13.3-27b). Die Kerne enthalten neben den Nucleoli häufig Sphäridien, elektronendichte, kugelige Strukturen [25]. Man nimmt an, daß Sphäridien Endprodukte des Kernstoffwechsels sind (Abb. 13.3-28). Von der Oberfläche der hochprismatischen Zellen ragen dünne, untereinander verbundene Zytoplasmafortsätze, die sog. **Stereozilien** (Abb. 13.3-29), und z. T. breite, kolbige Zytoplasmafortsätze in das Lu men des Kanals [24]. Stereozilien können als modifizierte Mikrovilli angesehen werden, sie enthalten dünne Bündel von Mikrofilamenten. In den ersten Abschnitten des Nebenhodenganges ist das Epithel besonders

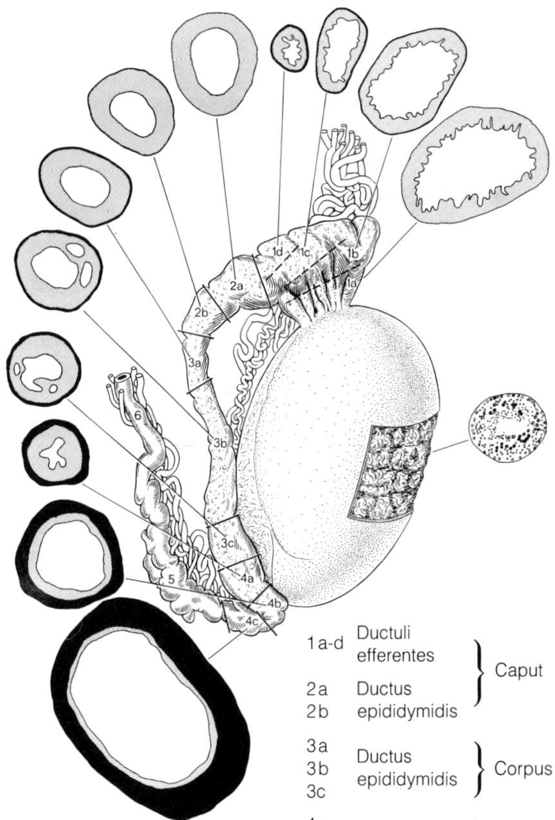

Abb. 13.3-25 Halbschematische Zeichnung vom Hoden und Nebenhoden des Menschen. Der Nebenhoden ist von seinen bindegewebigen Verwachsungen mit dem Hoden freipräpariert. Die Einteilung des Nebenhodens in einzelne Abschnitte wurde nach zytologischen Merkmalen des Epithels getroffen. Querschnitte in den jeweiligen Nebenhodenabschnitten berücksichtigen die Epithelverhältnisse (grau) und die Dicke der Muskelwand (schwarz).

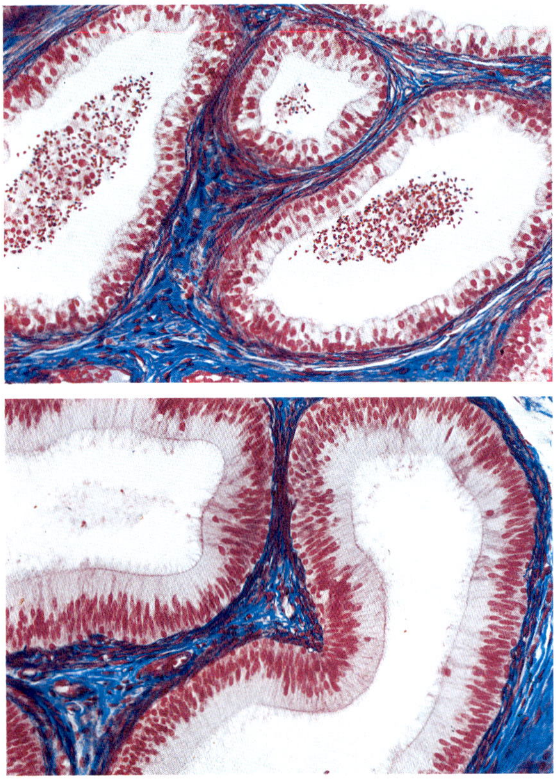

a

b

Abb. 13.3-26 Nebenhoden eines 19jährigen Mannes. (a) Anschnitte der Ductuli efferentes. Im Inneren der Ductuli sind Ansammlungen von Spermatozoen zu sehen. (b) Anschnitte des Ductus epididymidis (mit Stereozilien). Azan. Vergr. 230fach.

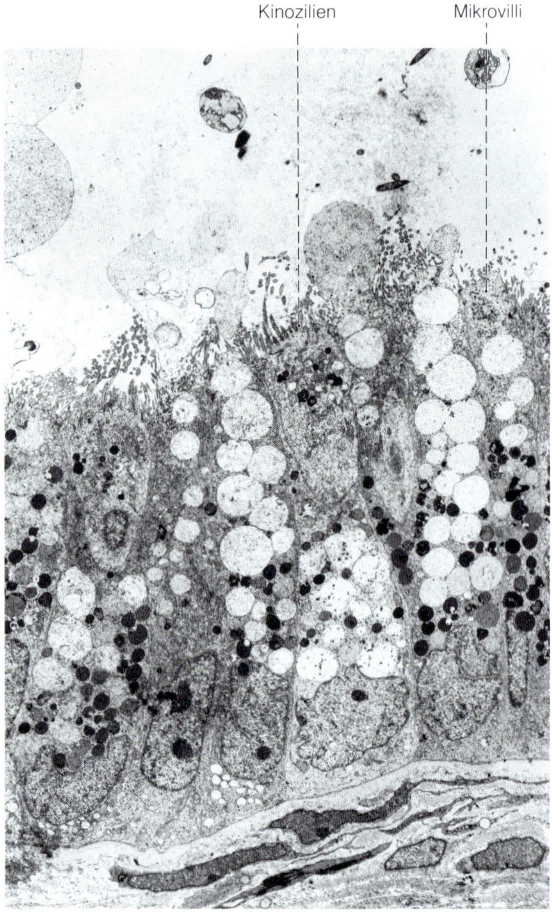

a

Abb. 13.3-27 Menschlicher Nebenhoden. (a) Epithel der Ductuli efferentes. Im supranukleären Zytoplasma liegen zahlreiche helle Blasen und dunkle Lysosomen. (b) Epithel des Ductus epididymidis. Die hochprismatischen Zellen haben Stereozilien als Oberflächenbesatz. TEM; Vergr. 1600fach.

hoch und nimmt im weiteren Verlauf des Ductus epididymidis nach distal an Höhe und Reichtum an Zellorganellen im Zytoplasma ab. Zahlreiche zytologische Details weisen darauf hin, daß die Stoffwechselaktivitäten der Nebenhodenepithelien in den ersten Gangabschnitten auf die **Ausreifung der Spermatozoen** gerichtet sind. Aus Untersuchungen an Versuchstieren ist bekannt, daß die aus dem Hoden kommenden Spermatozoen nur zu einem sehr geringen Teil befruchtungsfähig sind, sie machen im Nebenhoden morphologisch sichtbare Reifungsprozesse durch. Bei den Spermatozoen des Menschen ist gleichfalls auf eine Reifung bei der Passage durch den Nebenhoden zu schließen.

Dies ergibt sich aus klinischen Beobachtungen nach Refertilisierungsoperationen. Je weiter distal am Nebenhoden, z. B. etwa im Abschnitt 3c, ein neuer Abfluß des Nebenhodenganges in den Samenleiter **(Epididymovasostomie)** geschaffen werden kann, um so größer ist die Chance, daß das Ejakulat befruchtungsfähige Spermatozoen enthält.

Am Übergang vom Nebenhodenkörper zum Nebenhodenschweif, im Abschnitt 4a, ist die Lichtung des Ductus epididymidis eng (Abb. 13.3-25). Zusätzlich zeigt die Kanälchenwand längsgestellte Schleimhautfalten.

In dieser Region kann sich bevorzugt eine aufsteigende Entzündung, z. B. eine Gonokokkeninfektion, festsetzen und zu einer Verklebung des Epithels und damit zu einem Verschluß des Nebenhodenganges führen. Tritt ein solcher Verschluß der ableitenden Samenwege beidseitig auf, dann werden bei einer Ejakulation nur die Sekrete der akzessorischen Geschlechtsdrüsen entleert; Samenzellen fehlen **(Azoospermie)**.

In der Cauda epididymidis hat der Nebenhodengang ein weiteres Lumen, das Epithel ist relativ niedrig (Abb. 13.3-25). Hier werden die **Spermatozoen gespeichert.** Durch zahlreiche tierexperimentelle Untersuchungen wurde gesichert, daß die Nebenhodenepithelien unterschiedliche **Substanzen synthetisieren und sezernieren** können: Glycerylphosphorylcholin scheint einen Effekt auf die Reifung der Spermatozoen zu haben; Glykopolysaccharide überziehen vermutlich die Zellmembran der Spermatozoen; Carnitin ist offenbar ein biochemisch wirksamer Co-Faktor für die Ausrei-

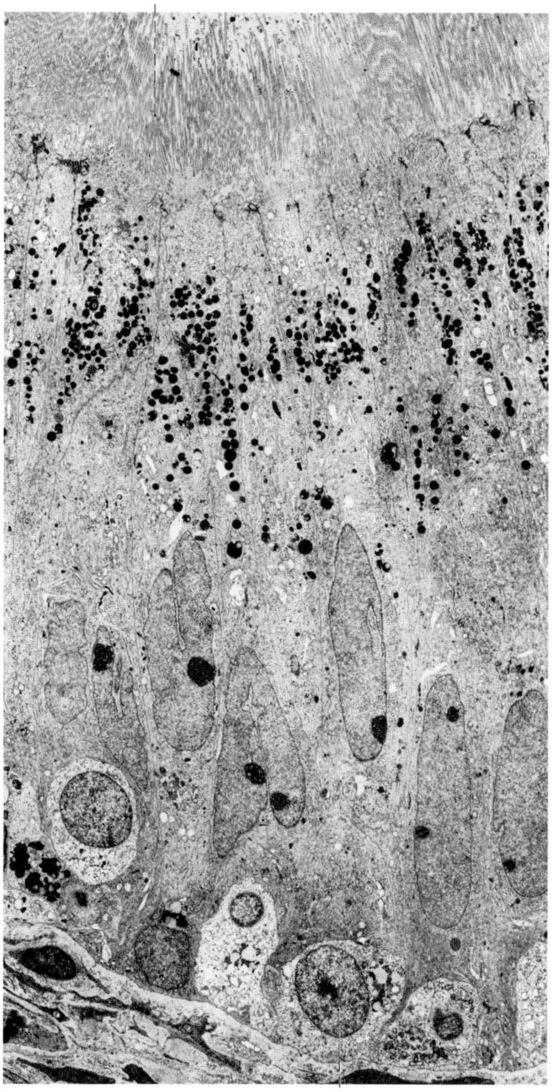

fung des chemischen Apparates in den Spermatozoen, den diese für ihren Bewegungsstoffwechsel brauchen; geringe Mengen von Steroiden (Testosteron und Dehydroepiandrosteron) werden von den Epithelien im Nebenhodenschweif synthetisiert und sezerniert. Man vermutet, daß diese Steroide für den Stoffwechsel der im Nebenhodenschweif gespeicherten reifen Samenzellen notwendig sind.

An die Abschnitte 4a–c des Nebenhodenschweifs schließt die Pars epididymica des Samenleiters (Abb. 13.3-25) an. Dieser Gangabschnitt des Ductus deferens hat eine sehr weite Lichtung und einen dicken Muskelmantel. Das Epithel ist ebenfalls zweireihig, relativ niedrig und hat als Oberflächenbesatz kurze Stereozilien. In der Pars epididymica ductus deferentis werden bei gesunden, fertilen Männern sehr viele **Spermatozoen gespeichert.** Bei der Ejakulation wird ein Teil des Kanals entleert. Finden mehrere Ejakulationen in kurzer Zeit nacheinander statt, enthalten die Ejakulate immer weniger Spermatozoen. Die entleerte Pars epididymica ductus deferentis wird erst langsam wieder durch die vom Nebenhodengang herantransportierten Spermatozoen aufgefüllt.

Alle Nebenhodenkanälchen haben einen **Muskelmantel.** Im Bereich der Ductuli efferentes und zu Beginn des Ductus epididymidis umgeben nur wenige Lagen dünner glatter Muskelzellen in zirkulären Touren die Kanälchen. Im Verlauf des Ductus epididymidis nimmt die Zahl der Lagen glatter Muskelzellen erheblich zu. Am Übergang vom Nebenhodenkörper zum Schweif wird die Muskelwand durch von außen aufgelagerte dicke glatte Muskelzellen verstärkt. Der Ductus deferens besteht nur noch aus dicken glatten Muskelzellen, die durch ihre spiralige Anordnung die von histologischen Präparaten bekannte Dreischichtung der Muskelwand bilden.

Die verschiedenen Arten glatter Muskelzellen unterscheiden sich in ihrer Erregbarkeit. Die **dünnen glatten Muskelzellen,** die als weniger differenzierte glatte Mus-

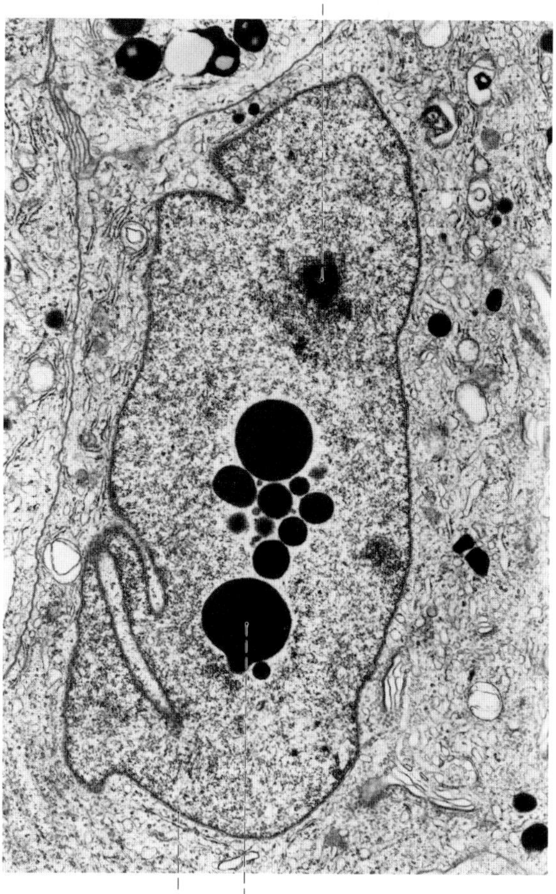

Abb. 13.3-28 Kern einer hochprismatischen Zelle aus dem Ductus epididymidis. TEM; Vergr. 7000fach.

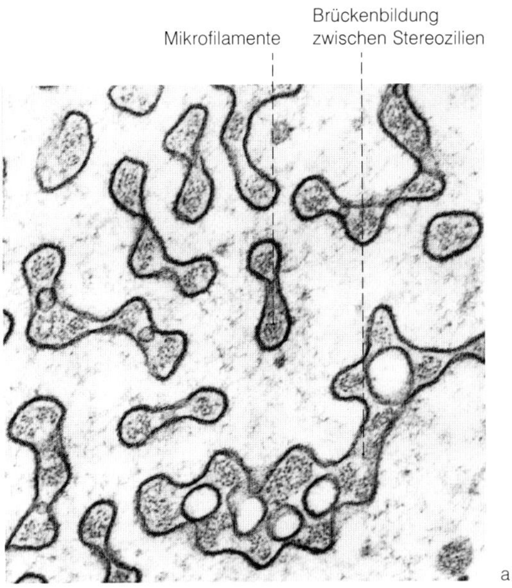

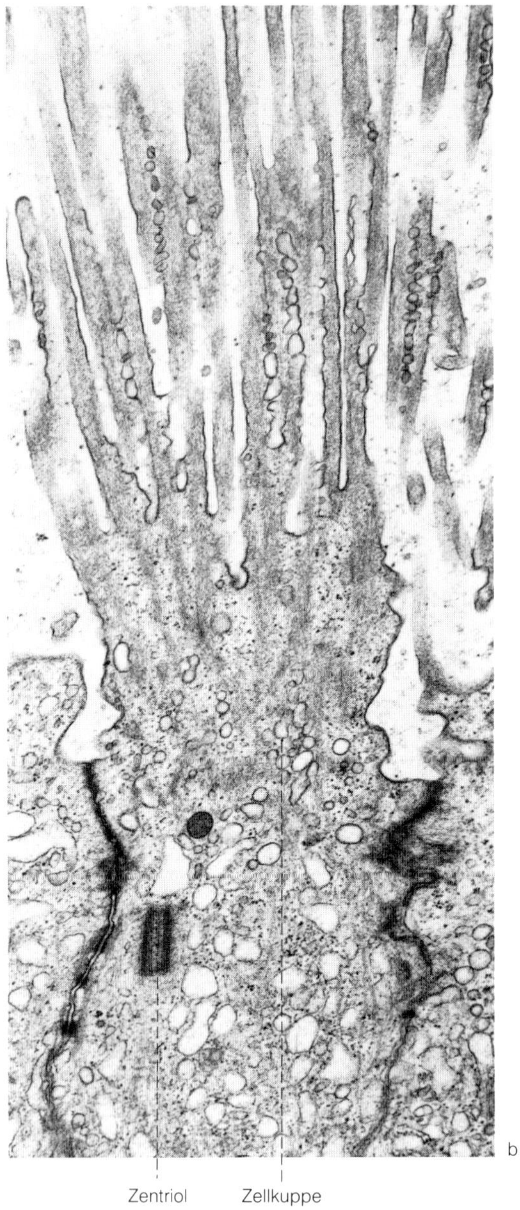

Abb. 13.3-29 Stereozilien bilden die Oberflächendifferenzierung der hochprismatischen Epithelzellen des Ductus epididymidis. (a) Querschnitte von Stereozilien zeigen Bündel von Mikrofilamenten und Brückenbildung untereinander. TEM; Vergr. 55000fach. (b) Längsschnitt von Stereozilien an der Zellkuppe einer hochprismatischen Epithelzelle. TEM; Vergr. 17000fach. (Aus Holstein [17])

kelzellen angesehen werden, neigen zur Spontankontraktilität. Außerdem sind sie hormonsensitiv, z. B. ein Hormon des Hypophysenhinterlappens, das Oxytocin, fördert ihre Autokontraktilität. Die **dicken glatten Muskelzellen** des Ductus deferens sind ausdifferenziert und haben nur eine geringe Neigung zu spontaner Kontraktilität. Dieses unterschiedliche funktionelle Verhalten verschiedener Typen glatter Muskelzellen an den ableitenden Samenwegen des Menschen ist korrelierbar zu einer indirekten, schwachen adrenergen Innervation der Nebenhodenabschnitte 1–3 und einer direkten, intensiven adrenergen Innervation der Abschnitte 4, 5 und des Ductus deferens [3].

Die proximalen Nebenhodenabschnitte sind **peristaltisch aktiv** und transportieren die Spermatozoen in den Nebenhodenschweif. Die starke Innervation des Ductus deferens wird als Hemminnervation aufgefaßt, die für eine Ruhigstellung sorgt. Nur unmittelbar vor der Ejakulation wird diese Hemmung der Muskelkontraktion aufgegeben.

5.2 Inhalt der Nebenhodenkanälchen

Im Lumen der Nebenhodenkanälchen wird die aus dem Hoden und Rete testis stammende Flüssigkeit mit den darin suspendierten **Spermatozoen** transportiert. Die Transportzeit der Spermatozoen durch den ganzen Nebenhoden beträgt 8–17 Tage.

Außer den Spermatozoen kommen in der Suspension unreife Keimzellen [23], die vorzeitig aus dem Keimepithel entlassen wurden, weiterhin abgestoßene

Epithelzellen und Makrophagen vor. Die Makrophagen wandern von außen durch das Nebenhodenepithel in die Ganglichtung ein. Wenn sie Spermatozoen phagozytiert haben, werden sie auch als **Spermatophagen** bezeichnet [22] (Abb. 13.3-30).

Werden die Spermatozoen in den kaudalen Nebenhodenabschnitten nicht durch eine Ejakulation aus dem Kanal entleert, überaltern sie und zerfallen autolytisch. Die Abbaustoffe (Proteine) werden von den Epithelien resorbiert. Teilweise werden die Spermatozoen auch von Spermatophagen gefressen. Spermatozoen können aber wohl auch durch spontane Abgabe in die Urethra gelangen und dann mit dem Urin herausgespült werden.

Abb. 13.3-30 Lumen eines Ductulus efferens mit Spermatozoen und mehrkernigen Spermatophagen. Einige frisch phagozytierte Spermatozoenköpfe sind noch erkennbar. Das Zytoplasma der Spermatophagen enthält massenhaft Spermatozoenfragmente, Lysosomen und helle Lipidtropfen. TEM; Vergr. 17000fach. (Aus HOLSTEIN [18])

6 Samenleiter

Der Samenleiter, *Ductus deferens,* verbindet den Nebenhoden mit der Harnröhre. Er setzt den Nebenhodengang fort und beginnt mit der *Pars epididymica ductus deferentis.* Er zieht am Nebenhoden nach kranial hoch. Man unterscheidet eine im Samenstrang gelegene *Pars funiculi spermatici,* eine durch den Leistenkanal ziehende *Pars inguinalis,* eine im Retroperitonealraum an der seitlichen Wand des kleinen Beckens liegende *Pars pelvina,* eine spindelförmige Erweiterung kurz vor dem Eintritt des Ductus deferens in die Prostata, die *Ampulla ductus deferentis,* und einen *Ductus ejaculatorius,* der an der Einflußöffnung der Samenblasen beginnt, durch die Prostata verläuft und auf dem *Colliculus seminalis* in die Harnröhre mündet. Der Ductus deferens hat eine Gesamtlänge von 35–40 cm.

Der Samenleiter ist ein Rohr von etwa 3 mm Durchmesser mit einer kräftigen glattmuskulären Wand und einem unverhältnismäßig kleinen sternförmigen Lumen (Abb. 13.3-31), das von einem niedrigen **zweireihigen prismatischen Epithel** mit kurzen Stereozilien ausgekleidet ist [36] (Abb. 13.3-32). Das Epithel ähnelt dem des Ductus epididymidis, an den Zellkuppen sieht man ebenfalls Zeichen einer sekretorischen Tätigkeit der

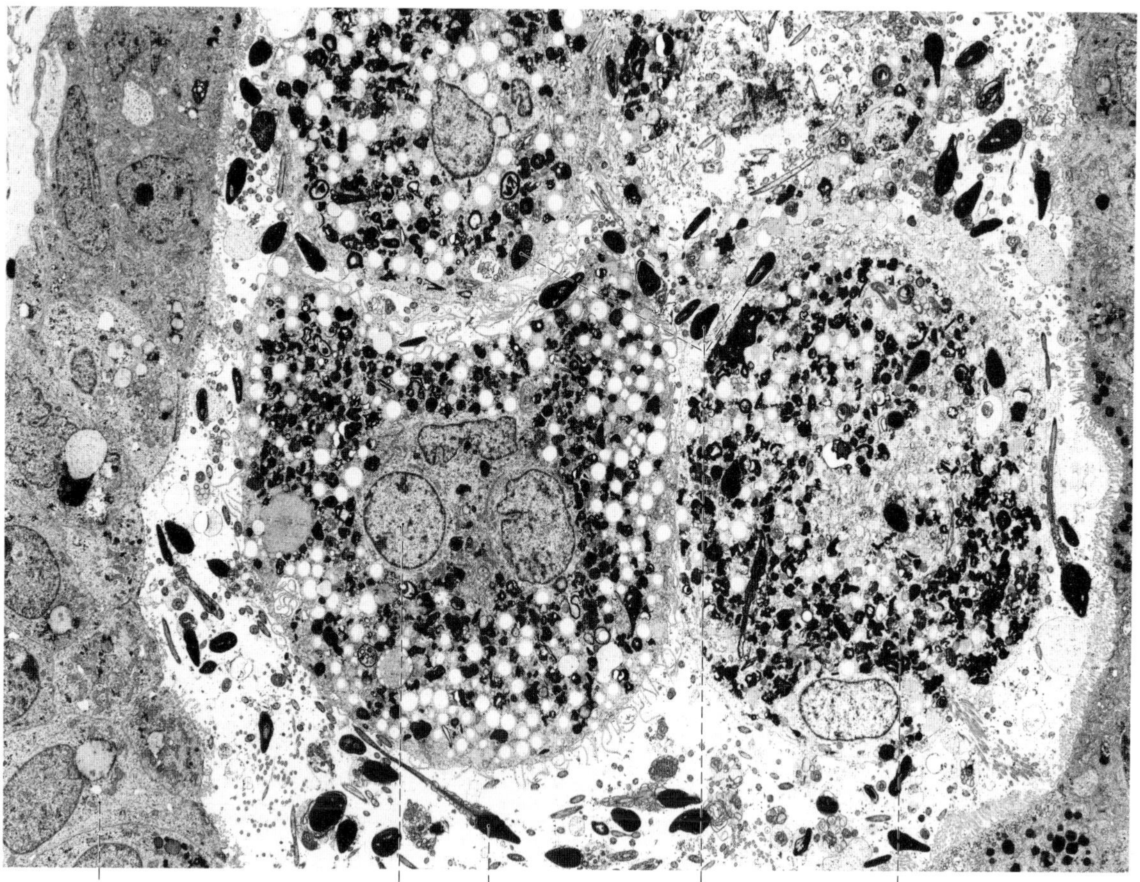

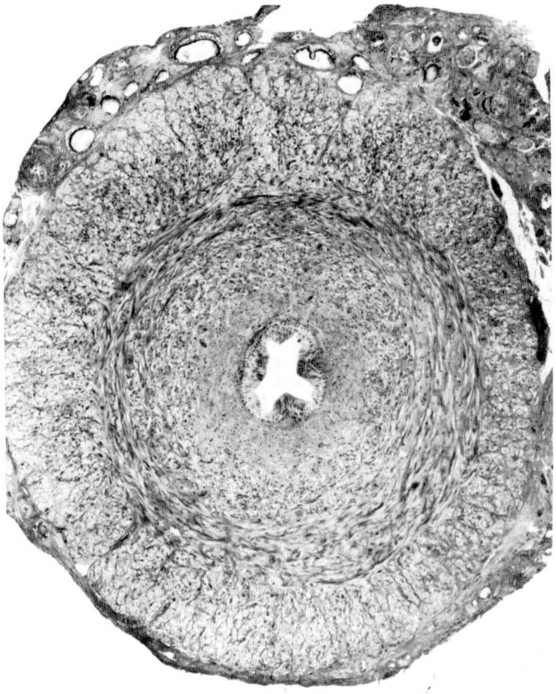

Abb. 13.3-31 Querschnitt durch den Ductus deferens. H. E.; Vergr. 25fach.

Zellen. Die **Muskelwand** präsentiert sich im histologischen Querschnittpräparat als dreischichtig: einer äußeren Schicht mit quergeschnittenen glatten Muskelzellen, einer mittleren Schicht mit zirkulär um das Lumen angeordneten und somit längsgeschnittenen Muskelzellen und einer inneren, wieder mit quergeschnittenen glatten Muskelzellen. Einige Züge von glatten Muskelzellen gehen von der einen in die andere Schicht über, so daß die Vorstellung eines schraubenförmigen Verlaufs der glatten Muskelzellen entwickelt wurde. Dabei sollen Züge äußerer, am Ductus deferens längsverlaufender Muskelzellen in zirkuläre und schließlich in innere, unter dem Epithel längsverlaufende Züge übergehen. Diese Vorstellung ist umstritten, weil die Zahl der von einer in die andere Schicht übergehenden Muskelzellen relativ gering ist [37]. Der Samenleiter erweitert sich kurz vor dem Eintritt in die Prostata zur **Ampulla ductus deferentis.** Das immer noch zweireihige Epithel bildet hier wandständige, rundliche Kammern oder Alveolen [39]. Die Epithelzellen bieten Zeichen sekretorischer Tätigkeit. Die Muskelwand ist dünn und läßt die für den Ductus deferens typische Dreischichtung vermissen. Längsverlaufende Züge glatter Muskelzellen bilden Stränge in Richtung auf den Ductus ejaculatorius.

Der durch die Prostata verlaufende Teil des Ductus deferens wird **Ductus ejaculatorius** genannt. Er ist etwa 1 cm lang und nimmt am Rand der Prostata den Ausführungsgang der Vesicula seminalis auf. Das Epithel des Ductus ejaculatorius ist zweireihig oder einreihig hochprismatisch und zeigt ebenfalls Sekretionserscheinungen an seiner Oberfläche. Die Ductus ejaculatorii beider Seiten münden auf dem Samenhügel, **Colliculus seminalis,** in die Pars prostatica der Harnröhre. Die Öffnungen dieser Kanäle sind von einem Gefäßgeflecht und von glatten Muskelzellen umgeben. Es steht zur Diskussion, daß diese Strukturen einen Verschluß der Ductus ejaculatorii gegenüber dem Eindringen von Urin besorgen. Andererseits sind die Öffnungen der Kanälchen nach kaudal gerichtet, und unter normalen Bedingungen geht beim Wasserlassen der rasche Urinstrom vorwiegend durch die seitlichen Erweiterungen der Harnröhre am Colliculus seminalis vorbei.

Die Muskulatur des Samenleiters besitzt eine dichte vegetative **Innervation** mit adrenergen Neuronen. Es handelt sich offensichtlich um kurze Fasern, die von Ganglienzellen im kleinen Becken in der Nähe der akzessorischen Geschlechtsdrüsen (z. B. Vesicula seminalis) ausgehen. Die präganglionären Fasern für diese Ganglien kommen aus dem vor der Aorta gelegenen vegetativen Plexus hypogastricus. Die Innervation der glatten Muskulatur in der Wand des Ductus deferens ist

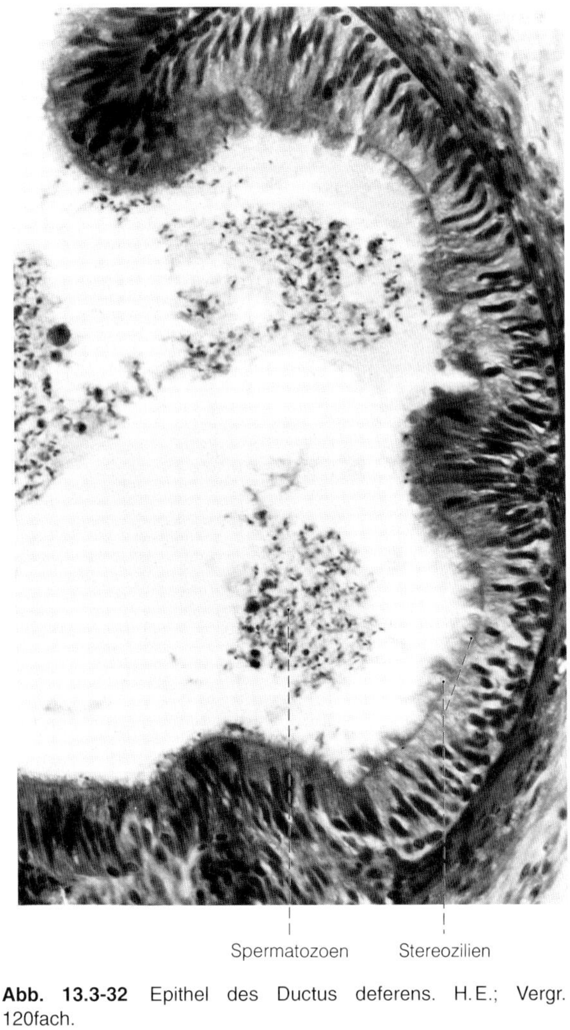

Abb. 13.3-32 Epithel des Ductus deferens. H. E.; Vergr. 120fach.

entscheidend für den Transport der Spermatozoen aus dem Nebenhoden bis in die Harnröhre. Über diese **Transportfunktion** des Ductus deferens gibt es in der internationalen wissenschaftlichen Literatur verschiedene Vorstellungen, die sich auf Tierexperimente und In-vitro-Untersuchungen an kleinen, bei Operationen gewonnenen Stücken des menschlichen Ductus deferens stützen. Gesicherte Kenntnisse über die Bedingungen „in vivo“ beim Menschen liegen bisher nicht vor. Man nimmt an, daß sich zu Beginn einer Ejakulation der gesamte Ductus deferens in Längsrichtung verkürzt und dabei seine Lichtung zunächst erweitert wird. Durch nachfolgende peristaltische Kontraktionswellen soll dann der Inhalt unter Druck gesetzt und in den hinteren Abschnitt der Harnröhre befördert werden. Diese Phase wird als „Emission“ der Spermatozoen bezeichnet. Die Emissionsphase wird durch Impulse über Fasern des Plexus hypogastricus superior gesteuert. An die Emission schließt sich die eigentliche Ejakulation der Spermatozoen an. Sie wird nicht mehr vom Ductus deferens, sondern von den Muskeln des Damms (Perineum) bewirkt und vom parasympathischen Plexus pudendus internus kontrolliert.

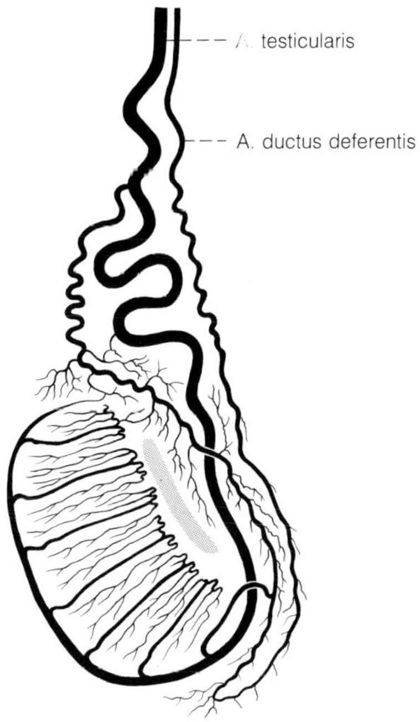

Abb. 13.3-33 Schematische Darstellung der Arterienversorgung des Hodens und Nebenhodens. (Aus Hundeiker u. Mulert [26])

7 *Gefäß- und Nervenversorgung des Hodens und Nebenhodens*

7.1 *Arterien*

Die Hodenarterie, *A. testicularis,* entspringt aus der Bauchaorta direkt unterhalb der Nierenarterie. Dieser intraabdominelle Ursprung der Hodenarterie ist auf die embryonale Entwicklung des Hodens in der Lumbalregion zurückzuführen. Durch den Descensus testis bis in das Skrotum ist die Hodenarterie relativ lang. Sie zieht im Retroperitonealraum abwärts und überkreuzt den M. psoas und den Ureter. Dabei gibt sie Äste an den abdominalen Teil des Ductus deferens ab und anastomosiert mit der A. ductus deferentis. Am Anulus inguinalis profundus tritt die A. testicularis in den Leistenkanal ein. Außerhalb des Leistenkanals, im Bereich des Samenstranges, hat sie einen stark geschlängelten Verlauf und spaltet sich in zwei oder drei Äste auf, die den Ductus deferens begleiten, den Nebenhoden versorgen und Verbindungen zur Arterie des Ductus deferens und zur A. cremasterica herstellen. Der Hauptast der A. testicularis (Abb. 13.3-33) zieht zum Hilus des Hodens, breitet sich in der inneren Schicht der Tunica albuginea aus und sendet von der Konvexität des Hodens Äste in die Septula testis [26]. Sie verlaufen innerhalb der Septula bis in die Nähe des Rete testis und versorgen dann rückläufig als *Aa. recurrentes* die Hodenkanälchen in den Lobuli testis. Die von den Aa. recurrentes ausgehenden Kapillaren sind von Leydig-Zellen teilweise scheidenartig umschlossen und bilden dann ein Netz um die Samenkanälchen. Die komplizierte Arterienversorgung des Hodens ist weder hinsichtlich ihrer Entstehung noch ihrer Funktion hinreichend verständlich. Physiologische Untersuchungen an Versuchstieren haben gezeigt, daß ein pulsloser Blutfluß das Hodengewebe erreicht. Vermutlich ist die Strömungsdynamik des Blutes im Hoden ein wichtiger Faktor für die endokrine und generative Tätigkeit des Hodens.

Der Ductus deferens erhält eine eigene Gefäßversorgung durch die *A. ductus deferentis* aus der A. umbilicalis, einem Ast der A. iliaca interna. Sie erreicht die Pars epididymica ductus deferentis und Abschnitte des Nebenhodenschweifs.

7.2 *Venen*

Das venöse Blut aus dem Hodenparenchym fließt über Vv. centrales in den Septula testis oder Venen der Tunica albuginea zum Hodenhilus. Von dort geht ein Venengeflecht aus, der *Plexus pampiniformis.* Er umgibt die Äste der A. testicularis im Bereich des Samenstranges. Der Plexus pampiniformis folgt der A. testicularis durch den Leistenkanal in den retroperitonealen Raum. Dabei wird das Venengeflecht auf 2–3 Venen reduziert, die durch kleine Gefäßbrücken untereinander verbunden sind. Die Venen vereinigen sich schließlich und münden als *V. testicularis dextra* in die *V. cava inferior* und als *V. testicularis sinistra* in die linke Nierenvene, *V. renalis sinistra.* Die Venen des Hodens sind weitlumig und besitzen Klappen.

Erweiterungen des Plexus pampiniformis oder der Vv. testiculares **(Varikozele)** führen zu einer Veränderung der Blutzirkulation im Hoden, die mit einer Reduzierung der Samenbildung einhergeht.

7.3 *Lymphgefäße*

Die Lymphbahnen des Hodens beginnen in den Septula testis als relativ weitlumige Gefäße, die Endothellücken aufweisen [20]. Sie nehmen die Interzellularflüssigkeit aus den Lobuli testis auf und führen über Lymphgefäßgeflechte in der Tunica albuginea oder im Rete testis zum Hilus des Hodens. Von dort ziehen zwölf oder mehr Lymphgefäße am Samenstrang entlang in Richtung auf den Leistenkanal. Sie bilden Sammelgefäße, die eine dünne Muskelwand haben und mit Gefäßklappen ausgestattet sind. Diese Lymphbahnen ziehen dann durch den Leistenkanal zu paraaortalen Lymphknoten im Retroperitonealraum, *Nodi lymphatici lumbales.*

Aufgrund dieser Lymphabflußverhältnisse finden sich Tochtergeschwülste von Hodentumoren zuerst im Retroperitonealraum.

Die Lymphgefäße des Periorchiums, der Hodenhüllen und des Skrotums haben andere Abflußwege. Sie erreichen ihre ersten regionären Lymphknotenstationen in der Leistenbeuge, *Nodi lymphatici inguinales.* Eine Verbindung zwischen den Lymphbahnen des Hodens und der Hodenhüllen besteht in der Regel nicht.

7.4 *Nerven*

Die Nervenversorgung des Hodens erfolgt durch den **Plexus testicularis.** Dieses Nervengeflecht besteht aus Fasern, die vom *Ganglion spermaticum* ausgehen und die A. testicularis umgeben. Das Ganglion spermaticum liegt am Ursprung der A. testicularis im Retroperitonealraum und erhält zuführende vegetative Fasern vom Plexus coeliacus und Plexus intermesentericus. Es bestehen auch Verbindungen zum Plexus renalis. In Begleitung der A. testicularis erreichen die postganglionären Fasern den Hoden und verzweigen sich vom Hilus aus in der Tunica albuginea und im Hodenparenchym. Ein Teil der Fasern dient wohl der Gefäßinnervation, ein anderer Teil hat offensichtlich auch Kontakt zu den LEYDIG-Zellen. Eine Einflußnahme von Nervenüberträgerstoffen (Neurotransmittern) auf die LEYDIG-Zellen des Hodens wird diskutiert. In die Samenkanälchen dringen Nervenfasern nicht ein. In der Tunica albuginea werden die für den Tonus der Hodenkapsel zuständigen glatten Muskelzellen innerviert.

Diese Innervation wird von efferenten autonomen Nervenfasern besorgt, die vorwiegend dem Sympathikus zuzurechnen sind. Parasympathische Fasern sollen auch im Plexus testicularis enthalten sein. Ihre Herkunft ist umstritten. Es ist möglich, daß sie vagalen Ursprungs sind, da der Hoden in der Embryonalzeit im Einflußbereich des N. vagus angelegt wird. Wenig bekannt ist über die afferenten Fasern des Hodens. Sie leiten Schmerzempfindungen und enden etwa im 10. Thorakalsegment des Rückenmarks. Quetschungen des Hodens, z. B. beim Sport oder bei Unfällen, werden als äußerst schmerzhaft empfunden.

Die efferente Innervation des Nebenhodens erfolgt ähnlich wie die des Hodens über sympathische Fasern, die im Samenstrang verlaufen. Sie haben jedoch zu tieferen Abschnitten des prävertebralen vegetativen Nervenplexus, wie Plexus hypogastricus und Plexus pelvicus, Kontakt und schließen sich in ihrem Verlauf dem Ductus deferens an.

Schmerzen am Nebenhoden sind kaum unterscheidbar von denen am Hoden. Man nimmt an, daß die afferenten Fasern über den Plexus hypogastricus und den Aortenplexus das 11. bis 12. Thorakalsegment des Rükkenmarkes erreichen.

8 *Anhänge des Hodens und Nebenhodens und aberrierende Kanälchen*

8.1 *Appendix testis*

Die *Appendix testis* ragt als 3–4 mm breiter Gewebsfortsatz am oberen Hodenpol neben dem Nebenhodenkopf breitbasig aus der Tunica albuginea hervor [17] (Abb. 13.3-34a). Ihre Oberfläche ist von einem zweireihigen, leicht gewellten Flimmerepithel bedeckt. Im Inneren enthält sie, eingebettet in ein lockeres fasriges Bindegewebe, überaus zahlreiche Blut- und Lymphgefäße. Die Appendix testis ist ein Relikt aus der Embryonalzeit und entspricht dem Ende des beim Mann rudimentären MÜLLERschen Ganges (s. Kap. 13.1). Es gibt jedoch auch Hinweise dafür, daß die Appendix testis beim Erwachsenen noch eine Funktion hat: Sie nimmt offenbar Flüssigkeit aus dem Cavum serosum testis auf und leitet sie über ihr stark entwickeltes Lymphgefäßnetz ab.

8.2 *Appendix epididymidis*

Es handelt sich um einen gestielten kolbigen Fortsatz am oberen Pol des Nebenhodenkopfes, in dem ein kleines Bläschen mit einem Durchmesser von 1–2 mm enthalten ist (Abb. 13.3-34b). Das Bläschen ist innen von einem zweireihigen Flimmerepithel ausgekleidet und ist das blinde Ende des ehemaligen WOLFFschen Ganges. Eine Funktion dieses ebenfalls aus der Embryonalzeit stammenden Gebildes ist nicht bekannt.

8.3 *Ductuli aberrantes*

Innerhalb der Kapsel des Nebenhodens, jedoch ohne Beziehung zu den Ductuli efferentes oder dem Ductus epididymidis können Kanälchen vorkommen, die als aberrierende Kanälchen, *Ductuli aberrantes,* beschrieben werden (vgl. Abb. 13.3-2). Sie gelten als Relikte der Embryonalzeit. Man nimmt an, daß sie von Tubuli des Mesonephros herstammen.

8.4 *Paradidymis*

Dieser Begriff wird für ein Kanälchenkonvolut verwendet, das gelegentlich oberhalb des Nebenhodenkopfes im Samenstrang gefunden wird (vgl. Abb. 13.3-2). Es

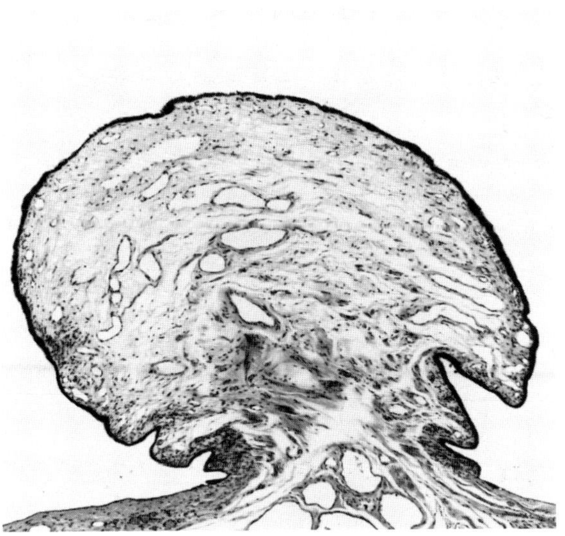
a

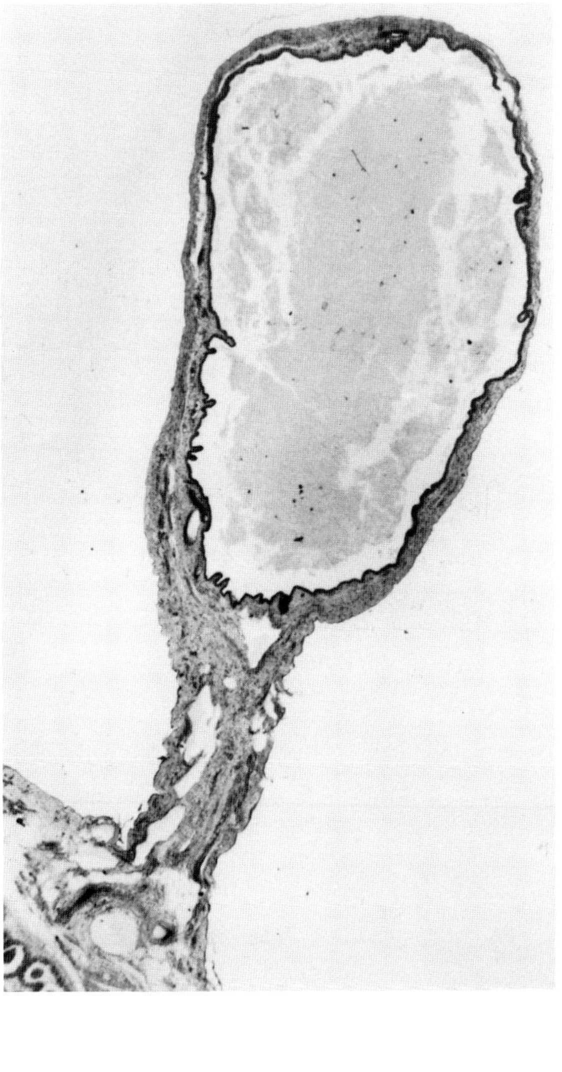
b

Abb. 13.3-34 Anhänge des Hodens und Nebenhodens. (a) Appendix testis. H.E.; Vergr. 50fach. (b) Appendix epididymidis. H.E.; Vergr. 22fach.

kann von einer zarten bindegewebigen Kapsel umgeben sein und enthält Kanälchen mit einem Epithel, das dem der Ductuli efferentes ähnelt. Vermutlich sind auch diese Kanälchen Reste der Tubuli des Mesonephros, die weder an den Ductus epididymidis noch an das Rete testis Anschluß gefunden haben.

9 *Akzessorische Geschlechtsdrusen*

Die akzessorischen Geschlechtsdrüsen sind den samenableitenden Wegen angeschlossen. Ihre Sekrete werden dem Ejakulat beigemengt und stellen sogar die Hauptmasse eines Ejakulats. Ihre Funktion ist abhängig von einer normalen Testosteronproduktion im Hoden. Akzessorische Geschlechtsdrüsen sind: die paarig angelegte **Samenblase**, *Vesicula seminalis*, die unpaare **Vorsteherdrüse**, *Prostata*, und die paarige **Cowpersche Drüse**, *Glandula bulbourethralis* (Abb. 13.3-35).

9.1 Samenblase

Der Name Samenblase, *Vesicula seminalis*, wird zwar für diese Drüse im internationalen Schrifttum oft gebraucht, ist aber irreführend. Die Drüse enthält nämlich normalerweise keine Samenzellen, sondern sezerniert ein Sekret, das der Samenflüssigkeit beigemengt wird. Besser ist deshalb der ebenfalls geläufige Begriff **Bläschendrüse**, *Glandula vesiculosa*.

Die Drüse liegt hinter der Harnblase (Abb. 13.3-35), lateral von der Ampulla ductus deferentis. Sie hat eine ovale, abgeflachte Form (ca. 5 cm lang, 1 cm breit, 1 cm dick) und ist am Blasengrund von außen angewachsen. Nach dorsal bestehen enge Lagebeziehungen zum Rektum.

Von hier aus kann der Arzt bei der digitalen Untersuchung die Bläschendrüsen abtasten oder durch Druck ihren Inhalt in die Harnröhre auspressen.

Die Oberfläche der Bläschendrüse zeigt zahlreiche kleine Vorbuckelungen, die wie Bläschen aussehen. Vermutlich hat sie daher ihren Namen erhalten. Die Drüse besteht aus einem ca. 15 cm langen Gang, der stark aufgewunden und von einer bindegewebigen Kapsel umgeben ist. Die Windungen verursachen die buckelige Oberfläche. Der Gang hat eine kräftige Wand aus einem Geflecht **glatter Muskelzellen.** Dieser Muskelwand sitzt innen ein bizarres Faltenrelief auf (Abb. 13.3-36). Es gibt Primär-, Sekundär- und Tertiärfalten und zwischen ihnen z. T. weitlumige Aussackungen (Alveolen) (Abb. 13.3-37). Falten und Alveolen sind von einem ein- bis zweireihigen **hochprismatischen Epithel** überzogen, das dem der Ampulla ductus deferentis und des Ductus ejaculatorius gleicht. An der Basis der Falten dringen drüsenähnliche Einstülpungen des Epithels in die Muskelwand, vor allem in der Nähe der Öffnung der Bläschendrüse in den Ductus ejaculatorius. Die Epithelzellen enthalten neben anderen Zellorganellen reichlich rauhes endoplasmatisches Retikulum und supranukleär einen gut entwickelten Golgi-Apparat. In der Nähe der

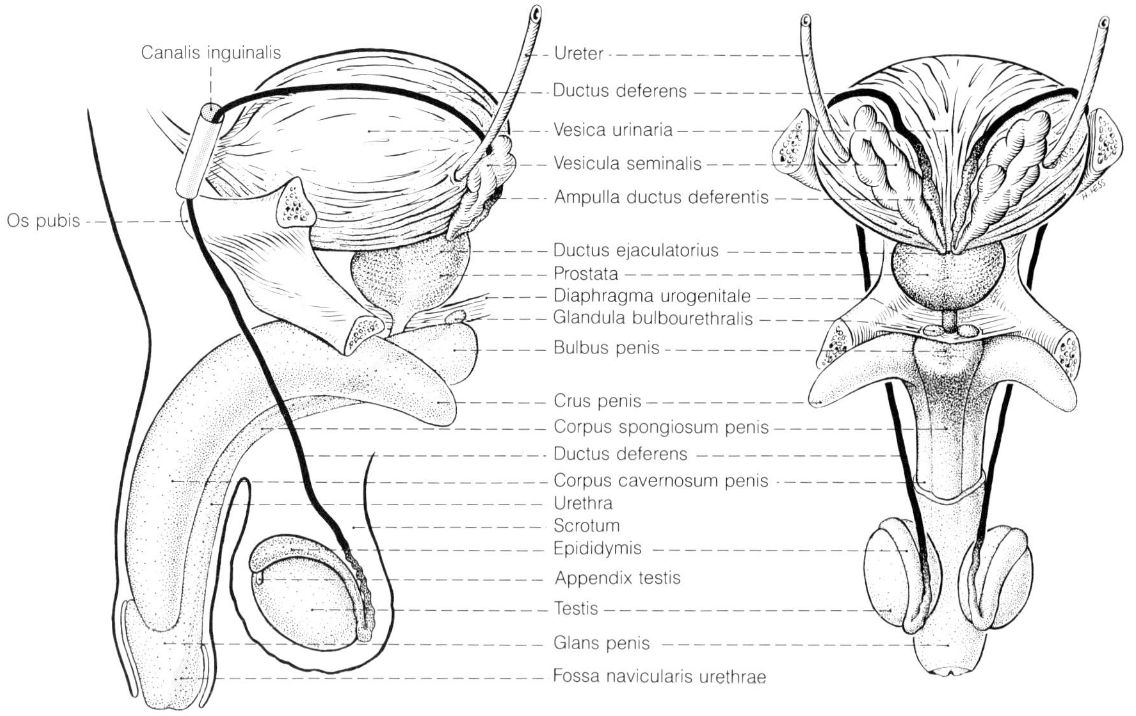

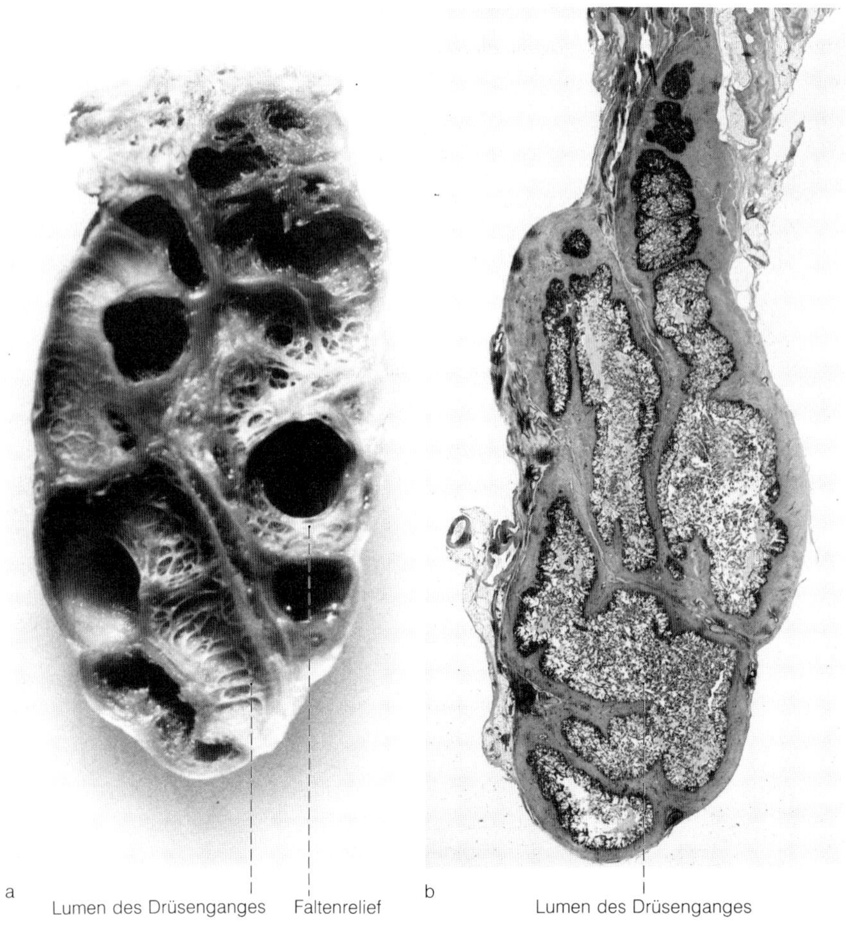

Abb. 13.3-36 Vesicula seminalis eines 27jährigen Mannes. (a) Aufgeschnittenes Organ. Der gewundene Drüsengang ist mehrfach getroffen. Vergr. 4fach. (b) Histologischer Schnitt. Das Lumen des Drüsenganges enthält geronnenes Sekret. Vergr. 4fach.

◀ **Abb. 13.3-35** Männliche Genitalorgane. Lage der akzessorischen Geschlechtsdrüsen: (a) Ansicht von lateral, (b) Ansicht von dorsal.

Zellkuppe liegen zahlreiche Sekretgranula, die an der Zelloberfläche ins Lumen der Bläschendrüse abgegeben werden [2]. Regelmäßig kommen in den Epithelzellen auch Lipofuszingranula vor. Sie sind Zeichen abgelaufener hoher Stoffwechselleistungen der Zellen. Die Höhe der Epithelzellen und ihre sekretorische Aktivität hängen von der Wirkung des Testosterons ab.

Das **Sekret der Bläschendrüse** stellt 50–80% der Flüssigkeitsmenge des Ejakulats und hat gelatinöse Konsistenz. Es ist gelblich gefärbt, schwach alkalisch (pH 7,2–7,6) und besteht vorwiegend aus Proteinen. Als spezifische Substanzen sind im Sekret Fruktose und offensichtlich auch Prostaglandine enthalten. Die Fruktose ist für den Bewegungsstoffwechsel der ejakulierten Spermatozoen notwendig, und die Prostaglandine wirken auf die glatte Muskulatur im weiblichen Genitaltrakt, um die Wanderung der Spermatozoen von der Scheide in die Gebärmutter und den Eileiter zu fördern. Eine Bestimmung der Menge an Fruktose in der Samenflüssigkeit wird bei der Diagnostik einer Fertilitätsstörung vorgenommen. Ein hoher Fruktosewert ist ein Maß für eine gute Funktion der Bläschendrüse und gleichzeitig die Bestätigung, daß die Bläschendrüse durch einen ausreichend hohen Testosteronspiegel im Serum gut stimuliert wurde.

Leitungsbahnen. Die arterielle Versorgung der Bläschendrüse erfolgt von Ästen der A. vesicalis inferior, A. rectalis media und A. ductus deferentis. Die Venen münden in den ausgedehnten Plexus vesicoprostaticus. Über den Abfluß der Lymphbahnen gibt es unterschiedliche Angaben: Einerseits wird beschrieben, daß die Lymphgefäße zusammen mit denen der Prostata und Harnblase zu den Nodi lymphatici iliaci interni verlaufen. Andererseits hat man Lymphabflüsse zu Nodi lymphatici iliaci externi und Nodi lymphatici hypogastrici festgestellt. Die Nerven kommen aus dem Plexus pelvicus und Plexus hypogastricus inferior.

9.2 *Vorsteherdrüse*

Die Vorsteherdrüse, **Prostata,** ist ein etwa 3 cm langes, 4 cm breites und 2 cm dickes, kompaktes, etwa kastaniengroßes Organ mit einem Gewicht von ca. 20 g. Sie ist an ihrer nach oben gerichteten Basis mit dem Boden der Harnblase verwachsen (Abb. 13.3-35). Hier hat sie ihren größten Durchmesser. Nach kaudal verjüngt sich die Drüse und hat somit eine leicht konische Form. Ihre

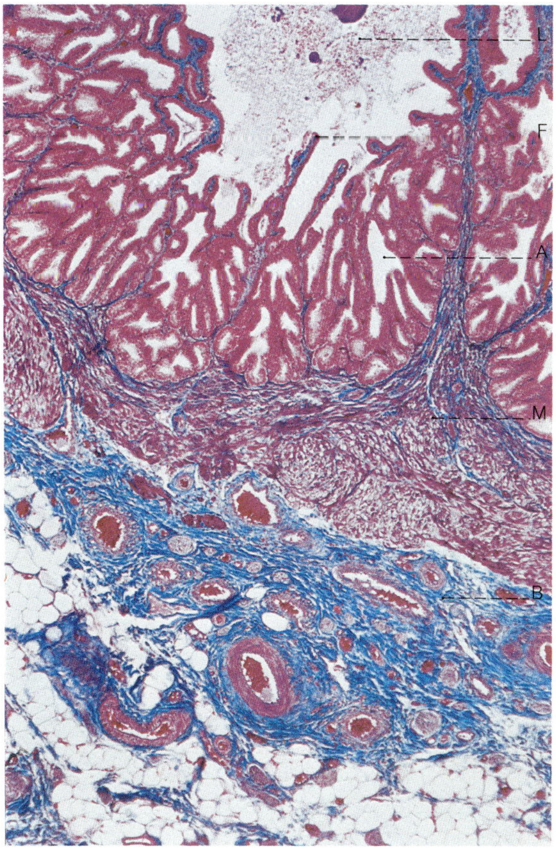

a

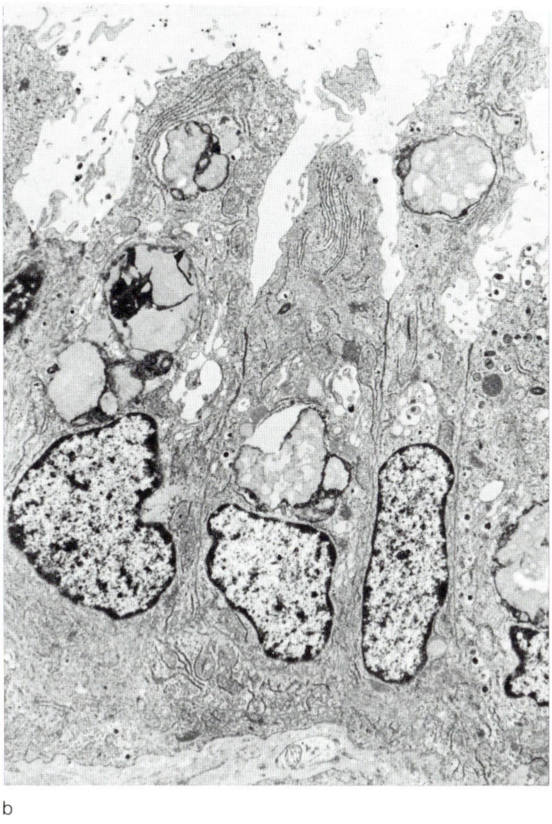

b

Abb. 13.3-37 Vesicula seminalis. (a) Wand mit Falten und Drüsenalveolen. L = Lumen, F = Falte, A = Alveole, M = Muskelwand, B = Bindegewebe mit Nerven und Gefäßen. Azan. Vergr. 50fach. (b) Drüsenzellen aus der Samenblase eines 41jährigen Mannes. TEM; Vergr. ca. 4000fach (Original: Prof. Riva, Cagliari)

nach unten gerichtete Spitze, *Apex*, erreicht das Diaphragma urogenitale. Die Ampulle des Rektums liegt ihrer *Facies posterior* durch ein rektovesikales Septum getrennt von dorsal an. Das *Ligamentum puboprostaticum* fixiert ihre *Facies anterior* ventral am Schambein.

Die Prostata ist bei rektaler Untersuchung ca. 4 cm vom After entfernt tastbar (Abb. 13.3-38). Dadurch können ihre Größe und dorsale Oberfläche beurteilt werden.

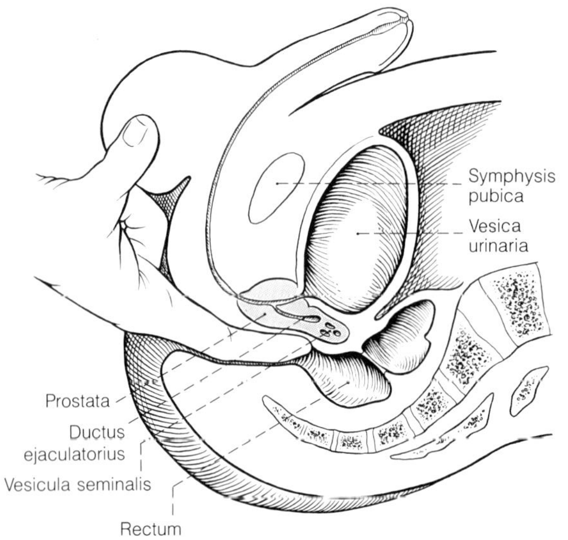

Abb. 13.3-38 Digitale Untersuchung der Prostata und Vesicula seminalis vom Rektum aus.

Durch die Prostata zieht der erste Abschnitt der Harnröhre, die *Pars prostatica urethrae.* Die *Ductus ejaculatorii* dringen vom hinteren oberen Rand in die Prostata ein und ziehen in einem Winkel von etwa 40° schräg nach vorn unten. Sie haben ihre Öffnungen auf dem *Colliculus seminalis.*

Die Prostata wird von einer derben bindegewebigen Kapsel umgeben und besteht aus einem Bindegewebsgerüst mit viel glatter Muskulatur. In dieses fibromuskuläre Stroma sind 30–50 tubuloalveoläre Drüsen eingelagert, die mit 15–30 Öffnungen in die Harnröhre einmünden. Fibromuskuläres Stroma und Drüsengewebe bilden ein kompaktes Organ, bei dem eine Lappengliederung eigentlich nicht besteht. Trotzdem werden seit langem immer wieder Hinterlappen, Seitenlappen und Vorderlappen beschrieben, die sich allenfalls funktionell und klinisch unterschiedlich verhalten. In den letzten Jahren hat sich eine Gliederung der Prostata nach embryologischen, topographischen und pathologischen Gesichtspunkten durchgesetzt [27], wobei eine periurethrale Mantelzone (Mukosadrüsen), eine Innenzone (Submukosadrüsen) und eine Außenzone des Drüsengewebes unterschieden werden (Abb. 13.3-39). Die schmale **periurethrale Zone** umgibt die Harnröhre oberhalb des Colliculus seminalis. Die **Innenzone** reicht trichterförmig von kranial ebenfalls bis etwa zum Colliculus seminalis. Sie schließt die Ductus ejaculatorii mit ein. Die **Außenzone** stellt die Hauptmasse des Drüsengewebes, sie umfaßt die anderen Zonen (Abb. 13.3-40).

Die tubuloalveolären Drüsen haben ein zwei- bis mehrreihiges **Epithel,** dessen Zellen hochprismatisch, isoprismatisch oder flach sein können (Abb. 13.3-41). Die Form der Epithelzellen hängt ab von ihrer sekretorischen Aktivität, von der hormonellen Situation und vom Alter des Mannes. Die hochprismatischen Zellen sind die eigentlichen **Drüsenzellen.** Sie enthalten in ihrer apikalen Region zahlreiche Sekretgranula, die an der Zelloberfläche abgegeben werden. Manche Sekretgranula enthalten nur wenig dichtes Prosekretmaterial; sie sind mehr als Sekretvakuolen mit feingranulärem Inhalt zu bezeichnen (Abb. 13.3-42). Die Sekretvakuolen und auch die Lysosomen im apikalen Zytoplasma enthalten saure Phosphatase. Weiterhin findet man in den Drüsenzellen die Enzyme 5α-Reduktase und Arginase. Manchmal gibt es auch Abschnürungen von Zellprotrusionen. Die prismatischen Zellen scheinen einen Sekretionszyklus zu haben, wobei sekretorisch aktive Phasen und Ruhephasen einander abwechseln [2].

An der Basalmembran liegen zwischen den hochprismatischen Drüsenzellen sog. **Basalzellen.** Sie sind als Vorläuferzellen der Drüsenzellen aufzufassen. Durch die Proliferation dieser Zellen erneuert sich das Prostataepithel.

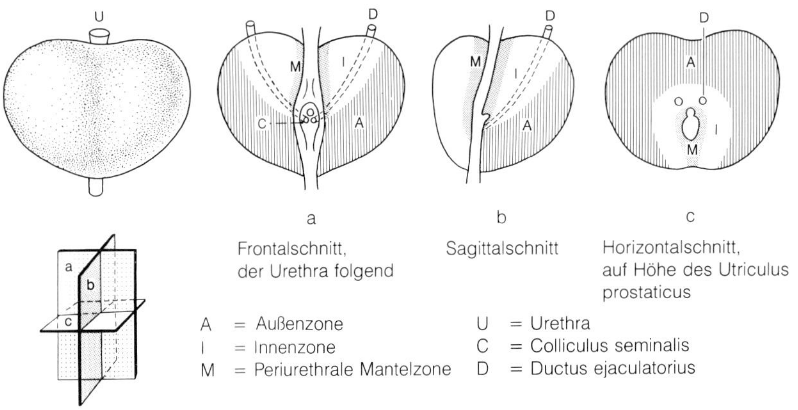

Abb. 13.3-39 Gliederung der Prostata. (Aus Klosterhalfen, Altenähr u. Franke [27])

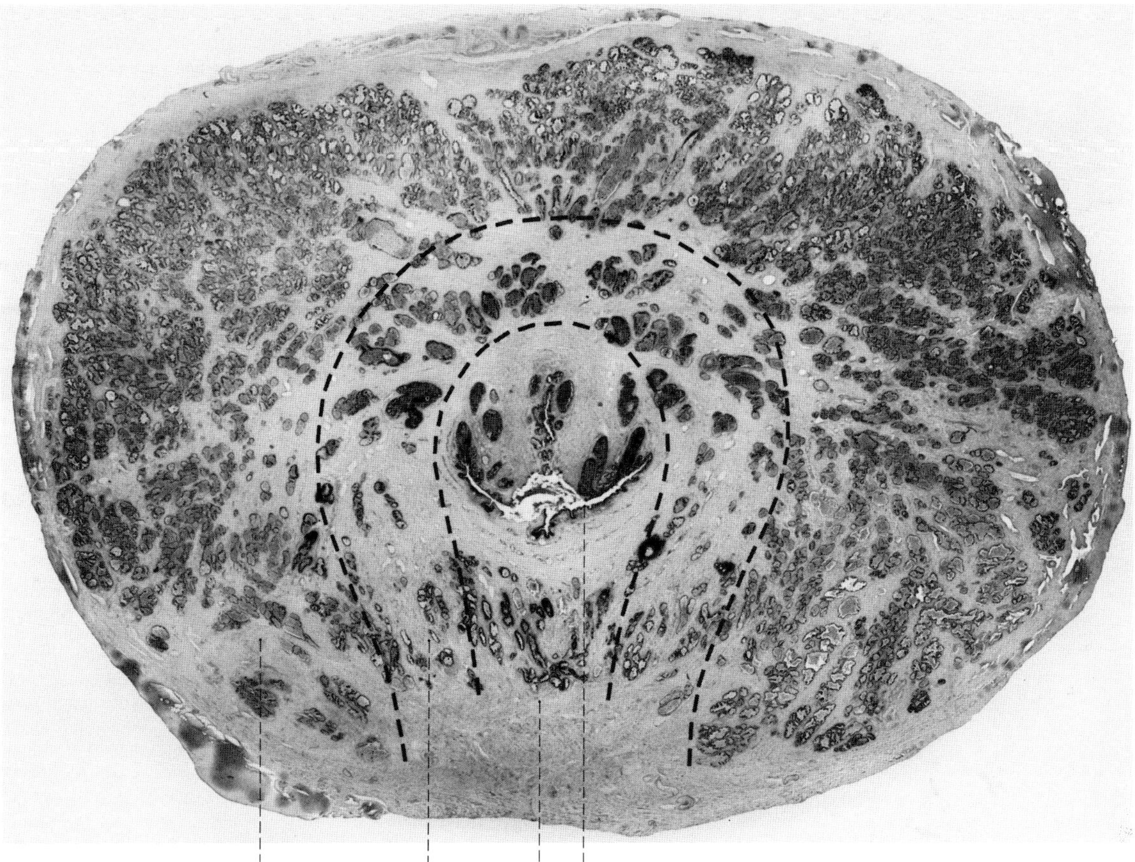

Abb. 13.3-40 Querschnitt durch die Prostata eines 27jährigen Mannes. Vergr. 5fach.

Neben diesen grundsätzlichen Typen von Prostataepithelzellen können einige weitere, spezialisierte Zellen gefunden werden, z. B. Sialomuzin-produzierende Zellen, die Neuraminsäure-haltige Proteine synthetisieren, oder chromaffine Zellen. Letztere enthalten typische Granula, wie sie sonst in speziellen Zellen des Magen-Darm-Traktes (enterochromaffine Zellen) als Produzenten von Serotonin bekannt sind. Die Bedeutung dieser chromaffinen Zellen in der Prostata ist noch nicht geklärt.

Die Prostata liefert 15–30% der Flüssigkeitsmenge des Ejakulats. Ihr **Sekret** ist dünnflüssig, farblos und reagiert sauer (pH 6,4). Es enthält relativ viel Zink, Zitronensäure, Prostaglandine, Spermin und Spermidin, Immunglobuline, saure Phosphatase und Proteasen. Die Wirkungsweisen dieser Substanzen sind nur teilweise bekannt. So nimmt man an, daß z. B. Zink einen Einfluß auf den Testosteronmetabolismus in der Prostata hat, außerdem als Zink-Glykoprotein-Komplex der Zellmembran der Spermatozoen aufgelagert ist, Prostaglandine den Uterus stimulieren, Zitrate eine Pufferwirkung mit Seminalplasma entfalten, Spermin die Motilität und Befruchtungsfähigkeit der Spermatozoen beeinflußt und Proteasen das Ejakulat verflüssigen. Das Polyamin Spermin ist verantwortlich für den typischen Geruch der Samenflüssigkeit, der als kastanienblütenartig bezeichnet wird. Sperminkristalle lassen sich in eingetrockneter Samenflüssigkeit nachweisen und haben dadurch eine Bedeutung in der Rechtsmedizin. Gelegentlich findet man in histologischen Schnittpräparaten der Prostata sog. **Prostatasteine.** Sie liegen in den Drüsenalveolen, haben einen Durchmesser von 0,2 bis 2 mm und zeigen eine konzentrische Schichtung. Diese Konkremente gelten als Ausfällung von im Prostatasekret enthaltenen Stoffen, die sich schalenartig, z. B. auf abgeschilferten Epithelzellen, abgelagert haben.

Die Prostata ist, wie auch die anderen akzessorischen Geschlechtsdrüsen, ein **hormonsensitives Organ.** Das über das Blut angebotene Testosteron wird von der Prostata aufgenommen und unter Mitwirkung des Enzyms 5α-Reduktase in das stärker wirksame Dihydrotestosteron (DHT) übergeführt. 5α-Reduktase-Aktivitäten findet man nur wenig im Drüsenepithel, aber reichlich im fibromuskulären Stroma. Diese Beobachtung läßt den Schluß zu, daß DHT vorwiegend im Stroma der Prostata gebildet wird. Das DHT ist das eigentliche wirksame Agens, das Stroma und Drüsengewebe zu voller Entfaltung bringt und in ihrer Funktion erhält [30].

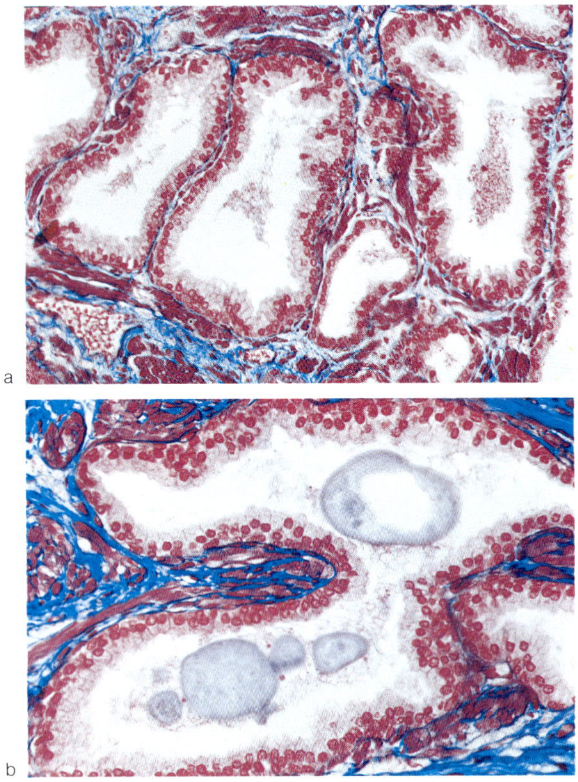

Abb. 13.3-41 Anschnitte alveolärer Drüsenendstücke aus der Außenzone der Prostata. (a) Drüsenendstücke in fibromuskulärem Stroma. (b) Prostatasteine in einem Drüsenendstück. Azan. Vergr. 230fach.

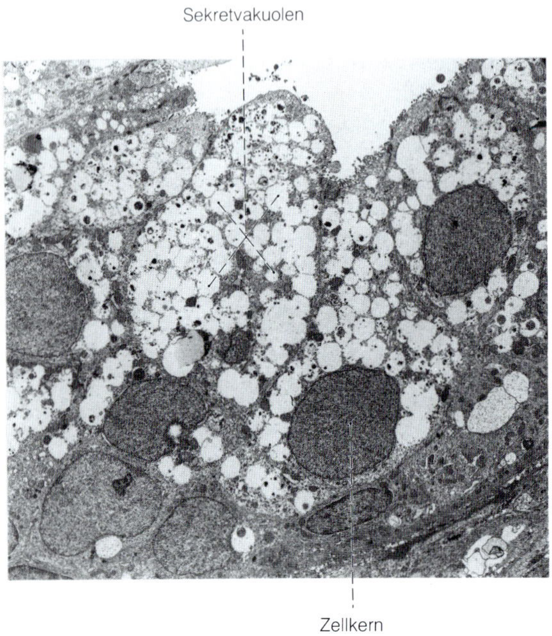

Abb. 13.3-42 Die Zellen des Prostataepithels enthalten massenhaft Sekretvakuolen; 65jähriger Mann. TEM; Vergr. 2000fach (Original Prof. AUMÜLLER, Marburg)

Über eine regional unterschiedliche Hormonsensitivität innerhalb der Prostata gibt es unterschiedliche Vorstellungen. Eine bisher geläufige war, daß die Außenzone der Prostata testosteronsensitiv ist, während die periurethrale Mantelzone und die Innenzone östrogensensitiv sein sollen. Diese Auffassung wird in der neuen wissenschaftlichen Literatur nicht bestätigt. Eine regionale Gliederung der Prostata in Gewebsbezirke mit mehr oder weniger Rezeptoren für Östrogene bzw. Androgene konnte bisher nicht nachgewiesen werden [30].

Eine häufige Erkrankung alter Männer ist die gutartige Vergrößerung der Prostata im Bereich der Innenzone. Dieses wird als Prostatahyperplasie oder wegen des prominenten Drüsengewebes als **Prostataadenom** bezeichnet. Das Urinieren wird behindert, weil das vermehrte Drüsengewebe die Harnröhre einengt. Man war bisher der Meinung, daß die Prostatahyperplasie durch die Abnahme der Testosteronproduktion und ein Überwiegen der Östrogene im Alter ausgelöst wird. Aber auch diese Vorstellung läßt sich auf der Basis neuester Untersuchungen nicht halten. Man findet vielmehr, daß die Prostata des alten Mannes die Fähigkeit verliert, zuviel gebildete Androgene, speziell das Dihydrotestosteron, in das unwirksame Androstandiol abzubauen. Dadurch nimmt der DHT-Gehalt im Stroma zu. Als multifokales Geschehen beginnt die Sprossung neuen Drüsengewebes, wobei das Stroma in der Steuerung dieser Entwicklung führend zu sein scheint. Es entwickelt sich ein Prostataadenom im zentralen Anteil der Drüse. Warum das Adenom bevorzugt im zentralen Drüsenanteil entsteht, bleibt jedoch unklar. Gesichert ist jedenfalls, daß es beim alten Mann keine hormonale Imbalance gibt. Ein altersbedingtes Überwiegen der Östrogene konnte beim Menschen nicht bestätigt werden.

Das **Prostatakarzinom** tritt überwiegend in der Außenzone der Drüse auf [27]. Es ist der häufigste Tumor des über 50jährigen Mannes und ist der digitalen Untersuchung durch das Rektum gut zugänglich. Das Prostatakarzinom wird in seinem Wachstum durch Androgene gefördert. Im Rahmen einer konservativen Therapie dieser Erkrankung schaltet man durch operative Entfernung der Hoden die Hauptproduktionsstätte des Testosterons aus. Man erwartet, daß die Prostatakarzinomzellen durch Entzug des für sie lebenswichtigen Testosterons in ihrer Vermehrungsfähigkeit gehemmt werden oder sogar absterben.

Leitungsbahnen. Die Prostata wird dorsal und lateral von Ästen der A. rectalis media und der A. vesicalis inferior versorgt. Ventral erhält sie Äste von der A. pudenda interna. Auch die A. obturatoria soll gelegentlich die Prostata mitversorgen. In der Drüsenkapsel gibt es ein arterielles Geflecht. Kleine Gefäße erreichen das Drüsenparenchym und die periurethrale Zone. Die Venen der Prostata haben Anschluß an den ausgedehnten Plexus vesicoprostaticus im kleinen Becken, der über die Vv. vesicales die V. iliaca interna erreicht. Die Lymphgefäße verlassen die Prostata über die versorgenden Arterien und schließen sich dem Ductus deferens an. Verbindungen bestehen zu Lymphbahnen der Harnblase und des Rektums. Regionäre Lymphknotenstationen sind die Nodi lymphatici iliaci externi und interni. Die Nervenversorgung der Prostata kommt von Sakralnerven der Segmente S3 und S4 über den Plexus pelvicus. In der Kapsel der Prostata findet man auch Ganglienzellen. Außerdem kommen zahlreiche sensible Nervenendigungen und VATER-PACINIsche Körperchen vor.

9.3 Cowpersche Drüsen

Die beiden Cowperschen Drüsen, *Glandulae bulbourethrales,* sind etwa linsengroß und liegen dorsal von der Pars membranacea der Harnröhre, oberhalb des Bulbus penis in der Ebene des Beckenbodens. Die Drüsen bestehen aus mehreren verzweigten **tubulösen Drüseneinheiten** (Abb. 13.3-43), die von Zügen glatter Muskelzellen umgeben sind. Sie haben je einen ca. 5 cm langen Ausführungsgang, der von hinten unten in die Ampulla urethrae der Pars spongiosa der Harnröhre einmündet. Bei sexueller Erregung sondern die Drüsen ein klares, schleimhaltiges Sekret ab, das in einigen Tropfen an der Harnröhrenöffnung der Glans penis erscheint. Das schleimhaltige Sekret wirkt als Gleitmittel für die Immissio penis in die Vagina beim Koitus.

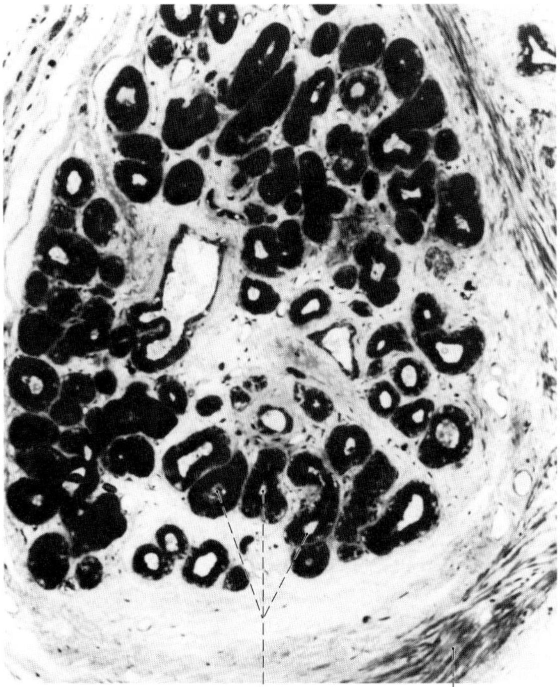

Abb. 13.3-43 Glandula bulbourethralis. Die Drüsenläppchen mit tubulösen Endstücken sind von glatter Muskulatur des M. transversus perinei profundus umgeben. Semidünnschnitt; Toluidinblau-Pyronin. Vergr. 80fach.

10 Männliches Glied (Penis)

Das männliche Glied, *Penis,* besteht aus den paarigen Penisschwellkörpern, *Corpora cavernosa penis,* und dem Schwellkörper der Harn-Samen-Röhre, *Corpus spongiosum urethrae,* dem vorne die Eichel, *Glans penis,* aufsitzt (Abb. 13.3-44). Die Corpora cavernosa beginnen an den unteren Schambeinästen des Beckens mit zwei Schenkeln, *Crura penis,* die von den beiden Mm. ischiocavernosi umgeben werden. Am unteren Rand der Symphyse treten die Crura penis zum Penisschaft, *Corpus penis,* zusammen. Die Corpora cavernosa penis sind nach vorne zu miteinander verwachsen und von einer sehr derben, ca. 1 mm dicken, bindegewebigen Kapsel, *Tunica albuginea,* umgeben (Abb. 13.3-45). Median zwischen den Schwellkörpern befindet sich eine sagittal gestellte kammartige Schicht aus Bindegewebssträngen, das *Septum pectiniforme penis.*

In der flachen Rinne auf der Unterseite der Corpora cavernosa penis liegt das *Corpus spongiosum urethrae* (Abb. 13.3-46). Es beginnt zwischen den Crura penis als kolbige Verdickung, *Bulbus penis,* nimmt die Harn-Samen-Röhre in sich auf und endet vorne am Penis mit der konisch geformten Eichel, *Glans penis.* Die Harnröhre mündet an der Spitze der Glans. Der Harnröhrenschwellkörper ist von einer relativ dünnen Tunica albuginea überzogen und durch kräftige Bindegewebsfasern mit den Corpora cavernosa des Penis verbunden. Der Bulbus penis wird von einem M. bulbocavernosus umschlossen, der bei der Ejakulation eine wichtige Rolle spielt. Corpora cavernosa und Corpus spongiosum sind zusammen von der *Fascia penis* umgeben. Die Crura penis sind fest mit dem Periost der unteren Schambeinäste des Beckens verwachsen. Zusammen mit dem Bulbus penis werden sie vom Damm, *Perineum,* bedeckt. Dieser Teil des Penis wird als *Pars fixa* oder *perinealis* bezeichnet. Nach vorne zu geht der Penis frei hervor und bildet die *Pars libera* oder *pendula.* Am Übergang von Pars fixa zu Pars libera ist das Glied durch einen **Bandapparat** aufgehängt, der an der Symphyse und noch weiter hinauf an der Linea alba der vorderen Rumpfwand fixiert ist. Der mehr oberflächlich gelegene Anteil dieses Bandapparates wird durch das elastische *Lig. fundiforme penis* und der tiefer gelegene durch das dreieckige *Lig. suspensorium penis* gebildet. Der freie Teil des Penis ist im erschlafften Zustand ca. 10 cm lang und kann bei Erektion eine Länge von ca. 16 cm erreichen. Das Corpus penis hat im erigierten Zustand einen Durchmesser von 3–4 cm. Diese Werte sind jedoch individuell durchaus unterschiedlich.

Die Glans ist gegenüber dem Corpus penis durch einen vorspringenden Rand, *Corona glandis,* abgesetzt (Abb. 13.3-47). Hier geht die verschiebliche, fettfreie Haut des Corpus penis in die Oberfläche der Glans über. Normalerweise bildet die Haut eine zirkuläre Falte, die Vorhaut, *Praeputium,* die zwei Drittel oder mehr der Glans bedeckt. Bei der Erektion des Gliedes wird sie von der Glans zurückgezogen und funktioniert damit als Reservefalte der Haut. An der Unterseite der Glans ist das Präputium durch ein Bändchen, *Frenulum praeputii,* fixiert.

Die Vorhaut hat ein äußeres und ein inneres Epidermisblatt, die sehr leicht gegeneinander verschieblich sind. Beim Zurückziehen der Penishaut verstreicht die Vorhautfalte, und der Übergang auf die Glans wird sichtbar. Vorhaut und Glans tragen das gleiche mehrschichtige verhornte Plattenepithel. Bei neugeborenen Knaben ist die Vorhaut noch mit der Glans penis verwachsen. Das innere Blatt der Vorhaut löst sich dann aber vom Epithel der Glans. Bei 3jährigen Knaben

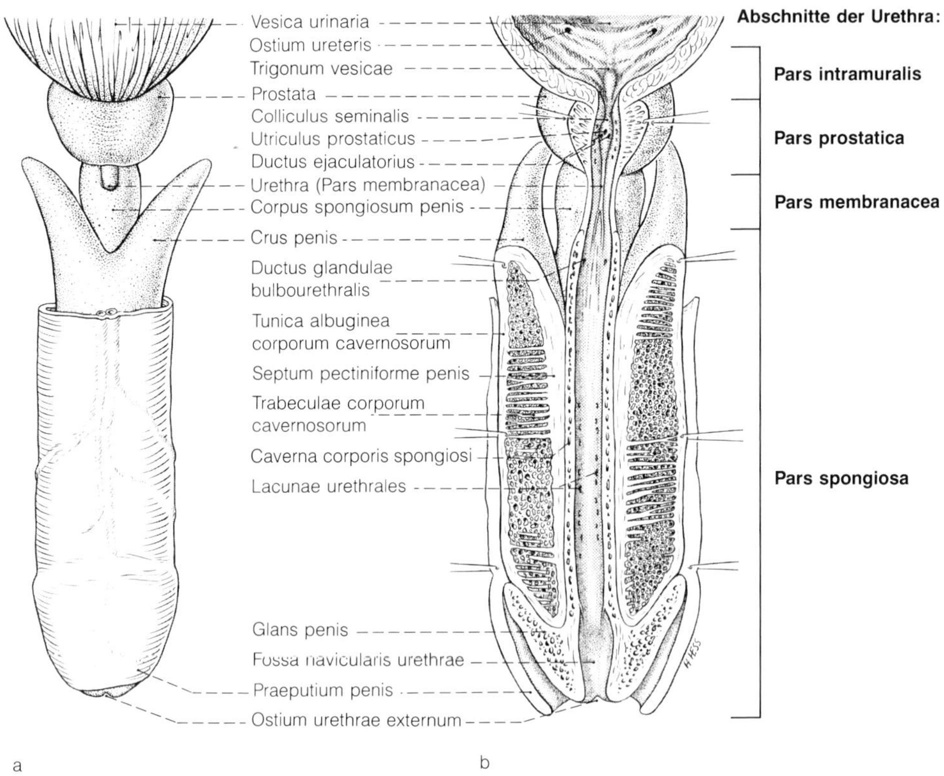

Abb. 13.3-44 Halbschematische Darstellung des Penis. (a) Die Pars fixa penis ist herauspräpariert gezeichnet, die Pars libera penis ist von Haut umgeben. (b) Der Penis ist von dorsal durch die Corpora cavernosa bis in die Urethra der Länge nach aufgeschnitten. Das zwischen den beiden Corpora cavernosa befindliche Septum pectiniforme ist durch die Schnittführung nicht optimal längs getroffen. Zeichnungen nach Originalpräparaten.

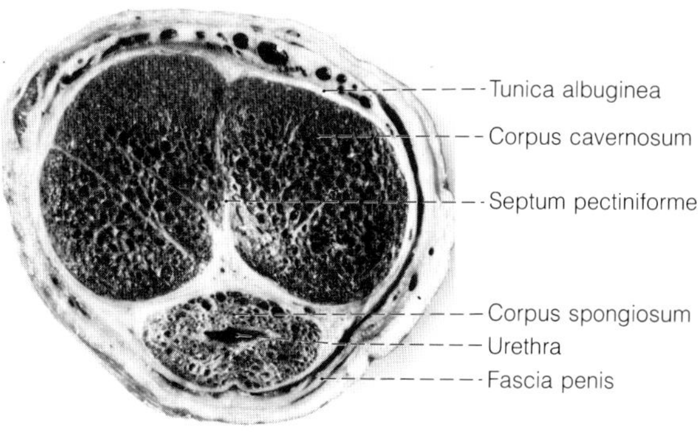

Abb. 13.3-45 Querschnitt durch den Penisschaft.

findet man nur noch in 10% der Fälle eine unvollständige Trennung der Epithelblätter.

Wenn die Vorhaut die Glans bedeckt, bildet sich in der Hauttasche eine gelblich-krümelige Masse mit einem spezifischen Geruch, die irrtümlich als Vorhauttalg, *Smegma praeputii,* bezeichnet wurde. Das Smegma entsteht jedoch nicht durch Sekrete von Talgdrüsen – obwohl im Bereich des Frenulums einige Talgdrüsen vorkommen sollen –, sondern durch Bakterienbesiedlung der abgestoßenen und zerfallenden obersten Zelllagen der Epithelien in der Vorhauttasche.

Die Besiedlung dieser abgeschilferten Epithelien durch eine Bakterienflora führt vermutlich zur Entstehung von Polyaminen, die für ihren charakteristischen Geruch bekannt sind. Hat die Vorhaut eine zu enge Öffnung und läßt sie sich nicht über die Glans zurückstreifen (**Phimose**), kann es zu Entzündungen in der Vorhauttasche kommen. Das Smegma praeputii gilt als kanzerogen. Männer, deren Vorhaut operativ entfernt wurde, erkranken signifikant seltener am Peniskarzinom. Außerdem wird eine Bedeutung des Smegmas bei der Entstehung des Zervixkarzinoms der Frau diskutiert.

Der besondere Aufbau der Corpora cavernosa penis ermöglicht die **Erektion** des Gliedes. Die Corpora cavernosa enthalten massenhaft Geflechte glatter Muskulatur, die von bizarr geformten, untereinander verbundenen Hohlräumen, *Cavernae,* durchzogen werden (Abb. 13.3-48a). Diese Hohlräume sind von Endothel ausgekleidet und können eine unterschiedliche Blutfülle aufnehmen. Überall sieht man starke glattmuskuläre Polster der Gefäßwand, die sich in die Lumina vorwölben. Kräftige Stränge von Bindegewebsfasern bilden zusammen mit der derben Tunica albuginea ein Binde-

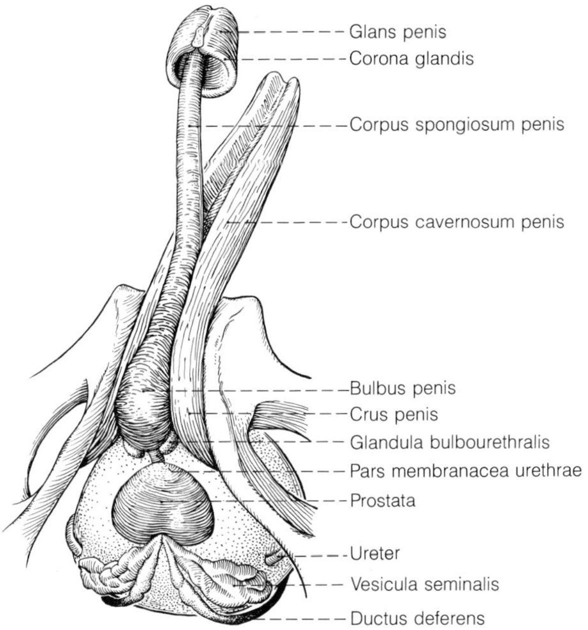

Abb. 13.3-46 Darstellung der männlichen Genitalorgane von vorn unten. Corpus cavernosum und Corpus spongiosum mit Glans penis sind präparatorisch voneinander gelöst.

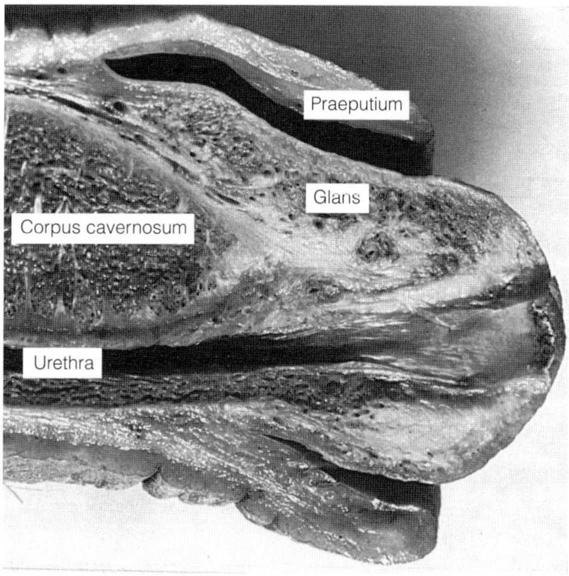

Abb. 13.3-47 Menschlicher Penis. Medianer Sagittalschnitt durch die Glans penis und anschließende Corpora cavernosa. Vergr. 1,4fach. (Aus HOLSTEIN et al. [19])

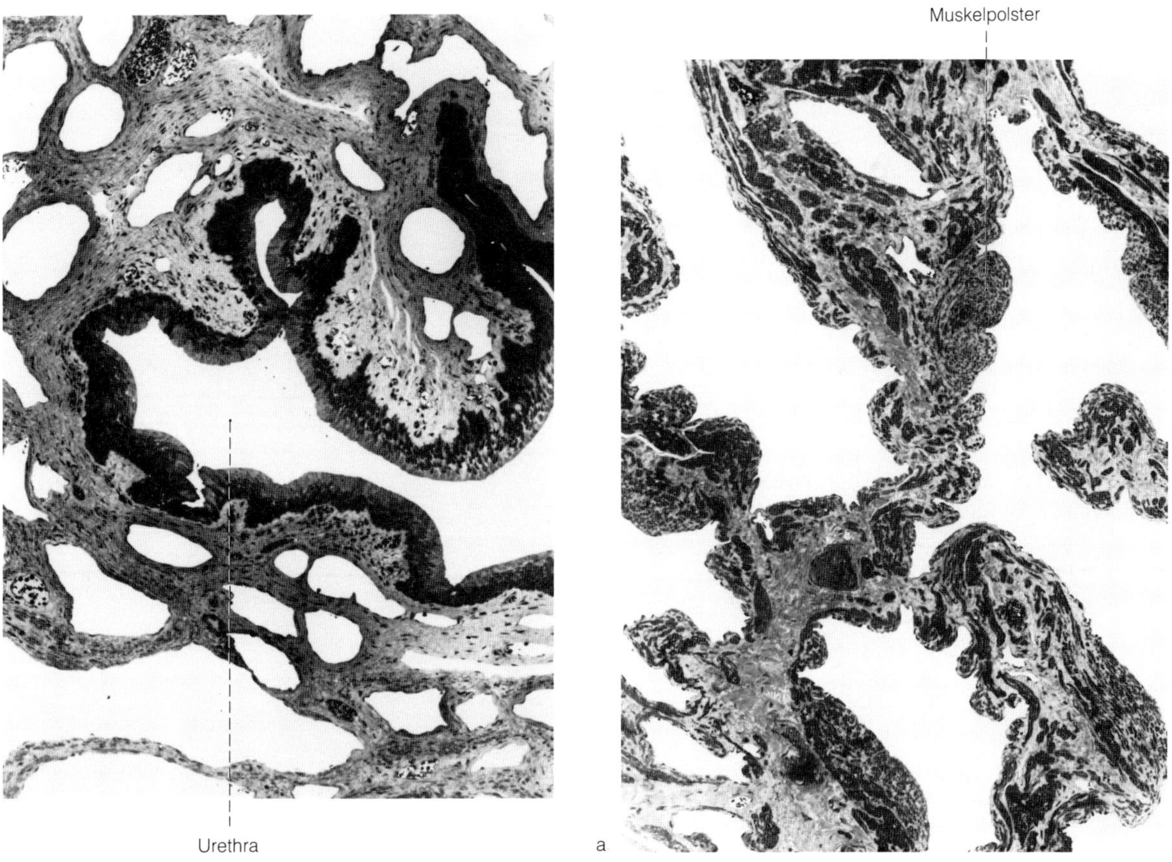

Abb. 13.3-48 Menschlicher Penis. (a) Ausschnitt aus dem Corpus cavernosum penis. Beachte die starken Muskelpolster in den Gefäßwänden und die kräftigen Muskelbündel im Interstitium; (b) Ausschnitt aus dem Corpus spongiosum urethrae. Es gibt nur sehr wenig glatte Muskulatur zwischen den Gefäßanschnitten. Semidünnschnitte; Toluidinblau-Pyronin. Vergr. 80fach.

gewebsskelett. In dieses Gerüst sind auch Arterien und Nerven eingelagert.

Das Corpus spongiosum urethrae enthält ebenfalls weite, von Endothel ausgekleidete Hohlräume (Abb. 13.3-48b), die jedoch den Charakter von Venen haben. Es gibt kein ausgeprägtes Muskelgeflecht zwischen den weitlumigen Venen, Sinus, und kein ausgeprägtes Bindegewebsskelett. Die Tunica albuginea ist relativ dünn. Am Rand des Corpus spongiosum kommen auch einige Gefäße mit starken Muskelpolstern vor.

10.1 Männliche Harnröhre

Die Harnröhre, *Urethra,* geht vom Boden der Harnblase, am *Ostium urethrae internum,* ab und ist bis zum *Ostium urethrae externum* ungefähr 20 cm lang. Man unterscheidet folgende **Abschnitte** (Abb. 13.3-44):

1. Pars intramuralis
2. Pars prostatica,
3. Pars membranacea und
4. Pars spongiosa.

Der erste Abschnitt, die *Pars intramuralis,* liegt in der Muskelwand der Harnblase und ist nur kurz. Die Schleimhaut der Urethra zeigt hier eine dorsale längsverlaufende Falte, *Crista urethralis,* die sich nach kaudal in den Samenhügel, *Colliculus seminalis,* fortsetzt.

Die *Pars prostatica* der Urethra ist etwa 3,5 cm lang und durchsetzt in nach kaudal und leicht nach vorne gerichtetem Verlauf die Prostata. In diesem Abschnitt erweitert sich die Urethra im Querdurchmesser, wird aber etwa in der Mitte von dorsal durch den Samenhügel, *Colliculus seminalis,* eingeengt, so daß ein hufeisenförmiger Querschnitt des Urethralumens entsteht. Auf dem Colliculus seminalis münden die beiden Ductus ejaculatorii, die Endstrecken des samenableitenden Gangsystems, und mittelständig der *Utriculus prostaticus,* ein aus der Embryonalzeit stammender kleiner Rest der MÜLLERschen Gänge, der auch als Rudiment des Uterus beim Mann aufgefaßt wird. Neben dem Colliculus seminalis gibt es 15–30 kleine Poren in der Urethraschleimhaut. Es sind die Mündungen der Prostatadrüsen. Man nimmt an, daß alle diese Kanälchen beim Urinieren durch Muskelzüge, die von der Harnblasenwand in die Prostata einstrahlen, verschlossen werden.

Auf der Pars prostatica der Urethra folgt die *Pars membranacea.* Mit diesem Abschnitt, der ein relativ enges Lumen hat und 1–2 cm lang ist, durchsetzt die Harnröhre den Beckenboden, *Diaphragma urogenitale.*

Die Urethra tritt dann etwa 1 cm vor dem hinteren Ende des Bulbus in das Corpus spongiosum ein und verläuft in ihm über eine Strecke von ca. 15 cm bis zur Spitze der Glans. Kurz nach Eintritt in das Corpus spongiosum erweitert sich die Harnröhre zur *Ampulla urethrae.* Dieser Bereich wird auch häufig als Pars ampullaris bezeichnet. Hier münden von dorsal die Ausführungsgänge der COWPERschen Drüsen. Die *Pars spongiosa* hat längsverlaufende Schleimhautfalten, die kleine Buchten, *Lacunae urethrales,* und LITTREsche Drüsen, *Glandulae urethrales,* aufweisen. Das Lumen der Harnröhre ist spaltförmig, indem sich die ventrale und dorsale Wand aneinanderlegen. Unmittelbar vor ihrer sagittal gestellten schlitzförmigen Öffnung auf der Glans, *Ostium urethrae externum,* erweitert sich die Harnröhre wieder zu einer kahnartig geformten Grube, *Fossa navicularis.*

Die der Harnröhre angeschlossenen **Drüsen** haben entweder eine sehr verborgene Lage oder sind sehr klein. So befinden sich die Glandulae bulbourethrales oberhalb des Bulbus penis in der Muskulatur des Beckenbodens. Ihre Größe und Form sind variabel. Sie werden zu den akzessorischen Geschlechtsdrüsen gezählt und sind dort besprochen. Die zahlreichen Glandulae urethrales (LITTREsche Drüsen) sind kleine muköse Drüsen, die ein klares, schleimhaltiges Sekret absondern, das die Urethraschleimhaut feucht hält.

Die **Schleimhaut** der Urethra weist in der Pars intramuralis und bis zur Hälfte der Pars prostatica das Übergangsepithel der Harnblase auf. Im unteren Anteil der Pars prostatica und im Bereich der Pars spongiosa findet man dann ein Epithel, das auf der Basalmembran mehrere Schichten von Epithelzellen zeigt, die zum Lumen hin von hochprismatischen Zellen bedeckt sind (Abb. 13.3-49). An ihrer Oberfläche wird Lysozym sezerniert, das bakterizide Eigenschaften hat [19].

In der Fossa navicularis gibt es unterschiedliche Schleimhautzonen (Abb. 13.3-50). Besonders hervorzu-

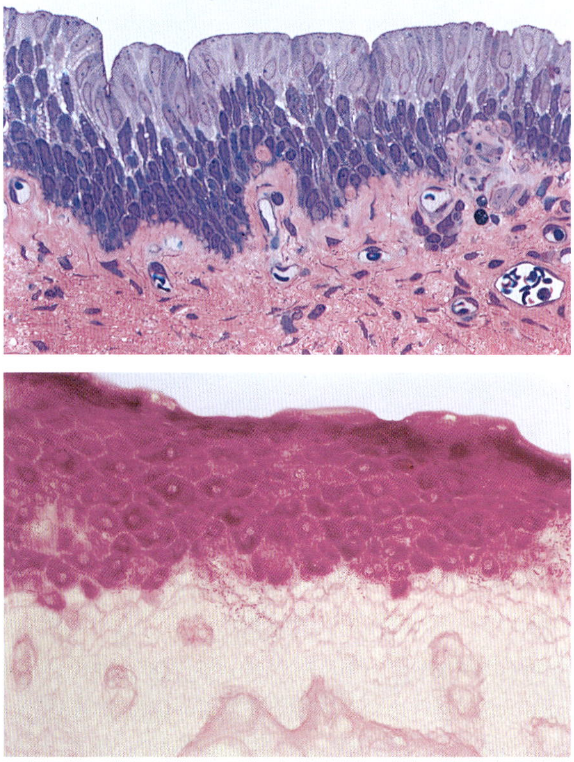

Abb. 13.3-49 Epithelien der Urethra. (a) Mehrschichtiges hochprismatisches Epithel der Pars spongiosa. (b) Mehrschichtiges unverhorntes Plattenepithel mit Glykogen (rot) in der Fossa navicularis. Vergr. 500fach.

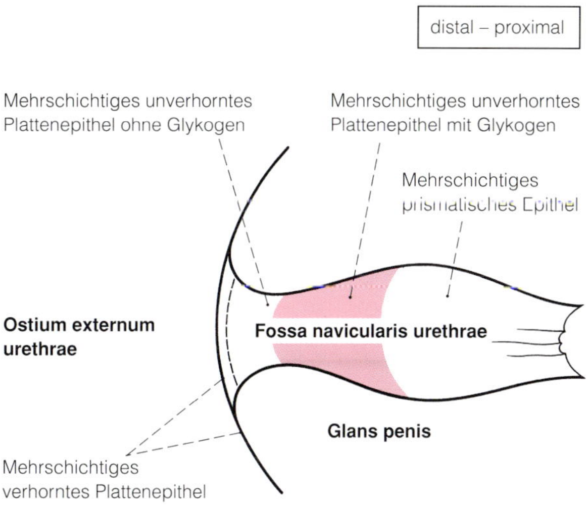

Abb. 13.3-50 Schleimhautzonen der Fossa navicularis der Urethra. (Aus: HOLSTEIN et al. [19])

heben ist die 3–8 mm schmale Zone eines hohen, mehrschichtigen, unverhornten Plattenepithels mit Einlagerung von sehr viel Glykogen [19]. Diese Epithelzone in der Urethra ähnelt dem Vaginalepithel bei der Frau. Die oberflächlichen Zellschichten geben ihr Glykogen frei und sind Nährboden für Lactobacillus acidophilus. Die Anwesenheit der apathogenen Laktobakterien verhindert die Besiedlung mit pathogenen Keimen und muß damit als die physiologische Schutzzone der männlichen Urethra gegen aufsteigende Infektionen angesehen werden.

10.2 Blutgefäße, Lymphgefäße und Nerven des Penis

Die **Arterien** des Penis stammen aus der A. pudenda interna dextra et sinistra, die durch die Fossa ischiorectalis die Pars fixa des Penis erreichen. Es gibt drei paarige Äste.

1. Die *A. dorsalis penis* zieht auf dem Corpus cavernosum (dexter et sinister) zu beiden Seiten der V. dorsalis penis nach vorn und versorgt die Penishaut, das Präputium und die Glans.

2. Die *A. profunda penis* tritt in das Crus penis ein (Abb. 13.3-51). Sie verläuft bis zur Spitze der Schwellkörper und gibt zahlreiche Rankenarterien, *Arteriae helicinae*, ab (Abb. 13.3-52), die sich in die Kavernen der Schwellkörper öffnen. Die Aa. helicinae haben unter dem Endothel Polster von glatten Muskelzellen, denen Stellfunktionen für den Bluteinstrom in das Corpus cavernosum zugeschrieben werden.

3. Die *A. bulbi penis* erreicht von dorsal den Bulbus urethrae und versorgt die Harnröhre und ihren Schwellkörper.

Das größte **venöse** Gefäß des Penis ist die *V. dorsalis penis*. Es handelt sich um eine dicke unpaare Vene, die durch die Haut gut sichtbar ist und unter der Symphyse den Plexus venosus vesicoprostaticus erreicht. In die V. dorsalis penis münden aus allen Abschnitten des Penis kleinere Venen ein, die als *Vv. circumflexae* bezeichnet werden. Von der Haut des Penis führen Venen zur V. saphena am Oberschenkel.

Die zahlreichen **Lymphgefäße** des Penis ziehen zu den Nodi lymphatici inguinales.

Die sensible **Innervation** des Penis erfolgt über Fasern im *N. dorsalis penis*, der ein Ast des N. pudendus ist. Die afferenten Nervenfasern haben unterschiedliche Rezeptortypen. Am häufigsten sind freie Nervenendigungen. In jeder Bindegewebspapille trifft man mehrere von ihnen. Genitalnervenkörperchen [14] kommen in etwa jeder zehnten Bindegewebspapille vor (Abb. 13.3-53). In der Tiefe der Dermis liegen am Übergang zur Tunica albuginea der Corpora cavernosa RUFFINIsche Körperchen und zwischen den Blättern des Präputiums wenige PACINIsche Körperchen. Die Glans penis besitzt eine hohe Empfindlichkeit für Schmerz, Temperatur und Vibration. Die autonome Innervation für die Gefäßzirkulation des Penis kommt aus dem Beckengeflecht des Sympathikus und dem sakralen Parasympa-

Abb. 13.3-51 Arterien und Venen des Penis. (Aus FERNER [11])

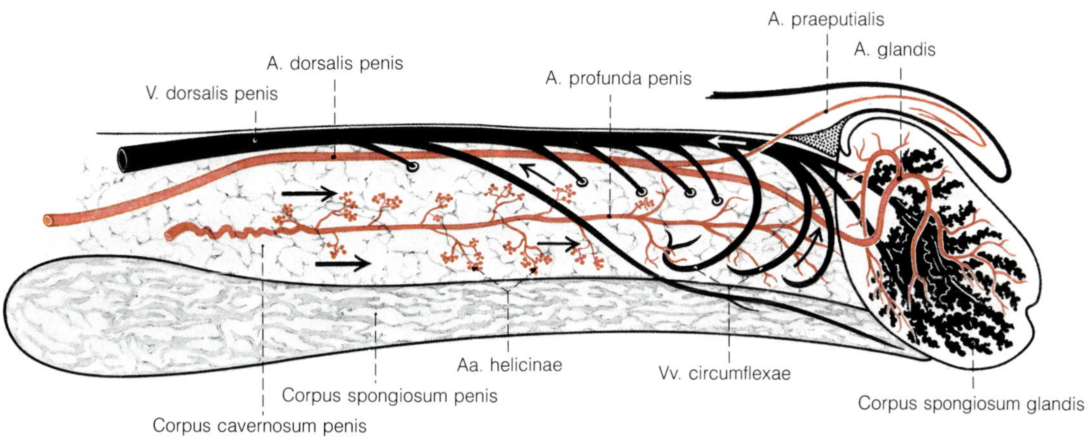

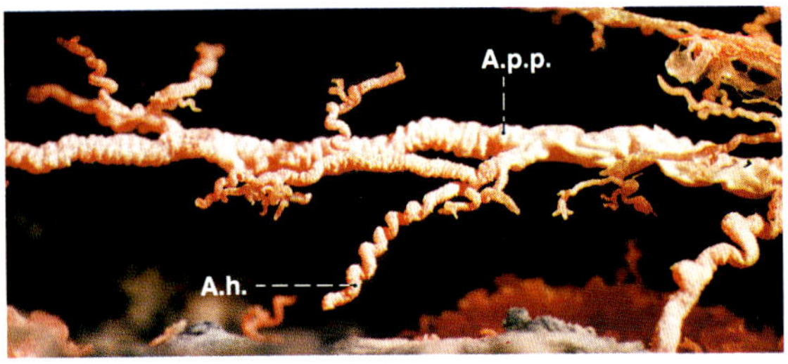

Abb. 13.3-52 Arteria profunda penis (A. p. p.) mit Rankenarterien, Aa. helicinae (A. h.), Korrosionspräparat. (Original Dr. W. Schulze, Hamburg)

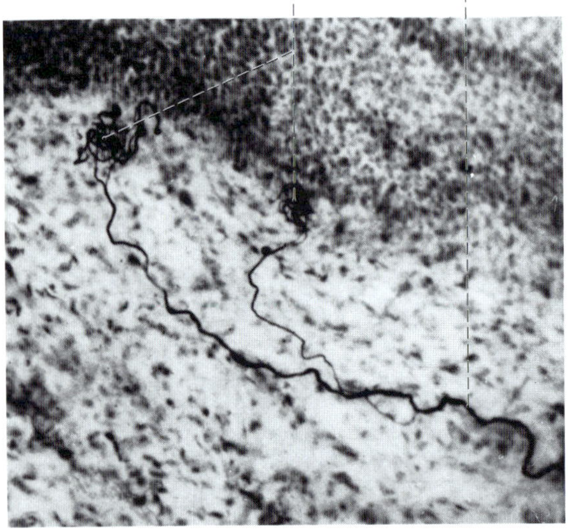

Abb. 13.3-53 Genitalnervenkörperchen in der Glans penis des Menschen. Silberimprägnation zweier Genitalnervenkörperchen mit markhaltigem Axon; Vergr. 200fach. (Aus Halata [14])

thikus. Dem Sympathikus wird vasokonstriktive und dem Parasympathikus vasodilatatorische Wirkung zugeschrieben.

11 *Sexuelle Reaktion des Mannes*

11.1 *Erektion*

Aufgrund sexueller Reize, die durch das Sehen, Riechen, Hören, Berühren einer Person, aber auch durch erotische Vorstellungen bzw. Phantasien entstehen und vom Sexualzentrum des Zwischenhirns verarbeitet und gesteuert werden, kommt es zur sexuellen Erregung des Mannes (**Erregungsphase** nach Masters u. Johnson). Unter Beteiligung des vegetativen Erektionszentrums im Rückenmark (auf der Höhe von S3) erfolgt die Erektion des männlichen Gliedes. Dabei werden die Schwellkörper des Penis mit Blut gefüllt. Der im erschlafften Zustand herabhängende Penis richtet sich auf, nimmt an Länge und Dicke zu und wird hart. Im erigierten Zustand ist die Pars mobilis in Richtung der Pars fixa penis nach vorne gestreckt. Die Erektion ist auf eine **extrem pralle Füllung der Corpora cavernosa** zurückzuführen. Den komplizierten und bisher noch nicht ausreichend erforschten Mechanismus der Blutfüllung könnte folgende Beschreibung erläutern:

Durch Einfluß des autonomen Nervensystems werden die Aa. helicinae geöffnet, und mit jeder Pulswelle strömt Blut in die Kavernen der Corpora cavernosa. Der venöse Abfluß ist durch Klappen oder Endothelpolster in den Venen behindert. Wenn die Kavernen, soweit die Tunica albuginea und die Bindegewebsstränge das zulassen, maximal gefüllt sind, setzt das glattmuskuläre Geflecht der Corpora cavernosa das Blut unter einen Druck in Höhe des 10fachen des normalen systolischen Blutdrucks, also bei einem jungen Mann von etwa 1200 mmHg [12]. Dadurch wird das männliche Glied steif und hart. Ein bisher ungeklärter Mechanismus sorgt dafür, daß auch während der Erektion die Blutzirkulation im Penis erhalten bleibt. Auch das Corpus spongiosum der Urethra und die Glans penis werden bei der Erektion stark mit Blut gefüllt. Die Harnröhre nimmt an Länge zu. Jedoch weder Corpus spongiosum noch Glans penis werden hart, sondern das Blut kann aus ihnen ausgedrückt werden. Wenn die Erektion des Penis eingetreten ist, kann sie über eine bestimmte Zeit aufrechterhalten werden durch einen Reflexbogen, der von den Nervenendigungen vermutlich der Corpora cavernosa über den N. pudendus zum Ncl. intermediomedialis des Sakralmarks (S3) führt und über die Nn. splanchnici pelvici wieder den Penis erreicht. Der Reflexbogen kann aber auch durch zentralnervöse Impulse unterdrückt werden.

Bei Anhalten der sexuellen Erregung tritt eine vermehrte Blutfülle in der Prostata und Bläschendrüse auf, und die Sekretion der Glandulae bulbourethrales und der Littreschen Drüsen wird angeregt. Als Zeichen dieser Situation erscheint an der Harnröhrenöffnung ein Tropfen wasserhellen schleimigen Sekrets. Dieser Zustand der sexuellen Erregung, der als **Plateauphase** bezeichnet wird, kann individuell unterschiedlich lange gehalten werden und mündet gegebenenfalls in die Orgasmusphase mit Emission und Ejakulation ein.

11.2 *Emission*

Sobald die sexuelle Erregung ein bestimmtes Maß erreicht hat, wird das Ejakulationszentrum in den Rückenmarkssegmenten L2/L3 stimuliert. Dieses führt zu der einer Ejakulation unmittelbar vorausgehenden teilweisen Entleerung der Prostata und der Emission des Samens aus dem Ductus deferens in die Pars ampullaris und in den hinteren Teil der Pars spongiosa der Harnröhre. Damit wird die **Orgasmusphase** ausgelöst. Sie findet in maximaler sexueller Erregung und gefühlsmäßigen Sensationen, die den ganzen Körper erfassen, ihren Ausdruck. Diese Allgemeinreaktion wird charakterisiert durch Anstieg des Blutdrucks, Steigerung der Herzfrequenz, Beschleunigung der Atmung und Schweißausbruch. Die Orgasmusphase tritt zusammen mit der Ejakulation auf und hält nur wenige Sekunden an.

11.3 Ejakulation

Die durch die Emission des Samens erzeugten örtlichen Reize in der Wand der Harnröhre stimulieren weiter das Ejakulationszentrum im Rückenmark und veranlassen durch efferente Impulse etwa gleichzeitig Aktionen in verschiedenen Organen: Die Harnblase wird durch ihren inneren Schließmuskel zur Urethra hin verschlossen, damit die Samenflüssigkeit nicht in falscher Richtung in die Harnblase gelangt. Eine Abgabe des Samens in die Harnblase wird als retrograde Ejakulation bezeichnet. Mit Einsetzen der Ejakulation kontrahieren sich der Ductus deferens und die Samenblasen, und die den Penis umgreifenden Muskeln (Abb. 13.3-54), M. bulbocavernosus und M. ischiocavernosus, beginnen mit rhythmischen Kontraktionen. Der Samen wird durch die Harnröhre getrieben und aus dem Penis geschleudert. Nach etwa drei kräftigen Kontraktionen verlangsamt sich der Rhythmus und erlischt schließlich. Die Aa. helicinae drosseln den Zustrom des Blutes, und das in den prall gefüllten Corpora cavernosa enthaltene Blut fließt über die V. dorsalis penis ab. Die sexuelle Erregung klingt ab, und der Penis erschlafft. Es gibt eine individuell unterschiedlich lange **Refraktärzeit,** in der ein erneuter Orgasmus nicht zu erreichen ist.

Erektionen des Penis kommen bereits bei Knaben vor, ohne daß die akzessorischen Geschlechtsdrüsen mit nennenswerter Sekretabsonderung beteiligt sind oder gar Ejakulationen stattfinden. Ejakulationen sind im allgemeinen erst mit Einsetzen der Pubertät zwischen 11. und 12. Lebensjahr möglich. Die Bereitschaft zum Orgasmus besteht seit früher Kindheit. Bereits bei einem 5 Monate alten Knaben wurde Orgasmus beobachtet. Erektionen des Penis finden bei erwachsenen Männern auch regelmäßig während des Schlafes statt. Eine ungewollte Ejakulation im Schlaf, *Pollutio,* ist meistens von Träumen mit erotischem Inhalt begleitet und durchaus normal.

Unter krankhaften Bedingungen, z. B. bei bestimmten Formen der Leukämie, kann es zu einer Blutgerinnung im Penis und damit zu einer schmerzhaften Dauererektion (**Priapismus**) kommen.

12 Ejakulat

Das Ejakulat besteht aus einem korpuskulären und einem flüssigen Anteil. Der **korpuskuläre Anteil** enthält überwiegend Spermatozoen, aber auch modifizierte, unreife Keimzellen, abgeschilferte Epithelzellen aus den ableitenden Samenwegen, Spermatophagen und eventuell Leukozyten [42]. Den **flüssigen Anteil** bezeichnet man als Seminalplasma. Das Seminalplasma setzt sich aus den im Hoden, Nebenhoden und in den akzessorischen Geschlechtsdrüsen sezernierten Flüssigkeiten zusammen. Für das Ejakulat sind auch die Bezeichnungen „Sperma" oder „Samen" gebräuchlich.

Das Ejakulat wird beim Koitus oder nach Masturbation aus der Harn-Samen-Röhre entleert. Der Ejakulation geht die Absonderung eines glasigen, sehr schleimhaltigen Sekrets der COWPERschen und LITTREschen Drüsen voraus.

Das Ejakulat weist drei Fraktionen auf:

1. Die **Vorfraktion** besteht aus einer weißlichen Flüssigkeit, die in der Prostata gebildet wird.

2. Die **Hauptfraktion** ist farblos mit gallertigen Bestandteilen und enthält die Spermatozoen.

3. Die **Schlußfraktion** bildet eine leicht gelbliche, gallertige Flüssigkeit, die aus den Bläschendrüsen stammt.

Diese Fraktionen mischen sich. Die Konsistenz des frisch gewonnenen Ejakulats wird als flockig-zähflüssig beschrieben. Nach 15–20 Minuten verflüssigt sich das Ejakulat durch die Aktivität proteolytischer Enzyme aus der Prostata.

Das **Volumen** des Ejakulats beträgt nach 5tägiger sexueller Karenz etwa 4 ml. Es enthält pro Milliliter

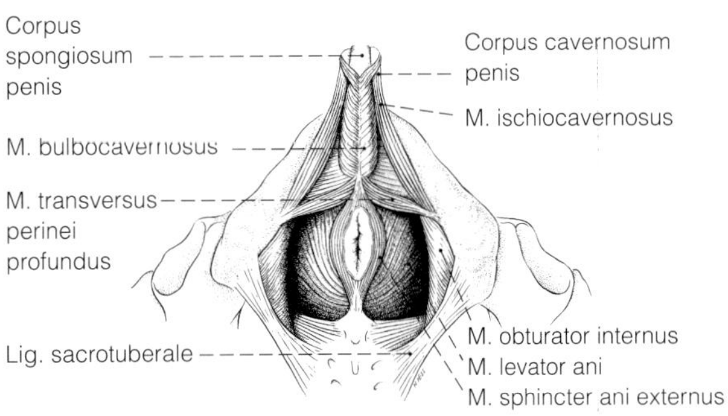

Abb. 13.3-54 Beckenboden des Mannes. Ansicht von kaudal.

Tabelle 13.3-2. Übersicht über einige Normwerte des Ejakulates. (Nach Schirren [42])

Menge	2,0–6,0 ml
pH	7,0–7,8
Geruch	kastanienblütenartig
Farbe	grau – weiß – gelblich
Konsistenz	zähflüssig/flockig (Verflüssigung in 15–30 Min.)
Spermatozoenzahl	etwa 40 Mio. Sp./ml
Spermatozoenmotilität	
sehr lebhaft	50 oder 40%
mäßig	20 oder 30%
unbeweglich	30%
Spermatozoenmorphologie	mindestens 60% normal gebildete Sp.
Spermatozoenlänge	
Gesamtlänge	55–66 μm
Kopf	3,4–4,6 μm
Mittelstück des Schwanzes	3,5–5,0 μm
Hauptstück des Schwanzes	44–50 μm
Endstück des Schwanzes	4–6 μm
Spermatozoenbreite	
Kopf	1,5–2,8 μm
Mittelstück des Schwanzes	0,8 μm
Hauptstück des Schwanzes	0,5 μm
Endstück des Schwanzes	0,2 μm
Fruktose	über 1200 μg/ml
Akrosin-Aktivität	50–200 mU/ml
Carnitin	7,0 mg%
Phosphatase (sauer)	100–300 μg

durchschnittlich 40 Millionen Spermatozoen. Man findet selbst bei gesunden fertilen Männern unterschiedliche Werte. Als unterste Grenze einer noch normalen **Spermatozoenzahl** werden von vielen Autoren 10 Millionen Spermatozoen/ml Ejakulat angenommen. Es gibt auch Autoren, die 20 Millionen Spermatozoen/ml für den untersten normalen Wert halten, unterhalb dessen zuwenig Spermatozoen im Ejakulat enthalten sind. Die Spermatozoenzahl wird nach Verflüssigung des Ejakulats bei einer Verdünnung von 1:20 mit physiologischer Kochsalzlösung in der THOMA-ZEISS-Zählkammer bestimmt. Eine halbe Stunde nach der Ejakulation zeigen im Normalfall noch mindestens 50% der Spermatozoen eine lebhafte progressive Motilität, das heißt, sie schwimmen infolge rotierender Bewegungen ihrer Geißel vorwärts und legen in einer Minute eine Strecke von etwa 3 mm zurück. Die **Motilität der Spermatozoen** hält bei der Laboruntersuchung des Ejakulats maximal

Tabelle 13.3-3. Begriffe für die Beschreibung des Ejakulats.

Normospermie	= normales Ejakulat (4 ml)
Aspermie	= kein Ejakulat
Hypospermie	= < 2,0 ml Ejakulat
Hyperspermie	= > 8,0 ml Ejakulat
Normozoospermie	= normale Spermatozoenzahl (≈ 40 Mio./ml)
Azoospermie	= keine Spermatozoen
Oligozoospermie	= < 20 Mio. Spermatozoen/ml
Polyzoospermie	= > 250 Mio. Spermatozoen/ml
Asthenozoospermie	= < 40% Spermatozoen haben progressive Motilität
Nekrozoospermie	= alle Spermatozoen sind unbeweglich
Teratozoospermie	= > 60% der Spermatozoen sind fehlgebildet

bis zu 48 Stunden an. Im allgemeinen kontrolliert man die Spermatozoenmotilität über einen Zeitraum von 4 Stunden, da ein Nachlassen der Motilität sich innerhalb dieser Zeitspanne bemerkbar macht. Im weiblichen Genitaltrakt sollen Spermatozoen bis zu 5 Tagen beweglich sein. Normalerweise kommen im Ejakulat maximal 30% unbewegliche Spermatozoen vor. Etwa 60% der Spermatozoen haben normale Form und Länge (Tabelle 13.3-2).

Zur Beschreibung des Ejakulatvolumens, der Anzahl der Spermatozoen im Ejakulat, der Motilität der Spermatozoen und ihrer Morphologie werden die in Tabelle 13.3-3 aufgeführten Begriffe verwendet.

Angaben über organische und anorganische Bestandteile des Seminalplasmas lassen vor allem auf die Funktion der Nebenhoden und akzessorischen Geschlechtsdrüsen schließen. Bei der Diagnostik von Fertilitätsstörungen werden besonders der Fruktosewert, die Akrosinaktivität, der Wert von Carnitin und Spermin beachtet.

Die aus der Bläschendrüse stammende Fruktose ist die für den Bewegungsstoffwechsel der Spermatozoen wichtigste Energiequelle. Ein normaler Fruktosewert gibt Auskunft über die normale Funktion der Bläschendrüse und über eine ausreichende Höhe des Testosteronspiegels im Serum. Die Bestimmung des Akrosins zeigt, ob die Spermatozoen ein Akrosom ausgebildet haben oder ob es ihnen fehlt. Bei manchen Männern sind infolge eines genetischen Defektes alle Spermatozoen akrosomlos und damit nicht befruchtungsfähig. Bei solchen Männern findet man einen geringen Akrosinwert im Ejakulat. Carnitin- und Phosphatasewerte geben Auskunft über eine normale Funktion des Nebenhodens und der Prostata. Eine Reihe von Proteinen, wie z. B. Lysozym, Immunglobulin A und Laktoferrin, sind antimikrobiell wirksam. Eine z. B. im Bullensamen nachgewiesene antimikrobielle Substanz wird als Seminalplasmin bezeichnet. Sie stammt überwiegend aus der Prostata.

13 Samenzellen

Die vom Keimepithel abgegebenen Samenzellen, *Spermatozoen,* haben zuerst keine Eigenbeweglichkeit. Sie werden durch peristaltische Bewegungen der Samenkanälchen zum Rete testis transportiert und gelangen dort in die aus dem Hoden herausführenden Kanälchen, die Ductuli efferentes, und weiter in den Ductus epididymidis. Diese Abschnitte des Nebenhodens transportieren wiederum über peristaltische Bewegungen die Spermatozoen bis in den Nebenhodenschweif, wo sie gespeichert werden. Für den Weg vom Rete testis bis zum Nebenhodenschweif benötigen die Spermatozoen ca. 12 Tage. Bei der Ejakulation werden Spermatozoen zusammen mit dem Seminalplasma aus der Harn-Samen-Röhre entleert. Erst im Ejakulat sind Spermatozoen voll ausgereift und aktiv beweglich. Mit dem Lichtmikroskop läßt sich im Ejakulatausstrich nur die äußere Form der Spermatozoen erkennen (Abb. 13.3-55). Man sieht den Spermatozoenkopf, von dem die Geißel (Spermatozoenschwanz) ausgeht. Der Spermatozoenschwanz beginnt mit einem Halsstück, das jedoch durch einen mehr oder weniger dicken Zytoplasmatropfen verdeckt ist. Man erkennt dann das Mittelstück, das Hauptstück und das Endstück des Schwanzes.

Mit dem Elektronenmikroskop lassen sich die hochdifferenzierten Samenzellen im Detail analysieren [21, 33] (Abb. 13.3-56 u. 57):

Der **Spermatozoenkopf** hat eine Länge von 3,4 bis 4,6 µm und eine Dicke von 1,5–2,8 µm. In der Aufsicht hat er die Form eines Tennisschlägers, in der Seitenansicht ist er zur Spitze hin abgeplattet. Der Spermatozoenkopf besteht aus dem Kern und dem ihm aufsitzenden Akrosom. Der **Kern** enthält stark verdichtetes Karyoplasma, das sich mit Osmiumsäure, dem Fixierungsmittel für die elektronenmikroskopische Untersuchung, stark imprägniert. Die Chromosomen sind zusammen mit Kerneiweißen, z. B. Arginin, in bisher noch nicht voll aufgeklärter Weise zu relativ groben Granula kondensiert. Regelmäßig kommen eine in der Spitze des Kerns gelegene große *Vakuole* und zahlreiche kleinere im übrigen Karyoplasma vor.

Der abgeplattete Teil des Kerns wird vom **Akrosom** kappenartig bedeckt. Das Akrosom besteht aus einer membranumgrenzten osmiophilen Substanz, die während der Spermatidendifferenzierung vom GOLGI-Apparat gebildet wurde und das Enzym Akrosin enthält. Am Rande des Akrosoms wird ein äquatoriales Segment beschrieben. Der nicht vom Akrosom bedeckte Teil des Kerns ist von einer Spezialisierung der Zellmembran, der postakrosomalen Scheide, eingehüllt. Am Kern ist über eine Basalplatte der Spermatozoenschwanz implantiert. Neben der Basalplatte ist die Kernmembran meistens vom Karyoplasma abgehoben und zeigt zahlreiche Kernporen.

Der **Spermatozoenschwanz** beginnt mit dem **Halsstück.** Es besteht aus einem eigenartigen, aus elektronendichten Segmenten aufgebauten *Streifenkörper,* in dem in Querstellung das proximale (= kernnahe) Zentriol liegt. Rechtwinklig zu diesem (T-Stellung) und direkt anschließend befand sich ursprünglich das distale (= kernferne) Zentriol. Aus ihm hat sich im Laufe der Spermatidendifferenzierung das Tubulusbündel, *Axonema,* mit zwei zentralen Tubuli und neun peripheren Doppeltubuli gebildet. Beim reifen Spermatozoon ist das distale Zentriol nicht mehr erkennbar. Die zwei zentralen Tubuli sind von einer zarten Scheide umgeben. Die neun peripheren Doppeltubuli setzen sich jeweils aus A- und B-Tubuli zusammen. Von jedem A-Tubulus in Richtung auf den B-Tubulus des benachbarten Doppeltubulus sind zwei feine Arme gerichtet, die Dynein enthalten. Den neun peripheren Doppeltubuli sind neun äußere dichte Längsfasern zugeordnet. Sie beginnen am Streifenkörper des Halsstücks und erstrecken sich fast bis zum Ende des Spermatozoenschwanzes.

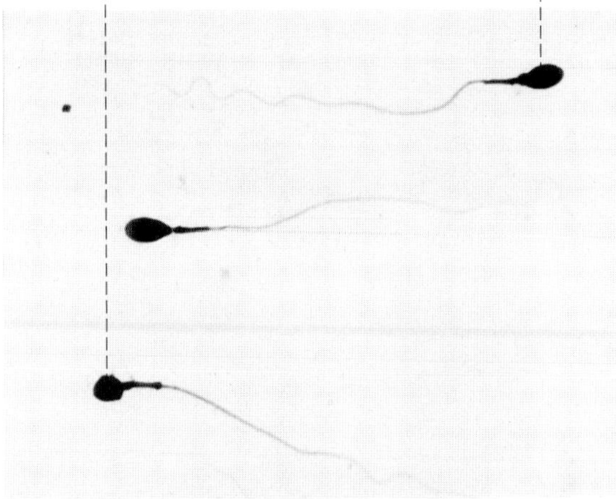

Abb. 13.3-55 Spermatozoen aus dem Ejakulat. Ausstrichpräparat mit Osmiumsäure geschwärzt. Beachte unterschiedliche Spermatozoenformen. (Aus HOLSTEIN u. ROOSEN-RUNGE [21])

Ein Teil der postakrosomalen Region des Kerns, das Halsstück und der Beginn des Mittelstücks, sind von einem Zytoplasmatropfen eingehüllt, in dem Vakuolen und Membranen des endoplasmatischen Retikulums vorkommen.

Das **Mittelstück** des Spermatozoenschwanzes ist 3,5–5,0 µm lang und hat einen nach distal abnehmenden Durchmesser von 0,8–0,6 µm. Das Axonema wird von Mitochondrien umgeben, die nach Art einer Helix in 10–15 Windungen angeordnet sind. Das Mittelstück schließt ab mit einer elektronendichten ringförmigen Struktur, dem *Anulus.*

Das **Hauptstück** des Spermatozoenschwanzes ist 44–50 µm lang und hat einen nach distal leicht abnehmenden Durchmesser von 0,5–0,4 µm. Sein Axonema zusammen mit den Längsfasern wird von einer Scheide aus elektronendichten Ringfasern umgeben. Diese Ringfasern werden durch seitliche, sich gegenüberstehende Leisten zusammengehalten.

Das **Endstück** des Spermatozoenschwanzes ist 4 bis

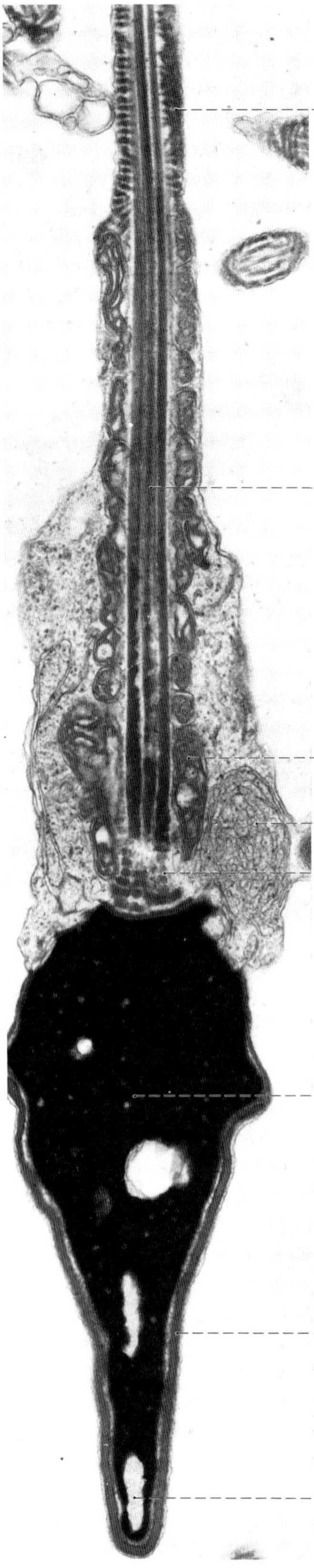

Abb. 13.3-56 Längsschnitt durch ein menschliches Spermatozoon. TEM; Vergr. 25000fach.

Abb. 13.3-57 Graphische Zusammenstellung verschiedener ▶ Bilder von menschlichen Spermatozoen.

(1) Form eines Spermatozoons bei der Untersuchung im Lichtmikroskop: K = Kopf des Spermatozoons; MS = Mittelstück, HS = Hauptstück, ES = Endstück des Spermatozoenschwanzes. Vergr. 1800fach.

(2) Graphische Rekonstruktion eines Spermatozoons aufgrund elektronenmikroskopischer Befunde: A = Akrosom, K = Kern, KM = Kernmembran, PS = postakrosomale Scheide, Z = Zytoplasmatropfen, M = Mitochondrium, An = Anulus, R = Ringfaser, Ax = Axonema. Vergr. 21000fach.

(3)–(11) Querschnitte durch ein Spermatozoon auf den in Teilabbildung 12 angegebenen Ebenen. ZT = zentrale Tubuli, DT = Doppeltubuli, DF = dichte äußere Längsfaser, KV = Kernvakuole, C = Zentriol. Vergr. der Teilabbildungen (3)–(11) 30000fach; (12) 21000fach. (Aus HOLSTEIN u. ROOSEN-RUNGE [21])

6 µm lang und nur noch 0,2 µm dick. Eine Scheide aus Ringfasern fehlt, und die Tubuli des Axonemas verlieren ihre 9+2-Anordnung. Sie bilden nur noch ein Bündel einzelner Tubuli.

Es gibt eine Fülle weiterer zytologischer Substrukturen des menschlichen Spermatozoons. Hierzu wird auf die am Schluß des Kapitels zitierte Spezialliteratur hingewiesen [21, 38].

Die **Funktion vieler Substrukturen** eines Spermatozoons ist noch nicht ausreichend bekannt, folgende Fakten gelten jedoch als gesichert:

Das Akrosom enthält das Enzym Akrosin, das für die Kontaktaufnahme zur Eizelle und für das Eindringen des Spermatozoons in die Corona radiata und Zona pellucida der Eizelle notwendig ist.

Das äquatoriale Segment des Akrosoms spielt bei der Kontaktaufnahme des Spermatozoons zum Plasmalemm des Oozyten bei der Befruchtung eine große Rolle.

Im Halsstück des Spermatozoenschwanzes wird die Bewegung des Schwanzes gesteuert.

Die Mitochondrien im Mittelstück des Schwanzes liefern die Enzyme für den Energiestoffwechsel, der die Progressivmotilität der Spermatozoen ermöglicht. Der Schwanz des reifen Spermatozoons schlägt im Ejakulat wie eine Geißel in einer schraubenförmigen Wellenbewegung. Die komplizierte Bewegung des Spermatozoenschwanzes wird dadurch erklärt, daß die neun peripheren Doppeltubuli des Axonemas über den Auf- und Abbau von Dynein-Armen gegeneinander verschoben werden (Tubulus-Gleitmodell). Bei genetisch bedingtem Defekt der Dynein-Arme sind die Spermatozoen unbeweglich [1].

Die Substrukturen eines Spermatozoons können durchaus variable Formen haben. Es fällt schwer, das „normale“ Bild eines Spermatozoons festzulegen. Nur grobe Fehlbildungen von Spermatozoen sind eindeutig von normalen Formen abgrenzbar. Mißgebildete Spermatozoen sind häufig zu beobachten.

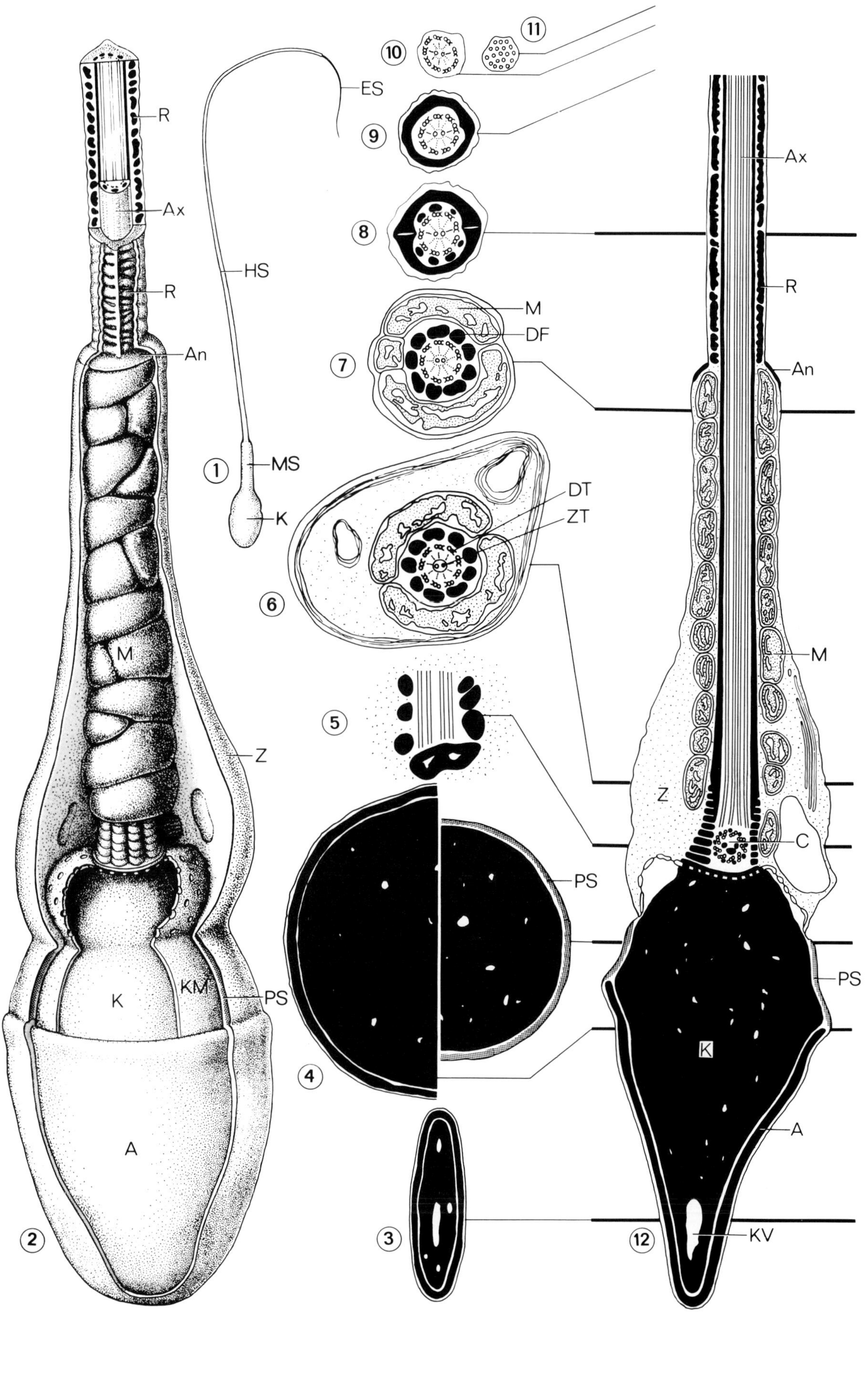
R
Ax
R
An
M
Z
K
KM
PS
A
2
HS
ES
MS
K
1
10
11
9
8
M
DF
7
DT
ZT
6
5
PS
4
3
Ax
R
An
M
Z
C
PS
K
A
KV
12

Fehlbildungen betreffen entweder einzelne Substrukturen oder die ganze Zelle. Wenn mehr als 60% oder alle Spermatozoen im Ejakulat eines Mannes fehlgebildet sind, liegt eine **Teratozoospermie** vor, die immer mit Infertilität einhergeht.

Die morphologische Untersuchung der Spermatozoen vermag normale oder fehlgebildete Formen zu analysieren. Ihre **Befruchtungsfähigkeit** kann nur unter biologischen Bedingungen untersucht werden. Am besten eingeführt ist bisher zu diesem Zweck der Heterologe-Ovum-Penetrationstest (HOP-Test). Hierbei werden Hamsteroozyten, denen durch die Einwirkung von Enzymen die Zona pellucida entfernt wurde, in vitro mit menschlichen Spermatozoen zusammengebracht. Im Lichtmikroskop kann dann nach einigen Stunden festgestellt werden, ob Spermatozoen in Hamsteroozyten eingedrungen sind. Der Prozentsatz der penetrierten Hamsteroozyten gilt als Maß für die Fertilisierungsfähigkeit der Spermatozoen eines Mannes. Eine Befruchtung der Hamsteroozyten im eigentlichen Sinne, d.h. eine Verschmelzung der Vorkerne, findet nicht statt.

Spermatozoen bleiben in tiefgefrorenem Zustand lange Zeit befruchtungsfähig. Zu diesem Zweck wird das Ejakulat mit einer Glycerin-Eidotterverdünnung als Kryoprotektivum gemischt und in flüssigem Stickstoff bei −196 °C tiefgefroren (Kryosperma). Nach dem Auftauen kann mit solchem Kryosperma eine künstliche Insemination durchgeführt werden.

14 Fertilität

Die Zeugungsfähigkeit des Mannes wird mit dem Begriff „Potenz" bezeichnet. Bei differenzierter Betrachtung unterscheidet man jedoch zwischen Potentia coeundi und Potentia generandi.

Unter **Potentia coeundi** versteht man die Fähigkeit eines Mannes, Geschlechtsverkehr durchzuführen. Dazu gehören das Verlangen nach sexueller Betätigung, *Libido*, die Fähigkeit zur Erektion des Penis und die Fähigkeit zur Immissio des Penis in die Vagina der Partnerin beim Koitus. Die Potentia coeundi ist abhängig von körperlichen, psychischen und sozialen Faktoren.

Unter **Potentia generandi** versteht man die Fähigkeit eines Mannes, befruchtungsfähige Samenzellen zu ejakulieren und sich damit fortzupflanzen. Dazu gehören ein intakter Hormonhaushalt, eine gute spermatogenetische Aktivität der Hoden, die volle Funktion der akzessorischen Geschlechtsdrüsen und der koordinierte Ablauf der Ejakulation.

Sind Potentia coeundi und generandi bei einem Mann uneingeschränkt vorhanden, wird er als fertil bezeichnet. Hierbei ist jedoch zu bedenken, daß der Begriff **Fertilität**, Fruchtbarkeit, von der intakten Geschlechtsfunktion nicht nur des Mannes, sondern auch von der Frau, seiner Partnerin, abhängig ist. Mögen die Befunde der körperlichen Untersuchungen und der Laboruntersuchungen bei einem Mann auch in Ordnung sein, so wird letztlich erst durch Zeugung eines Kindes die Fertilität bewiesen. Von vielen Ärzten wird deshalb der Begriff Fertilität auf das Paar bezogen.

Das Gegenteil von Fertilität ist **Infertilität** oder **Sterilität**. Auch diese Begriffe werden auf das Paar angewendet. Die Sterilität des Paares kann auf den Mann, die Frau oder auf beide Partner gegründet sein.

Die Untersuchung der Partner mit Kinderwunsch erfolgt in der Andrologischen Klinik (Andrologie = Lehre von der Fortpflanzungsfähigkeit des Mannes, Männerheilkunde) oder in der Gynäkologischen Klinik (Gynäkologie = Lehre von der Fortpflanzungsfähigkeit der Frau, Frauenheilkunde). In letzter Zeit neu gegründete Zentren für Reproduktionsmedizin fassen beide Gebiete zusammen. Erkrankungen des männlichen Genitalapparates, die einer operativen Therapie bedürfen, werden in der Urologischen Klinik behandelt.

15 Hodenfunktion im Alter

Die Alterung des Hodens ist wie bei anderen Organen des menschlichen Körpers ein normaler, physiologischer Vorgang. Unter normalen Bedingungen findet ein plötzlicher Abbruch der Hodenfunktion nicht statt. Die Potentia coeundi und die Potentia generandi können bei einzelnen Männern bis ins hohe Alter erhalten bleiben. In der wissenschaftlichen Literatur wird mitgeteilt, daß ein Mann noch im Alter von 94 Jahren ein Kind zeugte. Bei Untersuchungen des Samens und der Geschlechtshormone an einer ausgewählten Gruppe von „rüstigen Großvätern" [35] konnte festgestellt werden, daß weder das Volumen des Ejakulats noch die Zahl der Spermatozoen/ml Ejakulat im Alter abnehmen. Sogar der HOP-Test (s. S. 112 li. oben) zeigte ähnliche Ergebnisse wie bei jungen Männern.

Diesen sehr günstigen Befunden steht jedoch die Realität gegenüber, daß es große individuelle Unterschiede der Vitalität und des Gesundheitszustandes alter Männer gibt. Manche Männer werden relativ früh infertil, andere bleiben bis ins hohe Alter fertil, doch statistisch gesehen nimmt die Fertilität eines Mannes mit zunehmendem Lebensalter langsam und kontinuierlich ab. Bei klinischer Untersuchung findet man nicht mehr die gleiche prall-elastische Konsistenz des Hodens wie bei jungen Männern. Mangelnde Leistungsfähigkeit, Hitzewallungen, Kopfschmerzen, leichte Erregbarkeit und Gedächtnisschwäche sind Anzeichen des beginnenden Climacterium virile.

In den Hoden von Männern, die älter als 65 Jahre sind, gibt es **degenerative Veränderungen**, die sich negativ auf die spermatogenetische Aktivität des Keimepithels auswirken. Nur im Hoden alter Männer ohne degenerative Veränderungen scheint die Spermatogenese im Vergleich zu der bei jungen Männern nicht wesentlich beeinträchtigt zu sein. Wenn degenerative Veränderungen auftreten, können sie alle Samenkanälchen der Hoden betreffen oder nur auf einige Regionen beschränkt sein. Fast normale und atrophische Hodenbezirke dicht nebeneinander werden als ein für den alternden Hoden typisches Bild beschrieben [6].

Dabei gilt es zu beachten, daß die Population der Keimzellen in den Samenkanälchen auch im Alter stetig durch das vorhandene Stammzellpotential erneuert wird. Typische Zeichen der Zellalterung, wie Telolysosomen und Lipofuszingranula, die in anderen Zellen des Körpers beschrieben werden, treten in den Keimzellen nicht auf. Man findet aber verringerte Quantitäten einzelner Zelltypen, Fehlentwicklungen bei den kompliziertesten Entwicklungsschritten, wie der Meiose und Spermatidendifferenzierung, und eine Desorganisation beim Aufbau des Keimepithels [22]. Die Summe solcher regressiver Veränderungen führt zu einer Reduzierung der Höhe des Keimepithels oder zu einem vollständigen Verlust der Keimzellen. SERTOLI-Zellen zeigen durch vermehrte Lipideinlagerungen in ihrem Zytoplasma sehr schnell regressive Veränderungen des Keimepithels an, weil sie degenerierende Keimzellen phagozytieren und abbauen. SERTOLI-Zellen sind aber noch lange nach dem Verlust der Keimzellen vorhanden und stellen dann die einzige Zellpopulation in den Samenkanälchen. Wenn die SERTOLI-Zellen schließlich auch zugrunde gegangen sind, bleibt vom Samenkanälchen nur noch ein bindegewebiger Strang übrig, der im histologischen Schnittpräparat als „Tubulusschatten" bezeichnet wird.

Die LEYDIG-Zellen weisen im Alter eine erhöhte Zahl an Telolysosomen bzw. Lipofuszingranula auf. Die Funktion der LEYDIG-Zellen kann dabei im wesentlichen unverändert andauern. So können alte Männer **Testosteronwerte** im Blutserum haben, die denen junger Männer gleichen. Es kommen bei einzelnen Männern aber auch extrem niedrige Werte vor. Auch im Hormonhaushalt alter Männer können starke individuelle Unterschiede festgestellt werden. Statistisch gesehen, sinkt der durchschnittliche Testosteronspiegel im Blut nach dem 60. Lebensjahr jedoch ab. Dieser Befund ist darauf zurückzuführen, daß die Bindung des Testosterons an das Sexualhormon-bindende Globulin (SHBG) zunimmt und damit die im Blut verfügbare Testosteronkonzentration gesenkt wird. Es kann aber auch eine verringerte Testosteronproduktion in den Hoden vorliegen, die vermutlich durch Veränderungen der Blutgefäße und eine damit verbundene Minderdurchblutung des Hodengewebes verursacht wird. Man findet in solchen Fällen an einzelnen Stellen im Hoden eine Rückbildung des die Samenkanälchen umgebenden Kapillarnetzes.

Die Abnahme der spermatogenetischen Aktivität drückt sich auch in veränderten Ejakulatbefunden aus: Die Fruktosewerte sind herabgesetzt, die Motilität der Spermatozoen ist verringert, und Fehlbildungen der Samenzellen treten gehäuft auf.

Die im hohen Lebensalter feststellbaren morphologischen Veränderungen an den Samenkanälchen und an den Keimzellen sind nicht isoliert zu betrachten, sondern müssen in Beziehung gesetzt werden zur Funktion des Hypothalamus-Hypophysen-Systems. Man findet bei alten Männern erhöhte FSH-Werte im Serum und speziell bei schlechter spermatogenetischer Aktivität der Hoden hohe FSH-Werte.

Die sexuelle Aktivität eines Mannes hängt nicht von seiner spermatogenetischen Aktivität ab. Es ist bekannt, daß bei zunehmendem Lebensalter starke individuelle Unterschiede der sexuellen Aktivität bestehen, die vom biologischen Alter eines Mannes, von seiner allgemeinen körperlichen Leistungsfähigkeit sowie sozialen und psychischen Faktoren abhängen. Als Maß der sexuellen Aktivität kann die Frequenz des Koitus bzw. des Orgasmus gelten. Ein 30jähriger Mann weist nach der Statistik eine Koitusfrequenz von etwa 10mal pro Monat auf, ein 50jähriger nur noch die Hälfte, nämlich etwa 5mal pro Monat. Bei 75jährigen Männern hat die Statistik für die Koitusfrequenz die Nullinie erreicht. Diese Angaben sind jedoch nur Durchschnittswerte einer größeren Population befragter bzw. untersuchter Männer und haben, wie oben erwähnt wurde, für das Individuum nur begrenzte Aussagekraft.

Literatur

[1] AFZELIUS, B. A., R. ELIASSON, O. JOHNSON, C. LINDHOLMER: Lack of dynein arms in immotile human spermatozoa. J. Cell. Biol. 66 (1975) 225–232.

[2] AUMÜLLER, G.: Prostate gland and seminal vesicles. In: OKSCHE, A., L. VOLLRATH (Hrsg.): Handbuch der mikroskopischen Anatomie des Menschen, Bd. 7, Teil 6. Springer, Berlin–Heidelberg–New York 1979.

[3] BAUMGARTEN, H. G., A. F. HOLSTEIN, E. ROSENGREN: Arrangement, ultrastructure, and adrenergic innervation of smooth musculature of the ductuli efferentes, ductus epididymidis and ductus deferens of man. Z. Zellforsch. 120 (1971) 37–79.

[4] BREUCKER, H., E. SCHÄFER, A. F. HOLSTEIN: Morphogenesis and fate of residual body in human spermiogenesis. Cell Tiss. Res. 240 (1985) 303–309.

[5] BRINDLEY, G. S.: Deep scrotal temperature and the effect on it of clothing, air temperature, activity, posture and paraplegia. Brit. J. Urol. 54 (1982) 49–55.

[6] BÜRGI, H., C. HEDINGER: Histologische Hodenveränderungen im hohen Alter. Schweiz. med. Wschr. 47 (1959) 1236–1239.

[7] BUSTOS-OBREGÓN, E., A. F. HOLSTEIN: The rete testis in man: Ultrastructural aspects. Cell Tiss. Res. 175 (1976) 1–15.

[8] CLERMONT, Y.: Renewal of spermatogonia in man. Amer. J. Anat. 118 (1966) 509–524.

[9] DAVIDOFF, M. S., H. BREUCKER, A. F. HOLSTEIN, K. SEIDL: Cellular architecture of the lamina popria of human seminiferous tubules. Cell Tiss. Res. 262 (1990) 253–261.

[10] DYM, M., D. W. FAWCETT: The blood-testis barrier in the rat and the physiological compartmentation of the seminiferous epithelium. Biol. Reprod. 3 (1970) 308–326.

[11] FERNER, H.: Lehrbuch der Anatomie des Menschen, Benninghoff-Goerttler, Vol. 2, 12. Aufl., S. 312. Urban & Schwarzenberg, München–Wien–Baltimore 1979.

[12] GOLDSTEIN, M. B. A., J. P. MEEHAN: A review of the microarchitecture of the corpora cavernosa in men. Anat. Rec. 205 (1983) 65 A.

[14] HALATA, Z.: The sensory innervation of the skin of the glans penis and the prepuce in man. In: HAMANN, W., A. IGGO (eds.): Sensory Receptor Mechanisms, pp. 67–79. World Scientific Publ., Singapore 1984.

[15] HEDINGER, C., E. WEBER: Zur Struktur des Tubulus-Systems in menschlichen Hoden. Z. Anat. Entwickl.-Gesch. 139 (1973) 217–226.

[16] HELLER, C. G., Y. CLERMONT: Kinetics of the germinal epithelium in man. Recent Progr. Hormone Res. 20 (1964) 545–575.

[17] HOLSTEIN, A. F.: Morphologische Studien am Nebenhoden des Menschen. In: BARGMANN, W., W. DOERR (Hrsg.): Zwanglose Abhandlungen aus dem Gebiet der normalen und pathologischen Anatomie, Heft 20. Thieme, Stuttgart 1969.

[18] HOLSTEIN, A. F.: Spermatophagy in the seminiferous tubules and excurrent ducts of the testis in rhesus monkey and in man. Andrologia 10 (1978) 331–352.

[19] HOLSTEIN, A. F., M. S. DAVIDOFF, H. BREUCKER, N. COUNTOURIS, G. ORLANDINI: Different epithelia in the distal human male urethra. Cell Tiss. Res. 264 (1991) 23–32.

[20] Holstein, A. F., G. E. Orlandini, R. Möller: Distribution and fine structure of the lymphatic system in the human testis. Cell Tiss. Res. 200 (1979) 15–27.
[21] Holstein, A. F., E. C. Roosen-Runge: Atlas of human spermatogenesis. Grosse, Berlin 1981.
[22] Holstein, A. F., E. C. Roosen-Runge, C. Schirren: Illustrated Pathology of Human Spermatogenesis. Grosse, Berlin 1988.
[23] Holstein, C.: Morphologie freier unreifer Keimzellen im menschlichen Hoden, Nebenhoden und Ejakulat. Andrologia 15 (1983) 7–25.
[24] Horstmann, E.: Elektronenmikroskopie des menschlichen Nebenhodenepithels. Z. Zellforsch. 57 (1962) 692–718.
[25] Horstmann, E., R. Richter, E. Roosen-Runge: Zur Elektronenmikroskopie der Kerneinschlüsse im menschlichen Nebenhodenepithel. Z. Zellforsch. 69 (1966) 69–79.
[26] Hundeiker, M., L. von Mulert: Vermeidbare Risiken bei der Hodenbiopsie. Hautarzt 17 (1966) 546–547.
[27] Klosterhalfen, H., E. Altenähr, H. D. Franke: Das Prostatakarzinom. Pathologie – Diagnostik – Therapie. Thieme, Stuttgart–New York 1982.
[28] Kormano, M., H. Suoranta: Microvascular organization of the adult human testis. Anat. Rec. 170 (1971) 31–40.
[29] De Kretser, D. M.: Ultrastructural features of human spermiogenesis. Z. Zellforsch. 98 (1969) 477–505.
[30] Krieg, M., W. Bartsch, M. Thomsen, K. D. Voigt: Androgens and estrogens: their interaction with stroma and epithelium of human benign prostatic hyperplasia and normal prostata. J. Steroid Biochem. 19 (1983) 155–161.
[31] Lauke, H., K. Behrens, A. F. Holstein: Leydig cell mitoses in human testes bearing early germ cell tumors. Cell Tiss. Res. 255 (1989) 475–479.
[32] Lindner, S. G.: On the morphology of the transitional zone of the seminiferous tubule and the rete testis in man. Andrologia 14 (1982) 352–362.
[33] Möller, R.: Arrangement and fine structure of lymphatic vessels in the human spermatic cord. Andrologia 12 (1980) 564–576.
[34] Nieschlag, E., J. Bartlett: Testes. In: Bettendorf, G., M. Breckwoldt (Hrsg.): Reproduktionsmedizin, S. 100–115. Fischer, Stuttgart–New York 1989.
[35] Nieschlag, E., U. Lammers, C. W. Freischem, K. Langer, E. J. Wickings: Reproductive functions in young fathers and grandfathers. J. clin. Endocr. 55 (1982) 676–681.
[36] Orlandini, G. W.: Caratteristiche ultrastrutturali dell epitelio del canale deferente nell uomo. Studi Sassaresi 50 (1972) 1–15.
[37] Pabst, R.: Studies on the human ductus deferens. In: Holstein, A. F., E. Horstmann (eds.): Morphological Aspects of Andrology, pp. 135–138. Grosse, Berlin 1970.
[38] Pedersen, H.: The human spermatozoon. Dan. med. Bull. 21 Suppl. 1 (1974) 1–36.
[39] Riva, A., M. Cossu, F. Testa-Riva: A scanning and transmission electron microscope study of the human ampulla ductus deferentis. J. Anat. (Lond.) 129 (1979) 859–860.
[40] Roosen-Runge, E. C.: The process of spermatogenesis in mammals. Biol. Rev. 37 (1962) 343–377.
[41] Roosen-Runge, E. C., A. F. Holstein: The human rete testis. Cell Tiss. Res. 189 (1978) 409–433.
[42] Schirren, C.: Praktische Andrologie, 2. Aufl. Schering, Berlin 1982.
[43] Schulze, C.: Sertoli cells and Leydig cells in man. Adv. Anat. Embryol. Cell. Biol. 88 (1984) 1–104.
[44] Schulze, W., U. Rehder: Organization and morphogenesis of the human seminiferous epithelium. Cell Tiss. Res. 237 (1984) 395–407.
[45] Seidl, K., A. F. Holstein: Evidence for the presence of nerve growth factor (NGF) and NGF receptors in human testis. Cell Tiss. Res. 261 (1990) 549–554.

13.4 Weibliche Geschlechtsorgane

J. Brökelmann und H.-W. Denker

1 *Überblick*

Die weiblichen Geschlechtsorgane werden nach Herkunft und Funktion in das äußere und das innere Genitale eingeteilt.

Das **äußere Genitale,** *Pudendum femininum,* auch äußere Scham, Vulva oder Cunnus genannt, stammt vom Ektoderm ab, das sich um die Öffnung des inneren Genitales herum zu Gebilden differenziert, die unterschiedliche Aufgaben haben: Mons pubis und Schamlippen dienen mit ihrer Behaarung der Erkennung des Genitales, große und kleine Schamlippen außerdem dem Verschluß der Genitalöffnung, die Klitoris der sexuellen Erregung und die Drüsen der Lubrikation des Genitaleingangs.

Das **innere Genitale** entwickelt sich aus zwei Schläuchen, dem rechten und linken Müllerschen Gang. Die Schläuche verschmelzen partiell und differenzieren sich in Vagina, Uterus und Tuben (vgl. Kap. 13.1). Die inneren Enden der Genitalschläuche münden offen in der Bauchhöhle nahe den Geschlechtszellen, die sich in den Ovarien befinden; das äußere Ende des Genitalschlauchs erreicht hinter dem Hymen das äußere Genitale. Das innere Genitale dient der Fortpflanzung, *Reproduktion:* Im Ovar werden die weiblichen Geschlechtszellen und Sexualhormone produziert. Tube und Uterus dienen dem Transport der Geschlechtszellen (Eizellen, Spermien). In der Tube entwickelt sich auch das befruchtete Ei (Zygote) bis zum frühen Embryonalstadium der Morula. Im Uterus reift der Embryo bis zum Fetus heran. Zwischen Uterus und Embryo/Fetus wird ein Austauschorgan, die Plazenta, zwischengeschaltet.

Das innere Genitale ist in seinem Wachstum von den **Sexualhormonen,** deren Produktion wiederum vom Hypophysen-Hypothalamus-System gesteuert wird, abhängig. Die Sexualhormone bewirken einmal zyklische Veränderungen am inneren Genitale, indem Östrogene und Gestagene in einer bestimmten Folge aus dem Ovar ausgeschüttet werden. Zum anderen können die Sexualhormone, falls kontinuierlich sezerniert, wie z.B. in der Schwangerschaft, ein enormes Wachstum des inneren Genitales verursachen. Im Alter werden nach dem Rückgang der endokrinen Ovarialfunktion die Gewebe des Genitales atrophisch.

Die Funktionen des inneren und äußeren Genitales sind aber nicht nur von den Sexualhormonen, sondern auch vom vegetativen Nervensystem abhängig. Hierfür sind die Veränderungen bei sexueller Erregung ein Beispiel.

In der Darstellung der Anatomie des Genitales folgen wir dem Vorgehen bei der gynäkologischen Untersuchung, bei der zunächst das äußere Genitale untersucht wird und dann das innere.

2 *Äußeres Genitale*

Der **Schamberg,** *Mons pubis* (auch Mons veneris), ist ein dreieckiges Haut-Fett-Polster über der Symphyse (Abb. 13.4-1). Er ist gekennzeichnet durch die Schamhaare, *Pubes,* die meist nach kranial geradlinig quer begrenzt sind und nach kaudal bis zur hinteren Kommissur der großen Labien reichen.

Die **großen Schamlippen,** *Labia majora pudendi,* sind längliche, behaarte Hautfalten, die bei geschlossenen Oberschenkeln die Schamspalte, *Rima pudendi,* bilden. Sie entsprechen dem Skrotum des Mannes. Das vordere Ende der Schamspalte wird durch die vordere Kommissur, *Commissura labiorum anterior,* das hintere Ende durch die hintere Kommissur, *Commissura labiorum posterior,* begrenzt. Die hintere Kommissur ist bereits Teil des Dammes, *Perineum* (vgl. Kap. 13.4.3).

Die Haut an der Außenseite der großen Schamlippen besitzt Haare mit Talg- und Schweißdrüsen. An der Innenseite weist sie hingegen nur Talgdrüsen auf und keine Haare. In der Subkutis der großen Schamlippen liegen Fettpolster und Venenplexus, die von glatter Muskulatur umgeben sind und Schwellkörper darstellen. Unter der großen Schamlippe verläuft der *M. bulbospongiosus* (früher: M. bulbocavernosus), der wiederum einen Schwellkörper, den *Bulbus vestibuli,* umgibt. Durch Anschwellen der Bulbi werden die großen Labien prominenter. Die großen Schamlippen werden nach lateral jeweils von der Genitalfurche, *Sulcus genitofemoralis,* nach medial zu von der Furche zwischen großen und kleinen Schamlippen, *Sulcus interlabialis,* begrenzt.

Die **kleinen Schamlippen,** *Labia minora pudendi,* werden bei geschlossenen Oberschenkeln von den großen Schamlippen teilweise oder ganz bedeckt. Es sind Hautlappen, die verschieden lang sein können. Sie

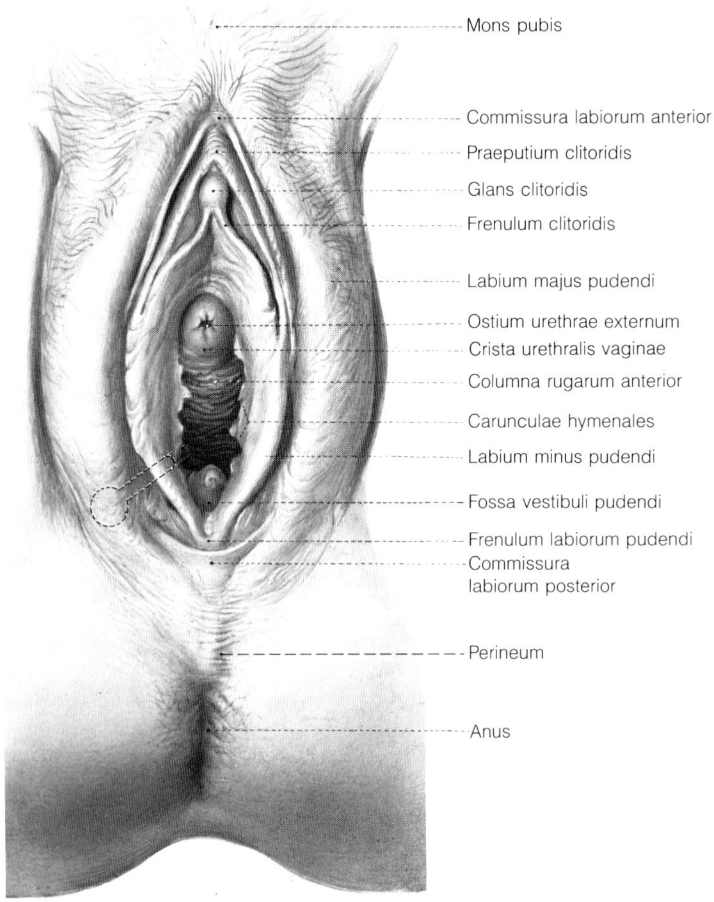

Abb. 13.4-1 Äußeres Genitale (Vulva) einer Frau. Die Projektion der Glandula vestibularis major auf die Oberfläche ist auf der rechten Körperseite rot punktiert eingetragen.

reichen nach ventral über das *Frenulum clitoridis* bis zur Klitoris und vereinigen sich nach kaudal im *Frenulum labiorum pudendi*. Kranial von diesem Frenulum liegt die *Fossa vestibuli vaginae.*

Die Epidermis der kleinen Schamlippen besteht aus einem dünnen, mehrschichtigen und verhornten Plattenepithel. Sie enthält Pigment, weist eine feine Fältelung auf und ist unbehaart. Unter der Haut liegen zahlreiche Talgdrüsen und etwas Bindegewebe, jedoch keine Schweißdrüsen und kein Fett.

Der **Scheidenvorhof,** *Vestibulum vaginae,* liegt zwischen den kleinen Labien und dem Hymen. In ihn münden die Urethra und die Vagina. Die Haut des Scheidenvorhofs besteht, ähnlich derjenigen der kleinen Labien, aus einem mehrschichtigen, verhornten Plattenepithel mit Talgdrüsen. Die Urethralöffnung, *Ostium urethrae externum,* ist rundlich oder schlitzförmig und liegt dorsal der Klitoris. Seitlich neben der Urethralöffnung münden die Ausführungsgänge der paraurethralen Drüsen, *Ductuli paraurethrales* oder SKENEsche Gänge, die Homologe der prostatischen Drüsen des Mannes sind. Zwischen Harnröhrenöffnung und Scheidenvorhof befindet sich der quer verlaufende Harnröhrenwulst, *Crista urethralis vaginae* (früher: Carina urethralis vaginae; zu unterscheiden von der Crista urethralis der Harnröhre, s. Abb. 13.2-43).

Zu beiden Seiten des Vorhofs befinden sich an der Basis der kleinen Schamlippen die Schwellkörper des Vorhofs, *Bulbi vestibuli* (vgl. Abb. 13.4-15). Sie sind Homologe des Corpus spongiosum penis des Mannes und liegen zwischen dem Diaphragma urogenitale und dem M. bulbospongiosus. Die Bulbi vestibuli sind nach dorsal keulenförmig verdickt, verjüngen sich nach ventral und verbinden sich mit kleinen Venengeflechten an der Glans clitoridis (s. unten). Sie bestehen aus venösen Netzen, die z.T. kavernös erweitert und von einer erhöhten Zahl glatter Muskelzellen umgeben sind und in gefülltem Zustand weiche Kissen darstellen. In dem Corpus cavernosum des Bulbus vestibuli kommen arteriovenöse Anastomosen vor (vgl. Bd. I, Kap. 10.4).

Die **BARTHOLINschen Drüsen,** *Glandulae vestibulares majores,* sind bohnengroße, exokrine Drüsen, die zwischen dem Diaphragma urogenitale und dem dorsalen Ende des Bulbus vestibuli liegen. Ihre Ausführungsgänge, die gelegentlich auf einer oder beiden Seiten doppelt angelegt sind, sind 1–2 cm lang und münden vor dem Hymenalsaum etwa bei „8 und 4 Uhr“ in den Scheidenvorhof (Abb. 13.4-1). Die Drüsen entsprechen in Bau und Sekret den Glandulae bulbourethrales (COWPERsche Drüsen) des Mannes und befeuchten den Scheidenvorhof.

Daneben gibt es zahlreiche kleine Drüsen, *Glandulae vestibulares minores*, die in der Haut zwischen Hymenalsaum und kleinen Schamlippen münden und ebenfalls der Befeuchtung dienen. Ihr Epithel gleicht demjenigen der BARTHOLINschen Drüsen.

Der **Scheideneingang,** *Introitus vaginae,* wird vom Jungfernhäutchen, *Hymen*, umgrenzt. Dieses hat vor dem ersten Koitus meist eine rundliche Öffnung von 1–2 cm. Während des ersten Koitus und besonders während der ersten Geburt reißt der Hymen ein, so daß nur noch Reste des Hymens den Introitus vaginae als *Carunculae hymenales* (myrthiformes) umkränzen.

Der **Kitzler,** *Clitoris*, ist ein sensibles, erektiles Organ, das Homologon des Penis. Die Klitoris besteht aus zwei länglichen Schwellkörpern, *Crura clitoridis*, mit fester Tunica albuginea, die am Unterrand der Schambeinäste liegen und sich in der Eichel der Klitoris, *Glans clitoridis*, vereinigen (Abb. 13.4-1 u. 8). Die Eichel wird vom Präputium, *Praeputium clitoridis*, einer Hautfalte unterhalb der Commissura labiorum anterior, bedeckt: Sie ist durch das *Lig. suspensorium clitoridis* am unteren Symphysenrand aufgehängt. Die Eichel ist mit den kleinen Labien durch je eine Hautfalte, *Frenulum clitoridis*, verbunden. Die Frenula besitzen Schleimdrüsen. Die Haut der Eichel ist außerordentlich empfindlich. Sie ist reich an Nervenfasern und weist zahlreiche, sensible Nervenendapparate auf (KRAUSEsche Endkolben und MEISSNERsche, RUFFINIsche und GOLGI-MAZZONIsche Körperchen).

Die Gefäße und Nerven des äußeren Genitales werden in Zusammenhang mit der Beckenbodenmuskulatur im folgenden Kapitel abgehandelt.

3 *Weichteilverschluß des Beckenausgangs*

Der Beckenausgang wird ventral von den beiden Schambeinästen und der Symphyse, dem sog. Schambeindreieck, lateral von den beiden Sitzhöckern und dorsal von den Ligg. sacrotuberalia und der Spitze des Steißbeins gebildet. Er wird durch einen besonderen Verschlußapparat aus Muskeln und Faszien, der Öffnungen für den Darm (Anus), das Harnwegssystem (Urethra) und das innere Genitale (Vagina) besitzt, gesichert. Jede dieser Öffnungen bedarf eines besonderen Verschlußmechanismus, wobei Anus und Urethra nur eine Passage von Exkrementen gewährleisten müssen, die Vagina jedoch eine Passage in beide Richtungen zulassen muß: einmal die Intromissio des Penis, zum anderen die Ausscheidung von Blut und Sekreten während der Menstruation und die Austreibung der Frucht während der Geburt. Da die weibliche Genitalöffnung die größte der drei Öffnungen ist – unter der Geburt wird sie sogar bis zu einem Durchmesser von etwa 10 cm gedehnt –, ist verständlich, daß bei dem aufrechten Gang des Menschen dieser Verschluß in besonderem Maße dem Druck der Eingeweide ausgesetzt ist und daß es an dieser Öffnung zu Senkungen und Vorfällen der Scheide und des Uterus kommen kann.

Der Weichteilverschluß des Beckenausgangs besteht aus **drei Schichten**, dem *Diaphragma pelvis*, dem *Diaphragma urogenitale* und der *äußeren Schließmuskelschicht*, auch Dammuskulatur genannt.

3.1 Diaphragma pelvis

Die **innerste Verschlußschicht** bildet das *Diaphragma pelvis*, das den kaudalen Abschluß der Bauchhöhle bildet. Es besteht aus dem *M. levator ani* und dem *M. coccygeus* sowie ihren Muskelfaszien (Abb. 13.4-2). Der **M. levator ani** bildet bei aufrechter Körperhaltung eine flach muldenförmige, fast horizontale Muskelplatte. Er entspringt an einem Sehnenblatt, das an den Wänden des kleinen Beckens entlang einer Linie, *Arcus tendineus m. levatoris ani*, von der dorsalen Fläche des Schambeins quer über das Foramen obturatum und den M. obturator internus hinweg bis zur Spina ischiadica verläuft. Dieser Arcus tendineus stellt eine sehnige Verdickung der Faszie des M. obturator internus dar. Die Levatorenmuskeln von beiden Beckenhälften ziehen nach dorsal, vereinigen sich hinter dem Rektum und bilden so die **Levatorschlinge** um das Rektum (Abb. 13.4-3). Einige Fasern des M. levator ani, die prärektalen Fasern, ziehen vor dem Rektum in den Raum zwischen Vagina und Rektum, das *Spatium rectovaginale*. Die Levatorschlinge ist über eine Sehnenplatte, *Lig. anococcygeum* oder **Levatorplatte**, am Steißbein befestigt. Vor dem Rektum lassen die beiden Schenkel des M. levator ani, die Mm. pubococcygei, einen Schlitz oder Spalt frei, den Hiatus genitalis oder **Levatorspalt**. Die Ränder des Spaltes nennt man im klinischen Sprachgebrauch Levatorenschenkel oder -pfeiler. Im Levatorspalt liegt vorn die Urethra, dorsal davon die Vagina, am weitesten dorsal das Rektum. Der Levatorspalt ist vom unteren Rand der Symphyse bis zur vorderen Begrenzung des Rektums 4–5 cm lang. Sein Querdurchmesser beträgt bei Virgines etwa 2,5 cm, bei Frauen, die per vaginam geboren haben, um 4 cm [34]. Die Levatorenschenkel liegen seitlich der Scheide etwa 2 cm oberhalb des Hymens.

Dort können sie bei der gynäkologischen Untersuchung als sog. **Levatorenge** oder Levatorwülste getastet werden, besonders wenn eine Frau die Beckenbodenmuskulatur anspannt. Ist die Frau verspannt (Angst vor der Untersuchung, Vaginismus etc.), können die Levatorenschenkel zusammen mit dem M. bulbospongiosus die Vagina verschließen und eine Austastung der Scheide oder eine Kohabitation erschweren oder unmöglich machen.

Der M. levator ani besteht aus mehreren Anteilen: *M. puborectalis, M. pubococcygeus* und *M. iliococcygeus*. Funktionell verhalten sich alle Teile, auch diejenigen der rechten und linken Beckenhälften, wie ein Muskel, so daß im allgemeinen nur von dem M. levator ani gesprochen wird.

Nach dorsal schließt sich dem M. levator ani der **M. coccygeus** an (Abb. 13.4-2b). Er zieht von der Spina ischiadica zum Steißbein. Der Muskel kann teilweise durch Sehnen ersetzt sein und erscheint deshalb oft als ein Teil des Lig. sacrospinale.

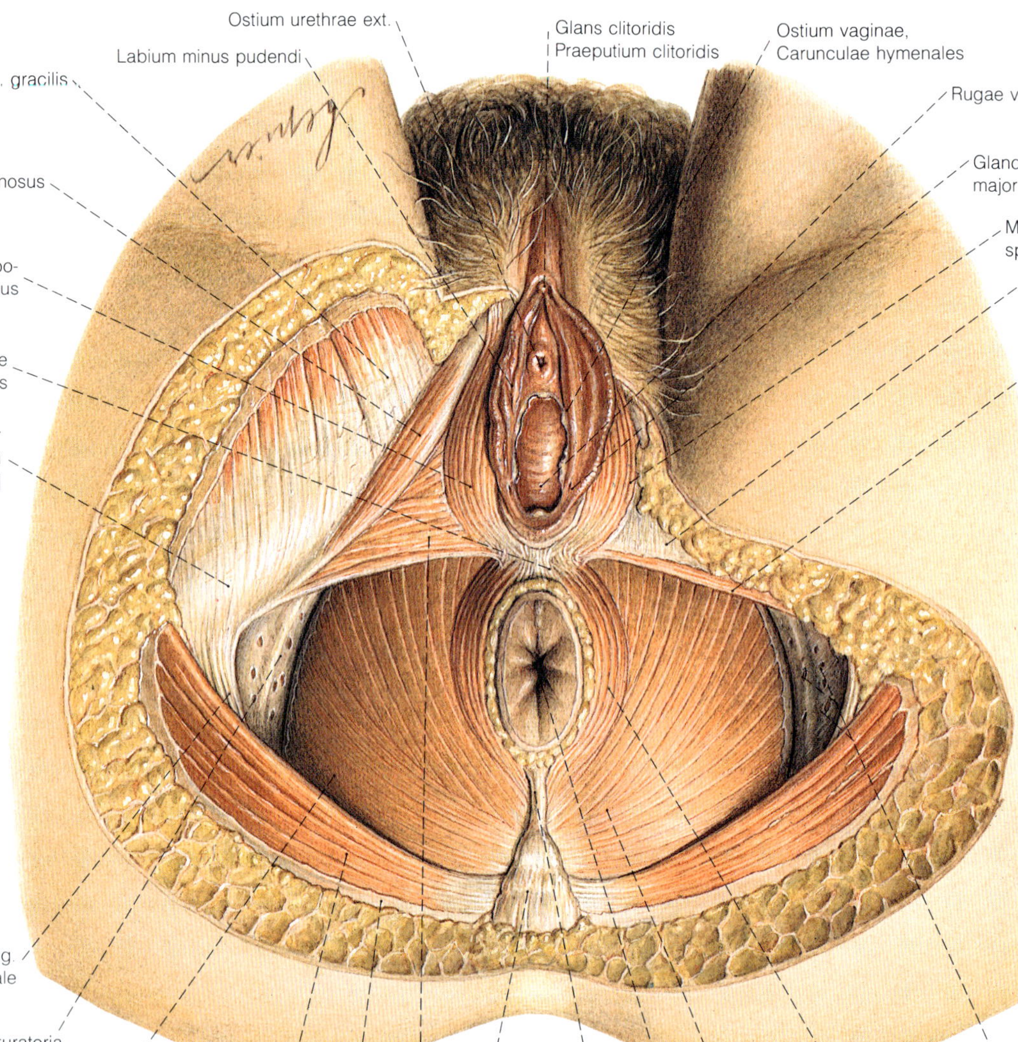

Abb. 13.4-2(a) Damm und Muskeln des Beckenbodens bei der Frau in der Ansicht von kaudal. (Aus SOBOTTA [40])

Der M. levator ani ist ein quergestreifter Muskel. Er ist auf beiden Seiten von je einem Faszienblatt, *Fascia diaphragmatis pelvis superior et inferior*, bedeckt. Zusammen bilden diese Muskel- und Faszienplatten das *Diaphragma pelvis*. Zwischen dem Diaphragma pelvis und der Wand des kleinen Beckens, besonders dem M. obturator internus, besteht ein keilförmiger, mit Fettgewebe ausgefüllter Raum, die *Fossa ischioanalis* (früher: *Fossa ischiorectalis*) (Abb. 13.4-2a u. 3). Nach kaudal ist diese Grube nur von der Haut, nicht von einer Faszie bedeckt.

3.2 *Diaphragma urogenitale*

Das Diaphragma urogenitale ist eine dreieckige, muskulös-sehnige Platte von etwa 1 cm Dicke, die sich im Schambeinwinkel kaudal vom M. levator ani ausspannt (Abb. 13.4-2a, 4, 5, 8). Es besteht aus dem quergestreiften *M. transversus perinei profundus* sowie je einer ihn kranial und kaudal bedeckenden Faszie; den Raum zwischen den beiden Faszien bezeichnet man auch als *Spatium perinei profundum*. Das Diaphragma urogenitale sichert nach kaudal den Levatorspalt, durch den sonst Eingeweideteile treten könnten. Im Gegensatz zum eher trichterförmigen Diaphragma pelvis ist das Diaphragma urogenitale eine etwa horizontal gestellte, ebene Platte (vgl. Abb. 13.4-5 u. 7). Urethra und Vagina ziehen durch das Diaphragma urogenitale, das in Höhe beider Öffnungen einige mehr zirkulär verlaufende quergestreifte Muskelfasern abgeben kann. Um die Urethra kann auf diese Weise ein M. sphincter urethrae gebildet werden. Die Fascia diaphragmatis urogenitalis superior kann eine 2–3 mm dicke Schicht glatter Muskulatur enthalten.

3.3 *Dammuskulatur*

Die **unterste Schicht des Beckenbodens**, das *Spatium perinei superficiale*, besteht aus dem *M. sphincter ani externus*, dem *M. bulbospongiosus*, dem *M. ischiocavernosus* und dem *M. transversus perinei superficialis* (Abb. 13.4-2a u. 4). Der M. sphincter ani externus und der M. bulbospongiosus bilden eine Achtertour von Muskelzügen um Rektum und Introitus vaginae mit einem *Centrum tendineum perinei* (Centrum perineale) in der Mitte. Der M. bulbospongiosus bedeckt den Bulbus vestibuli und inseriert symphysenwärts vorübergehend an der Klitoris. Der M. sphincter ani externus ist dorsalwärts am Lig. anococcygeum fixiert. Oberflächliche Fasern strahlen auch in die Analhaut und können diese bewegen.

Die Mm. ischiocavernosi liegen nahe den Schambeinästen und bedecken die Schwellkörper der Klitoris. Sie sollen bei der sexuellen Erregung das Blut in den Schwellkörpern nach vorn treiben. Der M. transversus perinei superficialis ist häufig gar nicht als selbständiger Muskel ausgebildet. Er befindet sich am dorsalen Rand des Diaphragma urogenitale und inseriert an den Sitzbeinhöckern.

Die Dammuskulatur stammt stammesgeschichtlich vom quergestreiften Schließmuskel der Kloake ab. Die einzelnen Derivate (M. spincter ani externus, M. bulbospongiosus, M. ischiocavernosus und M. transversus perinei profundus und superficialis) haben quergestreifte Muskelfasern und werden alle vom *N. pudendus* innerviert (willkürlich; zur reflektorischen Kontraktion im Orgasmus s. Kap. 13.4.6). Der ebenfalls aus quergestreiften Fasern bestehende M. levator ani hingegen ist ein Abkömmling des Teils der Schwanzmuskulatur, der bei Wirbeltieren von Scham- und Sitzbein entspringt und zum Schwanz zieht. Nach der Rückbildung des Schwanzes gewinnt er zum Canalis analis nähere Beziehung. Seine Herkunft zeigen noch Fasern an, die zum Steißbein ziehen. Der M. levator ani wird direkt von Nervenästen des Plexus sacralis versorgt.

Die Räume zwischen den quergestreiften Muskeln des Beckenbodens werden von einem fibromuskulären Bindegewebe mit einem hohen Anteil glatter Muskelfasern ausgefüllt, die an den Faszien der quergestreiften Muskeln inserieren. Das fibromuskuläre Bindegewebe des Beckenbodens ist hormonabhängig ähnlich dem fi-

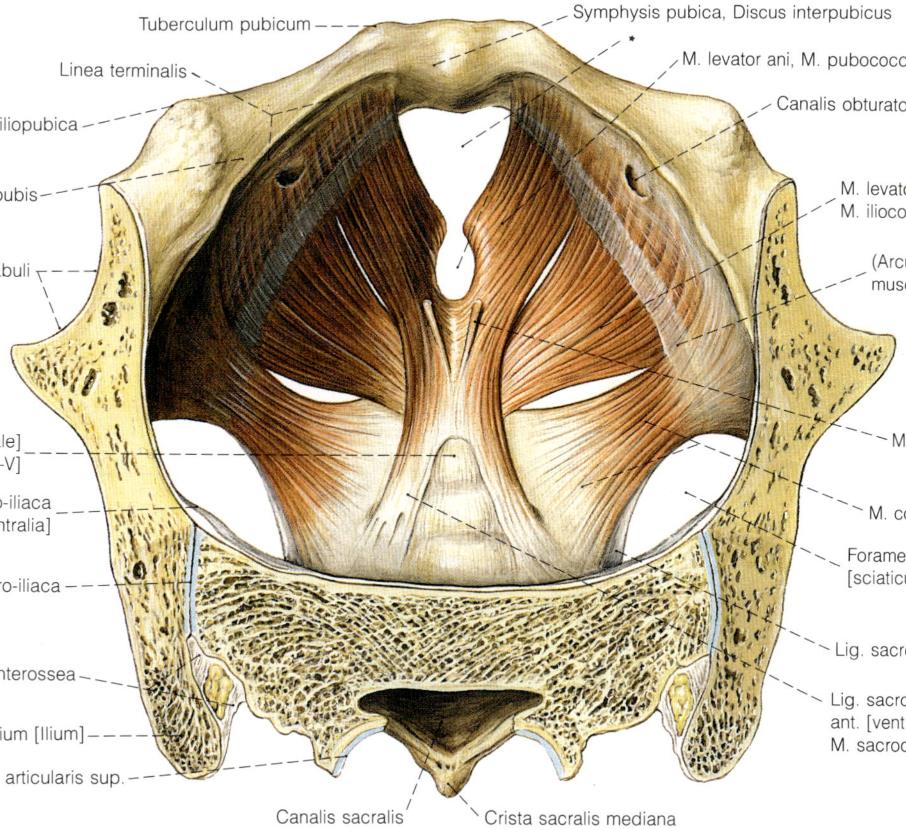

Abb. 13.4-2(b) M. levator ani und benachbarte Bänder in der Ansicht von kranial. (Aus SOBOTTA [40]) *= „Levator-Tor" (Hiatus urogenitalis et ani)

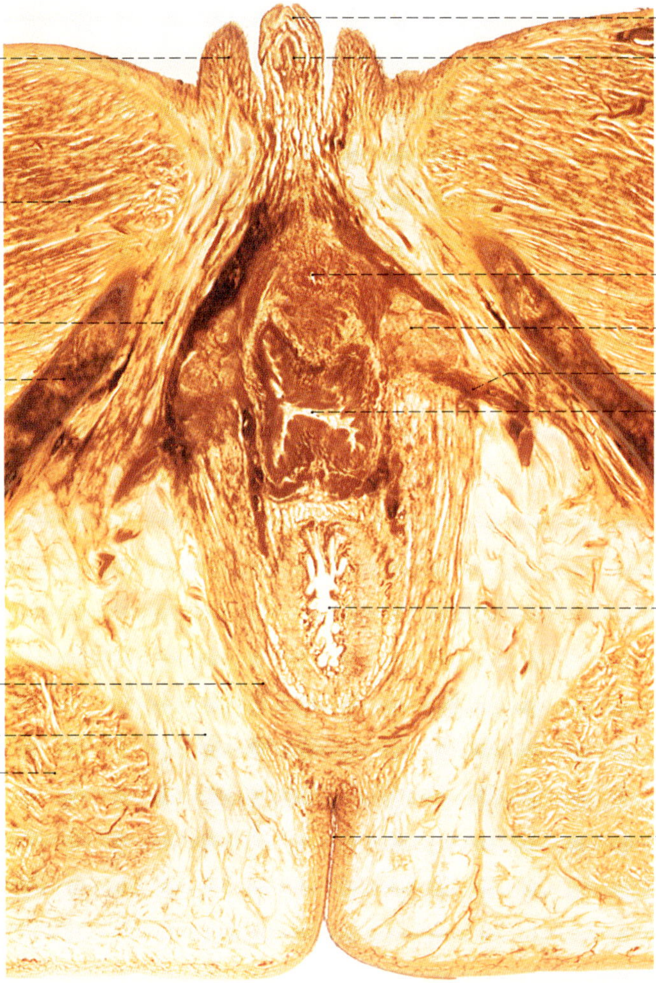

Abb. 13.4-3 Gegen die Horizontalebene gekippter Transversalschnitt durch das Becken einer 24jährigen Frau. Der 3 mm dicke, plastinierte Schnitt liegt in der Ebene des Levatorspaltes. (Original Dr. von Hagens, Heidelberg)

bromuskulären Gewebe des Halteapparates des Uterus (s. Kap. 13.4.5); es wächst während der Schwangerschaft und wird aufgelockerter. Dadurch verleiht es dem Beckenboden diejenige Dehnbarkeit, die für den Geburtsvorgang notwendig ist (s. Kap. 13.4.10.3) [34].

3.4 *Gefäße und Nerven*

Die **arterielle Versorgung** des äußeren Genitales und des Dammes wird hauptsächlich von der *A. pudenda interna* und ihren Ästen besorgt. Die A. pudenda interna entspringt entweder der A. iliaca interna oder der A. glutea inferior, verläßt mit letzterer das Becken unterhalb des M. piriformis durch das Foramen infrapiriforme, biegt um die Spina ossis ischii und gelangt durch das Foramen ischiadicum minus an die Seitenwand der Fossa ischioanalis. Hier läuft sie, eingeschlossen in die Fascia obturatoria, im sog. Alcockschen Kanal nach vorn am Sitzhöcker vorbei und gibt die *A. rectalis inferior* ab (Abb. 13.4-4). Am hinteren Rand des Diaphragma urogenitale entsendet sie die *A. perinealis* (Dammarterie) und teilt sich in die Endzweige auf: *A. bulbi vestibuli, A. profunda clitoridis* und *A. dorsalis clitoridis* sowie *Rr. labiales* zum Mons pubis und den Schamlippen. Der Mons pubis und die Labia majora werden, außer von den Rr. labiales der A. pudenda interna, auch von Ästen der A. pudenda externa aus der A. femoralis versorgt.

Die **Venen** des äußeren Genitales entsprechen den Arterien. Sie bilden zahlreiche Venenplexus, die am stärksten um die Klitoris und den Introitus vaginae ausgebildet sind. Viele dieser Venenplexus schwellen im Rahmen der sexuellen Reaktion durch erhöhte Blutfüllung an (s. Kap. 13.4.6). Das gilt besonders für die morphologisch spezialisierten kavernösen Schwellkörper, die Bulbi vestibuli und die Crura clitoridis (s. S. 117), die histologisch ähnlich wie die Schwellkörper des Penis aufgebaut sind.

Die **Lymphgefäße** der Vulva ziehen hauptsächlich zu den Nn. lymphatici inguinales superficiales.

Die **Innervation** des M. levator ani und des M. coccygeus erfolgt direkt vom *Plexus sacralis (*S3–S4), diejenige der übrigen Beckenbodenmuskulatur (Diaphragma urogenitale, M. ischiocavernosus, M. bulbospongiosus, M. sphincter ani externus) über den *N. pudendus*, dem peripheren Stammnerv des Plexus sacralis. Der N. pudendus zieht durch das Foramen ischiadicum majus unterhalb des M. piriformis zusammen mit den Vasa pudenda und weiter um die Spina ischiadica herum durch den ALCOCKschen Kanal, *Canalis pudendalis,* und verzweigt sich in die *Nn. rectales inferiores,* die *Nn. perinei* und *Nn. labiales* sowie in den *N. dorsalis clitoridis.*

An der Spina ischiadica kann der Nerv durch ein Lokalanästhetikum blockiert werden **(Pudendus-Anästhesie).** Diese Methode der Leitungsanästhesie wird u. a. in der Geburtshilfe für die schmerzlose Durchführung des Dammschnittes **(Episiotomie)** benutzt.

Ein Großteil der sensiblen Fasern des äußeren Genitales, z.B der Haut des Perineums, zieht mit dem N. pudendus in die Hinterhörner des Sakralmarks. Der kraniale Teil des Schambergs wird von Ästen des *N. iliohypogastricus* innerviert, der kaudale Teil und der obere Teil der großen Schamlippen von Ästen des *N. ilioinguinalis.* Die großen Schamlippen werden teilweise auch von Ästen des N. genitofemoralis versorgt.

In Fortsetzung des Plexus vesicalis und des Plexus uterovaginalis (s. Kap. 13.4.5) ziehen sympathische und parasympathische Nervenfasern zur Klitoris und zu den kleinen Schamlippen.

4 *Inneres Genitale*

4.1 Vagina

Die **Scheide,** *Vagina,* liegt zwischen der Harnblase bzw. Harnröhre und dem Rektum (Abb. 13.4-3, 5 u. 8). Sie ist das weibliche Kopulationsorgan und hat als Säurebarriere eine Schutzfunktion für das innere Genitale. Die Vagina ist außerdem ein Ableitungsschlauch für Zervikalsekret und Menstrualblut. Unter der Geburt wird sie zum distalen Teil des Geburtskanals.

Gestalt. Die Vagina ist im nicht entfalteten Zustand ein platter Schlauch, der in Scheidenmitte im Querschnitt angenähert die Form eines H hat und dessen Lumen spaltförmig ist (Abb. 13.4-3). Der Vaginaleingang, *Introitus vaginae,* wird vom Hymen bzw. von den Carunculae hymenales umrandet. Das äußere bzw. untere Drittel der Vagina ist bis zur Levatorenge, die von den Schenkeln des M. levator ani gebildet wird, relativ eng. Oberhalb der Levatorenge erweitert sich die Vagina

Abb. 13.4-4 Muskeln, Nerven und Arterien des Beckenbodens der Frau in der Ansicht von kaudal. Das Fettgewebe in der Fossa ischioanalis ist ausgeräumt.

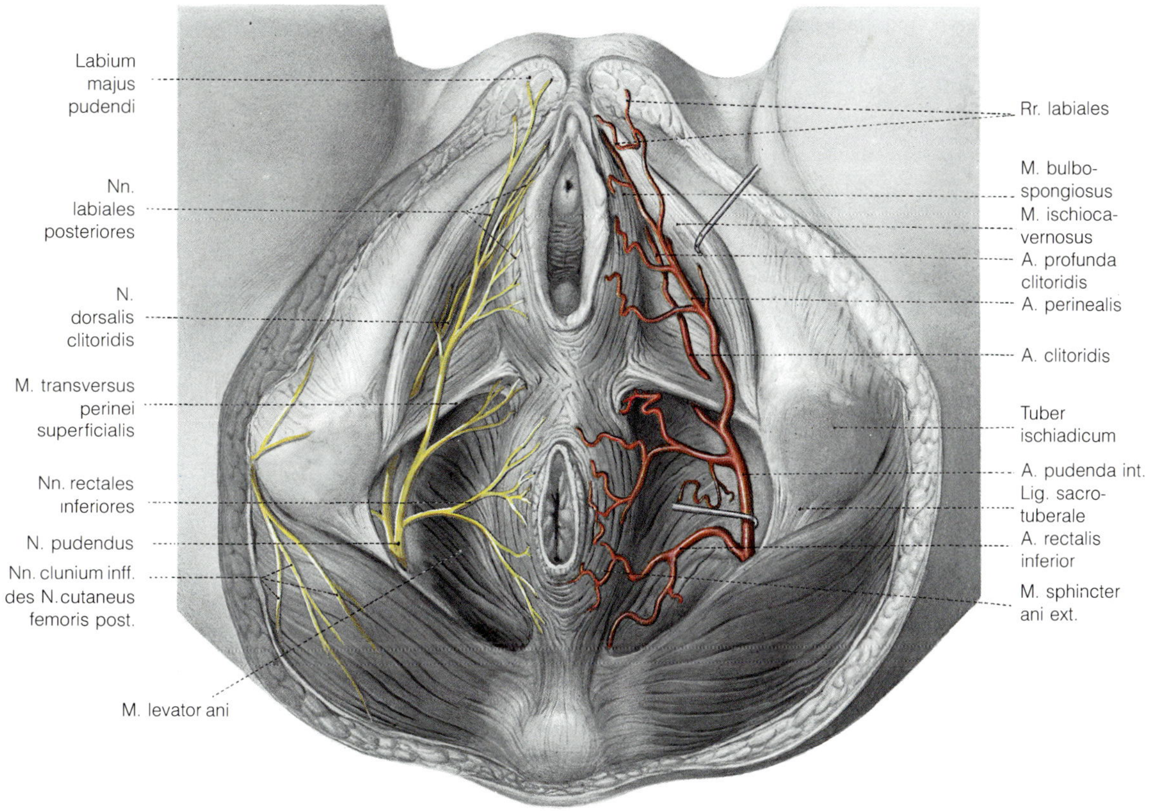

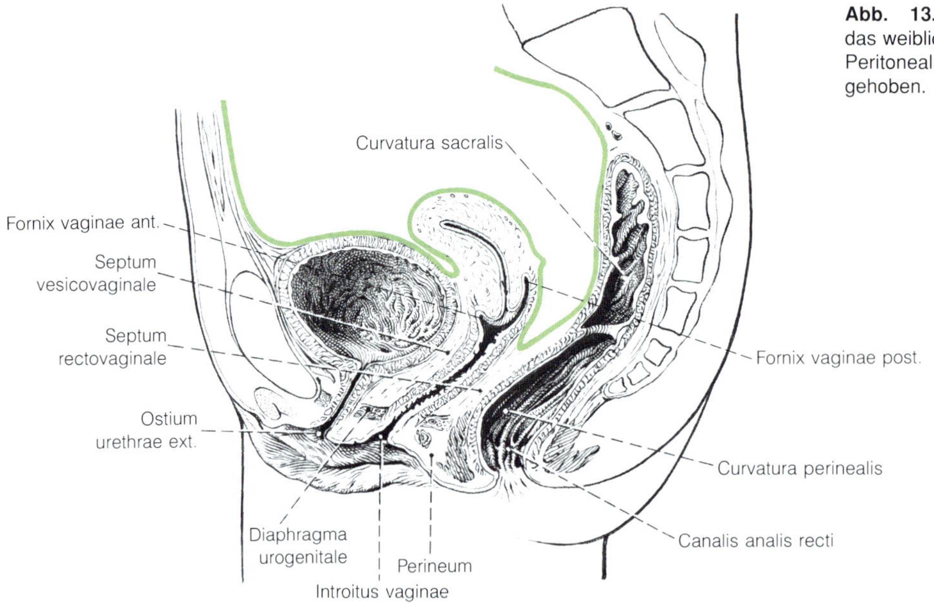

Abb. 13.4-5 Medianschnitt durch das weibliche Becken. Die Kontur des Peritonealüberzuges ist grün hervorgehoben.

nach lateral und ist um die *Portio vaginalis cervicis* des Uterus herum am weitesten. Sie bildet dort das vordere und hintere sowie die seitlichen Scheidengewölbe, *Fornix vaginae pars anterior, pars posterior et partes laterales.* Die hintere Vaginalwand ist 8–10 cm lang. Ihr gegenüber liegen die vordere Vaginalwand (6–8 cm lang) und die Portio vaginalis (Abb. 13.4-5 u. 9).

Die Scheidenhaut weist Querfalten, *Rugae vaginales*, auf, die nahe dem Introitus am höchsten sind (bis 1 cm hoch) und zur Zervix hin flacher werden. Unter der Urethra bildet eine Querfalte den Harnröhrenwulst, *Crista urethralis*.

Seitlich der Portio vaginalis können bei der gynäkologischen Untersuchung mit Spiegeln (Spekula) gelegentlich „Ureterfalten", Vorwölbungen über den Ureteren, sichtbar sein. Sie verlaufen nach medioventral zur Basis des Trigonum vesicae, welches etwa in Höhe des äußeren Muttermunds liegt.

Wandschichten. Die Wand der Vagina besteht aus einer Schleimhaut, *Tunica mucosa vaginae*, die einer bindegewebigen *Lamina propria* aufliegt und von einer Schicht glatter Muskelfasern, *Tunica muscularis vaginae*, unterlagert wird. Das mehrschichtige, unverhornte Plattenepithel der Vaginalschleimhaut (Abb. 13.4-6) steht unter hormonellem Einfluß und ist somit zyklischen Veränderungen unterworfen, die in Kap. 13.4.8 näher beschrieben werden. Das Epithel ist aus Basal-, Parabasal-, Intermediär- und Oberflächen- oder Superfizialzellen aufgebaut. Drüsen fehlen im allgemeinen. Das Sekret der Vagina besteht z.T. aus einem Transsudat der Vaginalwand, z.T. aber auch aus Zervikalsekret. Außerdem enthält es abgeschilferte Epithelzellen aus der Vaginalschleimhaut.

Das **Milieu des Vaginalsekrets** ist im allgemeinen sauer (pH 4–5) durch Milchsäure, die durch den Abbau von Glykogen aus den Plattenepithelien mit Hilfe der DÖDERLEINschen Bakterien (Lactobacillus acidophilus)

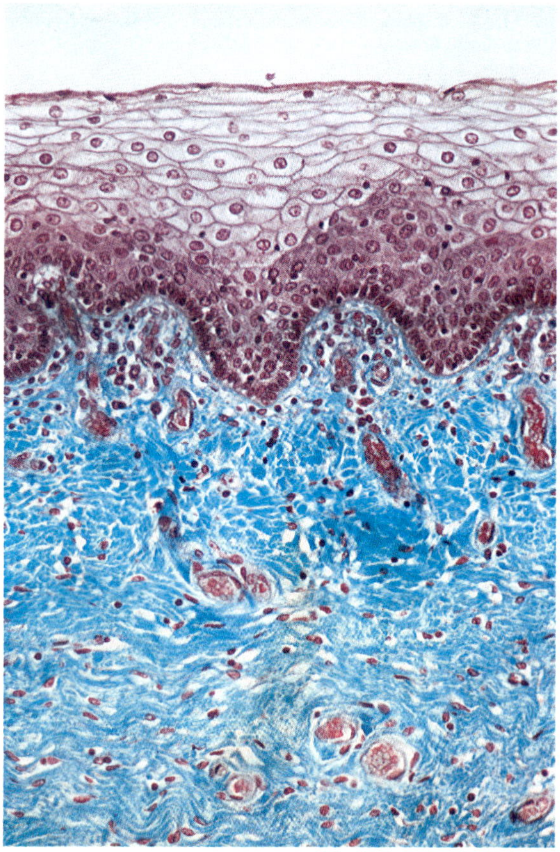

Abb. 13.4-6 Histologischer Schnitt durch die Vagina einer erwachsenen Frau. Unter dem mehrschichtigen, unverhornten Plattenepithel liegt eine dicke Lamina propria mucosae, auf die eine Muskelschicht folgt (nicht mehr im Bild). Azan; Vergr. 195fach

entsteht. Diese Säurebarriere ist ein wichtiges Glied in der **Kette von Schutzvorrichtungen** für das innere Genitale und den Bauchraum. Zu den **mechanischen** Schutzvorrichtungen gehören der Verschluß des Scheideneingangs durch die Labien, durch den Hymenalsaum und durch die Venenpolster des Scheidenvorhofs, der Verschluß des Uterus durch den äußeren und inneren Muttermund sowie der funktionelle Verschluß der Tuben im intramuralen Teil und im Bereich des Infundibulums. Als **chemische** Barrieren wirken das saure Milieu der Vagina und das alkalische Milieu des Zervikalkanals, in dem sich zusätzlich ein für Bakterien undurchdringlicher Schleimpfropf befindet. In Schleimhaut und Sekret von Zervikalkanal, Corpus uteri und Tuben lassen sich das bakterienwandauflösende Enzym Lysozym und andere, chemisch noch nicht eindeutig identifizierte bakterizide Komponenten nachweisen, deren Konzentrationen hormon- und damit zyklusabhängig schwanken [26, 38, 45].

Die Muskelfasern der Tunica muscularis vaginae bilden ein Raumnetz und strahlen zum einen in die Zervixmuskulatur, zum anderen in die Dammuskulatur und den M. bulbospongiosus ein. Langsame, leichte Kontraktionswellen vom Scheidenende zum Introitus wurden beschrieben, sowohl im nichtschwangeren Zustand als auch unter der Geburt. Die Tunica adventitia vaginae weist z.T. ausgedehnte Gefäßplexus auf und geht in das Parakolpium (klinischer Begriff) über, welches die Vagina umgibt. Es steht seitlich mit der Beckenfaszie, *Fascia pelvis parietalis* (früher: „Fascia endopelvina"), nach vorn mit der Harnblase und Harnröhre (Septum vesico-urethro-vaginale) und nach hinten mit dem Rektum (Septum rectovaginale) in Verbindung (Abb. 13.4-5). Das Bindegewebe ist nahe der Cervix uteri stark ausgebildet. Diese Stränge schließen direkt an den bindegewebigen Halteapparat des Uterus (Parametrien) an. Die Vagina besitzt also einen Halteapparat. Sie hat beim Menschen während der Geburt jedoch keine Austreibungsfunktion.

Nachbarorgane der Vagina sind: oberhalb des seitlichen Scheidengewölbes das Lig. latum (Parametrium) mit A. uterina, Ureter und großen, venösen Geflechten; im unteren Drittel der M. levator ani sowie das Diaphragma urogenitale mit dem M. transversus perinei profundus. An den seitlichen Wänden der Vagina liegen manchmal rudimentäre, mit Epithel ausgekleidete Gewebsstränge, GARTNERsche Gänge. Sie sind Reste der WOLFFschen Gänge und können bis zum Hymen reichen.

4.2 *Uterus*

Die **Gebärmutter,** *Uterus,* ist ein vorwiegend muskulöser Hohlkörper, der etwa in der Mitte des kleinen Beckens liegt und der erhebliche interindividuelle Unterschiede in Größe und Gewicht (30–120 g) zeigt. Sie ist aus den mittleren Abschnitten der MÜLLERschen Gänge hervorgegangen (s. Kap. 13.1). Ihre Funktionen sind: das Eindringen von Keimen aus der Vagina in das Cavum uteri und den Bauchraum zu verhindern, die Passage der Spermien zu gewährleisten, dem Schwangerschaftsprodukt als Trag- und Ernährungsorgan zu dienen und während der Geburt das Kind auszutreiben.

Gestalt. Der Uterus ist birnenförmig, und seine Spitze ist nach kaudal und dorsal gerichtet (Abb. 13.4-5 u. 9). Er ist etwa 7–9 cm lang. Die oberen zwei Drittel des Uterus stellen den Gebärmutterkörper, *Corpus uteri,* dar, das untere Drittel heißt Gebärmutterhals, *Cervix uteri.* Zwischen Korpus und Zervix befindet sich eine Enge, *Isthmus uteri,* in der der innere Muttermund, *Ostium internum uteri,* liegt. Am vaginalen Ende der Zervix liegt der äußere Muttermund, *Ostium externum uteri.* Die Länge des inneren Hohlraumes vom äußeren Muttermund bis zum Gebärmuttergrund, *Fundus uteri,* wird Sondenlänge genannt. Sie beträgt bei einer Frau, die noch nicht geboren hat (Nullipara), ca. 6–8 cm, bei der Frau, die geboren hat, etwa 7–9 cm.

Korpus

Der **Gebärmutterkörper,** *Corpus uteri,* ist im blutentleerten Präparat etwa 4–6 cm lang, 5 cm breit und 2,5–4 cm dick [44]. In vivo, d.h. im blutgefüllten Zustand, ist der Uterus größer. Er kann innerhalb von Minuten, z.B. während der sexuellen Reaktion (s. Kap. 13.4.6), auf das doppelte Volumen anschwellen. Seine Vorderfläche, *Facies vesicalis,* ist abgeflacht und von Peritoneum überzogen (Abb. 13.4-5, 8 u. 9). Im Bereich des Isthmus uteri schlägt das Peritoneum auf die Hinterwand der Harnblase um und bildet so die *Excavatio vesicouterina.* Die Hinterfläche des Uterus, *Facies intestinalis,* ist konvex und ebenfalls mit Peritoneum bedeckt. Letzteres zieht über die Hinterwand der Zervix und über das hintere Scheidengewölbe nach kaudal und geht dann auf das Rektum über. So entsteht die *Excavatio rectouterina,* die auch als DOUGLASscher Raum bezeichnet wird.

Dieser Raum ist vom hinteren Scheidengewölbe nur durch dünne Gewebsschichten getrennt, so daß z.B. Eiter im DOUGLASschen Raum durch eine Inzision von der Vagina aus abgelassen werden kann.

Der Fundus uteri ist konvex und von Peritoneum, das auf die Vorder- und Hinterfäche des Uterus übergeht, überzogen.

Die Vorderfläche des Uterus liegt bei der stehenden Frau auf der Harnblase und drückt sie ein; der Fundus und die Hinterfläche des Uterus werden von Dünndarmschlingen und/oder vom Colon sigmoideum bedeckt.

Die Uterusseiten oder -kanten, *Margines uteri,* sind leicht konvex. An ihnen sind das rechte und linke *Lig. latum* (Abb. 13.4-7, 8 u. 15) fixiert, in deren oberen Anteilen auf jeder Seite Tube, Lig. teres uteri und Lig. ovarii proprium liegen. Das Lig. latum mit Tuben und Ligamenten wird von einer Peritonealfalte, die sich vom Uterus bis zur Beckenwand erstreckt, überzogen.

Die **Gebärmutterhöhle,** *Cavitas* oder *Cavum uteri,* hat etwa die Form eines dreieckigen, auf der Spitze stehenden Spaltraumes (s. Abb. 13.4-12). Die Spitze ist beim anteflektierten Uterus nach dorsal gerichtet

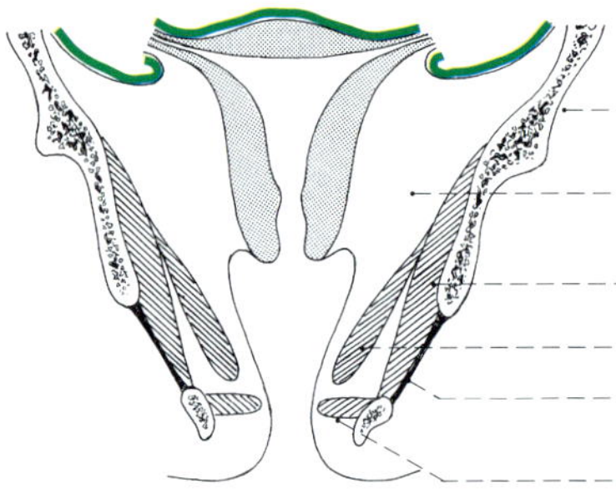

Abb. 13.4-7 Schema der Lage von Uterus und Vagina in bezug auf den Beckenboden.

(s. S. 140 u. Abb. 13.4-31) und geht in den Zervikalkanal über. Die Basis des Dreiecks grenzt an den Fundus uteri. Die seitlichen, zipfeligen Ausbuchtungen verbinden das Cavum mit den Tubenlumina.

Die Wand des Uterus ist 1–2 cm dick und weist **drei Schichten** auf (Abb. 13.4-10):

1. *Endometrium* (oder Tunica mucosa)
2. *Myometrium* (oder Tunica muscularis) und
3. *Perimetrium* (oder Tunica serosa).

Endometrium

Die **Uterusschleimhaut,** *Endometrium* (von metra, griechisch = Gebärmutter), besteht aus einem Deckepithel, aus Drüsen und aus einem bindegewebigen Stroma. Das Endometrium wird von den Sexualhormonen beeinflußt und ist einem zyklischen Wandel seiner Struktur unterworfen (s. Kap. 13.4.8).

Das Deckepithel des Endometriums besteht aus einer Lage hochprismatischer Zellen, die in bestimmten Phasen des menstruellen Zyklus große Mengen Glykogen enthalten können. Die Oberfläche der Deckepithelzellen ist durch Mikrovilli vergrößert, eine individuell und

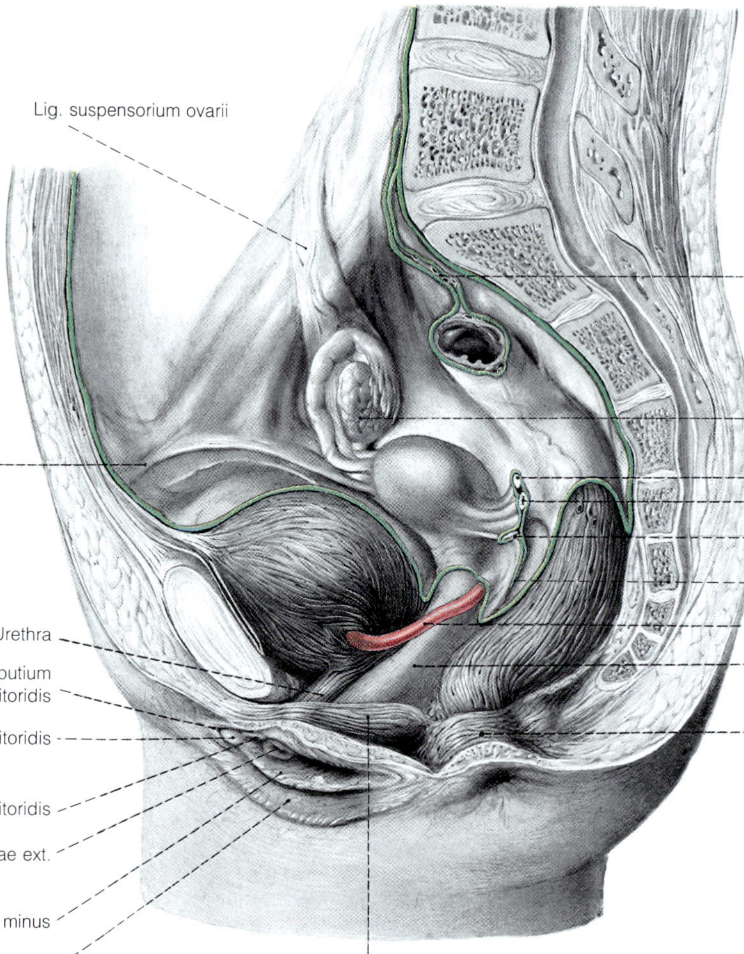

Abb. 13.4-8 Beckeneingeweide der Frau in der rechten Beckenhälfte, von links her präpariert. Harnblase und Rektum sind gefüllt. Es handelt sich nicht um einen Medianschnitt, sondern um eine stufenweise Präparation. Uterus zur Verdeutlichung seiner Gestalt gegen den Uhrzeigersinn gedreht.

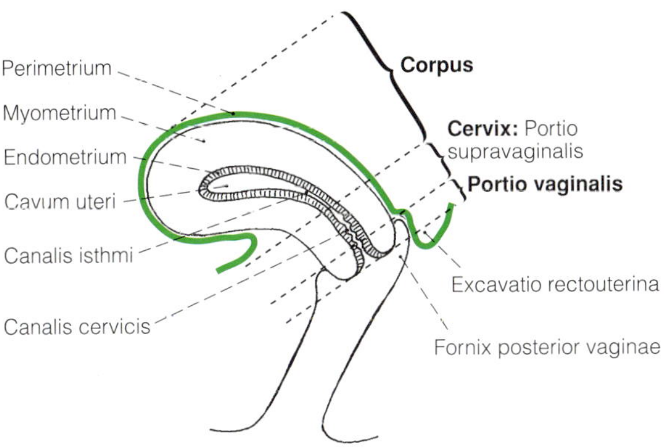

Abb. 13.4-9 Schematischer Sagittalschnitt durch die Medianebene des Uterus zur Erläuterung der Bezeichnungen. Der Peritonealüberzug ist grün hervorgehoben.

zyklusabhängig wechselnde Zahl der Zellen trägt Kinozilien. Die Drüsen sind tubulös und wenig verzweigt. Das Stroma besteht aus einem gefäßreichen, faserarmen und zellreichen, lockeren Bindegewebe, das eine funktions- und zyklusabhängige Zahl von freien Zellen (Leukozyten, Lymphozyten, Plasmazellen, Makrophagen) enthält.

Von praktischer Bedeutung ist die Tatsache, daß dem Endometrium – im Gegensatz etwa zur Mukosa des gesamten Verdauungstraktes – ein Tela submucosa fehlt. Die Mukosa mit ihren Drüsen grenzt vielmehr unmittelbar an das Myometrium und dringt sogar in die Muskulatur ein (Abb. 13.4-11).

Diese **gegenseitige Durchdringung von Endo- und Myometrium** erlaubt in der Regel, die Schleimhaut durch eine Ausschabung (Abrasio, Kürettage) bis zum Myometrium zu entfernen; denn aufgrund der engen Verzahnung bleibt dann immer noch ein genügender Anteil an basaler Schleimhautschicht erhalten, um die vollständige Regeneration des Endometriums zu gewährleisten.

Auf die zyklusabhängigen Änderungen in der Struktur des Endometriums und auf die hormonelle Regulation seiner Funktionen (vor allem im Hinblick auf die Implantation des Embryos) wird in Kap. 13.4.10.1 eingegangen.

Myometrium

Das Myometrium ist etwa 1 cm dick. Es besteht aus einem Geflecht von glatter Muskulatur und Gefäßen. **Vier Schichten** können unterschieden werden (Abb. 13.4-10):

1. Das **Stratum submucosum** (subvasculare; nicht zu verwechseln mit einer bindegewebigen Tela submucosa, die im Uterus fehlt, s.o.): Es besteht aus einem dreidimensionalen Netzwerk von Muskelfasern und Blutgefäßen (s.u.). Die Muskelfaserzüge des Stratum submucosum zeigen keine glatte Begrenzung zum Endometrium hin, sondern dringen an vielen Stellen bündelweise in das Endometrium vor, so daß Endometrium und Myometrium verzahnt sind.

2. Das **Stratum vasculosum:** Dieses ist die dickste Schicht. Durch die zahlreichen Gefäße erhält sie ein schwammartiges Aussehen, besonders in der Schwangerschaft, wenn die Gefäße hypertrophieren. Die Arterien sind im Uterus vornehmlich zirkulär angeordnet, die Venen netzartig.

3. Das **Stratum supravasculosum:** Es besteht aus teils zirkulär, teils longitudinal verlaufenden Muskelfasern.

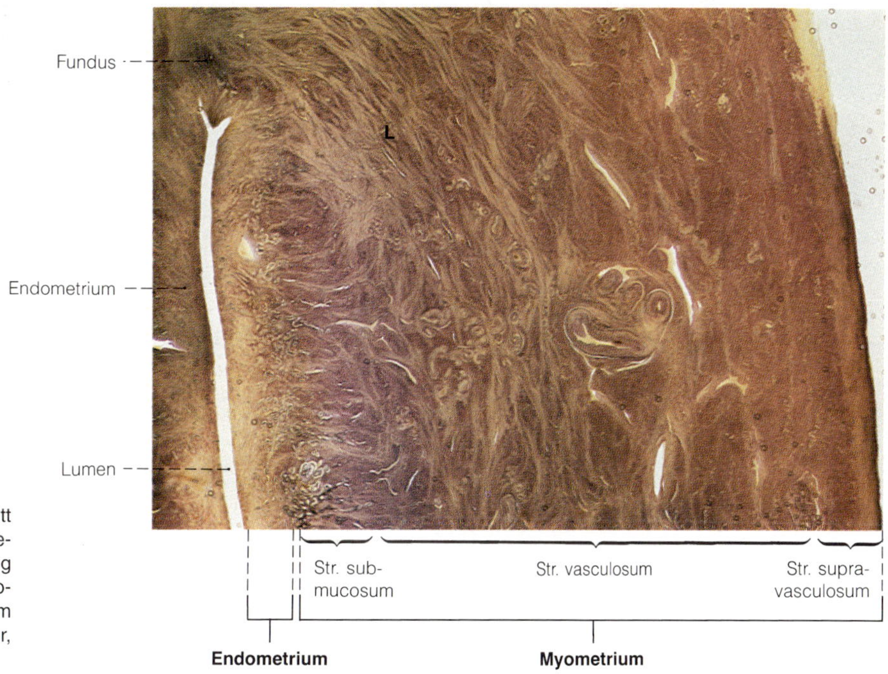

Abb. 13.4-10 Sagittalschnitt durch die Wand des Uterus. Beachte die netzförmige Anordnung der Muskelfaserbündel im Myometrium. Bei L Längsfaserzug im Fundusbereich. 0,3 mm dicker, plastinierter Schnitt.

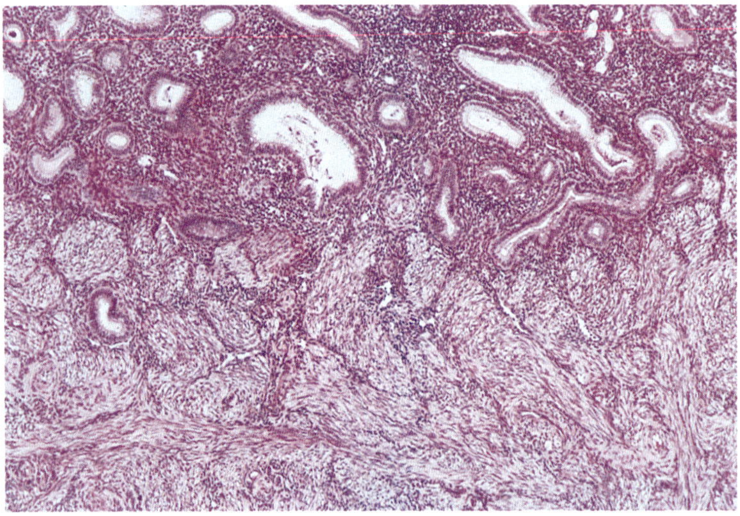

Abb. 13.4-11 Grenze zwischen Myometrium und Endometrium. Beachte, daß an der Unterseite der Uterusschleimhaut keine Submukosa vorhanden ist. Die Schleimhaut liegt unmittelbar auf dem unregelmäßig begrenzten Myometrium und ist mit diesem eng verzahnt. H. E.; Vergr. 70fach

4. Das **Stratum subserosum:** Aus dieser dünnen Schicht mit vorwiegend longitudinalen Faserzügen zweigen Muskelfasern zu den subserösen Muskelschichten der Tube, des Lig. teres uteri und der Plica lata ab.

Die **glatten Muskelzellen** sind im nichtschwangeren Uterus einer geschlechtsreifen Frau im Mittel 40–60 μm lang und 3–4 μm dick. Übergangsformen zu Fibroblasten kommen vor („Myofibroblasten" oder syntheseaktive glatte Muskelzellen). Die glatten Muskelzellen (Myofibroblasten) produzieren alle Komponenten der extrazellulären Matrix (Kollagene, Proteoglykane). Der Gehalt an Kollagenfasern ist in der Zervix immer wesentlich höher als im Korpus. Aber auch im Korpus schwankt der Kollagengehalt je nach Funktionszustand

Abb. 13.4-12 Hysterosalpingogramm bei beiderseits durchgängigen Tuben. (Original Dr. Windemuth, Bonn)

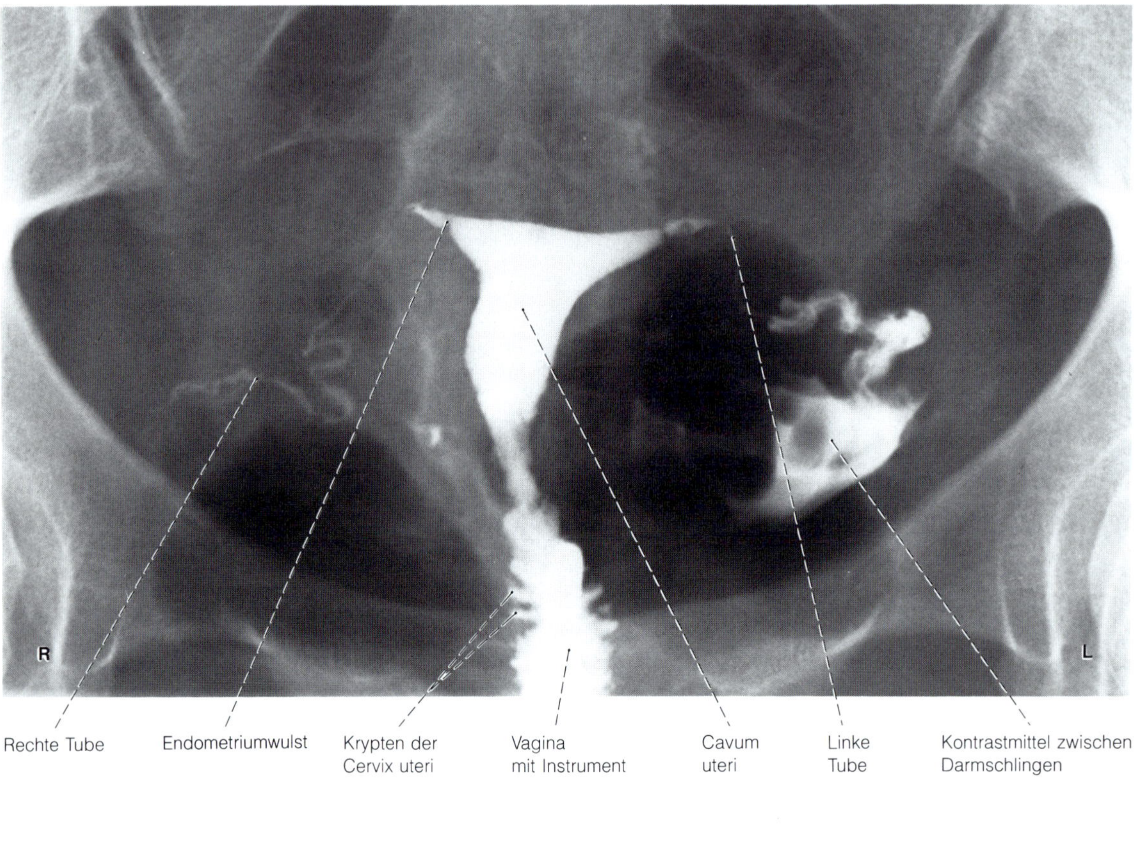

und ist z. B. außerhalb der Schwangerschaft höher als in der Schwangerschaft. Umgekehrt nimmt der muskuläre Anteil der Uteruswand in der Schwangerschaft zu: Die glatten Muskelzellen hypertrophieren und werden bis zu 800 μm lang und bis zu 10 μm dick (Kap. 13.4.10). Zusätzlich zu dieser Hypertrophie scheint auch eine Hyperplasie durch mitotische Teilung stattzufinden. Die glatten Muskelzellen mit ihren Kollagenfasern bilden ein kompliziertes dreidimensionales Netzwerk mit zirkulären, schrägen und longitudinalen Zügen. Sie sind mit der Adventitia der Blutgefäße verbunden und bilden ein Gefäß-Muskel-Netzwerk.

Das Myometrium kontrahiert sich regelmäßig. Stärke und Frequenz der Kontraktionen sind u.a. hormonabhängig; sie werden durch Östrogene gesteigert und durch Gestagene gehemmt (vgl. Kap. 13.4.10).

Perimetrium

Das Perimetrium besteht aus dem Peritonealüberzug und einer darunterliegenden dünnen, bindegewebigen Tela subserosa. Die glatte Oberfläche des Perimetriums ermöglicht die gegenseitige Verschieblichkeit zwischen Uterus und Darmschlingen.

Das Perimetrium überzieht den Uterus an seiner vorderen, hinteren und kranialen Oberfläche, fehlt jedoch an beiden Seiten, an denen es durch das gefäßführende Parametrium, das zum Halteapparat des Uterus zählt, ersetzt ist (s. S. 139).

Zervix

Der **Gebärmutterhals,** *Cervix uteri* oder Kollum, ist das verengte, kaudale Drittel des Uterus. Die Zervix ist außen etwa 3 cm lang, ihre Form ist angedeutet konusförmig mit einer leichten Auftreibung in der Mitte. Ihre untere Spitze zeigt nach kaudal und dorsal gegen das hintere Scheidengewölbe. Dieser Teil der Zervix, der frei in die Scheide hineinragt, heißt *Portio vaginalis cervicis*. Den oberhalb der Scheide liegenden Teil nennt man *Portio supravaginalis cervicis* (s. Abb. 13.4-9). Die Zervix stellt einen **Verschlußapparat des Uterus** dar, der sowohl das Aufsteigen (Aszension) von Keimen aus der Vagina als auch einen vorzeitigen Abgang des Schwangerschaftsproduktes (Abort, Frühgeburt) verhindert. Zusätzlich ist die Zervix eine funktionelle Schleuse, da der Zervixschleim Spermien nur zu bestimmten Zeiten des Zyklus in das Cavum uteri einwandern läßt, im übrigen aber alle Bakterien und Protozoen vom Cavum uteri fernhält. Die Zervix ist außerdem der zentrale Fixpunkt, an dem der Halteapparat des inneren Genitales angreift.

Die **Portio vaginalis** ist die von den Scheidengewölben umgebene, rundliche bis quer-ovale Vorwölbung der Zervix in die Vagina. In ihrer Mitte weist sie eine Einsenkung auf, den **äußeren Muttermund**, *Ostium externum uteri*, der zwischen der vorderen und hinteren Muttermundslippe, *Labium anterius et posterius*, liegt. Vor der ersten vaginalen Geburt ist der Muttermund klein, rund und grübchenförmig, nach einer vaginalen Geburt ist er quergespalten (Abb. 13.4-13a und b). Die Querspaltung stammt von kleinen seitlichen Einrissen der Zervix unter der Geburt. Im Bereich des äußeren Muttermunds grenzt das Zylinderepithel der Zervixschleimhaut an ein mehrschichtiges Plattenepithel, das die Portio vaginalis und die Vagina bedeckt (Abb. 13.4-14). Diese sog. *Übergangszone* zwischen den beiden Epithelien liegt im gebärfähigen Alter um den äußeren Muttermund, im Alter jedoch innerhalb des Zervikalkanals. Da das einschichtige Zylinderepithel die Kapillaren des subepithelialen Bindegewebes durchscheinen läßt, treten die von Zylinderepithel überzogenen Abschnitte der Portio durch eine rötliche Färbung, **Ek-**

Abb. 13.4-13 Portio vaginalis uteri einer Nullipara (a) und einer Frau, die vaginal geboren hat (b). Die leichte Rötung um den äußeren Muttermund (b) ist auf ein kleines Ektropium zurückzuführen.

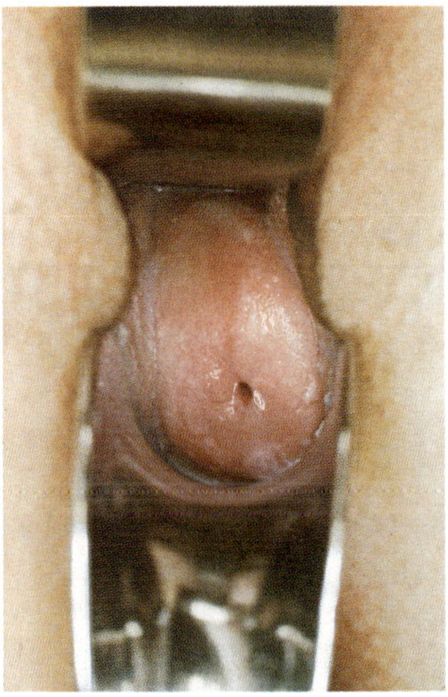

a

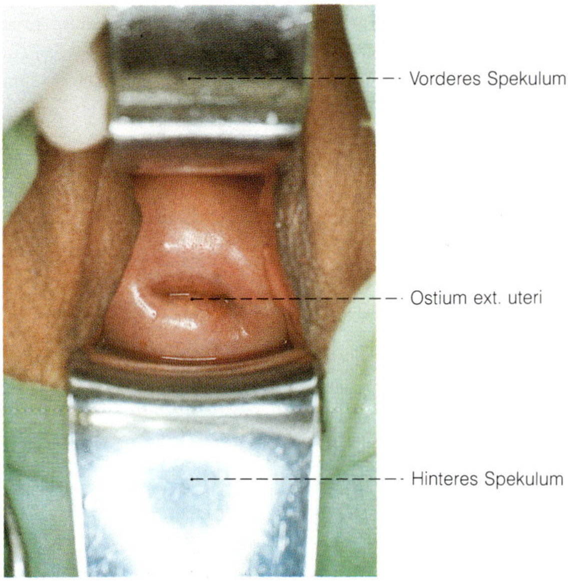

b

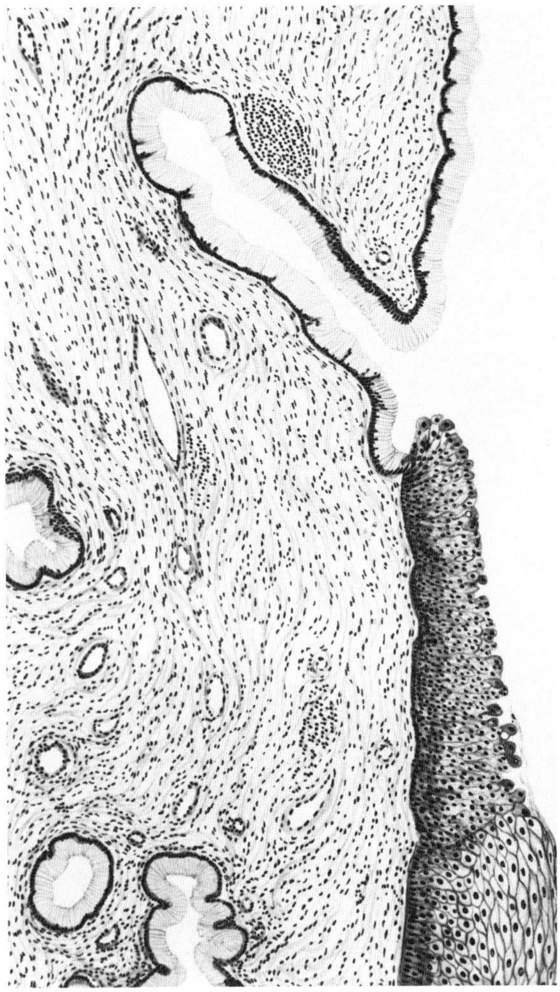

Abb. 13.4-14 Cervix uteri mit Übergang des Zylinderepithels (oben) in das mehrschichtige Plattenepithel der Portio vaginalis (unten). 52jährige Frau. (Original Prof. FERNER, Wien)

tropium, hervor. Das Ektropium der Portio ist also die Auswärtskehrung des Zylinderepithels auf die Portio vaginalis. Umgekehrt kann das Plattenepithel der Portio über das Zylinderepithel des Zervikalkanals wachsen. Dabei können die Ausgänge der Zervixdrüsen von Plattenepithel bedeckt werden; es kommt dann zu zervikalen Retentionszysten, den Ovula NABOTHI. Die Übergangszone stellt also eine Unruhezone zwischen zwei Epithelien dar.

In dieser Zone entsteht am häufigsten das Zervixkarzinom.

Die **Portio supravaginalis** befindet sich zwischen dem Isthmus uteri und der Portio vaginalis und ist der Fixpunkt für den Halteapparat der Zervix. Sie liegt etwa in Beckenmitte in Höhe der Interspinallinie (Verbindungslinie zwischen den beiden Spinae ischiadicae).

Der **Zervikalkanal,** *Canalis cervicis uteri* (vgl. Abb. 13.4-9), ist spindelförmig, etwas abgeflacht und verbindet die Vagina mit dem Cavum uteri. Die Öffnung zur Vagina ist der äußere Muttermund, diejenige zum Cavum uteri hin der **innere Muttermund,** der schon zum Isthmus uteri gehört. Die Länge des Zervikalkanals vom inneren zum äußeren Muttermund beträgt etwa 4,5 cm. Der Zervikalkanal ist also länger als die Außenseite der Zervix, da zu ihm auch der Kanal des Isthmus uteri gehört. Die Wand des Zervikalkanals weist eine vordere und eine hintere Längsraphe (Verwachsungslinie) auf, von der jeweils seitliche Falten abgehen. Die Schleimhautfalten, *Plicae palmatae,* ähneln mit ihren Krypten den Verzweigungen eines Baumes (Abb. 13.4-12 u. 50). Sie sind als Receptaculum seminis (Samenbehälter) aufzufassen: Hier können Spermien, mit den Köpfen an das Epithel angelagert, die Schwänze in das Lumen ragend, über Tage hin nachgewiesen werden, wobei sie länger lebensfähig bleiben als im sauren Milieu der Vagina.

Wie lange die Befruchtungsfähigkeit der Spermien im weiblichen Genitaltrakt maximal erhalten bleibt, ist nicht geklärt, in der Praxis rechnet man mit etwa 24 Stunden.

Die **Schleimhaut der Zervix** besteht aus einem schleimbildenden, einreihigen Zylinderepithel, das die Plicae palmatae bekleidet und im Schnitt an verzweigte, tubuläre Drüsen erinnert (Abb. 13.4-14). Eine Tela submucosa fehlt, so daß die Mukosa auch hier wie im Corpus uteri der Muskelschicht unmittelbar aufliegt.

Die Aktivität der Zervixschleimhaut ist den Einflüssen sowohl der Eierstöcke (Östrogene, Progesteron) als auch des vegetativen Nervensystems unterworfen. Die hohen, prismatischen Epithelzellen haben an ihrer Oberfläche Mikrovilli, ein Teil der Zellen trägt Kinozilien. Im Zytoplasma finden sich Sekretgranula, deren Menge vom Funktionszustand der Schleimhaut abhängig ist. Der in der Zervix gebildete Schleim ist leicht alkalisch und bildet einen Schleimpfropf, der seine Zusammensetzung und seine physikalischen Eigenschaften während des Zyklus erheblich ändert, was für die Spermienpenetration von großer Bedeutung ist (s. Kap. 13.4.8.3). In der Schwangerschaft ist der Schleimpfropf besonders ausgeprägt. Er ist trüb und zäh (vgl. Abb. 13.4-50).

Die **Gebärmutterenge,** *Isthmus uteri,* ist die schmalste Stelle (Taille) des Uterus. Sie ist beim nichtschwangeren Uterus etwa 1 cm lang und stellt makroskopisch die innere Verlängerung der Zervix dar. In der Schwangerschaft wächst der Isthmus und wird zum unteren Uterinsegment (vgl. Kap. 13.4.10). Im Isthmus liegt die engste Stelle des Zervikalkanals, der innere Muttermund. Er ist bei der Nullipara häufig nur 2–3 mm breit. Die Mukosa gleicht derjenigen des Korpus. In der Nähe des inneren Muttermunds werden gehäuft Nerven mit sensiblen Endapparaten gefunden.

4.3 *Tube*

Der **Eileiter,** *Tuba uterina,* auch Salpinx oder Ovidukt, fängt die Eizelle am Ovar auf (s. S. 136) und transportiert sie in den Uterus: Beides ist mit aktiven Bewegungen der Tube verbunden. In umgekehrter Richtung leitet die Tube aufsteigende Spermien in die Nähe des Ovars.

Außerdem hat sie eine Schutzfunktion: Sie kann durch entsprechende Verschlußmechanismen und antibakteriell wirkende Komponenten des Sekrets aufsteigende Infektionen, welche das Cavum uteri erreicht haben, am Übertritt in die Tube oder den Peritonealraum hindern.

Gestalt

Die Tube ist ein meist 10–14 cm langer, mit Schleimhaut ausgekleideter Muskelschlauch, der zwischen Uterus und Ovar am Oberrand des Lig. latum verläuft. Die Länge ist sehr variabel, sie kann zwischen 5 und 20 cm schwanken. Man unterscheidet **vier Abschnitte** der Tube:

1. Der **Tubentrichter,** *Infundibulum tubae uterinae*, ist der 1–2 cm lange Anfangsteil der Tube und liegt wie eine gespreizte, trichterförmige Hand in der Nähe des Ovars. Seine abdominale Öffnung, *Ostium abdominale*, ist von Fransen oder Fimbrien, *Fimbriae tubae*, umgeben, die bis zu 1,5 cm lang sein können (Abb. 13.4-16). Eine große Fimbrie, die *Fimbria ovarica*, verbindet das Infundibulum mit dem Ovar; sie kann bis zu 3 cm lang sein. Nahe dem Fimbrienende finden sich häufig gestielte Bläschen, die *Appendices vesiculosae* (MORGAGNIsche Hydatiden). Sie enthalten klare Flüssigkeit. Diese Hydatiden entstehen aus dem Epoophoron (vgl. Kap. 13.1.6).
2. Die **Ampulle,** *Ampulla tubae uterinae*, ist etwa 7–8 cm lang und zwischen 4 mm (zum isthmischen Teil hin) und 10 mm (zum Infundibulum hin) dick. Sie ist meist leicht geschlängelt, mit mehreren Aussackungen, und verläuft in einem Bogen um das Ovar.
3. Der **Isthmus,** *Isthmus tubae uterinae*, ist der mittlere, schmale Abschnitt der Tube, etwa 3–6 cm lang und 2–4 mm dick. Im Gegensatz zur Ampulle ist der Isthmus gestreckt.
4. Der **intramurale Teil,** *Pars uterina tubae*, verläuft in der Wand des Uterus bis zum *Ostium uterinum tubae*, der Öffnung der Tube in das Cavum uteri.

Halteapparat

Die Tube ist zwischen der Tubenecke des Uterus und dem Ovar bzw. dem Lig. suspensorium ovarii (Abb. 13.4-8 u. 15) aufgehängt; zusätzlich ist sie im ampullären und isthmischen Bereich über ein Gekröse, die *Mesosalpinx*, an das Lig. latum fixiert. Bei der stehenden Frau liegt die Ampulle, zumindest bei der Nullipara, oberhalb des Ovars und des Uterus. Durch Bewegungen des Lig. suspensorium ovarii, der Fimbria ovarica sowie des Lig. latum ist eine Verschiebung und Streckung der Tube möglich. Diese Beweglichkeit, zusammen mit aktiven Bewegungen des Fimbrientrichters zum Zeitpunkt der Ovulation, ermöglicht es, daß sich das Fimbrienende über den sprungreifen Follikel stülpen und so die Eizelle nach der Ovulation auffangen kann (vgl. Abb. 13.4-27) [14, 24].

Feinerer Bau

Die Tubenwand besteht aus einer Schleimhaut, *Tunica mucosa*, einer Muskelschicht, *Tunica muscularis*, einer gefäßführenden, adventitiellen *Tela subserosa* und dem Bauchfellüberzug, *Tunica serosa*.

Während die Tubenschleimhaut im Isthmus nur wenige, leistenartige Vorsprünge zeigt, ist sie in der Ampulle zu hohen Längsfalten aufgeworfen, die durch zahlreiche Sekundär- und Tertiärfalten unterteilt werden. Die Längsfalten stehen so dicht und sind so hoch, daß das freie Lumen der Tube klein ist (Abb. 13.4-16). Die Schleimhautfalten der Ampulle sind auffallend reich mit Blutgefäßen versehen, wie es u.a. von erektilen Geweben bekannt ist.

Bei entzündlichen Erkrankungen können die Schleimhautfalten, besonders am Fimbrienende der Ampulle, miteinander verkleben und die Tube verschließen; bei teilweisem Verschluß ist eine Einbettung der befruchteten Eizelle mit nachfolgender Tubargravidität (Tubenschwangerschaft) begünstigt. Ein vollständiger Verschluß beider Tuben führt zur Sterilität.

Die **Tunica mucosa** besteht aus einer locker gefügten Lamina propria, der ein einschichtiges, kubisches, prismatisches Epithel aufliegt. Das Epithel enthält schleimbildende Drüsenzellen, deren apikaler Rand Mikrovilli aufweist und die ihre maximale Dicke unter Östrogeneinfluß kurz vor der Ovulation erreichen [14]. Daneben kommen zahlreiche Flimmerzellen mit 250 bis 300 µm langen Kinozilien vor, deren koordinierter Wimpernschlag uteruswärts gerichtet ist und dadurch einen Flüssigkeitsstrom zum Uterus hin erzeugt (Abb. 13.4-17). Die Bewegungen der Zilien sollen beim Transport des Eises durch die Ampulle mitwirken [5].

Allerdings zeigt das „Naturexperiment" des **Kartagener-Syndroms**, bei dem die Kinozilien unbeweglich sind, daß der Eitransport nicht ausschließlich vom Zilienschlag abhängt: Auch in diesem Fall sind uterine Schwangerschaften möglich.

Spermien bewegen sich gegen den Flüssigkeitsstrom, sie sind positiv rheotaktisch. Außerdem sollen sie durch eine antiperistaltische Muskelkontraktion der Tube in die Ampulle befördert werden [5]. Im Infundibulum überwiegen Flimmerzellen, im Isthmus Drüsenzellen. Neben Drüsen- und Flimmerzellen kommen sogenannte Stiftchen- oder Stäbchenzellen vor, die sich besonders stark anfärben und als erschöpfte Drüsenzellen, z.T. aber auch als Fixierungsartefakte angesehen werden. Das Tubenepithel steht unter dem Einfluß der Sexualhormone und ist zyklischen Veränderungen unterworfen (vgl. Kap. 13.4.8).

Das Sekret des Tubenepithels liefert das Milieu, in dem sich die Vereinigung von Eizellen und Spermien vollzieht. In diesem Milieu wird auch die „Kapazitierung" der Spermien, die bereits während der Wanderung durch den Uterus begonnen hat, zu Ende geführt, wodurch sie die Fähigkeit zur Penetration ins Ei erhalten.

Bei der In-vitro-Fertilisierung müssen diese Milieubedingungen im Labor wenigstens partiell nachgeahmt werden.

Zur chemischen Zusammensetzung des Tubensekrets s. S. 155.

Die **Tunica muscularis** zeigt einen komplizierten Aufbau. Man unterscheidet:

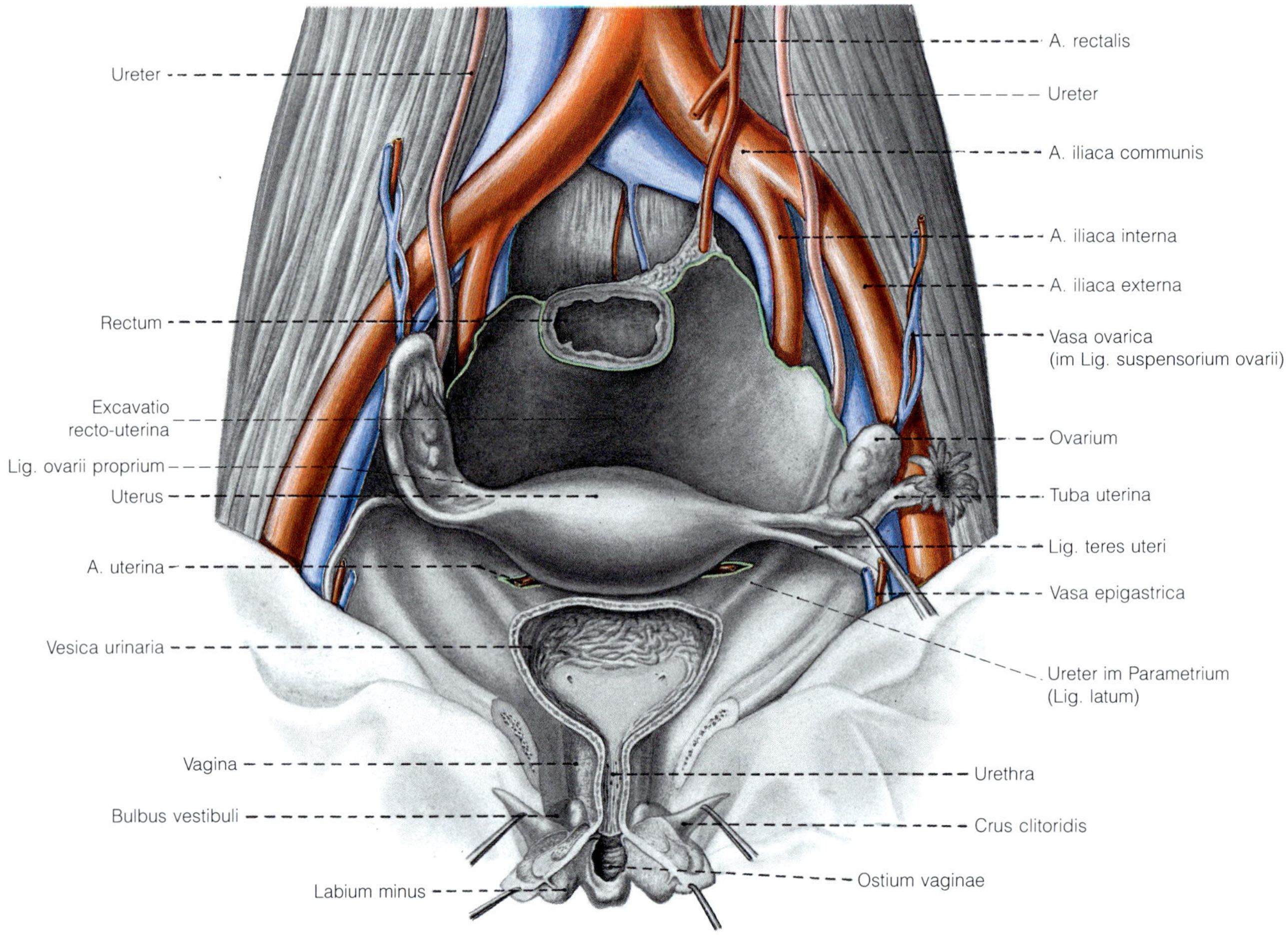

Abb. 13.4-15 Organe des weiblichen Beckens von ventral. Die Schambeine sind entfernt, Harnblase und Harnröhre eröffnet.

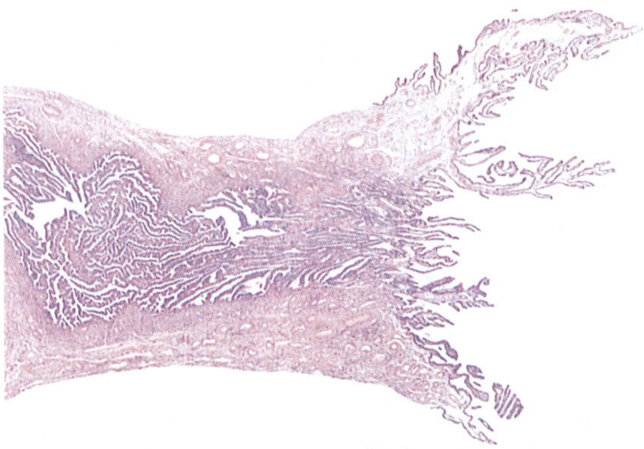

Abb. 13.4-16 Längsschnitt durch das Ostium abdominale tubae. Mensch, H. E.; Vergr. 6fach. (Original Prof. MIZOGUTI, Kobe)

1. Die autochthone (tubeneigene) Tubenmuskulatur, die in zwei gegenläufigen Spiralsystemen mit geringem Steigungswinkel verläuft und im Schnitt als eine innen überwiegend längs und außen überwiegend zirkulär angeordnete Schicht in Erscheinung tritt.

2. Die perivaskuläre Muskulatur, die in Begleitung der größeren Blutgefäße auftritt und in die autochthone Muskulatur übergeht.

3. Die subperitonealen Muskelbündel, die vor allem am Ansatz der Mesosalpinx stärker ausgebildet sind. Das Zusammenspiel der Muskelschichten, die miteinander durch glatte Muskelzellen verbunden sind, ermöglicht zum einen die für die Eiaufnahme am Ovar erforderlichen aktiven Bewegungen und zum anderen die peristaltischen Bewegungen der Tube, die dazu beitragen, die Eizelle uteruswärts zu transportieren.

Die Tuben zeigen immer eine Spontanaktivität mit einem Gipfel um den Zeitpunkt der Menstruation und der Ovulation. Während der Schwangerschaft sind die Kontraktionen vermindert. Man unterscheidet peristaltische, antiperistaltische und segmentale Kontraktionen [14].

Die **Tela subserosa** ist von Peritoneum (Serosa) bedeckt und enthält neben Gefäßen und Nerven die glatten Muskelfasern der subperitonealen Muskulatur.

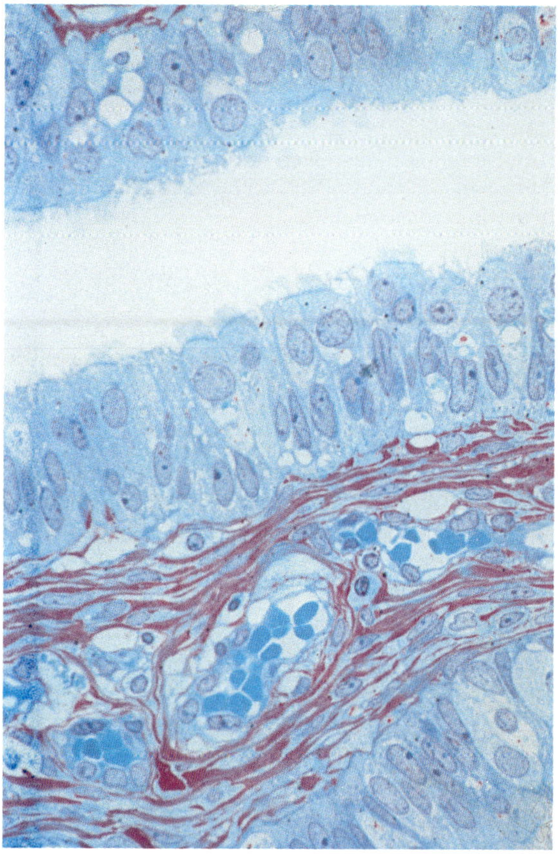

Abb. 13.4-17 Tubenepithel aus dem Bereich der Ampulle. Hohe Flimmerepithelzellen, dazwischen dunklere Zellen ohne Kinozilien. Semidünnschnitt, Einbettung in Epon, Färbung mit Alzianblau-Fuchsin. Vergr. 310fach

Verschlußmechanismen

An beiden Enden der Tube gibt es Verschlußmechanismen. Einer befindet sich in der Uteruswand, die sog. uterotubare Junktion. Ein Muskelsphinkter konnte beim Menschen nicht nachgewiesen werden. Wahrscheinlich spielen besondere Gefäßanordnungen eine wesentliche Rolle beim funktionellen Verschluß.

Im Bereich des Infundibulums besteht der zweite Verschlußmechanismus, der ebenfalls durch eine spezielle Anordnung von Blutgefäßen hervorgerufen wird. Ein besonderer Muskelsphinkter, *Spincter infundibuli*, konnte nicht nachgewiesen werden. Der Verschlußmechanismus befindet sich am Grunde des Tubentrichters.

Manipulationen an der Tube während einer Operation können einen temporären Verschluß des Fimbrienendes auslösen.

4.4 Ovar

Die Funktionen des **Eierstocks,** *Ovarium*, werden am besten in dem Ausdruck „weibliche Keimdrüsen" wiedergegeben: Zum einen enthält das Ovar die weiblichen Keimzellen und gibt sie zu bestimmten Zeiten als befruchtungsfähige Eizellen ab; zum anderen ist das Ovar eine endokrine Drüse, die vornehmlich Sexualsteroide (Östrogene und Progesteron, s. Kap. 13.4.8.2) sezerniert, aber auch andere Hormone produziert. Das Ovar steuert durch unterschiedliche Hormonausschüttungen das zyklische Geschehen im Genitaltrakt und beeinflußt, besonders durch die Östrogene, den ganzen Körper der Frau. Sein übergeordnetes Steuerorgan ist die Hypophyse; zusätzlich werden seine Funktionen durch das vegetative Nervensystem beeinflußt [49]. Die Regulation der Ovarialfunktion wird in Kap. 13.4.8.1 besprochen.

Gestalt

Die Ovarien der geschlechtsreifen Frau sind überwiegend grau-weißliche Organe, die vermittels eines Mesenteriums, des *Mesovars,* von der seitlichen Wand des kleinen Beckens und vom Lig. latum aus frei in die Peritonealhöhle hineinhängen (Abb. 13.4-15). Ihre Größe schwankt je nach Alter und Funktionszustand und beträgt etwa 4 × 2 × 1 cm. Jedes Ovar wiegt im allgemeinen 6–8 g (Schwankungsbreite 2–14 g). Die Oberfläche des Ovars ist zur Zeit der Pubertät glatt; sie wird im Laufe der Geschlechtsreife durch narbige Einziehungen nach Ovulationen uneben. Je nach Funktionszustand des Ovars wird die Oberfläche durch Follikel verschiedener Größe vorgewölbt.

Lage

Bei der stehenden Frau liegt das Ovar auf dem Lig. latum und zwischen dem *Lig. suspensorium ovarii* und dem *Lig. ovarii proprium.* Die Längsachse des Ovars verläuft fast kraniokaudal. Bei der Nullipara liegt das Ovar in der Fossa ovarica. Diese Grube wird lateral vom M. obturatorius internus, nach ventral von der V. iliaca externa, nach kraniodorsal vom Ureter und von den Vasa iliaca interna und nach kaudal von der A. umbilicalis, der A. obturatoria und dem N. obturatorius begrenzt.

Entzündliche Prozesse des Ovars können wegen der Nähe zum N. obturatorius eine Irritation des Nervs und Schmerzen an der Innenseite des Oberschenkels auslösen. Auf der rechten Körperseite kommt es bei tiefliegendem Zäkum zu enger Nachbarschaft von Appendix, Ovar und Tube. Dies kann differentialdiagnostische Schwierigkeiten bei Entzündungen in diesem Gebiet (Appendizitis, Adnexitis usw.) machen. Nach der ersten Schwangerschaft verlagert sich das Ovar durch Relaxation des Lig. suspensorium ovarii etwas nach kaudal.

Das Ovar liegt in einer Bauchfellduplikatur, die auch das Lig. suspensorium ovarii und das Lig. ovarii proprium überzieht. In dieser Duplikatur liegt an der lateralen Seite des Ovars das *Mesovarium,* in dem Blut- und Lymphgefäße sowie Nerven das Organ im *Hilus ovarii* erreichen. An der Oberfläche des Ovars ist das einschichtige Plattenepithel des Bauchfells in ein kubisches Epithel, *Epithelium superficiale* oder Ovarialepithel (s. u.), umgewandelt. Um das Ovar zieht bogenförmig von ventral kommend die Tube. Diese ist mit der Fimbria ovarica am oberen Pol, dem tubaren Ende des Ovars, *Extremitas tubaria ovarii,* befestigt. An diesem Pol inseriert auch das *Lig. suspensorium ovarii,* welches das Ovar am Beckeneingang hält und die Vasa ovarica sowie die Nerven zum Ovar führt. Vom uterinen Ende des Ovars, *Extremitas uterina ovarii*, zieht das *Lig. ovarii proprium* als rundes, 3–4 cm langes Band zum Corpus uteri und inseriert dorsal vom Tubenwinkel. Es enthält u. a. den Ramus ovaricus der A. uterina, glatte Muskelfasern und elastische Fasern. Das Ovar ist also zwischen zwei elastisch-muskulösen Bändern aufgehängt. Dadurch kann seine Lage aktiv und passiv verändert werden, was für den Eiauffangmechanismus von großer Bedeutung ist.

Bau des Ovars

Beim Schnitt durch ein Ovar können häufig schon makroskopisch eine äußere Rindenzone, darunter Follikel in verschiedenen Entwicklungsstadien mit umgebendem Stroma und eine innere Markzone unterschieden werden (Abb. 13.4-18).

Die **Rindenzone,** *Cortex ovarii*, besteht aus dem Ovarialepithel, *Epithelium superficiale*, der *Tunica albuginea* und dem *Stroma ovarii*. Das Ovarialepithel ist ein kubisch bis niedrig-zylindrisches Epithel. Es überzieht die Oberfläche des Ovars und geht am Rande desselben in das Plattenepithel des Peritoneums über. Unter dem

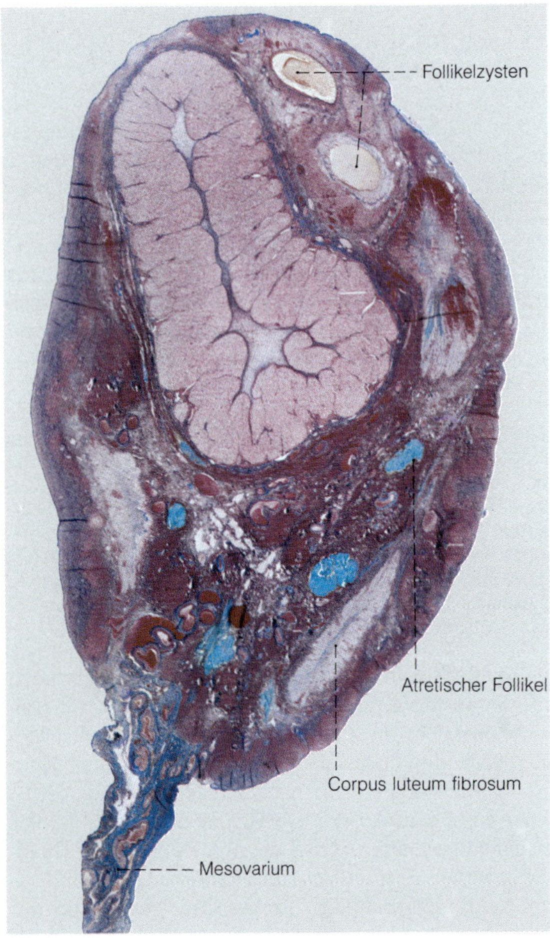

Abb. 13.4-18 Menschliches Ovar mit großem Corpus luteum graviditatis. Azan, Lupenvergrößerung (Original Prof. Zenker, Zürich)

Ovarialepithel liegt eine follikelfreie, kollagenreiche Schicht, die **Tunica albuginea.** Das Rindenstroma, auch Zona parenchymatosa genannt, ist eine 1–3 mm dicke Parenchymschicht. Sie enthält u.a. Primordial- und Primärfollikel.

Die Hauptmasse des Ovars wird von Follikeln in verschiedenen Stufen der Entwicklung und Rückbildung sowie von Stroma gebildet.

Das **Stroma ovarii** besteht:

1. aus Bindegewebszellen, die als Theca interna und Theca externa die Follikel umgeben,
2. aus Myofibroblasten, die sowohl glatten Muskelzellen als auch Bindegewebszellen zugerechnet werden, und
3. aus lipidreichen Zellen (Stromaluteinzellen).

Die **Markzone,** *Medulla ovarii*, enthält Bindegewebe, glatte Muskelzellen, elastische Fasern und Gefäße, jedoch keine Follikel. Wegen der zahlreichen Gefäße – die Arterien sind häufig korkenzieherartig gewunden und die Venen weitgestellt – wird die Markschicht auch Zona vasculosa genannt.

Im *Hilus ovarii* finden sich Zellen, die den Leydigschen Zwischenzellen des Hodens ähneln. Sie heißen Hiluszwischenzellen und enthalten Pigment sowie Kristalloide und sollen Androgene produzieren.

In seltenen Fällen kommen im Ovar epitheloide Gewebseinschlüsse vor, die Reste von fetalen Gewebsstrukturen darstellen (s. Kap. 13.1): solide Markstränge, Markschläuche, das Rete ovarii, Kanälchen des Epoophorons.

Ovarialfollikel

Der **Primordialfollikel** besteht aus einer Eizelle, *Oozyt(e)* (Ovozyt), die von einer einzigen Lage flacher Follikelepithelzellen, *Epithelium folliculare*, umgeben ist. Dieser Follikel ist etwa 20–25 μm dick (Abb. 13.4-19a).

Vom **Primärfollikel** spricht man, wenn das Follikelepithel ebenfalls aus einer einzigen Lage von Zellen besteht, diese jedoch kubisch bis prismatisch sind. Außerdem befindet sich jetzt zwischen Eizelle und Follikelepithel eine „Glashaut", *Zona pellucida* (von perlucidus: durchscheinend) (Abb. 13.4-19b). Es handelt sich dabei um eine besondere Art von extrazellulärer Matrixsubstanz, die bei allen bisher gut untersuchten Arten aus drei Hauptkomponenten, die alle Glykoproteine sind, besteht. Ihnen sind mehrere definierte Aufgaben zuzuordnen: 1. Strukturprotein; 2. „Rezeptor" für die Bindung von Spermien als Voraussetzung für die Besamung und Befruchtung; 3. Auslösung der „Akrosomreaktion" der Spermien (Fusion der Plasmamembran des Spermienkopfes mit der äußeren akrosomalen Membran, wodurch die im Akrosom befindlichen Enzyme freigesetzt werden und die Penetration des Spermiums durch die Zona pellucida ermöglicht wird.

Die Follikelepithelzellen kommunizieren durch Nexus (gap junctions) mit der Eizelle; diese Verbindungen bleiben erhalten, während das Material der Zona pellucida zwischen der Eizelloberfläche und dem größeren Teil der Oberfläche des Follikelepithels ausgeschieden wird. Dies ist nur dadurch möglich, daß sich ein langer,

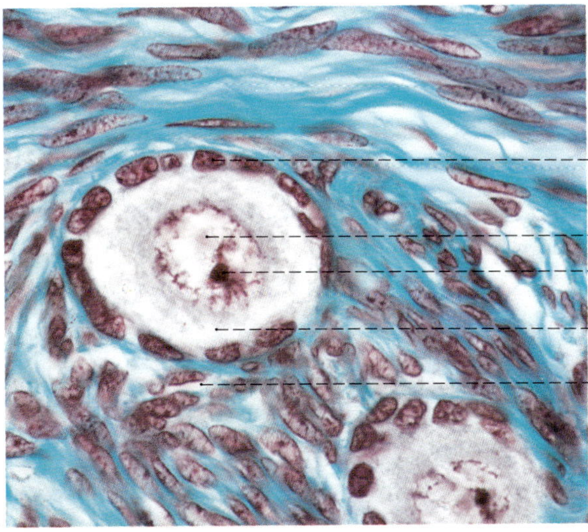

a

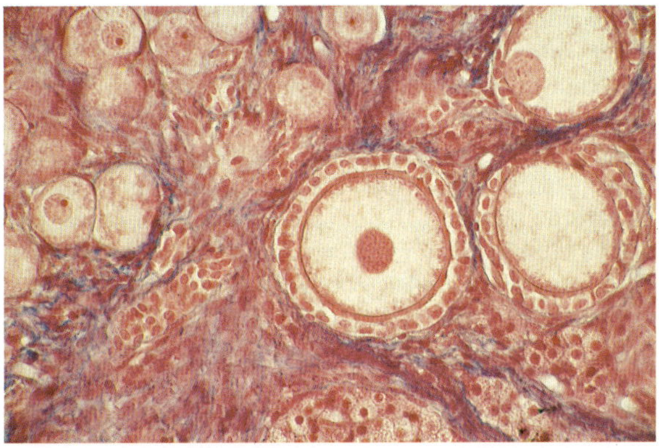

b

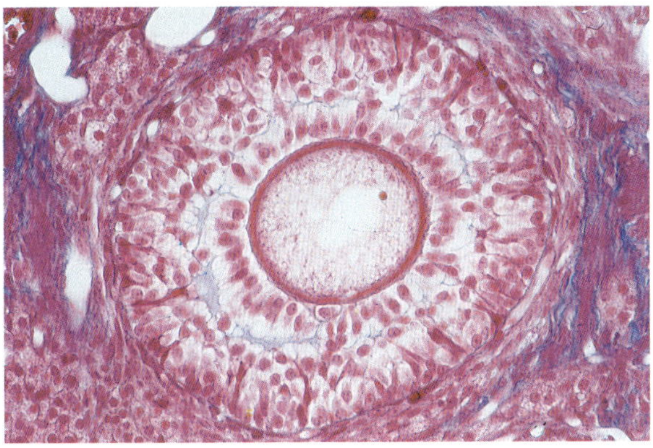

c

Abb. 13.4-19 (a) Menschliche Eizelle. Primordialfollikel mit flachem Follikelepithel. (b) Primärfollikel mit kubischem Follikelepithel und bereits erkennbarer Zona pellucida. (c) Sekundärfollikel im Übergang zum Tertiärfollikel, mehrschichtiges Follikelepithel mit beginnender Bildung von Follikelflüssigkeit. Azanfärbung; Vergr. (a) 700fach, (b) u. (c) 300fach.

dünner Ausläufer der Follikelepithelzellen bildet, der die Verbindung zu dieser junktionentragenden Membranstrecke aufrechterhält, während der Rest des Zellkörpers der Follikelepithelzellen, sozusagen das Perikaryon, immer weiter durch die wachsende Zona pellucida von der Eizelloberfläche abgedrängt wird (s. Abb. 13.4-20). Über die beschriebenen Fortsätze hin erfolgt ein Stofftransport, der dem enormen Wachstum der Oozyten dient. Die Follikelepithelzellen werden demnach, analog den SERTOLI-Zellen beim Mann, als „Ernährungszellen" für die weiblichen Geschlechtszellen angesehen. Der ganze Primärfollikel wird von einer Basalmembran und einer bindegewebigen Hüllschicht des Stroma ovarii, *Theca folliculi*, umgeben. Die Theca folliculi und das Follikelepithel kooperieren bei der Bildung von Steroidhormonen (s. Kap. 13.4.8).

Sehr selten findet man zwei Eizellen in einem Follikel.

Unter **Follikelreifung** verstehen wir die Entwicklung der Primärfollikel zu sprungreifen Follikeln (Abb. 13.4-21). Hierbei wachsen die Eizellen bis maximal 200 μm Durchmesser (im Mittel 120–140 μm) heran (Wachstumsperiode). Die reife Eizelle ist also gerade noch mit bloßem Auge zu erkennen. Der Zellkern ist aufgelockert und flüssigkeitsreich und wurde als Keimbläschen bezeichnet. Der Zellzyklus ist in einem speziellen Stadium der Prophase der ersten Reifeteilung, dem Diktyotänstadium, arretiert. In diesem Stadium sind die Chromosomen sehr schlecht färberisch darstellbar, was auch für die FEULGEN-Färbung der DNS gilt. Typisch ist fernerhin ein großer Nucleolus, der früher als Keimfleck bezeichnet wurde und auf eine hohe Proteinsyntheseaktivität der Eizelle hinweist (Abb. 13.4-22). Der Zelleib enthält feine Dotterkörnchen (Deuteroplasma), das periphere Zytoplasma (Rindenzone) ist nahezu körnchenfrei. Im Vergleich zu den Eizellen vieler Tiere, u.a. der Vögel, ist die Dottermenge der menschlichen Eizelle gering, da beim Menschen der heranwachsende Keimling über die Plazenta und das mütterliche Blut ernährt wird und nicht von seinem Dotter leben muß.

Parallel zum Wachstum der Eizellen wird das Follikelepithel höher und mehrschichtig und wird als *Stratum granulosum*, bestehend aus **Granulosazellen,** bezeichnet. Follikel mit einem mehrschichtigen Follikelepithel werden **Sekundärfollikel** oder präantrale Follikel (Abb. 13.4-19c) genannt: Sie sind 50–200 μm dick. Im Verlaufe des weiteren Wachstums entstehen zwischen den Granulosazellen einige mit Flüssigkeit, *Liquor fol-*

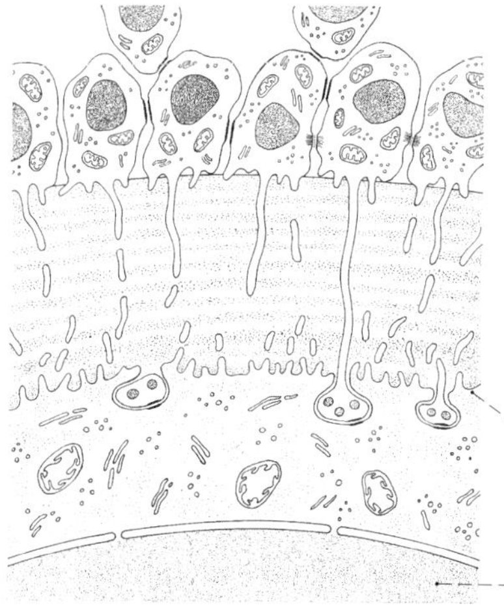

Abb. 13.4-20 Schema der elektronenmikroskopischen Morphologie von Follikelepithel und dem Randbereich einer Oozyte aus einem Tertiärfollikel. Die Körper der Follikelepithelzellen sind infolge Abscheidung der Zona pellucida von der Oberfläche der Eizelle abgedrängt worden; ihre langen, dünnen Fortsätze, die sich in die Eizelloberfläche einsenken und dort Junktionen besitzen, sind aufgrund ihres gewellten Verlaufs nur selten in ihrer ganzen Länge zu verfolgen, sondern erscheinen meist als Quer- oder Schrägschnitte.

licularis, gefüllte Spalten, die etwas später zu einer Höhle, *Antrum folliculare*, konfluieren.

Follikel mit einem deutlichen Antrum heißen **Tertiärfollikel,** antrale Follikel oder Bläschenfollikel (Abb. 13.4-21 u. 22). Beim weiteren Wachstum nimmt das Antrum noch an Größe zu. Die Granulosazellen bleiben an die Wand gedrängt, vermehren sich weiter und kleiden den Follikel als eine wohlabgegrenzte Schicht aus, die bis kurz vor der Ovulation von einer intakten Basalmembran umgeben bleibt und keinerlei Gefäße besitzt. Ein Teil der Granulosazellen umgibt als *Corona radiata* die Eizelle. Eizelle und Corona radiata bilden gemeinsam den Eihügel, *Cumulus oophorus*, der von dem wandständigen Stratum granulosum aus in den Liquor follicularis hineinragt. Follikel kurz vor der Ovulation werden auch als reife, präovulatorische oder **GRAAFsche Follikel** bezeichnet.

Die Tertiärfollikel können heute mittels Ultrasonographie genau ausgemessen werden (Abb. 13.4-23 u. 41). Sprungreife, präovulatorische Follikel sind 18–24 mm groß. Die Diagnose eines sprungreifen Follikels mittels Ultraschall spielt eine wichtige Rolle bei der Sterilitätsbehandlung.

Die Follikel werden vom Stroma ovarii durch eine Basalmembran, die außen durch Gitterfasern verstärkt ist, getrennt. Die Stromazellen bilden eine **Follikelhülle,** *Theca folliculi*, an der eine innere Schicht, *Theca interna,* und eine äußere Hülle, *Theca externa*, unterschieden werden können (Abb. 13.4-21, 24 u. 25). Die Theca interna (Tunica interna, Stratum vasculosum) ist gefäßreich. Sie enthält große, rundliche bis polygonale Zellen, die nach der Ovulation (s. u.) Fett und Pigment einlagern und dann *Thekaluteinzellen* genannt werden. Schon vor dieser morphologischen Umwandlung bilden die Thekazellen Androgene und aus diesen Östrogene; ferner gibt es eine physiologisch sehr bedeutsame Kooperation zwischen Theka- und Granulosazellen insofern, als die Androgene in die Granulosa transportiert und dort zu Östrogenen umgewandelt werden. Die Theca externa (Tunica externa, Stratum fibrosum) ist eine derbe Schicht, die Myofibroblasten enthält und eine kontraktile Follikelkapsel darstellt (Abb. 13.4-25).

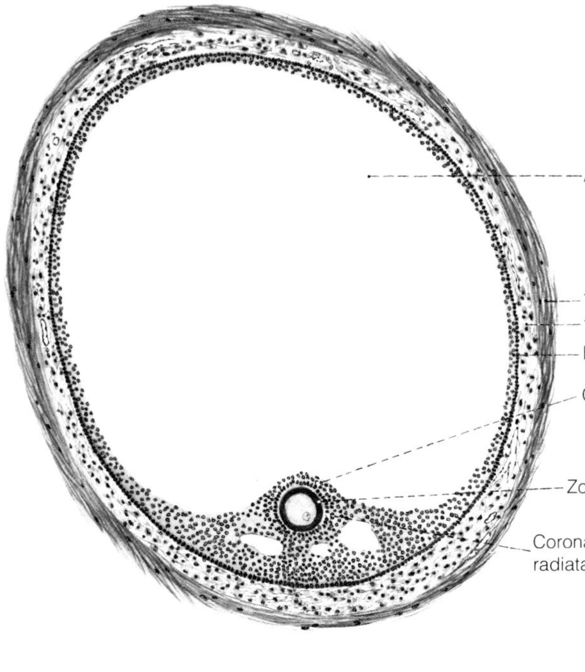

Abb. 13.4-21 Tertiärfollikel aus dem Ovar einer 21jährigen Frau. Vergr. ca. 55fach

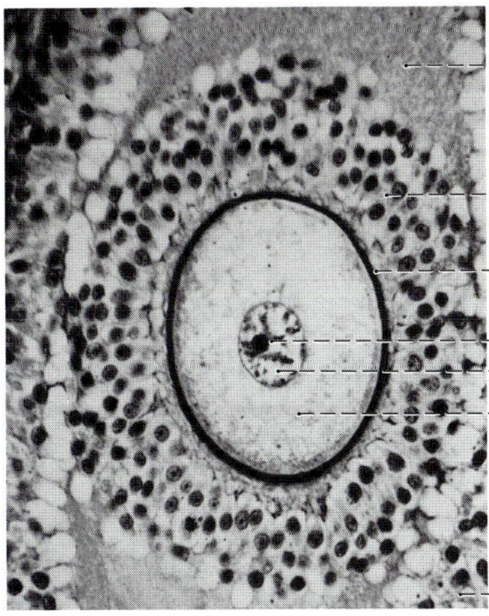

Abb. 13.4-22 Eizelle und Corona radiata aus einem menschlichen Tertiärfollikel.

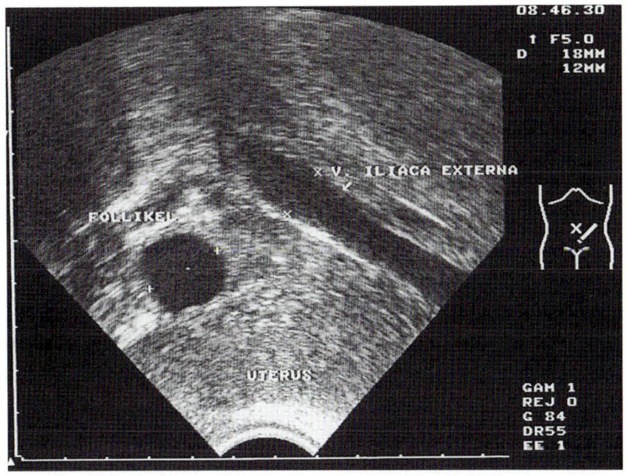

Abb. 13.4-23 Ultraschallbild (Vaginalsonographie) eines sprungbereiten Follikels (Durchmesser 18 mm) des linken Ovars. Das Ovar liegt etwas hinter dem Uterus und nahe der Vena iliaca externa (Durchmesser 12 mm). Die Schnittebene liegt zwischen Zervix und Iliakalgefäßen.

Follikelsprung, Ovulation

Der sprungreife Follikel befindet sich an der Oberfläche des Ovars unterhalb der Tunica albuginea, die im Berührungsbereich anämisch wird. Der anämische Bezirk heißt Stigma. Beim Follikelsprung kommt es im Bereich des Stigmas zur Ruptur der Serosa, der Tunica albuginea und der Follikelwand (Abb. 13.4-26). Hierfür schafft ein partieller Abbau der bindegewebigen Matrix durch ein komplexes System proteolytischer Enzyme eine wichtige Voraussetzung. Aus dem geborstenen Follikel wird die Eizelle mitsamt den anhaftenden Granulosazellen herausgeschwemmt. Bei der Ovulation spielt

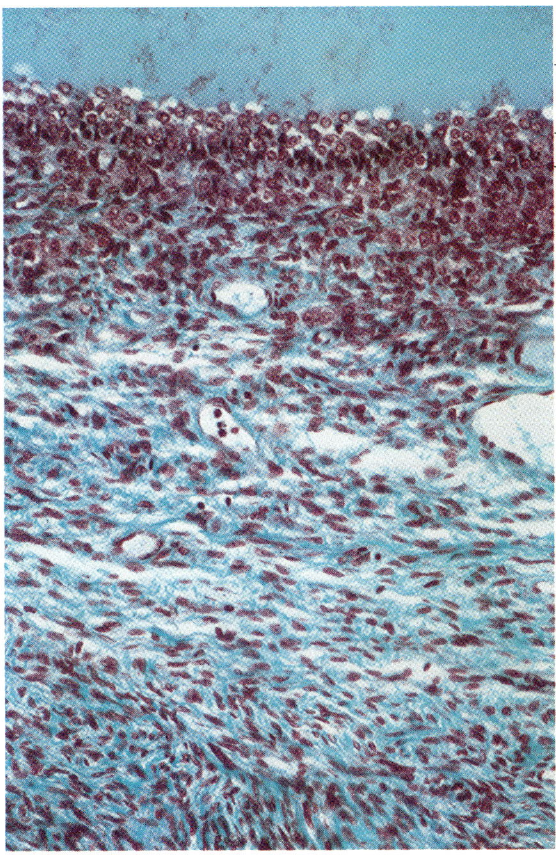

Abb. 13.4-24 Wand eines reifen Tertiärfollikels aus einem menschlichen Ovar. Beachte die vaskularisierte Theca interna und externa und das gefäßlose Follikelepithel (Granulosazellen). Azan; Vergr. 175fach

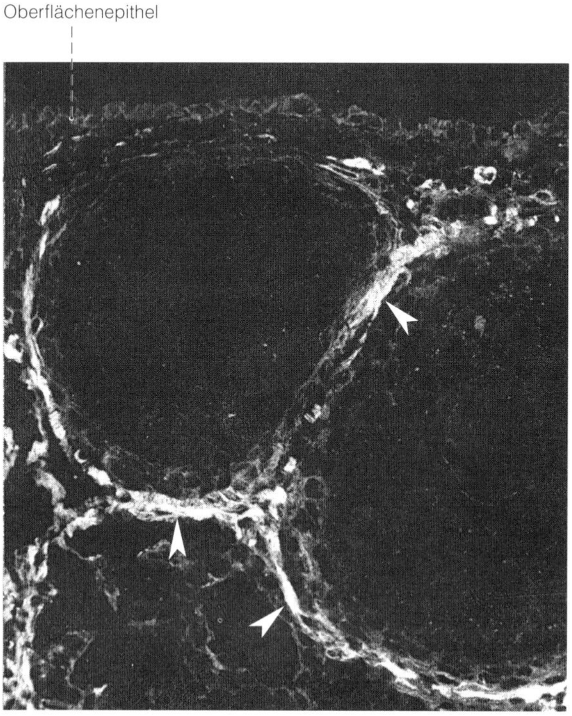

Abb. 13.4-25 Immunhistochemische Darstellung der Theca-externa-Zellen (Myofibroblasten; Pfeile!) mit Antikörpern gegen glattmuskuläres Myosin. (Original: Prof. DRENCKHAHN)

eine durch Prostaglandine ausgelöste Kontraktion der Theca externa eine wesentliche Rolle. Das vegetative Nervensystem kann den Vorgang vermutlich direkt beinflussen, da die Thekazellen dicht adrenerg innerviert sind.

Die Eizelle hat kurz vor dem Follikelsprung die Meiose fortgesetzt und wird in der Metaphase der 2. Reifungsteilung aus dem Ovar entlassen. Der Cumulus oophorus hat eine strukturelle Änderung durchgemacht: Die Zellen sind infolge Einlagerung von reichlich Interzellularsubstanz auseinandergerückt, was auf eine verstärkte Synthese und Einlagerung von Hyaluronsäure, die ein besonders hohes Wasserbindungsvermögen besitzt, zurückzuführen ist. Die „Perikaryen" der Corona radiata werden dadurch von der Zona pellucida abgerückt; ihre Ausläufer haben die Verbindungen zur Eizelloberfläche gelöst, bleiben aber in der Zona pellucida verankert und erscheinen gestreckt. Dadurch wird der Eindruck einer radiären Streifung besonders deutlich (Name!).

Nach der Ovulation wird die Eizelle samt Cumulus oophorus von der Tube aufgenommen (Abb. 13.4-27). Nach Angaben einiger Beobachter kann sich zum Zeitpunkt der Ovulation das trichterförmige Fimbrienende der Tube durch aktive Bewegungen über das Stigma des Follikels stülpen, so daß der sprungreife Follikel gegen die freie Bauchhöhle abgeschirmt wird; die Bewegungen der Fimbrien sollen durch aktive Bewegungen (Zug, Drehung) der das Ovar haltenden Bänder (Lig. suspensorium ovarii und Lig. ovarii proprium) unterstützt werden [14, 24]. Andere Untersucher verneinen ein aktives Stülpen des Fimbrienendes über den sprungreifen Follikel. Die klinische Erfahrung lehrt jedenfalls, daß der Eiauffangmechanismus von der freien Beweglichkeit der Tube abhängig ist und durch Verwachsungen beeinträchtigt oder verhindert wird.

Durch die Ruptur der Follikelwand entsteht ein Riß von 0,5–5 mm Länge. Aus diesem Riß blutet es etwas in die Follikelhöhle, in der sich ein fibrinreicher, mit Resten der Follikelflüssigkeit und der Granulosazell-Interzellularsubstanz durchsetzter Pfropf bildet *(Corpus rubrum)*.

Manchmal kann es aus dem Riß stärker bluten, so daß eine örtliche Reizung des Peritoneums resultieren kann (Mittelschmerz, Ovulationsschmerz). Selten kann wegen einer lebensgefährlich starken Blutung aus dem rupturierten Follikel sogar eine Operation erforderlich werden.

Abb. 13.4-26 Frisch geplatzter Follikel des Eierstocks vom Meerschweinchen. (Nach SOBOTTA [40])

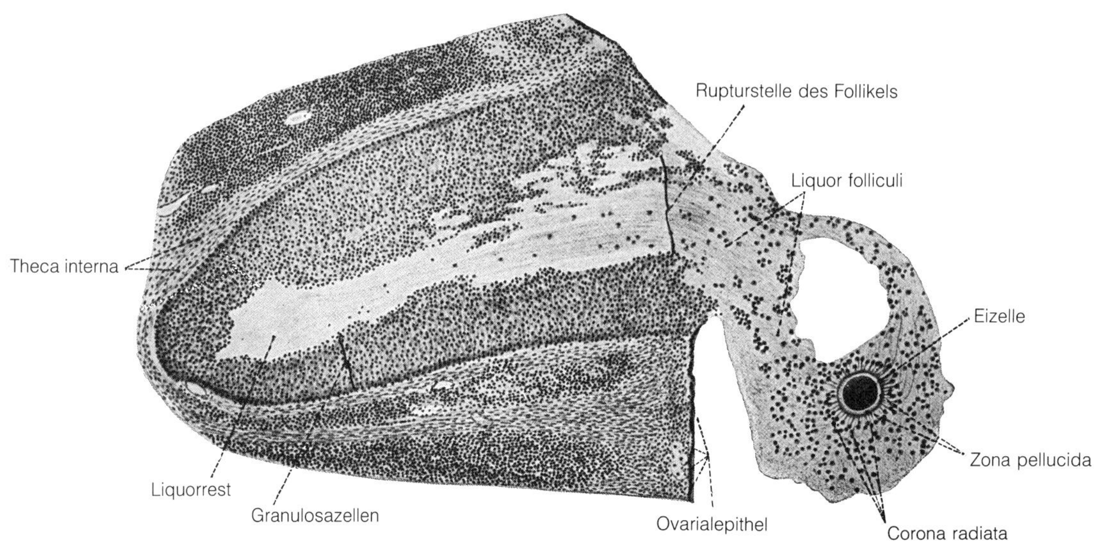

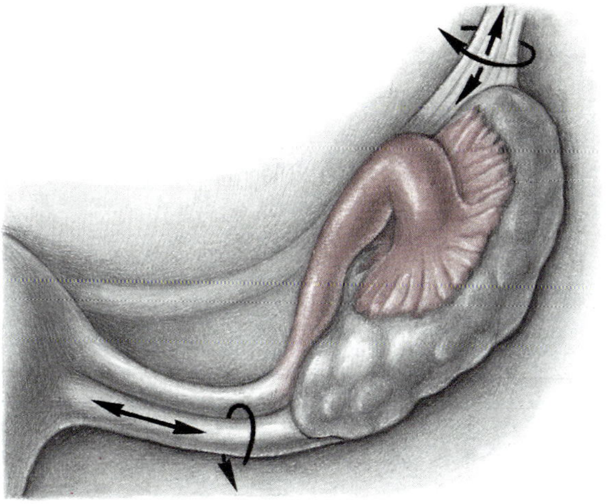

Abb. 13.4-27 Schematische Darstellung des Eiabnahmemechanismus. Die rechten Adnexe sind von dorsal her gesehen. Das Fimbrienende der bogenförmig über das Ovar gelegten Tube bewegt sich über die mediale Fläche des Eierstockes, der seinerseits ebenfalls in Bewegung ist. Er wird von seinen Bändern in der Längsrichtung hin- und hergezogen und gleichzeitig um die Längsachse gedreht. Der hyperämisch verfärbte Teil der Tube ist rötlich hervorgehoben (Nach MARTIUS u. DROYSEN [24])

Corpus luteum

Nach dem Follikelsprung entsteht aus der zurückbleibenden Follikelhülle in 2–3 Tagen der **Gelbkörper,** *Corpus luteum cyclicum* (oder menstruationis). Das Corpus luteum ist kirsch- bis haselnußgroß, mit einem gallertig-glasigen, zuweilen gallertig-blutigen Inhalt (Abb. 13.4-28/29). Die Randzone ist 1–3 mm breit, zunächst grau-rosa, nach 14 Tagen gelblich gefärbt und ist infolge des Kollapses der Follikelhöhle nach der Ovulation gefaltet. Histologisch besteht die Randzone aus epithelähnlichen Zellen. Diese gehen im Stadium der Proliferation aus den Granulosazellen durch Vergrößerung – weniger durch Teilung – und durch Einlagerung von Lipiden hervor und heißen **Lutein-** oder **Granulosaluteinzellen.** Die Lipidtropfen enthalten große Mengen an Cholesterin, das in der Leber synthetisiert wird und über den Blutweg in Lipoproteinpartikeln (LDL-Partikel) den Gelbkörper erreicht. Das gespeicherte Cholesterin wird zu Steroidhormonen (Östrogene, Progesteron) umgebaut. Im folgenden Stadium wird die Luteinzellschicht in zunehmendem Maße von Kapillaren, Lymphgefäßen und Bindegewebe durchsetzt. Dies ist ein besonders eindrucksvolles Beispiel für physiologische Gefäßneubildungsvorgänge (Neovaskularisation), da binnen kurzer Zeit die bisher gefäßfreie Granulosazellschicht von einem dichten Kapillarnetz durchsetzt wird. Dieser Vorgang dient daher auch als Modellfall für die Untersuchung von Gefäßneubildungsvorgängen und die sie steuernden Faktoren (Angiogenesefaktoren). Die Kapillaren stammen aus der Theca interna und durchwachsen die sich auflösende Basalmembran des Follikels. Die Zellen der Theca interna vergrößern sich ebenfalls, speichern Lipide und werden zu **Thekaluteinzellen.** Die Thekaluteinzellen sind kleiner und weniger zahlreich als die Granulosaluteinzellen. Nach Beendigung der Vaskularisation befindet sich das Corpus luteum im „Stadium der Blüte" und ist zu einer Drüse mit nebennierenrindenähnlichem Bau umgewandelt geworden. Die Granulosaluteinzellen produzieren vornehmlich Progesteron.

Tritt keine Befruchtung und Eieinbettung ein, so bildet sich das Corpus luteum menstruationis nach 8 bis 10 Tagen zurück, es kommt zur **Luteolyse.** Während der Menstruation, die etwa 14 Tage nach der Ovulation beginnt, kann durch sekundäres Einbluten in das Corpus luteum ein Hämatom entstehen, *Corpus luteum haemorrhagicum*. Die Rückbildung des Corpus luteum beginnt mit der Zunahme von Lipidtröpfchen (Darstellung mit Sudan III) in den Granulosaluteinzellen. Nach etwa 6 Wochen wird das Corpus luteum durch Auflösen der Granulosaluteinzellen und Vermehrung des Bindegewebes zum *Corpus albicans* sive *fibrosum*.

Kommt es dagegen zur Befruchtung und Einbettung des Embryos (Blastozyste), **Implantation,** wächst das Corpus luteum menstruationis weiter. Es wird zum *Corpus luteum graviditatis* und erreicht eine Größe von bis zu 3 cm (s. Abb. 13.4-18). Es produziert in verstärktem Maße Progesteron, das die Schwangerschaft erhält.

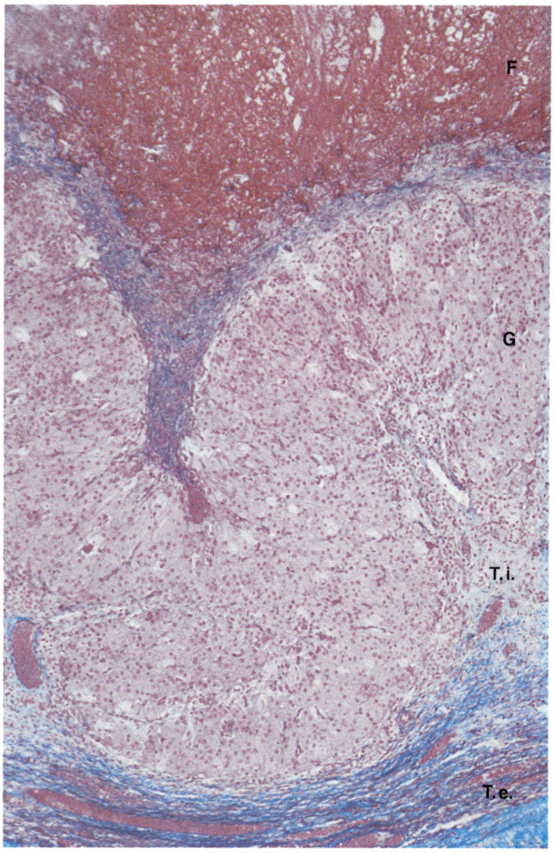

Abb. 13.4-28/29 Randzone eines menschlichen Corpus luteum. F = Fibringerinnsel in der Follikelhöhle; G = Granulosazellschicht; T.i. = Theca interna; T.e. = Theca externa. Azan; Vergr. 50fach

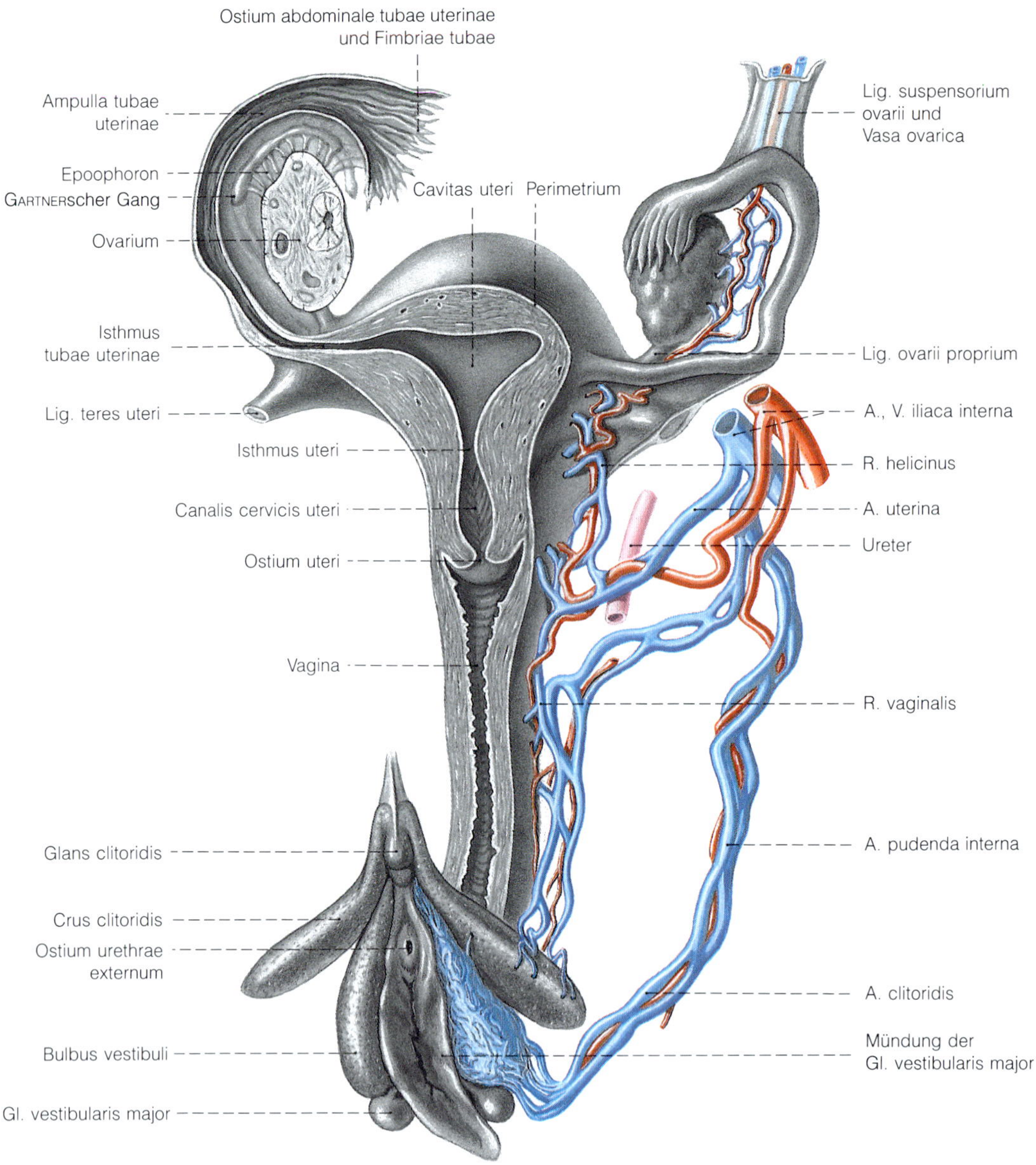

Abb. 13.4-30 Übersicht über die weiblichen Geschlechtsorgane, ihre Blutversorgung und die Lage des Ureters.

In den ersten 7–8 Schwangerschaftswochen wird Progesteron hauptsächlich vom Corpus luteum graviditatis, später überwiegend von der Plazenta (s. Kap. 13.5) gebildet. Zum Ende der Schwangerschaft bildet sich das Corpus luteum zurück; es wird bindegewebig organisiert und heißt dann Corpus albicans.

Follikelatresie

Auf allen Stufen der Follikelreifung können Follikel absterben. Dabei entsteht jeweils ein charakteristisch gebauter *Folliculus atreticus*, in dem die Granulosaepithelzellen zugrunde gegangen sind, während ihre Basalmembran sich verdichtet hat und lange Zeit erkennbar bleibt. Auch die Zona pellucida bleibt noch erhalten, wenn die Eizelle schon zugrunde gegangen ist. Nach einiger Zeit schwindet auch sie, und aus dem atretischen Follikel wird eine winzige, bindegewebige Narbe (Corpus albicans), die nach einiger Zeit ebenfalls verschwindet.

Im Lauf des Lebens fallen die meisten der ursprünglich ausgebildeten Follikel des Ovars der Atresie anheim (vgl. Abb. 13.4-35). Von den zur Zeit der Pubertät noch vorhandenen mehreren hunderttausend Follikeln kommen im Laufe des Lebens nur ca. 400–500 zur Ovulation.

4.5 *Epoophoron und Paroophoron*

Das *Epoophoron* liegt in der Mesosalpinx zwischen Ovar und Tube. Es stellt Reste der Urniere dar (vgl. Kap. 13.1.6) und besteht meist aus wenigen kurzen Tubuli,

Ductuli transversi, die einerseits auf das Ovar zulaufen und andererseits in einen Längsgang, *Ductus longitudinalis epoophori* oder GARTNERscher Gang, münden (Abb. 13.4-30).

Das *Paroophoron* ist ebenfalls ein Rest der Urniere und ist im allgemeinen im kindlichen Genitale noch vorhanden. Es besteht aus einigen wenigen rudimentären Tubuli, die im Lig. latum zwischen Epoophoron und Uterus liegen.

5 Leitungsbahnen und Bindegewebe des Beckens

Das extra- bzw. retroperitoneal gelegene Bindegewebe verbindet die Organe des Beckens (Urogenitalorgane, Darm) mit dem Periost und den Muskelfaszien der Beckenwände und befestigt sie im Beckenraum. Die Befestigung oder Aufhängung ist nicht starr, sondern elastisch-muskulär, denn das sog. *Beckenbindegewebe* enthält u. a. Gefäße und glatte Muskelzellen. Beide können sich kontrahieren, außerdem ist ihr Wachstum östrogenabhängig.

Anders als in anderen Regionen des Körpers sind im Becken Bindegewebe, Gefäße und Züge glatter Muskulatur anatomisch und funktionell so eng verflochten, daß man sie unter physiologischem Gesichtspunkt als eine Einheit betrachten muß. Diese Funktionseinheit besteht demnach aus lockerem und sich stellenweise verdichtendem Bindegewebe und Fettgewebe, in die Züge glatter Muskelzellen und Leitungsbahnen (Arterien, Venen, Lymphgefäße, Nerven) eingelagert sind. Die äußeren Bindegewebsschichten der Gefäße gehen in das Beckenbindegewebe über, so daß um diese Leitungsbahnen herum das Bindegewebe kräftiger erscheint und zusammen mit den Bahnen Stränge bildet. Die Stränge werden meist **Ligamente** genannt, obwohl sie strenggenommen keine Ligamente sind, da sie sich kontrahieren können. Der **Halteapparat** des inneren weiblichen Genitales kann in **drei Abschnitte** untergliedert werden:

1. **Lig. suspensorium ovarii, Lig. ovarii proprium und Lig. teres uteri** (Abb. 13.4-8 u. 15). Sie entwickeln sich aus einem ursprünglich durchgehenden Band, dem kaudalen Keimdrüsenband, das durch die Einfügung von Ovar und Uterus in dieses Band in die genannten drei Abschnitte untergliedert wird.

Das *Lig. suspensorium ovarii* (Abb. 13.4-8) setzt teilweise mit einigen Faserzügen an der Faszie des M. psoas etwa in Höhe der Linea terminalis. Es enthält glatte Muskelzellen und die Gefäße und Nerven des Ovars. An ihm hängen das Ovar mit seinem tubaren Pol und z. T. auch die Tube über die Fimbria ovarica.

Das *Lig. ovarii proprium* (Abb. 13.4-8 u. 15) zieht fast horizontal vom uterinen Pol des Ovars zur Tubenecke des Uterus und inseriert dorsal der Tube. Beide Ligamente, die hinsichtlich ihrer Funktion als ein kontinuierlicher Strang angesehen werden müssen, können sich dehnen, verkürzen und etwas um ihre Längsachse drehen. Sie sollen durch diese Beweglichkeit dazu beitragen, daß kurz vor der Ovulation das Fimbrienende der Tube über den sprungreifen Follikel des Ovars zu liegen kommt (Abb. 13.4-27).

Das *Lig. teres uteri* (Abb. 13.4-8 u. 15) ist kaudal von der Tube am Uterus befestigt, zieht durch den Anulus inguinalis profundus und den Leistenkanal und strahlt in das Unterhautgewebe des Mons pubis und der großen Labien ein. Es ist etwa 10–12 cm lang und hält den Uterus nach ventrolateral. Unter der Geburt zieht es den Fundus uteri nach kaudal.

2. Lateral des Uterus liegt ein Teil des Halteapparates, der im allgemeinen **Lig. latum** oder **Plica lata** genannt wird. Das rechte und linke Lig. latum bilden zusammen die sog. Suspensionsschlinge des Uterus. Im Bereich der Zervix wird das Lig. latum breiter und kräftiger und heißt dort im klinischen Sprachgebrauch auch Lig. cardinale oder **Parametrium.** Das Lig. latum enthält alle zum und vom Uterus führenden Gefäße (Arterien, Venen und Venenplexus, Lymphgefäße) und Nerven sowie den Ureter und Bindegewebe, das uterusnah und subperitoneal auch Züge von glatten Muskelzellen enthält. Der Ureter verläuft dorsal vom Ovar in der Mitte des Lig. latum dicht unter dem Peritoneum nach kaudal und medial und zieht unter der A. uterina und in einem Abstand von nur 1–2 cm an der Zervix und dem hinteren Scheidengewölbe vorbei in die Harnblase (Abb. 13.4-8, 15 u. 30).

3. Der kaudale Teil des Halteapparates besteht hauptsächlich aus den **Ligg. sacrouterina** und den **Ligg. rectouterina,** die von der Seiten- und Hinterwand der Zervix nach dorsolateral ziehen. Das Lig. sacrouterinum breitet sich fächerförmig unter dem Peritoneum nach dorsokaudal aus; ein eindeutiger Ansatz am Os sacrum ist nicht nachzuweisen. Das Lig. rectouterinum, „Rektumpfeiler“, zieht auf die Dorsalseite des Rektums und vereinigt sich mit perirektalen Bindegewebszügen.

Die Zervix wird nach ventral und kaudal nur von schwachen Bindegewebszügen gehalten. Dieses Bindegewebe zieht zur Harnblase und um sie herum und ist in der operativen Gynäkologie als **„Blasenpfeiler“** (Lig. vesicouterinum) bekannt.

Das Beckenbindegewebe hat folgende **Funktionen:**

1. Sicherstellung der Gefäß- und Nervenversorgung der Beckenorgane während der unterschiedlichen Funktionsphasen.

2. Aufhängung bzw. Befestigung des inneren Genitales, der ableitenden Harnwege und des Enddarmes.

Bei Relaxation der Aufhängung kommt es zur Senkung (Deszensus) der Harnblase, des Uterus oder des Rektums. Kontraktionen der Stränge führen zu Lageveränderungen der Organe. Dieses hat u. a. Bedeutung für die Bewegungen des Ovars bei der Eiaufnahme durch die Tube, für die Aufrichtung des Uterus und Erweiterung des hinteren Scheidengewölbes bei der sexuellen Erregung (Kap. 13.4.6) und für den Zug am Fundus uteri nach kaudal während der Geburt. Möglicherweise liegt in einer Kontraktion der an der Zervix ansetzenden Stränge auch die Ursache für eine aktive Eröffnung der Zervix unter der Geburt.

3. Das Beckenbindegewebe verdichtet sich an den Wänden des kleinen Beckens und der Beckenorgane zu sog. **Faszien** (u. a. Zervixfaszie, perivesikale Faszie).

Die „Faszien" spielen im klinischen Sprachgebrauch für die Exstirpation oder Fixierung von Organen eine große Rolle. Außerdem dämmen sie Entzündungen ein, die sich im Beckenbindegewebe leicht ausbreiten können. Sie haben einen stabilisierenden Effekt auf die Beckenorgane und den Beckenboden. Faszien im Sinne einer abschließenden Bindegewebsschicht, wie z.B. bei einer Muskelfaszie, sind diese Beckenfaszien jedoch nicht.

5.1 Räumliche Anordnung von Uterus und Scheide im kleinen Becken

Die Winkel zwischen den Achsen von Korpus und Zervix sowie die Lage des Uterus im kleinen Becken werden durch die Begriffe Flexio, Versio und Positio uteri beschrieben. **Flexio** bezeichnet die Neigung zwischen den Längsachsen von Korpus und Zervix (Winkel α in Abb. 13.4-31).

Normalerweise ist der Uterus nach vorn geknickt, anteflektiert, in Ausnahmefällen nach hinten geknickt, retroflektiert. Bei einer Anteflexio verläuft bei der stehenden Frau die Achse des Korpus fast horizontal und die Zervikalachse nach dorsokaudal (Abb. 13.4-31). Die Beweglichkeit zwischen Korpus und Zervix ist sehr gering, sie nimmt jedoch in der Frühschwangerschaft zu.

Die **Versio** ist die Neigung der Zervix im Beckenraum. Sie ist durch das Verhältnis von Zervixachse zur Längsachse des menschlichen Körpers definiert (Winkel β in Abb. 13.4-31).

Bei einer Anteversio ist die Zervixachse nach vorn geneigt, bei einer Retroversio nach hinten. Außerdem gibt es eine Dextro- und Sinistroversio.

Die **Positio** ist die Stellung der Portio vaginalis im Beckenraum.

Im allgemeinen befindet sich bei der gynäkologischen Untersuchung die Portio vaginalis in Höhe der Interspinallinie (Verbindungslinie zwischen den von Vagina oder Rektum aus tastbaren Spinae ischiadicae), entweder in Beckenmitte oder leicht nach links versetzt. Steht die Portio vaginalis weiter vorn, symphysenwärts, spricht man von Antepositio, nach hinten von Retropositio, nach rechts von Dextropositio und nach links von Sinistropositio. Steht sie oberhalb der Interspinallinie, handelt es sich um eine Elevatio, liegt sie unterhalb derselben, um einen Descensus uteri.

Die Scheidenachse ist bei der stehenden Frau nicht gradlinig, sondern nach dorsal abgewinkelt: Der obere, proximale Teil der Scheide verläuft fast horizontal und liegt auf der Levatorplatte (Abb. 13.4-31). Im unteren Teil neigt sich die Scheide über die Levatorschlinge und durch den Levatorspalt nach ventrokaudal, wodurch die „Levatorschwelle" der Scheide entsteht. An der Leiche ist die Scheide meist gestreckt und die Portio vaginalis nach kranial angehoben.

Der Uterus wird im Becken durch zwei Mechanismen gehalten, wobei es immer noch umstritten ist, welcher der Mechanismen die funktionell größere Bedeutung besitzt:

1. **Suspensionsmechanismus:** Der Uterus ist an den sog. Ligamenten und Leitungsbahnen aufgehängt. Nach

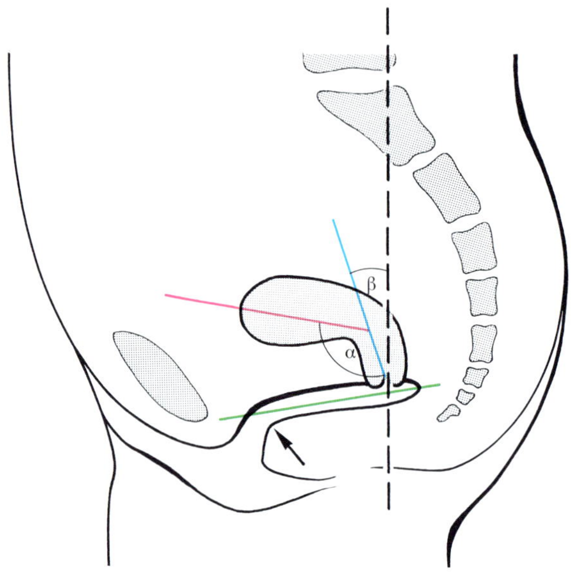

Abb. 13.4-31 Medianer Sagittalschnitt durch das weibliche Becken zur Darstellung der räumlichen Anordnung der Uterusachsen. Rot = Korpusachse; blau = Zervixachse; grün = Vaginalachse. α = Winkel der Flexio, β = Winkel der Versio des Uterus

dieser Theorie wird der Uterus durch ein früher als Retinaculum uteri bezeichnetes System etwa in der Mitte des kleinen Beckens gehalten.

2. **Stützmechanismus:** Danach ist der kaudale Abschluß des Becken-Bauch-Raums, hauptsächlich der M. levator ani und der auf ihm liegende intrapelvine Fettkörper, für die Erhaltung der Lage des Uterus verantwortlich.

Die **Lage des Uterus** im kleinen Becken ist abhängig:

1. vom Zustand des Halteapparates des Uterus,
2. vom Füllungsgrad der Harnblase und des Rektums,
3. von Schrumpfungs- oder Verdrängungsprozessen im kleinen Becken.

Zu 1: Wie bereits erwähnt, enthalten die Haltestränge des Uterus neben elastischen und kollagenen Bindegewebsfasern auch glatte Muskelzellen, die zusammen mit den Gefäßen eine Kontraktion der Stränge ermöglichen. Das Wachstum der Gefäße und der glatten Muskelzellen ist östrogenabhängig. So wächst z.B. das Lig. teres uteri während der Schwangerschaft in die Länge und Breite und kontrahiert sich gelegentlich (sog. Mutterbandschmerzen während der Schwangerschaft, unter der Geburt und im Frühwochenbett). Auch kann ein Descensus uteri in einer folgenden Schwangerschaft durch Wachstum und Straffung der Haltestränge vorübergehend zurückgehen. Wahrscheinlich nehmen die elastisch-muskulösen Haltestränge auch aktiv am Geburtsvorgang teil. Hierauf weisen Kreuzschmerzen (Zug an den Ligg. sacrouterina) und Schmerzen seitlich der Symphyse und des Mons pubis (Zug an den Ligg. teretes uteri) hin. Alle Haltestränge sind mit Nerven versorgt, so daß anzunehmen ist, daß der Funktionszustand der Stränge auch nervös gesteuert wird. Da die Zervix hauptsächlich an den Ligg. lata (Parametrien) und den Ligg. sacrouterina aufgehängt ist, führt eine Verlängerung dieser Stränge zu einer Senkung des Uterus, **Descensus uteri.**

Für die Entstehung eines Descensus uteri spielt neben dem Zustand der Haltebänder die Beschaffenheit des Beckenbodens eine Rolle, weil dieser das Widerlager für die Beckeneingeweide, besonders die Zervix, darstellt. Normalerweise ruht der Uterus mit der Zervix auf der fast horizontalen Levatorplatte, dem Lig. anococcygeum (s. Kap. 13.4.3). Durch Tonusverlust des M. levator ani, der unter anderem durch Narbenbildungen nach Einrissen während der Geburt entstehen kann, kommt es zum „Durchsacken“ des Levators. Dadurch ist die Levatorplatte steil gestellt, und die Zervix ruht nicht mehr auf der Levatorplatte, sondern rutscht nach vorn durch den Levatorspalt. Es resultiert ein Descensus uteri. Neben dem Zustand des M. levator ani spielt wahrscheinlich der funktionelle Zustand des pelvinen Fettkörpers für die Lage des Uterus ebenfalls eine Rolle.

Zu 2: Eine gefüllte Harnblase drängt den Uterus nach kranial und dorsal und damit aus dem kleinen Becken heraus (Abb. 13.4-8). Dieser Effekt wird für Ultraschalluntersuchungen des Uterus genutzt. Ist nur das Rektum gefüllt, wird die Zervix angehoben, nicht das Korpus.

Zu 3: Schrumpfungsprozesse kommen bei Narben (nach Traumen, Infektionen), Verdrängungsprozesse bei Tumoren im kleinen Becken vor.

5.2 *Arterien*

Das innere Genitale wird nicht von einem zentralen Hauptgefäß aus versorgt, wie z.B. die Niere, sondern von mehreren, paarig angelegten Arterien, die mit ihren Endästen häufig untereinander und mit der Gegenseite anastomosieren. Durch diese Anordnung ist die Blutversorgung des inneren Genitales praktisch immer gewährleistet.

Selbst nach Ligatur beider Aa. iliacae internae, wie es manchmal bei starken genitalen Blutungen notwendig ist, wird der Uterus noch ausreichend mit Blut versorgt, so daß danach sogar Schwangerschaften ausgetragen werden können.

Die einzelnen Abschnitte des inneren Genitales werden wie folgt mit Blut versorgt:

Ovar	A. ovarica	aus der Aorta abdominalis
	A. uterina	aus der A. iliaca interna
Tube	A. ovarica	aus der Aorta abdominalis
	A. uterina	
Uterus	A. uterina	
Vagina	A. uterina	aus der A. iliaca interna
	A. vesicalis inferior	
	A. rectalis media	
	A. pudenda interna	

Die *A. ovarica* entspringt der Aorta abdominalis in Höhe von LWK 2–3, läuft auf dem M. psoas zunächst lateral vom Ureter und zieht im Lig. suspensorium ovarii zum Hilus des Ovars (Abb. 13.4-15 u. 30). Die A. ovarica hat eine Verbindung zur A. uterina.

Die *A. uterina* zweigt im allgemeinen an der Seitenwand des kleinen Beckens von der A. iliaca interna ab, evtl. gemeinsam mit der A. umbilicalis, zieht dann im Lig. latum nach medial und überkreuzt den Ureter etwa in Höhe der Zervix (Abb. 13.4-30). Die Kreuzungsstelle liegt ca. 2 cm seitlich der Zervix und ca. 1,2 cm oberhalb des lateralen Scheidengewölbes. Im Lig. latum gibt die A. uterina zuweilen Äste zur Harnblase (A. vesicalis inferior) und zum Ureter (A. ureterica) ab. Kurz vor Erreichen der Zervix teilt sich die A. uterina in einen größeren, aufsteigenden Ast, *Ramus helicinus* oder R. ascendens, und einen kleineren, absteigenden Ast, *Ramus vaginalis* oder R. descendens, der zur Zervix und zur Vagina führt. Der Ramus helicinus verläuft korkenzieherartig geschlängelt etwa 1 cm von der Uteruskante entfernt und gibt in den Uterus überwiegend zirkulär verlaufende Äste ab (Ringarterien), die mit den Gefäßen der kontralateralen A. uterina zahlreiche Anastomosen bilden. Etwa 2 cm unterhalb des Tubenwinkels teilt sich der aufsteigende Ast in:

1. den *Ramus fundi uteri,*
2. den *Ramus ovaricus,* der mit der A. ovarica anastomosiert („Eierstockarkade“) und
3. den *Ramus tubarius,* der ebenfalls mit der A. ovarica anastomosiert.

Der mittlere und obere Teil der Scheide wird von den Rr. vaginales der A. uterina, den Rr. vaginales der A. vesicalis inferior und der A. rectalis media erreicht. Das distale Ende der Vagina sowie das äußere Genitale werden von den Endästen der A. pudenda interna (Rr. vaginales, A. perinealis, A. clitoridis, A. rectalis inferior) versorgt.

5.3 *Venen*

Der Verlauf der Venen entspricht demjenigen der Arterien des inneren Genitales. Die Venen sind klappenlos und bilden zahlreiche große Venenplexus. Im Bereich des inneren Genitales gibt es Geflechte seitlich der Zervix, *Plexus venosus cervicalis uteri*, seitlich des Korpus, *Plexus venosus uterinus*, und im Bereich der Vagina, *Plexus venosus vaginalis*. Letzteres Geflecht steht in Verbindung mit dem *Plexus venosus vesicalis*. Das venöse Blut des inneren Genitales wird zum großen Teil in der *V. iliaca interna* gesammelt. Am Hilus des Ovars besteht ebenfalls ein Venengeflecht, der *Plexus ovaricus*, der dem Plexus pampiniformis des Mannes entspricht. Von der rechten *V. ovarica* gelangt das Blut direkt in die V. cava inferior; von der linken V. ovarica fließt es über die V. renalis sinistra zur V. cava inferior.

Die Funktion der Venengeflechte im Bereich des Beckenbindegewebes ist unklar. Venengeflechte können eine Verschlußfunktion an Körperöffnungen haben, so z.B. das Corpus cavernosum recti, der Plexus venosus vaginalis und der Plexus venosus urethralis. Die Venenplexus des inneren Genitales (Plexus ovaricus, Plexus venosus uterinus) könnten eine Funktion bei der Aufrichtung von Ovar und Uterus haben, und der Plexus venosus cervicalis uteri könnte am Verschluß und an der Öffnung der Zervix beteiligt sein. Eine Stauung der Plexus, z.B. im Lig. latum, kann anhaltende Unterleibsschmerzen verursachen.

5.4 *Lymphgefäße*

Das kleine Becken hat ein ausgedehntes Lymphgefäßsystem, dessen Abflüsse für eine lymphogene Tumorausbreitung von größter Bedeutung sind (Abb. 13.4-32).

Ovar und Tube. Lymphgefäße drainieren die Follikelwand und das Corpus luteum und ziehen mit den Vasa ovarica im Lig. suspensorium ovarii zu den Lnn. lumbales in Höhe des unteren Nierenpols.

Korpus. Die Lymphe des Uterus sammelt sich in ausgedehnten, subserösen Geflechten (Plexus lymphaticus corporis uteri, Plexus lymphaticus cervicis uteri). Der Hauptabfluß des Korpus führt über die Vasa lymphatica superiora zu den Vasa ovarica und weiter zu den Lnn. lumbales. Die Lymphgefäße von der Vorderwand des Korpus, die Vasa lymphatica anteriores, ziehen vom Tubenwinkel über das Lig. teres uteri durch den Leistenkanal zu den Lnn. inguinales superficiales. Die seitlichen Lymphgefäße, Vasa lymphatica lateralia, verlaufen von der Seitenwand des Uterus zu den Lnn. iliaci externi.

Zervix. Der Lymphabfluß der Zervix führt hauptsächlich über das Lig. latum zu den Lnn. iliaci externi und den Lnn. interiliaci obturatorii in der Fossa obturatoria und nur zu einem geringen Teil über die Ligg. sacrouterina zu den Lnn. sacrales unterhalb des Promontoriums.

Vagina. Der obere Teil der Scheide wird in die Lnn. iliaci externi, der untere Teil in die Lnn. inguinales superficiales drainiert.

5.5 *Nerven*

Das innere Genitale wird ausschließlich vegetativ innerviert, das äußere sowohl vegetativ als auch somatisch über den N. pudendus.

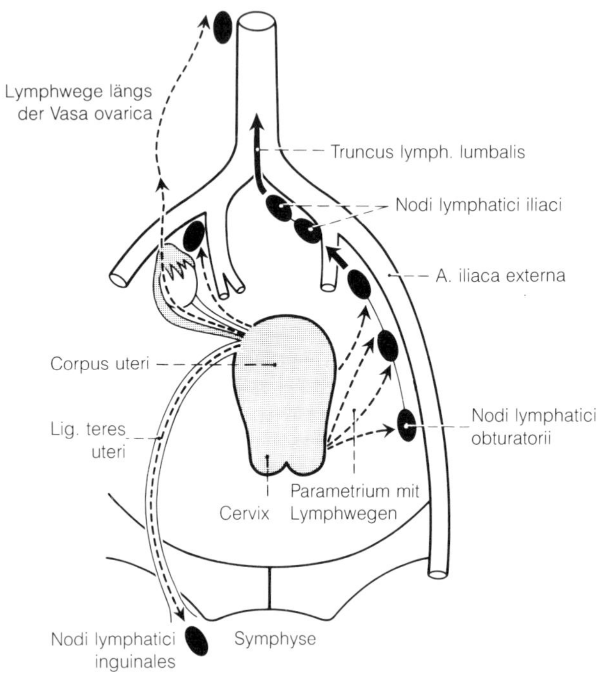

Abb. 13.4-32 Die Lymphbahnen und regionären Lymphknoten von Corpus und Cervix uteri.

Sympathikus

Die Zellkerne für die sympathische Innervation liegen in den Seitenhörnern des Rückenmarks bei Th10–L2. Die Fasern ziehen durch die Vorderhörner und Rami communicantes zum Grenzstrang. Von dort gelangen sie als *Nn. splanchnici* zu den großen paraaortalen Ganglienplexus (Plexus coeliacus, Plexus mesentericus superior et inferior, Plexus renalis).

Vom Plexus mesentericus superior und Plexus renalis ziehen Fasern mit den Ovarialgefäßen als *Plexus ovaricus* im Lig. suspensorium ovarii zum Hilus des Ovars und zur Tube und verflechten sich z.T. auch mit Fasern des *Plexus uterovaginalis* (s.u.). Im Ovar gelangen Nerven bis zur Theca interna, jedoch nicht bis zum Follikelepithel.

Vom Plexus mesentericus inferior ziehen Fasern zum Plexus hypogastricus, der in einen unpaaren, kranialen Teil, *Plexus hypogastricus superior* (N. praesacralis), und einen paarigen, kaudalen Teil, *Plexus hypogastricus inferior* (N. hypogastricus dexter et sinister, Plexus pelvinus) eingeteilt wird (Abb. 13.4-33). Der Plexus hypogastricus superior liegt vor dem Promontorium zwischen Bifurkation der Aorta und fünftem Lendenwirbelkörper. Seine querverlaufenden Äste bilden am kaudalen Ende eine Schlinge, Ansa sacralis. Etwa 4–6 cm unterhalb des Promontoriums teilt sich der Plexus hypogastricus und zieht als *Plexus hypogastricus inferior dexter et sinister* an der lateralen Wand des Rektums in den sog. DOUGLAS-Falten, *Plicae rectouterinae,* auch Rektumpfeiler genannt, zur Zervix und zur Scheide (Abb. 13.4-33). Seitlich und hinter der Zervix bildet er ein Geflecht, den *Plexus uterovaginalis* (Plexus uterinus, FRANKENHÄUSERscher Plexus, Ganglion cervicale uteri), der zahlreiche, im Geflecht verstreute Ganglienzellen besitzt. Normalerweise ist der Plexus uterovaginalis etwa 2 cm hoch und 1,3 cm breit, in der Schwangerschaft wird er etwa 5,4 cm hoch und 3,4–4 cm breit [48]. Von diesem Plexus ziehen Nerven zur Zervix, zur Vagina, zum Korpus und zur Tube.

Der Grenzstrang hat im Sakralbereich im allgemeinen noch vier paarige Ganglien und manchmal ein unpaares Ganglion (Ganglion impar). Möglicherweise ziehen postganglionäre Fasern von diesen Grenzstrangganglien aus zum Plexus uterovaginalis und mit Ästen des Plexus sacralis zur Haut des Perineums.

Parasympathikus

Die Beckeneingeweide werden, mit Ausnahme des Ovars, vom sakralen Parasympathikus innerviert. Die parasympathischen Fasern kommen aus dem Sakralmark und gehen als *Nn. splanchnici pelvici* (früher auch: Nn. erigentes, Nn. pelvini oder Nn. pelvici) zum Plexus hypogastricus inferior und zum Plexus uterovaginalis. Von hier scheinen sie vornehmlich zur Zervix zu ziehen, denn die Konzentration von cholinesterasepositiven Nervenfasern ist in der Zervix höher als im Korpus [8]. Nur das Ovar hat cholinerge Fasern, die größtenteils dem Sympathikus zugeordnet werden und nur zu einem geringen Teil afferente Fasern des N. vagus darstellen sollen [6].

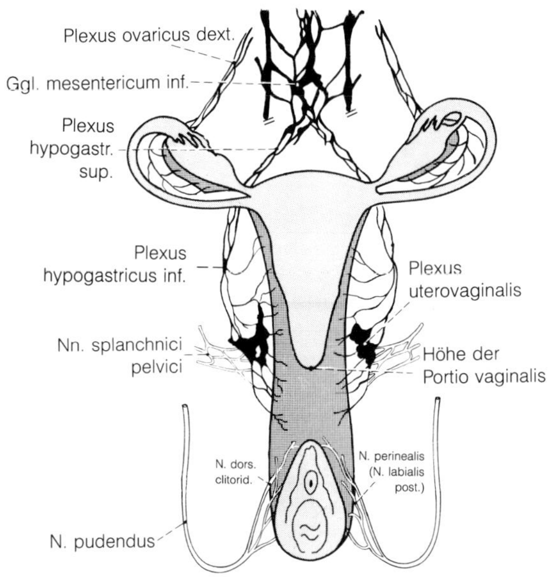

Abb. 13.4-33 Schema der Innervation des weiblichen Genitales.

Afferente, sensible Innervation

Die sensiblen Fasern der Beckeneingeweide schließen sich den vegetativen Nervenfasern an. So gelangen die sensiblen Fasern von Ovar, Tube, Fundus uteri und evtl. sogar Corpus uteri zusammen mit Fasern des *Plexus ovaricus* zum Rückenmark bei Th10–L1. Von der Zervix, und hier insbesondere vom inneren Muttermund, wo zahlreiche sensible Nervenendformationen bestehen, ziehen die afferenten Fasern durch den *Plexus uterovaginalis* und Plexus hypogastricus vornehmlich zu den thorakalen Segmenten Th11–Th12. Sensible Fasern der Zervix sollen auch mit den *Nn. splanchnici pelvici* zum Sakralmark (S2–S5) ziehen.

Neurale Verbindungen zwischen den Beckenorganen

Es ist bekannt, daß die Aktivitäten von Darm, Uterus, Niere und Harnblase sich gegenseitig beeinflussen. So kann z.B. eine Hyperperistaltik eines Ureters oder des Dickdarms Kontraktionen am schwangeren Uterus auslösen. Die Übertragungsorte (Irritationsfelder) zwischen afferenten und vegetativen Nerven liegen in der grauen Substanz des Rückenmarks in den zu den jeweiligen Eingeweiden gehörigen Segmenten (segmentale Innervation eines Enterotoms, vgl. auch Kap. 16.20).

Nervenversorgung innerhalb des Uterus

Mit histochemischen und fluoreszenzmikroskopischen Methoden kann im Uterus sowohl ein adrenerges als auch ein cholinerges Fasernetz dargestellt werden. Während adrenerge Fasern hauptsächlich das Perimetrium, das Myometrium und die tiefen Schichten des Endometriums innervieren, durchziehen cholinerge Fasern zusätzlich auch das Endometrium bis hin zum Oberflächenepithel. Der Gehalt des Uterus an adrenergen und cholinergen Transmittern ist hormonabhängig: Unter Östrogeneinfluß wird ein höherer, unter Progesteron ein niedrigerer Gehalt festgestellt. Am Ende einer Schwangerschaft ist er am niedrigsten.

Ein Teil der uterinen Nerven entstammt den Ganglienzellen im Plexus uterovaginalis; dieses sind die sog. kurzen adrenergen Neurone. Daneben gibt es lange Neurone, die in höhergelegenen Plexus, z.B. im Plexus mesentericus, umgeschaltet werden. Die relative Häufigkeit der kurzen adrenergen Fasern wurde bislang nur im Tierexperiment (Meerschweinchen) untersucht [46]: Der Anteil der kurzen Neurone betrug in der Zervix 55% und in den uterinen Hörnern 25% aller adrenergen Nerven. In der Uteruswand selbst wurden Ganglienzellen nicht sicher nachgewiesen.

Im Uterus des Menschen wurden Nervenfasern beschrieben [30], die das vasoaktive intestinale Polypeptid (VIP) enthalten und ähnlich wie die kurzen adrenergen Fasern aus Ganglienzellen des Plexus uterovaginalis entspringen. Eine hohe Gewebekonzentration von VIP findet sich in der Vagina und an den Verschlußapparaten des Uterus (Os externum, Os internum uteri und intramuraler Sphinkter der Tube), außerdem im Ovar. Diese peptidergen Neurone spielen möglicherweise bei verschiedenen Funktionen des Genitales eine Rolle (Follikelsprung, Eitransport, sexuelle Erregung, uterine Kontraktilität und Uterusdurchblutung).

Funktionelle Aspekte der vegetativen Innervation des inneren Genitales

Die Funktionen des vegetativen Nervensystems für das innere Genitale und die Reproduktion wurden lange Zeit als weniger bedeutend angesehen. Arbeiten aus jüngerer Zeit bestätigen jedoch, daß, zusätzlich zur hormonellen Steuerung durch die Hypophyse, die Steroidproduktion und die glatten Muskelzellen des Ovars auch vom vegetativen Nervensystem beeinflußt werden [6].

Die Transsudation der Scheide und die venöse Blutfülle in den Venenplexus bei der sexuellen Reaktion (s. Kap. 13.4.6) sind nervös gesteuert. Der Einfluß der vegetativen Nerven auf den Uterus, insbesondere die Zervix, ist noch unklar. Ob Nerven beim Verschluß der Zervix in der Schwangerschaft und bei der raschen Öffnung der Zervix unter der Geburt eine Rolle spielen, ist umstritten. Es fällt aber auf, daß der innere Muttermund, gegen den bei der Geburt der vorangehende Teil des Kindes gepreßt wird, der am besten innervierte Teil des Uterus ist. Auch ist bekannt, daß eine Erhöhung des Sympathikustonus unter der Geburt, z.B. durch Streß, eine Kontraktion des Muttermundes und eine Abschwächung der Uteruskontraktionen verursachen kann. Inwieweit vegetative Nerven eine Rolle beim Entstehen der uterinen Kontraktionen spielen, ist ungeklärt. Stimulation des Plexus uterovaginalis löst eine Uteruskontraktion aus, jedoch werden die Kontraktionen innerhalb des Myometriums wahrscheinlich myogen und nicht neurogen fortgeleitet. Das Ausmaß der vegetativen Innervation des Uterus ist hormonabhängig (s.o.), so daß man den Uterus als ein Organ, das unter nervaler und endokriner Steuerung steht, ansehen muß.

6 *Funktionelle Anatomie der sexuellen Reaktion*

Die sexuelle Reaktion ist eine nervale Reaktion des ganzen Körpers, insbesondere jedoch des Genitales. Es ist eine Reaktion sowohl des vegetativen als auch des zerebrospinalen Nervensystems. Die funktionelle Anatomie des Genitales bei einer solchen Erregung wurde eingehend von Masters und Johnson [25] beschrieben: Nach ihren Untersuchungen manifestiert sich die sexuelle Reaktion während eines sexuellen Reaktionszyklus (Erregungsphase, Plateauphase, Orgasmus und Rückbildungsphase) in zwei Hauptveränderungen: zum einen in einer venösen Blutfülle (Vasokongestion oder venöse Hyperämie), zum anderen in einer erhöhten Muskelspannung (Myotonie).

Die **venöse Blutfülle** betrifft alle Venen und Venenplexus des Genitales, darüber hinaus auch extragenitale Venen. Im einzelnen werden gestaut: die Bulbi vestibuli und die umgebenden Venenplexus, der Plexus venosus uterinus et vaginalis, der Plexus venosus vesicalis, die Venenplexus in den Ligg. lata und, extragenital, in den Brüsten, die Venen der Areola und Mamille. Die Gefäßreaktion führt im Bereich der Vagina zur Absonderung einer Gleitsubstanz, die, ähnlich einer Transsudation, aus den Venen durch die Vaginalwand in das Scheidenlumen gelangt. Diese Gleitsubstanz erscheint schon 10–30 Sekunden nach sexueller Stimulierung. Die Vagina nimmt wegen der venösen Blutfülle zunächst eine fleckförmige, dann eine dunkel-purpurrote Farbe an; die Vaginalwände sind stark geschwollen. Die Anschwellung der Venenpolster ist im äußeren Drittel der Vagina besonders stark und führt zur Bildung der sog. **orgastischen Manschette** (Abb. 13.4-34), die die Vagina in der Schwangerschaft wegen der vorbestehenden, hormonal bedingten Venenfülle fast ganz verschließen kann. Die Labia minora schwellen um das

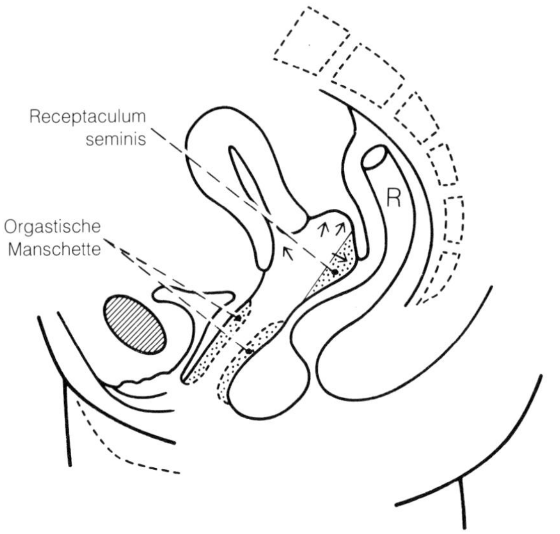

Abb. 13.4-34 Die Vagina in der Erregungs- und Orgasmusphase. Erweiterung der Scheidengewölbe (Pfeile) und Anhebung des Uterus. (Aus Masters u. Johnson [25])

2- bis 3fache an und färben sich bei der Nullipara hellrot, bei der Multipara mehr burgunderrot. Wegen dieser auffälligen Farbänderung werden die Labia minora auch Sexualhaut, *sex skin,* genannt. Die Labia majora schwellen bei Frauen, die geboren haben, an; bei Nulliparae verdünnen sie sich eher. Die Klitoris nimmt nur gering an Größe zu. Der Uterus und die Ligg. lata schwellen jedoch merklich an, ebenso extragenital die Brüste, bei denen es zur Mamillenerektion kommt. Die Drüsen (Bartholinsche Drüsen, Zervixdrüsen) reagieren relativ gering und tragen nur unwesentlich zur Lubrikation der Vagina bei.

Die **Erhöhung des Muskeltonus** der quergestreiften Muskulatur beginnt in der Erregungsphase und führt während des Orgasmus zu **Kontraktionen der gesamten Beckenbodenmuskulatur,** insbesondere des M. levator ani. Dieser und die orgastische Manschette kontrahieren sich etwa 5–8mal in Abständen von 0,8 Sek. Der M. sphincter ani externus kontrahiert sich manchmal synchron mit dem M. levator ani, jedoch nur 2–5mal. Extragenital kommt es u. a. zu Muskelspannungen im Gesicht, in der Abdominal- und in der Extremitätenmuskulatur.

Während der sexuellen Erregung wird die **Vagina** erheblich **verlängert** und in ihren oberen zwei Dritteln **erweitert:** Die Scheidenlänge der Nullipara nimmt von 7–8 cm auf 9,5–10,5 cm zu, der quere Durchmesser vor der Zervix von 2 cm auf 5,7–6,3 cm. Die Verlängerung und Erweiterung ist noch größer, wenn die Vagina gleichzeitig gedehnt wird. Während der Scheidenerweiterung flachen sich die Rugae vaginales ab, gleichzeitig kommt es zu einer Anhebung des Uterus nach kranial und dorsal, so daß bei der Nullipara der Uterus fast oberhalb des kleinen Beckens zu stehen kommt. Außerdem erweitert sich der Zervikalkanal etwas, zumindest bei der Nullipara. Die Glans clitoridis retrahiert sich hinter das Präputium durch Kontraktion des Lig. suspensorium clitoridis, des M. ischiocavernosus und der Crura clitoridis.

Zwei bis vier Sekunden nach Beginn des Orgasmus treten regelmäßige **Uteruskontraktionen** auf. Sie beginnen im Fundus uteri und laufen über das Korpus bis zum Isthmus uteri. Ihre Kontraktionskraft kann 90 mmHg entsprechen und, z. B. bei einem Orgasmus während der Menstruation, das Menstruationsblut stoßweise aus dem Zervikalkanal treiben. Die uterinen Kontraktionen beginnen synchron mit denen der Beckenbodenmuskulatur.

Die sexuelle Reaktion kann durch verschiedene **Stimuli** ausgelöst werden:

1. durch Reizung des äußeren Genitales, besonders der Klitoris, aber auch des Praeputium clitoridis, der Frenula clitoridis und der Innenflächen der Labia minora,
2. durch Reizung extragenitaler, erogener Zonen, z. B. der Brust, und
3. durch zentralnervöse Erregung, z. B. Phantasien.

Die Klitoris dient nur zur Aufnahme von Reizen. Hierfür besitzt sie entsprechende Nervenendformationen. Die Erregbarkeit ist unabhängig von der Größe der Klitoris. Die Klitoris wird im allgemeinen nicht direkt

Erratum

Benninghoff Anatomie, 15. Aufl. Band 2

Liebe Leserin, lieber Leser,

leider sind wegen eines Fehlers beim Produktionsprozeß an einigen wenigen Stellen Bildnumerierungen und die Tabelle 15.3-1 unvollständig. Um Mißverständnisse zu vermeiden, sind die entsprechenden Abbildungen hier angeführt. Bitte übertragen Sie die Numerierungen in das Buch und kleben Sie den beigefügten Teil der Tabelle 15.3-1 auf Seite 214 in die Spalte „Sekretgranula".
Wir bitten Sie, die Fehler zu entschuldigen.

Dr. med. D. Schneiderbanger, Lektorat Medizin
Urban & Schwarzenberg
München – Wien – Baltimore

Seite	**Abb.**	**Zuordnung**
104	13.3-49	(a) oben, (b) unten
168	13.5-4	(a) links, (b) rechts
237	16.2-19	obere Reihe von links nach rechts (a), (b), (c) untere Reihe von links nach rechts (d), (e)
253	16.2-38	(a) oben, (b) unten
257	16.2-41	(a) links, (b) rechts
277	16.5-3	(a) oben, (b) Mitte, (c) unten
325	16.9-9	(a) oben, (b) unten
335 und 336	16.9-22	(a) S. 335 oben, (b) S. 335 unten (c) S. 336 oben, (d) S. 336 Mitte, (e) S. 336 unten
345	16.10-9	(a) links, (b) rechts
346	16.10-10	(a) links, (b) rechts
369	16.11-7	(a) obere Reihe links, (b) obere Reihe rechts, (c) unten Mitte
374 bis 377	16.11-10	(a) S. 374, (b) S. 375, (c) S. 376, (d) S. 377
403	16.12-8	(a) obere beide Reihen, (b) Mitte, (c) unten
408	16.12-14	(a) oben links, (b) unten rechts
417	16.12-28	(a) oben, (b) unten
423	16.12-34	(a) links, (b) rechts
424	16.12-36	(a) links, (b) Mitte, (c) rechts
651	16.21-4	(a) oben, (b) Mitte, (c) unten
707	16.24-7	(a) oben, (b) unten

Tabelle 15.3-1, S. 214

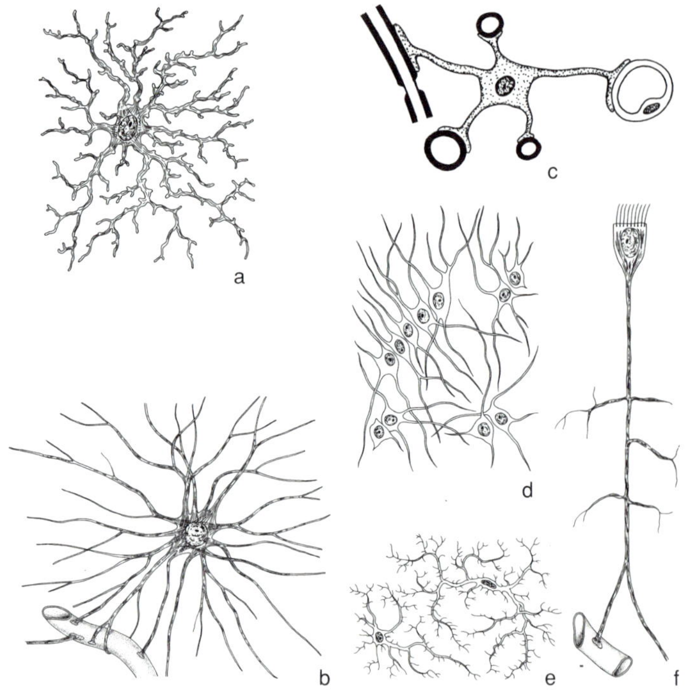

Abb. 16.2-40, S. 256

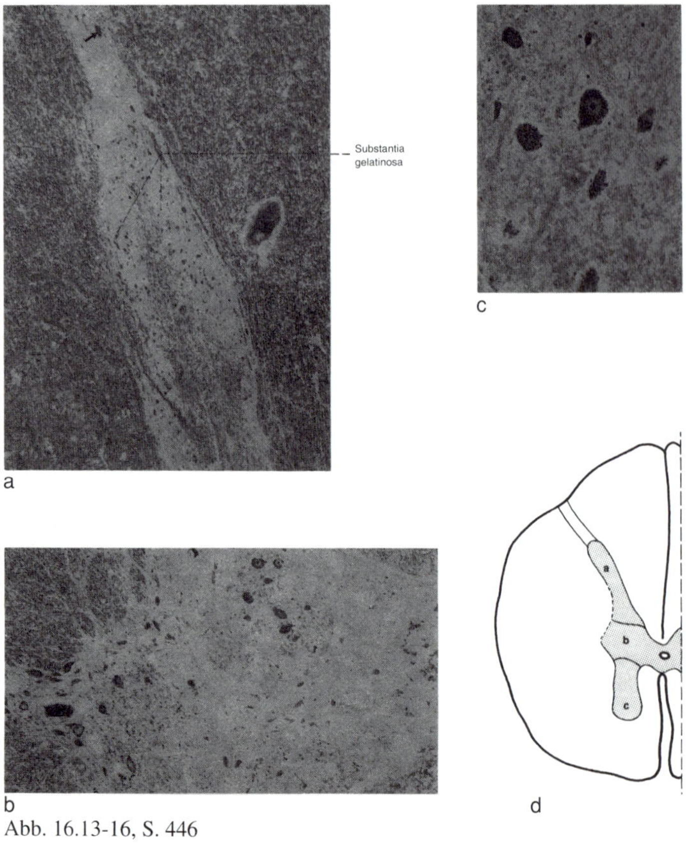

Abb. 16.13-16, S. 446

gereizt, sondern indirekt über Zug an den Frenula clitoridis oder am Praeputium clitoridis. Eine Schwangerschaft kann, wahrscheinlich aufgrund der vorbestehenden, hormonal bedingten venösen Blutfülle, zu einer gesteigerten sexuellen Reaktion führen, besonders im mittleren Schwangerschaftsdrittel. Soweit die Untersuchungen von Masters und Johnson [25].

Für die Betrachtung der funktionellen Anatomie des weiblichen Genitales erscheinen folgende Gesichtspunkte wichtig: Bei der sexuellen Erregung reagieren zunächst die Venen des Genitales, wobei es durch Reizung des sakralen Parasympathikus zu einer Konstriktion der die Plexus drainierenden Venen kommen soll [3]. Die Drosselung des venösen Abflusses läßt die Venenplexus dann anschwellen; wahrscheinlich reagieren auch die Arteriolen, die durch parasympathische Reizung erweitert werden, denn die erigierten Gewebe sind wärmer als die erschlafften. Die Erweiterung der Vagina während der sexuellen Reaktion läßt sich u.a. durch eine Kontraktion des Beckenbindegewebes, das Gefäße und glatte Muskelzellen enthält, erkären; denn auch eine zwischen Harnblase und Rektum künstlich angelegte Scheide kann sich bei sexueller Erregung erweitern. Die Erweiterung der Zervix könnte in gleicher Weise durch Kontraktion der an der Zervix ansetzenden Stränge gefördert werden. Die Elevation des Uterus könnte durch Kontraktion der Ligg. lata und besonders der Ligg. sacrouterina bedingt sein. Eine alternative Erklärung wäre, daß der Uterus durch die prallgefüllten Venenplexus im Lig. latum nach kranial gedrängt wird. Die Vorgänge im Bereich des inneren Genitales während der sexuellen Reaktion scheinen somit eine Parallele zur Geburt darzustellen, bei der sich Zervix und Vagina ebenfalls erweitern und die Kontraktionen des Uterus die Frucht ausstoßen (vgl. Kap. 13.4.10).

7 *Das weibliche Genitale bis zur Geschlechtsreife*

Die Struktur der Geschlechtsorgane ist hormonabhängig, deswegen können wir in bezug auf das Genitale folgende hormonal bedingte Lebensphasen der Frau unterscheiden:

Fetalzeit – sie ist u. a. durch hohe Östrogenspiegel der feto-planzentaren Einheit geprägt.

Neugeborenenphase – ein starker Abfall der Östrogene nach Abnabelung des Kindes prägt die ersten 2 bis 3 Lebenswochen.

Ruheperiode (Kindheit) – sie erstreckt sich von der 3. Lebenswoche bis zum Beginn der Pubertät und ist durch eine physiologische Östrogenarmut gekennzeichnet.

Reifungsperiode (Pubertät) – es ist die Zeit zunehmender Östrogenproduktion der Ovarien, aber auch steigender Aktivität der Nebennieren.

Geschlechtsreife – diese Phase vom Beginn regelmäßiger Zyklen bis zum Ende der Periodenblutungen (Menopause) ist durch eine meist zyklische Produktion von Östrogenen und Gestagenen in den Ovarien gekennzeichnet.

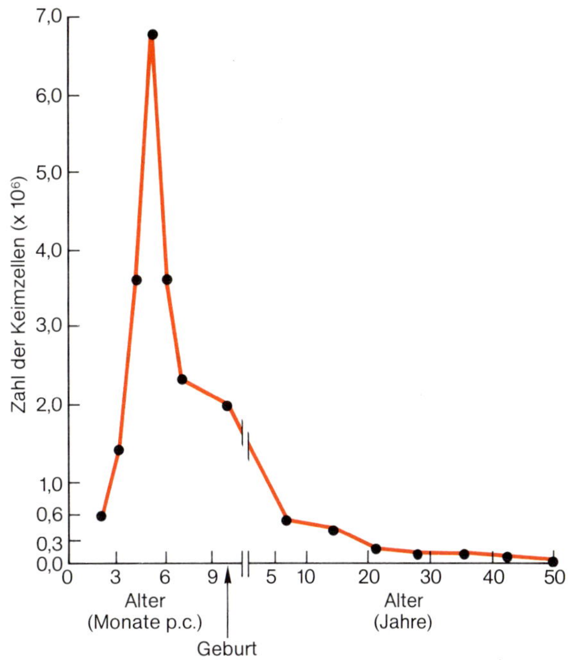

Abb. 13.4-35 Die Veränderungen in der Gesamtpopulation der Keimzellen im menschlichen Ovar mit zunehmendem Alter. (Nach Baker [1])

Postmenopause – in der Zeit nach der Menopause lassen abfallende Östrogenspiegel die Geschlechtsorgane atrophieren.

7.1 *Fetalzeit*

Die Fetalentwicklung der weiblichen Geschlechtsorgane ist in Kap. 13.1 beschrieben. Im Hinblick auf die postnatale Entwicklung des Ovars ist festzuhalten, daß sich die Oogonien bis zur 22. Schwangerschaftswoche unter dem Einfluß hoher Spiegel des von der Plazenta gebildeten Gonadotropins (hCG) zunächst mitotisch, dann meiotisch teilen. In jedem Ovar befinden sich dann etwa 6–7 Millionen Keimzellen (Abb. 13.4-35). Unter dem Einfluß der Gonadotropine können Follikel zu Tertiärfollikeln mit einem Durchmesser bis zu 10 mm heranreifen, so daß die Ovarien häufig polyzystisch erscheinen. Alle Tertiärfollikel gehen zugrunde (Atresie) (s. S. 138).

7.2 *Neugeborenenphase*

Von den hohen **antenatalen Östrogenspiegeln der Mutter** her sind die äußeren und inneren Geschlechtsorgane des Kindes nach der Geburt stark proliferiert: Die großen und kleinen Labien sowie der Hymen sind gut durchblutet, rötlich bis z.T. leicht zyanotisch und verdickt bis gequollen (Abb. 13.4-36). Die kleinen Labien und das Präputium, das die Klitoris meist bedeckt, sind prominent und von den großen Labien nur zum Teil be-

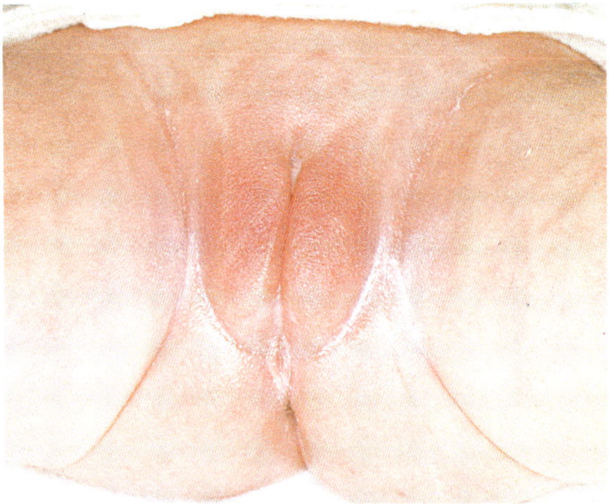

Abb. 13.4-36 Vulva eines Neugeborenen.

deckt. Die Klitoris ist relativ groß im Vergleich zur Körpergröße. Der Hymen kann beim Schreien als dunkelroter Kranz sichtbar werden. Die Vagina des Neugeborenen ist zunächst steril, wird aber innerhalb der ersten 36 Lebensstunden von Keimen besiedelt. Solange der Östrogeneinfluß aus der Fetalzeit vorherrscht, findet man wie bei der erwachsenen Frau auch Milchsäurebakterien (DÖDERLEINsche Bakterien), und es kann zur Absonderung eines weißlichen Sekretes aus der Vagina kommen. Das Sekret ist sauer (pH um 5). Das Vaginalepithel ist vielschichtig und voll ausgereift, so daß im zytologischen Abstrich Superfizialzellen gefunden werden. Die Portio vaginalis zeigt in 40% der weiblichen Neugeborenen eine Ektropionierung der Zervixschleimhaut (angeborene Pseudoerosion). Der Uterus ist gestreckt, etwa 3,5 cm lang und 4 g schwer. Der Fundus uteri steht oberhalb der Symphyse (Abb. 13.4-37). Die Ovarien sind etwa 2 × 0,5 × 0,3 cm groß und enthalten noch je etwa 2 Millionen der 6–7 Millionen Keimzellen, die fetal angelegt wurden. Die Zahl der Keimzellen

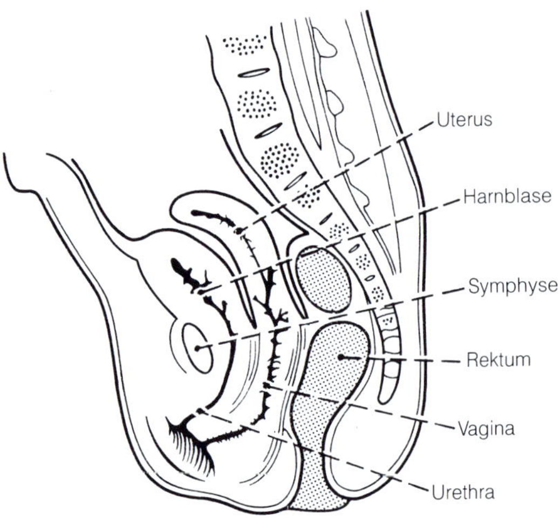

Abb. 13.4-37 Medianschnitt durch das Becken eines neugeborenen Mädchens. Der Uterus steht oberhalb der Symphyse.

sinkt postnatal kontinuierlich ab (Abb. 13.4-35). Hiluszellen sind zunächst vorhanden, nehmen jedoch an Zahl ab. Nach der Geburt fallen die kindlichen Östrogenspiegel innerhalb von 2–3 Wochen auf minimale Werte ab. Dieser Östrogenentzug bedingt eine Rückbildung des inneren und äußeren Genitales sowie nicht selten eine Abbruchblutung (Hormonentzugsblutung), die zwischen dem 5. und 10. Lebenstag beginnt.

7.3 Ruheperiode (Kindheit)

Im Kindesalter enthält die Vulva wenig Fettgewebe, die Haut der Schamlippen ist blaßrosa wie die übrige Körperhaut. Die großen Schamlippen bedecken die kleinen nur teilweise. Eine Schambehaarung fehlt (Abb. 13.4-38), die Schleimhaut der Vagina ist stark gefaltet. Ihre Plattenepithelschicht ist dünn und besteht nur aus wenigen Zellagen. Der zytologische Abstrich weist nur Parabasal- und Basalzellen auf. Das Scheidensekret ist alkalisch (pH 7–8) und enthält u.a. Kokken. Die Portio vaginalis ist wieder ganz vom Plattenepithel der Vagina überhäutet. Der Uterus ist etwa 3,5 cm lang und 0,6 cm dick. Das Größenverhältnis Zervix zu Korpus beträgt etwa 2:1. Das Endometrium weist ein einfaches Zylinderepithel mit einfachen, unverzweigten Drüsen auf. Die Tuben sind dünn und stark geschlängelt. Die Ovarien sind weiß und häufig polyzystisch. Einige Follikel reifen bis zu kleinen Tertiärfollikeln heran, Ovulationen finden jedoch nicht statt. Alle diese Follikel gehen zugrunde (Atresie). Ob die Ovarien Östrogene produzieren, ist ungewiß. Die Östrogenspiegel von Mädchen und Knaben sind zwischen dem 2. und 7. Lebensjahr gleich niedrig, sie werden möglicherweise nur durch die Nebennierenrinde aufrechterhalten. Hiluszellen werden am Ovar nicht gefunden.

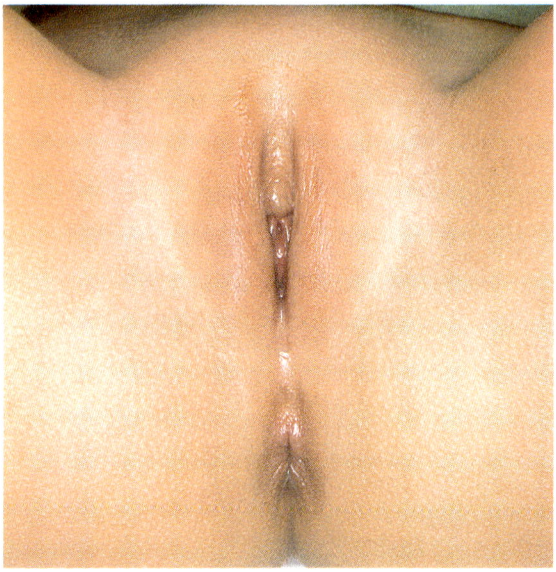

Abb. 13.4-38 Vulva eines 4jährigen Mädchens.

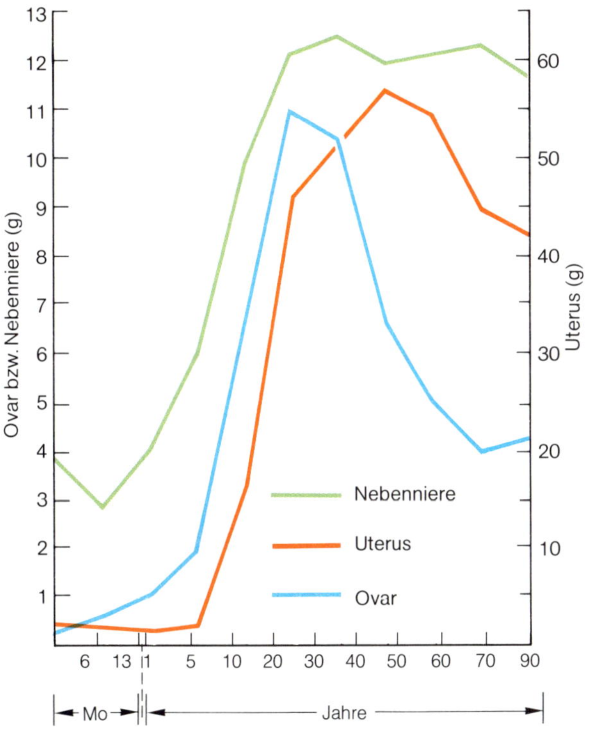

Abb. 13.4-39 Lebenskurven der Gewichte von Uterus (rot), Ovar (blau) und Nebenniere (grün). (Werte aus MAYER [27])

Etwa vom 8. Lebensjahr an nimmt das Ovar an Gewicht zu (Abb. 13.4-39), und es entwickeln sich größere Tertiärfollikel. Vom 8. Lebensjahr an kommt es auch zu einer deutlichen Sekretbildung der Zervixdrüsen [20]. Die Veränderungen an Ovar und Zervix weisen auf eine Steigerung der ovariellen Tätigkeit ab diesem Lebensalter, also schon Jahre vor der ersten Regelblutung, hin.

7.4 *Reifungsperiode (Pubertät)*

Durch eine zentralnervöse Steuerung werden die Ovarien, aber auch die Nebennieren über die Hypophyse aktiviert (Abb. 13.4-40). Die Ovarien sezernieren Östrogene, die einen proliferierenden Effekt hauptsächlich auf das Genitale und die Brustdrüsen haben. Die Nebennierenrinde produziert u.a. Androgene, die eine Ausbildung der Scham- und Axillarbehaarung, **Adrenarche,** bewirken und z.T. in Östrogene konvertiert werden. Als Ausdruck des Beginns der Pubertät gilt die Brustdrüsenentwicklung, **Thelarche,** und/oder die erste Schambehaarung, **Pubarche.** Beide Ereignisse treten in unserer Bevölkerung etwa gleichzeitig im Alter von $10\,^1/_2$ Jahren auf. Die ersten Anzeichen einer erhöhten Ovaraktivität werden aber schon ab dem 7. bis 8. Lebensjahr registriert (s.o.). Die erste Periodenblutung, **Menarche,** tritt durchschnittlich im Alter von $12\,^1/_2$ Jahren auf. Es dauert im allgemeinen noch $2\,^1/_2$ Jahre, bis regelmäßig Ovulationen stattfinden. Das Längenwachstum ist bei Mädchen im Durchschnitt im Alter von 16–17 Jahren abgeschlossen.

Die anatomischen Veränderungen im Bereich des Genitales während der Pubertät zeigen alle Übergänge von dem Bild der Ruheperiode bis zu demjenigen der Geschlechtsreife: Auf dem Mons pubis treten, zunächst vereinzelt, pigmentierte Haare auf (Pubarche). Die Zunahme der Schambehaarung dient als Kriterium für die Einteilung der Pubertät in verschiedene Stadien [43]. Das subkutane Fett des Mons pubis nimmt während der Pubertät zu. Besonders die großen Labien werden zunehmend vaskularisiert, der Turgor des Gewebes erhöht sich. Der Hymen wird dicker. Das Epithel der Vagina entwickelt mehrere Schichten, die Oberflächenzellen enthalten jetzt Glykogen. Milchsäurebakterien besiedeln wieder die Vagina, das Scheidenmilieu wird sauer (pH 4–5). Die Oberflächenzellen reifen unter dem Einfluß von Östrogenen aus und erscheinen im zytologischen Abstrich als Superfizialzellen. Die Zervixschleimhaut sezerniert einen alkalischen Schleim. Die glatte Muskulatur des Uterus wächst und vermehrt sich. Dadurch wird das Korpus größer als die Zervix, die nur

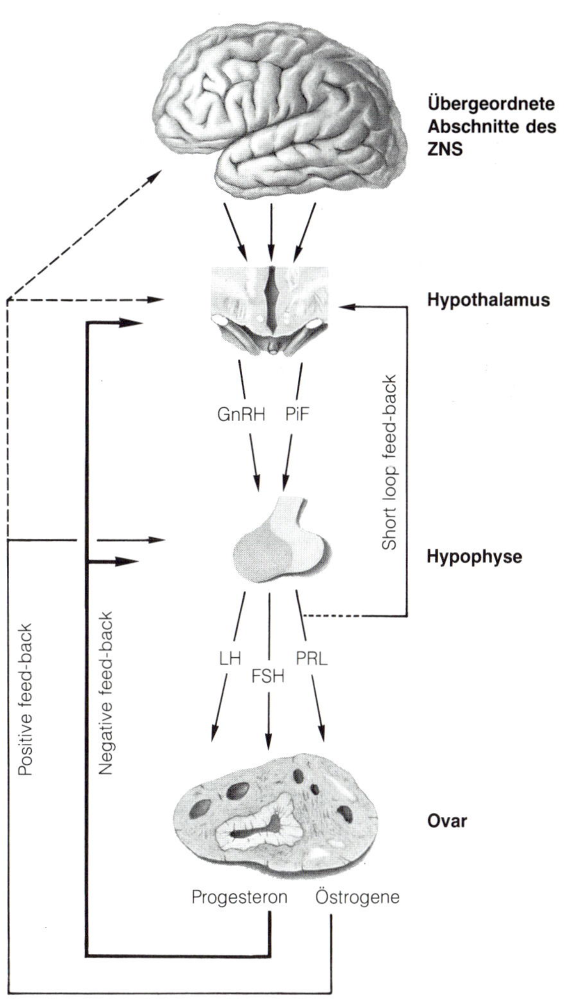

Abb. 13.4-40 Feedback-Regulation zwischen Ovarien, Hypophyse und Hypothalamus. GnRH = gonadotropin-releasing hormone; PiF = prolactin-inhibiting factor; LH = luteinisierendes Hormon; FSH = Follikel-stimulierendes Hormon; PRL = Prolaktin (vgl. auch Tab. 14.2-1 u. 2). (Modifiziert nach STOLECKE [43])

wenige Muskelzellen enthält. Am Ende dieses Wachstums beträgt das Größenverhältnis Zervix zu Korpus 1:2, ist also umgekehrt wie in der Kindheit. Die Tuben strecken sich, werden dicker und zeigen peristaltische Bewegungen. Der Uterus tritt tiefer in das kleine Becken, so daß der Fundus uteri etwa in Symphysenhöhe zu liegen kommt. In den Ovarien reifen immer mehr Follikel bis zu präovulatorischen Stadien heran, jedoch kommt es zunächst nicht zu Ovulationen. Die ersten Periodenblutungen sind also im allgemeinen **Abbruchblutungen** nach anovulatorischen Zyklen (s. Kap. 13.4.8.5). Erst nach der ersten Ovulation entsteht das erste Corpus luteum, in dem genügend Progesteron gebildet wird, um das proliferierte Endometrium in ein sekretorisches umzuwandeln. Die erste verstärkte Progesteronsekretion erfolgt also bei der Frau erst nach der Pubertät. Noch während der Pubertät treten die sog. Hiluszellen des Ovars wieder auf, sie sind möglicherweise eine Quelle ovarieller Androgene.

8 *Das weibliche Genitale während des Zyklus*

Die Lebensphase der Geschlechtsreife (Fruchtbarkeits-, Fertilitäts- oder Menstruationsphase) dauert bei der Frau etwa 30 Jahre. In dieser Zeit kann die Frau ca. 400 Periodenblutungen (Regeln) haben. Die Zeit zwischen den Regeln heißt **Menstruationszyklus**, und zwar zählt ein Zyklus vom 1. Tag der Periodenblutung bis zum Vortag der nächsten Regel. Die Zykluslänge beträgt im allgemeinen 28–30 Tage, kann aber beträchtlich schwanken. Die Mehrzahl aller Zyklen ist durch eine Ovulation etwa in Zyklusmitte gekennzeichnet, **ovulatorischer Zyklus**. Der Ovulationszeitpunkt kann durch Messung der morgendlichen Aufwachtemperatur (Basaltemperatur) und Ultrasonographie des Ovars relativ genau bestimmt werden. Die Ovulation teilt den Zyklus in zwei Phasen, die 1. Zyklushälfte oder **Follikelphase** und die 2. Zyklushälfte oder **Lutealphase**. Die Länge der Lutealphase ist relativ konstant, etwa 14 Tage. Zu Beginn und zum Ende, bei einem Teil der Frauen aber auch in der Mitte der Geschlechtsreife können Ovulationen trotz regelmäßiger Zyklen ausbleiben. Man spricht dann von **anovulatorischen Zyklen**. Findet nach einer Ovulation eine Befruchtung und Eieinbettung (Implantation) statt, so beginnt eine Schwangerschaft, und die Periodenblutungen setzen aus.

8.1 *Das Ovar während des ovulatorischen Zyklus*

Steuerung des Zyklus

Ein ovulatorischer Zyklus resultiert aus dem Zusammenspiel von zumindest drei endokrinen Organen und einem Erfolgsorgan (Abb. 13.4-40): Der Hypothalamus gibt stoßweise (etwa alle 90 Min.) ein steuerndes Hormon ab, das Dekapeptid LH-RH (luteinizing hormone-releasing hormone, auch GnRH = gonadotropin-releasing hormone oder Luliberin genannt). Dieses wird über ein spezielles Gefäßsystem („Pfortadersystem") zum Hypophysenvorderlappen geleitet (vgl. Kap. 14.2.5) und veranlaßt diesen zur stoßweisen (pulsatilen) Ausschüttung von Gonadotropinen (FSH = Follikel-stimulierendes Hormon, LH = Luteinisierungshormon). Die Gonadotropine fördern in der Follikelphase die Bildung und das weitere Wachstum von Tertiärfollikeln, welche vornehmlich Östrogene produzieren. Nach der Ovulation, in der Lutealphase, sezerniert das Corpus luteum Progesteron. Östrogene und Progesteron wirken auf die Erfolgsorgane (s. u.), aber auch auf den Hypothalamus und besonders die Hypophyse (Rückkopplung). Hypophyse, Ovar und Uterus werden außerdem über die autonomen Nerven beeinflußt. Wir können also von einer **endokrin-nervalen Regulation** dieser Organe sprechen, wobei die hormonale Steuerung überwiegt. Neuere Untersuchungen [4, 35] weisen darauf hin, daß der Uterus nicht nur ein Erfolgsorgan für Steroidhormone ist, sondern auch ein endokrines Organ. So konnte bei einigen Tierarten eindrucksvoll gezeigt werden, daß vom Uterus gebildete Prostaglandine die Lebensdauer des Corpus luteum steuern; sie werden offenbar über die Gefäßarkaden zwischen Uterus und Ovar (vermittels eines Gegenstromaustauschs von Vene zur Arterie) in lokal hoher Konzentration transportiert. Die Prädeziduazellen bilden beim Menschen Prolaktin.

Das Ovar während der Follikelphase

Das Follikelwachstum muß in der frühkindlichen Phase einmal durch Gonadotropine initiiert werden; bei Fehlen einer funktionstüchtigen Hypophyse sind Follikel mit mehrschichtiger Granulosa nicht vorhanden. Nach der frühkindlichen Stimulation sind aber während aller nachfolgenden Lebensphasen Gonadotropine für das Heranwachsen der Follikel bis zum Sekundärfollikel mit etwa vier Granulosazellschichten nicht mehr nötig, wohl aber für die folgenden Stadien. Zu Beginn der Follikelphase läßt hypophysäres FSH mehrere Sekundärfollikel zu Tertiärfollikeln heranreifen. In der Theca interna dieser Follikel werden unter dem Einfluß von LH hauptsächlich Androgene gebildet. Die Granulosazellen aromatisieren unter dem Einfluß von FSH die aus der Theca interna kommenden Androgene zu Östrogenen. Etwa 6–8 Tage vor der Ovulation, also um den 7. Zyklustag, wird einer der Tertiärfollikel dominant und wächst zum präovulatorischen Follikel heran. Gleichzeitig wird das Wachstum der anderen Tertiärfollikel gehemmt (Abb. 13.4-41). Der dominante Follikel übernimmt die Steroidproduktion: Östradiol, Androstendion und Progesteron werden jetzt hauptsächlich von ihm sezerniert [18]. Der Durchmesser des dominanten Follikels nimmt täglich um etwa 2 mm zu und erreicht kurz vor der Ovulation Werte von 20–24 mm [51].

In den Ovarien reift also fast immer nur ein präovulatorischer Follikel heran, und zwar alternierend in dem einen und im nächsten Zyklus in dem anderen Ovar. Wenn zwei Follikel heranreifen und rupturieren und beide Eizellen befruchtet werden, entstehen (zweieiige) **Zwillinge.**

16 bis 24 Stunden vor der Ovulation kommt es zu einem starken Anstieg des LH im Plasma, dem „LH-Gipfel" (Abb. 13.4-42). In diese Zeit zwischen LH-Gipfel

und Ovulation fällt der Beginn folgender Ereignisse: Die Basalmembran zwischen Granulosa und Theka wird aufgelöst; Gefäßsprosse beginnen aus der Theka in die Granulosa (in Vorbereitung auf die Bildung des Gelbkörpers) einzuwachsen (Vaskularisation); die Fortsätze der Corona-radiata-Zellen, die durch die Zona pellucida hindurch die Eizelloberfläche erreichten, retrahieren sich, und damit fällt die inhibitorische Wirkung auf die Fortsetzung der Meiose fort; die erste Reifeteilung der Eizelle wird abgeschlossen, die zweite Reifeteilung kommt im Stadium der Metaphase zum Stillstand; die Granulosazellen werden luteinisiert, das Progesteron im Serum steigt an; Prostaglandine, die bei der Follikelruptur eine Rolle zu spielen scheinen, werden synthetisiert.

Das Ovar während der Lutealphase

Nach der Ovulation proliferieren die jetzt dicht von Gefäßen umsponnenen Granulosazellen im sich bildenden Corpus luteum und sezernieren hauptsächlich Progesteron, aber auch Östrogene und andere Steroide. Die Lutealphase ist also durch eine hohe Progesteronsekretion bei erhöhten Östradiolspiegeln gekennzeichnet. Finden Befruchtung und Implantation nicht statt, bildet sich 8 bis 10 Tage nach dem Follikelsprung das Corpus luteum zurück (Luteolyse).

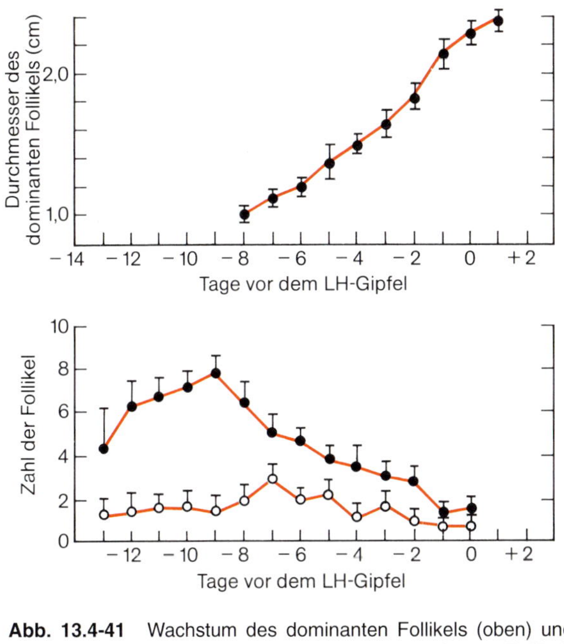

Abb. 13.4-41 Wachstum des dominanten Follikels (oben) und kleinerer Follikel (unten). Die unteren Kurven bedeuten: Follikelgröße ≤ 0,5 cm; o – o = 0,6–1,0 cm. Ultrasonographische Messungen, normalisiert auf den Tag des LH-Gipfels als Tag 0. (Aus Wildt [51])

8.2 *Wirkungsweise von Östrogenen und Gestagenen*

Östradiol ist das wirksamste der Östrogene. Es bewirkt schon Sekunden oder Minuten nach intravenöser oder intramuskulärer Applikation eine Dilatation und Mehrdurchblutung der uterinen Gefäße, aber auch anderer Gefäße des Körpers, sogar der Fingergefäße des Mannes [33]. Außerdem führt es im Uterus zu einer Eosinophilie und einem Ödem. Nach Stunden und Tagen der Einwirkung führt Östradiol zu einem Wachstum aller zum Uterus führenden Gefäße und aller Zellen des Uterus. Das **Wachstum der Geschlechtsorgane,** auch der sekundären, ist ausgeprägter als im übrigen Körper, deshalb spricht man von Hormonabhängigkeit der Geschlechtsorgane. Auch wenn Östradiol keine ausgeprägt proliferative Wirkung auf extragenitale Gewebe – ausgenommen die Brust – hat, so beeinflußt es dennoch viele Zellfunktionen: Bekannt ist u. a. eine Wirkung auf den Hypothalamus und die Hypophyse.

Wie Östradiol auf die einzelne Zelle wirkt, warum nur die Geschlechtsorgane wachsen (Frage der Organspezifität) und wie Östrogene im Hypophysenvorderlappen die FSH- und die LH-Sekretion hemmen bzw. stimulieren (negativer und positiver Rückkopplungsmechanismus, Abb. 13.4-40) wird im allgemeinen heute mit der Ausstattung der Zellen mit **Östrogenrezeptoren,** die von Organ zu Organ wechselt, erklärt (Rezeptortheorie). Ähnliches gilt für die Progesteronwirkung (s.u.). Man stellt sich vor, daß die lipidlöslichen Steroide die Zellmembranen aller Gewebe sehr leicht nichtselektiv und schnell penetrieren, daß ihre Retention in der Zelle aber vom Vorhandensein von zytoplasmatischen Rezeptormolekülen abhängig ist. Diese Komplexe aus Hormon und Rezeptor werden in den Kern transloziert, wo sie ihre Wirkung durch Bindung an bestimmte DNS-Abschnitte und, als Folge davon, durch Regulation der Transskription entfalten. Es gibt jedoch eine Reihe von ungeklärten Fragen und von widersprüchlichen Befunden, die dieses „klassische" Konzept in Frage stellen. So findet man mit modernen immunhistochemischen Verfahren Östrogen- und Progesteronrezeptoren fast ausschließlich im Kern und nicht im Zytoplasma lokalisiert, so daß jetzt diskutiert wird, ob nicht die Steroide in freier Form durch das Zytoplasma bis in den Kern diffundieren und dort erst gebunden werden [7]. Auch bleibt ungeklärt, wie die obengenannten sehr schnellen Östrogenwirkungen (z. B. Vasodilatation) zustande kommen, da eine Umsteuerung der Transskriptions- (und, als Folge, der Translations-)Aktivitäten mehr Zeit (Stunden) benötigt.

Gestagene haben keine wachstumsfördernde Wirkung, sie verändern die östrogeninduzierte Zelldifferenzierung: So regen sie die unter Östrogeneinfluß proliferierten Endometriumdrüsen zur Sekretion an, sie führen also zu einer **weiteren Zelldifferenzierung** und lenken dadurch den Effekt der Östrogene in eine neue Bahn. Treten Östrogene und Gestagene in großen Mengen auf, wie z. B. in der Schwangerschaft, so führen sie zur Stimulation von Wachstum und Differenzierung im ganzen Körper, vornehmlich aber im Bereich des Genitales.

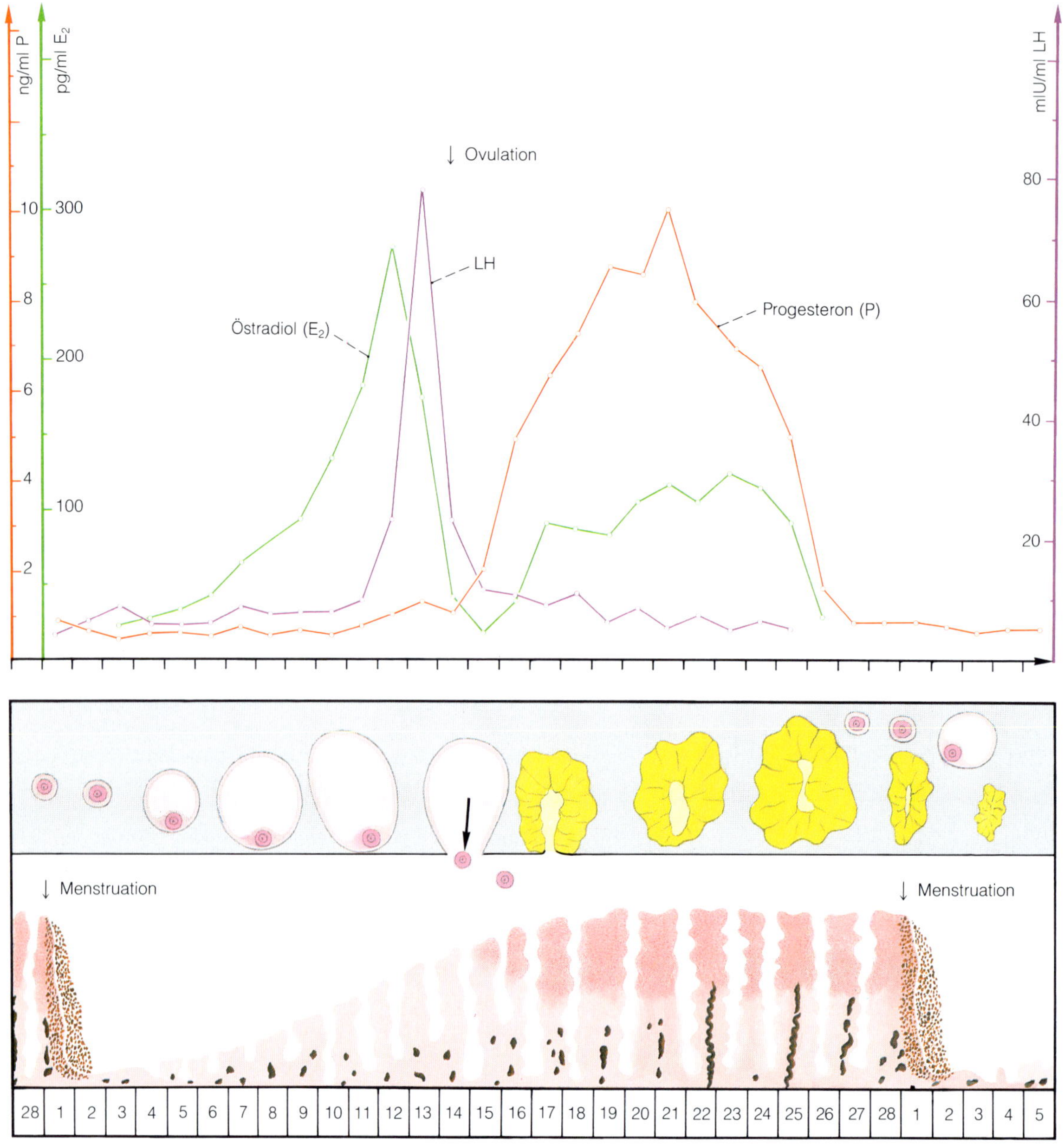

a

Abb. 13.4-42 Schematische Darstellung der zyklischen Schleimhautveränderungen im Uterus der Frau und ihre Abhängigkeit von den Blutspiegeln hypophysärer und ovarieller Hormone. (a) Normaler Zyklus. (b) Frühe Phase einer Schwangerschaft. Violette Kurven = Luteinisierungshormon (LH) in mIU/ml; grüne Kurven = Östradiol (E_2) in pg/ml; rote Kurven = Progesteron (P) in ng/ml. In (b) sind das humane Choriongonadotropin (hCG) und das LH gemeinsam bestimmt und in einer Kurve wiedergegeben

8.3 Veränderungen des Genitales

Vulva

Die Haut der Vulva ändert sich bei der Frau während des Zyklus kaum im Gegensatz zu einigen Tieren, z.B. den Affen, bei denen die Genitalhaut (Sexualhaut) stark östrogenabhängig sein kann.

Vagina

Die Zellen der Vaginalschleimhaut sind hormonabhängig und zeigen während der einzelnen Phasen des

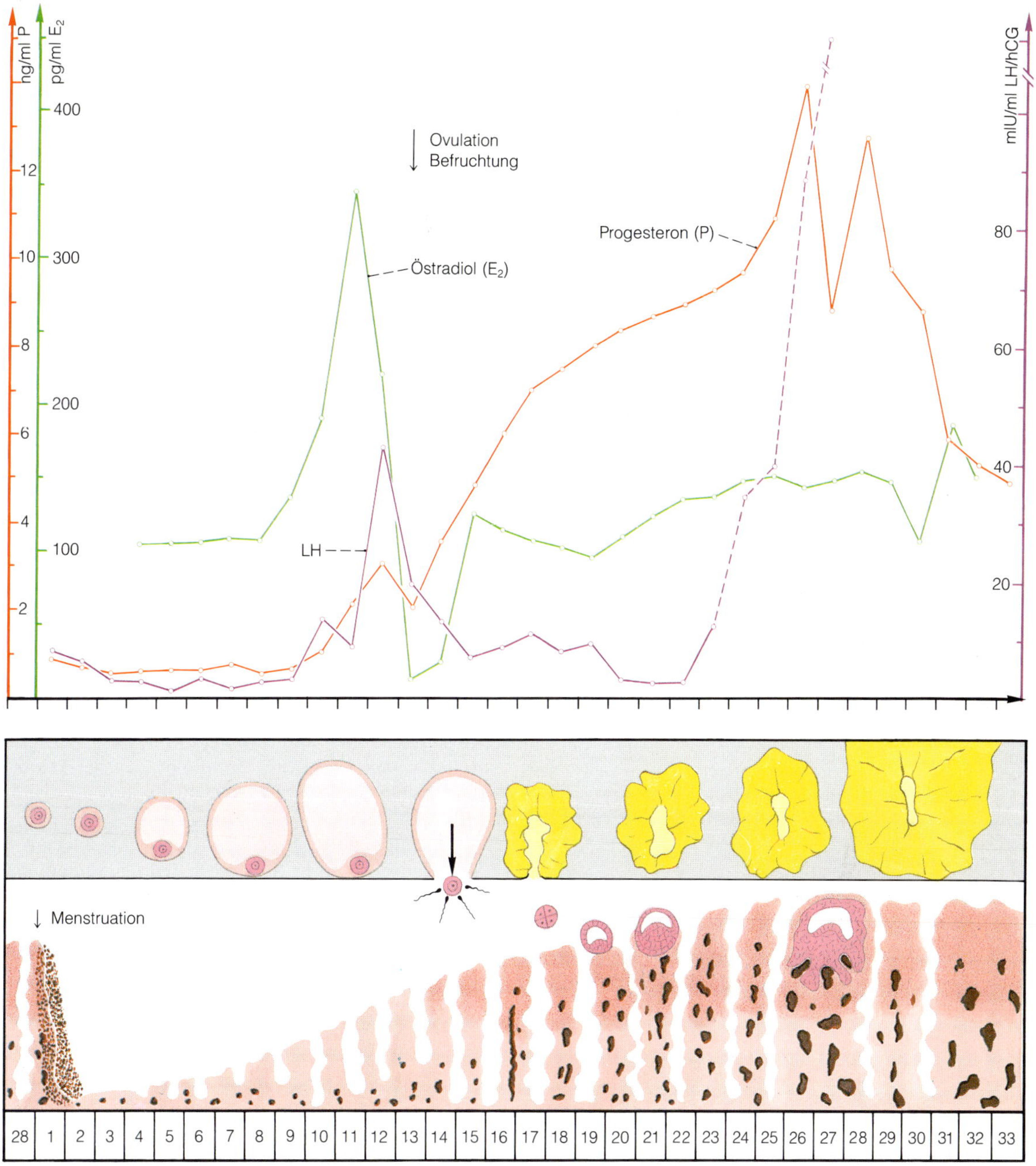

b

worden. Die Unterschiede in der Höhe der Hormonwerte zwischen den Kurven (a) und (b), die schon vor der Bildung der Zygote erkennbar sind, spiegeln typische interindividuelle Unterschiede wider. Dennoch wird eine Gesetzmäßigkeit erkennbar: Der LH-Gipfel folgt immer dem E_2-Gipfel, und der erste Anstieg des Progesterons liegt vor der Ovulation. Die genaue Quelle dieser ersten Progesteronbildung ist unbekannt. (Hormonwerte nach Wildt et al. [51])

Zyklus charakteristische Veränderungen, auch und gerade in abgeschilfertem Zustand. Während der Follikelphase kommt es unter steigenden Östrogenspiegeln zum „Ausreifen" der Superfizialzellen, die im Zytoplasma Glykogen ansammeln und deren Zellkerne bei sich vergrößerndem Zytoplasma kleiner werden. In der Färbung nach Papanicolaou sind diese glykogenbeladenen Superfizialzellen als rote (azidophile), ausgebreitete Zellen mit kleinen, pyknotischen Zellkernen zu erkennen (Abb. 13.4-43a). In der Lutealphase treten unter Progesteroneinfluß eine Fältelung der Superfizialzellen und eine Abnahme der azidophilen Zellen auf (Abb.

13.4-43b). Die Häufigkeit von azidophilen Zellen und Superfizialzellen mit pyknotischen Kernen zeigt charakteristische Schwankungen in den einzelnen Phasen des Zyklus. Die Lehre von den Zellveränderungen der Vaginalzellen heißt Vaginalzytologie.

Zervix

Das Epithel der Zervix macht ebenso wie das Endometrium zyklische Veränderungen durch, nur nicht so ausgeprägt. Der Zervikalkanal ist während der Follikelphase etwas weiter als während der Lutealphase. Am weitesten ist er zum Zeitpunkt der Ovulation. Die Konsistenz der Zervix ist präovulatorisch weich, in der Lutealphase fest. Der von den Zervixdrüsen sezernierte Schleim zeigt während des Zyklus typische Veränderungen seiner Menge und physikalischen Eigenschaften: In den letzten Tagen der Follikelphase, d. h. unter dem Einfluß von Östrogenen, fließt er reichlich, ist klar und spinnbar, d. h., er kann leicht zu Fäden ausgezogen werden; er kristallisiert in getrocknetem Zustand (**Farnkrautphänomen,** Abb. 13.4-44). In dieser Phase kann er von Spermien leicht durchwandert werden; dies ist einer der Faktoren für ein Konzeptionsoptimum.

Die Wanderungsstrecke von Spermien in der Zervikalschleimhaut pro Zeiteinheit kann man im Labor bestimmen. Dies ist von diagnostischer Bedeutung bei Fertilitätsstörungen (Postkoitaltest nach SIMS-HUHNER und In-vitro-Penetrationstest).

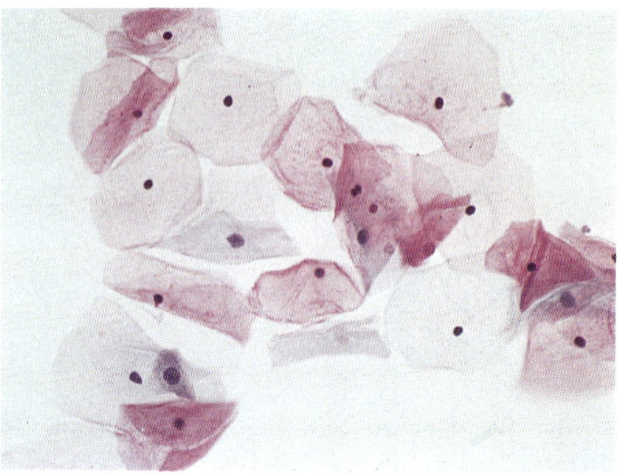

a

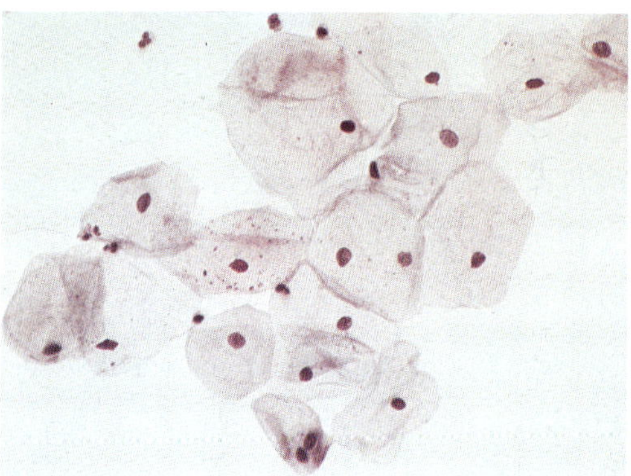

b

Abb. 13.4-43 Vaginalabstrich aus der Proliferationsphase (a) und der Sekretionsphase (b). Färbung nach PAPANICOLAOU, Vergr. 220fach

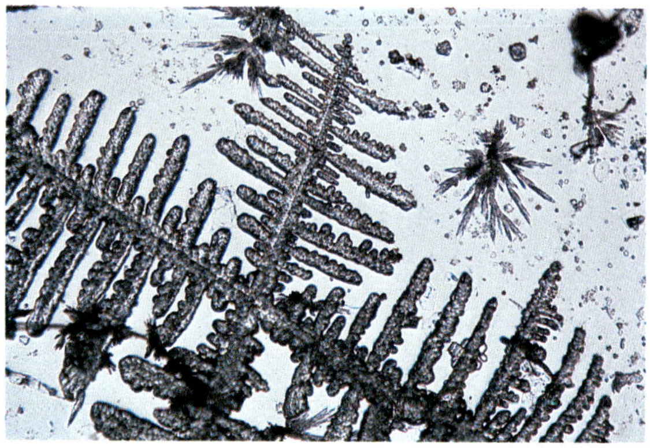

Abb. 13.4-44 Farnkrautphänomen des menschlichen Zervixschleims. Vergr. 140fach

In der Lutealphase und in den ersten Tagen nach der Menstruation ist der Zervixschleim trübe, nicht spinnbar und läßt Spermien nicht penetrieren.

Korpus

Die vom Ovar zyklisch sezernierten Sexualhormone rufen am Endometrium Veränderungen hervor, die als **Schleimhautzyklus** bezeichnet werden. Der Schleimhautzyklus wird in **vier Phasen**, Proliferations-, Sekretions-, Ischämie- und Desquamationsphase, eingeteilt. Desquamations- und Proliferationsphase decken sich zeitlich weitgehend mit der Follikelphase, Sekretions- und Ischämiephase mit der Lutealphase des ovariellen Zyklus.

1. **Proliferationsphase** (Teil der Follikelphase): Nach der Menstruation ist der basale Teil des Endometriums, das *Stratum basale endometrii*, noch als 0,5–1 mm dicke Basalis vorhanden. Hier liegen, in Stroma eingebettet, die tiefsten Abschnitte der endometrialen Drüsen. Diese Basalis wächst unter dem Einfluß von Östradiol zum *Stratum functionale endometrii*, kurz Funktionalis, heran; sie kann zum Zeitpunkt der Ovulation bis zu 5 mm dick werden (Abb. 13.4-42 u. 46). Während der Proliferationsphase kommen im Drüsenepithel sowie im Stroma zahlreiche Mitosen vor. Die Endometriumdrüsen und -gefäße wachsen zu gestreckten Gebilden heran (Abb. 13.4-45 u. 46). Im Epithel sind die Zellkerne mehrreihig angeordnet, dennoch ist das Epithel nach histologischer Terminologie überwiegend einschichtig-einreihig. Die Zellen sind reich an zytoplasmatischer RNS und besitzen kurze Mikrovilli.

Zum Zeitpunkt der Ovulation kann es durch eine geringe Blutung aus oberflächlichen Kapillaren der Funktionalis zu einer Zwischenblutung in Zyklusmitte, **Ovulationsblutung,** kommen.

2. **Sekretionsphase** (Teil der Lutealphase): Etwa einen Tag nach der Ovulation kommt durch die ansteigende Progesteronsekretion des Corpus luteum die Proliferation des Endometriums zum Stillstand, und es beginnt die Sekretionsphase: Die Mitoserate im Epithel und Stroma sinkt, im basalen Zytoplasma der Epithelien sammeln sich Glykogengranula an, **Sekret** erscheint in den Drüsenlumina, und es entsteht ein **Stromaödem.**

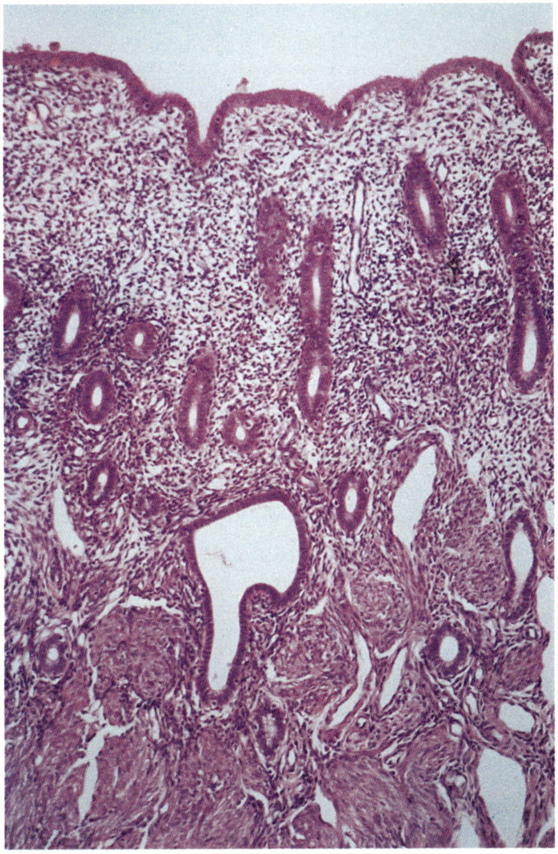

Abb. 13.4-45 Endometrium (Mensch), frühe Proliferationsphase. Das Oberflächenepithel ist geschlossen, aber noch niedrig. Drüsen im zellreichen Stroma. H. E.; Vergr. 125fach

Die Glykogenansammlungen im Epithel erreichen ein Maximum zwischen dem 15. und 20. Zyklustag, gleichzeitig erscheinen Lipidtropfen in den Epithelzellen. Im Paraffinschnitt ist das Glykogen zum größten Teil herausgelöst; die verbleibenden Lücken sind am 16. und 17. Tag des Zyklus (2–3 Tage nach der Ovulation) als „infranukleäre Vakuolen" deutlich ausgeprägt und von diagnostischem Wert. Am 18. Tag wandern diese Vakuolen am Kern vorbei in den apikalen Teil des Zytoplasmas. Die Drüsenschläuche sind sägeblattartig geschlängelt (Abb. 13.4-46 u. 47). Die Arterien verändern sich zu korkenzieherartigen Gebilden, Spiralarterien, die bis nahe an das Oberflächenepithel reichen. Vom 21. bis 23. Zyklustag an schwellen die fibroblastoiden Stromazellen zu großen, mit Glykogen und Lipiden beladenen, epithelähnlichen Zellen an (prädeziduale Umwandlung). In der Schwangerschaft schreitet diese Umwandlung der Stromazellen weiter fort **(Deziduazellen)** (s. Kap. 13.4.9). In der Sekretionsphase des Zyklus spricht man nur von **Prädeziduazellen.** Diese treten zunächst um die Spiralarterien, dann in der ganzen Funktionalis auf. Durch diese Veränderungen kann die Funktionalis bis auf 8 mm anwachsen und stellt das Eibett für einen Keimling dar. Auf der Höhe der Sekretionsphase können in der Funktionalis ein Stratum compactum und ein Stratum spongiosum unterschieden werden: Das *Stratum spongiosum* ist der basale Teil der Funktionalis, der durch erweiterte, nahe beieinanderliegende Drüsenschläuche gekennzeichnet ist; das *Stratum compactum* ist die lumenseitige Schicht, die durch zahlreiche Prädeziduazellen ein kompaktes Aussehen erhält.

Die Bezeichnung „Sekretionsphase" ist ursprünglich aufgrund der in diesen Stadien besonders deutlichen morphologischen Sekretionszeichen gewählt worden. Tatsächlich findet eine aktive Sekretbildung und -ausschleusung aber durchaus auch schon während der Proliferationsphase und in der Zyklusmitte statt. Das aktuell im Uteruslumen jeweils vorhandene Volumen an Sekret zu bestimmen ist technisch sehr schwierig, so daß darüber nur unsichere Angaben vorliegen. Bei einer Reihe von Versuchstieren ist jedenfalls gefunden worden, daß das in der Uterushöhle befindliche Flüssigkeitsvolumen in der der Sekretionsphase entsprechenden Zeit nicht größer, sondern geringer ist als in der vorausgehenden Phase. Allerdings ändert sich unter Progesteroneinfluß in der Sekretionsphase die Zusammensetzung des Sekrets tiefgreifend, sowohl bezüglich anorganischer Ionen als auch bezüglich niedermolekularer (Aminosäuren, Zucker usw.) und hochmolekularer (Proteine) organischer Komponenten [4, 45] (Einzelheiten zu den zellbiologischen und biochemischen Veränderungen, vor allem in der Frühschwangerschaft, s. Kap. 13.4.10).

3. **Ischämiephase** (Teil der Lutealphase): Einige Tage vor der Menstruation nehmen rhythmische Kontraktionen der Spiralarterien, die das ausgedehnte Kapillarnetz der Funktionalis speisen, ab. Hierbei mögen sinkende Östrogen- und Progesteronspiegel zum Ende der Lutealphase eine Rolle spielen. Es kommt zur Dauerkontraktion der Spiralarterien und zur Minderdurchblutung, **Ischämie**, der Funktionalis. Diese schrumpft auf 3 bis 4 mm und wird von Leukozyten und Erythrozyten durchsetzt.

4. **Desquamationsphase, Menstruation** (frühe Follikelphase): Durch Erschlaffen der Spiralarterien strömt wieder Blut in die ischämische Funktionalis, Kapillarwände zerreißen, und es kommt zu **Blutungen** in die Funktionalis. Die Zellen der Funktionalis zerfallen und setzen zahlreiche Enzyme (u.a. Plasminogenaktivator) frei, die u.a. das Menstrualblut ungerinnbar machen. Die **zerfallende Funktionalis** wird mitsamt Teilen der Spiralarterien abgestoßen und erscheint zusammen mit venösem und arteriellem Blut sowie Leukozyten als **Menstrualblut.** Normalerweise beträgt die Menge der menstruellen Blutung über einen Zeitraum von durchschnittlich 5 Tagen insgesamt 35–50 ml. Die Epithelialisierung der Basalis beginnt am 3. bis 4. Zyklustag von den Drüsenstümpfen der Basalis aus.

Im Myometrium laufen ständig **Kontraktionen** ab. Am stärksten sind sie während der Menstruation (bis 90 mmHg bei einer Frequenz von etwa 0,7 Kontraktionen pro Min.). Die Frequenz nimmt während der Follikelphase zu (2–4 Kontraktionen pro Min.) bei abnehmender Amplitude (bis 20 mmHg.) In der Lutealphase und besonders vor der Menstruation sind die Kontraktionen zwar etwa gleich häufig (2–4 pro Min.), jedoch mit Amplituden unter 10 mmHg [10].

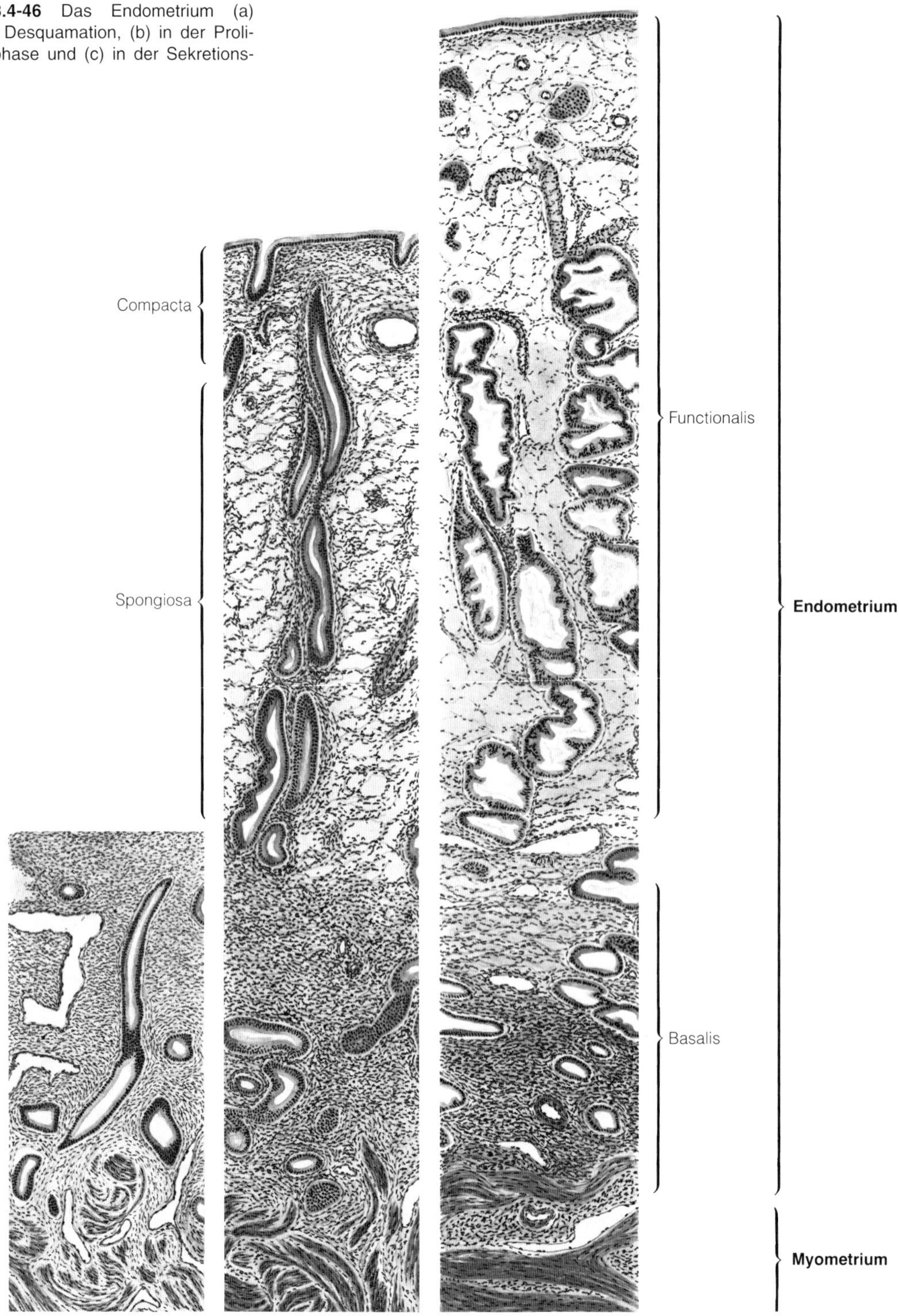

Abb. 13.4-46 Das Endometrium (a) nach der Desquamation, (b) in der Proliferationsphase und (c) in der Sekretionsphase.

Tubenschleimhaut

Auch hier werden zyklische Veränderungen sichtbar: Zum Ende der Follikelphase beträgt die Zellhöhe 25–35 µm, Flimmerzellen sind zahlreich [21]. Die zilienfreien sekretorischen Zellen erreichen ihre maximale Dicke kurz vor der Ovulation und geben besonders zum Zeitpunkt der Ovulation Sekret in das Tubenlumen ab [14]. Während der Lutealphase beträgt die Zellhöhe nur 10–15 µm, und Drüsenzellen scheinen zu überwiegen. Eine Transformation von Flimmer- zu Drüsenzellen soll beim Menschen nicht vorkommen.

Insgesamt erscheint die Tubenschleimhaut beim Menschen morphologisch wenig spezialisiert. Bei vielen Labortieren beobachtet man dagegen z.B. erhebliche

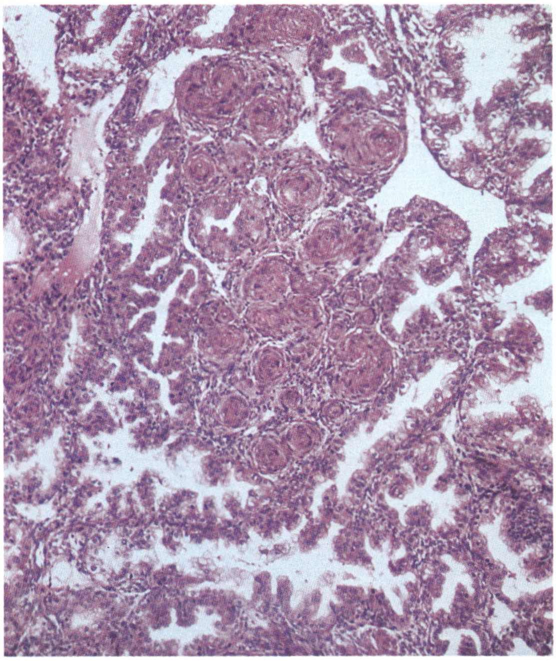

Abb. 13.4-47 Endometrium (Mensch), Sekretionsphase. Mehrfach getroffene Spiralarterien, umgeben von sezernierenden Drüsenschläuchen. H. E.; Vergr. 80fach

strukturelle Unterschiede zwischen dem Epithel der Pars ampullaris und der Pars isthmica und auch zwischen Tubenepithel insgesamt und Uterusepithel, was sich auch in vielen biochemischen Parametern dokumentiert. Das Tubensekret ist ebenfalls in seiner Proteinzusammensetzung bei vielen Tieren erheblich verschieden vom Uterussekret, aber beim Menschen relativ ähnlich.

Es wird vermutet, daß in der Ähnlichkeit von Tuben- und Uterusschleimhaut ein Grund dafür liegt, daß eine untypische Einnistung des Embryos in der Tube **(Tubargravidität)** beim Menschen häufig vorkommt. Bei Tieren ist eine Tubargravidität extrem selten.

Die Tuben kontrahieren sich normalerweise etwa 4- bis 7mal pro Minute. Am Ende der Follikelphase jedoch steigert sich diese Aktivität auf 8–12 kräftige Kontraktionen pro Minute. Die Tuben verlängern sich um die Zeit der Ovulation um fast das Doppelte. Sie führen aktive Bewegungen aus, die dazu dienen, die Eizelle aufzufangen (s. S. 136).

8.4 Allgemeinveränderungen im Körper während des Zyklus

Die Sexualhormone wirken nicht nur auf die Geschlechtsorgane Uterus, Tuben, Ovar, Vagina und Vulva, sondern auch auf die sekundären Geschlechtsorgane (z.B. die Brust) und viele andere Gewebe des Körpers. So wurden in der Follikelphase im Vergleich zur Lutealphase eine erhöhte Kapillarresistenz, eine Weiterstellung der Arteriolen und eine Steigerung der Hautdurchblutung festgestellt. Während der Menstruation wiederum sind in der Konjunktiva der Augen die Kapillaren verengt, und der Blutstrom in den Venolen ist verlangsamt. Die neutrophilen Leukozyten im Blut sind während der Follikelphase zahlreicher als in der Lutealphase. Kurz vor der Ovulation kommt es zu einem ausgeprägten „Eosinophilensturz“ im Blut. Die auffälligste Veränderung in der Lutealphase ist die Erhöhung der Körpertemperatur, die einen Einfluß des Progesterons auf das zentrale Nervensystem (Temperaturzentrum) widerspiegelt. Die Messung der **Basaltemperatur** (morgendliche Aufwachtemperatur) wird zum Nachweis eines Corpus luteum und damit einer vorausgegangenen Ovulation benutzt. Ein Einfluß der Sexualhormone auf das autonome Nervensystem manifestiert sich u.a. in einer Veränderung der Leitfähigkeit der Haut, die während der Follikelphase ein Überwiegen des Parasympathikus, in der Lutealphase ein Überwiegen des Sympathikus anzeigt. Auch sind prämenstruell die Pupillen enger, postmenstruell weiter gestellt. Ein Einfluß auf die Psyche ist ebenfalls bekannt: Vor der Menstruation kommen erhöhte Reizbarkeit, Kopfschmerzen oder Depressionen häufiger vor.

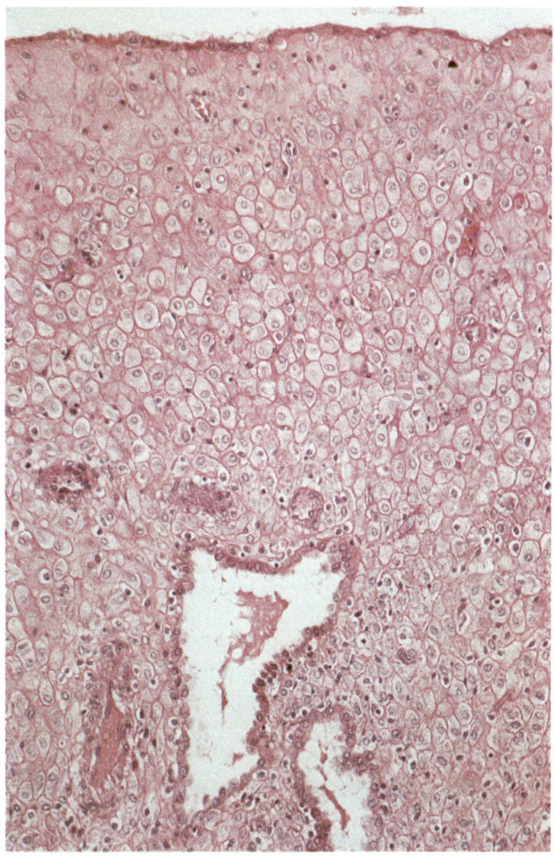

Abb. 13.4-48 Endometrium (Mensch), frühe Gravidität. Die Zellen des endometrialen Stromas haben sich zu dicht an dicht gelagerten, großen, epitheloiden Deziduazellen umgewandelt. Unten im Bild Anschnitte von weiten Drüsenlumina. H.E.; Vergr. 125fach

8.5 *Anovulatorischer Zyklus*

In anovulatorischen Zyklen finden keine Ovulationen statt. Deshalb kommt es auch nicht zur Bildung eines Corpus luteum, und die vermehrte Progesteronausschüttung in der 2. Zyklushälfte bleibt aus. Die nichtrupturierten Follikel produzieren zunächst weiter Östrogene, dann degenerieren sie. Der Abfall der Östrogenspiegel verursacht eine Blutung in die Funktionalis, die dann wie nach einem ovulatorischen Zyklus durch eine Menstruation abgestoßen wird **(Hormonentzugsblutung).** Das Endometrium sieht in der 2. Zyklushälfte wegen der anhaltenden Östrogenproduktion entweder wie in der Follikelphase aus oder zeigt eine Hyperplasie, besonders der Drüsen, es ist also nicht sekretorisch umgewandelt. Anovulatorische Zyklen kommen relativ häufig vor. Bei 15- bis 17jährigen sind 43% der Zyklen anovulatorisch, bei 18- bis 20jährigen 27%, bei 31- bis 35jährigen 7%, bei 46- bis 50jährigen etwa 15% der Zyklen [12].

9 *Das weibliche Genitale in der Postmenopause*

Nach der letzten „ovariell gesteuerten" Menstruation beginnt die **Menopause.** Sie tritt im allgemeinen um das 50. Lebensjahr auf und wird durch ein Nachlassen der ovariellen Produktion von Östrogenen und Gestagenen verursacht. Das Gewicht der Ovarien nimmt schon etwa ab dem 30. Lebensjahr ab. In den letzten Jahren vor der Menopause **(= Prämenopause)** kommt es im allgemeinen nicht mehr zu Ovulationen, so daß die Ovarien keine Corpora lutea mehr besitzen und die Progesteronsekretion abnimmt. Das Wachstum der Follikel wird ebenfalls geringer und damit auch ihre Östrogenproduktion. Wie auch bei anderen Alterungsprozessen ist der Mechanismus nicht geklärt. Offenbar handelt es sich um eine zunehmende Insuffizienz des Ovars und nicht um eine Abnahme der stimulierenden Signale des Hypophysen-Zwischenhirn-Systems: Absinkende Östrogenspiegel lassen über den weiterhin funktionstüchtigen Rückkopplungsmechanismus sogar die Gonadotropine ansteigen, so daß in den Jahren nach der Menopause **(= Postmenopause)** hohe Gonadotropinspiegel bei niedrigen Östrogenspiegeln im Serum gefunden werden (Abb. 13.4-49). Der Abfall der Östrogene findet allmählich statt, da auch noch nach der Menopause einzelne kleinere Follikel im Ovar Östrogene produzieren. Erst in der späten Postmenopause **(= Senium)** scheinen die Gonadotropinwerte abzufallen.

Im **Klimakterium,** der Zeit unmittelbar vor und nach der Menopause, kommt es häufiger zu neurovegetativen Beschwerden wie Hitzewallungen, Schweißausbrüchen, Herzklopfen etc. Die sinkende Östrogenproduktion der Ovarien in der Postmenopause hat eine **zunehmende Atrophie des Genitales** zur Folge: Die Schambehaarung wird grau und verliert die Kräuselung, sie wird spärlicher. Die Fettpolster der großen Labien nehmen ab, die kleinen Labien schrumpfen. Die Haut um den Introitus vaginae wird dünn und weist gelegentlich weißliche Bezirke **(Leukoplakie)** auf, die in seltenen Fällen in ein Vulvakarzinom übergehen können. Der Introitus vaginae wird meist enger. Die Vagina verkürzt und verengt sich, die Scheidengewölbe verstreichen. Die Schleimhaut wird trocken, glatt und derber und weist manchmal eine rötliche Sprenkelung auf (sog. Colpitis granularis). Das Oberflächenepithel hat nur noch 4–6 Schichten, die wenig oder kein Glykogen enthalten. Das Scheidensekret ist neutral bis alkalisch und enthält keine Milchsäurebazillen mehr. Im zytologischen Abstrich erscheinen nur die unteren Zellschichten (Basal- und Parabasalzellen).

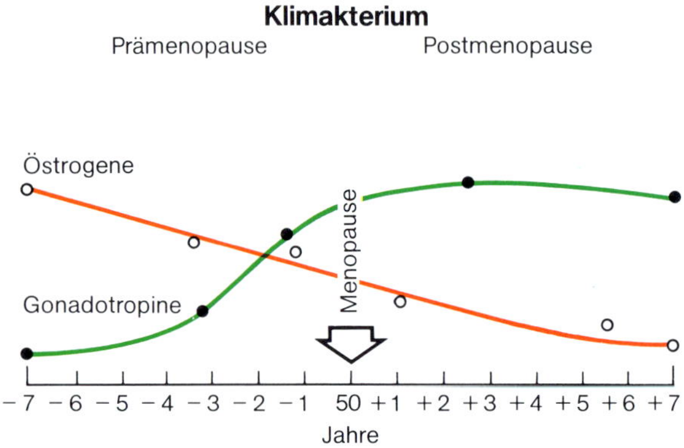

Abb. 13.4-49 Östrogen- und Gonadotropinausscheidung in der Prä- und Postmenopause.

In der Prämenopause vergrößert sich der Uterus noch bei der Hälfte aller Frauen, da häufig gutartige Muskelgeschwülste **(Myome)** auftreten. In der Postmenopause atrophiert er und wird zu einem kleinen, derben, überwiegend bindegewebigen Körper. Im Alter wiegt er im Durchschnitt nur noch 39 g bei einer Sondenlänge von 5–6 cm. Das Cavum uteri verkleinert sich also, die Mukosa wird dünner, Zilien nehmen ab. Das Ostium externum uteri schrumpft. Das Zervixepithel zieht sich in den Zervikalkanal zurück, so daß die Übergangszone zwischen Zylinderepithel der Zervix und Plattenepithel der Portio (Umwandlungszone) bei der gynäkologischen Untersuchung nicht mehr sichtbar ist. Ebenso wie der Uterus atrophieren die Tuben, sie werden schlanker und dünner. Ihre Mukosa verliert einen großen Teil der Fältelung. Auch die Ligamente des Halteapparates des Uterus fibrosieren, atrophieren und verlieren ihre Spannung. Dadurch kommt es gerade zu Beginn der Postmenopause zu Senkungen und Lageveränderungen des inneren Genitales.

10 *Das weibliche Genitale während der Schwangerschaft*

Eine Schwangerschaft (Gravidität) bringt vielfältige Veränderungen im ganzen Organismus, besonders aber im inneren und äußeren Genitale, mit sich. Diese Veränderungen werden durch die erhöhte Sekretion von Östrogenen und Gestagenen (zunächst aus dem Ovar, dann aus der Plazenta) hervorgerufen. Sichtbares Zeichen dieser Hormonwirkung ist eine **Blaufärbung** (Lividität) der Organe, die durch eine erhöhte Durchblutung und eine vermehrte Blutfülle durch Weiterstellung der Venen hervorgerufen ist. Die Dilatation der Venen kann bis zur Bildung von Varizen fortschreiten. Die Lividität fällt besonders am Ostium vaginae, der Vaginalschleimhaut, der Portiooberfläche und der Vulva auf und ist ein diagnostisches Zeichen für eine Schwangerschaft. Neben den Veränderungen an den Gefäßen treten Wachstum und Auflockerung vieler Gewebe, besonders aber des Uterus und seines Halteapparates, auf.

Die **Dauer der Schwangerschaft** wird vom 1. Tag der letzten Regel an berechnet; sie wird heute in Schwangerschaftswochen (SSW) und nicht mehr in Schwangerschafts-Lunarmonaten angegeben. Eine Schwangerschaft dauert 40 Wochen. Die wahre Schwangerschaftsdauer, das Embryonal- oder Fetalalter, ist etwas kürzer: Der Zeitraum vom Beginn der letzten Regel bis zur Ovulation, im allgemeinen 14 Tage, muß abgezogen werden.

10.1 Äußeres und inneres Genitale

Vulva und Vagina

Die Vulva ist in der Schwangerschaft blutreicher, ihre Pigmentierung nimmt zu. Die Vaskularisierung der Vagina nimmt schon zu Beginn einer Schwangerschaft zu. Zum Ende der Schwangerschaft bilden die Venen funktionelle Schwellkörper um die Vagina. Die Vaginalschleimhaut wird weicher, glatter, samtartiger, auch bildet sich vermehrt Transsudat. Die Columnae rugarum und besonders der Urethralwulst hypertrophieren. Das Vaginalepithel wird dicker und enthält eine glykogenreiche Intermediärschicht. Die Vagina wächst um das 4–6fache in alle Richtungen, indem die Muskel- und Bindegewebszellen sich vergrößern, aber auch, indem das Netz der kollagenen Fasern weitmaschiger wird.

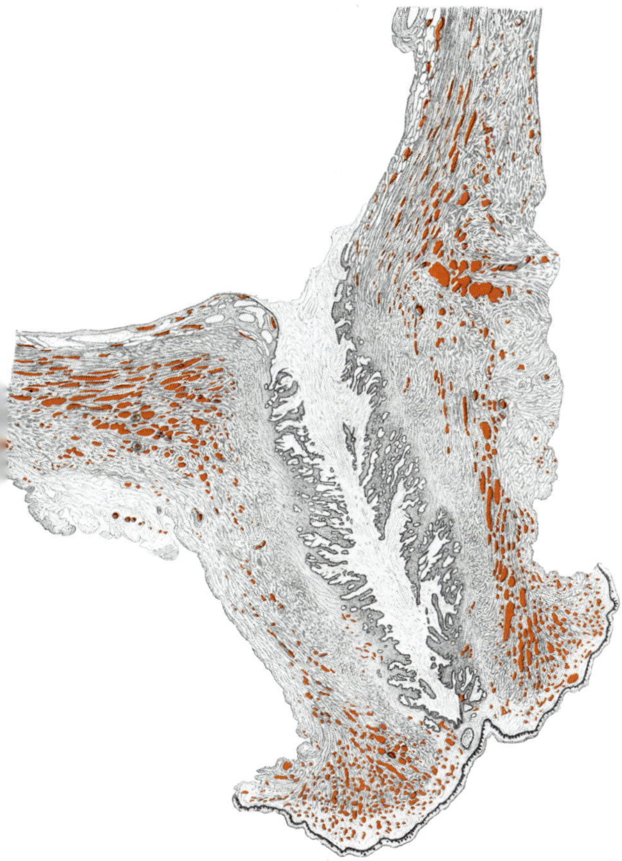

Abb. 13.4-50 Medianer Sagittalschnitt durch die Zervix einer Erstschwangeren im 3. Monat. Die Krypten des Zervikalkanals sind stark ausgeprägt. Die Blutgefäße sind rot hervorgehoben. (Aus STIEVE [41])

Zervix

Die Schleimhaut der Zervix hypertrophiert und ist zum Ende der Schwangerschaft etwa 5 mm dick. Der Zervikalkanal ist von einem zähen **Schleimpfropf**, der den Zugang zum Cavum uteri verschließt, ausgefüllt.

Die Zervix besteht zu etwa 40% aus Kollagenfasern. Ihre Festigkeit beruht wahrscheinlich auf einer Interaktion von Kollagenfasern und Glykosaminoglykanen (Mukopolysacchariden). Während der Schwangerschaft wird die Zervix weicher. Die Venenplexus in der Zervixwand nehmen erheblich an Größe zu und unterstützen möglicherweise als prall-gefüllte Schwellkörper den Verschluß der Zervix (Abb. 13.4-50).

Korpus

Während der Schwangerschaft paßt sich die Uteruswand an die Größenzunahme der Frucht an, ohne daß es zu einer Erhöhung der Wandspannung kommt. So bleibt der intrauterine Druck während der Schwangerschaft mit 6–10 mmHg konstant. Bei der Geburt jedoch muß sich dieses Hohlorgan rhythmisch und kräftig kontrahieren, um die Frucht auszutreiben. Der Auslösungsmechanismus für diese relativ plötzlich einsetzenden Kontraktionen ist noch unklar (s. Kap. 13.4.10.3).

Topographie des Uterus

Der nichtgravide Uterus steht mit seinem äußeren Muttermund etwa in Höhe der Interspinallinie (s. Kap. 13.4.5). In der Schwangerschaft senkt sich die Zervix nicht nach kaudal, obwohl der Uterus wächst und nach unten drücken könnte. Es scheint vielmehr so zu sein, daß die Zervix in der Schwangerschaft eher angehoben wird. Erst nach der 36. SSW tritt die Zervix wieder tiefer ins Becken. Der Uterus ist ab der 6. bis 7. SSW aufgelockert und leicht vergrößert. In der 12. SSW ist er etwa frauenfaustgroß, in der 14. SSW männerfaustgroß. In der 24. SSW steht der Fundus uteri am Nabel, in der 36. SSW am Rippenbogen (Abb. 13.4-51). Nach der 36. SSW senkt sich der Fundus durch Tiefertreten des Uterus in das kleine Becken. Die Längsachse der Gebärmutterhöhle nimmt noch bis zur Geburt zu und ist dann etwa 27 cm lang (Abb. 13.4-52). Das Volumen der Uterushöhle beträgt vor der Geburt etwa 5 l und ist damit 800–1000fach größer als beim nichtgraviden Uterus. Das Gewicht des Uterus hat sich von 30–120 g (nichtgravider Uterus) auf 1000–1500 g (Uterus unmittelbar nach der Geburt) vervielfacht.

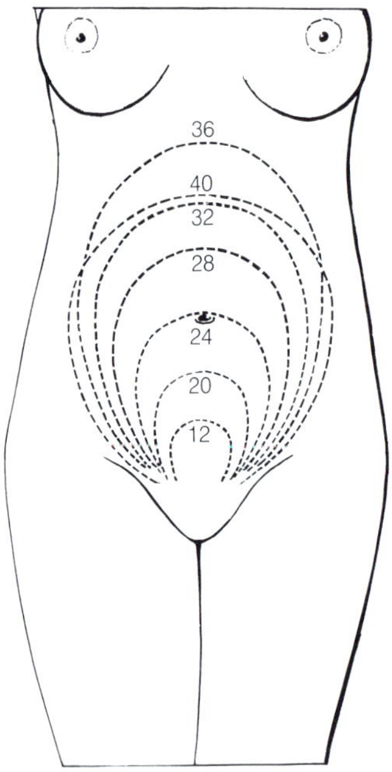

Abb. 13.4-51 Fundusstand in den verschiedenen Schwangerschaftswochen. (Nach STOECKEL [42])

Myometrium

Die Größenzunahme des Uterus ist von einem starken Wachstum des Myometriums begleitet. Dieses Wachstum wird nach Entleerung und Kontraktion des Uterus deutlich. In vivo bleibt die Uteruswand zunächst etwa 1,2–1,5 cm dick. Erst in der 2. Hälfte der Schwangerschaft paßt sich der Uterus an die Größe der Frucht durch eine Dehnung der Wand bei gleichzeitiger Abnahme der Wanddicke an. Am Schwangerschaftsende beträgt die Wanddicke des nichtentleerten Uterus nur noch 0,5–1 cm.

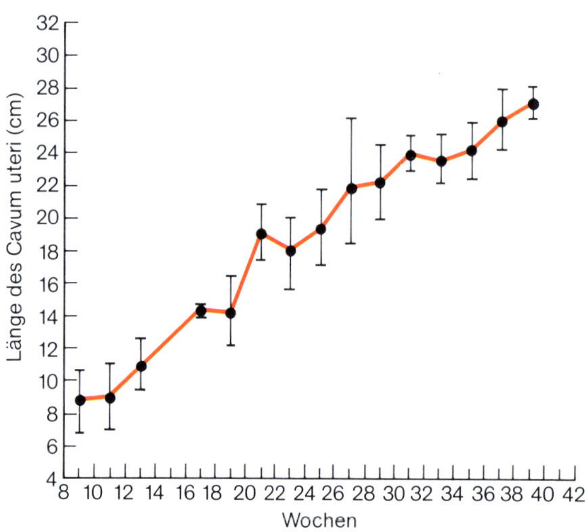

Abb. 13.4-52 Nomogramm des Längenwachstums des Uterus während der Schwangerschaft aufgrund ultrasonographischer Messung der Uterushöhle (± Standardabweichung). (Nach GOHARI et al. [17])

Während der Schwangerschaft hypertrophieren die **glatten Muskelzellen:** Ihre Länge nimmt von 40–90 μm (nichtschwangerer Uterus) auf 500–800 μm (Uterus bei Geburtsbeginn) zu, ihre Breite von 2,5–5,0 μm auf 5–10 μm. Der extrazelluläre Raum, in dem sich hauptsächlich Kollagenfasern befinden, wird ebenfalls größer, jedoch in geringerem Ausmaß als das Zytoplasma der glatten Muskelzellen: Im nichtgraviden Uterus nehmen die glatten Muskelzellen des Korpus 30–40% des Volumens der Uteruswand ein, in der Schwangerschaft 50–55% [13]. Gegen Ende der Schwangerschaft bilden die glatten Muskelzellen des Myometriums *gap junctions* (Nexus) aus, die der Koordination der Kontraktionen bei der Geburt (Wehen, Austreibung des Kindes) dienen (s.u.). In der Gravidität wächst vor allem das Stratum vasculosum, die gefäßreiche Schicht des Myometriums, weniger das Stratum submucosum und das Stratum supravasculosum. Die zwischen den Faserbündeln liegenden Lymphspalten und Bindegewebsräume vergrößern sich.

Die **Gefäße des Uterus** hypertrophieren unter dem Einfluß der Sexualhormone ebenso wie die glatten Muskelzellen des Myometriums. Neben der Hypertrophie ist, zumindest beim Tier, eine Hyperplasie der Arterien nachgewiesen [28]. Die Arterien sind in der Lutealphase korkenzieherartig gewunden (s. Kap. 13.4.8). Sie strecken sich etwas während der Gravidität und verlaufen nach der Geburt wieder korkenzieherartig. Die Lumina der Arterien sind in der Schwangerschaft 3- bis 4mal weiter als während des Zyklus [31]. Damit korreliert eine Steigerung der Durchblutung von 50 ml/Min. (nichtgravider Uterus) auf 500–750 ml/Min. (Uterus am Ende der Schwangerschaft). Die Venen können kleinfingerdick werden, das venöse Netz füllt einen guten Teil der Uteruswand aus.

Endometrium

Das Endometrium macht vor allem in der Frühschwangerschaft große Veränderungen durch, die man zum guten Teil als eine Fortsetzung der Umstellungen auffassen kann, die in der Sekretionsphase des Zyklus (s. Kap. 13.4.8.3) eingeleitet wurden; der wesentliche Grund dafür liegt in den weiterhin hohen und sogar ansteigenden Blutspiegeln von Progesteron, das vom Corpus luteum graviditatis (s.u.) und später von der Plazenta gebildet wird. Die Umstellungen betreffen das Epithel (Oberflächenepithel, Drüsen) ebenso wie das Stroma.

Die Veränderungen am **Uterusepithel** beginnen schon kurz nach der Ovulation, d. h. praktisch parallel zur Progesteronausschüttung. Bis zur mittleren Sekretionsphase scheinen die Veränderungen ausschließlich durch ovarielle Hormone gesteuert zu werden und nach einem starren Schema abzulaufen, egal ob ein Embryo (der sich 6–7 Tage nach der Ovulation implantieren würde) anwesend ist oder ein „nichtfertiler" Zyklus abläuft, der in einer Menstruation enden wird. Die dann folgenden Umstellungen im Uterusepithel müssen als Ausdruck global geänderter Programme für Syntheseleistungen (besonders Proteine, Glykoproteine) und für Sekretausschleusung und transzellulären Transport (Wasser, anorganische Ionen usw.) gesehen werden. Bei vielen Versuchstieren, bei denen dies genauer studiert werden konnte, sind diese Verschiebungen sehr viel ausgeprägter als beim Menschen, und so gibt es z. B. **Proteine,** die unter

Östrogeneinfluß synthetisiert, ins Uteruslumen ausgeschleust werden und demnach bereits in der Follikelphase dominieren [29], und andere, die progesteronabhängig sind und daher in der Gelbkörperphase erscheinen [2, 47]. Beim Menschen findet man ein komplexes Spektrum vieler einzelner Proteine. Entsprechend sind Verschiebungen in diesem Spektrum hier sehr viel diskreter, jedoch mit empfindlicher Methodik dennoch nachweisbar [4] (Beispiel: α_2-PEG = pregnancy-associated endometrial globulin = PP 14, Progesteron-abhängiges Sekretprotein, von den Drüsenepithelzellen gebildet). Die physiologische Funktion der Uterussekretproteine ist noch ungeklärt. Natürlich vermutet man, daß die progesteronabhängigen Sekretproteine eine Bedeutung für die Entwicklung und Implantation der Blastozyste besitzen. Dies ist jedoch weitgehend spekulativ geblieben (z. B. immunprotektive Rolle), da eine exakte experimentelle Klärung auch bei Versuchstieren noch nicht gelungen ist. Zum Teil mag es sich um Transportproteine handeln (α_2-PEG beim Menschen: evtl. Vitamin-A-Transport; Uteroferrin und verwandte Proteine bei Huftieren: Eisentransport). Das Endometrium muß jedoch nicht nur für das Uteruslumen ein Sekretmilieu liefern, das die „Ernährung" der Blastozyste sicherstellt und in dem sich diese weiterentwickeln kann, sondern es muß auch den komplizierten Vorgang der Einnistung (Implantation) der Blastozyste ermöglichen und wahrscheinlich auch regulieren.

Forschungen der letzten Jahre haben gezeigt, daß der Embryo dem mütterlichen Organismus schon frühzeitig seine Anwesenheit signalisiert: Die Trophoblastzellen der Blastozyste bilden das Proteohormon hCG (humanes Chorion-Gonadotropin) schon zum Zeitpunkt der Anheftung im Uterus und beginnen bei Einsetzen der Invasion in das Endometrium sofort mit der Ausschüttung nachweisbarer Hormonmengen in die mütterliche Blutbahn (s. Lehrbücher der Embryologie). Infolge der hCG-Wirkung wird die vorprogrammierte Rückbildung des Gelbkörpers verhindert (s.u.), so daß der sekretorisch transformierte Zustand des Endometriums aufrechterhalten bleibt. Darüber hinaus signalisiert die Blastozyste aber ihre Anwesenheit bereits kurz vor der Implantation und bewirkt lokale zelluläre und biochemische Umstellungen im ihr benachbarten Teil des Endometriums, die wahrscheinlich für ihre nachfolgende Einbettung wichtig sind. Bei einer Reihe von Tierarten konnte in den letzten Jahren gezeigt werden, daß hierbei offenbar ein Sekretionsprodukt des Trophoblasten (TP-1 = Trophoblastprotein 1) eine zentrale Rolle spielt; es gehört in die Interferonfamilie [36].

Das **Stroma** des Endometriums wird nach der Implantation, die 6 oder 7 Tage nach der Ovulation stattfindet, zunächst in unmittelbarer Nähe der Fruchtanlage, dann im ganzen Uterus zur *Decidua* umgewandelt: Nach einer Mitose wandeln sich die Stromazellen in große, epitheloide, glykogen- und lipidhaltige **Deziduazellen** (Abb. 13.4-48) um. Die Dezidua ist in der 12. SSW etwa 10 mm dick. Eine deziduale Umwandlung von Bindegewebszellen findet man während der Schwangerschaft nicht nur im Corpus uteri, sondern gelegentlich auch an der Portio und der Vagina, in den Tuben, Ovarien und Ligamenten; sogar im Bauchnetz und in genitalnahen Lymphknoten wurden deziduaähnliche Zellen gefunden [23].

Eine der morphologischen Besonderheiten der Deziduazellen ist, daß sie sich mit einer basalmembranähnlichen Matrix umgeben [50]. Die biologische Funktion dieser Zellen ist unklar geblieben; man hat über eine Bedeutung im Rahmen der Implantation des Embryos spekuliert (Ernährung: Glykogenreichtum; Barrierefunktion gegenüber dem vorwachsenden Trophoblasten; Regulation des Immunapparates im Rahmen des „immunologischen Paradoxons der Schwangerschaft" s. Embryologielehrbücher). Die Dezidua (und in geringerem Ausmaß offenbar auch schon die Prädeziduazellen) haben auch endokrine Funktionen: Bildung von Prolaktin und (wahrscheinlich) Relaxin. Diese werden in typisch endokriner Weise auch in die Blutbahn ausgeschieden. Dagegen wirkt ein Somatomedin-bindendes Protein (α_1-PEG = pregnancy-associated endometrial globulin) wahrscheinlich eher lokal (parakrin); es könnte bei der Regulation der Zellproliferation (auch des Trophoblasten?) eine Rolle spielen [4]. Ferner ist die Dezidua in die Bildung von Prostaglandinen durch das Endometrium eingeschaltet.

Isthmus uteri

Der Isthmus uteri stellt beim nichtgraviden Uterus einen etwa 1 cm breiten Wandabschnitt zwischen Korpus und Zervix dar. Ab der 14. SSW ist der obere Teil des Isthmus in den Brutraum inkorporiert, so daß der zervixnahe Teil des isthmischen Kanals zum funktionell inneren Muttermund wird. Zum Ende der Schwangerschaft ist der Isthmus 6–9 cm breit und wird **unteres Uterinsegment** genannt (Abb. 13.4-53). Die klinisch relevante Länge des Zervikalkanals vom äußeren bis zum inneren Muttermund beträgt etwa 4,5 cm. Dieses gilt sowohl für den nichtgraviden und als auch für den graviden Uterus bis zur 22. SSW. Die Länge des Zervikalkanals ändert sich also nicht, obwohl ein Teil des Isthmus in den Brutraum einbezogen wird.

Ovar

Die Ovarien vergrößern sich in der Schwangerschaft auch ohne Berücksichtigung des Wachstums des Cor-

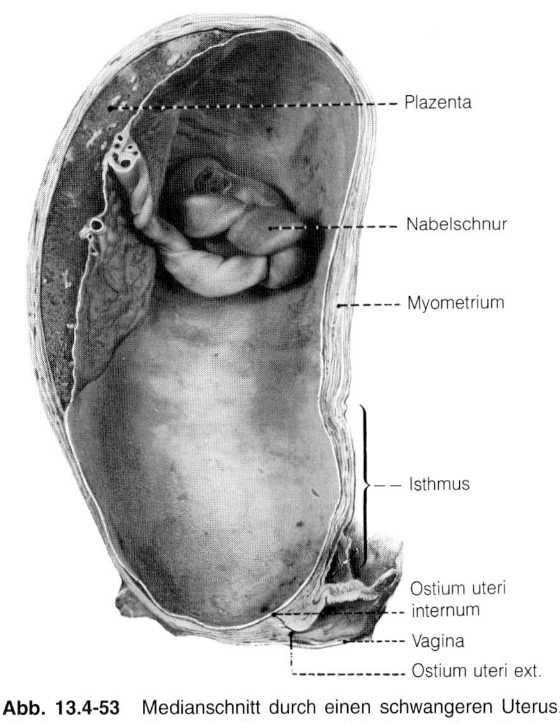

Abb. 13.4-53 Medianschnitt durch einen schwangeren Uterus. Die Frucht ist entfernt, die Plazenta im Schnitt getroffen. Die Zervix ist geschlossen.

pus luteum graviditatis. Die Stromazellen hypertrophieren und können eine deziduale Umwandlung durchmachen. Das *Corpus luteum graviditatis* wächst etwa bis zur 8. SSW und erreicht einen Durchmesser von etwa 30 mm (Abb. 13.4-18). In etwa der Hälfte aller untersuchten Fälle läuft die Follikelreifung während der Schwangerschaft weiter, so daß neben dem Corpus luteum auch Sekundär- und Tertiärfollikel gefunden werden. Die Thekaluteinzellen hypertrophieren, die Granulosaluteinzellen bekommen Vakuolen, beide sezernieren Östrogene und Gestagene. Im Zentrum des Corpus luteum graviditatis kann sich Flüssigkeit ansammeln. Nach der 8. bis 12. SSW wird das Corpus luteum graviditatis kleiner und degeneriert langsam; seine endokrinen Funktionen werden von dieser Zeit an bis zur Geburt von der Plazenta übernommen.

Halteapparat

Die Haltebänder des Uterus hypertrophieren in der Schwangerschaft. So wachsen u.a. die Ligg. teretes uteri; sie werden muskelreicher und können am Ende der Schwangerschaft kleinfingerdick sein. Die Ligg. lata nehmen an Dicke beträchtlich zu, z.T. auch wegen der Dilatation der Gefäße in der Schwangerschaft. Die Ligg. sacrouterina wachsen.

10.2 Schwangerschaftsbedingte Veränderungen im Gesamtorganismus

Schon während des Zyklus üben die Sexualhormone einen Einfluß auf den gesamten Körper aus (s. Kap. 13.4.8). Es ist verständlich, daß diese Veränderungen in der Schwangerschaft wegen der erhöhten Hormonspiegel noch ausgeprägter sind [9]. Als Beispiel möge die **Pigmentation der Haut** dienen: Sie ist nicht nur im Bereich der Schamlippen und des Mons pubis verstärkt, sondern auch am Nabel, am After, in Hautnarben und in der Linea alba (Linie zwischen Schwertfortsatz und Symphyse), die zur *Linea fusca* wird. Im Gesicht fallen Pigmentstörungen als *Chloasma uterinum* besonders auf. Als weiteres Beispiel sei der Einfluß der Schwangerschaft auf Bänder und Gelenke erwähnt: Die Bänder des Beckenrings lockern sich unter dem Einfluß der Sexualhormone. So ist eine **Symphysenlockerung** bis zur „Symphysensprengung" bekannt. Die Sakroiliakalgelenke lockern sich; sie lassen eine Kippung des Beckenringes und damit eine geringfügige Erweiterung des Beckeneingangs oder -ausgangs zu, eine Tatsache, die in der Geburtshilfe beim Durchtritt des kindlichen Kopfes durch das Becken eine Rolle spielt. Für viele Versuchstiere ist experimentell gut belegt, daß das Hormon Relaxin (das von dem Corpus luteum, der Dezidua und dem Trophoblasten der Blastozyste gebildet wird) eine wesentliche Bedeutung für die Auflockerung der Bänder hat; eine solche Rolle ist allerdings für den Menschen nicht nachgewiesen. Die Auflockerung der Symphysis pubica (Verlängerung des interpubalen Ligaments) beim Meerschweinchen kann z.B. als Bioassay für Relaxin eingesetzt werden. Unter Relaxineinfluß steigt die Aktivität extra- und intrazellulärer kollagenabbauender proteolytischer Enzyme im Bindegewebe an (Kollagenasen, Kathepsin B); als Folge davon beobachtet man eine Degradation der Kollagenfibrillen [39].

10.3 Geburt

Die Geburt beginnt mit regelmäßigen Wehen, den **Eröffnungswehen**, die einen intrauterinen Druck bis 60 mmHg ausüben und zunächst alle 5–10 Min., später alle 2–4 Min. auftreten. Bis heute ist nicht sicher, welcher Mechanismus den Geburtsbeginn auslöst, ob das Signal vom Fetus oder von der Plazenta oder, weniger wahrscheinlich, von der Mutter kommt. Tierexperimente sprechen eher dafür, daß fetale Signale bestimmend sind.

Kontraktionen entstehen meistens in einer Tubenecke des Uterus und breiten sich vom Fundus in Richtung Zervix aus. Ein Schrittmacherzentrum wie im Herzen konnte im Uterus nicht gefunden werden, ebensowenig ein Reizleitungssystem. Die Erregungsausbreitung im Uterus erfolgt offenbar von Muskelzelle zu Muskelzelle, d.h. myogen. In Vorbereitung auf die Geburt werden am Ende der Schwangerschaft zwischen den glatten Muskelzellen des Myometriums reichlich *gap junctions* (Nexus) ausgebildet, wofür die jetzt wieder dominierenden Östrogene als Signal wirken. Über diese *gap junctions* werden die Kontraktionen der Muskelfasern koordiniert (elektrotonische Kopplung), was für eine geordnete Tätigkeit des Myometriums unter der Geburt von wesentlicher Bedeutung ist [15].

Der höhere Anteil glatter Muskelzellen im Korpus im Vergleich zur Zervix geht mit einer stärkeren Kontraktion des Korpus einher, so daß der vorangehende Teil der Frucht, in der Regel der Kopf, gegen den inneren Muttermund gepreßt wird und dieser sich öffnet (Abb. 13.4-54). Zusätzlich zur Uteruskontraktion wird der Fundus uteri durch wehensynchrone Kontraktionen der Haltestränge, u.a. der Ligg. teretes uteri, nach kaudal gezogen. Die an der Zervix ansetzenden Stränge (Ligg. sacrouterina, Gefäße) scheinen eine Erweiterung der Zervix durch zentrifugalen Zug zu unterstützen.

Voraussetzung für eine zügige Erweiterung des Muttermunds ist eine „reife" Zervix. Die **Reifung der Zervix** ist ein Vorgang, der in den letzten Wochen vor der Geburt vorbereitet wird. Dabei wird das Gefüge von Kollagenfasern und Grundsubstanz durch Zunahme des Flüssigkeitsgehalts (infolge verstärkter Synthese von Proteoglykanen und Hyaluronsäure, die stark hydratisiert sind) aufgelockert. Es wird vermutet, daß auch hier Relaxin (s.o.) eine wichtige Rolle spielt, aber auch Östradiol und Prostaglandine können eine solche Auflockerung auslösen. Das primäre Agens ist schwer zu identifizieren, da alle diese Signalstoffe sich in einem komplexen Regelsystem gegenseitig beeinflussen.

Während die Geburtswehen den Muttermund eröffnen, kommt es gleichzeitig zu einer Weiterstellung und Erschlaffung der Vagina, des Levatorspalts und der Schlinge des M. bulbospongiosus. Sobald der äußere Muttermund vollständig, d.h. auf etwa 10 cm, eröffnet ist, wird der Kopf des Kindes durch das Weichteilrohr des Geburtskanals gepreßt. Der Kopf dehnt nacheinan-

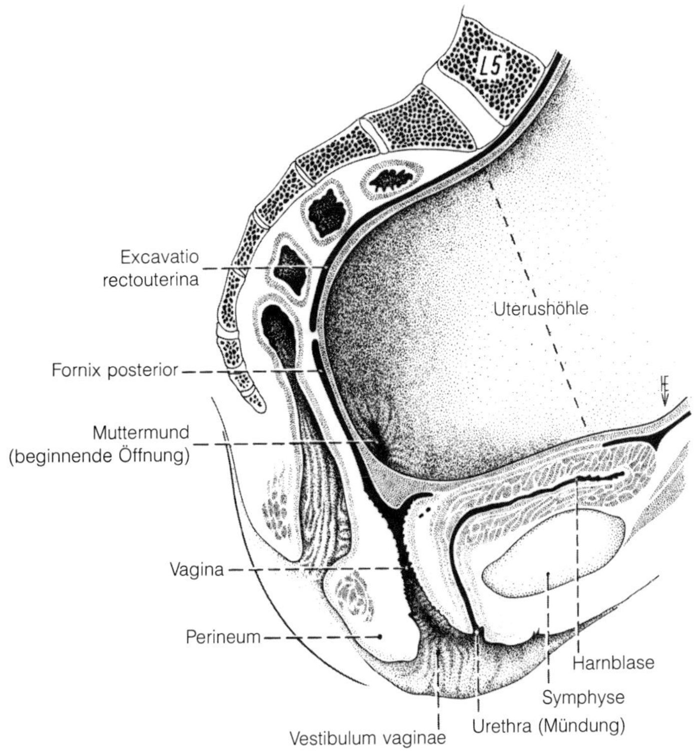

Abb. 13.4-54 Sagittalschnitt durch das Genitale in der Eröffnungsperiode. Der Kopf des Kindes ist in das kleine Becken eingetreten. Die Zervix ist fast verstrichen, der Muttermund ist für 1 Finger durchgängig. Das Peritoneum überzieht nur noch den Blasenscheitel. (Nach ZUCKERKANDL [53])

der die Scheide den Levatorenspalt und die M.-bulbospongiosus-Schlinge, um dann über die Haut des Dammes geboren zu werden (Abb. 13.4-55). Zu diesem Zeitpunkt besteht der Geburtskanal, in dem sich noch der Rumpf des Kindes befindet, aus einem mehr oder weniger gleichmäßig auf etwa 10 cm Durchmesser gedehnten Schlauch, der aus Korpus, unterem Uterinsegment, Zervix, Vagina und Vestibulum vaginae besteht. Die **Austreibungswehen** können mit Unterstützung der Bauchpresse (Erhöhung des intraabdominalen Drucks durch Pressen wie beim Stuhlgang) intrauterine Drücke bis 220 mmHg erzeugen.

Etwa 3–4 Min. nach der Geburt kontrahiert sich mit der ersten **Nachwehe** das Myometrium, und die Plazenta wird durch eine Flächenverschiebung zwischen Plazenta und Uterus teilweise oder ganz gelöst. Die **Ausstoßung der Plazenta** erfolgt meist innerhalb von 15 Min. nach der Geburt. Die Kontraktion des Myometriums komprimiert auch die Uterusgefäße. Dadurch und durch Thrombosierung von Gefäßen kommt es zu einer physiologischen Blutstillung im Bereich der Plazentahaftstelle, die durch die ersten Nachwehen auf etwa Handtellergröße schrumpft. Das untere Uterinsegment und ein großer Teil der Zervix bleiben während der ersten Nachwehen noch schlaff, jedoch beginnt der innere Muttermund, sich zu formieren. Manchmal kontrahiert er sich sogar vor Ausstoßung der Plazenta, und es kommt zur Retention der Plazenta. In der ersten Stunde nach der Geburt sind noch alle Abschnitte des Weichteilrohres weich und dehnbar, auch der Levatorspalt und die Bulbospongiosusschlinge, nur der Uterus und der innere Muttermund kontrahieren sich. Etwa eine Woche nach der Geburt ist die Zervix wieder formiert und der innere Muttermund wie nach einer Menstruation geschlossen.

Der Wochenfluß, die **Lochien**, besteht aus Blutbestandteilen, aus abgestorbenem Deziduagewebe, aus Leukozyten, die die Uteruswand infiltrieren, und aus Bakterien. Innerhalb 24 Std. nach der Geburt ist das Cavum uteri von Bakterien, die von der Vagina aufsteigen, besiedelt. Zu einer bakteriellen Besiedlung der Tuben kommt es im Wochenbett im allgemeinen nicht, da die Tuben in ihrem intramuralen Teil durch Kontraktion von glatten Muskelzügen komprimiert werden; zusätzlich mag ein lokales Ödem der intramuralen Tubenschleimhaut beim Verschluß eine Rolle spielen.

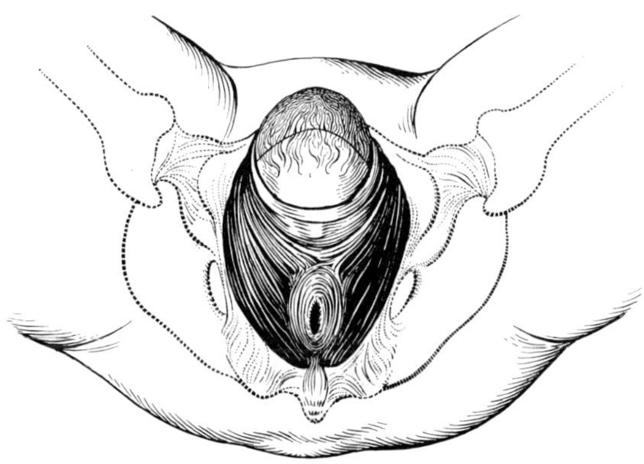

Abb. 13.4-55 „Durchschneiden“ des kindlichen Kopfes. Die Muskeln des Beckenbodens bilden den äußeren Teil des Geburtskanals. (Nach v. JASCHKE [22])

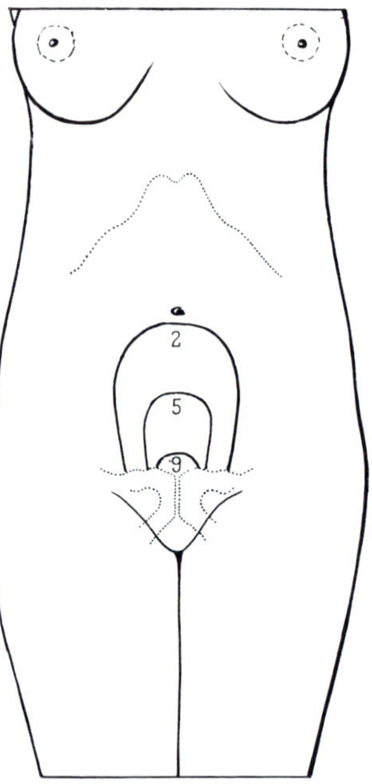

Abb. 13.4-56 Stellung des Fundus uteri am 2., 5. und 9. Tag des Wochenbetts. (Nach STOECKEL [42])

Die **Arterien** verlaufen unmittelbar nach der Geburt wieder korkenzieherartig. Sie machen ebenso wie das Myometrium eine **Involution** durch, indem intra- und extrazelluläre Gewebsmasse abgebaut wird.

Die Abbauvorgänge im Uterus und im Gesamtorganismus sind etwa 6 Wochen nach der Geburt abgeschlossen (Abb. 13.4-56). Diese Zeit nennt man das **Wochenbett (Puerperium).** Im Wochenbett verliert der Uterus etwa 1 kg an Gewicht (Abb. 13.4-57). Dies geschieht durch enzymatischen Abbau intra- und extrazellulärer Gewebsmasse, u. a. durch Kollagenasen. Die Abbauprodukte werden zum großen Teil im Lochialsekret (Wochenfluß, Lochien) abgesondert. Die Zellzahl des Uterus soll während der Schwangerschaft und im Wochenbett relativ konstant bleiben. Nach der ersten Geburt bleibt der Uterus etwas größer als vor der Schwangerschaft, seine Sondenlänge beträgt dann 7–9 cm.

Das **Ovar** nimmt während des Wochenbetts langsam seine Funktion wieder auf. Bei nichtstillenden Müttern wurden erste Ovulationen 6 Wochen post partum beschrieben, meist treten sie jedoch erst später auf; die erste Menstruation setzt häufig 6–8 Wochen nach der Entbindung ein und ist in der Regel eine Abbruchblutung ohne vorausgehende Ovulation. Bei stillenden Müttern kommen Ovulationen oder Menstruationen nur selten vor **(Laktationsamenorrhö).**

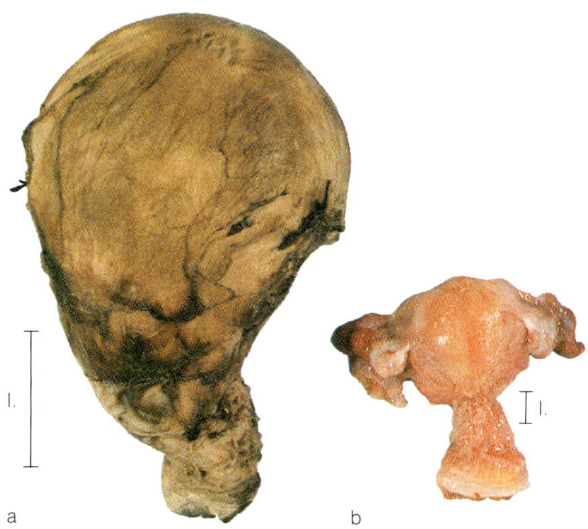

Abb. 13.4-57 Größenunterschiede zwischen einem (a) Uterus aus der Wochenbettphase und (b) einem nichtgraviden Uterus. Die Größe des Isthmus (I.) ist neben den Präparaten jeweils mit Maßstab bezeichnet. Das Präparat des Wochenbettuterus ist ohne Adnexe und formolfixiert; das Präparat des nichtgraviden Uterus mit seinen Adnexen ist nicht fixiert. Ca. 0,4× natürliche Größe

Literatur

[1] BAKER, T. G.: Radiosensitivity of mammalian oocytes with particular reference to the human female. Amer. J. Obstet. Gynec. 110 (1971) 746–761.

[2] BEIER, H. M.: Uteroglobin and related biochemical changes in the reproductive tract during early pregnancy in the rabbit. J. Reprod. Fertil. 25 Suppl. (1976) 53–69.

[3] BELL, C.: Evidence for dual innervation of the human extrinsic uterine arteries. J. Obstet. Gynec. Brit. Commonwealth 76 (1969) 1123–1128.

[4] BELL, S. C.: Secretory endometrial/decidual proteins and their function in early pregnancy. J. Reprod. Fertil. 36 Suppl. (1988) 109–125.

[5] BLANDAU, J. R.: Mechanism of tubal transport – comparative aspects. In: BROSENS, J., R. WINSTON (eds.): Reversibility of Female Sterilization. Acad. Press, London 1978.

[6] BURDEN, H. W.: Ovarian innervation. In: JONES, R. E. (ed.): The Vertebrate Ovary. Plenum Press, New York 1978.

[7] CLARK, J. W., B. M. MARKAVERICH: Actions of ovarian steroid hormones. In: KNOBIL, E., J. D. NEILL (eds.): The Physiology of Reproduction, Vol. 1, pp. 675–724. Raven Press, New York 1988.

[8] COUPLAND, R. E.: Histochemical observations on the distribution of cholinesterase in the human uterus. J. Obstet. Gynecol. Brit. Commonwealth 69 (1962) 1041–1043.

[9] CRETIUS, K.: Adaptive Veränderungen an den Genitalorganen. In: KÄSER, O., V. FRIEDBERG, K. G. OBER, K. THOMSEN, J. ZANDER (Hrsg.): Gynäkologie und Geburtshilfe, Bd. II/1: Schwangerschaft und Geburt. Thieme, Stuttgart 1981.

[10] CSAPO, A. J., C. R. PINTO-DANTAS: The cyclic activity of the nonpregnant human uterus. Fertil. Steril. 17 (1966) 34–38.

[11] DENKER, H. W., J. D. APLIN (eds.): Trophoblast Invasion and Endometrial Receptivity. Novel Aspects of the Cell Biology of Embryo Implantation. Trophoblast Research, Vol. 4. Plenum Med. Book Co, New York–London 1990.

[12] DÖRING, G. K.: Über die relative Häufigkeit des anovulatorischen Zyklus im Leben der Frau. Arch. Gynäkol. 199 (1963) 115–123.

[13] DUBRAUSKY, V.: Wieviel Muskulatur enthält die Gebärmutter (Korpus, Zervix)? Geburtsh. u. Frauenheilk. 22 (1962) 1022.

[14] EDDY, C. A.: Physiology of the fallopian tube. In: REYNIAK, J. V., N. H. LAUERSEN (eds.): Principles of Microsurgical Techniques in Interfertility. Plenum Med. Book Co, New York 1982.

[15] GARFIELD, R. E., R. H. HAYASHI: Appearance of gap junctions in the myometrium of women during labor. Amer. J. Obstet. Gynecol. 140 (1981) 254–260.

[16] GOERTTLER, K.: Die Architektur der Muskelwand des menschlichen Uterus und ihre funktionelle Bedeutung. Morphol. Jahrb. 65 (1931) 45–128.

[17] GOHARI, P., R. L. BERKOWITZ, J. C. HOBBINS: Prediction of intrauterine growth retardation by determination of total intrauterine volume. Amer. J. Obstet. Gynecol. 127 (1977) 255–260.

[18] GORE-LANGTON, R. E., D. T. ARMSTRONG: Follicular steroidogenesis and its control. In: KNOBIL, E., J. D. NEILL (eds.): The Physiology of Reproduction, Vol. 1, pp. 331–385. Raven Press, New York 1988.

[19] HEALY, D. L., G. D. HODGEN: The endocrinology of human endometrium. Obstet. Gynecol. Survey 38 (1983) 509–530.

[20] HIERSCHE, H.-D.: Funktionelle Morphologie des fetalen und kindlichen cervikalen Drüsenfeldes im Uterus. Springer, Berlin 1970.

[21] HORSTMANN, E., H.-E. STEGNER: Tube, Vagina und äußere weibliche Genitalorgane. In: BARGMANN, W. (Hrsg.): Handbuch der mikroskopischen Anatomie des Menschen, Bd. 7, Teil 4. Springer, Berlin 1966.

[22] JASCHKE, TH. V.: Lehrbuch der Geburtshilfe, 5. Aufl. Springer, Berlin 1958.

[23] KEHRER, E.: Anatomie und Physiologie der Schwangerschaft. In: SEITZ, L., A. J. AMREICH (Hrsg.): Biologie und Pathologie des Weibes, Bd. VII/1. Urban & Schwarzenberg, Berlin 1952.

[24] MARTIUS, H., K. DROYSEN: Atlas der gynäkologischen Anatomie. Thieme, Stuttgart 1960.

[25] MASTERS, W. H., V. E. JOHNSON: Human Sexual Response. Little, Brown & Co., Boston 1966.

[26] MATSUDA, H., K. OKUDA, K. FUKUI, Y. KAMATA: Inhibitory effect of estradiol-17β and progesterone on bactericidal activity in uteri of rabbits infected with Escherichia coli. Infect. and Immun. 48 (1985) 652–657.

[27] MAYER, A.: Normale Entwicklung und Wachstum, die einzelnen Phasen der geschlechtlichen Entwicklung der Frau. In: SEITZ, L., A. J. AMREICH (Hrsg.): Biologie und Pathologie des Weibes, Bd. I/1. Urban & Schwarzenberg, Berlin 1953.

[28] MOLL, W., A. ESPACH: Die Regulation der plazentaren Durchblutung – ein Problem der Steuerung des arteriellen Wachstums. In: GROTE, J., E. WITZLEB (Hrsg.): Durchblutungsregulation und Organstoffwechsel. Steiner, Wiesbaden 1982.

[29] MURRAY, M. K., H. G. VERHAGE, W. C. BUHI, R. C. JAFFE: The detection and purification of a cat uterine secretory protein that is estrogen dependent (CUPED). Biol. Reprod. 32 (1985) 1219–1227.

[30] OTTESEN, B.: Vasoactive intestinal polypeptide as a neurotransmitter in the female genital tract. Amer. J. Obstet. Gynec. 147 (1983) 208.

[31] RAMSEY, E. M.: Vascular anatomy. In: WYNN, R. M. (ed.): Biology of the Uterus. Plenum Press, New York 1977.

[32] RENN, K. H.: Untersuchungen über die räumliche Anordnung der Muskelbündel im Corpusbereich des menschlichen Uterus. Z. Anat. Entwicklungsgesch. 132 (1970) 75–106.

[33] REYNOLDS, S. R. M.: Physiology of the Uterus. Hafner, New York 1965.

[34] RICHTER, K.: Physiologische Topographie der Genitalorgane und ihre Sicherung. In: KÄSER, O., V. FRIEDBERG, K. G. OBER, K. THOMSON, J. ZANDER (Hrsg.): Gynäkologie und Geburtshilfe, Bd. III. Thieme, Stuttgart 1972.

[35] RIDDICK, D. H., D. C. DALY, C. A. WALTERS: The uterus as an endocrine compartment. Clin. Perinatol. 10 (1983) 627–639.

[36] ROBERTS, R. M.: Conceptus interferons and maternal recognition of pregnancy. Biol. Reprod. 40 (1989) 449–452.

[37] ROSS, R.: Connective tissue cells. Cell proliferation and synthesis of extracellular matrix – a review. Phil. Trans. B 271 (1976) 247–259.

[38] SCHUMACHER, G. F. B.: Biochemical and biophysical properties of cervical mucus in different hormonal states. In: RASPÉ, G. (ed.): Advances in the Biosciences 4, pp. 95–119. Schering Symposium on Mechanisms Involved in Conception. Berlin 1969. Pergamon Press/Vieweg, Oxford etc. 1969.

[39] SHERWOOD, O. D.: Relaxin. In: KNOBIL, E., J. D. NEILL (eds.): The Physiology of Reproduction, Vol. 1, pp. 585–673. Raven Press, New York 1988.

[40] SOBOTTA, J.: Atlas der Anatomie des Menschen. 19. Aufl. STAUBESAND, J. (Hrsg.). Urban & Schwarzenberg, München–Wien–Baltimore 1988.

[41] STIEVE, H.: Der Halsteil der menschlichen Gebärmutter, seine Veränderungen während der Schwangerschaft, der Geburt und des Wochenbettes und ihre Bedeutung. Z. mikrosk. anat. Forsch. 11 (1927) 291–441.

[42] STOECKEL, W.: Lehrbuch der Geburtshilfe. Fischer, Jena 1935.

[43] STOLECKE, H.: Physiologie und klinischer Ablauf der Pubertät. In: STOLECKE, H. (Hrsg.): Endokrinologie des Kindes- und Jugendalters. Springer, Berlin 1982.

[44] TANDLER, J.: Anatomie and topographische Anatomie der weiblichen Genitalien. In: STOECKEL, W. (Hrsg.): Handbuch der Gynäkologie, Bd. I/1. Bergmann, München 1930.

[45] TAUBER, P. F., W. WETTICH, M. NOHLEN, L. J. D. ZANEVELD: Diffusable proteins of the mucosa of the human cervix, uterus, and fallopian tubes: Distribution and variations during the menstrual cycle. Amer. J. Obstet. Gynec. 151 (1985) 1115–1125.

[46] THORBERT, G., P. ALM, C. OWMAN, N.-O. SJÖBERG: Regional distribution of autonomic nerves in guinea pig uterus. Amer. J. Physiol. 233 (1977) C 25.

[47] VERHAGE, H. G., R. A. BOOMSMA, P. A. MAVROGIANIS, W. LI, A. T. FAZLEABAS, R. C. JAFFE: Immunological characterization and immunocytochemical localization of a progesterone-dependent cat endometrial secretory protein. Biol. Reprod. 41 (1989) 347–354.

[48] WALTHARD, M.: Die Beziehungen des Nervensystems zu den normalen Betriebsabläufen und zu den funktionellen Störungen im weiblichen Genitale. In: STOECKEL, W. (Hrsg.): Handbuch der Gynäkologie, Bd. XI. Bergmann, München 1937.

[49] WEISS, G. K., W. G. DAIL, A. RATNER: Evidence for direct neural control of ovarian steroidogenesis in rats. J. Reprod. Fertil. 65 (1982) 507–511.

[50] WEWER, U. M., M. FABER, L. A. LIOTTA, R. ALBRECHTSEN: Immunochemical and ultrastructural assessment of the nature of the pericellular basement membrane of human decidual cells. Lab. Invest. 53 (1985) 624–633.

[51] WILDT, L., H. SCHNILDEN, G. WESNER, C. ROLL, K. A. BRENSING, I. LUCKHAUS, M. BÄHR, G. LEYENDECKER: The pulsatile pattern of gonadotropin secretion and follicular development during the menstrual cycle and in women with hypothalamic and hyperandrogenemic amenorrhea. In: LEYENDECKER, G., H. STOCK, L. WILDT (eds.): Symposium on Brain and Pituitary Peptides, Vol. II: Pulsatile Administration of GnRH in Hypothalamic Failure. Basic and Clinical Aspects. Karger, Basel 1983.

[52] WYNN, R. M., W. P. JOLLIE (eds.): Biology of the Uterus, 2nd ed. Plenum Publishing Corporation 1989.

[53] ZUCKERKANDL, E.: Atlas der topographischen Anatomie. Braumüller, Wien–Leipzig 1904.

13.5 Plazenta

P. KAUFMANN

1 *Überblick*

Die Plazenta ist eine Verwachsung fetaler Gewebe mit der Uterusschleimhaut zum Zweck des Stoffaustausches zwischen Mutter und ungeborenem Kind. Gemäß dieser Definition entwickeln alle lebendgebärenden Wirbeltiere als Austauschorgan zwischen Mutter und Embryo Fruchthüllen, die unabhängig von Bau und Herkunft als Plazenta bezeichnet werden. Nur zwei Charakteristika sind allen Plazenten des Tierreiches gemeinsam: Sie umhüllen den Embryo in Form einer flüssigkeitsgefüllten Blase, und sie werden von zwei getrennten, parallel angeordneten Kreisläufen, nämlich dem der Mutter und dem des Embryos, versorgt. Die trennenden Gewebslagen zwischen beiden Kreisläufen kontrollieren den Stoffaustausch zwischen Mutter und Kind. Bei Säugetieren mit hämochorialer Plazentation wie dem Menschen sind diese Trennschichten kindlicher Herkunft: Das mütterliche Blut (gr. haima) grenzt direkt an das kindliche Chorion, das aus dem Trophoblastepithel, kindlichem Bindegewebe und dem kindlichen Gefäßendothel besteht. Die Plazenta-Entwicklung beginnt mit der Implantation der Blastozyste in die mütterliche Gebärmutterschleimhaut, wenn zum ersten Mal mütterliche und kindliche Gewebe innigen strukturellen Kontakt zum Zweck des Stoffaustausches miteinander aufnehmen.

Abb. 13.5-1 Grob schematisierte Darstellung von Eisprung, Befruchtung, Furchung und Implantation in Beziehung zur Wanderung durch Eileiter und Uterus. Die Eizelle und ihre Furchungsstadien sind im Vergleich zu den weiblichen Geschlechtsorganen stark vergrößert gezeichnet. Mütterliche Gewebe: rot; Samenzellen: schwarz; aus der Befruchtung resultierende fetale Gewebe: blau. (Modifiziert nach SCHIEBLER u. SCHMIDT [8])

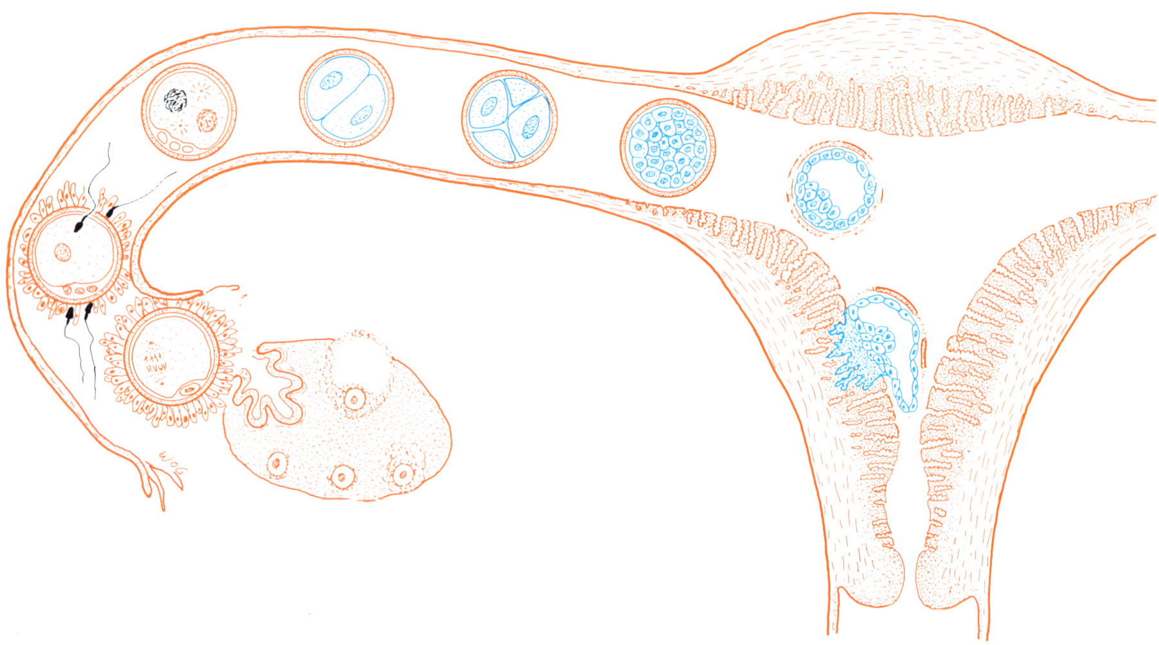

2 *Entwicklung der Plazenta*

Die Blastozyste gelangt am 4. Tag nach der Befruchtung (4. Tag pc = post conceptionem) in den Uterus (Abb. 13.5-1). Zu diesem Zeitpunkt besteht sie aus einer etwa

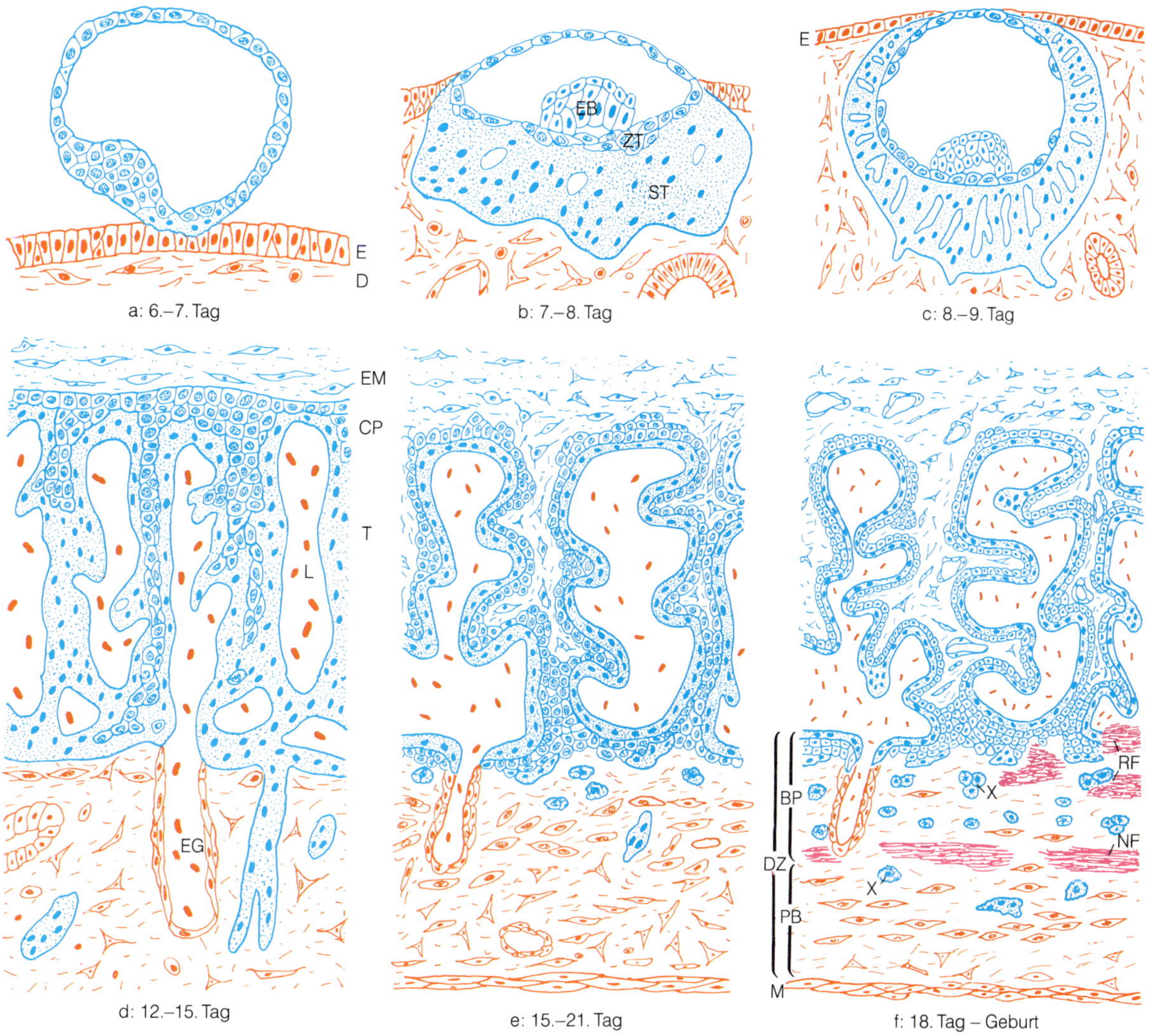

Abb. 13.5-2 Typische Stadien der Implantation und Plazenta-Entwicklung. Einzelheiten s. Text. Mütterliche Gewebe: rot; fetale Gewebe: blau; Fibrinoid (gemischt mütterlich-fetale Herkunft): violett. E = Uterusepithel; D = Dezidua; EB = Embryoblast; ZT = Zytotrophoblast; ST = Synzytiotrophoblast; EM = extraembryonales Mesoderm; CP = Chorionplatte; T = Trabekel und Primärzotten; L = mütterliche Blutlakunen; EG = endometriale Gefäße; RF = Rohrsches Fibrinoid; NF = Nitabuchsches Fibrinoid; BP = Basalplatte; PB = Plazentabett; DZ = Durchdringungszone; M = Myometrium; X = invasive Trophoblastzellen. (Modifiziert nach Kaufmann u. Scheffen [6])

58zelligen, flüssigkeitsgefüllten Hohlkugel. Die Zona pellucida ist bereits lückenhaft und geht während des folgenden Tages vollständig verloren. Der allmähliche Untergang der Zona pellucida ermöglicht die räumliche Ausdehnung der ursprünglich massiven Morula zur blasenförmigen Blastozyste. Dabei werden die Zellen (Blastomeren) dergestalt umgelagert, daß eine einschichtige Zellage (der **Trophoblast**) einen langsam wachsenden, flüssigkeitsgefüllten Hohlraum (die **Blastozystenhöhle,** später Fruchthöhle) umgibt. Innen liegt dem Trophoblasten ein kleiner Zellhaufen, der **Embryoblast,** an (Abb. 13.5-2a). Grob vereinfacht kann man sagen, daß der Trophoblast große Teile der Anlage von Plazenta und Eihäuten darstellt, während aus dem Embryoblasten im wesentlichen Fetus und Nabelschnur, aber auch das Amnion als innere der Eihäute hervorgehen.

Der erste Schritt der **Implantation** ist die **Apposition.** Die Blastozyste besteht zu diesem Zeitpunkt (6. bis 7. Tag pc) aus 107 bis 256 Zellen, von denen die meisten zum Trophoblasten gehören. Sie mißt etwa 0,1×0,3×0,3 mm. In der Regel ist die Blastozyste so orientiert, daß ihr Embryonalpol, der Teil, dem innen der Embryoblast anliegt, Kontakt zum Endometrium aufnimmt (Abb. 13.5-1 u. 2a). Implantationsort ist am häufigsten der obere Teil der Korpushinterwand.

Abweichungen vom üblichen Implantationsort und von der üblichen Orientierung der Blastozyste können Anlaß plazentarer Fehlbildungen werden, wie z.B. *Placenta biloba* (zweilappiges Organ), *Placenta anularis* (ringförmiges Organ), *Placenta praevia* (tiefe Lage der Plazenta über dem inneren Muttermund), *Placenta velamentosa* (Ansatz der Nabelschnur an den Eihäuten statt an der Plazenta). Auch Implantationen außerhalb der Uterushöhle, sog. **Extrauteringraviditäten,** kommen vor, wenn der Eitransport durch die Tube gestört ist, z.B. in die Tubenschleimhaut (Eileiterschwangerschaft) oder in das Peritoneum (Bauchhöhlenschwangerschaft).

Die Apposition der Blastozyste an das Endometrium setzt die Bereitschaft beider Epitheloberflächen voraus, aneinander zu haften (Adhäsivität). Diese Adhäsionseigenschaft weist die Blastozyste nur während einer bestimmten Entwicklungsphase, und das Endometrium nur während eines ganz kurz bemessenen Zyklusabschnittes auf. Nur das exakte zeitliche Zusammentreffen beider Phasen (Implantationsfenster) ermöglicht die Implantation. Manche Probleme der In-vitro-Fertilisation lassen sich hieraus ableiten.

Im nächsten Schritt drängt der Trophoblast des Embryonalpoles unter Proliferation seiner Zellen und Verdrängung bzw. Zerstörung des Uterusepithels in das Endometrium vor (**Invasion**). Dabei verschmelzen diejenigen Trophoblastzellen, die Kontakt zu mütterlichem Gewebe bekommen, unter Auflösung ihrer trennenden Zellgrenzen synzytial (zu einer vielkernigen, nicht mehr zellulär gegliederten Masse) miteinander und bilden den Synzytiotrophoblasten (Abb. 13.5-2a). Letzterer nimmt durch anhaltende Proliferation und Fusion seiner Stammzellen kontinuierlich an Masse zu (**prälakunäre Periode**) und dringt weiter in die Tiefe des Endometriums vor (Abb. 13.5-2b). Mit weiterer Invasion der Blastozyste werden immer größere Abschnitte ihrer Oberfläche synzytial umgewandelt. Die Implantation ist am 12. Tag pc mit dem völligen Eindringen der Blastozyste in das Endometrium und dem Verschluß des Epithels über dem Implantationsort abgeschlossen (Abb. 13.5-2c).

In der am Embryonalpol verdickten Schicht aus Synzytiotrophoblast treten bereits am 8. Tag pc membranumgebene Hohlräume auf, die schnell zu einem verzweigten Lakunensystem konfluieren (**lakunäre Periode,** Tag 8–13 pc; Abb. 13.5-2c). Die übrigbleibenden Platten des Synzytiotrophoblasten werden **Trabekel** genannt. Sie werden ab dem 12. Tag pc vom peripher vordringenden Zytotrophoblasten ausgehöhlt. Seine Proliferation läßt nicht nur die Trabekel kräftig in die Länge wachsen, sondern schiebt auch blind endende Trophoblastsporne (**Primärzotten**) in die Lakunen vor. Letztere werden fortan als **intervillöser Raum** (Zotten = Villi) bezeichnet (Abb. 13.5-2d). In der gleichen Phase eröffnet der tiefer in das Endometrium vordringende Synzytiotrophoblast mütterliche Gefäße, deren Blut sich durch Lücken in der vordersten Front des Trophoblasten (der späteren Basalplatte) in den intervillösen Raum ergießt und damit die mütterliche Durchblutung der Plazenta startet. Während die Basalplatte den Boden des intervillösen Raumes darstellt, wird sein „Deckel" von einer massiven Lage aus Zyto- und Synzytiotrophoblast gebildet, der späteren Chorionplatte.

Am 14. Tag pc breiten sich gerade gebildete Mesenchymzellen, ausgehend von der Keimscheibe, in der Höhle der Fruchtblase aus (extraembryonales Mesenchym) und legen sich der Chorionplatte an (Abb. 13.5-2d) (Chorion = Trophoblast mit angelagertem extraembryonalem Mesoblasten). Am 15. Tag dringen die Mesenchymzellen in die weiterwachsenden und sich verzweigenden Zotten vor, die dadurch einen zentralen Mesenchymkern erhalten (**Sekundärzotten**) (Abb. 13.5-2e). Spätestens am 18. Tag pc entstehen im Zottenmesenchym lokal hämangiogenetische Zellnester. Aus ihnen differenzieren sich fast zeitgleich die ersten fetalen Kapillaren und in deren Lichtung innerhalb weniger Tage fetale Blutzellen. Die fetal kapillarisierten Zotten werden als **Tertiärzotten** bezeichnet (Abb. 13.5-2f). Ihre Gefäße treten um den 28. Tag pc über den **Haftstiel** (= Mesenchymbrücke zwischen Embryonalanlage und Plazenta) in Kontakt mit Allantoisgefäßen des Embryos (Allantois = Vorstufe der Harnblase, Ausstülpung des Dottersackes mit späterer Verbindung zur Kloake) und etablieren damit die fetale Durchblutung der Plazenta. Sobald beide Zirkulationen funktionieren, treten mütterliches und embryonales Blut zwar in eine sehr enge Beziehung zueinander, bleiben jedoch normalerweise stets durch die mehrschichtige Plazentabarriere, bestehend aus den verschiedenen Zottengeweben, voneinander getrennt.

Die beschriebenen Verhältnisse gelten für die Entwicklung am zuerst implantierten Embryonalpol der Blastozyste. An allen später implantierten Abschnitten der Blastozystenoberfläche laufen prinzipiell die gleichen Schritte der Zottenentwicklung ab, allerdings mit einer mehrtägigen zeitlichen Verzögerung. Bereits im Verlauf der 4. Woche pc setzen gegenüber dem Embryonalpol wieder Degenerationsprozesse ein, die allmählich den intervillösen Raum veröden und die Zotten verschwinden lassen. Das ursprünglich an der ganzen Fruchtoberfläche zottentragende **Chorion frondosum** (= Fruchthülle aus Trophoblast und Bindegewebe) wird bis zur 12. Woche pc an 70% der Oberfläche wieder zu einem glatten, membranösen **Chorion laeve,** der Eihaut, zurückgebildet (Abb. 13.5-3). Nur ca. 30% der Fruchtsackoberfläche im Bereich des Embryonalpoles bleibt zottenbesetzt und stellt die Plazenta dar.

Schon in den ersten Wochen hat der Embryoblast um sich herum eine epitheliale Blase gebildet, die **Amnionblase.** Durch zunehmende Flüssigkeitssekretion in ihre Lichtung (Fruchtwasserbildung) wächst sie allmählich, füllt die ursprüngliche Blastozystenhöhle zunehmend aus (Abb. 13.5-3) und legt sich schließlich ab der 5. Woche pc der Plazenta und dem Chorion laeve innen eng an. Der Fetus schwimmt nun in einer doppelwandigen, fruchtwassergefüllten **Fruchtblase,** deren **innere Schicht** das **Amnion** und deren **äußere** das **Chorion laeve** bzw. dessen zottentragende Verdickung, die **Plazenta,** bilden (Abb. 13.5-3).

3 *Makroskopie der reifen Plazenta*

Die normale geborene Plazenta ist scheibenförmig, annähernd rund, mißt ca. 20 cm im Durchmeser (Abb. 13.5-4) und ca. 3 cm in der Dicke und wiegt 350 bis 700 g. Rund die Hälfte ihres Gewichts besteht aus den Zottenbäumen. Die mütterliche Blutmenge im intervillösen Raum beläuft sich nach der Geburt auf $^1/_4$ bis

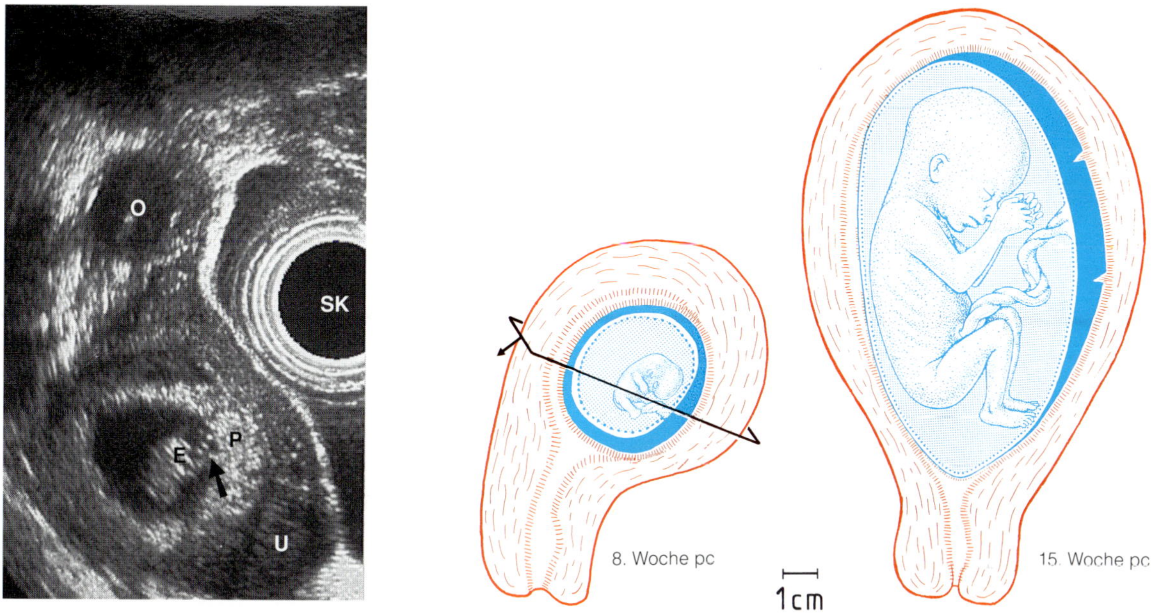

Abb. 13.5-3 Entwicklung der Eihautverhältnisse.
Links: Transvaginales Ultraschallbild aus der 6. Woche pc (in der Klinik übliche Datierung: 8. SSW = 8. Schwangerschaftswoche post menstruationem), horizontaler Querschnitt. SK = Ultraschallkopf in der Vagina; U = Uteruswand; P = Plazenta, die die Fruchthöhle (schwarz) und den Embryo (E) umschließt. Man erkennt bereits in diesem Stadium die Verdickung des Chorionsackes am Embryonalpol (spätere Plazenta) und die gegenüberliegende Reduktion zum Chorion laeve. Pfeil = Nabelschnur; O = Ovar mit Corpus luteum. (Original: Dr. Gans, Aachen)
Mitte: Medianschnitt durch den Uterus in der 8. Woche pc. Die allmähliche Ausdehnung der Amnionblase (gepunktete Linie) sowie die Lage des Chorionsackes (blau) zum dezidual umgewandelten Endometrium (rot, gestrichelt) wird deutlich.
Rechts: Die Amnionblase füllt die Fruchthülle vollständig aus. Der Fruchtsack ist eindeutig in Plazenta (dick blau) und Chorion laeve (dünne blaue Linie) gegliedert. Er füllt die Uterushöhle bis auf einen minimalen Restspalt aus.

$^1/_3$ des Plazentagewichts. Das restliche Gewicht entfällt auf diejenigen Organ-Anteile, die den intervillösen Raum zur Fruchthöhle (Chorionplatte) und zum Endometrium (Basalplatte) begrenzen.

An der **Chorionplatte** inseriert die Nabelschnur, deren zwei *Aa. umbilicales* sich um die mehr zentral gelegene *V. umbilicalis* winden. Alle drei Gefäße verzweigen sich am Übergang zur Chorionplatte sternförmig, verlaufen radiär in Richtung zum Plazentarand und biegen schließlich vertikal in die an der Unterseite der Chorionplatte verankerten Zottenbäume um (Abb. 13.5-5).

Die **Basalplatte** geht aus der Durchmischungszone von invasivem Trophoblasten und persistierendem Endometrium (Dezidua) hervor (Abb. 13.5-2f). Sie stellt die basale Begrenzung des intervillösen Raumes dar und besteht histologisch großenteils aus Fibrinoid (s. u.), in das eine heterogene Mischung aus Trophoblastzellen und endometrialen Gewebselementen eingelagert ist. Sie wird durchzogen von Spiralarterien und uteroplazentaren Venen, die aus den bei der Invasion eröffneten Endometriumgefäßen hervorgegangen sind und jetzt in den intervillösen Raum münden. Das mütterliche Blut fließt in der Plazenta also nicht innerhalb eines Kapillarsystems, sondern umspült direkt die Zottenoberflächen (vgl. Abb. 13.5-2f u. 5).

Die Lösung der Plazenta unter der Geburt erfolgt entlang einer präformierten Degenerationszone unter der Basalplatte, quer durch das Durchmischungsgebiet von mütterlichen und plazentaren Geweben. Die bei der Lösung im Uterus verbleibenden Anteile dieser „Durchdringungszone“ werden als **Plazentabett** bezeichnet (Abb. 13.5-2f). Die Lösungsfläche der Plazenta ist damit keine natürliche, epithelbegrenzte Oberfläche. Sie wird durch 10 bis 40 leicht erhabene Vorwölbungen, Lobuli oder **mütterliche Kotyledonen** genannt, gekennzeichnet (Abb. 13.5-4b). Die trennenden Furchen entsprechen Vorwölbungen der Basalplatte in den intervillösen Raum, den Plazentasepten. Diese begrenzen nur sehr unvollständig mütterliche Durchströmungseinheiten im intervillösen Raum. Auf jeden mütterlichen Kotyledo projizieren ein bis vier Zottenbäume (Abb. 13.5-5).

Am Plazentarand verschmelzen Chorionplatte und Basalplatte zum **Chorion laeve** (Abb. 13.5-5). Dies ist eine 200 bis 300 µm dicke Membran aus überwiegend degenerativen Geweben (Zottenrudimenten, Trophoblast, Dezidua), die die Fruchtblase umhüllt. Dem Chorion laeve liegt innen das Amnion als dünne, bindegewebsunterstützte Epithellage an. Es umschließt ca. 1 l **Fruchtwasser**, in dem der Fetus „schwimmt“. Das Fruchtwasser wird durch Resorption und Sekretion, an der das Amnion und der Fetus gleichermaßen beteiligt sind, kontinuierlich erneuert. Gegen Ende der Schwangerschaft werden täglich 600 bis 800 ml Fruchtwasser produziert, hauptsächlich durch fetale Urinausscheidung. Von dieser Menge wird etwa die Hälfte vom Amnion durch Resorption eliminiert und die andere Hälfte

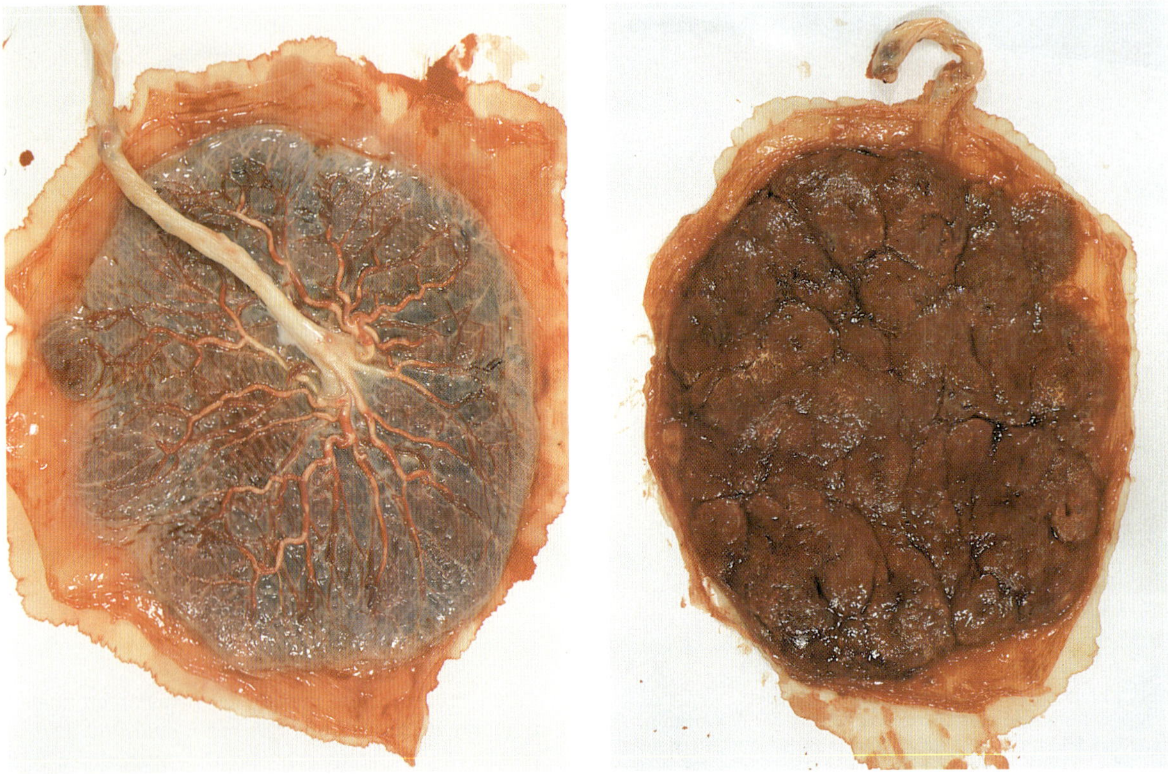

Abb. 13.5-4 Ansicht einer geborenen, reifen Plazenta von fetal (a) und basal (b). Bei der Ansicht von fetal erkennt man die Chorionplatte mit den sternförmig von der Nabelschnur abzweigenden fetalen Gefäßen. Die fetalen Arterien (weiß bis rosa) heben sich durch postpartale Injektion mit Milch deutlich von den darunter gelegenen Venen ab. Am Rande der Plazenta ist der Abgang der transparent erscheinenden Eihäute sichtbar. Die basale Ansicht der Lösungsfläche der geborenen Plazenta (Basalplatte) zeigt durch Furchen unvollständig voneinander abgegrenzte Läppchen. Vergr. 0,33fach.

vom Feten wieder geschluckt. Verschlüsse der Speiseröhre beim Feten (Ösophagusatresie) werden deswegen gewöhnlich von einer exzessiven Zunahme der Fruchtwassermenge (Hydramnion) begleitet. Beim Menschen scheinen das Fruchtwasser und die Eihäute (Chorion laeve und Amnion) in erster Linie eine mechanische Bedeutung als Stoßpuffer und zur Verhinderung von Verwachsungen zwischen Fetus und Umgebung zu haben. Über mögliche metabolische und Transportaufgaben ist bislang relativ wenig bekannt.

4 *Struktur und Funktion der Plazentazotten*

Zum Zeitpunkt der Geburt enthält die Plazenta 40 bis 60 reich verzweigte Zottenbäume, in deren Innern sich die fetalen Gefäße verzweigen, während sie außen vom mütterlichen Blut umspült werden (Abb. 13.5-5). Ihr Kaliber variiert zwischen 2000 µm (Basis der Zottenstämme) und ca. 60 µm (periphere Terminalzotten). Während die Zottenstämme und ihre größeren Äste vorwiegend für die mechanische Stabilität der Zottenbäume, deren Längenwachstum und die Durchblutungsregulation verantwortlich sind, sind die Terminalzotten der Hauptort der Transport-, Synthese- und endokrinen Leistungen. Man muß sich vor Augen halten, daß die Plazenta während der Schwangerschaft im Zusammenwirken mit den entsprechenden mütterlichen Organen die Funktionen der meisten noch nicht funktionstüchtigen embryonalen bzw. fetalen Organe übernimmt: z. B. Gasaustausch; Exkretion; Abbau-, Entgiftungs-, Speicherungs- und Syntheseleistungen der Leber; Hormonsekretion fast aller endokrinen Drüsen; in der Frühschwangerschaft Blutbildung; Wärmeaustausch; einige Immunfunktionen der lymphatischen Organe. Es fehlen lediglich die mechanischen Funktionen des Bewegungsapparates und die Informationsverarbeitung der Sinnesorgane und des Nervensystems, da die Plazenta völlig frei von Nervengewebe ist. Die meisten der genannten Aufgaben (Ausnahme Blutbildung und einige endokrine Prozesse) können im Synzytiotrophoblasten der Terminalzotten lokalisiert werden.

Die **Zotten** sind von außen nach innen aus den folgenden Schichten und Gewebskomponenten aufgebaut [1] (Abb. 13.5-6):

1. Einer oberflächlichen, ununterbrochenen Lage aus **Synzytiotrophoblast,** die die Zotten außen bedeckt und direkt vom mütterlichen Blut im intervillösen Raum umspült wird. Als Synzytium besitzt diese Trophoblastlage keine lateralen Interzellularspalten. Damit ist ein unkontrollierter parazellulärer Stoffaus-

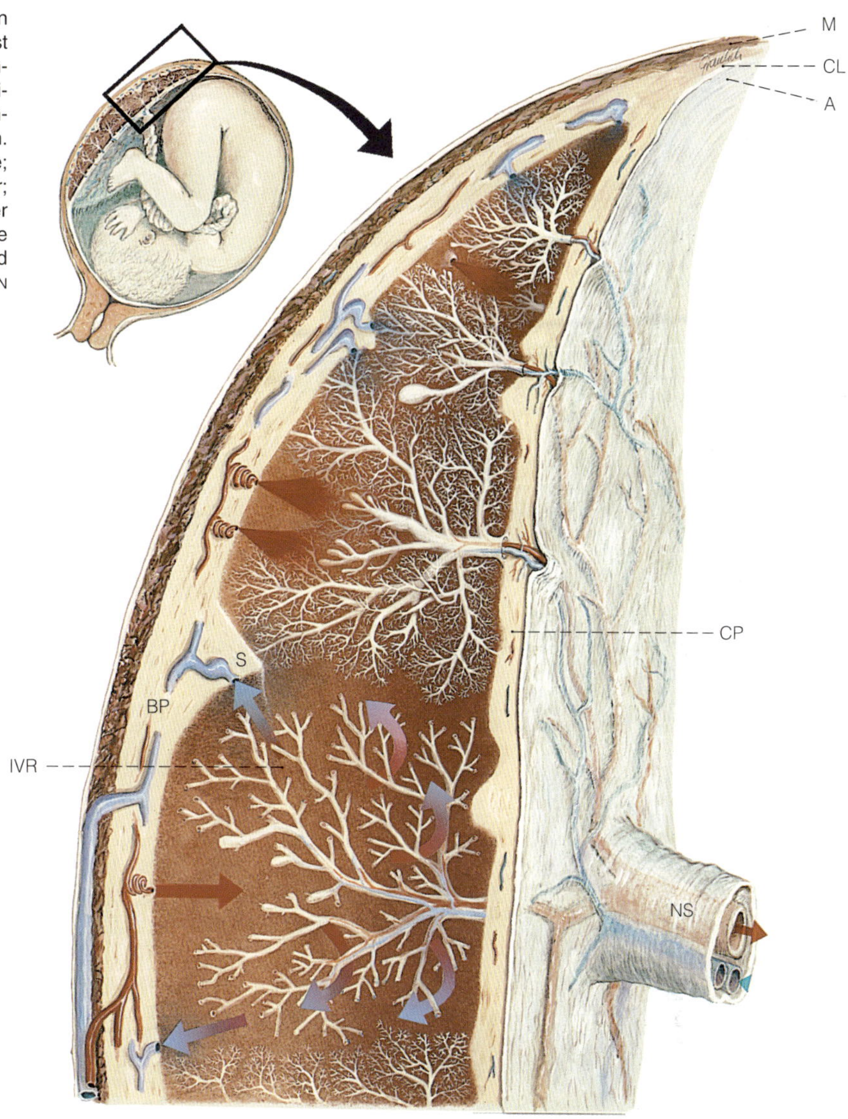

Abb. 13.5-5 Schema der reifen menschlichen Plazenta. Dargestellt ist ein Sektor des Organs mit vier Zottenbäumen. Die roten und blauen Pfeile im intervillösen Raum (IVR) symbolisieren den mütterlichen Blutstrom. A = Amnion; CL = Chorion laeve; M = Myometrium; NS = Nabelschnur; S = Septum; BP = Basalplatte. In der Uteruswand sind mehrere mütterliche Gefäße (uteroplazentare Arterien und Venen) dargestellt. (Aus KAUFMANN [5])

tausch (= an der Zelle vorbei, durch Interzellularspalten) zwischen mütterlichem und kindlichem Kreislauf ausgeschlossen. Der Synzytiotrophoblast ist damit die entscheidende Barriere zwischen maternaler und fetaler Zirkulation, die limitierend, selektierend und aktiv fördernd in die maternofetalen wie auch feto-maternalen Transportprozesse eingreift (vgl. Abb. 13.5-8). Daneben sezerniert der Synzytiotrophoblast die Mehrzahl der plazentaren Hormone.

2. Einer im ersten Trimester (= 1. Drittel) der Schwangerschaft fast geschlossenen Lage aus **Zytotrophoblast (LANGHANS-Zellen),** die im Verlauf der weiteren Schwangerschaft zu wenigen Einzelzellen reduziert wird (Abb. 13.5-7a u. b), da ihre Zellen mit dem bedeckenden Synzytium fusionieren, ohne daß in gleichem Ausmaß Zellen durch Proliferation nachgeliefert werden. Die Hauptaufgabe der LANGHANS-Zellen ist die Stammzellfunktion: Sie tragen durch ihre Fusion zum Wachstum und zur Regeneration des Synzytiotrophoblasten bei. Daneben produzieren sie mit Somatostatin ein Peptidhormon, das die Hormonproduktion des Synzytiotrophoblasten reguliert.
3. Einer **Trophoblast-Basalmembran,** die wahrscheinlich nur als passiver Filter in die transplazentaren Transportprozesse eingreift.
4. **Zottenbindegewebe.** Seine **Fibroblasten** produzieren die für die mechanische Stabilität der Zottenbäume benötigten Kollagenfasern einschließlich der Proteoglykan-reichen Grundsubstanz. Die Makrophagen des Zottenstromas werden als **HOFBAUER-Zellen** bezeichnet. Sie kontrollieren als zweite, mobile Barriere zwischen mütterlichem und kindlichem Blut vor allem den Proteintransport zwischen beiden Organismen; in der Regel können nur Immunglobuline ungehindert passieren, während alle anderen Proteine ab- oder umgebaut werden. Außerdem beeinflussen die HOFBAUER-Zellen durch parakrine Sekretion verschiedener Faktoren (nonmitogener Angiogenese-

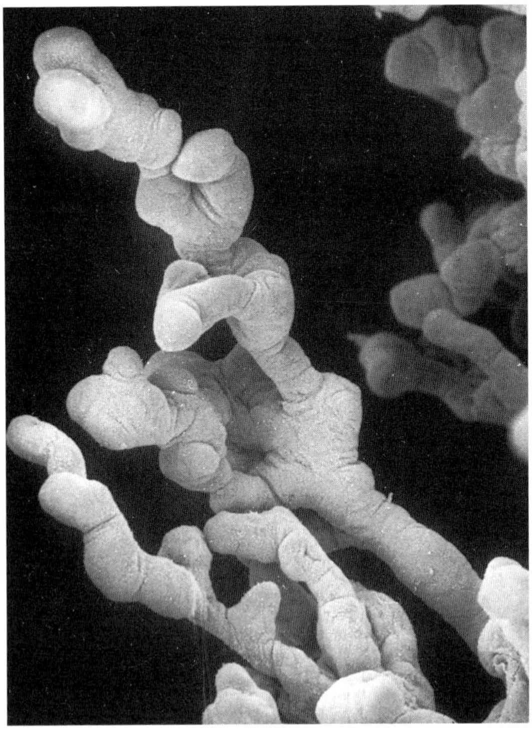

a

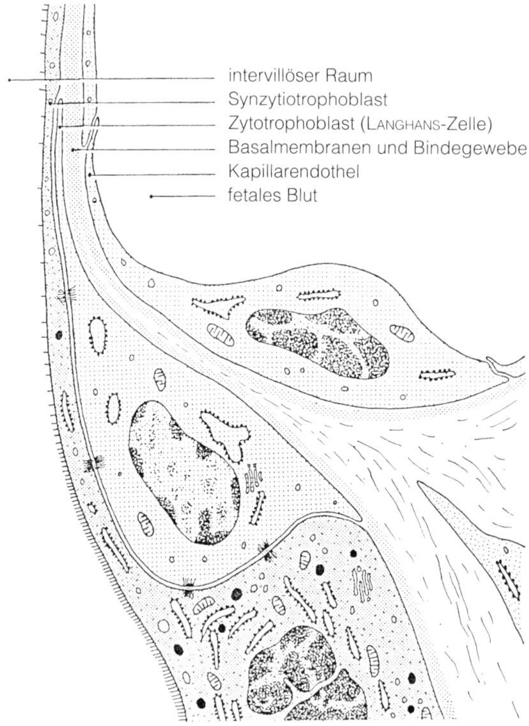

b

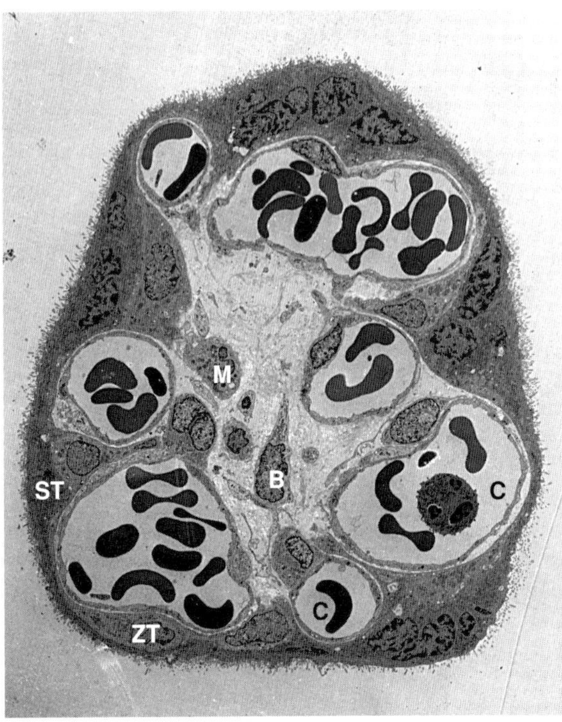

c

Abb. 13.5-6 Bau der Terminalzotten. (a) Rasterelektronenmikroskopisches Bild von Endverzweigungen des Zottenbaumes. Der umgebende intervillöse Raum erscheint schwarz. Vergrößerung 500fach. (b) Schematisierte Darstellung der trennenden Gewebslagen zwischen mütterlichem und kindlichem Blut (Plazentabarriere). (c) Transmissionselektronenmikroskopischer Querschnitt durch eine Terminalzotte aus der reifen Plazenta. Die teilweise zu Sinusoiden (C) dilatierten fetalen Kapillaren wölben sich unter extremer Verdünnung des Trophoblastüberzuges gegen den intervillösen Raum vor. Hierdurch wird die materno-fetale Diffusionsstrecke auf ein Minimum reduziert. ST = Synzytiotrophoblast; ZT = Zytotrophoblast (LANGHANS-Zellen); M = Zottenmakrophagen (HOFBAUER-Zellen); B = ortsständige Bindegewebszellen des Zottenstromas. Vergr. 2100fach.

Faktor, Interleukine, Prostaglandine) das Wachstum und die Differenzierung der Plazentazotten.

5. Einer fetalen **Kapillar-Basalmembran,** die die fetalen Kapillaren und Sinusoide erst im letzten Trimenon umkleidet.

6. Von den **fetalen Blutgefäßen** sind vorrangig die Kapillaren in den Terminalzotten am transplazentaren Austausch beteiligt. In der reifen Plazenta sind sie mehrheitlich zu weitlumigen Sinusoiden mit Durchmessern bis maximal 40 µm dilatiert, die den fetalen

Durchblutungswiderstand dieses gewaltigen extrakorporalen fetalen Gefäßbettes reduzieren. Außer einer begrenzten passiven Filterfunktion, die nur Moleküle mit einem Molekulargewicht unter 40 000 passieren läßt, nimmt die fetale Gefäßwand in der Regel keinen Einfluß auf den transplazentaren Transport.

Diese 6schichtige Plazentabarriere wird ab ihrer Entstehung in der 5. Woche pc bis zum Geburtstermin vorwiegend quantitativ verändert: Durch Kaliberreduktion der Zotten (Abb. 13.5-7a u. b), periphere Verlagerung und Dilatation der Kapillaren sowie Dickenreduktion des Trophoblasten nimmt die mittlere materno-fetale Diffusionsstrecke im Laufe der Schwangerschaft von anfänglich ca. 100 µm auf 4 bis 5 µm am Geburtstermin ab. Da gleichzeitig die Zottenbäume ihre Oberfläche durch reiche Verzweigung (Abb. 13.5-5) von wenigen mm^2 auf 12 bis 14 m^2 zum Zeitpunkt der Geburt ausdehnen, wird der materno-fetale Stoffaustausch erleichtert.

Der transplazentare Transport findet überwiegend in den Zotten statt, da nur sie fetal **und** maternal mit Blut versorgt werden. Das Ausmaß ihrer **Durchblutung** wird durch einige Zahlen verdeutlicht: Die fetale Plazentadurchblutung beträgt 115 ml/min/kg Fetus. Bezogen auf einen 3000 g wiegenden geburtsreifen Feten ergibt dies ein fetales Durchströmungsvolumen der Plazenta von 345 ml/min. Das entspricht der Gesamtmenge des fetalen Blutes; d.h., der Fetus pumpt sein gesamtes Blut einmal je Minute durch die Plazenta. Um dies zu ermöglichen, fließen 41–57% des Herzminutenvolumens von der Aorta über die Aa. iliacae internae in die Nabelarterien. Das Durchströmungsvolumen des intervillösen Raumes mit mütterlichem Blut liegt mit 150 ml/min/kg Fetus am Geburtstermin absolut gesehen sogar noch höher, ist aber im Vergleich zum mütterlichen Herzminutenvolumen von ca. 6 l nur gering (ca. 2,5%).

Die wichtigsten transplazentaren **Transportfunktionen** sind in Abb. 13.5-8 exemplarisch zusammengefaßt. Es hängt vorrangig von den Transportsystemen des Synzytiotrophoblasten ab, (a) welche Substanzen vom Synzytiotrophoblasten bereitgestellte Carrier-Moleküle für den Transport benötigen (z.B. Glukose und Laktat), (b) welche aktiv unter Energieverbrauch transportiert werden (Elektrolyte und viele Aminosäuren) und (c) welche Moleküle wegen ihrer Größe vesikulär, z.T. rezeptorgebunden aufgenommen und weitertransportiert werden. Die meisten Rezeptoren für die transplazentare Transzytose von Proteinen wie Immunglobulin G (IgG) und Transferrin sowie viele Ektoenzyme können an der intervillösen Oberfläche des Synzytiotrophoblasten nachgewiesen werden. Andere Rezeptoren, z.B. für Insulin und für den epidermal growth factor, kommen an der Zottenoberfläche, aber auch an den Oberflächen tiefergelegener Zellen vor, und legen damit nahe, daß sie nicht oder nicht nur im Dienst transplazentarer

Abb. 13.5-7 Paraffinschnitte von Plazentazotten aus der 6. Woche pc (a) und der 38. Woche pc (b). Man beachte die Abnahme des mittleren Zottenkalibers und die Reduktion der Trophoblastdicke im Verlaufe der Schwangerschaft. An der Oberfläche der Stammzotten der reifen Plazenta ist der Synzytiotrophoblast weitgehend durch Fibrinoid (violett) ersetzt. Vergr. 110fach.

a

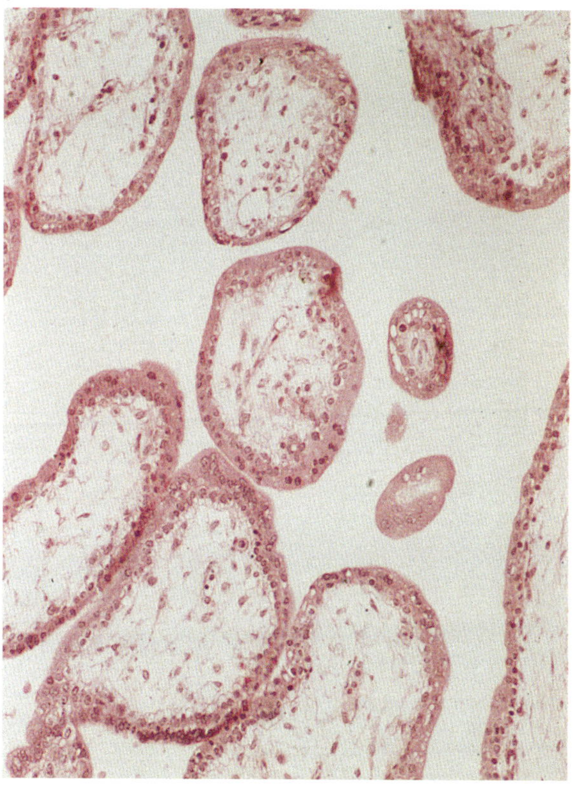

b

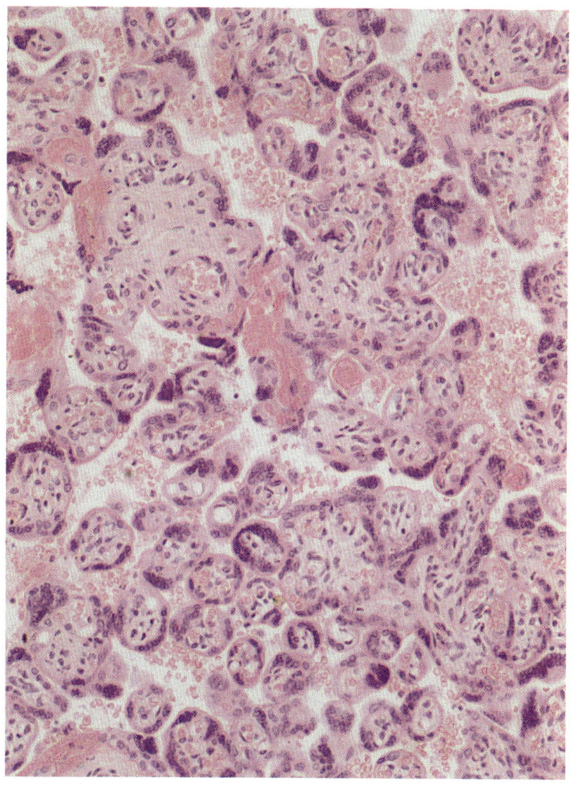

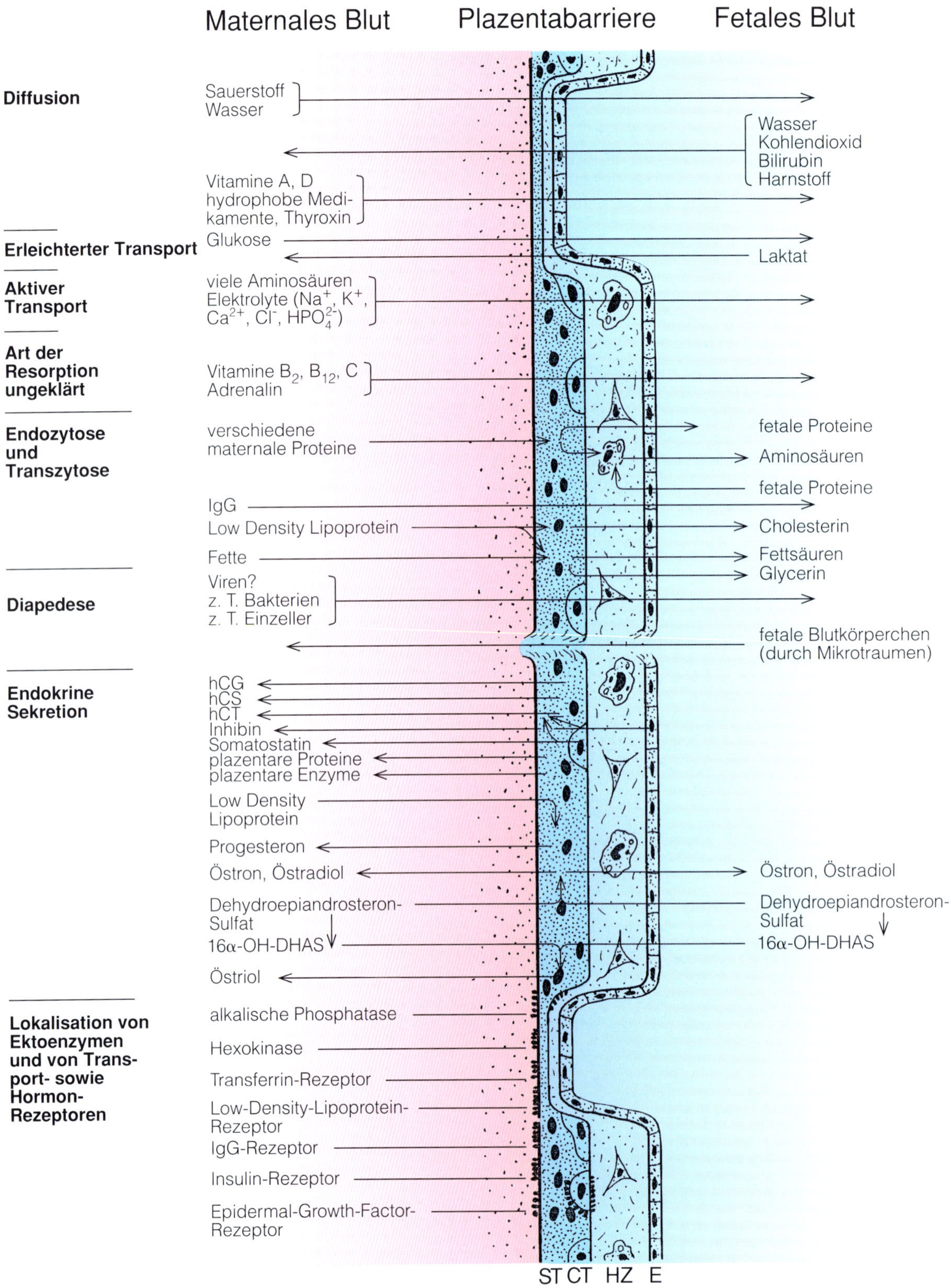

Abb. 13.5-8 Synoptische Darstellung der verschiedenen Transport- und Sekretionsleistungen der Plazenta. Im unteren Teil ist die typische Lokalisation einiger in diese Prozesse involvierter Enzyme und Rezeptoren (dicke schwarze Punktierung der Trophoblast-Membranen) dargestellt. ST = Synzytiotrophoblast; CT = Zytotrophoblast; HZ = HOFBAUER-Zelle; E = fetales Kapillarendothel. (Modifiziert nach KAUFMANN [5])

Transzytose-Prozesse stehen. Endozytierte Proteine werden mit wenigen Ausnahmen (z. B. IgG) zu Aminosäuren abgebaut und im Synzytiotrophoblasten zur Synthese fetaler Proteine verwendet. Nur die Bindung an spezielle Transzytose-Rezeptoren bewahrt IgG vor diesem Schicksal und ermöglicht damit dem Feten den Erwerb einer passiven Immunität durch mütterliche Antikörper.

Während der Transport größerer Moleküle der Kontrolle des Synzytiotrophoblasten unterliegt, können offenbar einige Viren, Bakterien und Einzeller die Plazentabarriere, ohne selbst zerstört zu werden, durch unbekannte Mechanismen „durchwandern" und damit zu Infektionen des Kindes führen. Klinisch besonders wichtig sind dabei Virusinfektionen wie z. B. Röteln, da sie Entwicklungsmißbildungen verursachen können. Der Übertritt von Blutzellen, Diapedese genannt, meist von der fetalen in die maternale Zirkulation, ist eine Folge lokaler Einrisse der Plazentabarriere.

Die Plazenta sezerniert die Mehrzahl der auch aus dem erwachsenen Organismus bekannten Hormone. Einige von ihnen spielen für die Aufrechterhaltung und Steuerung der Schwangerschaft eine entscheidende Rolle. Deren Syntheseorte und -wege sind ebenfalls in Abb. 13.5-8 synoptisch zusammengefaßt.

5 *Fibrinoid*

Fibrinoid ist ein in normalen und pathologischen Plazenten aller Altersstufen reichlich vorkommendes extrazelluläres, homogenes bis faseriges, mit sauren Farbstoffen anfärbbares Material (Abb. 13.5-7b). Der Name weist auf die chemische Verwandtschaft zum Fibrin hin. Allein nach dem Ort seines Vorkommens werden unterschiedliche Eigennamen von Erstbeschreibern hinzugefügt: LANGHANSsches Fibrinoid (Chorionplatte), ROHRsches Fibrinoid (an der zottenwärtigen Oberfläche der Basalplatte und um Plazentazotten), NITABUCHsches Fibrinoid (in der materno-fetalen Durchdringungszone der Basalplatte; vgl. Abb. 13.5-2f). Fibrinoid entsteht immer dort aus Degenerationsprodukten und Blutfibrin, wo Trophoblast – als die natürliche Grenze zu mütterlichen Geweben – zugrunde gegangen ist [1]. Funktionell wird dem Fibrinoid eine immunologische Schutzfunktion durch räumliche Trennung von mütterlichem und kindlichem Organismus an den Stellen zugeschrieben, an denen der natürlicherweise trennende Synzytiotrophoblast fehlt. Daneben soll es Antikörper und Antigen-Antikörper-Komplexe absorbieren können.

6 *Immunologie der Plazenta*

Plazenta und Fetus sind für die Mutter Allotransplantate (Transplantate eines genetisch fremden Gewebes), deren Abstoßung ohne spezifische Behandlung innerhalb weniger Wochen erwartet werden sollte. Eine Kombination mehrerer Faktoren ist dafür verantwortlich, daß solche Abstoßungsreaktionen, von einer begrenzten Zahl immunologisch bedingter Frühaborte abgesehen, ausbleiben [4]. Die wohl entscheidenden Faktoren sind (a) eine gesteigerte Immuntoleranz der Mutter durch eine kontinuierliche Konfrontation mit den feto-plazentaren Fremdeiweißen, (b) eine immunsuppressive Wirkung in großen Mengen ausgeschütteter plazentarer Hormone (hCG, Corticosteroide, Östrogene) und (c) eine möglichst weitgehende Abschottung feto-plazentarer Antigene vom mütterlichen Organismus durch Synzytiotrophoblast und Fibrinoid.

Wegen Unreife seines Immunsystems produziert das Kind intrauterin und auch in den ersten postpartalen Lebensmonaten keine Antikörper. Ihm wird statt dessen während der Schwangerschaft durch transplazentaren Transport von IgG und ggf. während der Stillzeit durch dessen Aufnahme aus der Muttermilch eine bis zum Ende des ersten Lebensjahres anhaltende passive Immunität gegen alle die Infektionskrankheiten vermittelt, gegen die die Mutter Antikörper besitzt. Über den Erwerb einer passiven Immunität hinaus wird auch diskutiert, daß die Plazenta in begrenztem Ausmaß selbst Antikörper bilden kann.

Literatur

[1] BENIRSCHKE, K., P. KAUFMANN: Pathology of the Human Placenta, 2nd ed. Springer, Berlin–Heidelberg–New York 1990.

[2] DIBBELT, L., E. KUSS, J. ZANDER: Die Hormone der Plazenta. In: ZANDER, J. (Hrsg.): Gynäkologie und Geburtshilfe, Bd. I/1, 2. Aufl. Thieme, Stuttgart 1987.

[3] FABER, J. J., K. L. THORNBURG: Placental Physiology. Raven Press, New York 1983.

[4] HUNZIKER, R. D., T. G. WEGMANN: Placental immunoregulation. Critical Reviews. Immunology 6/3 (1987) 245–285.

[5] KAUFMANN, P.: Plazentation und Plazenta. In: HINRICHSEN, K. V. (Hrsg.): Human-Embryologie. Springer, Berlin–Heidelberg–New York 1990.

[6] KAUFMANN, P., J. SCHEFFEN: Placental development. In: POLIN, R. A., W. W. FOX (eds.): Neonatal and Fetal Medicine. Saunders, Orlando 1991.

[7] SCHIEBLER, T. H., P. KAUFMANN: Reife Plazenta. In: BECKER, V., T. H. SCHIEBLER, F. KUBLI (Hrsg.): Die Plazenta des Menschen. Thieme, Stuttgart 1981.

[8] SCHIEBLER, T. H., W. SCHMIDT (Hrsg.): Lehrbuch der gesamten Anatomie des Menschen, 4. Aufl. Springer, Berlin–Heidelberg–NewYork 1987.

13.6 Die Brustdrüsen

K. Fleischhauer

Die Brustdrüsen, *Glandulae mammariae,* sind bilateral angelegte Hautdrüsen, deren prä- und postnatale Entwicklung und funktionelle Aktivität wesentlich von der Höhe des Blutspiegels der Geschlechtshormone bestimmt wird. Der strengen Systematik folgend, müßten die Brustdrüsen im Kapitel über die Haut abgehandelt werden. Da sie jedoch nur bei der Frau ihre volle Entwicklung erfahren und klinisch-praktisch vor allem im Zusammenhang mit dem weiblichen Geschlechtszyklus von Bedeutung sind, sollen sie in diesem Buch im Anschluß an die Behandlung der weiblichen Geschlechtsorgane dargestellt werden.

1 *Entwicklung bei Mann und Frau*

Gegen Ende der 4. Embryonalwoche entsteht bei beiden Geschlechtern auf jeder Körperseite eine streifenförmige Epithelverdickung, die von der Anlage der vorderen Extremitätenknospe bis zur Inguinalgegend reicht. Aus diesem **Milchstreifen** geht in der 6. Embryonalwoche die **Milchleiste** hervor, in deren Verlauf Drüsenanlagen auftreten können. Beim Menschen wird die Milchleiste frühzeitig auf jeder Seite bis auf einen Rest, den sog. **Milchhügel,** zurückgebildet. Im Bereich des Milchhügels, der etwa über dem 4. Interkostalraum liegt, werden die apokrinen Drüsenanlagen ausgebildet, aus denen die Glandula mammaria hervorgeht.

Bei etwa 2–5% der Mädchen und 1–3% der Jungen erfolgt die Rückbildung des Milchstreifens nicht regelrecht [8]; dann können eine oder mehrere zusätzliche Brustwarzen *(Polythelie)* oder Brustdrüsen *(Polymastie)* entstehen.

Die Anlage einer Brustdrüse besteht aus etwa 15–25 Epithelkanälchen mit endständigen Basalzapfen, die später unter dem Einfluß von Östrogenen und Gestagenen aussprossen und das eigentliche Drüsenparenchym bilden. Sowohl bei männlichen als auch bei weiblichen Neugeborenen sind die Brustdrüsen unter dem Einfluß der Schwangerschaftshormone und von fetalem Prolaktin so weit entwickelt, daß sie eine leichte Erhabenheit bilden und tastbar sind. In den ersten Tagen nach der Geburt findet oft ein Proliferationsschub des Gangsystems statt, und die Brustdrüse kann wegen des Wegfalls der von der Plazenta gebildeten Hormone bei beiden Geschlechtern geringe Mengen eines weißlichen Sekrets abgeben (*Hexenmilch*). Diese Sekretbildung ist jedoch nur eine vorübergehende Erscheinung, denn nach etwa 2–3 Wochen tritt die Drüse in ein Ruhestadium ein, das bei beiden Geschlechtern bis zur Pubertät anhält.

Während der Pubertät wird beim **Mann** ein geringfügiges Größenwachstum der Mamma beobachtet, doch tritt die Drüse mit dem Erreichen des Erwachsenenalters in ein Ruhestadium ein, das im Normalfall zeitlebens bestehenbleibt. Die Brustdrüse des erwachsenen Mannes besteht dann aus einem kompakten Bindegewebskörper, in den ein Drüsenbaum eingelagert ist, der aus 15–25 von einer kleinen Brustwarze ausgehenden, verzweigten Milchgängen besteht, an deren Ende kleine Drüsenknospen sitzen. Diese Drüsenknospen können beim Vorliegen bestimmter Störungen des endokrinen Systems oder bei Behandlung mit Östrogenen hormonell stimuliert werden und zu einer Brustdrüse heranwachsen, die der weiblichen ähnlich ist (*Gynäkomastie*).

Bei der **Frau** setzt in der Pubertät unter dem Einfluß von Östrogen, Prolaktin und Wachstumshormon ein wesentlich stärkeres Wachstum der Milchdrüse ein als beim Mann. Die Drüsengänge wachsen in die Länge und verzweigen sich fortlaufend. An ihren Enden bilden sich die Alveolaranlagen, aus denen während der

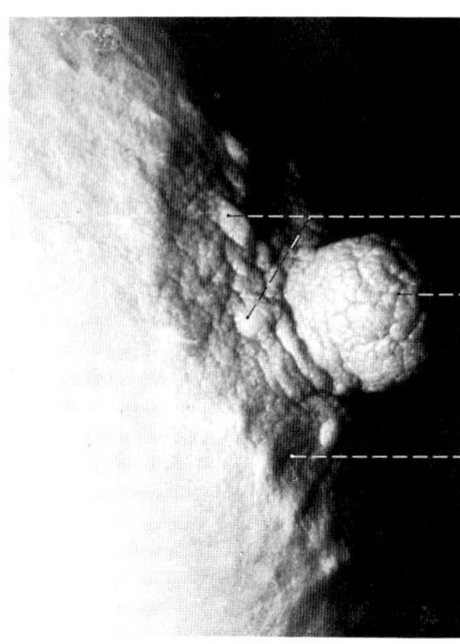

Abb. 13.6-1 Mamille und Areola der weiblichen Brust.

Schwangerschaft und im Wochenbett die sezernierenden Drüsenendstücke hervorgehen. Das Wachstum der epithelialen Drüsenanteile ist von einer beträchtlichen Vermehrung des Binde- und Fettgewebes begleitet. Dabei übernimmt die Anordnung der bindegewebigen Septen die Rolle einer Leitschiene für das Aussprossen des epithelialen Gangsystems. Deshalb besteht in der Mamma eine enge Beziehung zwischen der Struktur des Bindegewebskörpers und der Anordnung der Drüsenläppchen.

Am Ende der pubertären Entwicklungsphase ist die virginelle Mamma als sekundäres Geschlechtsmerkmal ausdifferenziert. Ihre volle Ausbildung zur sezernierenden Drüse erfährt sie jedoch erst unter dem Einfluß der hormonellen Umstellungen während der Schwangerschaft und im Wochenbett [10].

2 *Die Mamma der erwachsenen Frau*

2.1 *Makroskopische Anatomie und Leitungsbahnen*

Makroskopische Anatomie

Die weibliche Brust, *Mamma*, erstreckt sich bei der liegenden Frau von der 2.–3. Rippe bis zur 6.–7. Rippe und von der Linea parasternalis bis zur Linea axillaris. Sie enthält die **Brustdrüse,** *Glandula mammaria.* Die Drüse liegt in der Subcutis und auf dem M. pectoralis major. Sie kann lateral einen kräftigen Fortsatz haben, der über den Rand des Muskels hinweg in Richtung auf die Axilla weist und als *Processus axillaris* auf dem M. serratus anterior liegt. Auch nach kaudal kann das Drüsengewebe über den Rand des M. pectoralis hinwegreichen und sich bis auf den oberen Teil des M. obliquus externus abdominis erstrecken. An ihrer Unterfläche ist die Mamma durch eine Schicht lockeren Bindegewebes verschieblich mit der Fascia pectoralis verbunden.

Diese Verschiebeschicht wird in der Klinik als *retromammärer Raum* bezeichnet. Aus der Fascia pectoralis ziehen einzelne verstärkte Bindegewebszüge als Retinacula oder *Ligamenta suspensoria mammaria* in den Bindegewebskörper der Drüse und geben ihr zusätzlichen Halt.

Die Mamma besteht aus einem epithelialen **Gangsystem,** den **Drüsenläppchen** und einem stark gegliederten **Bindegewebskörper,** in dessen Kammern **Fettgewebe** eingelagert ist. Aus der individuell unterschiedlichen Anordnung und Menge des Binde- und Fettgewebes ergeben sich makroskopisch verschiedene Formen der weiblichen Brust.

Als Folge einer Überdehnung oder Erschlaffung des Bindegewebes und einer Rückbildung des Drüsenparenchyms kann sich nach dem Stillen oder im Alter eine Hängebrust entwickeln.

Größe und Form der Brust sind wesentlich durch die Struktur des Bindegewebskörpers und durch die Menge des Fettgewebes bestimmt und können nicht als Maß für die Leistungsfähigkeit der Drüse angesehen werden.

In der Mitte der bei der geschlechtsreifen Frau etwa halbkugeligen Brust liegt die **Brustwarze,** *Mamilla* oder *Papilla mammaria,* die meist ein wenig nach außen und oben gerichtet ist (Abb. 13.6-1). Die Mamille ist vom **Warzenhof** umgeben. Beide sind stärker pigmentiert als die umgebende Haut. In der Nähe der Papillenspitze, die zerklüftet und oft etwas heller ist, münden 15–25 **Milchgänge,** *Ductus lactiferi.*

Wenn die Mamille flach (Flachwarze) oder unter das Niveau der Haut eingezogen (Hohlwarze) ist, kann dies ein Stillhindernis sein.

Der **Warzenhof,** *Areola mammae,* hat einen Durchmesser von 1,5–6 cm, eine gerunzelte Haut und trägt an seiner Peripherie 10–15 im Kreis angeordnete Drüsen, *Glandulae areolares* oder MONTGOMERYsche Drüsen. Es handelt sich um große Talgdrüsen mit akzessorischen Milchdrüsenläppchen, deren Endstücke im Wochenbett Zeichen der apokrinen Sekretion zeigen. Daneben kommen in der Areola Schweißdrüsen sowie kleine Talgdrüsen vor.

Arterielle Versorgung

Die arterielle Versorgung der Mamma ist individuell unterschiedlich und zeigt Seitendifferenzen. Sie erfolgt über Arterien aus verschiedenen Stromgebieten: In der Regel kommen von lateral her *Rami mammarii laterales* aus der A. thoracica lateralis, von oben und von medial her perforierende *Rami mammarii mediales* aus der A. thoracica interna und aus den der A. thoracica interna nahe gelegenen Abschnitten der Aa. intercostales. Außerdem können Äste aus der A. axillaris, A. thoracoacromialis und A. thoracodorsalis beteiligt sein. Zwischen den verschiedenen arteriellen Zuflüssen gibt es z.T. kräftige Anastomosen, so daß Zirkulationsstörungen und Infarzierungen im Drüsenkörper der Mamma selten sind [13]. Die größeren Arterienäste treten vom Rande her in die Drüse ein. Sie verlaufen zunächst im Fettkörper, und zwar medial von der Mamille etwa 0,5–1,0 cm und lateral etwa 1,0–2,5 cm unter der Haut [4]. Diese Arterien geben Zweige ab, die einerseits radiär in Richtung auf den Warzenhof und die Mamille und andererseits in das Innere des Drüsenkörpers ziehen und die Kapillarnetze der Drüsenläppchen speisen. Unter der Areola bilden die Arterien eine zirkuläre Anastomose.

Venen

Die Venen sammeln sich subkutan zu großen Stämmen, die einen weitmaschigen *Venenplexus* und unter dem Warzenhof einen fast geschlossenen Venenring bilden. Vor allem wenn die Venen während der Schwangerschaft und der Stillperiode erweitert sind, ist der subkutane Venenplexus, durch die Haut hindurchschimmernd, gut zu erkennen. Die oberflächlichen Venen leiten das Blut zu den Vv. thoracicae internae und laterales ab und hängen mit einem tiefen Venennetz zusammen, das in die Interkostalvenen abfließt. Von hier aus gibt es Verbindungen zu den Venenplexus der Wirbelsäule, zur V. azygos und zur V. cava superior, über die es beim Brustkrebs zur Metastasenbildung im Knochen und in den Lungen kommen kann [8].

Lymphgefäße

Die Lymphgefäße der Mamma beginnen im interlobulären Gewebe und sammeln sich in einem oberflächlichen und einem tiefen Lymphgefäßnetz, *Plexus areolaris* und *Plexus fascialis*, die durch zahlreiche Verbindungen miteinander zusammenhängen. Von hier aus kann die Lymphe nach verschiedenen Seiten abgeleitet werden. Man unterscheidet vier Abflußbahnen, die als Hauptwege für die Ausbreitung (Metastasierung) von Mammakarzinomen von großer klinisch-praktischer Bedeutung sind (Abb. 13.6-2):

1. Die *axilläre Abflußbahn* führt über Lymphknoten, die entlang den Vasa thoracica lateralia angeordnet sind, zu den tiefen Lymphknoten der Achselhöhle, die ihrerseits wieder mit den infra- und supraklavikulären Lymphknoten zusammenhängen. Nach Untersuchungen mit Radioisotopen kann man davon ausgehen, daß etwa 75% der Lymphe aus der Mamma über diesen Weg abfließt [4].
2. Die *interkostale Abflußbahn* wird von Lymphgefäßen eingeschlagen, die nach medial ziehen, den M. pectoralis und die Zwischenrippenräume durchdringen und in die retrosternalen Lymphknoten münden, die entlang den Vasa thoracica interna am Rande des Sternums aufgereiht sind. Von hier aus bestehen Verbindungen zur Pleura und zu mediastinalen Lymphknoten.
3. Die *intermuskuläre Abflußbahn* geht durch den M. pectoralis major hindurch zu inter- oder subpektoralen Lymphknoten, die ihrerseits wieder mit den tiefen Achsellymphknoten und den infraklavikulären Lymphknoten in Verbindung stehen.
4. Die *kutane Abflußbahn* folgt dem Verlauf der oberflächlichen Venen. Die Lymphgefäße ziehen nach kranial bis zum Hals, nach medial über die Mittellinie hinweg bis zur kontralateralen Brust und nach kaudal bis zum Abdomen. Hier können Verbindungen zu den Lymphbahnen des Peritoneums und der Leber bestehen.

Die geschilderte Anordnung der Lymphabflußwege bestimmt das chirurgische Vorgehen bei der Mammaamputation: Bei einem radikalen Eingriff müssen neben der Entfernung der Brustdrüse auch die Lymphknoten der Axilla sowie die infraklavikulären und interpektoralen Lymphknoten ausgeräumt werden. Die retrosternalen Lymphknoten können dagegen nicht entfernt werden.

Innervation

Die Innervation der Mamma erfolgt über *Rami mammarii mediales* und *laterales* aus den Rami cutanei des 2.–6. Interkostalnerven. Die Nerven enthalten sensible und autonome Fasern. Sie treten vom Rand her an die Drüse heran und nehmen in der Subcutis einen radiären Verlauf. Die Mamille wird bevorzugt durch Fasern aus dem Ramus cutaneus lateralis des 4. und/oder 5. Interkostalnerven versorgt und ist durch eine besonders dichte Innervation gekennzeichnet. Hier finden sich neben sensiblen Endformationen wie MEISSNERschen Körperchen und MERKELschen Tastscheiben zahlreiche freie Nervenendigungen.

Reizung des Sympathikus bewirkt über die efferenten autonomen Fasern eine Kontraktion der glatten Muskulatur der Mamille und der Blutgefäße. Es kommt zur Erektion der Mamille. Berührung und Manipulation der Brustwarze bewirken im Wochenbett über afferent leitende, sensible Nervenfasern auf reflektorischem Wege eine Ausschüttung von Oxytocin und Prolaktin aus der Hypophyse. Durch die Wirkung des Oxytocins kommt es dann zu einer Kontraktion der Myoepithelzellen in der Brustdrüse. Dies hat bei der laktierenden Mamma einen Milchausstoß zur Folge.

2.2 *Mikroskopische Anatomie und Feinstruktur*

2.2.1 Die nicht-laktierende Mamma

Der Drüsenkörper einer Mamma besteht aus *15–25 Einzeldrüsen*, die von einem kompliziert gestalteten Bindegewebe umgeben sind. Die verzweigten Einzeldrüsen sind bei einer Frau, die nicht geboren hat (Nullipara), vorwiegend tubulär gebaut. Die alveolären Endstücke sind gering an Zahl und wenig entwickelt (Abb. 13.6-3). Die verzweigten Tubuli jeder Einzeldrüse

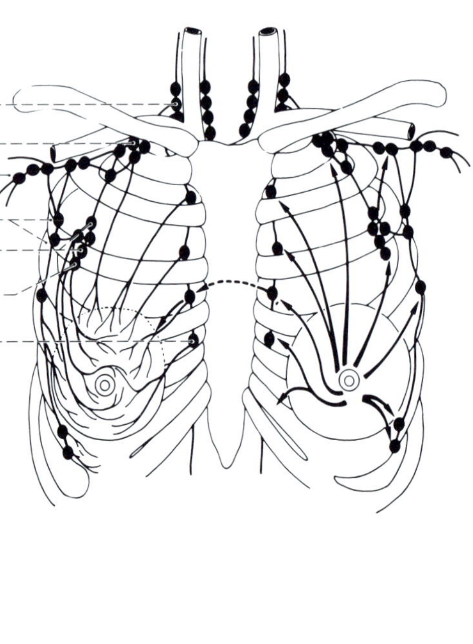

Abb. 13.6-2 Schematische Darstellung der Lymphabflußwege und der regionalen Lymphknoten der Mamma. (Aus BÄSSLER [1])

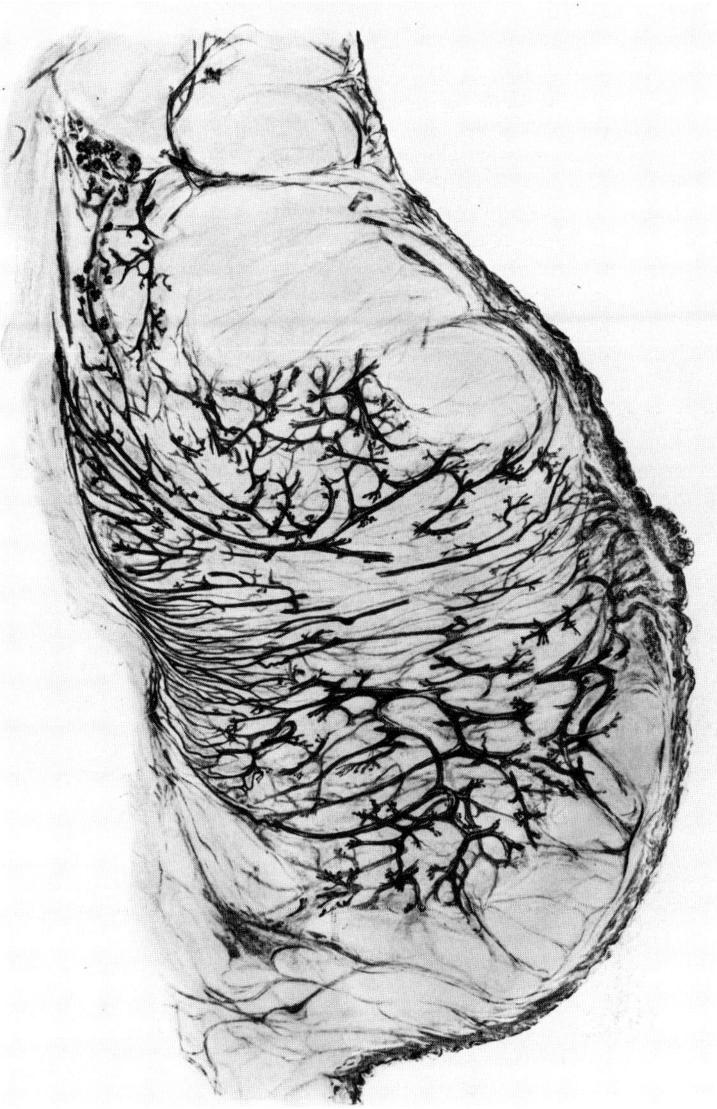

Abb. 13.6-3 Sagittalschnitt durch die Mamma einer 18jährigen Nullipara als Beispiel für den Gesamtaufbau der Drüse. Die größeren Drüsengänge sprossen in die senkrecht zur Oberfläche verlaufenden Bindegewebssepten ein. Die großen, mit Fett gefüllten Kammern zwischen den hellgrau dargestellten bindegewebigen Septen sind weiß gelassen. Die Schnittdicke beträgt etwa 0,5 cm. (Aus Dabelow [3])

münden in jeweils einen **Milchgang,** *Ductus lactifer,* der zur Mamille zieht. Unterhalb der Mamille erweitern sich die Milchgänge zu kleinen **Milchsäckchen,** *Sinus lactiferi,* die zur Zeit der Laktation 5–8 mm breit werden können und als kleine Milchbehälter dienen sollen. Anschließend werden die Milchgänge wieder eng, ziehen in die Mamille und münden an deren Oberfläche. In der Mamille werden die Ausführungsgänge von einem dichten Bindegewebe, zahlreichen Blutgefäßen und vielen glatten Muskelfasern umgeben. Die Muskelfasern hängen durch feine elastische Sehnen untereinander, mit den Blutgefäßen und mit dem Corium zusammen. Die Fasern sind im Bereich der Areola vorwiegend radiär, in der Mamille zirkulär angeordnet und bilden in ihrer Gesamtheit ein elastisch-muskulöses System, das sich bei entsprechendem Reiz (z. B. Berührung, Kälte) kontrahiert und eine Erektion der Papille bewirkt [9].

Die Milchgänge, die verzweigten Tubuli und die Endstücke der Brustdrüse sind in ein festes bindegewebiges *Stroma* eingebettet, das einem von der Mamille aus in die Tiefe reichenden Bindegewebskörper angehört. Dieser Bindegewebskörper besteht aus einzelnen Platten und Strängen, die zum Teil bis an das Corium reichen. Die Bindegewebsplatten umschließen große Kammern, in denen sich Fettgewebe befindet (Abb. 13.6-3).

Im Gegensatz zu den Knäueldrüsen etwa der Axilla, die in das Fettgewebe einwachsen und das straffere Bindegewebe geradezu meiden, halten sich die vorwachsenden Sprossen der Brustdrüse an das kollagenfaserreiche Bindegewebe, das so zur Leitstruktur für die Anordnung des Drüsenparenchyms wird.

Die in dem kollagenfaserreichen Bindegewebskörper der ruhenden Mamma liegenden Milchgänge und Drüsenendstücke sind vielfach von einer schmalen Zone umgeben, in der das Bindegewebe etwas aufgelockert ist und zahlreiche Kapillaren sowie freie Zellen enthält. Diese schmale Zone aufgelockerten Bindegewebes wird „Mantelgewebe" genannt.

Die *Ductus lactiferi* sind mit einem zwei- oder mehrschichtigen Epithel ausgekleidet, das in den tubulösen oder tubulo-alveolären Endstücken in ein einschichtiges, ein- bis mehrreihiges Epithel übergeht. Die *Epithelzellen* der **Drüsenendstücke** haben ein unauffälliges Zytoplasma und sind lumenseitig mit einem Saum von Mikrovilli ausgestattet. Die Interzellularräume sind gegen das Lumen durch Zonulae occludentes und in manchen Fällen durch Zonulae adhaerentes verschlossen. Dagegen besitzen die Epithelzellen in den **Ausführungsgängen** voll ausgebildete Junktionskomplexe mit Zonulae occludentes, Zonulae adhaerentes und Desmosomen [7]. Unter dem Epithel liegen, noch innerhalb der Basalmembran, zahlreiche *Myoepithelzellen,* die sowohl die Endstücke als auch die Ausführungsgänge begleiten. Im Endstückbereich sind sie reich an Fortsätzen. Ihr Zytoplasma enthält Bündel von Aktinfilamenten, die oft an der Basallamina verankert sind. Oxytocin bewirkt eine Kontraktion der Myoepithelzellen.

Obwohl die nicht-laktierende Mamma sich in einem Ruhestadium befindet und ihre volle Entfaltung erst während der Schwangerschaft und Laktation erfährt, wird die Drüse durch die mit dem ovariellen Zyklus einhergehenden hormonellen Veränderungen beeinflußt. Aus der klinischen Erfahrung ist bekannt, daß viele Frauen in der zweiten Hälfte des Menstruationszyklus eine leichte Anschwellung der Brust bemerken, die mit einem Spannungsgefühl verbunden ist, das sich bis zur Schmerzhaftigkeit steigern kann. Licht- und elektronenmikroskopische Untersuchungen von menschlichem Gewebe haben gezeigt, daß einige Tage nach der Menstruation in den Drüsenendstücken eine Vermehrung der Epithelzellen beginnt [5, 12]. Sie führt zu einer Vergrößerung der Drüsenendstücke. Gleichzeitig werden die Drüsengänge erweitert und zum Teil eröffnet. Die hormonabhängige Aktivierung des Drüsenepithels führt in der postovulatorischen Phase des Zyklus bis zum Auftreten von kleinen Sekrettropfen. Daneben kommt es zu einer vermehrten Wassereinlagerung in das Bindegewebe, so daß die Drüse insgesamt etwas anschwillt. Mit der Menstruation bilden sich diese Veränderungen innerhalb weniger Tage wieder zurück: Die Epithelzellen werden kleiner, die Mikrovilli und Mitochondrien weniger zahlreich, und die Lumina der Drüsengänge schließen sich wieder. Das Ödem im Bindegewebe verschwindet, und die Brust schwillt ab.

2.2.2 Die Mamma während Schwangerschaft und Laktation

Unter dem Einfluß zunächst der ovariellen, dann der plazentaren Östrogene beginnt in der 5.–6. Schwangerschaftswoche eine Sprossung der Milchgänge in das Bindegewebe hinein. Die Schwangere empfindet ein „Ziehen in der Brust“. Gleichzeitig werden unter der Wirkung des Progesterons neue end- und seitenständige Drüsenknospen gebildet. Die Milchgänge werden kanalisiert, und etwa in der Mitte der Schwangerschaft treten auch in den Drüsenendstücken Lichtungen auf. So entsteht eine zunehmend größere Anzahl von Drüsenalveolen, die von einem einschichtigen, kubischen Epithel ausgekleidet sind. Die **Zunahme des Drüsenparenchyms** (Abb. 13.6-4) ist mit einer Abnahme des Bindegewebes und des Fettgewebes verbunden. Die Drüse insgesamt schwillt an und verändert ihre Konsistenz. Der Vergleich eines Schnittes durch die ruhende Drüse

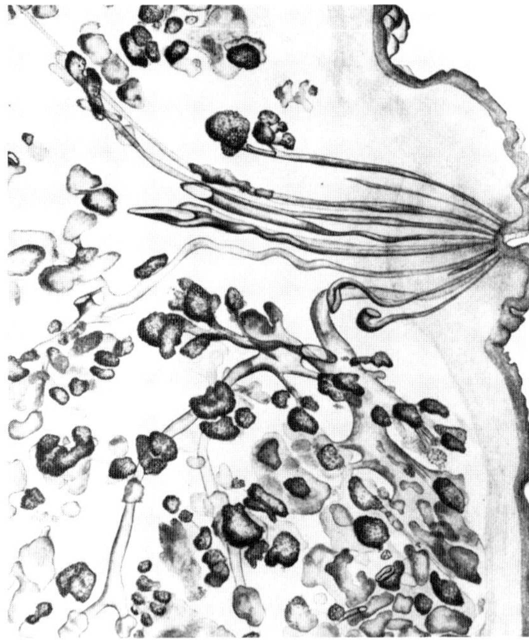

Abb. 13.6-4 Milchdrüse einer 21jährigen Frau im 4. Monat der Gravidität. Die Ausbildung von Drüsenläppchen ist bis nahe an die Mamille heran fortgeschritten. In der ganzen Ausdehnung des Schnittes ist eine gleichmäßige Entwicklung von Drüsenläppchen festzustellen. Dicker Schnitt. Färbung mit Alauncarmin. (Aus Dabelow [3])

mit einem Schnitt durch die laktierende Mamma (Abb. 13.6-5a u. b) zeigt das Ausmaß der Veränderungen auf einen Blick: Das vor der Schwangerschaft reichliche Bindegewebe ist jetzt auf schmale gefäßführende Septen beschränkt, die die Drüsenläppchen umgeben, und das vorher reichliche Fettgewebe ist weitgehend geschwunden.

Die zunächst etwa kubischen Epithelzellen der zahlreichen neugebildeten Alveolen nehmen im Verlauf der Schwangerschaft an Größe zu (Abb. 13.6-6a bis c). Dabei schreitet die Entwicklung nicht in allen Teilen der Drüse gleichzeitig fort, sondern neben Alveolen, in denen die Zellen noch niedrig sind, gibt es andere, in denen sie bereits erheblich an Größe zugenommen haben. Um die 24.–27. Schwangerschaftswoche treten in den Drüsenzellen Lipoidkugeln auf, und in der 28.–36. Woche beginnt die **Sekretion** von Fetttropfen in die Lichtung der Alveolen, die dadurch erweitert werden. Gleichzeitig beginnt eine Zunahme des rauhen endoplasmatischen Retikulums. Sie zeigt den Beginn der Bildung von *Milchproteinen* an. Dann treten in den Lichtungen der Alveolen *Makrophagen* auf, die Fetttröpfchen speichern. So entsteht vor der Geburt das **Kolostrum,** eine gelbliche und klebrige Flüssigkeit. Sie enthält zahlreiche Lipoidtropfen, Lymphozyten sowie Phagozyten, die Fetttröpfchen gespeichert haben (Kolostrumkörperchen). Außerdem enthält das Kolostrum *Immunglobuline.* Erst nach Abgabe des Kolostrums und der Vormilch beginnt am 3. Tag nach der Geburt die Sekretion einer *Übergangsmilch.* Man spricht vom

Einschießen der Milch, die neben Lipoidtröpfchen (Milchkörperchen), Proteinen (vor allem Kasein), Milchzucker und Ionen auch Antikörper enthält.

Die Milchsekretion steht unter dem Einfluß des Prolaktins. Man nimmt an, daß sie bis zur Geburt durch die von der Plazenta gebildeten Hormone Östrogen und Progesteron gehemmt wird und erst nach Ausstoßung der Plazenta und Wegfall dieser Hormone voll in Gang kommt. Etwa vom 14. Wochenbettstag an sezerniert die Mamma die *reife Frauenmilch.*

Die **Entstehung der Milch** ist ein sehr komplizierter Vorgang, und der Sekretionsmechanismus wird mit dem Wort „apokrin" nur höchst unzureichend beschrieben; denn in jeder Zelle der Milchdrüse werden gleichzeitig und nebeneinander verschiedene Stoffe gebildet und auf unterschiedliche Weise in das Lumen der Alveole abgegeben. Wie in Abb. 13.6-6 schematisch dargestellt, werden auf dem Höhepunkt der Laktation in den nunmehr zylindrischen Drüsenzellen Fetttröpfchen gebildet, die in den Zellen langsam größer werden, apikalwärts wandern und schließlich unter Ausstülpung der Plasmamembran „abgenabelt" werden [2, 6]. So entstehen die *Milchkügelchen,* d. h. membranumhüllte Fetttropfen, die in der Milch aufgrund der Umhüllung durch eine Zytoplasmamembran in Suspension bleiben und nicht zusammenfließen. Auf diese Weise gelangen nicht nur Lipide und fettlösliche Vitamine in die Milch, sondern auch Membranbestandteile wie Phospholipide und Glykoprotein [8]. Gleichzeitig erfolgt in der Drüsenzelle unter der Mitwirkung des ribosomenbesetzten endoplasmatischen Retikulums und des GOLGI-Apparates eine lebhafte Bildung von Protein, vor allem von Kasein. Die *Kaseingranula* haben nach elektronenmikroskopischen Untersuchungen Durchmesser von 15–20 Å und werden in Sekretgranula angereichert, in denen

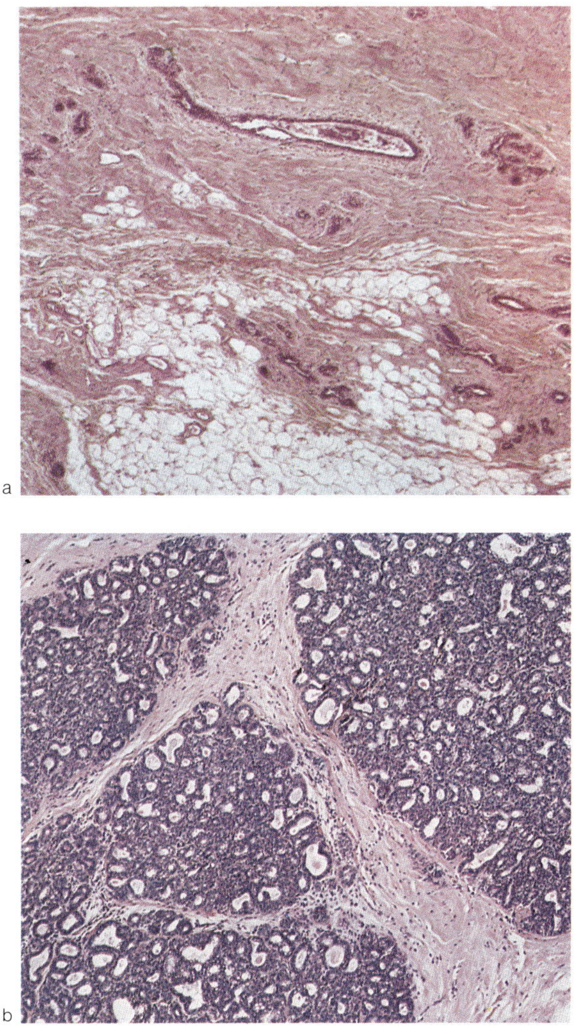

Abb. 13.6-5 Histologischer Schnitt durch die menschliche Brustdrüse (a) in virginellem Zustand und (b) während der Laktation bei geringer Sekretfüllung der Alveolen. In der virginellen Mamma sind in einem reichlichen, von Fettgewebe durchsetzten Bindegewebe nur einige Drüsengänge und wenige kleine Endstücke zu erkennen. In der laktierenden Mamma wird das Bild dagegen von den neu gebildeten, tubulo-alveolären Drüsenläppchen beherrscht. Das Bindegewebe ist bis auf die Septen zwischen den Drüsenläppchen reduziert. H. E.; Vergr. 45fach.

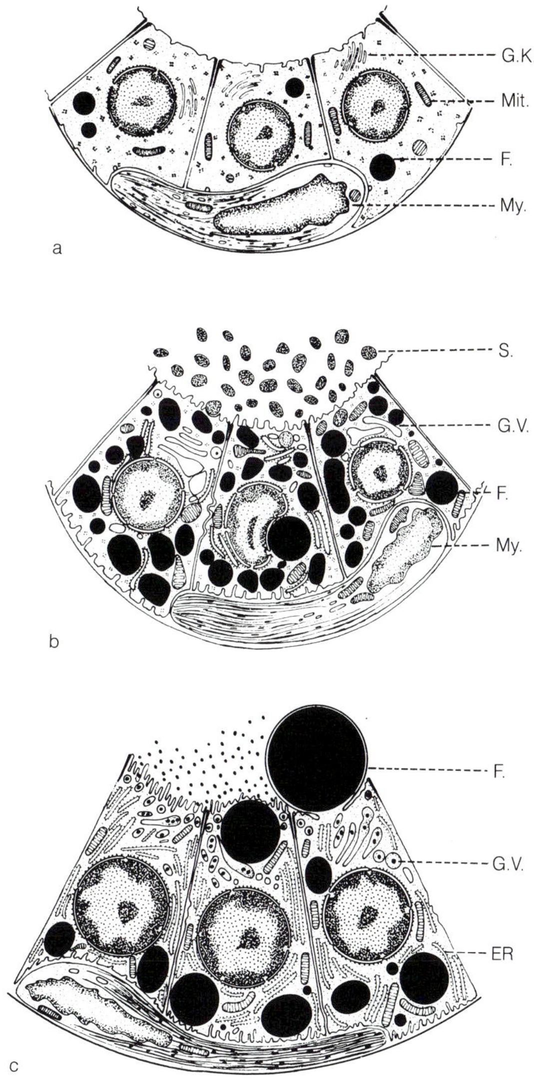

Abb. 13.6-6 Schematische Darstellung der Zytomorphologie der Mamma (a) im ruhenden Zustand, (b) in der Gravidität und (c) während der Laktation. ER = endoplasmatisches Retikulum; F. = Fettvakuole; G.K. = GOLGI-Komplex; G.V. = GOLGI-Vakuole; Mit. = Mitochondrium; My. = Myoepithelzelle; S. = Sekret. (Aus BÄSSLER [1])

sie aufgrund ihrer dichten Struktur gut sichtbar bleiben, während andere Proteine, z. B. α-Laktalbumin, in der Vesikelflüssigkeit in gelöster Form enthalten sind (α-Laktalbumin spielt ebenso wie das Enzym Galaktosyltransferase eine Rolle bei der Synthese von Laktose). Die Vesikel bewegen sich zum luminalen Plasmalemm, fusionieren mit diesem und entleeren ihren Inhalt über Exozytose [10]. Außerdem werden von den Drüsenzellen der Mamma Salze, Kohlenhydrate und Immunglobuline (IgA) in das Sekret abgegeben, das auch zahlreiche Makrophagen und Lymphozyten enthält.

Während der **Laktationsperiode** wird die Entleerung der Milchdrüse jeweils durch den Saugakt des Kindes eingeleitet. Der durch das Saugen hervorgerufene Hautreiz an der Mamille führt über nervöse Afferenzen zum Hypothalamus zu einer reflektorischen Ausschüttung von Oxytocin aus dem Hypophysenhinterlappen und von Prolaktin aus dem Hypophysenvorderlappen. Das Oxytocin bewirkt eine Kontraktion der Myoepithelzellen und hierdurch die Entleerung der Drüsenalveolen, die mit einer Abflachung der Epithelzellen einhergeht. Das Prolaktin induziert die erneute Milchsynthese sowie die Milchfreisetzung in die Alveolen und in die kleineren Milchgänge. Allem Anschein nach wechseln während der Stillperiode die Alveolen in ihrer Tätigkeit ab, so daß jeweils nur diejenigen Alveolen kontraktionsbereit sind und entleert werden, die einen bestimmten Höhepunkt der Sekretbildung erreicht haben.

Bei plötzlicher **Beendigung des Stillens** kommt es zu einer Milchstauung in der Brustdrüse. Die Alveolen werden maximal gedehnt, die Drüsenzellen werden flacher, die Sekretbildung sistiert. Die Milchstauung führt auch zum Zerreißen von Alveolen, so daß größere Kammern entstehen und Sekret in das Interstitium gelangt. Dies bewirkt eine Aktivierung des Bindegewebes. Makrophagen wandern in die Drüsenlumina ein, phagozytieren die gestaute Milch und werden als Kolostrumkörperchen vorwiegend über das Lymphsystem abtransportiert. Anschließend beginnt unter Vermehrung des Bindegewebes eine allgemeine Rückbildung der epithelialen Drüsenendstücke, und die Mamma kehrt allmählich in den Ruhezustand zurück.

2.2.3 Die Involution der Mamma

Zwischen dem 35. und 45. Lebensjahr beginnt eine partielle **Regression des Drüsenepithels,** die mit sinkenden Östrogen- und Progesteronspiegeln weiter fortschreitet. Die Drüsenläppchen werden atrophisch und nehmen in individuell variierender Weise an Zahl und Größe ab. Gleichzeitig beginnt eine allmähliche Vergrößerung des relativen Anteils von Fettgewebe am Gesamtgewebe der Mamma. Dieser Strukturwandel in der Brustdrüse kann, wie umfangreiche Untersuchungen ergeben haben, bis in das hohe Alter fortschreiten (Abb. 13.6-7).

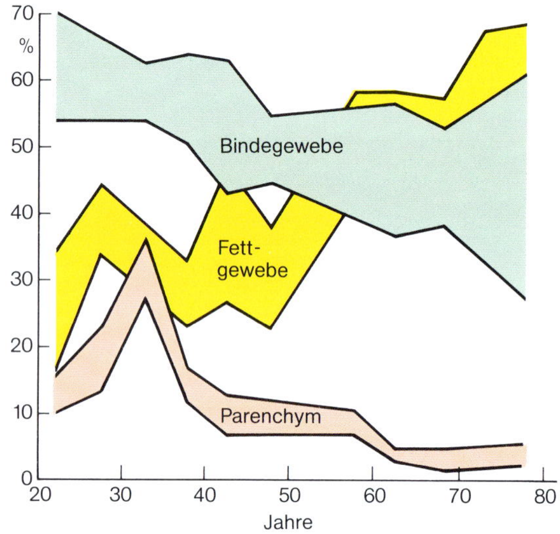

Abb. 13.6-7 Die altersabhängigen Veränderungen des relativen Anteils von Drüsengewebe (rot), kollagenfaserreichem Bindegewebe (grün) und Fettgewebe (gelb) in der weiblichen Brustdrüse. (Nach PRECHTEL [11])

Literatur

[1] BÄSSLER, R.: Pathologie der Brustdrüse. In: DOERR, W., G. SEIFERT, E. UEHLINGER (Hrsg.): Spezielle pathologische Anatomie. Springer, Berlin–Heidelberg–New York 1978.

[2] BARGMANN, W., A. KNOOP: Über die Morphologie der Milchsekretion. Licht- und elektronenmikroskopische Studien an der Milchdrüse der Ratte. Z. Zellforsch. 49 (1959) 344–388.

[3] DABELOW, A.: Die Milchdrüse. In: BARGMANN, W. (Hrsg.): Handbuch der mikroskopischen Anatomie des Menschen, III. Bd., 3. Teil. Springer, Berlin–Göttingen–Heidelberg 1957.

[4] EDWARDS, E. A.: Surgical anatomy of the breast. In: GOLDWYN, R. M. (ed.): Plastic and Reconstructive Surgery of the Breast. Little, Brown and Comp., Boston 1976.

[5] FANGER, H., H. JUNG-REE: Cyclic changes of human mammary gland epithelium in relation to the menstrual cycle – an ultrastructural study. Cancer (Philad.) 34 (1974) 574–585.

[6] FERGUSON, D. J. P., T. J. ANDERSON: An ultrastructural study of lactation in the human breast. Anat. and Embryol. 168 (1983) 349–359.

[7] HOLLMANN, K. H.: Cytology and fine structure of the mammary gland. In: Lactation, Vol. I, pp. 3–95. Academic Press, New York 1974.

[8] MCCARTY, K. S., L. C. GLAUBITZ, M. THIENEMANN, R. RIEFKOHL: The breast: anatomy and physiology. In: GEORGIADE, N. G. (ed.): Aesthetic Breast Surgery. Williams and Wilkins, Baltimore–London 1983.

[9] NAGEL, A.: Das elastisch-muskulöse System der Brustwarze und seine funktionelle Bedeutung. Gegenbaurs Morphol. Jb. 87 (1942) 216–253.

[10] NEVILLE, M. C., C. W. DANIEL: The Mammary Gland. Development, Regulation and Function. Plenum Press, New York 1987.

[11] PRECHTEL, K.: Altersabhängiger Strukturwandel der weiblichen Brustdrüse (Flächenprozentbestimmung). Verh. Dtsch. Ges. Pathologie 54 (1970) 393–397.

[12] VOGEL, P. M., N. G. GEORGIADE, B. F. FETTER et al.: The correlation of histological changes in the human breast with the menstrual cycle. Amer. J. Path. 104 (1981) 23–34.

[13] WEITZEL, D., R. BÄSSLER: Beiträge zur Angioarchitektur der weiblichen Brustdrüse. Dargestellt an Injektionspräparaten und Angiographien. Z. Anat. Entwickl.-Gesch. 133 (1971) 73–88.

14 Endokrine Drüsen (Glandulae endocrinae)[1]

K. Fleischhauer und P. Groscurth

1 *Allgemeines*

Unter den Begriffen „Drüsen mit innerer Sekretion", „innersekretorische Drüsen" oder „endokrine Drüsen" werden solche Drüsen zusammengefaßt, die ihr Sekret nicht an eine äußere oder innere Oberfläche des Körpers, sondern in das Gefäßsystem abgeben. Alle endokrinen Drüsen sind stark vaskularisiert und morphologisch dadurch charakterisiert, daß sie keine Ausführungsgänge besitzen. Die von den endokrinen Drüsen produzierten und an das Blut oder die Lymphe abgegebenen Stoffe heißen **Hormone**.

Die Hormone oder Botenstoffe können definiert werden als „chemische Informationsträger, die von Organen oder Zellgruppen in den Extrazellularraum abgegeben werden und an anderen Zellen in niedriger Konzentration eine physiologische Antwort auslösen" [1]. Dabei kann das Zielorgan von der hormonbildenden Drüse weit entfernt liegen. So beeinflussen beispielsweise die Hormone des Hypophysenvorderlappens so heterogene und weit voneinander entfernt liegende Organe wie die Schilddrüse und die Gonaden.

Neben den „klassischen" Hormonen, die über die Blut- oder Lymphgefäße zu den Zielorganen transportiert werden, gibt es Gewebshormone, die von einer Zelle in den Interzellularraum sezerniert werden, um in unmittelbar benachbarten Zellen („parakrin") oder wieder in der gleichen Zelle („autokrin") einen Effekt zu bewirken. Hierzu gehören z. B. die Prostaglandine oder die Zytokine.

Die verschiedenen Hormone können nach ihrer chemischen Struktur eingeteilt werden in:

1. Steroidhormone (z. B. Testosteron, Aldosteron)
2. Aminosäurederivate (z. B. Adrenalin, Thyroxin)
3. Peptidhormone (z. B. Insulin, Glukagon)
4. Fettsäurederivate (z. B. Prostaglandine)

Es lassen sich zudem zwei **molekulare Wirkungsmechanismen** unterscheiden: Die einen Hormone (z. B. Thyroxin, Steroidhormone) binden an einen **zytoplasmatischen Rezeptor** der Zielzelle; der Rezeptor-Ligand-Komplex bewirkt anschließend im Kern die Expression eines oder mehrerer Gene. Hormone der anderen Klasse lagern sich an **membranständige Rezeptoren** an und induzieren eine Signalübertragung, z.T. mit Hilfe von sekundären Sendboten *(„second messengers")*, wodurch in der Zielzelle Transportmechanismen (z.B. durch Insulin) oder aber Enzyme (z.B. durch Adrenalin) aktiviert werden.

Die Hormone bilden neben dem Nervensystem ein zweites humorales System der Informationsvermittlung. Dabei ist die Wirkung der einzelnen Hormone sehr spezifisch und hängt nicht nur von der Menge des in das Blut abgegebenen Wirkstoffes, sondern ebenso vom Vorhandensein und Zustand der entsprechenden Rezeptoren im Zielorgan ab. Ähnlich wie die nervöse steht auch die humorale Signalübermittlung letztlich im Dienste der Adaptation des Organismus an die dauernd wechselnden Gegebenheiten in den verschiedenen Organen und in der äußeren Umwelt.

Nervöse und humorale Informationsvermittlung sind auf vielfältige Weise miteinander verbunden und können sich gegenseitig beeinflussen. Unsere Kenntnis über die Bildung und chemische Struktur der Hormone sowie über ihre Wirkungsweise im Zusammenspiel der hormonal gesteuerten Vorgänge im menschlichen Körper haben sich in den letzten Jahrzehnten enorm vermehrt und zur Bildung eines eigenen Fachgebietes, der Endokrinologie, geführt. Auch die Lehre von den krankhaften Veränderungen an den Hormondrüsen und den von ihnen abhängigen Organen hat sich innerhalb der einzelnen Fachgebiete der klinischen Medizin weitgehend verselbständigt. Nach neueren Untersuchungen besteht zudem ein enger Zusammenhang zwischen dem neuroendokrinen und dem Immunsystem [2]. So können Lymphozyten verschiedene Peptidhormone, wie z. B. ACTH, produzieren, und sie tragen hormonbindende Rezeptoren an ihrer Oberfläche. Die Literatur ist fast unübersehbar geworden, und die unten aufgeführten Arbeiten sollen den Zugang zu weiteren zusammenfassenden Darstellungen und zu Einzelarbeiten eröffnen.

Literatur

[1] Zapf, J., A. Jakob, C. Meuli: General aspects of endocrinology: In: Labhart, A. (ed.): Clinical Endocrinology, Theory and Practice. Springer, Berlin–Heidelberg–New York–London–Paris–Tokyo 1986.

[2] Carr, D. J., J. E. Blalock: Molecular basis for intersystem communication between the immune and neuroendocrine systems. Int. Rev. Immunol. 4 (1989) 213–228.

[1] Die Epiphyse wird im Zusammenhang mit den zirkumventrikulären Organen (Kap. 16.16.2), der Inselapparat beim Pankreas (Kap. 12, Bd. 1) besprochen.

2 Hypophyse

Die Hypophyse, **Hypophysis** oder **Glandula pituitaria,** ist eine lebenswichtige endokrine Drüse. Sie produziert zahlreiche Hormone, von denen mehrere auf andere innersekretorische Drüsen einwirken, so daß das Organ als eine übergeordnete Zentrale für die Steuerung des endokrinen Geschehens angesehen werden kann. Wir wissen heute, daß die Hypophyse ihrerseits wieder durch Stoffe gesteuert wird, die im Zwischenhirn gebildet und auf dem Blutweg über ein spezielles Pfortadersystem an die Drüse herangebracht werden.

2.1 Makroskopie

Die Hypophyse ist klein und wiegt nur etwa 600–900 mg [7]. Der größte Anteil des Organs liegt in der Tiefe des Schädels versteckt, unter dem Chiasma opticum in einer vom Keilbein gebildeten knöchernen Grube, dem **Türkensattel,** *Sella turcica.* Die Sella turcica ist gegen die Hirnbasis durch ein Durablatt, das *Diaphragma sellae,* abgeschlossen. Das Diaphragma besitzt ein mittelständiges Loch für den Durchtritt des **Hypophysenstiels,** der den Drüsenkörper mit dem Hypothalamus verbindet. Der Drüsenkörper hat die Form einer querstehenden Walze und mißt ca. 1,3 (transversal) × 1 (sagittal) × 0,5 cm (vertikal).

Im Gegensatz zum klassischen Röntgenbild, bei dem die Gestalt der Hypophyse nur indirekt durch die Darstellung von Form und Größe der Sella turcica bestimmt werden kann, läßt sich das Organ mit neueren bildgebenden Verfahren (Computertomogramm, Kernspinresonanz-Untersuchung) direkt darstellen [4,12]. Aufgrund dieser Untersuchungen muß heute davon ausgegangen werden, daß der Drüsenkörper der Hypophyse bei Frauen stets größer ist als bei Männern und daß Gewicht und Volumen des Organs während der Schwangerschaft deutlich zunehmen.

Die Hypophyse (Abb. 14.2-1 u. 2) besteht aus zwei Anteilen, Adenohypophyse und Neurohypophyse, die entwicklungsgeschichtlich aus verschiedenen Anlagen hervorgehen: Die **Adenohypophyse** zerfällt in eine *Pars distalis,* die im deutschen Sprachgebrauch vielfach Vorderlappen genannt wird, eine *Pars infundibularis (Pars tuberalis,* Trichterlappen) und eine *Pars intermedia* (Zwischen- oder Mittellappen). Die **Neurohypophyse** umfaßt die *Pars nervosa* (Hinterlappen) und das *Infundibulum.*

In manchen Nomenklaturen erscheint der Begriff Eminentia mediana. Diese entspricht einer Partie des Infundibulums, die einen funktionell wichtigen Gefäßbereich enthält und sich als Ganzes gegen das Lumen infundibularis vorwölbt (s. Kap. 16.8).

Topographisch unterscheidet man einen *suprasellären,* oberhalb des Diaphragma gelegenen und einen *infrasellären* Hypophysenanteil [13]. Der supraselläre Teil umfaßt den Hypophysenstiel, welcher sich aus dem Infundibulum der Neurohypophyse sowie der Pars infundibularis der Adenohypophyse zusammensetzt. Der Hypophysenstiel durchsetzt das Cavum subarachnoidale und hat enge Beziehungen zu dem ventral gelegenen Chiasma opticum. Der infraselläre Teil bildet den eigentlichen Drüsenkörper und besteht aus den zur Adenohypophyse gehörenden Vorder- und Mittellappen sowie dem neurohypophysären Hinterlappen. Er grenzt seitlich an die Sinus cavernosi und ist kaudal nur durch eine schmale Knochenlamelle von dem Sinus sphenoidalis getrennt.

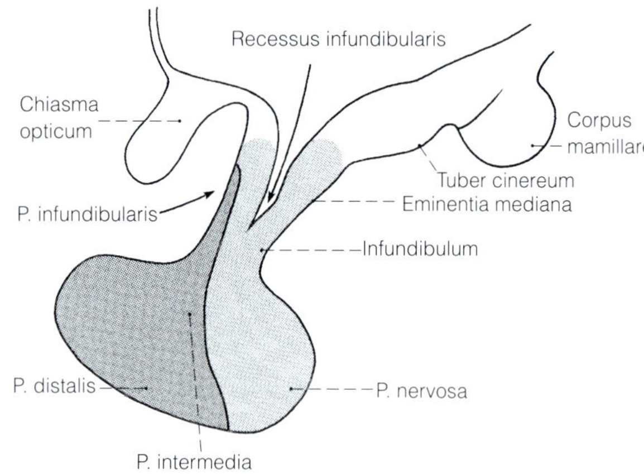

Abb. 14.2-1 Schematische Darstellung der verschiedenen Anteile von Adeno- und Neurohypophyse.

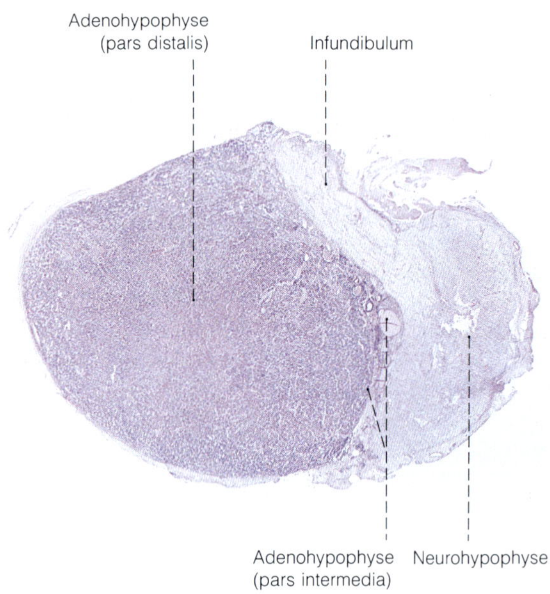

Abb. 14.2-2 Medianschnitt durch die Hypophyse eines erwachsenen Menschen. HE. Vergr. 10fach. (Original: Prof. Mizoguti, Kobe)

2.2 Entwicklung

Die Entwicklung der **Adenohypophyse** beginnt in einem frühen Embryonalstadium, indem unmittelbar vor der Buccopharyngealmembran im Dach der Mundbucht (Stomatodeum) eine nach oben gerichtete Ausstülpung

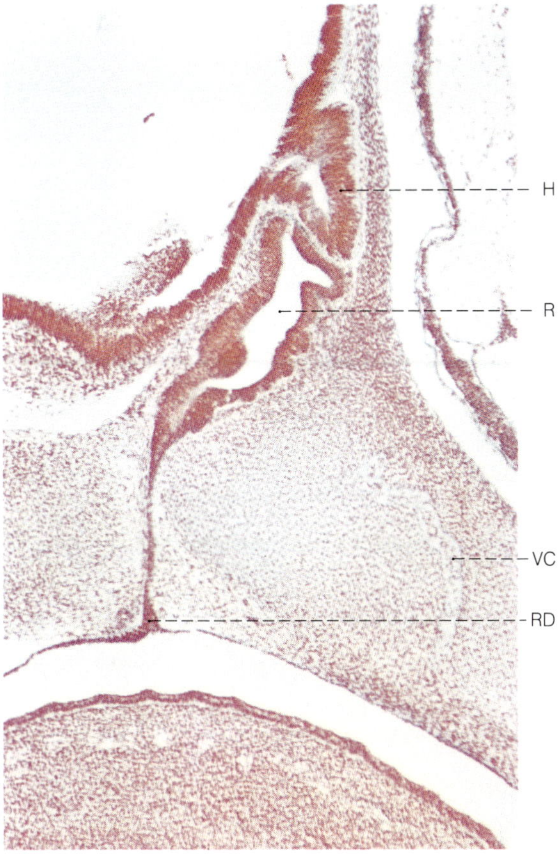

Abb. 14.2-3 Hypophysenanlage eines menschlichen Embryos von 16 mm SSL. In einem medianen Sagittalschnitt durch die Schädelbasis erkennt man die RATHKEsche Tasche (R), die noch durch einen dünnen Stiel mit dem Rachendach (RD) verbunden ist. Darüber liegt die Ausstülpung des III. Ventrikels, aus der der Hypophysenhinterlappen hervorgeht (H). Links ist rostral. Rechts ist im Mesenchym des späteren Clivus das vordere Ende der Chorda dorsalis (VC) erkennbar. Vergr. ca. 60fach. (Original: Prof. HINRICHSEN, Bochum)

des Epithels auftritt. Diese als Hypophysentasche oder RATHKE*sche Tasche* bezeichnete Ausstülpung wird schnell größer. Sie erreicht den Boden des Zwischenhirns und legt sich ihm an. Mit zunehmendem Wachstum des Embryos entfernt sich die RATHKEsche Tasche immer weiter vom Dach der Mundbucht. Während das dem Zwischenhirn anliegende Epithel proliferiert, wird der Stiel dünner (Abb. 14.2-3). Er wird vom Mesenchym umwachsen und schließlich zurückgebildet. Sowohl im Rachendach als auch in einem *Canalis craniopharyngeus,* der gelegentlich im Os sphenoidale bestehen bleibt, bleiben jedoch Reste von Epithelgewebe erhalten. Neuere Untersuchungen haben gezeigt, daß diese Epithelinseln bei allen Individuen vorkommen und sich als Rachendachhypophyse sowohl morphologisch als auch funktionell weiter differenzieren; sie können zum Ausgangspunkt von gefährlichen Geschwülsten werden [8].

Im Verlauf der weiteren Entwicklung vergrößert sich die dem Zwischenhirn anliegende RATHKEsche Tasche zu einem sackartigen Gebilde mit großem Lumen. Die nach rostral und oben weisenden Teile der Wand dieses Epithelbläschens proliferieren kräftig und liefern das Material für die Pars distalis und die Pars tuberalis der Adenohypophyse. Der der Neurohypophyse anliegende hintere Teil der Wand wächst dagegen bedeutend weniger. Aus ihm geht die Pars intermedia (Zwischenlappen) hervor. Die zunächst große *Hypophysenhöhle* wird während der geschilderten Entwicklung immer kleiner und in vielen Fällen durch vorwachsende Drüsenschläuche der Pars intermedia gänzlich obliteriert. Gelegentlich ist jedoch auch bei erwachsenen Menschen noch eine große Hypophysenhöhle vorhanden, die dann meist mit Kolloid gefüllt ist (vgl. Abb. 14.2-5).

Die Entwicklung der **Neurohypophyse** beginnt nach der Anlagerung der RATHKEschen Tasche an den Boden des III. Ventrikels mit einer Verdickung des Epithels. Kurze Zeit später tritt eine Ausbuchtung des Ventrikelbodens auf, die als *Processus infundibularis* bezeichnet wird. Dieser schnell wachsende Fortsatz des III. Ventrikels gliedert sich später in das *Infundibulum* und in den eigentlichen Hinterlappen, die *Pars nervosa.* In der ursprünglich aus Ependymzellen gebildeten Wand des Processus infundibularis treten Nervenfasern und Gliazellen auf. Die Neurohypophyse läßt sich deshalb schon während der Embryonalzeit durch ihre faserige Struktur von der aus Epithelzellen aufgebauten Adenohypophyse unterscheiden. Im Verlauf des weiteren Wachstums verschwindet beim Menschen das Ventrikellumen im Bereich der Pars nervosa. Im proximalen Abschnitt des Infundibulums bleibt es zeitlebens als *Recessus infundibularis ventriculi tertii* erhalten.

2.3 Mikroskopische Anatomie der Adenohypophyse

In der Adenohypophyse kommen drei Hauptgruppen von Drüsenzellen vor, die nach ihrem färberischen Verhalten bei der Kresazanfärbung als *azidophile, basophile* und *chromophobe Zellen* bezeichnet werden (Abb. 14.2-4) [10]. Von der Annahme ausgehend, daß jedes im Hypophysenvorderlappen gebildete Hormon einem bestimmten, morphologisch unterscheidbaren Zelltyp zuzuordnen sei, ist viel Arbeit darauf verwendet worden, die drei großen Gruppen von Vorderlappenzellen mit Hilfe von Spezialfärbungen zu untergliedern und zu versuchen, mittels indirekter Methoden eine Zuordnung zwischen bestimmten Zelltypen und der Bildung einzelner Hormone herzustellen. Es entstand ein überaus verwirrendes Bild.

So wußte man z. B. aus Klinik und Pathologie, daß eine bestimmte Hypophysengeschwulst, das azidophile Adenom, mit vermehrter Ausschüttung von Wachstumshormon einhergeht, und konnte daraus schließen, daß die in solchen Adenomen vermehrte Form der azidophilen Zellen Wachstumshormon bildet. Da jedoch die verschiedenen Autoren, die das Problem mit unterschiedlichen Färbungen und an verschiedenen Spezies zu lösen versuchten, zu voneinander abweichenden Einteilungen kamen, entstand eine Vielfalt von Nomenklaturen und Auffassungen, die sich nur mit Mühe zur Deckung bringen ließen.

Erst in den letzten 20 Jahren vermittelten neue immunhistochemische Methoden und deren Kombination mit elektronenmikroskopischen Verfahren einige klärende Erkenntnisse [1], doch sind die Verhältnisse in der menschlichen Adenohypophyse auch heute noch in vieler Hinsicht weniger genau bekannt als die etwa bei der Ratte. In der folgenden Darstellung wird darauf geachtet, daß Befunde, die von Untersuchungen an der Ratte stammen und auf die menschliche Hypophyse übertragen werden, als solche zu erkennen sind.

In der menschlichen Adenohypophyse werden verschiedene **Hormone** gebildet, die entweder Polypeptidcharakter haben oder Glykoproteine sind. Die sog. **glandotropen Hormone** wirken auf nachgeschaltete Hormondrüsen ein. Zu dieser Gruppe gehören das *Prolaktin* (LTH), das *Follitropin* (FSH), das *Lutropin* (LH), das *Thyrotropin* (TSH) und das *Corticotropin* (ACTH). Die andere Gruppe umfaßt sog. **Effektorhormone,** welche direkt, ohne Zwischenschalten einer weiteren Hormondrüse auf die Zielzellen einwirken. Hierzu rechnet man das *Somatotropin* (STH), das *Melanotropin* (MSH), das *Lipotropin* (LPH) sowie das Prohormon *Pro-Opio-Melano-Cortin* (POMC). Unsere derzeitigen Kenntnisse über die in der Adenohypophyse des Menschen gebildeten Hormone und ihre Zuordnung zu den verschiedenen Zelltypen sind in der Tabelle 14.2-1 zusammengestellt.

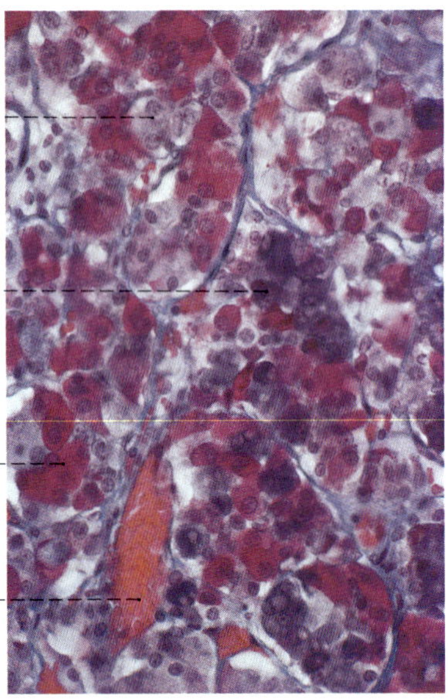

Abb. 14.2-4 Histologischer Schnitt aus dem Vorderlappen einer menschlichen Hypophyse. Azidophile Zellen rot, neutrophile Zellen hell, basophile Zellen stärker bläulich. Modifikation einer Azanfärbung. Vergr. 210fach.

Aufgrund der mit modernen Methoden erhobenen Befunde lassen sich die meisten Hormone der Adenohypophyse jeweils einem eigenen Zelltyp zuordnen, doch hat es den Anschein, als ob die Gonadotropine FSH und LH beim Menschen ebenso wie bei der Ratte in Form von zwei verschiedenen Granulapopulationen in ein und derselben Zelle vorkommen [5]. Zahlreiche biochemische und immunhistochemische Untersuchungen haben zudem gezeigt, daß in den meisten basophilen Zellen ein Prohormon – das Pro-Opio-Melano-Cortin (POMC) – vorkommt, von dem sich verschiedene Proteohormone wie ACTH und β-LPH herleiten. β-LPH kann weiter zu β-MSH und β-Endorphin und ACTH in α-MSH aufgespalten werden. Somit spricht vieles dafür, daß ACTH und β-Lipotropin in der gleichen Zelle gebildet werden. Andererseits läßt sich aber die Tatsache, daß basophile Zellen, die aus der Adenohypophyse in den Hinterlappen einwandern (s. Kap. 14.2.4), vorwiegend β-Lipotropin (bzw. dessen Spaltprodukt β-Endorphin) enthalten [3, 6], nur so deuten, daß in den basophilen Zellen verschiedener Abschnitte der Hypophyse doch eine gewisse Arbeitsteilung erfolgt, so daß in den einen vorwiegend ACTH, in den anderen vorwiegend β-Lipotropin nachweisbar wird.

Beim Studium der Tabelle 14.2-1 fällt auf, daß – entgegen früherer Auffassung – die **chromophoben Zellen** nicht unmittelbar an der Hormonbildung beteiligt sind. Man nimmt an, daß es sich hier einerseits um Vorstufen von hormonbildenden Zellen handelt. Diese Auffassung liegt um so näher, als bekannt ist, daß in der Adenohypophyse ein geringer, aber stetiger Nachschub von Zellen erfolgt, die als Ersatz für verbrauchte und zugrundegegangene Zellen dienen. Andererseits werden zu den chromophoben Zellen auch diejenigen aktiven Drüsenzellen gerechnet, welche zum Zeitpunkt der Organentnahme ihre Hormone freigesetzt haben und deren Zytoplasma sich daher nicht oder nur schwach anfärbt. Nach neueren Untersuchungen gibt es noch einen weiteren Zelltyp – die **follikulären Sternzellen** –, der durch zahlreiche Fortsätze gekennzeichnet ist und dessen Zytoplasma sich im lichtmikroskopischen Routinepräparat nur geringgradig anfärbt [9].

Nachdem schon die lichtmikroskopischen Untersuchungen nahegelegt hatten, daß die Hypophysenhormone in Form von unterschiedlich anfärbbaren Granula gebildet werden, haben elektronenmikroskopische Untersuchungen diese Auffassung bestätigt und weitere Aufschlüsse gegeben (s. Tabelle 14.2-1). Es hat sich gezeigt, daß die Granula unter Mitwirkung des rauhen endoplasmatischen Retikulums im GOLGI-Apparat entstehen und durch **Exozytose** ausgeschleust werden. Nicht verwendetes Hormon soll durch die Tätigkeit von Lysosomen innerhalb der Zelle wieder abgebaut werden können. Sowohl licht- als auch elektronenmikroskopische Untersuchungen sprechen außerdem dafür, daß im Zusammenhang mit dem Sekretionsprozeß regelmäßig Zellen zugrunde gehen und durch neue ersetzt werden.

Die **Pars distalis** besteht aus Strängen oder Ballen von Epithelzellen, die von retikulären Fasern umgeben sind und zwischen denen weite Blutsinus verlaufen. Die azidophilen, basophilen und chromophoben Zellen kommen in unterschiedlicher Anzahl vor und sind nicht gleichmäßig über die Drüse verteilt. Etwa 50% der Zellen gehören zu den chromophoben, 10% erscheinen basophil, 40% azidophil. Letztere kommen in den seitlichen Abschnitten der Pars distalis gehäuft vor.

Die **Pars infundibularis** *(Pars tuberalis)* bildet in Fortsetzung der Pars distalis einen dünnen Überzug von Drüsengewebe auf dem Hypophysenstiel. Sie reicht an der ventralen Zirkumferenz des Stieles meist weiter nach oben und ist hier dicker als an der Dorsalseite, wo sie auch fehlen kann. Die Epithelzellen sind in Form von kurzen Strängen und rundlichen Ballen angeordnet und bilden gelegentlich kleine Follikel. Man findet zudem immer wieder **solide Nester** aus geschichtetem Plat-

Tabelle 14.2-1 Hormonbildung in der Adenohypophyse des Menschen.

Bezeichnung des Hormons und Synonyme	Zellbezeichnung	Färberisches Verhalten der Zelle	Durchmesser der Granula	Wirkung des Hormons
Wachstumshormon Somatotropes Hormon **Somatotropin** **STH**	somatotrop	azidophil	300 nm	Stimuliert das Körperwachstum
Mammotropes oder luteotropes Hormon **Prolaktin** **LTH** oder PRL	mammotrop	azidophil	600–900 nm	Stimuliert Proliferation und Sekretbildung in der Brustdrüse
Gonadotrope Hormone **Gonadotropine:** (a) Follikelstimulierendes Hormon **Follitropin** **FSH** (b) Luteinisierendes Hormon **Lutropin** **LH**	gonadotrop	basophil	350–400 nm und 170–200 nm	Einwirkung auf die Gonaden Stimuliert Follikelreifung und Spermatogenese Stimuliert die Hormonbildung in den Zwischenzellen von Ovar und Hoden
Thyrotropes Hormon **Thyrotropin** **TSH**	thyrotrop	basophil	60–160 nm	Stimuliert die Aktivität der Schilddrüse
Pro-Opio-Melano-Cortin-Derivate				
(a) Adrenocorticotropes Hormon **Corticotropin** **ACTH**	adrenotrop	basophil	200–500 nm	Stimuliert die Hormonbildung in der Nebennierenrinde
(b) β-/γ-**Lipotropin** **LPH**	lipotrop	basophil	200–500 nm	Beim Menschen ungenügend geklärt
(c) α-/β-**Melanotropin** **MSH**	melanotrop	basophil	200–500 nm	Hohe Dosen führen beim Menschen zur Hyperpigmentierung der Haut; physiologische Wirkung ungeklärt
(d) β-**Endorphin**		basophil	200–400 nm	Potentes Opioid

tenepithel. Die Zellen der Pars tuberalis bilden vorwiegend *Gonadotropine.* Die Funktion der meisten Tuberaliszellen ist jedoch noch nicht bekannt.

Die **Pars intermedia** ist beim Menschen nur rudimentär ausgebildet; sie beschränkt sich auf eine schmale Zone der Adenohypophyse, die direkt an die *Pars nervosa* der Neurohypophyse grenzt. In dieser Region überwiegen deutlich die basophilen Zellen. Sie überschreiten an einigen Stellen die durch ein schmales Bindegewebsseptum markierte Grenze zur Neurohypophyse und dringen bis in die Pars nervosa ein – ein Phänomen, welches als **Basophileninvasion** bezeichnet wird. Wie immunhistologische Befunde zeigen, enthalten die eingewanderten Zellen β-Lipotropin bzw. β-Endorphin [3]. Bisher ist nicht sicher bekannt, ob die Freisetzung dieser Stoffe eine bestimmte lokale Wirkung auf die Nervenendigungen in der Neurohypophyse ausübt. Ferner kommen im rudimentären Mittellappen stets einige mit Kolloid gefüllte Zysten vor, die eine gewisse Ähnlichkeit mit Schilddrüsenfollikeln erkennen lassen *(Pseudofollikel).* Sie sind von einem teils einschichtigen, teils mehrreihigen Epithel unterschiedlicher Differenzierung ausgekleidet (Abb. 14.2-5). Gelegentlich findet man zudem drüsenähnliche Schläuche, die an Ausführungsgänge der Speicheldrüsen erinnern und die sich bis in die Pars nervosa fortsetzen. Sowohl bei den Pseudofollikeln als auch bei den Drüsenschläuchen handelt es sich vermutlich um Reste der dorsalen Wand der RATHKEschen Tasche, deren Funktion noch nicht bekannt ist.

2.4 *Mikroskopische Anatomie der Neurohypophyse*

Die Neurohypophyse umfaßt den eigentlichen Hinterlappen, *Pars nervosa,* und das *Infundibulum* samt *Eminentia mediana.*

Das Gewebe der Neurohypophyse besteht aus marklosen **Nervenfasern,** deren Perikaryen im Hypothalamus liegen, aus speziell ausgestalteten Gliazellen, den **Pitui-**

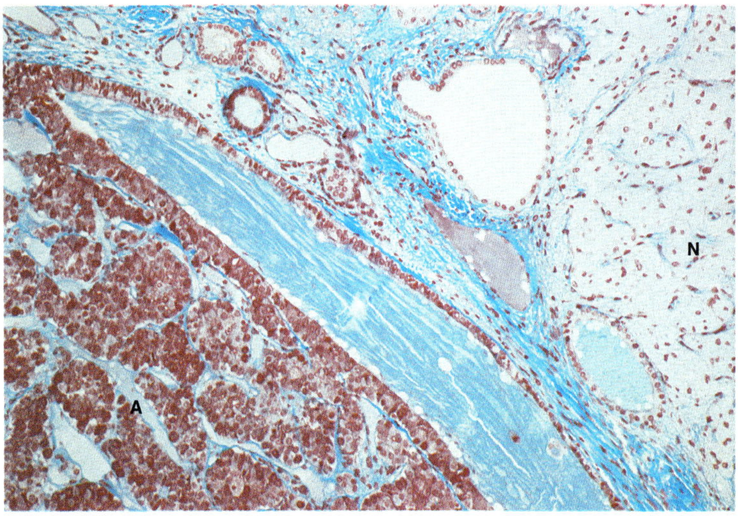

Abb. 14.2-5 Kolloidgefüllter Rest der Hypophysenhöhle und Follikelbildungen in der Pars intermedia einer menschlichen Hypophyse. A = Adenohypophyse; N = Neurohypophyse. Azan; Vergr. 110fach.

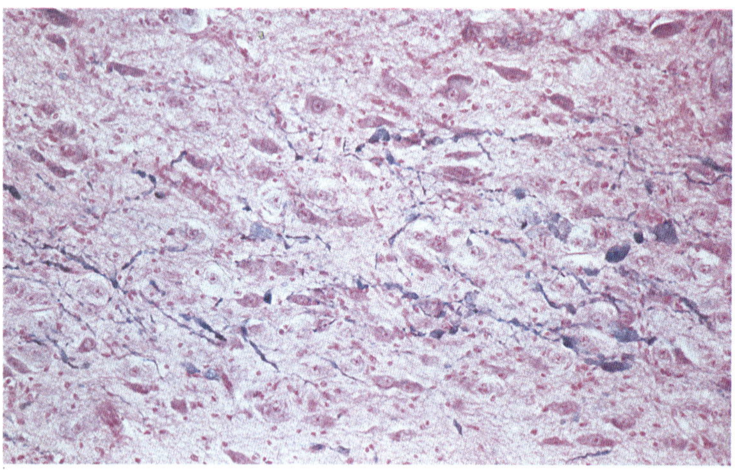

Abb. 14.2-6 Schnitt durch den menschlichen Hypothalamus. Randbereich des N. supraopticus mit Darstellung des Neurosekrets (blau). GOMORI-Färbung. Vergr. 150fach.

zyten, und aus einem komplizierten System von **Blutgefäßen.** Die Nervenfasern, die in das Infundibulum eintreten, stammen aus verschiedenen Kerngebieten des Hypothalamus und endigen innerhalb der Neurohypophyse an unterschiedlichen Stellen. Dabei verlaufen die Nervenfortsätze aus den kleinzelligen Hypothalamuskernen in einer äußeren Schicht des Infundibulums, **Zona externa infundibuli,** und endigen hier an den Schlingen des Portalgefäßsystems (Abb. 14.2-7 und Kap. 14.2.5).

Die Axone aus den großzelligen *N. supraopticus* und *N. paraventricularis* hingegen verlaufen in der Innenzone des Hypophysenstiels, **Zona interna infundibuli,** und ziehen bis in die Pars nervosa, die in der Hauptsache aus den Aufzweigungen dieser Fasern besteht. Die Endigungen der Fasern des *Tractus hypothalamohypophysialis* liegen bevorzugt in der Nähe großer Blutgefäße.

Die Untersuchungen der letzten 30 Jahre haben ergeben, daß die meisten Nervenzellen, deren Neuriten im Infundibulum oder in der Pars nervosa enden, *neurosekretorisch* tätig sind, d. h. Hormone bilden, die in der Nervenfaser an den Ort ihrer Abgabe ins Blut herantransportiert werden. Dabei lassen sich morphologisch und biochemisch **zwei große Systeme neurosekretorischer Fasern** unterscheiden (Abb. 14.2-7):

1. Die in der **Zona interna infundibuli** zum Hinterlappen ziehenden Nervenfasern aus den großzelligen Kerngebieten des *N. supraopticus* und *N. paraventricularis* enthalten *Oxytocin* oder *Vasopressin.* Diese Hormone werden an ein Trägerprotein, *Neurophysin,* gebunden und in kleinen Vesikeln in den Axonen transportiert. Das so entstandene Neurosekret läßt sich färberisch darstellen (Abb. 14.2-6). Es wird im Hinterlappen in Form kleinerer oder größerer Sekretvesikeln vor allem in Gefäßnähe gespeichert und auf einen entsprechenden Reiz hin an das Blut abgegeben. Die größeren Neurosekretansammlungen waren schon, ehe man ihre wahre Natur erkannte, im Lichtmikroskop aufgefallen und als sog. HERRING-Körper beschrieben worden. Es besteht kein Zweifel mehr daran, daß der Hypophysenhinterlappen keine hor-

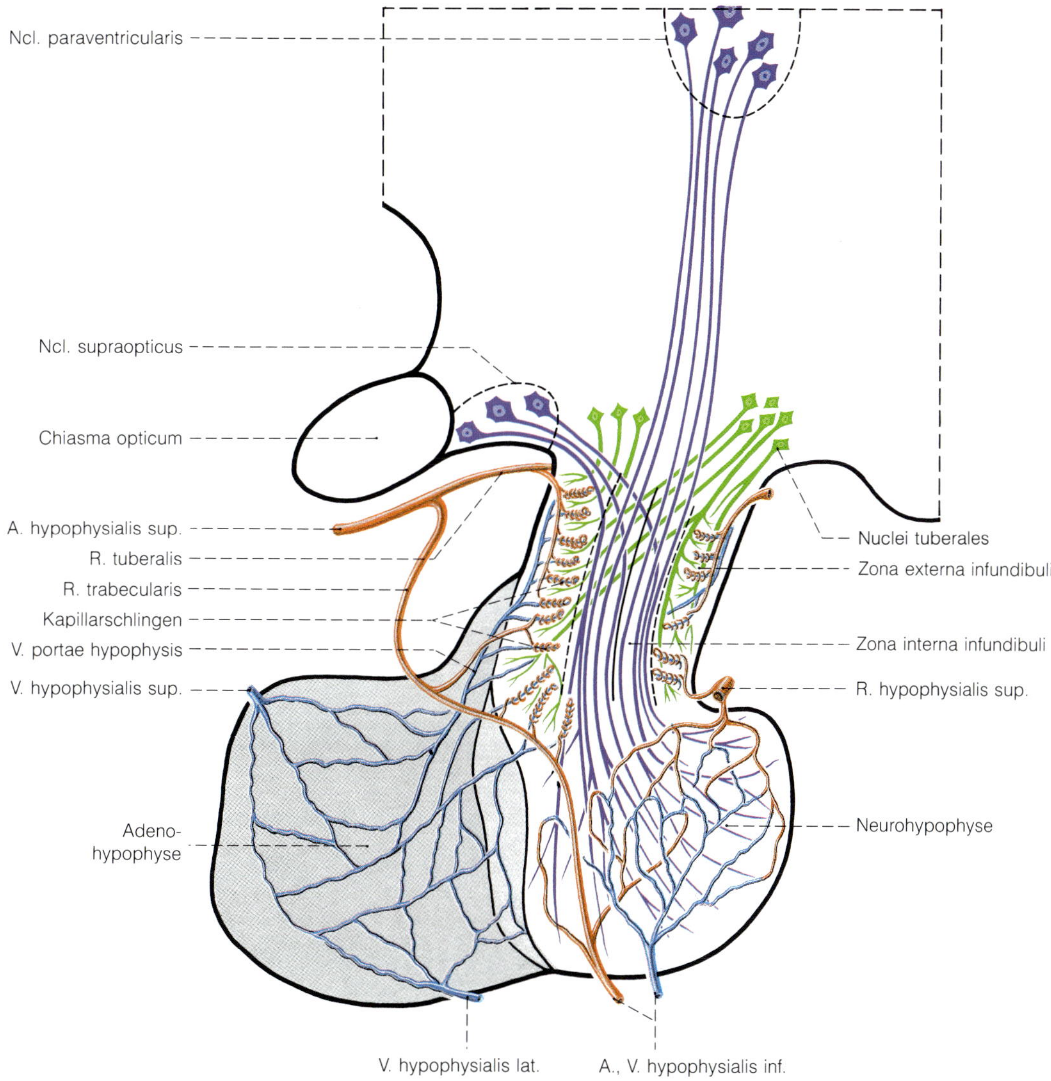

Abb. 14.2-7 Stark schematisierte Darstellung der neurosekretorischen Bahnen und des Portalgefäßsystems der menschlichen Hypophyse an einem fast median geführten Sagittalschnitt. Die vorwiegend in der Zona interna infundibuli verlaufenden Bahnen aus den magnozellulären Kerngebieten sind violett, die in der Zona externa infundibuli endenden Bahnen aus den parvozellulären Kerngebieten sind grün dargestellt. Die Adenohypophyse ist grau getönt.

monbildende Drüse ist, sondern als Stapelorgan und Abgabeort für Hormone dient, die im Hypothalamus gebildet werden [2].

Elektronenmikroskopisch lassen sich in den Axonen und in den Axonendigungen Neurosekretgranula mit einem Durchmesser von 100–300 nm nachweisen. Andere Fasern enthalten kleinere Vesikel (50–80 nm), welche ähnlich aussehen wie die Adrenalin enthaltenden Granula von chromaffinen Zellen des Nebennierenmarkes. Zusätzlich findet man auch kleine synaptische Vesikel (ca. 30 nm) an den Enden der Nervenfasern. Biochemische Untersuchungen weisen darauf hin, daß Oxytocin und Vasopressin in Kombination mit Neurophysin I bzw. II in verschiedenen Vesikeln gespeichert und transportiert werden. Immunhistochemisch wurden in den oxytocinbildenden Nervenzellen zudem Neuropeptide (Enkephaline, Dynorphin) nachgewiesen.

2. Die in der **Zona externa infundibuli** verlaufenden und an den Schlingen des Portalsystems endigenden Nervenfasern aus den *kleinzelligen Kerngebieten des Hypothalamus* enthalten die sog. *Releasing-* bzw. *Inhibiting-Hormone.* Diese Stoffe lassen sich im Gegensatz zum Neurosekret der großzelligen Kerngebiete auch mit Spezialfärbungen nicht darstellen, so daß erst die Entwicklung immunhistochemischer Methoden in den letzten Jahren einige Klarheit in die komplizierte Frage nach dem Ursprung und dem genaueren Verlauf der verschiedenen Fasergruppen gebracht hat. Nach heutiger Kenntnis werden in den kleinzelligen Kerngebieten des Hypothalamus (vgl. Kap. 16.16.1) eine ganze Reihe von verschiedenen Releasing- oder Inhibiting-Hormonen gebildet und

Tabelle 14.2-2 Die von Nervenzellen im Hypothalamus gebildeten und in der Neurohypophyse freigesetzten Hormone.

Bezeichnung des Hormons und Synonyme	Chemische Struktur	Abgabeort	Wirkung des Hormons
Oxytocin **OXT**, OT	Nonapeptid, gebunden an Neurophysin	Hinterlappen	Bewirkt Kontraktion sensibilisierter glatter Muskelfasern, z. B. in Uterus und Mamma
Vasopressin **VP** Adiuretin, ADH	Nonapeptid, gebunden an Neurophysin II	Hinterlappen	Fördert Wasserretention; bei Ausfall tritt Diabetes insipidus auf
Thyrotropin-releasing hormone (oder factor) TRH **Thyroliberin** **TRF**	Tripeptid	Zona externa infundibuli bzw. Eminentia mediana	Fördert die Sekretion von TSH in der Adenohypophyse
Luteinizing hormone-releasing hormone (oder factor) LH-RH; LRF; **GnRH, Luliberin**	Dekapeptid	An den Schlingen der Portalgefäße in der Zona externa infundibuli	Fördert die Sekretion von LH und FSH in der Adenohypophyse; induziert die Ovulation
Somatostatin **SS**	Tetradekapeptid	An den Schlingen der Portalgefäße in der Zona externa infundibuli	Hemmt die Sekretion von GH in der Neurohypophyse, hemmt die TRF-induzierte Sekretion von TSH; kommt auch in disseminierten endokrinen Zellen im Verdauungstrakt vor
Corticotropin-releasing factor **CRF, CRH** **Corticoliberin**	Polypeptid mit 41 Aminosäuren	An den Schlingen der Portalgefäße in der Zona externa infundibuli	Fördert die Sekretion von ACTH in der Adenohypophyse
Prolactin release-inhibiting factor **PIF** **Prolactostatin**	Dopamin		Hemmt die Sekretion von Prolaktin
Growth hormone-releasing factor **GRF** **Somatoliberin** Somatocrinin	Polypeptid mit 44 Aminosäuren	Portalgefäße der Eminentia mediana	Stimuliert die Freisetzung von GH
Substanzen, die auf die MSH-Sekretion einwirken	Sowohl inhibitorische als auch stimulierende Stoffe postuliert, aber bisher nicht eindeutig nachgewiesen		Experimente legen die Existenz von Stoffen nahe, die in der Neurohypophyse freigesetzt werden und die Hormonproduktion im Zwischenlappen beeinflussen. Große Speziesdifferenzen erschweren die Deutung der vorliegenden Befunde und ihrer Relevanz für den Menschen

über das **Portalgefäßsystem** an die Zellen der Adenohypophyse herangebracht, die auf diese Weise einer **hypothalamischen Steuerung** unterliegen.

Es besteht Grund zu der Annahme, daß jedes der in Tabelle 14.2-2 aufgeführten Releasing- oder Inhibiting-Hormone in eigenen Nervenzellen gebildet und in Fasern transportiert wird, die im Infundibulum (Eminentia mediana) an jeweils ganz bestimmter Stelle endigen. Möglicherweise gibt es über die in Tabelle 14.2-2 aufgeführten Releasing-Hormone hinaus noch weitere im Hypothalamus gebildete Stoffe, die regulierend auf die Tätigkeit der Zellen in der Adenohypophyse einwirken.

Soweit bekannt ist, werden alle Hormone der Neurohypophyse in granulärer Form transportiert und durch Exozytose in den Interzellularraum in der Umgebung eines Blutgefäßes abgegeben. Dabei ist noch nicht endgültig geklärt, in welcher Weise die gliösen Elemente (Ependymzellen und Pituizyten) an der Sekretabgabe beteiligt sind. Morphologische und experimentelle Befunde legen jedoch in der Neurohypophyse eine sehr enge und funktionsabhängige Beziehung zwischen Gliazellen und Nervenfasern nahe. So wurde bei mehreren Spezies nachgewiesen, daß neurosekrethaltige Nervenfasern und Gliafortsätze durch synapsenähnliche Kontakte miteinander verbunden sind. Weiterhin wurde gezeigt, daß im Bereich der neurohämalen Kontaktstellen sowohl in der Pars nervosa als auch in der Zona externa infundibuli die relativen Volumenanteile von Nervenfasern und Gliafortsätzen in Abhängigkeit von der neurosekretorischen Aktivität erheblich schwanken [14].

2.5 *Blutgefäßversorgung der Hypophyse*

Die menschliche Hypophyse wird in der Regel von vier Arterien, und zwar je einer rechten und linken *A. hypophysialis superior* und *inferior*, mit Blut versorgt. Die A. hypophysialis sup. entspringt aus der A. carotis interna nach deren Durchtritt durch die Dura mater und zieht unter Abgabe feiner Ästchen für Hypothalamus und Chiasma opticum nach medial zum Hypophysenstiel.

Ehe sie sich hier in vordere und hintere Äste aufteilt, aus denen *Rami descendentes* für das Infundibulum hervorgehen, gibt die A. hypophysialis sup. jeder Seite einen dicken Ast, *A. trabecularis*, ab, der über der äußeren Oberfläche des Hypophysenkörpers mit der A. hypophysialis inf. anastomosiert. Die A. hypophysialis inf. entspringt aus der kavernösen Verlaufsstrecke der A. carotis int. und tritt, von unten und hinten kommend, an den Hypophysenhinterlappen heran.

Die **Adenohypophyse** erhält ihr Blut nicht unmittelbar aus diesen Arterien, sondern auf dem Umweg über ein **Portalgefäßsystem** [7, 15, 16]. Wie in Abb. 14.2-7 dargestellt, treten die dem Hypophysenstiel anliegenden Rr. descendentes der A. hypophysialis sup. zunächst in das Infundibulum ein und bilden in der *Zona externa* ein **erstes Kapillarnetz.** Es besteht aus schlingenförmigen Gefäßen, in deren Umgebung Nervenfasern aus den kleinzelligen Kerngebieten des Hypothalamus enden. Im distalen Abschnitt des Infundibulums sind entsprechende Kapillarschlingen ausgebildet, die aus der Anastomose zwischen der A. trabecularis und der A. hypophysialis inf. hervorgehen.

Aus den Kapillarschlingen im Infundibulum fließt das Blut in längeren oder kürzeren **Portalgefäßen** zur Adenohypophyse [15, 16]. Hier verzweigen sich die Gefäße erneut und ergießen sich in die miteinander anastomosierenden **Blutsinus,** die die Drüsenzellen umgeben. Nach dem Durchlaufen dieses **zweiten Kapillarsystems** sammelt sich das Blut in kleinen *Venen,* die in größere Venen münden. Diese liegen an der Oberfläche der Hypophyse und werden in den Sinus cavernosus drainiert.

Die Ausbildung des Portalgefäßsystems der Hypophyse bildet die morphologische Grundlage für die funktionelle Verknüpfung von Hypothalamus und Adenohypophyse; das Vorhandensein dieses Wundernetzes hat zur Folge, daß die in der Zona interna infundibuli an das Blut abgegebenen Releasing- bzw. Inhibiting-Hormone auf kürzestem Wege an die Drüsenzellen der Adenohypophyse herantreten und sie beeinflussen können. Auf diese Weise kann durch die Sekretion kleinster Mengen hypothalamischer Hormone das gesamte endokrine Geschehen im menschlichen Körper gesteuert werden.

Die **Pars nervosa der Neurohypophyse** wird aus der *A. hypophysialis inf.* sowie aus feinen Arterien der *A. hypophysialis sup.* versorgt. Auch hier wird das venöse Blut in Venen abgeleitet, die an der Oberfläche liegen und in den Sinus cavernosus abfließen.

Literatur

[1] BAKER, B. L.: Functional cytology of the hypophysial pars distalis and pars intermedia. In: Handbook of Physiology, Section 7, Vol. 4, Part 1, pp. 45–80. Amer.-Physiol. Soc., Washington 1974.

[2] BARGMANN, W.: Über die neurosekretorische Verknüpfung von Hypothalamus und Neurohypophyse. Z. Zellforsch. 34 (1949) 610–634.

[3] CELIO, M. R., A. PASI, E. BÜRGISSER, G. BUETTI, V. HÖLLT, CH. GRAMSCH: „Proopiocortin fragments" in normal human adult pituitary. Distribution and ultrastructural characterization of immunoreactive cells. Acta endocr. (Kbh.) 95 (1980) 27–40.

[4] FUJISAWA, I., R. ASATO, K. NISHIMURA, K. TOGASHI, K. ITOH, Y. NAKANO, H. ITO, N. HASHIMOTO, J. TAKEUCHI, K. TORIZUKA: Anterior and posterior lobes of the pituitary gland: Assessment by 1.5 T MR Imaging. J. Comp. Asst. Tom. 11 (1987) 214–220.

[5] GUILLEMIN, R., B. BRAZEAU, P. BÖHLEN, S. ESCH, N. LING, W. B. WEHRENBERG, B. BLOCH, C. MOUGIN, F. ZEYTIN, A. BAIRD: Somatocrinin, the growth hormone-releasing factor. Recent Progr. Hormone Res. 40 (1984) 233–299.

[6] LABHART, A. (ed.): Clinical Endocrinology, Theory and Practice. Springer, Berlin–Heidelberg–New York 1986.

[7] LANG, J.: Kopf (Teil B). In: LANZ-WACHSMUTH, V. (Hrsg.): Praktische Anatomie, Bd. I/1B. Springer, Berlin–Heidelberg– New York 1979.

[8] PUY, L. A., D. R. CIOCCA: Ultrastructural and immunoelectron-microscopic study of the human pharyngeal hypophysis. Acta anat. (Basel) 135 (1989) 111–118.

[9] REDECKER, P., J. FECHNER: Immunohistochemical study of cells positive for glial fibrillary acid protein (GFAP) in the human pituitary gland, with special reference to folliculostellate cells. Histochemistry 91 (1989) 227–234.

[10] ROMEIS, B.: Die Hypophyse. In: MÖLLENDORFF, W. v. (Hrsg): Handbuch der mikroskopischen Anatomie des Menschen, 6. Bd., 3 Teil. Springer, Berlin–Göttingen–Heidelberg 1940.

[11] SMITH, R. E., M. G. FARQUHAR: Lysosome function in the regulation of the secretory process in cells of the anterior pituitary gland. J. Cell Biol. 31 (1966) 319–347.

[12] STANHOPE, R., P. HINDMARSH, B. KENDALL, C. G. D. BROOK: High resolution CT scanning of the pituitary gland in growth disorders. Acta Paediat. scand. 75 (1986) 779–786.

[13] TÖNDURY, G.: Angewandte und topographische Anatomie. Thieme, Stuttgart–New York 1981.

[14] WITTKOWSKI, W.: Glia der Neurohypophyse. In: MÖLLENDORFF, W. v.: Handbuch der mikroskopischen Anatomie des Menschen, 4. Bd., 10. Teil, S. 667-756. Springer, Berlin–Heidelberg–New York 1980.

[15] XUEREB, G. P., M. M. L. PRICHARD, P. M. DANIEL: The arterial supply and venous drainage of the human hypophysis cerebri. Quart. J. exp. Physiol. 39 (1954) 199–217.

[16] XUEREB, G. P., M. M. L. PRICHARD, P. M. DANIEL: The hypophysial portal system of vessels in man. Quart. J. exp. Physiol. 39 (1954) 219–230.

3 *Schilddrüse*

Die Schilddrüse, **Glandula thyroidea,** ist ein endokrines Organ, in dem mehrere Hormone produziert und zum Teil auch gestapelt werden. Die Hormone **Tetrajodthyronin** (Thyroxin oder T_4) und **Trijodthyronin** (T_3) beeinflussen den Energiestoffwechsel. Sie erhöhen den Grundumsatz und üben so eine kalorische Wirkung aus. Ein Mangel an Schilddrüsenhormon macht den Stoffwechsel träge, ein Überschuß steigert ihn.

Bei anhaltender Unterfunktion der Schilddrüse **(Hypothyreose)** entwickelt sich das Krankheitsbild des **Myxödems,** das mit Mattigkeit, teigiger Haut und geschwollenen Lidern einhergeht. Bei länger währender Überfunktion **(Hyperthyreose)** entsteht der **Morbus Basedow** mit Überregbarkeit des Nervensystems, Tachykardie (beschleunigter Herzschlag) und Exophthalmus (weite Lidspalte mit Vortreten des Bulbus oculi). Beide Störungen, Über- und Unterfunktion, können mit Vergrößerung der Schilddrüse **(Kropf, Struma)** verbunden sein. Die Schilddrüsenhormone haben auch eine wichtige Wirkung auf Differenzierungsvorgänge im sich entwickelnden Organismus, Mangel oder völliges Fehlen von Schilddrüsenhormonen vor oder nach der Geburt haben schwere Entwicklungsstörungen zur Folge. So kommt es bei angeborener Schilddrüsenunterfunktion zum **Kretinismus,** einem Krankheitsbild, das durch Zwergwuchs, bis zur Idiotie reichendem Zurückbleiben der intellektuellen Entwicklung, durch Taubstummheit, fehlerhafte Dentition und eine Reihe anderer Störungen gekennzeichnet ist.

Thyroxin und *Trijodthyronin* werden in der Schilddrüse in Form einer kolloidartigen Substanz gespeichert. In diesem Kolloid liegen T_4 und T_3 in einer an ein Glykoprotein gebundenen Form als *Thyroglobulin* vor. Sie können bei Bedarf unter Lösung der Bindung an das Glykoprotein schnell mobilisiert und in das Blut abgegeben werden.

Neben den klassischen Schilddrüsenhormonen T_4 und T_3 wird durch sog. **parafollikuläre** oder **C-Zellen,** die entwicklungsgeschichtlich anderer Herkunft sind als das übrige Drüsenparenchym, das Hormon **Calcitonin** gebildet und in das Blut abgegeben [2]. Indem es die Freisetzung von Kalzium aus dem Knochen hemmt und so den Kalziumspiegel senkt, wirkt Calcitonin als Antagonist des in den Epithelkörperchen gebildeten Parathormons.

3.1 *Entwicklung*

Die Schilddrüse entwickelt sich aus dem Epithel des Mundbodens. Um den 24. Tag der Embryonalentwicklung entsteht im Boden des *Schlunddarmes,* an der Grenze zwischen 1. und 2. Schlundtasche, eine Epithelaussprossung, die sich in Richtung nach kaudal vergrößert [14, 22, 23]. Aus dem zunächst zapfenförmigen Gebilde geht ein Schlauch, *Ductus thyroglossalis,* hervor, an dessen kaudalem Ende sich eine zweilappige Drüsenanlage entwickelt (Abb. 14.3-1). Der unpaare mittlere Abschnitt der Drüsenanlage wird später zum *Isthmus,* die lateralen Sprossen zu den beiden *Seitenlappen* der Glandula thyroidea. Durch Längenwachstum des Ductus thyroglossalis entfernt sich die Drüsenanlage zunehmend vom Mundboden und gerät in die Nähe der sich entwickelnden Trachea. Bei normaler Entwicklung setzen aber schon bei einer Embryonallänge von ca. 10 mm (35.–37. Tag) Rückbildungsvorgänge am D. thyroglossalis ein. Der epitheliale Schlauch löst sich von kranial nach kaudal fortschreitend in einzelne Epithelinseln auf, die sich schließlich vollständig zurückbilden. Die Verbindung zum Mundboden reißt ab, doch bleibt die Stelle, von der der D. thyroglossalis ausging, an der Zunge zeitlebens als *Foramen caecum* erkennbar.

Bei unvollständiger Rückbildung kann sich aus dem übriggebliebenen kaudalen Abschnitt des D. thyroglossalis ein unterschiedlich weit nach kranial heraufreichender medianer Drüsenlappen, *Lobus pyramidalis,* entwickeln (Abb. 14.3-2). In seltenen Fällen kann der D. thyroglossalis sogar in ganzer Länge erhalten bleiben und als Fistel im Foramen caecum münden. Auch Komplexe von akzessorischem Schilddrüsengewebe in der Zunge und im Halsbereich, aber auch im Mediastinum und sogar im Herzen lassen sich als das Ergebnis einer unvollständigen Rückbildung des D. thyroglossalis oder als Abspaltungen von Gewebe aus der Schilddrüsenanlage erklären.

Solche akzessorischen Schilddrüsen, *Glandulae thyroideae accessoriae,* können ebenso wie normales Schilddrüsengewebe Tumoren bilden und so klinisch in Erscheinung treten.

Bei der Verlagerung der Schilddrüsenanlage nach kaudal entstehen räumliche Beziehungen zwischen den beiden Seitenlappen und den Anlagen anderer endokriner Drüsen, die aus dem Epithel der Schlundtaschen hervorgehen. Zunächst lagern sich den beiden Seitenlap-

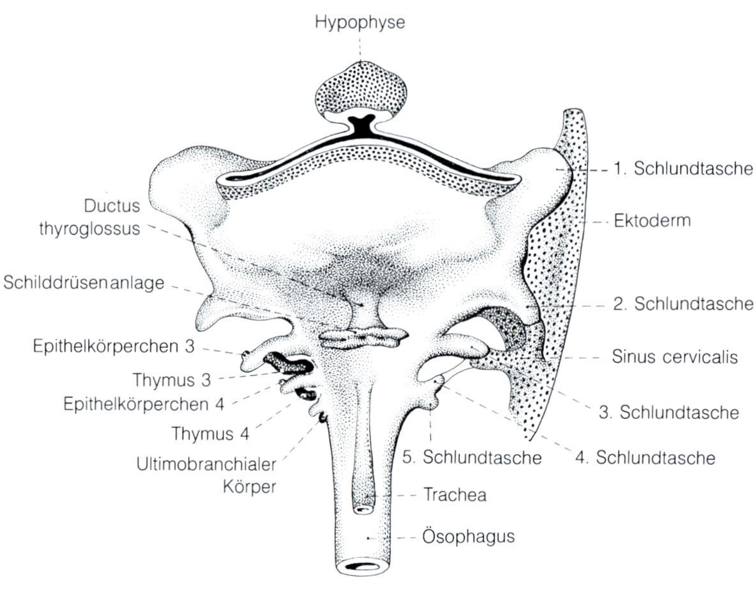

Abb. 14.3-1 Kopfdarm und Schlundtaschen eines menschlichen Embryos von 9,75 mm SSL. Das Ektoderm ist punktiert. (Verändert nach Grosser [5])

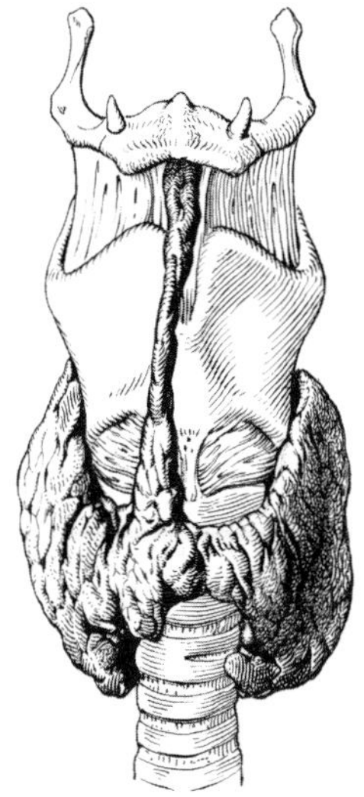

Abb. 14.3-2 Schilddrüse mit einem bis zum Zungenbein reichenden Lobus pyramidalis.

pen die Anlagen der Epithelkörperchen, *Glandulae parathyroideae*, an, die aus der 3. und 4. Schlundtasche stammen. Wenig später, wenn die Schilddrüse unterhalb der Kehlkopfanlage liegt, lagert sich außerdem auf jeder Seite der *Ultimobranchialkörper* an. Dieses Gebilde geht aus einem Gewebekomplex hervor, der beim Menschen offenbar sowohl Anteile der 4. als auch der 5. Schlundtasche enthält [22] und sich bei einer Scheitel-Steiß-Länge (SSL) von etwa 13–17 mm (7.–8. Woche) vom Epithel des Schlunddarmes gelöst hat. Die Anlage des Ultimobranchialkörpers enthält nach Experimenten an Vögeln und an Säugetieren Zellen, die schon in einem frühen Stadium der Embryonalentwicklung aus der Neuralleiste in das sich aus dem Entoderm herleitende Epithel der 4.–5. Schlundtasche eingewandert sind und sich hier weiter vermehren [9, 17, 22]. Beim Menschen haben die den beiden Seitenlappen der Schilddrüse anliegenden Ultimobranchialkörper zunächst die Gestalt von Epithelzysten. Diese werden vom Gewebe der Schilddrüsenanlage umwachsen und so in die Gl. thyroidea aufgenommen. Später lösen sich die Zysten auf, und es bilden sich Zellstränge und Zellgruppen, die zwischen die Zellen des eigentlichen Schilddrüsengewebes eindringen. Diese Zellen lassen sich aufgrund histo- und immunzytochemischer Besonderheiten von den Zellen des Schilddrüsengewebes unterscheiden, und man kann nachweisen, daß aus ihnen die Calcitonin-produzierenden **C-Zellen** hervorgehen.

Entsprechend ihrer Herkunft aus der Neuralleiste und ihrem Verhalten bei der Geschwulstbildung werden die C-Zellen zur Gruppe der disseminierten endokrinen Zellen gerechnet [3] (vgl. Kap. 15).

Teile des Ultimobranchialkörpers bleiben zudem in Form von soliden Zellnestern, deren Funktion noch nicht geklärt ist, auch nach der Geburt erhalten. Sie können sich auch am Bau der Follikel beteiligen, so daß gemischte Follikel entstehen [6, 20, 21].

In den frühen Stadien der Histogenese besteht die Schilddrüse aus epithelialen Zellsträngen, die von einem lockeren Mesenchym umgeben werden. Aber schon bei Feten von etwa 60–90 mm SSL entstehen aus den Zellsträngen charakteristische Follikel, in denen wenig später Kolloid nachweisbar wird. Wie kombinierte biochemisch-morphologische Untersuchungen zeigen, beginnt gleichzeitig die Bildung von Thyroglobulin [13]. Disseminiert liegende parafollikuläre C-Zellen lassen sich dagegen erst zu einem späteren Zeitpunkt, bei einer Länge von etwa 120 mm SSL, nachweisen [10].

3.2 *Makroskopie und Leitungsbahnen*

Die Schilddrüse besteht gewöhnlich aus drei Abschnitten: dem unpaaren **Isthmus** und den beiden Seitenlappen, **Lobus dexter** et **sinister.** Das isolierte Organ wiegt beim Neugeborenen 2–3 g und beim Erwachsenen 18–60 g. Die Größe der Schilddrüse variiert stark von Individuum zu Individuum. Im Durchschnitt sind die Seitenlappen 3–4 cm hoch und 1–2 cm dick. Bei Frauen ist die Schilddrüse relativ etwas größer und unterliegt geringen zyklusabhängigen Volumenschwankungen.

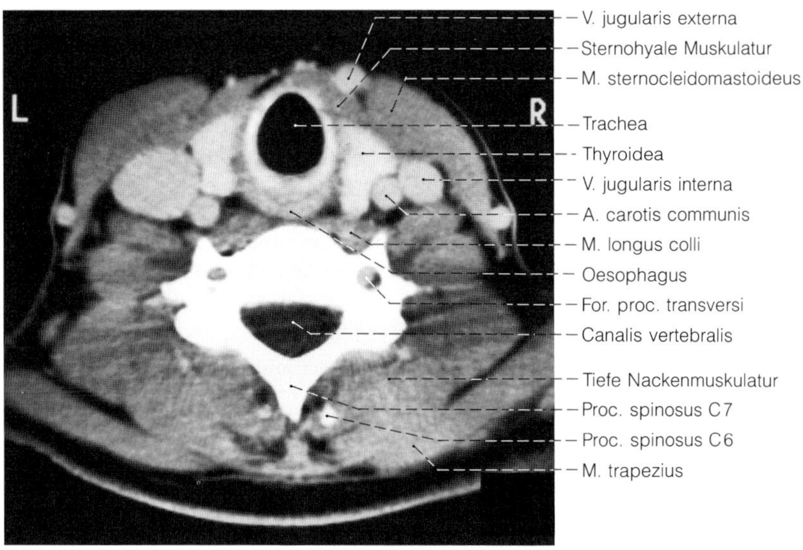

Abb. 14.3-3 Schilddrüse und benachbarte Strukturen in einem Computertomogramm in Höhe des 7. Halswirbels (C7) mit Darstellung der Blutgefäße durch Kontrastmittelgabe. Beachte die Seitendifferenzen im Durchmesser der V. jugularis interna. Im vorliegenden Fall ruft rechts die A. carotis communis eine Eindellung im Seitenlappen der Schilddrüse hervor, links die V. jugularis interna.

Der Isthmus liegt der Luftröhre ventral in Höhe der 2.–3. Knorpelspange unmittelbar auf, die beiden Seitenlappen umgreifen die Trachea hufeisenförmig und schmiegen sich ihrer Seitenfläche an (Abb. 14.3-3). Gewöhnlich reicht der stumpfe kaudale Pol der Seitenlappen nur wenig unter den unteren Rand des Isthmus herab, während der spitz zulaufende obere Pol, der von den Chirurgen auch als „Horn" der Schilddrüse bezeichnet wird, bis auf die Höhe des Schildknorpels reicht.

Die Gestalt der Thyroidea ist variabel. In ca. 30% der Individuen geht vom Isthmus oder von dem unmittelbar angrenzenden Gewebe eines der Seitenlappen ein schmaler Streifen von Drüsengewebe aus, der als **Lobus pyramidalis** unterschiedlich weit nach kranial reicht. In wesentlich selteneren Fällen (ca. 1%) kann das Mittelstück der Schilddrüse fehlen und durch eine bindegewebige Brücke ersetzt sein, so daß das Organ nur noch aus den beiden Seitenlappen besteht, die der Trachea anliegen.

Die Thyroidea ist von einer kräftigen Organkapsel, **Capsula fibrosa,** umhüllt, die aus zwei Blättern besteht. Das *innere Blatt* besteht aus einem dicht gewebten Bindegewebe mit reichlich elastischem Material und ist untrennbar mit dem Drüsenparenchym verwachsen. Von hier aus erstrecken sich bindegewebige Septen in das Innere der Drüse und grenzen die einzelnen Drüsenläppchen ab. Das *äußere Blatt* ist lockerer gebaut und geht kontinuierlich in die Eingeweidefaszien von Trachea und Ösophagus über. Zwischen beiden Blättern befindet sich ein von lockerem Bindegewebe ausgefüllter Verschieberaum, in den sich die Schilddrüsengefäße verzweigen, bevor sie in das Organ eintreten.

Die Schilddrüse ist durch das innere Blatt der Capsula fibrosa und durch Verstärkungsbänder, die von ihr ausgehen, fest mit der Trachea verbunden. Sie folgt deshalb beim Schluckakt den Bewegungen des Kehlkopfes und der Luftröhre. Dem *Gleitkörper* der von Organfaszien umhüllten Halseingeweide steht als *Gleitraum* das Spatium viscerale gegenüber [8]. Dieses wird nach ventrolateral von der unteren Zungenbeinmuskulatur begrenzt, die in die Lamina praetrachealis der Fascia cervicalis eingescheidet ist. Dorsolateral grenzt der von einer eigenen Bindegewebsschicht (Vagina carotica) eingehüllte Gefäß-Nerven-Strang des Halses an die Schilddrüse, und dorsal liegt die Lamina praevertebralis der Fascia cervicalis (vgl. Bd. 1 Kap. 8.3).

Die Schilddrüse hat klinisch wichtige **topographische Beziehungen** zu einer ganzen Reihe von benachbarten Strukturen. Dorsal liegen den Seitenlappen die Epithelkörperchen, *Glandulae parathyroideae,* an. Sie liegen zwischen den beiden Blättern der Capsula fibrosa, sind mit ihr bindegewebig verbunden und folgen deshalb den Bewegungen der Schilddrüse. In der Mehrzahl der Fälle liegt auf jeder Körperseite das aus der 4. Schlundtasche hervorgegangene obere Epithelkörperchen in der Mitte oder im kranialen Abschnitt des Seitenlappens, während das aus der 3. Schlundtasche stammende untere Epithelkörperchen bis an den unteren Rand des Seitenlappens heruntergewandert ist. Die komplizierten Wanderungsbewegungen während der Embryonalentwicklung machen verständlich, daß es in bezug auf die genaue Lage der Epithelkörperchen eine Reihe von Varianten gibt. Sie können für den Operateur bedeutsam werden und sind in den Lehrbüchern der topographischen Anatomie im einzelnen beschrieben [19].

Dorsomedial grenzen die Seitenlappen der Schilddrüse an die Rinne zwischen Trachea und Ösophagus. Hier verläuft außerhalb der Capsula fibrosa der *N. laryngeus recurrens.* Dieser Nerv, der die Kehlkopfmuskulatur motorisch versorgt und deshalb bei Operationen geschont werden muß, entsendet auch feine Fasern zur Schilddrüse. Der Verlauf des N. laryngeus recurrens kann stark variieren. In vielen Fällen liegt er vor oder hinter der Ösophago-Tracheal-Rinne, oder er ist sogar in Schilddrüsengewebe eingebettet.

Dorsolateral grenzen die Seitenlappen der Thyroidea an den *Gefäß-Nerven-Strang* des Halses. Dabei sind die Beziehungen zu der stark pulsierenden A. carotis communis und der weitlumigen V. jugularis interna vielfach so eng, daß die Gefäße in dem weichen Gewebe der Schilddrüse rinnenförmige Eindellungen hervorrufen (Abb. 14.3-3).

Wenn sich die Schilddrüse bei der Entwicklung eines Kropfes **(Struma)** im Spatium viscerale vergrößert, so können durch Verlagerungen und Druck auf die benachbarten Organe vielfältige klinische Erscheinungen auftreten. Wächst ein Kropf vorwiegend nach ventral, so werden die infrahyalen Muskeln gedehnt und zur Seite gedrängt. Eine solche Schilddrüsenvergrößerung wird meist frühzeitig tastbar und oft schon bei einfacher Inspektion erkannt. Wächst die Schilddrüse dagegen nach kaudal, so kann sie sich – weil Spatium viscerale und Mediastinum ohne Grenze ineinander übergehen – hinter dem Sternum im vorderen Mediastinum ausbreiten. Eine solche retrosternale Struma ist ohne besondere Hilfsmittel schwer zu diagnostizieren und bleibt oft lange unbemerkt. Bei einer Vergrößerung nach dorsal kann es zur Einengung und Verdrängung von Trachea und Ösophagus, aber auch zur Verlagerung und zum Druck auf den Gefäß-Nerven-Strang kommen. Auch hier können vielfältige klinische Symptome resultieren, die sich nur dann richtig deuten und einordnen lassen, wenn dem untersuchenden Arzt die topographische Anatomie der Glandula thyroidea und ihrer Umgebung gegenwärtig ist.

Die Schilddrüse ist sehr stark durchblutet. Die **arterielle Versorgung** erfolgt auf der rechten und linken Körperseite über jeweils zwei große Arterien, *A. thyroidea superior* und *inferior,* die von kranial bzw. kaudal her an die Seitenlappen herantreten. Entsprechend der starken Verschieblichkeit der Halseingeweide sind beide Arterien mit Reservelängen ausgestattet und verlaufen je nach dem Stand der Schilddrüse in mehr oder weniger großen Bogen. Innerhalb der Drüse sind die Stromgebiete der *A. thyroidea superior* und *inferior* untereinander und mit denen der Gegenseite durch zahlreiche und kräftige Anastomosen verbunden, so daß die Unterbindung eines Hauptstammes niemals ausreicht, um eine Blutstillung zu erreichen.

Die **A. thyroidea superior** entspringt als erstes Gefäß aus der A. carotis externa. Sie wendet sich nach medial und kaudal und erreicht nach Abgabe der A. laryngea superior und einigen Zweigen zum Pharynx von kranial her mit einem R. dorsalis und einem R. ventralis den Seitenlappen der Schilddrüse.

Die **A. thyroidea inferior** entspringt in der Regel aus dem Truncus thyrocervicalis; sie kann aber auch direkt aus der A. subclavia hervorgehen. Das Gefäß verläuft zunächst in der

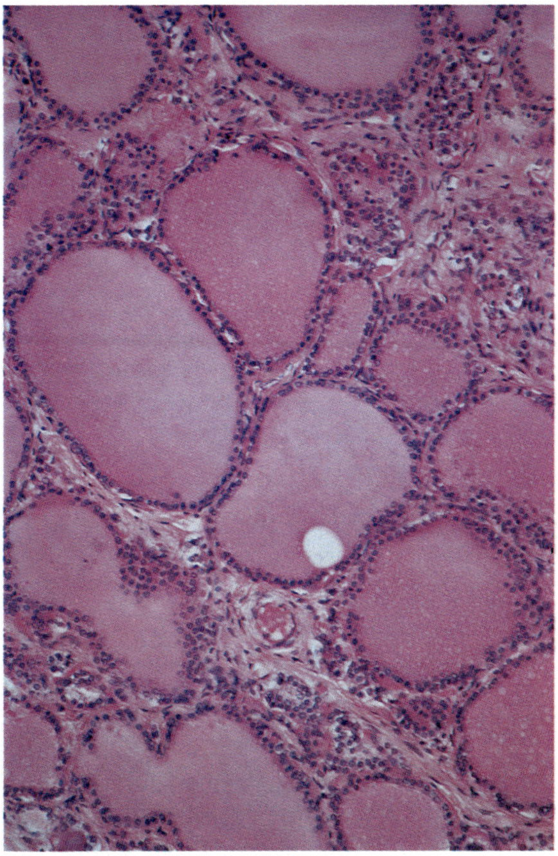

Abb. 14.3-4 Kolloidhaltige Follikel aus einer menschlichen Thyroidea. HE. Vergr. 125fach.

Tiefe des Halses zwischen der A. vertebralis und der A. carotis communis nach kranial und tritt dann von dorsal und lateral her in einem Bogen an den Seitenlappen heran. Am Übergang zwischen dem kranial aufsteigenden Abschnitt und dem Bogen hat die A. thyroidea inferior enge topographische Beziehungen zum Truncus sympathicus. Oft wird sie von Fasern, die das Ggl. cervicothoracicum mit dem Ggl. cervicale medius verbinden, mit einer Schlinge umfaßt *(Ansa thyroidea)*.

In ca. 10% der Fälle wird die Schilddrüse zusätzlich von einer **A. thyroidea ima** versorgt, die als unpaares Gefäß aus dem Aortenbogen, aus dem Truncus brachiocephalicus oder aus der rechten A. carotis communis entspringt und auf der Vorderseite der Trachea liegend nach kranial zieht, um sich unterhalb der Schilddrüse in mehrere Äste zu teilen. Sowohl bei der Durchführung einer Tracheotomia inferior als auch bei Operationen an der Schilddrüse muß an die Möglichkeit des Vorkommens einer solchen Arterie gedacht werden.

Die **Venen** der Schilddrüse sammeln sich in einem oberflächlich gelegenen Netz, aus dem mehrere größere Stämme hervorgehen, die sehr variabel sind. Kranial bildet sich in der Regel eine *V. thyroidea superior* aus, die die gleichnamige Arterie begleitet und in die V. jugularis interna mündet. Kaudal davon verlaufen die Venen dagegen meist unabhängig von den Arterien. In vielen Fällen existiert ein vom lateralen Rand des Seitenlappens abgehendes Gefäß, das als *V. thyroidea media* quer über die A. carotis communis hinweg zur V. jugularis interna zieht. Am unteren Pol der Seitenlappen und am Isthmus entsteht in individuell unterschiedlicher Weise ein *Plexus thyroideus impar*, dessen Blut über eine zumeist unpaare *V. thyroidea inferior* zur V. brachiocephalica sinistra abgeleitet wird.

Die Schilddrüse besitzt ein gut ausgebildetes System von **Lymphgefäßen.** Die feinen Lymphkapillaren sammeln sich in einem oberflächlichen Netz, aus dem größere Sammelgefäße hervorgehen. Die kranialen und medialen Lymphbahnen ziehen in Begleitung der Venen zu den Nodi lymphatici cervicales laterales, die entlang der V. jugularis interna aufgereiht sind. Die kaudalen Lymphgefäße haben Verbindung sowohl zu den Lymphbahnen entlang der V. jugularis interna als auch zu den Nodi lymphatici mediastinales anteriores.

Die Schilddrüse empfängt autonome **Nervenfasern** sowohl aus dem Sympathikus als auch aus dem Parasympathikus. Man kann kraniale und kaudale Bahnen unterscheiden, die sich an der Oberfläche der Drüse treffen und zu einem unentwirrbaren Netz vereinigen, von dem aus feine Züge von Nervenfasern meist mit den Blutgefäßen in die Drüse eindringen.

Die kranialen Nervenzüge aus dem Sympathikus stammen aus dem Ganglion cervicale superius und ziehen größtenteils entlang der Blutgefäße zur Oberfläche der Glandula thyroidea. Ihnen schließen sich parasympathische Fasern aus dem N. laryngeus superior an. Die kaudalen Schilddrüsennerven stammen aus dem Ganglion cervicothoracicum, dem Ganglion cervicale medium und dem N. laryngeus recurrens. Auch sie erreichen die Drüse größtenteils entlang der Gefäße. Der größte Teil der sympathischen Fasern, die zur Schilddrüse ziehen, ist postganglionär und wird in den Zervikalganglien umgeschaltet. Die präganglionären Fasern entspringen aus Zellen, die vorwiegend im Seitenhorn der Segmente C6 und C7 liegen [8].

3.3 *Mikroskopische Anatomie*

3.3.1 Follikelepithel

Im Unterschied zu anderen endokrinen Drüsen werden in der Schilddrüse große Mengen eines hormonhaltigen Sekrets extrazellulär gespeichert. Dementsprechend weist der Feinbau dieses Organs manche Züge einer exokrinen Drüse auf.

Die Schilddrüse wird durch die von der Kapsel her einstrahlenden gefäßführenden Bindegewebssepten in unregelmäßig begrenzte **Läppchen** gegliedert. Jedes Läppchen besteht aus einer großen Zahl von **Follikeln,** d.h. von epithelialen Hohlkörperchen, deren Inneres mit Sekret gefüllt ist (Abb. 14.3-4). Dieses Sekret enthält die *Schilddrüsenhormone* T_4 und T_3 in einer an ein Glykoprotein gebundenen, inaktiven Form. Es ist eine glasige, im unfixierten Zustand schleimige Masse, die **Kolloid** genannt wird. Das Kolloid erscheint im HE-gefärbten Schnitt zumeist rötlich getönt, doch kann es in Abhängigkeit von der Fixierung und im einzelnen unbekannter physikochemischer Zustandsunterschiede auch basophil sein und bläulich tingiert werden. Aufgrund der Glykoproteinnatur des Thyroglobulins reagiert das Kolloid bei einer PAS-Reaktion stark positiv.

Die Größe und Gestalt der Follikel und die Menge des Kolloids sind vom Alter des Individuums und vom Funktionszustand der Drüse abhängig und schwanken

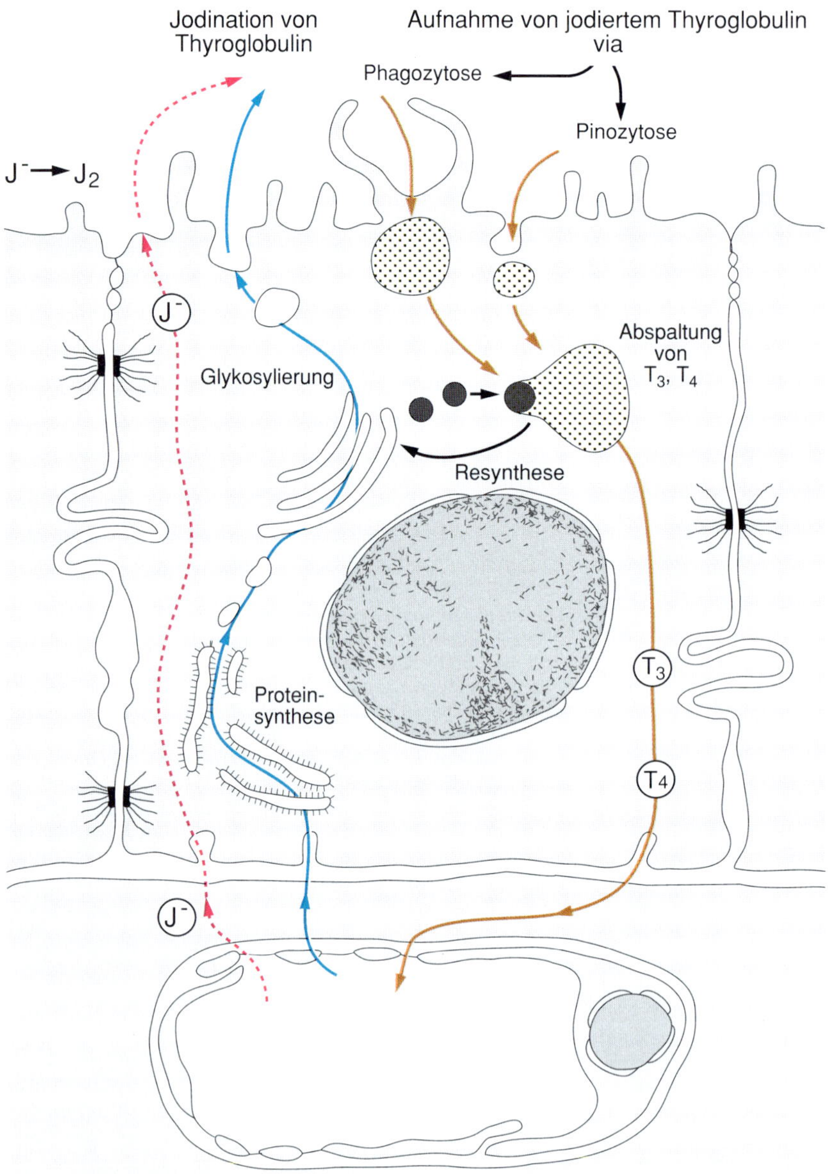

Abb. 14.3-5 Schematische Darstellung der Funktion einer Follikelepithelzelle. Sekretbildung (linke Bildhälfte), Mobilisierung des Kolloids und Sekretabgabe ins Blut (rechte Bildhälfte). T_3, T_4 = Trijod- bzw. Tetrajodthyronin.

auch innerhalb ein und derselben Drüse in weiten Grenzen zwischen etwa 50 und mehr als 200 µm [1]. Die Schilddrüsenfollikel sind im Schnitt meist rundlich oder elliptisch, doch kommen auch kantige oder schlauchartig in die Länge gezogene Formen vor. Die Oberfläche der Follikel wird von feinen, versilberbaren Retikulumfasern und einem dichten Netz von fenestrierten Kapillaren umsponnen. Zwischen ihnen liegen die Anfangsstrecken feiner Lymphkapillaren, die sich zu größeren, in den Bindegewebssepten verlaufenden Lymphgefäßen vereinigen. Gelegentlich findet man adrenerge, cholinerge oder peptiderge (Substanz P, Neuropeptid Y, VIP) Nervenfasern, die an den Gefäßwänden enden. Einzelne Nervenfaserendigungen treten auch mit basalen Anteilen von Follikelepithelzellen in Kontakt. Tierexperimente weisen jedoch darauf hin, daß für die Hormonausschüttung aus der Glandula thyroidea eine intakte nervöse Versorgung nicht notwendig ist [4].

Die Wand der Schilddrüsenfollikel besteht aus einem **einschichtigen Epithel**, das einer Basallamina aufsitzt. Die Höhe des Epithels ist vom Funktionszustand abhängig; es kann flach oder kubisch bis prismatisch sein. Im Gegensatz zu den Zellen der meisten anderen endokrinen Organe sind die Follikelepithelzellen in der Schilddrüse polar gebaut. Die apikale Zelloberfläche, von der aus Sekret in die Lichtung des Follikels abgegeben bzw. wieder in die Zelle aufgenommen wird, ist mit Mikrovilli besetzt, deren Größe und Gestalt mit dem Funktionszustand wechselt. Die basale Zellmembran sitzt der Basallamina auf und kann in Abhängigkeit von den Transportfunktionen der Zelle Einfaltungen aufweisen. Die seitlichen Wände benachbarter Epithelzellen sind über Zellfortsätze miteinander verzahnt. Der enge Interzellularraum ist lumenseitig mit einem regelmäßig vorhandenen *Schlußleistenkomplex* mit gut ausgebildeten Zonulae occludentes gegen die Follikellichtung abgeschlossen. Der Zellkern liegt zentral, der GOLGI-Apparat meist in der apikalen Zellhälfte. Der Gehalt an endoplasmatischem Retikulum, Ribosomen, Lysosomen, Phagosomen und sonstigen Zellorganellen wechselt in Abhängigkeit von der Funktion.

Histophysiologie

Die modernen Methoden der elektronenmikroskopischen Autoradiographie und Histochemie ermöglichen einen genaueren Einblick in die Histophysiologie der Schilddrüse [4, 15]. Die bei der Sekretbildung und -abgabe morphologisch faßbaren Vorgänge lassen sich am besten darstellen, wenn verschiedene Abläufe, die in Wirklichkeit nebeneinander und synchron erfolgen, getrennt besprochen werden (Abb. 14.3-5). Vor allem ist es zweckmäßig, die Sekretbildung getrennt von den Vorgängen bei der Kolloidaufnahme und Sekretabgabe an das Blut darzustellen, obwohl beides gleichzeitig in ein und derselben Zelle erfolgen kann.

1. **Sekretbildung.** Die aktiv sezernierenden Schilddrüsenzellen sind kubisch bis zylindrisch. Sie enthalten große Mengen von rauhem endoplasmatischem Retikulum. Nach aktiver Aufnahme von Aminosäuren aus dem Blut werden an den Ribosomen des rauhen ER verschiedene Vorstufen der Eiweißkomponenten des Thyroglobulins synthetisiert. Diese Eiweiße werden zum GOLGI-Apparat transportiert und hier glykosyliert. Das so entstandene, noch nicht jodierte Thyroglobulin wird anschließend in feinen Bläschen zur apikalen Zellmembran transportiert und via Exozytose in die Follikellichtung abgegeben.

Gleichzeitig mit der Bildung des nichtjodierten, aus Aminosäuren und Zuckern bestehenden Thyroglobulins wird in den Epithelzellen unter Mitwirkung des rauhen ER eine spezielle Thyroperoxidase synthetisiert. Sie wird ebenfalls zur apikalen Zelloberfläche transportiert und in die Follikellichtung abgegeben. Dieses Enzym katalysiert die Jodierung der an das Thyroglobulin (Mol.-Gew. 660000) gebundenen Aminosäuren, unter denen sich auch Tyrosin befindet. Die *Jodierung des Tyrosins* erfolgt nach neuerer Auffassung vorwiegend außerhalb der apikalen Zellmembran im Randbereich des Kolloids [4]. Aus den jodierten Aminosäuren Monojodtyrosin und Dijodtyrosin entstehen durch oxidative Kuppelung von je zwei Molekülen Dijodtyrosin oder von einem Molekül Monojodtyrosin und einem Molekül Dijodtyrosin unter Freiwerden eines Alanin-Restes die Hormone T_4 bzw. T_3. Diese Hormone liegen zunächst in peptidartiger Bindung an das Globulin vor.

Das zur Jodierung der Aminosäuren erforderliche Jod stammt aus dem Blut und wird von den Epithelzellen der Schilddrüse durch aktiven Transport in ionisierter Form aufgenommen. Durch die Epithelzellen wird das Jodid konzentriert, zur apikalen Plasmamembran transportiert, in die Follikellichtung abgegeben und in J_2

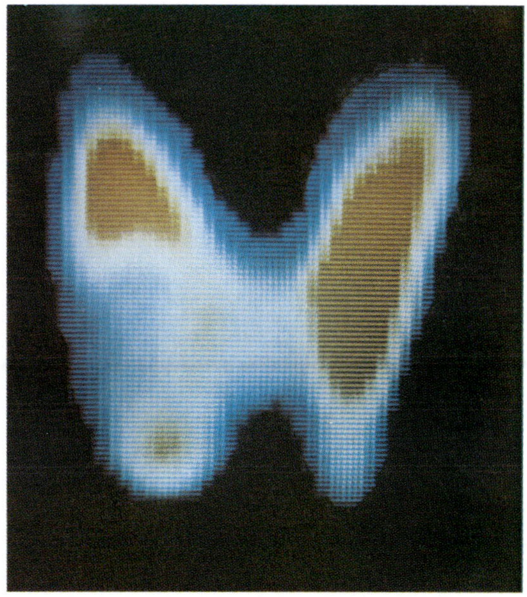

Abb. 14.3-6 Szintigramm einer menschlichen Thyroidea, d.h. bildliche Darstellung des Schilddrüsenparenchyms mit Hilfe von Radionukliden, welche Gammastrahlen emittieren. Digitale Aufnahme mit Szintillationskamera-Prozeßrechnersystem nach i.v. Applikation von ^{99m}Tc-Pertechnetat. Ansicht von ventral. Die verschiedenen Farbtöne entsprechen unterschiedlichen Aktivitätskonzentrationen. Im vorliegenden Fall ist im rechten Seitenlappen eine kleine Struma mit tumorbedingtem Parenchymdefekt dargestellt. Der linke Lappen ist normal. (Original: Prof. WINKLER, Bonn)

überführt. Die Jodkonzentration ist in einer normalen Schilddrüse etwa 20- bis 50mal höher als im Plasma, und die Schilddrüse enthält etwa 95% des gesamten im Körper befindlichen Jods.

Beim Vorliegen von aktiven Schilddrüsenwucherungen kann die Jodkonzentration noch erheblich höher liegen. Stellen erhöhter oder verminderter Aktivität von Schilddrüsengewebe lassen sich, auch wenn sie im Röntgenbild nicht nachweisbar sind, nach Inkorporation von ^{131}J oder ^{99m}Tc im Szintigramm ausmachen (Abb. 14.3-6). So ist es verständlich, daß die Szintigraphie gerade in der Schilddrüsendiagnostik eine herausragende Rolle spielt.

Wird das im Kolloid gespeicherte Hormon nicht unmittelbar wieder benötigt und abgebaut, so geht die Drüse in die sogenannte **Ruhe-** oder **Stapelform** über. Die Zahl und Größe der apikalen Mikrovilli nehmen ab, und die Epithelzellen werden insgesamt kleiner und flach. Unter pathologischen Bedingungen, im Experiment oder bei solchen Tieren, die ausgeprägte jahreszeitliche Schwankungen der Schilddrüsenaktivität haben, lassen sich die histologischen Unterschiede zwischen den großen, von einem flachen Epithel ausgekleideten und mit Kolloid gefüllten Follikeln der Stapelform und den kleineren, wenig Kolloid enthaltenden und mit einem hohen Epithel ausgekleideten Follikeln der aktiven Drüse eindrucksvoll nebeneinanderstellen.

2. **Mobilisierung des Kolloids und Sekretabgabe ins Blut.** Die Hormonabgabe der Schilddrüse wird durch das thyrotrope Hormon des Hypophysenvorderlappens (Thyrotropin, TSH) gesteuert, welcher seinerseits unter

dem Einfluß des im Hypothalamus gebildeten Thyrotropin-Releasing Hormons (TRH) steht.

Unter dem Einfluß des TSH werden die Drüsenzellen aktiviert. Die Zellen werden höher und die Follikel insgesamt kleiner. Innerhalb der Zelle wandern Lysosomen nach apikal. An der lumenseitigen Zellmembran entstehen pseudopodienartige Ausstülpungen und vermehrt Mikrovilli. In der Zelle treten unterschiedlich große Tropfen auf, die, wie die PAS-Reaktion beweist, Kolloid enthalten.

Nach neuerer Anschauung [4] werden diese Kolloidtropfen unter normalen Bedingungen via Mikropinozytose und erst nach extremer TSH-Stimulation durch Phagozytose in die Zelle aufgenommen. Im Zytoplasma verschmelzen die Kolloidtropfen mit den nach apikal gewanderten Lysosomen zu unterschiedlich großen Phagolysosomen. In diesen phosphatasereichen Gebilden erfolgt nun eine Hydrolyse des Kolloids. Dabei werden T_4 und T_3, aber auch andere jodierte Aminosäuren vom Thyroglobulin abgespalten. T_4 und T_3 werden basal aus der Zelle ausgeschleust und gelangen in die Blutgefäße oder in die Lymphkapillaren. Andere jodierte Aminosäuren werden in der Zelle weiter abgebaut; man nimmt an, daß die entstehenden Bruchstücke ebenso wie das frei werdende Jod zur Resynthese von neuen Thyroglobulinmolekülen wiederverwendet werden.

3.3.2 Parafollikuläre oder C-Zellen

Zwischen den typischen, polar gebauten Epithelzellen der Schilddrüse kommen vereinzelt etwas größere, rundliche Zellen vor, die im HE-gefärbten Schnitt ein auffallend helles Zytoplasma haben und als *parafollikuläre* oder *C-Zellen* bezeichnet werden. Sie liegen der Basalmembran an und sind so zwischen die Epithelzellen eingekeilt, daß sie das Follikellumen meist nicht erreichen (Abb. 14-.3-7). Die großen, hellen Zellen lassen sich auch einzeln oder in kleinen Gruppen im interfollikulären Bindegewebe nachweisen.

Lichtmikroskopisch können C-Zellen in gut fixiertem Gewebe mittels Spezialmethoden dargestellt werden, z. B. durch Silberimprägnation, durch Katecholaminfluoreszenz oder durch Immunofluoreszenz bzw. -histochemie.

Die parafollikulären Zellen enthalten neben zahlreichen Mitochondrien einen gut ausgebildeten Golgi-Apparat, aus dessen Bläschen die membranumhüllten Sekretgranula hervorgehen. Die Granula haben Durchmesser zwischen 100 und 180 nm und enthalten das aus 32 Aminosäuren bestehende Hormon **Calcitonin.** Dieses Hormon senkt den Kalziumspiegel im Blut und hemmt als Antagonist des in der Nebenschilddrüse gebildeten Parathormons die Aktivität der Osteoklasten und damit die Knochenresorption. Außerdem enthalten C-Zellen beträchtliche Mengen von **S-Hydroxytryptamin** und **Dopamin** [12]. In den letzten Jahren ist gezeigt worden, daß in einem Teil der Calcitoninzellen auch **Somatostatin** gebildet wird [7]. Die Aminosäuresequenzen von Calcitonin und Somatostatin haben keine Ähnlichkeit, und es ist bisher unbekannt, ob das immunhistochemisch in den gleichen Zellen wie Calcitonin nachweisbare Somatostatin auch in denselben Granula vorkommt oder ob in diesen Zellen zwei verschiedene Populationen von Granula vorliegen [4].

Die Vorläufer der C-Zellen sind in früher Embryonalzeit aus der Neuralleiste in den Ultimobranchialkörper eingewandert [17, 22]. Diese Herkunft aus dem Neuroektoderm macht eine Reihe histochemischer Eigenschaften verständlich, aufgrund deren die C-Zellen zum APUD-System von Pearse [16] gerechnet werden (vgl. Kap. 15.2).

Entsprechend ihrer Herkunft aus dem Ultimobranchialkörper, der vom Seitenlappen der Schilddrüse umwachsen wird, sind die C-Zellen in der menschlichen Thyroidea nicht gleichmäßig verteilt. Sie sind im Zentrum der Seitenlappen konzentriert, während sie in den vorderen Abschnitten und im Isthmus fehlen [11].

Literatur

[1] Bargmann, W.: Die Schilddrüse. In: Möllendorf, W. v. (Hrsg.): Handbuch der mikroskopischen Anatomie des Menschen, 6. Bd., 2. Teil. Springer, Berlin 1939.

[2] Copp, D. H., E. C. Cameron, B. A. Cheney, A. G. F. Davidson, K. G. Henze: Evidence for calcitonin – a new hormone from the parathyroid that lowers blood calcium. Endocrinology 70 (1962) 638–649.

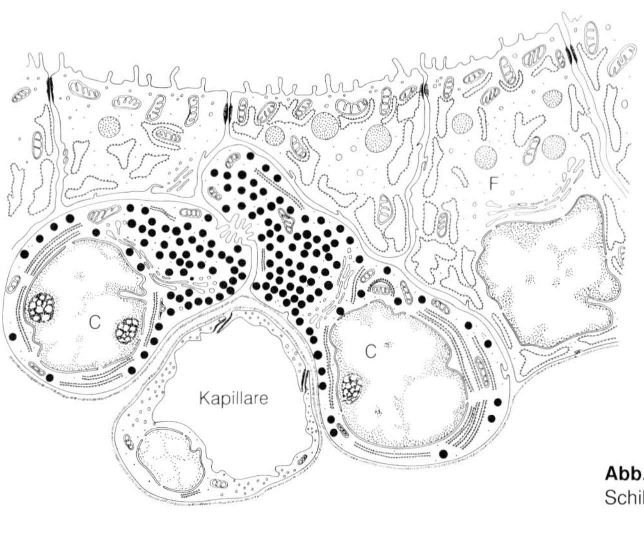

Abb. 14.3-7 Parafollikuläre Zellen (C-Zellen) in der Wand eines Schilddrüsenfollikels. Igel. (Nach Pearse u. Welsch [18])

[3] De Lellis, R. A., H. J. Wolfe: Contributions of immunohistochemistry to clinical endocrinology and endocrine pathology. J. Histochem. Cytochem. 31 (1983) 187–192.
[4] Fujita, H.: Functional morphology of the thyroid. Int. Rev. Cytol. 113 (1988) 145–185.
[5] Grosser, O.: Die Entwicklung des Kiemendarms und des Respirationsapparates. In: Keibel, F., F. P. Mall (Hrsg.): Handbuch der Entwicklungsgeschichte des Menschen, 2. Bd., S. 436–482. Hirzel, Leipzig 1911.
[6] Harach, H.R.: Mixed follicles of the human thyroid gland. Acta anat. (Basel) 129 (1987) 27–30.
[7] Kameda, Y., H. Oyama, M. Endoh, M. Horino: Somatostatin immunoreactive C cells in thyroid glands from various mammalian species. Anat. Rec. 204 (1982) 161–170.
[8] Lanz, T. v., W. Wachsmuth: Praktische Anatomie, Bd. 1/2: Hals. Springer, Berlin–Göttingen–Heidelberg 1955.
[9] Ledouarine, N.: The Neural Crest. Cambridge Univ. Press, Cambridge–London–New York 1982.
[10] Lietz, H., H. Wöhler, H. Pomp: Zur Entwicklung und Ultrastruktur der embryonalen Schilddrüse des Menschen. Z. Zellforsch. 113 (1971) 94–110.
[11] McMillan, P. J., W. M. Hooker, L. J. Deftos: Distribution of calcitonin-containing cells in the human thyroid. Amer. J. Anat. 140 (1974) 73–80.
[12] Nunez, E. A., M. D. Gershon: Cytophysiology of thyroid parafollicular cells. Int. Rev. Cytol. 52 (1978) 1–80.
[13] Olin, P., R. Ekholm, S. Almqvist: Biosynthesis of thyroglobulin related to the ultrastructure of the human fetal thyroid gland. Endocrinology 87 (1970) 1000–1014.
[14] O'Rahilly, R.: The timing and sequence of events in the development of the human endocrine system during the embryonic period proper. Anat. Embryol. 166 (1983) 439–451.
[15] Pantic, V. R.: The cytophysiology of thyroid cells. Int. Rev. Cytol. 38 (1974) 153–243.
[16] Pearse, A. G. E.: The cytochemistry and ultrastructure of polypeptide hormone-producing cells of the APUD series and the embryologic, physiologic and pathologic implications of the concept. J. Histochem. Cytochem. 17 (1969) 303–313.
[17] Pearse, A. G. E., J. M. Polak: Cytochemical evidence for the neural crest origin of mammalian ultimobranchial C cells. Histochemie 27 (1971) 96–102.
[18] Pearse A. G. E., U. Welsch: Ultrastructural characteristics of the thyroid C-cells in the summer, autumn and winter states of the hedgehog (Erinaceus europeus L.) with some reference to other mammalian species. Z. Zellforsch. 92 (1968) 596–609.
[19] Töndury, G.: Angewandte und topographische Anatomie. Thieme, Stuttgart–New York 1981.
[20] Vollenweider, I., Ch. Hedinger: Solid cell nests (SCN) in Hashimoto's thyroiditis. Virch. Arch., A. (path. Anat.) 412 (1988) 357–363.
[21] Williams, E. D., C. E. Toyn, H. R. Harach: The ultimobranchial gland and congenital thyroid abnormalities in man. J. Pathol. 159 (1989) 135–141.
[22] Sugiyama, S.: The embryology of the human thyroid gland including ultimobranchial body and others related. Erg. Anat. Entwickl.-Gesch. 44 (1971) 1–111.
[23] Weller jr., G. L.: Development of the thyroid, parathyroid and thymus glands in man. Contrib. Embryol. Carneg. Instn. 24. No. 141 (1933) 95–139.

4 Epithelkörperchen

Die Epithelkörperchen, **Glandulae parathyroideae,** sind vier kleine Organe, die trotz ihres geringen Gewichtes von insgesamt nur etwa 0,13 g lebenswichtig sind. Die Glandulae parathyroideae liegen, wie der Name sagt, in direkter Nachbarschaft zur Schilddrüse, sind aber entwicklungsgeschichtlich anderer Herkunft. Sie produzieren das **Parathormon** (PTH), welches auf den Kalzium- und Phosphatstoffwechsel einwirkt und den Kalziumspiegel des Blutes reguliert. Es handelt sich um ein aus 84 Aminosäuren bestehendes Peptid mit Angriffsorten am Knochen, an den Nieren und am Dünndarm. Ausschüttung von Parathormon bewirkt

1. Mobilisation von Kalzium aus dem Knochen und Anstieg der Kalziumkonzentration im Blut;
2. vermehrte Phosphatausscheidung durch die Niere und Förderung der Resorption von Kalzium, Magnesium und Phosphat aus dem Darm.

Bei Mangel an Parathormon **(Hypoparathyroidismus)** ist der Kalziumgehalt des Blutes vermindert. Es kommt zur Ausbildung des Krankheitsbildes der **Tetanie,** die mit einer generellen Übererregbarkeit des neuromuskulären Systems bis zum Auftreten von Krämpfen einhergeht. Eine Überfunktion **(Hyperparathyroidismus)** der Epithelkörperchen führt hingegen zu einer von komplizierten Umbauvorgängen in den Knochen begleiteten Kalkarmut im Skelettsystem **(Osteoporose).**

4.1 *Entwicklung*

Die paarigen Epithelkörperchen gehen in einem frühen Stadium der Embryonalentwicklung aus dem Epithel der *dorsalen Divertikel der 3. und 4. Schlundtasche* hervor. Sie haben z.T. enge räumliche Beziehung zu den paarigen Thymusanlagen, die aus den ventralen Ausstülpungen der 3. Schlundtasche hervorgehen [11] (vgl. Abb. 14.3-1). Die mit dem starken Längenwachstum des Halses einhergehenden Verschiebungen und Wanderungsbewegungen haben zur Folge, daß die Anlage der Epithelkörperchen aus der 3. Schlundtasche zusammen mit den Thymusanlagen an den Epithelkörperchen der 4. Schlundtasche vorbei nach kaudal wandern. Während die Thymusanlagen bis in den Thorax absteigen, bleiben die nun zu den unteren Epithelkörperchen gewordenen Anlagen aus der 3. Schlundtasche meist am kaudalen Ende der Schilddrüse liegen und lagern sich ihrer Hinterfläche an. Die aus der 4. Schlundtasche stammenden Epithelkörperchen wandern dagegen weniger weit nach kaudal. Sie bleiben beim Menschen meist im oberen Abschnitt oder in der Mitte der Schilddrüse liegen und lagern sich ihr an [12].

Die komplizierten Wanderungsbewegungen der Epithelkörperchen führen dazu, daß es zahlreiche Lagevarianten gibt. So kann die aus der 3. Schlundtasche stammende Anlage weiter nach kaudal wandern, als es der Regel entspricht, und unterhalb der Schilddrüse liegen; sie kann ringsherum von Thymusgewebe umgeben sein usw. Derartige entwicklungsbedingte Varianten sind im allgemeinen ohne klinische Bedeutung, sie können aber für den Chirurgen, der die Epithelkörperchen schonen möchte, wichtig werden. Für eine genauere Darstellung der Einzelheiten sei deshalb auf die Lehrbücher der topographischen Anatomie verwiesen [7].

4.2 *Makroskopie und Leitungsbahnen*

Die vier Epithelkörperchen sind weizenkorngroße, je etwa 0,025–0,05 g schwere Organe, die sich den Seitenlappen der Schilddrüse dorsal anschmiegen. Sie haben beim Lebenden eine rotbraune oder gelbliche Färbung und sind oft schwer oder gar nicht von kleinen Fettläppchen oder paratrachealen Lymphknoten zu unterscheiden. Die Glandulae parathyroideae liegen zwischen den beiden Blättern der Schilddrüsenkapsel und sind durch das lockere Bindegewebe, das die sich auf der Schilddrüse verzweigenden Gefäße umgibt, mit ihr verbunden, oder sie sind in das innere Blatt der Capsula fibrosa eingebettet. Bei Schilddrüsenoperationen sollte daher der hintere Teil der Schilddrüsenlappen stehenbleiben, damit die Epithelkörperchen geschont werden. Meist liegen die beiden oberen Epithelkörperchen in Höhe des kaudalen Ringknorpelrandes. die unteren an der Basis der Seitenlappen. Es gibt jedoch Seitenunterschiede und zahlreiche Lagevarianten, die entwicklungsbedingt sind. In seltenen Fällen können Epithelkörperchen auch innerhalb der Schilddrüse oder im Thymus liegen [7].

Die Glandulae parathyroideae liegen stets in der Nähe einer der großen Schilddrüsenarterien, und jedes Epithelkörperchen erhält von ihr ein eigenes Gefäß, von dem die zahlreichen sinusoiden Kapillaren im Organinneren versorgt werden. Die Venen münden in die auf der Oberfläche der Schilddrüse gelegenen Vv. thyroideae. Die Lymphgefäße bilden eigene Stämmchen, die zu den Lnn. paratracheales ziehen. Die Nerven stammen aus dem Schilddrüsengeflecht und enthalten sowohl sympathische als auch parasympathische Fasern.

4.3 *Mikroskopische Anatomie*

Die Epithelkörperchen werden von einer feinen Bindegewebskapsel umhüllt, von der aus dünne Septen in das Organinnere ziehen. Sie bestehen aus kleinen *Epithelzellen,* die zu anastomosierenden Zellsträngen oder großen Zellhaufen zusammengelagert sind und von zahlreichen fenestrierten Blutkapillaren versorgt werden. Gelegentlich kommen auch follikelartige Anordnungen von Epithelzellen vor. Zwischen den Epithelzellen breitet sich ein feinfibrilläres Bindegewebe aus, in

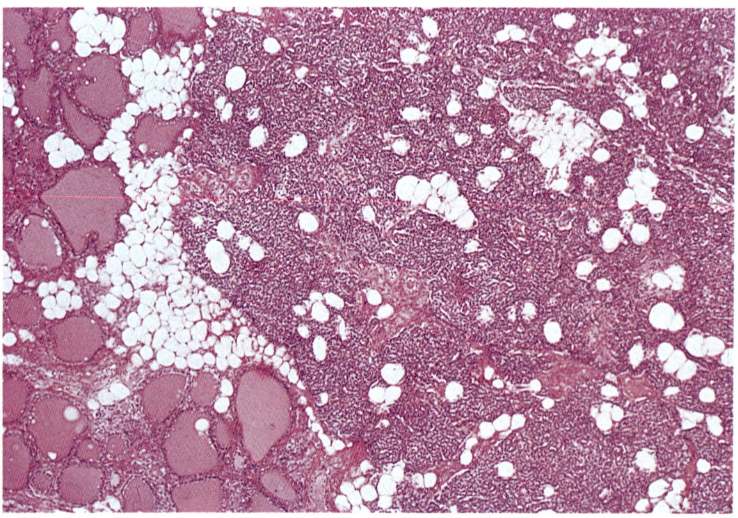

Abb. 14.4-1 Schilddrüse (links) mit anliegendem Epithelkörperchen (rechts). In das Epithelgewebe der Gl. parathyroidea sind zahlreiche Fettzellen eingesprengt, und das kollagene Bindegewebe der Schilddrüsenkapsel ist streckenweise durch Fettgewebe ersetzt. HE. Vergr. 45fach.

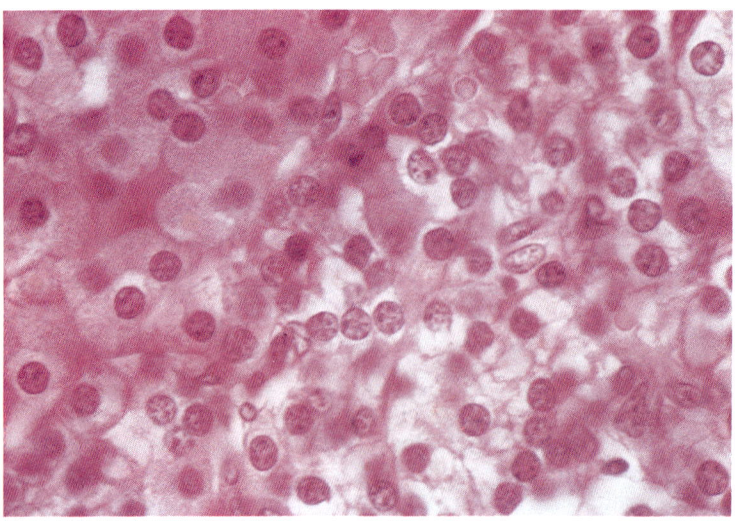

Abb. 14.4-2 Hauptzellen (rechts) und oxyphile Zellen (links) aus einer menschlichen Gl. parathyroidea. HE. Vergr. 690fach.

dem einzelne Fettzellen eingestreut sind. Nach der Adoleszenz nimmt die Anzahl der Fettzellen deutlich zu, so daß bei älteren Individuen 60–70% des Organvolumens aus Fettgewebe besteht [9]. Wie Abb. 14.4-1 zeigt, kann dort, wo ein Epithelkörperchen der Schilddrüse anliegt, auch das Bindegewebe der gemeinsamen Kapselstrecke reichlich Fettzellen enthalten.

Schon bei lichtmikroskopischer Betrachtung lassen sich zwei Typen von polygonalen Epithelzellen unterscheiden: die Hauptzellen und die oxyphilen Zellen.

4.3.1 Hauptzellen

Die Hauptzellen haben einen Durchmesser von 4 bis 8 µm und zeichnen sich durch ihr auffallend helles Zytoplasma aus. Sie haben eine scharf gezeichnete Kontur und einen zentral gelegenen Kern (Abb. 14.4-2). Die geringe Anfärbbarkeit des Zytoplasmas ist darauf zurückzuführen, daß das reichlich vorhandene und mit Spezialmethoden nachweisbare Glykogen bei den meisten Routinemethoden nicht dargestellt wird oder bereits vor der Färbung herausgelöst wurde. Daneben enthält das Zytoplasma kleine argyrophile Granula sowie nicht selten feinste fluoreszierende Ablagerungen von Lipofuszin. Im Elektronenmikroskop erkennt man im Zytoplasma neben dem Golgi-Apparat vor allem Mitochondrien, Ansammlungen von rauhem ER, Glykogengranula, Lysosomen und membranumhüllte Sekretgranula. Die Sekretgranula sind beim Menschen unterschiedlich geformt. Sie haben vielfach rundliche oder ovale Struktur mit Durchmessern von 100–400 nm, können aber auch in die Länge gezogen und bizarr gestaltet sein. Die aneinandergrenzenden Plasmamembranen benachbarter Epithelzellen sind miteinander verzahnt und an manchen Stellen durch Desmosomen verbunden. Dort, wo Komplexe von Epithelzellen zu Follikeln zusammengelagert sind, findet man an der apikalen Plasmamembran Mikrovilli, die unterschiedlich weit in das Lumen hineinreichen. Die basale Plasmamembran der Zellen ist glatt und liegt einer Basallamina auf. Zwischen der Basallamina und der Kapillarwand ist ein schmaler Bindegewebsraum ausgebildet, in dem einzelne marklose Nervenfasern angetroffen werden.

Durch Kombination von elektronenmikroskopischen, autoradiographischen und biochemischen Methoden sind in der letzten Dekade die komplizierten Vorgänge bei der Hormonbildung und die Beteiligung der verschiedenen Zellorganellen bei der Sekretbereitung näher aufgeklärt worden [2, 3, 9] (Abb. 14.4-3). Die PTH-spezifische mRNA kodiert am rauhen ER die Synthese eines Vorläufermoleküls, das PreProPTH, welches aus 115 Aminosäuren zusammengesetzt ist. Das PreProPTH wird noch innerhalb des ER durch proteolytische Enzyme (u. a. Clipase) in das kleinere ProPTH gespalten. Diese Vorstufe des Hormons wird zusammen mit sekretorischem Protein in die Bläschen des Golgi-Apparates aufgenommen, die zu den spezifischen Sekretgranula heranreifen. In den Golgi-Zisternen erfolgt durch erneute Proteolyse die Umwandlung von ProPTH in das aktive Hormon. Die reifenden Sekretbläschen wandern zur Zelloberfläche. Sie enthalten aktives Hormon sowie ein spezielles Protein und werden durch Exozytose abgegeben.

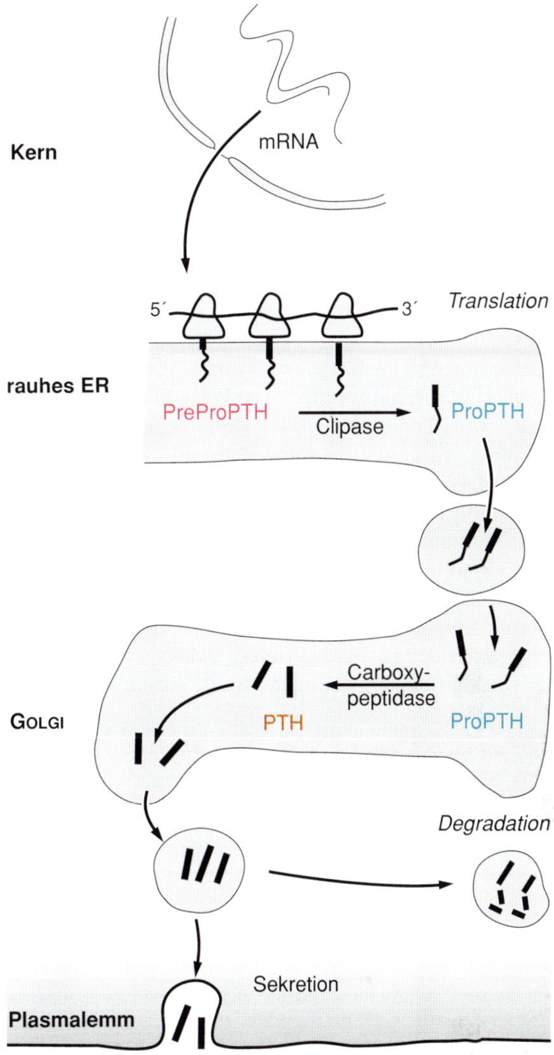

Abb. 14.4-3 Schematische Darstellung der intrazellulären Parathormonsynthese, -freisetzung und -sekretion.

Neuere tierexperimentelle Untersuchungen deuten darauf hin, daß es sich bei besonders großen und dichten Sekretgranula um Stapelformen *(storage granules)* handelt, die in der Zelle über längere Zeit aufbewahrt werden können [8, 10]. Als adäquater Reiz für die Sekretabgabe gelten Veränderungen im Kalziumspiegel des Blutes. Eine Hyperkalzämie führt durch intrazellulären Abbau des Parathormons zur verminderten Sekretion; ja, es kann sogar zu einer Atrophie der Hauptzellen kommen [6]. Es können jedoch auch andere Einflüsse von Bedeutung sein. So bewirkt Behandlung mit Dexamethason, die den Kalziumspiegel im Blut unverändert läßt, eine deutliche Hemmung der Zellaktivität [5]. Umgekehrt wurde nach Durchtrennung des Vagus beim Kaninchen eine über viele Stunden anhaltende Sekretionssteigerung der Hauptzellen beobachtet [4].

Aufgrund geringfügiger Unterschiede in der Anfärbbarkeit des Zytoplasmas hat man lichtmikroskopisch zwischen „hellen“ und „dunklen“ Hauptzellen unterschieden [1]. Im elektronenmikroskopischen Bild findet man bei den stärker anfärbbaren Zellen einen gut ausgebildeten Golgi-Apparat, zahlreiche Membranen des rauhen ER und viele Sekretgranula, während die lichtmikroskopisch hellen Zellen große Mengen an Glykogen, einen kleinen GOLGI-Apparat, weniger zahlreiche Membranen des ER und weniger Sekretgranula enthalten. Diese Befunde deuten ebenso wie das Vorkommen zahlreicher Zwischenformen darauf hin, daß die hellen und dunklen Hauptzellen verschiedene Phasen der sekretorischen Aktivität des gleichen Zelltyps widerspiegeln.

4.3.2 Oxyphile Zellen

Die oxyphilen Zellen unterscheiden sich von den Hauptzellen durch einen etwas größeren Zelleib und eine ausgeprägte Affinität zu sauren Farbstoffen. Die Zellen sind deshalb schon im HE-gefärbten Schnitt durch ihre hervorstechende Rotfärbung zu erkennen und von den Hauptzellen zu unterscheiden (Abb. 14.4-3). Die Zellkerne sind gelegentlich etwas kleiner und können eine leicht gewellte Kontur haben. Elektronenmikroskopisch sind die oxyphilen Zellen durch einen ungewöhnlich hohen Gehalt an Mitochondrien charakterisiert. Sie erscheinen wie mit Mitochondrien vollgestopft, während der GOLGI-Apparat und die Membranen des ER zurücktreten. Sekretgranula fehlen oder sind nur in ganz geringer Anzahl vorhanden.

Oxyphile Zellen treten in der Parathyroidea des Menschen erst nach der Geburt auf und werden mit zunehmendem Alter zahlreicher. Sie liegen einzeln oder in kleinen Gruppen in unmittelbarer Nachbarschaft von Hauptzellen. Sowohl licht- als auch elektronenmikroskopisch sind Zwischenformen beobachtet worden, die den Gedanken an eine mögliche Umwandlung von Hauptzellen in oxyphile Zellen nahelegen. Ob eine derartige Umwandlung aber tatsächlich erfolgt, ist bis heute ebenso unklar wie die Funktion der oxyphilen Zellen überhaupt. Hier muß abgewartet werden, bis immunzytochemische und autoradiographische Untersuchungen an diesen Zellen, die nur beim Menschen und bei wenigen Spezies vorkommen (z. B. Rhesusaffe, Rind), weiteren Aufschluß geben.

Literatur

[1] BARGMANN, W.: Die Epithelkörperchen. In: MÖLLENDORFF, W. v. (Hrsg.): Handbuch der mikroskopischen Anatomie des Menschen, 6. Bd., 2. Teil. Springer, Berlin 1939.

[2] HABENER J. F., M. AMHERDT, M. RAVAZZOLA, L. ORCI: Parathyroid hormone biosynthesis. Correlation of conversion of biosynthetic precursors with intracellular protein migration as determined by electron microscope autoradiography. J. Cell Biol. 80 (1979) 715–731.

[3] HABENER, J. F., J. T. POTTS JR.: Subcellular distributions of parathyroid hormone, hormonal precursors, and parathyroid secretory protein. Endocrinology 104 (1979) 265–275.

[4] ISONO, H., S. SHOUMURA: Effects of vagotomy on the ultrastructure of the parathyroid gland of the rabbit. Acta anat. (Basel) 108 (1980) 273–280.

[5] ISONO, H., S. SHOUMUR, N. ISHIZAKI, S. EMURA, K. HAYASHI, Y. IWASAKI, T. YAMAHIRA, Y. KITAMURA: Effects of glucocorticoid on the ultrastructure of the mouse parathyroid gland. Arch. histol. jap. 46 (1983) 293–305.

[6] KOYAMA, T., T. MAKITA, M. ENOMOTO: Parathyroid morphology in rats after administration of active vitamin D_3. Acta path. jap. 34 (1984) 313–324.

[7] LANZ, T. v., W. WACHSMUTH: Praktische Anatomie Bd. 1/2: Hals. Springer, Göttingen–Berlin–Heidelberg 1955.

[8] MUNGER, B. L., S. I. ROTH: The cytology of the normal parathyroid glands of man and virginia deer. A light and electron microscopic study with morphologic evidence of secretory activity. J. Cell Biol. 16 (1963) 379–400.

[9] POTTS, J. T.: The parathyroid glands. In: WEISS, L. (ed.): Cell and Tissue Biology. Urban & Schwarzenberg, München–Wien–Baltimore 1988.

[10] SETOGUTI, T., Y. INOUE, K. KATO: Electron-microscopic studies on the relationship between the frequency of parathyroid storage granules and serum calcium levels. Cell Tiss. Res. 219 (1981) 457–467.

[11] STARCK, D.: Embryologie, 3. Aufl. Thieme, Stuttgart 1975.

[12] WELLER, G. L.: Development of the thyroid, parathyroid and thymus glands in man. Contrib. Embryol. Carneg. Instn. 24, No. 141 (1933) 95–138.

5 Nebennieren

In den paarigen Nebennieren, **Gandulae suprarenales,** des Menschen sind jeweils zwei endokrine Drüsen unterschiedlicher phylogenetischer Herkunft und mit verschiedenartiger Funktion zu einem einheitlichen Organ vereinigt. Die außen liegende **Nebennierenrinde** *(Cortex)* produziert **Steroidhormone,** die als Mineralocorticoide vor allem auf den Kalium- und Natriumhaushalt, als Glukocorticoide auf den Kohlehydrat- und Eiweißstoffwechsel und als Androgene auf die Geschlechtsorgane einwirken. Im Inneren einer jeden Nebenniere liegt das **Nebennierenmark** *(Medulla),* dessen Zellen **Katecholamine** (Adrenalin, Noradrenalin) bilden.

Während die Nebennierenrinde lebenswichtig ist und sowohl bei Überfunktion als auch bei Unterfunktion schwere Krankheitserscheinungen verursacht, hat ein Ausfall des Nebennierenmarkes keine klinischen Erscheinungen zur Folge. Eine Überfunktion des Nebennierenmarkes, z. B. durch geschwulstartige Vergrößerung **(Phäochromozytom),** ist dagegen von schweren Blutdruckkrisen und in vielen Fällen von einer dauernden Erhöhung des Blutdruckes begleitet.

5.1 Makroskopie und Leitungsbahnen

Jede Nebenniere wiegt beim gesunden erwachsenen Menschen etwa 4,0–4,2 g. Das Gewicht beider Organe ist daher mit insgesamt 8–8,4 g bedeutend niedriger, als dies früher angenommen wurde [14]. Sie bestehen aus zwei Anteilen: **Rinde** *(Cortex)* und **Mark** *(Medulla),* die sich auf einem Schnitt schon makroskopisch voneinander unterscheiden lassen (Abb. 14.5-1). Die 2 mm dicke Nebennierenrinde, welche ca. 80% des Organvolumens ausmacht, hebt sich wegen des Lipidreichtums als goldgelbe Schicht deutlich von dem braunrot gefärbten Mark ab. Beide Nebennieren sind abgeplattete Organe, die, vom Fettgewebe der **Capsula adiposa renalis** umgeben, dem oberen Pol der beiden Nieren aufsitzen (Abb. 14.5-2). Die rechte Nebenniere ist, von vorne gesehen, etwa dreieckig mit einer deutlich ausgebildeten **Spitze** *(Apex).* Die **Basis** oder *Facies renalis* ist entsprechend der Oberfläche des Nierenpols etwas gerundet und ca. 5 cm lang, die Höhe beträgt ca. 2,5 cm. Die linke Nebenniere ist stärker abgerundet als die rechte und hat keine Spitze. Die **Facies posterior** beider Nebennieren liegt dem Zwerchfell an; die **Facies anterior** der rechten ist gegen die Leber gerichtet, die der linken gegen die Bursa omentalis und die Hinterwand des Ma-

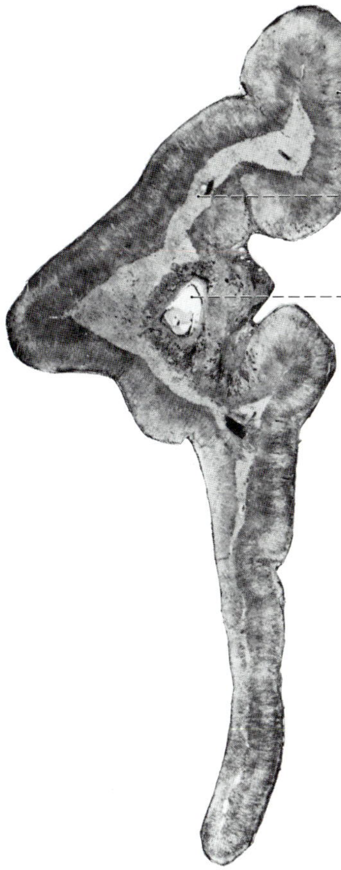

Abb. 14.5-1 Schnitt durch die menschliche Nebenniere bei Lupenvergrößerung.

Abb. 14.5-2 Arterien und Venen der Nebenniere beim Menschen. (Nach FERNER [10])

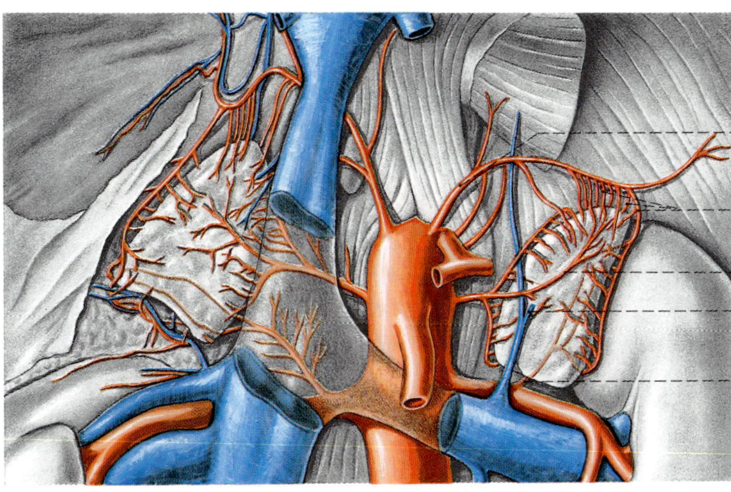

gens. Die Glandulae suprarenales projizieren sich auf die hintere Rumpfwand in Höhe des 11. und 12. Rippenhalses, wobei die rechte Nebenniere etwas weiter kaudalwärts liegt als die linke.

Die **Blutversorgung** erfolgt über ein an der Oberfläche ausgebildetes Arteriennetz, das aus drei Quellen gespeist wird (Abb. 14.5-2):

1. der *A. suprarenalis superior* aus der A. phrenica inferior,
2. der *A. suprarenalis media* direkt aus der Aorta und
3. der *A. suprarenalis inferior* aus der A. renalis.

Im einzelnen ist die Arterienversorgung der Nebennieren jedoch variabel, und es können mehrere Aa. suprarenales superiores oder inferiores vorkommen sowie Äste von den Arterien anderer, benachbarter Organe beteiligt sein. Aus dem oberflächlichen Arteriennetz ergießt sich das Blut einerseits über kurze Arteriolen in die Kapillarsinus der Nebennierenrinde, andererseits steigen dünne Arterienäste *(Aa. perforantes)* über feine Bindegewebssepten direkt bis in das Mark hinab.

Im Gegensatz zu der jeweils aus drei Gefäßen stammenden arteriellen Blutversorgung sammelt sich das **venöse** Blut jeder Nebenniere in einer einzigen *Vena centralis* (Abb. 14.5-1), die nach Verlassen des Organs im Bereich des Hilums als *V. suprarenalis* auf der linken Körperseite in die *V. renalis* und auf der rechten direkt in die *V. cava* mündet.

Die **Nervenversorgung** der Nebennieren ist besonders reichlich. Die zahlreichen von der Oberfläche her in das Organ eindringenden Nervenfasern stammen zum größten Teil aus dem *Plexus suprarenalis.* Es gibt aber auch feine Äste, die direkt vom *N. splanchnicus,* vom *N. phrenicus* und vom *N. vagus* an die Nebennieren herantreten [4].

Die aus der Kapsel und der Rinde austretenden **Lymphgefäße** begleiten die *A. phrenica inferior* und die *A. suprarenalis media,* diejenigen des Markes folgen der *V. suprarenalis* [11]. Die Kollektoren der rechten Nebenniere können in direktem Kontakt mit denjenigen des Leberhilus stehen. Die primären **Lymphknoten** beider Nebennieren sind die *Nn. lymphatici paraortici et lumbales.* Einige Kollektoren treten zudem durch das Zwerchfell und münden in die hinteren mediastinalen Lymphknoten.

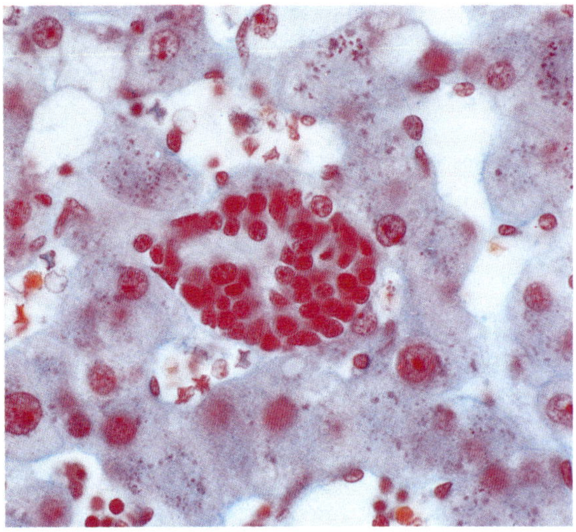

Abb. 14.5-3 Gruppe von Sympathikoblasten (kleine, dunkle Kerne) in der Nebennierenrinde eines menschlichen Fetus von 7,2 cm SSL. Azan; Vergr. 450fach.

5.2 *Entwicklung*

Die Nebennierenrinde entsteht in der 4. Embryonalwoche aus dem Zölomepithel der hinteren Leibeswand und wächst schnell zu einem umfänglichen, retroperitoneal gelegenen Organ heran. Jede Nebenniere besteht zunächst aus großen epithelialen Zellen und einem Stroma, das aus Mesenchymzellen gebildet wird, die aus der Umgebung einwachsen. In die Anlagen der Nebennierenrinde dringen dann etwa vom 45. Tag der Embryonalentwicklung an Gruppen von unreifen neuroektodermalen Zellen ein. Diese aus der Neuralleiste stammenden Sympathikogonien, die sich durch Zellteilung vermehren, vereinigen sich später im Innern des Organs und bilden das Nebennierenmark [8]. Abb. 14.5-3 zeigt die Nebenniere eines 72 mm SSL langen menschlichen Fetus, bei dem einzelne Gruppen von Sympathikogonien, die noch nicht bis zum Mark vorgedrungen sind, in der Rinde liegend angetroffen werden. Bei Vögeln bleibt ein solcher Zustand zeitlebens erhalten, während bei den Selachiern und vielen Knochenfischen das Interrenalorgan, welches der Rinde entspricht, vom Adrenalorgan, das dem Mark entspricht, vollkommen getrennt bleibt.

Im Verlauf der weiteren Fetalentwicklung nimmt vor allem die Nebennierenrinde schnell an Gewicht zu, um bereits im 4. Monat ihr höchstes relatives Gewicht zu erreichen. Die beiden Nebennieren wiegen dann etwa 4 g/kg Körpergewicht und haben damit ein etwa 35mal höheres relatives Gewicht als die Nebennieren des erwachsenen Menschen [14]. Infolge von Wachstumsverschiebungen kann es zur Verlagerung von Nebennierengewebe in andere Körperregionen kommen. So lassen sich sog. **akzessorische Nebennieren,** die entweder aus Rinde und Mark oder nur aus Rinde bestehen, in der Nähe der Aorta abdominalis, in der Nierenkapsel sowie in der Nachbarschaft der inneren Genitalorgane nachweisen.

Die pränatale Differenzierung der Nebennierenrinde steht nach neueren Untersuchungen unter dem direkten Einfluß des hypophysären Hormons ACTH. Bei anencephalen Feten, die keine Hypophyse besitzen, ist die Nebennierenrinde deutlich unterentwickelt [20]. Die fetale Nebennierenrinde besteht histologisch aus einer dünnen äußeren Schicht, aus der später die drei Zonen der endgültigen Rinde hervorgehen, und aus einer breiten Innenzone mit gut differenzierten großen Zellen. In der Innenzone werden schon im 2. Schwangerschaftsdrittel Steroide gebildet, die über die Nabelschnur in die Plazenta gelangen und dort zu Hormonen aufgebaut werden *(fetoplazentare Einheit).* Nach der Geburt geht die Innenzone zugrunde und wird in einem komplizierten Umbauprozeß durch die endgültige Rinde ersetzt. Das Zugrundegehen der fetalen Rinde hat zur Folge, daß das Gewicht der Nebenniere im ersten Lebensjahr auf unter die Hälfte abfällt. Es steigt dann in einem langsamen Wachstumsprozeß erst nach der Pubertät wieder auf das Geburtsgewicht – und damit auf das endgültige Gewicht – an [16].

5.3 *Mikroskopische Anatomie und Histophysiologie der Nebennierenrinde*

An ihrer Oberfläche ist die Nebenniere von einer dünnen **Bindegewebskapsel** überzogen, von der feine, Arterien und Nervenäste führende Septen in die Tiefe gehen [1, 10].

Die Nebennierenrinde, *Cortex,* ist reich an Lipiden und hat deshalb schon bei Betrachtung mit dem bloßen Auge eine gelbliche Färbung. Im histologischen Bild kann man bei schwacher Vergrößerung (Abb. 14.5-4) drei Schichten unterscheiden, die von außen nach innen aufeinanderfolgen. Es sind dies die *Zona glomerulosa, Zona fasciculata* und *Zona reticularis.*

Die **Zona glomerulosa** liegt unmittelbar unter der bindegewebigen Organkapsel und macht ca. 15% der Rinde aus. Sie besteht aus Strängen oder Ballen von relativ kleinen Zellen mit charakteristischer Ultrastruktur (Abb. 14.5-5). Die Zellen enthalten zahlreiche Profile des glatten ER, jedoch nur wenig rauhes ER und nur vereinzelt Lysosomen und Fettkörnchen. Die Mitochondrien sind meist länglich und gehören dem Cristatyp an, doch kommen auch rundliche Formen vor, die in ihrem Inneren Tubuli enthalten [21]. Die Zellgruppen sind von einem feinen bindegewebigen Stroma umgeben, in dem weite Kapillarsinus verlaufen. Diese Gefäße haben, der Form der Zellgruppen entsprechend, einen unregelmäßigen Verlauf und gehen nach innen in die vorwiegend radial orientierten Sinus der Zona fasciculata über.

Die **Zona fasciculata** ist beim erwachsenen Menschen breit und macht etwa 70% des Gesamtvolumens der Nebennierenrinde aus. Sie schließt ohne scharfe Grenze an die Zona glomerulosa an und ist durch eine radiär gerichtete strangförmige Anordnung der Zellen charakterisiert. Im Paraffinschnitt fällt das helle Zytoplasma der Parenchymzellen auf (Abb. 14.5-6). Dieses helle und wabige Aussehen, das den Zellen auch den Namen *Spongiozyten* eingebracht hat, beruht auf dem Vorkommen zahlreicher Lipidtröpfchen, die bei der Paraffineinbettung herausgelöst werden. In Gefrierschnitten lassen sie sich durch Färbung mit Fettfarbstoffen, wie z. B. Sudanschwarz, darstellen und geben der Zona fasciculata dann ein sehr kompaktes Aussehen. Neben den großen

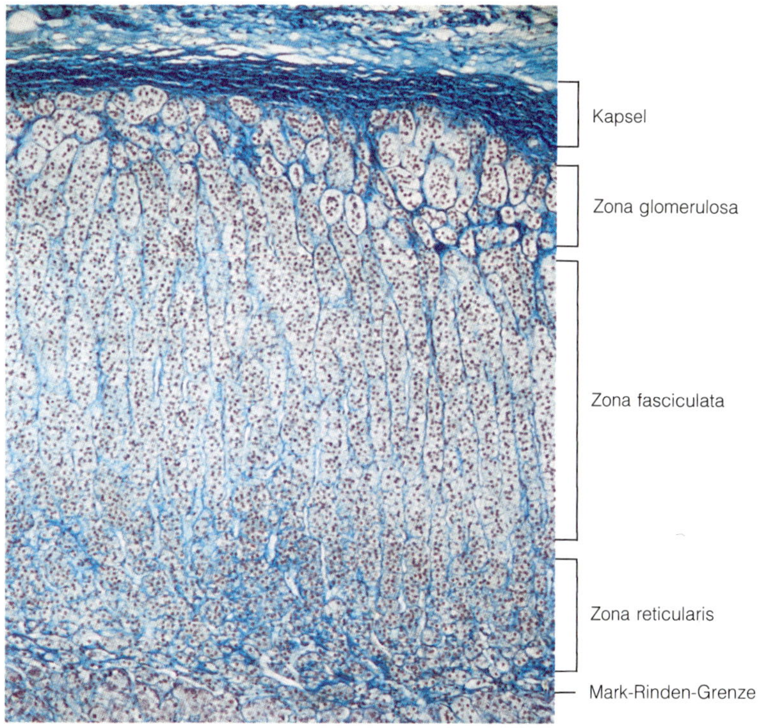

Abb. 14.5-4 Nebennierenrinde des Menschen. Hopa-Färbung; Vergr. 100fach.

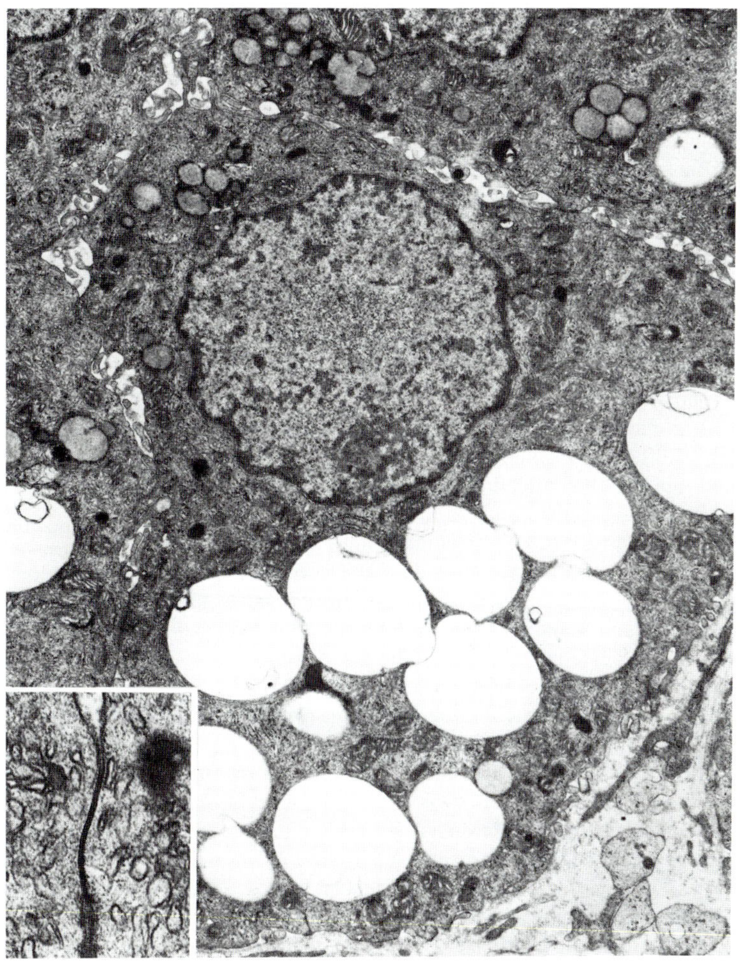

Abb. 14.5-5 Zelle aus der Zone glomerulosa des Menschen. Beachte die weiten Interzellularräume und die Vorstülpungen der Zelloberflächen. TEM; Vergr. 6500fach. In der unteren linken Ecke ist ein spezialisierter Zellkontakt (Nexus) bei starker Vergrößerung (30 000fach) wiedergegeben. (Original: Prof. SETOGUTI, Nagasaki)

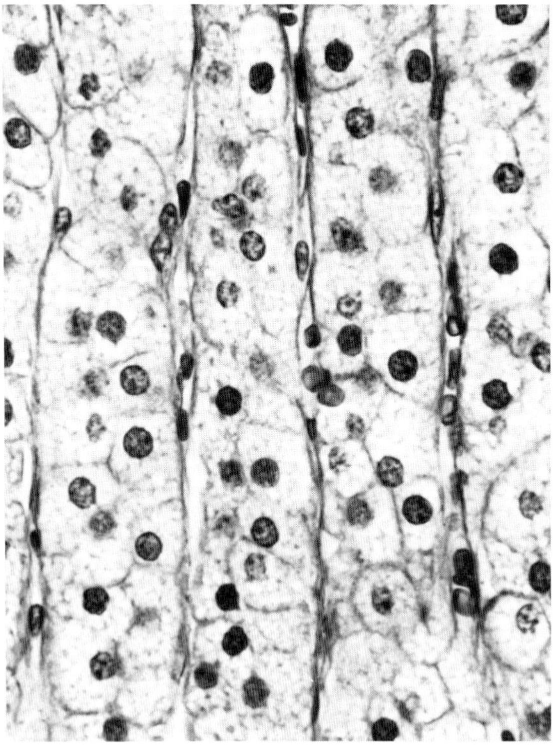

Abb. 14.5-6 Zona fasciculata der menschlichen Nebennierenrinde. Die Blutsinus zwischen den Zellbalken sind kollabiert. HE. Vergr. 800fach.

Mengen an Lipiden und Cholesterinestern enthalten die Epithelzellen relativ hohe Konzentrationen des fettlöslichen Vitamins A (Retinol); sie sind außerdem reich an Vitamin C (Ascorbinsäure). Die Zellen der Fasciculata sind größer als die der Glomerulosa und unterscheiden sich von diesen außer durch den größeren Gehalt an Fetttropfen auch durch die andersartige Ultrastruktur der Mitochondrien (Abb. 14.5-7). Diese sind in der äußeren Hälfte der Fasciculata meist rund und enthalten ein tubulo-vesikuläres oder ein mit lamellenartigen Cristae durchsetztes Internum, während sie in der inneren Hälfte unterschiedlich groß, z.T. sehr voluminös und mit Bläschen angefüllt sind [15]. In der Innenzone enthalten die Zellen auch zahlreiche Lysosomen sowie reichlich glattes ER. Die Zellstränge der Zona fasciculata werden von radiär verlaufenden weiten **Sinus** begleitet, die ein fenestriertes Endothel besitzen. Die engen perivaskulären Räume werden gewöhnlich von zwei Basallaminae begrenzt, wobei die eine den Parenchymzellen anliegt und die andere dem Endothel. Dazwischen finden sich vereinzelte Fibrozyten, Makrophagen und geringe Mengen kollagener Fasern.

Die **Zona reticularis** besteht aus miteinander anastomosierenden Zellsträngen, zwischen denen weite Sinus liegen. Sie macht beim Erwachsenen ca. 7% der Nebennierenrinde aus. Die Parenchymzellen sind kleiner als in der Zona fasciculata, ihr Zytoplasma ist azidophil angefärbt und enthält besonders im Alter reichlich Lipofuszingranula. Die Epithelzellen enthalten weniger Fettvakuolen, aber vermehrt Lysosomen und zahlreiche ER-Profile. Die Mitochondrien sind ovoid und haben ein tubulo-vesikuläres Internum.

Die **Zellen** der Nebennierenrinde haben in allen Schichten eine komplizierte Oberflächenstruktur. Dort, wo die Plasmamembranen benachbarter Zellen einander gegenüberliegen, ragen zahlreiche feine Mikrovilli fingerförmig in den Interzellularraum, der dadurch erweitert erscheint (Abb. 14.5-5). Dazwischen gibt es aber immer wieder Stellen, an denen die Zellwände durch desmosomenähnliche Kontakte sowie *gap junctions* (Nexus) zusammenhängen und funktionell eng miteinander verbunden sind. Dort, wo die Epithelzellen an den perikapillären Raum grenzen, erstrecken sich die Mikrovilli in den Spalt zwischen Plasmamembran und epithelseitiger Basalmembran. Nach neueren Befunden der Rasterelektronenmikroskopie [17] sind die Mikrovilli nicht irregulär auf der Zelloberfläche verteilt, sondern bilden rosettenartige Muster (Abb. 14.5-8).

In der Nebennierenrinde werden ca. 100 verschiedene **Steroide** gebildet, von denen die meisten allerdings nicht sezerniert werden und hormonell inaktiv sind. Man unterscheidet drei Hauptgruppen von Nebennierenrindensteroiden:

1. **Mineralocorticoide** mit vorwiegender Wirkung auf den Kalium- und Natriumhaushalt;
2. **Glukocorticoide** mit vorwiegender Wirkung auf den Kohlehydrat- und Eiweißstoffwechsel sowie auf das Immunsystem;
3. Nebennierenrindenhormone mit **androgener** Wirkung.

Die wichtigsten Mineralocorticoide sind das *Aldosteron* und das *Desoxycorticosteron,* die wichtigsten Glukocorticoide das *Cortisol,* das *Cortison* und das *Corticosteron.* Das bedeutendste in der Nebennierenrinde gebildete Androgen ist *Testosteron.*

Obgleich man sich seit langem bemüht hat, die Bildung der verschiedenen Nebennierenrindenhormone mit jeweils einem bestimmten Zelltyp zu korrelieren, ist eine derartige Zuordnung bis heute noch nicht mit Sicherheit möglich, weil bisher weder die Hormone selbst noch die synthetisierenden Enzyme in den einzelnen Zellen immunhistochemisch nachgewiesen werden können. Aus indirekten Schlüssen, die sich aus den morphologischen Veränderungen der Nebennierenrinde nach funktioneller Belastung ziehen lassen, gilt es jedoch als sicher, daß die Mineralocorticoide vorwiegend in der Zona glomerulosa entstehen. Die Glukocorticoide und Androgene scheinen dagegen in allen Zonen, vornehmlich in der Zona fasciculata und reticularis, gebildet zu werden.

Die Nebennierenrinde ist nicht in der Lage, größere Mengen von Hormonen zu speichern. Alle Steroidhormone leiten sich vom Cholesterol her, das von den Zellen synthetisiert und als Fettsäureester gespeichert wird. Die wichtigste Quelle für das Cholesterol ist das *„low density lipoprotein"* (LDL), das über rezeptorvermittelte Endozytose aus dem Blutplasma aufgenommen wird. Auf ein erhöhtes Angebot übergeordneter Hormone reagiert die Nebennierenrinde außerordentlich schnell durch vermehrte Sekretion. Bei länger anhaltender

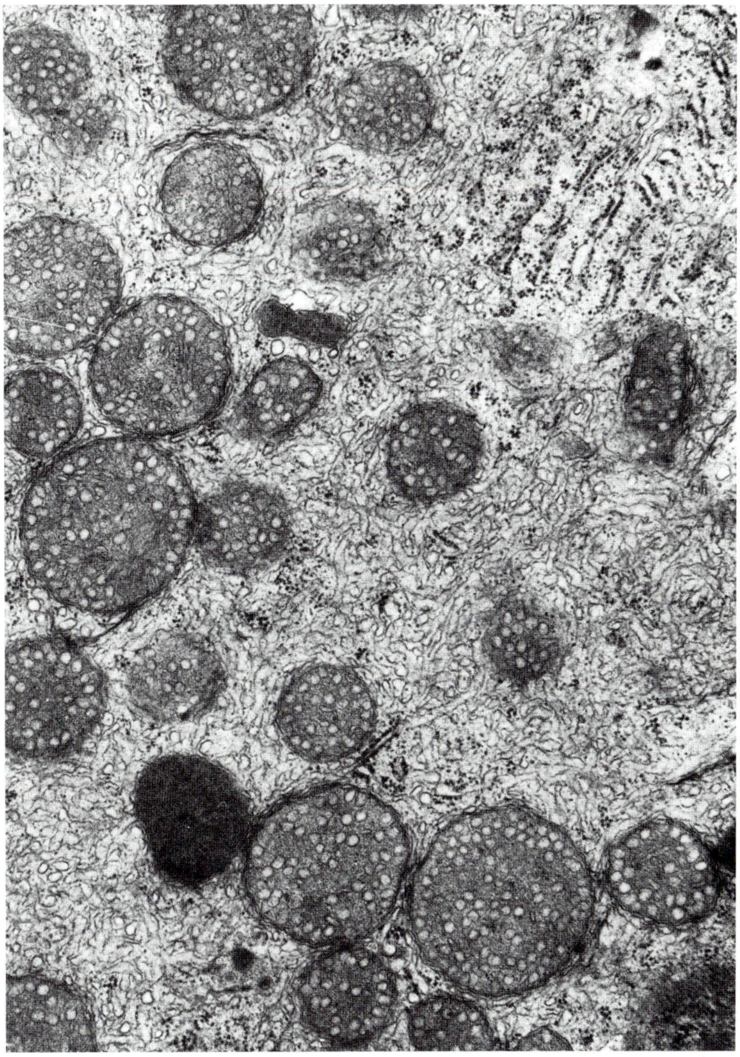

Abb. 14.5-7 Mitochondrien und Zytoplasma aus einer Zelle der Zona fasciculata des Menschen. TEM; Vergr. 25000fach. (Original: Prof. SETOGUTI, Nagasaki)

funktioneller Belastung, z. B. Streß, beginnen schon bald ausgeprägte und charakteristische Umbauvorgänge, so daß das morphologische Bild der Nebennierenrinde Rückschlüse auf den funktionellen Zustand ermöglicht.

Die **Sekretion der Mineralocorticoide** wird hauptsächlich durch das Renin-Angiotensin-System, durch erniedrigte Natrium- und erhöhte Kaliumkonzentration im Blut sowie durch Serotonin, Prostaglandin und durch den atrinatriuretischen Faktor (ANF) angeregt [3]. Unter vermehrtem Einfluß solcher Reize verbreitert sich die Zona glomerulosa. Dieser Befund erlaubt den Schluß, daß die Mineralocorticoide vorwiegend in dieser Schicht gebildet werden. Im Gegensatz zu den übrigen Rindenarealen wird die Zona glomerulosa unter physiologischen Bedingungen nicht unmittelbar durch das adrenocorticotrope Hormon (ACTH) der Adenohypophyse reguliert.

Bei einer vermehrten Sekretion von Mineralocorticoiden, insbesondere von Aldosteron, z. B. durch Tumoren der Nebennierenrinde, entsteht das Bild des **primären Hyperaldosteronismus (CONN-Syndrom),** bei dem ein abnorm erhöhter Blutdruck (Hypertonie) und eine Hypokaliämie zu den führenden Symptomen zählen.

Die **Steuerung der Glukocorticoid- und Androgensekretion** erfolgt über das in der Adenohypophyse gebildete ACTH. Sowohl das Tierexperiment als auch klinische Beobachtungen [14] zeigen, daß die Nebennierenrinde schon wenige Minuten nach vermehrter Zufuhr von ACTH mit einer stark erhöhten Hormonproduktion antwortet. Bleibt das ACTH-Angebot erhöht, so beginnt schon nach wenigen Stunden ein morphologisch faßbarer Umbau, der von der Grenzzone zwischen Zona reticularis und Zona fasciculata ausgeht. Diese Grenzzone wird deshalb in der deutschen Literatur als *inneres Transformationsfeld,* in der angloamerikanischen als *interface zone* bezeichnet. Von diesem Areal aus kommt es in der Fasciculata zunächst zu einem Lipidverlust. Das wabige Aussehen der Zellen verschwindet, das Zytoplasma wird dichter und eosinophil, die großen Zellen kleiner. Damit einhergehend werden vermehrt Steroide gebildet und abgegeben. Bleibt das erhöhte Angebot von ACTH bestehen, so kommt es zu der für den sog. Langzeiteffekt charakteristischen *progressiven Transformation* der Nebennierenrinde. Dabei werden unter Verwischung der Zonengrenzen vermehrt Zellen gebildet (Hyperplasie), und jede einzelne Zelle vergrößert sich durch Einlagerung von Lipiden (Hypertrophie). So wird die Rinde insgesamt dicker, und das Gewicht des Organs nimmt zu. Umgekehrt wird bei vermindertem Angebot von ACTH die Zona fasciculata unter Abnahme ihres Lipidgehaltes und Zugrundegehen zahlreicher Zellen zurück-

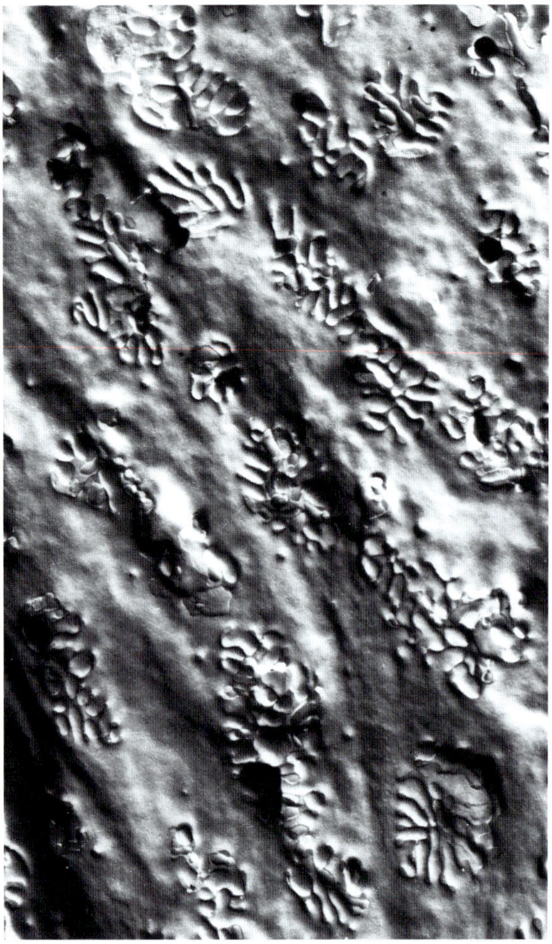

Abb. 14.5-8 Aufsicht auf die dem perikapillären Raum zugewandte Oberfläche einer Zelle aus der Zona fasciculata des Menschen. Die mikrovilliartigen Bildungen sind in Gruppen angeordnet. Gefrierätzung; Vergr. 12000fach. (Original: Prof. SETOGUTI, Nagasaki)

gebildet (Atrophie). Das Bild der *regressiven Transformation* ist infolgedessen mit einer Gewichtsabnahme der Nebennierenrinde verbunden. Die eindrucksvollen morphologischen Veränderungen der regressiven und progressiven Transformation lassen sich im Tierexperiment unter kontrollierten Bedingungen vergleichen und sind in Abb. 14.5-9 anhand einer Fettfärbung dargestellt. Dabei ist zu beachten, daß es sich um Extremformen reversibler Umbauvorgänge handelt.

Krankhaft vermehrte Ausscheidung von Glukocorticoiden führt zum klassischen Bild des **Morbus CUSHING**, der durch ausgeprägte Stammfettsucht mit Mondgesicht, erhöhte Blutzuckerwerte, erhöhten Blutdruck, vermehrte Abbauvorgänge in den Knochen (Osteoporose) und Störungen der Geschlechtsfunktionen charakterisiert ist. Entsprechende Erscheinungen treten auch dann auf, wenn aus therapeutischen Gründen über längere Zeit hohe Dosen von Glukocorticoiden gegeben werden, die wegen ihrer entzündungshemmenden, antiallergischen und immunsuppressiven Wirkungen in der modernen Medizin eine große Rolle spielen.

5.4 *Mikroskopische Anatomie und Histophysiologie des Nebennierenmarks*

Das Nebennierenmark, *Medulla,* besteht aus einem außerordentlich empfindlichen Gewebe, das schnell durch autolytische Prozesse verändert wird, wenn das Organ nicht lebensfrisch fixiert werden kann. Detaillierte Untersuchungen an menschlichem Nebennierenmark stoßen deshalb auf besondere Schwierigkeiten und müssen vorwiegend an Material durchgeführt werden, das – z. B. bei Entfernung einer Nebenniere im Rahmen der Tumorchirurgie – operativ gewonnen und unmittelbar nach der Entnahme fixiert werden kann.

Die Zellen des Nebennierenmarks sind in Strängen oder Ballen angeordnet, die von spärlichem Bindegewebe und weiten Blutsinus umgeben werden (Abb. 14.5-10). Das Nebennierenmark enthält weiterhin reichliche Mengen von dünnen vegetativen Nervenfasern, die von außen her in das Organ eindringen und an den Parenchymzellen mit axosomatischen Synapsen endigen.

Aufgrund seiner Entwicklungsgeschichte kann das Nebennierenmark als ein modifiziertes sympathisches Ganglion angesehen werden. Aus den neuroektodermalen Sympathikogonien, die im Laufe der pränatalen Entwicklung durch die Rindenanlage hindurch einwandern und sich zum Mark zusammenschließen, gehen durch unterschiedliche Differenzierung mehrere Zelltypen hervor. Der bei weitem größte Anteil der Parenchymzellen besteht aus *chromaffinen* oder *phäochromen Zellen.* Daneben gibt es multipolare sympathische *Ganglienzellen* und *Satellitenzellen.*

Die **chromaffinen** oder **phäochromen Zellen** sind rundliche oder eckige Elemente und haben keine Fortsätze. Sie enthalten feine Körnchen, die sich mit Chromsalzen bräunlich anfärben lassen. Tierexperimentelle und biochemische Untersuchungen haben ergeben, daß in diesen Granula Hormone gespeichert werden, die zur Gruppe der **Katecholamine** gehören. Aufgrund unterschiedlicher Eigenschaften der Granula lassen sich *A-* und *N-Zellen* unterscheiden, in denen *Adrenalin* bzw. *Noradrenalin* gebildet werden. In der menschlichen Nebenniere überwiegen die A-Zellen bei weitem, und die N-Zellen machen nur etwa 5% der gesamten Zellpopulation aus. Die charakteristischen Granula der chromaffinen Zellen werden unter Mitwirkung des GOLGI-Apparates gebildet. Sie sind von einer Membran umhüllt und enthalten, an ATP gebunden, größere Mengen von Adrenalin oder Noradrenalin sowie bestimmte Proteine. Die Durchmesser der Granula in den A- und N-Zellen sind jeweils verschieden und unterscheiden sich auch von Spezies zu Spezies. Beim Menschen beträgt der durchschnittliche Durchmesser des elektronendichten, intramembranösen Teils der A-Granula 192 nm und der N-Granula 258 nm [2]. A-Zellen und N-Zellen lassen sich auch mit anderen Methoden voneinander unterscheiden. So enthalten beim Menschen GOLGI-Apparat und Granula nur in den A-Zellen histochemisch nachweisbare Mengen von Glykoproteinen, während die N-Zellen argentaffin sind und eine charakteristische Autofluoreszenz besitzen.

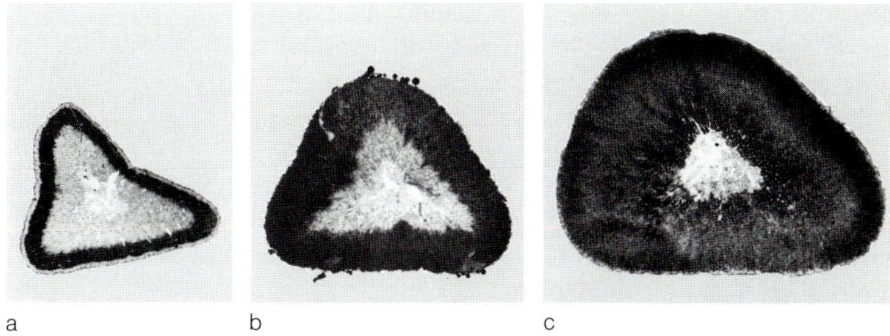

Abb. 14.5-9 Nebenniere bei verschiedenen Funktionszuständen (Experiment am Meerschweinchen): (a) nach Hypophysektomie = regressive Transformation; (b) normales Tier; (c) nach ACTH-Gabe = progressive Transformation. Fettfärbung. (Original: Prof. TONUTTI, Ulm)

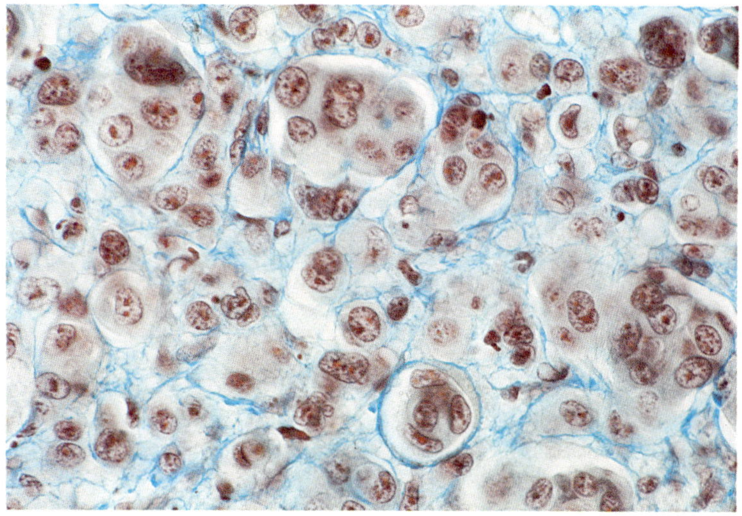

Abb. 14.5-10 Schnitt durch das Mark einer menschlichen Nebenniere. Azan; Vergr. ca. 450fach.

Bei manchen Versuchstieren lassen sich Untergruppen von N-Zellen unterscheiden [12], doch liegen entsprechende Beobachtungen für das Nebennierenmark des Menschen bisher nicht vor. Auch fehlen Untersuchungen darüber, ob im Nebennierenmark des erwachsenen Menschen ähnlich wie beim Meerschweinchen [19] als weitere Untergruppe der chromaffinen Zellen sog. *SGC-Zellen (small granule-containing cells)* vorkommen, in denen Dopamin gespeichert wird und die in vieler Hinsicht den *SIF-Zellen (small intensely fluorescent cells)* der sympathischen Ganglien gleichen [6].

Die chromaffinen Zellen des Nebennierenmarks können aufgrund ihrer Herkunft und Entwicklung als *modifizierte postganglionäre Zellen des Sympathikus* angesehen werden. Dementsprechend werden sie von präganglionären sympathischen Nervenfasern innerviert, die *cholinerg* sind [9]. Das bei der Erregung dieser Fasern an den typisch gebauten Synapsen frei werdende Acetylcholin bewirkt über einen Einstrom von Kalzium in die chromaffine Zelle die Abgabe von Katecholamin. Dabei werden die Granula durch Exozytose aus der chromaffinen Zelle ausgeschleust und in den perivaskulären Raum abgegeben. Mittels Immunofluoreszenz bzw. -histochemie wurden in den chromaffinen Zellen sowie in den Nervenendigungen zahlreiche Neuropeptide wie *Substanz P, Neuropeptid Y, VIP,* aber auch *Oxytocin* und *Vasopressin* gefunden [7]. Die Immunoreaktivität variiert jedoch stark von Spezies zu Spezies, und die Bedeutung dieser Neuropeptide für die Regulation der Nebennierenmarkzellen ist noch nicht geklärt.

Die multipolaren **sympathischen Ganglienzellen** des Nebennierenmarks liegen verstreut oder in kleinen Gruppen. Sie haben lange Fortsätze, deren Verlauf und Endigungsweise nicht bis ins letzte geklärt sind.

Satellitenzellen, die in Begleitung der großen Ganglienzellen sowie zwischen chromaffinen Zellen vorkommen, sind bisher nur im Nebennierenmark von Versuchstieren genauer untersucht worden.

Satellitenzellen sind nur schwer von Bindegewebszellen zu unterscheiden. Immunhistochemische Untersuchungen mit Hilfe des für das Nervengewebe spezifischen S-100-Proteins haben aber bei der Ratte eindeutig gezeigt, daß sich die Satellitenzellen im Nebennierenmark und im Ganglion cervicale superius ebenso wie die Gliazellen des Zentralnervensystems isoliert darstellen lassen [5].

Die zwischen den Zellsträngen des Nebennierenmarks verlaufenden fenestrierten **Kapillaren** werden zum größten Teil aus den Sinus der Zona reticularis der Nebennierenrinde gespeist. Hinzu kommt Blut aus einigen dünnen Aa. perforantes, die von dem Gefäßnetz der Nierenkapsel durch die Rinde bis in das Mark ziehen und sich erst dort verzweigen.

Es kann kein Zweifel daran bestehen, daß das Nebennierenmark einen großen Anteil von Blut erhält, das zuvor durch die Sinus der Rinde geflossen ist und dementsprechend erhebliche Mengen von Corticosteroiden enthalten kann. Experimentelle Befunde sprechen dafür, daß die Hormonbiosynthese der Zellen im Nebennierenmark durch die Rindenhormone beeinflußt wird [18]. Zahlreiche In-vitro-Studien haben gezeigt, daß das Überleben und die Differenzierung von Nebennierenmarkzellen durch trophische Faktoren wie Glukocorticoide oder *„nerve growth factor"* (NGF) beeinflußt werden [13].

Nach dem Passieren der Marksinus sammelt sich das venöse Blut zunächst in sog. **Drosselvenen.** Diese Gefäße sind durch einen besonderen Reichtum an Muskelfasern gekennzeichnet, die vorwiegend parallel zur Längsachse des Gefäßes angeordnet sind. An manchen Stellen wird die Wand der Venen durch die unterlagernden Muskelfasern so stark vorgewölbt, daß sie wie ein Polster in das Lumen ragt. Man nimmt an, daß die Kontraktion der unmittelbar unter der Intima gelegenen starken Muskulatur eine Drosselung des Blutflusses durch die Nebenniere ermöglicht.

Literatur

[1] Bachmann, R.: Die Nebenniere. In: Möllendorff, W. v., W. Bargmann (Hrsg.): Handbuch der mikroskopischen Anatomie des Menschen, 6. Bd., 5. Teil. Springer, Berlin–Göttingen–Heidelberg 1954.

[2] Benchimol, S., M. Cantin: Ultrastructural cytochemistry of the human adrenal medulla. Histochemistry 54 (1977) 9–26.

[3] Black, V. A.: The adrenal gland. In: Weiss, W. (ed.): Cell and Tissue Biology, 6th ed. Urban & Schwarzenberg, München–Wien–Baltimore 1988.

[4] Braeucker, W.: Der Bauchteil des vegetativen Nervensystems mit besonderer Berücksichtigung der Nieren-Innervation. Anat. Nachr. 1 (1949) 217–232.

[5] Cocchia, D., F. Michetti: S-100 antigen in satellite cells of the adrenal medulla and the superior cervical ganglion of the rat. Cell Tiss. Res. 215 (1981) 103–112.

[6] Coupland, R. E.: The natural history of the chromaffin cell – 25 years on the beginning. Arch. Histol. Cytol. 52 (1989) 331–341.

[7] Coupland, R. E., T. L. Parker, W. K. Kesse, A. A. Mohammed: The innervation of the adrenal gland. III. Vagal innervations. J. Anat. (Lond.) 163 (1989) 173–181.

[8] Crowder, R. E.: The development of the adrenal gland in man, with special reference to origin and ultimate location of cell types and evidence in favor of the cell migration theory. Contrib. Embryol. Carnegie Instn. 36 (1957) 193–209.

[9] Feldberg, W., B. Minz, H. Tsudzimura: The mechanism of the nervous discharge of adrenaline. J. Physiol. (Lond.) 81 (1934) 286–304.

[10] Ferner, H.: Mikroskopische Anatomie der Nebenniere. In: Alken, C. E. et al. (Hrsg.): Handbuch der Urologie, Bd. I, S. 146–171. Springer, Berlin–Heidelberg–New York 1969.

[11] Földi, M., St. Kubik (Hrsg.): Lehrbuch der Lymphologie. Fischer, Stuttgart–New York 1989.

[12] Gorgas, K., P. Böck: Morphology and histochemistry of the adrenal medulla. I. Various types of primary catecholamine-storing cells in the mouse adrenal medulla. Histochemistry 50 (1976) 17–31.

[13] Grothe, G., H. D. Hoffmann, A. A. Verhofstad, K. Unsicker: Nerve growth factor and dexamethazone specify the catecholaminergic phenotype of cultured rat chromaffin cells: dependence on developmental stage. Develop. Brain Res. 21 (1985) 125–132.

[14] Neville, A. M., M. J. O'Hare: The Human Adrenal Cortex. Springer, Berlin–Heidelberg–New York 1982.

[15] Nussdorfer, G. G., G. Mazzocchi, V. Meneghelli: Cytophysiology of the adrenal zona fasciculata. Int. Rev. Cytol. 55 (1978) 291–365.

[16] Rotter, W.: Die Entwicklung der fetalen und kindlichen Nebennierenrinde. Virchows Archiv 316 (1949) 590–618.

[17] Setoguti, T., Y. Inoue: Freeze-fracture replica studies of the human adrenal cortex, with special references to microvillous projections. Acta anat. (Basel) 111 (1981) 207–221.

[18] Thoenen, H., U. Otten: Role of adrenocortical hormones in the modulation of synthesis and degradation of enzyme involved in the formation of catecholamines. In: Ganong, W. F., L. Martini (eds.): Frontiers in Neuroendocrinology, Vol. 5, pp. 163–184. Raven Press, New York 1978.

[19] Unsicker, K., O. Habura-Flüh, U. Zwarg: Different types of small granule-containing cells and neurons in the guinea-pig adrenal medulla. Cell Tiss. Res. 189 (1978) 109–130.

[20] Young, M. C., K. M. Lawrence, I. A. Hughes: Relationship between fetal adrenal morphology and anterior pituitary function. Horm. Res. 32 (1989) 130–135.

[21] Zwierzina, W. D.: Ultrastruktur der normalen menschlichen Nebennierenrinde. Acta anat. (Basel) 103 (1979) 409–421.

15 Die disseminierten endokrinen Zellen

D. GRUBE und W. G. FORSSMANN

1 *Überblick*

Außer in „kompakten“ endokrinen Drüsen kommen endokrine Zellen als Einzelelemente im Epithelverband verschiedener Organe vor. Diese disseminierten endokrinen Zellen werden auch als „Diffuses neuroendokrines System“, „APUD-Zellsystem“ oder „System der Paraneurone“ bezeichnet. Die von diesen Zellen synthetisierten Hormone (Amine und Polypeptide) sind an der Steuerung der Funktion der jeweiligen Organe oder Systeme beteiligt, wobei lokal begrenzte Wirkungen („Parakrinie“) gegenüber systemischen Wirkungen („Endokrinie“) im Vordergrund stehen dürften. Besonders zahlreich und vielfältig differenziert (16 Zelltypen) sind disseminierte endokrine Zellen im Epithel des Magen-Darm-Trakts (= entero-endokrine Zellen). Morphologisch zeichnen sich diese Zellen durch ein meist helles Zytoplasma („helle Zellen“) und ihren Gehalt an Sekretgranula aus, die als Hormonspeicher dienen. Krankhafte Wucherungen entarteter Zellen dieses Systems werden als Karzinoide (Synonym: „APUDome“) bezeichnet. Sie sind klinisch oft stumm, können aber auch zu charakteristischen Krankheitsbildern führen.

2 *Einführung und Übersicht*

Endokrine Zellen kommen im Organismus – in Analogie zum Bauprinzip etwa des Nervengewebes oder exokriner Zellverbände und Zellen – in verschiedenen Organisationsformen vor. Sie bilden zum einen makroskopisch abgrenzbare „kompakte“ endokrine Organe (z. B. Hypophyse, Schilddrüse, Nebenniere) und endokrine Mikroorgane (wie die LANGERHANSschen Inseln des Pankreas); zum anderen finden sich Zellen mit endokriner Funktion als Einzelelemente im Epithelverband verschiedener Organe. Die Gesamtheit dieser verstreut gelegenen Zellen wird nach FEYRTER [2] als disseminiertes („diffuses“) endokrines Zellsystem bezeichnet.

Nach der ursprünglichen Definition umfaßt dieses System alle in Epithelien vorkommenden Zellen, die sich aufgrund ihres färberischen Verhaltens („helle Zellen“) oder ihrer Struktur von den benachbarten, jeweils organspezifischen Epithelzellen unterscheiden lassen. Dementsprechend sind disseminiert gelegene „endokrine“ Zellen in allen Organen, die aus Epithelgewebe bestehen oder die epithelartige Strukturen aufweisen, beschrieben worden. Im einzelnen wurden „helle Zellen“ in den Epithelien folgender Organe und Systeme nachgewiesen oder postuliert [2]:

- Pankreas (LANGERHANSsche Inseln und endokrine Zellen im Epithel der Ausführungsgänge),
- Magen-Darm-Trakt,
- Gallenblase und ableitende Gallenwege,
- Atmungssystem,
- Urogenitaltrakt,
- Schleim-, Speichel- und Tränendrüsen,
- Brustdrüse,
- äußere Haut.

Im Vordergrund der Betrachtungsweise stand dabei neben zytologischen Aspekten der Funktionsmodus, der diesen Zellen zugesprochen wurde: in der Hierarchie der Regulationsmechanismen sind sie diejenigen Glieder, die in der Peripherie lokal begrenzte Steuerungsfunktionen ausüben (= „parakrine“ Wirkungsmechanismen). In neuerer Zeit sind nun verschiedene andere Versuche unternommen worden, die disseminierten endokrinen Zellen exakter zu charakterisieren und in einem übergeordneten System zusammenzufassen. Am bekanntesten sind hiervon das System der „APUD-Zellen“ von PEARSE [6] und das Konzept über die „Paraneurone“ von FUJITA [3].

Die **APUD-Zellen:** Hierzu werden insgesamt etwa 40 verschiedene endokrine Zellen in zahlreichen Organen gerechnet, die entweder biogene Monoamine (z. B. Katecholamine, Histamin, Serotonin) enthalten oder diese aus exogen applizierten Vorläufersubstanzen bilden können (APUD = *amine precursor uptake and decarboxylation*). Die zum APUD-Zellsystem gehörenden Zellen zeichnen sich weiterhin durch ihren Gehalt an Peptidhormonen sowie eine typische Ultrastruktur aus (s. unten).

Schließlich besitzt ein Teil der APUD-Zellen auch eine gemeinsame Herkunft aus der Neuralleiste bzw. dem Neurektoderm. – In letzter Zeit wird der Terminus „APUD-Zellen“ – unter Berücksichtigung der Priorität von FEYRTER – zunehmend durch den Begriff **diffuses neuroendokrines System** = **DNES** ersetzt [6].

Die **Paraneurone:** Bei diesem Konzept von FUJITA [3] sind (neben den oben aufgeführten histochemischen und ultrastrukturellen Besonderheiten) hauptsächlich Gesichtspunkte des Funktionsprinzips der disseminierten endokrinen Zellen als übergeordnetes Kriterium herangezogen worden. Die meisten dieser Zellen sind bipolar gegliedert, d.h., sie fungieren gleichzeitig als rezeptorische und effektorische Elemente. Mit diesem

Funktionsmodus ähneln sie Sinnes- bzw. Nervenzellen, denen sie somit als „Paraneurone" an die Seite gestellt werden.

Bei beiden Konzepten (APUD-Zellen, Paraneurone) werden die Schwierigkeiten deutlich, die „peripheren" endokrinen Zellen innerhalb eines Systems zusammenzufassen. Insbesondere trifft dies zu für die morphologische und funktionelle Abgrenzung dieser Zellen von Nervenzellen oder neuroendokrinen Elementen.

Disseminierte endokrine Zellen kommen besonders zahlreich im Epithel des **Magen-Darm-Trakts** vor. Dort weisen sie auch hinsichtlich der von ihnen produzierten Hormone die größte Vielfalt auf. Weniger zahlreich (und beim Menschen weniger genau untersucht) sind diese endokrinen Zellen im **Atemapparat** und im **Urogenitaltrakt.** In anderen Regionen konnte die Präsenz dieser Zellen mit modernen Untersuchungsmethoden entweder nicht bestätigt werden (z. B. in der Brustdrüse), oder sie ließen sich nicht eindeutig diesem Zellsystem zuordnen.

Im lichtmikroskopischen Routinepräparat sind disseminierte endokrine Zellen im allgemeinen nicht zu erkennen. Als empirische Darstellungsmethode werden Methoden der Silberimprägnierung verwendet (argyrophile und argentaffine Reaktion). Dem Nachweis **biogener Monoamine** (Noradrenalin, Adrenalin, Histamin, Serotonin) dienen Methoden der Fluoreszenz-Histochemie. Diese Substanzen und **Polypeptidhormone** werden heute meist mit immunhistochemischen Techniken in den endokrinen Zellen nachgewiesen. Schließlich enthalten die meisten disseminierten endokrinen Zellen auch **Proteine,** deren immunhistochemischer Nachweis ihre kollektive Darstellung im Gewebeschnitt erlaubt:
- Neuronen-spezifische Enolase (NSE), ein glykolytisches Enzym, das auch in Nervenzellen vorkommt;
- Chromogranine, saure Glykoproteine als Bestandteil der Sekretgranula endokriner Zellen und synaptischer Vesikel sympathischer Nervenfasern, chromaffiner Zellen und einiger Nervenzellen des Gehirns;
- Synaptophysin, ein Membranprotein synaptischer Vesikel in Nervenzellen, das auch in den disseminierten endokrinen Zellen nachzuweisen ist.

3 *Endokrine Zellen im Magen-Darm-Trakt*

Die endokrinen Zellen im Magen-Darm-Epithel = **entero-endokrine Zellen** bilden in morphologischer und funktioneller Hinsicht eine Einheit mit dem endokrinen Teil des Pankreas (vgl. Bd. 1, Kap. 12). Entero-endokrine Zellen und endokrines Pankreas werden daher meist unter dem Begriff **Gastro-entero-pankreatisches (GEP) endokrines System** zusammengefaßt [3]. Die Gesamtzahl entero-endokriner Zellen ist mit etwa 3 Milliarden Zellen zu veranschlagen [7], was ungefähr einem Organ von Tennisball-Größe entspricht. Damit übertrifft dieses Zellsystem alle anderen endokrinen Drüsen des Organismus.

Die entero-endokrinen Zellen passen sich, mit wenigen Ausnahmen, in Form und Größe den jeweils benachbarten Epithelzellen an. Bei Verwendung geeigneter histologischer Techniken sind auf lichtmikroskopischer Ebene einige typische Merkmale dieser Zellen zu erkennen (Abb. 15.3-1 u. 2): das Zytoplasma ist meist hell **(„helle Zellen")** und enthält die für diese Zellart

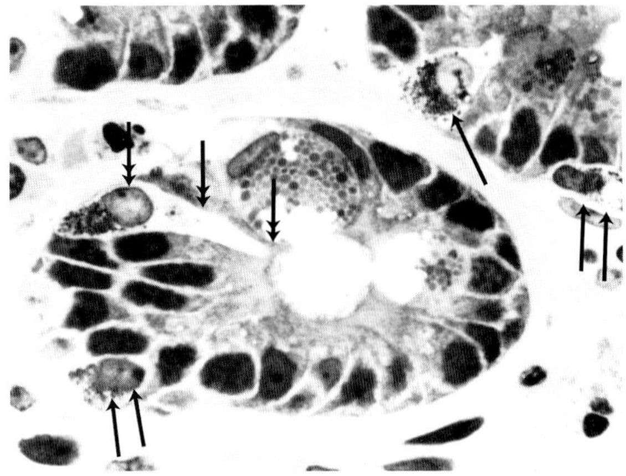

Abb. 15.3-1 Entero-endokrine Zellen in der Übersichtsfärbung. Quergeschnittene Krypten der Duodenalschleimhaut (Semidünnschnitt, 0,5 µm). Die Doppelpfeile markieren eine endokrine Zelle vom „offenen" Typ mit hellem Zytoplasma, basal gelegenen Sekretgranula und Verbindung zum Drüsenlumen. Die anderen endokrinen Zellen (Pfeile) zeigen keine Verbindung zum Kryptenlumen; sie sind entweder „geschlossen" oder nicht genau in der Längsachse angeschnitten. Vergr. 600fach.

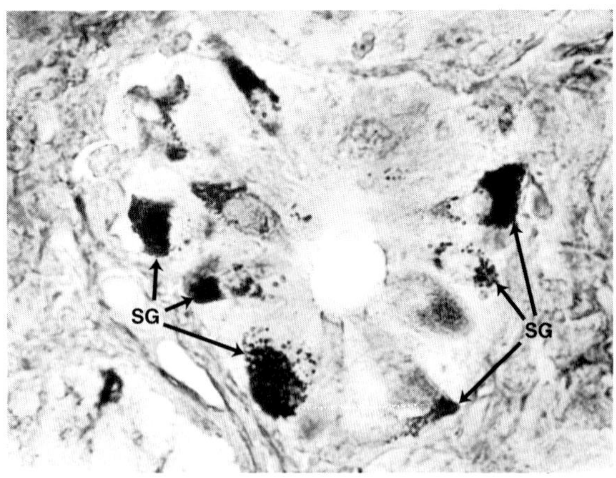

Abb. 15.3-2 Entero-endokrine Zellen nach Silberimprägnierung (argyrophile Reaktion). Querschnitt durch eine Duodenalkrypte (Paraffinschnitt). Die Sekretgranula (SG) der endokrinen Zellen sind stark angefärbt. Vergr. 600fach.

charakteristischen Sekretgranula, die hauptsächlich im basalen Zellteil gelegen sind **(„basalgekörnte Zellen").**

Nach ihrer räumlichen Beziehung zum Lumen des Magen-Darm-Kanals sind zwei Grundtypen entero-endokriner Zellen voneinander abzugrenzen: Zellen vom **„offenen"** und Zellen vom **„geschlossenen"** Typ [3]. Entero-endokrine Zellen vom „offenen" Typ erreichen wie andere Epithelzellen mit dem apikalen Zellpol (Bürstensaum) die innere Oberfläche des Magen-Darm-Kanals; „geschlossene" entero-endokrine Zellen weisen eine solche Verbindung mit dem Lumen nicht auf (Abb. 15.3-3). Diese unterschiedliche Bauweise wird zu jeweils verschiedenen Arten der Aufnahme stimulierender Reize in Beziehung gesetzt (s. unten).

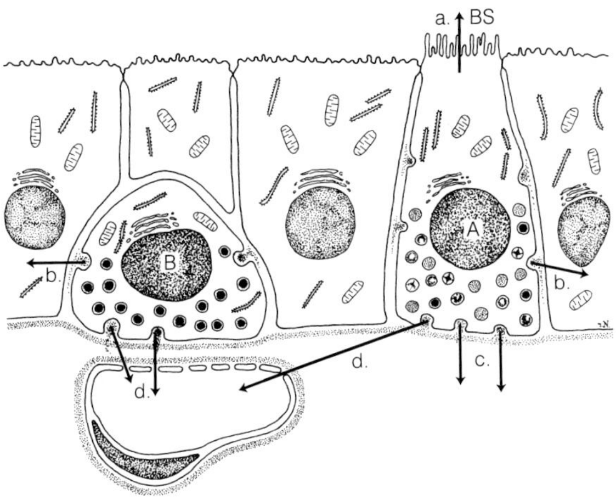

Abb. 15.3-3 Schematische Darstellung der beiden Grundformen disseminierter endokriner Zellen. A: „offene" Zelle mit apikalem Bürstensaum (BS) und deutlicher polarer Gliederung in einen apikalen und basalen Zellteil. B: „geschlossene" Zelle ohne Verbindung zum Darmlumen. Die Pfeile geben die möglichen Sekretionswege an: in das Darmlumen (a. = exokrin), an benachbarte Epithelzellen (b. = parakrin), in das Interstitium (c. = lokal-endokrin) und in das Gefäßsystem (d. = endokrin).

Entero-endokrine Zellen kommen im Epithel des gesamten Magen-Darm-Trakts vor, es bestehen allerdings sowohl hinsichtlich ihrer Anzahl als auch hinsichtlich ihres Verteilungsmusters Unterschiede zwischen den einzelnen Abschnitten des Magen-Darm-Trakts.

Magen: In der Fundus- und Korpusregion sind die endokrinen Zellen ziemlich gleichmäßig auf das Epithel der Hauptdrüsen verteilt. Hier überwiegen endokrine Zellen vom „geschlossenen" Typ, die zuweilen nach ihrer äußeren Form an Myoepithelzellen erinnern. In der Pars pylorica nehmen die hier sehr zahlreichen endokrinen Zellen hauptsächlich das basale Drittel der Schleimhaut ein (Abb. 15.3-4).

Dünndarm: Besonders häufig sind endokrine Zellen im Duodenum, vor allem in seinem oberen Abschnitt (*Bulbus duodeni;* Abb. 15.3-5). Auf einem Querschnitt durch diesen Darmabschnitt wurden etwa 10000 endokrine Zellen gezählt. Die entero-endokrinen Zellen sind hauptsächlich in den Krypten der Schleimhaut lokalisiert, sie kommen jedoch auch im Zottenepithel und in den BRUNNERschen Drüsen vor. – Die übrigen Abschnitte des Dünndarms (*Jejunum* und *Ileum*) weisen weniger entero-endokrine Zellen auf, im terminalen Ileum soll ihre Zahl wieder ansteigen.

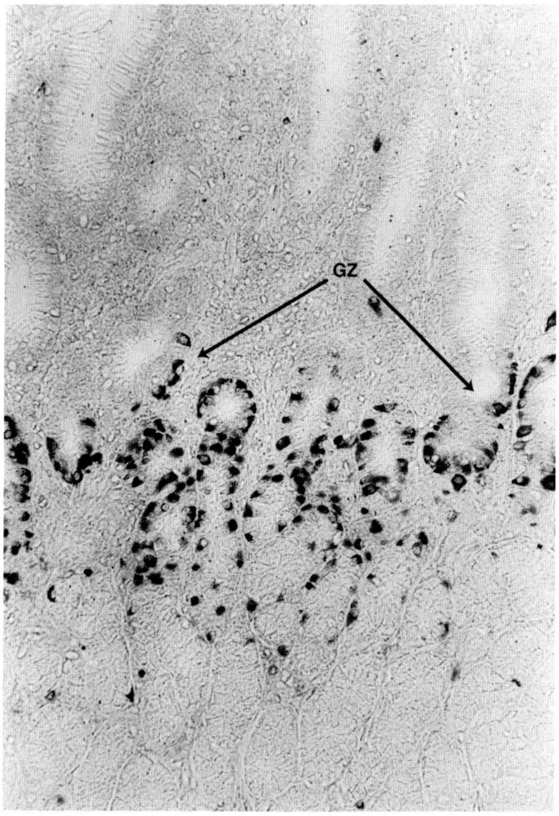

Abb. 15.3-4 Gastrin-(G-)Zellen in der Pylorusschleimhaut des Magens. Immunhistochemische Darstellung der G-Zellen (GZ), sie liegen fast ausschließlich im basalen Drittel der Schleimhaut. Vergr. 300fach.

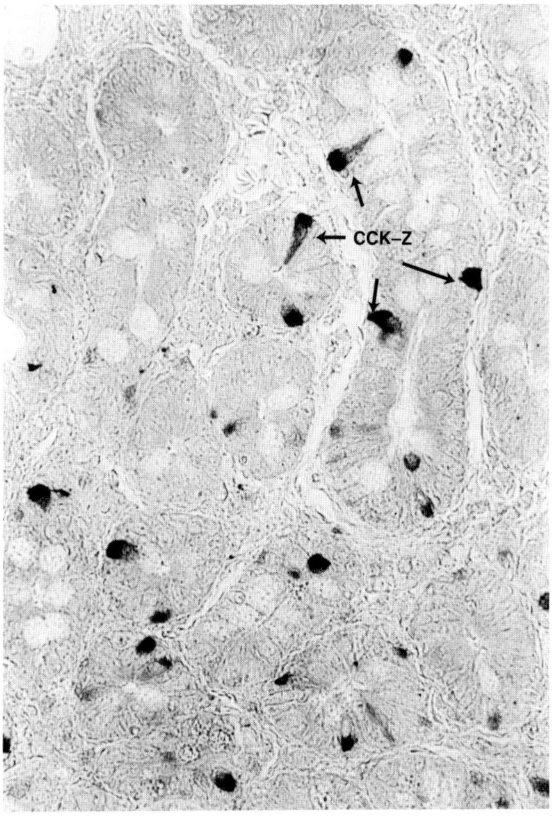

Abb. 15.3-5 Cholezystokinin-(CCK-)Zellen in der Schleimhaut des Bulbus duodeni. Immunhistochemische Darstellung der CCK-Zellen (CCK-Z), sie kommen im Epithel der Krypten und der Zotten vor. Vergr. 400fach.

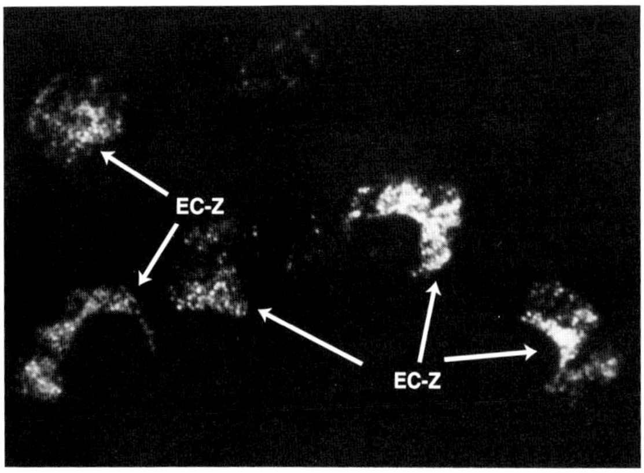

Abb. 15.3-6 Enterochromaffine (EC-)Zellen in der Kolonschleimhaut. Fluoreszenzhistochemischer Nachweis von Serotonin in den Sekretgranula der EC-Zellen (EC-Z). Vergr. 575fach.

Dickdarm: In der Schleimhaut des Kolons liegen entero-endokrine Zellen hauptsächlich im Grund der Krypten (wie in Abb. 15.3-6). Ob und gegebenenfalls welche Unterschiede in der Häufigkeitsverteilung entero-endokriner Zellen zwischen den einzelnen Abschnitten des Dickdarms bestehen, läßt sich aufgrund der bis heute vorliegenden Daten nicht beurteilen.

Wie im lichtmikroskopischen sind auch im **elektronenmikroskopischen** Bild gemeinsame und typische Merkmale aller entero-endokrinen Zellen ihr meist helles Zytoplasma und ihr Gehalt an Sekretgranula (Abb. 15.3-7 u. 8). Aufgrund der ultrastrukturellen Merkmale dieser Sekretgranula lassen sich die beiden Grundtypen „offener" und „geschlossener" Zelltyp in eine ganze Reihe von Subtypen einteilen (Tabelle 15.3-1). Parameter für diese Klassifizierung sind dabei zum einen Größe und Form der **Sekretgranula,** zum anderen deren Binnenstruktur einschließlich ihrer Elektronendichte („Schwärzungsgrad"). Diese zunächst empirische Klassifizierung hat sich in vielen Fällen durch histochemische Befunde (Nachweis von biogenen Monoaminen und Polypeptiden) verifizieren lassen.

In der Tabelle 15.3-1 sind die bis heute bekannten entero-endokrinen Zelltypen unter Berücksichtigung des ultrastrukturellen Bilds ihrer Sekretgranula, ihres Gehalts an jeweils spezifischen Hormonen und ihres Verteilungsmusters im Magen-Darm-Trakt synoptisch zusammengestellt.

3.1 Entero-endokrine Zelltypen

Wie der Tabelle 15.3-1 zu entnehmen ist, lassen sich im Magen-Darm-Epithel 16 endokrine Zelltypen voneinander unterscheiden. Dabei wird jeweils einem elektronenmikroskopisch definierten Zelltyp die Synthese eines bestimmten Hormons zugeordnet. In Analogie zur Nomenklatur der Inselzellen des Pankreas werden die einzelnen Zelltypen mit Großbuchstaben gekennzeichnet.

Die Auswahl dieser Kennbuchstaben ist (historisch bedingt) nicht nach einheitlichen Kriterien erfolgt und für den Außenstehenden schwer nachvollziehbar. Außerdem ist diese Nomenklatur nicht als endgültig zu betrachten, da sich mittlerweile für einzelne Zelltypen abweichende Befunde ergeben haben.

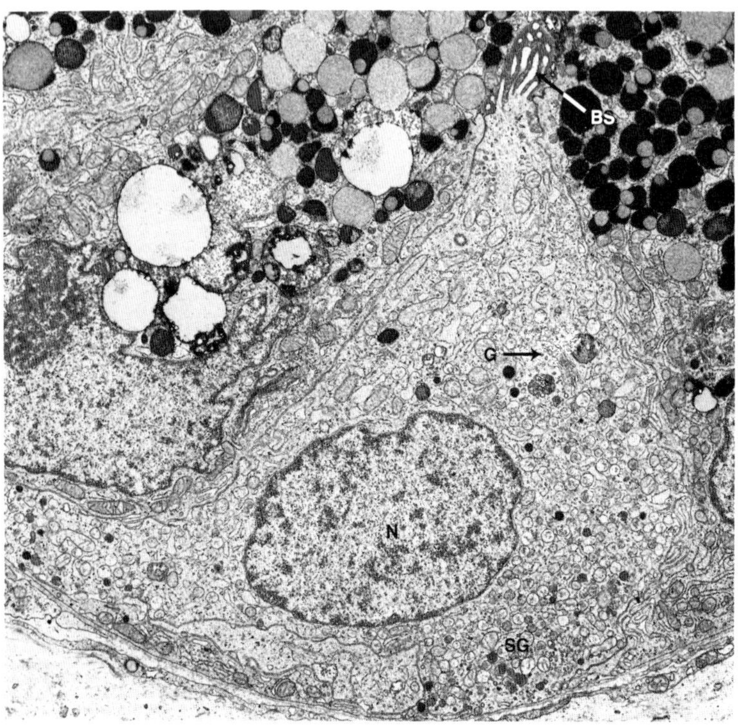

Abb. 15.3-7 Ultrastruktur einer endokrinen Zelle vom „offenen" Typ. Gastrin-Zelle der Pylorusschleimhaut. Apikaler Zellpol mit Bürstensaum (BS) und Golgi-Apparat (G). Basaler Zellteil mit Zellkern (N) und Sekretgranula (SG), die größtenteils elektronendurchlässig sind. Vergr. 8000fach.

Summarisch gesehen, produzieren die entero-endokrinen Zellen zwei Gruppen von „Botenstoffen" (*chemical messengers*), zum einen biogene Monoamine (Serotonin, Histamin), zum anderen Polypeptide. Diese Substanzen werden nach ihrer Synthese in Form der oben beschriebenen Sekretgranula gespeichert und auf adäquate Sekretionsreize vermutlich durch Exozytose aus der Zelle ausgeschleust.

3.2 Enterohormone und ihre Wirkung

Die in den entero-endokrinen Zellen synthetisierten Amine und Peptidhormone waren als **Gewebshormone** teilweise schon recht lange bekannt. (Der Begriff „Hormon" wurde mit der Entdeckung des Sekretins von Bayliss u. Starling [1] in die medizinische Terminologie eingeführt.)

Biogene Monoamine: Entero-endokrine Zellen, die **Serotonin** (5-Hydroxytryptamin) enthalten, sind in allen Abschnitten des Magen-Darm-Trakts sehr zahlreich. Serotonin kann auf zellulärer Ebene spezifisch mit der Fluoreszenzhistochemie (Formaldehyd-induzierte Fluoreszenz) nachgewiesen werden (Abb. 15.3-6). Ein weiteres Amin, das **Histamin,** ist in entero-endokrinen Zellen des Menschen (im Gegensatz zu Nagetieren wie Ratte und Maus) sehr selten und auf wenige Zellen der Magenschleimhaut beschränkt.

Peptidhormone: Zu den mittlerweile „klassischen" Enterohormonen gehören Sekretin, Cholezystokinin-Pankreozymin und Gastrin. Die anderen Enterohormone wurden dagegen erst im Laufe der letzten 15 Jahre entdeckt bzw. hinsichtlich ihrer chemischen Zusammensetzung näher charakterisiert [4]. Die Entwicklung in diesem Bereich ist noch keineswegs abgeschlossen; es werden in fast regelmäßigen Abständen neue Polypeptide im Magen-Darm-Trakt isoliert. So ließen sich beispielsweise auch einige Vertreter der sogenannten „endogenen Opiate" (Enkephaline, Endorphine) in entero-endokrinen Zellen nachweisen.

Serotonin und die Peptidhormone sind in jeweils unterschiedlicher Weise auf die einzelnen Abschnitte des Magen-Darm-Trakts verteilt. Für einige der Enterohormone ist ihr Verteilungsmuster in Abb. 15.3-9 wiedergegeben. Manche Enterohormone kommen also im gesamten Magen-Darm-Trakt vor, andere sind jeweils auf bestimmte Abschnitte beschränkt.

Die Enterohormone in ihrer Gesamtheit stehen im Dienste der **Regulierung der Verdauungstätigkeit** [4]. Im engeren Sinne sind dies Regelmechanismen für die Abgabe der Verdauungssekrete (z. B. Magensaft, Galle, Pankreassekret), für die Tätigkeit der Magen-Darm-Muskulatur, für die Blutversorgung der Darmwand oder auch für die Resorption der einzelnen Nahrungsbestandteile. Im weiteren Sinne gehören hierzu aber auch systemische Wirkungen der Enterohormone, beispielsweise auf die Blutzucker-Homöostase und damit auf den Glukosemetabolismus in der Leber oder der Skelettmuskulatur. Bei den meisten Enterohormonen (vgl. Tabelle 15.3-1) ist die ihnen zugesprochene Funktion aus ihrer Bezeichnung abzuleiten. So wirken Gastrin und das „gastric inhibitory peptide" (= GIP) fördernd bzw. hemmend auf die Magensaftsekretion; im Pankreas führt Sekretin zur Abgabe eines Bikarbonat-reichen Sekrets, Pankreozymin (identisch mit Cholezystokinin = CCK) zur Abgabe eines Enzym-reichen Sekrets; CCK führt zusätzlich zur Kontraktion der Gallenblase; Somatostatin gilt (wie in anderen Systemen) auch im Verdauungsapparat als Hormon, das die Aktivität der beeinflußten Zellen (beispielsweise anderer endokriner Zellen oder exokriner Zellen) vermindert.

Es trifft allerdings nicht zu, daß jedes Enterohormon nur eine einzige, bestimmte Wirkung hätte, wie dies nach dem bisher Gesagten zu vermuten wäre. Vielmehr entfaltet jedes Enterohormon ein ganzes Spektrum verschiedenartiger Wirkungen, so daß z. B. an der Regulation der Magensekretion neben nervalen Einflüssen nicht nur Gastrin und GIP, sondern auch andere Enterohormone beteiligt sind. Eine Zuordnung jeweils bestimmter Funktionen zu den einzelnen Enterohormo-

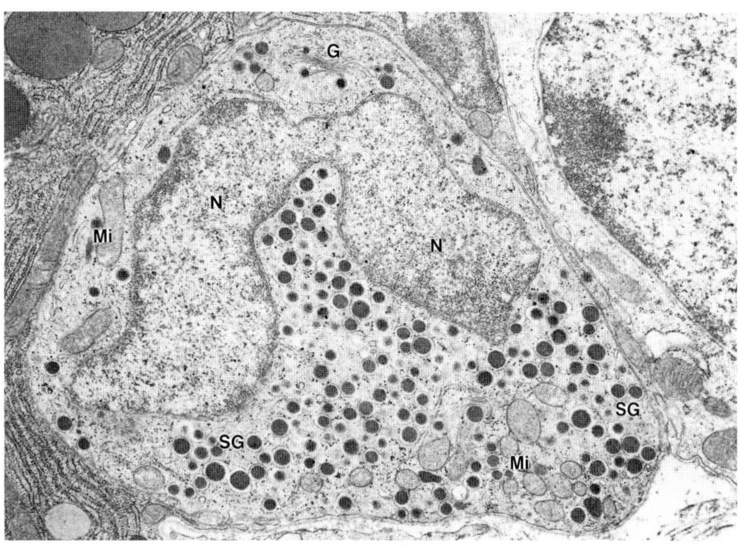

Abb. 15.3-8 Ultrastruktur einer endokrinen Zelle vom „geschlossenen" Typ (A-Zelle im Fundus ventriculi des Spitzhörnchens). Die Sekretgranula (SG) sind elektronendicht. Zellkern (N), Mitochondrien (Mi), Golgi-Apparat (G). Vergr. 8000fach.

Tabelle 15.3-1 Endokrine disseminierte Zellen des Magen-Darm-Traktes: Subtypen, Sekretgranulaformen, Verteilung im Magen-Darm-Trakt und in der entsprechenden Zelle gebildetes Hormon.

Zelltyp	Sekretgranula	(in nm)	Lokalisation Magen	Lokalisation Darm	Hormon
D	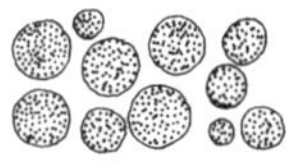	350	Fundus Pylorus	Dünndarm Dickdarm	Somatostatin
D_1	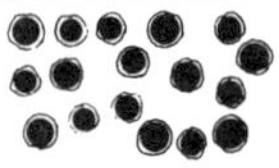	160	Fundus Pylorus	Dünndarm Dickdarm	unbekannt (vgl. Mo- und TG-Zelle)
EC	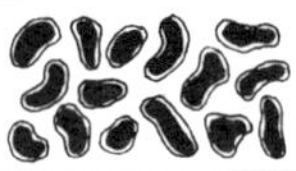	300	Pylorus	Dünndarm Dickdarm	Serotonin (+ Peptide)
ECL	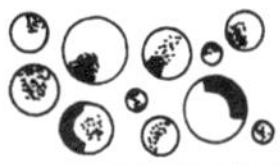	450	Fundus		unbekannt
G	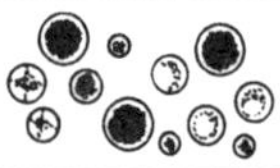	300	Pylorus	Duodenum	Gastrin
I	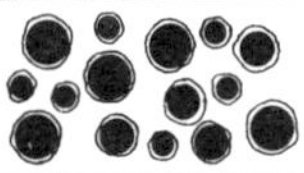	250		Dünndarm	Cholezystokinin-Pankreozymin
K	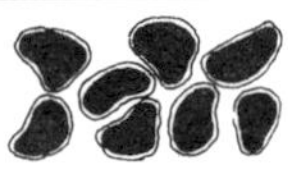	350		Dünndarm	Gastric inhibitory peptide (GIP)
L	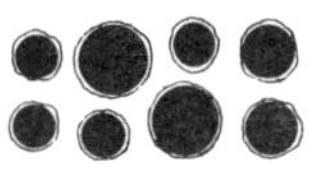	400		Dünndarm Dickdarm	Glukagon-ähnliches Peptid (vgl. PYY-Zelle)
Mo	(D_1-ähnlich)			Dünndarm	Motilin
N	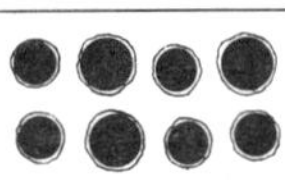	300		Dünndarm	Neurotensin
P	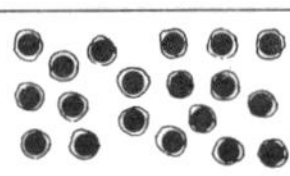	120	Fundus Pylorus	Dünndarm	unbekannt
PYY	(Überschneidung mit L-Zelle)			Dünndarm Dickdarm	Peptid YY
S	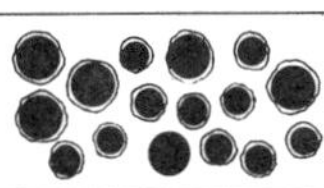	200		Dünndarm Dickdarm	Sekretin (+ Serotonin)
TG	(D_1-ähnlich)			Dünndarm	Tetragastrin
VL	Sehr große Sekretgranula			Dünndarm Dickdarm	unbekannt
X	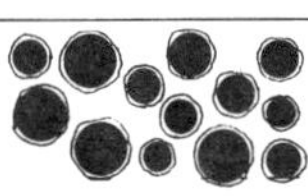	300	Fundus	Dickdarm	unbekannt

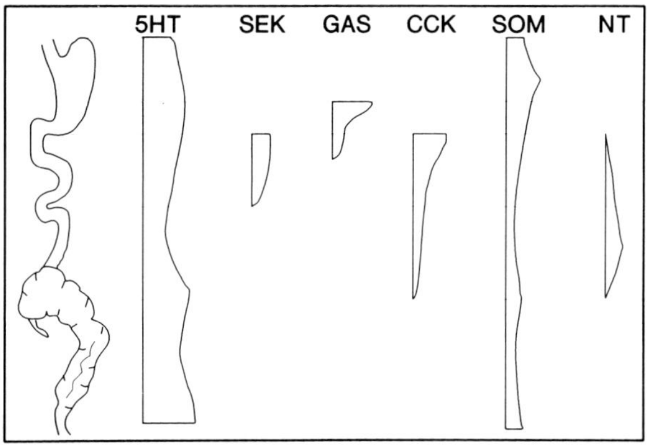

Abb. 15.3-9 Verteilungsmuster einiger Enterohormone im Magen-Darm-Trakt. Serotonin (5HT = 5-Hydroxytryptamin) und Somatostatin (SOM) kommen in allen Abschnitten des Magen-Darm-Trakts vor. Gastrin (GAS) findet sich hauptsächlich in der Pars pylorica des Magens. Sekretin (SEK) und Cholezystokinin-Pankreozymin (CCK) überwiegt im proximalen Dünndarm, Neurotensin (NT) im distalen Dünndarm. (Graphik von Dr. G. BARGSTEN, Hannover, in Anlehnung an SUNDLER u. HAKANSON [7])

nen wird hauptsächlich aus zwei Gründen erschwert: erstens bestehen Wechselwirkungen zwischen den einzelnen Enterohormonen bzw. Enterohormonen und den Hormonen der LANGERHANSschen Inseln, so daß beispielsweise bei experimentellen Untersuchungen zwischen primären und sekundären Effekten der Hormone unterschieden werden muß. Zweitens finden sich den Enterohormonen gleiche oder ähnliche Polypeptide auch im autonomen Nervensystem des Verdauungsapparates und im Zentralnervensystem [3, 6].

Auch wenn hier auf Einzelheiten nicht eingegangen werden kann, wird deutlich, daß die Regulierung der Verdauungstätigkeit sehr viel komplizierter ist, als bisher angenommen wurde. Es fällt aber derzeit noch schwer, in diesem Geschehen die Bedeutung hormoneller und nervaler Einflüsse voneinander abzugrenzen.

3.3 Steuerung und Wirkungsweise der entero-endokrinen Zellen

Ähnliche Schwierigkeiten bestehen auch für die Beschreibung des Funktionsmodus der entero-endokrinen Zellen, d.h. hinsichtlich der Art ihrer Stimulierung und des Modus, nach dem die Enterohormone ihre jeweiligen „Zielorgane" erreichen. Wie bei anderen endokrinen Organen wird die Aktivität der entero-endokrinen Zellen sowohl über den Blutweg als auch über das autonome Nervensystem gesteuert.

Direkte Kontakte zwischen entero-endokrinen Zellen und Nervenfasern sind allerdings nicht gefunden worden, es wird daher eine **Innervation** dieser Zellen **„auf Distanz"** angenommen (Abb. 15.3-10). Bedeutsamer für die Funktion der entero-endokrinen Zellen als lokale Regulatoren dürfte jedoch die Art und Weise sein, nach der sie die lokalen Verhältnisse perzipieren. Oben wurden die beiden Grundtypen entero-endokriner Zellen, der „offene" und der „geschlossene" Zelltyp vorgestellt (s. auch Abb. 15.3-3, 7 u. 8). Diesen beiden Bautypen entsprechen sehr wahrscheinlich auch jeweils unterschiedliche Arten ihrer Stimulierung. Die offenen entero-endokrinen Zellen fungieren vermutlich gleichsam als **„Geschmackszellen"** des Darms, die hauptsächlich auf chemische Reize ansprechen. Die Mikrovilli an ihrem apikalen Zellpol sind demnach als „Sinneshärchen" zu deuten, die Art und Zusammensetzung des Speisebreis feststellen. Bei den geschlossenen enteroendokrinen Zellen, die hauptsächlich im Magenepithel vorkommen, sind vermutlich in erster Linie **physikalische Reize** als die adäquaten Stimuli anzusehen. Diese Zellen reagieren vermutlich auf thermische (Temperatur der aufgenommenen Nahrung) und mechanische (Dehnungs-)Reize.

Bei beiden endokrinen Zellarten führt die Stimulierung zur Ausschleusung der Botenstoffe (Amine, Polypeptide) in die Umgebung. Je nach Ort und Reichweite der ausgeschleusten Substanzen müssen dabei unterschiedliche Wirkmechanismen in Betracht gezogen werden:

1. **Endokrine** Wirkungsweise. Die Abgabe der Hormone erfolgt ins Kapillarbett der *Lamina propria* und damit in den Kreislauf. Dieser Modus entspricht dem anderer endokriner Organe; die so sezernierten Enterohormone beeinflussen also über den systemischen Blutkreislauf mehr oder weniger weit entfernte Zielorgane.
2. **Parakrine**, lokal begrenzte Wirkung (Abb. 15.3-3 u. 10). Die Amine oder Peptide sind in ihrer Wirkung auf die Nachbarschaft der sezernierenden endokrinen Zellen beschränkt. „Zielorgane" sind dabei zum einen die direkt benachbarten Zellen im Epithel der Magen-Darm-Schleimhaut, zum anderen Strukturen in der Lamina propria der Schleimhaut oder in den übrigen Darmwandschichten, also die glatte Muskulatur, Nervenfasern oder freie Zellen des Bindegewebes.
3. **Exokriner** Sekretionsmodus. Einige Enterohormone sollen auch über den apikalen Zellpol an das Lumen des Magen-Darm-Kanals abgegeben werden. Die betreffenden Hormone können dann von der luminalen Seite her andere Zellen des Magen-Darm-Epithels beeinflussen.

Bei allen aufgeführten Sekretions-/Funktionsarten ist außerdem eine **„Autokrinie"** in Betracht zu ziehen; dies soll heißen, daß die jeweils extrazellulär vorhandene Hormonkonzentration über einen Rückkopplungsmechanismus das weitere Sekretionsverhalten des betreffenden endokrinen Zelltyps beeinflußt. Allerdings gibt es bisher weder für die Hypothese zur Autokrinie noch für die vermutete parakrine oder transluminale Wirkungsweise verläßliche Befunde.

4 Endokrine Zellen im Atemtrakt

Ähnliche Zellen, wie sie oben für das Magen-Darm-Epithel beschrieben wurden, kommen auch im Epithel der Atemwege vor. Beim Erwachsenen sind diese Zellen

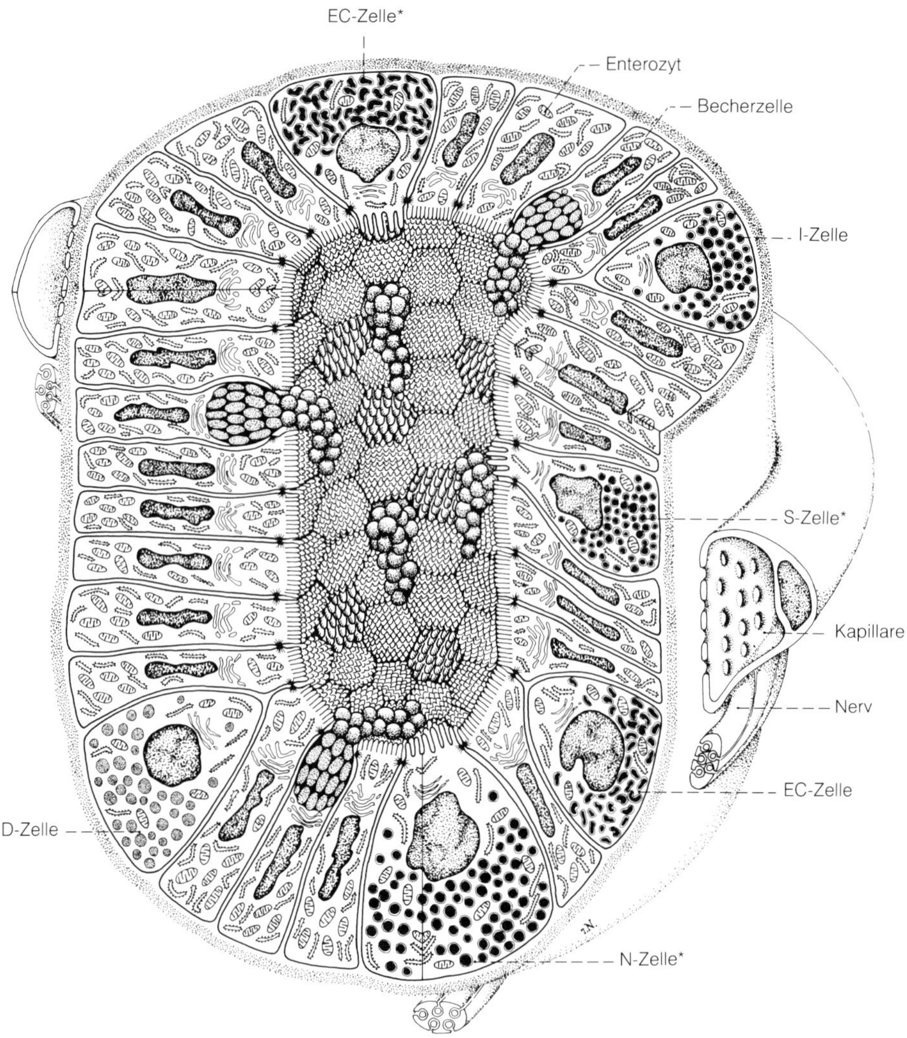

Abb. 15.3-10 Schema zur Mikrotopographie entero-endokriner Zellen in einer Krypte des Dünndarms. Verschiedenartige endokrine Zelltypen (Nomenklatur: s. Tabelle 15.3-1). „Offene" Zellen sind durch einen Stern gekennzeichnet. Kapillaren mit Endothelporen. Nervenfasern sind ohne direkten Kontakt zu endokrinen Zellen (= Innervation auf Distanz).

vergleichsweise selten, zahlreicher finden sie sich in den Atemwegen von Neugeborenen bzw. im Fetalalter.

Die tracheopulmonalen endokrinen Zellen kommen hinsichtlich ihrer Anordnung im Epithel in zwei verschiedenen Formen vor. In der Schleimhaut von Trachea und Bronchien überwiegen einzeln im Epithelverband gelegene Zellen. Dagegen bilden endokrine Zellen (hauptsächlich im Epithel der Bronchiolen) kleinere Aggregate, die aufgrund ihrer engen Beziehung zu Nervenfasern als „neuro-epitheliale Körperchen" bezeichnet werden.

4.1 Einzelzellen

In ihren zytologischen und zytochemischen Eigenschaften sind die endokrinen Einzelzellen mit denen im Magen-Darm-Epithel zu vergleichen. Es finden sich also ebenfalls Zellen vom „offenen" und „geschlossenen" Typ. Die offenen Zellen erreichen mit ihren apikalen Mikrovilli das Lumen der Atemwege.

Die geschlossenen Zellen weisen oft lange, horizontal verlaufende Fortsätze auf. Im Gegensatz zu den entero-endokrinen Zellen verfügen zumindest einige der tracheopulmonalen endokrinen Zellen über direkte Kontakte (Synapsen) zum autonomen Nervensystem.

Nach ultrastrukturellen Kriterien der Sekretgranula (Größe, Form, Elektronendichte) existieren mindestens drei verschiedene endokrine Zelltypen. Bisher ist jedoch eine eindeutige Zuordnung bestimmter Hormone zu diesen Subtypen nicht erfolgt. An solchen Botensubstanzen sind neben Serotonin zwei Polypeptide nachgewiesen worden. Dabei handelt es sich um Calcitonin und um *„gastrin-releasing peptide"* (GRP = Bombesin). Welche Funktion Serotonin und die Peptide im Atemtrakt ausüben, ist nicht bekannt. Es ist anzunehmen, daß sie lokal begrenzte (parakrine) Wirkungen haben, beispielsweise auf die glatte Muskulatur in der Bronchialwand oder auf die Becherzellen des Epithels.

4.2 *Neuro-epitheliale Körperchen*

Solche endokrinen Zellgruppen liegen hauptsächlich im Bereich der Bronchiolen, sie kommen aber auch in anderen Abschnitten der Atemwege, vereinzelt auch in der Wand von Alveolen vor. In ihrer Ultrastruktur (Sekretgranula) und hinsichtlich des Gehalts an Hormonen (Serotonin, Calcitonin, Bombesin) entsprechen sie den einzeln gelegenen endokrinen Zellen des Atemtrakts. Eine Besonderheit der neuro-epithelialen Körperchen sind ihre engen Beziehungen zu Nervenfasern. Diese Nervenfasern ziehen an die Basis der Körperchen, zum Teil verlaufen sie auch zwischen einzelnen endokrinen Zellen, ohne allerdings die Epitheloberfläche zu erreichen. Zwischen den Nervenfasern und den endokrinen Zellen sind synaptische Kontakte ausgebildet. Es ist unklar, ob die Synapsen afferent oder efferent sind; möglicherweise wirken sie auch im Sinne reziproker Synapsen. Nach tierexperimentellen Befunden handelt es sich bei den neuro-epithelialen Körperchen um **Chemorezeptoren,** die auf Veränderungen des O_2- beziehungsweise CO_2-Gehalts der Atemluft ansprechen und an der Regulierung der Lungendurchblutung beteiligt sind.

5 *Endokrine Zellen im Urogenitaltrakt*

Systematische Untersuchungen zum Vorkommen disseminierter endokriner Zellen in den Organen des Urogenitaltrakts sind bisher nur mit empirischen Darstellungsmethoden dieser Zellen (Silberimprägnierung) durchgeführt worden [2]. Für einzelne Organe liegen allerdings auch neuere Befunde aus immunhistochemischen und elektronenmikroskopischen Untersuchungen vor.

5.1 *Harntrakt*

Hier kommen endokrine Zellen regelmäßig im Epithel der *Urethra* vor. Besonders zahlreich sind sie in der Pars prostatica und spongiosa der männlichen Harnröhre; sie finden sich auch in den *Glandulae urethrales.* Die „offenen" endokrinen Zellen erreichen mit dünnen apikalen Fortsätzen das Lumen der Harnröhre, basal besitzen sie lange, zum Teil verzweigte Zellausläufer. Elektronenmikroskopisch sind Zellen beschrieben worden, die den EC-, S- und D1-Zellen des Magen-Darm-Epithels ähneln (Tabelle 15.3-1). An Botensubstanzen wurden hauptsächlich Serotonin und Calcitonin, vereinzelt auch Somatostatin nachgewiesen. In anderen Abschnitten der ableitenden Harnwege sind endokrine Zellen sehr selten (Harnblase) oder bisher nicht aufgefunden worden (Nierenbecken, Harnleiter).

5.2 *Genitaltrakt*

Die Keimdrüsen selbst (Ovar, Hoden) sowie die ableitenden Genitalwege besitzen keine Zellen, die den disseminierten endokrinen Zellen zuzurechnen sind. Vielmehr beschränkt sich das Vorkommen endokriner Zellen auf akzessorische Genitaldrüsen, bei der Frau auf die BARTHOLINschen Drüsen, beim Mann auf *Prostata* und COWPERsche Drüsen. Relativ zahlreich sind dabei serotoninhaltige Zellen, daneben ließen sich auch verschiedene Peptide (Calcitonin, TSH, Somatostatin, Bombesin) nachweisen. Einige der Peptide kommen gemeinsam mit Serotonin in den gleichen Zellen vor.

6 *Klinische Bedeutung*

Für den Kliniker und Pathologen sind die disseminierten endokrinen Zellen in erster Linie deswegen von Interesse, weil sie zur Tumorbildung neigen können. Meist sind solche gutartigen Tumoren (Adenome) aus endokrinen Zellen relativ klein (Durchmesser: einige Millimeter bis wenige Zentimeter). Da sie seltener als bösartige Tumoren (Karzinome) infiltrierend in die Umgebung vorwachsen oder auch Metastasen setzen, wurden diese Gewächse **Karzinoide** genannt.

Viele dieser Karzinoide (heute oft auch als **„APUDome"** bezeichnet) sind klinisch stumm, andere führen – je nach Art der jeweils synthetisierten Hormone – zu typischen „Syndromen". Am bekanntesten sind hierbei das **Karzinoid-Syndrom** (Überproduktion von Serotonin und anderen gefäßaktiven Substanzen), das ZOLLINGER-ELLISON-**Syndrom** (Gastrin-produzierende Adenome) und das VERNER-MORRISON-**Syndrom** (hervorgerufen durch Überproduktion verschiedener Enterohormone, die zu wäßrigen Durchfällen führen).

Eigenartigerweise können Karzinoide auch in Organen entstehen, die unter orthologischen Verhältnissen keine disseminierten endokrinen Zellen besitzen, etwa im Hoden oder Ovar.

Literatur

[1] BAYLISS, W. M., E. H. STARLING: Croonian lecture: the chemical regulation of the secretory process. Proc. R. Soc. 73 (1904) 310–322.

[2] FEYRTER, F.: Die peripheren endokrinen (parakrinen) Drüsen. In: KAUFMANN, E., M. STAEMMLER (Hrsg.): Handbuch der speziellen pathologischen Anatomie, Erg.-Bd. I/1, S. 653–700. De Gruyter, Berlin 1969.

[3] FUJITA, T., T. KANNO, S. KOBAYASHI: The Paraneuron. Springer, Tokyo–Berlin–Heidelberg–New York–London–Paris, 1988.

[4] JOHNSON, L. R.: Physiology of the Gastrointestinal Tract, Vol. I, 2nd ed. Raven Press, New York 1987.

[5] LLOYD, R. V.: Endocrine Pathology. Springer, New York–Berlin–Heidelberg–London–Paris–Tokyo–Hong Kong 1990.

[6] PEARSE, A. G. E.: The diffuse neuroendocrine system and the APUD concept: related „endocrine" peptides in brain, intestine, pituitary, placenta, and anuran cutaneous glands. Med. Biol. 55 (1977) 115–125.

[7] SUNDLER, F., R. HAKANSON: Gastro-entero-pancreatic endocrine cells in higher mammals, with special reference to their ontogeny in the pig. In: FALKMER, S., R. HAKANSON, F. SUNDLER (eds.): Evolution and Tumour Pathology of the Neuroendocrine System, pp. 111–135. Elsevier, Amsterdam 1984.

16 Nervensystem, Haut, Paraganglien

16.1 Nervensystem und Gesamtkörper Allgemeines

W. Zenker

Auf den Menschen übt das Gehirn eine besondere Faszination aus. Es ist ihm nicht nur Instrument zur Auseinandersetzung mit der Umwelt, vielmehr auch Objekt eigener Betrachtung. Indem er sich mit sich selbst, den Reaktionen seiner Artgenossen oder mit der tierischen Umwelt befaßt, ist bis zu einem gewissen Grade jeder Mensch schon „Hirnforscher". Nur in der Ausgangslage des Wissensstandes unterscheidet sich Jedermann vom Fachmann.

Gleichgültig, ob man sich mit körperlichen oder mit seelischen Aspekten befaßt, man stößt da wie dort auf das Nervensystem und somit auf das Gehirn. Gehirn und Körper stellen eine einzige große Einheit dar. Der Mediziner sollte sich in jeder Phase seiner Ausbildung darüber klar sein, daß jede Unterteilung des Wissensstoffes in Bewegungsapparat, Eingeweide, Nervensystem und Sinnesorgane **nur** didaktisch berechtigt ist. Spätestens in der Endphase des Grundstudiums muß die Synthese vollzogen werden. Hierbei ist der oft sehr unterschiedliche Abhängigkeitsgrad der Organe und Gewebe des Körpers vom Nervensystem besonders zu berücksichtigen, aber auch die Interaktionen, die zwischen den Systemen bestehen. Psychosomatik ist eines der Schlagworte, die altes und neues Wissen über Zusammenhänge des Geistigen mit dem Körperlichen als einen besonderen Aspekt der Medizin umschreiben. Psychosomatik darf nicht als Einbahn aufgefaßt werden, denn nicht nur kann Körperliches vom Geistigen, sondern auch Geistiges vom Körperlichen beeinflußt werden.

Die didaktisch notwendige Gliederung des Anatomie-Lehrstoffes bleibt nicht auf eine Aufteilung von verschiedenen Systemen auf zwei Bände beschränkt. Um Übersicht zu gewinnen, bedarf es auch einer weiteren Einteilung der Stoffinhalte der einzelnen Großkapitel. Beim Nervensystem wird eine Unterteilung nach **topographischen** und nach **funktionellen** Gesichtspunkten vorgenommen. Topographisch unterscheidet man zwischen **Zentralnervensystem** – Gehirn und Rückenmark – und dem **peripheren Nervensystem.** Die beiden Systeme hängen kontinuierlich miteinander zusammen. Die **peripheren Nerven** sind eigentlich nur die den Schädel und den Wirbelkanal verlassenden Ausläufer des Zentralorgans. Das periphere Nervensystem besteht einerseits aus diesen Verbindungssträngen zwischen Zentralnervensystem und Organen, enthält aber auch selbst zahlreiche einfachere und komplexere Zentren in Form **peripherer Ganglien** und **intramuraler Nervengeflechte.** Funktionelle Gesichtspunkte, aber auch Bauplaneigentümlichkeiten führten seit langem im peripheren Nervensystem zur Unterteilung in ein **zerebrospinales (willkürliches)** und ein **viszerales (autonomes = vegetatives)** Nervensystem. Die beiden Systeme sind auf das innigste miteinander und in besonderer Weise mit dem Zentralorgan verknüpft. Das zerebrospinale Nervensystem dient eher der Auseinandersetzung des Organismus mit dem äußeren Milieu **(oikotropes System).** Es nimmt Reize aus der Umwelt auf und verarbeitet diese. Andererseits initiiert es Bewegungsabläufe. Das autonome Nervensystem hingegen steht im Dienst des inneren Milieus unseres Körpers **(idiotropes System)**; es regelt – weitgehend unter der Bewußtseinsschwelle – unsere Organfunktionen. Zerebrospinales und viszerales Nervensystem sind eng miteinander verknüpft. Die von beiden Systemen getragenen Regulationsmechanismen stehen unter dem Einfluß von bestimmten Hirn- und Rückenmarkszentren.

Die Verknüpfungen peripherer zerebrospinaler und viszeraler Nervenendigungen mit den **Erfolgsorganen** stellen die letzten Glieder der funktionellen Kette dar, die sich von höheren Zentren des Hirns über das periphere Nervensystem bis zu den Erfolgsorganen hin erstreckt. So entstehen funktionelle Einheiten, die Elemente des Zentralnervensystems und des somatischen Systems umfassen.

16.2 Feinstruktur des Nervengewebes

W. ZENKER

Makroskopisch stellt das zentrale Nervensystem eine kompakte Masse dar, innerhalb deren graue und weiße Substanzteile in charakteristischer, oft recht komplizierter Weise zusammengefügt sind. Das periphere Nervensystem besteht aus kabelartigen Nervenbahnen und Ganglienknoten sowie aus Vernetzungen von Nerven, deren Gefüge sich der makroskopischen Erfaßbarkeit entzieht. Demjenigen, der mit Hilfe der Licht- und Elektronenmikroskopie unter Zuhilfenahme verschiedener spezieller Präparationstechniken (s. Kap. 16.3) versucht, in den Feinbau des Nervensystems einzudringen, erschließen sich Welten unerhörter Komplexität und eine Vielfalt morphologischer Erscheinungen, die in unserem Körper wohl einmalig ist. Diese Vielfalt wird allerdings nur von wenigen strukturellen Grundelementen getragen: Nervenzellen, Gliazellen, Blutgefäßen und – in Begleitung der Blutgefäße sowie als Umhüllung nervaler Strukturen – Bindegewebselementen.

1 *Nervenzellen*

1.1 *Formen, Größen, Einbau*

Die Nervenzelle ist der Träger der vorrangigen Funktion des Nervengewebes, des **Informationsaustausches** innerhalb des Zentralnervensystems und der **Kommunikation** von Gehirn und Rückenmark mit unserem Körper und mit der Umwelt. Morphologisch als zelluläre Einheit klar abgrenzbar [11], steht sie mit anderen Nervenzellen in synaptischem Kontakt, dergestalt, daß im ganzen ein überaus kompliziertes dreidimensionales Netzwerk resultiert (Abb. 16.2-1). Dieses Netzwerk ist aus kleineren und größeren Systemeinheiten aufgebaut. Vielen dieser Systeme kann heute durch zytochemische Kennzeichnung sowie aufgrund experimenteller und klinischer Erfahrungen eine bestimmte funktionelle Wertigkeit zugeschrieben werden. Um einen Begriff von der Komplexität des Gesamtsystems zu geben, sei angeführt, daß die Zahl der Nervenzellen allein der menschlichen Großhirnrinde auf 10–18 Milliarden, die Zahl der synaptischen Verbindungen pro Nervenzelle in der Hirnrinde auf durchschnittlich 17 000 geschätzt wird.

Die Nervenzellen zeigen eine außerordentliche Mannigfaltigkeit in Form und Größe. Die Unterschiede betreffen den **Zellkörper** *(Zellsoma)*, der aus **Kern** und umgebendem Zytoplasma *(Perikaryon)* besteht, in viel eindrucksvollerer Weise aber noch die vom Zellkörper ausgehenden **Fortsätze**, die *Dendriten* und den *Neuriten*. Die Einteilung der Haupttypen von Nervenzellen erfolgt demzufolge auch seit langem nach Anzahl und Verzweigungsmodus der Zellausläufer. Diese lassen sich durch eine von GOLGI entwickelte Silberimprägnationstechnik bis in ihre feinsten Verzweigungen übersichtlich darstellen (Abb. 16.2-1 u. 6).

Eine Nervenzelle mit allen ihren Fortsätzen wird auch als **Neuron** bezeichnet. Das Neuron ist nicht nur eine **zelluläre** und **genetische**, sondern auch eine **trophische Einheit**. Stoffwechselzentrum ist das Zellsoma. Hier befindet sich der Syntheseapparat, von hier aus werden auch die weitest abliegenden Teile des Fortsatzsystems über intrazelluläre Transportwege mit Stoffen versorgt. Allen Neuronen ist gemeinsam, daß sie besonders leicht erregbar sind und daß sie Erregungen rasch –

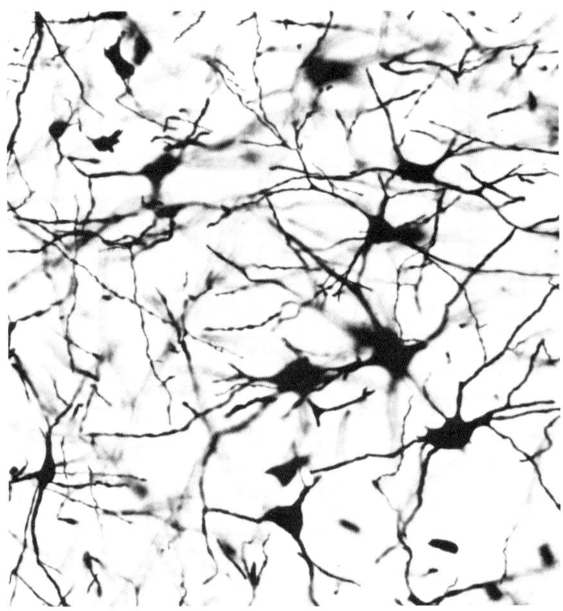

Abb. 16.2-1 Zellnetz im Hirnstamm der Ratte (GOLGI-Präparat). Sowohl Zellkörper als auch die Fortsätze einer Anzahl von Nervenzellen sind zur Gänze imprägniert. Vergr. 900fach. (Original: H. GRUBER)

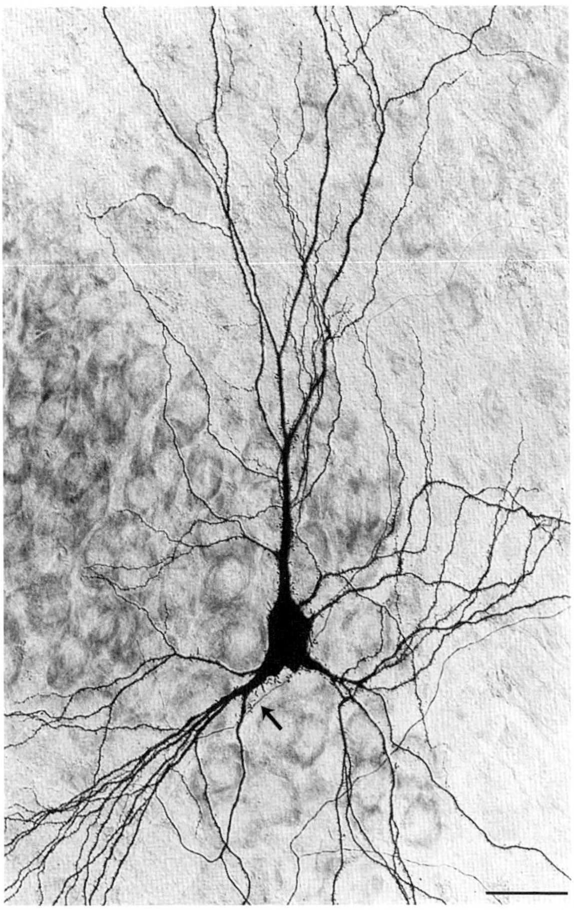

Abb. 16.2-2 Darstellung einer multipolaren Nervenzelle (GA3-Pyramidenzelle aus einer organotypischen Dickschnittkultur) durch intrazelluläre Injektion von Meerrettichperoxidase. Beachte die enorme dendritische Verzweigung, die große Anzahl dendritischer, hier auch perikaryaler Dornen. Der Pfeil zeigt das dornenfreie Axon an, das hier von einem Dendriten abgeht. Vergr. 350fach. (Präparat und Aufnahme B. H. Gähwiler, Zürich)

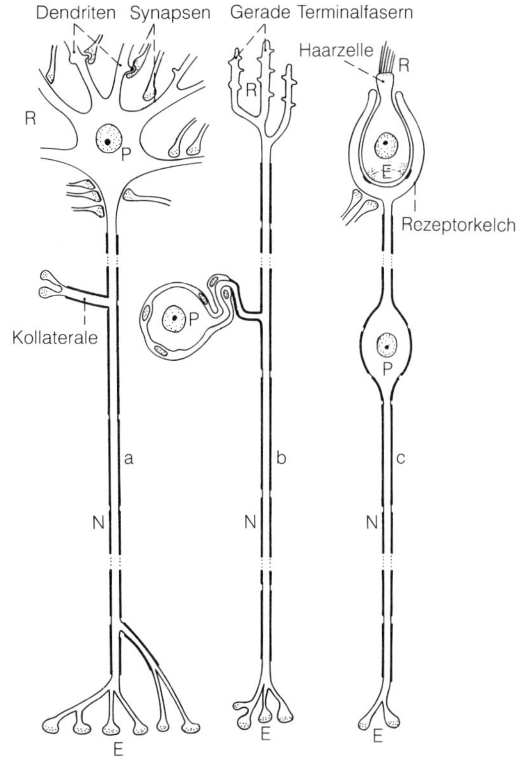

Abb. 16.2-3 Bauprinzip der Haupttypen der Nervenzellen. R = Rezeptorzone, P = Perikaryon, N = Neurit bzw. neuritisches Axon, E = präsynaptische Endigung. (a) multipolare Nervenzelle, (b) pseudounipolare Nervenzelle, (c) bipolare Nervenzelle. (Original: K. H. Andres)

auch über weite Distanzen – zu leiten vermögen. Dementsprechend verfügt jedes Neuron über eine **Rezeptorzone** und über einen **Leitungsapparat**.

Der im menschlichen Nervensystem weitaus am häufigsten vertretene Zelltyp ist die **multipolare Nervenzelle** (Abb. 16.2-2 u. 3a). Bei ihr liegt die Rezeptorzone im wesentlichen an der Oberfläche des Zellsomas und der **Dendriten**. Letztere stellen verzweigte Ausläufer des Zellkörpers dar. In ihrer Ultrastruktur stimmen Soma und Anfangsteile der Dendriten in so hohem Maß überein, daß eine Grenzziehung elektronenmikroskopisch nicht möglich ist. Den Leitungsapparat der multipolaren Nervenzellen bildet der **Neurit** (Achsenzylinder oder *Axon*), der in mancher Hinsicht anders strukturiert und zum Soma hin oft schon lichtmikroskopisch abgrenzbar ist. Der Neurit kann bereits kurz nach seinem Abgang vom Perikaryon einige Seitenästchen, *Kollateralen,* abgeben, verzweigt sich im wesentlichen jedoch erst in seinem Endabschnitt, dem **Endbaum** *(Telodendron)*. Die einzelnen Ästchen dieses Endbäumchens enden unter Bildung von *synaptischen Boutons* (kolbenförmige präsynaptische Verdickungen) an anderen Nervenzellen oder an Erfolgsorganen, z. B. an Muskelfasern. Über die synaptischen Boutons werden die vom Soma über den Neuriten zum Endbaum geleiteten Erregungen auf nachgeschaltete Erfolgszellen übertragen.

Der Neurit einer multipolaren Nervenzelle kann lang, der Endbaum dementsprechend weit ab vom Perikaryon gelegen sein (Zelle vom Golgi-Typ I oder Deiters-Zelle). Der Neurit kann kurz und stark verzweigt sein (Zelle vom Golgi-Typ II); in diesem Fall liegt der Wirkungsbereich nahe dem Perikaryon, meist innerhalb eines eng umschriebenen Rinden- oder Kerngebietes.

Als **bipolar** werden Nervenzellen mit zwei Ausläufern bezeichnet. Ein Ausläufer empfängt an seinen Enden die Impulse und verhält sich diesbezüglich wie ein Dendrit; in seiner Feinstruktur entspricht er jedoch einem Axon. Der andere Ausläufer leitet die Erregungen zu nachgeschalteten Nervenzellen. Bipolare Nervenzellen kommen z. B. in der Netzhaut des Auges und in den Ganglien des Hör- und Gleichgewichtsnervs vor (Abb. 16.2-3c).

Die **pseudounipolaren Nervenzellen** (Abb. 16.2-3b) sind entwicklungsgeschichtlich Abkömmlinge bipolarer Zellen (Abb. 16.2-4). Die Entwicklung dieser Zellen ist dadurch charakterisiert, daß sich die Anfangsteile der

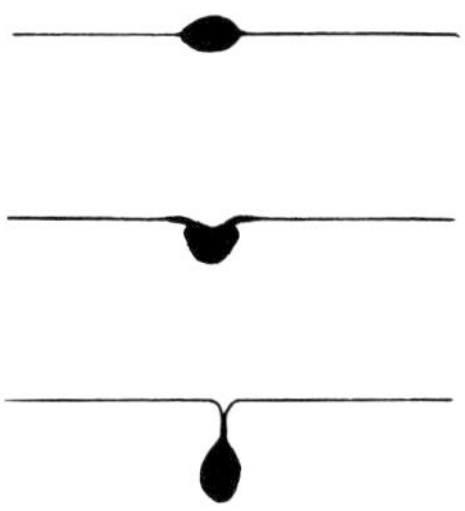

Abb. 16.2-4 Schema der Entwicklung einer pseudounipolaren Nervenzelle aus einer bipolaren Nervenzelle.

beiden Ausläufer aneinanderlegen und miteinander verschmelzen, so daß letztlich nur ein Fortsatz aus dem Perikaryon hervorgeht. In unterschiedlicher Entfernung vom Perikaryon teilt sich dieser Fortsatz T-förmig in zwei Ausläufer, die unter Umständen verschieden dick sein können. Pseudounipolare Nervenzellen finden sich in den sensiblen Spinal- und Hirnnervenganglien sowie im Bereich des mesenzephalen Trigeminuskernes. Die beiden Fortsätze der Spinal- und Hirnnervenganglienzellen werden als *peripherer* bzw. als *zentraler* Neurit bezeichnet. Im angloamerikanischen Schrifttum werden die in der deutschen Literatur als pseudounipolar bezeichneten Zellen „unipolar" genannt.

Als **unipolare Zellen** bezeichnen andererseits verschiedene Autoren **Sinneszellen**, die einen rezeptorischen Fortsatz im apikalen Bereich des Zellsomas haben und die basal einen Neuriten aussenden (Abb. 16.2-5). Andere Autoren wiederum fassen die rezeptorischen Fortsätze der Sinneszellen als modifizierte Dendriten auf und nennen diese Zellen „bipolar".

Das geschilderte, auf Anzahl und Verzweigungsart der Fortsätze begründete Einteilungsprinzip der Nervenzellen ist vom didaktischen Standpunkt aus nützlich, wird jedoch keineswegs dem unermeßlichen Formenreichtum gerecht, den die Zellen unseres Nervensystems zeigen (vgl. Abb. 16.2-6). Jeder der gezeigten Hauptzelltypen präsentiert sich in vielen Spielarten. Zwischen multipolaren Nervenzellen vom Typ Golgi I und solchen vom Typ Golgi II gibt es zahlreiche Übergangsformen, wie sie auch zwischen bipolaren und pseudounipolaren Nervenzellen beobachtet werden können.

Auch das Vorkommen **axonloser Nervenzellen** ist zu erwähnen. Als Beispiel seien die Körnerzellen des Bulbus olfactorius und die amakrinen Zellen der Retina angeführt. Diese Zellen verfügen nur über ein Zellsoma und mehrere Dendriten, die sowohl rezeptive als auch präsynaptische Areale besitzen und mit Dendriten anderer Zellen in synaptischem Kontakt stehen. Präsynaptische Areale kommen aber gelegentlich auch an Dendriten axonhaltiger Zellen vor.

Bezeichnungen wie „Pyramidenzellen", „Sternzellen" oder „fusiforme" Zellen berücksichtigen nicht nur das Fortsatzsystem, sondern auch die Form des Zellsomas.

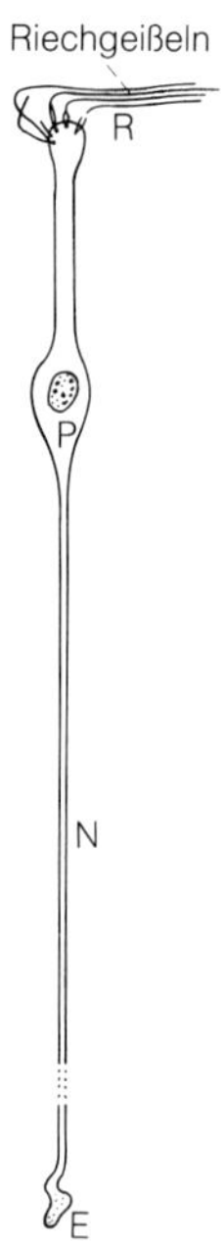

Abb. 16.2-5 Schema einer Sinneszelle aus der Riechschleimhaut. R = rezeptorischer Teil, P = Perikaryon, N = Neurit, E = präsynaptische Endigung.

Charakteristischerweise kommen bestimmte Zellformen an bestimmten Orten des zentralen Nervensystems gehäuft vor, wobei mehr oder weniger deutlich abgrenzbare Ansammlungen von Nervenzellkörpern als **Kerne** oder **Ganglien** bezeichnet werden. In der Hirnrinde verteilen sich die Somata bestimmter Zellformen auf bestimmte Rindenschichten. Hierdurch ergibt sich die Möglichkeit, die graue Substanz des zentralen Nervensystems nach zytotopischen bzw. **zytoarchitektonischen** Gesichtspunkten zu beschreiben.

So groß der Formenreichtum, so beträchtlich sind auch die Größenunterschiede der Nervenzellen: Für Zellkörper der kleinsten Zellen des zentralen Nervensystems, der Körnerzellen des Kleinhirns, wurden Volumina von 100 μm^3, für Riesenpyramidenzellen der Großhirnrinde Volumina von 30000 μm^3 angegeben. Die größten Zellen haben somit um mehrere Zehnerpotenzen umfangreichere Somata als die kleinsten.

Vergleicht man den Volumenteil des Zellsomas mit jenem, der der Gesamtheit der Volumina aller Fortsätze des gleichen Neurons entspricht, so ergibt sich bei vielen Nervenzellen, daß der Volumenanteil des Fortsatzsystems wesentlich größer ist. Bei großen Neuronen kann das Gesamtvolumen aller Fortsätze das 100- bis 1000fache des Zellkörpervolumens ausmachen.

Für die Größe des Einstroms an Impulsen sind die Größe der Rezeptorzone einer Nervenzelle und die Anzahl der hier befindlichen Synapsen wesentlich. Für die Ausdehnung der rezeptorischen Zone fällt vor allem die Größe der **Oberfläche des Dendritensystems** ins Gewicht (vgl. Abb. 16.2-6g). Das Verhältnis der Oberfläche des Zellsomas zu jener des Dendritenbaumes schwankt von Zelle zu Zelle außerordentlich und hängt auch vom Vorkommen bzw. von der Anzahl dendritischer Dorne ab. Purkinje-Zellen des Kleinhirns und Motoneurone beispielsweise haben enorm entwickelte Dendritenwerke. Bei Motoneuronen der Katze, die mit Markierungssubstanzen aufgefüllt waren, wurde die Gesamtoberfläche von Zellkörper und Dendriten mit 237600 μm^2 angegeben [33].

Der Verzweigungsbereich der Dendriten eines einzelnen Neurons kann sehr groß sein. Im Falle motorischer Vorderhornzellen des Rückenmarks erstreckt er sich über einen Raum, dessen Durchmesser in verschiedenen Richtungen zwischen einigen hundert und einigen tausend Mikrometern liegt. Dementsprechend kann eine sehr große Zahl von Perikaryen und Zellfortsätzen anderer Neurone in den Verzweigungsbereich einer einzigen motorischen Vorderhornzelle zu liegen kommen und auf diese Einfluß nehmen.

Die **Neuriten** sind je nach Zelltypus sehr verschieden lang. Manche Neuriten verzweigen sich in der Nähe des zugehörigen Perikaryons, andere können über 1 m lang werden. So erstrecken sich die Neuriten zahlreicher Pyramidenzellen von der Großhirnrinde bis in die kaudalsten Bereiche des Rückenmarkes. Auch die Querschnittsflächen variieren stark. Im Endbaum (Telodendron) vergrößert sich der Gesamtaxonquerschnitt so, daß die Summe der Querschnitte aller Endästchen eines Neuriten die Querschnittsfläche des Stammaxons um ein Vielfaches übertrifft [35].

Jene Zonen des zentralen Nervensystems, in denen Nervenzellkörper relativ dicht beisammen liegen, ergeben die **graue Substanz**. In der **weißen Substanz** hingegen liegt die Masse der Neuriten (vgl. Abb. 16.8-9a). Innerhalb der weißen Substanz ergibt sich eine Gliederung dadurch, daß die einem bestimmten Kern oder einer bestimmten Rindenschicht entstammenden Axone oft nebeneinander verlaufen und über eine kürzere oder längere Wegstrecke einen einheitlichen Faserzug, **Tractus** *(Fasciculus, Bahn)*, bilden. Für jenen Faserfilz der grauen Substanz, der aus terminalen Axonabschnitten, Dendriten und Gliazellfortsätzen aufgebaut ist, wurde die Bezeichnung **Neuropil** geprägt (Abb. 16.2-7).

Wenn nun im weiteren allgemeine Aussagen über Strukturelemente der Nervenzelle gemacht werden, so muß sich der Leser vor Augen halten, daß jede einzelne Nervenzelle in ihrer Formentfaltung, ihrer Position und ihren synaptischen Kontaktbeziehungen etwas völlig Einmaliges ist.

Nervenzellen sind beim Adulten nach geltender Lehre nicht mehr teilungsfähig (Hinweise auf postnatale Proliferation von Nervenzellen, etwa in Spinalganglien von Ratten, bedürfen noch der Überprüfung beim Menschen), zeigen aber eine beachtliche **Anpassungsfähigkeit** an veränderte Situationen **(Plastizität)** und **Regenerationsvermögen**.

Abb. 16.2-6 Schematische Darstellung einiger Typen multipolarer Nervenzellen. (a) Körnerzelle aus der Kleinhirnrinde, (b) Zelle des spinalen Trigeminuskernes, (c) Zelle aus der Substantia gelatinosa des Rückenmarks, (d) Pyramidenzelle aus der Großhirnrinde, (e) Zelle des Globus pallidus, (f) Zelle aus dem Thalamus, (g) PURKINJE-Zelle aus der Kleinhirnrinde.

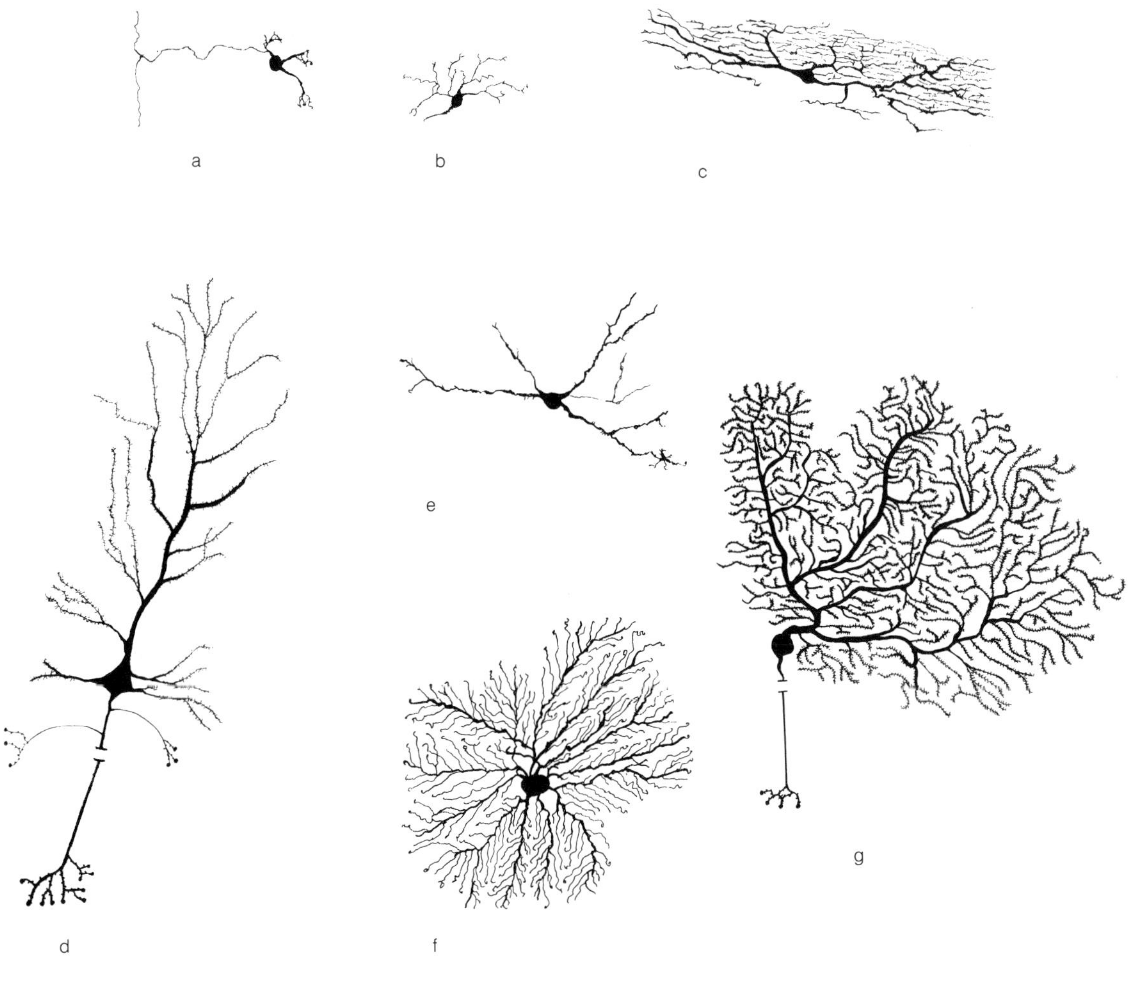

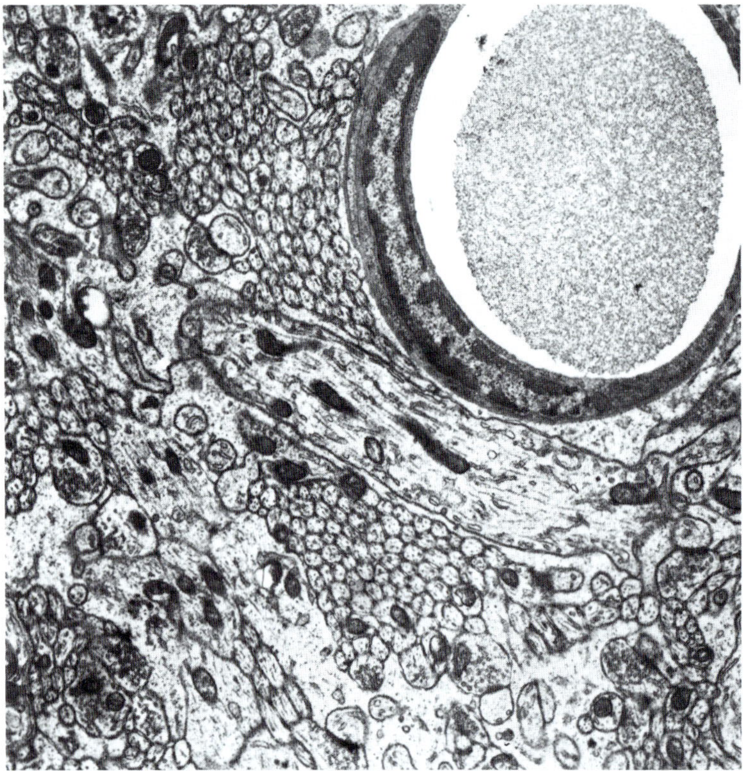

a

Abb. 16.2-7a Neuropil aus dem Kleinhirn der Ratte, perfusionsfixiert. Elektronenmikroskopische Aufnahme der Molekularschicht, quer zu den Parallelfasern geschnitten. Vergr. 17000fach.

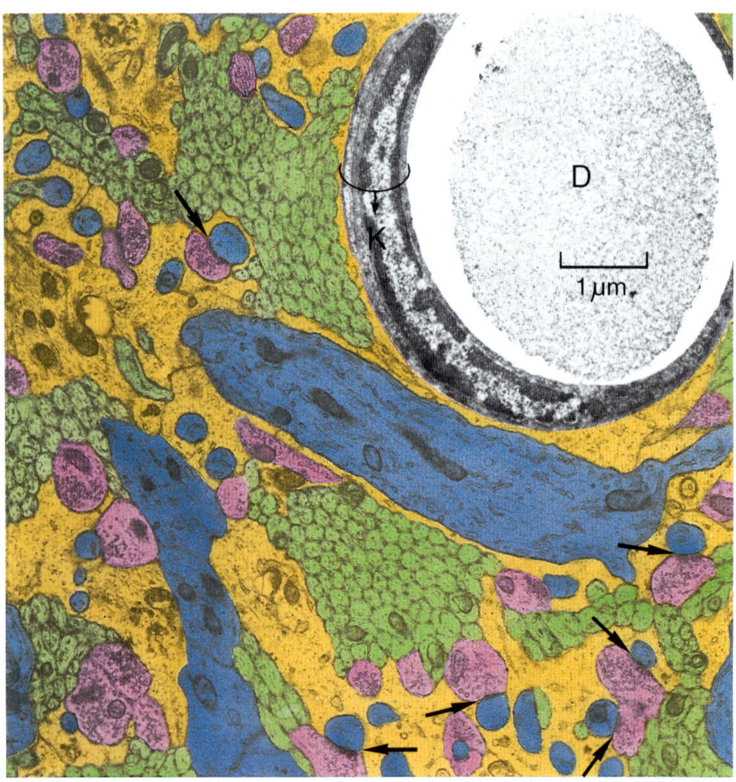

b

Abb. 16.2-7b Interpretation von 16.2-7a; grün: Axone, rot: Axonendigungen mit synaptischen Vesikeln, gelb: Astroglia, blau: Dendriten. Unter den kleinen blau dargestellten Strukturen finden sich auch dendritische Dornen (Spines). Pfeile: quergetroffene, klar erkennbare synaptische Kontakte zwischen Axonendigungen und dendritischen Dornen. K = Kapillarwand mit Endothel, Basallaminae und Perizytenfuß. D = geschrumpfter Flokkenhaufen von Dextran-Makromolekülen, die in der Fixierlösung enthalten waren. (Original: P. SANDOZ)

1.2 *Feinstruktur*

1.2.1 Plasmalemm

Jede Nervenzelle ist außen von einem Plasmalemm umgeben (Abb. 16.2-8). Im Lichtmikroskop nicht auflösbar, erweist sich dieses bei starker elektronenmikroskopischer Vergrößerung als dreischichtige Elementarmembran *(unit membrane)* von 6–10 nm Dicke. Äußere und innere Schicht der Elementarmembran sind bei elektronenmikroskopischer Betrachtung dunkler, die Mittelschicht heller. Der molekulare Bau des Plasmalemms der Nervenzellen ist mit demjenigen anderer Körperzellen vergleichbar.

Unter den Membranproteinen der Nervenzellen sind neben spezifischen Adhäsionsproteinen, Ionenpumpen und Transportproteinen jene hervorzuheben, die Rezeptoren (= Erkennungsmoleküle) für Neurotransmitter und andere neuroaktive Substanzen darstellen. Unter diesen wieder kann zwischen Kanal- und Nichtkanalrezeptoren unterschieden werden. **Kanalrezeptoren** sind mit Ionenkanälen assoziiert bzw. stellen an sich Ionenkanäle dar, die sich öffnen, wenn sich bestimmte Transmittermoleküle an sie binden; sie lassen dann bestimmte Ionen in die Zelle einströmen. Je nach Art des einströmenden Ions wird das – in Ruhe negative – Membranpotential vermindert bzw. gar umgekehrt **(Depolarisation)** oder aber stabilisiert bzw. in negativer Richtung erhöht **(Hyperpolarisation)**. Die Depolarisation führt zur Entstehung lokaler Ströme, in deren Gefolge **Erregung** eintritt, die Hyperpolarisation ergibt eine **Hemmwirkung**. Bei **Nichtkanalrezeptoren** führt die Bindung eines Transmitters im Zusammenspiel mit anderen Membranproteinen (Enzymen) in der postsynaptischen Zelle zur Bildung eines sekundären Botenstoffes, der spezifische Reaktionen auslöst. Das **Öffnen und Schließen von Ionenkanälen** und die **Bildung sekundärer Botenstoffe** stellt die molekulare Basis der **Informationsverarbeitung und Übermittlung** im Nervengewebe dar.

Abb. 16.2-8 Schema der Ultrastruktur einer multipolaren Nervenzelle. (Original: E. KRAMMER)

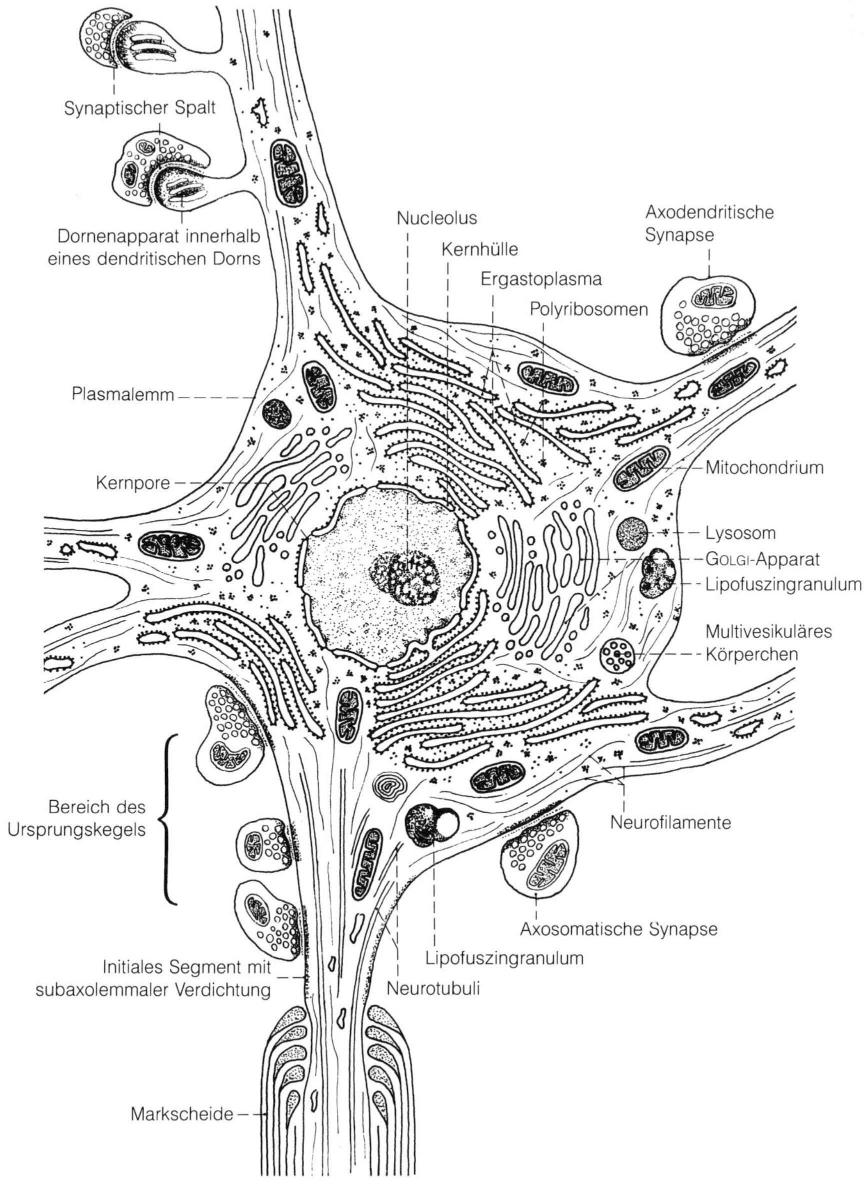

Erwähnt sei auch, daß die Zuckerketten der Glykoproteine und Glykolipide der äußeren Plasmalemmschicht die Glykokalix der Nervenzellen bilden und bei der Zelladhäsion, Zellerkennung und bei der Regulierung der Diffusion von Stoffen im Extrazellularraum des Zentralnervensystems eine wichtige Rolle spielen.

Zieht man das Neuron als Ganzes in Betracht, so stellt man fest, daß die Zellmembran keinesfalls einheitlich strukturiert ist. So fallen, wie im einzelnen noch dargelegt werden soll, strukturelle Besonderheiten im Bereiche prä- und postsynaptischer Membranen, am initialen Segment von Neuriten und an RANVIERschen Schnürringen (Abb. 16.2-8 u. 21) auf. Diese Besonderheiten, die elektronenmikroskopisch als lokal begrenzte Verdichtungszonen, im Gefrierätzbild in Form charakteristischer Verteilungsmuster von Membranpartikeln (s. Abb. 16.2-12) oder neurochemisch durch den Gehalt an spezifischen Rezeptormolekülen zum Ausdruck kommen können, werden bei der Behandlung der entsprechenden Strukturen besondere Erwähnung finden.

1.2.2 Zellsoma

Der Körper oder das Soma der Nervenzelle besteht aus dem Zellkern und dem Perikaryon; das ist das umliegende Zytoplasma mit all seinen Organellen (Abb. 16.2-8).

Der **Zellkern** kann den größten Teil des Zellkörpers einnehmen, z.B. bei den Körnerzellen; er kann aber auch von einer beträchtlichen Masse Zytoplasma umgeben sein. Ein relativ großes Kernvolumen ist für einen großen Teil der Nervenzellen charakteristisch. Dies hängt mit der hohen Proteinsyntheserate der meisten Neurone zusammen. Der Kern liegt zumeist in der Mitte des Somas, bei manchen Zelltypen aber charakteristischerweise am Rande. Die Randständigkeit von Kernen kann andererseits Ausdruck eines Reizzustandes einer Nervenzelle sein. Sie ist nach Axondurchtrennung häufig zu beobachten. Die meisten Nervenzellkerne erscheinen lichtmikroskopisch rund, doch kommen auch andere Formen vor. Viele Kerne zeigen im Elektronenmikroskop Einfaltungen der Kernhülle.

Da sich Nervenzellkerne nach der Geburt im allgemeinen nicht mehr teilen, verhalten sie sich wie Interphasenkerne. Die Kerne großer Nervenzellen sind oft reich an Euchromatin und erscheinen demgemäß im Lichtmikroskop schwach gefärbt. Viele kleine Nervenzellen – wie etwa die Körnerzellen des Kleinhirns – zeigen hingegen viel Heterochromatin und erscheinen im Lichtmikroskop stark gefärbt. Die Nucleoli der meisten Nervenzellen fallen durch ihre Größe auf. Die Kerne zahlreicher Nervenzellen enthalten mehr als einen Nucleolus. Die Nucleoli sind in der Regel rund. Ihre Ultrastruktur ist ähnlich wie bei anderen Körperzellen.

Außer den angeführten Strukturen finden sich in den Kernen vieler Nervenzellen noch stäbchen- und blattartige Einschlüsse. Zwischen der Anzahl solcher Einschlüsse und der Aktivität der entsprechenden Nervenzellen soll ein Zusammenhang bestehen.

Das **Perikaryon** ist der zytoplasmatische Anteil des Zellsomas. Es enthält ein *Zytoskelett*, verschiedene *Zellorganellen* und eine *zytoplasmatische Grundsubstanz*. Letztere ist in lebenden Zellen praktisch eine Lösung von Proteinen und niedermolekularen Komponenten wie Salzen, Zucker, Aminosäuren und verschiedenen Stoffwechselprodukten.

1.2.3 Zytoskelett

Wie andere Zellen unseres Körpers benötigt auch die Nervenzelle ein inneres Gerüstwerk für Zustandekommen und Aufrechterhaltung ihrer Form. Für das Neuron ist dieses Zytoskelett angesichts des ausgeprägten Fortsatzsystems von besonderer Bedeutung. Man mache sich die architektonischen Anforderungen bewußt, die an eine Konstruktion gestellt sind, bei der von einem Zellkörper ein über 1 m langes Axon ausgeht, dessen Durchmesser unter 20 µm liegt. Insbesondere spielt das neuronale Zytoskelett bei Migrations- und Wachstumsprozessen der Neurone während der Entwicklung eine dynamische Rolle. Ebenso bedeutungsvoll ist es für Wachstumsvorgänge bei der reifen Zelle, für Regeneration und Plastizität. Seit den klassischen Studien von PAUL WEISS [31] ist bekannt, daß ein sich regenerierendes Axon mit einer Geschwindigkeit von etwa 1–4 mm pro Tag peripherwärts wächst. Mit dieser Geschwindigkeit (= langsame Komponente des axonalen Transportes) bewegen sich auch die Strukturproteine des Zytoskeletts vorwärts. Dieser Transportprozeß findet auch beim intakten Axon im Zuge ständiger Erneuerung das ganze Leben hindurch statt. Von größter Bedeutung ist das Zytoskelett auch für den wesentlich schnelleren antero- und retrograden Materialtransport innerhalb des Axons.

Im Zytoskelett von Neuronen sind drei Gruppen filamentöser Strukturen zu unterscheiden: 1. Mikrotubuli *(Neurotubuli)*, Durchmesser 20–25 nm; 2. Intermediärfilamente (*Neurofilamente*, Peripherin u.a.), Durchmesser um 10 nm; 3. Mikrofilamente *(Aktinfilamente)*, Durchmesser 8 nm.

Mikrotubuli (Neurotubuli) sind kanälchenartige Strukturen mit rundem Querschnitt (Abb. 16.2-9). Ihre Wand besteht aus 13 parallel angeordneten und zu einem Kreis geschlossenen Protofilamenten. Details über den molekularen Bau s. Kap. 2 in Bd. 1.

In den Perikaryen in verschiedensten Richtungen angeordnet, verlaufen sie in Axonen und Dendriten parallel in der Längsrichtung der Fortsätze und liegen oft in Gruppen zusammen *(Tubulusdomänen)*. Ihre Zahl im Axon nimmt mit dessen Durchmesser zu und scheint für ein gegebenes Axon konstant und charakteristisch zu sein. Zwischen einem RANVIERschen Schnürring und den benachbarten dickeren Axonanteilen gibt es keine signifikanten Unterschiede der Tubuluszahl. Der Grundbaustoff der Neurotubuli, das *Tubulin*, wird im Perikaryon synthetisiert. Zum Teil findet hier auch der Aufbau der Tubuli statt. Tubulin wird aber auch in molekularer Form in Dendriten und Axonen peripherwärts transportiert, um erst weiter distal polymerisiert zu werden.

Wie Mikrotubuli anderer Zellen sind auch Mikrotubuli von Neuronen sehr labile Strukturen, die unter dem Einfluß verschiedener physikalischer und chemischer Faktoren schnell zerfallen. So kommt es durch Kälte oder unter Einwirkung von Mitosegiften wie Colchicin oder Vinblastin zur Depolymerisation. Andererseits gibt es Substanzen (z.B. Taxol), die die Polymerisation von Untereinheiten beschleunigen können. Seit man weiß, daß Depolymerisation der Tubuli mit Sistierung des axonalen Transportes verbunden ist, hat man die Neurotubuli mit Transportvorgängen in Axonen und Dendriten in Verbindung gebracht. Verschiedene Denkmodelle wurden entwickelt (s. Kap. 2 in Bd. 1).

Neurofilamente haben einen Durchmesser von 10 nm. Sie kommen überall im Neuron vor. Im Axon zeigen sie einen zu den Mikrotubuli parallelen Verlauf. Sie verteilen sich über den ganzen Axonquerschnitt und füllen den von anderen Zellorganellen freigelassenen Raum aus (Abb. 16.2-9). Ihre Zahl im Axon korreliert linear mit dem Axondurchmesser. An Verengungen (Schnürring) gibt es daher weniger Filamente [32]. Speichenartige Fortsätze verbinden die Filamente untereinander, mit Mikrotubuli und anderen Organellen.

An ihrem Aufbau sind drei Polypeptide mit effektiven Molekulargewichten von 60, 100 und 130 kD beteiligt. Hauptbestandteil des Filaments ist die niedrigmolekulare Komponente, während mittlere und hochmolekulare Komponenten an den interfilamentären Brücken lokalisiert sind. Auf Grund der ineinander verdrehten supramolekularen Strukturen *(Protofibrillen, Protofilamente)* zeigen Neurofilamente eine enorme Strukturstabilität.

Die **Aktinfilamente** sind – anders als Mikrotubuli und Neurofilamente – in Axonen in verschiedenen Richtungen angeordnet. Sie kommen gehäuft in synaptischen Regionen vor. Hervorzuheben ist ihr reichliches Auftreten in Wachstumskegeln wachsender Neurone. Interaktionen zwischen *Fodrin (Spektrin)* und *Aktin* spielen eine Rolle für Form und Bewegung der Plasmamembran.

Abb. 16.2-9 Querschnitt durch ein Axon (Ausschnitt). Im Inneren einiger Neurotubuli erkennt man einen dunklen Punkt, im Inneren einiger Neurofilamente eine helle Stelle. Vergr. 90720fach.

Alle Elemente des Zytoskeletts sind durch **„Seitenarme“** zu einem dreidimensionalen Gerüst zusammengefügt. Das System ist flexibel und veränderbar. Lokale Unterschiede im Aufbau kommen vor.

1.2.4 Substanz- und Organellentransport

Wie in anderen Zellen unseres Körpers gibt es auch im Neuron intrazelluläre Bewegungen von Organellen und Substanzen. Für das Neuron haben sie besondere Bedeutung: Wie bereits erwähnt, verfügen nur Zellsoma und proximale Dendritenabschnitte über einen **Syntheseapparat für Makromoleküle** und andere Substanzen, die für Zellwachstum und Erhaltung sowie für die funktionellen Aufgaben der peripheren Abschnitte des Neurons, vor allem im synaptischen Apparat, benötigt werden. Die im Zellkörper synthetisierten Substanzen und Zellorganellen müssen daher in orthograder (anterograder) Richtung in die Axone und deren Endverzweigungen transportiert werden. Es gibt auch einen retrograden Transport: Über diesen werden vor allem von Membranen umschlossenes Material und Informationsträger aus der Peripherie dem Zellkörper zugeführt, womit Vorgänge im Soma regulierend beeinflußt werden können. Das Erstaunliche am Phänomen des axonalen Transportes sind die Bidirektionalität sowie der Umstand, daß verschiedene Materialien mit verschiedenen Geschwindigkeiten bewegt werden. Bei einem langen Axon eines größeren Neurons drängt sich das Bild einer großen Verkehrsader auf, auf der sich zahlreiche Verkehrsteilnehmer mit verschiedenen Geschwindigkeiten in beiden Richtungen bewegen. Um das Bild der biologischen Wirklichkeit noch näher zu bringen, bedarf es ergänzend der Vorstellung, daß sich die ganze Verkehrsader selbst langsam (1 mm/Tag) wie ein Rollband peripherwärts bewegt.

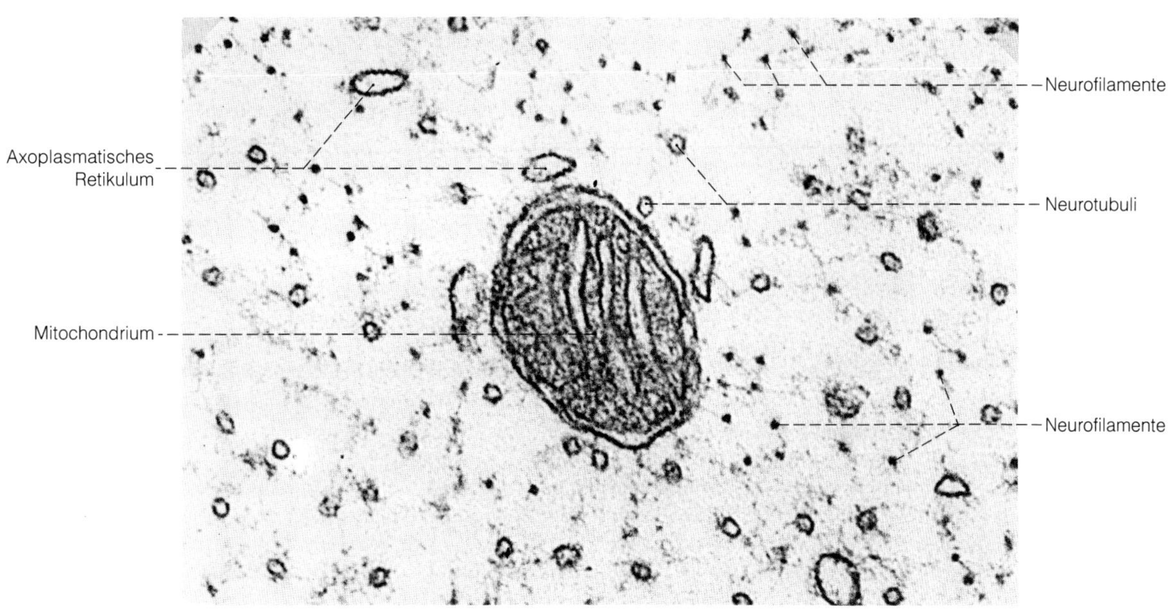

Durch gezielte Markierungsexperimente und durch das Studium von Materialakkumulationen im Bereich experimentell gesetzter lokaler Unterbrechungen konnte man Aufschluß über Richtung und Geschwindigkeiten erhalten, mit denen verschiedene Materialien und Organellen in Nervenfasern transportiert werden.

Anterograder Transport: Mit einer Geschwindigkeit von 0,25–2 mm pro Tag (langsame Komponente a des axonalen Transports) werden Mikrotubuli und Neurofilamente bzw. deren Grundbausteine sowie lösliche, nicht membrangebundene Proteine fortbewegt. 2–4 mm pro Tag (langsame Komponente b des axonalen Transports) bewegen sich Cholin-Acetyltransferase, Calmodulin und andere Substanzen. Mit 100–400 mm pro Tag (schnelle Komponente) werden Membranen und jene Bestandteile des Neuroplasmas transportiert, die von Membranen umgeben sind. Es handelt sich vorwiegend um Proteine, Glykoproteine und Lipide, die für die Erhaltung bzw. für die Verjüngung des Neurons gebraucht werden, sowie um Neuropeptide und Neurotransmitter bzw. deren Vorstufen.

Retrograder Transport: Retrograd wird in Axonen von Membranen umschlossenes Material mit Geschwindigkeiten bis zu 200 mm pro Tag transportiert. Wie bereits erwähnt, gelangen auf diesem Wege auch informationstragende Moleküle retrograd von der Peripherie zum Zellkörper. Vor allem dem *nerve growth factor* wurde besonderes Interesse geschenkt. Es handelt sich um ein Protein, das, morphologisch und biochemisch klar faßbar, trophische Effekte auf sensorische und sympathische Neurone sowie auf chromaffine Zellen hat. Nicht nur in der Entwicklung des Nervensystems, sondern auch später für die Erhaltung und Modifikation erreichter Situationen spielt dieses Protein eine große Rolle [27, 29].

Viele von außen zugeführte Substanzen (Enzyme wie Meerrettichperoxidase, Fluoreszenzfarbstoffe u. a.) werden sowohl retrograd als auch anterograd in Neuronen transportiert und finden bei der experimentellen Aufklärung von Bahnverbindungen im Nervensystem Verwendung.

1.2.5 Endoplasmatisches Retikulum, Ribosomen, NISSL-Substanz

Das **endoplasmatische Retikulum** (ER) durchsetzt mit einer großen Zahl miteinander vielfach in Verbindung stehender flacher Zisternen weite Teile des Perikaryons (Abb. 16.2-8 u. 10). Ein Teil dieses Hohlraumsystems ist von glatten, eventuell fenestrierten Membranen begrenzt, *glattwandiges* oder *ungranuliertes ER*, ein anderer Teil von Membranen, denen außen Ribosomen aufliegen, *granuliertes* oder *rauhes ER (Ergastoplasma)*. Granuliertes und ungranuliertes ER stehen miteinander in Verbindung; im übrigen hängen Ausbildungsgrad und Verteilung beider Arten endoplasmatischen Retikulums vom jeweiligen Zelltyp ab: So enthalten etwa die PURKINJE-Zellen des Kleinhirns viel ungranuliertes, die motorischen Vorderhornzellen des Rückenmarkes viel granuliertes ER.

Ribosomen finden sich in Nervenzellen aber nicht nur an Membranen des ER, vielmehr auch in großer Zahl frei in der zytoplasmatischen Matrix. In dieser können sie einzeln oder in kleinen Gruppen *(Polyribosomen)* liegen. Die Zahl freier Ribosomen kann wesentlich größer sein als jene der membrangebundenen. In vielen Nervenzellen sind Gruppen von Polyribosomen und Anteile dicht gelagerter Ergastoplasma-Zisternen in mehr oder minder gut abgrenzbaren Bezirken zusammengefaßt (Abb. 16.2-10). Diese Areale sind aufgrund ihrer Basophilie lichtmikroskopisch mit basischen Farbstoffen (z. B. Kresylviolett) gut darstellbar und werden nach ihrem Entdecker als **NISSL-Schollen** *(Tigroid)* bezeichnet (Abb. 16.2-11). NISSL-Schollen kommen nur in Perikaryen und in somanahen Dendritenabschnitten vor, nicht aber in Neuriten. Die Abgangsstelle des Axons (Axonhügel) kann daher in NISSL-gefärbten Schnitten oft gut lokalisiert werden. Elektronenmikroskopisch können allerdings im Axonhügelbereich bisweilen granuliertes ER und freie Ribosomen festgestellt werden. Größe, Dichte und Verteilung der Schollen sind für verschiedene Nervenzelltypen charakteristisch: Motorische Vorderhornzellen des Rückenmarkes etwa haben große und klumpige, Spinalganglienzellen wiederum kleine, staubförmig verteilte NISSL-Schollen aufzuweisen.

Bei der Durchführung zytologischer Studien muß man sich dessen bewußt sein, daß das für eine bestimmte Zellart typische NISSL-Bild postmortale Veränderungen erfahren hat, die je nach der Zeitspanne seit Eintritt des Todes sehr beträchtlich sein können. Aber nicht nur postmortal, vielmehr auch intravital kann es zu lichtmikroskopisch gut wahrnehmbaren Veränderungen der NISSL-Substanz kommen: Bei Beeinträchtigung der normalen Stoffwechsellage einer Nervenzelle kann man eine Auflösung von NISSL-Schollen in feinste Körnchen und schließlich deren völligen Schwund beobachten. Man spricht von *Chromatolyse* oder *Tigrolyse*. Diese kann schon als Folge einer besonders starken Reizung der Zelle auftreten; in der Regel ist sie nach Durchtrennung des Axons zu sehen. Das NISSL-Zellbild kann somit vom Morphologen als Indikator für Schädigungen, zumindest für Zustandsänderungen von bestimmten Nervenzellen verwendet werden. Da sich die im Perikaryon und in den großen Dendriten befindliche NISSL-Substanz nach Axondurchtrennung im Zuge der retrograden Degeneration und anschließenden Wiederherstellung so augenscheinlich verändert, wurden NISSL-Färbungen oft bei der Lösung von Fragen der Zugehörigkeit bestimmter Nervenbahnen zu bestimmten Nervenzellgruppen herangezogen (s. Kap. 16.3.6).

Die außerordentlich starke Entfaltung des Ergastoplasmas und die große Zahl freier Ribosomenkomplexe hängen mit der überaus starken **Protein-Synthese-Aktivität** der Nervenzellen zusammen. Sie dient der Erhaltung und Erneuerung des Zytoplasmas des Zellsomas, des gesamten Fortsatzsystems und der Membranen sowie der Bildung von Enzymen, Trägerproteinen, Rezeptoren, Zytoskelettbestandteilen sowie von Transmittern bzw. deren Vorstufen und Neuropeptiden. 98% der Proteine der synaptischen Endigungen stammen aus dem Perikaryon. Man nimmt an, daß große Neurone täglich ein Drittel ihres gesamten Proteingehaltes erneuern. Bei Aktivierung von Nervenzellen nimmt die Proteinsyntheserate beträchtlich zu.

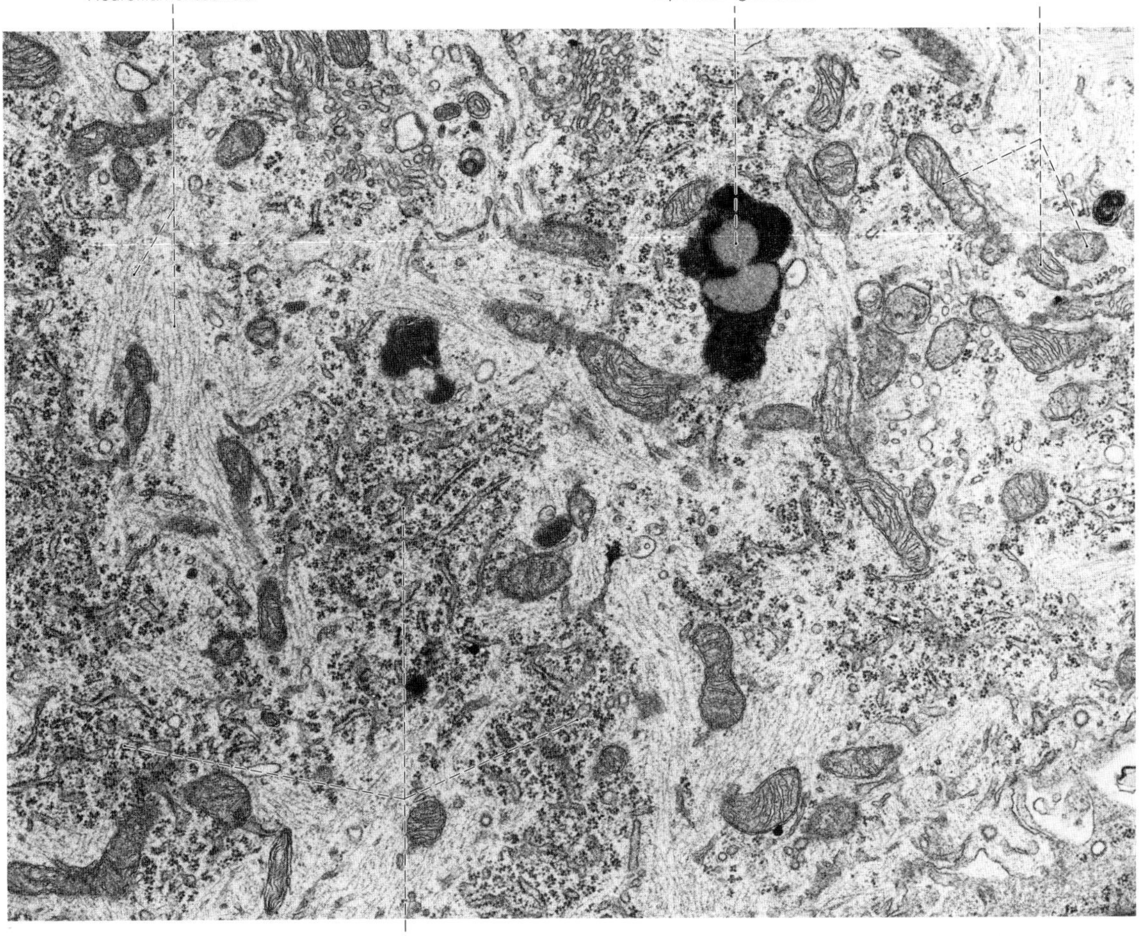

Abb. 16.2-10 Ausschnitt aus dem Neuroplasma einer Spinalganglienzelle. Vergr. 19000fach.

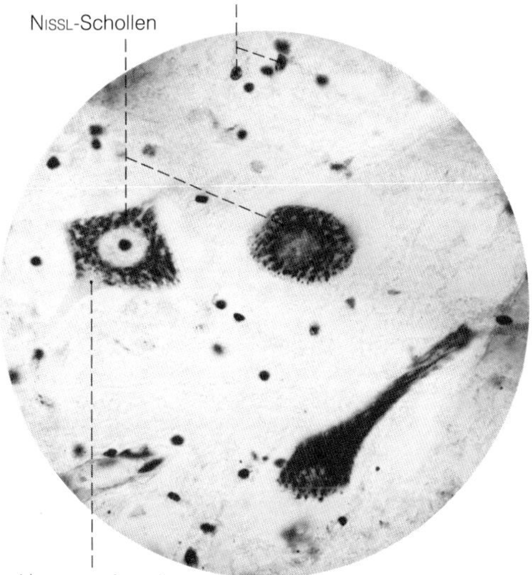

Abb. 16.2-11 Vorderhornzelle aus der grauen Substanz des Rückenmarkes (NISSL-Färbung). Zwischen den großen Nervenzellen sind Kerne von Gliazellen zu sehen. Die NISSL-Schollen erstrecken sich bis in die Dendriten hinein. Sie lassen die Abgangsstelle des Neuriten (Ursprungskegel) frei. Vergr. 250fach.

Das **glatte endoplasmatische Retikulum** findet sich nicht nur in Perikaryen, sondern auch in Dendriten und Axonen. Es besteht aus sich verzweigenden Schläuchen und vielgestaltigen Säcken, die in den Nervenzell-Fortsätzen vorwiegend längsausgerichtet, gelegentlich aber auch quergestellt sind.

1.2.6 GOLGI-Apparat

In Nervenzellen ist häufig nicht nur *ein* Zisternenkomplex vorhanden, vielmehr besteht der GOLGI-Apparat aus mehreren Komplexen, **GOLGI-Feldern**, von denen sich manche bis in die Stammdendriten hinein ausdehnen können. Rekonstruktionen von Schnittserien haben Zusammenhänge zwischen einzelnen GOLGI-Feldern ergeben, die aus Einzelschnitten nicht zu ersehen sind. Die auffallend starke Ausprägung des GOLGI-Apparates in Nervenzellen hängt mit deren enormer Syntheseleistung zusammen.

1.2.7 Vesikuläre Strukturen

Vesikuläre Strukturen können überall im Neuron gefunden werden. An bestimmten Stellen, wie im Bereich des Golgi-Apparates oder präsynaptisch, treten sie gehäuft auf. Formen und Größen sind sehr unterschiedlich. Vesikeln spielen für den Nachschub von Membranmaterial, für Kompartmentalisierung von biologisch aktiven Substanzen wie Transmittern (synaptische Bläschen) sowie für den intrazellulären Abbau von Substanzen eine Rolle. Über Endozytose wird extrazelluläre Flüssigkeit ins Zellinnere aufgenommen. Hier kann es zu Vesikelverschmelzung, vor allem mit *primären Lysosomen*, kommen, die so zu *sekundären Lysosomen* werden, in denen aufgenommene Makromoleküle durch hydrolytische Enzyme in Aminosäuren, Zucker und Nukleotide zerlegt werden.

Viele Stoffe werden wiederverwendet, Membranbestandteile wieder in Membranen eingebaut. Das für die Membransynthese wichtige Cholesterol gelangt durch rezeptorvermittelte Endozytose auf schnellem Wege über *Stachelsaumbläschen (alveolate* oder *coated vesicles)* ins Zellinnere. Hier verlieren die Stachelsaumbläschen ihren Saum, verschmelzen mit Lysosomen, deren Hydrolasen die Cholesterolester spalten und freies Cholesterol für die Membransynthese zur Verfügung stellen. Daß Stachelsaumbläschen, Endo- und Exozytose auch in **Nervenendigungen** zu beobachten sind, hängt damit zusammen, daß hier, fernab vom Zellkörper, **Recycling-Prozesse** ablaufen. Stachelsaumbläschen in Nervenendigungen spielen auch eine wichtige Rolle bei der **Aufnahme** von Stoffen, die über das axonale Transportsystem zum Zellsoma gebracht werden. Exogen applizierte Meerrettichperoxidase etwa wird so aufgenommen und retrograd transportiert.

Die aus dem Golgi-Apparat hervorgehenden **Lysosomen** sind in Nervenzellen weit verbreitet. Sie können Größen von 0,3–2 µm zeigen und spielen eine große Rolle beim Abbau sowohl zelleigenen als auch endozytotisch aufgenommenen Materials.

Als **Lipofuszingranula** werden 1–3 µm große, oft gelappt erscheinende, membranumschlossene Zellorganellen bezeichnet, deren Inhalt im Elektronenmikroskop teils dicht, teils vakuolär erscheint (Abb. 16.2-8 u. 10). Lichtmikroskopisch sind Lipofuszingranula bereits in ungefärbten Präparaten als gelblich-braune Pigmentkörperchen erkennbar. Sie können morphologisch als sekundäre Lysosomen aufgefaßt werden, da histochemisch oft hydrolytische Enzyme nachweisbar sind.

Das Lipofuszin in Nervenzellen unterscheidet sich von jenem in Glia- oder Endothelzellen. Pigmentnatur und Verteilungsweise zeigen aber auch in verschiedenen Nervenzelltypen so große und oft typische Unterschiede, daß es unter Heranziehung eines besonderen Färbeverfahrens mit Aldehydfuchsin möglich wurde, Hirnrindenpartien und Kerne des Nervensystems vom pigment-architektonischen Standpunkt näher zu charakterisieren [8]. Das zeitliche Auftreten und die Menge von Lipofuszingranula in verschiedenen Hirnpartien sind unterschiedlich. Im Alter ist allgemein eine enorme Zunahme zu bemerken.

Multivesikuläre Körperchen stellen 0,5 µm große membranumschlossene Strukturen dar, die mehrere Bläschen und verschiedene Einschlüsse enthalten (s. Abb. 16.2-8). Unter letzteren finden sich granuläre, filamentöse und membranöse Strukturen sowie dichte amorphe Massen. Multivesikuläre Körperchen treten sowohl in Perikaryen als auch in Dendriten und Axonen auf. Gehäuft finden sie sich in der Nähe des Golgi-Apparates, zu dem auch direkte Verbindungen bestehen können. Markierungsversuche sprechen dafür, daß bestimmte, an der Zelloberfläche aufgenommene Substanzen über Transportvesikel in multivesikuläre Körperchen inkorporiert werden. Da in verschiedenen dieser Körperchen auch Hydrolasen nachgewiesen werden konnten, besteht auch hier eine Verwandtschaft zu Lysosomen [23].

Neben den erwähnten Strukturen gibt es noch eine Fülle vesikulärer Strukturen mit elektronendichtem Inhalt, die aber keineswegs eine einheitliche Population darstellen. Auf einige dieser Bläschen wird im Rahmen der Besprechung der synaptischen Vesikel im Kapitel über Synapsen näher eingegangen (s. Kap. 16.2.3).

1.2.8 Mitochondrien

Mitochondrien vom Crista-Typ sind in allen Teilen einer Nervenzelle anzutreffen; in rezeptorischen Zonen, im Perikaryon und im präsynaptischen Bereich treten sie gehäuft auf. In Form und Größe sind sie sehr variabel, im Perikaryon überwiegen plumpe Formen, in Nervenzellausläufern gestreckte, dünne. Hier können Mitochondrien bis zu 29 µm lang werden. Ihr Durchmesser beträgt 0,1–0,5 µm. Auch Verzweigungen von Mitochondrien kommen vor. Die Cristae mitochondriales sind oft axial ausgerichtet. Grana mitochondrialia kommen in Nervenzellen seltener vor als in anderen Zellen. Aus Beobachtungen an Gewebekulturen ist zu schließen, daß sich Mitochondrien ebenso wie andere Zellorganellen ständig bewegen und auch ihre Form und Größe wechseln können. Bewegungen erfolgen sowohl in perikaryofugaler als auch in perikaryopetaler Richtung mit sehr unterschiedlichen Geschwindigkeiten.

1.2.9 Weitere Bestandteile von Nervenzellen

Neben den angeführten, regelmäßig in Nervenzellen anzutreffenden Strukturen wurden verschiedene weitere Zellbestandteile und -einschlüsse beschrieben, wie Zilien, Zentriolen, lamellierte Körperchen u.a. [23].

1.2.10 Dendriten

Die Feinstruktur der Dendriten unterscheidet sich prinzipiell nicht von jener des Perikaryons. Die großen Dendritenstämme enthalten alle wichtigen Organellen, die sich auch im Perikaryon finden. Anteile des Golgi-Komplexes reichen allerdings nur in die Anfangsteile hinein. Ergastoplasma und freie Ribosomengruppen nehmen mit fortschreitender Verzweigung der Dendriten allmählich ab und sind in den freien dendritischen Endästchen in der Regel nicht mehr nachweisbar. Längliche Mitochondrien und Zisternen des endoplasmatischen Retikulums verteilen sich über den gesamten Verzweigungsbaum der Dendriten. Neurotubuli kommen regelmäßig auch in den feinsten Verzweigungen vor. Sie sind in der Längsrichtung der Ästchen eingestellt, regelmäßig und dicht gelagert. Neurofilamente treten gegenüber den Tubuli in den Hintergrund.

Die Dendriten vieler Nervenzellen haben an ihrer Oberfläche zahlreiche **Dornen** *(Spines)* aufzuweisen, 0,5–2 µm lange oberflächliche Vorbuchtungen verschiedener Form (s. Abb. 16.2-2, 7 u. 8) mit einem Durchmesser von 0,3–0,5 µm [3, 16]. An ihrem Ende zeigen sie meist eiförmige Endauftreibungen. Die Dornen sind lichtmikroskopisch an GOLGI-Präparaten sowie an farbstoffinjizierten Zellen und in histochemischen Färbungen gut sichtbar. Sie können so zahlreich auftreten, daß sie eine enorme Oberflächenvergrößerung des rezeptorischen Bereiches der Nervenzellen bedingen. Die Zahl der Dornen nimmt gegen das Ende des dendritischen Verzweigungsbaumes stark zu. Das im Elektronenmikroskop flockig erscheinende Zytoplasma der Dornen enthält keine Neurotubuli und keine Filamente. In vielen Dornen findet sich ein sog. **Dornenapparat,** kleine geschichtete Zisternen, die zwischen sich kontrastreiche Zytoplasmaverdichtungen einfassen (s. Abb. 16.2-8). Die Bedeutung des Dornenapparates ist nicht bekannt. Es liegen Hinweise darauf vor, daß die Dornen dynamische Strukturen sind, deren Aus- und Rückbildung mit der synaptischen Aktivität in Zusammenhang stehen. Bei bestimmten Nervenzellen (Hippocampus) treten Dornen auch am Zellsoma auf.

Die Ausbildung des Dendritenbaumes ist von Zelltyp zu Zelltyp sehr unterschiedlich. Seine Entfaltung kann so stark sein, daß bei manchen Neuronen bis zu 90% der Zelloberfläche auf Dendriten entfällt. Entsprechend groß ist dann auch die für Synapsen zur Verfügung stehende Oberfläche. Die Zahl der dendritischen Äste nimmt bei vielen kortikalen Neuronen mit dem Abstand vom Zellkörper zunächst zu, im weiteren wieder ab.

1.2.11 Axon

Wie bereits erwähnt, verfügt eine multipolare Nervenzelle zwar in der Regel über mehrere Dendriten, immer aber nur über *ein* Axon. Dieses entspringt am sog. **Ursprungskegel** oder *Axonhügel,* d.i. eine Stelle des Perikaryons, die zumindest bei großen Nervenzellen schon bei lichtmikroskopischer Betrachtung durch das Fehlen von NISSL-Schollen auffällt (Abb. 16.2-8 u. 11). Es gibt auch viele Nervenzellen, bei denen das Axon an einem Stammdendriten entspringt.

Länge und Durchmesser der Axone differieren außerordentlich. Während die Axone vieler GOLGI-I-Zellen beim Menschen bis über 1 m lang werden, enden die Axone von GOLGI-II-Zellen bereits nach kurzem Verlauf in der Nähe des Perikaryons, von dem sie entspringen. Die Durchmesser der Axone schwanken bei Säugern zwischen 0,05 und 20 µm. Ab einem bestimmten Kaliber verfügen Axone über eine besonders differenzierte Hülle, eine sog. **Markscheide**. Die dünnsten Axone sind **marklos**. Der für das Auftreten einer Markscheide kritische Durchmesser beträgt im Zentralnervensystem etwa 0,2 bis 0,6 µm, im peripheren Nervensystem 1–2 µm. Diese Werte dürfen jedoch nicht als absolut betrachtet werden, da auch Spezies- und Typenunterschiede eine Rolle spielen.

Das Plasmalemm wird im Bereich des Axons als **Axolemm** bezeichnet. Das Axolemm bietet, sieht man von spezialisierten Stellen ab, elektronenmikroskopisch das gleiche Bild wie die übrige Nervenzellmembran.

Das **Axoplasma** unterscheidet sich vom Zytoplasma des Perikaryons und der größeren Dendriten durch das Fehlen von GOLGI-Komplexen und Ergastoplasma, in der Regel auch durch das Fehlen freier Ribosomen. Hingegen enthält das Axoplasma glattes endoplasmatisches Retikulum, Mitochondrien und ein stark ausgeprägtes Zytoskelett (Abb. 16.2-9). Da dünne Dendriten des zentralen Nervensystems auch keine Ribosomen und kein Ergastoplasma aufzuweisen haben, ist es oft schwierig oder gar unmöglich, im Elektronenmikroskop dünne Dendriten von dünnen marklosen Axonen zu unterscheiden (vgl. Abb. 16.2-7).

Das glatte endoplasmatische Retikulum repräsentiert ein System länglicher, in der Längsachse des Axons eingestellter Kanäle mit Verbreiterungen und Verengungen sowie zahlreicher Bläschen. Die Neurofilamente zeigen in Axonen eine relativ konstante Dichte und stehen zahlenmäßig in einem linearen Verhältnis zum Axonquerschnitt. Auch die Zahl der Neurotubuli nimmt mit der Axondicke zu, jedoch nicht linear, so daß die Tubuli in dickeren Axonen weniger dicht liegen als in dünneren. An Nerventeilungsstellen verteilen sich die Neurotubuli auf die Tochteraxone zahlenmäßig so, daß ihre Gesamtzahl in den Teilungsästen jener des Stammaxons entspricht. Im Endverzweigungsbaum allerdings, wo es, addiert man die Querschnittsflächen aller terminalen Ästchen, zu einer mehrfachen Vergrößerung des axonalen Gesamtquerschnitts kommt, ist eine dieser Querschnittsvergrößerung entsprechende Zunahme der Gesamtzahl der Neurotubuli gegenüber jener im Stammaxon festzustellen [35].

Spezialisierte Stellen des Axons sind:
- initiales Segment
- Bereich des RANVIERschen Schnürrings
- präsynaptisches Axonende
- periphere Endabschnitte sensibler Axone.

Das **initiale Segment** ist die Strecke zwischen dem Abgang des Axons vom Ursprungskegel und dem Beginn der Markscheide. In diesem Bereich liegt unter dem Axolemm eine etwa 15–25 nm dicke elektronendichte Schicht (s. Abb. 16.2-8). Zytochemisch zeigt dieser Bereich eine besondere Anfärbbarkeit mit Eisenionen, sofern das Gewebe mit Cacodylat-gepufferten Aldehyden und Osmiumtetroxid fixiert worden ist (Metallophilie) [24]. Diese zytochemische Methode scheint Stellen besonderer Dichte von Natriumkanälen zu markieren. Bekanntlich wird bei vielen Neuronen am initialen Segment das Aktionspotential initiiert. Eine weitere strukturelle Auffälligkeit des initialen Segmentes besteht darin, daß die Neurotubuli zu Bündeln zusammengefaßt erscheinen, innerhalb deren die einzelnen Tubuli selten mehr als 25 nm voneinander entfernt liegen und durch auffallend zahlreiche Querbrücken miteinander verbunden sind.

Im Bereich der **Ranvierschen Schnürringe** – den von der Myelinscheide freigelassenen Regionen markhaltiger Nervenfasern – ist, wie im initialen Segment, das Axolemm auch von einer elektronendichten Schicht unterfüttert und durch eine besondere Metallophilie gekennzeichnet. Es findet sich hier eine Anreicherung von Spektrin, das auf Grund seiner Fähigkeit, Verbindungen zwischen Membranproteinen und Zytoskelett herzustellen, Interaktionen zwischen diesen Elementen ermöglicht. Untersuchungen an Gefrierätz-Präparaten haben auffällige Unterschiede zwischen dem Axolemm des Schnürringbereiches (nodaler Bereich) und dem des internodalen Bereiches ergeben: Betrachtet man die Bruchfläche der äußeren Plasmalemmlamelle (Abb. 16.2-12), so stellt man fest, daß 1. die intermembranösen Partikel im nodalen Bereich größer sind (13–20 nm) als im internodalen (unter 13 nm) und daß 2. Partikel aller Größen nodal viel dichter gepackt liegen (1200–1300/μm^2) als internodal (100–200/μm^2) [3]. Da die Partikelkonzentration des nodalen Bereiches in der gleichen Größenordnung liegt wie die Konzentration der Natriumkanäle, glaubt man, hier eine Korrelation zwischen Morphologie und elektrischen Eigenschaften des nodalen Membranabschnittes vor sich zu haben. Praktisch alle Natriumkanäle des Axons konzentrieren sich auf die Ranvierschen Schnürringe, deren elektrische Aktivität die Grundlage der saltatorischen Erregungsleitung darstellt. Auch eine besondere Konzentration von Na^+-K^+-ATPase ist hier nachgewiesen.

Das **präsynaptische Axonende** ist bei chemischen Synapsen durch den Gehalt an synaptischen Bläschen, eine besonders große Zahl von Mitochondrien und Spezialisierungen der Zellmembran (hier „präsynaptische Membran“ genannt) gekennzeichnet (s. Kap. 16.2.3).

Unter der kontrastreichen Rezeptormembran **peripherer Endabschnitte sensibler Axone** befindet sich eine feinfilamentöse Matrix, die auch Vesikel und Granula enthält und die von einem feinen Kanälchennetz durchzogen erscheint. Weiter finden sich im Rezeptorbereich gehäuft Mitochondrien. Im übrigen gibt es je nach Art und Lokalisation des Rezeptors eine Vielfalt struktureller Besonderheiten (s. Kap. 16.29).

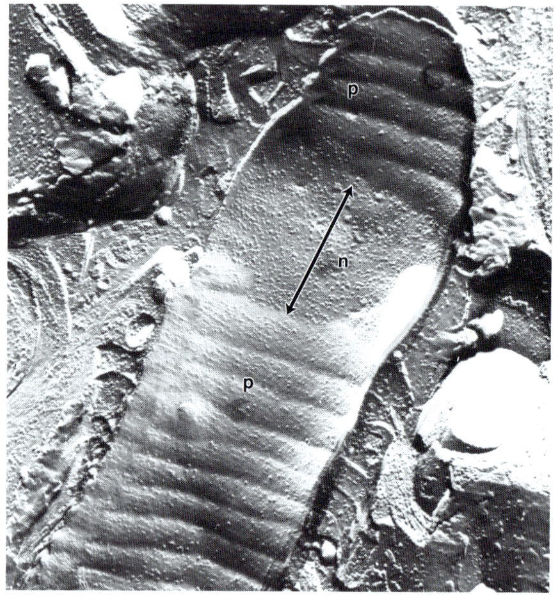

Abb. 16.2-12 Ranvierscher Schnürring im Gefrierätzbild. Die Bruchfläche der äußeren Plasmalemmlamelle zeigt Reliefunterschiede zwischen nodalem (n) und paranodalem (p) Bereich. Vergr. 29090fach. (Aus Akert et al. [3])

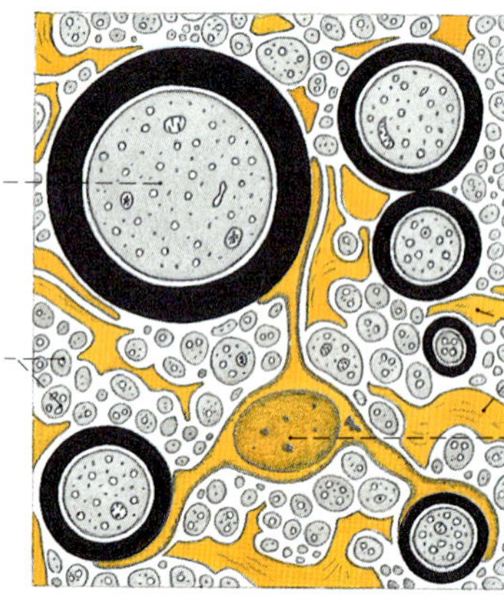

Abb. 16.2-13 Marklose und markhaltige Fasern im zentralen Nervensystem. Eine Oligodendrogliazelle ist mehreren Axonen zugeordnet. Orange: Gliazellen (Original: K. H. Andres)

2 *Nervenhüllen*

2.1 *Umhüllung der Axone*

2.1.1 Marklose Nervenfasern

Axone mit einem Durchmesser unter 1–2 µm sind in der Regel marklos. Die marklosen Axone des **zentralen Nervensystems** liegen hüllenlos zwischen den übrigen Strukturen des Neuropils. Fortsätze von Astrozyten umfassen stellenweise Gruppen von marklosen Nervenfasern (Abb. 16.2-7 u. 13).

Die marklosen Axone in **peripheren Nerven** (Axondurchmesser 0,1–2,4 µm) liegen niemals frei in den bindegewebigen Nervenhüllen, sondern sind in furchenförmige Vertiefungen oder kanalartige Einsenkungen der Schwann-Zellen (Neurilemmzellen, periphere Glia) eingebettet (Abb. 16.2-14). Zwischen Schwann-Zellmembran und Axolemm findet sich ein 10–20 µm breiter interzellulärer Spaltraum (Abb. 16.2-15). Pinozytosebläschen, die sich dahinein öffnen, deuten auf einen Austausch von Stoffwechselprodukten zwischen Axon und Schwann-Zelle hin. Eine Schwann-Zelle bildet entweder mehrere Rinnen oder Kanälchen für mehrere dünne Axone oder einen einzigen größeren Kanal für ein dickeres Axon. Das die kanalartigen Scheiden umgebende Plasmalemm ist durch ein Mesaxon mit der äußeren Schwann-Zellmembran verbunden. Die

Abb. 16.2-14 Marklose und markhaltige Fasern im peripheren Nerven. In den marklosen Nervenfasern sind mehrere Axone in eine SCHWANN-Zelle (orange) eingebettet. (Original: K. H. ANDRES)

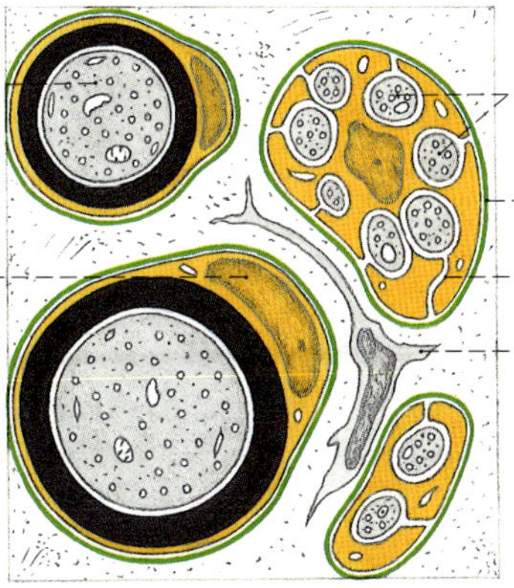

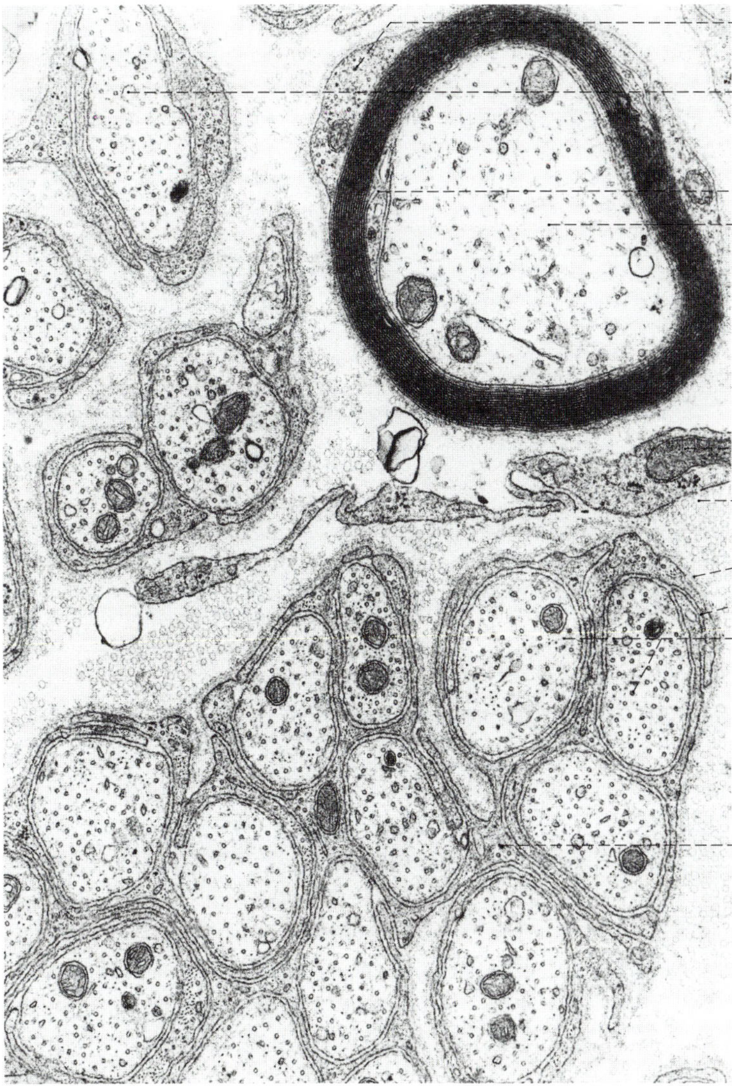

Abb. 16.2-15 Mehrere marklose Nervenfasern und eine markhaltige Nervenfaser eines Spinalnervs. In den Axonen sind Neurotubuli, Neurofilamente, axoplasmatisches Retikulum und Mitochondrien erkennbar. Im unteren Bildteil eine REMAK-Faser (zahlreiche marklose Axone innerhalb einer SCHWANN-Zelle). Vergr. 18900fach.

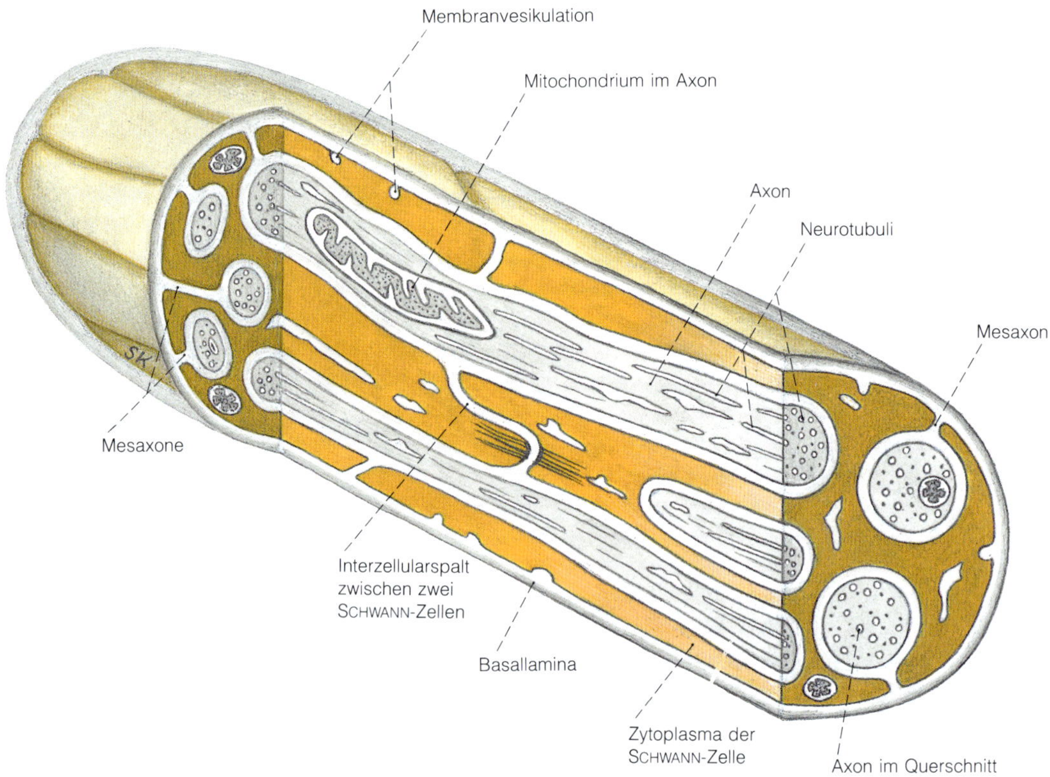

Abb. 16.2-16 Räumliches Schema einer REMAK-Faser. Das ist ein Komplex von in der Längsrichtung hintereinandergeschalteten SCHWANN-Zellen, in die marklose Axone eingebettet sind. Der ganze Komplex ist außen von einer Basallamina umgeben. Orange: SCHWANN-Zellzytoplasma. (Original: K. H. ANDRES)

SCHWANN-Zelle wird außen von einer Basallamina umgeben. Der ganze Komplex – marklose Axone und die sie beherbergende SCHWANN-Zelle – wird auch **REMAK-Faser** genannt (Abb. 16.2-15 u. 16).

Die Kerne der SCHWANN-Zellen sind länglich und haben einen oder mehrere Nucleoli. Das Zytoplasma zeigt eine homogene Matrix mit lokalen Verdichtungen. Rauhes endoplasmatisches Retikulum, Mitochondrien, Mikrotubuli, Lipideinschlüsse und Lysosomen sind normale Bestandteile des SCHWANN-Zellzytoplasmas. Zahl und Größe der Lysosomen nehmen mit dem Alter zu.

Überschreitet der Axondurchmesser eine kritische Größe, so kommt es zur Bildung einer Markscheide.

2.1.2 Markhaltige (myelinisierte) Nervenfasern

Markhaltig nennt man solche Nervenfasern, deren Axone von Markscheiden *(Myelin)* umgeben sind. Im peripheren Nervensystem wird das Myelin von **SCHWANN-Zellen**, im Zentralnervensystem von **Glia**, vorwiegend von Oligodendrogliazellen, gebildet. Die Prinzipien im Aufbau und Entwicklung sind ähnlich. Sie sollen im Folgenden anhand peripherer markhaltiger Fasern beschrieben werden, danach soll auf die Besonderheiten der Situation im Zentralnervensystem eingegangen werden.

Markhaltige Nervenfasern des peripheren Nervensystems

Die Markscheiden bilden um die Axone eine weißliche Umhüllung, die in regelmäßigen Abständen Unterbrechungen zeigt. Die Unterbrechungen sind die **RANVIERschen Schnürringe** *(nodes of* RANVIER) (Abb. 16.2-17 u. 20), die markscheidentragenden Abschnitte zwischen den Schnürringen nennt man **Internodien**. Die Längen der Internodien kovariieren meist mit der Dicke der Faser. Im Durchschnitt sind sie etwa 1 mm lang. Die Schwankungsbreite liegt zwischen 200 und 1500 µm [9]. Im Anfangs- und Endbereich von Nervenfasern werden Internodien – oft auch bei gleichbleibender Axondicke – kontinuierlich kürzer (bis unter 100 µm).

Die Markscheide führt zu einer mit Unterbrechungen – den RANVIERschen Schnürringen – versehenen **elektrischen Isolierung** der von ihr umhüllten Nervenfaser. Dem Myelin liegen Membrananteile von SCHWANN-Zellen und damit ein Lipoproteinsystem zugrunde. Lipide und Protein folgen in konzentrischen Schichten aufeinander. Im Gegensatz zu der Zusammensetzung anderer Zellmembranen enthält Myelin mehr Lipide (80%) als Protein (20%) [27].

Die Lipide stoßen Wasser und wasserlösliche Stoffe wie Kalzium- und Natriumionen ab und tragen so zur elektrischen Isolierung bei. Sie enthalten vor allem Cholesterin, daneben Phospholipide, Glykolipide und Zerebroside.

Die Proteinkomponente unterscheidet sich ebenfalls von Membranen anderer Zellen: Es fehlen jene Proteine, die es Ionen ermöglichen, die Lipidschicht von Zellmembranen zu passieren, so daß die Markscheide für Ionen undurchlässig ist. Unter den vorhandenen Proteinarten dominieren myelinbasisches Protein und ein Lipoprotein.

Die Markscheiden färben sich mit Osmiumsäure schwarz (Abb. 16.2-17c), mit Luxol-Fastblue blauviolett, mit anderen lipidfärbenden Stoffen in verschiedenen Farben an. Im Markscheidenbereich liegen stellenweise Zellkerne, die SCHWANN-Zellen zuzuordnen sind, aber lichtmikroskopisch nicht ohne weiteres von Kernen des Endoneuriums unterschieden werden können. An elektronenmikroskopischen Querschnittsbildern sieht man, daß die Markscheide aus einer Anzahl konzentrischer Lamellen aufgebaut ist, wobei in regelmäßiger Periodizität elektronendichte und helle Schichten aufeinanderfolgen (Abb. 16.2-18 u. 21). Die elektronendichten Schichten sind nach dem üblichen Präparationsverfahren etwa 3 nm dick und werden als **Hauptlinien** *(major dense lines)* bezeichnet. Zwei aufeinanderfolgende major dense lines sind jeweils durch eine etwa 9 nm breite helle Zone getrennt. Diese ist wieder durch eine dünne elektronendichte **Zwischenlinie** *(intermediate* bzw. *intraperiod line)* zweigeteilt (Abb. 16.2-18 u. 21). Die Breite einer ganzen Periode beträgt somit ungefähr 12 nm am fixierten Präparat; an frischen, unfixierten Objekten beträgt sie 17–18,5 nm.

Der **Aufbau der Markscheide** wird am besten verständlich, wenn man sich den Entwicklungsgang der Beziehungen zwischen Axonen und SCHWANN-Zellen vor Augen führt: Schon in frühen Stadien treten die aus dem Zentralnervensystem auswachsenden, zunächst sehr dünnen und nackten Axone in enge Beziehung zu proliferierenden SCHWANN-Zellen. Sie kommen gruppenweise in Invaginationen von SCHWANN-Zellen zu liegen und wachsen hier weiter. Hand in Hand mit dem Dickenwachstum der Axone geht eine rege Teilungsaktivität der SCHWANN-Zellen, die schließlich zu einer 1:1-Relation zwischen Anzahl der Axone und Zahl der SCHWANN-Zellen führt. Jedes Axon, das seinen kritischen Durchmesser erreicht hat, kommt dann in einer eigenen, nur ihm zugeteilten SCHWANN-Zelle zu liegen. Wir finden solch ein Axon zunächst in einer rinnenförmigen Einsenkung des SCHWANN-Zellplasmalemms. Diese vertieft sich sodann zu einem Kanal (Abb. 16.2-19). Hierbei bleibt das eingestülpte Plasmalemm der SCHWANN-Zelle durch eine Membranduplikatur, das **Mesaxon,** mit dem oberflächlichen Anteil des Plasmalemms in Verbindung. Ein die SCHWANN-Zelle nun erfassender Wachstumsprozeß führt zu einer Umwicklung des Axons durch das sich ständig verlängernde Mesaxon. Das anfangs zwischen zwei Wicklungen noch vorhandene SCHWANN-Zellzytoplasma verschwindet, so daß sich die beiden dichteren Innenschichten der SCHWANN-Zellmembran zu den kontrastreichen Hauptlinien vereinigen. Andererseits kommen auch die beiden Außenschichten der SCHWANN-Zell-Elementarmembran aneinander zu liegen und ergeben die dünneren Zwischenlinien. Im Bereich dieser Zwischenlinien kommt es jedoch nicht zur Membranverschmelzung, vielmehr bleibt hier ein dünner **Spaltraum** erhalten, der bei hoher elektronenmikroskopischer Vergrößerung bisweilen auch deutlich sichtbar ist (Abb. 16.2-18). Da die-

Abb. 16.2-17 Markhaltige Nervenfasern in lichtmikroskopischer Darstellung. (a) Isolierte Nervenfaser, (b) ungefärbter Querschnitt durch eine hintere Rückenmarkswurzel der Ratte, (c) osmiumgefärbter Querschnitt durch eine Hinterwurzel der Ratte. Vergr. 900fach.

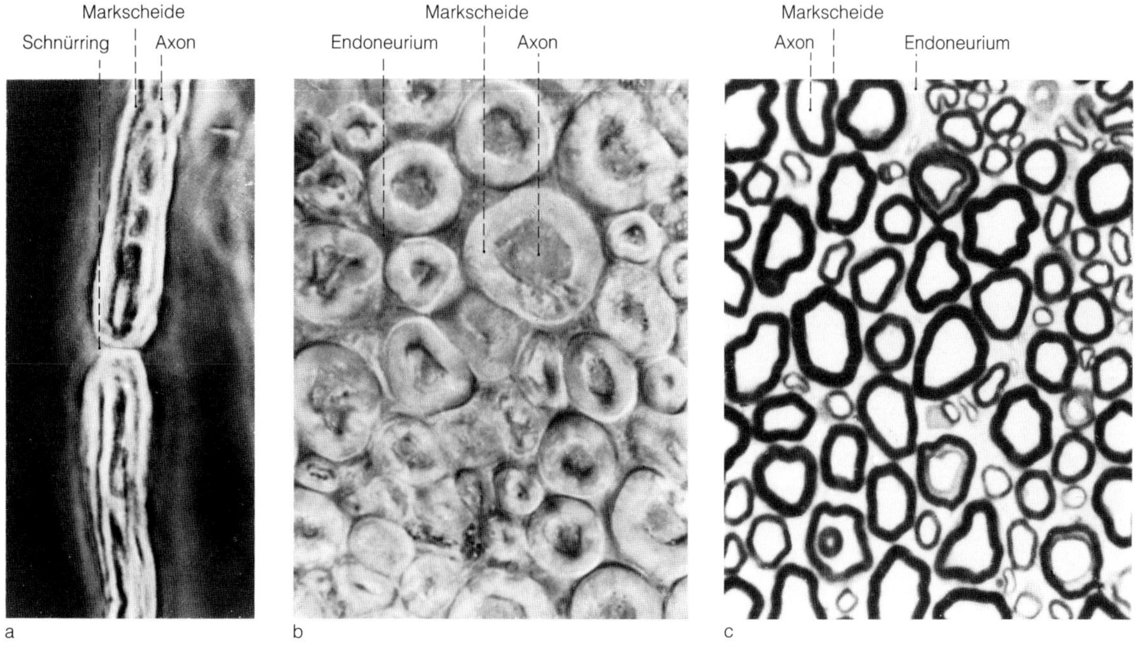

ser Spaltraum mit dem Extrazellularraum zusammenhängt, können bestimmte, an die Oberfläche einer Nervenfaser herangebrachte Stoffe, wie Lanthansalze, in diese eindringen. Die Anzahl der Wicklungen, die schließlich ein Axon umgeben, bestimmt die jeweilige Markscheidendicke. Sie nimmt mit dem Axondurchmesser zu. Dicke Axone besitzen Markscheiden von einigen hundert Lamellen. Für periphere Nerven liegen Berechnungen vor, nach denen dem Anwachsen des Axonumfanges um 0,17 μm eine Zunahme der Markscheide um eine Lamelle entspricht. Wenn auch die Relation Markscheidendicke zu Axondurchmesser an vielen Nerven verschiedener Spezies bestätigt ist, dürfte es im einzelnen doch eine erhebliche Variationsbreite geben.

Die vollentwickelte Markscheide besteht somit vorwiegend aus aneinanderliegenden Membranlamellen, die das eigentliche Mark (Myelin) bilden; nur innen und außen sowie am proximalen und distalen Pol jedes Internodiums (Abb. 16.2-21) und im Bereich der SCHMIDT-LANTERMANN*schen Inzisuren* (s. S. 238) bleibt SCHWANN-Zellzytoplasma erhalten (Abb. 16.2-15 u. 21). Die innere Zytoplasmaschicht ist sehr dünn, die äußere dicker. Doch zeigen beide Schichten keine kontinuierliche Anordnung, sind vielmehr lokal sehr unterschiedlich entwickelt und können über weite Strecken fehlen. Die äußere Zytoplasmaschicht beherbergt auch den Kern der SCHWANN-Zelle, der meist in der Mitte des Internodiums liegt. Die äußerste Marklamelle steht über das **äußere Mesaxon** mit dem äußeren Plasmalemm der SCHWANN-Zelle in Verbindung (Abb. 16.2-19). Die innerste Marklamelle wird durch das **innere Mesaxon** mit jenem Plasmalemm-Anteil der SCHWANN-Zelle verbunden, der das Axon unmittelbar umgibt. Zwischen diesem inneren Plasmalemm der SCHWANN-Zelle und dem Axolemm liegt der **periaxonale Spaltraum** (Abb. 16.2-18). Eine einzelne SCHWANN-Zelle liefert die Markscheide für den Bereich eines einzigen Internodiums. Die lineare Beziehung zwischen Internodienlänge und Nervenfaserkaliber darf nur als grobe Faustregel betrachtet werden.

Vergleicht man Rückenmarkwurzeln verschiedener Länge ein und desselben Individuums, so stellt man – bei gleich dicken Nervenfasern – wesentlich längere Internodien bei den langen Wurzeln fest. In der Entwicklung erreichen SCHWANN-Zellen entlang einer Nervenfaser zunächst eine Länge von annähernd 190 μm. Nach einer Phase der Vermehrung und des spontanen Wachstums vor dem Einsetzen der Markscheidenbildung scheinen sie dann vom weiterwachsenden Axon gewissermaßen passiv in die Länge gezogen zu werden. Letztlich haben aber die längeren sakralen Rückenmarkwurzeln nicht nur mehr, sondern auch viel längere Internodien als die kurzen Zervikalwurzeln. Die Internodienlänge steht somit mit dem Längenwachstum einer Nervenfaser nach dem Einsetzen der Markscheidenbildung in Zusammenhang. Internodien regenerierender Nervenfasern werden aber selten länger als 300 μm.

Markhaltige Nervenfasern des Zentralnervensystems

Im Zentralnervensystem werden die Markscheiden von **Gliazellen**, in der Regel von **Oligodendrogliazellen**, gebildet. Der Grundvorgang der Markscheidenbildung – Umwicklung des Axons durch Mesaxonlamellen – ist

Abb. 16.2-18 Teil der Markscheide einer peripheren Nervenfaser. Im Bereich der Intermediate lines sind zwei Linien erkennbar, die den beiden „Außenschichten" des SCHWANN-Zellplasmalemms entsprechen. Vergr. 120 000fach. (Original: P. BÖCK)

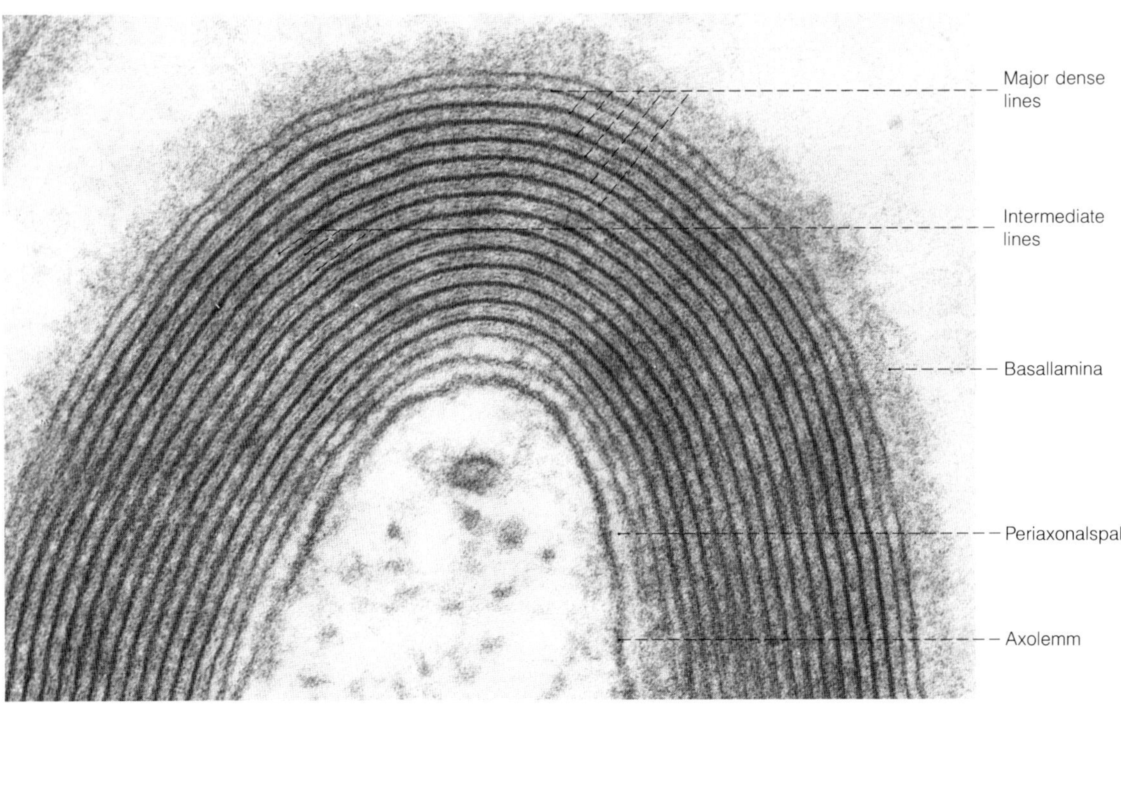

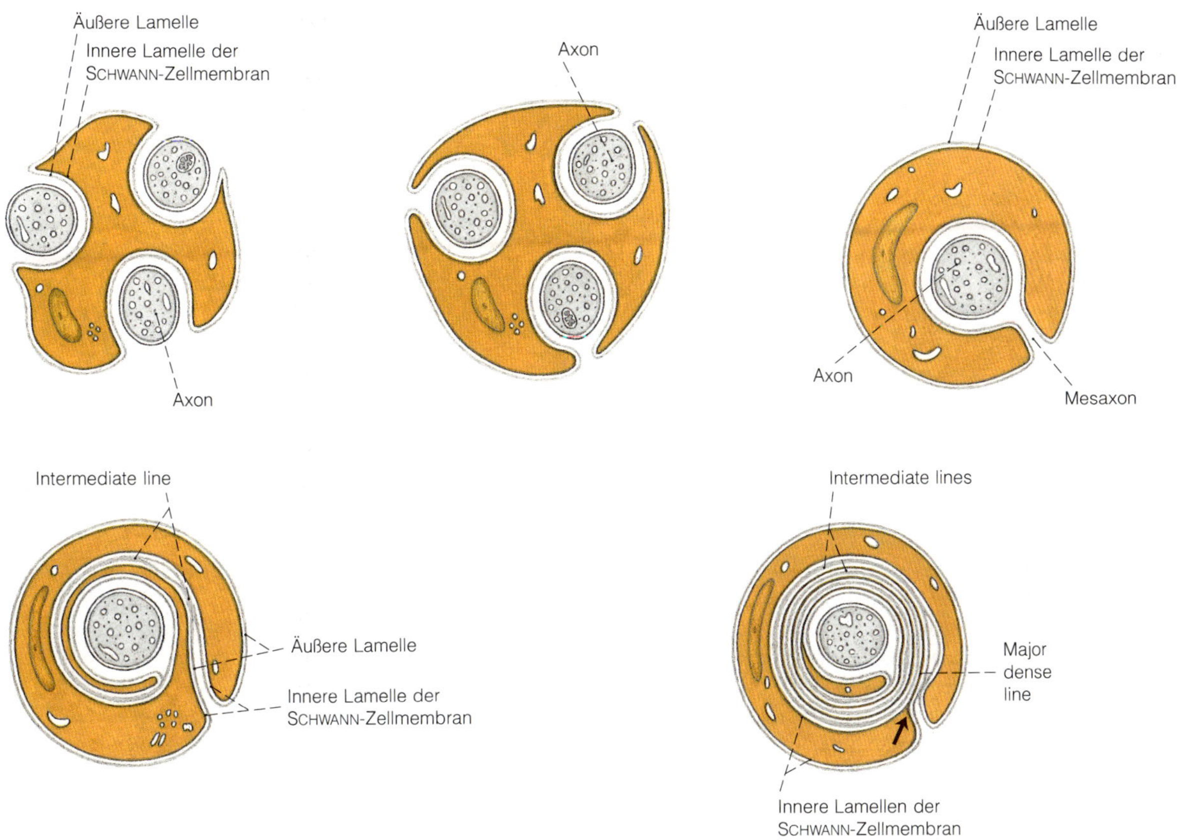

Abb. 16.2-19 Schematische Darstellung der Markscheidenentwicklung. (a) Einsenkung von drei Axonen in eine SCHWANN-Zelle, (b) tieferes Eindringen dieser Axone in die SCHWANN-Zelle. (c) Nachdem durch fortgesetzte Teilung der SCHWANN-Zelle eine Situation entstanden ist, daß nur noch ein einzelnes Axon pro SCHWANN-Zelle verbleibt und die Einsenkungsstelle durch die Entstehung eines Mesaxons charakterisiert ist, setzt die eigentliche Markscheidenbildung ein. (d) Beginn der Umwicklung des Axons durch das Mesaxon. (e) Aneinanderlegen der Mesaxonlamellen zur Markscheide. Orange: SCHWANN-Zellzytoplasma. Pfeil: Stelle, an der sich zwei innere Lamellen zu einer Hauptlinie zusammenlegen. (Bildserie unter Benützung von Originalen von K. H. ANDRES)

prinzipiell der gleiche wie bei der peripheren Nervenfaser. Allerdings konnte ein wesentlicher Unterschied festgestellt werden: Während im peripheren Nervensystem einer **einzelnen** SCHWANN-Zelle **ein** internodaler Markabschnitt **einer** einzigen Nervenfaser zugeordnet ist, beteiligt sich im Zentralnervensystem **eine** Oligodendrogliazelle mit verschiedenen Ausläufern an der Bildung der Markscheiden für **mehrere** Axone (s. Abb. 16.2-13). Beim Ratten-Opticus wurden deren 30–50 gezählt. Die erwähnten Beziehungen lassen es verständlich erscheinen, daß im Zentralnervensystem Kern und Perikaryon markbildender Gliazellen jeweils in einiger Entfernung von den entsprechenden Markscheiden liegen, während die SCHWANN-Zellkerne peripherer Nervenfasern im unmittelbaren Markscheidenbereich zu finden sind.

In Nervenfaserbündeln des Zentralnervensystems findet man Zellkörper verschiedener Oligodendrogliazellen oft nebeneinanderliegend und durch Zellhaften miteinander verbunden. Die zentralen Markscheiden haben weniger Zytoplasma aufzuweisen als die peripheren. Zytoplasma ist in der Regel in der Gegend um den Periaxonalspalt reichlicher zu finden als an der Außenseite der Faser. SCHMIDT-LANTERMANNsche Inzisuren (s. S. 238) werden selten angetroffen. Die Markscheidenperioden, d.h. die Abstände zweier aufeinanderfolgender Hauptlinien, sind – innerhalb einer bestimmten Variationsbreite – im Zentralnervensystem um etwa 10% kleiner als in peripheren Fasern. Sie nehmen außerdem mit zunehmender Markscheidendicke ab. Während die äußeren Oberflächen der Myelinscheiden peripherer Nervenfasern von Basalmembranen und Bindegewebsfibrillen bedeckt sind, ist dies bei zentralen Fasern nicht der Fall. Die Markscheiden benachbarter Fasern können hier unmittelbar aneinander liegen (s. Abb. 16.2-13).

Schließlich ist noch darauf hinzuweisen, daß sich peripheres und zentrales Myelin in Gehalt und Zusammensetzung ihrer Proteine und Lipide unterscheiden. Ein spezielles basisches Protein (P2 genannt) kommt nur in Markscheiden peripherer Nervenfasern vor. Remyelinisierung erfolgt im Zentralnervensystem nur schwach und inkomplett. Auch in der Pathologie gibt es Unterschiede: Bestimmte Erkrankungen wie multiple Sklerose befallen primär zentrales Myelin.

RANVIERsche Schnürringe und SCHMIDT-LANTERMANNsche Inzisuren

Wie bereits festgestellt wurde, stellen die einzelnen SCHWANN-Zellen peripherer Nerven bzw. die markbildenden Fortsätze einzelner Oligodendrogliazellen im Zentralnervensystem nur die Markumscheidung eines bestimmten, begrenzten Längenabschnittes einer Nervenfaser dar, so daß die gesamte Markscheide eines peripheren Axons immer von einer größeren Anzahl von aufeinanderfolgenden SCHWANN-Zellen gebildet wird. Zwischen den von benachbarten SCHWANN-Zellen gebildeten Markabschnitten liegen jeweils die **RANVIERschen Schnürringe,** in deren Bereich die Axonoberfläche zu einem relativ weiten Extrazellularraum Kontakt erhält, einen Kontakt, der für Stoff- und Ionenaustauschvorgänge von Bedeutung ist. Das die SCHWANN-Zellen zweier im Schnürring aneinandergrenzender Internodien verbindende Material wurde als *gap substance* bezeichnet.

Die Strukturdetails eines RANVIERschen Schnürringes lassen sich am besten an elektronenmikroskopischen Längsschnitten studieren. Wie aus Abb. 16.2-21 zu ersehen ist, finden beiderseits eines Schnürringes die einzelnen Markscheidenlamellen ihr Ende. Hierbei biegen sie, eine nach der anderen, nach innen gegen das Axon zu, um (Abb. 16.2-21). Die innerste Lamelle erreicht das Axon zuerst, die äußerste erreicht es zuletzt. Diese ganze Zone wird als **Paranodium** bezeichnet. Die Länge der Paranodien macht 2–6% jener der Internodien aus. Die Hauptlinien laufen hier in zungenförmige Zytoplasmafortsätze aus, die in besondere Beziehungen zum Axolemm treten: Axolemm und Plasmalemm der SCHWANN-Zellen, die im Internodium einen Periaxonalspalt von mindestens 12 nm zwischen sich fassen, nähern sich im Paranodium bis auf 3 nm. Im Zentralnervensystem treten innerhalb dieses verengten Spaltraumes in Abständen von 25–30 nm quergestellte elektronendichte Bälkchen auf, zwischen denen sich weitere geformte Elemente befinden, deren regelmäßige Anordnung im Gefrierätzbild ein charakteristisches Muster ergibt. Jedenfalls scheint zwischen dem **internodalen Periaxonalspalt** und dem den Schnürring umgebenden **Extrazellularraum** eine Barriere zu bestehen, die größeren Molekülen den Durchtritt verwehrt, kleinere Moleküle (auch Lanthansalze) aber hindurchläßt.

Die zungenförmigen zytoplasmatischen Fortsätze, in welche die Hauptlinien (major dense lines) im paranodalen Bereich auslaufen, sind untereinander durch ein System von tight junctions, manchmal auch gap junctions und Desmosomen verbunden. Ihr Zytoplasma ist dicht strukturiert. In manchen Fasern enthält es noch besonders verdichtete Zonen (Abb. 16.2-21).

Bei dicken Nervenfasern erreichen die Zytoplasmafortsätze, die aus den äußersten major dense lines hervorgehen, nicht das Axolemm, sondern enden davor, noch im eigentlichen Markscheidenbereich. Die äußerste Zytoplasmaschicht sendet in peripheren Nervenfasern schnürringwärts fingerförmige Fortsätze aus, die in die nodale Gap-Substanz „eintauchen“. Periaxonal geführte ultradünne Längsschnitte zeigen, daß sie hier ein regelmäßiges hexagonales Muster bilden. Der ganze

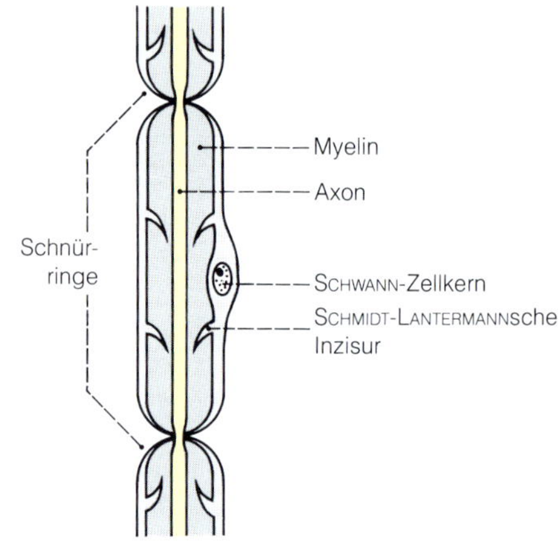

Abb. 16.2-20 Schematische Darstellung eines Internodiums. Gelb: Axon.

perinodale Bereich – Gap-Substanz und SCHWANN-Zell-Zytoplasmafortsätze – ist außen durch die die ganze Nervenfaser umgebende Basallamina abgegrenzt. Die schnürringnahen Zytoplasmapartien der SCHWANN-Zellen fallen durch einen hohen Gehalt an Mitochondrien auf. Dieser wird mit der Bereitstellung von Energie für die im Schnürringbereich ablaufenden physiologischen Vorgänge in Zusammenhang gebracht.

Eine Besonderheit des den Schnürring umgebenden Extrazellularraumes ist auch die starke Affinität zu Metallionen. Silberimprägnationen und Reaktionen mit anderen Metallsalzen führen zu Anfärbung dieses Bereiches. Diese, zusammen mit einer Imprägnation des nodalen und paranodalen Axonabschnittes, ergibt das schon lange in der Lichtmikroskopie bekannte RANVIERsche Kreuz. Die Kationenaffinität wurde mit dem Vermögen des perinodalen Bereiches, Natriumionen zu konzentrieren, in Zusammenhang gebracht [20]. Interessanterweise zeigen RANVIERsche Schnürringe zentraler markhaltiger Fasern weder Gap-Substanz noch SCHWANN-Zellfortsätze im Extrazellularraum des perinodalen Bereiches; dieser steht ohne Abschluß durch eine Basallamina zur Nachbarschaft hin offen. Allerdings sind hier oft Fortsätze von Astrozyten (perinodale Astrozytenfortsätze) zu sehen, die auffallend reich an Na^+-Kanälen sind [5] und vielleicht für die mit der Leitungsfunktion der Nervenfasern gekoppelten Ionenbewegungen jene Bedeutung besitzen, die man den SCHWANN-Zellfortsätzen peripherer Fasern zuspricht.

Die Axone dünner markhaltiger Fasern zeigen im Schnürringbereich keine wesentliche Kaliberveränderung. In dicken Fasern ist der Axondurchmesser bis zu 50% reduziert. Insbesondere paranodal gibt es eine starke Verengung, während im eigentlichen Schnürringbereich oft eine relative Verdickung zu sehen ist **(node of RANVIER)**.

Am peripheren Ende des markhaltigen Teils einer Nervenfaser enden die einzelnen Marklamellen des letzten Internodiums wie an einem Schnürring.

Bei der lichtmikroskopischen Betrachtung peripherer Nervenfasern erscheint die Kontinuität der Markscheiden nicht nur durch RANVIERsche Schnürringe unterbrochen, vielmehr auch durch eine Anzahl schräg verlaufender Spalten, die im Bereich der Internodien gelegen sind (Abb. 16.2-20). Sie werden als **SCHMIDT-LANTERMANNsche-Inzisuren** bezeichnet. Im elektronenmikroskopischen Bild sind SCHMIDT-LANTERMANNsche Inzisu-

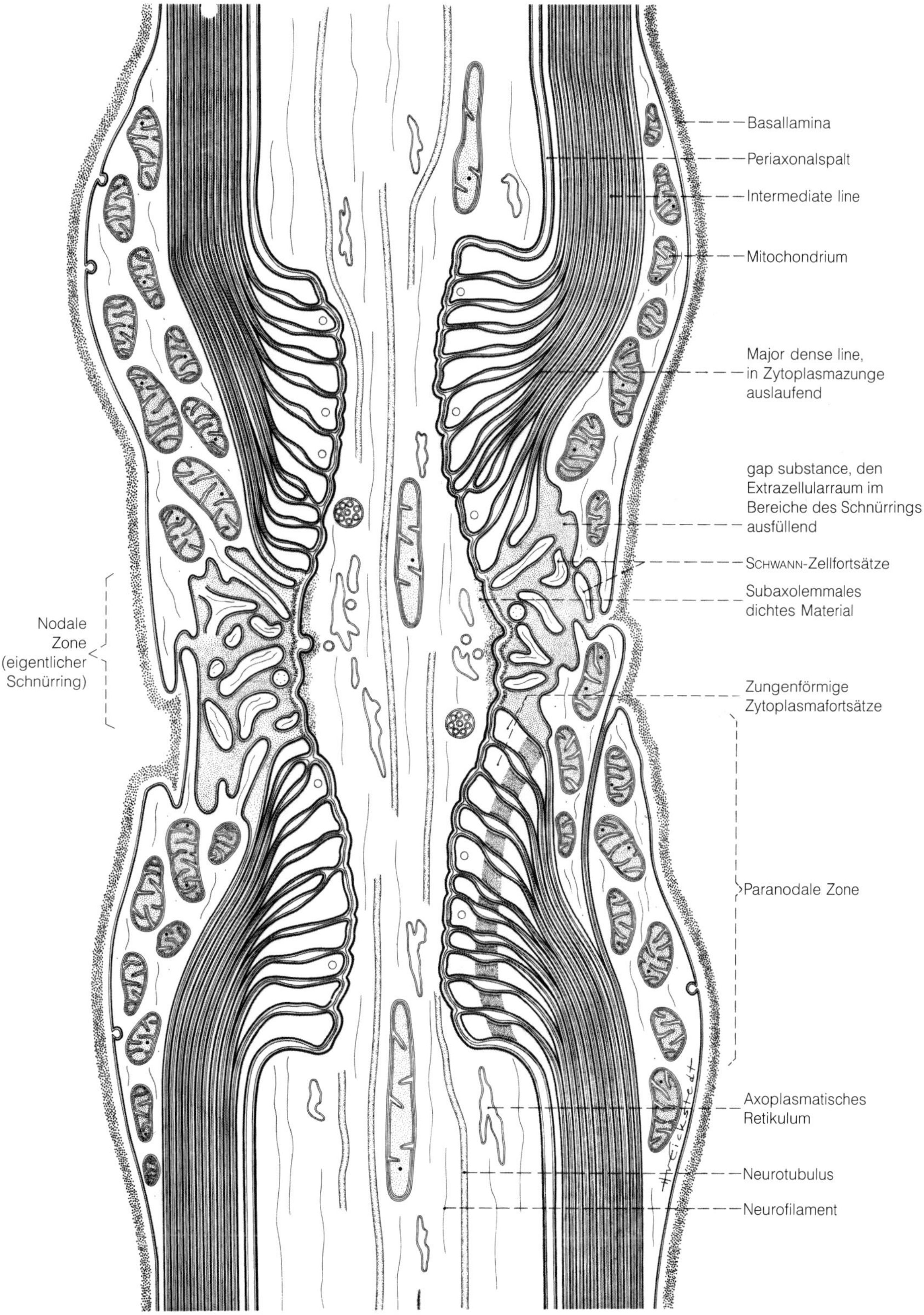

Abb. 16.2-21 Schema eines RANVIERschen Schnürrings. (Original: E. KRAMMER)

ren Stellen der Markscheiden, an denen die Kompaktheit der Markscheide unterbrochen ist, wo die major dense lines aufgespalten erscheinen und zytoplasmatisches Material zwischen sich fassen. Gleichzeitig weichen auch die intermediate lines etwas auseinander, was zu einer lokalen Erweiterung des Extrazellularraumes führt. Dreidimensionale Rekonstruktionen haben gezeigt, daß die im Bereiche der SCHMIDT-LANTERMANNschen Inzisuren sichtbaren Zytoplasmabezirke keine Inseln darstellen, sondern in Spiraltouren miteinander zusammenhängen und sowohl mit der äußeren als auch mit der inneren Zytoplasmaschicht der SCHWANNschen Zelle verbunden sind. Solch eine Spirale dehnt sich über 9–13 μm der Faserlänge aus. Dieser den Innen- mit dem Außenteil der Markscheide verbindende Zytoplasmabereich bietet zweifellos gute Voraussetzungen für einen schnellen Durchgang verschiedener Substanzen. Die Zahl der SCHMIDT-LANTERMANN-Inzisuren korreliert mit der Dicke der Markscheide. Dicke markhaltige Fasern enthalten bis zu 35 SCHMIDT-LANTERMANN-Inzisuren über eine Nervenfaserstrecke von 1 mm. Im Bereich der Inzisuren erscheint die Nervenfaser im ganzen verdickt, das Axon etwas eingeengt [9].

Abb. 16.2-22 Abgangsstelle des Neuriten einer Spinalganglienzelle mit Satellitenzellen (Ratte). Vergr. 20000fach.

2.2 *Umhüllung der Somata von Ganglien des peripheren Nervensystems*

Die Nervenzellkörper der meisten peripheren Ganglien sind von Hüllen umgeben, die in der Regel aus einer Schicht sog. **Satellitenzellen** aufgebaut sind (s. Abb. 16.13-2 u. 3 sowie 16.2-22), einer Zellart, die sich grundsätzlich nicht vom Typus der SCHWANN-Zelle unterscheidet. Ihr Zytoplasma erscheint im Elektronenmikroskop wesentlich dunkler als das der meisten Nervenzellen (Abb. 16.2-22). Die Satellitenzellen sind durch einen 20 nm breiten Spalt von den Nervenzellen getrennt. Ein gleich breiter Spaltraum trennt auch die Plasmalemmata der meist ineinander verzahnten, benachbart liegenden Satellitenzellen.

Verschiedene Arten von Zellhaften sind vorhanden. Die Zahl der Satellitenzellen, die eine Nervenzelle umgeben, hängt von deren Größe ab. Zwischen Nerven- und Satellitenzellen scheinen rege Wechselwirkungen zu bestehen. Beobachtungen in Gewebekulturen konnte entnommen werden, in welchem Maße das Gedeihen der Neurone von der Satellitenzellhülle abhängt. Wahrscheinlich kontrolliert diese den Materialtransport zwischen Nervenzelle und Umgebung. Die Satellitenzellen sind gegenüber zahlreichen chemischen Agenzien weniger empfindlich als Nervenzellen. Sie sind jedoch zeitlebens teilungsfähig und sehr empfindlich gegenüber Röntgenstrahlen.

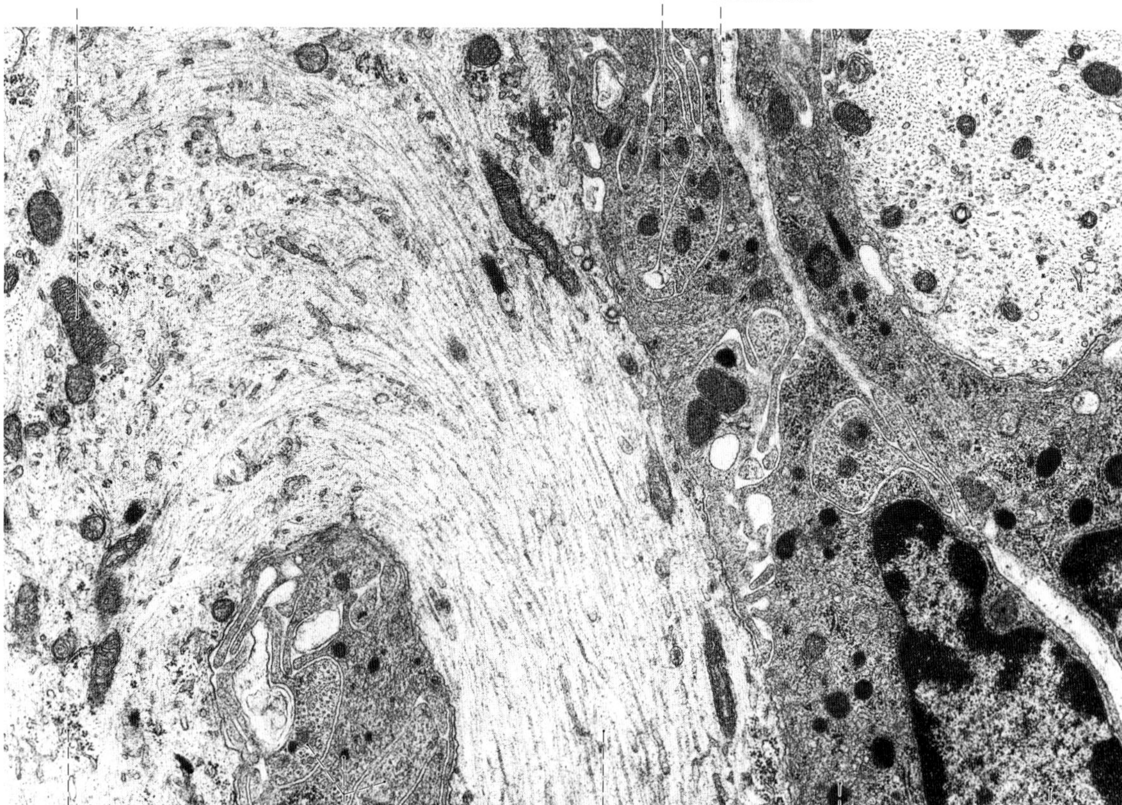

Bemerkenswert ist, daß in den Ganglien des VIII. Hirnnervs vieler Spezies die Zellkörper bipolarer Nervenzellen von **Markscheiden** umhüllt sind.

Nervenfaserteilungen

Die Teilung einer markhaltigen Nervenfaser erfolgt immer an einem RANVIERschen Schnürring (Abb. 16.2-23). Am häufigsten kommt eine dichotome Teilung, eine Teilung in zwei Äste, vor, doch kann sich eine markhaltige Nervenfaser an einem Schnürring auch in drei und mehr Äste teilen. Die Teilungsäste haben immer ein kleineres Kaliber als die Stammfasern und dementsprechend auch dünnere Markscheiden. Berücksichtigt man aber die Gesamtheit der terminalen Ästchen, die aus dem peripheren Verzweigungsbaum eines Axons hervorgehen, so stellt man eine gewaltige Querschnittsvergrößerung gegenüber dem Stammaxon fest. Als **Kollateralen** bezeichnet man Seitenästchen des Stammaxons, die dieses auch jeweils an RANVIERschen Schnürringen verlassen.

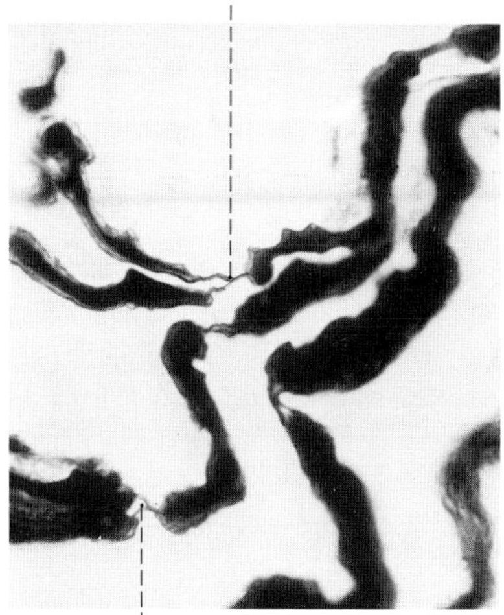

Abb. 16.2-23 Nervenfaserteilung im Endausbreitungsgebiet eines motorischen Augenmuskelnervs beim Rhesusaffen (Silberimprägnation nach JABONERO). Vergr. 1200fach.

2.3 *Nervenfaserkaliber und Leitungsgeschwindigkeit*

Nervenfasern können als elektrische Kabel betrachtet werden. Das Innere des Kabels, des Axoplasma, leitet relativ gut, das Äußere, die Membran, leitet wesentlich schlechter. Im Ruhezustand besteht zwischen der Außenseite und dem Innern einer Nervenfaser aufgrund von Konzentrationsunterschieden verschiedener An- und Kationen eine Potentialdifferenz von etwa 80 mV, das **Ruhepotential**. Die Membran ist also polarisiert, das Faserinnere gegenüber der Außenseite (Extrazellularraum) negativ geladen. Kommt es an einer Stelle der Membran zu einer überschwelligen Erregung, so öffnen sich vorübergehend Kanäle im Axolemm, die extrazellulär angereicherte Na^+-Ionen in die Zelle strömen lassen, und man findet – in Umkehrung der Situation des Ruhezustandes – die erregte Stelle an der Außenseite der Nervenfaser kurzfristig negativ, ihr Inneres positiv geladen (Spitzenentladung = **Aktionspotential**). Der entsprechende Membranschnitt ist **depolarisiert.** Das zwischen den erregten und den benachbarten, noch unerregten Membranstellen nun auftretende **Potentialgefälle** bedingt die Entstehung von Stromkreisen, die bei marklosen Fasern eine **Depolarisation** des benachbarten, zunächst noch nicht erregten Membranabschnittes herbeiführen kann. Tritt eine solche ein, so wird die nun erregte Stelle selbst wieder Ursache für einen Stromfluß zu einer nächsten Membranstelle. Indem sich dieses Spiel fortsetzt, breitet sich die Erregung weiter aus, bis sie schließlich die Nervenendigung erreicht.

Die Geschwindigkeit des geschilderten Vorganges hängt vor allem vom Längswiderstand, welcher der Ausbreitung des Stroms entgegenwirkt, und damit vom Kabelquerschnitt ab. Bei nackten (unmyelinisierten) Nervenfasern steigt die Fortpflanzungsgeschwindigkeit von Nervensignalen proportional der Quadratwurzel des Axondurchmessers. Dickere Nervenfasern leiten die Erregung somit schneller als dünnere. Nach STÄMPFLI müßte eine marklose Nervenfaser, die imstande wäre, eine Erregung mit einer Geschwindigkeit von 100 m/sec zu leiten, theoretisch einen Durchmesser von einem ganzen Millimeter haben. Würden unsere schnell leitenden Nerven aus so dicken marklosen Nervenfasern aufgebaut sein, fänden sie in unserem Körper keinen Platz; bestehen doch beispielsweise die Nervenstämme unserer Extremitäten aus Tausenden von Einzelfasern. Das Auftreten markhaltiger Nervenfasern in der Evolution brachte eine Kabelkonstruktion, die bei wesentlich geringeren Faserdurchmessern höhere Leitungsgeschwindigkeiten ermöglicht: Bei markhaltigen Nervenfasern bleibt das elektrische Membrangeschehen (Depolarisation – Repolarisation) nämlich auf die kleinen Membranabschnitte der RANVIERschen Schnürringe beschränkt. Die Isolationsfunktion der Markscheide bewirkt, daß die Stromkreise von einem Schnürring nicht zu dem diesem Schnürring benachbarten Membranabschnitt verlaufen, sondern gleich zum nächsten Schnürring, wo sie eine Depolarisation früher herbeiführen als dies die Erregungsausbreitung an einer markscheidenfreien Nervenfaser gleichen Kalibers für eine vergleichbare Distanz bewerkstelligen könnte. Hierdurch ergibt sich bei markhaltigen Fasern eine viel schnellere Erregungsleitung. Da diese „von Schnürring zu Schnürring springt", spricht man auch von der **saltatorischen Erregungsleitung.** Sie erst ermöglicht unser schnelles Reaktionsvermögen. Hinzu kommt, daß der Energieaufwand bei dieser Art der Erregungsleitung viel geringer ist.

Tabelle 16.2-1 Einteilung der peripheren Nervenfasern

Einteilung nach Leitungsgeschwindigkeit gemäß ERLANGER u. GASSNER [13]	Leitungsgeschwindigkeit in m/sec	Nervenfaserdurchmesser in µm	Einteilung der Muskelafferenzen nach LLOYD [21]
Aα	120–60	22–10	Ia und Ib
Aβ	90–40	15–6,5	II
Aγ	45–30	8–3	
Aδ	25–15	4,5–2,5	
B	15–3	3–1	III
C (marklos)	2,5–0,5	2–0,1	IV (marklos)

Tabelle 16.2-2 Zuordnung bestimmter Leitungsfunktionen zu Nervenfasern unterschiedlichen Kalibers bzw. unterschiedlicher Leitungsgeschwindigkeit

Aα	Motorische Fasern für extrafusale Muskelfasern; die dickeren für „schnelle", die dünneren für „langsame" Muskelfasern. Afferente Fasern von Mechanorezeptoren der Haut	Ia Ib	Primärafferenzen von Muskelspindeln Primärafferenzen von Sehnenspindeln
Aβ	Kollateralen von Aα-motorischen Fasern zu intrafusalen Muskelfasern	II	Sekundärafferenzen von Muskelspindeln
Aγ	Motorische Fasern zu intrafusalen Muskelfasern		
Aδ	Schmerzleitende (nozizeptive) Fasern von Haut, Bindegewebe und Eingeweiden		
B	Viszeroefferente präganglionäre Fasern, einzelne postganglionäre Fasern, z. B. vom Ganglion ciliare. Viszeroafferenzen	III	Afferente Fasern aus dem Bindegewebe („freie" und PACINI-forme Endigungen)
C	Marklose Fasern, die Temperatur, Schmerz und andere Wahrnehmungen aus somatischen und viszeralen Bereichen leiten. Viszeroefferente postganglionäre Fasern	IV	Afferente Fasern mit freien Endigungen im Muskelbindegewebe (Wahrnehmung von Schmerz u.a.)

Einteilung der Nervenfasern nach Kaliberklassen

Natürlich ist auch bei markhaltigen Nervenfasern die Leitungsgeschwindigkeit vom Faserkaliber abhängig. Sie steigt aber einfach proportional zur Faserdicke. Die Markscheidendicke hängt vom Gesamtdurchmesser der Nervenfaser ab. Vernachlässigt man gewisse Schwankungen, so liegt das Verhältnis von Axondurchmesser zu Gesamtfaserdurchmesser (g) etwa bei 0,6[1]. In Anbetracht des Zusammenhanges zwischen Nervenfaserdicke und Leitungsgeschwindigkeit erscheint eine Einteilung der Nervenfasern in Kaliberklassen sinnvoll. ERLANGER und GASSER haben 1937 [13] die Fasern von Froschnerven in drei Klassen (**A, B, C**) eingeteilt (Tabelle 16.2-1). Die drei Klassen entsprachen drei Gipfeln in der Verteilung der Leitungsgeschwindigkeiten. Die A-Fasern sind die dicksten und leiten am schnellsten, die C-Fasern sind die dünnsten und leiten am langsamsten. Letztere sind marklos. In der Klasse A wird zwischen den Untergruppen **Aα, Aβ, Aγ** und **Aδ** unterschieden.

[1] Dieser Wert entspricht auch den von RUSHTON, HUXLEY und STÄMPFLI ausgesprochenen theoretischen Überlegungen über ein optimales Verhältnis zwischen dem elektrischen Längswiderstand des Axons und dem Widerstand der Markscheide.

Eine andere Einteilung stammt von LLOYD [21]. Diese beschränkt sich auf Muskelafferenzen und umfaßt vier Gruppen, die mit den römischen Ziffern **I–IV** bezeichnet werden. Jede dieser Gruppen wird durch eine bestimmte Art der Reizung aktiviert und umfaßt Fasern einer bestimmten Kaliberklasse. I-Fasern sind am dicksten und IV-Fasern am dünnsten.

Es liegen noch weitere Einteilungsprinzipien vor, auf die nicht näher eingegangen wird. Im allgemeinen geht es immer um Faserkaliber, Leitungsgeschwindigkeit und kritische Schwellenwerte. Bei den in vielen Untersuchungen ermittelten Zahlenwerten und publizierten Tabellen muß man sich aber immer vor Augen halten, daß es ausgeprägte Spezies-Unterschiede gibt, die u.a. mit der Größe des Tieres in Zusammenhang stehen. Die meisten Zahlenangaben stammen von Untersuchungen an der Katze. Aber auch innerhalb einer Spezies, ja ein und desselben Individuums kann es beträchtliche Unterschiede von System zu System geben. So können etwa die Kaliber Aα-motorischer Nervenfasern bestimmter Hirnnerven in die gleiche Größenordnung wie Aγ-motorische Fasern von Extremitätennerven fallen. Überhaupt überlappen die einzelnen Nervenfaser-Klassen beträchtlich. Auch ist zu berücksichtigen, wie weit proximal oder distal ein Nerv untersucht wird bzw. wie viele Kollateralen schon abgegeben worden sind. Im übrigen gibt es Kaliberschwankungen auch ohne Abgabe von Kollateralen im Verlaufe ein und derselben Nervenfaser [28]. In Tabelle 16.2-2 sind Beispiele von Funktionsbezügen angeführt.

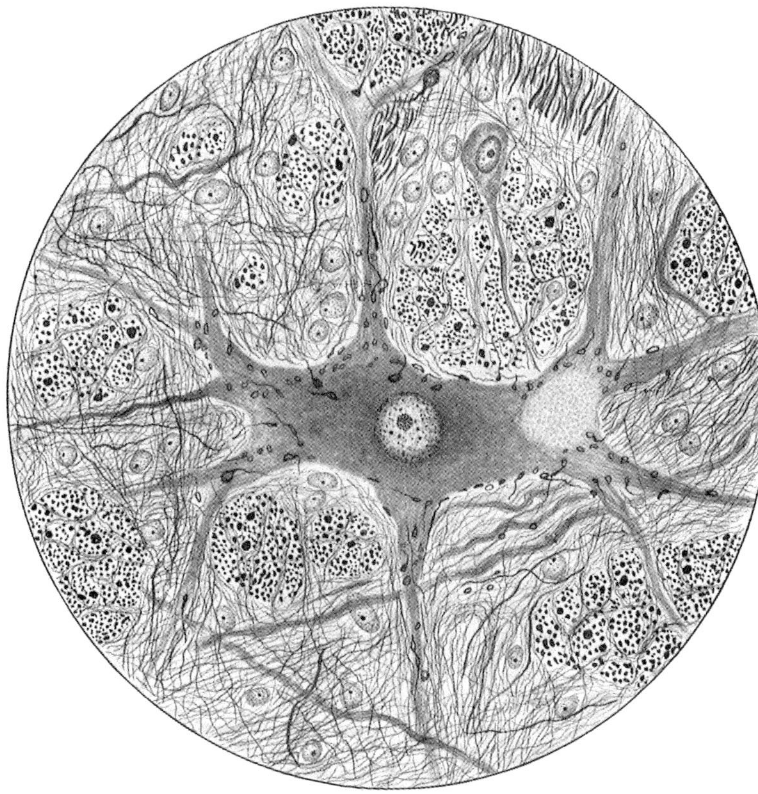

Abb. 16.2-24 Synaptische Endigungen an einer großen multipolaren Nervenzelle des Ncl. reticularis gigantocellularis bei der Katze. Methode nach BIELSCHOWSKY-FEYRTER. Besonders viele Endigungen sieht man an den Dendriten der Nervenzelle, in denen man auch silberimprägnierte Neurofibrillen erkennen kann. Vergr. 600fach. (Original: H. KNOCHE)

3 *Synapsen*

3.1 *Allgemeines*

Die Leistungen unseres Nervensystems beruhen darauf, daß sich die einzelnen Nervenzellen untereinander verständigen und Informationen bzw. Befehle an Erfolgsorgane wie Muskeln und Drüsen weitergeben können. Die Informationsübertragung erfolgt über besondere **Schaltstellen**, die als *Synapsen* bezeichnet werden. Diese dienen aber nicht nur der Übermittlung von Erregungen auf nachgeschaltete Neurone oder Zielorgane, sie spielen auch bei **trophischen Wechselwirkungen** eine Rolle: Das heißt, ein Neuron vermag eine nachgeschaltete Zelle trophisch zu beeinflussen; andererseits dürften trophische Signale von der postsynaptischen zur präsynaptischen Zelle übermittelt werden, Signale, die letztlich retrograd zum Zellkörper des innervierenden Neurons gelangen, wo sie – etwa in Beantwortung einer Situationsänderung im Zielgebiet – den Stoffwechselapparat beeinflussen können.

Der Begriff der Synapse wurde 1897 von CHARLES SHERRINGTON eingeführt. Mit SHERRINGTON begann auch die Erforschung der Funktionsweise dieser Schaltstellen, eines Gebietes, das heute im Brennpunkt der modernen Hirnforschung steht. Mußte sich die Lichtmikroskopie noch damit begnügen, Nervenfaserendigungen an Oberflächen von Erfolgszellen mit Hilfe von Metallimprägnationen darzustellen (Abb. 16.2-24) oder die Aktivität bestimmter Enzyme, die beim Mechanismus der Impulsübertragung eine Rolle spielen, auf

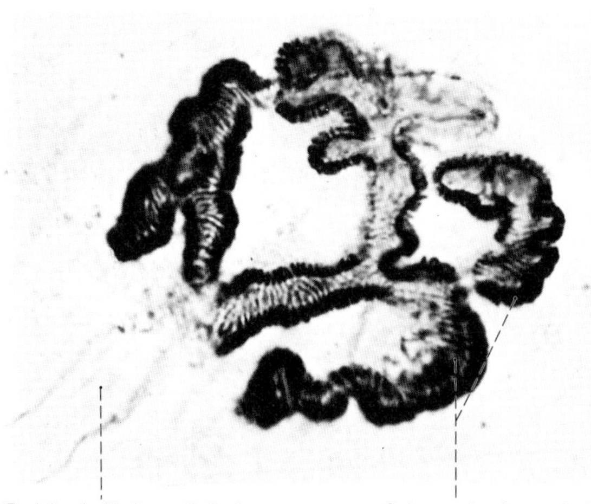

Endabschnitt der motorischen Nervenfaser

Subneuraler Apparat mit synaptischen Falten

Abb. 16.2-25 Myoneurale Synapse: motorische Endplatte aus dem M. soleus der Ratte. Darstellung des subneuralen Apparates mit Hilfe der histochemischen Acetylcholinesterasereaktion. Vergr. 1520fach.

histochemischem Wege sichtbar zu machen (Abb. 16.2-25), so blieb es erst elektronenmikroskopischer Forschung vorbehalten, den Bauplan dieser Schaltstellen im einzelnen aufzudecken. Die wichtigste Erkenntnis war, daß Synapsen Grenzstellen von Neuronen zu anderen Neuronen oder Erfolgszellen sind, an denen die Zellmembranen in besondere Beziehung zueinander treten. Der der Schaltstelle zugehörige Membrananteil jenes Neurons, das die Impulse der Synapse zuleitet, wird als **präsynaptische Membran**, der synaptische Membrananteil des Impulse empfangenden Neurons als **postsynaptische** (oder subsynaptische) **Membran** bezeichnet. Prä- und postsynaptische Membranen haben bei den meisten Synapsen besondere Membrandifferenzierungen aufzuweisen und schließen zwischen sich den synaptischen Spalt ein. Dieser zeigt je nach Synapsentyp verschiedene Breite. Grundsätzlich unterscheidet man zwischen elektrischen und chemischen Synapsen.

3.2 *Elektrische Synapsen*

Elektrische Synapsen wurden zunächst bei niederen Wirbeltieren und Avertebraten gefunden und physiologisch näher untersucht. In letzter Zeit wurden entsprechende Strukturen auch im zentralen Nervensystem von Säugern nachgewiesen. Die Annahme erscheint gerechtfertigt, daß elektrische Synapsen auch im Gehirn des Menschen vorkommen.

Morphologisch zeigt eine elektrische Synapse das Bild eines **Nexus** (gap junction): Die Membranen der miteinander in Kontakt tretenden Neurone nähern sich bis auf eine Distanz von 2–4 nm. Feinste, von Proteinmolekülen umschlossene Kanälchen durchsetzen die einander angenäherten Zellmembranen und ermöglichen einen interzellulären Austausch von kleinen Molekülen und Ionen. Hierdurch wird eine praktisch verzögerungsfreie elektrotonische Transmission nervöser Impulse möglich. Die Impulsübertragung in diesen morphologisch symmetrisch gebauten Synapsen ist in **einer** oder in **beiden** Richtungen möglich.

3.3 *Chemische Synapsen*

Die chemische Synapse stellt jenen Synapsentyp dar, mit dem wir es im zentralen und peripheren Nervensystem der Säuger vorwiegend zu tun haben. An ihr werden elektrische in chemische Signale umgewandelt. Chemische Synapsen sind durch **unidirektionale Übertragung** gekennzeichnet.

Der unidirektionalen Übertragungsrichtung entspricht eine **asymmetrische Bauweise**. Diese kommt vor allem dadurch zum Ausdruck, daß das präsynaptische Neuroplasma neben einer vermehrten Mitochondrienzahl eine Anhäufung kleiner Bläschen enthält, die als **synaptische Bläschen** bezeichnet werden (Abb. 16.2-28 bis 30). Die Lage der synaptischen Bläschen gibt dem Morphologen einen Fingerzeig, welches das vor- und welches das nachgeschaltete neuronale Element einer Synapse ist. Zur Asymmetrie von Synapsen können auch bestimmte Differenzierungseigentümlichkeiten der prä- und postsynaptischen Membran beitragen.

An der Oberfläche der meisten Nervenzellen findet sich jeweils eine große Zahl von Synapsen: **erregende** und **hemmende**. Die laufend erzeugten erregenden bzw. hemmenden postsynaptischen Potentiale werden von der Empfängerzelle **integriert**; überwiegen die erregenden Potentiale, so kommt es bei Erreichen eines Schwellenwertes zur Auslösung eines Aktionspotentials. Dieses entsteht in der Regel im Bereich des initialen Segments (S. 231), pflanzt sich entlang dem Neuriten der betreffenden Nervenzelle mit einer dem Faserkaliber entsprechenden Geschwindigkeit fort und kann seinerseits wieder über Synapsen zur **Aktivierung weiterer Nervenzellen** oder **peripherer Erfolgsorgane** führen.

3.4 *Interneurale Synapsen*

Die Zahl der synaptischen Kontakte, die eine Nervenzelle an ihrer Oberfläche unterhält, hängt in hohem Maße vom Verzweigungsgrad ihres Dendritenbaumes ab. Schätzungen haben ergeben, daß an dem sehr stark entwickelten Dendritenbaum einer einzigen PURKINJE-Zelle des Kleinhirns der Katze ungefähr 200000 synaptische Kontakte mit Parallelfasern vorkommen.

Interneurale Synapsen treten sowohl an Dendriten als auch an Zellkörpern und Axonen auf. In den meisten Fällen wird der präsynaptische Anteil von Axonen, der postsynaptische Anteil von Dendriten oder Zellkörpern gebildet. Aber auch Axone können Membranstellen in postsynaptischer Position aufweisen. Je nach Situation spricht man von *axodendritischen, axosomatischen* und *axoaxonalen* Synapsen. Während bei Dendriten und Zellkörpern praktisch jeder Membrananteil als postsynaptisches Element dienen kann, kommen bei markhaltigen Neuriten nur der Bereich des initialen Segmentes oder die terminale, bereits marklose Strecke des Axons als postsynaptisches Element einer Synapse in Frage (Abb. 16.2-27).

Bilden Axone das vorgeschaltete Element, so sind diese präsynaptisch mehr oder weniger stark aufgetrieben. Solche Auftreibungen werden **Endknöpfe** oder **boutons terminaux** genannt, wenn sie an Axonenden liegen. Markhaltige Nervenfasern verlieren proximal vor den Endknöpfen ihre Markscheiden. Wenn präsynaptische Formationen nicht am Axonende, sondern irgendwo im Verlaufe des Axons gelegen sind, spricht man von **boutons en passant**. Solche können an jeder Stelle einer marklosen Nervenfaser vorkommen. Bei markhaltigen Nervenfasern kommt als Lage für eine derartige Synapse nur der Schnürring oder die präterminale, marklose Verlaufsstrecke axonaler Ästchen in Frage.

Der Neurit einer einzigen Nervenzelle kann mit seinen Verzweigungen an der Bildung sehr vieler Synapsen beteiligt sein. Dabei kann er eine größere Zahl nachgeschalteter Neurone kontaktieren **(Divergenz)**. Es kommt auch vor, daß sämtliche synaptischen Kontaktstellen eines Neuriten auf die Fortsätze eines einzigen Zielneurons beschränkt bleiben. Hierfür bietet die Kletterfaser des Kleinhirns ein schönes Beispiel, deren Ausbreitungsgebiet sich auf den Dendritenbaum einer oder nur sehr weniger PURKINJE-Zellen konzentriert.

Aber nicht nur das Axon, auch Dendriten und Zellkörper kommen als **präsynaptische** Elemente in Betracht. Abb. 16.2-26 veranschaulicht, in welcher Weise verschiedene Teile von Nervenzellen Partner innerhalb einer Synapse werden können [5]. In

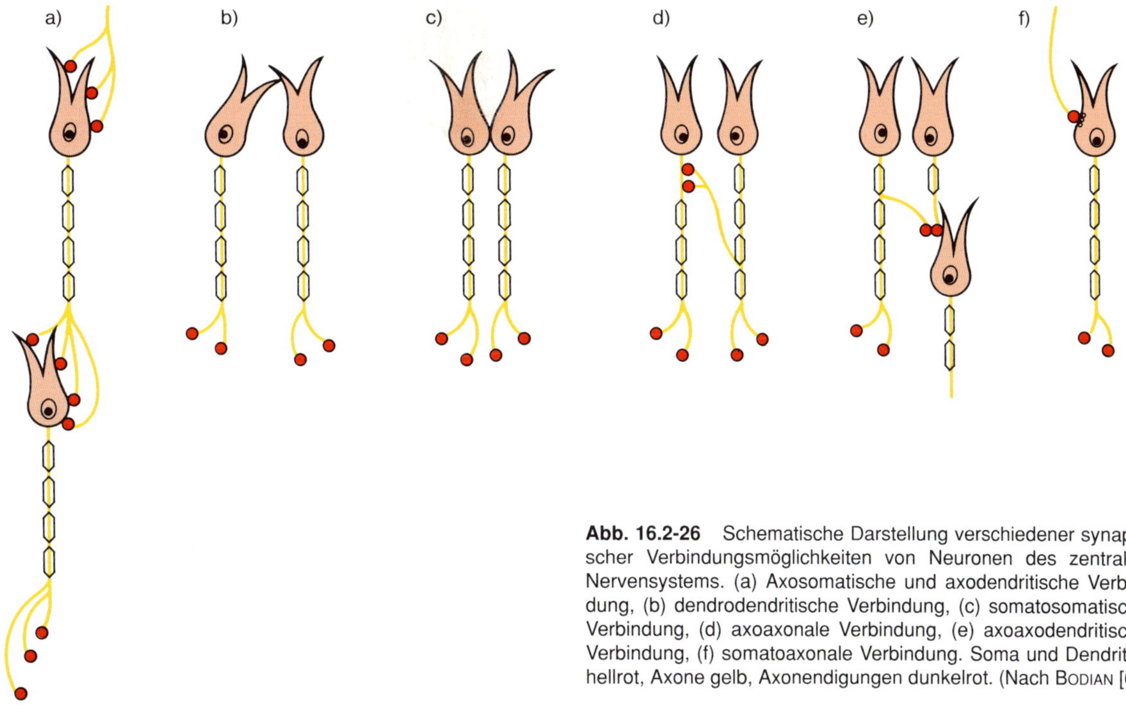

Abb. 16.2-26 Schematische Darstellung verschiedener synaptischer Verbindungsmöglichkeiten von Neuronen des zentralen Nervensystems. (a) Axosomatische und axodendritische Verbindung, (b) dendrodendritische Verbindung, (c) somatosomatische Verbindung, (d) axoaxonale Verbindung, (e) axoaxodendritische Verbindung, (f) somatoaxonale Verbindung. Soma und Dendriten hellrot, Axone gelb, Axonendigungen dunkelrot. (Nach Bodian [6])

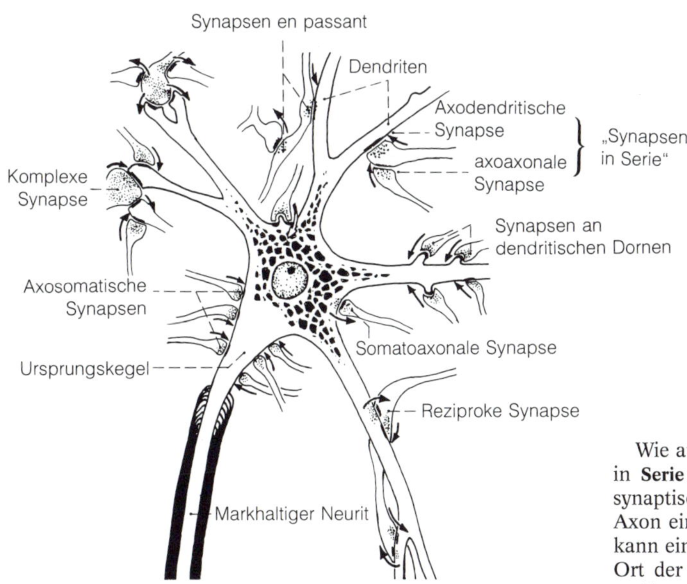

Abb. 16.2-27 Verschiedene interneurale Synapsen an der Oberfläche einer Nervenzelle. (Original: K. H. Andres)

Abb. 16.2-27 sind Beispiele verschiedener Kontaktstellen im Bereich einer einzigen multipolaren Nervenzelle dargestellt. Die Benennung der einzelnen Synapsentypen erfolgt immer in der Weise, daß der erste Teil der Bezeichnung das präsynaptische, der zweite Teil das postsynaptische Element enthält. **Dendro-dendritische** Synapsen wurden beispielsweise im Bulbus olfactorius, Thalamus und Colliculus superior gefunden, **somato-dendritische** Synapsen im Corpus geniculatum laterale der Ratte, **dendro-somatische** und **somato-somatische** Synapsen auch wieder im Bulbus olfactorius. Somato-somatische Synapsen wurden auch im Ganglion cervicale superius und somato-axonale Synapsen im Ganglion cardiacum gesehen. Unter den dendro-dendritischen Verbindungen kommen auch **reziproke Synapsen** vor. Bei diesen liegen zwei chemische Synapsen mit entgegengesetzter Polarität unmittelbar nebeneinander, wobei die eine Synapse erregend, die andere hemmend wirken kann.

Wie aus Abb. 16.2-27 zu ersehen ist, können Synapsen auch in **Serie** angeordnet sein, dann nämlich, wenn etwa am präsynaptischen Endknopf einer axodendritischen Synapse das Axon eines weiteren Neurons synaptisch endet. In diesem Fall kann ein über die axoaxonale Synapse eintreffender Impuls am Ort der Erregungsübertragung einer anderen Schaltstelle eingreifen. Dieser Synapsentyp kann als morphologisches Substrat für die **präsynaptische Bahnung** oder für die **präsynaptische Hemmung** angesehen werden. Als **synaptischen Glomerulus** bezeichnet man einen meist von Glia umgrenzten Komplex, innerhalb dessen eine Vielzahl von Synapsen um ein zentral gelegenes, meist aufgetriebenes Axon oder um einen zentral gelegenen Dendriten gruppiert ist (s. Abb. 16.15-8). Die in verschiedenen Teilen des Zentralnervensystems (Kleinhirnrinde, Thalamus, Bulbus olfactorius, Substantia gelatinosa, Trigeminus-Hauptkern u.a.) gefundenen synaptischen Glomeruli sind sehr vielfältig strukturiert, so daß unter dieser Bezeichnung sehr verschiedenartige Komplexe synaptischer Verschaltungen zusammengefaßt sind, die sowohl für konvergente als auch für divergente Informationsübertragung Verwendung finden. Schließlich sei noch auf das Vorkommen **gemischter Synapsen** hingewiesen, bei denen an der Kontaktstelle zweier Neurone eine chemische und eine elektrische Synapse nebeneinander zu liegen kommen.

3.5 *Feinstruktur der Synapsen*

3.5.1 Präsynaptischer Anteil, synaptische Vesikel

Der präsynaptische Teil einer interneuralen Verbindung im zentralen Nervensystem kann verschieden strukturiert sein. Wird er durch ein Axonende gebildet, so ist dieses, wie bereits erwähnt, meist kolben- oder knopfförmig erweitert (s. Abb. 16.2-3 u. 28). In dieser Erweiterung finden sich regelmäßig haufenweise synaptische Bläschen, viele Mitochondrien, daneben oft ein besonderes differenziertes endoplasmatisches Retikulum, Lysosomen und Zytoskelettbestandteile.

Die **synaptischen Bläschen** zeigen Größen- und Formunterschiede. Bestimmte Typen synaptischer Bläschen prägen das Bild bestimmter Synapsen, indem sie in diesen ausschließlich oder zahlenmäßig vorherrschend vorkommen (Abb. 16.2-28). Am häufigsten sind nach Osmium- oder Aldehydfixation hell und rund erscheinende Bläschen vertreten, deren Durchmesser zwischen 30 und 60 nm liegen und die von einer einfachen Membran umschlossen werden. Dieser Bläschentyp findet sich in motorischen Endplatten und in vielen interneuralen Synapsen, etwa jenen, die Acetylcholin oder Aminosäuren als Transmitter benützen. Flach erscheinende Vesikel mit Längsdurchmessern zwischen 30 und 60 nm enthalten oft hemmende Aminosäuren (Glyzin, γ-Aminobuttersäure). In bestimmten Synapsen kommen runde Vesikeln mit elektronendichtem Kern vor. Sie treten in unterschiedlichen Größen auf. Solche mit Durchmessern zwischen 40 und 100 nm enthalten oft Katecholamine, solche über 100 nm finden sich in neurosekretorisch aktiven Zellen des Hypothalamus-Hypophysen-Systems. Es handelt sich um Polypeptidhormone. Viele Synapsen verfügen über mehr als einen Vesikeltyp (Abb. 16.2-28 bis 30).

Die **präsynaptische Membran** chemischer Synapsen ist im normalen elektronenmikroskopischen Bild gegenüber dem übrigen Plasmalemm oft durch einen erhöhten Kontrast hervorgehoben, die *präsynaptische Verdichtung*. Stellenweise ragen von dieser flächenhaften Verdichtungszone konische Fortsätze dichten Materials – *dense projections* – in das präsynaptische Zytoplasma vor (Abb. 16.2-28 u. 31).

Nach GRAY [16] waren es vor allem AKERT und Mitarbeiter [25], die mit Hilfe besonderer Imprägnationsmethoden und der Gefrierätztechnik die räumliche Anordnung der präsynaptischen Verdichtungen an verschiedenen Stellen des zentralen Nervensystems näher studiert haben. Danach sind die in das präsynaptische Zytoplasma vorspringenden Membranverdickungen durch filamentöse Querbrücken miteinander verbunden und räumlich so angeordnet, daß das Relief an der Innenseite der präsynaptischen Membran im Gefrierätzbild als regelmäßiges hexagonales oder trigonales Gitter imponiert (Abb. 16.2-31). In die Maschen des Gitters passen größenmäßig synaptische Bläschen hinein. Sechs synaptische Bläschen können um eine Verdichtungszone herum angeordnet sein. Bei Darstellung der präsynaptischen Membran im Gefrierätzbild werden im Bereich der Netzmaschen kraterförmige Strukturen mit einem Durchmesser von etwa 20 nm sichtbar (Abb. 16.2-32). Sie entsprechen möglicherweise Stellen, an denen sich synaptische Bläschen in den synaptischen Spalt hinein öffnen, um sich in diesen zu entleeren (Exozytose) oder Produkte aus dem synaptischen Spalt aufzunehmen (Endozytose). Diese auch als *Synaptoporen* bezeichneten Stellen finden sich in regelmäßiger Anordnung und besonderer Ausprägung an aktiven Stellen der Synapse. Neuerdings wurden zwei am Aufbau einer Synaptopore beteiligte Proteine gefunden, Synaptophysin und Synaptoporin. Sie können eine spannungsabhängige Änderung der Ionenleitfähigkeit der Synaptoporenmembran bewirken. In der präsynaptischen Membran selbst wurden in Gefrierabdrücken 10 nm große intramembranöse Partikel dargestellt, deren Zahl mit erhöhter synaptischer Aktivität zunehmen soll.

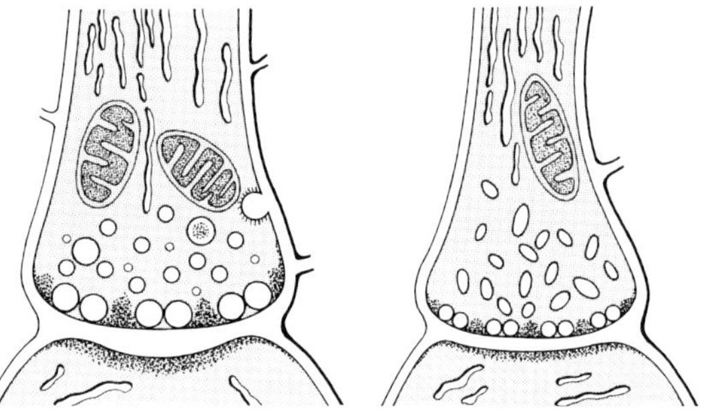

a b

Abb. 16.2-28 Schematische Darstellung einer GRAY-I-Synapse (a) und einer GRAY-II-Synapse (b).

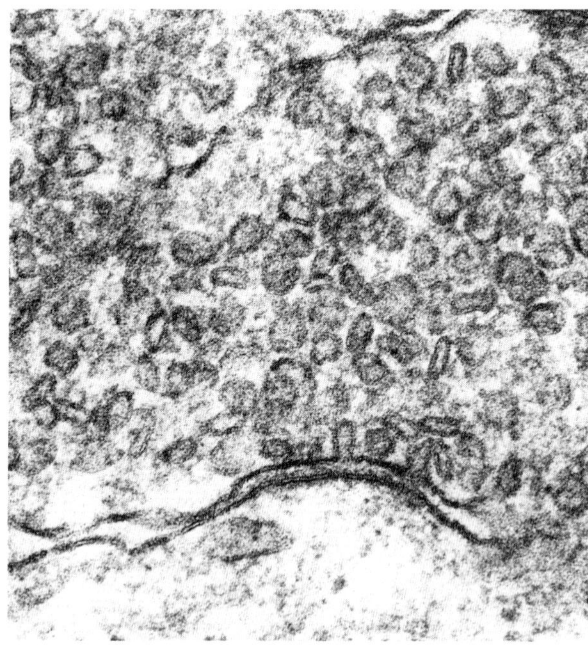

Abb. 16.2-29 Interneurale Synapse mit verschieden geformten hellen Bläschen. Beachte flache Bläschen und die Beziehungen einzelner Bläschen zur präsynaptischen Membran. Vergr. ungefähr 70000fach. (Original: K. AKERT)

3.5.2 Synaptischer Spalt

Der synaptische Spalt ist bei den meisten chemischen Synapsen zwischen 20 und 30 nm breit, kann jedoch auch viel weiter sein. Die ihn ausfüllende extrazelluläre

Matrix, durch welche die Transmitter hindurch diffundieren, ist in der Routine-Elektronenmikroskopie von mäßiger Dichte, zeigt jedoch unter bestimmten Präparationsbedingungen Verdichtungszonen.

Im synaptischen Spalt, oft aber auch im Bereich der postsynaptischen Membran können histochemisch jene **Enzyme** nachgewiesen werden, die den Transmitter abzubauen vermögen, etwa Acetylcholinesterase in cholinergen Synapsen (s. Abb. 16.2-25).

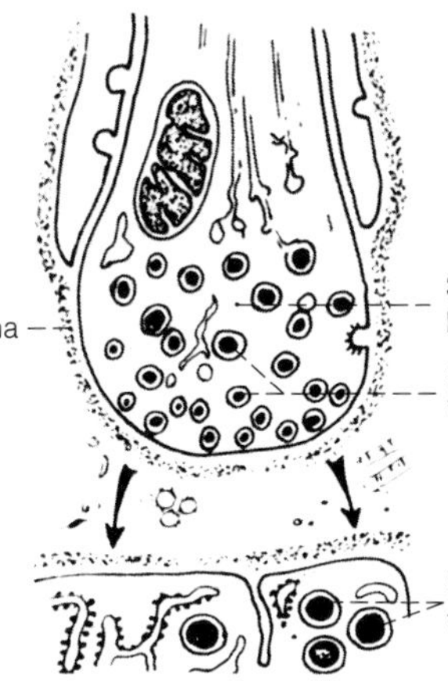

Abb. 16.2-30 Synapse mit kleinen granulierten Bläschen, schematisch dargestellt am Beispiel einer peripheren sympathischen (adrenergen) Nervenfaserendigung. (Original: K. H. ANDRES)

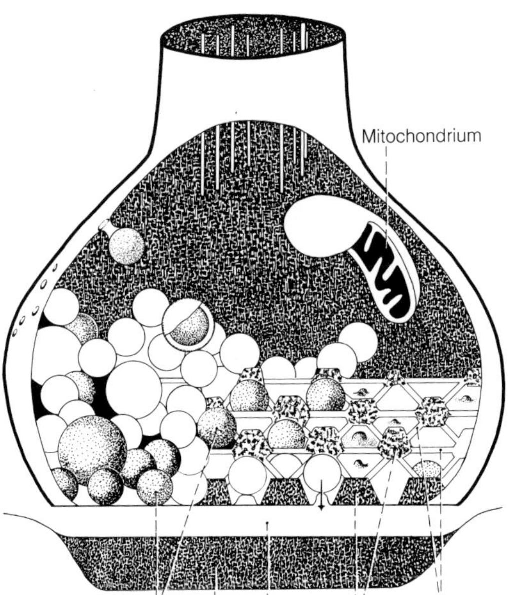

Abb. 16.2-31 Schema der Struktur der präsynaptischen Membran und ihrer Beziehungen zu den synaptischen Bläschen. Der Pfeil deutet an, wie man sich die Öffnung der synaptischen Bläschen in den synaptischen Spalt vorstellen kann (Exozytose). (Aus: AKERT [2])

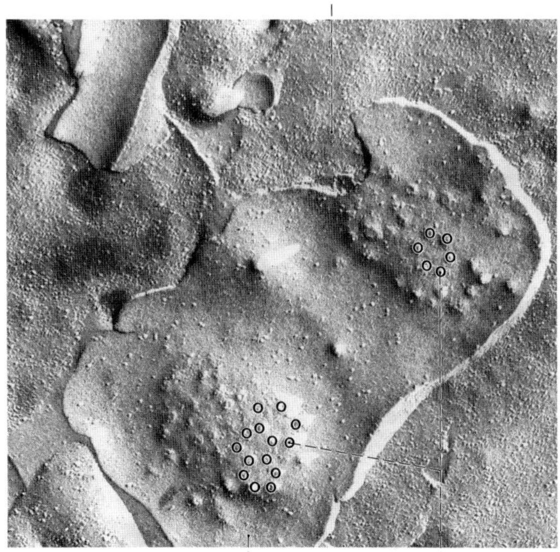

Abb. 16.2-32 Gefrierätzbild der Innenfläche einer präsynaptischen Membran mit zahlreichen kraterförmigen Vorwölbungen. Vergr. 73000fach. (Original: K. AKERT)

Zu erwähnen ist noch, daß im Bereich verschiedener Synapsen prä- und postsynaptische Membranen durch Zellhaften, *Puncta adhaerentia*, verbunden sind. An diesen Stellen finden sich an beiden Membranen symmetrisch gelegene Verdichtungen, die aber keine besonderen Beziehungen zu synaptischen Bläschen zeigen.

3.5.3 Postsynaptischer Anteil

Der postsynaptische Teil interneuraler Synapsen ist morphologisch sehr unterschiedlich gestaltet. Wichtigstes Element sind die **Membranrezeptoren**, die die Transmittermoleküle zu binden vermögen. Der postsynaptischen Membran zytoplasmawärts direkt angelagert, findet sich eine Schicht dichten körnigen bzw. feinfilamentösen Materials, die **postsynaptische Verdichtungszone** (Abb. 16.2-28). Diese Schicht ist oft wesentlich dicker, jedoch weniger komplex strukturiert als die präsynaptische Verdichtungszone. Sie enthält Membran-Zytoskelettelemente wie Fodrin und Mikrotubulus-assoziierte Proteine, hauptsächlich aber ein 50-kD-Polypeptid, das eine Proteinkinase darstellt und für bestimmte funktionelle Aspekte der Synapse von Bedeutung zu sein scheint [27].

Mikropinozytose, multivesikuläre Körperchen und Anhäufungen von Mitochondrien kommen in der postsynaptischen Zone vieler interneuraler Synapsen vor. Als besondere postsynaptische Differenzierung in Dendriten sei auch noch auf den Dornenapparat in dendritischen Dornen hingewiesen (s. S. 231 und Abb. 16.2-8).

3.5.4 Typenunterschiede interneuraler Synapsen

Aus der oben gegebenen Darstellung geht hervor, daß alle chemischen Synapsen in ihrem Aufbau zwar einem Grundprinzip folgen, im einzelnen jedoch sehr beträchtliche Unterschiede bestehen, wenn man verschiedene Bereiche des zentralen und peripheren Nervensystems vergleicht. Solche Unterschiede betreffen die Größe der synaptischen Endigung, Form und Größe der synaptischen Bläschen, Spezialisierungen der prä- und postsynaptischen Membran und die Weite des synaptischen Spaltes. In der Vielfalt der Erscheinungsformen von Synapsen versuchte GRAY [16] zwei Grundtypen interneuraler Synapsen der Großhirnrinde herauszuarbeiten, die das häufige Zusammenfallen bestimmter Struktureigentümlichkeiten berücksichtigen (Abb. 16.2-28).

Dieses Einteilungsschema wird zwar der Vielfalt morphologischer Erscheinungsformen bei weitem nicht gerecht, hat sich jedoch bereits über Jahre für eine einfachere Verständigung in der Synaptologie brauchbar erwiesen und wird von verschiedenen Forschern auch auf andere Bereiche als auf die Großhirnrinde für anwendbar gehalten. In Tabelle 16.2-3 sind die von GRAY angegebenen Typenunterschiede in einem von AKERT erweiterten Einteilungsschema wiedergegeben. Aufgrund der Korrelation zwischen morphologischen und elektrophysiologischen Untersuchungen konnte man in bestimmten Teilen

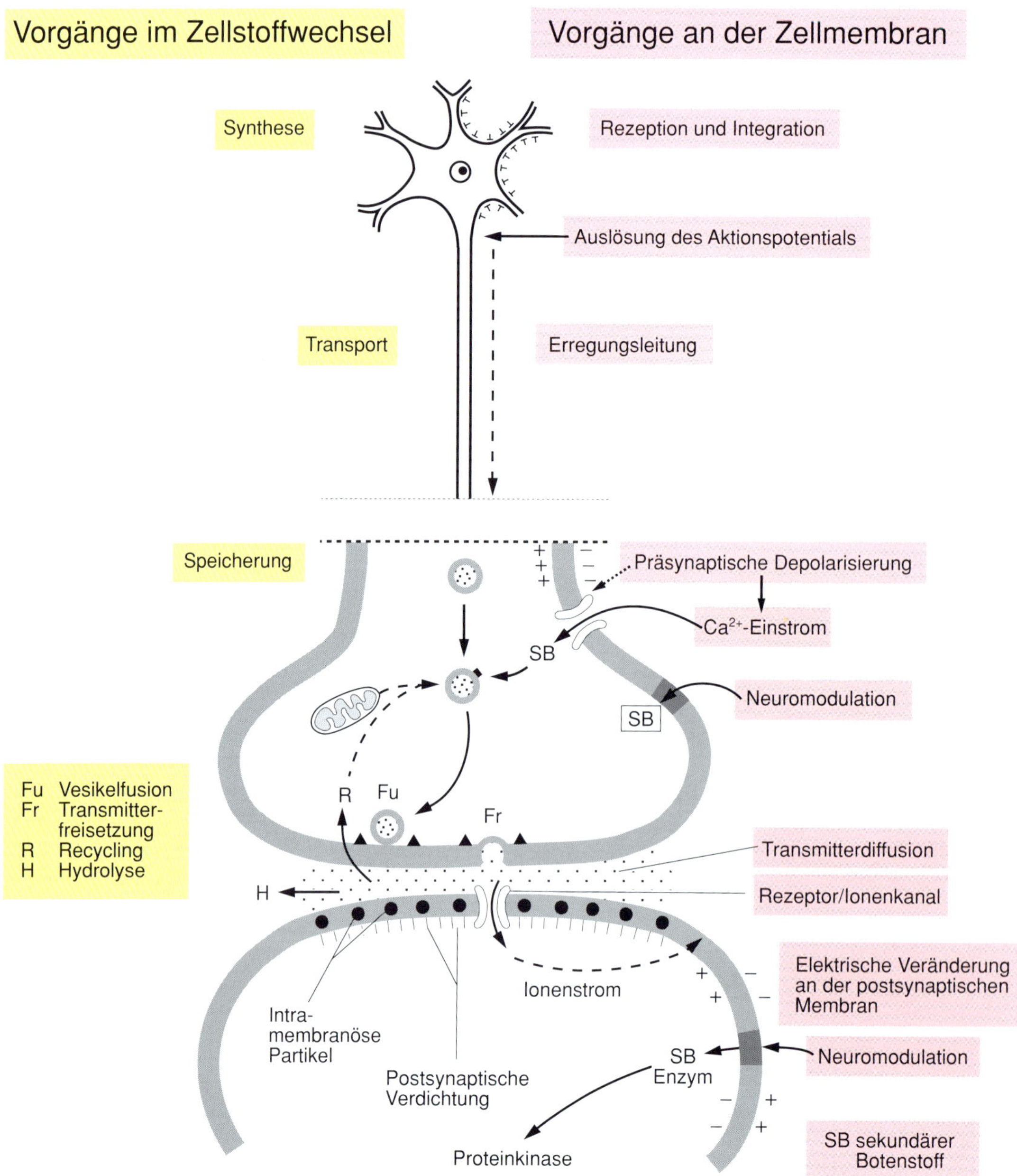

Abb. 16.2-33 Schema der für das synaptische Geschehen relevanten Vorgänge im Nerven. Links die mehr stoffwechselorientierten Ereignisse, rechts die Vorgänge an der Membran. Erläuterung im Text. (Angelehnt an SHEPHERD [27])

Tabelle 16.2-3 Typenunterschiede interneuraler Synapsen

Kriterien	Synapsentyp GRAY I [16]	Synapsentyp GRAY II [16]
Synaptische Bläschen bei		
a) Glutaraldehydosmiumfixierung	rund	flach
b) Gefrierätzung	rund, 48 nm Durchmesser	rund, 39 nm Durchmesser
Präsynaptische Membran		
Trigonales Gitter	größer	kleiner
Maschenweite	ca. 80 nm lang	ca. 60 nm lang
dense projections		
Synaptischer Spalt	weiter	enger
Postsynaptische Membran		
Breite der Verdichtungszone	20–50 nm	10–20 nm
Topographie in der Großhirnrinde	an Dendritenschäften und Dornen	an Perikaryen (nie an Dornen)

des Nervensystems, z. B. im Kleinhirn, die strukturellen Besonderheiten des GRAY-I-Typs exzitatorischen, jene des GRAY-II-Typs inhibitorischen Synapsen zuschreiben. Viele neuere Resultate gemahnen bei solchen Zuordnungsversuchen zur Vorsicht, da die Dinge viel komplizierter zu liegen scheinen.

3.5.5 Physiologische und biochemische Vorgänge bei der Signalübermittlung

So unterschiedlich sich Synapsen in ihrer Morphologie präsentieren, so vielfältig sind die Mechanismen, die bei der Signalübertragung in chemischen Synapsen ablaufen. Abb. 16.2-33 ist der Versuch einer Zusammenfassung heute bekannter Möglichkeiten, deren sich chemische Synapsen verschiedenen Typs in unterschiedlichem Ausmaß bedienen. Rechts sind die im Membranbereich ablaufenden **physiologischen Mechanismen**, links das damit gekoppelte **Stoffwechselgeschehen** dargestellt. Der folgende Text dient dem Verständnis des Schemas.

Die Synthese von Transmittersubstanzen oder deren Vorstufen erfolgt im Perikaryon. Mit dem **axonalen Transport** gelangen sie zum präsynaptischen Bouton, wo sie – oft in Vesikeln gespeichert – ihres physiologischen Einsatzes harren. Dieser erfolgt, wenn ein **Aktionspotential** hier eintrifft und die präsynaptische Depolarisation Ca^{2+}-Kanäle öffnet. Die in den Bouton einströmenden Ca^{2+}-Ionen entkoppeln *Synapsin I* (kleines schwarzes Rechteck an der Vesikelmembran) von der Vesikelmembran, worauf sich das synaptische Bläschen zur präsynaptischen Membran bewegt. Es kommt zur Fusion der Membranen und Freisetzung von **Transmitter** in den synaptischen Spalt. Transmitter diffundiert durch die extrazelluläre Matrix zu den **Rezeptoren** der postsynaptischen Membran, die ihn an die entsprechenden Ionenkanäle binden. Dies führt über Konformationsänderung zur Öffnung der Kanäle für bestimmte Ionen und in der Folge zur Änderung des **Membranpotentials**. Je nachdem, welche Ionenart durchgelassen wird, tritt De- oder Hyperpolarisation des entsprechenden Abschnitts der postsynaptischen Membran ein; damit wird ein Effekt in Richtung Erregung oder Hemmung gesetzt. Über Glutamatrezeptoren etwa kommt es zur Öffnung von Na^{+}-Ionenkanälen und zu einem Depolarisationseffekt. Umgekehrt öffnen Rezeptoren für GABA bei Ankunft von Transmitter Anionenkanäle, deren Durchfluß hyperpolarisierend und damit hemmend wirkt.

Ist die Signalübermittlung erfolgt, wird der Transmitter entweder enzymatisch *hydrolisiert* oder vom präsynaptischen Bouton bzw. von einer angrenzenden Gliazelle wieder aufgenommen **(Recycling)**. Damit wird die postsynaptische Transmitterwirkung innerhalb von Millisekunden unterbrochen.

3.5.6 Transmitterwirkung über sekundäre Botenstoffe – Neuromodulation

Neben der geschilderten Signalübermittlung über Ionenkanäle, die sehr schnell erfolgt, ist ein anderer wichtiger Übertragungsmechanismus bekannt geworden: Bestimmte **Rezeptoren**, durch Neurotransmitter oder Neuropeptide aktiviert, können Membranproteine, an die sie gekoppelt sind, veranlassen, einen **sekundären Botenstoff** (z. B. cAMP) zu bilden, der seinerseits *Proteinkinasen* aktiviert. Diese entfalten biochemische Wirkungen innerhalb der Zelle, evtl. eine Veränderung der Genexpression. Die Signalübermittlung läuft in der Regel langsamer ab als die vorhin geschilderte Kanaltransmission und stellt übrigens auch die Grundlage dessen dar, was man im Nervensystem **Neuromodulation** nennt.

3.5.7 Funktionelle Einteilung von Synapsen

Die klassisch-morphologische Typeneinteilung von Synapsen (Tabelle 16.2-3) erlaubt nur eine begrenzte Aussage über die Funktion einer gegebenen Synapse. Wesentlich sind der Nachweis des **Transmitters** im präsynaptischen Bouton und die Art der Antwort im postsynaptischen Bereich. Kompliziert wird die Charakterisierung einer Synapse dadurch, daß präsynaptisch mehrere Transmitter oder ein Transmitter mit mehreren Neuropeptiden koexistieren können. Postsynaptisch hängt die Wirkung von der Art der **Ionenkanäle** ab. Außerdem unterliegen Ionenkanäle modifizierenden Einflüssen; so kann eine erwartete Transmitterwirkung durch einen Neuromodulator beeinflußt werden. Dennoch gibt es klare Zuordnungen. Hier seien nur einige Beispiele aus der Vielfalt der Synapsen herausgegriffen. Im übrigen sei auf die Lehrbücher der Neurophysiologie und Neurochemie verwiesen.

Acetylcholin (ACh) ist Transmitter in motorischen Endplatten, RENSHAW-Zellen, präganglionären Neuronen des viszeralen Nervensystems, postganglionären Neuronen des Parasympathikus, bestimmten (Schweißdrüsen innervierenden) sympathischen postganglionären Neuronen, in Neuronen des Hirnstammes und des Septums. Die Transmittersynthese erfolgt aus Vorläufersubstanzen in der Nervenendigung mit Hilfe des Enzyms *Cholinacetyltransferase*. Die Transmitterwirkung wird durch die im synaptischen Spalt vorhandene *Acetylcholinesterase* (AChE) beendet. Synapsen mit ACh als Transmitter werden als **cholinerg** bezeichnet. Neben der seit langem bekannten schnellen, über Ionenkanäle vermittelten Wirkung kann Acetylcholin auch neuromodulatorisch wirksam werden [12].

Folgende **Monoamine (biogene Amine)** werden als Transmitter in unserem Nervensystem verwendet: 1. *Katecholamine (Noradrenalin, Adrenalin, Dopamin)*; 2. *Serotonin (5-Hydroxytryptamin* = 5HT); 3. *Histamin*.

Noradrenalin benützende Synapsen werden als **adrenerg** bezeichnet. Noradrenalin ist der wichtigste Transmitter in postganglionären Neuronen und kommt im Locus coeruleus und in bestimmten anderen Hirnstamm-Neuronen vor. Die Wirkung hängt von den Rezeptoren ab, an die sich Noradrenalin bindet *(α-, β-Rezeptoren)*. Den Transmitterabbau besorgt das Enzym *Monoaminooxidase (MAO)*. Das eng verwandte Adrenalin wird im Nebennierenmark gebildet und bei der Streßreaktion in den Kreislauf als Hormon abgegeben.

Dopaminerge Synapsen findet man im nigrostriatalen Bahnensystem (Kap. 16.17), Corpus amygdaloideum, Hypothalamus, Kortex und in anderen Stellen. Die Wirkung hängt auch hier von der Art des Rezeptors ab *(D1- oder D2-Rezeptoren)*, an den sich der Transmitter bindet.

Serotonin ist als Transmitter weit verbreitet und beispielsweise in Raphekernen des Hirnstammes konzentriert. Seine Wirkung hängt vom Rezeptortyp der Zielzelle ab.

Histamin, das, von Mastzellen ins Bindegewebe freigesetzt, dort wichtige lokale Effekte auslöst (Abb. 16.13-7), spielt auch im Neokortex und Hippocampus als Transmitter eine Rolle.

Aminosäuren sind als Transmitter in Synapsen des Zentralnervensystems außerordentlich verbreitet. Die *γ-Aminobuttersäure (GABA)* wurde im Kleinhirn, in den Basalganglien, in der Großhirnrinde und im Rückenmark nachgewiesen. Sie hat hemmende Wirkung. Ihre Synthese wird durch *Glutaminsäurecarboxylase (GAD)* katalysiert. Sie kann sich an mehrere Rezeptortypen binden. *Glycin*, vor allem im Hirnstamm und Rückenmark nachgewiesen, wirkt ebenfalls inhibitorisch. Es gibt auch eine Anzahl von Aminosäuren mit erregender Wirkung: Ein im Gehirn sehr verbreiteter Überträgerstoff ist *Glutamat*. Es reagiert mit mindestens drei verschiedenen Rezeptortypen: dem *NMDA-Rezeptor (N-Methyl-D-Aspartat)*, dem *Kainat-Rezeptor* und dem *Quisqualat-Rezeptor*. Die Ansprechbarkeit verschiedener Rezeptoren hängt u.a. von der Stimulationsfrequenz ab. Neuerdings sind auch neuromodulatorische Wirkungen von Aminosäuren bekannt geworden.

Auch **Purine** *(Adenosintriphosphat* u.a.) werden als Transmitter verwendet; z.B. in postganglionären Neuronen, die die Darmwand innervieren, aber auch in anderen Eingeweiden und im Zentralnervensystem.

Neuroaktive Peptide treten in der Evolution schon sehr früh in Neuronen auf und sind heute bei Invertebraten wie bei Vertebraten sehr verbreitet. Unsere Kenntnis über Neuroaktivität verschiedener längst bekannter Peptidhormone nimmt ständig zu.

Synthese und Wirkungsmechanismen sind vielfältig und kompliziert, z.T. noch unerforscht. Wie die meisten Transmitter können sie sich an mehrere Typen von Rezeptoren binden. Ihre Wirkungsdauer (Sekunden bis Stunden) und Reichweite sind aber viel größer als die klassischer Transmitter. Bei Koexistenz mit Transmittern in synaptischen Boutons können sie sich im Falle ihrer Freisetzung an postsynaptische Rezeptoren binden und deren Transmitterbindungsvermögen beeinflussen, was eine Form der **Neuromodulation** darstellt.

Sehr gut untersucht sind **Substanz P** und **CGRP (Calcitonin gene-related peptide)**, die – oft in Coexistenz – in Endigungen dünner primär-sensorischer Nervenfasern vorkommen und bei peripheren Reizen lokale Effekte im Gewebe auslösen können, sie kommen aber auch im Rückenmark vor und spielen bei der Übertragung von Schmerzreizen eine Rolle. Substanz P wurde auch im Hypothalamus und in anderen Hirnteilen nachgewiesen.

Exemplarisch erwähnt seien weiter die den endogenen Opioiden zuzurechnenden **Enkephaline** und **Endorphine**, die sich an Opiat-Bindungsstellen, die im Rückenmark und Gehirn verbreitet auftreten, binden und hemmende, morphiumähnliche Wirkung entfalten können. Neuronale Wirkungen wurden schließlich bei den Peptiden *Somatostatin, Angiotensin, Bradykinin, Neuropeptid Y*, verschiedenen gastrointestinalen und anderen Peptidhormonen gefunden. Die Liste der neuroaktiven Peptide wächst ständig. Näheres s. Lehrbücher der Neurobiologie [27], Biochemie und Pharmakologie.

Stickoxid als Neurotransmitter: In letzter Zeit häufen sich Befunde über eine Signalübermittlung im Nervensystem durch Freisetzung von Stickoxid (NO). Dieses Gas kann frei durch die Membranen diffundieren und in der postsynaptischen Zelle über sekundäre Botenstoffe Wirkung entfalten.

3.6 *Synapsen zwischen Neuronen und peripheren Erfolgsorganen*

Die synaptischen Verbindungen zwischen Neuronen und peripheren Erfolgszellen sind sehr verschieden gestaltet (Abb. 16.2-34 u. 38a). Synapsen mit typisch differenziertem Membrankomplex finden sich in bestimmten **endokrinen Drüsen**, im **Nebennierenmark**, in der **Pars intermedia der Hypophyse** oder an den Zellen des **plurivakuolären (braunen) Fettgewebes**. In **exokrinen Drüsen** und in der **glatten Muskulatur** ist die Distanz zwischen Nervenendigung und Erfolgszelle relativ groß *(synapse par distance)*, wobei Basallaminae bzw. Bindegewebselemente zwischengelagert sind (Abb. 16.2-34 u. 35).

Für **autonome Nerven** ist es charakteristisch, daß sich die terminalen Axonteile in einem Netzwerk von SCHWANN-Zellen – Grundplexus – verzweigen. Sie zeigen vielerorts Auftreibungen, die perlschnurartig hintereinander aufgereiht sein können und granuläre bzw. agranuläre synaptische Bläschen verschiedener Größe enthalten. An der den Erfolgszellen zugewandten Seite entbehren diese Auftreibungen in der Regel der SCHWANN-Zellhülle *(synapse en passant)* (Abb. 16.2-35).

Der Verzweigungsmodus viszeraler Nervenfasern ist sehr unterschiedlich. In glatten Muskeln, die präzise Einstellmechanismen vermitteln, wie die inneren Augenmuskeln, ist der Verzweigungsgrad eher gering, die Innervation im ganzen gezielt und lokalisiert; die Distanzen zwischen prä- und postsynaptischen Elementen sind eher klein. In Gegenden, wo Funktionen mit weitgespannter, diffuser Aktivität zweckerfüllend sind, wie in Dünn- und Dickdarm, ist der Verzweigungsgrad viszeralefferenter Nervenfasern stark, die Distanzen zwischen prä- und postsynaptischen Elementen oft sehr groß. Während einzelne glatte Muskelzellen unter Umständen mehrere Kontaktstellen mit Nervenfasern aufweisen können, liegen viele Muskelfasern weitab von der Innervation. Bekanntlich gibt es jedoch eine Erregungsübertragung von Muskelzelle zu Muskelzelle über Nexus (auch *Maculae communicantes* genannt) und überhaupt myogene Erregungsbildung, so daß es – anders als bei der Skelettmuskulatur – nicht erforderlich ist, daß jede glatte Muskelfaser einen separaten Kontakt mit Nerven unterhält.

Postganglionäre sympathische Nervenfasern benützen in der Regel als Überträgersubstanz Noradrenalin, das in mäßig großen granulierten Bläschen gespeichert wird (Abb. 16.2-36). So wie auch andere Katecholamine können Noradrenalin-haltige Nervenfasern in Geweben, die in Formaldehyddämpfen fixiert worden sind, fluoreszenzmikroskopisch eindrucksvoll sichtbar gemacht werden, so daß die Beziehungen zwischen sympathischen Nerven und Erfolgsorganen schon lichtmikroskopisch gut studiert werden können. Ähnliches gelingt mit dem immunhistochemischen Nachweis des Neuropeptids Y, das in sympathischen Fasern vorkommt.

Parasympathische Neurone sind cholinerg, in ihren Endigungen finden sich vorwiegend kleine, runde, helle Vesikel.

Purinerge Neurone, in denen Adenosintriphosphat als Transmitter wirken dürfte und die in verschiedenen intramuralen Ganglien, Blutgefäßnerven und auch im Zentralnervensystem vorkommen, zeigen an ihren Endigungsstellen große opake Bläschen. Die prä-postsynaptische Distanz ist bei diesen Synapsen relativ groß. Purinerge Neurone wirken auf glatte Muskelzellen hyperpolarisierend und damit hemmend.

Motorische Endplatte

Motorische Endplatten oder myoneurale Synapsen sind die synaptischen Kontaktstellen zwischen den Endbäumchen terminaler Äste motorischer Nervenfasern zu einzelnen Skelettmuskelfasern. Eine Endplatte nimmt an der Oberfläche einer Muskelfaser ein annähernd elliptisches Feld mit einem Längsdurchmesser von 30–100 μm ein (Abb. 16.2-37). Die Endplattengröße korreliert mit dem Muskelfaservolumen.

Die meisten Muskeln bestehen aus Muskelfasern, die jeweils nur eine einzige, mittelständige Endplatte besitzen. Verschiedene Muskeln verfügen aber auch über Muskelfasern mit mehr als einer Endplatte. Man spricht dann von *multipler Innervation*. Insbesondere in den äußeren Augenmuskeln gibt es zahlreiche multipel innervierte Muskelfasern. Sind auch noch mehrere Motoneurone an der Innervation einer Skelettmuskelfaser beteiligt, spricht man von *polyneuraler Innervation*.

Abb. 16.2-34 Neuroglanduläre Synapsen. (a) Kontaktsynapsen an endokrinen Drüsenzellen, (b) Synapsen en distance an exokrinen Drüsenzellen, (c) neurovaskuläre Kette zu inkretorischen Zellen des neurohypophysären Systems. Das in Nervenzellen gebildete Neurosekret gelangt über Blutgefäße an die endokrinen Drüsenzellen. (Original: K. H. ANDRES)

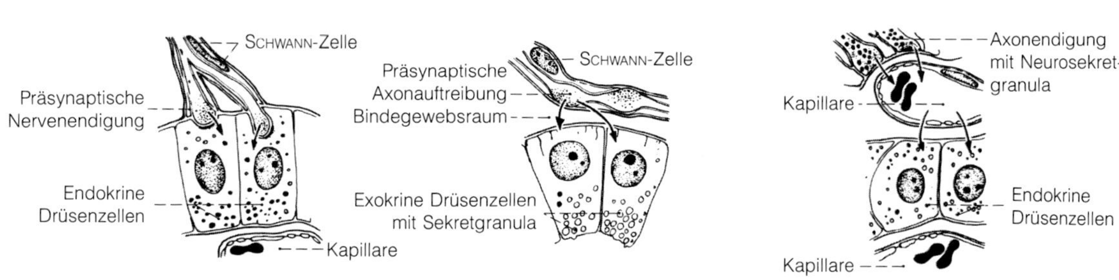

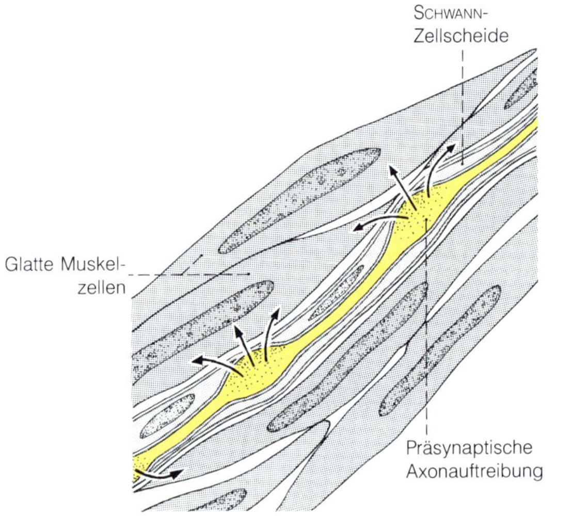

Abb. 16.2-35 Synapsen an glatten Muskelzellen (Synapse par distance). Axon gelb. (Original: K. H. ANDRES)

Unmittelbar vor Eintritt in die motorische Endplatte verliert die motorische Nervenfaser ihre Markscheide und teilt sich in terminale Ästchen auf, die sogleich synaptischen Kontakt mit dem Sarkolemm aufnehmen, das in deren Bereich rinnenförmig eingesunken ist und zur postsynaptischen Membran wird (Abb. 16.2-38a u. b). Gegen das Muskelfaserinnere zeigt die postsynaptische Membran ca. 1 µm tiefe faltenförmige Einsenkungen, deren Frequenz je nach Muskelfasertyp variiert. Die gesamte postsynaptische Membran einer Endplatte samt ihrem Faltensystem wird auch als **subneuraler Apparat** bezeichnet *(synaptic gutter)* (Abb. 16.2-25). Die aus den Rinnen herausragende, nach außen gekehrte Oberfläche der terminalen Nervenästchen ist von SCHWANN-Zellen, die man als *Teloglia* bezeichnet, bedeckt.

Das **präsynaptische Axoplasma** enthält neben Mitochondrien, einzelnen Stachelsaumbläschen, tubulären und filamentösen Strukturen vor allem Anhäufungen **synaptischer Bläschen** mit elektronentransparentem Inhalt und 40–50 nm Durchmesser. Immer wieder findet man Gruppen unter ihnen, die in enge topische Beziehung zu kleinen Verdichtungsstellen der präsynaptischen Membran *(aktive Zonen)* treten. Man nimmt an, daß die Bläschen Acetylcholin enthalten. Exozytose kann immer wieder beobachtet werden. Der zwischen prä- und postsynaptischer Membran gelegene **synaptische Spalt** ist etwa 100 nm breit und von einem Material erfüllt, das jenem der Basallamina gleicht und am Rande der Endplatte mit der Basallamina der Muskelfaser in Verbindung steht. Der synaptische Spalt setzt sich in den Faltenapparat hinein fort *(sekundäre synaptische Spalten)*. Die **postsynaptische Membran** unterscheidet sich vom übrigen Sarkolemm a) durch größere Dichte ihrer Strukturen, b) durch die außerordentlich hohe Dichte an **Acetylcholinrezeptoren** (0,9–4,7 x 10^7 pro Endplatte), c) durch die hohe Empfindlichkeit gegenüber **Acetylcholin** (ACh). In der postsynaptischen Membran verankert und in den synaptischen Spalt hineinragend, findet sich das Enzym **Acetylcholinesterase**, durch dessen histochemischen Nachweis man eine schöne Übersicht über den gesamten subneuralen Apparat einer Endplatte gewinnen kann (Abb. 16.2-25).

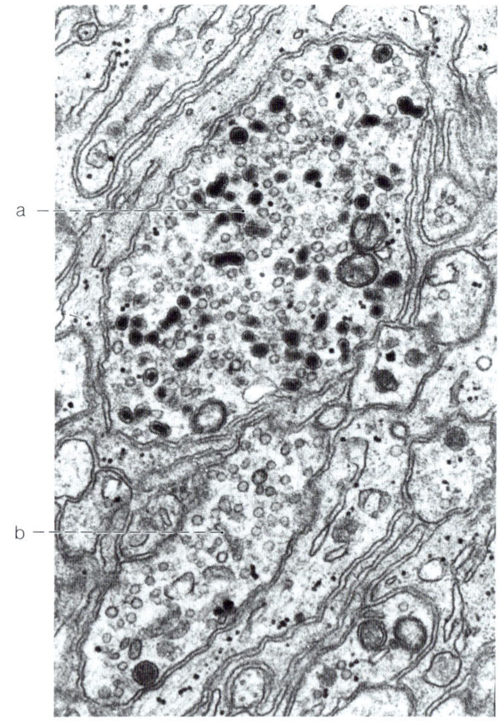

Abb. 16.2-36 Plexus myentericus aus dem menschlichen Blinddarm. Man erkennt eine präterminale adrenerge Axonverbreiterung mit zahlreichen granulierten Bläschen (a) neben einer – wahrscheinlich cholinergen – Verbreiterung mit hellen runden Bläschen (b). Die bläschenhaltigen präsynaptischen Strukturen sind in SCHWANN-Zellzytoplasma eingebettet. Vergr. 26000fach. (Aus BAUMGARTEN [4])

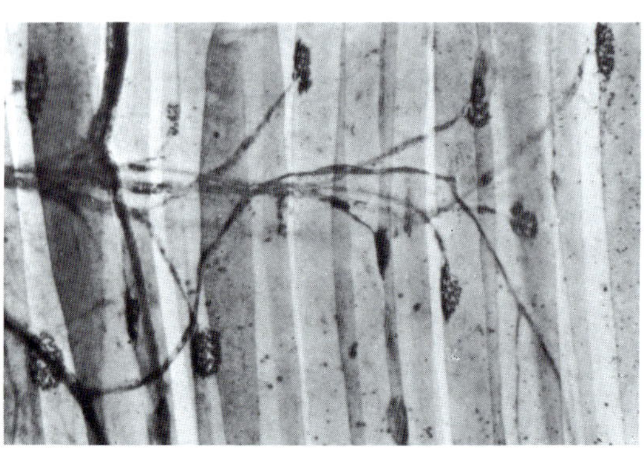

Abb. 16.2-37 Motorische Endplatten (Zwerchfell, Ratte) mehrerer Muskelfasern mit den sich aufzweigenden motorischen Nerven. Vergr. 100fach (Original: J. STAUBESAND)

Abb. 16.2-38 (a) Schematische Darstellung einer motorischen Endplatte. (Original: K. H. ANDRES) (b) Elektronenmikroskopisches Schnittbild einer motorischen Endplatte (M. sternomastoideus, Ratte).

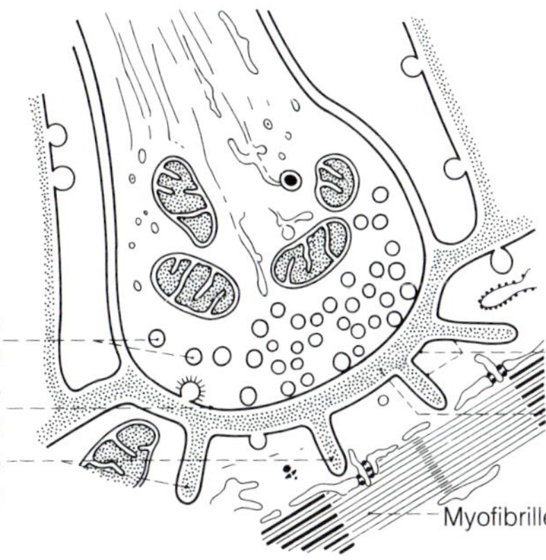

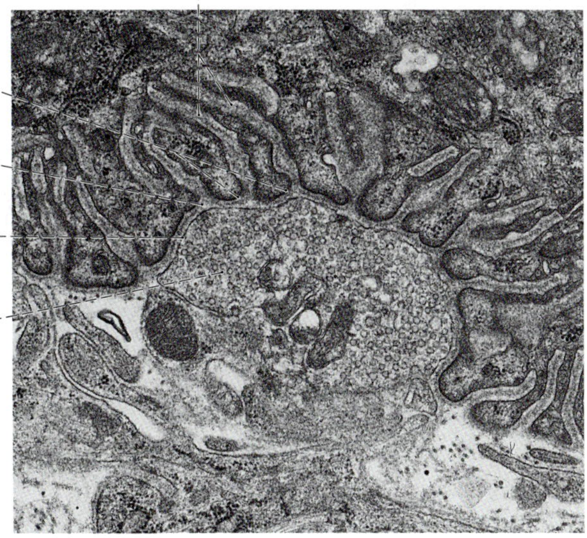

Die Cholinesterase-Synthese erfolgt in der Muskelzelle, präferentiell im Endplattenbereich, wo die entsprechenden Organellen und auch Kerne gehäuft vorkommen.

Die hier erwähnten Strukturen können mit dem Ablauf des Erregungsvorganges gut in Verbindung gebracht werden: Die an der Nervenendigung ankommende Depolarisationswelle führt zu einer Freisetzung von Acetylcholin aus den synaptischen Bläschen in den synaptischen Spalt. Der Transmitter diffundiert durch diesen hindurch und bindet sich an die ACh-Rezeptoren, worauf über die Veränderung der Ionenpermeabilität der postsynaptischen Membran ein Endplattenpotential ausgelöst wird, das zu einer Depolarisationswelle führt, die sich über die Oberfläche der ganzen Muskelfaser und über das transversale System in das Zellinnere mit einer Geschwindigkeit von 2–20 m/sec ausbreitet. Die Membrandepolarisation an der Endplatte wird innerhalb von 1–2 msec durch Acetylcholinesterase beendet.

Bei der Entwicklung einer Muskelfaser ist zunächst das gesamte Sarkolemm ACh-empfindlich. Die Beschränkung auf die Endplatte erfolgt erst bei Eintreffen des Nervs. Nach Denervierung wird wieder die ganze Muskelfaser Acetylcholin-sensibel; die ursprüngliche Endplattenzone bleibt aber auch weiterhin attraktiv für nachwachsende Nerven und wird auch wieder selektiv ACh-sensitiv im Falle der Reinnervation. Störungen der Transmission an der motorischen Endplatte können entstehen a) durch Verhinderung der Freisetzung von ACh von der Nervenendigung, b) durch Blockierung der ACh-Rezeptoren z. B. via Autoantikörper (Myasthenia gravis), c) durch Hemmung der Aktivität der Cholinesterase.

Nervenendigungen im neurosekretorischen System

In den Perikaryen, Axonen und Nervenendigungen von Nervenzellen der Nuclei supraoptici und paraventriculares finden sich Bläschen mit einem Durchmesser von 120–150 nm, die zum größten Teil von elektronendich-

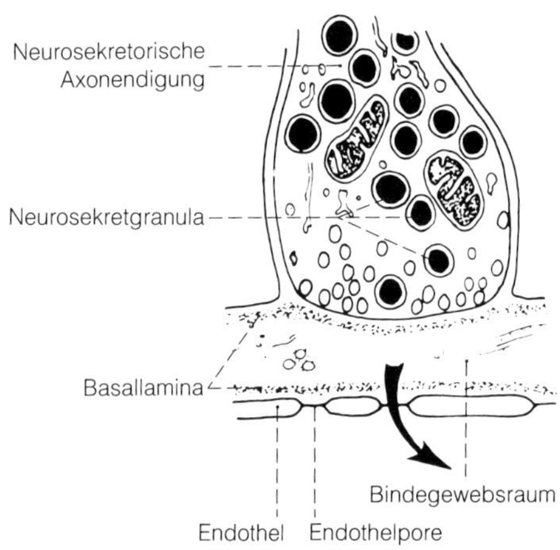

Abb. 16.2-39 Neurosekretorische Nervenendigung. (Original: K. H. ANDRES)

ten Granula ausgefüllt sind (Abb. 16.2-39). Eine große Zahl von Untersuchungsresultaten spricht eindeutig dafür, daß die erwähnten Granula Hormone (Oxytocin und Vasopressin) enthalten, die in den hypothalamischen Kernen gebildet und an den Nervenendigungen freigesetzt werden, um in die Blutbahn zu gelangen. Diese Hormone werden dann auf dem Blutweg an ihre Erfolgsorgane herangebracht. Näheres über das neurosekretorische System findet sich im Kap. 14.2.

3.7 *Plastizität*

Unter Plastizität versteht man – oft in nicht ganz einheitlichem Sinne – die **Veränderbarkeit** und das **Anpassungsvermögen** neuronaler Verbindungen. Da so wichtige Vorgänge wie Gewöhnung, Sensibilisierung, ja überhaupt Lernen und Gedächtnis mit dieser Eigenschaft unseres Nervensystems assoziiert werden, ist es nicht verwunderlich, daß auf diesem Gebiet von physiologischer, biochemischer und anatomischer Seite viel geforscht wird. Trotz aller bisher investierter Bemühungen ist man allerdings über einige zweifellos sehr interessante Grundbeobachtungen nicht hinausgekommen.

Physiologisch scheint die **Gewöhnung als einfache Form des Lernens** am ehesten faßbar zu sein: Wiederholte Reizung einer sensorischen Nervenzelle hat eine Abnahme der Dauer der Aktionspotentiale in dieser Zelle zur Folge; dies bedeutet abnehmenden Kalziumstrom und geringere Transmitterfreisetzung an der Synapse. Diese Form kurzzeitiger Gewöhnung geht also, wie am Eingeweideganglion der Meerschnecke gezeigt worden ist, mit Veränderungen im Synapsenbereich vor sich. **Sensibilisierung,** am selben Modell demonstriert, soll mit präsynaptischer Förderung einhergehen, die ihrerseits mit einer Steigerung des Ca^{2+}-Stromes und vermehrter Transmitterfreisetzung verbunden ist. So scheinen einfachste Aspekte des Lernens auf molekularer Ebene studierbar zu sein.

Morphologische Hinweise auf Plastizität wurden und werden laufend gesammelt, doch sind die bisherigen Resultate noch zu widersprüchlich, um heute allgemeinere, gar lehrbuchreife Aussagen machen zu können. Immerhin gibt es interessante Beobachtungen, von denen nur einige wenige beispielhaft angeführt seien.

Es besteht kein Zweifel darüber, daß in der frühen nachgeburtlichen Entwicklung die Zahl der Synapsen – und parallel dazu die Ausbildung dendritischer Dornen – beträchtlich zunimmt. Hierbei scheint der normale Entwicklungsablauf vom Grad neuraler Aktivität beeinflußt zu werden, wie verschiedene Experimente lehren: So konnte eine mangelnde Ausbildung dendritischer Dornen in der Sehrinde von Ratten festgestellt werden, wenn in einer bestimmten Entwicklungsperiode ein Auge ausgeschaltet war. Eine rudimentäre Ausbildung von Dornen an Dendriten kortikaler menschlicher Neurone konnte bei gewissen Formen hereditären Schwachsinns (Trisomie 13–15 und Trisomie 21) nachgewiesen werden. Überhaupt mehren sich die Hinweise, daß Dornen keine starren Strukturen sind. Formveränderungen, bedingt durch kontraktile Proteine, scheinen möglich zu sein. Die Auswirkungen von Formveränderungen auf die elektrischen Eigenschaften werden diskutiert.

Untersuchungen von Synapsen im Gefrierätzbild haben gezeigt, daß erhöhte Aktivität Auswirkungen auf die Wölbungsform synaptischer Membranen, aber auch auf die Zahl der Synaptoporen und der großen intramembranösen Partikel in der präsynaptischen Membran haben kann. Die Annäherung synaptischer Bläschen an die präsynaptische Membran und das Auftreten von Eindellungen in der letzteren scheinen überhaupt erst im Zustand erhöhter elektrischer Aktivität aufzutreten. In elektronenmikroskopischen Untersuchungen von Neuronen bestimmter Schichten der Sehrinde von Kaninchen wurden nach einer Periode visuellen Trainings nebst Veränderungen des präsynaptischen Bereiches auch Verdickungen der postsynaptischen Verdichtungszone und eine Verschmälerung des synaptischen Spaltes beobachtet.

Unter Plastizität versteht man aber auch Änderungen der Verschaltungsweisen von Neuronen in Anpassung an pathologisch oder experimentell veränderte Situationen. Fallen als Folge der Unterbrechung von Leitungsbahnen präsynaptische Boutons an der Oberfläche eines Neurons aus, so verschwinden die entsprechenden Synapsen. Gliafortsätze wachsen an dieser Stelle vor. Es bestehen Hinweise darauf, daß neue Synapsen mit Kollateralen von anderen Leitungsbahnen an der Oberfläche des an Synapsen verarmten Neurons auftreten können.

3.8 *Zusammenfassung*

Synapsen stellen den Ort der **Erregungsübertragung** von einem Neuron auf ein nächstes oder auf ein Erfolgsorgan dar. Daneben vermitteln sie auch wechselseitig **trophische Einflüsse.**

Es gibt elektrische und chemische Synapsen; elektrische Synapsen sind gap junctions. Die Erregungsleitung in diesen symmetrisch gebauten Synapsen erfolgt elektronisch und ist besonders schnell. Chemische Synapsen sind asymmetrisch gebaut und benützen einen chemischen Transmitter für die Signalübermittlung. Der präsynaptische Anteil ist durch den Gehalt synaptischer Bläschen gekennzeichnet, die je nach Synapsentyp hell oder granuliert, rund oder flach und verschieden groß sein können. Bei Erregung treten sie in enge Beziehung zur präsynaptischen Membran. Diese zeigt meist eine subplasmalemmale Verdichtungszone mit konischen Vortreibungen (dense projections) in das präsynaptische Neuroplasma. In vielen Synapsen bilden die dense projections zusammen mit filamentösen Querverbindungen ein regelmäßig gebautes präsynaptisches Gitter, in dessen Maschen synaptische Bläschen zu liegen kommen

(Exo- bzw. Endozytose). Der synaptische Spalt (20–200 nm) ist der Raum zwischen prä- und postsynaptischer Membran und enthält basische Proteine, Mukopolysaccharide und Glykoproteine. Die postsynaptische Membran zeigt meist eine subplasmalemmale Verdichtung. In Gefrierätzabdrücken wurden innerhalb sowohl der prä- als auch der postsynaptischen Membran Partikel gefunden. Möglicherweise entsprechen in der postsynaptischen Membran festgestellte Partikel Molekülkomplexen der transmitterspezifischen Rezeptoren. Die Transmittersubstanz wechselt von Synapse zu Synapse, entsprechend auch der Gehalt einer Synapse an Transmitter-synthetisierenden und Transmitter-abbauenden Enzymen. Ebenso wechseln die Rezeptoren an der postsynaptischen Membran, an die beim Übertragungsvorgang die Transmittermoleküle gebunden werden, was die Öffnung von Ionenkanälen bewirkt oder im Zusammenwirken mit bestimmten Enzymen zur Freisetzung von sekundären Botenstoffen führt. Sekundäre Botenstoffe vermitteln auch Signale an den genetischen Apparat im Zellkern.

Die synaptische Verschaltung kann sehr verschiedenartig sein. Zellkörper, ebenso Dendriten und Axone können sowohl prä- als auch postsynaptische Elemente einer Synapse sein. Am häufigsten kommen axo-dendritische und axo-somatische Synapsen vor. Mehrere Synapsen können zu Komplexen (z.B. synaptischen Glomeruli) zusammengefaßt sein.

4 Gliazellen

4.1 Allgemeines

Der Begriff *Neuroglia* stammt von VIRCHOW und bezeichnet im ursprünglichen Sinn seiner Anwendung das „zellhaltige Material", das im zentralen Nervensystem den Raum zwischen den Nervenzellen ausfüllt und die Nervenzellen von den Blutgefäßen trennt. Die Elektronenmikroskopie hat erwiesen, daß die Neuroglia ausschließlich durch Zellen, nämlich durch *Gliazellen*, repräsentiert wird. Gliazellen füllen den interneuronalen Raum soweit aus, daß zwischen den einzelnen zellulären Elementen des Zentralnervensystems nur noch ein spaltförmiger Interzellularraum übrigbleibt.

Das Verhältnis der Gliazellzahl zur Anzahl der Neurone, der sog. *Gliaindex*, wechselt von Stelle zu Stelle im Nervengewebe stark (1:1 bis 10:1), dabei so regelhaft, daß er als Strukturmerkmal einer gegebenen Region angesehen werden kann. Änderungen des Gliaindex innerhalb einer bestimmten Region treten im Laufe der Entwicklung auf, können aber auch Ausdruck eines pathologischen Prozesses sein [8].

Die Gliazellen unterscheiden sich von Nervenzellen vor allem dadurch, daß sie ihre Teilungsfähigkeit während des ganzen Lebens beibehalten. Auf Grund ihres Reaktions- und Proliferationsvermögens sind sie fähig, sich schnellstens an veränderte Situationen anzupassen, in frei werdende Räume einzuwachsen und nach Schädigungen Narben zu bilden. Sie stellen aber auch einen wichtigen Ausgangspunkt von Tumoren im Zentralnervensystem dar.

Indem sie den vom Neuronennetz freigelassenen Raum ausfüllen, bilden Gliazellen für dieses eine Art Stützgerüst mit isolierender Funktion für die im Nervenzellnetz ablaufenden Erregungsvorgänge und haben Einfluß auf die Zusammensetzung der den interzellulären Raum ausfüllenden Flüssigkeit. Sie metabolisieren Ionen und Transmitter und spielen bei Abwehrvorgängen eine wichtige Rolle. Die Bedeutung der Glia für den neuronalen Apparat und für das Krankheitsgeschehen im Zentralnervensystem ist heute zentrales Thema vieler Forschungsvorhaben. Man kann gespannt der Entdeckung neuer Funktionen entgegenblicken.

Meist werden innerhalb der Neuroglia drei Hauptzelltypen unterschieden:

- Astrozyten (Makroglia)
- Oligodendrogliozyten
- Mikrogliozyten (Mesoglia, HORTEGA-Zellen)

Astro- und **Oligodendrogliazellen** sind, wie Nervenzellen, ektodermaler Herkunft. Die **Mikrogliazellen** dürften aus dem Mesoderm stammen und relativ spät von bindegewebigen Hüllen bzw. von den Gefäßen aus in das zentrale Nervensystem eingewandert sein.

Folgende weitere Zellarten werden der Glia zugerechnet: *Ependymzellen* und Zellen der *Lamina epithelialis choroidea*, *Satelliten-* oder *Kapselzellen* der peripheren Ganglien, SCHWANN-*Zellen* der peripheren Nervenfasern, *Teloglia* der motorischen Endplatten, *Stützzellen* von Sinnesepithelien, Zellen in den Hüllen verschiedener sensibler Endorgane und *Pituizyten* des Hypophysenhinterlappens.

Besonders differenzierte Gliazellen sind schließlich die BERGMANN*schen Stützzellen* und die *gefiederten Zellen* von FANANAS im Kleinhirn (s. Kap. 16.15.2.4) sowie die MÜLLER*schen Zellen* der Retina (s. Kap. 16.24).

Besondere Aufgaben kommen der Glia während der Entwicklung des Nervensystems zu (s. Kap. 16.12).

Glioblasten scheinen im vollentwickelten Gehirn zu persistieren. Sie sind besonders zahlreich in der subependymalen Schicht anzutreffen.

4.2 Astrozyten

Astrozyten [14] finden sich überall im Zentralnervensystem. Sie füllen den gesamten von Nervenzellen, deren Fortsätzen und anderen Gliaelementen freigelassenen Raum bis auf den Extrazellularraum aus. Die Astrozyten sind sternförmige Zellen (Abb. 16.2-40 u. 41). Von einem 10–20 µm großen Zellkörper, der einen großen, rundlichen, chromatinarmen Kern enthält, strahlt eine variable Zahl unterschiedlich langer Fortsätze in die Umgebung aus. Indem sie sich radiär ausbreiten, teilen sich diese Fortsätze weiter auf und formieren schließlich dünne Blätter, die entweder Gruppen von Axonen abgrenzen oder sich an der Umscheidung der synapsenfreien Abschnitte von Perikaryen und Dendriten beteili-

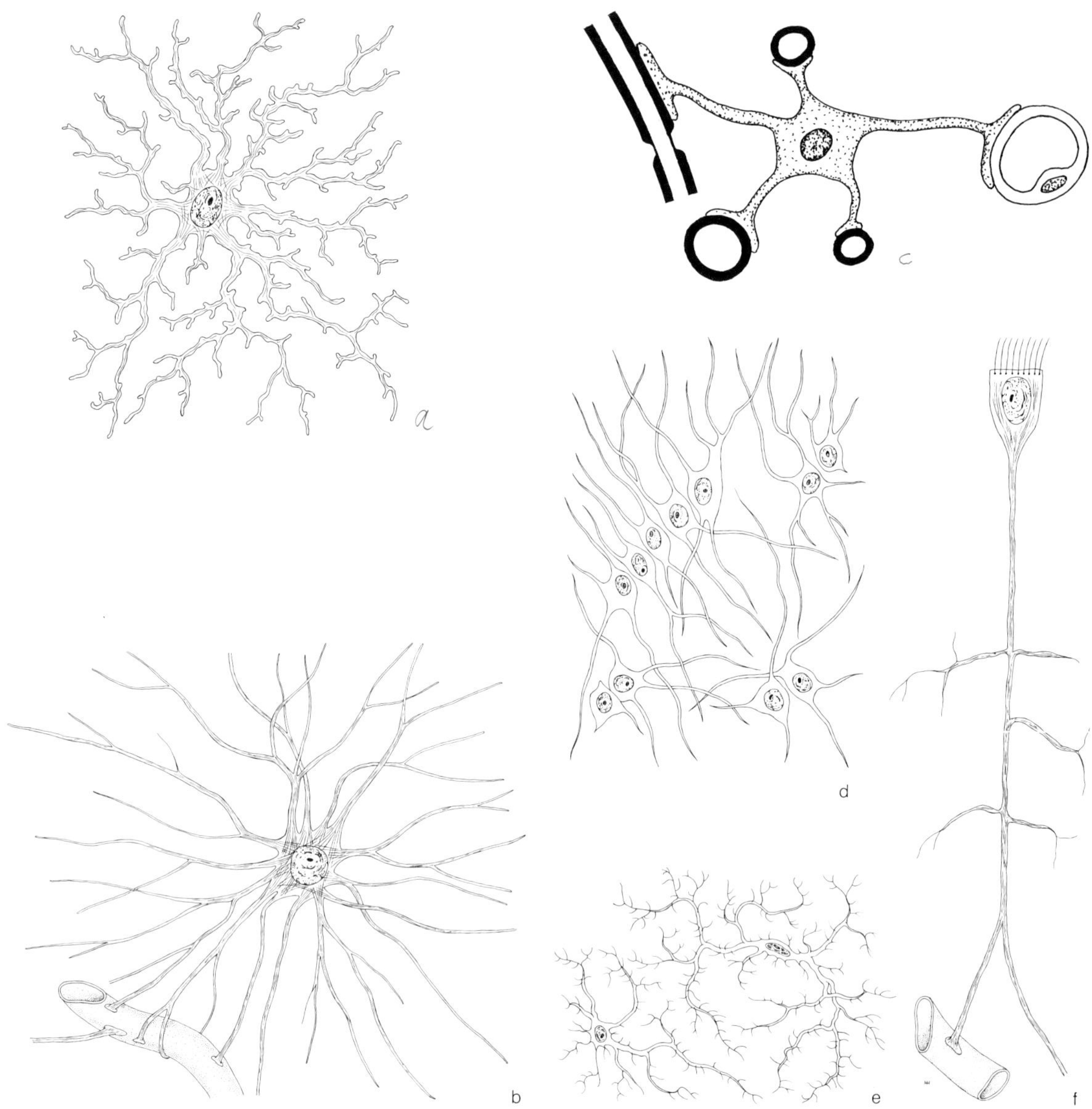

Abb. **16.2-40** Schematische Darstellung des lichtmikroskopischen Bildes verschiedener Zelltypen der Glia. (a) protoplasmatischer Astrozyt, (b) faseriger Astrozyt, (c) Oligodendrogliazelle der grauen Substanz, (d) Oligodendrogliazellen der weißen Substanz (interfaszikuläre Oligodendroglia), (e) Mikrogliazellen, (f) Ependymzelle. (Original: K. Fleischhauer)

gen (Abb. 16.2-42). Hierbei können sich mehrere Astrozytenfortsätze aneinanderlegen und einander überlappen. An der Oberfläche des Zentralnervensystems bilden dicht aneinandergrenzende füßchenartige Ausläufer von Astrozyten eine zusammenhängende Grenzmembran, die **Membrana limitans gliae superficialis** (Abb. 16.2-43 u. 44), die vermittels einer Basallamina an die Pia mater grenzt. In gleicher Weise kommt eine Grenzmembran des Nervengewebes gegenüber den Blutgefäßen zustande: die **Membrana limitans gliae perivascularis** (Abb. 16.2-42 u. 44). Diese ist von der Gefäß- bzw. Kapillarwand durch eine bis zwei Basalmembranlagen getrennt. Zwischen verschiedenen Astrozytenfortsätzen können gap junctions und Desmosomen gesehen werden.

Das Zytoplasma der Astrozyten erscheint im Elektronenmikroskop relativ hell. Es enthält wenig rauhes endoplasmatisches Retikulum und freie Ribosomen, einen mäßig ausgebildeten Golgi-Komplex, einzelne Mitochondrien, einige Lysosomen, lipofuszinähnliche Einlagerungen und gelegentlich Zentriolen. Histochemisch lassen sich verschiedene Enzyme nachweisen, insbesondere eine starke Phosphorylaseaktivität. Charakteristisch ist eine große Zahl von *Glykogengranula*, vor allem in den Fortsätzen, außerdem die Einlagerung von

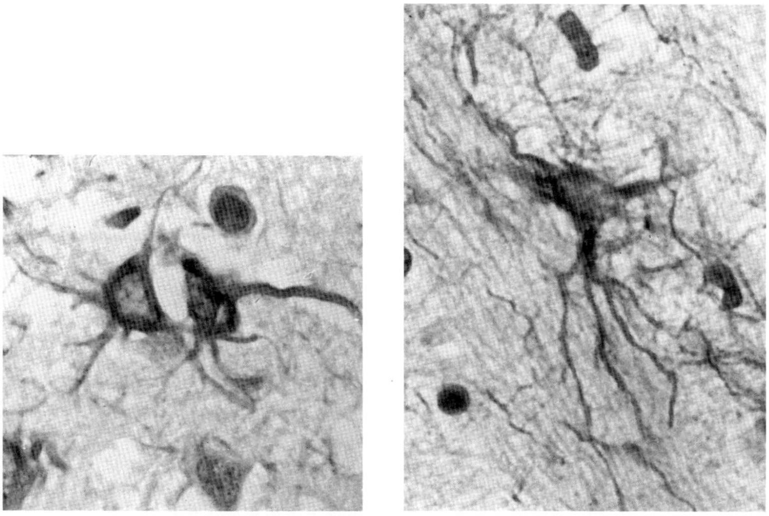

Abb. 16.2-41 Astrogliazellen aus dem unteren Hirnstamm des Menschen. (a) protoplasmatischer Astrozyt, (b) fibrillärer Astrozyt. Immunhistochemischer Nachweis des fibrillären sauren Gliaproteins (GFAP). Vergr. 470fach. (Präparat Dr. Odermatt, Zürich)

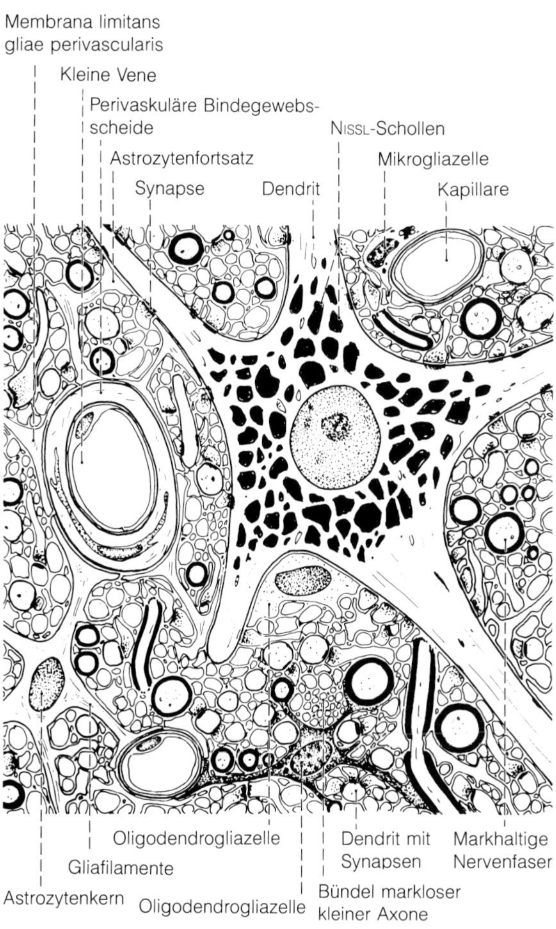

Abb. 16.2-42 Die Bestandteile der grauen Substanz des Nervensystems in elektronenmikroskopischer Auflösung. Vergr. ca. 3600fach. (Original: K. H. Andres)

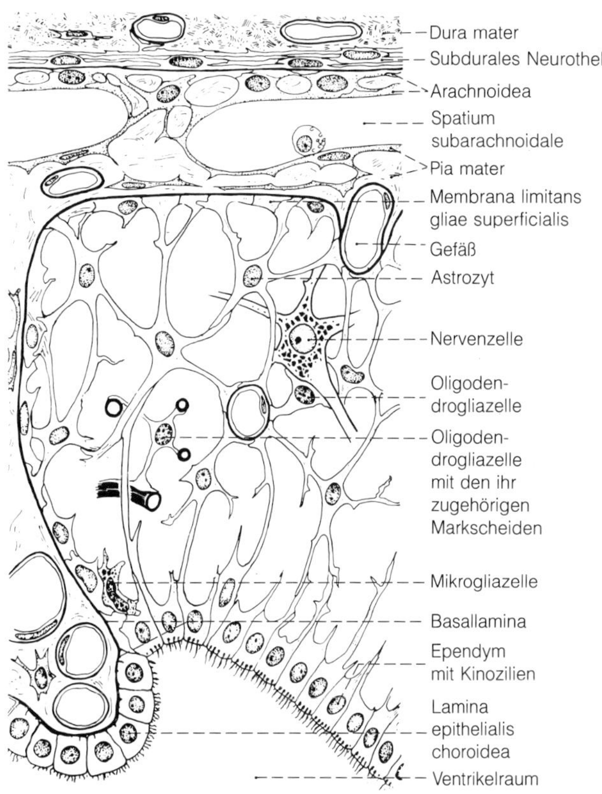

Abb. 16.2-43 Schema der Grenzzonen des Gehirns. In der zentralnervösen Substanz sind die Räume, die von Nervenzellen und Nervenzellfortsätzen eingenommen werden, ausgespart. An der oberen Bildseite sind die Beziehungen der Hirnoberfläche zu den Hirnhäuten dargestellt, an der unteren Seite die Ventrikelgrenzen; links Plexus choroideus, rechts Ependym. (Original: K. H. Andres)

Gliofibrillen, die nach Metallimprägnierung lichtmikroskopisch deutlich hervortreten und elektronenmikroskopisch ihren Aufbau aus Bündeln von 6–9 nm dicken Intermediärfilamenten erkennen lassen. Hauptbestandteil dieser Filamente ist das *fibrilläre saure Glia-Protein* (glial *f*ibrillar *a*cidic *p*rotein – GFAP), Mol.-Gew. 50000, das auch zur Markierung dieser Zellen benützt wird. Die Astrogliazellen der weißen Substanz sind meist besonders reich an Filamenten **(faserige Astrozyten)** (Abb. 16.2-40b); im übrigen haben sie dünne, lange und wenig verzweigte Fortsätze (Langstrahler). Die Astrozyten der grauen Substanz erscheinen hingegen fibrillenärmer **(protoplasmatische Astrozyten)** und haben im allgemeinen kürzere, verschieden stark verzweigte Fortsätze (Abb. 16.2-40a). Protoplasmatische Astrozyten findet man oft in unmittelbarer Nachbarschaft von neuronalen Perikaryen. Andererseits liegen Nervenfasern Astrozytenzellkörpern bzw. ihren Ausläufern eng an und dellen das gliale Plasmalemm oft ein, so daß ein unregelmäßiges Oberflächenrelief zustande kommt.

Besondere Formen von Astrozytenausläufern finden sich an bestimmten Stellen des Gehirns, so im Stratum granulosum des Kleinhirns. Hier entwickeln Astrozyten flügel- oder blattförmige Fortsätze, die größere synaptische Komplexe *(Glomeruli)* von außen einfassen und gegen das übrige Neuropil abgrenzen. An vielen Stellen gibt es blattförmige Fortsätze, die außerordentlich dünn sind (5–20 nm).

Eine charakteristische Membrandifferenzierung der Astrozyten stellen die im Gefrierätzbild schön hervortretenden *orthogonalen Teilchenkomplexe* dar. (MOPCs = *membrane-associated orthogonal particle complexes):* Gruppen von 5 nm großen Teilchen sind zu quadratischen oder rechteckigen Einheiten zusammengefügt. Die Gesamtform dieser Komplexe variiert von Stelle zu Stelle. Sie finden sich besonders reichlich an den Membranae limitans und perivascularis gliae (Abb. 16.2-45).

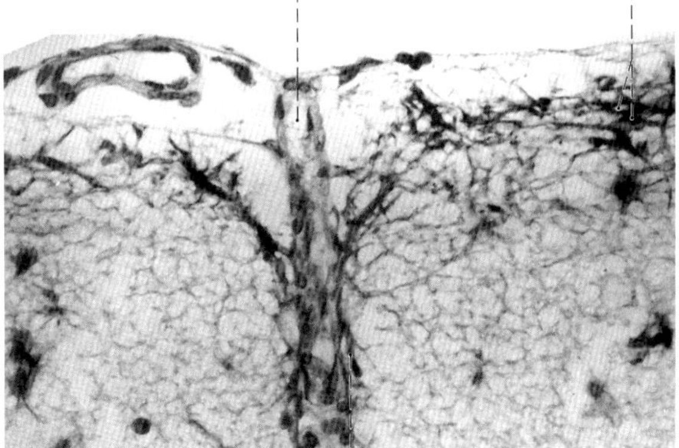

Abb. 16.2-44 Die gliösen Grenzmembranen, dargestellt im Bereich der Eintrittsstelle eines Gefäßes in die Hirnrinde mit Hilfe des immunhistochemischen Nachweises des fibrillären sauren Gliaproteins (GFAP). Vergr. 100fach. (Präparat Dr. ODERMATT, Zürich)

Eine starre Grenze zwischen protoplasmatischer und faseriger Astroglia kann sicher nicht gezogen werden. Wir müssen mit einer großen Anpassungsfähigkeit an lokale Gegebenheiten rechnen, wobei die Interaktionen zwischen Nerven- und Gliazellen eine beträchtliche Rolle spielen. Wenn bestimmte Nervenzellen auf Gliakulturen aus verschiedenen Hirnregionen aufgebracht werden, kann es charakteristische Unterschiede beim Auswachsen der Fortsätze geben.

In Gewebekulturen zeigen Astrozyten eine gewisse **Beweglichkeit** und die Fähigkeit, Fortsätze über beachtliche Distanzen auszusenden.

Im ganzen legen alle morphologischen Studien nahe, daß Astrozyten im Zentralnervensystem wichtige Funktionen an Grenzstellen zwischen verschiedenen Elementen des Zentralnervensystems erfüllen: Sie grenzen Neurone gegenüber der Blutbahn und gegenüber dem Subarachnoidalraum ab, indem ihre Fortsätze hier **Grenzmembranen** (Membranae limitantes) bilden. Sie füllen die von Synapsen und Axonen freigelassenen Zwischenräume aus, indem sie sich neuronalen Zellkörpern, Dendriten und Axonen anlegen. Die so zustandekommende Isolierung einzelner Synapsen scheint für die Eingrenzung der Wirkungen von Transmittern und Ionen bei der synaptischen Transmission Bedeutung zu haben. Überhaupt muß für die Astroglia eine **homöostatisch-regulative Kontrolle** des Extrazellularraumes des Zentralnervensystems angenommen werden. Sie scheint etwa den Überschuß von Kaliumionen im Extrazellularraum durch Aufnahme ins Zytoplasma zu beseitigen, kann verschiedene Transmitter akkumulieren und transportieren, Aminosäuren mit Transmitterwirkung (GABA, Taurin, Glutamat) aufnehmen, speichern, evtl. auch um- und abbauen, wofür die entsprechenden Enzyme bereitstehen [34]. Schließlich exprimieren Astrozyten Rezeptoren für verschiedene Transmitter und Neuromodulatoren und besitzen auch die Botenstoffmoleküle zur Vermittlung der funktionellen Antwort. Da auch β-Adrenorezeptoren an Astrozytenoberflächen nachgewiesen worden sind, wird neuerdings diskutiert, ob die Astroglia der Hirnrinde vielleicht Zielgewebe für das zentrale noradrenerge System darstellte, ob etwa die Freisetzung von Glukose für die Energieproduktion Folge einer adrenergen Innervation der Glia sei. Astroglia kann auch verschiedene **Entgiftungsfunktionen** wahrnehmen. Zeichen von Phagozytoseaktivität finden sich vor allem in fibrösen Astrozyten bei der WALLERschen Degeneration. Im übrigen scheint die Phagozytosefunktion im Zentralnervensystem in erster Linie von der Mikroglia wahrgenommen zu werden.

Derzeit steht auch die **immunologische Bedeutung** der Astroglia im Brennpunkt des Interesses. Astrozyten können Interleukin 1 produzieren und sezernieren. *Interleukin 1* ist wesentlich für die intrazerebrale Aktivierung von T-Lymphozyten. Die Bedeutung der Astrozyten als Antigen-präsentierende Zellen ist nach Untersuchungen mehrerer Forschergruppen wahrscheinlich.

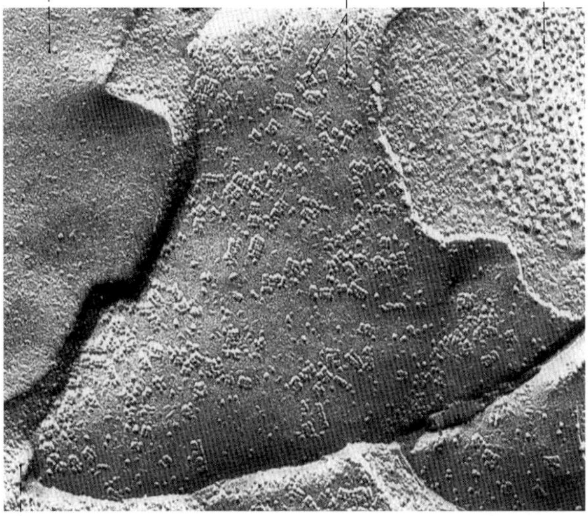

Abb. 16.2-45 Orthogonaler Teilchenkomplex im Plasmalemm eines Astrozyten. Beachte die Beziehungen der orthogonalen Teilchenkomplexe zur Basallamina und die Filamentbündel an der Bruchfläche eines Astrozytenfortsatzes. Rückenmark der Katze. Gefrierätztechnik. Vergr. 60000fach. (Aus SANDRI, V. BUREN u. AKERT [25])

Bei viraler Meningitis und Enzephalitis wurde die Produktion des B-Lymphozyten-stimulierenden Faktors 2 und von γ-Interferon im Zentralnervensystem nachgewiesen [15]. Sicher muß man davon ausgehen, daß die Immunreaktivität des Zentralnervensystems normalerweise minimal ist, was ja auch aus der fehlenden Abstoßungsreaktion fremden Gewebes hervorgeht. Die angeführte immunologische Kompetenz der Astroglia wird erst manifest, wenn die Blut-Hirn-Schranke geschädigt ist.

Eine besondere Bedeutung haben Astrozyten für das Zustandekommen von Narben. Auf verschiedenste Schädigungen des Zentralnervensystems antworten Astrozyten nicht nur mit starker Zellproliferation, sondern auch mit Neubildung und Hypertrophie von Fortsätzen mit reichlich Gliafilamenten. Man spricht von einer **fibrösen Gliose**, deren Umfang in der unmittelbaren Nachbarschaft der Schädigung am größten ist. Mit der Gliose hat das Zentralnervensystem die Möglichkeit, Abszesse oder Infarkte abzugrenzen. Über die funktionelle Bedeutung der zahlreichen an Astrozyten nachgewiesenen Rezeptoren für die verschiedensten Transmitter ist noch wenig bekannt [19].

4.3 Oligodendrogliozyten

Die Oligodendrogliazellen sind kleiner als die Astrozyten (6–8 μm) und haben einen runden oder polygonalen Zellkörper, der zum größten Teil von einem chromatinreichen runden Kern ausgefüllt ist und der peripher dünne Fortsätze in verschiedene Richtungen entsendet (Abb. 16.2-40c). Der schmale Zytoplasmasaum ist in lichtmikroskopischen Routinepräparaten kaum wahrzunehmen. Im Elektronenmikroskop zeigt das Zytoplasma meist eine dichte Struktur, die auf der Einlagerung vieler kleiner Granula beruht. Die Mitochondrien sind klein, rauhes endoplasmatisches Retikulum und GOLGI-Apparat sind verschieden stark entwickelt. Daneben findet man eine große Anzahl von Mikrotubuli. Weder Gliafasern noch Glykogen kommen normalerweise in Oligodendrogliozyten vor. Hingegen finden sich gelegentlich Einschlüsse in Form kristallähnlicher Strukturen oder lamellierter Körperchen. An der Zelloberfläche kommen *gap junctions* und *tight junctions* vor. Oligodendrogliozyten treten in der grauen Substanz als *Satellitenzellen* (oder *perineurale Zellen*) großer Neurone mit deren Perikaryen in unmittelbaren Kontakt. Andererseits findet man sie sowohl in der weißen als auch in der grauen Substanz stets im Bereiche markhaltiger Nervenfasern (intrafaszikuläre Oligodendrogliazellen) (s. Abb. 16.2-13).

Wie bereits näher ausgeführt wurde (S. 236), kommt die Aufgabe der Markscheidenbildung im Zentralnervensystem den Oligodendrogliazellen zu. Wenn sich auch die Markscheidenbildung im zentralen und peripheren Nervensystem nach ähnlichen Prinzipien vollzieht, gibt es doch eine Reihe von Unterschieden: So versieht eine einzige Oligodendrogliazelle jeweils Internodien mehrerer benachbarter Axone mit separaten Myelinscheiden, während eine SCHWANN-Zelle in der Peripherie immer nur einem einzigen Axon zugeordnet ist. Im Gegensatz zu SCHWANN-Zellen sind Oligodendrogliazellen nicht von Basallaminae umgeben. SCHMIDT-LANTERMANNsche Inzisuren kommen im Zentralnervensystem nur selten vor. Schließlich ist auch noch auf die unterschiedliche chemische Zusammensetzung der Myelinscheiden peripherer und zentraler Nervenfasern hinzuweisen. Insbesondere im Stadium der Markscheidenbildung findet man Oligodendrogliozyten in Fasersträngen in Reihen formiert.

Die Oligodendrogliazelle ist aber nicht nur für die Umscheidung zentraler Axone von Bedeutung, sie tritt mit diesen auch trophisch in Wechselbeziehung: Metaboliten können aus der Markscheide ins Axon übertreten und vice versa. Die Gliazellen bilden und regeln das Milieu, in welchem sich die Axone befinden. Geht Myelin pathologischerweise zugrunde, so degeneriert auch das entsprechende Axon. Kürzlich wurden in Oligodendrozyten und im Myelin des Zentralnervensystems der Ratte Membranproteine entdeckt, die Axonwachstum hemmen können [26]. Diese **Nervenwachstumsinhibitoren** könnten der Grund für das fehlende oder nur minimale Regenerationsvermögen im Zentralnervensystem adulter Individuen sein. Auch bei der Wachstumsbremsung und Wachstumsbegrenzung von Leitungsbahnen in der Entwicklung des Gehirns könnte diesen oder ähnlich wirksamen Faktoren eine bedeutsame Rolle zukommen.

Zur spezifischen Markierung von Oligodendrogliazellen können Bestandteile oder Vorläufersubstanzen des Myelins ebenso herangezogen werden wie Nachweise von Enzymen, die bei der Markscheidenbildung eine Rolle spielen. Die Zelloberfläche reifer Oligodendrozyten kann durch das auch in Markscheiden vorkommende Lipid *Galaktocerebrosid* markiert werden.

4.4 Mikrogliozyten (HORTEGA-Zellen, Mesogliazellen)

Insbesondere nach Färbung mit HORTEGAS Silberkarbonatmethode kommt die charakteristische Morphologie von Mikrogliazellen klar zum Ausdruck: Die Zellen sind im ganzen kleiner als Astro- und Oligodendrogliazellen. Das Soma enthält einen länglichen oder dreieckig begrenzten chromatinreichen Kern, der von einem schmalen Saum von Zytoplasma umgeben wird (Abb. 16.2-40e). Es entläßt lange, dünne, wellige Fortsätze, die sich peripher noch weiter teilen. Im Elektronenmikroskop ist das häufige Vorkommen von Lysosomen charakteristisch, ansonsten besteht eine große Ähnlichkeit zu Oligodendrozyten.

In der Entwicklung treten Mikrogliazellen erst mit beginnender Vaskularisierung des Zentralnervensystems auf, und es spricht vieles dafür, daß sie – im Gegensatz zu anderen Gliazellformen – mesenchymaler Herkunft sind *(Mesoglia)* und im Knochenmark gebildet werden. Sie wandern offensichtlich von der Gefäßwand aus in die Hirnsubstanz ein, wo sie sich weiter vermehren können. Ihre Zahl soll sehr wechseln. Im ganzen machen sie im Hirn durchschnittlich nicht mehr als 10% der gesamten Neuroglia aus. Sie finden sich in der Umgebung neuraler Perikaryen, entlang von Nervenfasern und Blutgefäßen sowie in Ventrikelnähe.

Indem sie Vitalfarbstoffe aufnehmen und Lipide, Eisen und andere Stoffe speichern können, verhalten sich Mikrogliazellen wie **Makrophagen** im Bindegewebe. Bei entzündlichen oder degenerativen Vorgängen im Gehirn scheinen sie schnell aktivierbar zu sein. Sie können an die Stelle der Schädigung wandern, proliferieren und zugrundegehendes Material phagozytieren (**Abraumzellen**); sie scheinen auch an der Verdrängung und Beseitigung degenerierender Synapsen an der Oberfläche neuronaler Zellkörper beteiligt zu sein. Sie wachsen in Gegenwart des Makrophagen-Kolonie-stimulierenden Faktors und können nach entsprechender Stimulation als Antigen-präsentierende Zellen zur Aktivierung von T-Lymphozyten dienen [15]. Morphologisch wird oft zwischen „ruhenden" und „aktivierten" Mikrogliazellen unterschieden. Nur letztere sollen amöboid beweglich sein und Lysosomen enthalten.

Eine Zusammenstellung der für die histologische Differentialdiagnose wichtigen Merkmale der verschiedenen Gliazelltypen findet sich in Tabelle 16.2-4. Bezüglich Ependym und Plexus choroideus s. Kap. 16.10.

4.5 *Blut-Hirn-Schranke*

Als Blut-Hirn-Schranke wird eine für Gehirn und Rückenmark bedeutungsvolle Barriere zwischen der Blutbahn und dem Extrazellularraum des Zentralnervensystems bezeichnet, die bestimmte Stoffe hindurchläßt, anderen jedoch, die die Hirnfunktion stören könnten, den Durchtritt verwehrt. Ihre Existenz wird offenbar, wenn etwa der saure halbkolloidale Farbstoff Trypanblau intravenös injiziert wird und es in der Folge zu einer mehr oder weniger starken Anfärbung aller Organe und Gewebe des Körpers kommt, nicht jedoch des Zentralnervensystems mit Ausnahme einiger besonderer Stellen. Injiziert man umgekehrt diesen Farbstoff in den Liquorraum, so kommt es zur Anfärbung des Gehirns, ohne daß der Farbstoff in die Blutbahn gelangt. Was ist das morphologische Substrat dieser Blut-Hirn-Schranke? Die Blutbahn ist vom Extrazellularraum des Nervensystems durch **Kapillarendothel, Basallamina und Membrana perivascularis gliae** geschieden (Abb. 16.2-46). Letztere bedeckt allerdings nur rund 85% der Kapillaroberfläche. Markierungsversuche mit Lanthanhydroxyd, Ferritin, Meerrettichperoxidase und Mikroperoxidase haben ergeben, daß die Moleküle der genannten Substanzen das **Endothel** der Hirnkapillaren nicht passieren können, gleichgültig ob diese Substanzen in die Blutbahn oder in das Liquorsystem eingebracht worden sind. Dies hängt mit den Besonderheiten des Endothels dieser Kapillaren zusammen: dem Vorhandensein von kontinuierlichen tight junctions zwischen den Endothelzellen, spezifischen Anionendomänen an den Endotheloberflächen und dem Fehlen eines transzellulären, vesikulären Transportsystems[2].

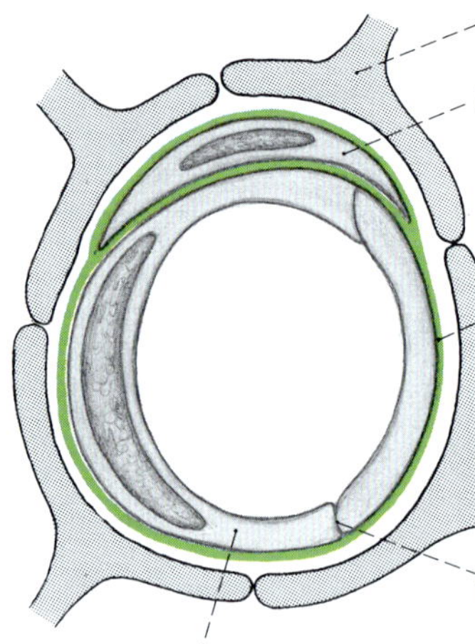

Abb. 16.2-46 Blut-Hirn-Schranke. Fortsätze mehrerer Astrogliazellen fügen sich zur Membrana limitans gliae perivascularis zusammen. Grün: Basallamina.

Wenn die Wand der Hirnkapillaren eine effiziente Barriere darstellt, erhebt sich die Frage: Wie gelangen die vom Gehirn benötigten Nährstoffe aus dem Blut in das Hirngewebe? Es konnte gezeigt werden, daß **lipidlösliche** Moleküle ohne Schwierigkeiten die Barriere überwinden. **Wasserlösliche** Substanzen wie etwa Glukose, die Hauptenergiequelle des Gehirns, die nicht durch die Barriere diffundieren können, werden durch spezifische Transportsysteme durchgeschleust. Diese bestehen aus Proteinen, die im luminalen oder abluminalen Plasmalemm der Endothelzellen oder in beiden liegen. Sie sind so spezifisch, daß sie zwischen Stereoisomeren unterscheiden können. Sie transportieren nur D-Glukose, nicht aber L-Glukose. Andere Transportproteine schleusen längere Aminosäuren durch, nicht aber kürzere, die im Hirn selbst synthetisiert werden. Bedeutsam ist auch die Barrierefunktion für Ionen. So muß etwa die Konzentration von Kaliumionen, die stark in das synaptische Geschehen eingreifen können, im Interzellularraum des Gehirns niedrig gehalten werden. Kalium kann im

[2] Kapillaren dieser Art wurden auch noch in der Retina, in der Iris, im Innenohr und im Endoneurium peripherer Nerven gefunden.

Tabelle 16.2-4 Histologische Merkmale der Haupttypen von Gliazellen

	Astrozyten (Makroglia)	**Oligodendroglia**	**Mikrogliozyten**
Oberflächenmembran	*gap junctions*, orthogonale Partikelkomplexe	*gap* und *tight junctions*, runde bis längliche intramembranöse Partikel	
Soma	10–20 μm rund bis polygonal, veränderlich, Zytoplasma hell, organellenarm, enthält Gliofibrillen, Bündel von Intermediärfilamenten, Glykogen	6–8 μm, rund bis polygonal, Zytoplasma bildet schmalen Saum, dicht, viele kleine Granula, kleine Mitochondrien, Ergastoplasma, freie Ribosomen, Mikrotubuli	vielgestaltig, meist länglich, Zytoplasma dicht, Granula, Lysosomen, verschiedene Einschlüsse
Kern	rund bis oval, chromatinarm	rund bis oval, chromatinreich	unregelmäßig, meist länglich, chromatinreich
Fortsätze	radiär vom Soma ausgehend (bei protoplasmatischen Astrozyten kurz, breit, stärker verzweigt); Gliofibrillen, sonst wenig Organellen	dünn, in verschiedene Richtungen, wenige Organellen	funktionsabhängig, meist lang, dünn, wellig; viele Organellen
Herkunft	Neuroektoderm	Neuroektoderm	Mesoderm
Auftreten	überall im ZNS, Fortsätze bilden Membrana limitans gliae superficialis und Membrana limitans gliae perivascularis; enge Beziehung zur Oberfläche von Neuronen, Umhüllung von synaptischen Glomeruli	in grauer und weißer Substanz besonders interfaszikulär (Markscheidenbildner), in grauer Substanz auch neuronale Satellitenzellen	in Nähe neuronaler Perikaryen, von Nervenfasern und Blutgefäßen, Ventrikelnähe; proliferieren als Antwort auf Schädigungen; bilden Abraumzellen; können Antikörper präsentieren

Zellinneren transportiert und mit Hilfe einer membrangebundenen (Na^+-K^+-)ATPase gegen einen Konzentrationsgradienten hinausgepumpt werden. Das Endothel der Hirnkapillaren kann auch Stoffe aus dem Blut aufnehmen und metabolisieren.

Die spezifischen Leistungen der Endothelzellen der Hirnkapillaren hängen mit einer besonderen Ausstattung mit entsprechenden Organellen und Molekülen zusammen: viel höherer Mitochondriengehalt als in Endothelzellen der meisten anderen Kapillaren; hohe Aktivitäten oxidativer wie hydrolytischer Enzyme; membrangebundene (Na^+-K^+-)ATPase, hochspezifische Transportsysteme in den Membranen.

Diese Ausstattung sowie die besondere Verbindungsweise der Endothelzellen der Hirnkapillaren durch kontinuierliche tight junctions sind nicht als Hinweis darauf aufzufassen, daß hier a priori eine besondere Endothelzellinie vorliegt. Es konnte klar gezeigt werden, daß die Expression von Blut-Hirn-Schranken-Eigenschaften in Endothelzellen durch die umgebenden **Astrozyten** induziert wird.

Die Blut-Hirn-Schranke hat wichtige medizinische Implikationen. So ist die Verabreichung des bei der Parkinson-Krankheit fehlenden oder verminderten Transmitters Dopamin zwecklos, da Dopamin die Barriere in Richtung Gehirn nicht passieren kann. Hingegen kann die Aminosäure L-DOPA über ein Aminosäure-Transportsystem eingeschleust und als Substitutionstherapie verwendet werden, wenn auch ein Teil von ihr im Endothel metabolisiert und zurückbehalten wird. Alkohol kann auf Grund seiner Lipidlöslichkeit die Barriere leicht überwinden. Das gleiche gilt für Heroin, das im Gegensatz zu Morphin eine hohe Lipidlöslichkeit aufzuweisen hat. Im Bemühen, verschiedene wasserlösliche Medikamente in das Gehirn einzubringen, versucht man die Blut-Hirn-Schranke reversibel zu öffnen.

Die Blut-Hirn-Schranke fehlt im Bereich der zirkumventrikulären Organe (s. Kap. 16.16). Aber auch Bereiche peripherer Nervenendigungen sensorischer Neurone und der N. opticus da, wo er die Sklera durchbricht, sind schrankenfrei.

4.6 *Extrazellularraum des Gehirns*

Über das Ausmaß des Extrazellularraumes des Gehirns bestehen noch sehr uneinheitliche Ansichten. Würde man davon ausgehen, daß der zwischen Nervenzellen, Gliazellen und deren Fortsatzsystemen befindliche Interzellularspalt durchschnittlich immer 20 nm breit wäre, wie die Ergebnisse nach Routinefixation für die Elektronenmikroskopie suggerieren, würde der gesamte Extrazellularraum nur wenige Prozent des Hirnvolumens ausmachen. Neuere physiologische Schätzungen belaufen sich aber auf etwa 18%. Die den Extrazellularraum des Gehirns ausfüllende Flüssigkeit hat die gleiche Zusammensetzung wie der Liquor cerebrospinalis. Liquor kann sowohl von seiten der Ventrikel als auch von der Hirnoberfläche her in die Hirnsubstanz eintreten und letztlich im Extrazellularraum bis zur Kapillarwand vordringen, die dann auch als Blut-Liquor-Schranke aufgefaßt werden kann.

Der Extrazellularraum bei Feten und Neugeborenen dürfte größer sein. Vielleicht können sich deshalb schrankenpflichtige Stoffe, die den Extrazellularraum an schrankenfreien Stellen erreichen, bei Feten über größere Hirnareale ausbreiten.

5 Reaktionen von Neuronen auf Schädigungen

Schädigungen des Nervensystems sind, verglichen mit Schädigungen zahlreicher anderer Gewebe, deshalb folgenschwer, weil ausgereifte Nervenzellen das Teilungsvermögen eingebüßt haben, eine ausgefallene Nervenzelle somit nicht ersetzt werden kann. Ob ein geschädigtes Neuron dem Zelltod anheimfällt, hängt von der Schwere der Schädigung und von der Stelle des Neurons ab, die betroffen ist. Von Art und Schwere der Schädigung hängt es auch ab, ob morphologisch Zeichen der Veränderung wahrgenommen werden können. Die eindeutige Abgrenzung morphologischer Manifestationen normaler Zelldynamik gegen pathologisches Geschehen ist nicht immer ohne weiteres möglich. Auch muß bei der Beurteilung experimentell gesetzter oder pathologischerweise auftretender Schädigungen ins Kalkül gezogen werden, daß natürlicher Zelltod im normalen Zentralnervensystem vorkommt, ja in der Entwicklung sogar eine bedeutende Rolle spielt. Bei der elektronenmikroskopischen Exploration normaler Querschnitte von Nerven findet man immer wieder Axone mit Zeichen der Degeneration.

5.1 Schädigung des Zellkörpers

Da der Zellkörper das trophische Zentrum des Neurons ist, wirkt sich eine Schädigung des Zellkörpers immer auch auf sämtliche Zellfortsätze aus. Ist die Schädigung so schwer, daß es zum Untergang des Zellkörpers kommt, degenerieren in der Folge auch sämtliche Dendriten, der Neurit und die dem betroffenen Neuron zugehörigen synaptischen Endigungen. Ein Zellkörper kann auch mit morphologisch faßbaren Veränderungen reagieren, wenn er nicht selbst, sondern sein Axon geschädigt wird **(retrograde Veränderungen)**. In bestimmten Regionen und unter bestimmten Umständen reagiert ein Zellkörper auch dann, wenn vorgeschaltete Neurone degenerieren **(anterograde transneurale Veränderungen)**. Von **retrograden transneuralen Veränderungen** spricht man umgekehrt dann, wenn die Degeneration einer Nervenzelle ein vorgeschaltetes Neuron in Mitleidenschaft zieht (Abb. 16.2-47).

5.2 Schädigung des Axons

Eine Durchtrennung oder andere lokale Schädigung eines Axons hat Veränderungen zu beiden Seiten der Schädigungsstelle zur Folge: Anterograde Veränderungen betreffen den distal von der Schädigungsstelle gelegenen (Soma-fernen) Teil des Axons, retrograde Veränderungen den proximal von der Schädigungsstelle gelegenen Teil des Axons, evtl. auch den Zellkörper und die Dendriten (Abb. 16.2-47).

5.3 Anterograde Veränderungen

Der Degenerationsprozeß, der den distal von einer Schädigungsstelle liegenden Teil eines Neuriten erfaßt, wird als WALLERsche *Degeneration* bezeichnet. Diese betrifft Axon, Markscheiden und Synapsen. Im Axon werden oft sehr bald nach der Schädigung Mitochondrienakkumulationen im Bereich von RANVIERschen Schnürringen beobachtet; später kommt es zum Zerfall von Mitochondrien, axoplasmatischem Retikulum und Strukturen des Zytoskelettes. Die Neurofibrillen verlieren ihre normale Anfärbbarkeit und zerfallen innerhalb einiger Tage in körniges Material. Das Axon als ganzes erscheint nach etwa 12 Stunden geschwollen und unregelmäßig begrenzt. Es zerfällt dann in Bruchstücke, von denen einige noch nach Tagen, ja gar nach Wochen erkennbar sein können.

Die Degeneration erfaßt naturgemäß auch die Endverzweigungen des Axons und die präsynaptischen

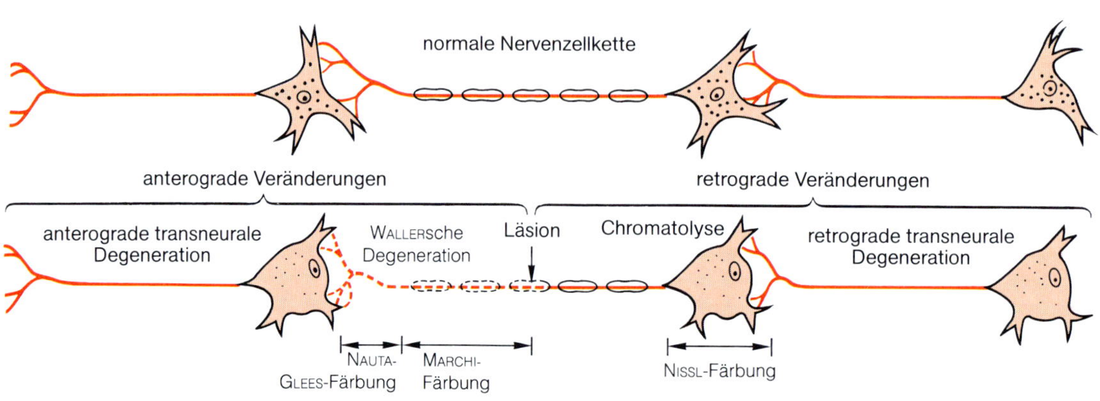

Abb. 16.2-47 Schema der Strukturveränderungen von Nervenzellen nach Axonschädigung. Man orientiere sich an den Veränderungen der NISSL-Schollen gegenüber dem Normalzustand. Weitere Erklärung s. Text. (Modifiziert nach GRAY [17])

Endkölbchen. Die Endästchen degenerierender Nervenfasern können im Stadium der Degeneration mit besonderen Silberimprägnationsmethoden gefärbt werden (s. Kap. 16.3.2.1). Mit den Veränderungen des Axons gehen solche der Markscheiden einher. Ungefähr zwei Tage nach Schädigung eines Nervs treten an verschiedenen Stellen Einschnürungen auf, worauf die Markscheide zunächst in größere längliche, später in kleinere ellipsoide und kugelförmige Fragmente zerfällt (Abb. 16.2-48). Infolge Veränderungen der chemischen Zusammensetzung des Myelins ändern sich auch dessen Färbeeigenschaften: So tritt ein bis drei Wochen nach der Durchtrennung des Nervs eine auffällige Färbbarkeit der Zerfallsprodukte des Myelins mit Osmiumsäure nach vorheriger Chromsäurebehandlung ein (MARCHI-Methode) (Abb. 16.3-5). Im Elektronenmikroskop werden erste Anzeichen der Markscheidendegeneration bereits einen Tag nach der Schädigung erkennbar. Sie bestehen in einer gewissen Lockerung in der Anordnung der Myelinlamellen. Nach einigen Tagen kommt es zur Desintegration des Myelins. Etwa am vierten Tag setzt eine enorme Proliferation und Hypertrophie von SCHWANN-Zellen ein, die über drei Wochen anhält und zu einer Vervielfachung ihrer Zahl führt. Die ribosomenreichen proliferierenden SCHWANN-Zellen legen sich in Reihen hintereinander und füllen schließlich zur Gänze den vom Endoneurium umschlossenen ursprünglichen Nervenfaserkanal (HANKEN-BÜNGNER*sche Bänder*). Es kommt zur Bildung zahlreicher neuer, stark gefalteter Basallaminae. Zwischen diesen bzw. zwischen SCHWANN-Zellfortsätzen entstehen recht komplexe Extrazellularräume, die mit extrazellulärer Matrix gefüllt sind und in die später, während des Regenerationsprozesses, neue Axone einsprossen. Abbau und Entfernung degenerierter Nervenbestandteile obliegt den SCHWANN-Zellen und nicht dem endoneuralen Bindegewebe. Letzteres reagiert mit einer gewissen Vermehrung kollagener Fibrillen im Bereich um die degenerierenden Nervenfasern.

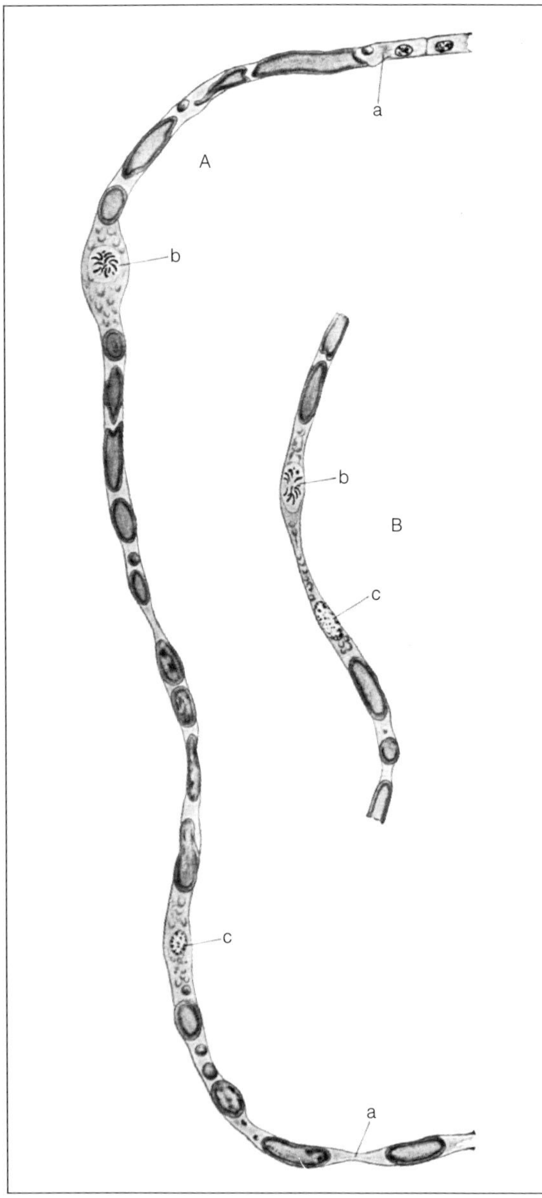

Abb. 16.2-48 A = Nervenfaser 4 Tage, B = 7 Tage nach einer Quetschung. a = RANVIERscher Schnürring, b = Teilung eines SCHWANNschen Kernes, c = SCHWANNscher Kern, zur Teilung ansetzend. (Nach HANKEN [18])

5.4 Retrograde Veränderungen

Der Zellkörper reagiert auf eine Axonschädigung in verschiedener Weise. Das Ausmaß der Reaktion hängt vor allem von der Entfernung der Läsionsstelle vom Zellkörper ab. Ist das Axon nahe dem Zellkörper geschädigt oder durchtrennt, kann die Nervenzelle ganz zugrunde gehen. Weiter peripher erfolgende Axonschädigungen führen in der Regel zu reversiblen Veränderungen des Zellkörpers. Ein bis zwei Wochen nach Axondurchtrennung kommt es aufgrund starker Wasseraufnahme zu einer Vergrößerung und Abrundung des Zellkörpers. Der Kern wird in die Zellperipherie verlagert und verformt. Die NISSL-Schollen zerfallen in staubförmige Teilchen und entziehen sich eventuell vollkommen der lichtmikroskopischen Erfassung (Chromatolyse oder Tigrolyse) (Abb. 16.2-49). Die Chromatolyse beginnt etwa drei Tage nach der Läsion im Zellzentrum und schreitet peripherwärts fort. Sie erreicht am 12.–14. Tag ihren Höhepunkt. Die lichtmikroskopisch im Zellkörper erfaßbaren morphologischen Reaktionszeichen werden nach NISSL als **primäre Reizung** bezeichnet. Diese ist Ausdruck verstärkter Stoffwechselaktivität der betroffenen Zelle. Sowohl die Aktivität lysosomaler Enzyme als auch die Syntheserate von Proteinen und Nukleinsäuren sind gesteigert. Elektronenmikroskopisch erscheint das granulierte endoplasmatische Retikulum anders verteilt, Lysosomen, Mitochondrien und freie Ribosomen sind in bestimmten Phasen der erwähnten Reaktion

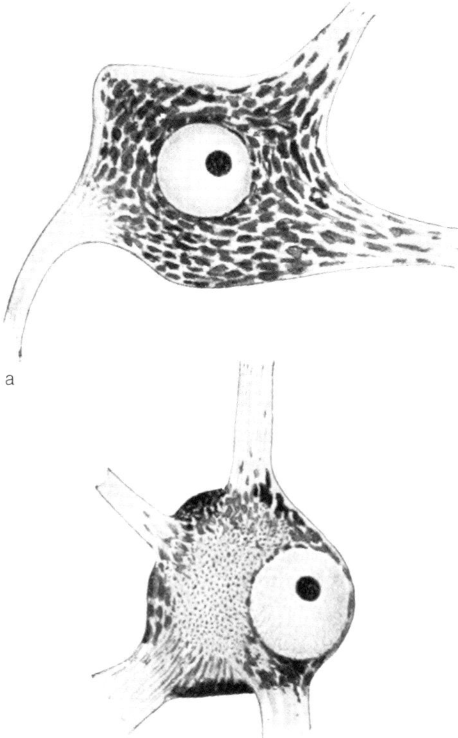

a

b

Abb. 16.2-49 Normale (a) und degenerierende (b) Ganglienzelle (Hund). Beachte das Verhalten der NISSL-Schollen. (Nach BOEKE [7])

stark vermehrt, verschiedene Enzymaktivitäten verändert. Neben den Veränderungen im Zellkörper des geschädigten Neurons ist auch eine proliferative Aktivität der angrenzenden Glia, insbesondere von Mikrogliazellen, festzustellen. Bereits wenige Tage nach der Axonschädigung findet man die Oberfläche des Zellsomas zum größten Teil von Gliazellen bedeckt, wobei es offensichtlich zur **Abdrängung synaptischer Endknöpfe** gekommen ist. Ein geschädigtes Neuron verliert somit einen Teil der axosomatischen Information.

5.5 Regeneration

Hat eine Nervenzelle des peripheren Nervensystems die Schädigung oder Durchtrennung ihres Axons überlebt, so setzt ein Regenerationsprozeß ein, der schließlich zur Reinnervation des betroffenen Organs führen kann. Für den erfolgreichen Ablauf eines Reinnervationsprozesses ist das Vorhandensein von Leitstrukturen für die neu auswachsenden Axone – intaktgebliebene Endoneurialkanäle bzw. HANKEN-BÜNGNERsche Bänder – sehr wichtig. Die hier vorhandenen Elemente (SCHWANN-Zellen, extrazelluläre Matrix) fördern das Auswachsen von Axonen. Vermehrt finden sich hier Nervenwachstumsfaktor, Zelladhäsionsmoleküle und andere trophische Faktoren.

Der Normalisierungsvorgang im Bereich des **Zellkörpers** wird lichtmikroskopisch in der dritten Woche nach der Schädigung manifest: Die Schwellung nimmt ab, der Kern verlagert sich wieder zentralwärts, und NISSL-Schollen werden wieder – anfangs in Kernnähe – deutlich sichtbar. Die volle Normalisierung kann mehrere Monate in Anspruch nehmen.

An der **Läsionsstelle** kann man bereits kurz nach der Verletzung Anschwellungen der peripheren Enden der proximalen Axonstümpfe erkennen. Man spricht von **Wachstumskegeln,** deren Auftreten neues Auswachsen axonaler Substanz signalisiert. Aus den Wachstumskegeln sproßt eine Anzahl dünner Fortsätze aus, die in verschiedener Richtung in das umgebende Gewebe einwachsen (Abb. 16.2-50). Viele dieser im Narbengewebe „sich vortastenden“ Sprosse gehen jedoch wieder zugrunde. Jene aussprossenden Fasern aber, die den degenerierten oder in Degeneration befindlichen distalen Nervenstumpf erreichen, wachsen in diesem distalwärts. Von den eingewachsenen Axonsprossen bleibt aber letzten Endes jeweils nur einer erhalten. Dieser wird dicker und von den SCHWANN-Zellen der Leitstruktur ummarkt. Indem er in distaler Richtung mit einer Geschwindigkeit von 1–4 mm/Tag weiterwächst, erreicht er schließlich das Erfolgsorgan. Ist das Längenwachstum beendet, nimmt die ursprünglich 0,5–3 µm dicke, regenerierende Faser an Kaliber zu, wobei auch die Markscheide entsprechend dicker wird. Die Internodien regenerierter Nervenfasern erreichen bei erwachsenen Individuen nicht die Länge normaler Fasern. Sie werden in der Regel nicht länger als 300 µm.

Die als Folge der Verletzung einsetzende Umwandlung des lädierten Axonteils in einen Wachstumskegel hängt offensichtlich mit den nicht zum Stillstand gekommenen Bewegungen der axonalen Zytoplasmasäule zusammen. Der Wachstumskegel enthält viele Vesikel und Mitochondrien. An den Rändern und in vielen feinen Fortsätzen befindet sich ein dichtes Netz von Aktinfilamenten, die für die Bewegung wichtig sind. Sobald der Wachstumskegel sein Zielgebiet erreicht hat und es zur Reinnervation des Zielgewebes kommt, wandelt er sich in präsynaptische Endkolben um.

Im zeitlichen Ablauf überlappen die Vorgänge der Degeneration und Regeneration einander oft beträchtlich. Das Aussprossen neuer Axonfortsätze setzt meist zu einem Zeitpunkt ein, da der Abbau der Axone und Markscheiden des peripheren Nervenstumpfes noch nicht abgeschlossen ist und bevor die Chromatolyse im Perikaryon ihren Höhepunkt erreicht hat. Der gesamte Regenerationsablauf nimmt eine Zeit von drei bis sechs Monaten ein. Doch kommen viel kürzere und auch viel längere Zeiten in Betracht. Die Dauer des Regenerationsprozesses hängt vor allem von der Zeitspanne ab, innerhalb deren die auswachsenden Axonsprosse die alten Leitstrukturen erreichen; naturgemäß spielen die Länge des neuzubildenden Nervenstückes und allfällige, störend wirkende Narbenbildungen eine Rolle.

Ist ein Nerv nur teilgeschädigt, so können von RANVIERschen Schnürringen intakt gebliebener Nervenfasern seitlich Ästchen aussprossen und in die SCHWANN-Scheiden benachbarter degenerierender Fasern einwachsen. Dieser Vorgang wird als **kollaterale Nervenregeneration** bezeichnet.

Bei Schädigung eines Muskelnervs kann der betroffene Muskel von Nervenästen eines benachbarten Muskels reinnerviert werden. Auf dem Weg der kollateralen Nervenregeneration können in so einem Fall von Schnürringen des terminalen Verzweigungsbaumes der Nervenfasern des intakten Muskels neue Axone aussprossen, die in den denervierten Muskel einwachsen. Derartige Reinnervationsvorgänge können auch bei Poliomyelitis-bedingten Muskelausfällen reparative Bedeutung haben. Natürlich kann nicht erwartet werden, daß die volle Funktionstüchtigkeit im ursprünglichen Sinn wiederhergestellt wird.

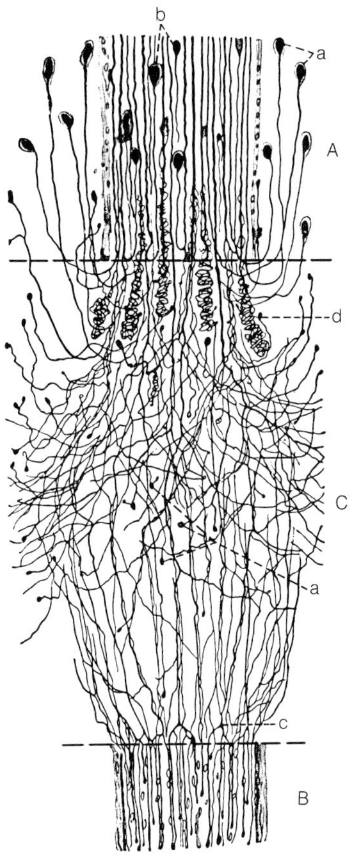

Abb. 16.2-50 Schema eines regenerierenden Nervs. A = zentrales Ende, B = peripheres Stück, C = Narbe. a = Wachstumskegel, b = Wachstumskegel, rückläufig in den zentralen Stumpf hineinwachsend, c = Anschluß einer neugebildeten und sich aufsplitternden Faser an den peripheren Stumpf, d = spiralig geformte Enden wegbehinderter Fasern. (Nach Cajal [11])

Kollaterale Nervenregeneration wurde im peripheren und zentralen Nervensystem beschrieben.

Finden die vom zentralen Stumpf eines durchtrennten Nervs aussprossenden Axonfortsätze nicht ihren Weg, sei es, daß der periphere Stumpf zu weit entfernt ist, sei es, daß eine ungünstige gewebliche Konstellation das weitere Vorwachsen verhindert, so kann es zur Bildung eines geschwulstartigen Knotens, eines **Amputationsneuroms**, kommen.

Für einen erfolgreichen Regenerationsvorgang, der die nach Nervendurchtrennung verlorengegangene Funktion einigermaßen wiederbringt, ist eine saubere Nervennaht eine wichtige Hilfe. Hierbei sollen Epineurium und vor allem die Perineuralscheiden der beiden Stümpfe unter bestmöglicher Berücksichtigung der Topographie miteinander verbunden werden. Liegen die beiden Stümpfe zu weit voneinander entfernt, so kann die Distanz durch Einfügen eines autologen Nerventransplantats überbrückt werden.

Im **Zentralnervensystem** verläuft die Degeneration von Nervenfasern nach dem gleichen Prinzip wie im peripheren Nervensystem. Der Degenerationsprozeß erstreckt sich über eine längere Zeit, wie auch die Beseitigung der Abfallprodukte wesentlich länger dauert als im peripheren Nervensystem. Dicke Fasern degenerieren schneller als dünne.

Die Frage der Regenerationsmöglichkeiten zentralnervösen Gewebes beschäftigt heute viele Forschergruppen. Leider haben die so häufig vorkommenden Querschnittsverletzungen des Rückenmarks immer noch keine echten Heilungschancen. Morphologische und physiologische Studien legen zwar dar, daß die zentralen Stümpfe von durchtrennten Axonen im Zentralnervensystem die Tendenz zu neuem Auswachsen zeigen, aber das regenerative Axonwachstum zumindest bei markhaltigen längeren Nervenfasern nicht über 0,5–1 mm hinauskommt, obwohl das Vorkommen neurotroper Faktoren wie NGF *(nerve growth factor)*, BDNF *(brain-derived neurotrophic factor)*, CNTF *(ciliary neurotrophic factor)* und FGF *(fibroblast growth factor)* im Gehirn nachgewiesen ist. Das Axonwachstum im Zentralnervensystem wird offensichtlich von wachstumshemmenden Proteinen, wie sie in Ratten-Oligodendrozyten und zentralen Markscheiden lokalisiert worden sind, verhindert [26]. Weitere Hindernisse sind Dislokationen, posttraumatische Narbenbildung und Schädigung der Blutversorgung.

Experimente, bei denen periphere Nervenfragmente in das Zentralnervensystem eingepflanzt worden sind, zeigten, daß die zentralen Stümpfe durchtrennter zentraler Axone, die im zentralnervösen Milieu nicht neu auswachsen können, im eingepflanzten peripheren Nervenfragment sehr wohl zu wachsen beginnen und über lange Strecken an Länge zunehmen. Sind die peripheren Leitstrukturen so eingepflanzt, daß die Axone ihre natürlichen Zielgewebe erreichen, so kommt es dort auch zur Ausbildung funktionierender Synapsen [1]. Die Zukunft wird weisen, ob Eingriffe dieser Art bzw. Hemmung wachstumsinhibitorischer Faktoren beim Menschen den Weg zu Regenerationsmöglichkeiten im zentralnervösen Gewebe eröffnen werden. Sicherlich hat die Natur ihre „Gründe", regeneratives Wachstum im Zentralnervensystem des adulten Menschen zu verhindern. Der Bauplan des unvorstellbar komplex vernetzten Gehirns ist festgelegt, so daß nur kleine punktuelle Strukturänderungen möglich erscheinen. Solche werden unter dem Begriff „Plastizität" subsumiert. Weiterführende Literatur ist in [22] zusammengefaßt.

Literatur

[1] AGUAYO, A. J., M. P. VILLEGAS-PEREZ, M. VIDAL-SANZ, D. CARTER, G. M. BRAY: Influences of non-neuronal tissues on the regeneration of injured nerve cells in the central nervous system of adult mammals. In: BURGER, M., B. SORSAT, R. M. ZINKERNAGEL (eds.): Cell to Cell Interaction, pp. 40–61. Karger, Basel 1990.

[2] AKERT, K.: Dynamic aspects of synaptic ultrastructure. Brain Res. 49 (1973) 511–518.

[3] AKERT, K., H. MOOR, K. PFENNINGER, C. SANDRI: Contributions of new impregnation methods and freeze etching to the problems of synaptic fine structure. In: AKERT, K., P. G. WASER (eds.): Progress in Brain Research, 31. Mechanisms of Synaptic Transmission, pp. 223–240. Elsevier, Amsterdam 1969.

[4] BAUMGARTEN, H. G., A. F. HOLSTEIN, CH. OWMAN: Auerbach's plexus of mammals and man: electron microscopic identification of three different types of neuronal processes in myenteric ganglia of the large intestine from rhesus monkeys, guinea-pigs and man. Z. Zellforsch. Mikrosk. Anat. 106 (1970) 376–397.

[5] BLACK, J. A., J. D. KOCZIS, ST. G. WAXMANN: On channel organisation of the myelinated fiber. TINS 13 (1990) 48–54.

[6] BODIAN, D.: Neuron junctions: A revolutionary decade. Concepts of the organization and structure. Anat. Res. 174 (1972) 60–82.

[7] BOEKE, J.: Nervendegeneration. In: BUMKE, O., O. FOERSTER (Hrsg.): Handbuch der Neurologie, Bd. I, Springer, Berlin 1935.

[8] BRAAK, H.: Architectonics of the Human Telencephalic Cortex. Springer, Berlin–Heidelberg–New York 1980.

[9] BUCHTHAL, F., F. CARLSEN, F. BEHSE: Schmidt-Lanterman clefts: A morphometric study in human sural nerve. Amer. J. Anat. 180 (1987) 156–160.

[10] BURNSTOCK, G.: Control of smooth muscle activity in vessels by adrenergic nerves and circulating catecholamines. Smooth Muscle Pharmacology and Physiology, INSERM Paris 50 (1975) 251–264.

[11] CAJAL Y RAMON, S.: Histologie du système nerveux de l'homme et des vertebres. 2 vols., Maloine, Paris 1909; 1911.

[12] CHARPAK, S., B. H. GÄHWILER, KIM Q. DO, TH. KNÖPFEL: Potassium conductances in hippocampal neurons blocked by excitatory aminoacid transmitters. Nature 347 (1990) 765–767.

[13] ERLANGER, J., H. S. GASSER: Electrical signs of nervous activity. University of Pennsylvania Press, Philadelphia 1937.

[14] FEDOROFF, S., A. VERNADAKIS: Astrocytes, Vol. 1. Academic Press Inc., Orlando etc. 1986.

[15] FREI, K., CH. SIEPL, P. GROSCURTH, ST. BODMER, A. FONTANA: Immunobiology of microglial cells. Advanc. Neuroimmunology 540 (1988) 218–227.

[16] GRAY, E. G.: Axosomatic and axodendritic synapses of the cerebral cortex. J. Anat. (Lond.) 93 (1959) 420–433.

[17] GRAY, E. G.: Gray's Anatomy. Longman, Edingburgh–London–Melbourne–New York 1973.

[18] HANKEN, J. H.: Over eenige gefolgen von temporaire ligatuur von Zenuwen. Inaug. Diss., Utrecht 1885.

[19] HOESLI, L., E. HOESLI: Electrophysiologic and autoradiographic evidence for receptors for biogenic amines on astrocytes in explant cultures of rat CNS. In: KIMELBERG, H. K. (ed.): Glial Cell Receptors. Raven Press, New York 1988.

[20] LANDON, D. N.: Structure of peripheral myelinated nerve fibers. Advanc. Neurol. 31 (1981) 25–49.

[21] LLOYD, D. P. C.: Conduction and synaptic transmission of reflex response to stretch in spinal cats. J. Neurophysiol. 6 (1943) 317–326.

[22] OORSCHOT, D. E., D. G. JONES: Axonal regeneration in the mammalian central nervous system. Advanc. Anat. Embryol. and Cell Biology 119 (1990).

[23] PETERS, A., S. L. PALAY, H. F. WEBSTER: The Fine Structure of the Nervous System: The Neurons and the Supporting Cells. W. B. Saunders Company, Philadelphia–London–Toronto 1976.

[24] QUICK, D. C., S. G. WAXMANN: Specific staining of the axon membrane at nodes of Ranvier with ferric ion and ferrocyanide. J. Neurol. Sci. 31 (1977) 1–11.

[25] SANDRI, C., J. M. VAN BUREN, K. AKERT (eds.): Membrane Morphology of the Vertebrate Nervous System. Progr. Brain Res. 46, Elsevier, Amsterdam–Oxford–New York 1982.

[26] SCHWAB, M. E.: Myelin-associated inhibitors of neurite growth and regeneration in the CNS. TINS 13 (1990) 452–456.

[27] SHEPHERD, G. M.: Neurobiology. Oxford University Press, Oxford 1988.

[28] THIEL, W.: Morphologische Ergebnisse an einzelnen markhaltigen Nervenfasern und ihre funktionelle Bedeutung. Acta Anat. (Basel) 31 (1957) 156–192.

[29] UNSICKER, K., T. J. MILLAR, H. D. HOFMANN: Nerve growth factor requirement of postnatal rat adrenal medullary cells in vitro for survival, aggregate formation and maintenance of extended neurones. Development Neurosci. 5 (1982) 412–417.

[30] VIRCHOW, R.: Die Cellularpathologie. August Hirschwald, Berlin 1858.

[31] WEISS, P., H. B. HISCOE: Experiments on the mechanism of nerve growth. J. exp. Zool. 107 (1948) 315–396.

[32] WEISS, P., R. MAYR: Neuronal organelles in neuroplasmic („axonal") flow, II. Neurotubules. Acta Neurol. Pathol. (Suppl.) 5 (1971) 198–206.

[33] WESTBURY, D. R.: A comparison of the structure of alpha- and gamma-spinal motoneurons of the cat. J. Physiol. 325 (1982) 79–91.

[34] WILKIN, G. P., D. R. MARRIOTT, A. J. CHOLEWINSKI: Astrocyte heterogeneity. TINS 13 (1990) 43–45.

[35] ZENKER, W., E. HOHBERG: A α-nerve-fibre: number of neurotubules in the stem fibre and in the terminal branches. J. Neurocytol. 2 (1973) 143–148.

16.3 Wichtige neuroanatomische Arbeitsmethoden

W. Zenker

1 *Makroskopische Untersuchungsmethoden*

Die makroskopisch-anatomische Betrachtungsweise des Zentralnervensystems muß sich darauf beschränken, die **äußeren** und **inneren Oberflächen** der einzelnen Hirnteile und des Rückenmarkes zu beschreiben und die Verteilung **grauer** und **weißer Substanz** zu studieren. Um solche Studien an haltbaren Präparaten vornehmen zu können, ist es am günstigsten, die Objekte in Formol zu fixieren.

Während in **Schnittpräparaten** die weiße Substanz makroskopisch als weißes Feld imponiert, an dem man die Anschnitte zahlreicher Blutgefäße, ansonsten jedoch keinerlei Gliederung erkennen kann (s. Abb. 16.9-22), ergibt sich durch die **Technik des Abfaserns** die Möglichkeit, einen Einblick in die grobe Faserarchitektonik zu erhalten und die **Hauptverlaufsrichtungen größerer Nervenbahnen** zu verfolgen (s. Abb. 16.24-48). Für das Gelingen solcher Faserpräparate ist eine mehrmonatige Fixation mit 5% Formol günstig. Friert man hierauf die Gehirne für etwa acht bis zehn Tage bei –10 bis –15 °C ein, erreicht man noch eine Auflockerung der grauen Substanz, was die Faserpräparation erleichtert. Mit entsprechenden Pinzetten und anderen geeigneten Instrumenten können dann Bahnen dargestellt werden. Natürlich hat diese Methode in ihrer wissenschaftlichen Aussagekraft ihre Grenzen, da sie den komplizierten Faserdurchflechtungen an vielen Stellen der weißen Substanz nie ganz gerecht werden kann. Sie liefert jedoch eindrucksvolle Präparate der wichtigsten Fasersysteme, die didaktisch von hohem Wert sind.

Die **Injektion der Gefäße** des Zentralnervensystems mit kontrastgebenden, erhärtenden Massen gestattet es, die Gefäßversorgung der einzelnen Teile genau zu studieren. Mengt man der Injektionsmasse röntgenkontrastgebende Substanz bei, so kann man das anatomische Präparat dem *Angiogramm* bis in alle Einzelheiten korrelieren. Solche Studien sind heute besonders wertvoll, da das Lesen von Angiogrammen eine sehr wichtige Arbeitsmethode der modernen neurologischen Diagnostik darstellt.

2 *Mikroskopische Untersuchungsmethoden*

2.1 *Lichtmikroskopie*

Von größter Bedeutung für die Erforschung des Zentralnervensystems waren und sind die neurohistologischen Techniken. Die gängigen histologischen Übersichtsfärbungen gewähren im Bereich des Nervensystems nur einen groben Überblick. Um in die Histologie des Nervensystems tiefer einzudringen, bedarf es der Anwendung verschiedener Spezialfärbungen und der *Elektronenmikroskopie.* Erst die kombinierte Anwendung zahlreicher Spezialtechniken und die minuziöse Verfolgung angefärbter Strukturen an Serienschnitten gewähren einen umfassenden Einblick in die für das Funktionsverständnis so wichtige Architektonik dieses außerordentlich komplex organisierten Gewebes. Im folgenden sollen einige Methoden kurz angeführt werden, die in der Strukturforschung des Nervensystems wesentliche Resultate erbracht haben und auch heute noch reichlich Anwendung finden.

Nissl-Methode

Mit Hilfe der Farbstoffe Kresylviolett, Toluidinblau oder Thionin werden basophile Zellstrukturen, vor allem *Kern, Kernkörperchen* und *Nissl-Schollen* deutlich angefärbt (s. Abb. 16.2-11). Die aus Ergastoplasma und Polyribosomen bestehende Nissl-Substanz wird aber nur dann lichtmikroskopisch deutlich sichtbar, wenn sie schollig angeordnet ist. Verteilt sie sich diffus im Zytoplasma, so tritt sie lichtmikroskopisch auch bei Nissl-Färbung kaum hervor.

Da Gruppierungen von Perikaryen zu Zellkomplexen (Kernen, Ganglien oder Schichten) in Nissl-Präparaten übersichtlich dargestellt werden können, eignet sich diese Technik für **zytoarchitektonische Studien** im Zentralnervensystem sehr gut. Das System der Zellfortsätze kann allerdings mit der Nissl-Färbung nicht sichtbar gemacht werden [14].

Silberimprägnationsmethode

Das Einlegen von Nervengewebsblöcken oder -schnitten in Silbersalzlösungen oder in organische Silberverbindungen und nachfolgende Behandlung mit Reduktionsmitteln, wie sie auch in der photographischen Technik Verwendung finden, führt zur Darstellung der *argyrophilen* Strukturen, zu denen vor allem die sog. *Neurofibrillen* gehören. Die Neurofibrillen erscheinen im Silberpräparat als schwarze, dünne Stränge, die das Perikaryon und die Nervenzellfortsätze durchsetzen und bis in die Nervenendigungen hinein verfolgbar sind. Daher eignen sich die Silberimprägnationsmethoden nach CAJAL, BIELSCHOWSKY, JABONERO und BODIAN – um nur einige der bekanntesten zu nennen – zur Darstellung des Neuropils im zentralen Nervensystem (s. Abb. 16.2-24) und zur Darstellung der Nervenfasern und ihrer Endigungen im peripheren Nervensystem (s. Abb. 16.2-23). Das Korrelat der Neurofibrillen im elektronenmikroskopischen Bild dürften Bündel von Neurofilamenten sein [14].

Markscheidenfärbungen

Mit der 1885 von WEIGERT eingeführten selektiven Darstellung von Markscheiden mit Eisenhämatoxylin wurden viele Details der Faserarchitektonik *(Myeloarchitektonik)* des zentralen Nervensystems aufgeklärt. In der Zwischenzeit sind verschiedene Modifikationen dieser Färbung und andere Markscheidendarstellungen angegeben worden (OLIVECRONA, HEIDENHAIN-WOELCKE u. a.). Sehr beliebt ist heute die kombinierte Zell- und Markscheidenfärbung von KLÜVER-BARRERA, die insbesondere für Hirnstamm- und Rückenmarksstudien herangezogen wird (s. Abb. 16.13-16). Die Lösungen für diesen Färbevorgang sind Luxol-Fast-Blue, Lithiumkarbonat und Kresylviolett [14].

Gliafärbungen

Neuroglia wird bei den üblichen Zellfärbungen miterfaßt. Für *Mikroglia* spezifisch ist die Silberkarbonatmethode nach HORTEGA, für *Astroglia* die Goldsublimatmethode nach CAJAL. Im übrigen werden heute Gliaelemente viel spezifischer mit immunhistochemischen Methoden zur Darstellung gebracht (s. Abb. 16.2-41).

GOLGI-Methode

Das Prinzip dieser Methode besteht darin, daß kleine Gewebsblöcke in Kaliumbichromat fixiert und dann in eine Silbernitratlösung eingelegt werden. Von den so behandelten Blöcken werden Schnitte angefertigt. Mit der GOLGI-Methode kann man Nervenzellen mit allen ihren Fortsätzen zur Anfärbung bringen (s. Abb. 16.2-1). Merkwürdigerweise kommt bei der GOLGI-Färbung immer nur eine Anzahl von Nervenzellen zur Darstellung, während andere völlig ungefärbt bleiben. Dieser Nachteil der GOLGI-Methode wird bewußt ausgenützt; ergibt sich doch der eminente Vorteil, daß einzelne Neurone in ihrer Ganzheit übersehen werden können, ohne daß der Verlauf ihrer Fortsätze durch andere Elemente des Neuropils überdeckt wird, wie dies der Fall wäre, wenn alle Nervenzellen und Zellfortsätze angefärbt wären. Fertigt man bezüglich eines zu explorierenden Hirnteils eine genügend große Anzahl von GOLGI-Präparaten an und kombiniert man in der Auswertung die Erscheinungsbilder der in den einzelnen Präparaten jeweils zur Anfärbung gelangenden Nervenzellen, so kann man wichtige Aufschlüsse über den Aufbau dieses Hirnteiles gewinnen. GOLGI-Darstellungen werden auch in der Elektronenmikroskopie verwendet [2, 7].

2.2 *Elektronenmikroskopie*

Die Elektronenmikroskopie [7] eröffnet einerseits Einblick in den Feinbau der Zellen des Nervensystems, andererseits in die interzellulären Membranbeziehungen. Die Richtigkeit der CAJALschen *Neuronentheorie* wurde erwiesen, die *Synapsen* konnten morphologisch definiert, die strukturellen Beziehungen zwischen Nerven- und Gliazellen, insbesondere der *Markscheidenaufbau,* aufgeklärt werden, um nur die markantesten Beiträge dieser Technik zur Erforschung des Nervensystems anzuführen. Die Elektronenmikroskopie stellt auch weiterhin eine hochaktuelle Methode am Schnittpunkt morphologischer, physiologischer und biochemischer Hirnforschung dar und liefert, insbesondere in Kombination mit Immunhistochemie, Autoradiographie, Markierungsmethoden und GOLGI-Technik, laufend neue Erkenntnisse.

Eine wichtige Ergänzung zur elektronenmikroskopischen Untersuchung von Ultradünnschnitten stellt die **Gefrierätztechnik** [15] dar. Bei dieser wird das Untersuchungsmaterial so schnell eingefroren (kritische Gefrierzeit), daß die Zellen möglichst wenig Schaden durch Kristallbildung erleiden. Unter Hochvakuum und bei einer Temperatur unter –100 °C werden die Blöcke gebrochen. Unter Umgehung der üblichen Fixationsverfahren erlaubt es diese Methode, sich von der Situation von Membranen und kleinsten Teilchen in einem den natürlichen Verhältnissen angenäherten Zustand ein dreidimensionales Bild zu machen. Sie gewährt schöne Einblicke in die Feinstruktur von Markscheiden, Zellkontakten, der prä- und postsynaptischen Membran, insbesondere über deren Beziehungen zu Bläschen und Partikeln (s. Abb. 16.2-32).

Für die dreidimensionale Darstellung kleinster Strukturen hat auch die **Rasterelektronenmikroskopie** die Neuroanatomie sehr bereichert. Sie hat beispielsweise eindrucksvolle Bilder der Oberfläche der Ventrikelwand und der Wand des Zentralkanals des Rückenmarkes geliefert.

2.3 *Histochemie*

Viele chemische Bestandteile der Nerven- und Gliazellen, Stoffwechselprodukte und Enzymaktivitäten (s. Abb. 16.2-25) können heute mit histochemischen Methoden dargestellt und zum Teil sehr exakt lokalisiert werden. So bildet die Histochemie eine Brücke zwischen der Biochemie und der mikroskopischen Anatomie des Nervensystems [7, 12, 13].

Die **Fluoreszenzhistochemie biogener Amine** etwa, die unter Anwendung von Aldehyden biogene Amine zu in-

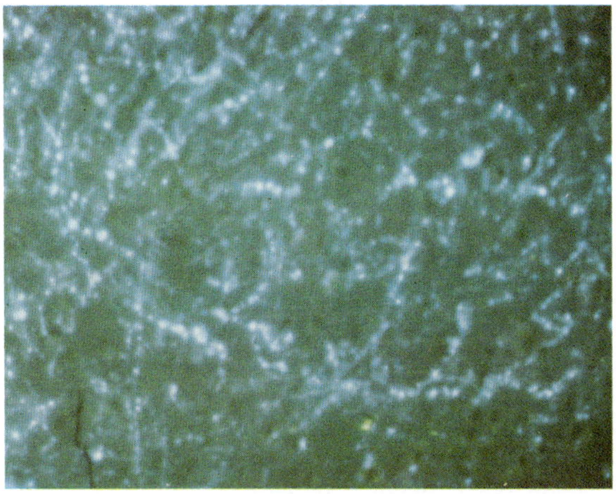

Abb. 16.3-1 Fluoreszenzhistochemischer Nachweis biogener Amine in Nervenstrukturen des Hypothalamus der Ratte (FALCK-HILLARP-Methode). Vergr. 235fach. (Original: W. LICHTENSTEIGER)

tensiver Fluoreszenz bringt (Abb. 16.3-1), hat uns viele Erkenntnisse zur Lokalisierung monoaminhaltiger Nervenzellen und Fasern gebracht. Mikrospektrofluorometrisch kann zwischen verschiedenen Monoaminen differenziert werden. Hierbei helfen auch pharmakologische Eingriffe weiter: So können etwa dopaminerge Zellen von noradrenalinhaltigen Strukturen nach Reserpin-Gaben unterschieden werden, indem Refluoreszenz von Dopamin eintritt, nicht aber von Noradrenalin. Andererseits kann man den intrazellulären Gehalt an Monoaminen durch Injektion von Bausteinen dieser Substanzen erhöhen.

2.4 *Immunhistochemie*

Die Immunhisto- und -zytochemie ist eine äußerst effiziente Kombination methodischer Verfahren aus den Gebieten der Anatomie, Biochemie und Immunologie [2, 7, 17]. Im wesentlichen geht es darum, markierte **Antikörper,** die gegen gereinigte Gewebskomponenten (Antigene) oder bestimmte Substanzen gerichtet sind, auf Gewebsschnitte aufzubringen und die Orte ihrer **Bindungsstellen** zu untersuchen. Mit ihrer Hilfe ist es möglich, bestimmte Enzyme, Stoffwechselprodukte, Transmitter, Rezeptoren, Substrate für sekundäre Botenstoffe u.a. im Nervensystem zu lokalisieren und bestimmte Kerngebiete oder Bahnen zu charakterisieren. Die Exploration ist licht- oder elektronenmikroskopisch, eventuell auch makroskopisch möglich. Voraussetzung ist ein chemisches Fixationsverfahren, bei dem das nachzuweisende Antigen (etwa Protein oder Peptid) nicht degradiert wird und in seiner natürlichen Lage verbleibt. Eine weitere wichtige Vorbedingung ist die Spezifität des Antiserums gegenüber dem nachzuweisenden Antigen. Diese hängt von den antigenen Determinanten des Antiserums ab und vom Vorhandensein allfälliger Subpopulationen von Antikörpern mit verschiedenen Affinitäten. Hohe Spezifität ergibt sich bei Verwendung *monoklonaler Antikörper.*

Bei der eigentlichen Reaktion sind viele Faktoren speziell zu beachten, wie Inkubationszeit, Temperatur, Konzentration des Antikörpers und die Natur der verwendeten Markierungssubstanz. Zur Markierung verwendet man meist Fluoreszenzfarbstoffe oder den Peroxidase-Antiperoxidase-Komplex [17] (Abb. 16.3-2).

Eine immunhistochemische Reaktion ist sowohl an paraffin- als auch an plastikeingebettetem Material möglich. Sie kann sowohl vor als auch nach der Einbettung an Ultradünnschnitten durchgeführt werden. Kontrollen verschiedener Art sind für die Interpretation der erhaltenen Resultate in jedem Fall sehr wichtig.

Zur Klarstellung zellspezifischer Syntheseleistungen (z.B. Transmitteraufbau) von Neuronen findet heute auch die **In-situ-Hybridisierungstechnik** in der Neuroanatomie reichlich Verwendung. Mit ihrer Hilfe können Vorhandensein und Menge neuronspezifischer mRNS nachgewiesen werden. Die Methode gibt auch Einblick in die Zelldynamik: ob etwa in einem Neuron durch bestimmte Bedingungen eine normalerweise nicht erfolgende Transkription eines bestimmten Gens induziert werden kann.

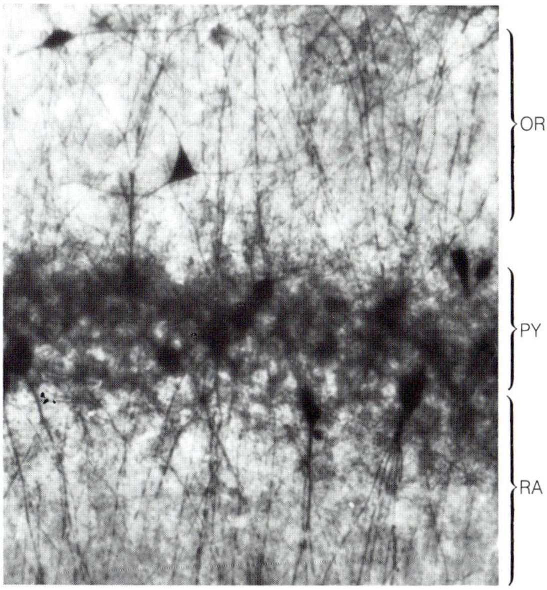

Abb. 16.3-2 Immunhistochemischer Nachweis des Kalzium-bindenden Proteins Parvalbumin im Hippocampus der Ratte. Der Antikörper hat selektiv Zwischenneurone im Stratum oriens (OR), Stratum pyramidale (PY) und Stratum radiale (RA) angefärbt. Die starke Anfärbung im Stratum pyramidale ist vor allem auf die ausgedehnte Netzbildung von Parvalbumin-immunoreaktiven Axonen von Zwischenneuronen, die hier Verbindungen mit den Zellkörpern der Pyramidenzellen eingehen, zurückzuführen. Peroxidase-Antiperoxidase-Methode. Nachosmiertes Präparat. Vergr. 63fach. (Original: M. CELIO)

2.5 Autoradiographie

Mit Hilfe der Autoradiographie kann der Einbau radioaktiver Isotope in Zellbestandteile mikroskopisch untersucht und lokalisiert werden [7]. Hierbei werden Gewebsschnitte mit einer Emulsion bedeckt, die ähnlich jener in der Photographie verwendeten ist. Nach einem entsprechenden Entwicklungsvorgang verrät ein durch metallisches Silber bedingter schwarzer Fleck die Quelle der Radioaktivität. Auf diese Weise können morphologisch Orte des Geschehens bei verschiedenen Stoffwechselvorgängen festgestellt werden, etwa bei der Proteinsynthese, RNS- und DNS-Synthese. Es können auch Rezeptoren für Neurotransmitter (Abb. 16.3-3) lokalisiert und die Wege von außen eingebrachter Substanzen verfolgt werden. Wesentliche Resultate über die axonalen Transportvorgänge (S. 227) verdanken wir der Autoradiographie.

3 Desoxyglukose-Methode

Die Desoxyglukose-Methode ist an sich eine biochemische Methode. Indem bei ihr quantitative Autoradiographie zur Anwendung kommt, die histologische Schnittbilder ergibt, ist sie auch als neuroanatomische Arbeitsmethode zu betrachten. Die von Sokoloff et al. [16] eingeführte Methode hat zum Ziel, den Grad des Glukoseverbrauchs einer bestimmten Hirnregion zu bestimmen. Dieser wiederum stellt ein Maß für die funktionelle Aktivität einer bestimmten Stelle des Zentralnervensystems dar. Als Markierungssubstanz wird 2-(^{14}C)-Desoxy-D-Glukose verwendet. Diese verhält sich stoffwechselmäßig ähnlich wie die natürlicherweise verwendete Glukose. Nach Tracer-Applikation und Verarbeitung des zu untersuchenden Hirns (Autoradiographie an 20 µm dicken Schnitten, etwa 5 Tage Expositionszeit) sieht man verschieden dunkle Hirnareale. Je dunkler die Stelle, desto höher ist die Rate des Glukoseverbrauchs einzuschätzen. Eine genaue mikrodensitometrische Auswertung kann mit Hilfe eines Computers vorgenommen werden. Das Auflösungsvermögen ist noch begrenzt (optimal bei 200 µm). Doch hofft man, in Zukunft in den Bereich von Einzelzellen und vielleicht auch von Synapsen vorzustoßen.

4 In-vivo-Markierung

Mit Mikropipetten ist es möglich, in einzelne Nervenzellen, deren Aktivität vorher elektrophysiologisch charakterisiert worden ist, eine morphologisch nachweisbare Markierungssubstanz einzubringen, die nachher histologisch nachgewiesen werden kann. Die intrazelluläre Markierung kann durch **Injektion** oder mit Hilfe der **Iontophorese** erfolgen. Als Markierungssubstanzen werden heute am häufigsten radioaktive Bausteine bestimmter intrazellulär vorkommender Stoffe, weiter Peroxidase oder fluoreszierende Substanzen verwendet.

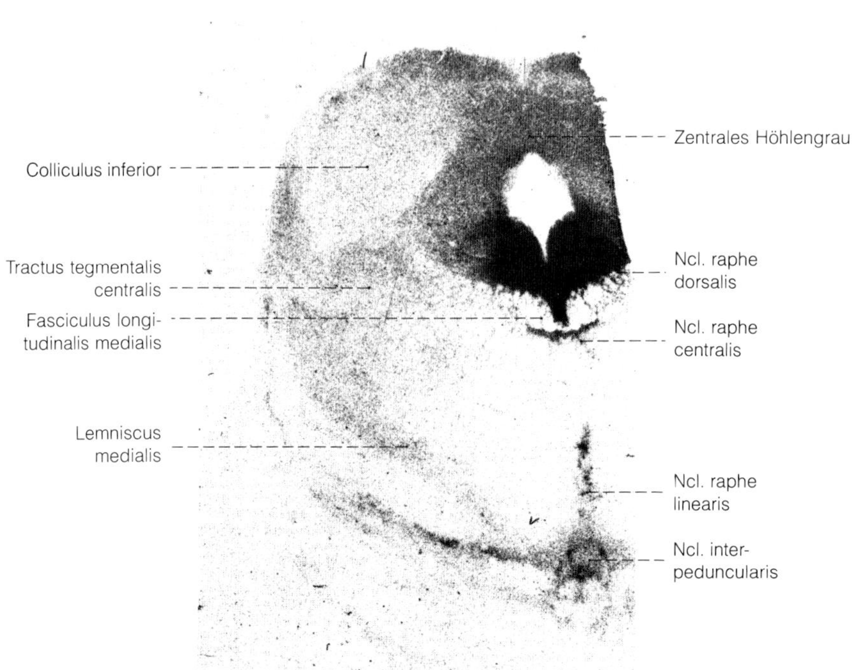

Abb. 16.3-3 Autoradiographische Lokalisation von Serotoninrezeptoren (^{3}H-LSD-Bindungsstellen) im menschlichen Mittelhirn. (Original: J. M. Palacios)

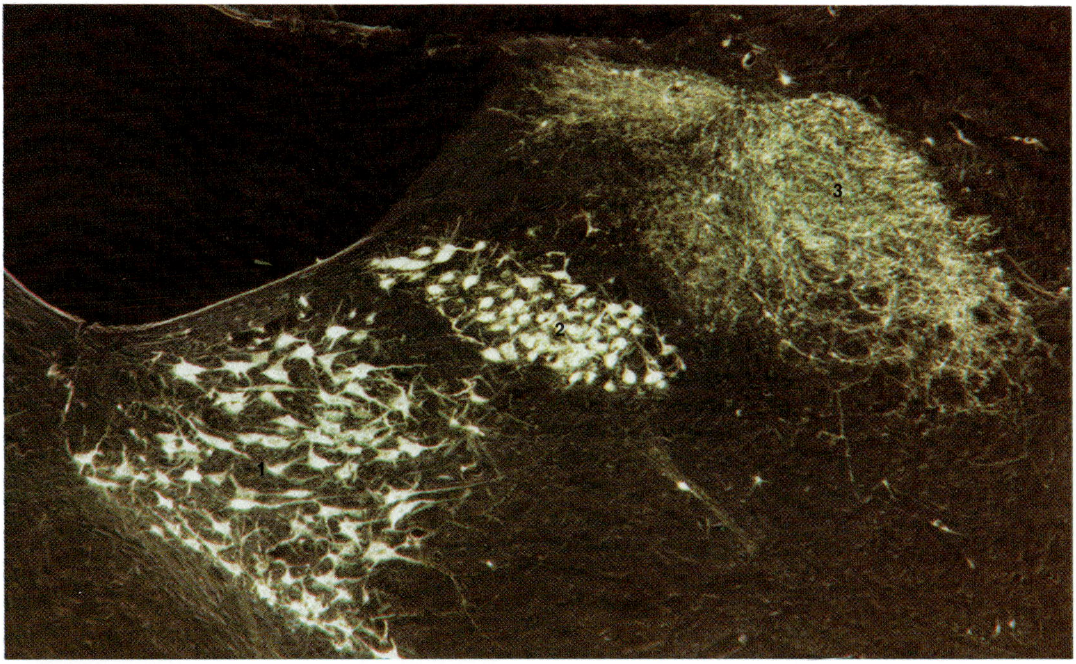

Abb. 16.3-4 Markierung von Motoneuronen und Endigungen von Primärafferenzen mittels Meerrettichperoxidase, von ventral nach dorsal: retrograde Markierung des Ncl. n. hypoglossi (1), retrograde Markierung des Ncl. post. n. vagi (2), transganglionäre Markierung des Ncl. solitarius (3). Vergr. 170fach. (Original: W. NEUHUBER, Histographie: H. WEBER)

Die Methode gestattet es, ein Neuron mit allen seinen Ausläufern zur Darstellung zu bringen (s. Abb. 16.2-2) [5, 7].

Meerrettichperoxidase, verschiedene Fluoreszenzfarbstoffe und andere Substanzen, wie z. B. Lektine, können auch extrazellulär an bestimmte Stellen des Nervensystems appliziert werden, um von Nervenendigungen oder durchschnittenen Axonen aufgenommen und im Neuron anterograd oder retrograd transportiert zu werden. Bringt man etwa Peroxidase an einen durchschnittenen Muskelnerven heran, so wird sie retrograd zu den Zellkörpern der entsprechenden Nerven transportiert und markiert die *Muskelkerne* im Rückenmark oder Hirnstamm (Abb. 16.3-4). Sie wird aber auch in den primär-sensorischen Neuronen transganglionär bis in deren Endigungsgebiete im Zentralnervensystem transportiert. Durch Applikation verschiedener Tracer an verschiedenen Stellen des Nervensystems können durch Nachweis doppelt markierter Nervenzellen Hinweise auf Kollateralen verschiedener Neurone gewonnen werden.

Die Aufnahme von Meerrettichperoxidase durch Neurone konnte durch Koppelung an das Lektin *Weizenkeimagglutinin* erhöht und somit die Methode wesentlich empfindlicher gemacht werden. *Phaseolus vulgaris,* ein vorwiegend anterograd transportiertes Lektin, stellt auch bei extrazellulärer Applikation die Architektur eines Neurons gut dar. *Fluorogold,* vorzugsweise für retrograde Markierungen eingesetzt, ist dank der Einfachheit des Nachweises und der hohen Stabilität nach Aufnahme ins Neuron ein oft benutzter Tracer.

Bei Verwendung lektingekoppelter Meerrettichperoxidase oder von Tetanustoxin als Tracer gelingt in bescheidenem Ausmaß gegebenenfalls eine Markierung über eine Synapse hinaus zum nachfolgenden Neuron. Neue Möglichkeiten **transneuraler Markierung** erschloß die Verwendung lebender neurotroper Viren, die, an Nerven herangebracht, über den axonalen Transport zu den Synapsen gelangen und über diese zu einem angrenzenden Neuron. Hier kommt es zur Replikation der Viren und damit zu einer Verstärkung des Markierungssignals. Mit Hilfe immunhistochemischer Technik kann dann Virusantigen morphologisch sichtbar gemacht werden [9].

5 *Gewebekultur*

Zahlreiche neue Erkenntnisse über die Regulierung der Differenzierung im Nervengewebe, über synaptische Transmission, über den Effekt von Neurotransmittern bzw. Neuromodulatoren, über die Neuroglia, ihre Proteine und Interaktionen mit Neuronen verdanken wir der Technik der Gewebekultur [5]. Eine Fundgrube stellt die morphologische, physiologische und pharmakologische Untersuchung von dicken Gewebeschnitten in organtypischen Kulturen bestimmter Hirnregionen dar. Gemeinsames Kultivieren von Schnitten verschiedener Hirnabschnitte brachte hochinteressante Einblicke in das Zustandekommen und Funktionieren synaptischer Verbindungen [5].

6 *Läsionstechniken*

Untergehende Nervenfasern können in bestimmten Stadien der Degeneration spezifisch angefärbt werden. Aufgrund dieser Möglichkeit ist die Durchschneidung bestimmter Nervenbahnen oder die Zerstörung bestimmter Kerne mit nachfolgender histologischer Darstellung der durch die Schädigung zur *Degeneration* gebrachten Nervenfasern eine viel geübte Technik der Neuroanatomie geworden; ermöglicht sie doch die Verfolgung von Nervenbahnen und ihre Zuordnung zu bestimmten Zentren. Die Methode wird tierexperimentell oft angewendet und hat das Wissen über die Organisation des Nervensystems sehr bereichert. Ein ganzes Spektrum von Techniken wurde für das gezielte Setzen von Schädigungen entwickelt, darunter verschiedene stereotaktische Verfahren. Auch in der menschlichen Neuropathologie kamen entsprechende Färbeverfahren zur Anwendung, um Nervenbahnen, die im Gefolge verschiedener pathologischer Prozesse, neurochirurgischer Eingriffe oder Traumen zur Degeneration gekommen sind, zu lokalisieren. Eine Fülle so gewonnener Befunde lieferte wichtige Beiträge zur menschlichen Anatomie [4, 6, 7, 11].

Degenerierende Markscheiden färben sich mit der MARCHI-Methode etwa ein bis drei Wochen nach der Schädigung schwarz an (Abb. 16.3-5a). In dieser Degenerationsphase löst sich die Myelinscheide in verschieden große Tropfen auf, wobei es zu einem Zerfall der komplexen Lipide kommt. Das chemisch veränderte Myelin ist nach Kaliumbichromat-Vorbehandlung durch Osmiumsäure färbbar. Degenerierte Nervenbahnen können längere Zeit nach der Schädigung im WEIGERT- oder KLÜVER-BARRERA-Präparat als ungefärbte Areale lokalisiert werden (Abb. 16.3-5b). Für die Darstellung markfreier terminaler Axonabschnitte degenerierender Nervenfasern lieferten besondere Versilberungstechniken unschätzbare Werkzeuge für die Neuroanatomie [4, 6, 11].

Daß Axotomien auch am zugehörigen Perikaryon zu einer lichtmikroskopisch faßbaren Chromatolyse führen und in bestimmten Fällen auch transneurale Degenerationserscheinungen auslösen können, ergibt sich aus den Feststellungen im Kap. 16.2.5.

Läsionen können nicht nur **mechanisch** (Durchschneidungen), sondern auch **elektrolytisch** oder über Kauterisierung erfolgen sowie **zytotoxisch** gesetzt werden. **Chemisch** stehen vor allem wirksame neurotoxische Katecholamine zur Verfügung: So kann 6-Hydroxydopamin (6-OH-DA), das von Neuronen, die Katecholamine als Neurotransmitter verwenden, selektiv aufgenommen und akkumuliert wird, eine akute und selektive Degeneration sympathischer adrenerger Nerven herbeiführen. Auch die Aminosäure 6-Hydroxy-DOPA findet für das Setzen neurotoxischer Läsionen Verwendung, um so mehr, als diese Aminosäure auch noch die Blut-Hirn-Schranke passieren kann. Dihydroxytryptamin und halogenierte Amphetamine wirken toxisch auf serotoninerge Neurone. Auch Substanzen mit *erregenden* Effekten im Nervensystem können zur Degeneration bestimmter Neuronensysteme führen. Dies

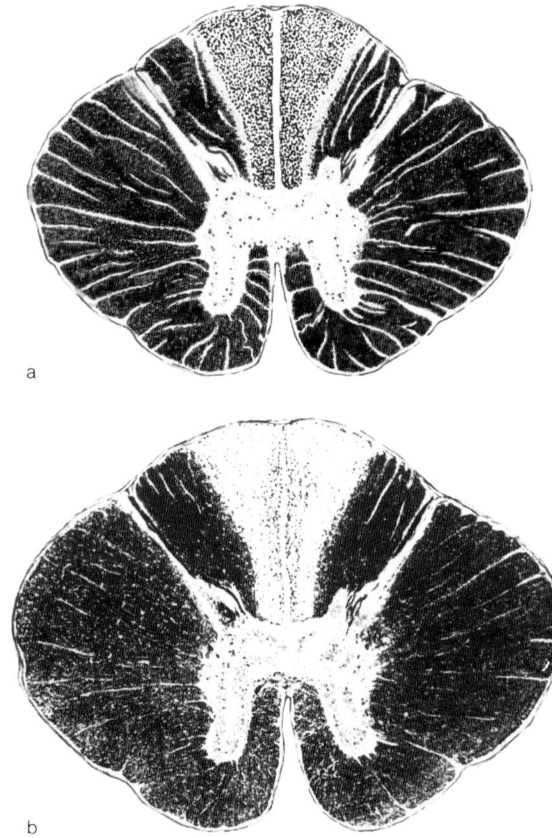

a

b

Abb. 16.3-5 Degenerierende Markscheiden nach Rückenmarksverletzung. (a) Frühstadium (MARCHI-Stadium). Das chemisch veränderte Myelin der degenerierenden Nervenfasern des GOLLschen Stranges ist nach Kaliumbichromat-Vorbehandlung durch Osmiumsäure färbbar. (b) Späteres Stadium. Die Markscheiden sind vollständig degeneriert; die GOLLschen Stränge bleiben daher bei Anwendung der Markscheidenfärbung ungefärbt. (Aus CLARA [1])

wurde erstmalig bezüglich des Glutamats festgestellt. Unter diesen „exzitatorischen" Aminosäuren fand vor allem die Kain-Säure weite Verbreitung. Deren intrazerebrale Injektion führt zu einer schnellen Degeneration der im Injektionsbereich liegenden Zellkörper, ohne daß die sich hier befindlichen afferenten Nervenendigungen oder durchziehenden Axone Schaden erleiden [7].

Neben chemischen haben auch **immunologische Läsionen** Gebrauch gefunden. LEVI-MONTALCINI [10] fand heraus, daß die Applikation von Antiserum gegen nerve growth factor zur Zerstörung peripherer sympathischer Neurone führt. Dieser immunologische Eingriff wurde auch als **Immunsympathektomie** bezeichnet. Selektive Degenerationen zentraler und peripherer noradrenerger Neurone können durch Antikörper gegen Dopamin-β-hydroxylase gesetzt werden. Dieses an Bläschen gebundene Enzym katalysiert die Konversion von Dopamin in Noradrenalin.

Capsaicin wird als chemisches Neurotoxin für das Setzen selektiver Degenerationen bestimmter Populationen primär-sensorischer, vor allem schmerzleitender Neurone verwendet. Die Wirksamkeit dieses Mittels wurde vor allem an neugeborenen Ratten gezeigt.

Bezüglich aller erwähnten chemo-zytotoxischen und immuntoxischen Verfahren muß einschränkend gesagt werden, daß Wirkungen sehr oft spezies- und altersabhängig sind [7].

Eindrucksvolle Einblicke in zelluläre Prozesse und Transportvorgänge sind heute mit der videoverstärkten Mikroskopie erzielbar.

Es würde den für dieses Lehrbuch vorgesehenen Rahmen sprengen, noch weitere aus der Vielzahl der bisher beschriebenen neurohistologischen Arbeitsmethoden anzuführen. Praktisch findet heute das gesamte Methodenrepertoire der modernen Zellbiologie in der Neuromorphologie Verwendung. Im übrigen siehe [3, 8] und die einschlägigen Werke der Zellbiologie.

Die moderne Hirnforschung bedient sich bei der Klärung von Einzelproblemen immer mehr einer zielgerichteten Kombination von Arbeitsmethoden, wobei die herkömmlichen Fachgrenzen zwischen Anatomie, Physiologie, Biochemie und Neurologie in den Hintergrund treten.

Literatur

[1] Clara, M.: Das Nervensystem des Menschen. Ambrosius Barth Verlag, Leipzig 1942.

[2] Barker, J. L., J. F. McKelvy (eds.): Current Methods in Cellular Neurobiology, Vol. 1: Anatomical Techniques. John Wiley & Sons, New York–Chichester–Brisbane–Toronto–Singapore 1983.

[3] Björklund, A.: Handbook of Chemical Neuroanatomy, Vol. 1: Methods in Chemical Neuroanatomy. Elsevier, Amsterdam–New York–Oxford 1983.

[4] Fink, R. P., L. Heimer: Two methods for selective silver impregnation of degenerating axons and their synaptic endings in the central nervous system. Brain Res. 4 (1967) 369–374.

[5] Gähwiler, B. H.: Organotypic cultures of neural tissue. TINS 11 (1988) 484–489.

[6] Glees, P.: Terminal degeneration within the central nervous system as studied by a new silver method. J. Neuropathol. & Exp. Neurol. 5 (1946) 54–59.

[7] Heym, C., W. G. Forssmann: Techniques in Neuroanatomical Research. Springer, Berlin–Heidelberg 1981.

[8] Jones, E. G.: Pathways to progress – the rise of modern neuroanatomical techniques. TINS 9 (1986) 502–505.

[9] Kypers, H. G. J. M., G. Ugolini: Viruses as transneuronal tracers. TINS 13 (1990) 71–75.

[10] Levi-Montalcini, R., B. Booker: Destruction of the sympathetic ganglia in mammals by an antiserum to the nerve growth promoting factor. Proc. Natl. Acad. Sci. (Washington) 42 (1960) 384–391.

[11] Nauta, W. J. J. H., P. A. Gygax: Silver impregnation of degenerating axon terminals in the central nervous system: (1) technic; (2) chemical notes. Stein Technol. 26 (1951) 5–11.

[12] Pearse, A. C. E.: Histochemistry, Theoretical and Applied, Vol. I. 3rd ed. Churchill Livingstone, Edinburgh–London 1968.

[13] Pearse, A. C. E.: Histochemistry, Theoretical and Applied, Vol. II. 3rd ed. Churchill Livingstone, Edinburgh–London 1972.

[14] Romeis, B.: Mikroskopische Technik, 16. Aufl. Oldenburg, München–Wien 1968.

[15] Sandri, C., J. M. van Buren, K. Akert: Membrane morphology of the vertebrate nervous system. A study with freeze-etch technique. Progress in Brain Research 46 (1982). Elsevier Biomedical.

[16] Sokoloff, B. R., C. Kennedy, M. H. Des Rosiers, C. S. Patlak, K. D. Pettigrew, O. Sakurada, M. Shinohara: The (14C) Deoxyglucose Method for the Measurement of Local Cerebral Glucose Utilization: Theory, Procedure and Normal Values in the Conscious and Anesthetized Albino Rat. J. Neurochem. 28 (1977) 897–916.

[17] Sternberger, L. A.: Immunocytochemistry. John Wiley & Sons, New York–Chichester–Brisbane–Toronto–Singapore 1979.

16.4 Anatomische Gliederung des Zentralnervensystems

W. Zenker

Die große zusammenhängende Gewebsmasse, die man als Zentralnervensystem bezeichnet, unterteilt man in **Gehirn** und **Rückenmark.** Das im Wirbelkanal liegende Rückenmark ist durch die Spinalnerven segmental mit den einzelnen Partien des Rumpfes und der Extremitäten verbunden. Das in der Schädelhöhle gelegene Gehirn stellt die kraniale Fortsetzung des Rückenmarkes dar. Es ist einerseits mit diesem über eine große Anzahl von Leitungsbahnen verbunden, andererseits – über die **Riech-** und **Sehnerven** sowie über die **Hör-** und **Gleichgewichtsnerven** – mit den Sinnesorganen des Kopfes. Daneben innerviert es direkt über **Kiemenbogennerven** Kopf und Hals sowie zahlreiche Eingeweide des Brust- und Bauchraumes. Der **12. Hirnnerv** *(N. hypoglossus)* verläßt das Gehirn nahe der Übergangszone zum Rückenmark. Er stammt eigentlich von ehemaligen Spinalnerven **(spinookzipitale Nerven)** ab. Die Grenze zwischen Gehirn und Rückenmark wird – willkürlich – in der Höhe der Pyramidenkreuzung gezogen.

Wenn auch die dem Abgang der segmental angeordneten Hirn- und Rückenmarksnerven entsprechenden Teile des Zentralnervensystems eine klare Zuordnung zu den von diesen Nerven versorgten Körperpartien zeigen **(segmentale Innervation)**, so läßt dennoch das Zentralnervensystem eine eigentliche metamere Gliederung vermissen. Dies ist durchaus verständlich, wenn man bedenkt, daß seine wesentlichen Leistungen darin bestehen, alle ihm von außen und von den verschiedenen Körpersegmenten zugeleiteten Wahrnehmungen integrativ zu verarbeiten und adäquate, die Gesamtheit des Körpers berücksichtigende Antworten zu finden. Überhaupt ist das **Verbindende**, der funktionelle Zusammenschluß der Einzelteile unseres Körpers zu einem einzigen und einzigartigen Ganzen, eine der zentralen Funktionen des Zentralnervensystems.

Das **Rückenmark** stellt makroskopisch einen einheitlichen Strang mit zwei Anschwellungen dar, der kaudalwärts in einen fadenförmigen Fortsatz ausläuft, das **Filum terminale.** Das Oberflächenrelief des Gehirns läßt eine komplizierte Gliederung in mehrere Unterabteilungen erkennen: Man unterscheidet das **Rautenhirn** *(Rhombencephalon)*, das **Mittelhirn** *(Mesencephalon)*, das **Zwischenhirn** *(Diencephalon)*, das **Großhirn** *(Telencephalon)* und das **Kleinhirn** *(Cerebellum)*. Ein Flüssigkeit enthaltendes Hüllsystem *(Meningen)* umgibt sämtliche Teile des Zentralnervensystems von außen. Ein ebenfalls Flüssigkeit enthaltendes Hohlraumsystem findet sich im Innern: der **Zentralkanal** im Rückenmark und die **Ventrikel** (Kammern) sowie der **Aquaeductus mesencephali** [cerebri] (Sylvius) im Gehirn.

An der Oberfläche des Groß- und Kleinhirns findet sich eine zusammenhängende Schicht grauer Substanz, die **Großhirn-** bzw. die **Kleinhirnrinde** *(Cortex)*, darunter ein breites Lager weißer Substanz. In der weißen Substanz des Kleinhirns liegende graue Formationen werden als **Kleinhirnkerne** bezeichnet. Entfernt man das Kleinhirn und die beiden Großhirnhemisphären, so bleibt vom Zentralnervensystem der **Hirnstamm** *(Truncus encephali)* übrig. Er besteht aus den **Basalganglien** des Endhirns, aus **Diencephalon, Mesencephalon** und **Rhombencephalon** *(Pons* und *Medulla oblongata)*.

16.5 Makroskopische Anatomie des Rückenmarks und der Spinalnervenwurzeln – Segmentlehre

W. Zenker

1 *Rückenmark (Medulla spinalis)*

Das Rückenmark ist ein weißlicher zylindrischer Strang von kreisrundem bis ovalem Querschnitt. Kranial geht es in der Gegend des Foramen occipitale magnum ohne scharfe Grenze in das verlängerte Mark *(Medulla oblongata)* über (Abb. 16.5-1), kaudal verjüngt es sich zum *Conus medullaris,* der sich in das fadenförmige *Filum terminale (spinale)* (Abb. 16.5-4) fortsetzt. Dieses verdankt seine Entstehung einem partiellen Rückbildungsprozeß der Rückenmarksanlage. In seinem kranialen Abschnitt kann es noch neuronale Elemente enthalten, ansonsten ist es gliöser Natur und mit Bindegewebselementen der Leptomeninx (Arachnoidea und Pia) vermengt. Das Gewicht des Rückenmarks beträgt beim erwachsenen Menschen im Durchschnitt 36 g.

Von den weichen Rückenmarkshäuten und dem Subarachnoidalraum umgeben, liegt das Rückenmark innerhalb des Duralsackes, der durch das *Spatium epidurale (Cavitas epiduralis),* das Fettgewebe und Venengeflechte enthält, von der Innenfläche des Wirbelkanals getrennt ist (Abb. 16.5-2). Eine frontal gestellte dünne Bindegewebsplatte, das *Ligamentum denticulatum,* spielt für die Verankerung des Rückenmarks im Duralsack eine Rolle. Es geht von der Pia mater der lateralen Rückenmarksoberfläche aus und erreicht mit regelmäßig aufeinanderfolgenden Zacken die Innenfläche der Dura mater. Das Computertomogramm sowie das Kernspintomogramm (Abb. 16.5-3a u. b) geben die Lagebeziehung des Rückenmarks zum Wirbelkanal beim Lebenden wieder.

Die **Rückenmarkslänge** hängt von der Rumpflänge des Individuums ab. Sie beträgt beim Erwachsenen durchschnittlich 40–45 cm. Das spitze untere Ende des Conus medullaris liegt bei Europäern meist in der Höhe des 1. oder 2. Lumbalwirbelkörpers. Beträchtliche individuelle Schwankungen kommen vor. In Ausnahmefällen reicht das Rückenmark bis in den Canalis sacralis hinein [3, 4].

Die normalerweise gegebene Längendifferenz zwischen Rückenmark und Wirbelkanal ist aus der Entwicklungsgeschichte zu verstehen: Bis zum 3. Embryonalmonat füllt das Rückenmark den Wirbelkanal zur Gänze aus. Danach bleibt es im Längenwachstum gegenüber der Wirbelsäule zurück, so daß es im 6. Embryonalmonat kaum mehr das Sakrum, beim reifen Neugeborenen etwa den 3. Lumbalwirbel erreicht (Abb. 16.5-4). Die endgültige Lagebeziehung etabliert sich erst im Laufe der postnatalen Entwicklung.

Das etwa 1 mm dicke *Filum terminale (spinale),* das den Conus medullaris kaudalwärts fortsetzt, ist beim Erwachsenen bis zur Höhe des 2. Sakralwirbels, wo auch der Duralsack sein unteres Ende findet, verfolgbar (Abb. 16.5-5). Es ist hier mit der Dura mater verwachsen und setzt sich in einem reinen Bindegewebsstrang fort, das *Filum terminale externum (durale),* das die Hinterfläche des 2. Kokzygealwirbels erreicht.

Der Höhenunterschied zwischen Wirbelsäulen- und Rückenmarkssegmenten hat zur Folge, daß die das Rückenmark segmentweise verlassenden Spinalnervenwurzeln verschieden weite Wege zurücklegen müssen, um die zugehörigen Foramina intervertebralia zu erreichen, durch die sie den Wirbelkanal verlassen. Es sind die Austrittsstellen der Rückenmarkswurzeln aus dem Wirbelkanal, aufgrund deren beim Erwachsenen die ursprüngliche Beziehung zwischen Wirbelsäulen- und Rückenmarkssegmenten (Neuromeren) rekonstruiert werden kann (Abb. 16.5-6).

Entsprechend seiner Projektion auf die einzelnen Körperabschnitte wird das Rückenmark in folgende Bereiche unterteilt:

- *Pars cervicalis* mit den Wurzeln für 8 Zervikalnerven
- *Pars thoracica* mit den Wurzeln für 12 Thorakalnerven
- *Pars lumbalis* mit den Wurzeln für 5 Lumbalnerven
- *Pars sacralis* mit den Wurzeln für 5 Sakralnerven
- *Pars coccygea* mit den Wurzeln für 1–3 Kokzygealnerven

Das Rückenmark ist in seinen verschiedenen Abschnitten unterschiedlich dick. Die Pars thoracica ist durchschnittlich 10 mm breit, die Pars cervicalis wesentlich breiter; jene Rückenmarkssegmente, die zusätzlich zum Rumpf auch noch die Extremitäten zu versorgen haben, zeigen deutliche Anschwellungen: die *Intumescentia cervicalis* zwischen 4. Hals- und 2. Thorakalsegment und die *Intumescentia lumbosacralis* zwischen 1. Lumbal- und 3. Sakralsegment (Abb. 16.5-1 u. 4).

An der Oberfläche des Rückenmarks sind mehrere Längsfurchen erkennbar (Abb. 16.5-1). Ventral in der Mitte schneidet die tiefe *Fissura mediana anterior* ein, dorsal der seichte *Sulcus medianus posterior.* Beider-

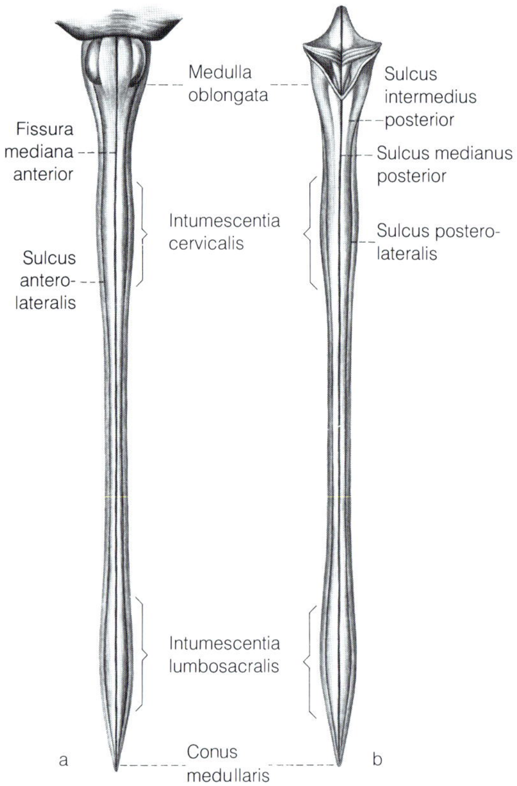

Abb. 16.5-1 Außenansicht des Rückenmarks. (a) von ventral, (b) von dorsal. Das Filum terminale ist nicht eingezeichnet.

seits des Sulcus medianus posterior findet sich je ein *Sulcus posterolateralis*, von dem aus die hinteren Wurzeln der Spinalnerven das Rückenmark verlassen. Der zwischen Sulcus medianus posterior und Sulcus posterolateralis gelegene **Hinterstrang** wird im Hals- und oberen Brustmark durch den *Sulcus intermedius posterior* in einen medialen *(Fasciculus gracilis)* und einen lateralen *(Fasciculus cuneatus)* Faszikel weiter unterteilt. Die vorderen Wurzeln verlassen das Rückenmark entlang einem beidseits der Fissura mediana gelegenen Längsstreifen, der auch als *Sulcus anterolateralis* bezeichnet wird.

Die weitere anatomische Gliederung des Rückenmarks ergibt sich aus der Betrachtung des inneren Aufbaus und wird in Kap. 16.13 behandelt.

2 *Spinalnerven*

2.1 *Wurzeln der Spinalnerven*

Die das Rückenmark verlassenden Nervenfasern bilden die Wurzeln für die segmentalen Spinalnerven (Abb. 16.5-2 u. 7).

Aus den Sulci anterolaterales treten die **vorderen Wurzeln,** *Radices spinales anteriores,* aus den Sulci dorsolaterales die **hinteren Wurzeln,** *Radices spinales posteriores,* hervor; die vorderen Wurzeln mit 4–7, die hinteren mit 4–10 **Wurzelfäden** *(Fila radicularia)* pro Segment.

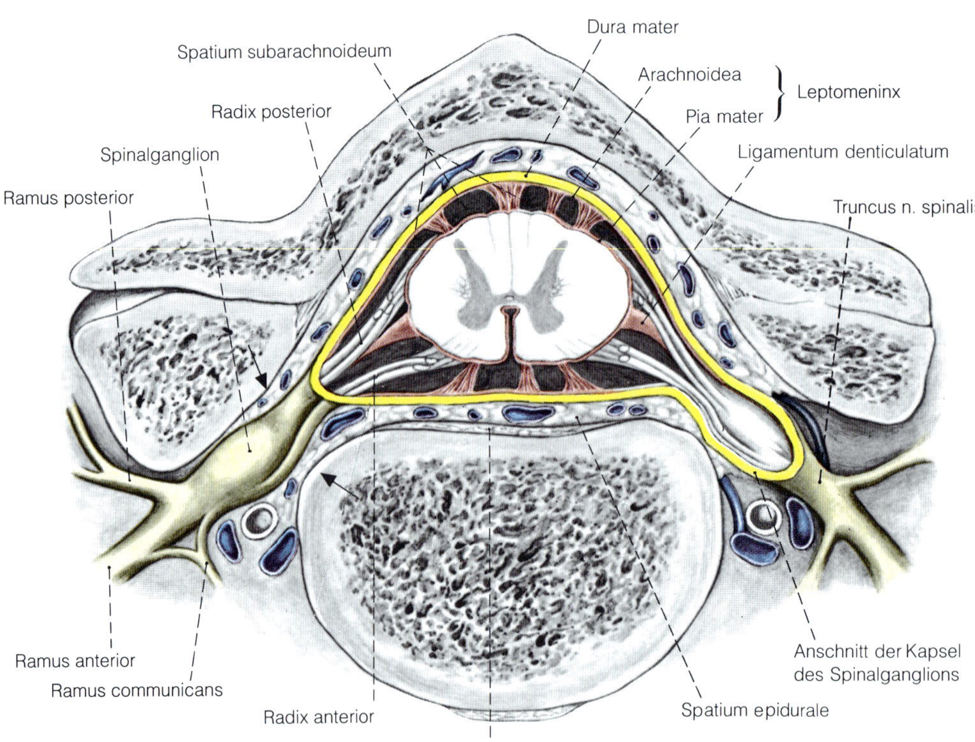

Abb. 16.5-2 Die Lage des Rückenmarks und der Spinalganglien im Wirbelkanal. Querschnitt. Der Schnitt trifft beidseits die Foramina intervertebralia (Pfeile). (Nach Rauber u. Kopsch [8])

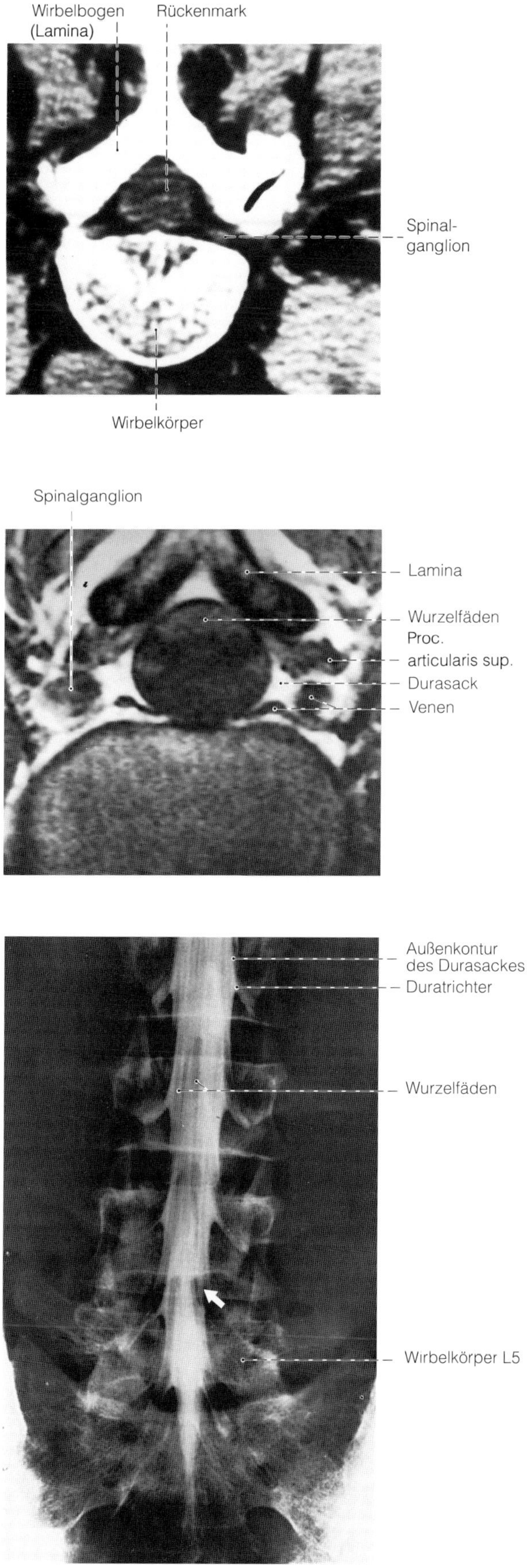

Abb. 16.5-3 Darstellung von Rückenmark und Wirbelkanal beim Lebenden. (a) im Computertomogramm, (b) im Kernspintomogramm, (c) Myelogramm im Cauda-equina-Bereich. Pfeil: Fehlende Füllung eines Duratrichters wegen Diskushernie. (Originale: A. VALAVANIS u. W. WICHMANN, Universitätsspital Zürich)

Die Wurzelfäden der hinteren Wurzeln verlassen das Rückenmark in einer kontinuierlichen Reihe, wobei Anastomosen zwischen Wurzelfäden benachbarter Segmente vorkommen. Die vorderen Wurzelfäden verlassen das Rückenmark segmentweise derart, daß in der Regel Abstände zwischen den Wurzeln der einzelnen Segmente bestehenbleiben. Distalwärts vereinigen sich die Wurzelfäden einer jeden Wurzel zu einem einheitlichen Wurzelbündel *(N. radicularis).*

Die Vorder- und Hinterwurzeln der einzelnen Segmente streben lateralwärts beiderseits den ihrer Segmenthöhe entsprechenden Foramina intervertebralia zu und vereinigen sich hier zum **Truncus nervi spinalis.** Unmittelbar proximal von dieser Vereinigungsstelle ist in jede hintere Wurzel ein **Spinalganglion** *(Ganglion spinale)* eingefügt. Die Spinalganglien liegen in der Regel im Bereich der Foramina intervertebralia (Abb. 16.5-2). Die sakralen Spinalganglien allerdings finden sich oft noch innerhalb des Epiduralraums des Canalis sacralis. Hintere Wurzeln und Spinalganglien des 1. Zervikal- und der Kokzygealnerven können gelegentlich fehlen, eventuell auch das Spinalganglion S 5. Rudimente von kokzygealen Ganglien können im Filum terminale gefunden werden.

Die Spinalganglien imponieren makroskopisch als spindelförmige Anschwellungen der hinteren Wurzeln der Spinalnerven. Ihre Längsdurchmesser schwanken zwischen 4 und 7 mm. Dabei entsprechen die Größen der einzelnen Spinalganglien den Stärken der zugehörigen Wurzeln. Die bindegewebigen Kapseln der Spinalganglien gehen proximal in die Dura mater, distal in das Epineurium der Spinalnerven über. Die Ganglien sind außen von Fettgewebe und Venengeflechten umgeben.

Die **Längendifferenz** zwischen Rückenmark und Wirbelsäule bringt es mit sich, daß die oberen Wurzelpaare die ihnen entsprechenden Foramina intervertebralia in nahezu transversalem, nur wenige Millimeter messendem Verlauf erreichen, daß aber die kaudal folgenden Wurzeln in zunehmend schräger werdendem Verlauf den immer tiefer liegenden zugehörigen Foramina intervertebralia zustreben (Abb. 16.5-4). Die unter dem Conus medullaris praktisch kraniokaudal absteigenden Wurzeln der unteren Rückenmarkssegmente werden in ihrer Gesamtheit als **Pferdeschweif,** *Cauda equina,* bezeichnet. Es ist klar, daß die unteren Wurzeln die oberen jeweils an Länge übertreffen müssen. Die untersten Wurzeln können bis über 20 cm lang werden und sind Noxen über längere Strecken ausgesetzt als die oberen Wurzeln. Alle Nervenwurzeln sind lang genug, um eine gewisse Verschiebung des Rückenmarks innerhalb des

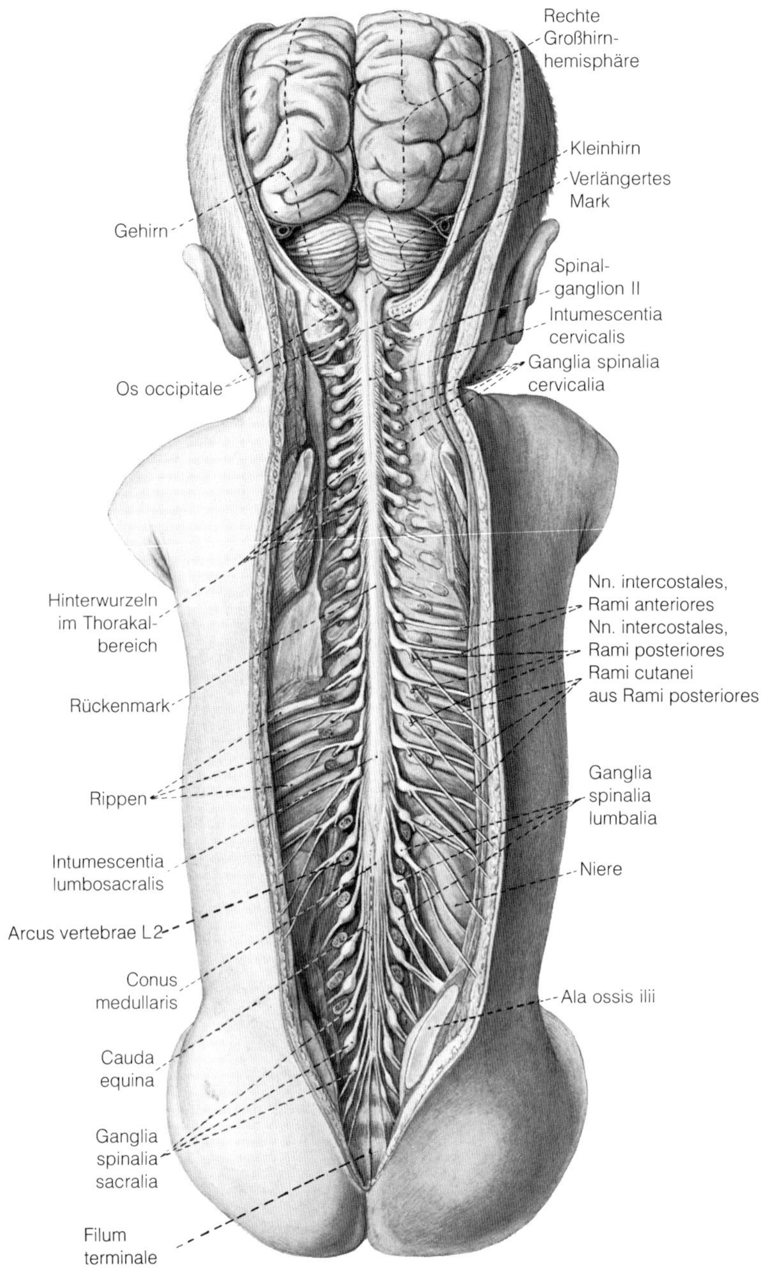

Abb. 16.5-4 Rückenmark und Gehirn des Neugeborenen, von dorsal dargestellt.

Wirbelkanals zu erlauben. Im übrigen gibt es bezüglich Länge und Richtung der Wurzeln beträchtliche individuelle Variationen, die mit unterschiedlichen Wachstumsrelationen zusammenhängen [5, 6]. Die Abstände zwischen den Austrittsstellen benachbarter Wurzeln sind im Thorakalbereich am größten.

Sämtliche Rückenmarkswurzeln liegen zunächst innerhalb des von Liquor cerebrospinalis gefüllten *Spatium subarachnoidale,* das bis zum unteren Ende des Duralsackes reicht und im Bereich der Cauda equina als *Cisterna lumbalis* bezeichnet wird. In diese kann beim Erwachsenen ohne Gefahr für das Rückenmark eine Punktionsnadel für Liquorentnahme eingeführt werden.

Bei der **Lumbalpunktion** geht man üblicherweise zwischen den Dornfortsätzen des 4. und 5. Lendenwirbels ein, also etwa in Höhe der Cristae iliacae.

Die untersten Spinalnerven können extradural durch Injektion eines Lokalanästhetikums im Bereich des Hiatus sacralis unempfindlich gemacht werden **(Sakralanästhesie)** (Abb. 16.5-5).

Beim Verlassen des eigentlichen Dural-Arachnoidal-Sackes, in welchem die Wurzeln von Leptomeninx umkleidet sind, treten die Wurzeln über eine trichterförmige Ausstülpung der Dura in eine strumpfförmige Bindegewebsscheide (Vagina) ein, deren Innenschicht die Fortsetzung der Leptomeninx, deren äußere

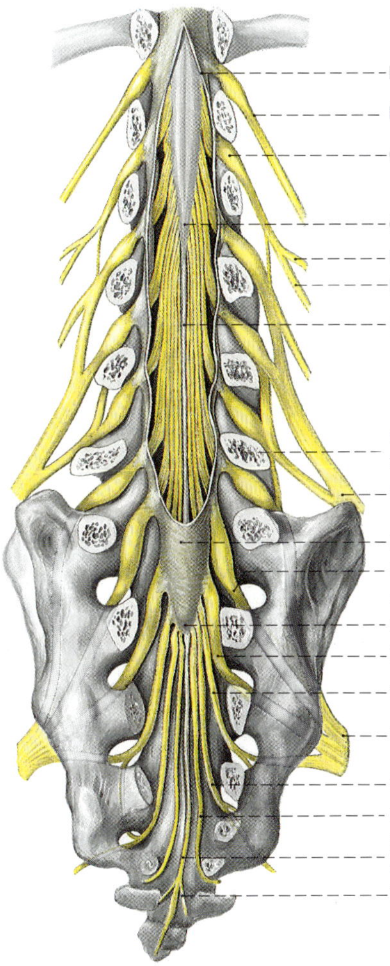

Abb. 16.5-5 Kaudales Ende des Rückenmarks mit Cauda equina. Beziehungen zu Dura mater und Kreuzbein (Erwachsener). Canalis sacralis eröffnet. Die Rami anteriores von L5–S3 sind nach ihrem Durchtritt durch die Foramina sacralia anteriora durchscheinend gezeichnet.

Schicht eine Fortsetzung der Dura darstellt. Distalwärts gehen die meningealen Scheiden in die Kapsel und in das bindegewebige Stroma des Spinalganglions über. Die meningealen Scheiden sind meist zweigeteilt derart, daß Hinter- und Vorderwurzel je einen gesonderten Kanal erhalten. Die in diesen Kanälen gelegenen Wurzelanteile nennt man die **intravaginalen Wurzelabschnitte;** man stellt sie den im großen gemeinsamen Dural-Arachnoidal-Sack liegenden **intrasakkulären Wurzelabschnitten** gegenüber. Die intravaginalen Wurzelabschnitte sind pathologischen Veränderungen der angrenzenden Wirbelsäulenstrukturen ausgesetzt. Reaktive Knochenbildungen am Rande der Unkovertebralgelenke, Veränderungen der Wirbelrippengelenke, Diskushernien u.a. können hier zu starken Irritationen führen.

2.2 Spinalnerven und Segmente

Der Mensch verfügt normalerweise über 31–32 Paare von Spinalnerven: 8 Zervikal-, 12 Thorakal-, 5 Lumbal-, 5 Sakral- und 1–3 Kokzygealnerven. Der erste Zervikalnerv verläßt den Wirbelkanal oberhalb des ersten Hals-

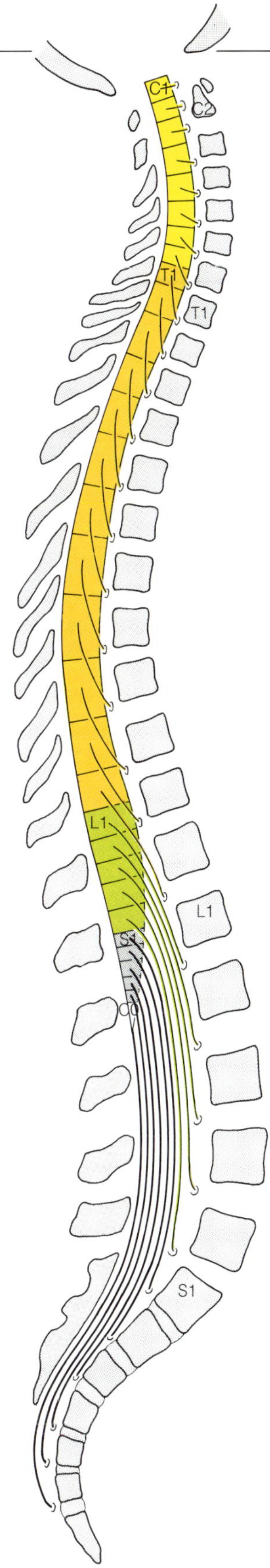

Abb. 16.5-6 Beziehungen der Rückenmarkssegmente zu den Segmenten der Wirbelsäule beim Erwachsenen mit Darstellung der Austrittsstellen der Rückenmarksnerven aus dem Wirbelkanal. Zervikalmark gelb, Thorakalmark orange, Lumbalmark grün, Sakralmark grau.

wirbels, die folgenden sechs Zervikalnerven dementsprechend jeweils **über** dem Wirbel der gleichen Ordnungszahl; der achte Zervikalnerv **unter** dem siebten Halswirbel, alle folgenden jeweils **unter** dem Wirbel gleicher Ordnungszahl.

Jeder Spinalnerv ist einem bestimmten Körperabschnitt, seinem Innervationsgebiet oder **Segment,** zugeordnet.

Die anatomische Situation fast aller Spinalnerven ist im Prinzip die gleiche (Abb. 16.5-7). Durch die vorderen Wurzeln erhält jeder Spinalnerv generell **efferente** (zentrifugal leitende) Fasern; vorwiegend sind es für die Skelettmuskulatur bestimmte **motorische,** in vielen Segmenten aber auch **autonome** viszeroefferente Fasern. Die Nervenzellkörper der efferenten Fasern liegen im Rückenmark. Über die hinteren Wurzeln erhalten die Spinalnerven **afferente,** zentripetal leitende **(sensible)** Fasern; ihre Zelleiber (Somata) liegen im Spinalganglion. Es handelt sich um **pseudounipolare** Nervenzellen, die einen zentralen Fortsatz über die hintere Wurzel zum Rückenmark und einen peripheren Fortsatz über den Spinalnerven zur Körperperipherie senden. – Ein Spinalnerv ist also hinsichtlich der in ihm vertretenen Faserqualitäten ein **gemischter Nerv.**

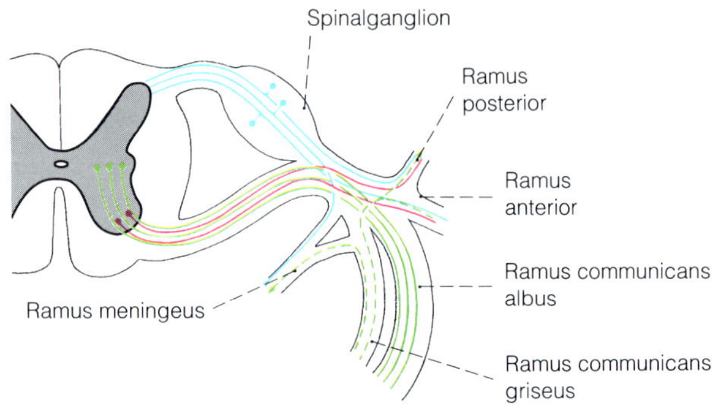

Abb. 16.5-7 Faserqualitäten in den Wurzeln und Verzweigungen eines Spinalnerven. Schema. Motoneurone rot, Spinalganglienzellen und deren Fortsätze blau, sympathisch-efferente Fasern grün. Aus Gründen der Übersichtlichkeit wurde die im Ramus communicans albus verlaufende sensible Faser und die dazugehörige Ganglienzelle nicht eingezeichnet. Aus Gründen der Schematisierung erscheinen die Rami communicantes und meningeus unverhältnismäßig dick.

Der durch Zusammenfluß von vorderer und hinterer Rückenmarkswurzel entstehende **Truncus nervi spinalis** hat als segmentaler Stammnerv nur eine kurze Verlaufsstrecke; entweder noch innerhalb oder knapp nach Verlassen des Foramen intervertebrale teilt er sich in seine peripheren Äste (Abb. 16.5-2 u. 7):

- *Ramus anterior* zur Innervation der vorderen und seitlichen Körperwand sowie der Extremitäten
- *Ramus posterior* zur Innervation der autochthonen Rückenmuskulatur und der Rückenhaut (dorsale Dermatome)
- *Ramus communicans* für die sympathische Innervation von Eingeweiden, Blutgefäßen, Mm. arrectores pilorum und Schweißdrüsen
- *Ramus meningeus* für die Innervation der Rückenmarkshäute

Die Rami anteriores haben den weitaus größten Versorgungsbereich, daher auch das stärkste Kaliber. Im Thorakalbereich bilden sie die Interkostalnerven, die auch in ihrem weiteren Verlauf eine segmentale Anordnung erkennen lassen. In anderen Bereichen führt die Vereinigung von Rami ventrales benachbarter Spinalnerven zur Bildung von Nervengeflechten, z. B. des

Abb. 16.5-8 Drei aufeinanderfolgende hintere Spinalnervenwurzeln. Verteilung der segmentalen Nervenfasern im Plexus auf verschiedene periphere Nerven, Zustandekommen segmentaler Innervation in der Haut, wo es allerdings zur Überlappung benachbarter Innervationszonen kommt. (Nach Duus [2])

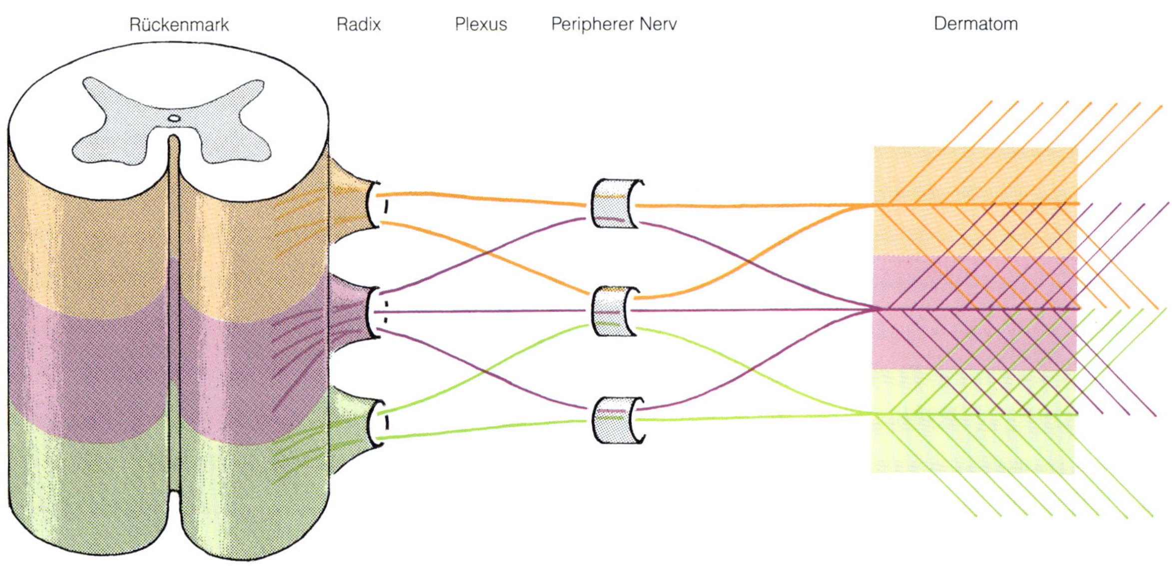

Tabelle 16.5-1a Die segmentale Innervation der Muskulatur der oberen Extremität. (Erstellt aufgrund der Angaben aus GRAY [9] u. ELZE [3])

Muskel	C2	C3	C4	C5	C6	C7	C8	Th1	Nerv
M. levator scapulae		x	x						Zervikale Spinalnerven
			(x)	x					N. dorsalis scapulae
Mm. rhomboidei			(x)	x					N. dorsalis scapulae
M. supraspinatus			(x)	x	x				N. suprascapularis
M. infraspinatus			(x)	x	x				N. suprascapularis
M. teres minor			(x)	x	x				N. axillaris
M. deltoideus				x	x				N. axillaris
M. biceps brachii				x	x				N. musculocutaneus
M. supinator				x	x				N. interosseus posterior
M. brachioradialis				x	x	(x)			N. radialis
M. subscapularis				x	x	(x)			Nn. subscapulares sup. et inf.
M. brachialis				x	x				N. musculocutaneus
						x			N. radialis (kleiner lat. Muskelteil)
M. serratus anterior				x	x	x			N. thoracicus longus
M. coracobrachialis				x	x	x			N. musculocutaneus
M. pectoralis major				x	x	x	x	x	Nn. pectorales medialis et lateralis
M. extensor carpi radialis longus					x	x			N. radialis
M. teres major					x	x			N. subscapularis inferior
M. pronator teres					x	x			N. medianus
M. flexor carpi radialis					x	x			N. medianus
M. pectoralis minor					x	x	x		Nn. pectorales medialis et lateralis
M. latissimus dorsi					x	x	x		N. thoracodorsalis
M. triceps brachii					x	x	x		N. radialis
M. extensor carpi radialis brevis						x	x		N. interosseus posterior
M. extensor digitorum						x	x		N. interosseus posterior
M. abductor pollicis longus						x	x		N. interosseus posterior
M. extensor pollicis brevis						x	x		N. interosseus posterior
M. extensor digiti minimi						x	x		N. interosseus posterior
M. extensor carpi ulnaris						x	x		N. interosseus posterior
M. extensor pollicis longus						x	x		N. interosseus posterior
M. extensor indicis						x	x		N. interosseus posterior
M. flexor carpi ulnaris						x	x		N. medianus
M. palmaris longus						x	x		N. medianus
M. flexor digitorum superficialis						x	x	x	N. medianus (manchmal auch N. ulnaris)
M. flexor pollicis brevis							x	x	N. medianus und N. ulnaris
M. abductor pollicis brevis							x	x	N. medianus
M. pronator quadratus							x	x	N. medianus
M. flexor digitorum profundus							x	x	N. medianus und N. ulnaris
M. flexor pollicis longus							x	x	N. medianus
M. abductor digiti minimi							x	x	N. medianus
M. flexor digiti minimi brevis							x	x	N. ulnaris
M. opponens digiti minimi							x	x	N. ulnaris
Mm. interossei							x	x	N. ulnaris
Mm. lumbricales							x	x	N. medianus und N. ulnaris

Plexus brachialis. In diesen Geflechtbildungen vermischen sich die Fasern verschiedener Segmente. Daher kann man bei den aus den Geflechten peripherwärts hervorgehenden einzelnen Nerven, wie z. B. dem N. medianus, die Segmentherkunft nicht ohne weiteres feststellen. Die Einzelheiten über Aufteilungsweise und Verlauf peripherer Nerven und ihre segmentale Herkunft werden in Kap. 16.22 abgehandelt.

Segmentale Innervation der Haut

Wie aus Abb. 16.5-8 zu ersehen ist, finden in der Peripherie die aus einer Wurzel stammenden Fasern wieder zusammen und innervieren eine bestimmte Hautzone, die man **Dermatom** nennt. Die Lage der Dermatome und deren Segmentbezug ist in Abb. 16.5-9 dargestellt.

Eine typische „segmentale Erkrankung“ ist die **Gürtelrose** (Herpes zoster, Abb. 16.5-10). Befallen ist hier ein bestimmtes Spinalganglion, die Störung wird in Form von Bläschceneruptionen im entsprechenden Dermatom manifest.

Für die neurologische Beurteilung von Wurzelschädigungen ist es wichtig zu wissen, daß sich benachbarte Dermatome beträchtlich überlappen, d. h., eine bestimmte Segmentzone der Haut wird von Nervenfasern der beiden Nachbardermatome mitversorgt, so daß der Ausfall einer einzelnen Hinterwurzel noch keine eindeutig bemerkbare Gefühllosigkeit des entsprechenden Dermatoms zur Folge hat. Eine solche wird in der Regel erst dann manifest, wenn mindestens zwei bis drei benachbarte Hinterwurzeln oder segmentale Nerven geschädigt sind. (Ausnahme C2: Ausfall komplett). Hierbei sind auch gewisse

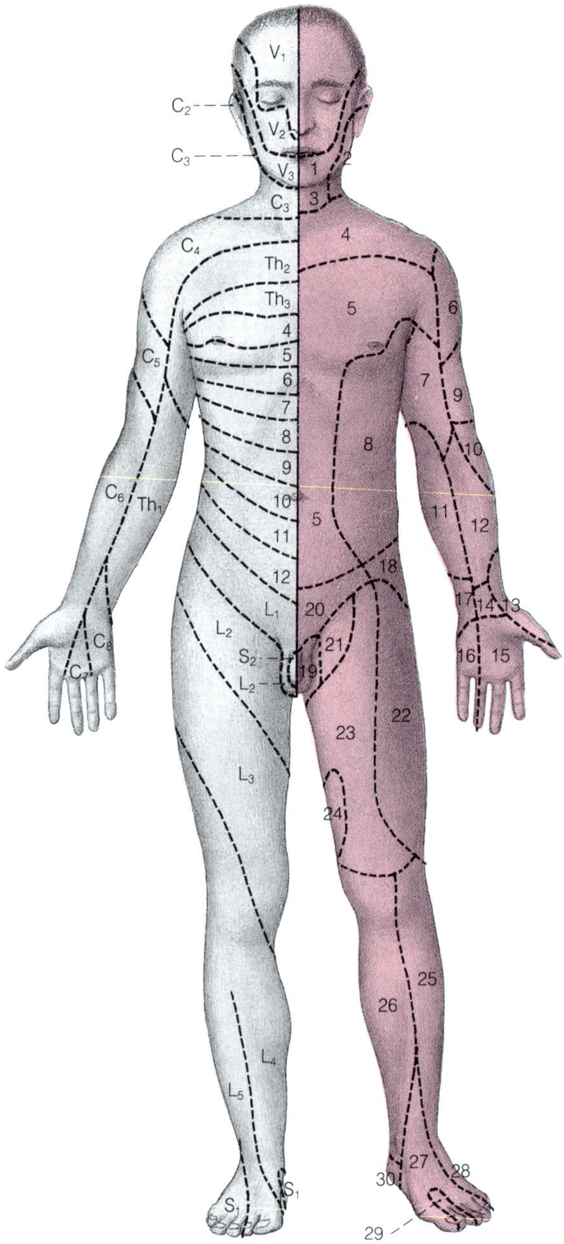

1 N. trigeminus
2 N. auricularis magnus
3 N. transversus colli
4 Nn. supraclaviculares
5 Rami cutanei anteriores nn. intercostalium
6 N. cutaneus brachii lateralis superior (N. axillaris)
7 N. cutaneus brachii medialis
8 Nn. mammarii laterales nn. intercostalium
9 N. cutaneus brachii posterior (N. radialis)
10 R. cutaneus antebrachii posterior
11 N. cutaneus antebrachii medialis
12 N. cutaneus antebrachii lateralis
13 R. superficialis n. radialis
14 R. palmaris n. mediani
15 N. medianus
16 N. ulnaris
17 R. palmaris n. ulnaris
18 N. iliohypogastricus (R. cutaneus lat.)
19 N. ilioinguinalis (Nn. scrotales anteriores)
20 N. iliohypogastricus (R. cutaneus anterior) und N. ilioinguinalis
21 N. genitofemoralis (R. femoralis)
22 N. cutaneus femoris lateralis
23 N. femoralis (Rami cutanei anteriores)
24 N. obturatorius (R. cutaneus)
25 N. cutaneus surae lateralis
26 N. saphenus
27 N. peronaeus superficialis
28 N. suralis
29 N. peronaeus profundus
30 N. tibialis (Rami calcanei)

▲ ▶

Abb. 16.5-9 „Segmentale" und „periphere" (gelb) Innervation der Haut im Vergleich. (a) ventral, (b) dorsal. Nach klinischen Erfahrungen sollen dorsal paraspinal auch die Dermatome C5–C7 repräsentiert sein. (Nach MUMENTHALER [7])

1 N. frontalis (V1)
2 N. occipitalis major
3 N. occipitalis minor
4 N. auricularis magnus
5 Rami dorsales nn. cervicalium
6 Nn. supraclaviculares
7 N. cutaneus brachii lateralis superior (N. axillaris)
8 Rami dorsales nn. spin. cervic., thorac., lumb.
9 Rami cutanei laterales nn. intercostalium
10 N. cutaneus brachii posterior
11 N. cutaneus brachii medialis
12 N. cutaneus antebrachii posterior
13 N. cutaneus antebrachii medialis
14 N. cutaneus antebrachii lateralis
15 R. superficialis n. radialis
16 R. dorsalis n. ulnaris
17 N. medianus
18 N. iliohypogastricus (R. cutaneus lat.)
19 Nn. clunium superiores
20 Nn. clunium medii
21 Nn. clunium inferiores
22 N. cutaneus femoris lateralis
23 N. cutaneus femoris posterior
24 N. obturatorius (R. cutaneus)
25 N. cutaneus surae lateralis
26 N. suralis
27 N. saphenus
28 N. plantaris lateralis
29 N. plantaris medialis

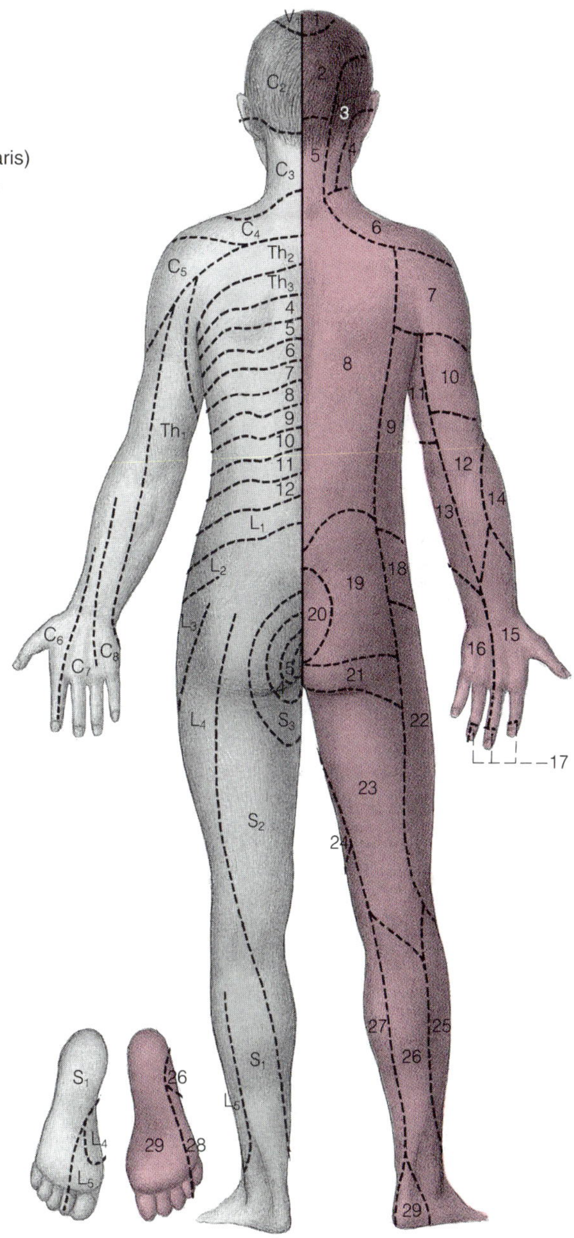

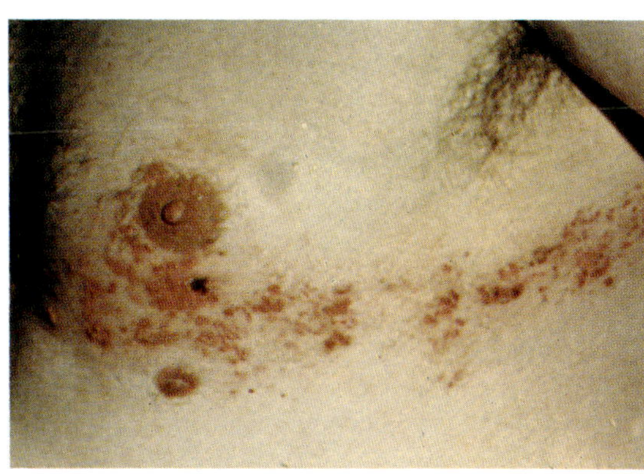

Abb. 16.5-10 Herpes zoster (Gürtelrose) in Th5. Beim Herpes zoster handelt es sich um eine Viruserkrankung, bei der neben dem Spinalganglion und dessen Fortsätzen auch das zugehörige Dermatom befallen ist. Es kommt zu Rötung und Bläschenbildung in der Haut und zu quälenden Schmerzen. (Original: K. WOLFF)

Tabelle 16.5-1b Die segmentale Innervation der Muskulatur der oberen Extremität. (Erstellt aufgrund der Angaben aus Gray [9] u. Elze [3])

Muskel	L1	L2	L3	L4	L5	S1	S2	S3	S4	Nerv
M. psoas	■	■	■							Rami ventrales der lumbalen Spinalnerven
M. iliacus		■	■							N. femoralis
M. sartorius		■	■							N. femoralis
M. gracilis		■	■							N. obturatorius
M. adductor longus		■	■	■						N. obturatorius
M. quadriceps femoris		■	■	■						N. femoralis
M. adductor magnus		■	■	■						N. obturatorius und N. tibialis
M. tibialis anterior				■	■					N. peronaeus profundus
M. tensor fasciae latae				■	■					N. glutaeus superior
M. tibialis posterior				■	■					N. tibialis
M. popliteus				■	■	■				N. tibialis
M. glutaeus medius					■	■				N. glutaeus superior
M. glutaeus minimus					■	■				N. glutaeus superior
M. extensor hallucis longus					■	■				N. peronaeus profundus
M. extensor digitorum longus					■	■				N. peronaeus profundus
M. peronaeus brevis					■	■	■			N. peronaeus superficialis
M. peronaeus longus					■	■	■			N. peronaeus superficialis
M. glutaeus maximus					■	■	■			N. glutaeus inferior
M. semitendinosus					■	■	■			N. tibialis
M. semimembranosus					■	■	■			N. tibialis
M. biceps femoris					■	■	■			N. ischiadicus
M. extensor hallucis brevis						■	■			N. peronaeus profundus
M. extensor digitorum brevis						■	■			N. peronaeus profundus
M. plantaris						■	■			N. tibialis
M. triceps surae						■	■			N. tibialis
M. flexor digitorum longus						(■)	■	(■)		N. tibialis
M. flexor hallucis longus						(■)	■	(■)		N. tibialis
M. abductor hallucis							■	■		N. plantaris medialis
M. adductor hallucis							■	■		N. plantaris lateralis
M. flexor digitorum brevis										N. plantaris medialis
M. flexor hallucis brevis										N. plantaris medialis
Mm. lumbricales										Nn. plantares medialis et lateralis
M. quadratus plantae										N. plantaris lateralis
Mm. interossei										N. plantaris lateralis
M. flexor digiti minimi brevis										N. plantaris lateralis
M. abductor digiti minimi										N. plantaris lateralis

Modalitätsunterschiede zu beachten: Die Überlappung der Endigungen von „Berührungsfasern" ist ausgedehnter als jene der Schmerz- und Temperatursinn-leitenden Fasern. Eine gewisse Vermischung der Segmentgrenzen kann mit Anastomosen in Zusammenhang gebracht werden, die im Austrittsbereich der Wurzeln aus dem Rückenmark zwischen kraniokaudal aufeinanderfolgenden Segmenten vorkommen. Die Muskelsensibilität überlappt noch mehr.

Segmentale Innervation der Skelettmuskulatur

Die segmentale Innervation der Skelettmuskulatur ist in Tabelle 16.5-1 dargestellt. Aus ihr ist zu ersehen, daß die meisten Muskeln motorische Nervenfasern von jeweils mindestens zwei Segmenten erhalten. Das bedeutet, daß der Ausfall nur einer einzigen Wurzel meist keine komplette Lähmung zur Folge hat, höchstens eine Schwächung der betroffenen Muskeln **(Parese)**.

Die meisten Muskeln sind also plurisegmental innerviert. Andererseits verteilt sich der Nervenfaserbestand einer einzelnen Wurzel in der Regel auf mehrere Muskelindividuen (Abb. 16.5-11).

Die Kenntnis der segmentalen Innervation ermöglicht es dem Kliniker, bei Lähmungen, die bestimmte Muskeln oder Muskelgruppen betreffen, klare Hinweise darauf zu erhalten, ob es sich um eine **radikuläre Lähmung** handelt und, wenn dies der Fall ist, welches Segment **(Myotom)** geschädigt ist. In der Praxis kann man sich an **Kennmuskeln** halten, deren Betroffensein auf eine bestimmte Segmenthöhe hinweist.

Auch Eingeweide und Gefäße lassen eine segmentale Innervation erkennen (Enterotom), worauf später eingegangen werden soll (Kap. 16.20).

Segmentale Innervation auf Wurzel- und Rückenmarksebene – Periphere Innervation und Läsionen

Für die Bestimmung des Sitzes einer Läsion ist es wichtig zu wissen, daß Symptome segmentaler Ausprägung immer dann in klarer Weise hervortreten, wenn die Schädigung irgendwo auf der Strecke zwischen Austritt einer Wurzel aus dem Rückenmark und dem Beginn einer peripheren Nervengeflechtsbildung (z. B. Plexus brachialis) gelegen ist (Abb. 16.5-11). Betrifft die Störung das Rückenmark selbst, so kann es zwar auch zu einem dem betroffenen Rückenmarksabschnitt entsprechenden segmentalen Ausfall in der Peripherie kommen, doch sind in ei-

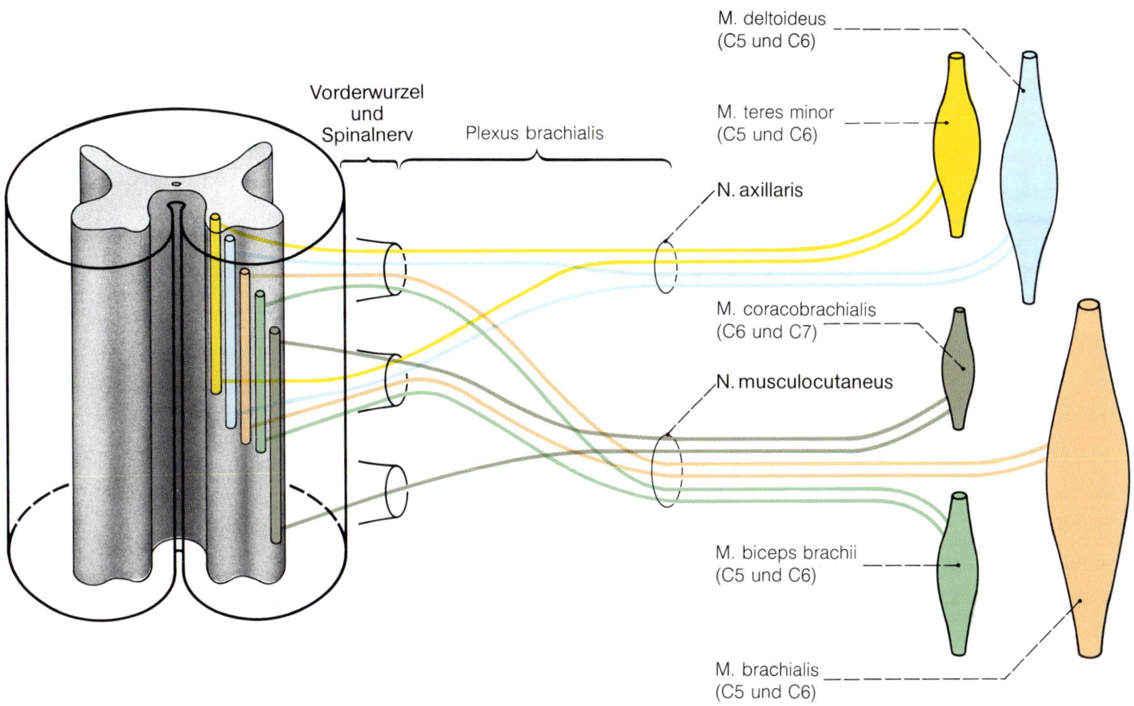

Abb. 16.5-11 Segmentale und periphere Innervation von Skelettmuskeln. Die aus den Zellsäulen des Vorderhorns (Muskelkernen) entspringenden Neuriten treten über die Wurzeln der entsprechenden Segmente in die segmental angeordneten Spinalnerven ein. Weiter peripher kommt es zu Geflechtbildungen (Plexus brachialis). Erst aus diesen Geflechten formieren sich die eigentlichen Muskelnerven. (Nach CLARA [1])

nem solchen Fall in der Regel verschiedene der längeren Bahnsysteme innerhalb des Rückenmarks mitbetroffen, die je nach Lage des Krankheitsherdes zusätzliche Ausfälle in anderen Segmenten bedingen. Gute Kenntnis der Rückenmarksanatomie und der Verteilung der Segmente in der Körperperipherie erlaubt es in vielen Fällen, Rückenmarksläsionen relativ exakt zu lokalisieren.

Kommt es aber zur Schädigung eines peripheren Nerven distal der Plexusbildung, so tritt ein anderes Muster der Störung auf, ein Muster, das sich an der peripheren Innervation orientiert; infolge der Vermischung von Fasern unterschiedlicher segmentaler Herkunft in peripheren Nervengeflechten (Plexus cervicalis, Plexus brachialis, Plexus lumbosacralis) kommt für jeden Nerv ein charakteristisches Fasergemisch zustande. Wird ein peripherer Nerv durchtrennt, treten seinem Ausbreitungsgebiet entsprechende Ausfälle auf:

a) **Störungen der Hautsensibilität:** Die Ausbreitungsgebiete der Hautäste der peripheren Nerven sind der Abb. 16.5-9 zu entnehmen.

In der Regel ist der Bezirk völligen Sensibilitätsausfalls kleiner als das anatomisch präparierbare Verästelungsgebiet der betreffenden Nerven. Der Bezirk des völligen Sensibilitätsausfalls wird als **autonomes Gebiet** des betreffenden sensiblen Nerven bezeichnet. Werden andererseits die einem bestimmten sensiblen Nerven benachbarten Hautnerven ausgeschaltet, so bleibt die Sensibilität in einem Areal erhalten, das wesentlich größer ist als das autonome Gebiet; man spricht vom **Maximalgebiet** dieses sensiblen Nerven (s. Abb. 16.22-12 u. 22).

b) **Störungen der Schweißsekretion und Thermoregulation:** Diese entsprechen hinsichtlich ihrer Ausbreitung den Sensibilitätsstörungen, da die sympathischen Fasern innerhalb des peripheren Nerven in den sensorischen Faszikeln enthalten sind.

c) **Störungen der Muskelinnervation:** Die Folge der Durchtrennung eines gemischten peripheren Nerven ist die komplette (schlaffe) Lähmung aller von diesem Nerv versorgten Muskeln. Betroffen sind Motorik und Muskelsensibilität. Weitere Einzelheiten zur peripheren Innervation werden in Kap. 16.22 besprochen, ferner sei auf Lehrbücher der Neurologie verwiesen [2, 4, 7].

Literatur

[1] CLARA, M.: Das Nervensystem des Menschen. Barth, Leipzig 1942.

[2] DUUS, P.: Neurologisch-topische Diagnostik. Thieme, Stuttgart–New York 1983.

[3] ELZE, C.: Anatomie des Menschen, Band III. Springer, Berlin–Göttingen–Heidelberg 1960.

[4] HANSEN, K., H. SCHLIACK: Segmentale Innervation. Ihre Bedeutung für Klinik und Praxis. 2. Aufl. Thieme, Stuttgart 1962.

[5] KUBIK, ST., M. MÜNTENER: Zur Topographie der spinalen Nervenwurzeln. Acta anat. 74 (1969) 149–168.

[6] LOUIS, R.: Topographic relationships of the vertebral column, spinal cord and nerve roots. Anat. clin. 1 (1978) 3–12.

[7] MUMENTHALER, M., H. SCHLIACK: Läsionen peripherer Nerven – Diagnostik und Therapie. 5. Aufl. Thieme, Stuttgart–New York 1987.

[8] RAUBER, A., F. KOPSCH: Lehrbuch und Atlas der Anatomie des Menschen, Band II. Thieme, Leipzig 1940.

[9] WILLIAMS, L. P., R. WARWICK: GRAY'S Anatomy. Vol. 36. Churchill Livingstone, Edinburgh–London 1980.

16.6 Makroskopische Anatomie des unteren Hirnstammes: Mittelhirn, Brücke und verlängertes Mark

R. Mayr

1 *Allgemeine Übersicht*

Das Mittelhirn *(Mesencephalon),* die Brücke *(Pons)* und das verlängerte Mark *(Medulla oblongata)* werden unter dem Begriff **unterer Hirnstamm** zusammengefaßt oder im klinischen Gebrauch oft auch einfach als Hirnstamm[1] bezeichnet. Die drei Abschnitte gehen kontinuierlich ineinander über (Abb. 16.6-1 u. 2) und weisen trotz auffälliger Unterschiede ihrer äußeren Form einen vergleichbaren inneren Aufbau auf: Der ganze untere Hirnstamm ist aus vier längsorientierten Strukturelementen so zusammengesetzt, daß sich ein allgemeines Prinzip der Querschnittsgliederung erkennen läßt (Abb. 16.6-3). Die vier in ventrodorsaler Richtung übereinanderliegenden Strukturelemente sind

1. die (stammesgeschichtlich „jüngere") **Basis,**
2. die **Haube** *(Tegmentum),*
3. der zugehörige Abschnitt des **Ventrikelsystems** und
4. das **Dach** *(Tectum mesencephalicum* und *Tegmen ventriculi quarti).*

1.1 *Basis (Pes)*

Die Basis besteht aus den vom Endhirn absteigenden langen motorischen Fasersystemen. Sie wird von den **Crura cerebri** (der paarigen *Pars anterior pedunculi cerebri* des Mittelhirns), der **Pars anterior pontis** und den **Pyramiden** des verlängerten Marks gebildet.

1.2 *Haube (Tegmentum)*

Die Haube *(Tegmentum)* stellt die Hauptmasse des Hirnstamms dar und liegt zwischen Basis und Ventrikelsystem. Sie enthält neben auf- und absteigenden Leitungsbahnen die **Hirnnervenkerne** und die sog. **Formatio reticularis.** Durch seine **Leitungsbahnen,** die im unteren Hirnstamm zum Teil die Seite kreuzen und zum Teil auch eine Umschaltung erfahren, steht dieser wichtige Abschnitt des Gehirns nach kranial mit dem Zwischen- und Endhirn, nach kaudal mit dem Rückenmark und nach dorsal mit dem Kleinhirn in Verbindung. Verteilt auf die drei Hirnstammabschnitte enthält die Haubenregion die **Kerngebiete aller** jener **Hirnnerven** (III–XII), die als echte periphere Nerven zu betrachten sind. Sie treten mit Ausnahme des IV. basal an der Oberfläche des unteren Hirnstamms aus. Der Raum, der zwischen den Fasersystemen und Hirnnervenkernen im Tegmentum übrigbleibt, ist von der *Formatio reticularis* erfüllt, einem aus zahlreichen, verstreut liegenden Ganglienzellgruppen, kurzen und langen Faserzügen bestehenden Reflexzentrum des Hirnstamms, von dem aus unter anderem so lebenswichtige Funktionen wie Atmung, Herz- und Kreislaufregulation und die Tätigkeit anderer Eingeweide gesteuert werden.

1.3 *Ventrikelanteile (Aquaeductus mesencephali und Ventriculus quartus)*

Das Ventrikelsystem ist im Bereich des unteren Hirnstamms recht unterschiedlich entwickelt. Im Mittelhirn besteht es aus einem engen Kanal, dem **Aquaeductus mesencephali** [*cerebri*] (Sylvius), der den Ventrikel des Zwischenhirns (III. Ventrikel) mit dem IV. Ventrikel verbindet; er geht in der Entwicklung aus dem mittleren der ursprünglich drei Hirnbläschen hervor. Über dem Tegmentum von Pons und Medulla oblongata weitet sich das Ventrikelsystem in Gestalt des **IV. Ventrikels** stark aus; sein Boden wird der Form nach als **Rautengrube** *(Fossa rhomboidea)* bezeichnet; dieser Hohlraum entsteht aus dem Isthmus rhombencephali[2] und aus dem kaudalsten der drei Hirnbläschen, dem Rautenhirnbläschen. Im rückenmarksnahen Teil der Medulla oblongata geht der IV. Ventrikel wieder in einen engen Kanal über, den **Zentralkanal** *(Canalis centralis),* der sich in ventrokaudaler Richtung in die Tiefe senkt und das Rückenmark im Zentrum der grauen Substanz durchsetzt.

---

[1] Unter *Hirnstamm* im anatomischen Sinn versteht man alle Hirnabschnitte nach Fortnahme des Palliums und des Cerebellums.

[2] In der Entwicklung ausgeprägte Verengung an der Grenze von Mittel- und Rautenhirn.

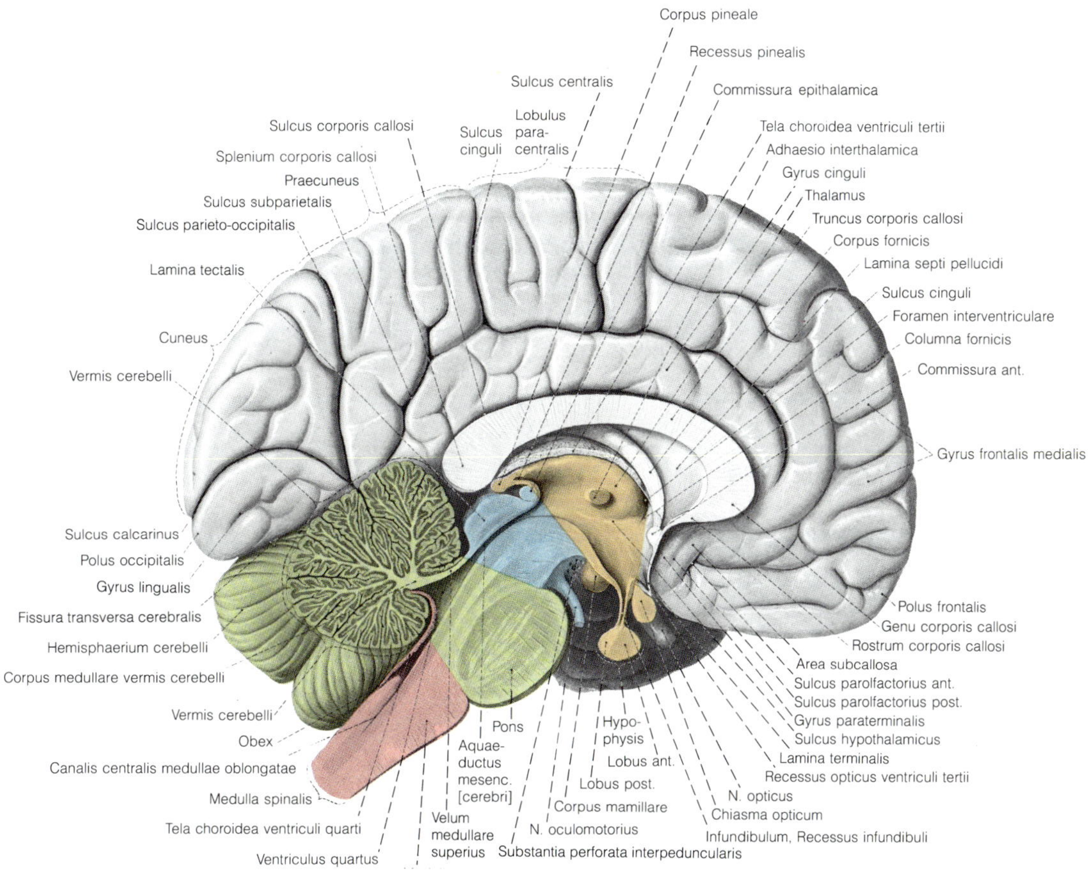

Abb. 16.6-1 Medianschnitt durch das Gehirn des Menschen. Endhirn weiß, Zwischenhirn orange, Mittelhirn blau, Brücke und Kleinhirn gelbgrün, Medulla oblongata rosa. Die Commissura epithalamica wird gewöhnlicherweise meist als Commissura posterior bezeichnet.

1.4 *Dach (Tectum mesencephalicum und Tegmen ventriculi quarti)*

Dorsal des Ventrikelsystems liegt das Dach. Im Bereich des Mittelhirns wird es **Tectum mesencephalicum** genannt und von der Vierhügelplatte *(Lamina tectalis,* früher auch *L. quadrigemina)* gebildet. Die Decke des IV. Ventrikels heißt *Tegmen ventriculi quarti.* In Höhe der Brücke wird die Rautengrube vom Kleinhirn überdacht, das mit seinen Marksegeln, dem unpaaren *Velum medullare superius* und dem paarigen *Velum medullare inferius,* sowie einem kleinen Areal des *Nodulus* den dickeren rostralen Teil des Tegmens bildet. Im Bereich der Medulla oblongata ist die Deckplatte auf eine einschichtige Lage von Ependymzellen reduziert, die **Lamina epithelialis choroidea** (früher auch *Lamina tectoria*). Sie baut mit der ihr aufliegenden Pia die *Tela choroidea ventriculi quarti* auf.

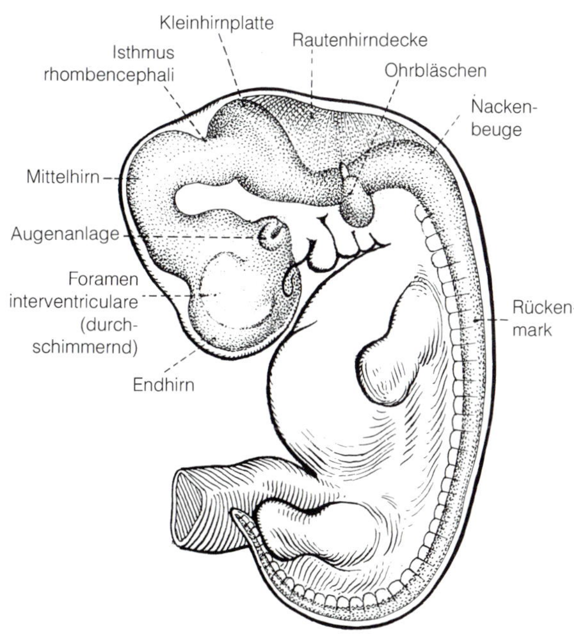

Abb. 16.6-2 Gehirn und Rückenmark bei einem durchsichtig gemachten menschlichen Embryo von 12 mm größter Länge. (Modifiziert nach FISCHEL [1])

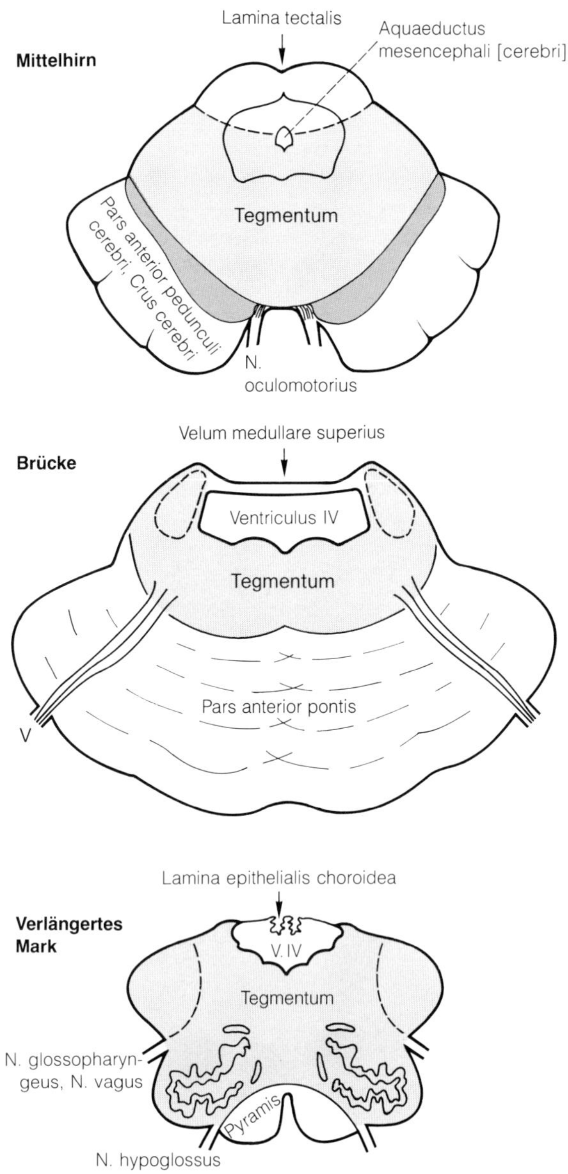

Abb. 16.6-3 Querschnitte durch Mittelhirn, Brücke und obere Hälfte des verlängerten Marks, schematisch. Einteilung nach dem Grundbauplan. Ca. 1,4fach vergr. V. IV. = Ventriculus quartus.

1.5 *Hinweise*

Die den IV. Ventrikel umgebenden Hirnanteile, nämlich Pons und Cerebellum sowie Medulla oblongata, entwickeln sich aus der Wand des ursprünglichen Rautenhirnbläschens und werden deshalb auch als **Rautenhirn** *(Rhombencephalon)* zusammengefaßt.

Die Anordnung der Hirnnervenkerne im Hirnstamm zeigt eine weitgehende Übereinstimmung und Kontinuität mit den Kernsäulen der grauen Substanz des Rückenmarks; allerdings kommt es zu einer gewissen Umlagerung der Kernsäulen entlang dem sich ins Zentrum des Rückenmarks einsenkenden Zentralkanal, so daß die am weitesten medial unter dem Boden der Rautengrube liegenden Kernsäulen Anschluß an die Vordersäule, die lateralen Anschluß an die Hintersäule des Rückenmarks gewinnen.

2 *Mittelhirn (Mesencephalon)*

Das Mittelhirn ist mit 1,5 cm Länge der kürzeste Abschnitt des Hirnstamms, verbindet Brücke und Kleinhirn mit dem Großhirn und fällt dadurch auf, daß es im Vergleich zu Vorder- und Rautenhirn eine relativ einfache Form beibehalten hat.

2.1 *Relief der Basalseite*

Bei der Inspektion der Basalseite des Hirnstamms (Abb. 16.6-4) erkennt man im Bereich des Mittelhirns jederseits einen kräftigen Hirnschenkel, **Crus cerebri** *(Pars anterior pedunculi cerebri)*. Nach kaudal zu, gegen ihre Eintrittsstelle in den Pons, konvergieren die Hirnschenkel. Zwischen ihnen liegt die *Fossa interpeduncularis* [*intercruralis*]. Die rostrale Begrenzung des Mittelhirns wird an dieser Seite durch die Tractus optici gebildet, die sich am Übergang zum Großhirn um die Hirnschenkel nach dorsal wenden. Sie gehören ebenso wie die rostral der *Fossa interpeduncularis* vorspringenden Corpora mamillaria bereits dem Zwischenhirn an. Kaudal ist die Grenze zur Brücke durch deren quere Faserung ebenfalls deutlich erkennbar. In der Tiefe der *Fossa interpeduncularis* dringen mehrere kleine Arterien in die Hirnsubstanz ein; wenn sie mit der Leptomeninx herausgerissen werden, entsteht als Kunstprodukt ein Areal mit kleinen Löchern, die *Substantia perforata interpeduncularis* (auch *posterior*). Die Hirnschenkel sind beiderseits durch eine Furche, den *Sulcus medialis et lateralis mesencephali,* abgesetzt. Im Sulcus mesencephali medialis jeder Seite treten die Faserbündel des *N. oculomotorius* aus. Er heißt daher auch *Sulcus oculomotorius.*

2.2 *Relief der Dorsalseite*

Von dorsal her ist das Mittelhirn überhaupt nur nach Abpräparieren des Endhirns sichtbar zu machen. Das Dach des Mittelhirns *(Tectum mesencephalicum)* wird aufgrund seines charakteristischen Oberflächenreliefs (Abb. 16.6-5) auch **Vierhügelplatte** *(Lamina tectalis* oder *quadrigemina)* genannt. Die oberen Vierhügel *(Colliculi superiores),* die etwas größer und dunkler erscheinen, sind optische Reflexzentren. Jeder der beiden Colliculi ist mit einem seitlich abgehenden Arm, *Brachium colliculi superioris,* nach vorne zu mit dem lateralen Kniehöcker *(Corpus geniculatum laterale)* des Thalamus verbunden, der schon zum Zwischenhirn gehört. Auf seinem Weg dorthin zieht das Brachium colliculi superioris oberhalb des *Corpus geniculatum mediale* und unter dem Pulvinar thalami nach lateral. Es steht über das Corpus geniculatum laterale auch mit

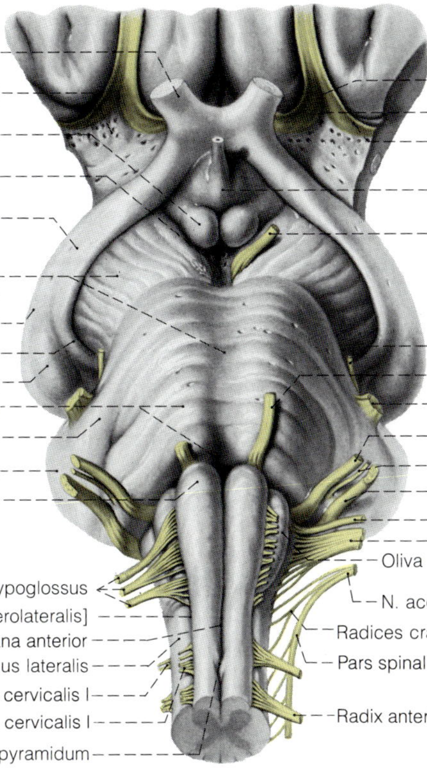

Abb. 16.6-4 Basalansicht des Hirnstamms (mit anschließenden Abschnitten von Endhirn und Rückenmark). (Aus Pernkopf [4])

Abb. 16.6-5 Dorsalansicht des Hirnstamms. Kleinhirn abgetragen, Dach des IV. Ventrikels bis auf einen Teil des Velum medullare superius mit außen aufliegender Lingula cerebelli entfernt.

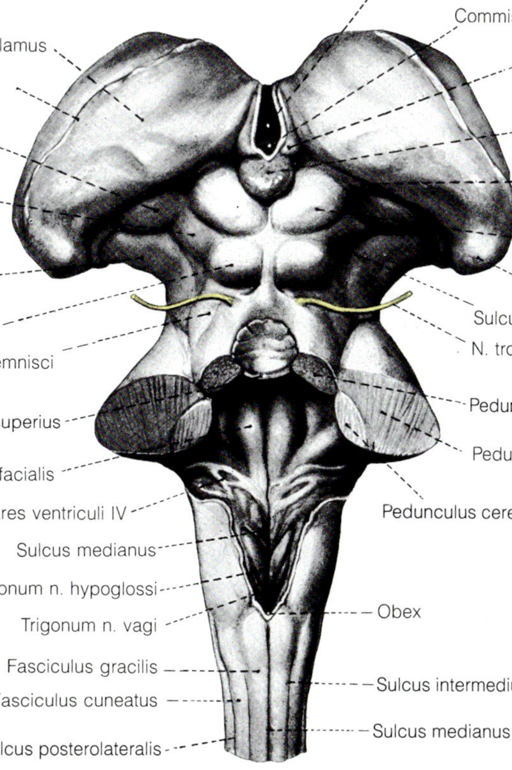

dem Tractus opticus in Verbindung. Die unteren Vierhügel, *Colliculi inferiores,* springen etwas stärker vor und sind als akustische Reflexzentren in die Hörbahn eingeschaltet. Auch von diesen steigt jederseits ein Arm, *Brachium colliculi inferioris,* seitlich am Mittelhirn nach vorn und erreicht das Corpus geniculatum mediale des Thalamus. Die Lamina tectalis reicht nach rostral an die Commissura epithalamica [posterior] heran; in diesem Abschnitt lagert sich ihr das Corpus pineale vom Zwischenhirn her auf. Am unteren Ende der Vierhügelplatte erkennt man die oberen Kleinhirnstiele, **Pedunculi cerebellares superiores** (Bindearme), die sich von hinten her in das Mittelhirn einsenken. Zwischen ihnen spannt sich das **Velum medullare superius** des Kleinhirns aus. Beiderseits seines vertikal eingestellten Bändchens *(Frenulum veli medullaris superioris)* verläßt unmittelbar hinter den Vierhügeln als einziger dorsal austretender Hirnnerv der *N. trochlearis* den Hirnstamm. Er zieht um die Seitenfläche des Mittelhirns herum nach ventral und erreicht so seine Duraaustrittsstelle am medialen Rand des Kleinhirnzelts nahe dem Türkensattel.

2.3 *Relief bei Seitenansicht*

In der Seitenansicht (Abb. 16.6-6 u. 8) ist das **Trigonum lemnisci** zu erkennen. Es ist ein Dreieck, das vom Sulcus mesencephali lateralis, dem Brachium colliculi inferioris und dem N. trochlearis begrenzt wird. Es erhielt

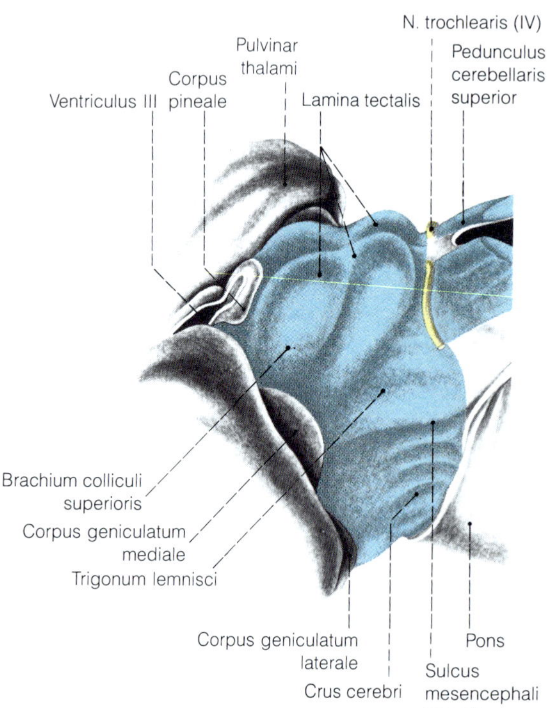

Abb. 16.6-6 Mittelhirn, Oberfläche von lateral gesehen (Mittelhirn und obere Kleinhirnstiele blau gefärbt). (Nach WOLF-HEIDEGGER [6])

seinen Namen, weil unmittelbar unter der Oberfläche der *Lemniscus lateralis* **(Hörbahn)** und die **Schmerzbahn** *(Lemniscus spinalis* bzw. *Tractus spinothalamicus)* gelegen sind. An dieser Stelle kann die Schmerzbahn operativ unterbrochen werden (mesenzephale Traktotomie). Der Sulcus mesencephali lateralis stellt die außen sichtbare Grenze zwischen Basis bzw. Pes (Pars anterior pedunculi cerebri) und Haubenregion *(Tegmentum)* des Mittelhirns dar.

Das Mittelhirn wird in der Längsrichtung von einem relativ engen Liquorkanal, dem **Aquaeductus mesencephali** (auch *cerebri*), durchzogen, welcher der dorsalen Oberfläche näher gelegen ist. Er hat, der Krümmung des Mittelhirns entsprechend, einen leicht dorsal-konvexen Verlauf und verbindet III. und IV. Ventrikel (s. Abb. 16.7-1). Der Kanal ist vom **zentralen Höhlengrau** *(Substantia grisea centralis)* umgeben.

2.4 *Struktur des Querschnitts*

Auf dem Querschnitt durch das Mittelhirn kann der grobe architektonische Aufbau in seinen Beziehungen zum Grundbauplan des Nervenrohrs wiedererkannt werden (Abb. 16.6-7). Die Vierhügelplatte ist das dorsal des Aquaeductus gelegene Dach des Mittelhirns *(Tectum).* Sie entspricht der sensiblen Flügelplatte des Neuralrohres und repräsentiert primäre Zentren für Hören und Sehen, die bereits bei niederen Vertebraten, also „vor" der Ausbildung entsprechend leistungsfähiger Großhirnrindenzentren, gut entwickelt sind. Der ventral vom Aquaeductus gelegene Anteil des Mittelhirns ist das **Tegmentum.** Dieses grenzt sich beidseits der Mittellinie durch einen plattenförmigen, stark pigmentierten Kern, die **Substantia nigra,** von den beiden Crura cerebri (Pars anterior pedunculi cerebri) ab. Das Tegmentum entspricht der motorischen Grundplatte und enthält daher die motorischen Kerne von Hirnnerven (III, IV) sowie extrapyramidal-motorische Kerngebiete wie den **roten Kern,** *Ncl. ruber,* und die erwähnte Substantia nigra, die als besondere Kernkomplexe der Formatio reticularis zu betrachten sind. Tectum und Tegmentum sind Althirnanteil (paläoenzephaler Teil) des Mittelhirns.

Die **Crura cerebri** (Pars anterior pedunculi cerebri) an der Basalseite stellen einen neenzephalen Anteil dar und enthalten die erst bei Säugern und beim Menschen stark ausgebildeten langen Bahnen, nämlich die von der Hirnrinde zur Brücke und dann weiter ins Kleinhirn ziehenden Leitungen *(Tractus cortico-ponto-cerebellares),* Pyramidenbahn *(Tractus corticospinalis)* und ihre kürzere „Schwester", die motorische Hirnnervenbahn *(Tractus corticonuclearis).*

2.5 *Einige topographische Beziehungen*

Das Mittelhirn ist von Liquor der Cisterna ambiens umspült und wird, das Foramen (Hiatus) tentorii durchsetzend, vom freien Rand des Tentoriums umgeben. An seiner Basalseite zerfällt die A. basilaris in ihre Endäste, die Aa. cerebri posteriores; von diesen gehen die zentralen Äste zur Versorgung des Mittel-

Abb. 16.6-7 Querschnittsschema des Mittelhirns.

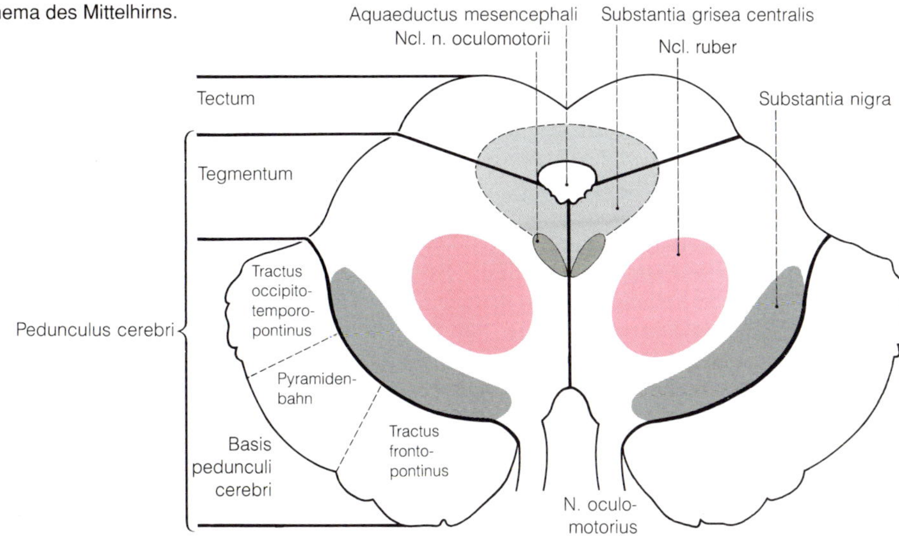

hirns ab, die durch die Substantia perforata interpeduncularis eintreten (s. Abb. 16.8-1). Die Aa. cerebri posteriores und die nur wenig vor der Endaufzweigung aus der A. basilaris hervorgehenden Aa. cerebelli superiores überkreuzen die Crura cerebri beidseits von medial nach lateral. Der N. oculomotorius zieht kurz nach seinem Austritt typischerweise zwischen diesen beiden Gefäßen hindurch.

3 *Brücke (Pons)*

Die Brücke ist ein etwa 2,5 cm langer Querwulst des Hirnstamms, der basal deutlich vorspringt und dem Clivus benachbart ist. Sie ist zwischen Mittelhirn und verlängertem Mark eingeschaltet und von letzterem durch eine deutliche quere Furche *(Sulcus bulbopontinus)* abgegrenzt, durch die an der Basalseite der VI., lateral der VII. und VIII. Hirnnerv austreten. Aus der Brücke selbst tritt seitlich der **V. Hirnnerv** *(N. trigeminus)* hervor. Dorsal sitzt der Brücke das Kleinhirn auf, mit dem sie über die beiden **mittleren Kleinhirnstiele** *(Pedunculi cerebellares medii)* verbunden ist. Kleinhirn und Brücke bilden zusammen die obere Hälfte des Rhombencephalons, das **Metencephalon** (Hinterhirn). Das Kleinhirn bildet die Dachformation des Metencephalons. Der zugehörige Ventrikelabschnitt ist die **rostrale Hälfte des IV. Ventrikels.** Der Pons selbst besteht aus einer *Pars posterior,* dem *Tegmentum pontis (Brückenhaube),* das sich ohne scharfe Grenze in die Haubenabschnitte von Mittelhirn und verlängertem Mark fortsetzt, sowie einer vorgewölbten Basis *(Pars anterior),* dem **Pons** im engeren Sinn, der den erst beim Säuger entwickelten Neuhirnanteil darstellt.

3.1 *Relief der Basalseite*

Betrachtet man die Brücke von basal (Abb. 16.6-4), dann sieht man an ihrer Oberfläche eine quere, über die Mittellinie hinwegziehende Faserung, die nach jeder Seite gegen die kompakte Masse des mittleren Kleinhirnstiels konvergiert. Die die Brückenbasis durchsetzenden Pyramidenbahnen bedingen zwei Längswülste, zwischen denen ein flacher **Sulcus basilaris** liegt. Ihn benutzt der Stamm der *A. basilaris* als Weg. Lateral der beiden Längswülste, eher in der proximalen Hälfte des Pons, tritt an jeder Seite der *N. trigeminus* aus. Er besteht jeweils aus einer kleinen, mehr kraniomedial hervortretenden motorischen Wurzel *(Radix motoria)* und einer dicken, kaudal und lateral gelegenen sensiblen Wurzel *(Radix sensoria)* (Abb. 16.6-8). Unmittelbar lateral des Austritts des V. Hirnnerven kann die Grenze zwischen ventraler Oberfläche der Brücke und mittlerem Kleinhirnstiel angenommen werden.

3.2 *Relief der Dorsalseite*

Die Dorsalfläche der Brücke sieht man erst nach Abtragen des Kleinhirns; sie bildet die obere Hälfte des Bodens der Rautengrube und wird mit dem IV. Ventrikel beschrieben (s. Kap. 16.6.5.2).

3.3 *Struktur des Querschnitts*

Am Querschnitt (s. Abb. 6.14-8) läßt sich die Basis der Brücke (Pars anterior) schon makroskopisch durch ihre charakteristische Zusammensetzung aus weißen Brückenfasern *(Fibrae pontis)* und grauen Brückenkernen *(Nuclei pontis)* gut von der homogener aussehenden Brückenhaube unterscheiden. Die große, zum System des Kleinhirns gehörende graue Masse der **Nuclei pontis** vermittelt als Schaltstation die gekreuzte Verbindung zwischen Großhirnrinde und Kleinhirnrinde. Die Brückenkerne verteilen sich in diffuser Weise zwischen den durch ihr Gebiet ziehenden Faserbündeln *(Fibrae pontis longitudinales),* in welche die durch die Crura cerebri in den Pons absteigenden Bahnen zerfallen. Der

Strang der Pyramidenbahnfasern wird am Unterrand der Brücke in den Pyramiden wieder vereinigt. An der ventralen Oberfläche und ebenso gegen die Brückenhaube finden sich besonders starke Bündel querverlaufender pontozerebellarer Fasern *(Fibrae pontis transversae)*. Die Brückenhaube (Tegmentum pontis), die sich der Pars anterior auflagert und als Pars posterior pontis bis zum Boden des IV. Ventrikels reicht, ist nur ein Teil des vom Mittelhirn bis zum Rückenmark durchlaufenden Tegmentums im weiteren Sinn. Es enthält auf- und absteigende Leitungsbahnen, Anteile der Formatio reticularis und Hirnnervenkerne, vor allem die motorischen Ursprungskerne des V., VI. und VII. Hirnnerven und einen Teil des sensiblen Trigeminuskerngebiets.

3.4 *Vergleichend-anatomische Hinweise*

Bei Säugern besteht ein direkter Zusammenhang zwischen dem Ausmaß der Entwicklung der Großhirnhemisphären, der Brücke (Pars anterior pontis) und dem Kleinhirn (Neocerebellum). Bei Submammaliern fehlt der ventrale Teil des Pons noch; bei den niedrigsten Säugern, den Monotremen, ist er bereits repräsentiert. In der Aszendenz der Mammalier wächst der ventrale Teil gleichlaufend mit der Entwicklung von Endhirn und Kleinhirn.

4 *Verlängertes Mark (Medulla oblongata)*

Das verlängerte Mark entsteht aus der unteren Hälfte des Rautenhirns und wird als *Myelencephalon* (Nachhirn) oder *Bulbus* bezeichnet. Es reicht vom Unterrand der Brücke bis unmittelbar kranial des Austritts der Wurzeln des ersten Spinalnervenpaars und ist etwa 3 cm lang. Es muß an dieser Stelle betont werden, daß die Grenze zum Rückenmark willkürlich und keineswegs scharf ist und die Strukturelemente des verlängerten Marks trotz systematischer Umlagerung kontinuierlich in jene des Rückenmarks übergehen. Die Vorderfläche der Medulla oblongata liegt, obwohl durch die Hirnhäute und Liquor getrennt, dem Clivus benachbart. Dorsal wird die Medulla oblongata von der Vallecula cerebelli aufgenommen, einer tiefen medianen Bucht an der Unterseite des Kleinhirns. Am Übergang zum Rückenmark ist eine geringe, dorsal-konvexe Krümmung vorhanden, die in der Entwicklung stärker ausgeprägte **Nackenbeuge.**

Das verlängerte Mark ist birnenförmig aufgetrieben (daher *Bulbus*). Das dickere Ende schließt an die Brücke an, nach kaudal verjüngt es sich auf den Querschnitt des Rückenmarks. An der dicksten Stelle ist der Querdurchmesser größer (2 cm) als der anteroposteriore (1,25 cm). Aufgrund der Ventrikelverhältnisse läßt sich das verlängerte Mark in zwei etwa gleich lange Abschnitte teilen. Der obere, sozusagen „offene" Teil bildet mit seiner Dorsalfläche die kaudale Hälfte vom Boden des IV. Ventrikels, der untere „geschlossene" Abschnitt enthält den Zentralkanal, der sich vom unteren Ende der Rautengrube in ventrokaudaler Richtung ins Innere des verlängerten Marks einsenkt.

Genaugenommen ist ja auch der „offene" Abschnitt durch die auf die Lamina epithelialis reduzierte Deckplatte nach dorsal abgeschlossen. Sie reißt allerdings bei Entfernen der Leptomeninx mit ab.

4.1 *Relief der Ventralseite*

Bei der Betrachtung der äußeren Oberflächen der Medulla oblongata sehen wir an der Ventralseite die vom Rückenmark bis zum unteren Rand der Brücke emporsteigende **Fissura mediana anterior** (Abb. 16.6-4). Sie endet kranial mit einer kleinen Erweiterung, dem **Foramen caecum,** und trennt zwei wulstige Vorsprünge voneinander, die **Pyramiden,** die sich spinalwärts unter rascher Verjüngung in die Vorderstränge des Rückenmarks fortsetzen. Die Verjüngung der aus Pyramidenbahnfasern zusammengesetzten Längswülste kommt durch die Pyramidenkreuzung, **Decussatio pyramidum,** zustande. Im untersten Teil des verlängerten Marks ist die Medianfissur durch ihre meist deutlich sichtbaren, von der einen auf die andere Seite schräg übertretenden Faserbündel unterbrochen. Rostral davon sieht man aus der Tiefe der Fissura mediana manchmal noch mit freiem Auge einige Fasern hervortreten, die *Fibrae arcuatae externae anteriores*, die über die Pyramiden und die unteren Pole der Oliven hinweg bogenförmig nach lateral ziehen. Sie verbinden die *Nuclei arcuati* (s. Abb. 16.14-4) mit dem Kleinhirn. An der Grenze zur Brücke, wo sich die Faserbündel des Tractus corticospinalis nach ihrem aufgesplitterten Durchtritt durch den Pons in den beiden Pyramiden wieder sammeln, ist eine quere Einschnürung erkennbar *(Sulcus bulbopontinus)*. Aus dieser Grenzfurche zwischen Brücke und Pyramide tritt der N. abducens aus dem Hirnstamm aus.

4.2 *Relief bei Seitenansicht*

Die seitliche Region der Medulla oblongata (Abb. 16.6-8) setzt sich in die Seitenstränge des Rückenmarks fort. Sie ist nach ventral und dorsal durch seichte Furchen abgegrenzt, aus denen in Verlängerung der Austrittslinien der Spinalnervenwurzeln die Hirnnerven des verlängerten Marks hervortreten. Aus dem **Sulcus anterolateralis,** im Rückenmark Austrittslinie der motorischen Vorderwurzeln, treten die Wurzelfäden des **N. hypoglossus** aus. Aus dem **Sulcus retro-olivaris** treten in Fortsetzung der Reihe der Hinterwurzeln im Bereich der Medulla oblongata die Wurzelfäden von **N. accessorius** (Radices craniales), **N. vagus** und **N. glossopharyngeus** hervor. Der obere Teil der seitlichen Region wird von einem länglichen, gerundeten Vorsprung von etwa 14 mm Länge und 7 mm Breite eingenommen, der nach seiner Gestalt als **Oliva** bezeichnet wird; in ihr liegt der Olivenkern *(Ncl. olivaris inferior)*. Dorsolateral des rostralen Endes der Olive kommen in einer leichten Einsenkung am Unterrand der Brücke, im sog. **Kleinhirnbrückenwinkel,** von medial nach lateral **N. facialis, N. intermedius** und **N. vestibulocochlearis** zum Vorschein.

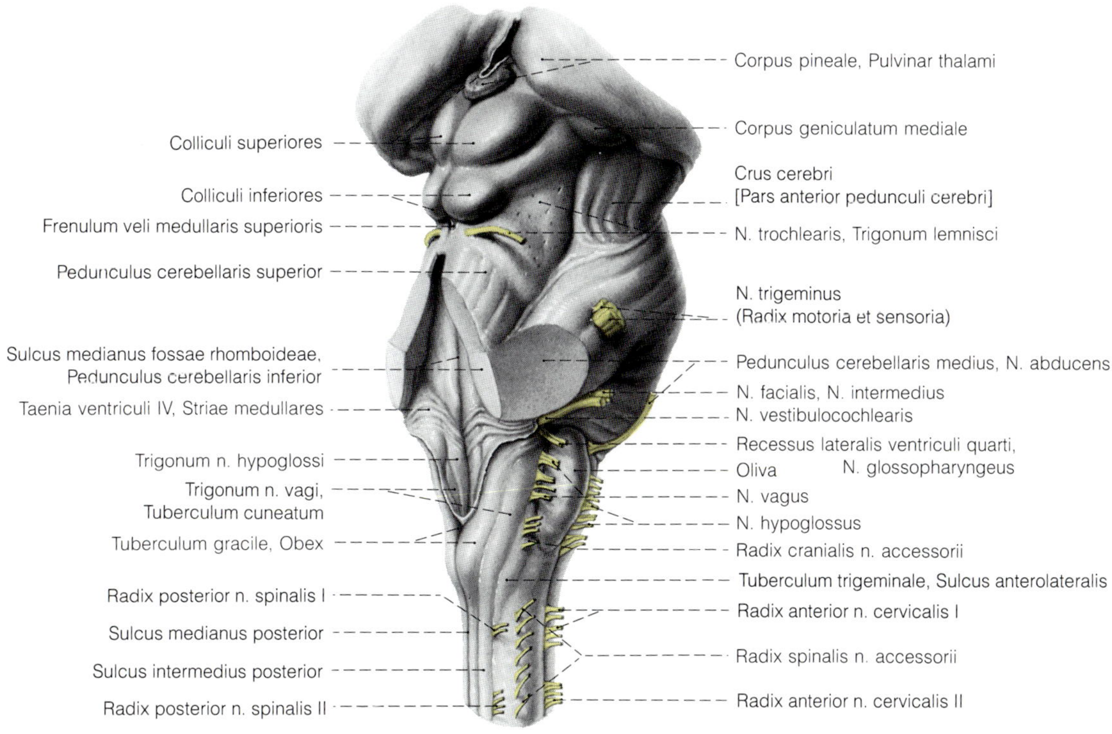

Abb. 16.6-8 Hirnstamm von der rechten Seite her gesehen. (Aus Pernkopf [4])

4.3 Relief der Dorsalseite

Die Dorsalregion des verlängerten Marks (Abb. 16.6-5 u. 11), die hinter dem Sulcus retro-olivaris und den Wurzelfäden des IX. bis XI. Hirnnerven liegt, läßt sich wie die Seitenfläche in einen rostralen und einen kaudalen Abschnitt zerlegen.

Der untere Abschnitt besteht aus der Verlängerung der Hinterstränge des Rückenmarks. Die Mittellinie ist wie dort durch eine flache Rinne, den **Sulcus medianus posterior,** markiert. Dieser endigt an der Grenze zur oberen Hälfte der Medulla oblongata an einer quer liegenden Marklamelle *(Obex),* die die Übergangsstelle des IV. Ventrikels in den Zentralkanal überdacht. Jederseits des Sulcus medianus posterior erkennt man die beiden Teile der Hinterstrangbahn, medial den von der unteren Körperhälfte aufsteigenden *Fasciculus gracilis* und lateral den kürzeren *Fasciculus cuneatus,* der die entsprechenden sensiblen Fasern der oberen Körperhälfte führt. Sie lassen sich äußerlich durch einen flachen **Sulcus intermedius posterior** voneinander abgrenzen. Gegen den Unterrand der Rautengrube divergieren sie etwas und enden in Form länglicher Anschwellungen, die man *Tuberculum gracile*[1] bzw. *Tuberculum cuneatum* nennt. Sie sind durch die Einlagerung von Kernen verursacht, *Ncl. gracilis* und *Ncl. cuneatus,* an deren Zellen die meisten Fasern des entsprechenden Faszikels mit Synapsen endigen. Als dritte Erhabenheit kann man seitlich an seiner dunkleren Färbung das **Tuberculum trigeminale**[2] erkennen, die erheblich verstärkte kraniale Verlängerung der Hintersäule des Rückenmarks. Es liegt zwischen Fasciculus cuneatus und kranialen Akzessoriuswurzeln und läuft nach unten spitz zu (Abb. 16.6-8); es wird durch den *spinalen Trigeminuskern* hervorgerufen, der sich in die Laminae I bis IV der grauen Substanz des Halsmarks fortsetzt und an dem die absteigenden Fasern des *Tractus spinalis nervi trigemini* endigen. Dieser trennt den Kern von der Oberfläche des verlängerten Marks.

An der Dorsalseite des oberen Teils der Medulla oblongata entsteht der aus verschiedenen Bahnen zusammengesetzte untere **Kleinhirnstiel,** *Pedunculus cerebellaris inferior*[3]. Er nimmt das Areal zwischen Wurzelaustrittszone der Nn. glossopharyngeus et vagus und Seitenrand der Rautengrube ein und steigt nach dorsolateral zum Kleinhirn auf. Nahe seinem Eintritt ins Kleinhirn wird er im Bereich der stärksten seitlichen Ausladung des IV. Ventrikels von einigen Faserzügen überkreuzt, den *Striae medullares ventriculi quarti,*

1 Früher auch als *Clava* (= Keule) bezeichnet.
2 Früher auch *Tuber cinereum.*
3 Früher *Corpus restiforme* bzw. „Strickkörper".

die sich in querem Verlauf bis zum Sulcus medianus der Rautengrube verfolgen lassen und die Grenze zwischen Brücke und verlängertem Mark angeben.

Der Boden der Rautengrube, dessen untere Hälfte an der Modellierung der Dorsalseite der Medulla oblongata beteiligt ist, wird weiter unten beschrieben (Kap. 16.6.5.2).

4.4 *Zur Anordnung der weißen Substanz*

Wie oben beschrieben, stehen die ventrale, laterale und dorsale Region des verlängerten Marks in kontinuierlichem Zusammenhang mit Vorder-, Seiten- bzw. Hinterstrang des Rückenmarks. Allerdings verändert sich in der Medulla oblongata die Zusammensetzung dieser Stränge, da die sie aufbauenden Faserbündel bei ihrem Durchtritt durch den Hirnstamm meist ihre Lage verändern, wobei sie zum Teil auch die Seite kreuzen, und da manche Bündel von Kerngebieten des Hirnstamms ihren Ausgang nehmen bzw. an ihnen endigen. Die nähere Beschreibung der Faserarchitektonik erfolgt später (Kap. 16.14).

5 *Vierter Ventrikel (Ventriculus quartus)*

Der IV. Ventrikel ist ein etwa zeltförmiger, von Ependym ausgekleideter und von Liquor cerebrospinalis erfüllter Hohlraum. Als Ventrikel des Rautenhirns liegt er zwischen Brücke und oberem Anteil des verlängerten Marks einerseits und dem Kleinhirn andererseits (Abb. 16.6-10, 12 u. 13). Vorne geht er in den Aquaeductus mesencephali über, der ihn mit dem III. Ventrikel verbindet. Kaudal setzt er sich in den Zentralkanal der Medulla oblongata und des Rückenmarks fort. Etwa in der Mitte erreicht er in einem an jeder Seite lateralwärts ausladenden und nach ventral gekrümmten **Recessus lateralis (ventriculi quarti)** seine größte Breitenausdehnung. Mit dem querstehenden First seines Dachs *(Fastigium)* erhebt er sich nach dorsal und ragt rostral des Nodulus in das Marklager des Kleinhirns vor. Durch eine mediane und zwei laterale Öffnungen im kaudalen Abschnitt seines Dachs steht er mit dem Subarachnoidalraum in direkter Verbindung. Ein Ventrikelausguß (Abb. 16.6-9) läßt seine Gesamtform erkennen.

Für die Beschreibung können wir laterale Begrenzungen, einen rautenförmigen Boden und ein Dach unterscheiden.

5.1 *Seitliche Begrenzungen des IV. Ventrikels*

Die laterale Begrenzung erfolgt in der oberen Hälfte durch die zum Kleinhirn aufsteigenden und dabei divergierenden oberen Kleinhirnstiele. In der unteren Hälfte ist der IV. Ventrikel jederseits vom unteren Kleinhirnstiel und vom Tuberculum gracile flankiert (Abb. 16.6-10).

5.2 *Boden des IV. Ventrikels – Rautengrube*

Den Boden bildet die Rautengrube, **Fossa rhomboidea** (Abb. 16.6-11). Ihr oberer Abschnitt gehört der Dorsalfläche der Brücke an, der untere wird vom kranialen („offenen") Teil des verlängerten Marks gebildet. Ihr Grund besteht im wesentlichen aus grauer Substanz, die sich in das Grau um den Zentralkanal von Medulla oblongata und Rückenmark fortsetzt. Auf diese graue Formation folgt über einer zarten Neurogliaschicht eine oberflächliche Ependymauskleidung. Die Rautengrube

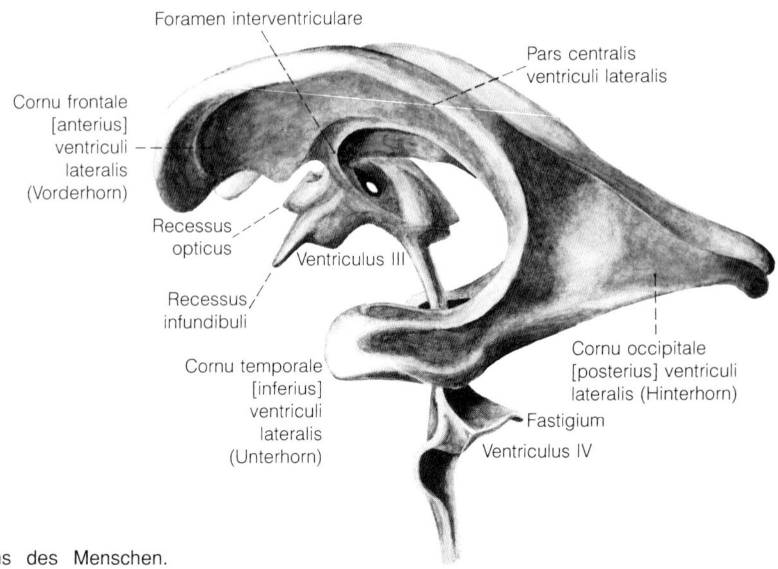

Abb. 16.6-9 Ausguß des Ventrikelsystems des Menschen. (Nach Töndury [5])

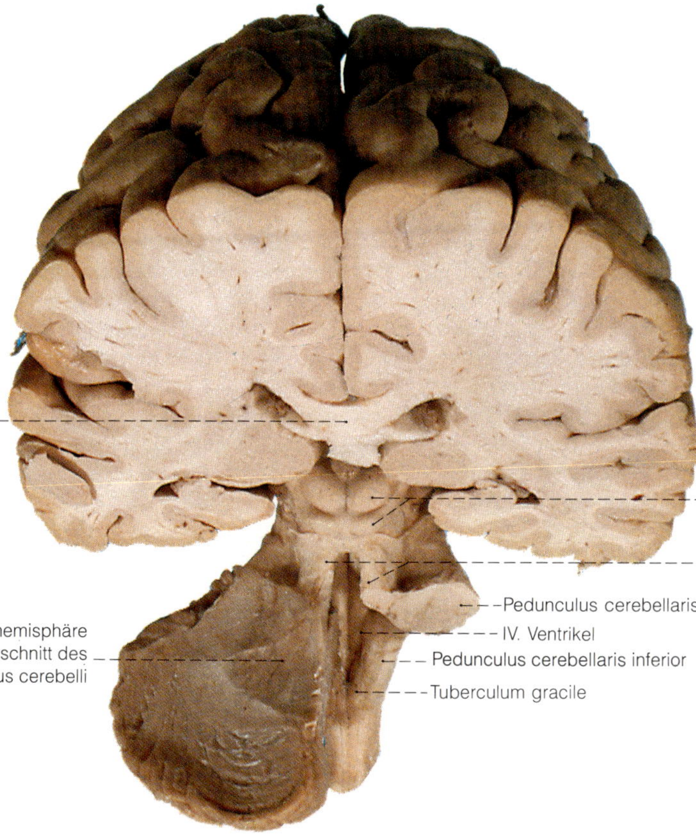

Abb. 16.6-10 Ansicht des unteren Hirnstamms und des Bodens der Rautengrube von dorsal. Nach Mediansagittalschnitt durch den Kleinhirnwurm wurde die rechte Kleinhirnhemisphäre an den Kleinhirnstielen abgetrennt, von der linken wurden dorsale Anteile (Lappen und Läppchen der Facies superior cerebelli) weitgehend abgetragen. So bleiben links Brücke, verlängertes Mark und IV. Ventrikel weitgehend von Kleinhirn bedeckt. Durch Abtragen der okzipitalen Hälfte des Endhirns werden einerseits Hirnstamm und Kleinhirn von hinten oben her sichtbar, andererseits läßt sich der Zusammenhang mit Zwischen- und Endhirn erkennen. Originalfoto. $^{2}/_{3}$ der natürlichen Größe.

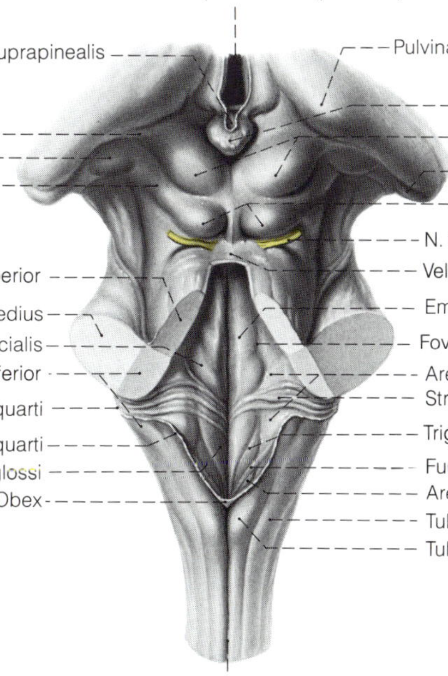

Abb. 16.6-11 Die Rautengrube und ihre Umgrenzung in der Ansicht von dorsal.

nimmt von ihrem kranialen Winkel an der Einmündung des Aquaeductus rasch an Breite zu. Ab der Höhe der Recessus laterales verschmälert sie sich ebenso rasch nach kaudal zu und geht mit ihrer unteren Spitze in den Zentralkanal über. Der kaudale Abschnitt des Bodens der Rautengrube wurde wegen seines schreibfederähnlichen Aussehens **Calamus scriptorius** genannt.

Eine mittlere Längsfurche, **Sulcus medianus,** trennt die Rautengrube in zwei symmetrische Hälften. Zu beiden Seiten des Sulcus erkennt man einen flachen Längswulst, die **Eminentia medialis,** die die ganze Rautengrube durchzieht und seitlich vom **Sulcus limitans** begrenzt wird. In der oberen Hälfte der Rautengrube erweitert sich der Sulcus limitans zu einer flachen Eindellung, **Fovea superior.** Medial davon erkennt man an der Eminentia medialis eine besondere rundliche Erhöhung, den **Colliculus facialis.** Er wird durch das innere Knie des *N. facialis* erzeugt, das sich um den Abduzenskern biegt (s. Abb. 16.14-6). Im unteren Teil der Rautengrube läßt sich an der Eminentia medialis beidseits der Medianrinne ein langes, nach vorn verbreitertes Feld abgrenzen, das **Trigonum nervi hypoglossi.** Es entspricht dem kranialen Teil des Hypoglossuskerns. Seitlich und kaudal davon gelangt im Gebiet des Calamus scriptorius auch der dorsale Vaguskern unter den Boden der Rautengrube und bildet hier ein mehr grau aussehendes Areal, das **Trigonum nervi vagi** (früher *Ala cinerea*). An der kranialen Spitze dieses Dreiecks vertieft sich der Sulcus limitans zur *Fovea inferior.* Kaudal wird das Trigonum nervi vagi durch den schräg nach lateral aufsteigenden *Funiculus separans* von der schmalen, ganz am Rand des untersten Rautengrubenabschnitts gelegenen **Area postrema** getrennt. Der Funiculus separans ist ein Streifen verdickten Ependyms. Das Gewebe unter der Area postrema unterscheidet sich von der Umgebung durch seine **hohe Kapillardichte.** Um die Kapillaren finden sich viele Neurogliaelemente und nur relativ wenige Nervenzellen. Die Blut-Hirn-Schranke ist hier aufgehoben. Dort, wo der Sulcus limitans gegen das obere Ende der Rautengrube deren laterale Wand erreicht, bildet eine pigmentierte Nervenzellgruppe die Grundlage des sog. **Locus coeruleus,** eines bläulich-grauen Areals.

Seitlich des Sulcus limitans erhebt sich die **Area vestibularis.** Sie erstreckt sich bis an den Boden des Recessus lateralis und wird vom ausgedehnten Vestibulariskerngebiet unterlagert. Im seitlichsten Abschnitt des Recessus lateralis wölbt sich der *dorsale Cochleariskern* als ein schwach entwickelter Höcker vor. Im mittleren Feld der Rautengrube tauchen aus dem Sulcus medianus weiße, aus markhaltigen Fasern bestehende dünne Streifen auf, die quer über die Eminentia medialis und die Area vestibularis lateralwärts verlaufen und in den Pedunculus cerebellaris inferior eintreten. Diese *Striae medullares (ventriculi quarti)* sind ungemein variabel und auch auf beiden Seiten sehr oft verschieden entwickelt.

5.3 *Dach des IV. Ventrikels*

Über der Rautengrube erhebt sich zeltartig das Dach des IV. Ventrikels. Wie in einem Giebel, **Fastigium,** stoßen vordere und hintere Wand zusammen (Abb. 16.6-12 u. 13).

Die vordere Wand ist einfach gebaut. Vom hinteren Rand der Lamina tectalis ausgehend steigt das **Velum medullare superius** zum Kleinhirnwurm empor und bildet damit die vordere Begrenzung des Fastigiums. Es überdacht die Rautengrube in dem kleinen Gebiet zwischen den beiden **Pedunculi cerebellares superiores.** Diese sind, nach vorne konvergierend, mit ihren medialen Rändern noch etwas am Dach beteiligt.

Der hintere Teil des Dachs wird beidseits des Wurms vom paarigen **Velum medullare inferius** gebildet, zwei durchscheinenden Platten an den Unterseiten der Kleinhirnhemisphären (Abb. 16.6-14 u. 16). Sie gehen kaudalwärts in quer verlaufender Linie unter plötzlicher Verdünnung in einen stark verkümmerten Teil der Deckplatte über, der nur noch aus Ependym besteht. Dieser dünne Teil des **Tegmen ventriculi quarti** reicht median zwischen den beiden Vela inferiora weiter nach vorn und legt sich, nur wenige Millimeter von der Fastigiumkante entfernt, dem Nodulus entlang seiner Rindengrenze an (Abb. 16.6-12 u. 13). Die Pia mater schlägt sich von der Unterfläche des Kleinhirns auf diese Ependymschicht um und verschmilzt mit ihr. Die mit der Deckplatte verschmolzene Pia wird als *Tela choroidea ventriculi quarti* bezeichnet und überdacht den übrigen kaudalen Teil des Ventrikels. Die Ependymschicht der Tela, die *Lamina epithelialis,* setzt sich an den Übergangsleisten der Deckplatte in das Ependym der dickeren Wandabschnitte fort; der leptomeningeale Anteil geht in den Piaüberzug des Hirnstamms über.

Entfernt man die Tela (beim Abziehen der Leptomeninx reißt man die Lamina epithelialis immer mit), so entsteht an den Übergangsleisten eine Rißlinie, also ein Kunstprodukt der Präparation, die man *Taenia ventriculi quarti* nennt (Abb. 16.6-16). Sie bildet einen Rahmen, in den die epitheliale Lamelle eingespannt ist. Diese Linie beginnt vorn am Rand der Nodulusrinde, geht jederseits in den unteren Rand des Velum medullare inferius über und läuft in Richtung Flocculus. An der lateralen Ecke der Rautengrube erreicht die Linie deren Seitenrand und verläuft hier abwärts bis zur Spitze des Calamus scriptorius, wo sie am Obex über die Apertur des Zentralkanals hinwegziehend in die Linie der Gegenseite übergeht.

Ein Teil der Tela choroidea bildet die **Plexus choroidei ventriculi quarti** (Abb. 16.6-12, 14 u. 15), die in den Ventrikel hineinhängen und Liquor cerebrospinalis absondern. Die Plexus bestehen aus ventralwärts vorgewachsenen Gefäßschlingen des leptomeningealen Anteils der Tela, die vom sog. *Plexusepithel* überzogen sind, dem eingestülpten Teil der epithelialen Lamelle. Die Plexus des IV. Ventrikels sind paarige Bildungen. Man unterscheidet jederseits dicht unterhalb des Velumrandes einen queren Schenkel, der in den Recessus lateralis hineinragt. Neben der Mittellinie biegt dieser

Abb. 16.6-12 Medianschnitt durch den IV. Ventrikel mit anschließenden Teilen von Hirnstamm und Kleinhirn. Der große Pfeil weist durch die Apertura mediana ventriculi quarti hinaus in die Cisterna cerebellomedullaris. Haftlinie der Tela choroidea (Taenia ventriculi quarti) am Rand der Nodulusrinde durchschnitten (kleiner Pfeil). Vergr. 4fach.

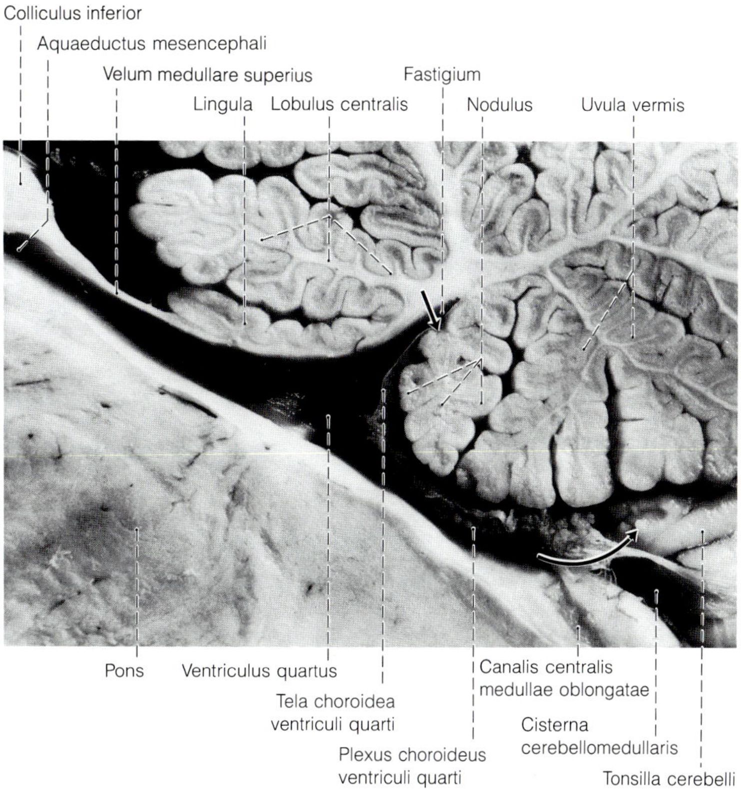

nach kaudal um und läuft paramedian bis zum Rand der Apertura mediana, wo er sich mit dem Plexus der anderen Seite verbindet. Oft schlägt er sich noch um den Rand der Apertur um und haftet an der Unterseite des Wurms. Insgesamt bilden die Plexus eine etwa T-förmige Figur, allerdings mit zwei senkrechten Schenkeln.

An mehreren Stellen kommt es zu einer sekundären Durchbrechung des Ventrikeldachs, durch die der Liquor des Ventrikelsystems mit dem das Gehirn umgebenden Liquor in Verbindung tritt. Eine derartige Öffnung, die sehr verschieden groß sein kann, besteht im Bereich des untersten Ventrikelabschnitts in Form der oben erwähnten **Apertura mediana ventriculi quarti** (früher auch *Foramen Magendii*). Von oben in die Öffnung hineinblickend, sieht man den Boden der Rautengrube und Teile der vom Dach hereinhängenden Plexus (Abb. 16.6-14 u. 15). An den lateralen Ecken der Rautengrube zieht sich das dünne Dach jederseits in den handschuhfingerförmigen Recessus lateralis hinaus, der ventralwärts gebogen im Winkel zwischen verlängertem Mark und Kleinhirn zum Vorschein kommt. Sein Ende hat eine Öffnung, **Apertura lateralis ventriculi quarti** (früher auch *Foramen Luschkae*), aus der basalwärts Teile des Plexus vorragen (Abb. 16.6-17).

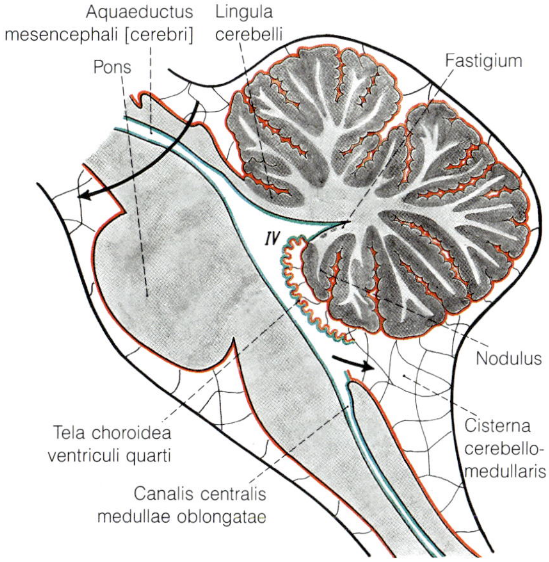

Abb. 16.6-13 Medianschnitt von Mittel- und Rautenhirn zur Darstellung des IV. Ventrikels und der Zisternen der Cavitas subarachnoidea. Ependym grün, Pia mater orange, Arachnoidea schwarz, Apertura ventriculi quarti = kleiner Pfeil. Der große Pfeil entspricht dem Verlauf der Cisterna ambiens um den Hirnstamm herum. Beachte, daß die Lamina epithelialis (= das Ependym) den Nodulus vom Fastigium her bis zu einer Stelle bedeckt, an der die Nodulusrinde beginnt. Hier schlägt auch die Pia mater um und verschmilzt mit der Lamina epithelialis zur Tela choroidea ventriculi quarti.

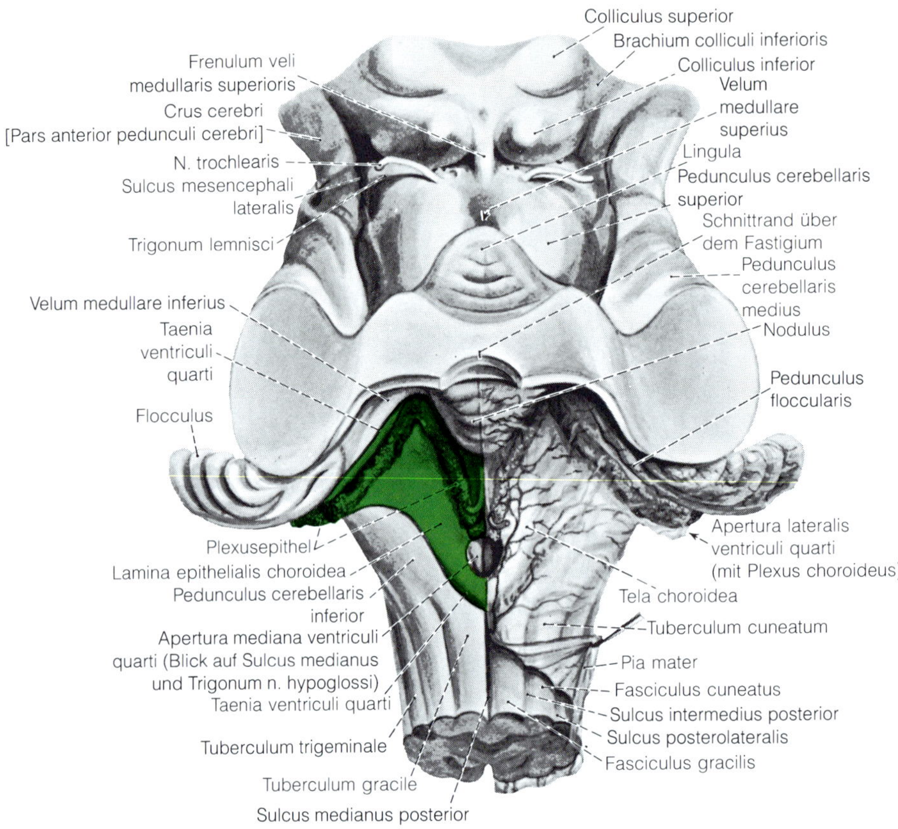

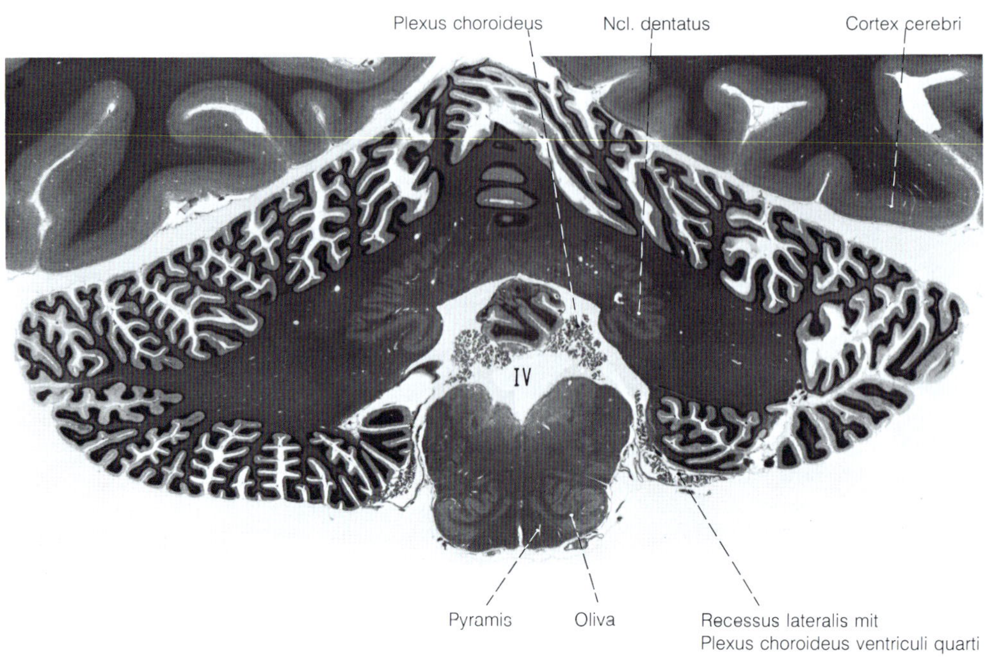

Abb. 16.6-15 Frontalschnitt durch Medulla oblongata und Kleinhirn. WEIGERTsche Markscheidenfärbung.

◀ **Abb. 16.6-14** Das Dach des Rautenhirns (Tegmen ventriculi quarti) in der Ansicht von dorsal nach Abtragung eines Großteils des Kleinhirns. Die Kleinhirnstiele und der Markkörper des Kleinhirns wurden ohne Eröffnen des Fastigiums abgetrennt; Lingula und Nodulus blieben erhalten. Der Schnittrand läßt erkennen, daß der First des Rautenhirndachs im Wurmbereich weniger weit nach dorsal vorspringt als beiderseits des Fastigiums. Kaudal der Schnittfläche blieb an der rechten Seite die Pia mater und damit auch die Tela choroidea erhalten. An der linken Seite kann man den Großteil der Taenia ventriculi quarti verfolgen. In den Tänienrahmen wurde in dieser Abbildung die Lamina epithelialis choroidea samt dem Plexusepithel (grün gefärbt) künstlich eingefügt. Bei der Präparation reißt man die mit der Pia verschmolzene eigentliche Deckplatte bei Entfernen der Leptomeningen immer an der Tänie ab. Das Velum medullare superius ist fast ganz von der Lingula bedeckt. Die Vela medullaria inferiora liegen beiderseits des Nodulus und gehen nach lateral in die Pedunculi flocculares über.

Abb. 16.6-16 Die Haftlinien (Tänien) der Tela choroidea ventriculi quarti (rote Linie). Darstellung durch Abziehen der Leptomeninx, wobei die mit der Pia mater verschmolzene Lamina epithelialis entlang den verdickten Übergangsleisten abreißt. Die Abrißlinie bzw. Haftlinie (= Taenia ventriculi quarti) verläuft entlang dem Rand der kaudalen Hälfte der Rautengrube, erreicht im Bereich des Recessus lateralis die Flocke und von dort – über Flockenstiel und kaudalen Rand des Velum medullare inferius – die rostrale Fläche des Nodulus an dessen Rindengrenze. In der Abbildung kommen die Tänien im Bereich der Recessus laterales nicht voll zur Ansicht. (Nach Pernkopf [4])

6 Zusammenfassung der Hirnnervenaustritte und Charakterisierung der Hirnnerven

Das Zentralnervensystem steht außer in seinen Rückenmarksabschnitten nur noch im unteren Hirnstamm durch periphere Nerven mit dem übrigen Organismus in Verbindung. Die **Hirnnerven** *(Nervi craniales)* unterscheiden sich von den **Rückenmarksnerven** *(Nervi spinales)* nicht nur in topographischer Hinsicht, sondern auch in ihren entwicklungsgeschichtlichen Beziehungen zum Bauplan des Organismus und durch das Vorhandensein besonderer, zusätzlicher Faserkomponenten. So ist eine Reihe von Hirnnerven (V, VII, IX und X, dem auch die kraniale Portion von XI zugehört) als **Kiemenbogennerven** zu betrachten. Sie versorgen in der Wand des Kopfdarms Körperabschnitte viszeraler Herkunft, darunter auch quergestreifte Muskulatur, die sog. Kiemenbogenmuskulatur, die nicht wie die Rumpf- und Extremitätenmuskulatur aus dem Material der Myotome stammt, sondern aus der „Darmwand" des Kopfgebiets entsteht. Der III., IV. und VI. Hirnnerv sind Augenmuskelnerven, der XII. ist der motorische Nerv der Zunge; die spinale Portion des XI. Hirnnerven (der eigentliche XI. Hirnnerv der Peripherie) ist seinem Ursprung nach dem Halsmark zuzuordnen und innerviert den M. sternocleidomastoideus und den M. trapezius. Im Gegensatz zu den Kiemenbogennerven sind diese Hirnnerven rein motorisch und versorgen mit Ausnahme des III. Hirnnerven, der auch eine parasympathische Faserkomponente führt, nur quergestreifte Muskulatur, die sich im Versorgungsgebiet der Augenmuskelnerven aus dem Material der Prächordalplatte [2], im Bereich der Zunge (XII) von drei okzipitalen Myotomen herleiten lassen soll. Der VIII. Hirnnerv nimmt als reiner Sinnesnerv eine Sonderstellung ein.

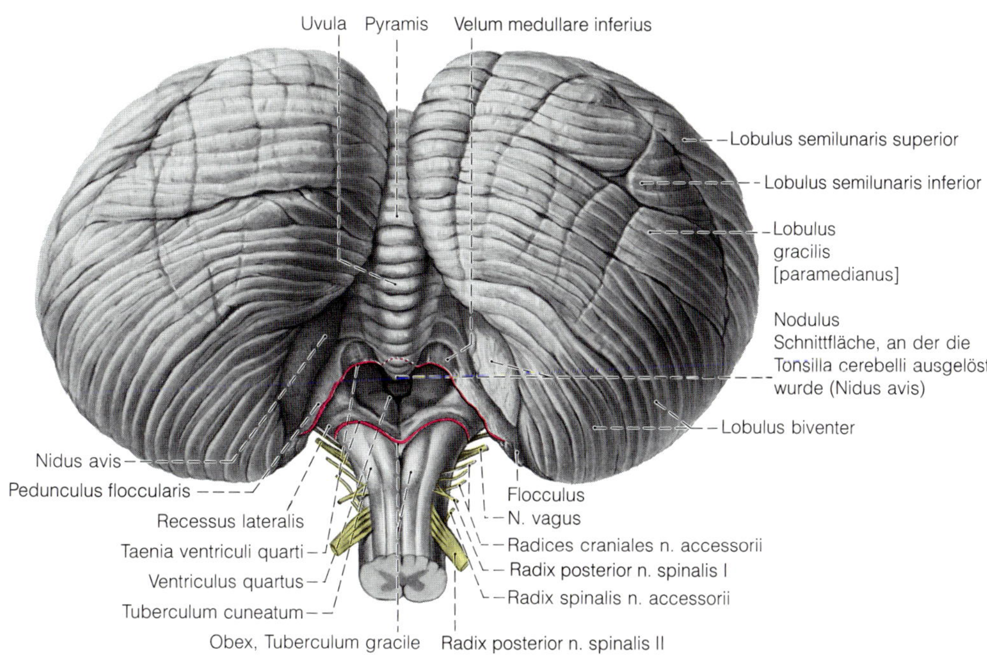

Der I. und II. „Hirnnerv“ sind keine peripheren Nerven, werden aber seit alters her als Hirnnerven bezeichnet. Sie sind eher den zentralen Bahnen des Großhirns zugehörig und bleiben hier außer Betracht.

Während jeder Spinalnerv immer aus einer vorderen und einer hinteren Wurzel entsteht, entspringen alle Hirnnerven entweder mit einheitlichen Stämmen oder doch zu zusammengehörigen Bündeln vereinigt aus dem Hirnstamm. Sie bilden dabei eine mediale Reihe in der Verlängerung der Austrittsstellen der vorderen Wurzeln der Spinalnerven und eine laterale Reihe (Abb. 16.6-17).

Von den Nerven der **medialen Reihe,** die mit Ausnahme des letzten die Augenmuskeln versorgen, gehören die vordersten bereits zum Gebiet des Mittelhirns. Der **N. oculomotorius (III)** tritt vor der Brücke an der medialen Fläche des gleichseitigen Hirnstiels aus. Der **N. trochlearis (IV)** stimmt mit den übrigen Nerven seiner Reihe zwar durch die Lage seines Kerns überein, tritt aber im Gegensatz zu allen übrigen dorsal dicht hinter der Vierhügelplatte aus dem Velum medullare superius hervor. Am hinteren Rand der Brücke finden wir den **N. abducens (VI)** und schließlich an der Grenze zwischen Pyramide und Olive den mit mehreren Wurzelfasern hervortretenden **N. hypoglossus (XII).** In kurzer Entfernung folgt dann in genauer Verlängerung der Austrittslinie des N. hypoglossus am Anfang des Rückenmarks die Vorderwurzel des ersten Spinalnerven. Zur medialen Reihe gehören also die Nerven III, IV, VI und XII (Abb. 16.6-17).

Die **laterale Reihe** der Hirnnerven beginnt mit dem mächtigen **N. trigeminus (V),** der das Grenzgebiet zwischen Brücke und Brückenarm durchsetzt. Am oberen Rand der Olive kommt der **N. facialis (VII)** zum Vorschein und lateral von ihm der **N. vestibulocochlearis (VIII).** Dicht unterhalb des N. facialis im oberen Teil des Sulcus anterolateralis treten der dünne **N. glossopharyngeus (IX)** und in unmittelbarem Anschluß an ihn der starke **N. vagus (X)** und die *Radices craniales* des **N. accessorius (XI)** hervor, mit dem sich eine mit ihren Ursprungsfäden *(Radices spinales)* bis in den unteren Teil des Zervikalmarks hinabreichende **spinale Portion** *(Pars spinalis)* verbindet (Abb. 16.6-17). Die Radices spinales des N. accessorius verlassen das Halsmark allerdings in einer eigenen Austrittslinie zwischen Vorder- und Hinterwurzeln im Bereich des Seitenstrangs (Abb. 16.6-16).

Die Nerven der medialen Reihe entsprechen den vorderen Wurzeln der Rückenmarksnerven und sind im wesentlichen motorisch. Die Nerven der lateralen Reihe entsprechen den dorsalen Wurzeln. Sie sind im wesentlichen sensibel, und ihre Fasern entspringen ebenso außerhalb des Gehirns aus Ganglien, welche den Spinalganglien gleichzusetzen sind. Sie enthalten aber auch starke motorische, im engeren Sinn *viszeromotorische* Anteile, so daß wir schließen, daß diese sich im Gegensatz zum Verhalten der Spinalnerven eben im Gebiet des Gehirns den hinteren Wurzeln anschließen.

Wir kommen unter Ausschluß des N. olfactorius (I) und des N. opticus (II), welche ihrem Bau nach keine peripheren Nerven, sondern Gehirnteile sind, zu der Übersicht von Tabelle 16.6-1.

Tabelle 16.6-1 Hirnnerven – Übersicht.

Mediale Reihe Vgl. Rückenmark: Radices anteriores der Spinalnerven	**Laterale Reihe** Vgl. Rückenmark: Radices posteriores der Spinalnerven
III *N. oculomotorius* führt parasympathische Fasern für die glatte Muskulatur des Auges IV *N. trochlearis* VI *N. abducens* } alle drei sind Augenmuskelnerven	V *N. trigeminus* – angeschlossen das Ggl. trigeminale Sensibler Nerv des Gesichts Versorgt auch Kaumuskulatur Nerv des I. Kiemenbogens VII *N. facialis* – angeschlossen das Ggl. geniculi Versorgt mimische Muskulatur Nerv des II. Kiemenbogens VIII *N. vestibulocochlearis* – angeschlossen das Ggl. spirale und das Ggl. vestibulare Reiner Sinnesnerv IX *N. glossopharyngeus* – angeschlossen das Ggl. superius et inferius (petrosum) Versorgt Schlundmuskulatur Nerv des III. Kiemenbogens
XII *N. hypoglossus* Motorischer Nerv der Zungenmuskulatur (Der Hypoglossus ist der Rest einer Gruppe von 2 oder 3 ursprünglich selbständigen Spinalnerven, ein neokranialer Nerv, dessen sensible Wurzeln zurückgebildet sind)	X *N. vagus* – angeschlossen das Ggl. superius (jugulare) et inferius (nodosum) Versorgt Pharynx-, Ösophagus- und Larynxmuskulatur, die Herzmuskulatur sowie die gesamte glatte Muskulatur der Eingeweide und Gefäße Nerv des IV. Kiemenbogens (XI) *N. accessorius* – Kraniale Portion: Schließt sich als Ramus internus n. XI dem Vagus an Versorgt innere Larynxmuskeln

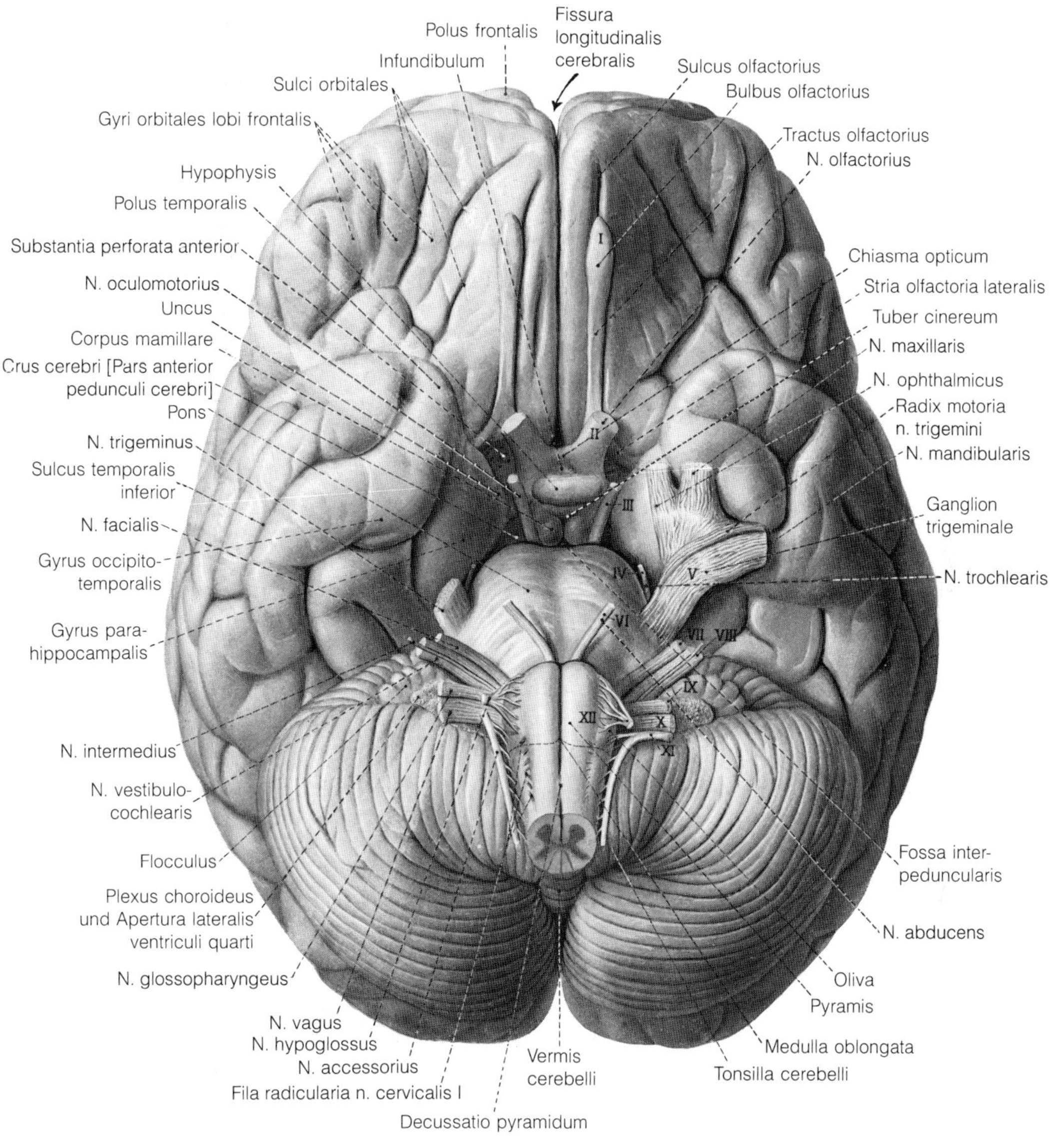

Abb. 16.6-17 Basis des Gehirns. Die Hypophyse ist zurückgelegt.

Literatur

[1] Fischel, A.: Lehrbuch der Entwicklungsgeschichte des Menschen. Springer, Wien–Berlin 1929.

[2] Jacob, J. H., J. Jacob, F. Wachtler, B. Christ: Ontogeny of avian extrinsic ocular muscles. 1. Light and electron microscopic study. Cell Tiss. Res. 237 (1984) 549–557.

[3] Noback, Ch. R.: The Human Nervous System: Basic Elements of Structure and Function. McGraw-Hill, New York 1967.

[4] Pernkopf, E.: Atlas der topographischen und angewandten Anatomie des Menschen. Hrsg. v. W. Platzer. Urban & Schwarzenberg, München–Wien–Baltimore 1987.

[5] Töndury, G.: Angewandte und topographische Anatomie. Thieme, Stuttgart 1965.

[6] Wolf-Heidegger, G.: Atlas der systematischen Anatomie des Menschen, Bd. III. Karger, Basel–New York 1962.

16.7 Makroskopische Anatomie des Kleinhirns (Cerebellum)

R. MAYR

1 *Allgemeine Übersicht*

Das Kleinhirn ist trotz großer Unterschiede der äußeren Form bei allen Wirbeltieren nach demselben Prinzip gebaut. Bei Vögeln, Säugetieren und insbesondere beim Menschen erreicht es seine höchste Differenzierung. Diese geht der Leistungshöhe des Bewegungsapparats und der Entfaltung des Großhirns parallel. Seiner Entwicklung nach gehört das Kleinhirn dem Rautenhirn an; es entsteht dort im rostralen Teil der Flügelplatte aus einer bilateral symmetrischen Anlage. Phylogenetisch hat es eine sehr alte Beziehung zum Vestibularapparat; allerdings steht neben der Area statoacustica des Hirnstamms auch schon bei den primitivsten Wirbeltierformen die Area trigemini mit dem Kleinhirn in Verbindung [5].

Aufgrund der Dimension und der hinsichtlich Lage und Funktion gleichermaßen isolierten Stellung ist es wohl gerechtfertigt, das Cerebellum als kleines, dem Großhirn gegenüber abgesondertes „Gehirn" zu betrachten: Räumlich ist das Kleinhirn in der hinteren Schädelgrube untergebracht und durch das Tentorium cerebelli vom Großhirn getrennt (s. Abb. 16.10-12). Es ist dem Hirnstamm dorsal angeschlossen und beim Menschen so stark entwickelt, daß es den Hirnstamm auch an den Lateralseiten umgreift (s. Abb. 16.6-17). Es liegt im „Nebenschluß" zu den wichtigsten Leitungsbahnen des Hirnstamms. Auch funktionell ist das Kleinhirn als Hilfsapparat der Motorik dem übrigen Gehirn nebengeschaltet und relativ selbständig. Es spielt eine besondere Rolle für die Aufrechterhaltung von Muskeltonus und Gleichgewicht sowie für die feine Abstim-

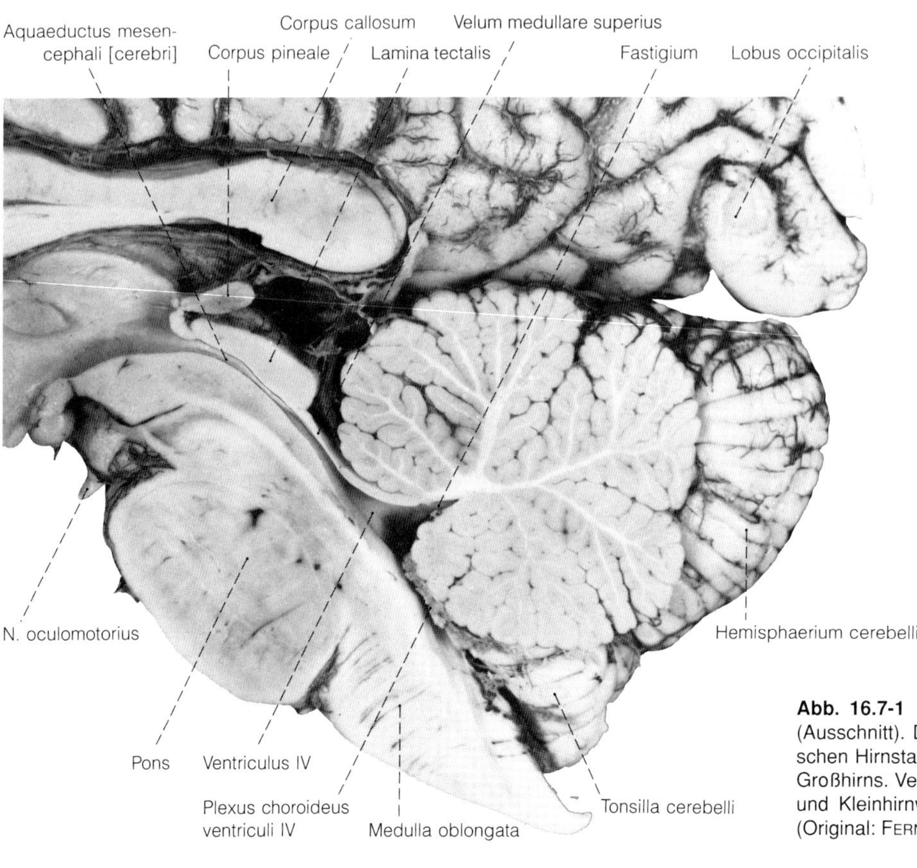

Abb. 16.7-1 Medianschnitt des Gehirns (Ausschnitt). Das Kleinhirn im Winkel zwischen Hirnstamm und Okzipitallappen des Großhirns. Vermis cerebelli. Vgl. Großhirn- und Kleinhirnwindungen! Vergr. 1,25fach. (Original: FERNER)

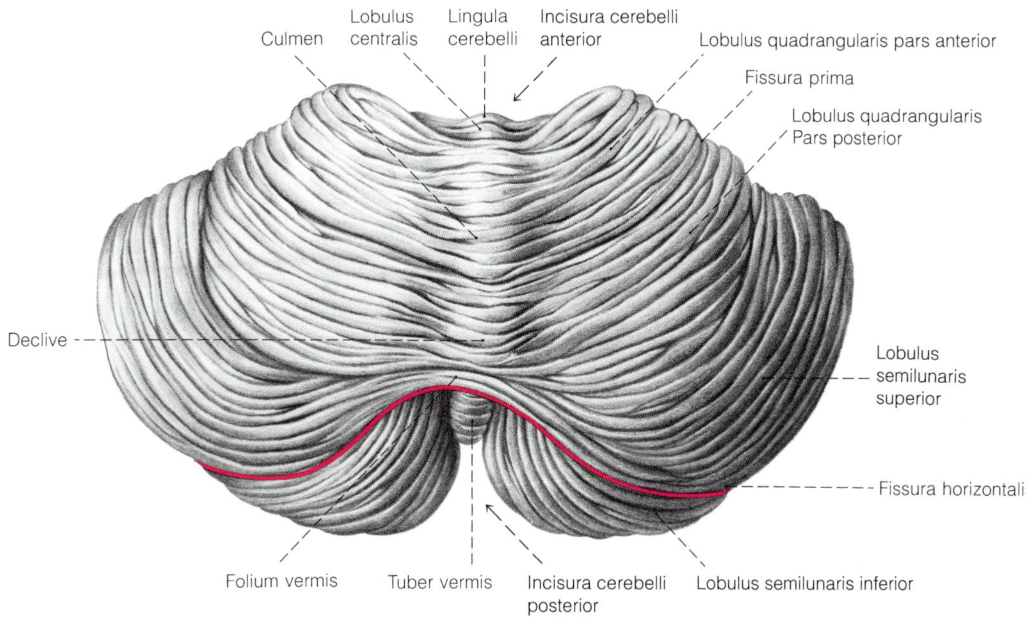

Abb. 16.7-2 Kleinhirn in der Ansicht von oben und hinten (Facies superior cerebelli). 3/4 der natürlichen Größe. (Aus SOBOTTA)

mung und Koordination unserer Bewegungen. Es ist selbst nicht Initiator von Bewegungen, sondern ein „Monitor" der Aktivität anderer Zentren des Gehirns. Es erhält reichlich Informationen von peripheren Rezeptoren, integriert und koordiniert alle ihm zugeleiteten Erregungen und moduliert über seine Efferenzen die Motorik. Daraus folgt, daß sich Kleinhirnläsionen nicht durch Ausfall von Bewegungen, sondern in Form von Störungen des Bewegungsablaufs, des Muskeltonus und des Gleichgewichts manifestieren.

Für bewußte Wahrnehmung und Intelligenz hat das Kleinhirn keine Bedeutung.

2 *Oberflächen und Abgrenzungen*

Das Cerebellum ist ein gänseeigroßer Hirnteil, der mit seiner Längsachse transversal eingestellt und in den Winkel zwischen Hirnstamm und Unterfläche von Okzipital- und Temporallappen des Großhirns eingeschoben ist (Abb. 16.7-1).

2.1 *Kleinhirnstiele*

Mit dem Hirnstamm ist das Kleinhirn durch **drei Paare von Stielen** verbunden, welche die afferenten und efferenten Fasersysteme enthalten. Ein **unterer Kleinhirnstiel** *(Pedunculus cerebellaris inferior)* verbindet es mit dem verlängerten Mark, ein **mittlerer** *(Pedunculus cerebellaris medius)* mit der Brücke und ein **oberer** *(Pedunculus cerebellaris superior)* mit dem Mittelhirn[1]. In der Ansicht von oben sieht man das Kleinhirn auch am entnommenen Gehirn nicht, da es vom Okzipitallappen des Großhirns komplett überlagert wird (Abb. 16.7-1).

2.2 *Wurm und Hemisphären*

In der Medianen ist der Kleinhirnkörper fast ringsherum eingeschnürt und zerfällt so in zwei symmetrische Hälften. Nur der Mittelteil der oberen Kleinhirnfläche ist an der Einschnürung nicht beteiligt, sondern eher etwas vorgetrieben. Die beiden Seitenteile bezeichnet man als **Hemisphären** *(Hemisphaerae cerebelli)*. Zwischen ihnen liegt median ein unpaarer Wulst, der das Kleinhirn umgreift. Wegen seiner Segmentierung, die an das Bild einer gekrümmten Raupe erinnert, wird er **Wurm** *(Vermis)* genannt.

2.3 *Gyrierung*

Der Gesamtaspekt des Kleinhirns wird durch die ausgiebige **Furchung** *(Gyrierung)* der Kleinhirnoberfläche geprägt. Die schmalen **Windungen** *(Folia cerebelli)* laufen, getrennt durch annähernd parallele **Furchen** *(Fissurae cerebelli)*, in rostralwärts konkavem Bogen vom Vorderrand der einen Hemisphäre über den Wurm zum Vorderrand der anderen Hemisphäre (Abb. 16.7-2). Sie enden sowohl an der oberen als auch an der unteren Kleinhirnfläche an einer quergestellten Bucht, der *Fossa lateralis cerebelli,* in deren Bereich die Kleinhirnstiele eintreten (Abb. 16.7-5).

[1] Für die Kleinhirnstiele bzw. -arme sind teilweise noch ältere Bezeichnungen in Gebrauch:
Ped. cerebell. inf. = Strickkörper, Corpus restiforme, Crus medullocerebellare;
Ped. cerebell. med. = Brückenarm, Brachium pontis, Crus pontocerebellare;
Ped. cerebell. sup. = Bindearm, Brachium conjunctivum, Crus cerebellocerebrale.

Tabelle 16.7-1 Lappen- und Läppchengliederung des menschlichen Kleinhirns (basierend auf Reil und Larsell [4, 5, 6], jetzt auch PNA). Die querverlaufenden und tiefer einschneidenden Primärfurchen führen zu einer transversalen Gliederung der Kleinhirnoberfläche. Die Fissuren greifen ohne Unterbrechung vom Wurm auf die Hemisphären über, so daß sich eine bestimmte Korrespondenz von Läppchen des Wurms und der Hemisphären ergibt. In der Tabelle sind nur jene Primärfissuren angeführt, denen als Lappengrenzen oder als Grenze zwischen Kleinhirnober- und -unterseite eine größere Bedeutung zukommt.

	Lobuli des Wurms	*Lobuli der Hemisphäre*	*Lappengliederung*	
Obere Kleinhirnfläche	Lingula	Vinculum lingulae	Lobus anterior cerebelli	Corpus cerebelli
	Lobulus centralis	Ala lobuli centralis		
	Culmen	Lobulus quadrangularis[1] pars anterior		
	Fissura prima[2]			
	Declive	Lobulus quadrangularis[1] pars posterior	Lobus posterior cerebelli	
	Folium vermis	Lobulus semilunaris superior		
	Fissura horizontalis cerebelli			
Untere Kleinhirnfläche	Tuber vermis	Lobulus semilunaris inferior		
		Lobulus gracilis[3]		
	Pyramis vermis	Lobulus biventer		
	Uvula vermis	Tonsilla cerebelli		
	Fissura posterolateralis			
	Nodulus	Flocculus	Lobus flocculonodularis	

[1] In den derzeit gültigen PNA weicht die Terminologie der Lobuli der Hemisphären gering ab: L. quadrangularis pars ant. (Reil) = L. quadrangularis (PNA); L. quadrangularis pars post. (Reil) = Lobulus simplex (PNA; dieser Terminus ist in der vergleichend-anatomischen Nomenklatur in Gebrauch).

[2] F. prima: früher auch Fissura (Sulcus) sup. ant., Sulcus praeclivalis.

[3] L. gracilis (Reil): jetzt auch Lobulus paramedianus.

Die in der Entwicklung früher auftretenden und bis zum Ende des 4. Embryonalmonats konstant ausgeprägten Furchen werden als **primäre** oder **Hauptfurchen** bezeichnet. Sie schneiden tiefer ein und bilden die Grundlage der in der Anatomie gebräuchlichen Untergliederung von Wurm und Hemisphären in einzelne **Läppchen** *(Lobuli cerebelli),* die aus Tabelle 16.7-1 und Abb. 16.7-8 u. 9 zu ersehen sind. Zwischen den Primärfurchen und auch in deren Tiefe gehen die später auftretenden und seichteren sekundären und tertiären Furchen ab.

2.4 *Lappengliederung*

Die beiden ältesten Hauptfurchen stellen auch Lappengrenzen dar. Nach Larsell [4, 5, 6] besteht das Kleinhirn bei allen Wirbeltieren prinzipiell aus zwei Anteilen, dem **Lobus flocculonodularis** und dem **Corpus cerebelli** (s. Abb. 16.12-26); sie gehen durch die in der Morphogenese zuerst auftretende und phylogenetisch älteste Fissur, die **Fissura posterolateralis,** aus der Kleinhirnanlage hervor. Die nächste Furche (die erste innerhalb des Corpus cerebelli), die **Fissura prima,** unterteilt das Corpus cerebelli in einen **Lobus anterior** und einen **Lobus posterior.** Der bei niederen Wirbeltieren noch mächtige Lobus flocculonodularis bleibt im Verhältnis zum Corpus cerebelli in seiner Entwicklung zurück; innerhalb des Corpus cerebelli erfährt beim Säuger der Lobus posterior eine stärkere Ausbildung als der Lobus anterior.

2.5 *Obere Kleinhirnfläche*

Die **obere Fläche** des Kleinhirns *(Facies superior)* ist in Anpassung an das Tentorium cerebelli flach gefirstet (Abb. 16.7-2). Vorne und hinten grenzt sie mit stumpfen Rändern, die lateral in abgerundeten Ecken aufeinandertreffen, an die **Unterseite** des Kleinhirns *(Facies inferior).* Die **Fissura horizontalis cerebelli** läuft am Hinterrand etwa diese Grenze entlang. Der Wurmabschnitt der Kleinhirnoberseite, der sog. **Oberwurm** *(Vermis superior),* springt einem Dachfirst ähnlich etwas vor, ist aber gegen die Hemisphären nur undeutlich abgegrenzt. Vorne gelangt der Oberwurm in einen flachen Einschnitt zwischen den Hemisphären *(Incisura cerebelli anterior),* am Hinterrand geht er in der Tiefe der engen *Incisura cerebelli posterior* in den **Unterwurm** *(Vermis inferior)* über.

2.6 *Kleinhirnunterfläche*

Ansicht von unten

An der Kleinhirnunterfläche liegt der Wurm am Boden der **Vallecula cerebelli,** einer tief einschneidenden Bucht. Hier ist er beidseits durch schmale Furchen gegen die Hemisphären deutlicher abgesetzt. Die Unterflächen der Hemisphären sind stark gewölbt und liegen den Fossae occipitalcs inferiores der hinteren Schädelgrube auf. Die Falx cerebelli ragt in die Incisura cerebelli posterior vor. Die an dieser Stelle schmal beginnende Vallecula wird in ihrem vorderen Abschnitt durch einen frontalen, dem First des Rautengrubendachs entsprechenden Spalt *(Fastigium)* unterbrochen (Abb. 16.7-1), ehe sie gegen die Incisura cerebelli anterior flach und breit ausläuft und die Vierhügelplatte in sich aufnimmt.

Ansicht von hinten

Bei Ansicht des Gehirns von dorsal (Abb. 16.7-3) sieht man aufgrund der Wölbung der **Facies inferior cerebelli** nur deren hinteren Abschnitt. Man erkennt, daß die Medulla oblongata dorsal von charakteristischen Hemisphärenanteilen, den **Tonsillae cerebelli,** umlagert wird.

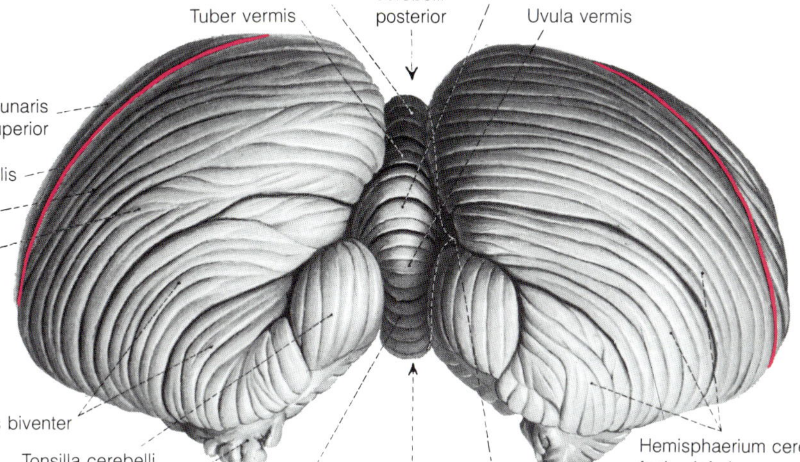

Abb. 16.7-3 Kleinhirn von unten mit Ansicht des hinteren Anteils der stark gewölbten Facies inferior cerebelli. Natürliche Größe. (Aus Sobotta)

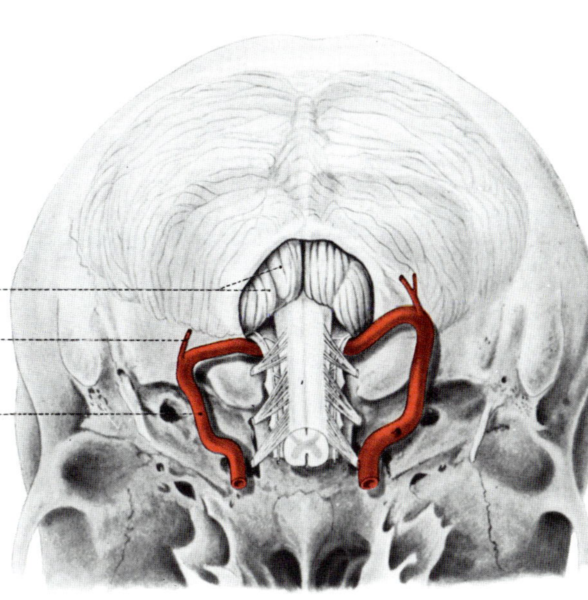

Abb. 16.7-4 Die Hirnteile im Bereich des großen Hinterhauptsloches. Einblick von kaudal. Das Rückenmark ist nach ventral geklappt. (Aus Ferner u. Kautzky).

Die Lagebeziehung dieser Kleinhirntonsillen zur Medulla oblongata und zum Foramen occipitale magnum (Abb. 16.7-4) ist von praktischer Bedeutung: Bei **Hirndrucksteigerung** kann es zu einer Kaudalverschiebung von Kleinhirnteilen kommen, wobei die Kleinhirntonsillen wie ein Korken in den Flaschenhals durch das Hinterhauptsloch in den Spinalkanal gepreßt werden. Durch die Einklemmung werden die eingezwängten Gehirnteile geschädigt, die durch das Hinterhauptsloch aufsteigenden Aa. vertebrales komprimiert und die Liquorzirkulation unterbrochen. Besonders gefährlich ist der Druck auf das verlängerte Mark, weil er durch Schädigung des Atem- und Kreislaufzentrums zum plötzlichen Tod führen kann.

Ansicht von vorn nach Abtrennung des Hirnstamms

Der mehr nach vorn gerichtete Teil der Kleinhirnunterseite ist dem Hirnstamm angelagert, umgreift und überragt ihn aber auf beiden Seiten so weit, daß die Hemisphären in der Basal- bzw. Ventralansicht des Gehirns fast in voller Ausdehnung zu sehen sind (s. Abb. 16.6-17). Hier liegen gegen die Fossae laterales zu, in den Winkeln zwischen Medulla oblongata, Lobuli biventres und Brückenarmen die phylogenetisch ältesten Hemisphärenanteile, die **Flocken** *(Flocculi)*.

Will man die **Ventralseite** des Kleinhirns insgesamt überblicken (Abb. 16.7-5), so muß man die Verbindung des Kleinhirns mit dem Hirnstamm durchschneiden. Zu diesen Kleinhirnverbindungen zählen außer den drei Paaren von Kleinhirnstielen noch die beiden **Marksegel** in der Decke des IV. Ventrikels. Das unpaare **Velum medullare superius** verbindet das Kleinhirn mit der Vierhügelplatte, das paarige **Velum medullare inferius** verbindet es mit der Tela choroidea ventriculi quarti (s. Abb. 16.6-14). Am Schnitt durch diese Verbindungen erkennt man, daß die drei Kleinhirnstiele vor den *Recessus laterales* des IV. Ventrikels jederseits zu einer einzigen Masse vereinigt sind. In dieser Masse liegen die **Brückenarme** *(Pedunculi cerebellares medii)* ventral und lateral der beiden anderen. Die oberen Kleinhirnstiele kommen zu beiden Seiten des Velum medullare superius zu liegen und reichen weiter nach medial als die enger den Brückenarmen angeschlossenen Pedunculi cerebellares inferiores. Hinter dem Fastigium und beidseits des **Nodulus** spannt sich das **Velum medullare inferius** aus und stellt über seine laterale Fortsetzung, den **Pedunculus floccularis,** eine Brücke weißer Substanz zwischen den in der Entwicklung auseinandergedrängten Wurm- und Hemisphärenanteilen des Lobus flocculonodularis her (s. Abb. 16.6-14).

3 *Verteilung von grauer und weißer Substanz*

Die Verteilung von grauer und weißer Substanz des Kleinhirns (Abb. 16.7-6) erinnert etwas an die Situation im Großhirn: An der Oberfläche ist das Kleinhirn von einer dünnen (0,5–1 mm starken) Schicht grauer Substanz überzogen, der **Kleinhirnrinde** *(Cortex cerebelli)*. Schon mit bloßem Auge lassen sich zwei Schichten unterscheiden, eine hellere, **oberflächliche Schicht** *(Stratum moleculare)* und eine dunklere, **innere Schicht** *(Stratum granulosum)*. Unter der Rinde liegt ein **zentrales Marklager** weißer Substanz, das **Corpus medullare;** es wird durch die auf- und absteigenden Projektionsfasern der Kleinhirnrinde gebildet. In dieses Marklager sind vier Paare von **Kleinhirnkernen** eingelagert. Am weitesten medial und knapp über dem Giebel des Rautengrubendachs liegt jederseits ein **Ncl. fastigii** (Dachkern); im umfangreicheren Marklager der Hemisphäre findet man als größten und lateralsten Kern den **Ncl. dentatus** (Zahnkern). Zwischen den genannten

Abb. 16.7-5 Kleinhirn von vorn. Schnittflächen der Kleinhirnrinde und des Velum medullare superius. Vordere Anteile von Facies superior und Facies inferior cerebelli. $^{9}/_{10}$ der natürlichen Größe. (Aus SOBOTTA)

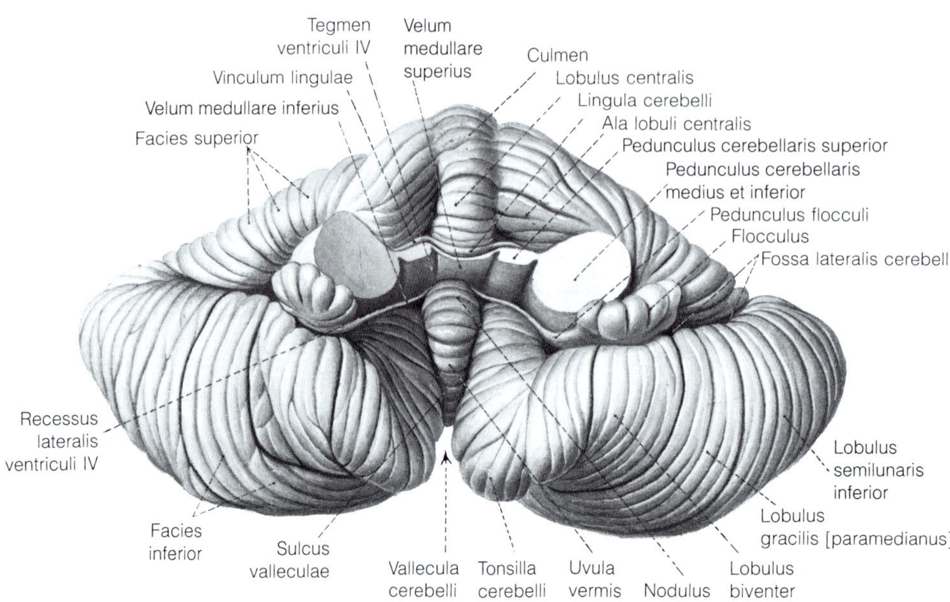

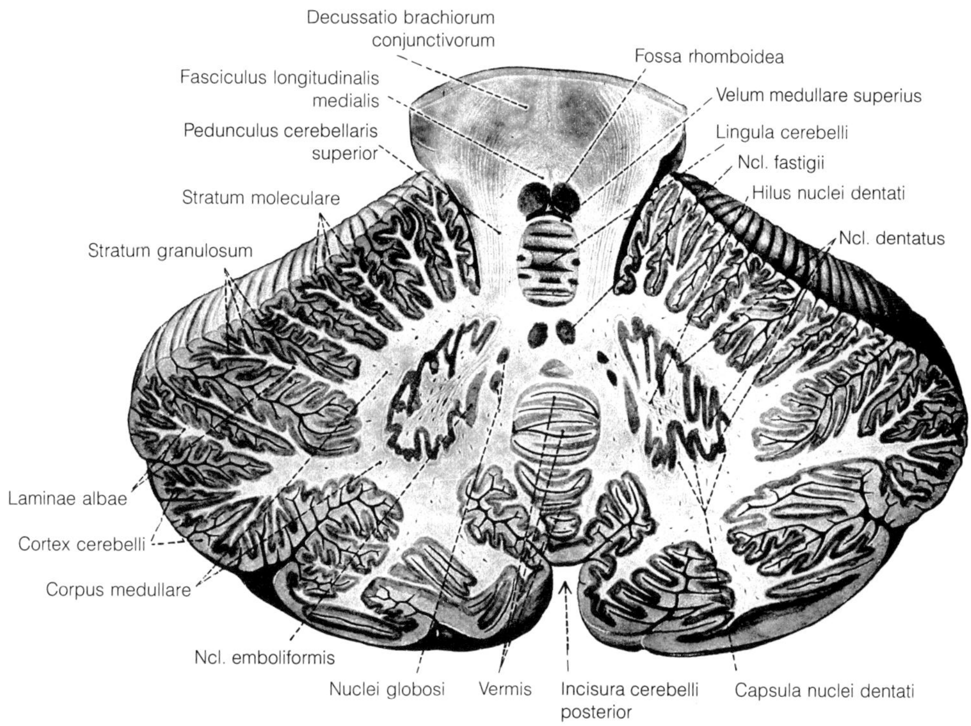

Abb. 16.7-6 Schnitt durch das Kleinhirn in Richtung der oberen Kleinhirnstiele. Kleinhirnkerne. Natürliche Größe. (Aus SOBOTTA)

Abb. 16.7-7 (a) Medianschnitt durch den Kleinhirnwurm. Arbor vitae cerebelli mit primären, sekundären und tertiären Marklamellen. Molekularschicht der Rinde (außen, hell) und Körnerschicht (innen, dunkel). Vergr. 2fach.
(b) Schematische Skizze nach (a) zur Identifikation und Abgrenzung der Lobuli des Wurmes. Natürliche Größe. Li. = Lingula, No. = Nodulus, IV = Ventriculus quartus.

liegt eine intermediäre Kerngruppe, bestehend aus dem **Ncl. emboliformis** (Pfropfkern) und dem in mehrere Zellgruppen gegliederten **Ncl. globosus** (Kugelkern).

Das charakteristische Bild des Medianschnitts durch das Kleinhirn (Abb. 16.7-7) geht auf die Anordnung der Furchen und Windungen sowie auf die Verteilung von Rinden- und Marksubstanz des Wurms zurück: Vom Corpus medullare gehen über dem Fastigium fächerförmig transversal gestellte **Marklamellen** *(Laminae albae)* aus, von denen wiederum feinere Markblättchen abzweigen. Sie bilden den Unterbau für Lobuli und Folia cerebelli. Der eigentümlichen Verästelung wegen spricht

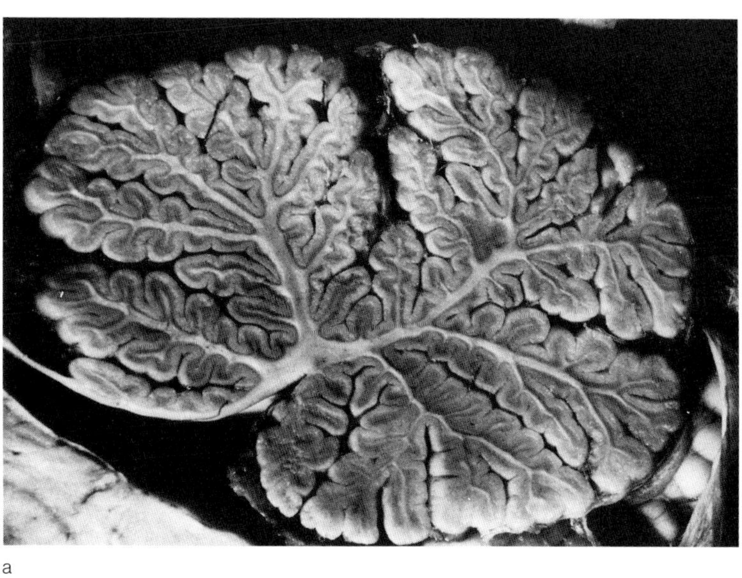

a

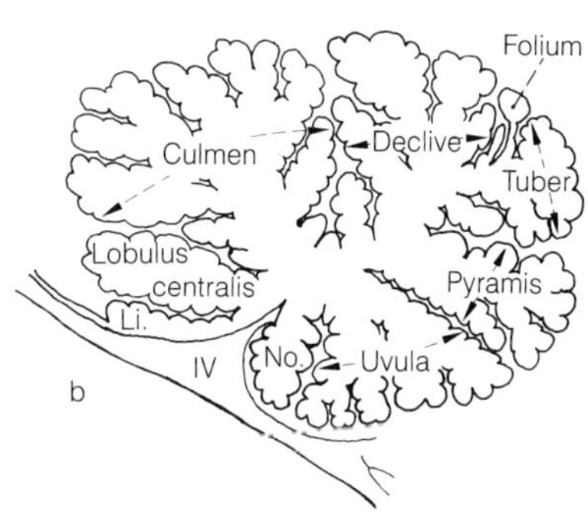

b

man vom **Lebensbaum** *(Arbor vitae cerebelli).* In gleicher Weise wie am Wurm gehen vom mächtigeren Marklager der Hemisphären verzweigte Markblätter ab, denen in allen Verästelungen ein Überzug von Kleinhirnrinde folgt. So kommt es, daß 85% der Kleinhirnrinde in der Tiefe von Furchen verborgen und nur 15% an der freien Oberfläche sichtbar sind.

chen mit römischen Ziffern und die heute allgemein anerkannte **Lappengliederung.**

Auch die erst später zu besprechende **longitudinale Gliederung** des Kleinhirns, bei der die Hemisphäre in eine **Pars lateralis** und eine paravermale Zone, die **Pars intermedia,** zerfällt, ist in Abb. 16.7-9 und Tabelle 16.7-2 berücksichtigt.

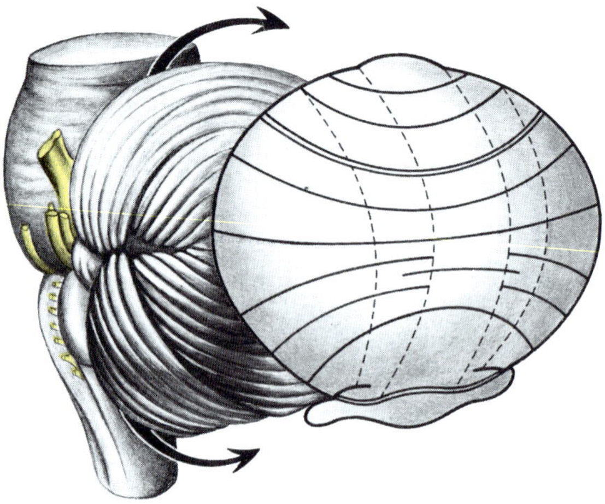

Abb. 16.7-8 Rautenhirn von links hinten gesehen zur Erklärung der Entstehung des flächenhaften Kleinhirnrinden-Schemas. Gelb: Hirnnerven. (Modifiziert nach Noback-Desmarest)

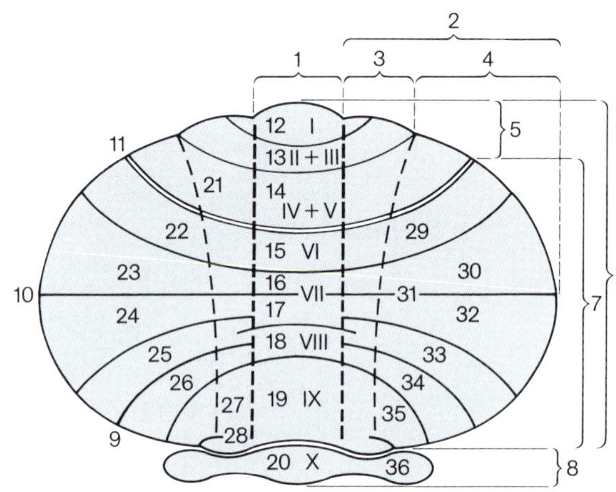

1 = Vermis
2 = Hemisphäre
3 = Pars intermedia
4 = Pars lateralis
5 = Lobus anterior
6 = Corpus cerebelli
7 = Lobus posterior
8 = Lobulus flocculonodularis
9 = Fissura posterolateralis
10 = Fissura horizontalis
11 = Fissura prima
12 = Lingula I
13 = Lobulus centralis II + III
14 = Culmen IV + V
15 = Declive VI
16 = Folium vermis } VII
17 = Tuber vermis } VII
18 = Pyramis VIII
19 = Uvula IX
20 = Nodulus X
21 = Lobulus quadrangularis pars anterior
22 = Lobulus quadrangularis pars posterior
23 = Lobulus semilunaris superior
24 = Lobulus semilunaris inferior
25 = Lobulus gracilis
26 = Lobulus biventer
27 = Tonsilla
28 = Paraflocculus accessorius
29 = Lobulus simplex
30 = Crus I
31 = Lobulus ansiformis
32 = Crus II
33 = Lobulus paramedianus
34 = Paraflocculus dorsalis
35 = Paraflocculus ventralis
36 = Flocculus

Abb. 16.7-9 Schematische Einteilung des Kleinhirns des Menschen (linke Seite) und der Säuger (rechte Seite) (unter Weglassung der Nomina der meisten Fissuren). Siehe auch Tabelle 16.7-2. (Nach Jansen u. Brodal [3])

4 *Oberfläche und Gewicht*

Die Gyrierung der Kleinhirnoberfläche mit ihren schmalen, transversal gestellten Windungen führt zu einer enormen **Oberflächenvergrößerung** in der sagittalen Richtung. Es wurde berechnet, daß sich bei vollständiger Entfaltung die Gestalt eines Blattes von 17 cm Breite und 120 cm Länge ergäbe [1]. Das entspricht 75% der Großhirnoberfläche. Hingegen erreicht das Kleinhirn mit einem Gewicht von durchschnittlich 130 bis 140 g nur rund 10% des gesamten Hirngewichts bzw. etwa ein Siebtel des Gewichts des Endhirns.

5 *Nomenklatur*

Abb. 16.7-8 u. 9 fassen die Gliederung der Kleinhirnoberfläche zusammen. Da sich die moderne Kleinhirnforschung in großem Ausmaß auf tierexperimentell erhobene Befunde stützt, soll die für das menschliche Kleinhirn gebräuchliche Nomenklatur hier auch kurz der am Säuger benutzten vergleichend-anatomischen gegenübergestellt werden. Larsell [4, 5, 6], der sich in jahrzehntelanger Arbeit große Verdienste um die Homologisierung der Kleinhirnläppchen der Vertebraten erworben hat, schuf die unten angeführte und heute an Mensch und Tier vielbenutzte Numerierung der Läpp-

Tabelle 16.7-2 Kleinhirn-Nomenklatur. Gegenüberstellung der für das menschliche Kleinhirn gebräuchlichen Terminologie mit den in der vergleichenden Anatomie für das Kleinhirn von Säugern verwendeten Nomina in Form eines hoch schematisierten Diagramms der Kleinhirnoberfläche (nach Dow [2]). Linke Hälfte: Mensch. Rechte Hälfte: Säuger (am Beispiel der Katze). Die Tabelle soll dem Leser moderner Kleinhirnliteratur, die sich in großem Ausmaß auf Befunde an Säugern (vor allem Katze, Affe etc.) stützt, beim Herstellen eines Bezugs auf das menschliche Kleinhirn helfen. Die von LARSELL [4] vorgeschlagene und schon weit verbreitete Numerierung der Lobuli ist in die Tabelle einbezogen. Auch die Längsgliederung des Kleinhirns in eine mediale, intermediäre und laterale Zone geht aus dem Diagramm hervor. Beachte, daß der Lobus anterior nur beim Menschen in die Partes laterales der Hemisphären hineinreicht (H IV und H V). Auch der Lobulus paramedianus der Katze dürfte nur intermediäre Anteile haben. Hingegen fehlt beim Menschen im Bereich von H VIII B und H IX der Paraflocculus, ein lateraler Hemisphärenanteil der Säuger, der bei vielen Spezies groß und bei wasserlebenden Säugern besonders stark ausgebildet ist. Die Ausbildung der Lingula (I) hängt von Größe und Beweglichkeit des Schwanzes ab. Daher ist sie beim Menschen sehr klein, obzwar ihr hier auch II zugerechnet wird. Insgesamt sind die Verhältnisse im Lobus anterior einfacher als im Lobus posterior, in dessen Bereich die phylogenetisch jungen Hemisphärenabschnitte ihre stärkste Entfaltung erfahren haben. (Pfeile rechts und links von H VII A = Fissura horizontalis an der Grenze von Facies superior und inferior cerebelli.) Die arabischen Ziffern beziehen sich auf Abb. 16.7-9.

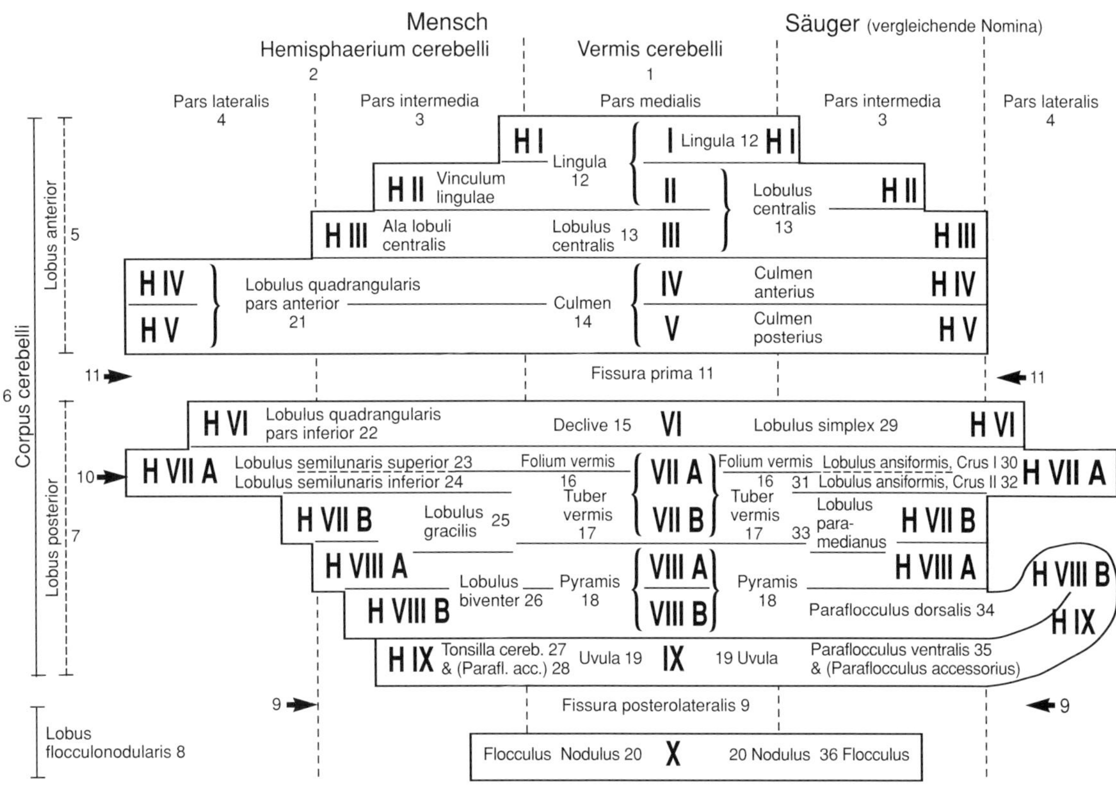

Literatur

[1] BRAITENBERG, V., R. P. ATWOOD: Morphological observations on the cerebellar cortex. J. comp. Neurol. 109 (1958) 1–33.

[2] DOW, R. S.: The evolution and anatomy of the cerebellum. Biol. Rev. 17 (1942) 179–220.

[3] JANSEN, J., A. BRODAL: Das Kleinhirn. In: VON MÖLLENDORFFS Handbuch der mikroskopischen Anatomie des Menschen. Bd. IV/8. Springer, Berlin 1958.

[4] LARSELL, O.: The morphogenesis and adult pattern of the lobules and fissures of the cerebellum of the white rat. J. comp. Neurol. 97 (1952) 281–356.

[5] LARSELL, O.: The comparative anatomy and histology of the cerebellum from monotremes through primates. (J. JANSEN, ed.). University of Minnesota Press, Minneapolis 1970.

[6] LARSELL, O., J. JANSEN: The comparative anatomy and histology of the cerebellum. The human cerebellum, cerebellar connections, and cerebellar cortex. University of Minnesota Press, Minneapolis 1972.

16.8 Makroskopische Anatomie des Zwischenhirns

H. GRUBER und W. ZENKER

Das **Zwischenhirn** *(Diencephalon)* schließt ohne deutliche Grenze rostral an das Mittelhirn (Mesencephalon) an (Abb. 16.6-1 u. 16.8-1). Es wird fast total von den beiden Großhirnhemisphären verdeckt. Lediglich ein Teil der basalen Oberfläche des Zwischenhirns ist von außen zu sehen.

1 Bestandteile

Das Zwischenhirn wird durch den schlitzförmigen III. Ventrikel in zwei symmetrische Hälften geteilt (Abb. 16.8-1). Jede Hälfte besteht aus einem größeren dorsalen und einem kleineren ventralen Anteil. Der größere dorsale Anteil besteht im wesentlichen aus dem **Kernmassiv** des **Thalamus**, der ventrale aus dem an den III. Ventrikel grenzenden **Hypothalamus** und dem lateral von diesem liegenden **Ncl. subthalamicus** (Abb. 16.9-23), der funktionell dem Basalganglienkomplex zuzuordnen ist (s. Kap. 16.17.3.1). Zum Zwischenhirn gehören schließlich die in enger Beziehung zum III. Ventrikel stehenden **zirkumventrikulären Organe**, denen auch die **Zirbeldrüse** *(Corpus pineale)* zuzuordnen ist (Kap. 16.16.2.4).

Der oft gebrauchte Begriff „Epithalamus", unter dem man die beiden **Habenulae**, die **Commissurae** habenularum und posterior sowie das **Corpus pineale** zusammenfaßte, soll hier nicht weiter verfolgt werden. Die Habenulae werden dem Thalamus zugerechnet, das Corpus pineale den zirkumventrikulären Organen.

2 Richtungsbezeichnungen

Die Richtungsbezeichnungen im Zwischenhirn weichen teilweise von den für den übrigen Körper gültigen ab: *Ventral* bezeichnet die Richtung zur Hirnbasis, *dorsal* jene nach oben zur Scheitelgegend. *Rostral* oder frontal bedeutet vorn, posterior oder *kaudal* ist die Richtungsbezeichnung für hinten. Die Begründung liegt darin, daß der Hirnstamm in der Weise geknickt ist, daß die Ebene des Bodens der Rautengrube mit dem Längsdurchmesser des Zwischenhirns (Verbindungslinie von Commissura anterior und posterior) im Durchschnitt einen Winkel von 77° bildet.

3 Oberfläche und Abgrenzung des Zwischenhirns

Die basale Oberfläche (Abb. 16.8-2) wird vorne durch das *Chiasma opticum* und nach den Seiten zu durch die beiden *Tractus optici* begrenzt. Im Chiasma opticum kreuzen die Sehnervenfasern aus den nasalen Netzhauthälften jeweils zum Tractus opticus der anderen Seite. Die Tractus optici führen außerdem die ungekreuzten Fasern aus den temporalen Netzhauthälften.

Hinter dem Chiasma opticum senkt sich der Boden des Zwischenhirns in die vordere Wand des **Infundibulums**, eines trichterförmigen Fortsatzes des Zwischenhirns, der in seinem oberen Anteil den **Recessus infundibularis** des III. Ventrikels enthält und basalwärts in den Hypophysenstiel ausläuft. Das Infundibulum stellt den proximalen Anteil der Hypophyse dar und setzt sich basalwärts in den Hypophysenhinterlappen – die **Pars nervosa** der Neurohypophyse – fort. Im Bereich des Hypophysenstiels ist das Infundibulum vorne von der **Pars infundibularis adenohypophyseos** bedeckt, einem nach oben gerichteten schmalen Fortsatz des Hypophysenvorderlappens, der selbst wieder als Pars distalis adenohypophyseos bezeichnet wird. In ihrem oberen Anteil wölbt sich die Hinterwand des Infundibulums mehr oder weniger deutlich nach außen vor – **Tuber cinereum** –, oft auch in die Lichtung des III. Ventrikels. Im Bereich dieser Vorwölbung sowie im basalwärts angrenzenden Teil des Infundibulums findet sich ein funktionell wichtiger Gefäßplexus (s. Kap. 16.14.2.5 u. 16.16.2.1). Dieser Bereich wird auch – insbesondere im anglo-amerikanischen Schrifttum – als **Eminentia mediana** bezeichnet. Das Infundibulum setzt sich nach oben zu in die paarigen halbkugelförmigen, weißlichen **Corpora mamillaria** fort, die bereits an der Grenze zum Mittelhirn liegen.

4 Der III. Ventrikel

Der Aquaeductus mesencephali [SYLVIUS] erweitert sich im Bereich des Zwischenhirns zu dem hohen, aber schmalen III. Ventrikel. Dieser spaltförmige Raum teilt das Zwischenhirn in symmetrische Hälften. Seine ge-

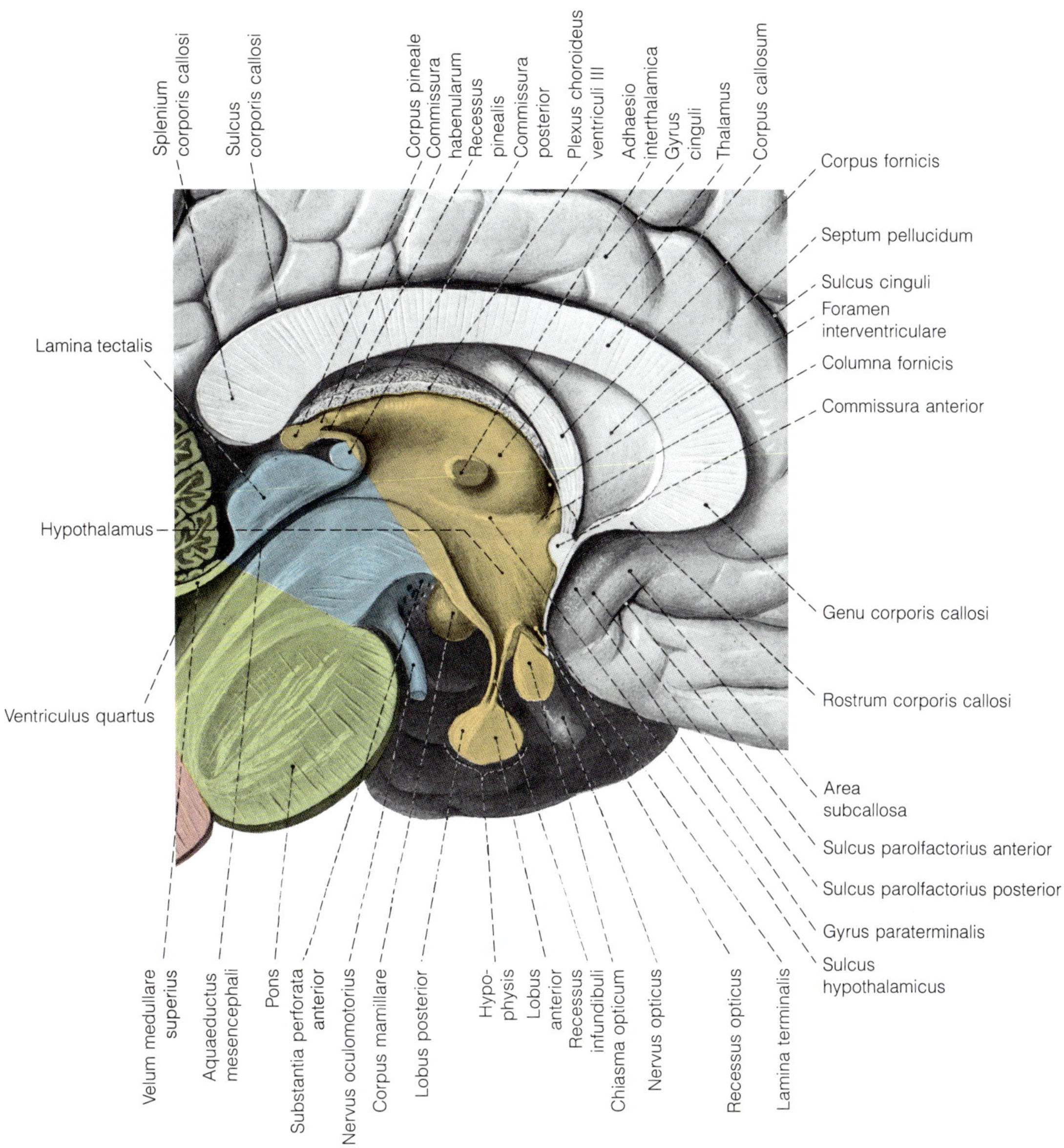

Abb. 16.8-1 Mediansagittalschnitt durch ein Gehirn. Blick auf die linke Gehirnhälfte von medial. Diencephalon braun, Mesencephalon blau, Metencephalon grün, Medulla oblongata rot.

samte Ausdehnung kann an einem Mediansagittalschnitt durch das Gehirn überblickt werden (Abb. 16.8-1). Die Seitenwand des III. Ventrikels wird oben durch den **Thalamus**, unten durch den **Hypothalamus** gebildet. Die Grenze zwischen Thalamus und Hypothalamus ist durch den **Sulcus hypothalamicus** angedeutet. Der Boden des Ventrikels wird durch das **Infundibulum** und die **Corpora mamillaria**, also ebenfalls durch hypothalamische Strukturen formiert. Im Bereich des Chiasma opticum und des Infundibulums zeigt der Ventrikelboden je eine Ausbuchtung, den **Recessus opticus** und den **Recessus infundibuli**. Vorne wird der Ventrikel durch die dünne **Lamina terminalis** abgeschlossen. Sie reicht vom Chiasma opticum bis zu der am Mediansschnitt quer getroffenen **Commissura anterior**, einer Kommissur, welche die beiden Temporallappen miteinander verbindet. Unmittelbar hinter der Commissura anterior steigt die **Columna fornicis** aus der Region des Hypothalamus auf. Der **Fornix** stellt einen den Thalamus bogenförmig umgebenden Faserzug dar, welcher den Hippocampus des Temporalhirns mit dem Corpus mamillare verbindet. Der vom Corpus mamillare aufsteigende basale Teil des Fornix durchdringt das Kerngebiet des Hypothalamus und wird hier als *Pars tecta*

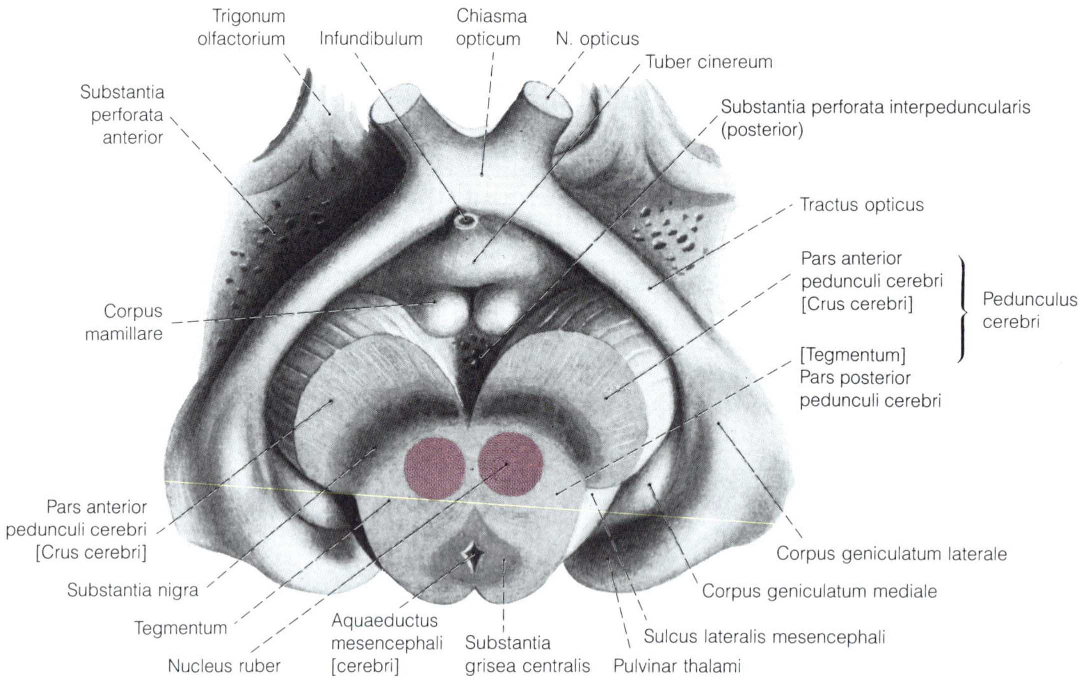

Abb. 16.8-2 Hirnstamm von basal. Als Zwischenhirnteile sind sichtbar: Chiasma opticum, Infundibulum, Tuber cinereum, Corpora mamillaria, Corpus geniculatum mediale et laterale und ein Teil des Pulvinar thalami.

columnae fornicis bezeichnet. Zwischen dem Hinterrand der nach hinten oben umbiegenden Columna fornicis und dem stumpfen vorderen Ende des Thalamus steht der III. Ventrikel in offener Verbindung mit dem Seitenventrikel des Großhirns. Die Verbindungsöffnung ist das **Foramen interventriculare** (Monroe). Von der Gegend des Foramens verläuft an der Ventrikelwand mit leichter Krümmung der **Sulcus hypothalamicus** nach hinten in Richtung zum Aquaeductus mesencephali. Dorsal des Sulcus hypothalamicus befindet sich der Thalamus, ventral davon der Hypothalamus. An mehr als 50% aller Gehirne stehen etwas oberhalb des Sulcus hypothalamicus die beiden Thalami über die **Adhaesio interthalamica** *(Massa intermedia)*, einer Brücke grauer Substanz, miteinander in Verbindung. Sie ist den beim menschlichen Thalamus nur rudimentär ausgebildeten Kernen der Mittellinie zuzurechnen. Die Seitenwand des Ventrikels geht oben entlang der **Stria medullaris thalami** in das dünne, aus der **Tela choroidea ventriculi tertii** bestehende Dach über. Im Dach befindet sich in Form zweier Längswülste der **Plexus choroideus ventriculi tertii** (Abb. 16.8-3). Die beiden Plexuswülste stehen hinten miteinander in Verbindung und gehen vorne im Bereich der Foramina interventricularia in die Plexus choroidei der Seitenventrikel über. Das Ventrikeldach weist oberhalb der Epiphyse den **Recessus suprapinealis** auf (Abb. 16.8-1). Dessen Wand ist unten an der **Commissura habenularum** befestigt, welche die beiden **Trigona habenularum,** in denen sich die Nuclei habenularum befinden, miteinander verbindet. An der Commissura habenularum und der ventral von ihr gelegenen **Commissura posterior** ist das zapfenförmige **Corpus pineale** (Epiphyse, Zirbeldrüse) befestigt. Zwischen den beiden Kommissuren stülpt sich der **Recessus pinealis** in die Epiphyse vor. Die Bedeutung der Commissura posterior ist zum Teil noch unklar. Sie dient vor allem zur Verbindung von Mittelhirnabschnitten untereinander. Unterhalb der Commissura posterior geht der III. Ventrikel in den Aquaeductus mesencephali des Mittelhirns

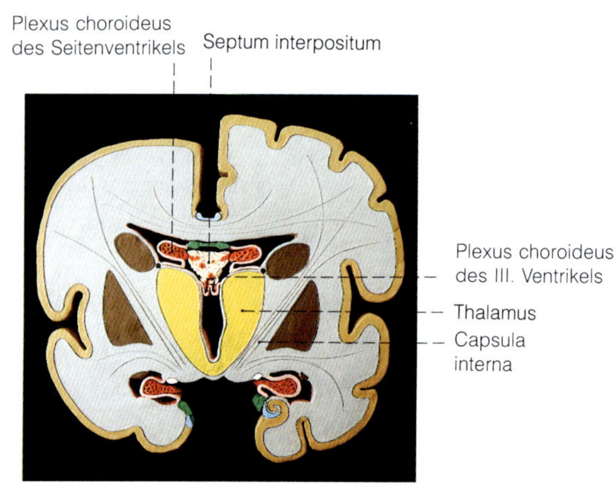

Abb. 16.8-3 Schematisches Modell eines Frontalschnittes durch Zwischen- und Endhirn. Links: Entwicklungsstadium, rechts: endgültige Situation. Grün: Fornix, blau: Gyrus dentatus und Induseum griseum, braun: Nuclei lentiformis und caudatus. (Original: Anatomie Zürich)

über. Der Recessus pinealis und die beiden ihn begrenzenden Kommissuren bilden die Hinterwand des oberen Teils des Zwischenhirnventrikels.

5 *Die Ca-Cp-Linie*

Die geradlinige Verbindung von Commissura anterior und Commissura posterior (Ca-Cp-Linie) ist eine grundlegende Bezugslinie für die exakte Orientierung und für stereotaktische Eingriffe am Gehirn. Ihre Länge beträgt bei einer sehr geringen Variationsbreite im Durchschnitt 25 mm.

Abb. 16.8-4 Horizontalschnitt durch das Großhirn. Einblick in die von oben eröffneten Seitenventrikel. Corpus callosum weitgehend entfernt.

6 *Dorsalansicht des Zwischenhirns*

Die größte Ausdehnung zeigt das Zwischenhirn bei der Betrachtung von oben. Nach Entfernung des Corpus callosum erscheint das Zwischenhirn zunächst noch verdeckt durch den sich hinten immer mehr verbreiternden **Fornix** *(Corpus fornicis)*. Lediglich ein schmaler Streifen der dorsalen Thalamusoberfläche ist seitlich zwischen dem Plexus choroideus des Seitenventrikels und der *Stria terminalis* sichtbar (Abb. 16.8-4). Dieser Teil der Thalamusoberfläche ist mit einer Ependymschicht, der *Lamina affixa*, überzogen und bildet den Boden der Pars centralis des Seitenventrikels. Der Thalamus erscheint relativ hell, weil seine gesamte dorsale Oberfläche von einer dünnen Marklamelle, dem *Stratum zonale*, bedeckt ist. Die **Stria terminalis** stellt ein bogenförmiges Markfaserbündel dar, das entlang der Berührungslinie zwischen Ncl. caudatus und Thalamus verläuft. Sie wird von der **V. thalamostriata superior** be-

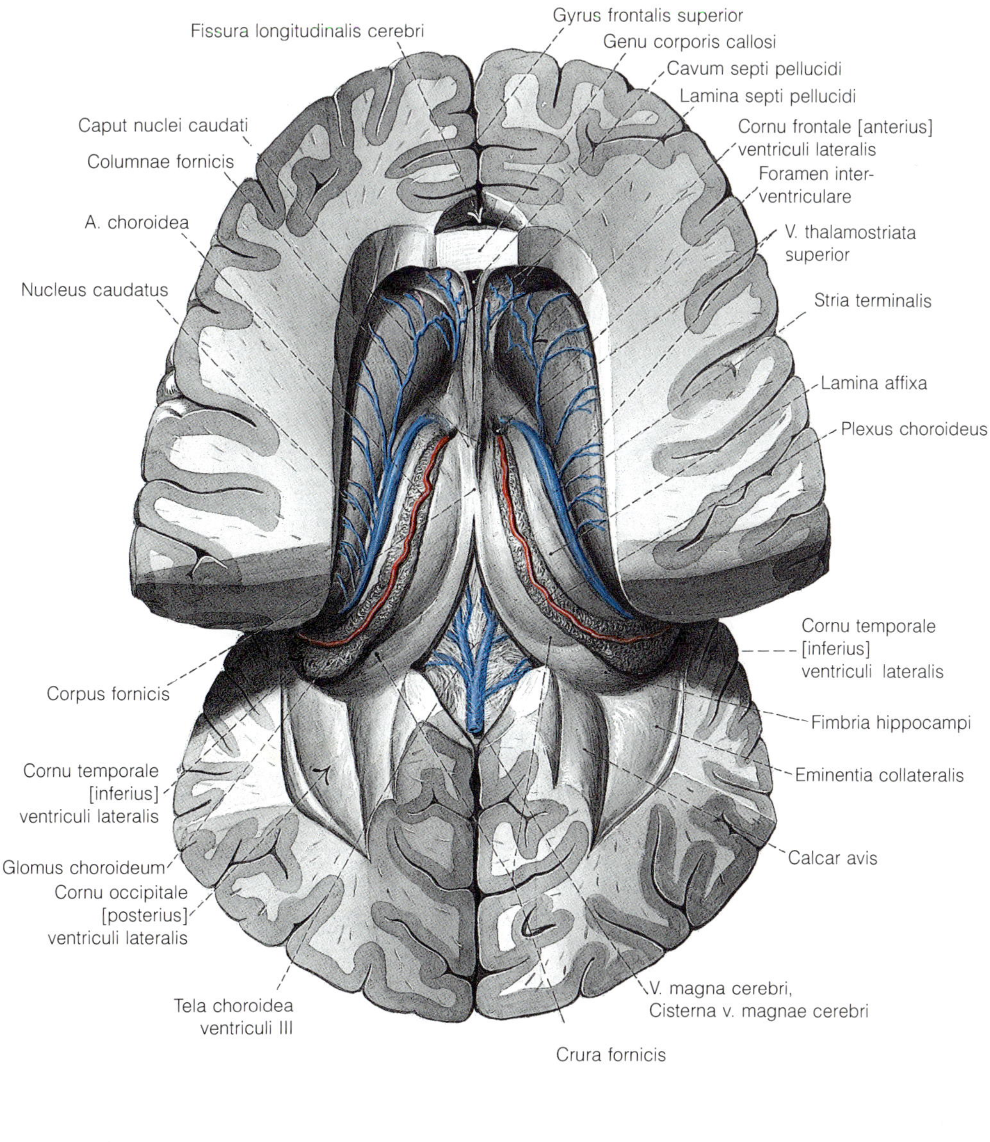

gleitet. Die Stria terminalis verbindet das Corpus amygdaloideum mit der Substantia perforata anterior, der *Area septalis* (Gyrus paraterminalis und Area subcallosa) und mit dem Hypothalamus. Wird der Fornix beiderseits vorne an den Columnae durchtrennt und nach hinten geklappt, so erblickt man zunächst in lockerem leptomeningealem Gewebe *(Velum interpositum)* die beiden *Vv. cerebri internae* und ihre Vereinigung zur *V. cerebri magna* (GALEN) (Abb. 16.8-5). Entfernt man diese Schicht gemeinsam mit dem schmalen Dach des III. Ventrikels (Abb. 16.8-6), so bleibt am Thalamus nur die Abrißlinie der Tela choroidea ventriculi tertii zurück: *Taenia thalami*. Die Taenia thalami verläuft entlang der Stria medullaris thalami und wechselt auf der Commissura habenularum zur Stria medullaris der anderen Seite. Am *Tuberculum anterius thalami*, im Bereich des Foramen interventriculare, biegt die Taenia thalami nach lateral auf die dorsale Oberfläche des Thalamus um. Sie wird hier als Anheftungslinie für den Plexus choroideus des Seitenventrikels, *Taenia choroidea* bezeichnet (Abb. 16.8-6 u. 7). Die Taenia choroidea ist gleichzeitig die mediale Begrenzung der Lamina affixa. Der Thalamus verbreitert sich seitlich vom **Trigonum habenulae** zu dem weit nach hinten ausladenden **Pulvinar thalami**. Das Pulvinar stellt die größte Kerngruppe des menschlichen Thalamus dar. An der dem Mittelhirn zugewendeten Seite des Thalamus befinden sich ventral

Abb. 16.8-5 Einblick in die von oben eröffneten Seitenventrikel. Der Fornix wurde vorn durchschnitten und zurückgeschlagen. Blick auf den Plexus choroideus ventriculi lateralis und den Ausgangspunkt der V. cerebri magna.

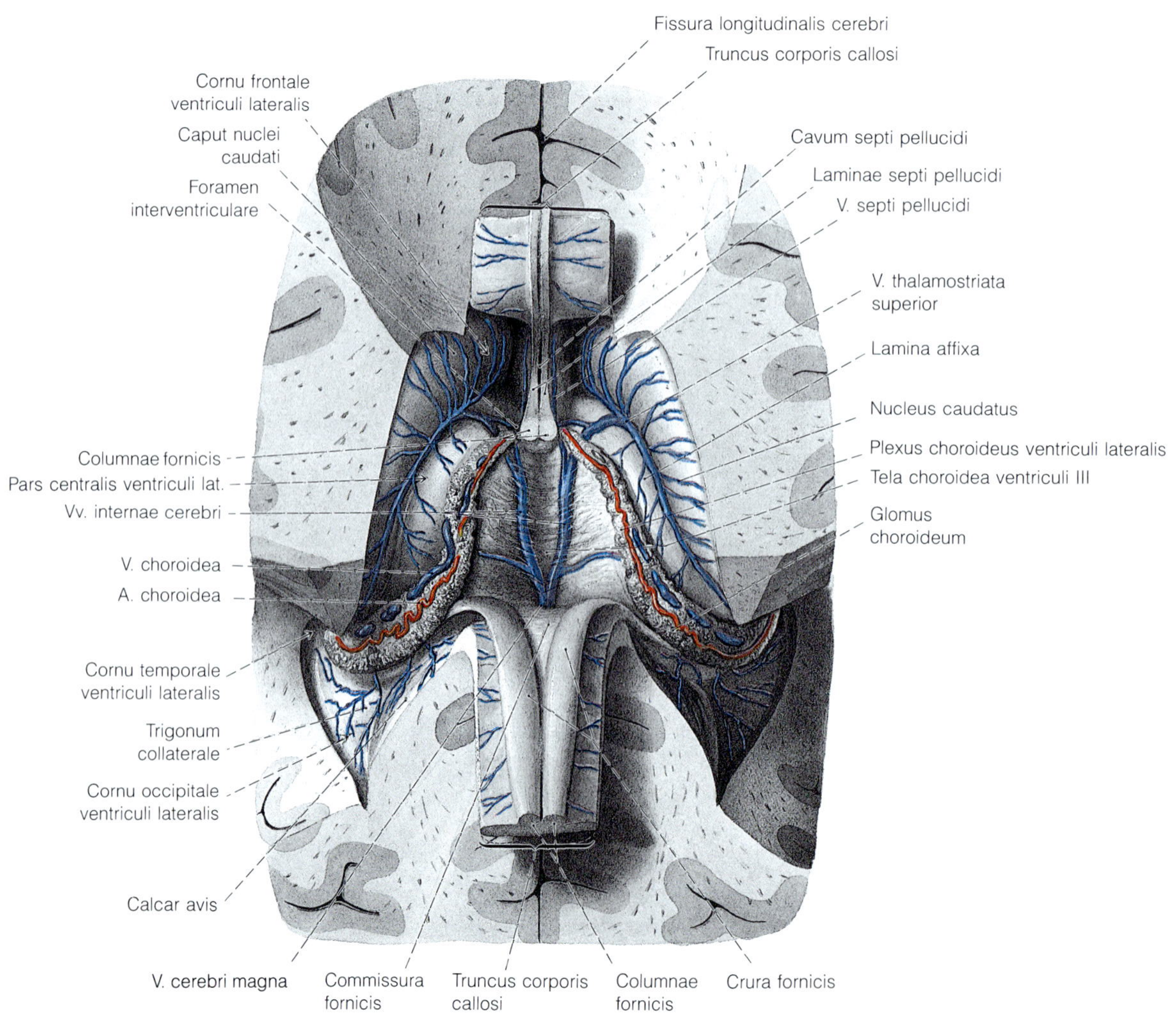

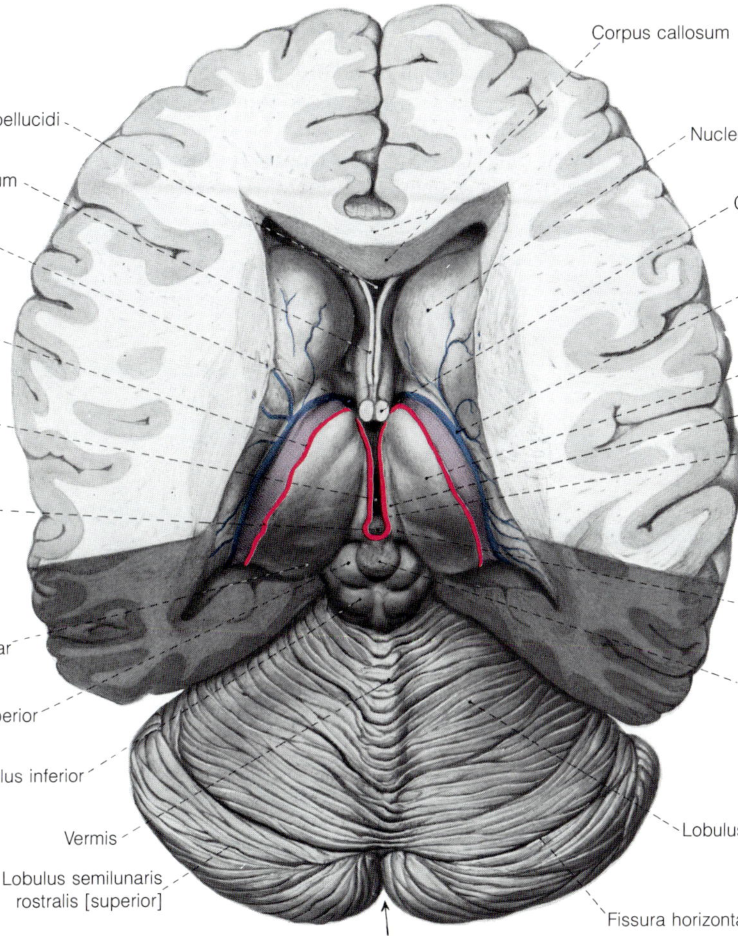

Abb. 16.8-6 Aufsicht auf das Gehirn nach Abtrennung des größten Teils beider Großhirnhemisphären. Grau-rosa: Die Lamina affixa thalami. Rot: Taenien.

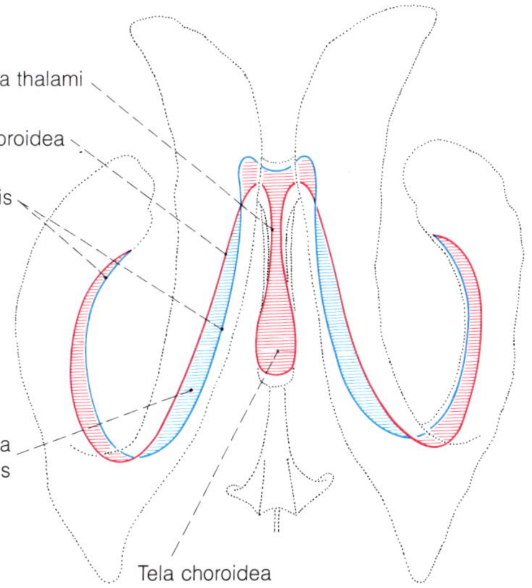

Abb. 16.8-7 Schema der Tela choroidea des III. Ventrikels und beider Seitenventrikel in Beziehung zum Ventrikelsystem. Ansicht von oben. (Nach WETZEL)

vom Pulvinar die beiden *Corpora geniculata*, die in der neueren Nomenklatur als *Metathalamus* bezeichnet werden (Abb. 16.8-8). Das **Corpus geniculatum mediale** (medialer Kniehöcker) steht über das **Brachium colliculi inferioris** mit dem Colliculus inferior in Verbindung und ist in den Verlauf der Hörbahn eingeschaltet. Das **Corpus geniculatum laterale** (lateraler Kniehöcker) ist ein wichtiger Schaltkern der Sehbahn. Der Tractus opticus schlingt sich von der Hirnbasis aus um den Pedunculus cerebri und endigt im *Ncl. geniculatus lateralis* (s. Abb. 16.8-2). Von hier aus besteht ebenfalls eine Verbindung zum Mittelhirn, nämlich über das **Brachium colliculi superioris** zum Colliculus superior.

Nach der Seite gegen das Endhirn zu wird das Zwischenhirn vom hinteren Schenkel der Capsula interna begrenzt (Abb. 16.8-3 u. 9).

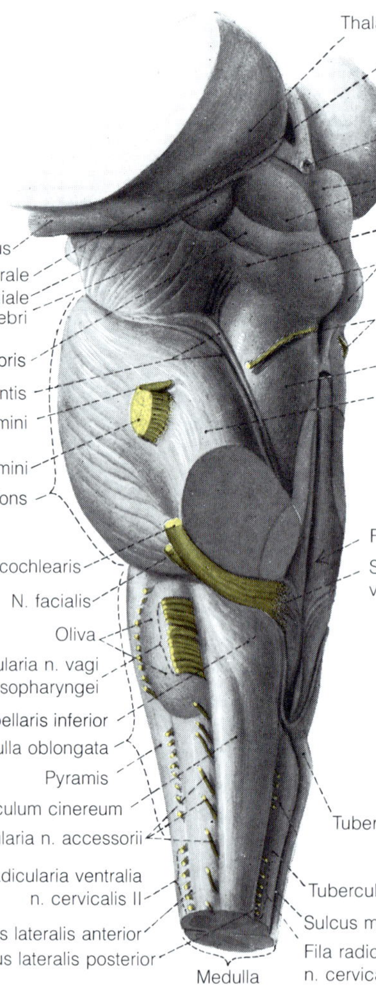

Abb. 16.8-8 Hirnstamm von links betrachtet. Kleinhirn entfernt. Blick auf das Pulvinar thalami, Corpus geniculatum mediale und Corpus geniculatum laterale.

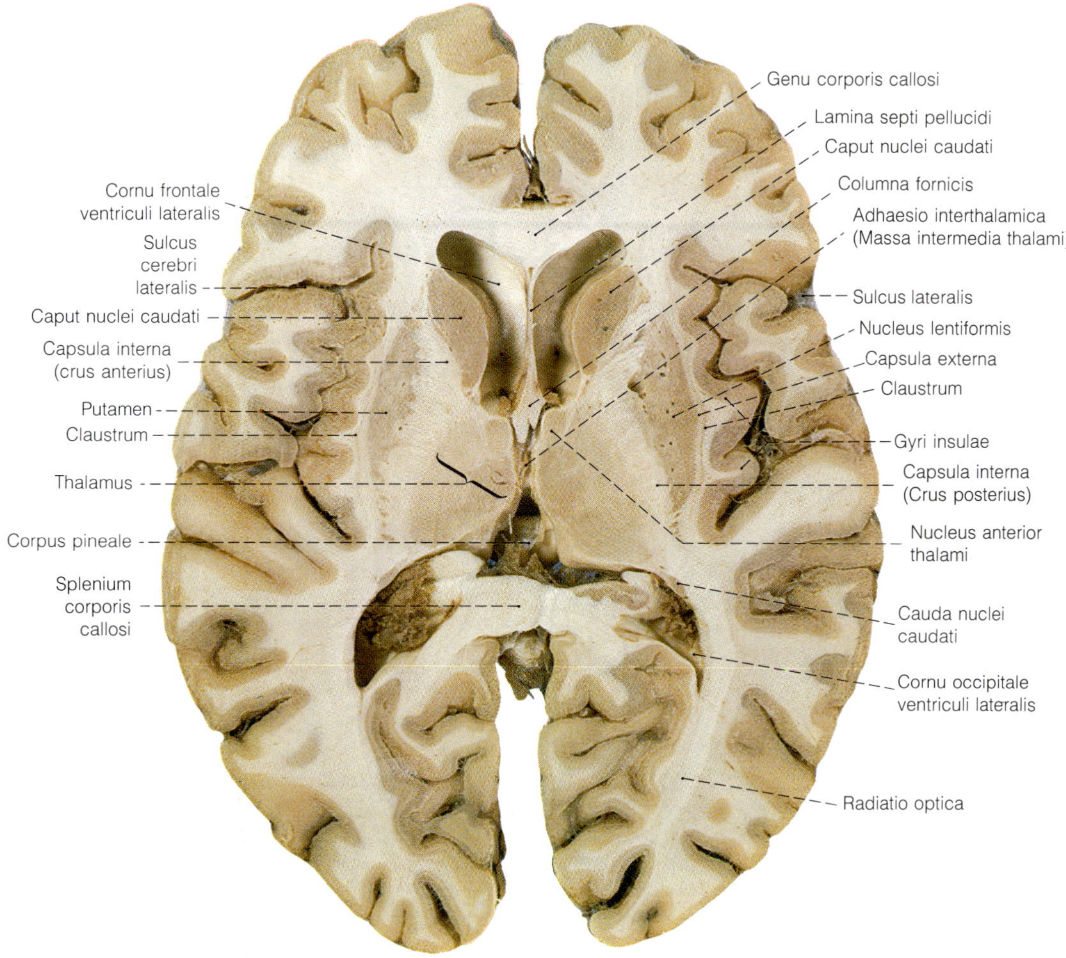

Abb. 16.8-9(a) Horizontalschnitt durch das Gehirn. Lagebeziehung zwischen Diencephalon und Telencephalon.

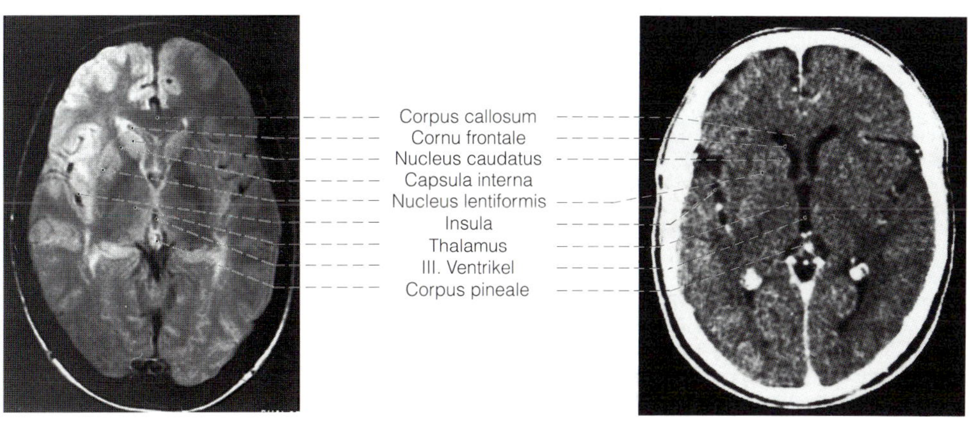

Abb. 16.8-9(b) Ein der Schnittebene von Abb. 16.8-9(a) entsprechendes Kernspintomogramm vom lebenden Menschen.

Abb. 16.8-9(c) Ein entsprechendes Computertomogramm. (Originale: Prof. VALAVANIS, Zürich)

16.9 Makroskopische Anatomie des Endhirns

W. Zenker

1 *Allgemeines*

Das Endhirn ist der weitaus mächtigste Anteil des menschlichen Gehirns. Mit den **Basalganglien** (Nuclei basales), die sich dem Thalamus vorne und seitlich anlagern, gewinnt es Anschluß an das Zwischenhirn (s. Abb. 16.8-9a, 16.9-12). Den imposantesten Teil des Endhirns bilden die beiden **Großhirnhemisphären** *(Hemisphaerae cerebri)*. Diese tragen außen die Großhirnrinde *(Cortex cerebralis, Pallium)* und bestehen ansonsten aus weißer Substanz. Im Inneren (Abb. 16.9-1) beherbergen sie ein Hohlraumsystem, den linken (I.) und rechten (II.) **Seitenventrikel** oder *Ventriculus lateralis.* Die Seitenventrikel legen sich beidseits bogenförmig um die Basalganglien derart, daß sie diese von oben, hinten und unten umgreifen (Abb. 16.9-1). Über die *Foramina interventricularia* (Monroe) kommunizieren sie mit dem III. Ventrikel (Abb. 16.9-2a).

Zum Verständnis der Grundform des voll entwickelten Endhirns seien hier drei fundamentale Prozesse der Hirnentwicklung herausgegriffen, die im einzelnen in Kap. 16.12 ausführlich dargelegt sind:

1. Die ursprünglich als verhältnismäßig kleine seitliche Aussackungen des Vorderhirnbläschens angelegten Hemisphärenbläschen (Abb. 16.9-2) erfahren in der weiteren Entwicklung eine so starke Wachstumstendenz, daß sie weite Teile der übrigen Hirnanlage umwachsen. Nach vorne wächst jedes der beiden Bläschen beträchtlich über die Vorderwand des III. Ventrikels *(Lamina terminalis)* hinaus und entwickelt hier den **Stirnlappen** *(Lobus frontalis)* mit seinem Frontalpol *(Polus frontalis)*, der sich noch etwas nach basal wendet. Dorsal entwickelt sich der mächtige **Scheitellappen** *(Lobus parietalis)*. Das Wachstum der Hemisphärenbläschen nach hinten führt schließlich zur Anlage des Okzipital- und Temporallappens. Dadurch, daß die Anlage des Temporalpols im weiteren basalwärts und dann wieder frontalwärts wächst, kommt es zur endgültigen Ausformung des **Schläfenlappens** *(Lobus temporalis)*. Durch seine Rotationsbewegung umwächst der Temporallappen Teile des ursprünglichen Hemisphärenbläschens, vor allem den Ganglienhügel (spätere Basalganglien) von unten und lateral. Der hinterste Teil des Hemisphärenbläschens wächst etwas später zum endgültigen **Okzipitallappen** *(Lobus occipitalis)* aus.

2. Von diesem Entfaltungsprozeß der Endhirnbläschen werden viele der inneren Strukturelemente erfaßt. Die Wachstumstendenz nach vorne (frontal), nach oben (parietal), nach hinten (okzipital) und dann wieder nach frontolateral und basal (temporal) führt zur Ausbildung bogenförmig gestalteter Strukturelemente am medialen Rand des Palliums, die das **Limbische System** (s. Kap. 16.19) aufbauen. Der von diesem Bogen konzentrisch umschriebene Bereich enthält das Zwischenhirn, die Basalganglien und einen den Basalganglien lateral anliegenden Rindenteil, die **Insel** *(Lobus insularis)* (s. Kap. 16.9.2.2).

3. Das ursprünglich an der lateralen Oberfläche teilhabende Rindenareal der Insel bleibt in seinem Wachstum gegenüber den übrigen Anteilen des Palliums zurück und wird von diesen schließlich in die Tiefe verlagert. Die überlagernden Anteile werden entsprechend ihrer Lappenzugehörigkeit als **Operculum** (= Deckel) **frontale, Operculum frontoparietale** bzw. **Operculum temporale** bezeichnet (Abb. 16.9-3).

Nachdem sich die Opercula vollständig über die Insel gelegt haben, ist diese von der lateralen Hirnoberfläche her nur noch über den Sulcus lateralis (Sylvii) erreichbar (Abb. 16.9-5).

2 *Oberfläche des Großhirns*

Die Konsistenz des Großhirns an der Leiche ist so gering, daß es an Form verliert, wenn man es der Schädelhöhle entnimmt. Um die Form möglichst vollkommen zu erhalten, bedarf es einer Härtung in situ.

Von oben gesehen zeigen die beiden Hirnhemisphären zusammen einen ellipsoiden Umriß (Abb. 16.9-4). Der längste Durchmesser liegt frontookzipital. Der transversale Durchmesser nimmt von vorne nach hinten

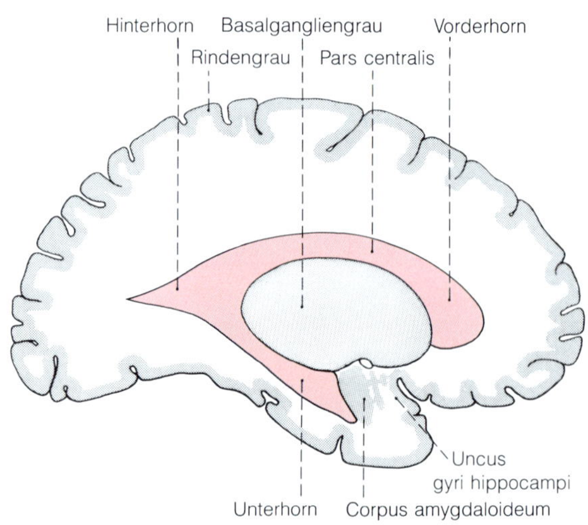

Abb. 16.9-1 Übersicht über die Verteilung der grauen und der weißen Substanz des Endhirns. Beziehung des Seitenventrikels (blau) zum Basalganglienkomplex.

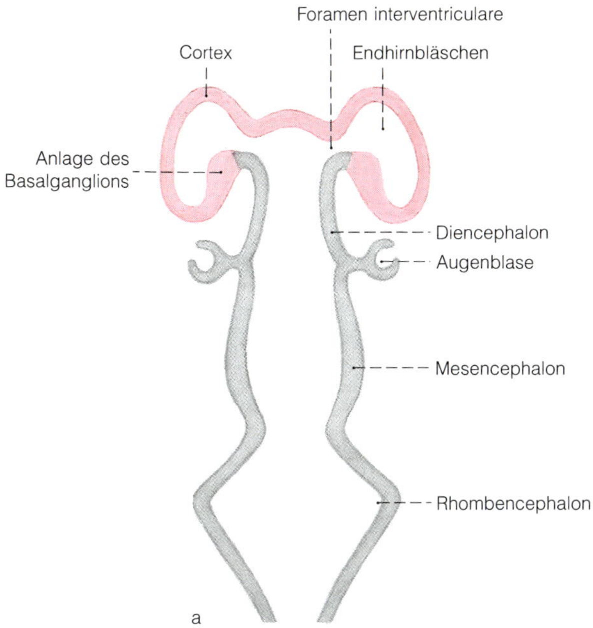

Abb. 16.9-2 (a) Gehirn eines etwa 10 mm langen menschlichen Embryos. Endhirn rosa. Schema eines Horizontalschnittes durch das gestreckt gedachte gesamte Gehirn.

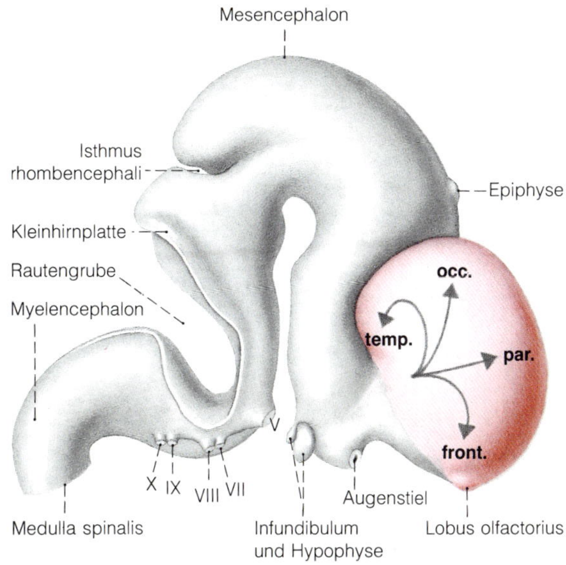

Abb. 16.9-2 (b) Seitenansicht eines etwa 20 mm langen menschlichen Embryos. Hemisphärenbläschen rosa. Pfeile deuten die Hauptrichtung der weiteren Entwicklung an. (Nach HOCHSTETTER [5])

zu, um vom hinteren Teil des Parietallappens an gegen den Okzipitalpol wieder abzunehmen. In der Medianen sind die beiden Hemisphären durch die tief einschneidende *Fissura longitudinalis cerebralis* unvollständig voneinander geschieden. In diesen Spalt legen sich Sinus sagittalis superior und Falx cerebri der Dura mater hinein.

Die individuelle Variabilität der Form der Hemisphären ist sehr groß. So, wie es brachy-, dolicho- und mesokephale Schädel gibt, gibt es entsprechend geformte Gehirne. Dennoch erkennt man stets eine charakteristische Grundform (Abb. 16.9-5): Mit einem **Frontalpol** lädt jede Hemisphäre nach vorne, mit einem **Okzipitalpol** nach hinten und mit einem **Temporalpol** nach basal und laterofrontal aus. Die nach oben und lateral gerichtete Hemisphärenfläche *(Facies superolateralis)* ist konvex und geht oben in der relativ scharfen **Mantelkante** *(Margo superior)* in eine ebene mediale Fläche *(Facies medialis)* über (s. Abb. 16.9-22). Diese setzt sich unten entlang einer stumpfen Kante *(Margo inferior)* in die Basalfläche *(Facies inferior)* fort, die im okzipitalen Bereich nicht nur nach basal, sondern auch nach medial gerichtet ist (Abb. 16.9-7). Die Oberfläche des reifen Gehirns zeigt durch das Auftreten von **Windungen** *(Gyri cerebrales)* und **Furchen** *(Sulci cerebrales)* ein kompliziertes Relief mit beträchtlicher individu-

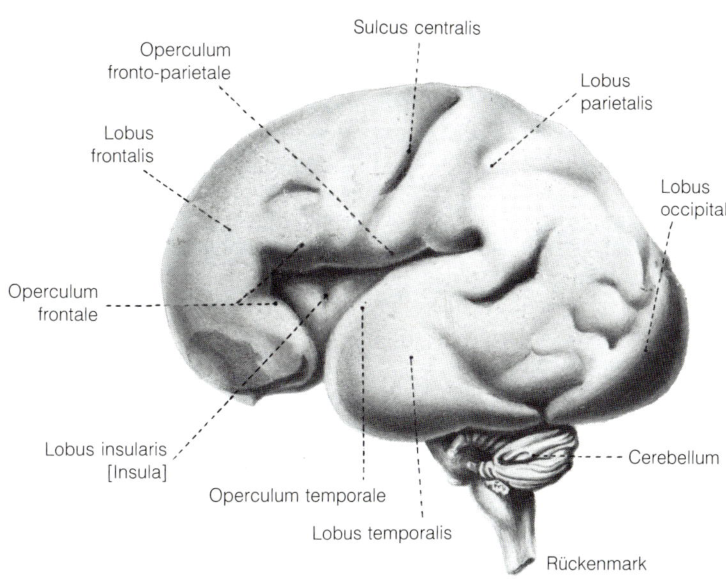

Abb. 16.9-3 Gehirn eines Fetus von 6 Monaten, Ansicht von links. Die Insel in der Tiefe der Fossa SYLVII ist noch sichtbar. Die Opercula sind im Begriff, sich über die Insel zu legen.

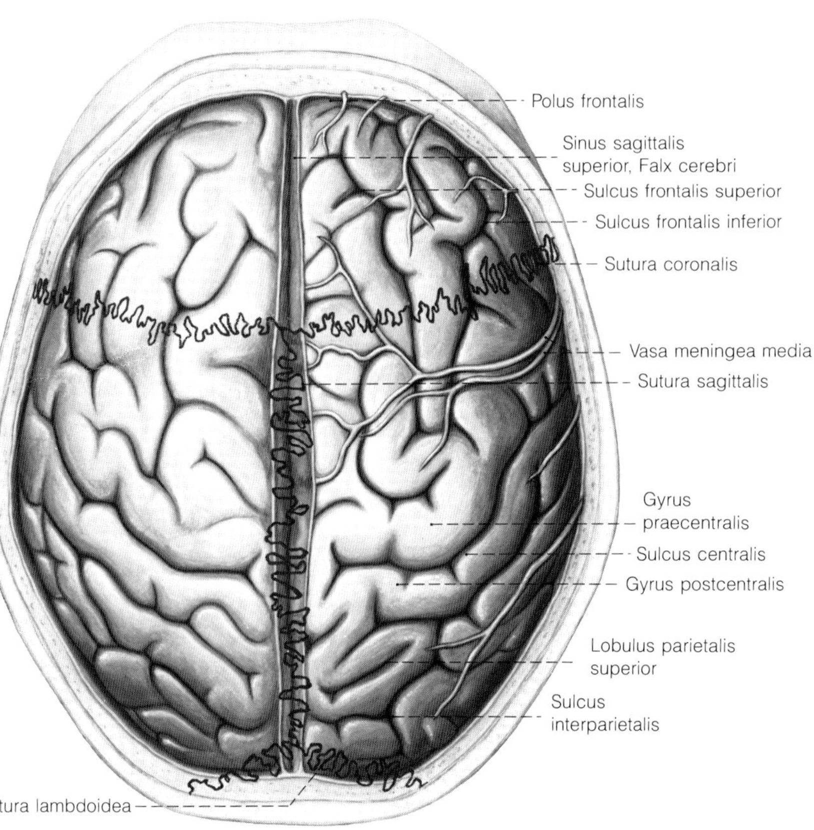

Abb. 16.9-4 Großhirn in der Ansicht von oben mit Angabe der Lage der Suturen der Calvaria. Beachte, daß der Sulcus centralis sehr weit okzipital gelegen ist.

eller Variabilität. Selbst die beiden Hemisphären ein und desselben Hirns stimmen in ihrem Windungsbild nicht vollkommen überein. Vergleicht man aber viele Gehirne miteinander, so läßt sich dennoch ein allgemein anwendbares Schema für die Einteilung der Windungen und Furchen der Großhirnhemisphären erstellen, das im folgenden bezüglich der einzelnen Hemisphärenflächen besprochen werden soll.

2.1 *Facies superolateralis*

Die Facies superolateralis ist in Abb. 16.9-5 dargestellt. Eine tiefe Furche, der *Sulcus lateralis* Sylvii, grenzt den Schläfenlappen *(Lobus temporalis)* gegen die darüberliegenden Stirn- und Scheitellappen *(Lobus frontalis* und *Lobus parietalis)* ab. Der Lobus frontalis wird von dem hinten folgenden Lobus parietalis durch den **Sulcus centralis** geschieden, der in der Regel von der Mantelkante in Richtung Sulcus lateralis absteigt. Auf den Lobus parietalis folgt hinten der *Lobus occipitalis*. Die Lappengrenze ist an der Konvexität nur schwer auszumachen, an der medialen Fläche durch den an der Mantelkante einschneidenden *Sulcus parietooccipitalis* aber klar angezeigt. Innerhalb der vier erwähnten Lappen ermöglichen Sekundär- und Tertiärfurchen eine weitere Unterteilung und entsprechende Orientierung:

Der **Lobus frontalis** läßt vor dem Sulcus centralis eine im wesentlichen vertikal verlaufende Windung, den *Gyrus praecentralis*, erkennen. Dieser enthält das motorische Kernfeld und Teile der prämotorischen Region (s. Kap. 16.18). Vor ihm liegen drei im Bogen nach vorne ziehende Windungszüge: *Gyrus frontalis superior, medius* und *inferior*. Zwischen Gyrus frontalis superior und Gyrus frontalis medius liegt der *Sulcus frontalis superior*, zwischen dem Gyrus frontalis medius und Gyrus frontalis inferior der *Sulcus frontalis inferior*. Zwei Furchen, die in der Form eines V oder Y vom Sulcus lateralis gegen die untere Frontalwindung zu aufsteigen *(Ramus ascendens, Ramus anterior, Ramus posterior sulci lateralis)*, unterteilen diese in drei Anteile: eine vorn gelegene *Pars orbitalis*, eine mittlere *Pars triangularis* und eine hintere *Pars opercularis*. In diesem Gebiet liegt das **motorische Sprachzentrum (Broca)**.

Der **Lobus parietalis** beginnt vorne mit dem *Gyrus postcentralis*. Dieser liegt parallel zum Gyrus praecentralis und ist ein wichtiger Anteil des primären somatosensorischen Rindenfelds. Hinter dem Gyrus postcentralis, von diesem durch den *Sulcus postcentralis* getrennt, befinden sich die *Lobuli parietales superior* und *inferior*. Der *Lobulus parietalis superior* reicht vom Sulcus postcentralis bis zum Sulcus parietooccipitalis. Der *Lobulus parietalis inferior*, gegen den Lobulus parietalis superior durch den *Sulcus intraparietalis* abgegrenzt, besteht aus dem Gyri supramarginalis und angularis. Der *Gyrus supramarginalis* legt sich bogenförmig um das hintere Ende des Sulcus lateralis. Einen ähnlichen Bogen beschreibt der *Gyrus angularis* um das hintere Ende des *Sulcus temporalis superior*. Der **Lobus occipitalis**, für dessen vordere Grenze an der

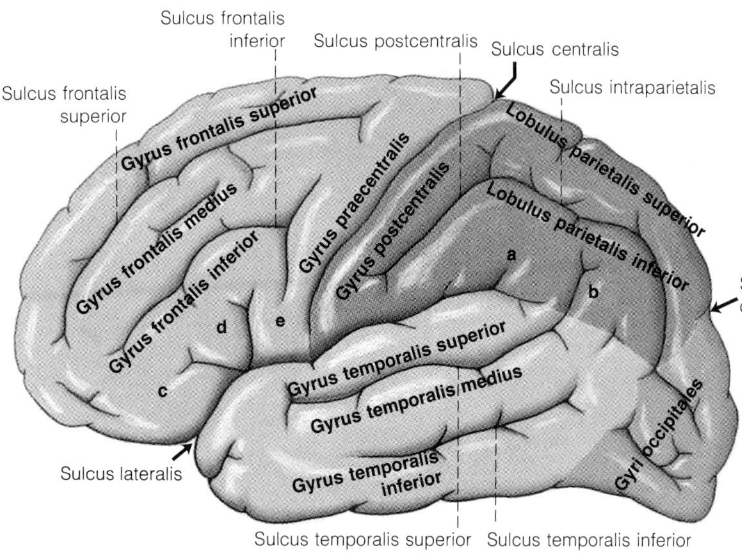

Abb. 16.9-5 Facies superolateralis (convexa) der linken Hemisphäre des Endhirns. Das Windungsrelief schematisch vereinfacht, die Lappen sind in unterschiedlichen Grautönen angegeben. a = Gyrus supramarginalis, b = Gyrus angularis. In Fortsetzung des Pfeiles: Sulcus lateralis SYLVII, c = Pars orbitalis, d = Pars triangularis, e = Pars opercularis.

äußeren Fläche des Großhirns keine klaren Anhaltspunkte vorliegen, läßt lateral lediglich die *Gyri occipitales* erkennen. Ein kleiner Windungszug, der sich bogenförmig um das im Mantelkantenbereich auch noch von außen sichtbare obere Ende des *Sulcus parietooccipitalis* legt, wird als *Arcus parietooccipitalis* oder als *Gyrus hyoideus* bezeichnet. Der Lobus occipitalis geht im basalen Bereich ohne scharfe Grenze in den **Lobus temporalis** über, der vor allem vorne wieder eine klarere Unterteilung in mehrere Windungszüge erkennen läßt: Der oberste liegt parallel zum Sulcus lateralis und grenzt direkt an diesen, *Gyrus temporalis superior;* diesem Windungszug, dessen hinterer Anteil in der linken Hemisphäre das **sensorische Sprachzentrum (WERNICKE)** enthält, folgen basalwärts in parallelem Verlauf die *Gyri temporales medius* und *inferior*. Zwischen den Gyri temporales superior und medius liegt der *Sulcus temporalis superior,* zwischen den Gyri temporales medius und inferior der *Sulcus temporalis inferior*. Der Gyrus temporalis inferior bildet den stumpfen Rand (Margo inferior), entlang dessen die laterale Hemisphärenfläche in die basale übergeht; er ist daher auch von basal her sichtbar. Da die basale Fläche der Hemisphäre auch etwas nach medial abgewinkelt ist, sollte besser von einer mediobasalen Fläche gesprochen werden. Diese soll zusammen mit dem gesamten medialen Aspekt der Hemisphäre an einem Gehirn beschrieben werden, das median durchschnitten wurde und von dem der Hirnstamm im Bereich des Zwischenhirns abgetrennt wurde (Abb. 16.9-7). Doch vorher ist noch auf die Insel einzugehen.

2.2 *Insel (Lobus insularis, Insula REILI)*

Führt man die Finger oder ein Instrument von außen in den Sulcus lateralis ein, so stößt man in dessen Tiefe auf die Rindenanteile der Insel. Entfernt man das die Insel von außen bedeckende *Operculum frontoparietale* (die an den Sulcus lateralis grenzenden Teile des Frontal- und Parietallappens), so bekommt man die verdeckten, radiär angeordneten *Gyri insulae (longus* et *breves)* (Abb. 16.9-6) zu sehen. Nach oben ist die Insel durch den *Sulcus circularis insulae* abgegrenzt. Hinten wird die Sicht auf die nach oben gekehrte Fläche des Gyrus temporalis superior frei, an der man die zwei quergestellten *Gyri temporales transversi* oder HESCHLschen Querwindungen erkennen kann, die die Oberfläche des Gyrus temporalis superior mit der in der Tiefe liegenden Insel verbinden. Hier ist das **Hörzentrum** lokalisiert. Unten geht die laterale Inselfläche am *Limen insulae* in die basale Fläche über.

2.3 *Facies medialis et inferior*

Die mediale Hemisphärenfläche wird erst übersehbar, wenn die beiden Hemisphären durch einen Medianschnitt voneinander getrennt werden und der Hirnstamm entfernt wird (Abb. 16.9-7). Man orientiert sich am besten am **Balken** *(Corpus callosum)*. Dieser stellt die größte Kommissur des Gehirns dar und verbindet Frontal-, Parietal- und Okzipitallappen beider Hemisphären miteinander (s. Kap. 16.9.3.2). Er zeigt am Medianschnitt eine charakteristische, gebogene Form (Abb. 16.9-7). Der Balken ist oben von einem dünnen Schleier wenig differenzierter grauer Substanz überzogen, dem *Indusium griseum*. Dieses geht vorne unter dem Balkenknie *(Genu corporis callosi)* in den makroskopisch nicht immer klar abgrenzbaren *Gyrus paraterminalis* über, der seinerseits über BROCAS *diagonales Band (Bandaletta diagonalis)* mit der Substantia perforata anterior zusammenhängt. Der Gyrus paraterminalis liegt in der Regio septalis. Dieser Bereich wird angesichts seiner Lagebeziehung zur Commissura anterior (Abb. 16.9-7) auch als **Septum praecommissurale (verum)** bezeichnet. Am hinteren Balkenende geht das Indusium griseum in den *Gyrus fasciolaris* über, der sich direkt in den *Gyrus dentatus* fortsetzt, welcher ein Bestandteil der Hippokampusformation ist. Das Indusium griseum zeigt beidseits der Medianen zwei sagittale

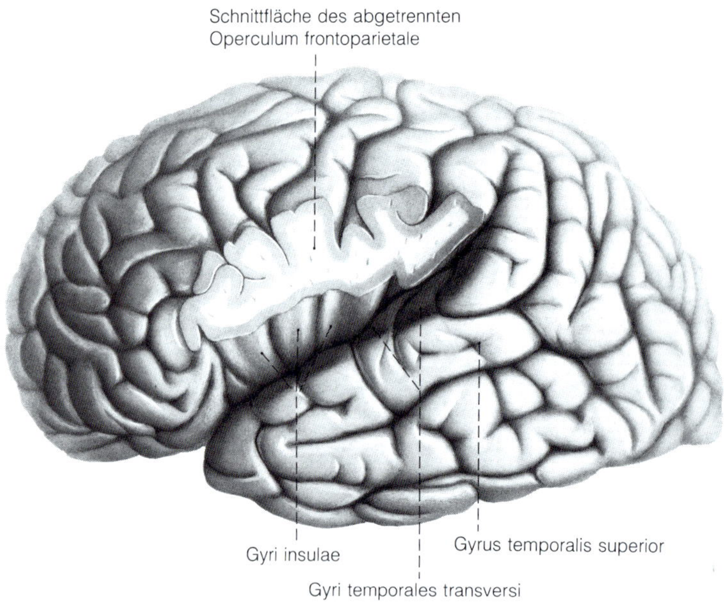

Abb. 16.9-6 Darstellung des Lobus insularis (Insula Reili) nach Abtrennung des Operculum frontoparietale.

streifenförmige Verdickungen, die *Striae longitudinales medialis* und *lateralis* (Abb. 16.9-11). Gyrus paraterminalis, Indusium griseum samt Striae longitudinales, Gyrus fasciolaris und Gyrus dentatus bilden eine zusammenhängende bogenförmige Struktur, den **inneren Ring des limbischen Kortex**. Ihm folgt außen der **äußere Ring des limbischen Kortex**, von Broca seinerzeit als *Lobus limbicus* bezeichnet; seine Hauptmasse bildet der *Gyrus cinguli*, außen durch den *Sulcus cinguli*, innen durch den *Sulcus corporis callosi* begrenzt. Unterhalb des Balkenknies hängt der Gyrus cinguli mit der *Area subcallosa* zusammen, die vorn unmittelbar an den Gyrus paraterminalis angrenzt. Hinter dem *Splenium corporis callosi* (hinteres Balkenende) verdünnt er sich zum *Isthmus gyri cinguli*. Dieser wendet sich nach vorne und basal und fließt mit dem *Gyrus lingualis* zum

Abb. 16.9-7 Mediale Fläche der rechten Großhirnhemisphäre. Innerer Ring des limbischen Kortex rot. (Modifiziert nach Nieuwenhuys-Voogd-van Huijzen [8])

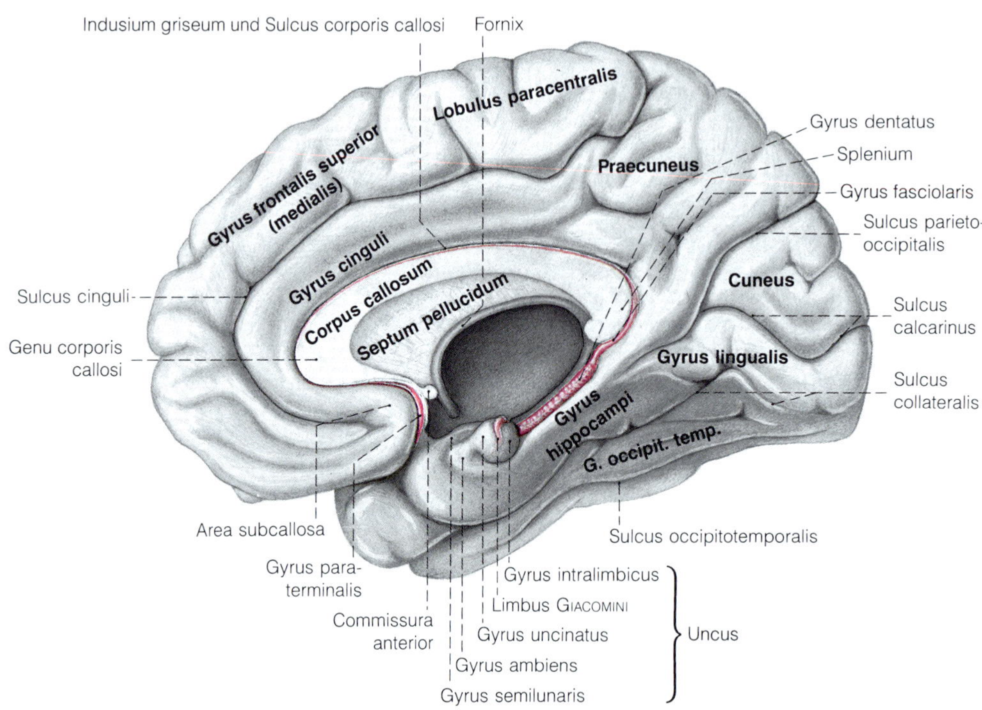

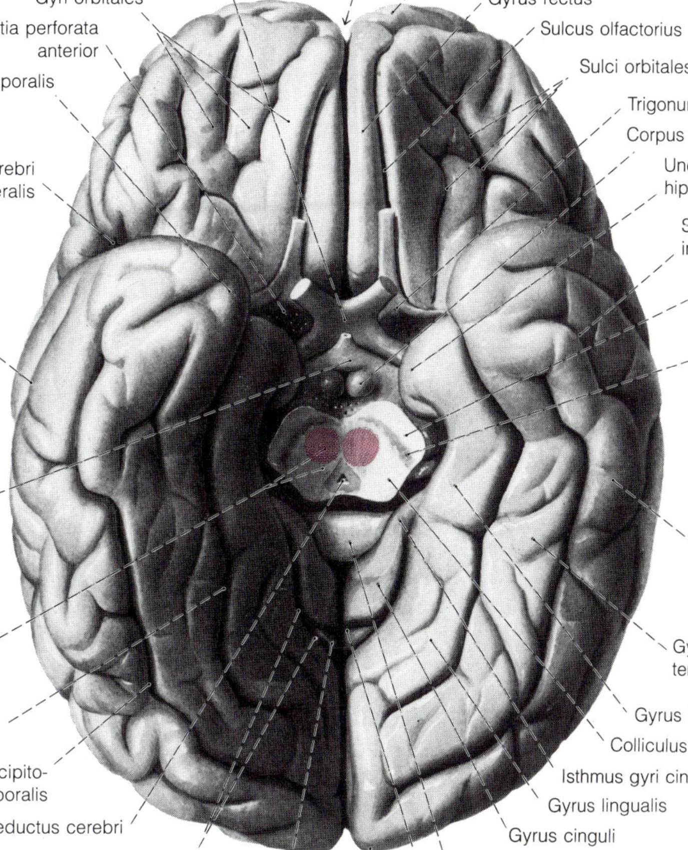

Abb. 16.9-8 Facies inferior des Großhirns nach Abtrennung des unteren Hirnstammes mit Kleinhirn im Bereich des Mittelhirns. (Aus Sobotta-Becher [11])

Gyrus hippocampi[1] zusammen. Letzterer ist vorn in charakteristischer Weise in einem frontalwärts konvexen Bogen nach hinten umgeschlagen: *Uncus gyri parahippocampi.*

Eine bisweilen sichtbare Erhabenheit an dieser Umschlagstelle wird als *Gyrus ambiens* bezeichnet. An diesen schließt, die Verbindung zum Hirnstamm bildend, der *Gyrus semilunaris* an. In die beiden zuletzt genannten kleinen Erhabenheiten strahlt aus dem Bereich des Trigonum olfactorium (s. unten) die *Stria olfactoria lateralis* ein. Am Uncus selbst gelingt es bisweilen, weitere kleine Vorwölbungen auszunehmen, die als *Gyrus uncinatus, Gyrus intralimbicus* und *Uncusbändchen* (Limbus Giacomini) bezeichnet werden (Abb. 16.9-7). Letzteres stellt den Ausläufer des Gyrus dentatus dar.

[1] „Gyrus hippocampi" und „Gyrus parahippocampalis" werden heute in der Literatur synonym gebraucht.

Die auf den Sulcus cinguli außen folgende breite Hirnrindenzone entspricht vorne der medialen Fläche des Gyrus frontalis superior („Gyrus frontalis medialis"). Dahinter grenzt an den Sulcus cinguli der *Lobulus paracentralis*, der über die Mantelkante mit den Gyri praecentralis und postcentralis zusammenhängt. Der Lobulus paracentralis wird hinten durch eine Furche, die vom Sulcus cinguli gegen die Mantelkante aufsteigt *(Ramus marginalis sulci cinguli)*, vom *Praecuneus*, einem etwa rechteckigen Rindenfeld, abgegrenzt. Der Praecuneus wiederum ist hinten durch den tief einschneidenden *Sulcus parietooccipitalis* vom *Cuneus* („Keil") geschieden. Dieser dreieckige Lappen gehört bereits zum Okzipitalhirn und grenzt sich durch den mehr oder minder horizontal liegenden *Sulcus calcarinus* gegen den *Gyrus lingualis* ab. Die den Sulcus calcarinus flankierenden Anteile von Gyrus lingualis und Cuneus bilden als obere bzw. untere *Kalkarinalippe* das **primäre Sehzentrum**, dessen Somatotopik für die neurologische Diagnostik von großer Bedeutung ist. Schon makroskopisch sieht man an Querschnitten durch die den Sulcus calcarinus umsäumenden Rindenformationen einen das Rindengrau oberflächenparallel durchziehenden weißen Streifen (Streifen nach VICQ D'AZYR oder GENNARI). Die nächste basalwärts folgende Windung ist der *Gyrus occipitotemporalis* (früher: Gyrus fusiformis), der gegen den Gyrus lingualis bzw. hippocampi durch den *Sulcus collateralis* abgegrenzt wird. Der Gyrus occipitotemporalis ist basalwärts durch den *Sulcus occipitotemporalis* gegen den Gyrus temporalis inferior geschieden.

Die leicht konkave basale Fläche des Stirnlappens (Abb. 16.9-8) liegt dem Orbitaldach und der Lamina cribrosa auf. Lateral geht sie allmählich in die konvexe Seitenfläche des Lobus frontalis über, innen entlang einer scharfen Kante *(Margo medialis)* in dessen mediale Fläche. Etwas lateral von der erwähnten Kante – ihr parallel – liegt der *Sulcus olfactorius*. Dieser trennt den medial gelegenen *Gyrus rectus* von den übrigen basalen Windungen ab. Letztere werden durch ein unregelmäßiges Furchensystem, *Sulci orbitales*, innerhalb dessen man mit einiger Phantasie die Gestalt eines H erkennen kann, vielfältig unterteilt und zusammen als *Gyri orbitales* bezeichnet.

Im Sulcus olfactorius liegt vorne eine flach-ovale graurötliche Bildung, der **Bulbus olfactorius.** An ihm enden die durch die Lamina cribrosa durchtretenden *Nn. olfactorii*. Der Bulbus olfactorius geht hinten in den **Tractus olfactorius** über, ein weißliches Band mit dreieckigem Querschnitt. Die obere Kante des Tractus olfactorius ragt in den Sulcus olfactorius hinein. Hinten erreicht der Tractus olfactorius die **Substantia perforata anterior** *[rostralis]*, an deren vorderem Ende er sich zum **Trigonum olfactorium** verbreitert. Aus den beiden seitlichen Kanten dieses Dreiecks gehen die *Striae olfactoriae medialis* und *lateralis* hervor, die die Substantia perforata anterior zwischen sich schließen. Die Stria olfactoria lateralis ist zum Limen insulae verfolgbar, wo sie nach hinten und medial umbiegt und in den Bereich der mehr oder minder sichtbaren Erhebungen der Gyri semilunaris und ambiens übergeht (s. Abb. 16.9-7 u. 26-4). Die Stria olfactoria medialis zieht zur medialen Hemisphärenfläche, wo sie sich in der Gegend des Gyrus paraterminalis und der Area subcallosa der weiteren Verfolgbarkeit entzieht (vgl. Abb. 16.6-4, 9-7 u. 26-4).

Die von den beiden Striae olfactoriae begrenzte Substantia perforata anterior steht lateral mit dem Corpus amygdaloideum in enger Beziehung (Abb. 16.26-5), dorsalwärts hängt sie mit dem Corpus striatum zusammen (Abb. 16.9-13). Unmittelbar hinter dem Trigonum olfactorium ist evtl. eine Erhabenheit zu sehen, die als *Tuberculum olfactorium* bezeichnet wird. Den hinteren Abschluß der Substantia perforata anterior bildet eine nicht immer hervortretende streifenförmige Struktur, das sog. *Diagonale Band* von BROCA *(Stria diagonalis)* (Abb. 16.26-5). Dieses hängt lateral hinten mit dem Massiv des Corpus amygdaloideum zusammen, während es nach vorne und medial mit der Stria olfactoria medialis konvergiert und in den Gyrus paraterminalis übergeht.

Die Abb. 16.9-7 u. 8 sind nach Präparaten gezeichnet, bei denen der Hirnstamm im Mittelhirnbereich abgetrennt wurde, damit der kontinuierliche Übergang der medialen in die basale Fläche der Endhirnoberfläche übersehen werden kann. Die Abb. 16.9-9a stellt einen Medianschnitt durch den Kopf dar, in dem der Gesamtzusammenhang der Strukturen des Gehirns erhalten ist und der die Korrelation mit dem Kernspintomogramm Abb. 16.9-9b gestattet.

2.4 *Rindenfelder*

Dadurch, daß die Großhirnoberfläche zu Windungen aufgeworfen ist, kommt nur etwa ein Drittel der ungefähr 2200 cm^2 Rindenfläche nach außen zu liegen, der übrige Teil findet sich in der Tiefe der Furchen. Die Windungs- oder Lappengrenzen sind für die grobe Orientierung an der Großhirnoberfläche nützlich, ihre Lage fällt nicht unbedingt mit den Begrenzungen verschieden strukturierter Rindenanteile zusammen. Die Großhirnrinde variiert sowohl in ihrer Gesamtdicke als auch in Stärke und Dichte ihrer einzelnen Schichten, in Anordnung, Größe und Form ihrer Neurone sowie hinsichtlich der Faserarchitektonik örtlich sehr stark. Da man eine Abgrenzung einzelner, histologisch gleich gebauter Areale aufgrund der Lage von Furchen oder Windungen nicht ohne weiteres vornehmen kann, wurden verschiedene Einteilungen der Großhirnoberfläche getroffen, und in entsprechenden „Landkarten" erhielten histologisch differente Areale zur präzisen Kennzeichnung Ziffern. Am meisten verwendet wird die Oberflächenkarte von BRODMANN [3]. Näheres hierüber in Kap. 16.18.

3 *Weiße Substanz des Großhirns*

Unter der Großhirnrinde findet sich ein gewaltiges Massiv weißer Substanz, das sich bis zu den Ventrikeln und Basalganglien erstreckt. Ihrem Verlauf nach hat man die Fasersysteme der weißen Substanz in drei Gruppen eingeteilt: 1. **Assoziationsfasern** *(Neurofibrae associationes)*, die verschiedene Rindenbezirke der gleichen Großhirnhemisphäre miteinander verbinden; 2. **Kommissurenfasern** *(Neurofibrae commissurales)*, die korrespondierende Regionen beider Hemisphären miteinander verbinden; 3. **Projektionsfasern** *(Neurofibrae projectiones)*, die die Großhirnrinde mit tieferen Zentren (Hirnstamm, Rückenmark) verbinden.

3.1 *Assoziationsfasern*

Der Oberfläche am nächsten liegen kurze Assoziationsfasern, die benachbarte Windungszüge miteinander verbinden und dabei bogenförmig **(U-Fasern, Fibrae arcuatae cerebri)** die Furchen umgreifen, die die entsprechenden Windungen voneinander trennen. Etwas tiefer liegen Faserbündel, die einen oder mehrere Windungszüge überspringen. Noch tiefer schließlich finden sich lange Assoziationsbahnen, die verschiedene Lappen ein und derselben Hemisphäre verbinden. Unter diesen sind folgende durch Faserpräparation gut darstellbare Faserzüge bekannt (Abb. 16.9-10):

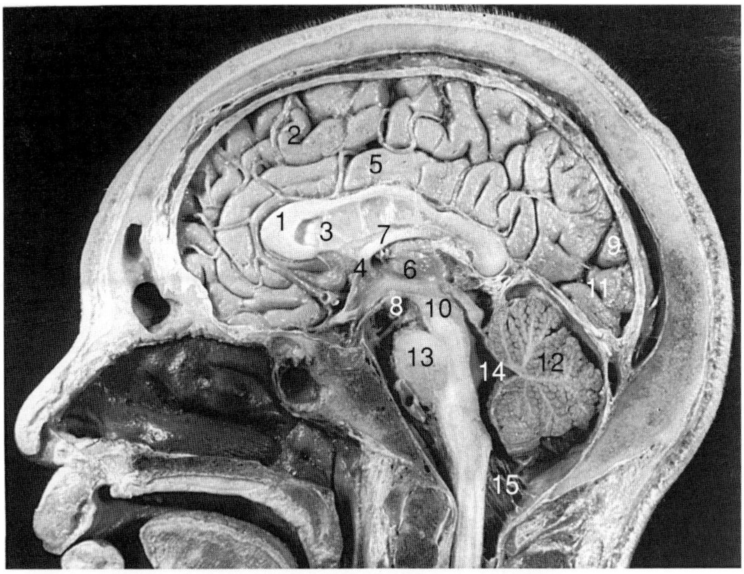

1 = Corpus callosum
2 = Mediale Fläche des Gyrus frontalis superior
3 = Septum pellucidum
4 = Commissura anterior und Columna fornicis
5 = Gyrus cinguli
6 = Thalamus, davor Foramen interventriculare
7 = Fornix
8 = Corpus mamillare
9 = Cuneus
10 = Mesencephalon
11 = Sulcus calcarinus
12 = Vermis cerebelli
13 = Pons
14 = IV. Ventrikel
15 = Cisterna magna

b

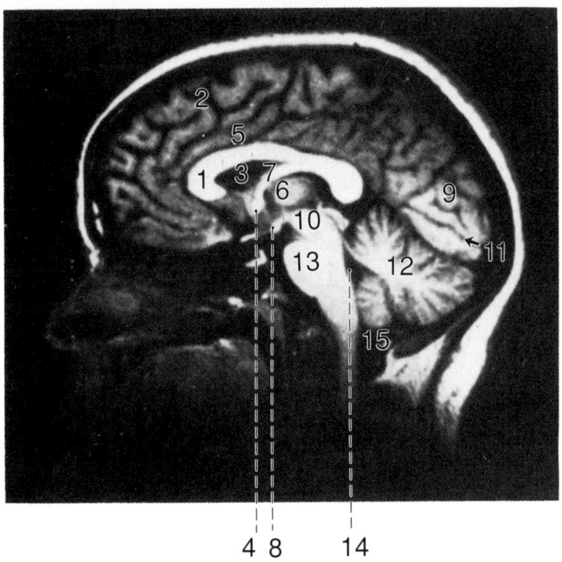

Abb. 16.9-9 Medianschnitt durch den Kopf eines Erwachsenen. (a) Anatomisches Präparat. (b) Kernspintomogramm. Beachte nebst den Details der Hirnoberfläche die Lage des Gesamthirns im Schädel, die Größe der Zisternen und den Übergang Rückenmark-Gehirn. (Zur Verfügung gestellt von Herrn PD Dr. P. Bösiger vom Institut für Biomedizinische Technik, Zürich, mit Einwilligung von Herrn Dr. Wehrli, General Electric Milwaukee, Medical System Operations, W-430, POB 414, Milwaukee, WI 53201, USA)

Fasciculus uncinatus

Dieser bildet unter dem Limen insulae ein kompaktes Faserbündel, das sich nach vorne zu in den basalen Teil des Frontallappens und nach hinten zu in den vorderen Teil des Temporallapens auffächert. Das Bündel verbindet Teile der mittleren und unteren Stirnwindung sowie der Gyri orbitales des Stirnlappens mit dem Schläfenlappen, wo die Fasern in den vorderen Partien des Gyrus hippocampi und anderer Temporalwindungen enden. Die obersten Fasern des Fasciculus uncinatus kommen in den Bereich der Capsula externa zu liegen.

Fasciculus arcuatus

Der Fasciculus arcuatus ist ebenfalls ein temporofrontales Fasersystem. Seine Hauptmasse zieht bogenförmig um den oberen Inselrand. Ein großer Teil der Fasern liegt im Operculum frontoparietale, einige in der Capsula externa. Der Fasciculus arcuatus verbindet die Stirnwindungen mit der oberen und mittleren Temporalwindung und damit auch das sensorische mit dem motorischen Sprachzentrum. Einige Fasern sind noch zum basalen Teil des Temporallappens verfolgbar.

Fasciculus longitudinalis superior

Dieses Faserbündel ist gegen den Fasciculus arcuatus nicht exakt abgrenzbar; es bildet eigentlich dessen obere Fortsetzung. Seine Fasern verbinden die oberen Stirnwindungen sowie den Gyrus praecentralis mit Teilen des Parietal- und Okzipitallappens. Eine innere Schicht dieses Bündels **(Fasciculus frontooccipitalis)** wird von der Hauptfasermasse durch die Corona radiata separiert. Diese Fasern kommen nahe der Pars centralis des Seitenventrikels zu liegen.

Cingulum

Dieser Assoziationszug liegt in der weißen Substanz des Gyrus cinguli und ist daher bei der Präparation von der medialen Hemisphärenfläche her zugänglich. Er verbindet die unteren Abschnitte des Lobus frontalis mit den unteren Abschnitten des Lobus parietalis. Ein Teil der Fasern zieht über den Isthmus gyri cinguli in den Gyrus parahippocampalis weiter und strahlt hier auch in benachbarte temporale Rindenfelder ein.

Weitere Assoziationsfasern

Sind die bisher angeführten Faserzüge faserpräparatorisch gut sichtbar zu machen, so gibt es noch weitere, weniger gut abgrenzbare lange Assoziationsfaserzüge. Nahe der Mantelkante verbinden Faserbündel obere Teile des Stirnlappens mit solchen des Scheitellappens. Schläfen- und Hinterhauptslappen sind sowohl an der

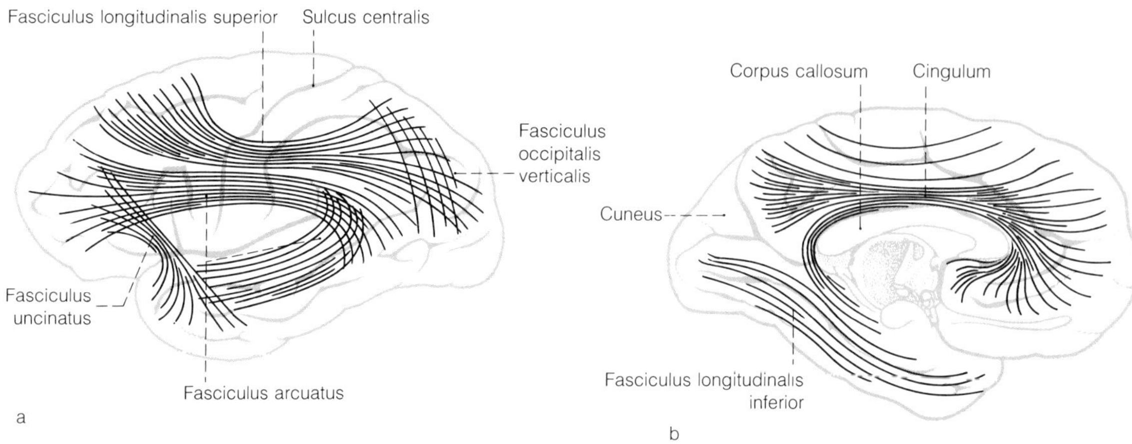

Abb. 16.9-10 Lange Assoziationsbahnen, schematisch in die durchscheinend gedachte linke Hemisphäre eingezeichnet. (a) Ansicht von lateral. (b) Ansicht von medial.

Konvexität als auch basal durch einen weniger kompakten Faserzug verbunden, der der Sehstrahlung (s. Kap. 16.24.11.3) außen aufgelagert ist und als **Fasciculus longitudinalis inferior** bezeichnet wird (Abb. 16.9-10b). Zwischen hinterem Teil des Parietallappens und basalen Teilen des Okzipital- und angrenzenden Temporallappens finden sich schließlich einige vertikal verlaufende Faserzüge, **Fasciculus occipitalis verticalis**.

3.2 *Kommissurenfasern*

Die Rindenfelder der korrespondierenden Hemisphärenabschnitte sind durch zwei Kommissuren miteinander verbunden: 1. *Corpus callosum* (Balken), 2. *Commissura anterior [rostralis]*.

Corpus callosum (Commissura magna, Balken)

Der Balken ist das weitaus größte Kommissurensystem des Gehirns und verbindet die Frontal-, Parietal- und Okzipitallappen der beiden Hemisphären miteinander. Um sich ein Bild über seine Form und Ausdehnung zu machen, untersucht man am besten zunächst einen Medianschnitt, sodann Frontalschnitte und schließlich ein Gehirn von oben, an dem der Balken ausgepräpariert worden ist. An einem Medianschnitt (s. Abb. 16.8-9 u. 17, 16.9-7 u. 9a) imponiert das Corpus callosum tatsächlich als ein Balken von etwa 10 cm sagittaler Ausdehnung beim Erwachsenen. Hinten verdickt er sich zum *Splenium corporis callosi*, das leicht nach unten zu abgebogen erscheint und sich über das hintere Ende des Thalamus, über das Corpus pineale und Tectum des Mittelhirns legt. Lockeres leptomeningeales Bindegewebe scheidet die erwähnten Bildungen vom Balken. Vorne biegt der Balken nach unten und hinten um. Man spricht vom Knie, *Genu corporis callosi*. Das Balkenknie verliert nach unten und hinten schnell an Dicke und läuft in das *Rostrum corporis callosi*[1] spitz aus, das mit der Commissura anterior und mit der Lamina terminalis in Verbindung steht. Der zwischen Genu und Splenium liegende Balkenteil wird als *Truncus corporis callosi* bezeichnet. Dieser ist oben vom Indusium griseum und den Striae longitudinales bedeckt (Abb. 16.9-11); unten erscheint er mit dem **Fornix** und weiter vorne mit dem **Septum pellucidum** verbunden. An Frontalschnitten (Abb. 16.9-22) sieht man, daß der Balken linke und rechte Hemisphäre nicht im geraden Verlauf verbindet, sondern leicht gebogen verläuft, derart, daß er in der Medianen seinen tiefsten Punkt erreicht.

Präpariert man den Balken von oben her frei, erscheint er im ganzen als eine breite Faserplatte, deren Fasern im Mittelteil transversal verlaufen, vorne aber in frontaler und hinten in okzipitaler Richtung abbiegen (Abb. 16.9-11). Die beidseits frontalwärts umbiegenden Fasern bilden die vordere Balkenzwinge, *Forceps frontalis (minor)*, die okzipitalwärts umbiegenden Fasern die hintere Balkenzwinge, den *Forceps occipitalis (major)*. Als *Tapetum* werden Balkenfasern bezeichnet, die in das Dach und die Seitenwand von Hinter- und Unterhorn zu liegen kommen.

Die Anzahl der im Balken die Seite kreuzenden Fasern soll beim Menschen 200 Millionen betragen [1].

Commissura anterior [rostralis]

Die *Commissura anterior* ist ein kompaktes Faserbündel, das die Medianebene unmittelbar vor den Columnae fornicis kreuzt, wo es auch in topographische Beziehung zum III. Ventrikel tritt (s. Abb. 16.8-1, 16.9-7, 13, 14 u. 22b). Sie steht oben mit dem Rostrum corporis callosi, unten mit der Lamina terminalis in Verbindung. An Medianschnitten zeigt sie eine elliptische Form mit einem längsten Durchmesser von 2–3 mm. Weiter lateral spaltet sie sich in zwei Stränge auf: einen sehr dünnen vorderen, der zur Substantia perforata anterior zieht und sich hier mit dem Tractus olfactorius verbin-

[1] Das Rostrum corporis callosi ist Bezugspunkt für die oft verwendete Richtungsbezeichnung „rostral". Anstatt „rostral" wird oft „anterior" gebraucht.

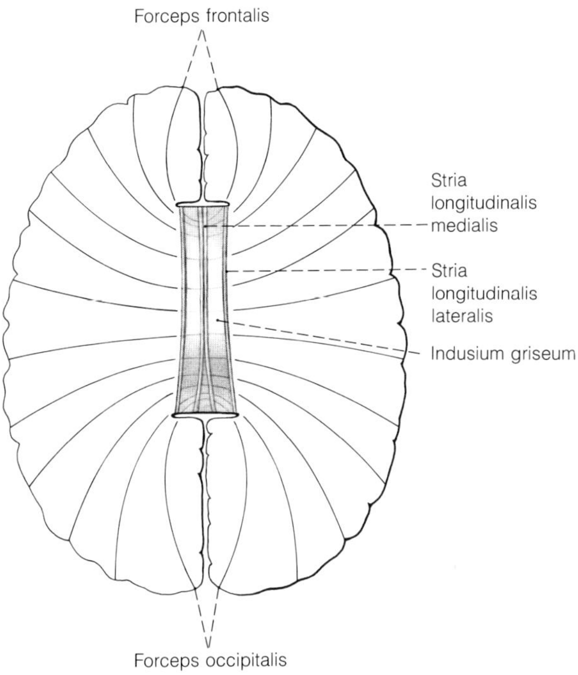

Abb. 16.9-11 Schema der Verlaufsweise der im Balken repräsentierten Kommissurenfasern. Auf der oberen Fläche des median gelegenen Balkenabschnittes sind die Striae longitudinales und das Indusium griseum eingezeichnet.

det, und in einen viel dickeren hinteren Strang, der in seinem lateral gerichteten Verlauf zunächst eine leichte Krümmung nach vorne, dann aber eine viel stärkere Krümmung nach hinten vollzieht. Er kommt unter den Ncl. lentiformis zu liegen und gräbt sich verschieden tief in diesen von unten ein (Abb. 16.9-13 u. 22b, c). Indem er sich lateral vom Ncl. lentiformis auffächert, gelangt er in den vorderen Teil des Temporallappens, wo er in den Gyrus hippocampi und ins Corpus amygdaloideum sowie in benachbarte Strukturen einstrahlt.

3.3 *Projektionsfasern*

Projektionsfasern verbinden die Großhirnrinde mit den verschiedenen Abschnitten des Hirnstamms und des Rückenmarks. Es gibt kortikofugale und kortikopetale Projektionsfasern. Aus sämtlichen Rindengebieten hervorgehend, konvergieren sie in Richtung Basalganglien und bilden dabei einen ausgedehnten, mehrfach gekrümmten Faserfächer, der als Strahlenkranz oder **Corona radiata** bezeichnet wird (Abb. 16.9-13 u. 15). Im Bereich der Basalganglien gehen die Fasermassen der Corona radiata in die *Capsula interna* über (Abb. 16.9-12, 15 u. 22). Ein kleiner Teil der Projektionsfasern, vor allem solche aus dem Operculum frontoparietale, treten in die *Capsula externa* ein. Eine besondere Verlaufsweise zeigt das als Fornix bezeichnete Bündel von Projektionsfasern.

4 *Basalganglien, Capsula interna und Capsula externa*

Wie bereits erwähnt wurde (S. 318), enthalten die Großhirnhemisphären in ihrem Inneren Ansammlungen grauer Substanz, die **Basalganglien** *(Nuclei basales)* (Abb. 16.9-1). Unter dieser Bezeichnung werden gewöhnlich folgende Kerne zusammengefaßt: *Ncl. lentiformis, Ncl. caudatus, Ncl. accumbens septi, Tuberculum olfactorium, Corpus amygdaloideum* und *Claustrum.* So eng die topischen Beziehungen zwischen diesen Kernen sind, so verschiedenartig sind die funktionellen Systeme, in die die einzelnen Kerne durch ihre Verknüpfungen integriert sind. Nicht nur die Verbindungsweisen differieren beträchtlich, auch in ihrer Feinstruktur bemerkt man große Unterschiede. In diesem Kapitel werden die Basalganglien vom topographisch-anatomischen Standpunkt abgehandelt. Hinsichtlich Feinbau, afferenter und efferenter Verbindungen sowie funktioneller Gesichtspunkte wird auf Kap. 16.17 u. 16.19 verwiesen. Anatomische Nomenklatur, funktionelle Begriffe der Neurophysiologen und klinischer Gebrauch von Bezeichnungen stimmen bis heute nicht immer überein.

Tabelle 16.9-1 entspricht den geltenden „Nomina anatomica", Tabelle 16.9-2 einer modernen funktionellen Betrachtungsweise. Dem Leser wird empfohlen, sich zum Erlernen der topographischen Zusammenhänge zunächst an Tabelle 16.9-1 zu orientieren und sich Tabelle 16.9-2 erst nach dem Studium von Kap. 16.17 einzuprägen.

Bei der topographisch-anatomischen Einteilungsweise der Basalganglien spielt die **Capsula interna** eine große Rolle und es erscheint unumgänglich, den Kernkomplex der Basalganglien gemeinsam mit der Anatomie der inneren Kapsel abzuhandeln.

Wie bereits erwähnt, konvergiert der Faserfächer der Corona radiata zu den Basalganglien hin und setzt sich direkt in die Capsula interna fort. Betrachtet man ein Hirnstammpräparat von dorsal (Abb. 16.9-12), so sieht man, daß der Basalganglienkomplex dem Thalamus seitlich und vorn angelagert ist. Die Projektionsfasern der Corona radiata treten an das Basalganglienmassiv entsprechend einem bogenförmigen Streifen (Abb. 16.9-12 u. 13) heran. Die Capsula interna durchsetzt das Massiv der Basalganglien so, daß der *Ncl. caudatus* vom *Ncl. lentiformis* getrennt wird. An Frontalschnitten (Abb. 16.9-14 u. 22c) erkennt man, daß die innere Kapsel den Ncl. lentiformis auch von dem weiter medial liegenden Thalamus trennt, von dem auch eine große Anzahl von Faserbündeln in sie einstrahlt. In ihrer räumlichen Entfaltung ist die Capsula interna von dem auf S. 318 geschilderten und in Abb. 16.9-2b symbolisch dargestellten Entwicklungsprozeß des Gesamtendhirns geprägt, der zur Ausbildung bogen- und fächerförmiger Strukturen führt (Abb. 16.9-13). Sie umgibt den Ncl. lentiformis von medial und oben mit einem *supralentikulären* (Abb. 16.9-14), hinten mit einem *retrolentikulären* und unten mit einem *sublentikulären* Anteil (Abb. 16.9-15). Der supralentikuläre Teil zerfällt in einen vorderen Schenkel *(Crus anterius)*, dessen Fasern

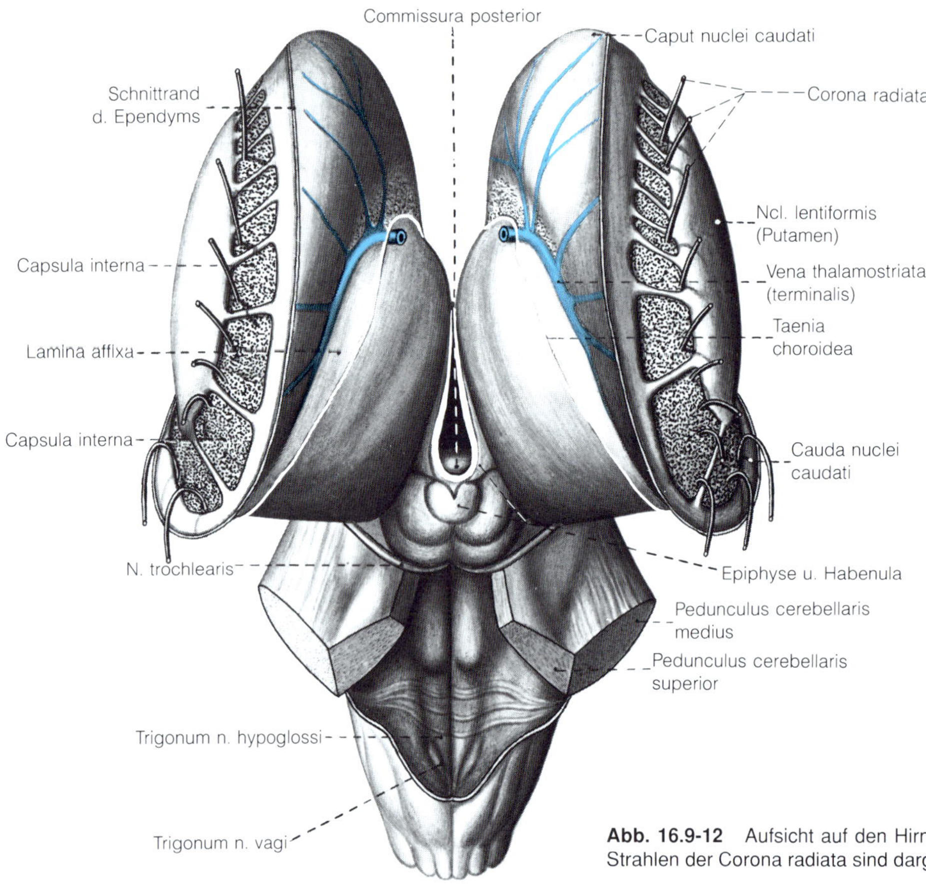

Abb. 16.9-12 Aufsicht auf den Hirnstamm von dorsal. Einzelne Strahlen der Corona radiata sind dargestellt.

zur Rinde des Frontallappens, und in einen hinteren Schenkel *(Crus posterius)*, dessen Fasern zur Rinde des Parietallappens verfolgbar sind (Abb. 16.13-31). Hinterer und vorderer Schenkel gehen im Knie *(Genu)* ineinander über. Wie man an Horizontalschnitten (Abb. 16.8-9) sehen kann, trennt das Crus anterius den Ncl. lentiformis vom *Caput nuclei caudati*, dem stark entwickelten vorderen Ende des Ncl. caudatus; das Crus posterius trennt den Ncl. lentiformis vom Thalamus und vom *Corpus nuclei caudati* (Abb. 16.9-13 u. 22c), während der retro- und sublentikuläre Abschnitt der inneren Kapsel den Ncl. lentiformis vom schwanzförmigen Ausläufer des Ncl. caudatus, der *Cauda nuclei caudati* und vom Unterhorn scheidet (Abb. 16.9-13 u. 23). Durch den retrolentikulären Abschnitt *(Pars retrolenticularis)* der inneren Kapsel gelangen Fasern vor allem zur Okzipitalrinde (Sehbahn) (s. Kap. 24), durch den sublentikulären Abschnitt *(Pars sublenticularis)* zur Okzipital- und Temporalrinde (Seh- und Hörbahn, Abb. 16.9-15).

Die Abtrennung des Ncl. caudatus vom Ncl. lentiformis durch die Capsula interna ist nicht vollständig. Unterhalb des Crus anterius capsulae internae hängt der vorderste Teil des Caput nuclei caudati mit dem vordersten, basal gelegenen Teil des Ncl. lentiformis zusammen (Abb. 16.9-13 u. 22a). Dieses Verbindungsstück grauer Masse entspricht dem **Ncl. accumbens septi** und tritt in enge topische Beziehung zur Area septalis. Andererseits verschmilzt die vordere Spitze der am Unterhorndach liegenden Cauda nuclei caudati rostral vom sublentikulären Teil der Capsula interna mit dem Ncl. lentiformis (Abb. 16.9-13). Schließlich ist zu erwähnen, daß Leisten grauer Substanz sowohl vom äußeren Teil des Ncl. lentiformis als auch vom Ncl. caudatus her zwischen die Faserbündel der Capsula interna eindringen, so daß hier ein grau-weißes Streifenmuster entsteht *(Striatum)* (Abb. 16.9-13 u. 14).

An Frontalschnitten (Abb. 16.9-14 u. 22c) durch die Basalganglien sieht man, daß der Ncl. lentiformis durch zwei dünne Lamellen weißer Substanz, *Laminae medullares*, weiter unterteilt wird. Die äußere Abteilung ist ebenso dunkelgrau wie der Ncl. caudatus und wird **Putamen** genannt. Die beiden medialen Abteilungen sind blasser und grau-bräunlich gefärbt; sie werden dementsprechend als **Globus pallidus** oder als **Pallidum** bezeichnet. Wegen der makro- und mikroskopisch-anatomischen Ähnlichkeit und der funktionellen Bezüge sowie aus vergleichend-anatomischen Erwägungen werden Putamen und Ncl. caudatus als **Neostriatum** zu einer Einheit zusammengefaßt und dem durch das Pallidum repräsentierten **Paläostriatum** gegenübergestellt.

Lateral wird der Ncl. lentiformis durch eine dünne Lamelle weißer Substanz, die **Capsula externa** vom **Claustrum**, einem vorwiegend sagittal eingestellten dünnen Blatt grauer Substanz getrennt (Abb. 16.9-22a–c). Das Claustrum wird vorne und unten etwas dicker und

Tabelle 16.9-1 Basalganglienkomplex entsprechend den geltenden Nomina anatomica.

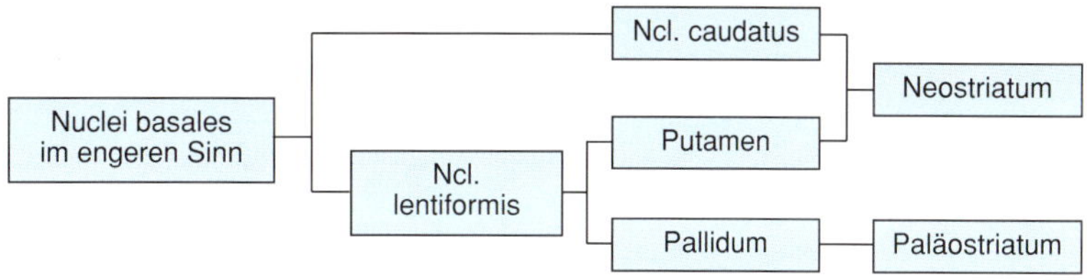

Tabelle 16.9-2 Einteilung der Basalganglien nach funktionellen Gesichtspunkten.

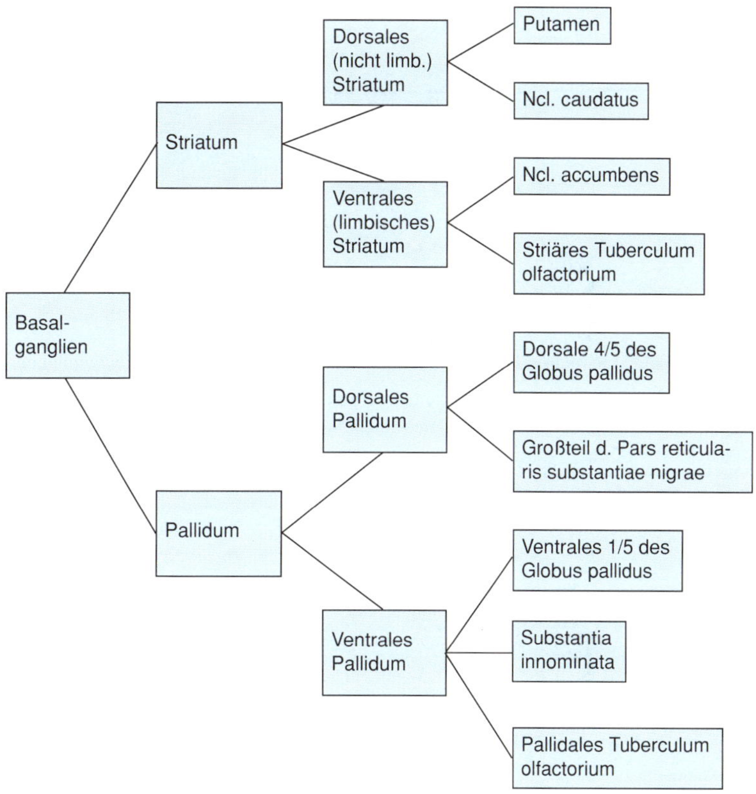

reicht bis zum Corpus amygdaloideum und zur Substantia peforata anterior. Von den Inselwindungen wird das Claustrum durch die *Capsula extrema* geschieden. Das Claustrum hat besondere Beziehungen zur Hirnrinde und ist mit dieser durch zahlreiche Fasern wechselseitig verbunden [2].

Einer besonderen Betrachtung bedarf noch der basale Bereich des Ncl. lentiformis, jener Abschnitt nämlich, wo dieser mit dem Caput nuclei caudati zusammenhängt. Wie man aus Abb. 16.9-13 entnehmen kann, ist der Ncl. lentiformis basal mit der von außen sichtbaren grauen **Substantia perforata anterior** verschmolzen. Hinter dieser Verschmelzungsstelle zeigt er an der basalen Seite eine tiefe Furche, in die sich die Commissura anterior eingräbt. Die Substantia perforata anterior geht vor dieser Furche in einem nach vorne und medial offenen Winkel in die Rinde des Uncus gyri hippocampi über. Das Grau der Hirnrinde steht hier mit jenem des Corpus amygdaloideum in engster Beziehung (Abb. 16.9-1 u. 14). Letzteres bildet einen Kernkomplex, der nur nach rein topischen Gesichtspunkten zu den Basalganglien gerechnet werden kann. Er begrenzt mit seiner hinteren Fläche das Unterhorn von vorne und tritt auch zu jenem Teil des Ncl. lentiformis in topische Beziehung, der mit der Cauda nuclei caudati verbunden ist. Unmittelbar davor findet sich zwischen Ncl. lentiformis und Corpus amygdaloideum eine dünne, mehrfach unterbrochene Lamelle grauer Substanz, die **Substantia innominata (Reichert)** (Abb. 16.9-14), die den *Ncl. basalis* Meynert enthält. Das **Corpus amygdaloideum** ist ein größerer Kernkomplex, der aus mehreren Einzelkernen zusammengesetzt ist. Seiner funktionellen Zugehörigkeit entsprechend wird das Corpus amygdaloideum im einzelnen beim limbischen System abgehandelt. Striatum und Pallidum finden eine nähere Beschreibung im Rahmen des extrapyramidalen Systems, innerhalb dessen sie eine eminente funktionelle Bedeutung besitzen (s. Kap. 16.17).

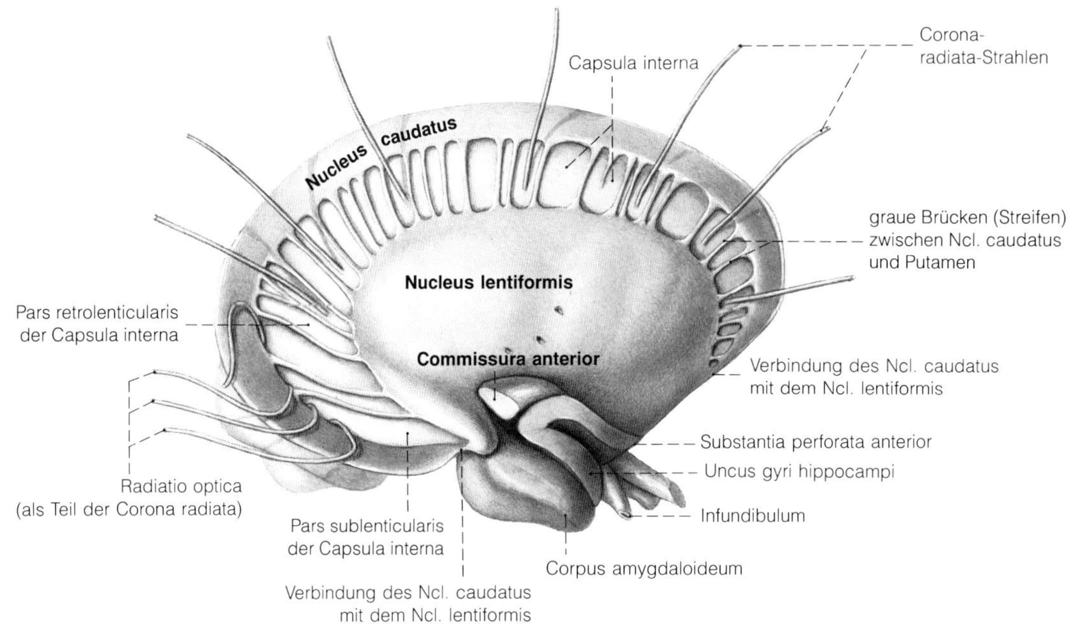

Abb. 16.9-13 Basalganglienkomplex mit Capsula interna von lateral. Einzelne Strahlen der Corona radiata sind dargestellt. (Nach Tandler [12])

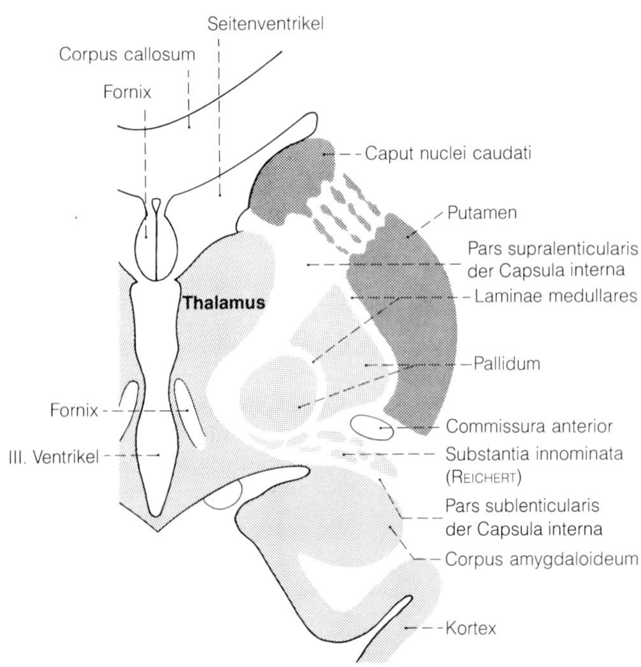

Abb. 16.9-14 Frontalschnitt durch den Komplex der Basalganglien. (Nach Tandler [12])

5 *Plexus choroideus des Seitenventrikels*

Wie im Bereich des Rautenhirns und Zwischenhirns gibt es auch im Bereich des Endhirns einen *Plexus choroideus.* Er befindet sich an der medialen Hemisphärenwand und nimmt, indem er bogenförmig den Basalganglienkomplex umgreift (Abb. 16.9-16), an der Begrenzung des Seitenventrikels teil. Im Bereich der *Foramina interventricularia* (Monroe) hängt er mit dem Plexus choroideus des III. Ventrikels und mit jenem des kontralateralen Seitenventrikels zusammen. Hier geht auch die Befestigungsstelle des Plexus choroideus des III. Ventrikels, die *Taenia thalami,* in jene des Plexus choroideus des Seitenventrikels über (Abb. 16.8-6 u. 7), nämlich in die *Taenia choroidea* und *Taenia fornicis.* Nach präparatorischer Entfernung des Plexus choroideus werden die Tänien als Abrißlinien gut sichtbar (Abb. 16.9-17a, rechte Seite), der zwischen ihnen entstandene Spalt wird als *Fissura choroidea* bezeichnet.

Der Plexus choroideus des Seitenventrikels findet sich lediglich in der Pars centralis und im Cornu inferius ventriculi lateralis, wo er sich von medial her in das Ventrikellumen vorstülpt. Im Vorder- und Hinterhorn gibt es keinen Plexus choroideus.

Die anatomische Situation des Plexus choroideus kann man sich am besten am eröffneten Seitenventrikel vergegenwärtigen (Abb. 16.9-17a), wobei es hilfreich ist, die Embryonalentwicklung vor Augen zu haben (Abb. 16.9-16).

Zunächst bildet er beidseits je ein mediales Wandelement der beiden noch kleinen Hemisphärenbläschen (Abb. 16.9-16). Im Zuge der bogenförmigen Entwicklung der limbischen Strukturen wird er zu einem ebenfalls bogenförmigen Gebilde ausgezogen: vom Bereich des Foramen interventriculare nach hinten, dann hinten um den Thalamus bzw. die Basalganglien herum bis zur Spitze des Unterhorns. In der Pars centralis befestigt er sich mittels der Taenia choroidea (die kontinuierlich die Taenia thalami des III. Ventrikels fortsetzt) an der dorsalen Thalamus-

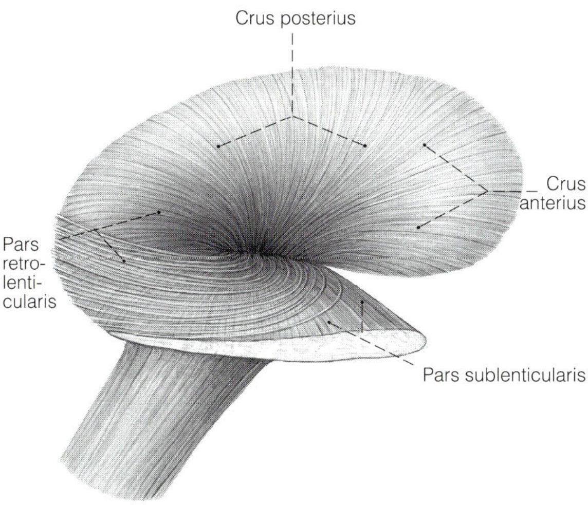

Abb. 16.9-15 Schema zur Demonstration, wie sich das Crus cerebri unter Zwischenschaltung der Capsula interna zur Corona radiata auffächert. Ansicht von lateral. Der Ncl. lentiformis ist aus seiner (inneren) „Kapsel" herausgelöst.

fläche einerseits, am Fornix (Taenia fornicis) andererseits. Die Taenia fornicis bildet hier die obere Befestigungslinie, die Taenia choroidea die untere. Im Unterhorn bildet die unmittelbar neben der Stria terminalis liegende Taenia choroidea die obere Befestigungslinie, während die Taenia fornicis, hier in die Fimbria fornicis auslaufend, die untere Befestigungslinie bildet. Die beiden Tänien gehen am vorderen Unterhornende ineinander über (Abb. 16.8-7).

Abb. 16.9-16 Zwei markante Entwicklungsstadien des Plexus choroideus. Der der Lamina epithelialis choroidea entsprechende Teil des Endhirnbläschens ist blau dargestellt. (a) Frühstadium der Entwicklung des Hemisphärenbläschens. Ansicht von dorsal. Zusammenhang der Tela choroidea der Seitenventrikel mit dem Dach des III. Ventrikels im Bereich des Foramen interventriculare deutlich. (b) Stadium nach Entfaltung des Temporallappens und Bildung des Unterhorns. Beachte die Beziehung des Plexus choroideus zum Fornix.

6 Fornix

Der *Fornix* ist ein ins Auge springender Faserstrang (Abb. 16.9-7), mit beidseits einer Million Fasern, der die Hippocampusformation mit anderen Strukturen des limbischen Systems und des Zwischenhirns verbindet (s. Kap. 16.16 u. 16.19). Als Teil des limbischen Systems bildet er einen charakteristischen Bogen, der sich vom Hippocampus zum Corpus mamillare spannt. Die im Hippocampus entspringenden Fasern gelangen über den *Alveus hippocampi* in die *Fimbria hippocampi (fornicis)*, die vorne am Uncus beginnt und in bogenförmigem Verlauf hinten oben in das *Crus fornicis* übergeht (Abb. 16.9-17). Die Crura fornicis beider Seiten liegen unter dem Balken und sind durch Kommissurenfasern miteinander verbunden, *Commissura fornicis* oder *hippocampi*. Crura und Commissura fornicis sind meist mit der Unterseite des Balkens verwachsen. Nicht selten findet sich hier statt einer kontinuierlichen Verwachsung ein kleiner Hohlraum (auch *Ventriculus fornicis* oder VERGA*scher Ventrikel* genannt). Nach vorne konvergieren die Crura fornicis zum *Corpus fornicis*, einer bilateralen Struktur, an deren seitlichen Kanten beidseits der Plexus choroideus des Seitenventrikels befestigt ist (*Taenia fornicis*, Abb. 16.9-17). Unmittelbar unter dem Corpus fornicis liegen, eingelagert in das leptomeningeale Bindegewebe des *Velum interpositum*, die beiden *Vv. cerebri internae* (s. Kap. 16.11.2.2), darunter folgt die *Tela choroidea* des III. Ventrikels, deren Piaschicht auch dem Velum interpositum angehört (Abb. 16.8-3).

Der Hauptteil der Fornixfasern steigt vom Corpus fornicis in den *Columnae fornicis* zum Zwischenhirn ab. Die Columnae legen sich hierbei der Commissura anterior an und fassen mit ihr einen dreieckigen Blindsack, den *Recessus triangularis* ein (Abb. 16.9-22b). Zugleich begrenzen sie das Foramen interventriculare von vorne (Abb. 16.8-1) und verschwinden schließlich nach unten zu in der Substanz des Hypothalamus *(Pars tecta fornicis)*, um im *Corpus mamillare* zu enden. Auf sei-

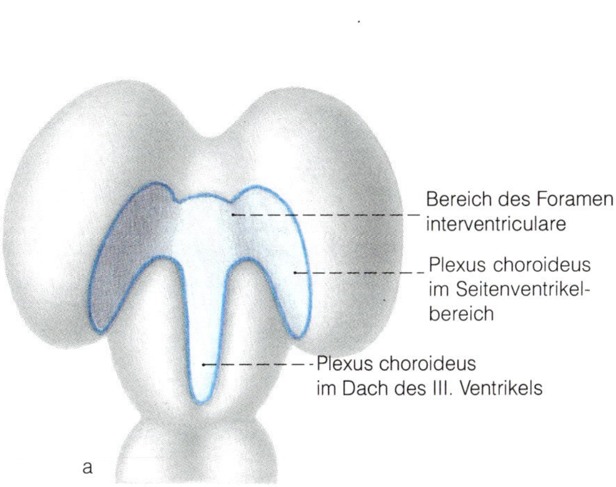

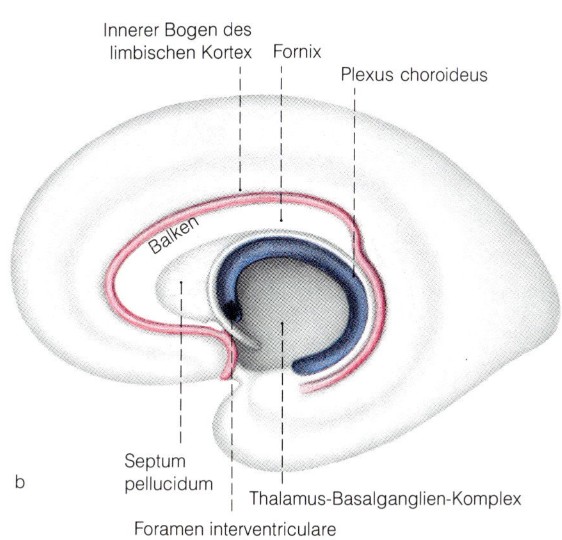

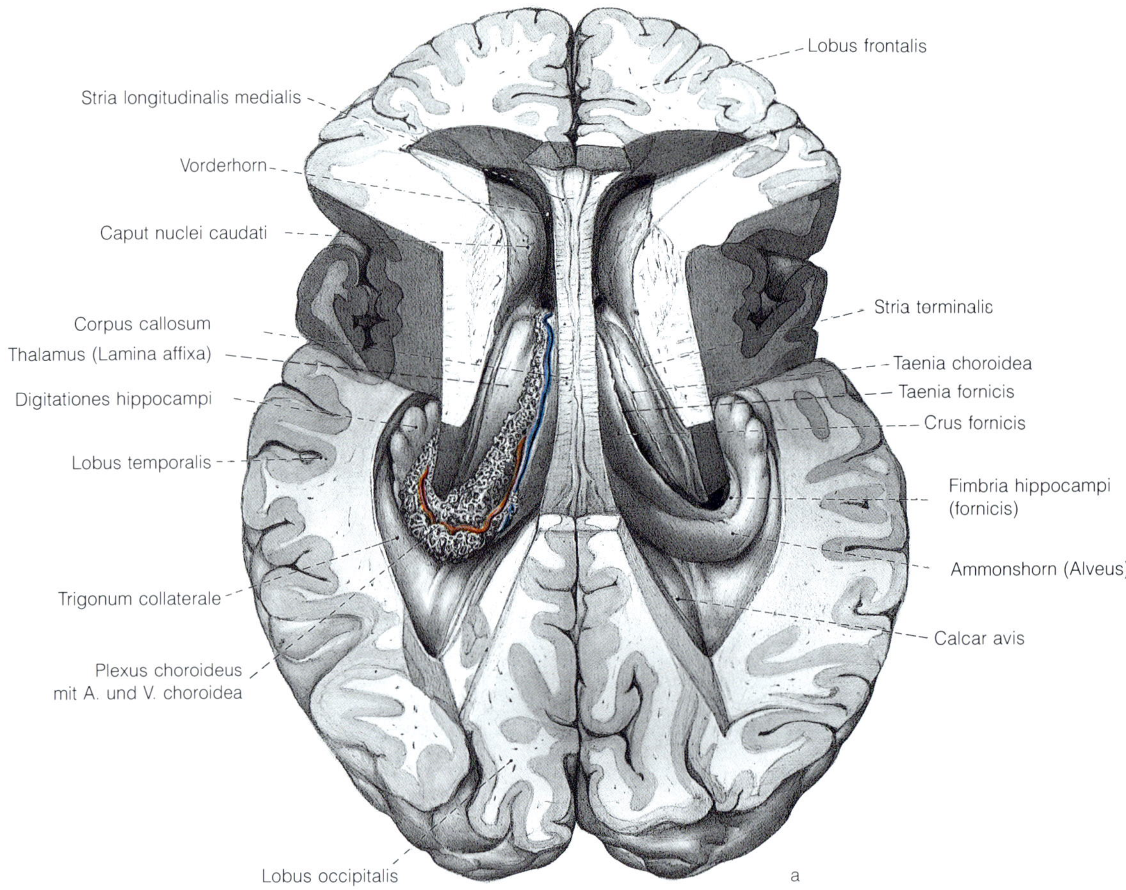

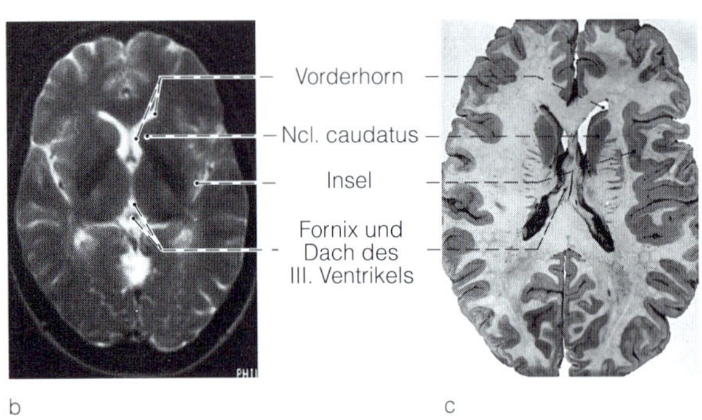

Abb. 16.9-17 (a) Präparatorische Darstellung der Seitenventrikel des Großhirns. Links ist der Plexus choroideus erhalten, rechts entfernt, so daß die Abrißstellen (Tänien) und die Fissura choroidea sichtbar werden. (b) Kernspintomogramm mit deutlicher Darstellung von Vorderhorn, Pars centralis, und Hinterhorn des Seitenventrikels. Median: Fornix. Vgl. den anatomischen Schnitt (c).

nem Weg gibt der Fornix Fasern an das Indusium griseum, an die Striae longitudinales und an den Gyrus cinguli ab. Ein kleiner Teil der Fasern aus dem Corpus fornicis steigt vor der Commissura anterior als *präkommissuraler Fornix* ab, um in der Area septalis und in den basalen Vorderhirnkernen zu enden. Schließlich sind noch Fasern zu erwähnen, die von den Columnae fornicis zum Ncl. anterior thalami und zur Stria medullaris thalami abzweigen.

7 *Der Seitenventrikel und seine Begrenzungen*

Wie aus Abb. 16.9-1 zu ersehen ist, umgibt in beiden Hemisphären der Seitenventrikel bogenförmig den Komplex der Basalganglien. Außer den Basalganglien beteiligen sich an der Ventrikelbegrenzung: weiße Substanz der Hemisphären (vor allem der Balken), Strukturen des limbischen Systems sowie der Plexus choroideus ventriculi lateralis. Der in den Frontallappen vorragende Teil des Seitenventrikels wird *Cornu frontale* oder **Vorderhorn,** der dem Parietallappen zugehörige Mittelteil **Pars centralis**, der in den Okzipitallappen hineinragende Teil *Cornu occipitale* oder **Hinterhorn** genannt, während der unterhalb der Basalganglien im Temporallappen liegende Teil als *Cornu temporale* oder **Unterhorn** bezeichnet wird (Abb. 16.9-1, 17 u. 18).

Da der Balken das Dach von Vorderhorn, Pars centralis und Hinterhorn bildet, kann man durch Entfernung seiner seitlichen Teile diese Ventrikelräume von oben eröffnen (Abb. 16.9-17). Zum Unterhorn erhält

Abb. 16.9-18 Lage des Ventrikelsystems. (a) Projektion auf die laterale Hirnfläche. (b) Projektion auf die obere Hirnfläche.

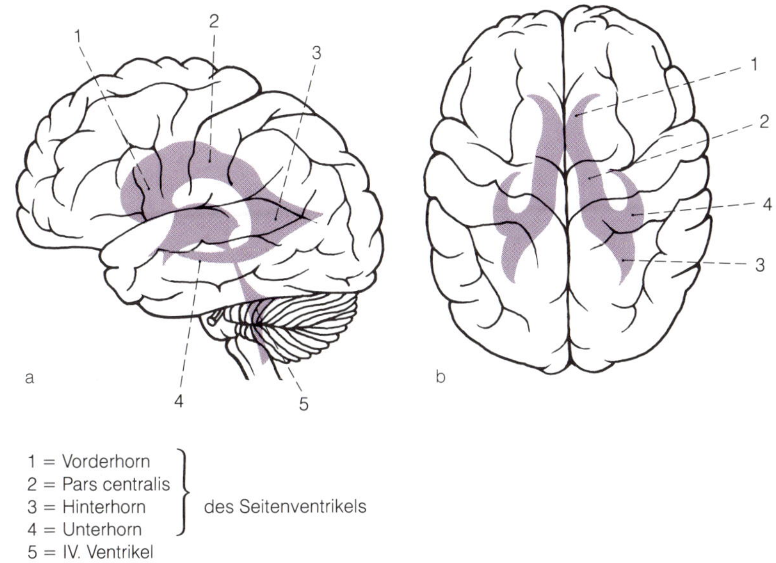

man durch Wegnahme der seitlichen Partien des Temporallappens Zugang. Das Studium eines solchen Ventrikelpräparates und die zusätzliche Benützung einer Frontalschnittserie durch das Endhirn eignen sich am besten, die räumlichen Verhältnisse des Seitenventrikels verstehen zu lernen.

Das **Vorderhorn** *(Cornu frontale [anterius])* imponiert an Frontalschnitten als annähernd dreieckiger Hohlraum, dessen größter Durchmesser vertikal eingestellt ist (Abb. 16.9-22a). Es wird lateral vom Caput nuclei caudati, medial vom Septum pellucidum und Gyrus paraterminalis und oben vom Balkenkörper begrenzt. Vorne und unten wird das Vorderhorn durch das Genu und Rostrum corporis callosi abgeschlossen. Das in der Medianebene gelegene Septum pellucidum bildet eine dreieckige, mit ihrer hinteren Ecke verschieden weit nach hinten ausladende, dünne grau-weißliche Platte, die sich zwischen Balken und Fornix ausspannt (Abb. 16.9-7). Oben vom Balkenkörper, vorne und unten vom Balkenknie und vom Rostrum corporis callosi begrenzt, steht es hinten und unten mit den Columnae fornicis in Verbindung. Es besteht aus zwei dünnen Blättern, den Laminae septi pellucidi, die zwischen sich einen Hohlraum einschließen können, das *Cavum septi pellucidi.*

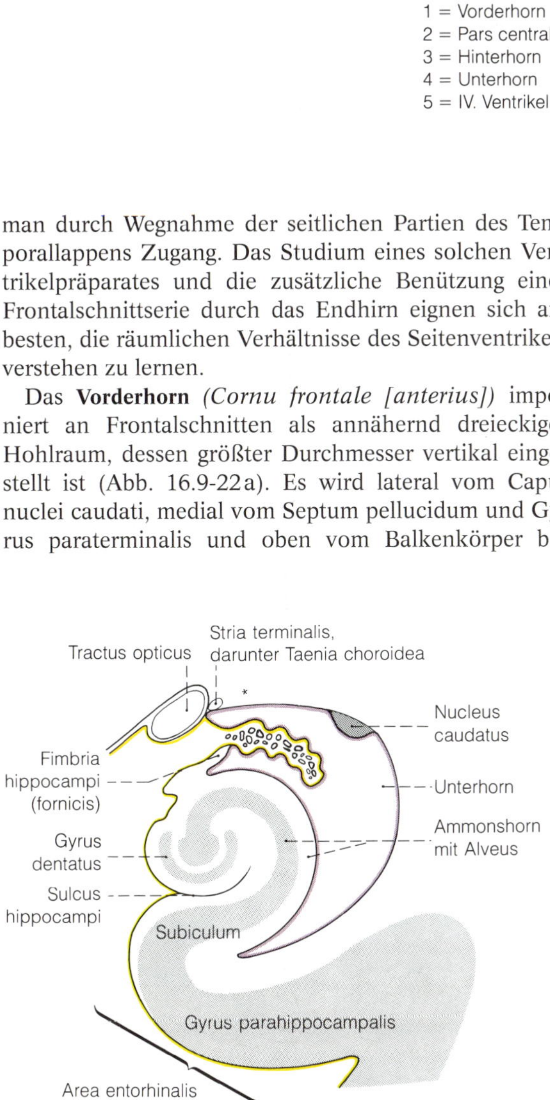

Abb. 16.9-19 Schematische Darstellung des Unterhorns mit Hippocampusformation an einem Frontalschnitt. Leptomeninx mit bindegewebigem Anteil der Tela choroidea gelb. Ependym und Lamina epithelialis choroidea blau. Der Stern markiert den Bereich, in dem der sublentikuläre Teil der Capsula interna das Dach des Unterhorns bildet. Der Begriff „Hippocampus" umfaßt Ammonshorn, Gyrus dentatus und Subiculum.

Zwischen der Hinterfläche der Columna fornicis und dem Tuberculum thalami anterius befindet sich das **Foramen interventriculare** (s. Abb. 16.8-1), über welches der Seitenventrikel mit dem III. Ventrikel kommuniziert. Die obere Begrenzung des Foramen interventriculare bildet das Corpus fornicis; hinten grenzt außer dem Thalamus auch der Plexus choroideus an das Foramen interventriculare. Der Plexus choroideus des III. Ventrikels steht hier mit jenem des Seitenventrikels in Verbindung.

Als **Pars centralis** wird der von der Höhe des Foramen interventriculare bis in den Bereich des Splenium corporis callosi reichende Teil des Seitenventrikels bezeichnet. Er stellt einen spaltförmigen Raum dar, dessen größter Durchmesser fast horizontal (Abb. 16.9-22c) steht. Wie im Vorderhorn, bildet auch hier der Balken das Dach und der nach hinten zu schlanker werdende Nucleus caudatus die seitliche Begrenzung. Den Boden der Pars centralis bildet der *Thalamus*, dem in diesem Bereich die ependymale *Lamina affixa* aufliegt (Abb. 16.9-12). In der Furche zwischen Ncl. caudatus und Thalamus (Sulcus terminalis) liegt die *Stria terminalis* und die *V. terminalis [V. thalamostriata superior]*. Die Stria terminalis ist ein bogenförmig verlaufendes Faserbündel, das im Corpus amygdaloideum entspringt, von

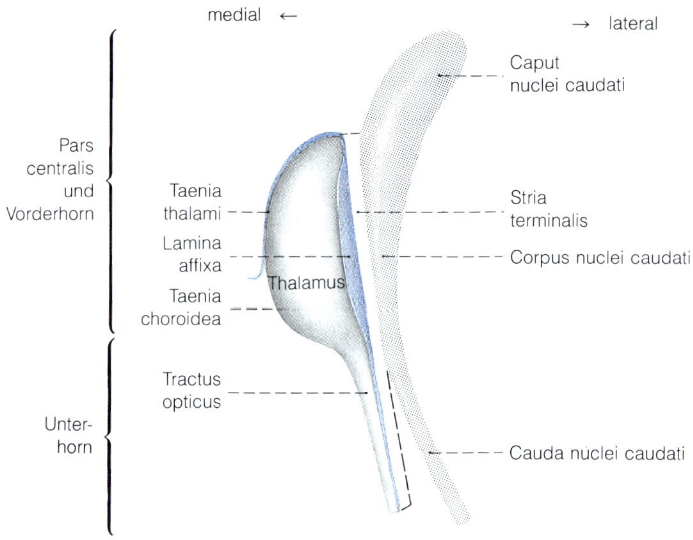

Abb. 16.9-20 Einige der wesentlichen, den Seitenventrikel begrenzenden Strukturen, die in situ gekrümmt verlaufen, schematisch in eine Ebene gebracht. Tänien und Lamina affixa blau. (Nach TANDLER [12])

wo aus es medial vom Ncl. caudatus bis in das Gebiet der Columna fornicis verfolgt werden kann. Hier endigen die meisten Fasern in den kleinen *Nuclei striae terminalis*; einige ziehen vor, andere hinter der Commissura anterior weiter in den Bereich des Hypothalamus.

Medial wird die Pars centralis des Seitenventrikels im vorderen Teil evtl. noch vom Septum pellucidum, dahinter vom lateralen Rand des Fornix bzw. von dessen Verwachsungszone mit dem Balken begrenzt. An der *Taenia fornicis* einerseits, an der am Thalamus befindlichen *Taenia choroidea* (= medialer Rand der Lamina affixa) andererseits, ist der **Plexus choroideus** des Seitenventrikels befestigt und stülpt sich, die Fissura choroidea überbrückend, von medial in den Seitenventrikel vor. Er ist oft so stark entwickelt, daß er einen beträchtlichen Teil des Lumens der Pars centralis ausfüllt. Okzipitalwärts, gegen das Splenium corporis callosi zu, erweitert sich der Seitenventrikel (*Atrium* der Neuroradiologen) und teilt sich hier in das nach hinten zu hornartig auslaufende Cornu occipitale (Hinterhorn) und in das nach unten, vorne und lateral gerichtete Cornu temporale (Unterhorn).

Das **Hinterhorn** *(Cornu occipitale [posterius])* ist in Größe und Gestalt sehr variabel. Es wird allseits von weißer Substanz des Okzipitallappens begrenzt. Dach und Seitenwand bilden im speziellen die hier als *Tapetum* bezeichnete Balkenstrahlung sowie Fasern der Radiatio optica (Abb. 16.8-9a). Medial wirft gelegentlich das Splenium corporis callosi den *Bulbus cornu occipitalis* auf. Darunter buchtet sich das *Calcar avis* als länglicher Wulst in das Lumen des Hinterhorns vor (Abb. 16.9-17a). Dieser Wulst entsteht durch das tiefe Einschneiden des Sulcus calcarinus. Am Hinterhornboden fällt das leicht konvexe *Trigonum collaterale* auf, dem auf der mediobasalen Hirnoberfläche lagemäßig der *Sulcus collateralis* entspricht. Das Trigonum collaterale grenzt sich durch deutliche Furchen nach hinten oben gegen das Calcar avis, nach vorne medial gegen den wulstförmig vorspringenden Hippocampus und nach lateral gegen die Seitenwand des Unterhorns ab. Der vordere Zipfel des Trigonum collaterale reicht, den Boden des Unterhorns bildend, als *Eminentia collateralis* noch weit nach vorne (Abb. 16.9-17a und 21).

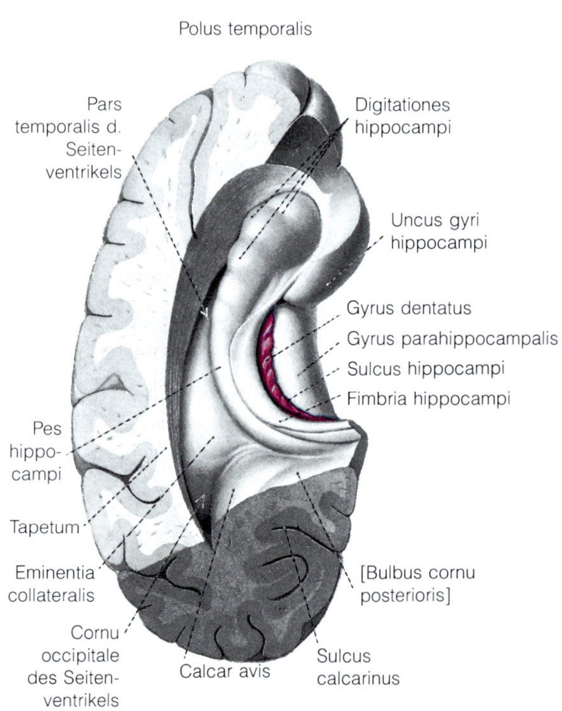

Abb. 16.9-21 Unterhorn des Seitenventrikels mit Hippocampusformation. Gyrus dentatus rot. (Nach SOBOTTA [11])

Das **Unterhorn** *(Cornu temporale [inferius])* erstreckt sich in einem basal- und lateralwärts schwach konvexen Bogen nach vorne bis nahe an den Temporalpol (Abb. 16.9-17a). Die laterale Wand wird, wie beim Hinterhorn, durch Balken- und Sehstrahlung gebildet. Den Boden bildet die Eminentia collateralis, das Dach der *sublentikuläre* Teil der *Capsula interna* und die *Cauda nuclei caudati* (Abb. 16.9-19 u. 23). Letztere liegt im lateralen Teil des Unterhorndaches. Dieses reicht medialwärts bis zur Taenia choroidea, die unmittelbar neben der ebenfalls im Dach des Seitenventrikels verlaufenden Stria terminalis verläuft. Medial von dieser findet sich der *Tractus opticus*, der allerdings bereits extraventrikulär liegt.

Es ist lehrreich, sich klarzumachen, wie die den Boden und die laterale Wand der Pars centralis bildenden Strukturen sich topisch im Bereich des Unterhorns verhalten. Denkt man sich diese Bildungen, die ja alle entsprechend der allgemeinen Entwicklungstendenz des Endhirns einen gekrümmten Verlauf zeigen, in einer Ebene ausgestreckt, so ergibt sich die in Abb. 16.9-20 dargestellte Situation: in der Pars centralis des Seitenventrikels liegt am weitesten lateral der Ncl. caudatus, dann folgen Stria terminalis, Thalamus mit Lamina affixa und am weitesten medial die Taenia choroidea. Im Bereich des Unterhorns trennen sich Ncl. caudatus und Stria terminalis, da die Cauda nuclei caudati lateralwärts abweicht, dann folgen in einem gewissen Abstand Stria terminalis und Taenia choroidea. Der Thalamus kommt zwar nicht mehr in diese Region zu liegen, doch kann der Tractus opticus als seine „Verlängerung“, als

Abb. 16.9-22 Ausgewählte Frontalschnitte durch das Gehirn eines erwachsenen Menschen. Schnittfolge von (a)–(e) in frontookzipitaler Richtung. Präparation und Plastinationstechnik B. Szarvas und L. Szaraz, Anatomisches Institut, Universität Zürich.

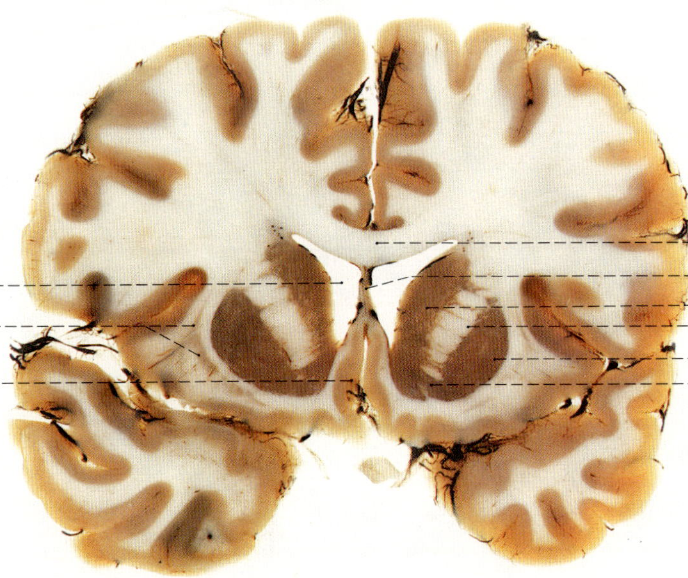

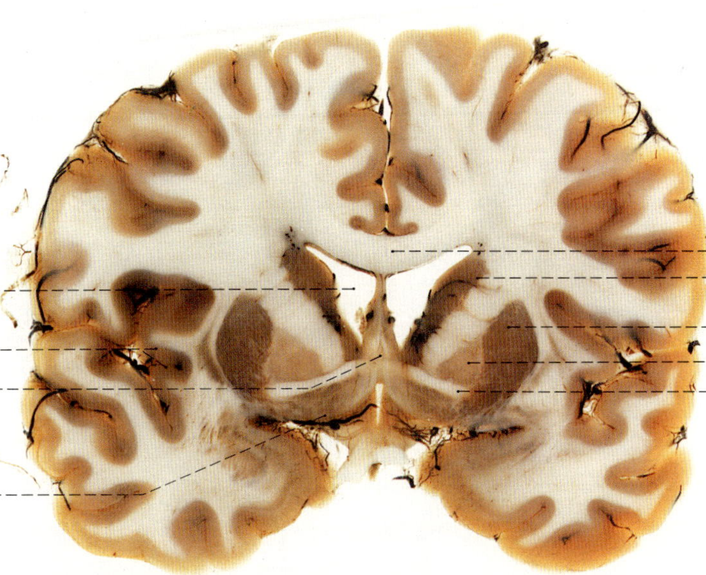

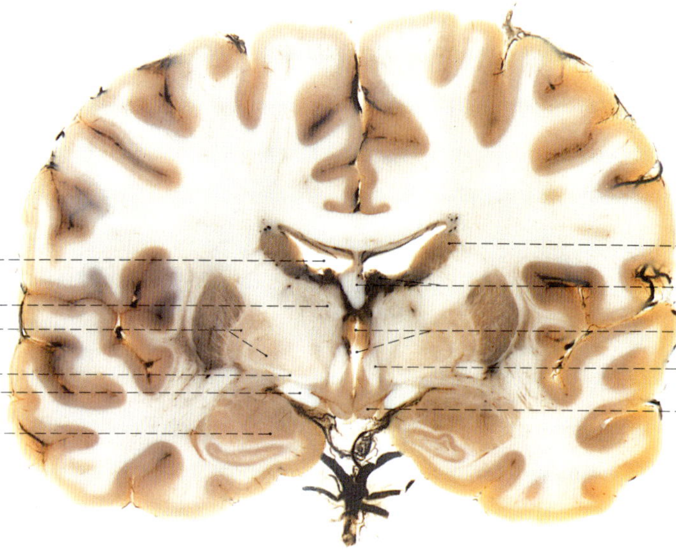
Pars centralis des
Seitenventrikels
Thalamus
Globus pallidus
Ansa lenticularis
Tractus opticus
Amygdala
Corpus nuclei caudati
Fornix und Plexus choroi
III. Ventrikel
Pars tecta fornicis
Corpus mamillare

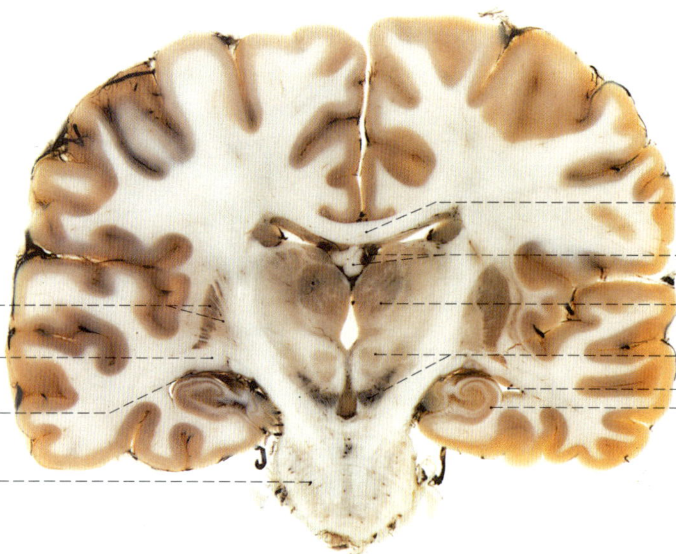
Ncl. lentiformis
Capsula interna
(Pars sublenticularis)
Cauda nuclei caudati
Brücke
Balken
Fornix und Plexus cho
Thalamus
Ncl. ruber und Substa
Cornu temporale
Ammonshorn mit Alve

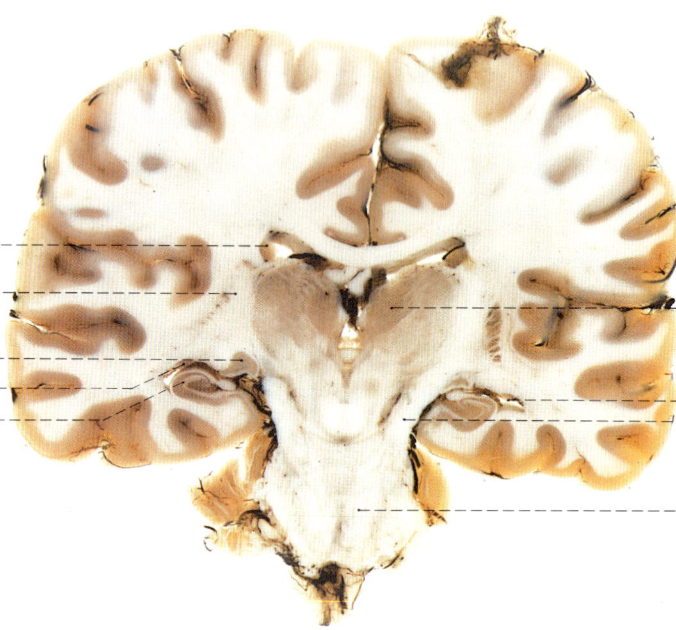
Corpus nuclei caudati
Capsula interna
(Pars retrolenticularis)
Corpus geniculatum lat.
Cauda nuclei caudati
Ammonshorn
Thalamus
Cornu temporale
Crus cerebri
Brücke

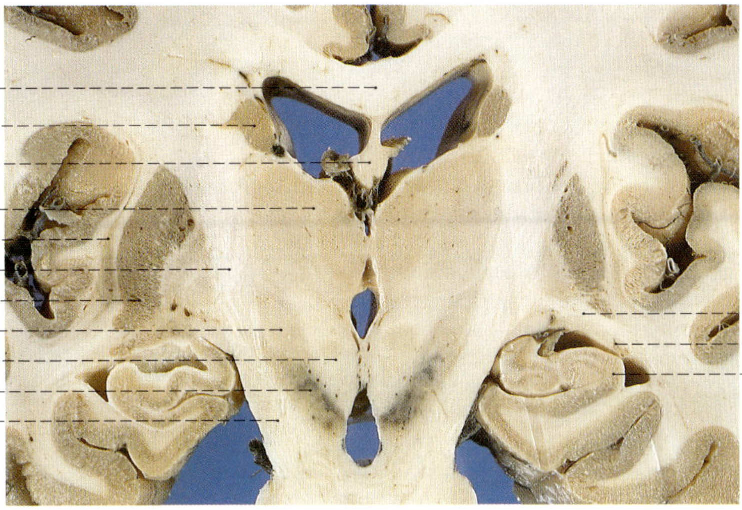

Abb. 16.9-23 Schnitt durch das Gehirn, der gleichzeitig Endhirn, Zwischenhirn, Mittelhirn und Brücke trifft. Beachte Übergang des Crus cerebri in die Capsula interna. Von dieser sieht man sowohl den hinteren Schenkel als auch den sublentikulären Anteil.

sein topisches Äquivalent bezüglich der Ventrikelanatomie betrachtet werden. Cauda nuclei caudati, Stria terminalis, Taenia choroidea und Tractus opticus befinden sich alle unterhalb des sublentikulären Teils der Capsula interna (Abb. 16.9-19 u. 23).

Die mediale Wand des Unterhorns wird vornehmlich durch den Plexus choroideus, der an der Taenia choroidea und Taenia fornicis befestigt ist, sowie durch den **Hippocampus** *(Cornu ammonis)* gebildet. Dieser ragt wulstförmig von medial her in das Unterhorn hinein. An seinem vorderen Ende *(Pes hippocampi)* entwickelt der Hippocampus die prankenartigen *Digitationes hippocampi* (Abb. 16.9-17a u. 21). Der ganze Hippocampus ist ventrikelwärts von einer weißen Schicht bedeckt, dem *Alveus*, der medialwärts feinrandig ausläuft und kontinuierlich in die bereits dem Fornix zuzurechnende *Fimbria hippocampi* übergeht. An ihr ist der Plexus choroideus vermittels der Taenia fornicis befestigt. Die Taenia fornicis geht an der vorderen Spitze des Unterhorns in die Taenia choroidea über. Präpariert man den Plexus choroideus weg und trennt man den Rest des Temporallappens des in Abb. 16.9-17a dargestellten Ventrikelpräparates an jener Stelle vom übrigen Gehirn ab, an der der Uncus mit den Basalganglien zusammenhängt (Abb. 16.9-1), so kann man sich ein dreidimensionales Bild von der Hippocampusformation und ihrer Beziehung zum Unterhorn machen (Abb. 16.9-21). Man sieht dann, daß das Ammonshorn (Cornu ammonis) ein Hirnwindungsabschnitt ist, der zusammen mit dem *Gyrus dentatus* durch eine Furche, den *Sulcus hippocampi*, von dem größeren *Gyrus hippocampi [Gyrus parahippocampalis]* abgrenzbar ist (siehe auch Abb. 16.9-19). Man sieht weiter, wie der Gyrus dentatus nach vorne zu in das *Uncusbändchen* (Giacomini) ausläuft, welches über die laterale Fläche des Uncus hinweg auf dessen mediale Seite gelangt, wo es sich verliert. An der Oberfläche des Uncus liegt vor dem Uncusbändchen der *Gyrus uncinatus*, eigentlich nur ein Höcker, dahinter eine mehr oder minder deutliche Erhabenheit, der *„Gyrus" intralimbicus* (Abb. 16.9-7).

An Frontalschnitten durch die Hippocampusformation erscheint das Rindengrau fragezeichenförmig eingerollt (Abb. 16.9-19), wobei es vom Gyrus parahippocampalis gegen den Hippocampus zu an Dicke abnimmt. Der basale, nach medial konvexe Teil dieser Einrollung wird auch als *Subiculum* bezeichnet, der obere, lateralwärts konvexe Teil wölbt sich, wie oben beschrieben, als *Ammonshorn* in das Unterhorn vor. Das Subiculum stellt eine Rindenübergangszone vom Iso- zum einfacher gebauten Allokortex dar. Der Rinde liegt in diesem Bereich eine meist mit freiem Auge sichtbare Schicht weißer Substanz auf *(Substantia reticularis alba)*.

Computer- und Kernspintomographie ermöglichen es, die Ventrikelverhältnisse beim Lebenden genau zu studieren.

8 Das Symmetrie-Problem

Bei grober Betrachtung erscheint jedes Gehirn symmetrisch ausgebildet. Das Vorkommen von Asymmetrien wurde schon früher gelegentlich behauptet. Stärkeres Interesse für das morphologische Symmetrieproblem kam auf, als funktionelle Asymmetrien festgestellt wurden, wie etwa die vorwiegend einseitige Ausbildung des Sprachzentrums. Geschwind und Levitsky [4] berichteten 1968, daß der hintere Bereich der Heschlschen Querwindungen und jenes Areal des Temporallappens, das hinter den Heschlschen Querwindungen gelegen ist, das also in die Sprachzentrumsgegend fällt, in den meisten Fällen auf der linken Seite größer sei als auf der rechten. Nur in 11% der untersuchten Fälle wäre es rechts größer als links erschienen. Auch über Rechts-links-Unterschiede im Feinbau des Areals hinter den HESCHLschen Windungen wurde berichtet. In Arteriographien bei Lebenden wurde festgestellt, daß das hintere Ende der Fissura lateralis (SYLVIUS) bei über 70% darauf untersuchter Rechtshänder auf der rechten Seite höher gelegen war als links, während bei Linkshändern in dieser Hinsicht nur wenig Asymmetrie festzustellen war.

Auch Ventrikel-Asymmetrien wurden beobachtet: der linke Seitenventrikel ist gewöhnlich breiter und länger als der rechte. Nach Computertomogrammen soll bei Rechtshändern die linke Hemisphäre weiter nach hinten, die rechte Hemisphäre weiter nach vorne ausladen. Weitere und gut standardisierte Vermessungen werden noch nötig sein, um im Hinblick auf das Symmetrieproblem endgültig anatomisch-funktionelle Korrelationen anstellen zu können [4]. Neuere Literatur zur Lateralität siehe [6, 9].

Literatur

[1] BLINKER, S. M., I. I. GLEZER: The Human Brain in Figures and Tables. Plenum, New York 1968.

[2] BRAND, S.: A serial section Golgi analysis of the primate Claustrum. Anat. Embryol. 162 (1981) 275–488.

[3] BRODMANN, K.: Vergleichende Lokalisationslehre der Großhirnrinde in ihren Prinzipien, dargestellt aufgrund des Zellenbaues. J. A. Barth, Leipzig 1909.

[4] GESCHWIND, N., W. LEVITSKY: Human Brain: Left-right asymmetries in temporal speech region. Science 161 (1968) 186–187.

[5] HOCHSTETTER, F.: Beiträge zur Entwicklungsgeschichte des menschlichen Gehirns, I. F. Deuticke, Wien–Leipzig 1919.

[6] LEMAY, M.: Morphological aspects of human brain asymmetry – an evolutionary perspective. Trends in Neurosci. 5 (1982) 273–275.

[7] MYERS, R. E.: Localization of function in the corpus callosum. Visual gnostic transfer. Arch. Neurol. Psychiat. 1 (1959) 74–77.

[8] NIEUWENHUYS, R., J. VOOGD, CHR. VAN HUIJZEN: The Human Central Nervous System. Springer, 1978.

[9] O'KUSKY, J., E. STRAUSS, B. KOSAKA, J. WADA, D. LI, M. DRUHAN, J. PETRIE: The corpus callosum is larger with right-hemisphere cerebral speech dominance. Ann. Neurol. 24 (1988) 379–383.

[10] SALOMON, G., H. Y. HUANG: Computer tomography of the brain. Springer, Berlin–Heidelberg–New York 1980.

[11] SOBOTTA: Atlas der Anatomie des Menschen. 1. Band. 18. A. Urban & Schwarzenberg.

[12] TANDLER, J.: Lehrbuch der Systematischen Anatomie, Bd. IV. Vogel, Leipzig 1926.

16.10 Hüllen des Zentralnervensystems, Ventrikelauskleidung und Liquor cerebrospinalis

W. Zenker

1 *Übersicht*

Gehirn und Rückenmark sind von einem bindegewebigen **Hüllensystem** *(Meninges cerebri* und *Meninges medullae spinalis)* umgeben (Abb. 16.10-1 u. 19 a). Dieses besteht aus einer äußeren straffen Haut – **Pachymeninx** oder **Dura mater** – und einem zarten inneren Anteil, der **Leptomeninx**. Die Leptomeninx legt sich mit ihrer innersten Schicht, der **Pia mater**, der Hirn- und Rückenmarksoberfläche direkt an, während das äußere Blatt **(Arachnoidea mater)** Furchen und Gruben der Hirnoberfläche überbrückt. Pia und Arachnoidea, durch zahllose feine Bindegewebsbälkchen, **Trabeculae arachnoideae**, miteinander verbunden, begrenzen den von **Liquor cerebrospinalis** erfüllten **Subarachnoidalraum**, die *Cavitas subarachnoidea (Cavum leptomeningicum).*

Das ganze System, also Pachy- und Leptomeninx, muß als ein einheitliches Organ aufgefaßt werden. Die Dura mater ist die mechanisch widerstandsfähige, feste äußere Schutzschicht; die Leptomeninx, gemeinsam mit dem Liquor cerebrospinalis, bildet eine Art Wasserbett für Gehirn und Rückenmark und spielt für die Abgrenzung des chemischen und immunologischen Milieus des Zentralnervensystems gegenüber der Umgebung eine wichtige Rolle. Der im Bereich der Hirnventrikel gebildete Liquor cerebrospinalis gelangt von dort über die

Abb. 16.10-1 Schema der Hirnhäute und der Cavitas subarachnoidea an einem Frontalschnitt durch die parietale Kopfpartie. Blau: Venen und Sinus durae matris. Braun: Leptomeninx.

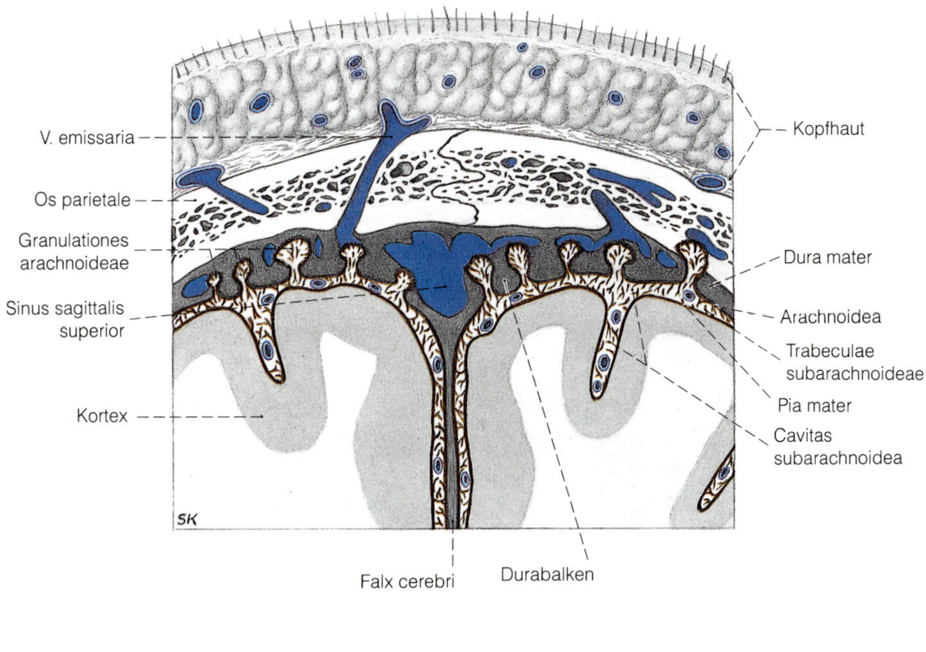

Foramina Luschkae und **Magendii** in die Cavitas subarachnoidea, zirkuliert hier in gesetzmäßiger Weise und wird schließlich, vorwiegend über besondere Abflußvorrichtungen, **Arachnoidalzotten**, in die venösen Blutleiter der Dura mater sowie in die epiduralen Venen des Wirbelkanals abgeleitet. Mit dem Liquorraum steht auch der **Extrazellularraum** des Gehirns, also die Gesamtheit des interzellulären Spaltensystems innerhalb des zentralnervösen Gewebes, in Verbindung. Im leptomeningealen Bälkchenwerk, das die Cavitas subarachnoidea durchsetzt, sind die **Hirn-** und **Rückenmarksgefäße** verankert (Abb. 16.10-2). Ihre Äste dringen von hier aus in die nervöse Substanz ein und werden dabei von Ausläufern des leptomeningealen Bindegewebes begleitet.

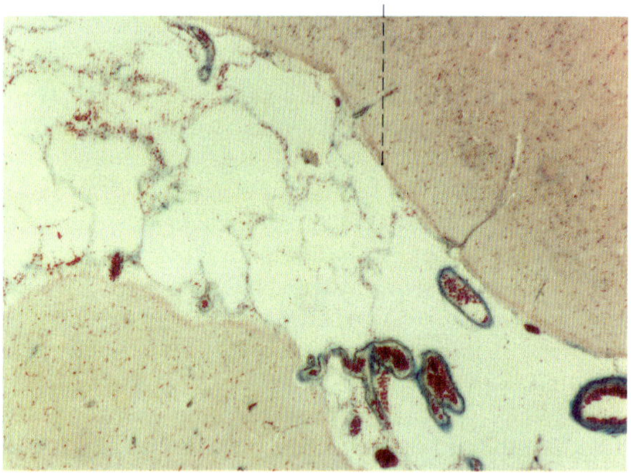

Abb. 16.10-2 Leptomeninx mit Blutgefäßen zwischen zwei Hirnwindungen. Azan, Vergr. 20fach.

Bei jedem Individuum lassen sich sowohl im makroskopischen als auch im mikroskopischen Aufbau der Meningen beträchtliche lokale Unterschiede nachweisen. Sie betreffen Zell-, Faser- und Gefäßreichtum sowie Ausdehnung des Subarachnoidalraumes. Sie hängen mit der topographischen Situation, vor allem mit den Besonderheiten des Oberflächenreliefs des Gehirns und des Rückenmarks, zusammen, aber auch mit Alter und pathologischen Zuständen.

Die Meningen sind ein reaktionsfreudiges Gewebe. Sie reagieren vehement auf Krankheitserreger, Blutungen und mechanische Irritationen.

2 *Pia mater*

Die Pia mater, das innere Blatt der Leptomeninx, stellt eine dünne Lage zarten Bindegewebes dar. Dieses besteht aus einer oder mehreren Lagen flacher Bindegewebszellen, deren dünne Fortsätze oft überlappen und durch Zellhaften verbunden sind, sowie aus locker gefügten kollagenen Fibrillen (Abb. 16.10-3). Die Zellen der innersten Schicht liegen der Basallamina der **Membrana limitans gliae superficialis** entweder unmittelbar an oder sind von ihr durch extrazelluläre Matrix und Bindegewebsfasern getrennt. Die äußere Pialamelle grenzt mit einer dünnen, einigermaßen kontinuierlichen Zellschicht, die auch zahlreiche Makrophagen enthält, an den Subarachnoidalraum. Sie dient der Verankerung der den Subarachnoidalraum durchsetzenden *Trabeculae arachnoideae*.

In der Pia mater verlaufen Arterien und Venen, die von hier aus in die zentralnervöse Substanz eindringen und dabei von pialem Bindegewebe begleitet werden. Diese perivaskulären Fortsetzungen leptomeningealen Bindegewebes entsprechen den „Virchow-Robinschen Räumen“ der alten Literatur. Sie erstrecken sich bis in den präkapillären Bereich.

An den Eintrittsstellen der Blutgefäße in die Hirnsubstanz geht die Membrana limitans gliae superficialis kontinuierlich in die **Membrana limitans gliae perivascularis** über (Abb. 16.10-3). Die der letzteren anliegende Basalmembran ist zunächst noch deutlich von der perivaskulären Basallamina getrennt; nach Wegfall des leptomeningealen Begleitgewebes ist nur noch eine einfache Basallamina sichtbar, die die Hirnkapillaren von der perivaskulären Glia trennt. Die Pia verfügt über ein eigenes Kapillarnetz und größere Gefäße. Piale Gefäße antworten auf Veränderungen der ionischen Komposition des Liquors und auf Blutgase (CO_2) mit Kaliberveränderungen. Vorwiegend in Gefäßnähe finden sich Nervenfasern, unter denen viele afferent sind und manche von sensiblen Endkörperchen kommen.

Ob die Pia den Subarachnoidalraum konsequent abschließt oder ob Lücken bestehen, durch die auch ein Stoffdurchtritt aus dem Interzellularraum der Hirnsubstanz in den Subarachnoidalraum möglich ist, wird noch lebhaft diskutiert [19]. Viele Zonulae occludentes und gap junctions zwischen äußeren Piazellen und Arachnoidalzellen sind nachgewiesen [9]. Andererseits liegen Beobachtungen vor über den Übertritt von Markierungssubstanzen aus dem Subarachnoidalraum, durch Pia und Gliagrenzmembran hindurch, in den Interzellularraum des Gehirns.

Auf die Existenz eines „pialen“ und „subpialen“ Raumes wurde hingewiesen. Letzterer soll zu den perivaskulären Räumen der Hirnrinde einerseits und jenen der Arachnoidaltrabekel andererseits Kontinuität zeigen. Flüssigkeit des Interzellularraumes der Hirnsubstanz soll auf diesem Wege drainiert werden können.

3 *Arachnoidea mater*

Zur Arachnoidea rechnet man das den Liquorraum durchsetzende bindegewebige Bälkchenwerk der Leptomeninx – **Trabeculae arachnoideae** – und eine **kontinuierliche Gewebsplatte**, die den Liquorraum außen abschließt und die im geweblichen Kontakt mit der Dura mater steht. Diese Kontaktzone wird künstlich gelöst, wenn das Gehirn samt Leptomeninx bei der Sektion aus dem Schädel entnommen wird. Die Arachnoidea präsentiert sich dann von außen als zusammenhängende, glatte, glänzende Membran, die das Gehirn unter Überbrückung aller Unebenheiten umhüllt (Abb. 16.10-4). Wenn im Folgenden von Arachnoidea schlechthin gesprochen wird, so ist dieses äußere Blatt der Leptomeninx gemeint.

Die *Trabeculae arachnoideae* enthalten als Gerüst dünne Bündel kollagener Fibrillen und in geringer Zahl feinste elastische Fasern. Sie sind von Zytoplasmafortsätzen meningealer Bindegewebszellen („Leptomeningealzellen“ oder „Arachnoidalzellen“) bedeckt, überdies findet man hier zahlreiche Makropha-

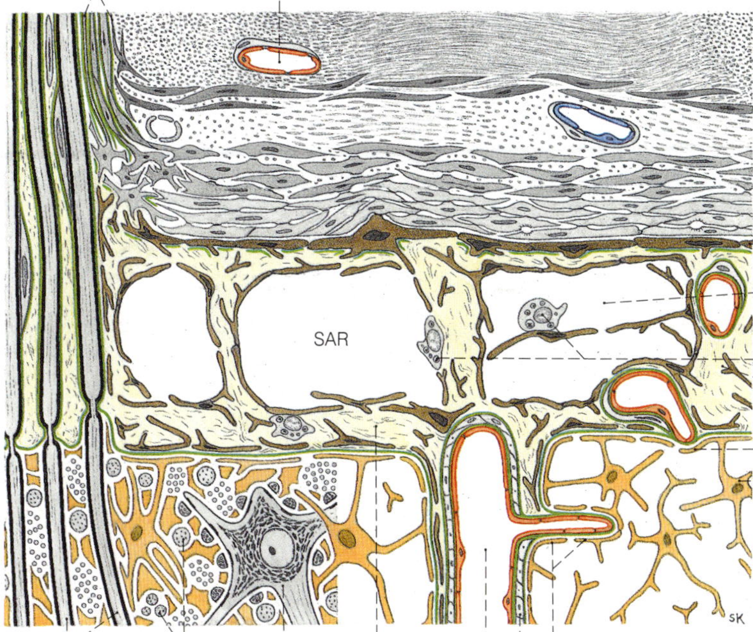

Abb. 16.10-3 Ultrastruktur der Hirnhäute, schematisch. Beziehung der Hirnhäute zu den Nervenscheiden. Grün: Basallamina, rot: Endothel von Arteriolen, blau: Endothel von Venolen, braun: Meningealzellen, gelb: leptomeningeales fibrilläres Bindegewebe, orange: Astrozyten, grau: Neurothel. SAR: Subarachnoidalraum

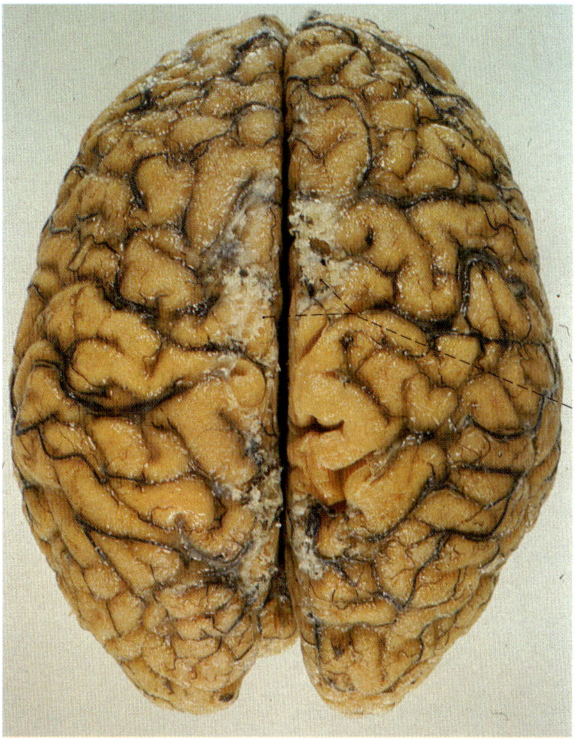

Abb. 16.10-4 Gehirn mit erhaltenem äußerem Arachnoidalblatt.

gen (Abb. 16.10-3). Letztere spielen für die in der Leptomeninx nachgewiesene umfangreiche phagozytische Aktivität eine wichtige Rolle. Die den Subarachnoidalraum durchziehenden Blutgefäße verlaufen innerhalb solcher Trabekel und füllen diese oft fast zur Gänze aus (Abb. 16.10-2a). Auch Nerven durchsetzen auf diese Weise den Subarachnoidalraum.

Die äußere Gewebsplatte der Arachnoidea besteht, wie die Pia mater, aus zartem Bindegewebe. Die flachen Bindegewebszellen bilden mit ihren oft ausgedehnten Fortsätzen gegenüber dem Subarachnoidalraum eine meist mehrlagige Grenzschicht, darunter ein loses dreidimensionales Netz. In den Maschen dieses Netzes findet man neben extrazellulärer Matrix und Bündeln kollagener Fibrillen reichlich freie Zellen, unter diesen viele antikörperpräsentierende Makrophagen und dendritische Zellen. Diese strecken Filopodien in alle Richtungen aus, häufig auch durch feine Fenestrationen der Deckzellschicht in den Subarachnoidalraum hinein. Andere freie Zellen durchbrechen die Deckzellschicht und patrouillieren offensichtlich im Bereich des Subarachnoidalraums. Über die Meningealscheiden der in das Gehirn eintretenden Gefäße haben sie auch Zutritt zum Gehirn. So kommt den Meningen eine wichtige immunologische Schutzfunktion zu. Außen geht die Arachnoidea über einen ein- bis mehrschichtigen Verband epithelial aneinandergrenzender flacher und fortsatzreicher Zellen, den man als **subdurales Neurothel (Mesothel)** bezeichnet (Abb. 16.10-3 u. 5) in die Dura mater über.

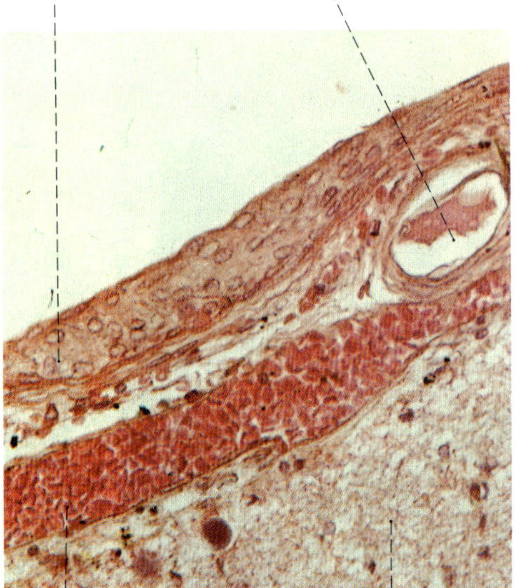

Abb. 16.10-5 Hirnoberfläche mit Leptomeninx und Neurothel. Dura mater abgehoben. H.-E., Vergr. 250fach.

Die Zellen der inneren Schichten des Neurothels zeigen eine gewisse Einheitlichkeit in Form und Ultrastruktur. Sie sind reich an Mitochondrien und Vesikeln, zahlreiche Zellkontakte – Desmosomen, gap junctions und tight junctions – sprechen für eine Barrierefunktion zwischen Liquorraum und hämalem Milieu der stark durchbluteten Dura. Die äußeren Schichten des Neurothels enthalten Zellen mit elektronendichterem Zytoplasma und zahlreichen flachen und langen, sich oft aufspaltenden Fortsätzen. Zwischen diesen erweitert sich der Interzellularraum beträchtlich und läßt ein eigenartig flockiges Material erkennen. Zellhaften sind hier seltener, tight junctions fehlen vollends. Dies erklärt die mangelnde Kohärenz dieses Gewebes und die Möglichkeit der Bildung von natürlichen und pathologischen Spalträumen, der Ausbreitung subduraler Hämatome sowie das Auftreten größerer postmortaler Spalten im Übergangsbereich zwischen Lepto- und Pachymeninx.

Für die Anlagerung des äußeren Arachnoidalblattes an die Dura scheint der Druck im äußeren Liquorraum eine Rolle zu spielen.

4 Dura mater

Die Dura besteht aus straffem kollagenem Bindegewebe, das im spinalen Bereich und an bestimmten Stellen im Schädel auch viele elastische Fasern enthält. In dichter Anordnung fügen sich die Kollagenfasern zu parallelen Zügen, die einander überkreuzen. Ihre Ausrichtung hängt mit den jeweiligen Spannungsverhältnissen zusammen. Zwischen den Kollagenfaserbündeln finden sich in einer mukopolysaccharidreichen Grundsubstanz feinfilamentöses Material und Fibroblasten mit langgezogenen Ausläufern. Zwischen Dura und Neurothel befindet sich keine Basallamina, hingegen lockert sich das Fasergefüge der Dura auf; man sieht mehr Zellfortsätze, Mikrofibrillen und amorphes Material im Extrazellularraum.

Die Dura zeigt ein beachtliches Resorptionsvermögen, insbesondere für lipophile Substanzen, die, in den Epiduralraum eingebracht, alsbald in den Subarachnoidalraum und damit auch an die Oberfläche des Rückenmarks gelangen (z.B. epidurale Applikation von Anästhetika). Auch bei der Liquorresorption spielt sie eine wichtige Rolle.

5 Neurothelprotrusionen und Arachnoidalzotten

Die Dicke des Neurothels ist unterschiedlich. Zudem treten da und dort wohlabgegrenzte lokale Zellhaufen auf, die sich als **Neurothelprotrusionen** [1] in das Duragewebe hinein vorstülpen können (Abb. 16.10-6). In der Nähe der venösen Blutleiter, vor allem der Sinus durae matris und der ihnen seitlich angeschlossenen Lacunae laterales, wird die Kontaktfläche zwischen Dura und Arachnoidea durch zahlreiche Durabälkchen vergrößert. In den Balkennischen finden sich sowohl Neurothelprotrusionen als auch echte Arachnoidalzotten (Abb. 16.10-7). Die Durabälkchen fallen gegenüber der übrigen Dura cerebralis durch ihren hohen Gehalt an elastischen Fasern auf (Abb. 16.10-8a). Zweifellos können sie dadurch Volumenschwankungen der Zotten gut parieren. Aufgrund ihres Gefäßreichtums spielen diese Durabälkchen gewiß auch bei der Liquorresorption eine Rolle.

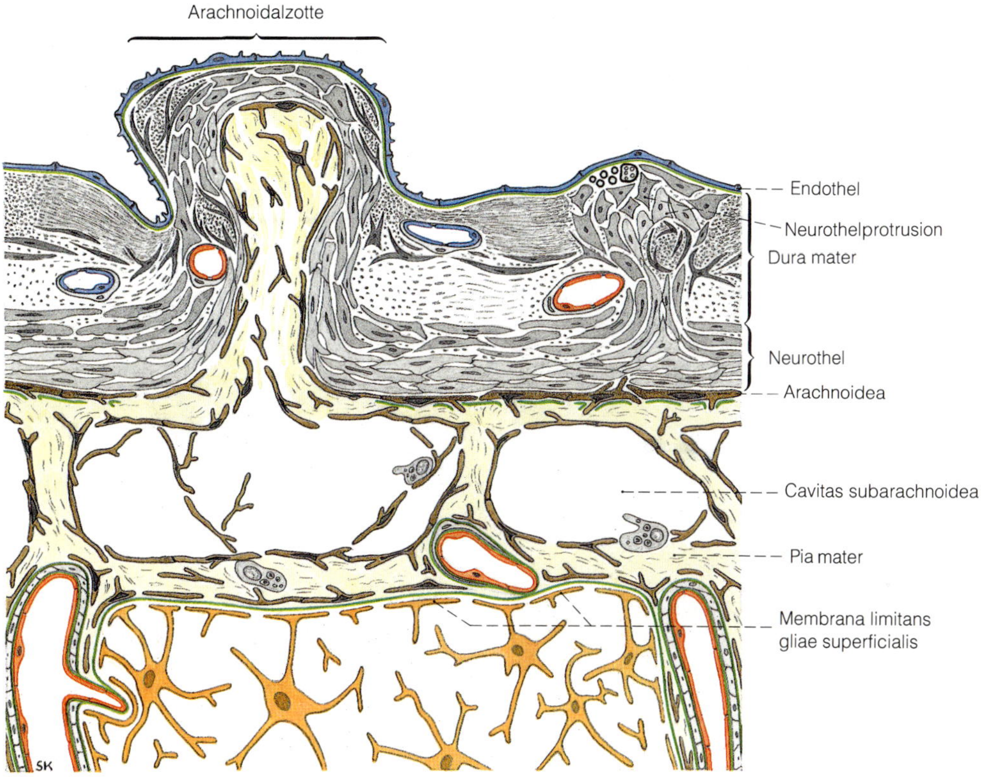

Abb. 16.10-6 Schema zur Ultrastruktur der Leptomeninx (mattgelblich), des Subarachnoidalraumes, der Arachnoidalzotten und Neurothelprotrusionen. Farben wie in Abb. 16.10-3. (Nach ANDRES [1])

Arachnoidalzotten *(Granulationes arachnoideae, arachnoid villi)* stellen einen weitergehenden Differenzierungsgrad von Neurothelpropulsionen dar und sind wichtige Abflußvorrichtungen für den Liquor cerebrospinalis. Sie zeigen Trauben-, Ei- oder Birnenform (Abb. 16.10-7 u. 8) und sind verschieden groß. Die kleinsten sind mit freiem Auge nicht erkennbar. Pränatal bereits nachweisbar, nehmen sie postnatal an Größe zu und liegen entweder frei in der Dura oder treten in enge Beziehung zum duralen Venensystem, vielleicht auch zum Lymphgefäßsystem. Größere oder kleinere Zottenteile dringen in Sinus durae matris oder in angeschlossene Venenräume (Lacunae laterales) ein und dringen vielfach auch in die Knochensubstanz des Schädels vor, wo sie die als **Foveolae granulares** bezeichneten Grübchen erzeugen. Im Knochen nehmen sie Kontakt zu Diploevenen auf. Arachnoidalzotten kommen im Bereich der Austrittsstellen der Hirn- und Rückenmarksnerven, aber auch im Dach der Paukenhöhle und an zahlreichen anderen Stellen der Schädelbasis vor.

Arachnoidalzotten werden von ihrer meist stielförmigen Basis aus von schwammigem arachnoidalem Bindegewebe durchsetzt (Abb. 16.10-8a). Zwischen Zellen und kollagenen Fasersträngen ist faserarmer Extrazellularraum vorhanden, der mit dem Subarachnoidalraum in Verbindung steht (Abb. 16.10-6). Zystenförmige Erweiterungen der Interzellularspalten zwischen Arachnoidal- und Neurothelzellen sind häufig. Im ganzen sind in Arachnoidalzotten die Verbindungen der Neurothelzellen untereinander loser als an anderen Stellen. Da, wo die Zotten an venöse Räume grenzen, erhalten sie einen Endothelüberzug, wobei zwischen Zottenneurothel und Sinusendothel oft kollagene Fasern und Duragrundsubstanz zu liegen kommen (Abb. 16.10-6). Die Endothelzellen der duralen Gefäße im Zottenbereich liegen dicht aneinander und sind oft durch tight junctions verbunden. Das Zytoplasma der Endothelzellen wie auch jenes der Neurothelzellen im Zottenbereich ist reich an Pinozytosevesikeln, Mitochondrien und Mikrofilamenten. Größere Zottenaggregate werden als **PACCHIONIsche Granulationen** bezeichnet. Auffällig sind die im Bereich von Zotten und Neurothelprotrusionen vorkommenden Psammom-Körperchen (Abb. 16.10-8b), kleine, rundliche Körperchen, offenbar lokale Agglomerationen degenerierender Neurothelzellen, die bisweilen auch verkalken können.

5.1 Arachnoidalzotten und Liquorabfluß in das Gefäßsystem (Liquor-Blut-Schranke)

KEY u. RETZIUS [16] zeigten schon 1875, daß die Injektion einer bunten Masse in den Subarachnoidalraum zu einer Füllung des „spongiösen Flechtwerkes" der Arachnoidalzotten führt, die bei stärkerem Injektionsdruck erigiert werden können, und daß das injizierte Material danach in den Blutraum gelangt. Diese Beobachtungen sind durch neuere Versuche erhärtet: Meerrettichperoxidase, in den Subarachnoidalraum einge-

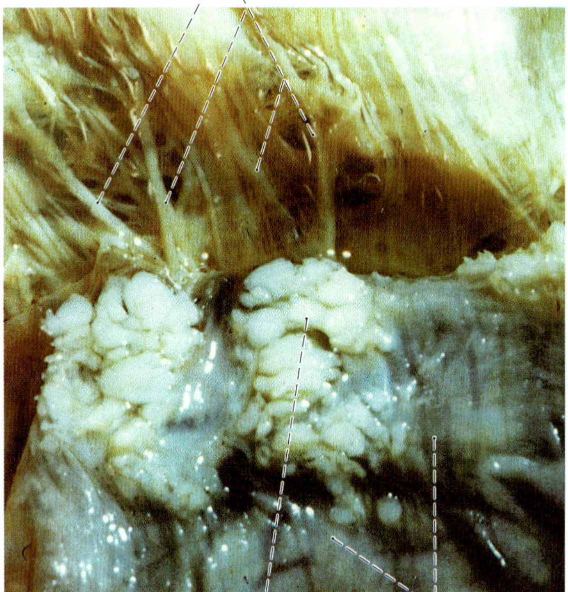

Abb. 16.10-7 Arachnoidalzotten und Durabalkenwerk in der Nähe des Sinus sagittalis superior. Äußeres Arachnoidalblatt samt Arachnoidalzotten von Dura abgehoben. Beachte die Nischen im Duragebälk, in die im natürlichen Zustand die Arachnoidalzotten zu liegen kommen, Vergr. 3fach.

Abb. 16.10-8 (a) Histologischer Schnitt durch Arachnoidalzotten und Durabalken im paramedianen Parietalbereich. Färbung v. Gieson. Vergr. 50fach. A: Arachnoidalzotten, D: Durabalken, Pfeile: Gefäße. (b) Arachnoidale Zellproliferationen im Spinalganglion C1. Goldner-Färbung, Vergr. 250fach.

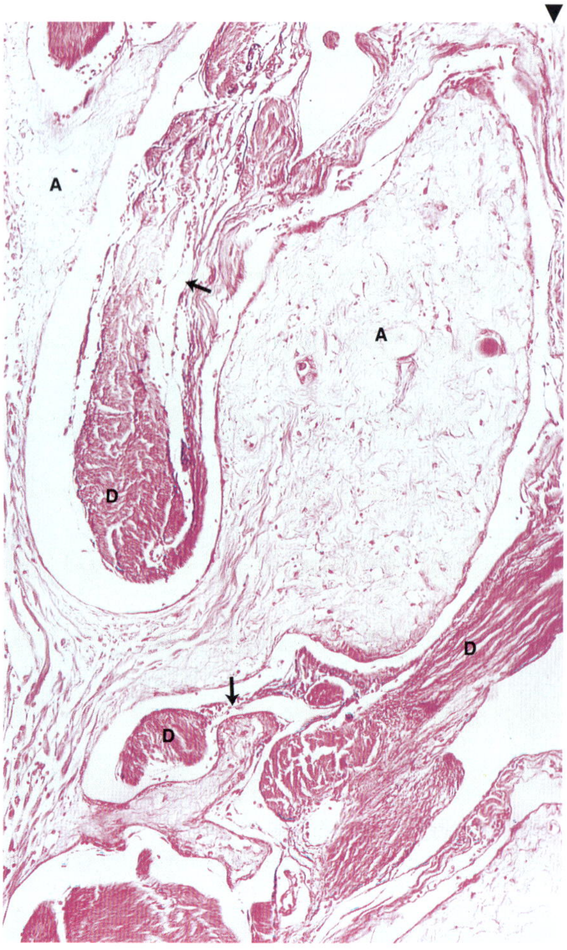

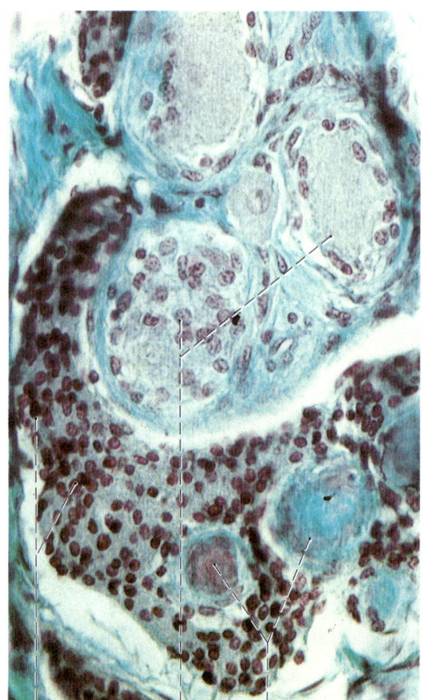

bracht, erscheint kurz danach in den leptomeningealen Bindegewebsräumen und schießlich im Endothelüberzug der Zotte, um hier über Mikropinozytose in den Blutraum zu gelangen.

Eine Erhöhung des Liquordruckes hat eine Erweiterung der intravillösen Bindegewebsräume, ein Auseinanderweichen der elastischen Durabälkchen und eine Erhöhung der Zahl der Mikropinozytosevesikel in den Endothelzellen zur Folge, wobei es auch zur Lösung interendothelialer tight junctions kommen soll. Blutungen in den Subarachnoidalraum beeinträchtigen die Drainage von Liquor in das Gefäßsystem und tragen damit zur Erhöhung des intrakraniellen Druckes bei. Nicht nur Blut im Subarachnoidalraum, auch verschiedene von außen eingebrachte Substanzen fördern, trotz stark einsetzender Phagozytose, bindegewebige Proliferation und Narbenbildung in den Abflußwegen, was schließlich zu Hydrocephalus führen kann [5].

Die Liquorresorption dürfte aber nicht auf Arachnoidalzotten beschränkt, vielmehr in weiten Teilen der Anlagerungsflächen der Arachnoidea an die gefäßreiche Dura möglich sein. Liquorresorption ist auch im Plexus choroideus nachgewiesen [14, 27].

5.2 *Arachnoidalzotten und Liquorabfluß in das Lymphsystem*

Lymphgefäße in der Dura cerebri sind beschrieben. Es ist leicht vorstellbar, daß Liquor oder Liquorbestandteile, die in die Matrix der Dura gelangen, auch über Lymphgefäße abgeleitet werden können. Arachnoidalzotten finden sich auch gehäuft an Durchtrittsstellen von Hirnnerven durch die Schädelbasis und im Bereich der den Wirbelkanal verlassenden Spinalnervenwurzeln bis zu den Spinalganglien. An diesen Stellen ergeben sich neben engen Beziehungen zu den hier vorhandenen Venengeflechten auch Übertrittsmöglichkeiten von Liquor über durale, epidurale und epineurale Gewebsspalten, in denen oft auch kleine Arachnoidalzotten vorkommen, in das Lymphgefäßsystem (Abb. 16.10-9) [12].

Elektronenmikroskopisch haben wir Lymphgefäße in Durataschen von Spinalnervenwurzeln bei Mensch und Ratte gesehen. Das von Magari vorgeschlagene Schema für Liquorabfluß [23] aus dem spinalen Subarachnoidalraum (Liquor-Lymph-Schranke) hat somit eine realistische Basis (Abb. 16.10-9).

Alte und neue Markierungsversuche zeigen jedenfalls, daß in den Liquorraum eingebrachtes Material entlang peripherer Nerven zu regionären Lymphknoten gelangt [12]. Nach Blutungen in den Subarachnoidalraum wurden Blutabbauprodukte in regionären Lymphknoten aufgefunden. Sehr gut dokumentiert ist der Weg entlang der Fila olfactoria in die Lymphgefäße der Nasenschleimhaut [15], aber auch jener in die Lymphgefäße des Innenohres und der Orbita. Bei Kaninchen und Katzen sollen bis zu 30% des ventrikulären Liquors über Lymphgefäße und tiefe zervikale Lymphknoten drainiert werden.

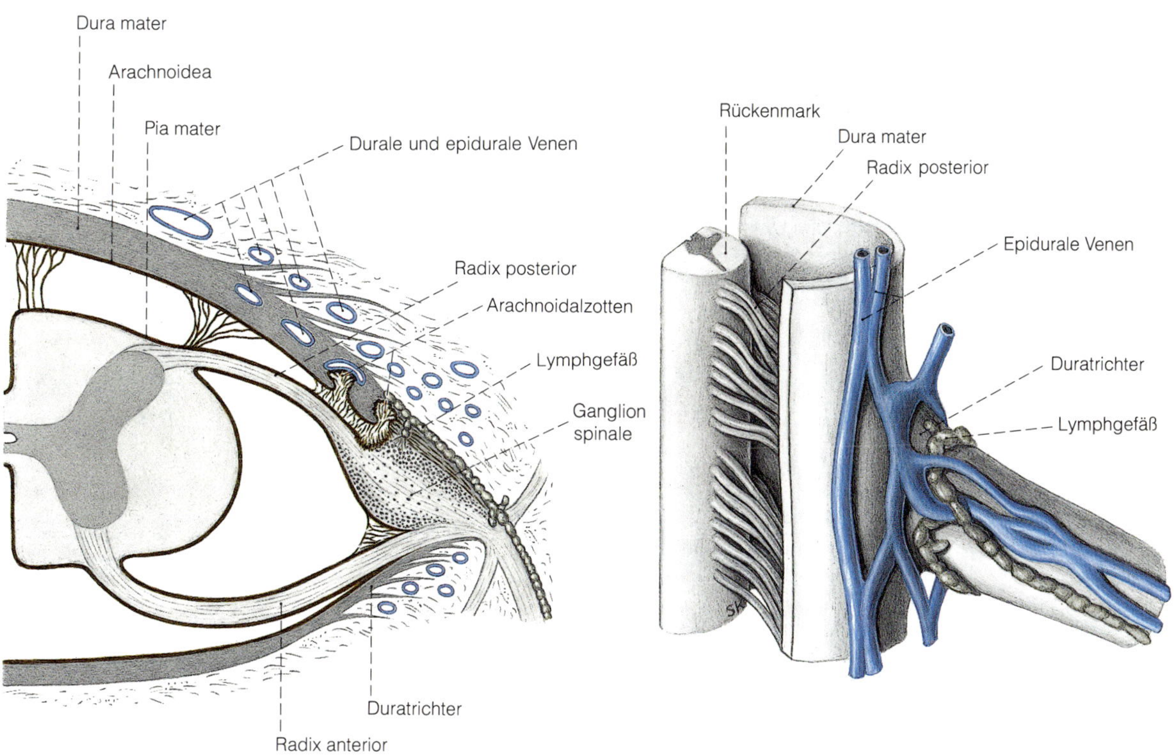

Abb. 16.10-9 (a) Spinalnervenwurzeln, Duratrichter und Arachnoidalzotten in einem Horizontalschnitt. Schematisch. (Modifiziert nach Magari [23]) (b) Dura, epidurale Venen und Lymphabfluß im Bereich der Duratrichter. Blockdiagramm des eröffneten Duralsackes.

In die Hirnsubstanz eingebrachte Tracer gelangen letztlich auch in das Lymphgefäßsystem. Sie verlassen die Hirnsubstanz vor allem entlang adventitieller Bindegewebsscheiden von Hirngefäßen, wo sie in Gewebsspalten nachgewiesen werden konnten; später erscheinen sie in extrakraniellen Lymphgefäßen [28].

Schließlich weiß man, daß Liquor auch aus den Ventrikeln transependymal in den Extrazellularraum des Gehirns gelangen kann.

6 *Hüllen im Rückenmarksbereich*

6.1 *Dura mater spinalis*

Die Dura mater spinalis umhüllt das Rückenmark als langgezogener Sack, der im Bereich des Foramen occipitale magnum in die Dura mater encephali übergeht (Abb. 16.10-10a). Da letztere mit dem inneren Periost der Schädelknochen eine einheitliche Bindegewebsplat-

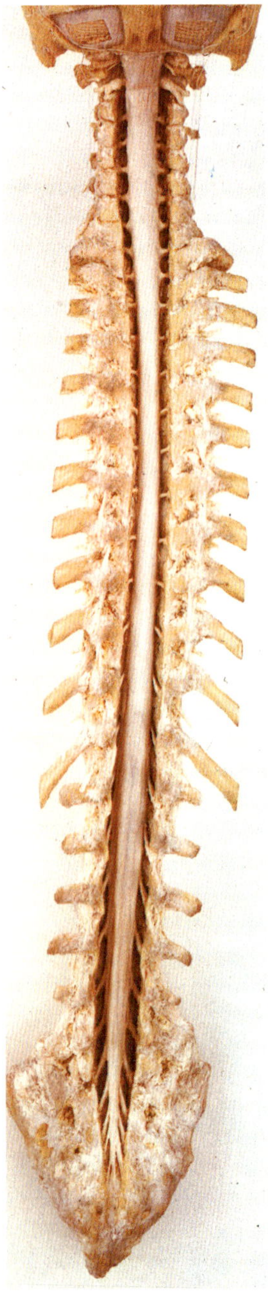

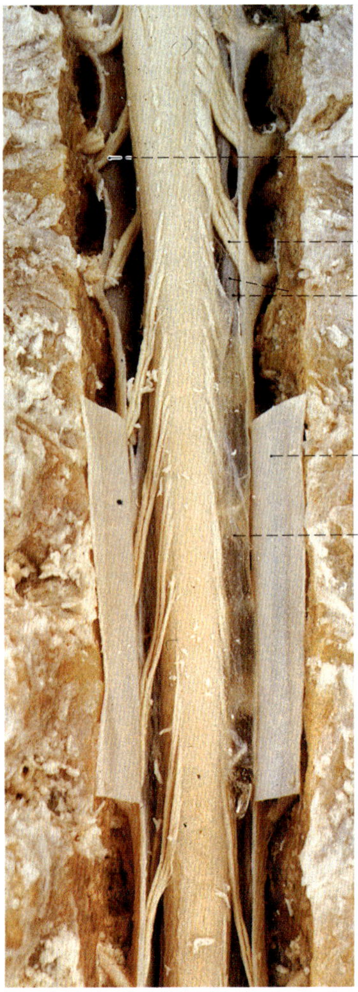

Abb. 16.10-10 (a) Ansicht der Duralscheide des Rückenmarks und der Rückenmarkswurzeln von dorsal (nach Wegnahme der Wirbelbogen); zwei „Fenster" im Os occipitale. (b) Gleiche Ansicht wie (a). Dura mater eröffnet, teilweise entfernt. Im linken oberen Bildbereich sind Arachnoidea, Lig. denticulatum und drei Hinterwurzeln entfernt, so daß die Vorderwurzeln zu sehen sind. Natürliche Größe.

te bildet, erhält der spinale Duralsack hier eine Befestigung am Skelett. Im Zervikalbereich ist der Duralsack relativ weit, verengt sich im mittleren Thorakalbereich, um dann seinen Durchmesser wieder zu vergrößern. Im Sakralbereich verjüngt er sich kegelförmig und endigt in Höhe des 2. oder 3. Sakralwirbels. Von seiner kaudalen Spitze lassen sich ein oder mehrere solide Bindegewebsstränge bis zur Hinterfläche des 2. Kokzygealwirbels verfolgen, wo sie im Periost verankert sind *(Filum terminale durale)*. Die für die Druckwellen im Liquorraum und für die Bewegungen der Wirbelsäule notwendige elastische Anpassungsfähigkeit der Dura mater beruht auf ihrem hohen Gehalt an elastischen Fasern.

Außen ist der Duralsack vom **Spatium epidurale** umgeben, das lockeres Bindegewebe, Fett und die venösen Geflechte des **Plexus venosus vertebralis internus** enthält (s. Abb. 16.5-2). Aus der Dura mater sich abspaltende Bindegewebszüge verankern sich an der Wirbelsäule, insbesondere auch am Ligamentum longitudinale posterius (Abb. 16.10-11a). Die Rückenmarkswurzeln, die, von Pia mater umhüllt, den spinalen Subarachnoidalraum durchmessen **(intrasakkuläre Verlaufsstrecke)**, verlassen diesen an trichterförmigen meningealen Ausstülpungsstellen, den sog. **Duratrichtern** (Abb. 16.10-10b u. 11). Vorder- und Hinterwurzeln verlaufen dann, von eigenen Dura- und Leptomeninx-„Strümpfen" umgeben, durch den Epiduralraum **(intravaginale Verlaufsstrecke)** zu den entsprechenden Foramina intervertebralia (Abb. 16.10-9), wo sie die Spinalganglien erreichen. Hier verschmilzt das Duragewebe mit der Kapsel des Spinalganglions bzw. mit dem Epineurium der Spinalnerven. Auch das Neurothel geht in die Durastrümpfe bzw. in das Perineurium der Spinalnervenwurzeln über. Die bindegewebigen Hüllstrukturen der Spinalnervenwurzeln können aber auch bereits proximal vom Spinalganglion Perineuriumcharakter annehmen.

Während die intravaginalen Anteile der unteren Spinalwurzeln im unteren Wirbelsäulenbereich stets absteigenden Verlauf zeigen, ziehen jene der unteren zervikalen und oberen Thorakalsegmente bei vielen Individuen horizontal oder gar aufsteigend [20], so daß hier eine beträchtliche Abwinkelung der intrasakkulären gegenüber der intravaginalen Verlaufsstrecke eintritt (Abb. 16.10-10b). Die Durascheiden selbst werden von innen her von zahlreichen **Arachnoidalzotten**, von außen durch **Venenkanäle** des Epiduralraumes durchsetzt. Die duralen bzw. epiduralen Venen erhalten hier eine ähnliche Bedeutung für die Liquorrückresorption wie die Sinus durae matris und Lacunae laterales im Schädelbereich (Abb. 16.10-9a u. 11a).

6.2 *Leptomeninx spinalis und Subarachnoidalraum*

So wie das Gehirn ist auch das Rückenmark von Pia mater direkt überzogen. Ein relativ weiter Subarachnoidalraum liegt zwischen Pia und der der Dura anliegenden Arachnoidalplatte. Der Subarachnoidalraum ist durch einzelne arachnoidale Septen und Bälkchen überbrückt (Abb. 16.10-9a u. 11a). Das stärkste Septum

a

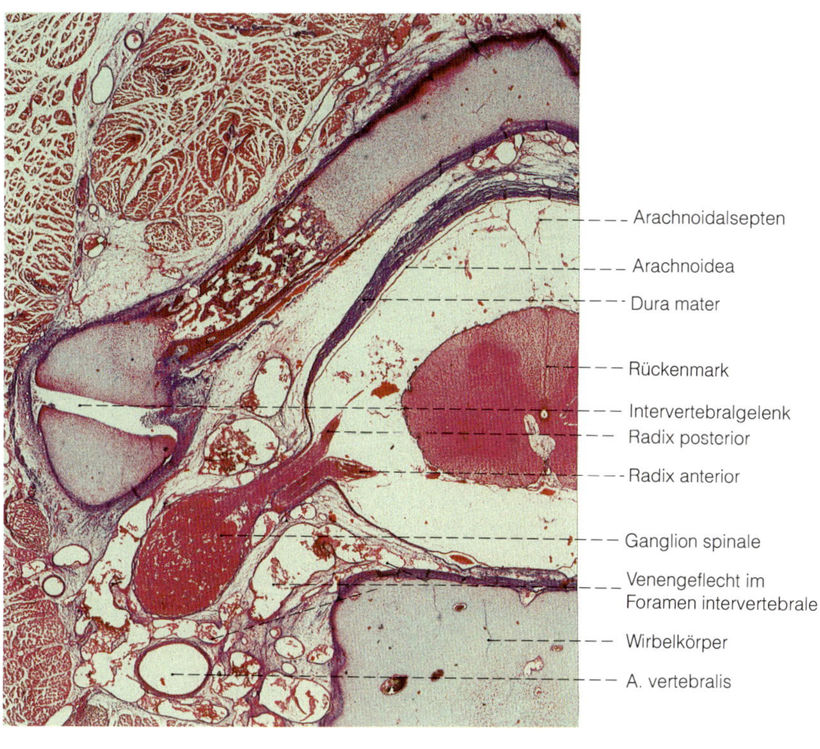

b

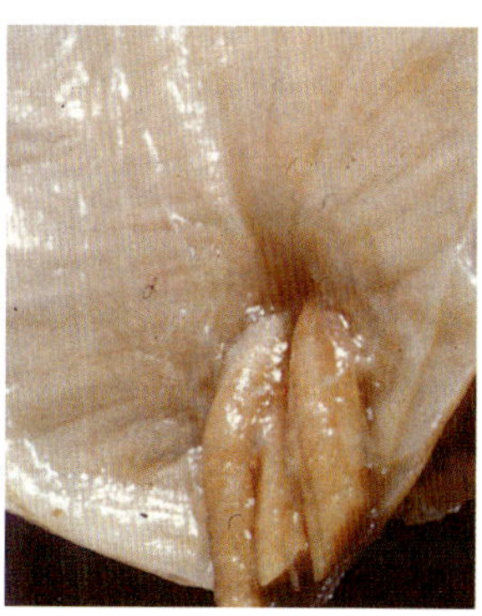

Abb. 16.10-11 (a) Querschnitt durch Wirbelsäule und Rückenmark. Menschlicher Fetus, 7. Lebensmonat, Azan. Vergr. 5fach. (b) Duratrichter an der Austrittsstelle der Spinalnervenwurzeln. Vergr. 2,5fach.

ist das **Ligamentum denticulatum**, eine frontal eingestellte, relativ derbe, bisweilen durchlöcherte Bindegewebsplatte, die den Subarachnoidalraum unvollständig in einen vorderen und hinteren Anteil trennt (Abb. 16.5-2 u. 10b). An der seitlichen Rückenmarksoberfläche kontinuierlich befestigt, läuft es lateralwärts in spitze Zakken aus, die an der Dura jeweils zwischen zwei aufeinanderfolgenden Wurzelaustrittsstellen ansetzen. Die oberste Zacke liegt hinter der Vorderwurzel des 1. Zervikalnervs und der A. vertebralis und vor der spinalen Akzessoriuswurzel (Abb. 16.10-12). Die kaudalste Zacke findet sich oberhalb der Durchtrittsstelle der Wurzel des 1. Lumbalnervs.

Der vor dem Rückenmark gelegene Subarachnoidalraum ist relativ frei von Bälkchen. Dorsal hingegen finden sich insbesondere thorakal Bälkchen und Septen: ein oder mehrere median gelegene Segel – **Septum posterius** – und eine meist fenestrierte Platte im Bereich der hinteren Wurzeln, die den hinteren Subarachnoidalraum unvollständig weiter unterteilt.

Die den Subarachnoidalraum durchziehenden Spinalnervenwurzeln werden von Pia überzogen. Bälkchen oder Segel der Arachnoidea kontaktieren oder umgeben die Wurzeln einzeln oder gruppenweise. Im Bereich der Duratrichter verschmilzt die Pia mit dem äußeren Arachnoidalblatt. Dieser leptomeningeale Strumpf wird distalwärts immer dicker. Er beherbergt auch liquorhaltigen Extrazellularraum und beteiligt sich an zahlreichen arachnoidalen Zottenbildungen. Distalwärts hängt er mit dem Interstitium des Spinalganglions bzw. mit dem endoneuralen Kompartiment der Spinalnerven zusammen.

Abb. 16.10-12 Gehirn und Rückenmark von der Dorsalseite freigelegt, hintere Hälfte der rechten Großhirnhemisphäre und rechte Kleinhirnhälfte entfernt. Die Dura mater ist teils von der Fläche, teils am Schnitt gut erkennbar. Die A. vertebralis ist quer schraffiert.

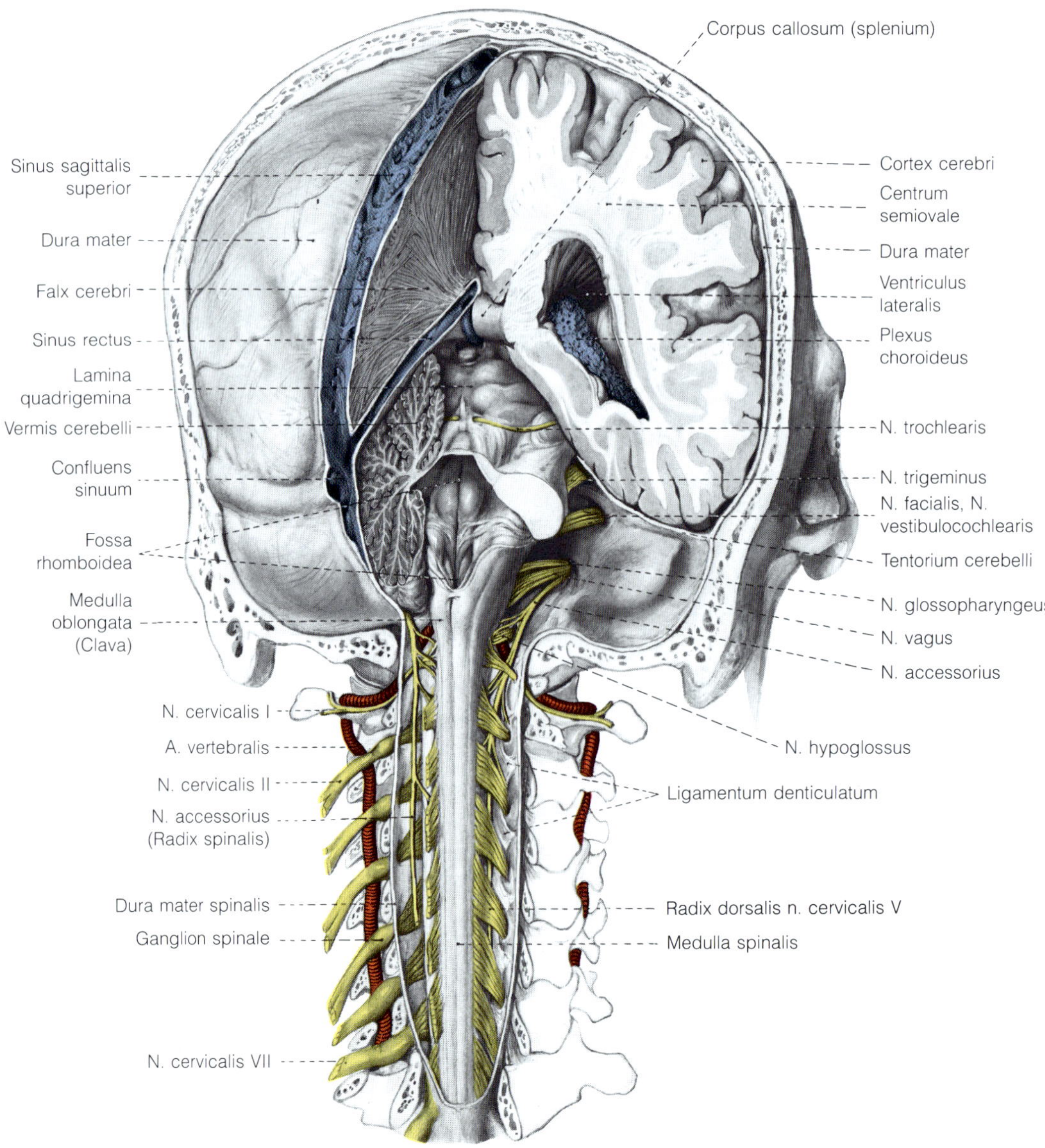

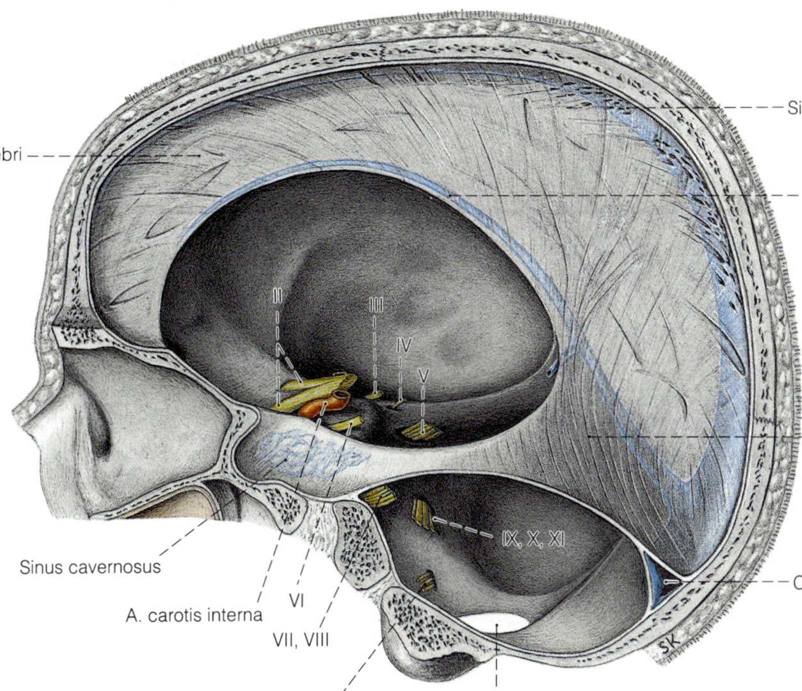

Abb. 16.10-13 Die durch Durasepten zustandekommende räumliche Unterteilung des Schädelinneren. Nach einem Präparat von einem unmittelbar lateral vom Sinus cavernosus sagittal durchschnittenen Kopf. Gelb: Nerven, blau: Sinus durae matris. Die römischen Ziffern bezeichnen die Nummern der Hirnnerven.

7 *Dura mater encephali*

7.1 Beziehung zu den Schädelknochen

Die Dura mater des Gehirns stellt eine dicke, dicht gewobene Bindegewebsplatte dar, die gleichzeitig inneres Periost des Schädels und feste Komponente der Hirnumhüllung bildet. Nur im Bereich der **Sinus durae matris**, der venösen Blutleiter, kommt es zu lokalen Aufspaltungen dieser sonst einheitlichen Bindegewebsschicht (Abb. 16.10-1, 12 u. 13).

Von der Dura strahlen kollagene Faserbündel und Blutgefäße in die Knochensubstanz ein. Beim Kind liegt die Dura mater dem Schädelknochen fest an. Nach dem 10. Lebensjahr läßt sie sich verhältnismäßig leicht vom Knochen ablösen. Nur im Bereich der Suturen, des Foramen occipitale magnum, der Lamina cribrosa, der Pars petrosa des Schläfenbeins, des Clivus und der Sella turcica bleibt sie auch später fest an der Unterlage verankert.

Anläßlich von Schädeltraumen können sich Blutungen profus „epidural", d.h. zwischen Dura und Schädelknochen, ausbreiten und durch den dabei auftretenden Druck auf das Gehirn lebensbedrohliche Zustände herbeiführen.

7.2 Durasepten und Sinus durae matris

An der Innenseite bildet die Dura mater Septen, die den Schädelinnenraum unvollständig unterteilen und die in die großen Furchen des Gehirns hineinragen (Abb. 16.10-13). Sie verhindern Massenverschiebungen von Hirnteilen und bilden außerdem ein System innerer Verstrebungen. Zu ihnen gehören die **Falx cerebri**, das **Tentorium cerebelli**, die **Falx cerebelli** und das **Diaphragma sellae** (s. Abb. 16.23-3). Diese bilden zusammen mit dem Schädel eine Konstruktionseinheit, die vor allem für den weichen jugendlichen Schädel bedeutungsvoll ist. Die Ausrichtung der kollagenen Faserzüge der Durasepten entspricht den Richtungen der Spannungen, die bei verschiedenen, den Schädel von außen treffenden mechanischen Einwirkungen auftreten.

Übermäßige Verformungen des Schädels, wie sie u. U. während der Geburt auftreten, können einen **Tentoriumriß** und damit eine Blutung zur Folge haben.

Die **Falx cerebri** ist ein sichelförmiges, median zwischen den beiden Großhirnhemisphären liegendes Duraseptum, das vorn an der Crista galli und von hier ab am Schädeldach dorsalwärts bis zur Protuberantia occipitalis interna befestigt ist (Abb. 16.10-13). Hinten geht sie in das Tentorium cerebelli über. An ihrem Ansatz am Schädeldach schließt die Falx cerebri den **Sinus sagittalis superior**, an ihrem freien Rand den **Sinus sagittalis inferior** ein.

Das **Tentorium cerebelli** bildet ein zeltartiges Dach über der hinteren Schädelgrube und trennt den Okzipitallappen des Großhirns vom Kleinhirn (Abb. 16.10-13).

Hinten entspringt es mit zwei Blättern an den Rändern des Sulcus transversus ossis occipitalis. Die beiden Blätter umgrenzen zusammen mit der Auskleidung des Sulcus transversus den **Sinus transversus**. Der Ansatz des Tentoriums geht vom Sulcus transversus auf die obere Felsenbeinkante über, wo er mit zwei Blättern den **Sinus petrosus superior** bildet. Medial setzt das Tentorium an den Processus clinoidei anterior und posterior an und strahlt in die den **Sinus cavernosus** außen begrenzende Duralamelle ein. Dieser venöse Blutraum wird lateral von Dura mater, medial vom Periost des Keilbeins bzw. von einem die Sella turcica lateral begrenzenden Bindegewebsseptum umgeben. Nach vorn und medial haben die Tentoriumplatten beider Seiten freie Ränder, die die **Incisura tentorii** begrenzen, durch die der Hirnstamm hindurchtritt. Die beiden freien Ränder konvergieren nach hinten oben zur Verschmelzungsstelle des Tentoriums mit der Falx. Entlang der Verschmelzungslinie, die den Zeltgiebel bildet, verläuft der *Sinus rectus*, der den *Sinus sagittalis inferior* und die *Vena magna cerebri* mit dem *Confluens sinuum* verbindet (Abb. 16.10-12). Von der Crista occipitalis interna dringt ein kleiner, median stehender Durafortsatz in die Incisura cerebelli posterior ein, die **Falx cerebelli**.

Schließlich ist noch eine besondere Duraplatte zu erwähnen, die die Sella turcica überdacht, das **Diaphragma sellae**, das in der Mitte ein Loch für den Durchtritt des Hypophysenstiels frei läßt (Übersichtsbild auf die basalen Sinus durae matris s. Abb. 16.23-3.) Weiteres über die Sinus durae matris s. Kap. 16.11.3.

7.3 *Dura und Hirnnerven*

Die Hirnnerven werden an ihren Durchtrittsstellen durch die Schädelbasis von Dura mater begleitet. Sie geht an der Außenseite des Schädels kontinuierlich in die Bindegewebsscheide der Nerven über. Ein ärmelartiger Fortsatz der Dura mater bildet auch um den N. opticus eine Scheide (Abb. 16.10-19), die mit der Sklera des Augapfels in Verbindung steht. Das Trigeminusganglion kommt in einen Blindsack der Dura mater zu liegen, der z.T. auch Leptomeninx und damit Subarachnoidalraum enthält (Kap. 16.23.6) Topographisch liegt dieser Blindsack in der lateralen Wand des Sinus cavernosus (Cavitas MECKELI).

Die Duratrichter der Hirnnerven sind ähnlich gestaltet wie jene der Rückenmarksnerven. Auch hier kommen Arachnoidalzotten vor und ermöglichen Liquorresorption in das Blut- und Lymphsystem. Im Bereich des N. opticus lassen sich alle Hirnhautkompartimente bis zur Sklera verfolgen. Entlang der Fila olfactoria kann Liquor Anschluß an das Lymphgefäßsystem der Nasenschleimhaut gewinnen.

8 *Vaskularisation der Hirn- und Rückenmarkshäute*

Die Hirnhäute erhalten zahlreiche feinste Arterien aus verschiedenen Quellen: im Bereich der vorderen Schädelgrube aus der A. ethmoidalis anterior, in der mittleren Schädelgrube aus der A. meningea media und aus der A. pharyngea ascendens, weiter aus der A. carotis interna bzw. einem rückläufigen Ast der A. lacrimalis; in der hinteren Schädelgrube aus Ästen der A. occipitalis, die über die Foramina jugulare und mastoideum in den Schädel gelangen, und schließlich über die A. meningea posterior aus der A. pharyngea ascendens. Auch über den Canalis hypoglossi kann ein feinster Arterienast in den Schädel gelangen.

Die Rückenmarkshäute werden von Rami spinales versorgt, die, je nach Höhe, von Ästen der A. subclavia, der Aa. intercostales oder der A. iliaca interna stammen (Näheres s. Kap. 16.11).

Die **Vaskularisierung** der Dura mater ist außerordentlich dicht: Neben einem oberflächlichen Geflecht spiralig verlaufender Arterien gibt es zahlreiche kleine tiefe Arterien, die vor allem ein nahe der Grenzfläche zur Arachnoidea liegendes Kapillarnetz speisen. In diesem wurden zahlreiche fenestrierte Kapillaren und Membranvesikulation im Endothel beobachtet [3]. Aus dem Kapillarbett gelangt das Blut in ein Venennetz, aus welchem es über Begleitvenen der Arterien oder direkt in die Sinus durae matris abfließt.

Die Wand der Duravenen besteht lediglich aus Endothel und Basallamina. Das durale Venennetz hängt über zahlreiche Anastomosen mit Diploevenen und Hautvenen zusammen, mit den feinen Venengeflechten der Durchtrittsstellen durch die Schädelbasis, ferner mit den venösen Geflechtbildungen der tiefen und oberflächlichen Gesichtsregion, der Nackenregion und mit den Orbitalvenen. Der größte Teil des Blutes fließt in die Sinus durae matris ab.

Doppler-Flußstudien haben gezeigt, daß die Flußrichtung des venösen Blutes zwischen Schädelinnenbereich und dem reich entwickelten Hautvenensepten in Zusammenhang mit Veränderungen der Temperatur wechseln kann [6].

Der **Blutabfluß** aus der Dura mater spinalis erfolgt in die Venengeflechte des Wirbelkanals und der Foramina intervertebralia.

Da zahlreiche Verbindungen mit Venen des Rückens, des Thorax- und des Bauchraumes bestehen, ist mit beträchtlichen Verschiebungen von Blutvolumen aus und in den Spinalkanal bei Veränderungen der Stellung sowie des intrathorakalen und intraabdominellen Druckes zu rechnen.

Das **Durchflußvolumen** der Dura mater ist außerordentlich hoch und liegt nicht weit unter jenem von Gehirn und Herz. Die Duragefäße antworten sehr empfindlich auf viele Reize [10], etwa mit Gefäßerweiterung auf Substanz P, Serotonin und Adenosin. Serotonin und Substanz P erhöhen auch die Permeabilität der Dura. Auf die pialen Gefäße wirkt Substanz P über einen im Endothel vorkommenden relaxierenden Faktor. Die reichlich vorkommenden sympathischen Nerven wirken vasokonstriktorisch und vermindern die Perfusion der Meningen [10, 17, 18], wobei sicherlich zahlreiche arteriovenöse Anastomosen eine Rolle spielen.

9 *Nervenversorgung der Hirn- und Rückenmarkshäute*

Die Hirn- und Rückenmarkshäute, insbesondere die Dura mater (Abb. 16.10-14), sind sehr stark innerviert [13].

An der Innervation der Hirnhäute sind zahlreiche Nerven beteiligt, vor allem der Trigeminus.

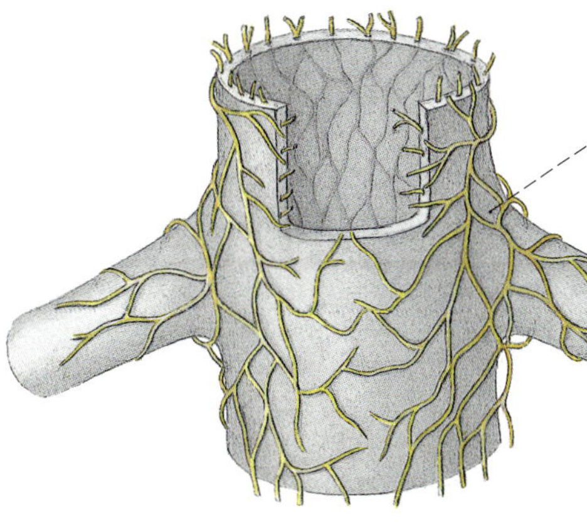

Abb. 16.10-14 Innervation der Dura mater spinalis. (In Anlehnung an Groen [13])

Vordere Schädelgrube: Äste der Nn. ethmoidales anteriores und posteriores sowie der Nn. maxillaris und mandibularis.

Mittlere Schädelgrube: Äste der Nn. maxillaris und mandibularis sowie unmittelbar aus dem Trigeminusganglion.

Hintere Schädelgrube: Äste der Rami meningei der ersten drei Zervikalnerven, die über die Foramina occipitale magnum und jugulare eintreten. Möglicherweise auch Äste von Vagus, Hypoglossus, Truncus sympathicus und Ganglion oticum.

Tentorium cerebelli: Ramus tentorius des N. ophthalmicus.

Die **Dura mater spinalis** bezieht ihre Innervation 1. aus den Rami meningei von segmentalen Spinalnerven, 2. aus dem Nervengeflecht des Ligamentum longitudinale posterius, 3. aus den perivaskulären Nervengeflechten der Wurzelarterien. Die segmental herangeführten Nerven überlappen einander über mehrere Segmente [13] und bilden insgesamt ein dichtes Netz.

Funktionell sind eine **sympathische** und eine **sensorische Innervation** zu unterscheiden. Sympathische Fasern wirken vasokonstriktorisch, sensorische haben neben rezeptorischen auch effektorische Aufgaben, indem sie auf Gefäßtonus und Permeabilität durch Freisetzung von Peptiden wirken. Substanz-P-haltige Neurone etwa wirken ebenso wie serotoninhaltige Axone gefäßerweiternd [7, 10].

Die sensorischen Fasern der Dura mater laufen entweder in Ruffini-ähnlichen Endkörperchen aus oder endigen „frei" im Gewebe. Rezeptorenreich und daher besonders empfindlich sind die Ränder der Sinus durae matris und die Zonen entlang der A. meningea media. Die kapselfreien Ruffini-Körperchen an den Einmündungsstellen der oberen zerebralen Venen in den Sinus sagittalis superior dürften für die Messung von Dehnungen der Gefäßwand, des Venendruckes und des Durchflußvolumens wichtig sein [2]. Unter den übrigen afferenten Nervenfasern der Dura herrschen marklose vor, teils Verästelungen primär markloser Fasern, teils lange unmyelinisierte Ausläufer markhaltiger Fasern. Die Fasern endigen entweder im vaskulären Bett oder „frei" im Durabindegewebe. Die rezeptorischen Stellen erkennt man als lokale Axonanschwellungen mit Anhäufungen von Vesikeln und evtl. Rezeptormatrix.

Die starke Innervation der Dura mater encephali und ihrer Gefäße dürfte bei der Auslösung verschiedener Kopfschmerzformen eine bedeutende Rolle spielen.

10 Ventrikelauskleidung, Plexus choroideus, Liquorzirkulation

10.1 Kinozilienreiche Ependymzellen

Die Auskleidung der Hirnventrikel und des Zentralkanals des Rückenmarks erfolgt durch das **Ependym**, ein zumeist einschichtiger Zellverband (Abb. 16.10-15). Die **Ependymozyten** werden der Familie der Gliazellen zugerechnet und können hochprismatisch (12–15 µm), kubisch oder flach (0,1–0,2 µm) sein; seitlich sind sie glatt begrenzt oder ineinander verzahnt, ihre basalen Flächen sind glatt oder eingefaltet. Einzelne Fortsätze können in die subependymale Gewebsplatte verfolgt werden; im Conus terminalis des Rückenmarks erreichen sie sogar die Außenseite des Rückenmarks. An ihrer Oberfläche zeigen die Ependymzellen neben zahlreichen Mikrovilli *Kinozilien*. Der größte Teil der Ventrikel- bzw. Zentralkanalwand ist von **kinozilienreichen Ependymzellen** (35–60 Kinozilien pro Zelle) bedeckt, die untereinander durch gap junctions und Zonulae adhaerentes, **nicht aber durch Zonulae occludentes** verbunden sind [21]. Ein Flüssigkeits- und Stoffaustausch zwischen Ventrikelliquor und dem Interzellularraum des Zentralnervensystems ist also möglich und auch durch Markierungsstudien belegt [4, 11, 27]. Er erfolgt in beiden Richtungen. Nicht nur mit einer interzellulären, auch mit einer transzellulären Transportmöglichkeit ist zu rechnen.

Die Zellkerne der Ependymzellen liegen zentral oder basal und zeigen einen deutlichen Nucleolus. Im Zytoplasma fallen neben den üblichen Organellen Mikrofilamente von 7,5–10 nm Dicke und dichte Körperchen auf. Im Kinozilien-Basalkörper-Bereich sind Aktin und Myosin nachgewiesen.

Neuronale Elemente des Ependyms

Intra- oder subependymal finden sich oft Nervenzellen, die einen dendritischen Fortsatz in den Ventrikelraum entsenden, während ein neuritischer Fortsatz in das Hirngewebe eintritt. Sie werden **Liquorkontaktneurone** genannt [21].

Bei Säugern wurden derartige Zellelemente im kaudalen Bereich des Rautengrubenbodens und in der Wand des Zentralkanals gefunden und als **aminerg** charakterisiert. Die dendritischen Liquorkontaktfortsätze sind ventrikelwärts kolbenförmig erweitert. Sie zeigen terminal Mitochondrienansammlungen oder entsenden radiär in den Liquor gerichtete Stereozilien. Sowohl an den Perikaryen als auch im Fortsatzbereich kommen Synapsen vor. Die Liquorkontaktneurone werden heute mehrheitlich als Chemo- bzw. Mechanorezeptoren eingestuft. Mechanorezeptorisch käme die Empfindung von Gravitations-, Vibrations- oder Strömungsreizen in Frage. Auch Neurosekretion in den Liquor wird diskutiert [21]. An der ventrikulären Seite des Ependyms finden sich stellenweise dünne, oft serotoninerge [7] Nervenfasern und gelegentlich auch Zellen. Einzelne dieser nervösen Elemente treten zu Ependymzellen in synaptische Beziehung.

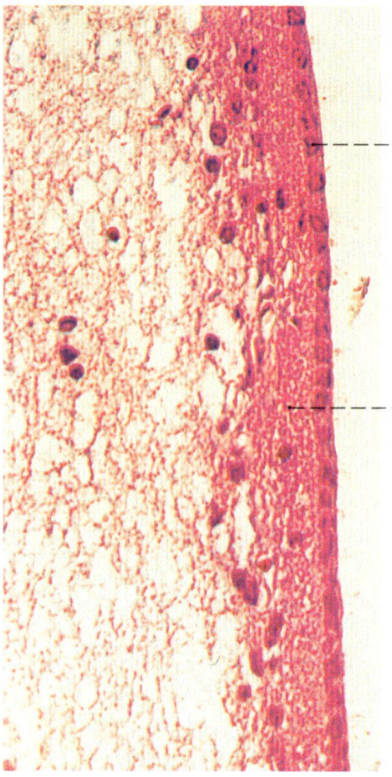

a

Abb. 16.10-15 (a) Ependym des III. Ventrikels. Adult. Azan, Vergr. 200fach (b) Kinozilienreiche Ependymozyten aus dem III. Ventrikel der Ratte. Vergr. 6000fach. (Original: Leonhardt, Kiel)

b

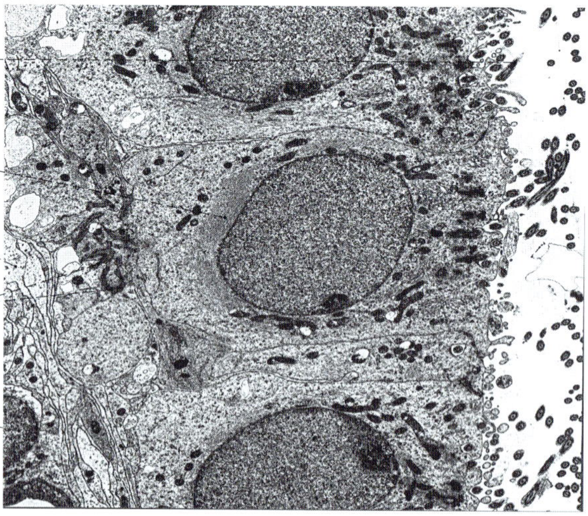

10.2 Subependymale Gewebsplatte

Unter dem Ependym liegt die subependymale Gewebsplatte (Abb. 16.10-15a). Diese ist in den einzelnen Ventrikelabschnitten unterschiedlich gebaut und variiert auch, je nachdem ob sie grauer oder weißer Substanz aufliegt [26].

Im Bereich kinozilienreicher Ependymareale besteht die subependymale Gewebsplatte aus einer Schicht von oberflächlichen Gliafortsätzen und einer darunter gelegenen Schicht von Perikaryen, vorwiegend Astrozyten. An vielen Stellen des Ventrikelsystems finden sich subependymal undifferenzierte, mitosebereite *„Matrixzellen"*, die möglicherweise beim Zellersatz eine Rolle spielen. Auch Mikrogliazellen kommen hier vor. Abwehrzellen des Immunsystems und Mastzellen treten vermehrt unter krankhaften Bedingungen auf. Im subependymalen Glialager findet sich ein Netz von Blutkapillaren, stellenweise serotoninerge Axone. Perivaskuläre Basallaminae zeigen eigenartige Auffaltungen und ventrikelwärts gerichtete Verzweigungen, sog. Basallamina-Labyrinthe (Abb. 16.10-15b).

10.3 Veränderungen des Ependyms

Die Ependymzellen zeigen im fetalen Leben eine größere Anzahl von Kinozilien als im Erwachsenenalter. Bei **Hydrocephalus** können Kinozilien verlorengehen, die Ependymzellen erscheinen abgeflacht, bisweilen auseinandergedrängt.

Hydrocephalus kann durch pathologischen Verschluß des Foramen interventriculare, des Aquaeductus Sylvii oder der Foramina Luschkae oder Magendii entstehen. Er kann aber auch, gewissermaßen „ex vacuo", bei starker Atrophie des Gehirns auftreten. Auf entzündliche Reize kann das Ependym mit Nekrose oder Proliferation antworten. Verklebungen, evtl. auch Verschluß des Aquädukts oder des Zentralkanals des Rückenmarks können die Folge sein. Der Zentralkanal des Rückenmarks ist bei Adulten aber normalerweise über weite Strecken obliteriert, das Ependym zeigt hier oft Proliferationen.

10.4 *Kinozilienarme Ependymzellen, Tanyzyten und zirkumventrikuläre Organe*

An bestimmten Stellen des Ventrikelsystems treten anstelle der bisher geschilderten kinozilienreichen Ependymzellen sogenannte **Tanyzyten** auf, langgestreckte Zellen, die nur eine Kinozilie tragen und die den Astrozyten nahestehen (s. Abb. 16.16-11). Untereinander durch tight junctions verbunden, sorgen diese Zellen für einen dichten Abschluß des Interzellularraumes der Hirnsubstanz gegenüber dem inneren Liquorraum. Die Tanyzyten senden basal einen Fortsatz aus, der sehr lang werden kann und meist im Wandbereich von Blutgefäßen endet. Tanyzyten kommen in bestimmten Bereichen der Seitenventrikel, des Aquädukts und des IV. Ventrikels vor, in typischer Weise aber im Bereich der **zirkumventrikulären Organe**. Diese sind kleine, umschriebene Ependymorgane in der Wand des III. und IV. Ventrikels (s. Kap. 16.16.2). Charakteristischerweise existiert im Bereich dieser Organe **keine Blut-Hirn-Schranke** (s. Kap. 16.2.4.5), im Gegenteil, oft finden sich hier fenestrierte Blutkapillaren. Die Zellen liegen somit in einem Flüssigkeitsmilieu, in das schrankenpflichtige Bestandteile aus dem Blut eintreten können – man spricht von **neurohämalen Regionen**. An der Grenze zwischen den neurohämalen Zonen und dem Interzellularspaltensystem des „normalen" Hirngewebes scheinen phagozytierende Zellen eine „Grenzkontrolle" auszuüben.

Die **zirkumventrikulären Organe** im weiten Sinn umfassen das *Infundibulum* inklusive *Eminentia mediana,* das *Organon vasculosum laminae terminalis,* das *Subfornikalorgan,* das *Corpus pineale,* das *Subkommissuralorgan* und die *Area postrema.* Auch der *Plexus choroideus* wird diesem Organsystem zugerechnet. Alle aufgezählten „Organe" außer dem Subkommissuralorgan liegen im neurohämalen Milieu. Die meisten von ihnen grenzen sowohl an das Ventrikelsystem als auch an den subarachnoidalen Liquorraum.

Die Neurohypophyse und das Pinealorgan werden in Kap. 16.16 besprochen, der Plexus choroideus wird im folgenden Kapitel dargestellt. Die übrigen, kleinen zirkumventrikulären Organe werden im Kap. 16.16 abgehandelt.

10.5 *Plexus choroideus*

In bestimmten Bereichen des Endhirns, Zwischenhirns und Rautenhirns ist die Wandung der Ventrikel auf eine einzige Zellage reduziert, die **Lamina epithelialis choroidea.** Diese steht in kontinuierlicher Verbindung mit der Ependymauskleidung der übrigen Ventrikelwand (s. Abb. 16.2-43). Eine Basallamina grenzt die Lamina epithelialis choroidea vom gefäßreichen leptomeningealen Bindegewebe ab. Die gefäßführende Bindegewebsplatte wird auch als **Tela choroidea** bezeichnet. Über weite Areale sind Lamina epithelialis und Tela choroidea unter Bildung zahlreicher, oft bäumchenartig verzweigter Zotten in das Ventrikellumen eingestülpt und bilden den *Plexus choroideus* (Abb. 16.10-16).

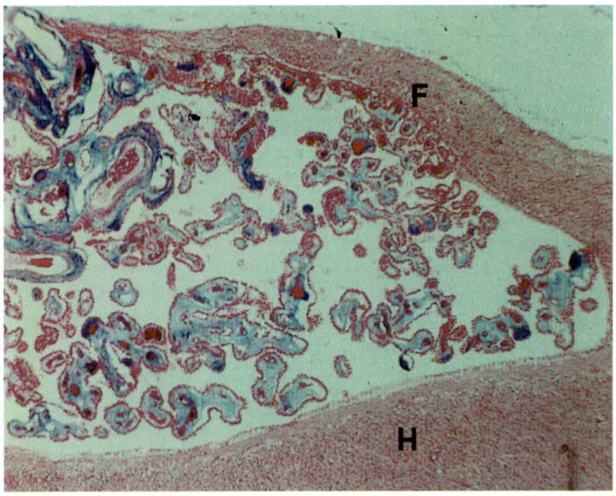

a

b

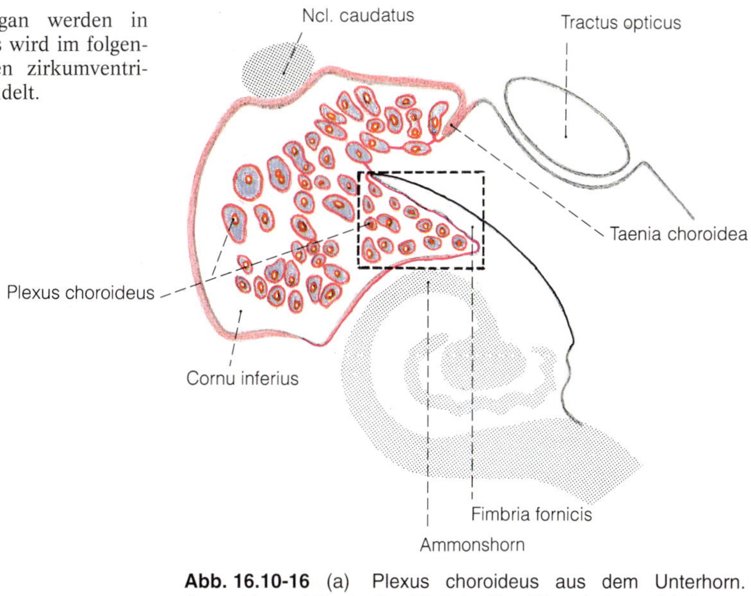

Abb. 16.10-16 (a) Plexus choroideus aus dem Unterhorn. Azan, Vergr. 15fach. F = Fimbrie, H = Hirnsubstanz. (b) Dargestellte Stelle schematisch.

Die Gesamtoberfläche des Plexus wurde auf über 200 cm^2 beim Erwachsenen [4] geschätzt. Der Plexus choroideus hat eine hohe Regenerationsfähigkeit. Auch nach Entfernung größerer Anteile kann von verbliebenen Plexusstellen aus Regeneration erfolgen.

Das Zottenbindegewebe enthält in einer amorphen mukopolysaccharidreichen Grundsubstanz neben vernetzten Bindegewebszellen viele freie Zellen, wie Plasma- und Mastzellen sowie Makrophagen. Bündel kollagener Fasern, elastische und retikuläre Fasern kommen vor. Beherrschend sind jedoch Blutgefäße, im distalen Zottenabschnitt fenestrierte Kapillaren, an der Zottenbasis Arteriolen, kleine Arterien und Venen. In Begleitung der Blutgefäße finden sich oft Nervenfasern, die aus dem Halssympathikus sowie dem IX. und X. Hirnnerven stammen und z.T. sensorisch sind. Mit zunehmendem Alter treten konzentrisch geschichtete, manchmal verkalkte Konkremente auf, die als Degenerationserscheinungen zu werten sind *(Acervulus)*.

Jede Zotte wird von einer Lage **kubischer Epithelzellen** bedeckt, die durch Zonulae adhaerentes und occludentes untereinander verbunden sind und ventrikelwärts neben einer oder wenigen Kinozilien zahlreiche Mikrovilli aufzuweisen haben. Das basale Plasmalemm zeigt Einfaltungen, daneben ein „basales Labyrinth".

Das Zytoplasma des Plexusepithels enthält zahlreiche Mitochondrien (Abb. 16.10-17), einen supranukleär gelegenen GOLGI-Apparat, mäßig viel glattes und rauhes endoplasmatisches Retikulum und eine große Zahl von Bläschen unterschiedlicher Größe. Lipoidtropfen, Lysosomen und Lipofuszingranula sind häufig. Mit zunehmendem Alter findet man Lysosomen mit Einschlüssen, die aus Filamentbündeln und einem Lipidkern bestehen *(BIONDI-Körper)*. Sie können nicht abgebaut werden und verhärten mit der Zeit.

Die starke Oberflächeneinfaltung, das reichliche Vorkommen von Hydrolasen, Phosphatasen, Karboanhydrasen und anderen Enzymen stehen mit der Transportfunktion der Plexusepithelien im Zusammenhang und erinnern in mancher Hinsicht an das proximale Tubulussystem der Niere. Stofftransport kommt **in beiden Richtungen** vor. Die transzelluläre Durchlässigkeit für bestimmte Stoffe ist hochselektiv, der interzelluläre Stoffdurchtritt aber durch Zonulae occludentes behindert. So kommt hier eine selektive **Blut-Liquor-Schranke** zustande.

Der Plexus choroideus ist wesentlich für die Bereitung von **Liquor cerebrospinalis** und scheint dessen Zusammensetzung zu überwachen. Bei der im Plexus choroideus ablaufenden Liquorproduktion werden aus der proteinhaltigen Flüssigkeit, die über **fenestrierte Kapillaren** in das bindegewebige Plexusstroma gelangt, Bestandteile sowohl auf dem Wege der Ultrafiltration als auch durch aktiven Transport durch das Plexusepithel geschleust. Einige wichtige Bestandteile, die durch den Plexus choroideus in den Liquor und letztlich in das Gehirn gelangen, sind in Tabelle 16.10-2 angeführt.

Einen Anteil an der Barrierefunktion des Plexus choroideus haben auch die **Epiplexuszellen** [4], sternförmige Zellen mit radiären Fortsätzen, die dem Plexusepithel ventrikelwärts aufliegen (Abb. 16.10-17b). Es handelt sich um Makrophagen, die ihre Form stark verändern können [22].

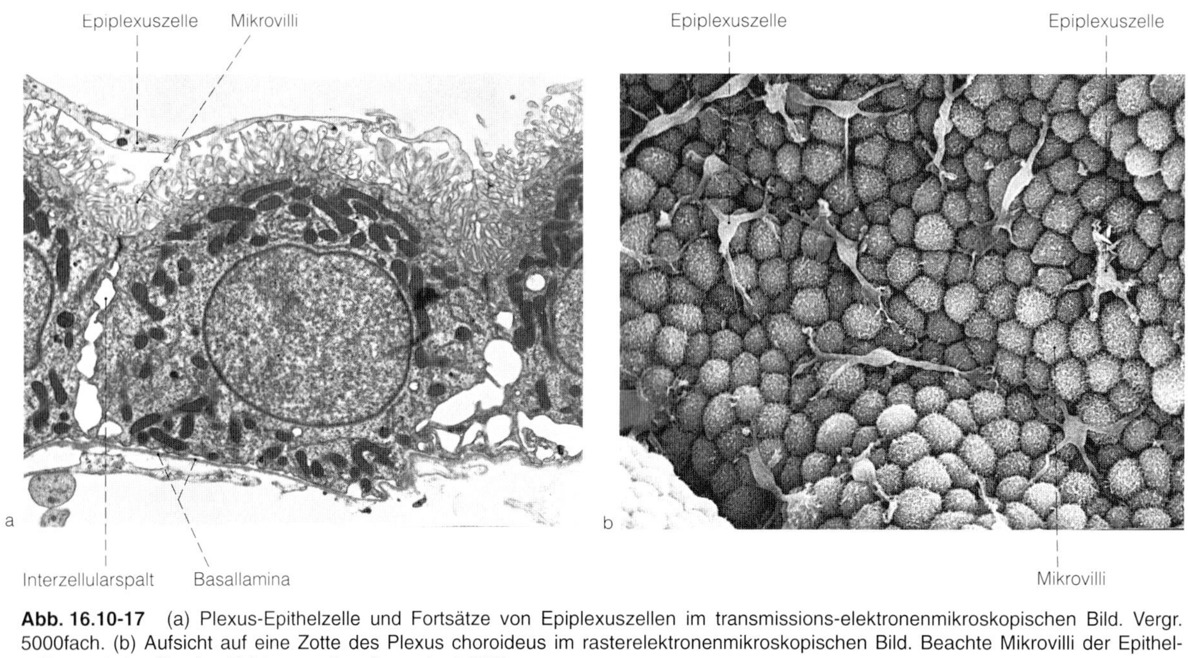

Abb. 16.10-17 (a) Plexus-Epithelzelle und Fortsätze von Epiplexuszellen im transmissions-elektronenmikroskopischen Bild. Vergr. 5000fach. (b) Aufsicht auf eine Zotte des Plexus choroideus im rasterelektronenmikroskopischen Bild. Beachte Mikrovilli der Epithelzellen und sternförmige Epiplexuszellen. (LING et. al. [22])

10.6 Liquor cerebrospinalis

Der Liquor cerebrospinalis füllt die inneren Hohlräume des Zentralnervensystems aus und umgibt, indem er den ganzen Subarachnoidalraum ausfüllt, als Flüssigkeitsmantel Gehirn und Rückenmark. Er bietet mechanischen Schutz und dient dem Ausgleich hydrostatischer Druckänderungen im Gefäßsystem und möglicherweise auch dem Ausgleich von Temperaturschwankungen. Durch die Ventrikelwand hindurch kommuniziert der innere Liquorraum mit dem Extrazellularraum des Gehirns. Damit besteht eine Verbindung zum inneren Milieu von Gehirn und Rückenmark, das für den normalen Ablauf nervaler Prozesse von großer Bedeutung ist.

Offensichtlich nehmen verschiedene wichtige wasserlösliche Substanzen ihren Weg vom Blut über den Liquor in den Extrazellularraum des Gehirns. Da der Liquor letztlich ins Gefäßsystem rückresorbiert wird, entlang von Gefäßen und peripheren Nerven aber auch Abflußmöglichkeiten ins Bindegewebe und damit ins Lymphsystem bestehen, wird das Liquorsystem insgesamt auch als modifiziertes Lymphsystem für das nervöse Zentralorgan angesehen.

Der Liquor ist eine klare, durchsichtige Flüssigkeit, die sich hinsichtlich ihrer Zusammensetzung von allen anderen Körperflüssigkeiten charakteristisch unterscheidet: Geringere Konzentration von Eiweiß und anderen organischen Substanzen, der Proteingehalt verhält sich zu jenem des Blutes wie 1:200 bis 1:400; allerdings sind bestimmte Eiweißarten selektiv angereichert, wie Präalbumin [27]. Die Konzentration der Elektrolyte entspricht jener im Extrazellularraum des Gehirns. Zellen kommen nur vereinzelt vor (vgl. Tabelle 16.10-1).

Weg des Liquor cerebrospinalis

Der Liquor wird ständig neu produziert, nach Schätzungen werden jede Minute 0,5% des Gesamtvolumens erneuert. Er bewegt sich kontinuierlich in den zur Verfügung stehenden Räumen, um schließlich wieder resorbiert zu werden.

Die Liquorproduktion erfolgt zum größten Teil im Plexus choroideus. Eine weitere Quelle stellt der Interzellularraum des Gehirns dar.

Für eine zusätzliche extrachoroidale Liquorproduktion sprechen verschiedene Beobachtungen: etwa die Bestimmung des Übertritts von Markierungssubstanzen wie ^{14}C-Inulin (bei Kaninchen) in den Liquor an plexusfreien Stellen oder bei plexektomierten Affen [4]. Aus diesen Versuchen wurde geschlossen, daß 30% bis über die Hälfte des Liquors aus anderen Quellen als dem Plexus choroideus stammen (vgl. auch [8]). Man nimmt an, daß der extrachoroidale Liquor aus dem interzellulären Kompartiment der Hirnsubstanz stammt und via Ependym in die Ventrikel gelangt. Auch über die Pia mater soll „zerebraler" Liquor in den Subarachnoidalraum des Gehirns eintreten können.

Eine Plexektomie beim Menschen soll die Zusammensetzung des Liquors nicht verändern. Es liegen Berichte vor, nach denen bei Kindern mit Hydrocephalus, bei denen aus therapeutischen Gründen der Plexus choroideus entfernt worden war, der Liquordruck dennoch weiter anstieg [4].

Tabelle 16.10-1 Normaler Liquor.

Menge	110–160 ml (Adulter) 60–100 ml (junges Kind)
Geschätzte Neuproduktion	280–500 ml/Tag
Druck (lumbal)*	70–150 mm H_2O (Adulter im Liegen) 40–100 mm H_2O (junges Kind)
Spezifisches Gewicht**	1,006–1,008
Reaktion	pH ca. 7,5
Eiweiß	15–25 mg/dl
Glukose	45–80 mg/dl (im Ventrikel wesentlich mehr als lumbal)
Chlorid	720–750 mg/dl
Zellen	1–6 Zellen/mm^3 (Lymphozyten, Makrophagen, abgeschilferte Plexusepithelzellen)

* Der Druck ist nicht nur vom Alter, sondern auch von der Körperposition abhängig sowie vom Bereich, wo gemessen wird. Er wird auch von Atmung und Herzschlag beeinflußt. Der im Lumbalsack gemessene Liquordruck nimmt, normale Kommunikation zwischen kranialem und kaudalem Liquorraum vorausgesetzt, bei Kompression der Venae jugulares zu (QUECKENSTEDT-Test).

** Die Wasserverdrängung bzw. die Auftriebskräfte reduzieren das Gewicht des im Liquor „schwimmenden" Gehirns auf knapp 50 g. Dadurch wird das Gehirn vor schädigenden Beschleunigungskräften geschützt.

Zirkulation: Aufgrund szintigraphischer Techniken und anderer Beobachtungen konnten die Liquorbewegungen beim lebenden Menschen verfolgt werden. Nach Injektion von Markierungssubstanzen in den Seitenventrikel gelangen diese innerhalb von 20 Minuten über Foramen interventriculare, III. Ventrikel, Aquädukt, IV. Ventrikel, Foramen MAGENDII, Cisterna magna bis zum thorakalen Niveau des spinalen Subarachnoidalraumes, in weiteren 30 Minuten bis zu dessen kaudalem Ende. Innerhalb der gleichen Zeitspanne bewegt sich Liquor über die Foramina Luschkae und über die Cisterna basalis an der Konvexität der Hemisphären aufwärts bis zum Niveau des Tentoriums (Abb. 16.10-18).

Im einzelnen folgt der in die Cisterna magna eingetretene Liquor folgenden **Hauptrouten:**

1. Dorsalwärts in den das Kleinhirn umgebenden Leptomeninxmantel.
2. Kaudalwärts in den spinalen Subarachnoidalraum, wo sich die Hauptmenge in dem ventral von den Ligamenta denticulata gelegenen Bereich abwärts bewegt, um dann seitwärts bzw. hinter dem Rückenmark wieder zur Cisterna basalis aufzusteigen. Zarte leptomeningeale Segel scheinen bei der Steuerung dieser Bewegungen eine Rolle zu spielen. Eine gewisse Menge Liquor dürfte an den Austrittsstellen der Spinalnerven resorbiert werden.

3. Ventralwärts direkt in die Cisterna basalis. Von hier bewegt sich die Hauptmasse an der Vorderseite des Hirnstammes rostralwärts zur Cisterna interpenduncularis, von dieser
   a) über die Cisterna chiasmatis und Cisterna fossae lateralis in den die frontalen und lateralen Großhirnhemisphärenanteile umgebenden Subarachnoidalraum;
   b) über die Cisterna ambiens und Cisterna venae cerebri magnae in jenen Teil des Subarachnoidalraumes, der die medialen und hinteren Großhirnhemisphärenanteile umgibt [26].

Treibende Kräfte

Es konnte gezeigt werden [24], daß die geschilderte Bewegung in Richtung Großhirnhemisphären eigengesetzlich und unabhängig von der Körperposition erfolgt. Die den Liquor vorantreibenden Mechanismen sind noch nicht restlos geklärt.

Nach früheren Vorstellungen kommt dem Sekretionsdruck, dem Kinozilienschlag des Ependyms sowie dem Gradienten zwischen dem Druck im äußeren Liquorraum und dem wesentlich geringeren Druck in den Sinus durae matris eine Bedeutung zu. Nach neueren Messungen und Überlegungen zu den Ergebnissen kernspintomographischer Untersuchungen ist das Einströmen des systolisch vermehrten Blutvolumens in die arteriell-kapilläre Endstrombahn der Hirnarterien dafür maßgeblich, daß das Gehirn als Ganzes an Volumen zunimmt, was zur Einengung des intrakraniellen Subarachnoidalraumes und zum Ausweichen des Liquors in den Spinalkanal führt. In kurzer Folge kommt es auch zu einer Volumenzunahme der Basalganglien und des Thalamus, was wiederum eine Kaudalbewegung des Liquors aus dem III. Ventrikel zur Folge hat. Die Dura spinalis mit ihrem Reichtum an elastischen Fasern und intrinsischen und epiduralen Venengeflechten ist für das Auffangen der in den Spinalkanal ausweichenden Liquorbewegungswelle prädestiniert. Die mit Herzaktion, Atmung, intraabdominellen Druckverhältnissen und Körperstellungen einhergehenden Druckschwankungen im spinalen Venensystem haben Einfluß auf die Liquordynamik.

Resorption

Die Liquorresorption erfolgt hauptsächlich über die Arachnoidalzotten in das Blut. Wie groß der Anteil des Liquors ist, der an zottenfreien Stellen aus dem Subarachnoidalraum in die Dura und deren Venensystem übertritt, wieviel Liquor über das Ependym in die Hirnsubstanz eindringt und wieviel schließlich in das Lymphgefäßsystem abfließt (s. S. 345), kann noch nicht mit Sicherheit gesagt werden.

10.7 Unterteilung der Cavitas subarachnoidalis – Zisternen

Die Cavitas subarachnoidalis umgibt das gesamte zentrale Nervensystem. An den Kuppen der Hirnwindungen ist sie auf einen schmalen Spaltraum reduziert, im Bereich der Furchen und Nischen erweitert sie sich dadurch, daß die Pia mater dem Oberflächenrelief des Gehirns folgt, während das äußere Blatt der Arachnoidea die Unebenheiten der Oberfläche überbrückt. Größere Erweiterungen werden als **Zisternen** bezeichnet (Abb. 16.10-18 u. 19, Tabellen 16.10-2 u. 3). Hier sei vor allem auf die große **Cisterna basalis** hingewiesen, die sich auf

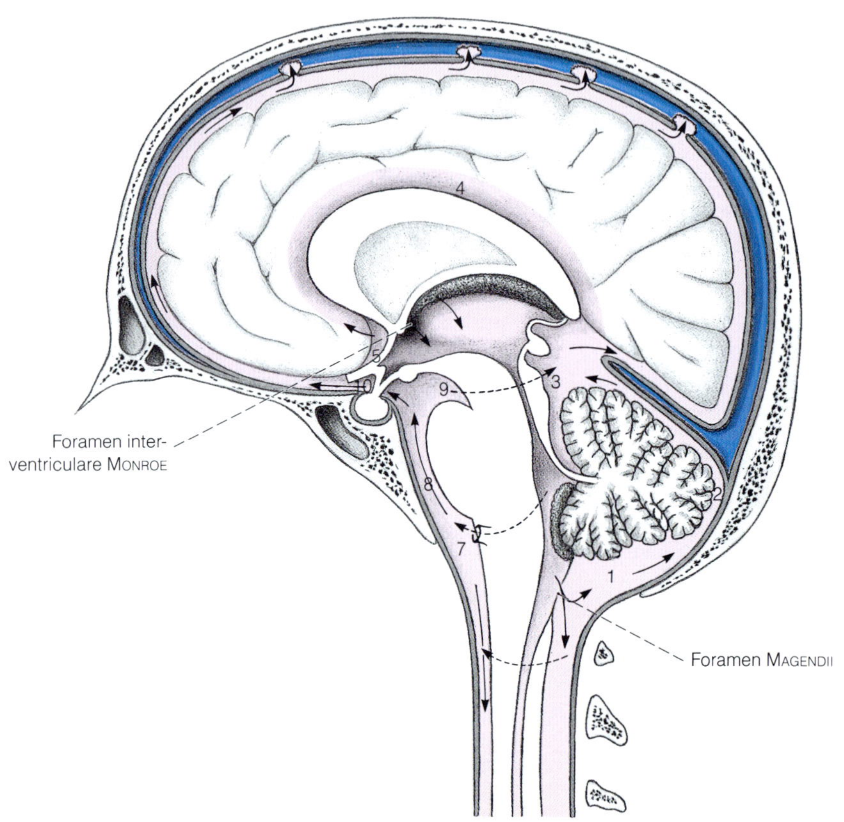

Abb. 16.10-18 Äußere und innere Liquorräume (violett) am Medianschnitt durch das Gehirn und das obere Rückenmark. Andeutung der wichtigsten Liquorbewegungsrichtungen durch Pfeile. Die Numerierung der Zisternen entspricht jener der Tabellen 16.10-2a und b. Pfeil oberhalb 7: Lage des Foramen LUSCHKAE.

Abb. 16.10-19 (a) Cisterna basalis mit Hirnnervenaustrittsstellen, von basal dargestellt. (Präparat B. SZARVAS) (b) Die an der Hirnbasis liegenden Zisternen. Die Numerierung der Zisternen entspricht jener der Tabellen 16.10-2a und b. Vgl. auch Abb. 16.10-18. (In Anlehnung an YASARGIL [29])

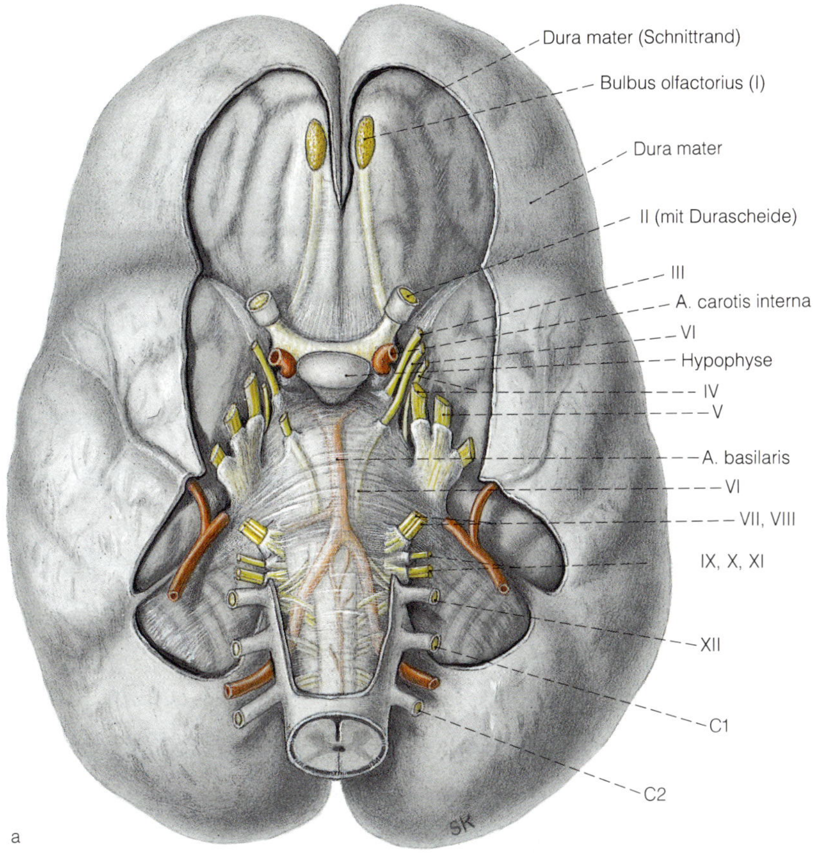

a

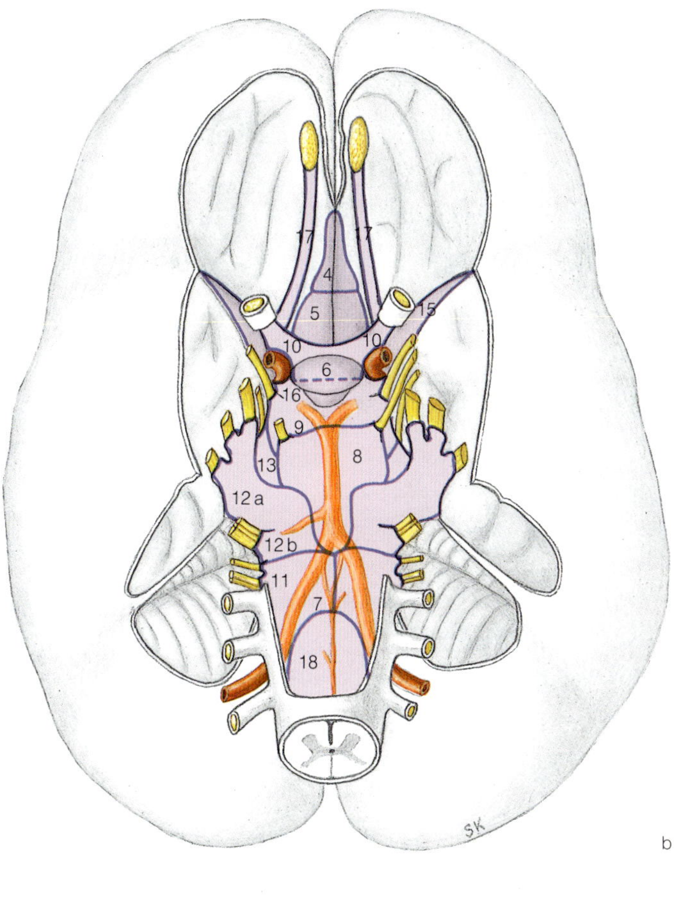

b

der basalen Seite des Hirnstammes befindet und den austretenden Hirnnerven mit strumpfartigen Vorstülpungen noch ein Stück weit folgt (Abb. 16.10-19). Teilabgrenzungen einzelner Zisternen ergeben sich durch das Vorhandensein segelartiger Bindegewebsblätter. Die Einstellung dieser Blätter im Raum beeinflußt die Richtung des Liquorstromes (Abb. 16.10-18).

Das Versickern von Liquor nach dem Tode, postmortale Veränderungen und präparatorische Eingriffe führen zu Schädigungen oder zu Zerstörung dieser umgemein feinen Segel, so daß das richtige Bild von deren Anatomie nur beim Lebenden zu gewinnen ist. Daher folge ich in der tabellarischen Übersicht (Tabellen 16.10-2 u. 3) und schematischen Darstellung den Angaben YASARGILS [29], der seine bei einer außerordentlich großen Zahl von Operationen gemachten Beobachtungen zusammengefaßt hat. Er hat dabei allerdings auch auf eine große individuelle Variabilität hingewiesen. Die fettgedruckten Bezeichnungen entsprechen den Zisternen, die zum Basiswissen des Medizinstudenten gehören müssen.

Tabelle 16.10-2a Am Medianschnitt sichtbare Zisternen. (Siehe auch Tabelle 16.10-2b: Cisterna basalis).

Cisterna (C.)	**Topographie**	**Angrenzend bzw. verbunden**	**Inhalt**
1. **C. magna** = cerebellomedullaris	*Ventral:* Medulla oblongata, Tela choroidea ventriculi IV. *Dorsolateral:* Vermis, Tonsillae cerebelli	Durch Foramen MAGENDII mit IV. Ventrikel über Foramen occipitalis magnum mit Cavitas subarachnoidalis spinalis verbunden. *Oben:* C. cerebelli superior, *basal:* C. basalis	Äste der A. cerebelli inferior posterior, Venen
2. C. cerebelli superior	Kleinhirnoberfläche, hintere Schädelgrube	C. magna, C. venae cerebri magnae	Äste der A. cerebelli superior
3. C. venae cerebri magnae (laminae quadrigeminae)	Lamina quadrigemina, Splenium corporis callosi	C. cerebelli superior, C. ambiens, C. corporis callosi	V. cerebri magna; Ursprung des N. trochlearis, Corpus pineale
4. C. corporis callosi	Oberfläche des Corpus callosum, *dorsal:* unterer Rand der Falx cerebri	C. laminae terminalis, C. venae cerebri magnae	Aa. und Vv. pericallosae; verteilt Liquor an die mediale Hemisphärenfläche
5. C. laminae terminalis	Zwischen Genu corporis callosi und oberer Chiasmafläche	C. chiasmatis (durch ein Septum von ihr teilweise getrennt), C. olfactoria, C. corporis callosi	A. cerebri anterior, A. communicans anterior samt Rami perforantes, A. recurrens HEUBNER
6. C. hypophysea	Zwischen Diaphragma sellae und Hypophyse	C. chiasmatica	Hypophysenstiel

Tabelle 16.10-2b Cisterna basalis. Unter diesem Begriff faßt man einen Komplex von unpaaren (6–10) und paarigen (11–18) Unterabteilungen, die eigene Zisternennamen erhalten haben, zusammen.

Cisterna (C.)	**Topographie**	**Angrenzend bzw. verbunden**	**Inhalt**
7. C. praemedullaris	An der Vorderfläche der Medulla oblongata	unten: C. spinalis ant., lateral: C. cerebellomedullaris, oben: C. pontis	A. spinalis ant., entsprechende Venen
8. C. pontis	Zwischen Basalfläche der Brücke und dem Clivus	C. praemedullaris C. interpeduncularis	A. basilaris mit Ursprung der A. cerebelli inf. ant., N. abducens, Aa. cerebelli sup.
9. **C. interpeduncularis**	Basale Fläche des Mittelhirns	C. pontis, C. ambiens, C. fossae lat., C. carotica	Nn. oculomotorii
10. **C. chiasmatis**	Umgibt Chiasma opticum bis unter Diaphragma sellae reichend (C. hypophyseos)	C. interpeduncularis (von ihr durch LILIEQUISTsche Membran getrennt), C. carotica, C. laminae terminalis	Kleine Arterienäste zu Chiasma opticum u. Hypophysenstiel, N. opticus, Infundibulum, Hypophysenstiel
11. C. cerebellomedullaris lat.	Liegt ventrolateral von Medulla oblongata, zwischen Foramen occipitale magnum und unterem Rand der Brücke	C. praemedullaris, C. pontis, C. pontocerebellaris	A. vertebralis, Ursprung der A. cerebelli inf. post., Nn. IX, X, XI, XII
12a C. pontocerebellaris sup. inkl. C. trigeminalis (FERNER)	Liegt dem lateralen Teil der Brücke an	C. pontocerebellaris inf., C. ambiens, Cavum MECKELI	N. trigeminus und Ganglion trigeminale
12b C. pontocerebellaris inf.	Liegt im Kleinhirnbrückenwinkel, grenzt an Flocculus u. Brachium pontis	C. pontis, C. cerebellomedullaris, über Foramen LUSCHKAE mit dem IV. Ventrikel verbunden	A. cerebelli inf. ant., A. labyrinthi, Nn. VII, VIII, in eigener Scheide: N. V
13. **C. ambiens**	Umfaßt seitlich das Mesencephalon	C. interpeduncularis, C. venae cerebri magnae, C. cruralis	A. cerebri posterior, A. cerebelli sup., Aa. chor. post et med., V. basalis (ROSENTHAL), N.IV
14. **C. cruralis**	Zwischen Crus cerebri u. Gyrus parahippocampalis	C. interpeduncularis, C. ambiens, C. fissurae lateralis	A. choroidea ant.
15. C. fissurae lateralis et fossae lateralis		C. cruralis, C. carotica: leitet Liquor vom basalen Zisternenkomplex an die ganze konvexe Großhirnfläche	A. cerebri media, Venen der Großhirnkonvexität
16. **C. carotica**	Umgibt A. carotis interna	C. chiasmatis, C. interpeduncularis, C. fissurae lat.	Intrakranieller Teil der A. carotis int. mit Ursprüngen von A. ophthalmica, communicans ant. und A. choroidea ant.
17. C. olfactoria	Umgibt Bereich des Sulcus olfactorius, erstreckt sich von Lamina cribrosa bis C. chiasmatis	C. chiasmatis, C. laminae terminalis, verbunden mit Lymphgefäßen der Nasenschleimhaut	Bulbus und Tractus olfactorius
18. C. spinalis ant.	Umgibt Rückenmark ventral	C. praemedullaris	A. spinalis ant.

Literatur

[1] ANDRES, K. H.: Zur Feinstruktur der Arachnoidalzotten. Z. Zellf. 82 (1967) 92–109.

[2] ANDRES, K. H.: Nerve fibres and their terminals of the dura mater encephali of the rat. J. Anat. Embryol. 175 (1987) 289–301.

[3] ANDRES, K. H.: Über die Feinstruktur der Arachnoidea und Dura mater von Mammalia. Z. Zellf. mikr. Anat. 79 (1990) 272–295.

[4] BARGMANN, W., A. OKSCHE, J. D. FIX, W. HAYMAKER, R. D. ADAMS: Meninges, choroid plexuses, ependyma and their reactions. In: HAYMAKER, W., R. D. ADAMS (eds.): Histology and Histopathology of the Nervous System, pp. 560–712. Thomas, Springfield/Ill. 1982.

[5] BUTLER, A. B., J. D. MANN, C. J. MAFFEO, R. G. DACEY JR., R. N. JOHNSON, N. H. BASS: Mechanisms of cerebrospinal fluid absorption in normal and pathologically altered arachnoid villi. In: WOOD, J. H. (ed.): Neurobiology of Cerebrospinal Fluid. Plenum Press, New York–London 1983.

[6] CABANAC, M.: Keeping a cool head. News in Physiol. Sciences 1 (1986) 41–44.

[7] CHAN-PALAY, V.: Serotonin axons in the supra- and subependymal plexuses and in the leptomeninges; their roles in local alterations of cerebrospinal fluid and vasomotor activity. Brain Res. 102 (1976) 103–130.

[8] CSERR, H. F.: Physiology of the choroid plexus. Physiol. Rev. 51 (1971) 273.

[9] DERMIETZEL, R.: Junctions in the central nervous system of the cat. V. The junctional complex of the pia-arachnoid membrane. Cell Tiss. Res. 164 (3) (1975) 309–329.

[10] FARACI, F. M., K. A. KADEL, D. D. HEISTAD: Vascular responses of dura mater. Amer. J. Physiol. 257 (Heart 26) (1989) H 157–H 161.

[11] FELDBERG, W., K. FLEISCHHAUER: Penetration of bromphenol blue from the perfused cerebral ventricles into the brain tissue. J. Physiol. (London) 150 (1960) 451–462.

[12] FOELDI, M., J. R. CASLEY-SMITH: Lymphangiology. Schattauer, Stuttgart–New York 1983.

[13] GROEN, G. J., B. BALJET, J. DRUKKER: The innervation of the spinal dura mater: anatomy and clinical implications. Acta neurochir. (Wien) 92 (1988) 39–46.

[14] HASHIMOTO, P. H., T. GOTOW, T. ICHIMURA, et al.: Visualisation of the cerebrospinal fluid drainage into the Galen's vein. Arch. histol. jap. 48 (2) (1985) 173–181.

[15] HOFFMANN, E., W. THIEL: Untersuchungen vermeintlicher und wirklicher Abflußwege aus dem Subdural- und Subarachnoidalraum. Z. Anat. Entw. Gesch. 119 (1956) 283–301.

[16] KEY, A., G. RETZIUS: Studien in der Anatomie des Nervensystems und des Bindegewebes. I. Der feinere Bau der Häute des Gehirns und Rückenmarks. Samson & Wallin, Stockholm 1875.

[17] KIMMEL, D. L.: Innervation of spinal dura mater and dura mater of the posterior cranial fossa. Neurology 11 (1961) 800–809.

[18] KIMMEL, D. L.: The nerves of the cranial dura mater and their significance in dural headache and referred pain. Chicago med. Sch. Q. 22 (1961) 16–26.

[19] KRISCH, B., H. LEONHARDT, A. OKSCHE: Compartments and perivascular arrangement of the meninges covering the cerebral cortex of the rat. Cell Tiss. Res. 238 (1984) 459–474.

[20] KUBIK, ST., M. MUENTENER: Zur Topographie der spinalen Nervenwurzeln. Acta anat. 74 (1969) 149–168.

[21] LEONHARD, H.: Ependym und circumventrikuläre Organe. In: OKSCHE, I. A. (Hrsg.): Handbuch der mikroskopischen Anatomie des Menschen. Springer, Heidelberg–New York 1980.

[22] LING, E. A., P. GOPALAKRISHNAKONE, C. K. TAN: Electronmicroscopical study of the choroid plexus and epiplexus cells in cats following a cisternal injection of crotoxin complex. Acta anat. 131 (1988) 241–248.

[23] MAGARI, S.: The spinal cord and the lympathic system. In: FÖLDI, M., J. R. CASELEY-SMITH (eds.): Lymphangiology, pp. 509–517. Schattauer, Stuttgart 1983.

[24] MILHORAT, T. H., M. K. HAMMOCK: Cerebrospinal fluid as reflection of internal milieu of brain. In: WOOD, J. H. (ed.): Neurobiology of Cerebrospinal Fluid, pp. 1–22. Plenum Press, New York–London 1983.

[25] MILHORAT, T. H., M. K. HAMMOCK, J. D. FENSTERMACHER, D. P. RALL, V. A. LEVIN: Cerebrospinal fluid production by the choroid plexus and brain. Science 173 (1971) 330.

[26] SCHIMRIGK, K.: Über die Wandstruktur der Seitenventrikel und des dritten Ventrikels beim Menschen. Z. Zellf. 70 (1966) 1–20.

[27] SPECTOR, R., C. E. JOHANSON: The mammalian choroid plexus. Sci. Amer. 261/5 (1989) 48–53.

[28] WANG, HUAI-JING, J. R. CASLEY-SMITH: Drainage of the prelymphatics of the brain via the adventitia of the vertebral artery. Acta anat. 134 (1989) 67–71.

[29] YASARGIL, M. G.: Microneurosurgery. Thieme, Stuttgart 1984.

16.11 Blutgefäße des Zentralnervensystems

St. Kubik

1 *Arterien des Gehirns*

Das Gehirn wird durch die intrakranialen Äste der paarigen Aa. carotides internae und der Aa. vertebrales mit Blut versorgt.

1.1 *A. carotis interna*

Die *A. carotis interna* (Abb. 16.11-1) entspringt in der Höhe des Cornu majus ossis hyoidis, bzw. des 4. Zervikalwirbels aus der A. carotis communis.

An der Gabelungsstelle der Carotis communis in die Aa. carotis interna und externa liegt das **Glomus caroticum**, dessen Chemorezeptoren Änderungen der CO_2- und O_2-Spannung des Blutes und seines pH-Wertes registrieren. Der spindelförmig erweiterte Anfang der A. carotis interna, der **Sinus caroticus**, enthält Druckrezeptoren für die reflektorische Steuerung des Blutdrucks.

Topographisch teilt man die A. carotis interna in fünf Abschnitte: Pars cervicalis, petrosa, ganglionaris, cavernosa und intracranialis auf.

Die **Pars cervicalis** steigt im Spatium parapharyngeum in Begleitung der V. jugularis interna und des N. vagus fast geradlinig zur Schädelbasis auf. Sie bildet vor dem Eintritt in das Felsenbein einen leichten Bogen, der ihr erlaubt, den Kopfbewegungen ohne Anspannungen zu folgen.

Manchmal ist die Schlängelung so stark, daß das Gefäß eine Spiral- oder Kreistour beschreibt. Sie stellt bei jungen Menschen eine kongenitale Variation dar, bei älteren Individuen kann sie hingegen die Begleiterscheinung zunehmenden Elastizitätsverlustes der Gefäßwand sein.

Die **Pars petrosa** steigt im Canalis caroticus zuerst auf und biegt nachher mit einer Kniebildung nach vorne. Dieser Abschnitt ist der *Paukenhöhle, Cochlea* und der *Tuba auditiva* benachbart. Von der Kanalwand ist die Arterie durch einen mit Flüssigkeit gefüllten perivaskulären Spalt und den Plexus venosus caroticus internus getrennt. Dieses flüssigkeitsreiche Polster gleicht die Kaliberschwankungen bei der Pulsation aus und dämpft die Gefäßgeräusche gegenüber der Cochlea ab.

Die **Pars ganglionaris** befindet sich an der Pyramidenspitze im Bereich der *Impressio nervi trigemini* (Abb. 16.11-2). Sie ist nur durch eine dünne Knochenlamelle und die Dura vom Ganglion semilunare trigemini getrennt. Durch die *Fibrocartilago basilaris* tritt die A. carotis interna in den *Sinus cavernosus* ein.

Die im Sinus cavernosus gelegene **Pars cavernosa** (Abb. 16.11-2) legt sich der Seitenfläche des *Corpus ossis sphenoidalis* an und beschreibt eine S-förmige Krümmung, die **Karotissiphon** genannt wird. Die vordere, rückwärts gerichtete U-förmige Biegung des Siphons ist das sog. Siphonknie.

Die Form des Siphons zeigt altersbedingte Varianten. Bis zum 20. Lebensjahr verläuft er gerade oder leicht gekrümmt, später herrscht die U- oder Omega-Form vor. Einige Autoren betrachten die Karotiskrümmungen als Regulationseinrichtungen, die die zerebralen Gefäße vor einer plötzlichen Drucküberlastung schützen. Die gegen den Sinus gerichtete Gefäßwand ist vom Sinusendothel bedeckt. Die Pars cavernosa ist den Augenmuskelnerven und dem N. ophthalmicus benachbart und gibt einen **R. ganglionaris** zum Trigeminusganglion und die **A. hypophysealis inferior** ab.

Zwischen dem Chiasma opticum und dem Processus clinoideus anterior durchbohrt die Carotis interna die Dura und wird intrakranial. Die **Pars intracranialis** liegt in der Cisterna carotica und wird deshalb auch **Zisternenabschnitt** genannt. Sie verläuft horizontal nach hinten. Etwa in der Höhe des *Processus clinoideus posterior* wendet sich ihr Endabschnitt scheitelwärts und teilt sich unterhalb der *Substantia perforata anterior* T-förmig in zwei Endäste, die *Aa. cerebri anterior* und *media* auf (Abb. 16.11-2). Der Zisternenabschnitt gibt die *Aa. ophthalmica, choroidea anterior, communicans posterior* und die dünnen *Aa. tuberohypophyseales* ab. Die Pars intracranialis der A. carotis interna und ihre Äste bilden das sog. **Karotissystem.**

1.2 *A. vertebralis*

Die *A. vertebralis* (Abb. 16.11-1) ist gewöhnlich der erste Ast der A. subclavia; nur selten entspringt sie aus dem Aortenbogen (rechts 1–2%, links 4–6%). Topogra-

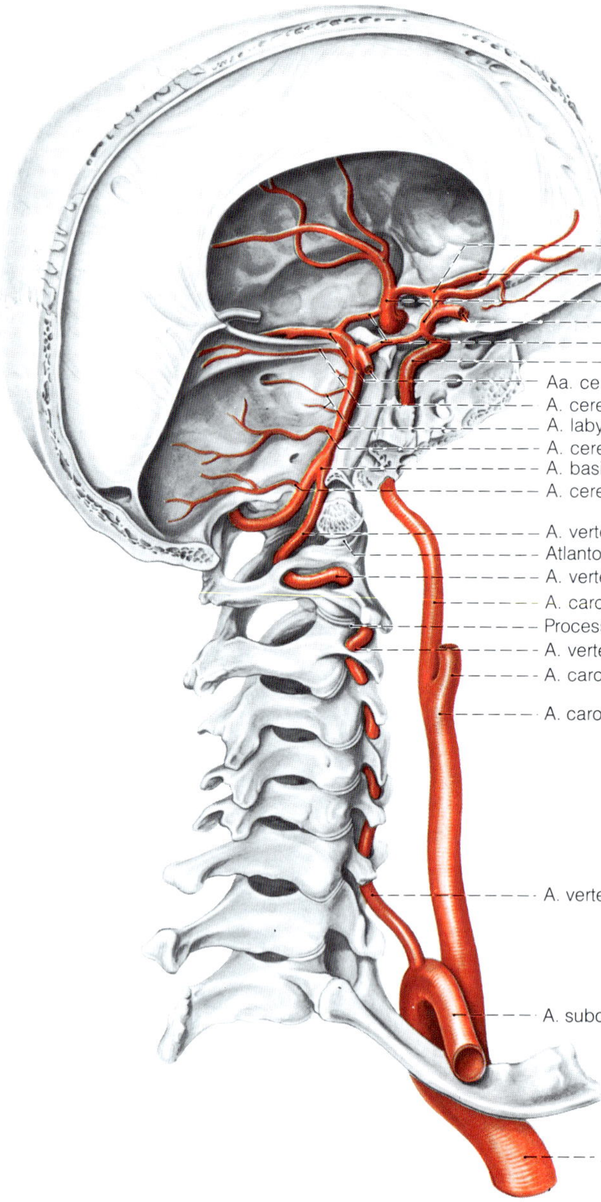

Abb. 16.11-1 Der auf das Skelett bezogene Verlauf der A. carotis interna und A. vertebralis und die Lage des Circulus arteriosus auf der Schädelbasis.

phisch wird sie in vier Abschnitte, Pars praevertebralis, vertebralis, atlantis und intracranialis, aufgeteilt.

Die kurze **Pars praevertebralis,** oder der freie Halsabschnitt, reicht vom Ursprung (oberer Rand der ersten Rippe) bis zum *Tuberculum caroticum* des 6. Halswirbels, das beim Aufsuchen der Arterie als tastbarer Orientierungspunkt dient.

Sie steigt zwischen den *Mm. scalenus anterior* und *longus colli* auf und ist ventral durch die *Vv. jugularis interna* und *vertebralis,* den *Truncus sympathicus* und das *Ganglion cervicale inferius,* dessen Fasern die Arterie umspinnen, bedeckt.

Die **Pars vertebralis** steigt durch die Foramina der Querfortsätze des 6. bis 2. Halswirbels fast geradlinig auf (Abb. 16.11-1).

Das Foramen processus transversi des 7. Halswirbels betritt sie in 1,2%, dasjenige des 5. oder 4. Halswirbels in 4,5% bzw. 0,7% der Fälle. Der vom N. vertebralis begleitete Halsabschnitt ist von einem Venengeflecht umgeben und vorne den Zervikalnerven, medial den Processus uncinati, benachbart. Wenn letztere stark abbiegen, können sie die Arterie einengen. Die Pars vertebralis gibt **Rr. spinales** in die Foramina intervertebralia ab. Diese versorgen mit einem Ast die Wirbelkörper und das Periost, mit einem anderen die Spinalganglien und die Nerven. Nur ein oder zwei der Rr. spinales geben einen starken **R. radicularis** zum Halsmark ab.

Die **Pars atlantis** stellt eine S-förmig gekrümmte Gefäßstrecke dar und wird deshalb auch **Siphonabschnitt** genannt. Nach Verlassen des Foramen processus transver-

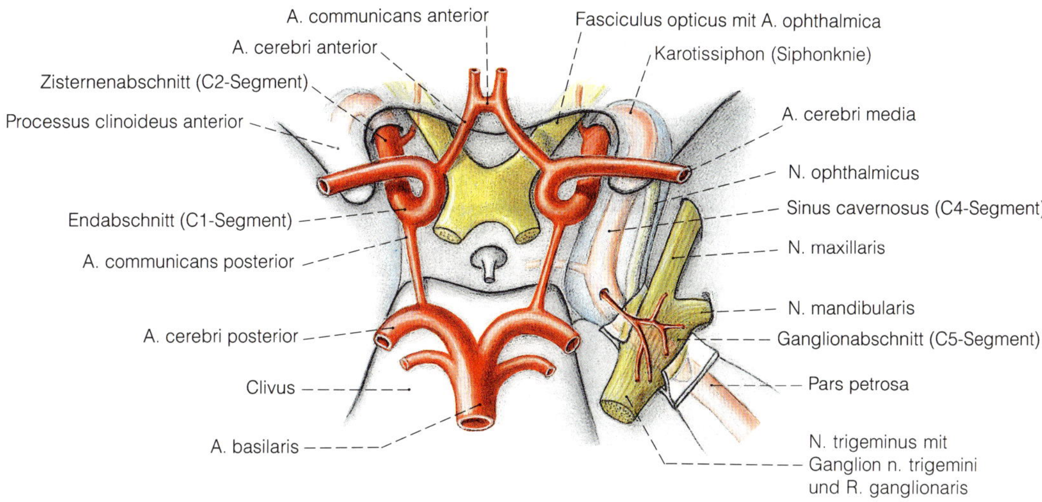

Abb. 16.11-2 Intrakraniale Abschnitte der A. carotis interna (C1–C5 Segmente). Circulus arteriosus WILLISI.

si des 2. Halswirbels beschreibt die Arteria vertebralis einen nach außen konvexen U-Bogen. Sie verläuft zuerst horizontal nach außen, um den weit nach lateral ausragenden *Processus lateralis atlantis* zu erreichen. Nach der senkrechten Passage des *Foramen transversum atlantis* biegt sie wieder in die Horizontale zurück und verläuft an der hinteren Bogenwurzel, eingelegt in den *Sulcus arteriae vertebralis,* nach medial und nach hinten. Diese Gefäßstrecke ist durch das Trigonum suboccipitale zugänglich und ist dem *N. suboccipitalis* und dem Atlanto-Okzipital-Gelenk benachbart. Der *Sulcus arteriae occipitalis* ist manchmal durch eine dünne Knochenlamelle in einen Kanal umgewandelt (Abb. 16.11-1). Bei der *Membrana atlantooccipitalis posterior* biegt die A. vertebralis nach vorne, stößt die Dura und die Arachnoidea oberhalb des ersten Zervikalnerven durch und tritt durch das Foramen magnum in die hintere Schädelgrube ein.

Der Gesamtverlauf der Pars atlantis gleicht einem Doppelsiphon, der mit dem Karotissiphon vergleichbar ist. Dank dieser Einbauart wird die A. vertebralis bei der Kopfdrehung nicht angespannt und die zerebralen Gefäße werden vor Drucküberlastung geschützt. Die Pars atlantis anastomosiert via A. occipitalis mit der A. carotis externa und via A. cervicalis profunda mit der A. subclavia. Sie gibt **Rr. durales** zu den Durascheiden der 1. und 2. Zervikalnerven, zur Dura spinalis, sowie eine **A. meningea posterior** zur Dura der hinteren Schädelgrube und der Falx cerebelli ab.

Die **Pars intracranialis** steigt gestreckt oder geschlängelt zuerst lateral, dann vor der Medulla oblongata gelegen, aufwärts. Gleich nach dem Duraaustritt ist die Arterienwand über eine Strecke von 2–3 mm konusartig verdickt, was sie bei plötzlicher Zerrung vor dem Abreißen schützt. Ihr paramedullärer Abschnitt überkreuzt den *N. hypoglossus,* die *Olive* und die *Pyramis.* Die beidseitigen Aa. vertebrales vereinigen sich spitzwinklig, seltener bogenförmig zur *A. basilaris.* Die Vereinigungsstelle liegt gewöhnlich an der Pons-Medulla-Grenze (Abb. 16.11-4). Hinter dem *Tuberculum sellae* teilt sich die A. basilaris in ihre Endäste, die *Aa. cerebrales posteriores* auf. Die Stämme und Äste der Aa. vertebrales und basilaris bilden zusammen das sog. **Vertebralissystem.**

Die Aa. vertebrales versorgen den oberen Teil des Halsmarks, das verlängerte Mark und den hinteren Abschnitt der Kleinhirnunterfläche. Zum Versorgungsgebiet der A. basilaris gehören: das Kleinhirn, die Brücke, das Mesencephalon, der hintere Teil des Zwischenhirns, die mediobasale Fläche des Okzipitallappens, die Basalfläche des Temporallappens und das Innenohr.

1.3 Circulus arteriosus cerebri

Das Karotis- und das Vertebralissystem sind an der Hirnbasis durch einen **Arterienring** miteinander verbunden. Der Anastomosenring (*Circulus arteriosus* WILLISI), oder exakter ein Sechseck (Hexagon WILLISI), wird seitlich durch die *Aa. carotides internae,* vorne durch die Anfangsteile der *Aa. cerebri anteriores* und durch deren Verbindungsast, die *A. communicans anterior* gebildet. Die hinteren Abschnitte stellen die *Aa. communicantes posteriores* und die Anfangsteile der *Aa. cerebri posteriores* dar (Abb. 16.11-1, 2 u. 4). Die *A. communicans anterior* verbindet die beidseitigen Karotissysteme, die Aa. communicantes posteriores das Karotis- mit dem Vertebralissystem.

Der Circulus arteriosus cerebri liegt an der Hirnbasis in der Cisterna basalis und umrahmt von vorne nach hinten die *Lamina terminalis,* das *Chiasma opticum,* das *Tuber cinereum,* die *Corpora mamillaria* und die *Fossa interpeduncularis* (Abb.16.11-4). Auf die Schädelbasis projiziert, umfaßt er die Sella turcica (Abb. 16.11-1 u. 2).

Wegen der Variabilität der A. communicantes, vor allem der A. communicans posterior (s. S. 365), zeigt der Circulus arteriosus nur in 53,8% der Fälle die beschriebene „lehrbuchmäßi-

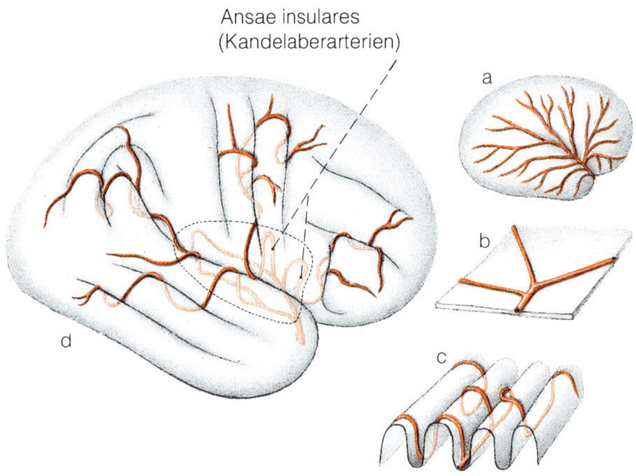

Abb. 16.11-3 Schlingenbildungen der Hirnarterien während der Gyrifikation. Erklärung im Text. (Modifiziert nach Szikla et al. [25])

Abb. 16.11-4 Arterien an der Gehirnbasis. Links ist der Temporalpol entfernt und das Unterhorn eröffnet.

ge" Form. Die meisten Abweichungen sollten als Varianten und nicht als Anomalien betrachtet werden.
Der Circulus arteriosus, der im Angiogramm gezielt dargestellt werden kann, gleicht Druckunterschiede aus und sorgt für die gleichmäßige Durchblutung in den drei Versorgungssystemen. Trotz der Kommunikationsäste lassen sich unter normalen Druckverhältnissen die beiden Karotissysteme und das Vertebralissystem mit der Kontrastfüllung separat darstellen (s. S. 376 und Abb. 16.11-11 u. 12).

1.4 Allgemeine Bemerkungen zum Verlauf der kortikalen Arterien

Anfänglich, solange die Hemisphärenflächen noch glatt sind, verlaufen die kortikalen Arterienäste geradegestreckt (Abb. 16.11-3a u. b). An der konvex lateralen Hemisphärenfläche verlaufen die Äste der A. cerebri media zunächst radiär und gerade. Während der Ausbildung der Opercula (Beginn 3. Monat) werden der Gefäßstamm und die Anfangsteile der Äste samt der Insula in die Tiefe verlagert. Diese Äste behalten ihre radiäre und gestreckte Lage im Inselbereich, ihre Fortsetzungen müssen sich hingegen um die Operkulumränder herum S-förmig krümmen, um am Rande des Sulcus lateralis auf die Oberfläche zu gelangen (Abb. 16.11-3d). Die nun aufeinanderprojizierenden Schlingen kennzeichnen das Inselgebiet im seitlichen Angiogramm (Abb. 16.11-11a). Nach der Gyrifikation der Hemisphären zeigen die peripheren Arterienabschnitte auch einen gewundenen Verlauf, ähnlich wie Streifenmuster ei-

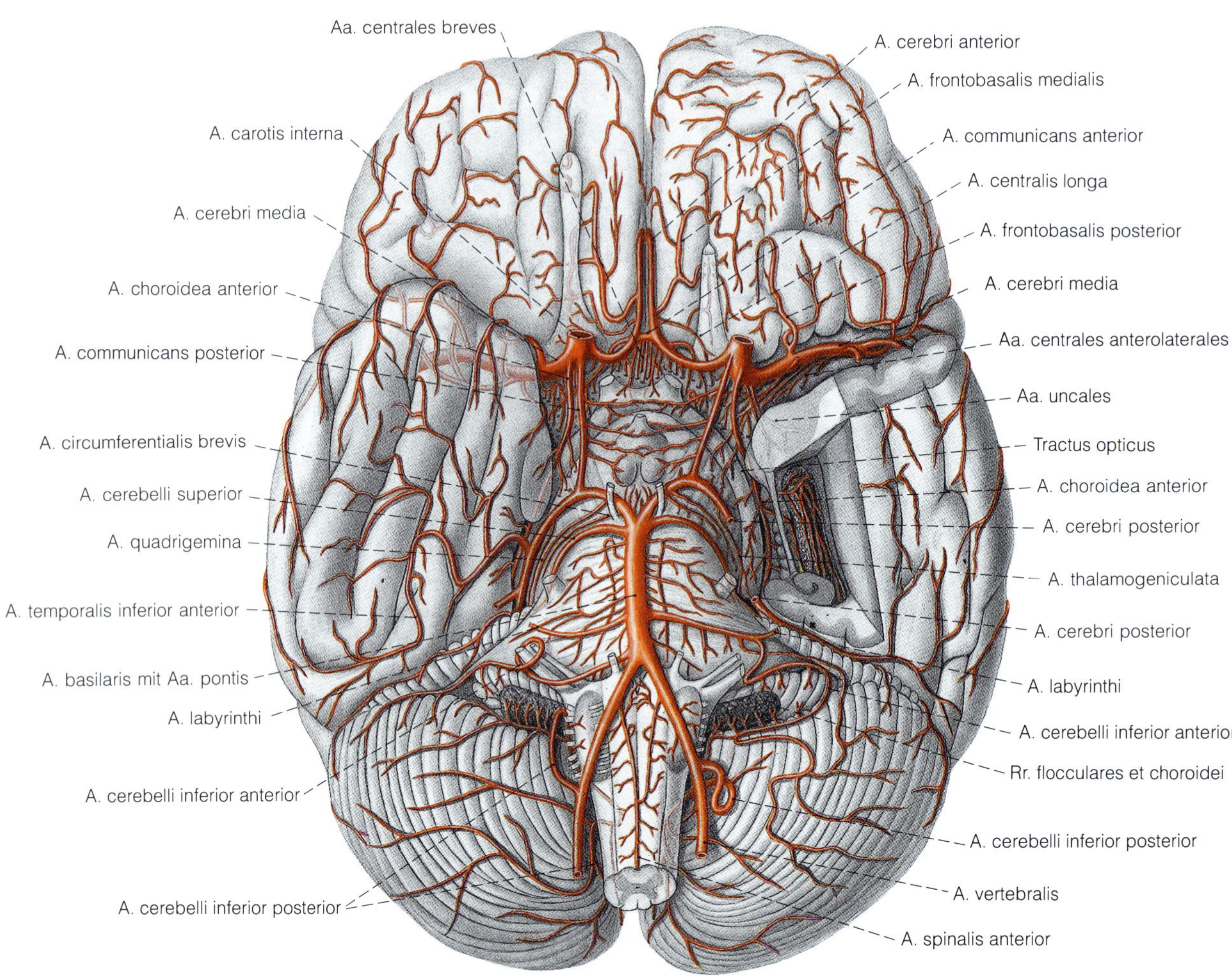

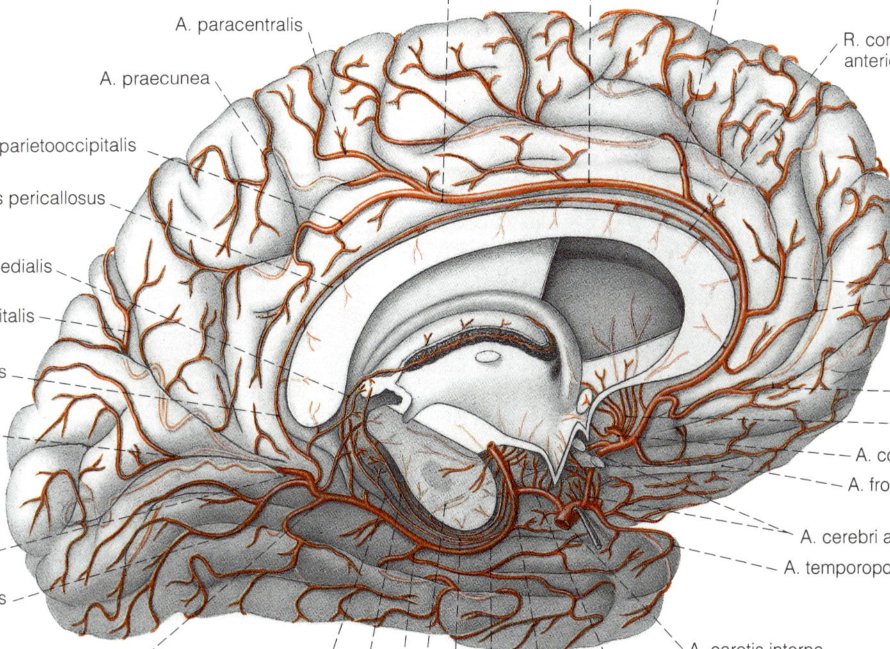

Abb. 16.11-5 Äste der Aa. cerebri anterior und posterior.

nes gefalteten Tuches (Abb. 16.11-3c). Eine einen Gyrus überquerende Arterie biegt meistens in eine Furche ein, sie kann am benachbarten Gyrus ihre Verlaufsrichtung fortsetzen, kann aber auch zunächst der Furche folgen und an einer weiter entfernten Stelle an die Oberfläche gelangen. Der langstreckige intersulkale Verlauf erschwert die Feststellung der Astzugehörigkeit bestimmter Gefäßabschnitte. Die Möglichkeit solcher Verlagerungen sollte bei der Identifizierung eines Astes bei Operationen in Betracht gezogen werden. Bei der Darstellung der Gefäße wurden die intersulkalen Abschnitte weitgehend berücksichtigt.

1.5 Äste der A. carotis interna

Unmittelbar nach dem Duradurchtritt gibt die A. carotis interna die **A. ophthalmica** ab (Abb. 16.11-2). Sie gelangt durch den Canalis opticus, vom Fasciculus opticus bedeckt, in die Orbita und versorgt deren Inhalt sowie die Siebbeinzellen und den oberen vorderen Abschnitt der Nasenschleimhaut.

Feine paramediane Äste des Karotisstammes, die **Aa. tuberhypophyseales,** versorgen das Chiasma opticum, das Tuber cinereum, den Hypophysenstiel und den Hypophysenvorderlappen *(A. hypophysealis superior)*. Sie anastomosieren mit den entsprechenden Ästen der Gegenseite und mit der *A. hypophysealis inferior.*

Die **A. communicans posterior** überkreuzt den Tractus opticus, verläuft durch die Cisterna interpeduncularis okzipitalwärts und mündet rechtwinklig in die *A. cerebri posterior* (Abb. 16.11-4). Da die Karotis und die Endaufzweigung der A. basilaris wegen der Abknickung der Hirnstammachse gegenüber der Telencephalon-Diencephalon-Achse nähergerückt sind, beträgt die Länge der A. communicans bloß 0,7–1,5 cm (Abb. 16.11-5 u. 8). Ihre einseitig gegen die Mittellinie gerichteten zahlreichen feinen Äste gehören zu der paramedianen Astgruppe. Sie versorgen das Chiasma opticum, den Tractus opticus, das Tuber cinereum, die Corpora mamillaria, die Pars posterior hypothalami, den Subthalamus und die vorderen und ventralen Abschnitte des Thalamus (Abb. 16.11-5).

Ursprünglich ist die A. communicans posterior der kaudale Endast der primitiveren A. carotis interna, welcher bis zur Ausbildung der Aa. vertebrales Blut zum Rhombencephalon führt. Nachdem die Blutzufuhr zu diesem Gebiet von der A. basilaris übernommen worden ist, bleibt der proximale Abschnitt der primitiven A. communicans posterior im Wachstum zurück und wird zur definitiven dünnen A. communicans posterior; bleibt er hingegen weitlumig, so bildet er das Anfangsstück einer aus der A. carotis interna entspringenden A. cerebri posterior (25%).

Die **A. choroidea anterior** verläuft der Hirnbasis anliegend zwischen Tractus opticus und dem medialen Rand des Temporallappens bis zum Corpus geniculatum laterale (Abb. 16.11-4). Dieser **basale Abschnitt der A. choroidea anterior** gibt kortikale und Perforansäste ab.

Die **Rr. corticales** versorgen die Gyri parahippocampalis und dentatus sowie den Uncus parahippocampalis und anastomosieren mit entsprechenden Ästen der Aa. cerebri media und posterior. Die für den Mandelkern bestimmten **Rr. corporis amygdaloidei** sind manchmal Äste der Aa. carotis interna oder cerebri media. Die entlang dem Tractus opticus abgegebenen **Rr. perforantes** (Abb. 16.11-4) versorgen: den Tractus opticus, das Crus occipitale der Capsula interna mit dem Anfangsteil der Radiatio optica und acustica, das innere Segment des Globus pallidus, den ventralen Abschnitt des Thalamus, die Cauda nuclei caudati, die Basis pedunculi cerebri, rostrale Teile der Substantia nigra und des Ncl. ruber sowie den Subthalamus. Die den Tractus opticus perforierenden und zum Hypothalamus führenden Äste sind kompensatorisch verstärkt, wenn die entsprechenden Äste der A. communicans anterior schwach sind. Die dem Corpus geniculatum laterale bestimmten Endäste bilden mit Ästen der Aa. thalamogeniculatae ein Geflecht auf dem lateralen Kniehöcker.

Der zum Plexus choroideus führende **ventrikuläre Abschnitt der A. choroidea** tritt hinter dem Uncus parahippocampalis durch die *Fissura choroidea* in das Unterhorn des Seitenventrikels ein und dringt etwa 1 cm vom vorderen Ende des Plexus choroideus entfernt in diesen ein.

Der ventrikuläre Abschnitt (die A. choroidea anterior im engeren Sinne) bildet, bevor er den Plexus erreicht, eine Schlinge, aus der 4–5 dünne Äste zum Endabschnitt des Plexus abgehen (Abb. 16.11-4 u. 8). Ein Ast anastomosiert oft mit der Arkadenarterie des Hippocampus (s. S. 371). So kann via A. choroidea anterior und A. cerebri posterior eine zweite, der A. communicans posterior parallelgestellte Anastomose zwischen Karotis- und Vertebralsystem entstehen. Im Plexus choroideus gibt der Stamm 4–5 randständig verlaufende Paralleläste ab, die unter starker Verzweigung im Glomus choroideum enden. Der Stamm zieht weiter und löst sich in Anastomosen mit Ästen der Aa. choroidea posterior, lateralis und medialis auf (Abb. 16.11-8).

Bis zum Foramen interventriculare kann die A. choroidea nur in den Fällen verfolgt werden, in denen sie die fehlende A. choroidea posterior lateralis ersetzt. In solchen Fällen gibt sie einen im Sulcus terminalis verlaufenden Ast ab, welcher gewöhnlich aus der A. choroidea posterior lateralis abgegeben wird (s. S. 371). Da die Versorgung des Plexus choroideus nur eine und sicherlich nicht die wichtigste Aufgabe der A. choroidea posterior ist, wäre es richtiger, sie nach ihrem Hauptversorgungsgebiet **A. pallido-optica** oder **A. lenticulo-optica** zu nennen.

1.6 *A. cerebri anterior*

Die *A. cerebri anterior* stellt den medialen Endast der A. carotis interna dar (Abb. 16.11-2, 4 u. 7c). Ihr Durchmesser beträgt im Durchschnitt 1–3 mm. Die beidseitigen, oft unterschiedlich starken Arterien sind an ihrem Eintritt in die Fissura longitudinalis cerebri durch die A. communicans anterior verbunden. Dementsprechend unterscheidet man topographisch zwei Gefäßabschnitte; die vor dem Verbindungsast gelegene **Pars praecommunicalis** und dahinter die **Pars postcommunicalis.**

Die in der Cisterna laminae terminalis gelegene **Pars praecommunicalis (A1-Segment)** überkreuzt nach medial und nach vorne verlaufend den *Fasciculus opticus*, die *Substantia perforata anterior* und das *Trigonum olfactorium* (Abb. 16.11-4). Vor der *Lamina terminalis*, am Eingang der *Fissura longitudinalis cerebri* liegen die beidseitigen Arterien dicht beisammen und werden durch die kurze A. communicans anterior verbunden. Eine Seit-zu-Seit- oder vollständige Verschmelzung ist selten (4% bzw. 0,5%).

Kleine oberflächliche **Äste der Pars praecommunicalis** versorgen das Chiasma opticum, den Fasciculus opticus und den Tractus opticus. 8–12 dünne, gerade aufsteigende **Aa. centrales breves** durchstoßen den medialen Teil der Substantia perforata anterior und versorgen den vorderen Abschnitt des Hypothalamus, das Septum pellucidum, die Columna fornicis, den Mittelteil der Commissura anterior, das Caput nuclei caudati, den Globus pallidus und den vorderen Schenkel der Capsula interna (Abb. 16.11-5). Die **A. centralis longa** (A. recurrens HEUBNERI) (Abb. 16.11-4) erreicht rückläufig die Substantia perforata anterior und versorgt mit 4–5 perforierenden Ästen das Caput nuclei caudati, die vordere Hälfte des Putamen und den vorderen Schenkel der Capsula interna.

Die **A. communicans anterior** bildet mit den beidseitigen Partes praecommunicales den vorderen Teil des Circulus arteriosus cerebri (s. S. 363 und Abb. 16.11-2 u. 4) und stellt so die wichtigste Verbindung zwischen den Versorgungsgebieten der beidseitigen Aa. carotides internae dar. Die 2–3 mm lange und 1 mm dicke A. communicans anterior ist sehr variabel; sie kann verdoppelt, verdreifacht, V-, Y- oder netzförmig sein. Die Formvarianten lassen sich aus der geflechtartigen embryonalen Anlage der A. cerebri anterior ableiten.

Äste der A. communicans anterior: Die aus 6–7 Ästen bestehende vordere paramediane Gruppe der **Aa. centrales breves** versorgen das Chiasma opticum, die Lamina terminalis, das Rostrum corpori callosi, die Commissura anterior und die Area supraoptica hypothalami (Abb. 16.11-5). Nach hinten gibt die A. communicans in 9% der Fälle eine **A. cerebri anterior media** ab, sie steigt auf den Balken auf und versorgt dessen vorderes Drittel.

Die in der Cisterna corporis callosi gelegene **Pars postcommunicalis (A2-Segment)** steigt zum *Rostrum corporis callosi* auf, bildet um das Balkenknie einen nach vorne konvexen Bogen und teilt sich meistens hier, manchmal weiter proximal oder distal in ihre zwei Endäste, in die *Aa. pericallosa* und *callosomarginalis* (Abb. 16.11-5 u. 7c). Die Seitenäste des Stammes verteilen sich über die Medialfläche der Hemisphäre fächerförmig, biegen über die Mantelkante auf die konvexe Fläche um, wo sie ein **paramedianes streifenförmiges Gebiet** versorgen (Abb. 16.11-7a bis c). In etwa 2–5% der Fälle vereinigen sich die beidseitigen A2-Segmente zu einer unpaaren A. pericallosa azygos.

Die **Äste der Pars postcommunicalis** stellen kortikale Äste dar. Die **A. frontobasalis medialis** entspringt aus dem aufsteigenden Teil des Arterienstammes. Sie verläuft zuerst parallel der basalen Mantelkante, überquert dann den Gyrus rectus und folgt dem Sulcus rectus, bedeckt vom Tractus olfactorius. Sie versorgt vor allem die mediale Hälfte der Facies orbitalis des Frontallappens und den Tractus olfactorius.

Die **A. frontalis anterior medialis** entspringt unter dem Balkenknie, folgt dem Anfangsteil des Sulcus cinguli und gibt an den Gyrus cinguli und an die mediale Fläche des Gyrus frontalis superior Äste ab. Wenn sie verdoppelt oder verdreifacht ist, wird der erste Ast **A. frontopolaris** genannt (Abb. 16.11-5).

Die **A. callosomarginalis** liegt im mittleren Abschnitt des Sulcus cinguli und versorgt den hinteren Abschnitt des Gyrus frontalis superior und den Gyrus cinguli. Die **A. pericallosa** verläuft in der Fortsetzung des Stammes im Sulcus corporis callosi. Sie entläßt etwa im hinteren Drittel des Balkens die starke **A. parietalis interna**, deshalb ist ihr Endabschnitt dünn. Dieser anastomosiert in der Nähe des Splenium corporis callosi mit dem R. corporis callosi dorsalis der A. cerebri posterior. Die Aa. cerebri anterior, pericallosa und der R. corporis callosi dorsalis bilden um den Balken den **Arcus arteriosus pericallosus,** dessen perforierende Äste den Balkens versorgen. Manchmal wird die vordere Hälfte des Balkens durch einen **R. corporis callosi dorsalis anterior** versorgt.

Da die **A. parietalis interna** stärker ist als der hintere Abschnitt der A. pericallosa, wird diese als Endast der A. cerebri anterior betrachtet (Abb. 16.11-5). Ihre drei Äste, die **Aa. paracentralis, praecunea** und **parietooccipitalis** versorgen den Lobulus paracentralis, die vorderen 4/5 des Praecuneus und den Endabschnitt des Gyrus cinguli. Die A. parietooccipitalis kann separat aus dem Endabschnitt der A. pericallosa entspringen. In solchen Fällen ist die A. pericallosa bis zum Splenium corporis callosi gleich stark und ihr Endast ist die **A. parietooccipitalis.**

Durch **Anastomosen** sind die beiden Aa. cerebri anteriores untereinander und mit den Aa. cerebri media und posterior verbunden. In der Nähe der Mantelkante anastomosieren die kortikalen Äste mit entsprechenden Ästen der A. cerebri media und im Bereich des Sulcus parietooccipitalis mit der A. cerebri posterior. Kontralaterale Anastomosen gibt es außerdem zwischen den Aa. pericallosae und callosomarginales im Bereich der Cisterna corporis callosi, wo die gegenseitigen Arterien eng aneinanderliegen. Versorgungsgebiete von fehlenden Ästen können von Ästen der Gegenseite übernommen werden. Die erwähnten Anastomosen sind der wesentliche Grund dafür, daß Erweichungen des gesamten Versorgungsgebietes selten sind und daß in manchen Fällen trotz des Ausfalls eines Stammes der Gewebsausfall relativ gering ist oder sogar vollständig fehlt.

1.7 A. cerebri media

Die *A. cerebri media* stellt mit 5 mm Durchmesser den **stärksten** Endast der A. carotis interna dar. Topographisch wird sie in zwei Abschnitte, Pars sphenoidalis und Pars insularis aufgeteilt.

Die **Pars sphenoidalis (M1-Segment)** verläuft parallel zur Ala ossis sphenoidalis vom Chiasma opticum bis zum Limen insulae. Sie setzt die Verlaufsrichtung der A. carotis interna fort und bildet so den vorgegebenen Weg der zerebralen Embolien. Sie unterkreuzt das laterale Drittel der Substantia perforata anterior und gibt hier die **Aa. centrales anterolaterales** [Aa. lenticulostriatae] ab, die nach ein- oder mehrfacher Schlingenbildung in die Hirnsubstanz eindringen (Abb. 16.11-4). In etwa 40% der Fälle gibt es nur einen Ursprungsstamm, der sich in 10–15 Äste teilt. In je 30% der Fälle entspringen gleich viele Äste aus zwei Stämmen oder direkt aus dem M1-Segment. Die leicht bogenförmig aufsteigenden intrazerebralen Gefäßabschnitte bilden zwiebelschalenartig angeordnete Gefäßreihen (Abb. 16.11-9). Sie durchbluten die Substantia innominata, den lateralen Teil der Commissura anterior, den größten Teil des Pallidums und des Putamens, den Ncl. caudatus und die Capsula interna.

Ein am äußeren Rand des Putamens aufsteigender Ast wird „Arterie der Hirnhämorrhagie" genannt. Wegen ihrer Beziehung zu den klassischen Apoplexiegebieten gilt diese Bezeichnung auch für andere perforierende Äste. Der Verschluß der A. cerebri media verursacht schwere Schäden, von denen meist die ganze kontralaterale Körperhälfte betroffen ist.

Die den Temporalpol versorgende **A. temporopolaris** ist gewöhnlich der einzige kortikale Ast des M1-Segmentes. Als zusätzliche Äste können die **A. uncalis,** die **A. temporalis anterior** und eine den hinteren Abschnitt des Facies orbitalis des Frontallappens versorgende **A. frontobasalis posterior** figurieren (Abb. 16.11-4).

Die **Pars insularis (M2-Segment)** der **A. cerebri media** liefert nur kortikale Äste, welche die Insel, die Opercula und die laterale Hemisphärenfläche mit Ausnahme einer 1–2 cm breiten Randzone entlang der oberen und unteren Mantelkante versorgen (Abb. 16.11-7b). Die Aufteilungsform der Pars insularis ist variabel. In 90% der Fälle teilt sie sich am Limen insulae spitzwinklig in einen Truncus superior und inferior auf, die an der Inseloberfläche schräg nach oben und hinten ziehen. Der obere Stamm liefert die aufsteigenden frontoparietalen Äste, der untere Stamm gibt die temporalen Äste ab. Eine fächerförmige Aufteilung in drei und mehr Sekundärstämme, aus denen die kortikalen Äste in verschiedener Kombination entspringen, ist selten.

Zahl und Ursprungsform der kortikalen Äste sind auch variabel, ihre Versorgungsgebiete sind hingegen ziemlich konstant; um diese zu erreichen, bilden sie Schleifen um die Operkulumkanten. Ihr charakteristischer Verlauf erklärt sich aus der Entwicklung der konvexen Hemisphärenfläche (s. S. 364 und Abb. 16.11-3a). Die auf der Insel in der Tiefe des Sulcus lateralis cerebri gelegenen geschlängelten Sekundärstämme und die S-förmig gekrümmten initialen Abschnitte der kortikalen Äste werden in der klinischen Literatur **„Ansae insulares"**, oder **SYLVIsche Gefäßgruppe** genannt. Auf seitlichen Angiogrammen sind zwei Schlingenreihen erkennbar (Abb. 16.11-11a). Die obere geradlinige Reihe entspricht dem Sulcus insularis superior, die untere dem Sulcus lateralis cerebri. Die oft aufeinanderprojizierten Schlingen bieten ein auf den ersten Blick unentwirrbares Bild. Die Bestimmung der einzelnen Äste ist jedoch von großem Interesse, da sie funktionell wichtige Gebiete (motorische, sensorische Rinde, Sprachzentrum usw.) versorgen. Auch auf der Hemisphärenfläche verlaufen die Gefäße geschlängelt (s. S. 364 und Abb. 16.11-3).

Die **Äste des Truncus superior des M2-Segmentes** sind die aufsteigenden frontoparietalen Äste (Abb. 16.11-6). Sie folgen den Furchen und liegen nur dort auf Windungen, wo sie aus einem Furchenabschnitt in einen benachbarten übertreten.

Die **A. frontobasalis lateralis** versorgt mit ihrem **R. inferior** den laterobasalen Teil des Frontallappens, mit dem **R. externus** die Gyri frontales medius und inferior (Abb. 16.11-6).

Die **A. sulci praecentralis** [frontalis ascendens, praerolandica] verläuft im Sulcus praecentralis und gibt Äste für die frontale Hälfte des Gyrus praecentralis und die hinteren Teile der Gyri frontales medius und inferior ab.

Die **A. sulci centralis** [rolandica], einer der stärksten frontoparietalen Äste, steigt im Sulcus centralis auf, erreicht die Mantelkante jedoch nicht. Sie versorgt die benachbarten Hälften der Gyri praecentralis und postcentralis.

Die **A. sulci postcentralis** [parietalis anterior oder ascendens] folgt dem Sulcus postcentralis, versorgt die hintere Hälfte des Gyrus postcentralis und die vorderen Abschnitte der Gyri parietales (Abb. 16.11-6).

Die **A. supramarginalis** [parietalis posterior] und die **A. gyri angularis** sind meist Endäste des Truncus superior, können aber auch aus dem Truncus inferior entspringen. Die A. supramarginalis durchblutet den Gyrus supramarginalis und die weiße Substanz zwischen Insel und Unterhorn mit der dazugehörigen

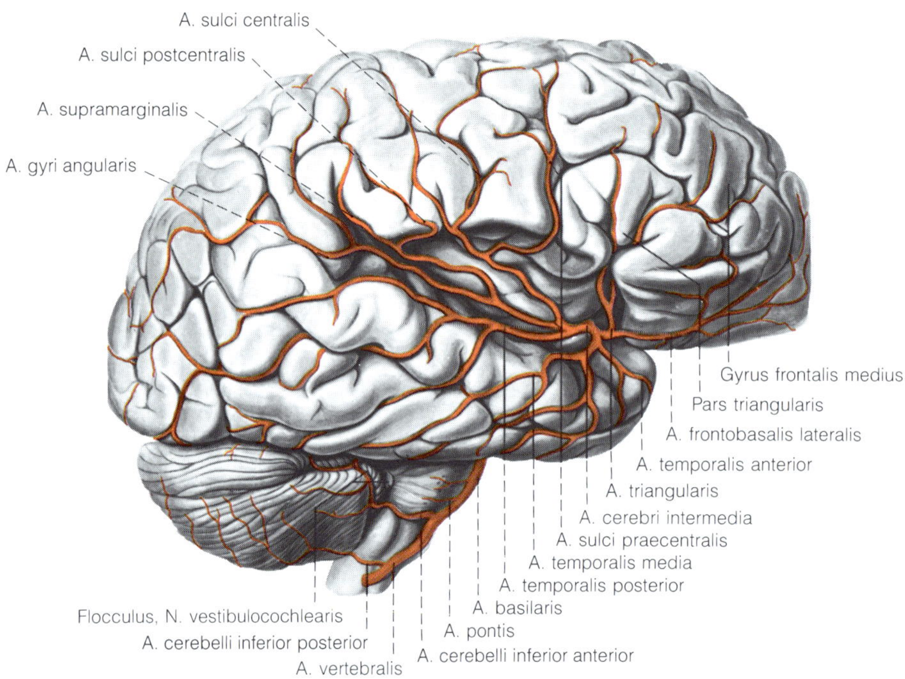

Abb. 16.11-6 Verzweigung der A. cerebri media im Bereich der Insel und an der äußeren Großhirnoberfläche.

Sehstrahlung. Ihr Verschluß führt zur Hemianopsie. Die A. gyri angularis versorgt den gleichnamigen Gyrus.

Die **Äste des Truncus inferior des M2-Segmentes,** die Aa. temporales, sind schräg nach unten und hinten gerichtet. Sie treten von einer Furche in die andere über, verlaufen also im Gegensatz zu den frontoparietalen Ästen senkrecht zu den Furchen.

Die **A. temporalis anterior** entspringt beim Limen insula manchmal noch aus dem M1-Segment.

Sie versorgt in erster Linie den Gyrus temporalis superior, breitet sich aber oft auch auf den Temporalpol und die vordere Hälfte der Gyri temporales medius und inferior aus. Sie übernimmt beim Fehlen der inkonstanten **A. temporalis intermedia** auch deren Versorgungsgebiet, den mittleren Teil des Temporallappens.

Die **A. temporalis posterior** stellt meistens den Endast des Truncus inferior dar. Sie gibt Äste zur hinteren Hälfte des Temporallappens und zu den Gyri temporales transversi ab, kann jedoch auch Gebiete versorgen, die sonst zur A. cerebri posterior gehören. Sie bildet den Hauptzufluß zum sensorischen Sprachzentrum, deshalb wird sie auch als „Arterie der WERNICKEschen Aphasie" bezeichnet.

Das Inselgebiet wird von zahlreichen **Rr. insulares** mit Blut versorgt, die aus den Sekundärstämmen und aus den Rr. corticales entspringen. Das oberflächliche Anastomosennetz speist die Inselrinde, die Capsula extrema und externa, das Claustrum, Putamen und das Corpus amygdaloideum.

1.8 Astsystem der A. vertebralis – Pars intracranialis

Die **Rr. meningei anterior** und **posterior** treten am vorderen und hinteren Rand des Foramen magnum zur Dura und geben auch Knochenäste ab.

Die dünne **A. spinalis posterior** entspringt unmittelbar nach dem Durchtritt der A. vertebralis durch die Dura, oder manchmal aus der A. cerebelli inferior posterior.

Sie erreicht schräg ansteigend die dorsolaterale Seite der Medulla oblongata und teilt sich dort T-förmig auf. Ihr schwächerer aufsteigender Ast versorgt den Hinterstrang und den Boden des IV. Ventrikels, der stärkere absteigende Ast läuft entlang des Sulcus posterolateralis zum Halsmark (Abb. 16.11-8). Einige kleinkalibrige Aa. olivares entspringen aus dem parolivaren Abschnitt der A. vertebralis, die meisten aus der A. cerebelli inferior posterior.

Die **A. cerebelli inferior posterior** ist der stärkste und variabelste Ast der A. vertebralis (Abb. 16.11-7c). Sie entspringt am häufigsten in der Höhe des unteren, seltener des oberen Pols der Olive. Ihr initialer Abschnitt kann ab- oder aufsteigen. Im ersten Fall liegt die Arterie zwischen dem *N. hypoglossus* und der *Pars spinalis n. accessorii.* Beim aufsteigenden Verlauf überkreuzt sie die Nn. IX, X, XI und bildet eine Schleife in Höhe des *Flocculus.* Es besteht keine Konkordanz zwischen den beiden Seiten (Abb. 16.11-4). In ihrem weiteren Verlauf steigt die A. cerebelli inferior posterior über dem *Pedunculus cerebellaris inferior* auf die dorsolaterale Seite der Medulla oblongata, biegt dort um und steigt an der medialen Fläche der Tonsilla cerebelli bis zu deren unteren Pol ab (Abb. 16.11-8).

Der aufsteigende paramedulläre Abschnitt gibt zahlreiche **Rr. olivares** für das prä- und retrooliväre Gebiet und **Rr. medullares** für die Fasciculi gracilis und cuneatus ab. Am unteren Tonsillenpol bildet der Arterienstamm eine enge, in die Cisterna magna hineinragende Schleife, die auf angiographischen Bildern den unteren Tonsillenpol markiert. Manchmal reicht die Schleife bis in das Foramen magnum hinunter. Der aufsteigende Schenkel dieser sog. **unteren Schleife** folgt zuerst dem Rand des IV. Ventrikels, dann legt er sich der Tela choroidea an. Ersterer Abschnitt gibt **Rr. ventriculares,** letzterer **Rr. choroidei** ab. Nahe beim rostralen Pol der Tonsille zweigt sich der Arterienstamm in zwei Äste auf. Der mediale Ast, die Fortsetzung des Stammes steigt zwischen Unterwurm und Hemisphäre im Sulcus paramedianus auf und gibt Äste zum Unterwurm **(Aa. vermis inferiores)** und zu den medialen Flächen der Lobuli biventer, gracilis, semilunaris inferior und superior ab. Der laterale Ast biegt nach hinten um und bildet die sog. **laterale Schleife,** die den rostralen Tonsillenpol markiert. Da diese Schleife im Winkel der transversalen und absteigenden Abschnitte des Plexus choroideus liegt und Rr. choroidei abgibt, wird sie auch als **Arcus choroideus** bezeichnet. Die peripheren Äste des **R. lateralis** versorgen die Tonsille und den größten Teil der Unterfläche der homolateralen Hemisphäre (Abb. 16.11-8). Beim sog. extensiven Versorgungstyp dehnt sich das Versorgungsgebiet der Arterie auf den medialen Teil der kontralateralen Hemisphäre aus, beim regressiven Typ wird nur der mediale Teil der Hemisphäre versorgt, der größere laterale Teil erhält Blut aus der A. cerebelli inferior anterior.

Die **A. spinalis anterior** wird kurz vor der Vereinigung der beiden Aa. vertebrales abgegeben. Die beidseitigen Arterien, von denen die eine oft stärker ist, vereinigen sich auf Höhe der 1.–2. Zervikalwurzel zu einem unpaaren Stamm, welcher entlang der Fissura mediana anterior zum Halsmark absteigt. Aus dem Anfangsteil der beidseitigen Aa. spinales anteriores gehen einige **Rr. medullares** ab, die durch das *Foramen caecum* in die Me-

Abb. 16.11-7 Versorgungsgebiete der Arterienstämme an der mediobasalen (a) und an der konvex-lateralen (b) Hemisphärenfläche. A. cerebri anterior: blau, A. cerebri media: gelb, A. cerebri posterior: rosa, A. communicans posterior und Aa. choroideae posteriores: weiß. (c) Arterien der medialen Hirnfläche. End- und Zwischenhirn sind median durchgeschnitten und rechts entfernt. Unterer Hirnstamm und Kleinhirn in der Ansicht von lateral.

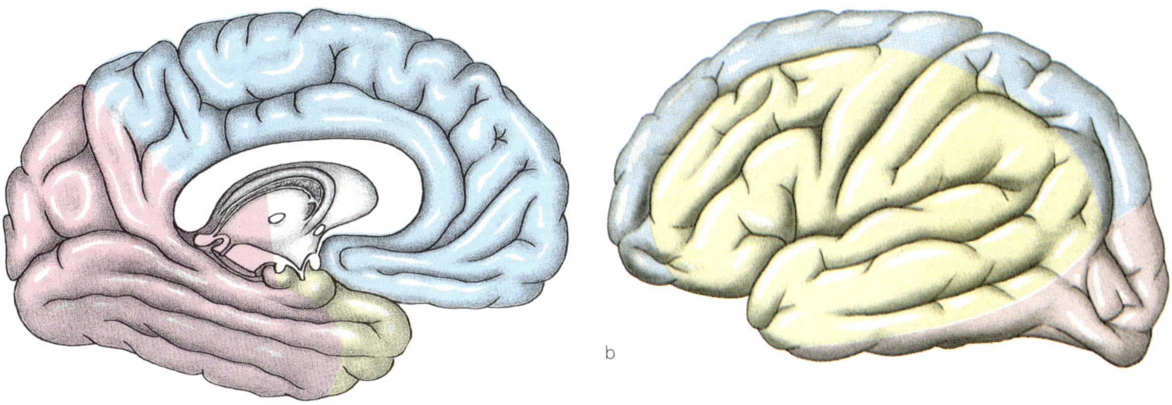

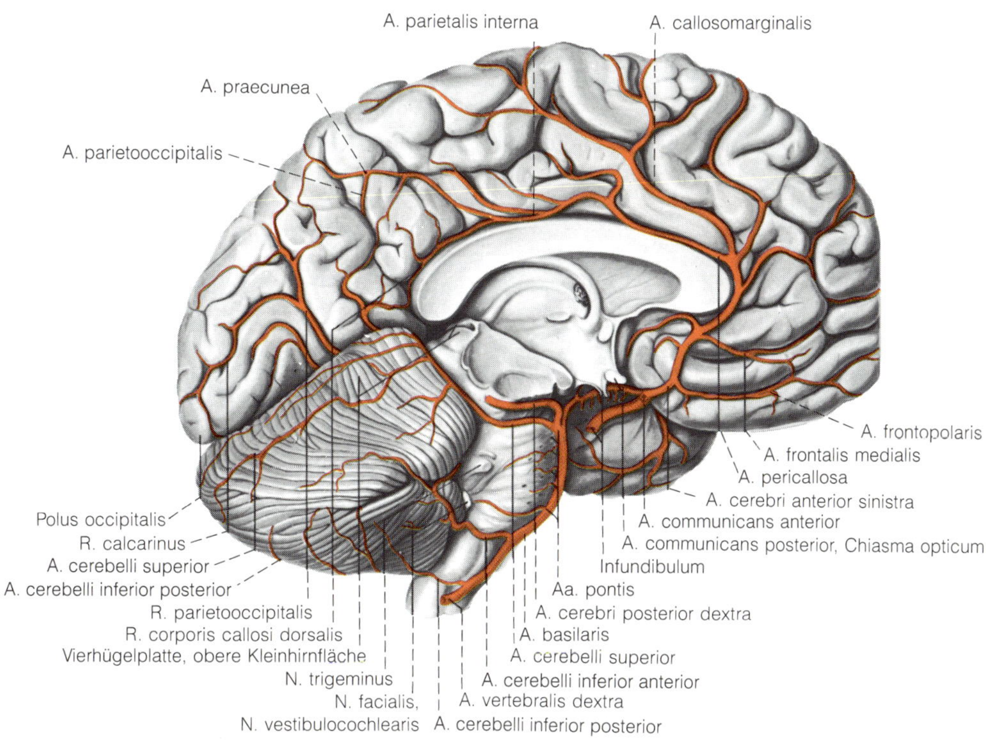

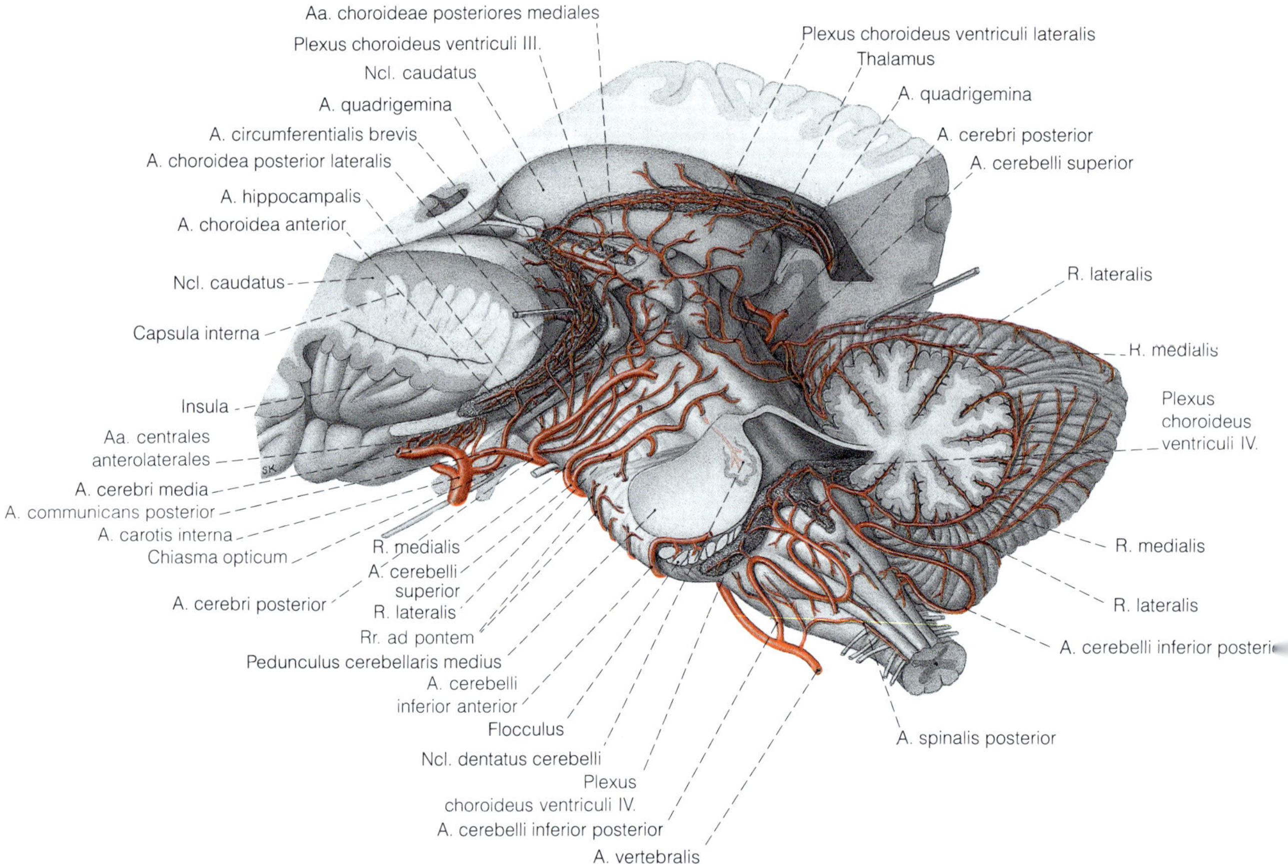

Abb. 16.11-8 Blutversorgung der Plexus choroidei, des Tectum mesencephali und des Kleinhirns.

dulla oblongata eindringen. Sie bilden mit ähnlichen Ästen der A. basilaris ein Gefäßkneuel beim Foramen caecum. Segmentale Seitenäste der A. spinalis anterior gehen zur Olive und zum Vorderstrang (Abb. 16.11-4).

1.9 A. basilaris

Die *A. basilaris* entsteht aus der spitzwinkligen, seltener aus der bogenförmigen Vereinigung der beidseitigen *Aa. vertebrales* an der Pons-Medulla-Grenze. Sie zieht gestreckt, oder wenn eine der Aa. vertebrales stärker ist, leicht gebogen (Abb. 16.11-4) in der Cisterna pontis rostralwärts und gabelt sich am vorderen Brückenrand in die beiden *Aa. cerebri posteriores*. Bezogen auf die Schädelbasis liegt die Bifurkation meist in Höhe des *Dorsum sellae* (Abb. 16.11-1 u. 2). Mit zunehmendem Alter verbiegt sich die verlängerte Arterie S-förmig und die Bifurkation verlagert sich rostral. Die Länge der A. basilaris beträgt im Durchschnitt 3 cm, ihr Durchmesser 4–5 mm.

1.10 Äste der A. basilaris

Die **A. cerebelli inferior anterior** entspringt aus dem hinteren Drittel der A. basilaris, verläuft auf dem Pons seitwärts und gibt *Rr. ad pontem* ab. In ihrem weiteren Verlauf folgt sie in den meisten Fällen den *Nn. facialis* und *statoacusticus* und bildet am Eingang in den Meatus acusticus internus eine Schlinge, aus der die A. labyrinthi entspringt (Abb. 16.11-4). Das rückläufige Schleifenstück gibt *Rr. perforantes* zum Pedunculus cerebellaris medius ab, umschlingt den Flocculus und versorgt mit ihren Endästen die untere Hälfte der Kleinhirnhemisphäre in der Nähe der Fissura horizontalis cerebelli sowie den *Flocculus* und den Endabschnitt des Plexus choroideus, den sog. BOCHDALEK*schen Blumenkorb.* Wenn die A. labyrinthi separat aus der A. basilaris entspringt, erreicht die A. cerebelli inferior anterior ihr Versorgungsgebiet gerade verlaufend, oder nach Umschlingen der Nn. facialis und statoacusticus (Abb. 16.11-4).

Die **A. labyrinthi** entspringt in 85% der Fälle aus der A. cerebelli inferior anterior, in 15% aus der A. basilaris oder aus einem R. ad pontem longus. Sie verläuft zwischen dem N. facialis und der Pars cochlearis des N. vestibulocochlearis.

In zwei Drittel der Fälle gibt es zwei Aa. labyrinthi, von denen die obere zwischen dem N. facialis und dem N. cochlearis, die untere zwischen dem Boden des Meatus acusticus internus und dem unteren Anteil des N. vestibularis liegt. (Über Versorgungsgebiete siehe Innenohr.)

Die Ursprungsstellen der **Aa. pontis** (Rr. ad pontem) sind auf die ganze Länge der A. basilaris verteilt (Abb. 16.11-4 u. 7c). Die 5–6 **Rr. ad pontem breves** entspringen mehrheitlich von der lateralen Seite, nur einige von der Dorsalseite der A. basilaris. Ihre oft miteinander anastomosierenden Äste verlaufen paramedian absteigend und geben Seitenzweige zur paramedianen Brückenregion ab. Kurze Brückenäste geben auch die Rr. ad pontem longi, die Aa. labyrinthi und cerebellaris inferior anterior ab. Die 6–7 **Rr. ad pontem longi** sind Seitenäste der A. basilaris. Einer von ihnen kann aus der A. labyrinthi stammen. Die den Pons überquerenden Stämme geben Perforansäste für den seitlichen Ponsabschnitt und den Pedunculus cerebellaris medius ab. Einige von ihnen sind durch Anastomosen miteinander verbunden (Abb. 16.11-4).

Die **A. cerebelli superior** ist mit 1,5 mm Durchmesser die zweitgrößte Kleinhirnarterie. Sie entspringt kurz vor der Gabelung der *A. basilaris* und liegt in der *Cisterna interpeduncularis,* wo sie von der *A. cerebri posterior* durch den *N. oculomotorius* getrennt ist (Abb. 16.11-4). Der folgende pedunkuläre Abschnitt tritt in die Cisterna ambiens ein und teilt sich in zwei Äste. Beide steigen bogenförmig entlang der lateralen Mesencephalonfläche zur dorsalen Kleinhirnfläche auf (Abb. 16.11-8).

Der **R. lateralis** [marginalis] biegt in Höhe der vorderen Kleinhirnkante seitlich ab und versorgt den superolateralen Teil der Hemisphäre und den Ncl. dentatus cerebelli. Der **R. medialis** bildet die Fortsetzung des Stammes. Er entläßt 2–3 Äste zur Dorsalfläche der Hemisphäre. Sein in der Cisterna quadrigemina gelegener Endabschnitt gibt Äste zum Pedunculus cerebellaris superior, zum Velum medullare superius und Colliculus inferior ab und endet als **A. vermis superior** (Abb. 16.11-8). Die A. cerebelli superior versorgt die ipsilaterale Dorsalfläche des Kleinhirns. Wenn eine der beidseitigen Arterien schwächer ist, wird ein Teil ihres Versorgungsgebietes kompensatorisch von der kontralateralen Arterie übernommen. Die A. cerebelli superior anastomosiert an der Kleinhirnoberfläche mit den anderen Kleinhirnarterien, im Bereich der Lamina quadrigemina mit Ästen der A. cerebri posterior.

Die **A. cerebri posterior** (Durchmesser 2,5–3,5 mm) geht aus der Endaufteilung der A. basilaris hervor (Abb. 16.11-4). In etwa 25% der Fälle entspringt sie aus der A. carotis interna. Diese Variante ist entwicklungsgeschichtlich bedingt (s. S. 365). Auf ihre ursprüngliche Zugehörigkeit zum Karotissystem weist auch ihre aus dem Plexus caroticus internus stammende Innervation hin. Auf jeder Seite steigt der Arterienstamm durch die *Cisterna ambiens* zur Vierhügelplatte auf und biegt dort auf die mediale Hemisphärenfläche (Abb. 16.11-5 u. 8) um. Topographisch unterscheidet man vier Stammabschnitte.

Die kurze **Pars praecommunicalis (P1-Segment)** reicht vom Ursprung des Gefäßstammes bis zu seiner Anastomose mit der *A. communicans posterior.* Sie liegt in der *Cisterna interpeduncularis* und überkreuzt den *N. oculomotorius.* Die Äste des P1-Segmentes gehen zum Zwischen- und Mittelhirn.

Die **Aa. perforantes interpedunculares** [Aa. centrales posteromediales] entspringen einzeln oder aus einem gemeinsamen Stamm, dringen in die Substantia perforata posterior ein und versorgen die Corpora mamillaria, den Hypothalamus, den Subthalamus, tiefe Strukturen des rostralen Mesencephalons und das Cornu occipitale der Capsula interna (Abb.16.11-4 u. 5). Der stärkste Ast, die **A. thalamoperforata,** versorgt in der vorderen Hälfte des Thalamus fast den ganzen lateralen und medialen Kern. Die **Aa. circumferentiales breves** steigen auf der lateralen Fläche des Mesencephalons auf und geben Rr. perforantes an die Basis und an das Tegmentum mesencephali ab (Abb. 16.11-10a). Die **A. quadrigemina** zieht in der Cisterna ambiens zum Tectum mesencephali und entläßt Äste zur Basis und zum Tegmentum mesencephali, zu den Corpora geniculata sowie zur Lamina quadrigemina, über der die Äste ein Geflecht bilden (Abb. 16.11-8). In 20% der Fälle ist sie ein Ast des P2-Segmentes.

Die **Pars postcommunicalis (P2-Segment),** die von der *A. communicans* bis zum Ursprung des *R. temporalis inferior posterior* reicht, umgreift in ihrem dorsal gerichteten Verlauf das Mesencephalon. Sie liegt in der *Cisterna ambiens* am medialen Rand des Gyrus parahippocampalis, im Sulcus hippocampi (Abb. 16.11-5).

Perforierende **Äste des P2-Segmentes,** die **Rr. perforantes pedunculares,** versorgen die absteigenden Bahnen in der Basis pedunculi cerebri (Abb. 16.11-10a). Die 3–6 **Aa. thalamogeniculatae** geben Perforansäste zur Basis und zum posterolateralen Thalamusabschnitt, den Corpora geniculata und dem Crus occipitale der Capsula interna ab (Abb. 16.11-5). Die **Aa. temporalis inferior anterior, posterior** und die inkonstante **A. temporalis inferior intermedia** versorgen die Basalfläche des Temporallappens und an der konvexen Hemisphärenfläche den Gyrus temporalis inferior (Abb.16.11-5). Aus dem im Sulcus hippocampalis gelegenen Stammabschnitt oder aus den Aa. temporales gehen 2–5 **Rr. hippocampales** (Rr. cornus Ammonis) ab und teilen sich T-förmig auf. Die Anastomosen der Seitenäste bilden eine längliche Arkadenarterie, welche eine Reihe von sog. Rechenarterien abgibt, die das Subiculum, den Gyrus dentatus und den Hippocampus versorgen. Der rostrale Ast der ersten T-förmigen Teilung anastomosiert beim Uncus parahippocampalis in vielen Fällen mit der A. choroidea anterior und bildet so via A. cerebri posterior und A. choroidea anterior eine Anastomose zwischen Karotis- und Vertebralissystem (s. S. 366).

Die meist aus einem Stamm entspringenden **Aa. choroideae posteriores laterales** dringen etwa 1 cm hinter der A. choroidea anterior durch die Fissura choroidea in den Plexus choroideus cornus inferioris ein. Sie steigen im Plexus auf und versorgen das Glomus choroideum und die hinteren 2/3 des Plexus im zentralen Teil des Seitenventrikels (Abb. 16.11-8). Ein im Sulcus terminalis gelegener Ast gibt neben Plexusästen auch Rr. perforantes zum Thalamus, Ncl. caudatus und zur Capsula interna ab. In den Fällen, in welchen die A. choroidea posterior lateralis fehlt oder dünn ist und in den Stamm der A. choroidea anterior mündet, wird ihr Versorgungsgebiet vom letzteren übernommen (s. S. 366).

Die **Pars quadrigemina (P3-Segment)** der *A. cerebri posterior* biegt seitlich der Vierhügelplatte nach oben und erreicht zwischen dem Pulvinar thalami und dem Corpus geniculatum laterale die mediale Hemisphärenfläche (Abb. 16.11-5).

Die **A. choroidea posterior medialis** tritt neben dem Corpus pineale in die Tela choroidea telencephali ein, in der sie seitlich der V. cerebri interna bis zum Foramen interventriculare verläuft (Abb. 16.11-8). Aus ihrem Anfangsteil gehen Äste zum Corpus pineale und zur Habenula ab und ein paramedianer Ast zum Plexus choroideus ventriculi III. Von den vier Seitenästen versorgen zwei den Thalamus und zwei den mittleren und vorderen Abschnitt des Plexus choroideus ventriculi lateralis. Letztere zwei bilden im Plexus zahlreiche geflechtartige Anastomosen untereinander und mit der A. choroidea posterior lateralis. In manchen Fällen entspringt die A. choroidea posterior medialis aus dem P2-Segment und steigt durch die Cisterna ambiens zum Corpus pineale auf (Abb. 16.11-8). In solchen Fällen gibt ihr Zisternenabschnitt **Rr. perforantes** zur Basis pedunculi cerebri, zum Corpus geniculatum laterale und zum Tegmentum und Tectum mesencephali ab.

Wegen der plexusartigen Anastomosenbildung können im Plexus choroideus ventriculi lateralis die Versorgungsgebiete der einzelnen Aa. choroideae nicht genau abgegrenzt werden. Der Plexus choroideus ventriculi III. ist dagegen durch die segmental angeordneten Seitenzweige eines gerade verlaufenden Astes der A. choroidea posterior medialis mit Blut versorgt. Ähnlich wie bei der A. choroidea anterior ist der Plexus choroideus nicht das einzige Versorgungsgebiet der Aa. choroideae posteriores. Sie stellen neben der A. thalamoperforata die zweiten und dritten Thalamusarterien dar.

Die **Pars terminalis (P4-Segment)** der A. cerebri posterior erreicht am Vorderrand des *Isthmus gyri cinguli* die mediale Hemisphärenfläche und teilt sich unterhalb des *Splenium corporis callosi* in ihre zwei Endäste, in die *Aa. occipitalis medialis* und *lateralis* auf (Abb. 16.11-5). Erfolgt die Aufteilung früher, so fehlt das P4-Segment.

Die **A. occipitalis medialis,** im Angiogramm der obere Endast der A. cerebri posterior, steigt auf die mediale Fläche des Lobus occipitalis auf und teilt sich dort in ihre zwei Endäste. Der **R. parietooccipitalis** verläuft entlang dem oder im Sulcus parietooccipitalis zur Mantelkante und durchblutet den oberen Teil des Cuneus, das hintere Fünftel des Praecuneus und einen Streifen des Lobulus parietalis superior entlang der Mantelkante (Abb. 16.11-5). Der **R. calcarinus** zieht in der Tiefe des Sulcus calcarinus zum Okzipitalpol, wo er auf die laterale Fläche des Okzipitallappens übergreift. Er versorgt den unteren Teil des Cuneus und den Gyrus occipitotemporalis medialis, welche die Ober- und Unterlippe des Sulcus calcarinus, die primäre Sehrinde bilden. Die Sehrinde wird in 44% der Fälle nur vom R. parietooccipitalis, in 24% der Fälle überwiegend vom R. calcarinus und in 32% von beiden Ästen durchblutet.

Die **A. occipitalis lateralis,** im Angiogramm der untere Endast, verläuft schräg nach hinten und verzweigt sich auf der Basalfläche des Okzipitallappens, am hinteren Abschnitt des Temporallappens und an deren Randzonen an der konvexen Hemisphärenfläche (Abb. 16.11-5).

Unter dem Splenium corporis callosi gibt das P4-Segment Äste zum Isthmus gyri cinguli, zum Pulvinar thalami und zum Splenium corporis callosi **(R. corporis callosi dorsalis)** ab. Letzterer anastomosiert auf der Dorsalseite des Balkens mit der A. pericallosa (Abb. 16.11-5).

1.11 *Kortikale und subkortikale Versorgungsgebiete und ihre Anastomosen*

Entsprechend der Verzweigungsweise der drei Hirnarterien gibt es drei **kortikale Gefäßterritorien** an den Hemisphären (Abb. 16.11-7). Das **Territorium der A. cerebri anterior** umfaßt die mediale Hälfte der Facies orbitalis des Frontallappens, die mediale Fläche des Frontal- und des Parietallappens bis zum Sulcus parietooccipitalis und die frontoparietale Randzone entlang der Mantelkante an der konvexen Hemisphärenfläche (Abb. 16.11-7a u. b). In diesem Territorium befindet sich das im Lobulus paracentralis und im oberen Teil des Gyrus centralis lokalisierte somatomotorische Zentrum der unteren Extremität. Zum **Territorium der A. cerebri media** gehören die Insula, die Opercula, die konvexe Hemisphärenfläche mit Ausnahme einer 1–3 cm breiten Randzone entlang der oberen und unteren Mantelkante, die laterale Hälfte der Facies orbitalis des Frontallappens und die Basalfläche des Temporalpols (Abb. 16.11 7a u. b).

Die A. cerebri media versorgt das somatosensorische Rindenfeld, das Hörzentrum und das motorische (BROCAsche) und sensorische (WERNICKEsche) Sprachzentrum. Ihr Verschluß führt zur Hemiplegie mit monoplegischer Tendenz, Sensibilitätsstörungen und Aphasien.

Das **Territorium der A. cerebri posterior** erstreckt sich auf die mediobasale Fläche des Okzipitallappens, auf die Basalfläche des Temporallappens und auf die okzipitotemporale Randzone entlang der oberen und unteren Mantelkante (Abb. 16.11-7a u. b). Das wichtigste Zentrum in diesem Gebiet ist das Sehzentrum (Areae 17, 18, 19).

Die Territoriumsgrenzen können variable Verschiebungen aufweisen. Wenn ein Territorium auf das benachbarte übergreift, entstehen gemischt vaskularisierte Grenzzonen.

Anastomosen gibt es einerseits zwischen den Ästen der gleichen Arterie, andererseits zwischen den drei Hauptarterien an den Territorialgrenzen. Der mittlere Durchmesser solcher End-zu-End-Anastomosen beträgt 300 µm. Zu den großkalibrigen *plain canal*-Anastomosen gehört der Circulus arteriosus cerebri. Solche Anastomosen erlauben in gewissen Fällen die Rückgewinnung einer Funktion. Ein feines Anastomosennetz stellt das piale Gefäßnetz dar. Aus diesem gehen perpendikulär die **nutritiven Gefäße für Kortex und Subkortex** hervor. Die **Aa. corticales breves** sind für die graue Substanz bestimmt. Die **Aa. subcorticales** versorgen die 2–5 mm breite subkortikale Zone der weißen Substanz. Die 4–5 cm langen **Aa. medullares longae** folgen den Nervenfasern bis ins Centrum semiovale (Abb. 16.11-9).

Das Kapillarnetz der grauen Substanz ist im Durchschnitt 5- bis 6mal dichter als das des Markes. Das Dichteverhältnis ist variabel, da innerhalb der grauen Substanz (Kortex, Kerne) große Unterschiede in der Länge des Kapillarnetzes pro mm^3 bestehen. Für die Rinde wird eine durchschnittliche Kapillarlänge von 20 cm/mm^3 angenommen. Da das Gesamtvolumen der Rinde auf etwa 550 cm^3 geschätzt wird, beträgt die Gesamtlänge der Rindenkapillaren 110 km. Bei einem mittleren Durchmesser von 10 µ faßt das kortikale Kapillarnetz etwa 8 cm^3 Blut, das Kapillarnetz des gesamten Gehirns etwa 16 cm^3. An Hand von örtlichen Unterschieden stellte PFEIFFER eine angioarchitektonische Areolengliederung fest. Daraus, daß sich die Angioarchitektonik nicht immer mit der Zyto- oder Myeloarchitektonik derselben Felder deckt, ergibt sich die Möglichkeit, daß nicht die Anzahl der Gehirnzellen allein, sondern auch die Art ihres Energieumsatzes und möglicherweise die Anzahl der Synapsen die Kapillardichte eines Areals bestimmen.

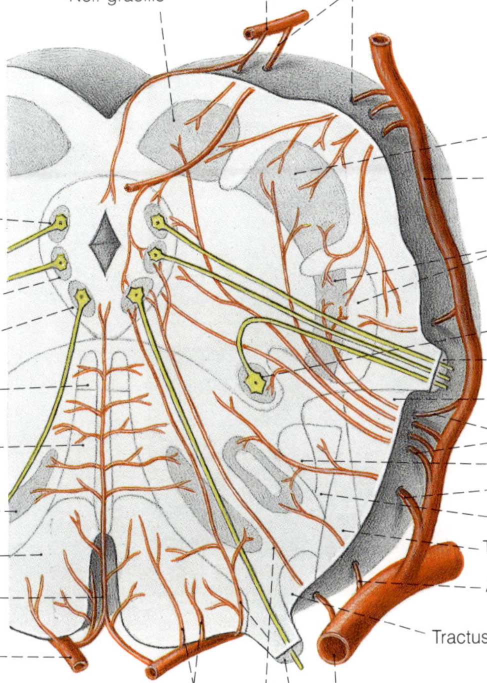

Arteriogramm der A. vertebralis und der A. basilaris: Nach Kontrastmittelfüllung einer der Aa. vertebrales werden außer dieser die A. basilaris und die Arterien der hinteren Schädelgrube sichtbar. Variabel ist die Füllung der kontralateralen Vertebralarterie und der A. cerebelli inferior posterior. Eine der Aa. cerebri posteriores kann fehlen, wenn sie direkt aus der A. carotis interna entspringt.

Im **Seitenbild** (Abb. 16.11-12a) ist die lateral gerichtete Schleife der Pars atlantis wegen der orthograden Projektion nicht immer erkennbar. Etwa in der Mitte des Clivus geht die A. vertebralis in die A. basilaris über. Die A. cerebelli inferior posterior bildet eine S-förmige Schleife über dem Foramen occipitale magnum und verläuft danach am Boden der hinteren Schädelgrube. Die parallel zur Squama occipitalis aufsteigenden kortikalen Äste sind fast immer, die Vermisäste hingegen selten sichtbar. Die Schleifen des Arterienstammes markieren die Lage der Tonsilla cerebelli und dienen als Orientierungsmarken bei infratentoriellen raumfordernden Prozessen. Die **A. basilaris** steigt parallel zum Clivus auf und gibt die dünne A. cerebelli inferior anterior ab, die oft nur einseitig vorhanden ist. Etwas kaudal vom Dorsum sellae zweigen rechtwinklig die Aa. cerebelli superiores ab, die immer beidseits dargestellt werden. Sie steigen zum Tentoriumfirst auf, biegen dort nach unten und steigen zur Protuberantia occipitalis steil ab. Die aus der Bifurkation der A. basilaris entstandenen **Aa. cerebri posteriores** überlagern sich gegenseitig und ziehen parallel zur A. cerebelli superior nach dorsal. Aus ihrem leicht kaudal konvexen Anfangsteil entspringen die **Aa. choroideae posteriores.** Ihr bogenförmig nach vorne gerichteter Verlauf markiert den hinteren Abschnitt des Thalamus. Die beiden kortikalen Endäste der A. cerebri posterior, die Aa. occipitalis lateralis und medialis bilden einen nach hinten offenen Winkel. Die Äste der **A. occipitalis lateralis** projizieren sich wegen der Schräglage des Tentoriums infratentoriell und können deshalb mit Ästen der A. cerebelli superior verwechselt werden. Die **A. occipitalis medialis** erscheint oberhalb des Temporalastes und strebt der Lambdanaht zu. **Rr. thalamici** kommen regelmäßig zur Darstellung. Die Aa. communicantes posteriores sind manchmal als gegen die Processus dinoidei anteriores gerichtete Äste zu sehen.

Im **halbaxialen Vorderbild** (Abb. 16.11-12b) sind alle Schleifenabschnitte der Pars atlantis der **A. vertebralis** gut erkennbar. Ihr intrakranialer Abschnitt steigt vom seitlichen Rand des Foramen occipitale magnum schräg zur Clivusmitte auf und setzt sich in die A. basilaris fort. Bei der Füllung beider Aa. vertebrales projiziert sich die Vereinigungsstelle in den Bereich des Foramen occipitale magnum. Der erste Abschnitt der **A. cerebelli inferior posterior** wird, je nach Strahlenrichtung, von der A. vertebralis streckenweise überdeckt, so daß ihre Schleifen bald medial, bald lateral, unter- oder oberhalb des Arterienstammes erscheinen. Die **Aa. vermis** steigen paramedian im gefäßarmen Gebiet zwischen den Aa. cerebri posteriores leicht geschlängelt nach oben. Ihre Seitenverschiebung weist auf subtentorielle raumfordernde Prozesse hin. Die V-, W- oder omegaförmige Teilungsstelle der A. basilaris kann ober- oder unterhalb oder in Höhe des Dorsum sellae liegen. Die **Aa. cerebri posteriores** umfassen in medial-konvexem Bogen das Mesencephalon. Die Endabschnitte der beidseitigen Bogen stellen die gegen die Lambdanaht aufsteigende **Aa. occipitales mediales** dar. Die **Aa. cerebelli superiores** verlaufen ähnlich wie die Aa. cerebri posteriores, sind jedoch dünnkalibriger als diese und werden in ihrer Endstrecke von ihnen überlagert. Die Lage der Gefäße ist sehr variabel, so daß aus einer Verlagerung allein keine zuverlässigen Rückschlüsse auf raumfordernde Prozesse gezogen werden können.

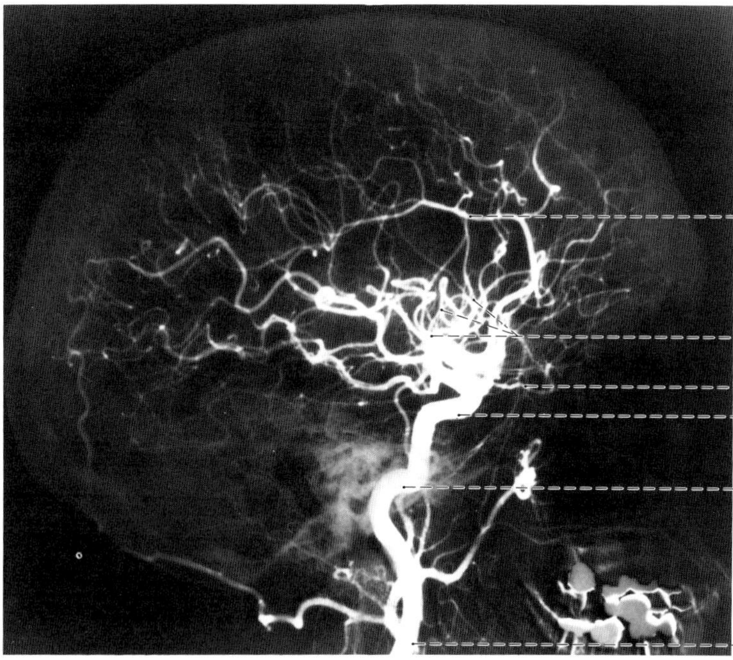

a

Abb. 16.11-11 (a) Karotis-Arteriogramm im seitlichen Strahlengang.

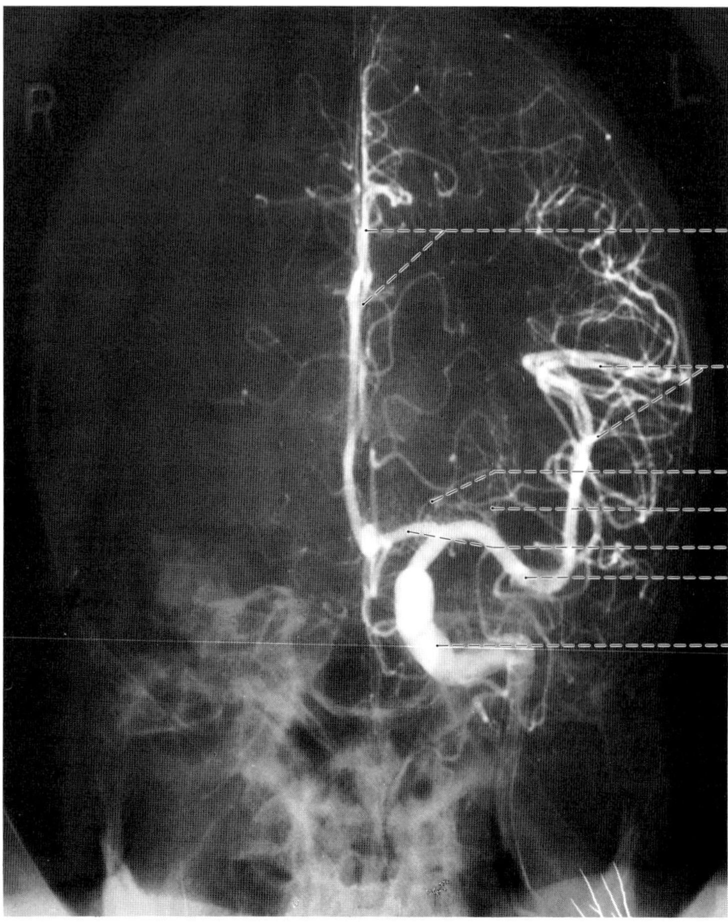

b

Abb. 16.11-11 (b) Karotis-Arteriogramm im fronto-okzipitalen Strahlengang.

Abb. 16.11-12 (a) Vertebralis-Arteriogramm im seitlichen Strahlengang.

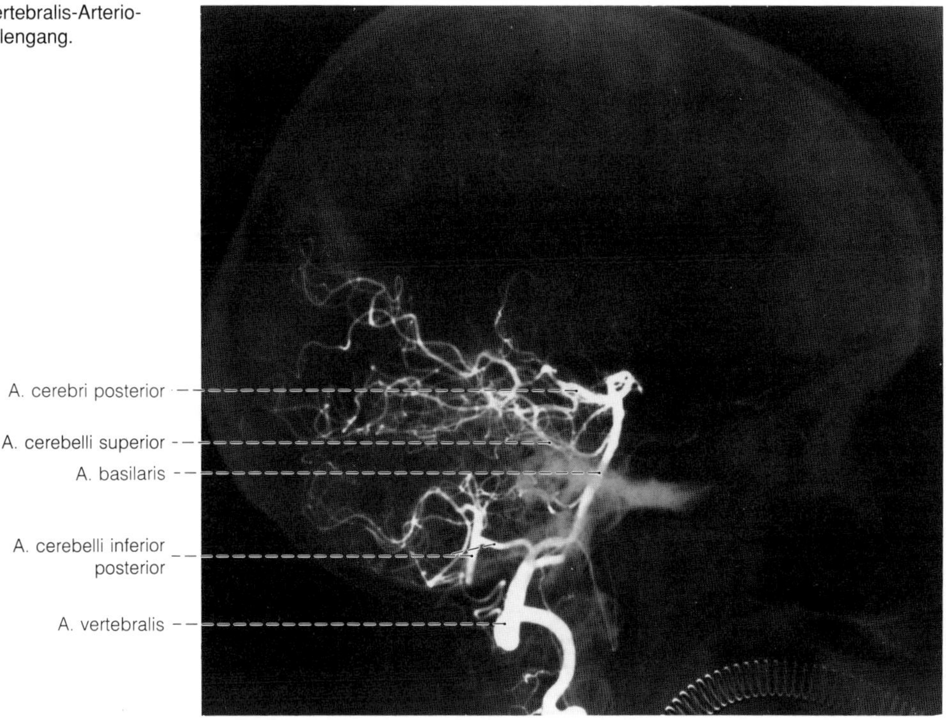

a

Abb. 16.11-12 (b) Vertebralis-Arteriogramm im fronto-okzipitalen Strahlengang.

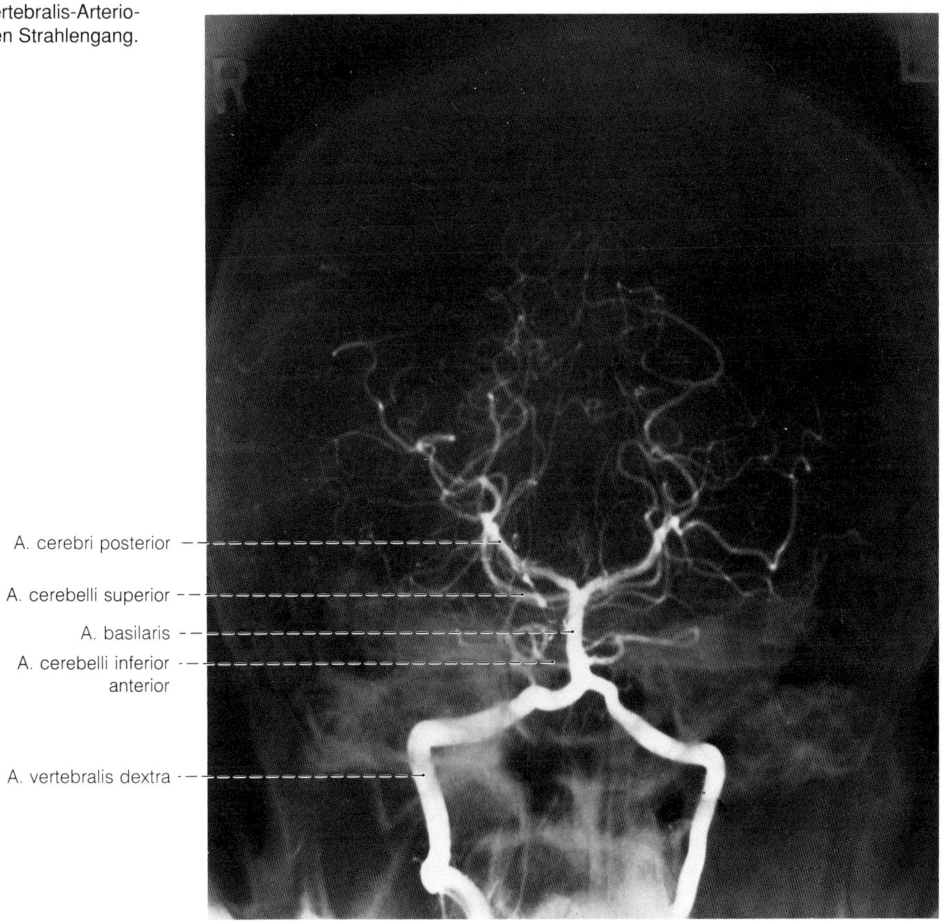

b

1.19 Innervation der Hirngefäße

Die perivaskulären Geflechte der Hirnarterien enthalten „adrenerge“ (noradrenerge) und cholinerge Fasern, welchen nach neueren Untersuchungen auch noch Fasern beigemischt sind, die verschiedene vasoaktive Peptide (peptiderge Fasern) enthalten.

Die **noradrenergen Sympathikusfasern** erreichen die Hirngefäße als Plexus caroticus internus und vertebralis. Beide Geflechte bestehen aus postganglionären Fasern. Der **Plexus caroticus internus** erhält Fasern aus dem Ganglion cervicale superius, der **Plexus vertebralis** aus dem Ganglion stellatum. Der Plexus caroticus internus innerviert die Äste des Karotissystems, der Plexus vertebralis das vertebro-basale System. Die Innervationsdichte ist im Karotisgebiet stärker als im Vertebrobasilarbereich. Die entwicklungsgeschichtlich zum Vertebralissystem gehörende A. cerebri posterior gehört zum Innervationsgebiet des Karotissystems. Die Faserdichte bzw. Innervationsdichte nimmt mit dem Kaliber der Hirngefäße ab. Intrazerebral reichen sie bis zu den Arteriolen. Bei der umstrittenen Kapillarinnervation ist möglicherweise eine aus dem Locus coeruleus projizierende Bahn beteiligt. Die zerebralen und extrakraniellen Arterienstrecken sind unterschiedlich empfindlich auf noradrenerge Reize. Dies ist durch den unterschiedlichen embryonalen Ursprung der Arterienstrecken bedingt. So ist z. B. der intrakranielle Karotisabschnitt auf den Transmitter Noradrenalin weniger empfindlich als der extrakranielle Abschnitt, der aus anderen Primordialzellen entsteht. Der besagte Wechsel der Reizantwort erfolgt an der Vereinigungsstelle der beiden ursprungsgemäß unterschiedlichen Abschnitte. Noradrenalin kontrahiert die Hirngefäße, schützt sie gegen plötzliche Druckerhöhung und fördert möglicherweise die vaskuläre Hypertrophie bei chronischer Hypertension. Unter normalen Umständen scheinen die noradrenergen Fasern aufgrund ihrer geringen Innervationsdichte wenig kreislaufwirksam zu sein.

Parasympathische oder cholinerge Fasern stammen angeblich aus dem Ganglion sphenopalatinum und oticum. Ersteres erhält seine präganglionären Fasern via N. petrosus superficialis major aus dem Ncl. salivatorius superior, letzteres via N. petrosus minor aus dem Ncl. salivatorius inferior. Die cholinergen Fasern laufen vermischt mit den adrenergen, können jedoch intrazerebral nicht verfolgt werden. Acetylcholin erzeugt lokal eine Vasodilatation durch Relaxation der Muskulatur. Lokal durch Mastzellen produziertes **Histamin** wirkt vasodilatorisch via H_2- und H_1-Rezeptoren. In den cholinergen Nerven wurde die Koexistenz des parasympathischen Transmitters mit **VIP (vasoaktives intestinales Polypeptid)** beschrieben, in den sympathischen Nerven aus dem Ganglion cervicale superius findet sich nebst dem Transmitter auch das Neuropeptid Y, homolog mit dem pancreatic polypeptid (PP). VIP erzeugt Relaxation der Gefäße durch Erhöhung der Prostaglandinsynthese. Andere Neuropeptide wie die **Substanz P,** die Enkephaline und vor allem Serotonin nehmen ebenfalls Einfluß auf die Hirngefäße.

Der vasokonstriktorische erste Teil eines Migräne-Anfalles ist nicht notwendigerweise sympathisch (α-Rezeptoren), sondern möglicherweise durch Serotonin bedingt, der zweite, äußerst schmerzhafte Teil des Anfalles besteht aus einer kräftigen, der reaktiven Hyperämie zugeschriebenen Vasodilatation.

Noradrenerge Fasern finden sich auch an den oberflächlichen zerebralen Venen und den Vv. choroideae, sie fehlen jedoch intrazerebral.

Eine vasosensible Innervation ist kaum bekannt.

Bei der Hirndurchblutung spielt die Innervation eine untergeordnete Rolle, wesentlicher sind die blutchemischen Einflüsse, vor allem CO_2, und die autoregulatorischen Vorgänge (Bayliss-Effekt). Unter der **Autoregulation** versteht man im wesentlichen die druckinduzierte Gefäßverengung, die ein Kapselorgan vor der arteriellen Überflutung schützt.

2 Venen des Gehirns

Die dünnwandigen und klappenlosen Hirnvenen münden in die venösen Blutleiter, die Sinus durae matris. Sie lassen sich aufgrund ihrer Lage und ihrer Drainagegebiete in zwei Gruppen, die Vv. cerebri superficiales und profundae einteilen. Morphologisch stellen die zwei Gruppen zwar getrennte Systeme dar, sind aber durch zahlreiche intra- und extrazerebrale Anastomosen untereinander verbunden.

2.1 Vv. cerebri superficiales

Die oberflächlichen Hirnvenen nehmen ihren Ursprung aus dem pialen Venennetz, das durch die **Vv. corticales** die Rinde und die subkortikale Zone der Marksubstanz und durch die **Vv. medullares** die Corona radiata drainiert (Abb. 16.11-17). Die Venenstämme halten sich in ihrem Verlauf durch die Cavitas subarachnoidea weder an Arterien noch an Furchen und Windungen. Kurz vor der Einmündung in einen Sinus oder in eine seiner Seitenlakunen werden sie an der Dura fixiert. Diese mit der Dura verlöteten oder in ihr eingeschlossenen Venenabschnitte werden als **„Brückenvenen“** bezeichnet (s. Abb. 16.10-1).

Venen der Facies lateralis hemisphaerii

Aus der oberen Hälfte der Facies lateralis leiten die aufsteigenden *Vv. cerebri superiores* das Blut in den *Sinus sagittalis superior,* aus der unteren Hälfte leiten es die absteigenden *Vv. cerebri inferiores* in den *Sinus transversus.* Aus der Umgebung des Sulcus lateralis fließt das Blut via *V. cerebri media superficialis* in den *Sinus sphenoparietalis* ab (Abb. 16.11-13).

Die 6–12 aufsteigenden **Vv. cerebri superiores** bilden vier Gruppen: **Vv. frontales, frontoparietales, parietales** und **occipitales.** Die Dreiergruppe der **Vv. frontoparietales** (Vv. rolandicae), die **Vv. praecentralis, centralis** und **postcentralis** folgen den gleichnamigen Furchen. Sie drainieren die Gyri prae- und postcentralis und münden senkrecht in den Sinus sagittalis superior. Die nach hinten gebogenen frontalen Venen münden in der Strömungsrichtung, die nach vorne gebogenen parieto-okzipitalen Venen entgegen der Flußrichtung in den Sinus sagittalis ein (Abb. 16.11-13).

Die in die Gruppe der **Vv. cerebrales inferiores** gehörenden **Vv. temporales** und **occipitales inferiores** steigen schräg zum Sinus transversus ab (Abb. 16.11-13). Ihre sinusnahen Endabschnitte sind mit dem Tentorium cerebelli bzw. dem Duraüberzug des Felsenbeins verwachsen und verankern so die untere Hemisphärenhälfte an die erwähnten Strukturen.

Die **V. cerebri media superficialis** beginnt über dem Gyrus angularis, folgt dem Sulcus lateralis und mündet gewöhnlich am Hinterrand der Ala minor ossis sphenoidalis in den Sinus sphenoparietalis, seltener in den Sinus cavernosus, petrosus superior oder in die V. basilaris. Sie drainiert die Umgebung des Sulcus lateralis und die Opercula (Abb. 16.11-13).

Vv. anastomoticae

Die oberflächlichen Venen sind einerseits durch das piale Venennetz, andererseits durch kräftige, vertikale Anastomosen untereinander verbunden. Die zwei größten vertikalen Anastomosen, die Vv. anastomotica superior und inferior, verbinden den Sinus sagittalis superior mit den basalen Sinus. Die schräg von oben nach unten und nach vorne gerichtete **V. anastomo-**

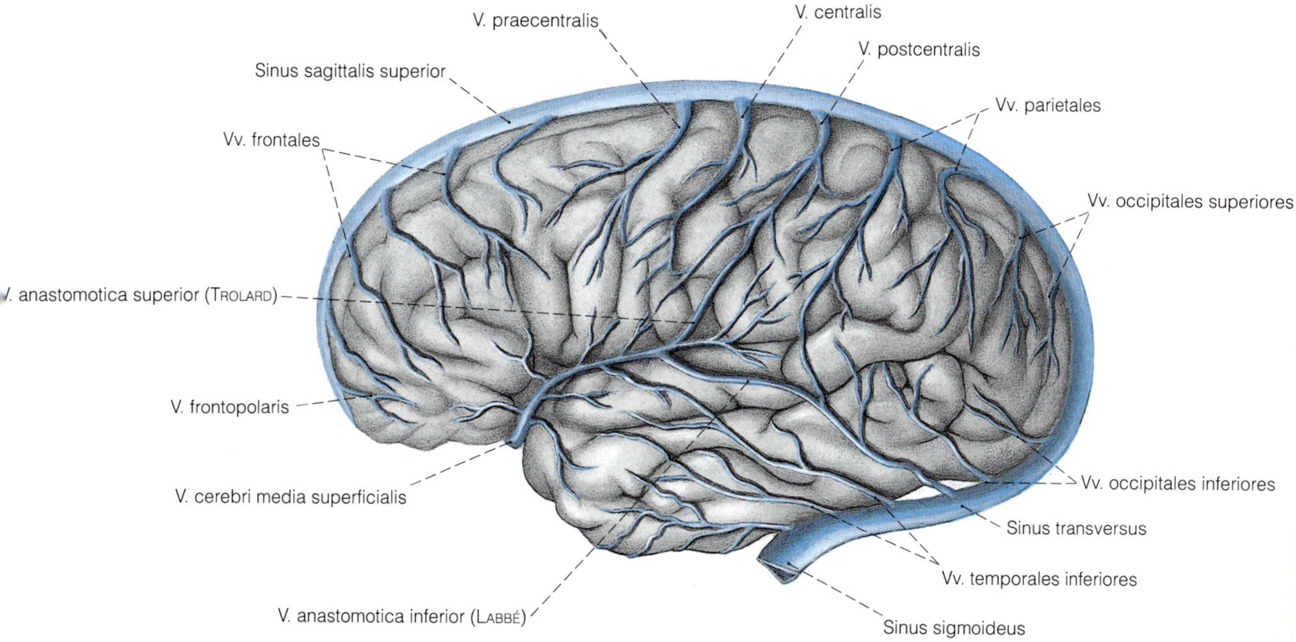

Abb. 16.11-13 Venen der Facies lateralis hemisphaerii.

tica superior [magna], die **TROLARDsche Vene,** wird in ihrem oberen Abschnitt durch die V. postcentralis, im unteren Abschnitt durch die V. cerebri media superficialis gebildet (Abb. 16.11-13). Sie verbindet den Sinus sagittalis superior mit dem Sinus sphenoparietalis, oder seltener mit dem Sinus cavernosus. Die **V. anastomotica inferior [parva],** die **LABBEsche Vene,** überquert schräg absteigend den Temporallappen. Sie stellt die Anastomose zwischen der V. cerebri media superficialis und einer verstärkten V. temporalis inferior dar und verbindet so via TROLARDsche Vene den Sinus sagittalis superior mit dem Sinus transversus (Abb. 16.11-14).

Venen der Facies medialis hemisphaerii

Der Sulcus cinguli teilt die mediale Hemisphärenfläche in eine Außen- und Innenzone auf.

Die aufsteigenden **Venen der Außenzone,** die Vv. frontopolaris, frontalis medialis anterior und posterior, paracentralis und occipitales mediales, zeigen die gleiche Anordnung wie die Venen der konvexen Fläche und können mit diesen vereinigt, oder getrennt in den Sinus sagittalis superior einmünden (Abb. 16.11-14). Ihre sinusnahen Endabschnitte sind an der Falx cerebri fixiert. Die zwei hinteren **Venen der Innenzone,** die **Vv. corporis callosi dorsalis [V. limbica posterior]** und **cuneata** münden mit einem gemeinsamen Stamm (V. cuneolimbica) in die V. cerebri magna. Die vordere **V. cerebri anterior [V. limbica anterior]** begleitet die gleichnamige Arterie und mündet in die V. basalis (Abb. 16.11-14 u. 15).

Venen der Facies basalis und basales Venensystem

Die Venen der frontopolaren Randzone münden in den *Sinus sagittalis superior* (Abb. 16.11-14). Der laterale Teil des Frontallappens und des Temporallappens gehören zum Drainagegebiet der *V. cerebri media superficialis* (Abb. 16.11-13). Aus der lateralen Randzone des Temporal- und Okzipitallappens führen die *Vv. temporales* und *occipitales inferiores* das Blut in den *Sinus transversus* und *petrosus superior* (Abb. 16.11-14).

Das **basale Venensystem,** die V. basalis und ihre Äste, drainieren das Mittelfeld der Hirnbasis, den größten Teil des limbischen Systems, den Hypothalamus, den Metathalamus, das Mesencephalon, die Stammganglien und die Capsula interna.

Die **V. basalis** (ROSENTHALI) entsteht im Bereich der Substantia perforata anterior aus der Vereinigung der *Vv. cerebri anterior* und *cerebri media profunda* (Abb. 16.11-15). Ihr basaler Abschnitt verläuft dem medialen Rand des Tractus opticus entlang nach hinten. Ihr dorsolateraler Abschnitt steigt seitlich des Pedunculus cerebri in der *Cisterna ambiens* bis zum Trigonum habenula auf, wendet sich dort nach hinten und mündet in den Sinus rectus oder in den Endabschnitt der *V. cerebri interna.* In seltenen Fällen, in denen die Vv. cerebri anterior und cerebri media profunda in die V. cerebri media superficialis münden, fehlt der basale Abschnitt der V. basalis (Abb. 16.11-15).

Laterale Seitenäste der V. basalis sind die Vv. parahippocampales, occipitotemporalis medialis und die V. choroidea inferior (Abb. 16.11-15). Von medial nimmt sie kleine Venen aus dem Pedunculus cerebri und die V. interpeduncularis auf. Die beidseitigen Vv. interpedunculares und ihre Querverbindung, die V. communicans posterior, drainieren das Chiasma opticum, den Hypothalamus und durch die Vv. perforantes posteriores den Subthalamus und das Mesencephalon.

Die **V. cerebri anterior** begleitet die gleichnamige Arterie. Sie drainiert die vordere Hälfte des Balkens und des Gyrus cinguli sowie den mediobasalen Abschnitt des Frontallappens. Die beidseitigen Venen sind vor dem Chiasma opticum durch die **V. communicans anterior** miteinander verbunden (Abb. 16.11-15).

Die **V. cerebri media profunda** verläuft verdeckt von der A. cerebri media in der Tiefe des Sulcus lateralis und leitet das

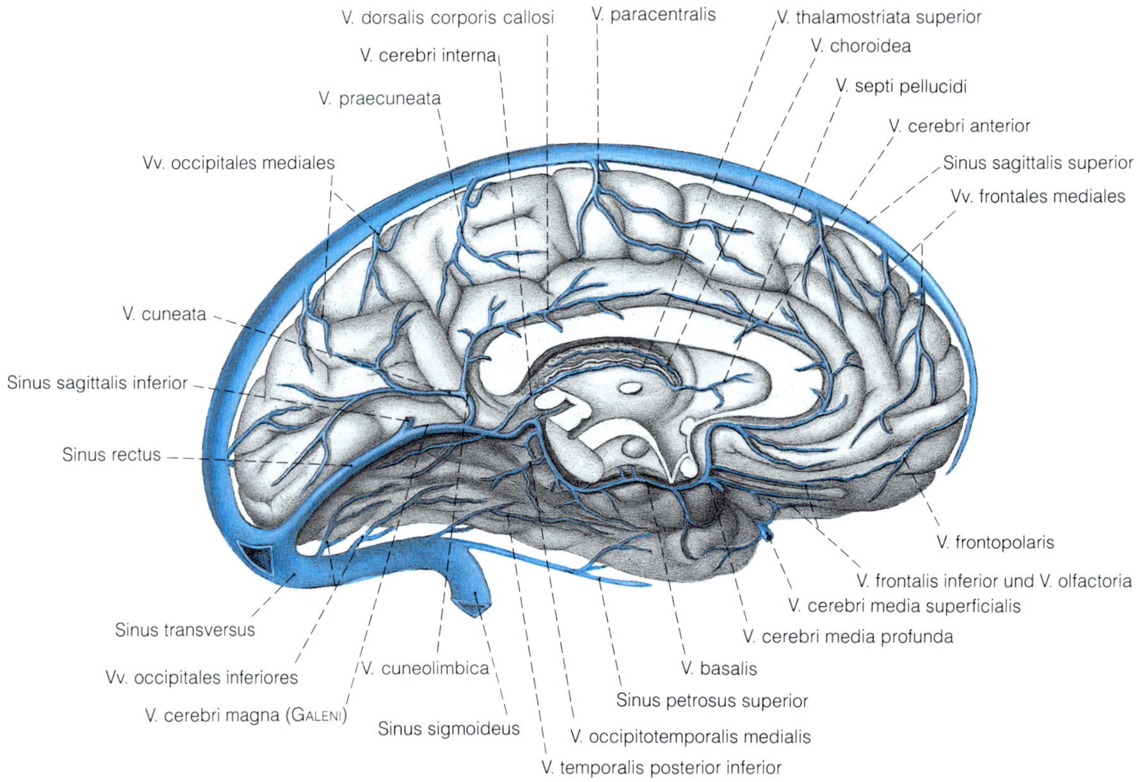

Abb. 16.11-14 Venen der mediobasalen Hemisphärenfläche und Vv. cerebri internae.

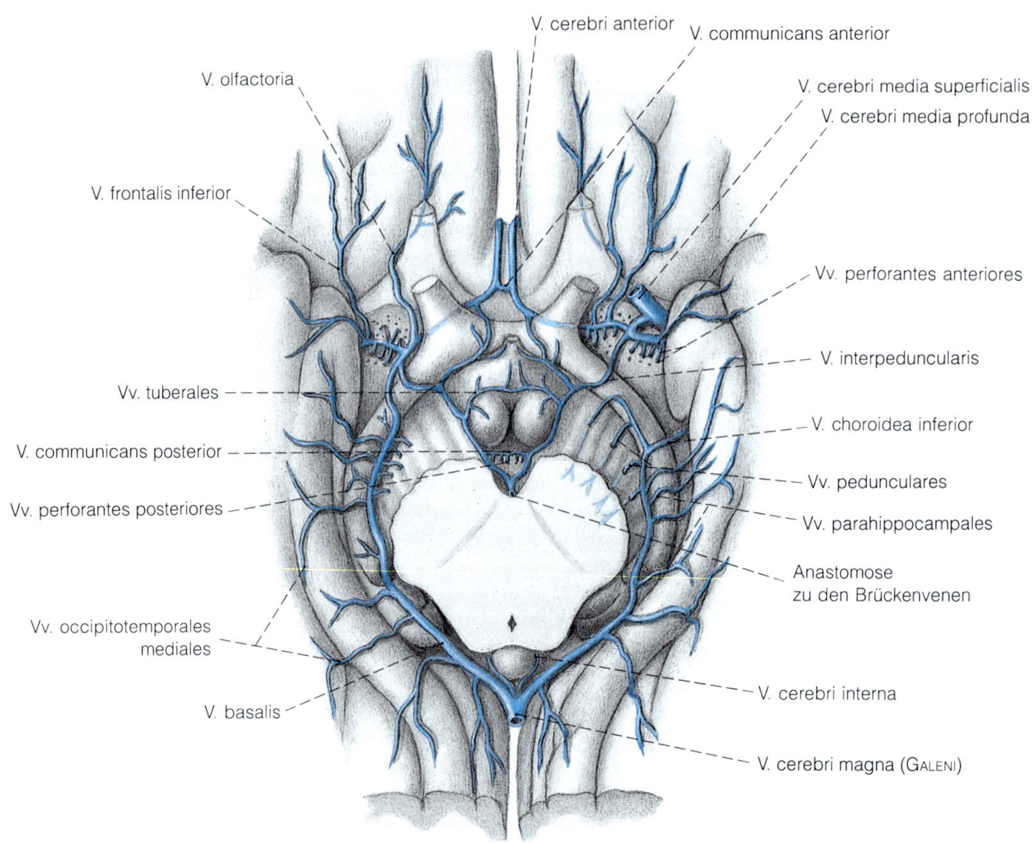

Abb. 16.11-15 V. basalis und ihre Äste, Circulus venosus cerebri.

Blut aus der Inselregion ab. Über der Substantia perforata anterior nimmt sie die Vv. perforantes anteriores (Vv. striatae inferiores) auf, welche die Stammganglien und die Capsula interna drainieren (Abb. 16.11-15).

Die Vv. communicans anterior, cerebri anteriores, basales, interpedunculares und communicans posterior bilden einen vom Circulus arteriosus verdeckten basalen Venenring, den **Circulus venosus cerebri,** oder *Hexagon von* TROLARD (Abb. 16.11-15).

2.2 *Vv. cerebri profundae*

Die tiefen Hirnvenen drainieren die Basalganglien, die Capsula interna, das Centrum semiovale und die Plexus choroidei. Die an den Wänden des Seitenventrikels gelegenen Venen sind **subependymale** Venen. Subependymal liegen die Vv. septi pellucidi, thalamostriata superior und die Venen des Hinter- und Unterhorns. Die am Septum pellucidum gelegene **V. septi pellucidi** nimmt Blut aus dem Septum pellucidum, Genu corporis callosi, Caput nuclei caudati, Lamina terminalis und der weißen Substanz des Polus frontalis auf. Sie überbrückt das Foramen interventriculare und vereinigt sich mit den Vv. thalamostriata superior und choroidea (Abb. 16.11-16).

Die **V. thalamostriata superior (oder V. terminalis)** verläuft im Sulcus terminalis nach vorne, biegt beim Foramen interventriculare V-förmig nach hinten und mündet in die V. cerebri interna. Ihre, den Ncl. caudatus überquerenden Äste (Vv. transversae nuclei caudati) drainieren das Corpus striatum, die Capsula interna und die weiße Substanz des Frontal- und Parietallappens (Abb. 16.11-16).

Die lateralen und oberen **Vv. subependymales** der Hinterhornwände (s. Abb. 16.8-5) führen Blut aus der weißen Substanz des Parietal- und Okzipitallappens mittels der **V. communis cornus posterioris** in die V. cerebri interna ab (Abb. 16.11-16). Die medialen Venen des Unterhorns vereinigen sich zu einer oder mehreren **Vv. hippocampi**. Sie verlassen das Unterhorn durch die Fissura choroidea und münden in die V. basalis. Die lateralen Unterhornwandvenen drainieren die weiße Substanz des Temporallappens und die laterale Seite des Hippocampus. Sie steigen auf dem Dach des Hinterhorns auf und bilden dort einen nach vorne laufenden Stamm (V. cornu inferioris), welcher nach Vereinigung mit der V. choroidea inferior in die V. basalis mündet.

Die **V. choroidea superior** läuft geschlängelt auf der Oberfläche des Plexus choroideus nach vorne und mündet in die V. cerebri interna (Abb. 16.11-16). Sie erhält Äste vom Plexus choroideus ventriculi lateralis, vom Hippocampus, Fornix und Balken und anastomosiert mit der **V. choroidea inferior.** Letztere leitet das Blut aus dem im Unterhorn gelegenen Teil des Plexus choroideus durch die Fissura choroidea in die V. basalis ab (Abb. 16.11-16).

Abb. 16.11-16 Die inneren Hirnvenen. (Original: FERNER)

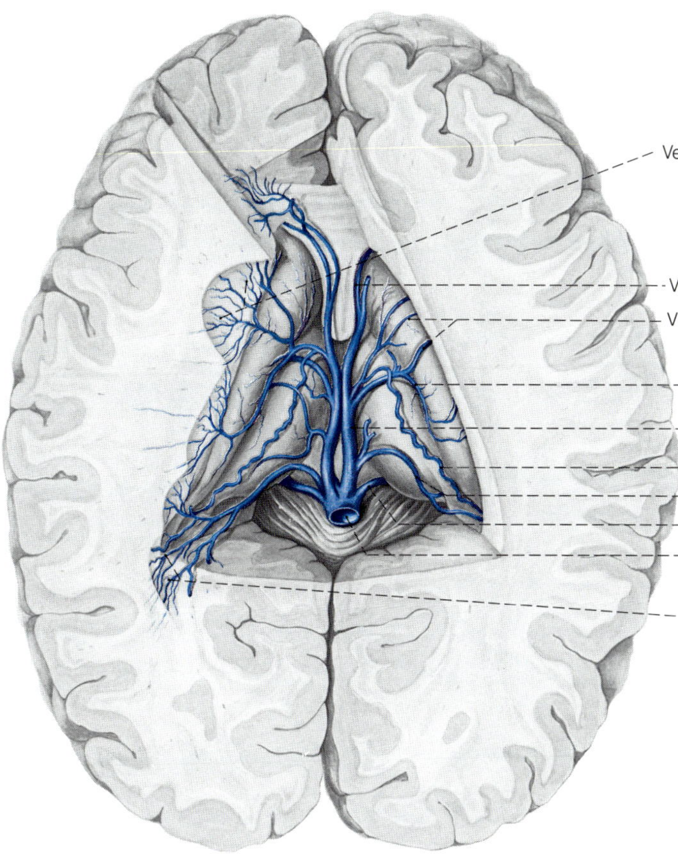

Die Sammelstämme, die paarigen Vv. cerebri internae und die unpaare V. cerebri magna, sind in die Tela choroidea eingelagert (s. Abb. 16.8-5).

Die **V. cerebri interna (oder V. cerebri parva Galeni)** entsteht durch den Zusammenfluß der Vv. septi pellucidi, thalamostriata superior und choroidea superior am Hinterrand des Foramen interventriculare. Die Vereinigungsstelle, der sog. **Confluens venosus anterior,** dient als angiographisches Merkmal für die Lokalisation des Foramen interventriculare. Die V. cerebri interna verläuft leicht S-förmig gekrümmt nach hinten und vereinigt sich entweder vor oder hinter dem Corpus pineale mit der kontralateralen Vene (Abb. 16.11-16).

Der vordere Venenabschnitt ist gewöhnlich astfrei, der hintere nimmt Seitenäste aus Thalamus, Fornix, Hippocampus, Corpus pineale und Lamina tecti auf. Die größte Thalamusvene, die **V. thalami superior,** tritt aus der Dorsalfläche des Thalamus aus und mündet senkrecht in das Mittelstück der V. cerebri interna. Die Vv. thalami posteriores entstehen aus einem subependymalen Rete auf der dorsalen Thalamusfläche und auf dem Pulvinar thalami. Sie münden in den Endabschnitt der V. cerebri interna oder in die V. basalis. Alle Seitenäste der V. cerebri interna sind terminale Venen.

Die unpaare **V. cerebri magna (Galeni)** entsteht aus dem Zusammenfluß der *Vv. cerebri internae* und der *Vv. basales* (Abb. 16.11-16). Die in die Tela choroidea eingelagerte Vereinigungsstelle, der sog. **Confluens venosus posterior,** liegt zwischen dem Splenium corporis callosi und dem Corpus pineale. Die etwa 1 cm lange, ampullenartig erweiterte Vene biegt um das Splenium corporis callosi nach oben um und mündet, entweder senkrecht oder nach vorne gerichtet, in den Anfangsteil des *Sinus rectus* (Abb. 16.11-19). Der sinusnahe Endabschnitt der V. cerebri magna ist am Tentorium cerebelli oder am hinteren Ende der Falx cerebri befestigt.

Die **Seitenäste der V. cerebri magna** sind die Vv. cuneolimbica, epithalamica, azygos corporis pinealis und der gemeinsame Stamm der Vv. colliculi superiores und inferiores sowie die Vv. cerebellaris superiores mediales. Wegen der hohen Zahl der Venen und Arterienäste ist der supratektale Abschnitt der Cisterna ambiens das gefäßreichste Gebiet des Hirnstammes.

Das ausgedehnte **Sammelgebiet der V. cerebri magna** umfaßt das ventrikuläre und das basale Venensystem, die Innenzone der medialen Hemisphärenfläche und Teile der Kleinhirnrinde.

2.3 *Venöse Anastomosen*

Anastomosen **zwischen den Venen der beiden Hemisphären** stellt an der Hirnbasis der Circulus venosus und über dem Balken die V. interhemisphaerica her. Die unpaare V. interhemisphaerica nimmt Blut aus dem vorderen Abschnitt der medialen Hemisphärenfläche auf und leitet es in den Sinus sagittalis inferior.

Anastomosen **zwischen den Vv. cerebri superficiales,** profundae und **dem basalen Venensystem:** Die Äste der V. cerebri interna stehen einerseits mit den basalen Venen (Vv. cerebri media, basalis), andererseits mit den oberflächlichen Venen der Facies superolateralis hemispherii in Verbindung (Abb. 16.11-17). Diese Anastomosen stellen gleichzeitig eine transzerebrale Verbindung zwischen dem Sinus sagittalis superior und dem basalen Sinus dar. Verbindungen zwischen der V. cerebri interna und den basalen Venen entstehen einerseits im Plexus choro-

Abb. 16.11-17 Anastomosen zwischen den Vv. cerebri internae und externae (Schematischer Frontalschnitt durch die rechte Großhirnhemisphäre).

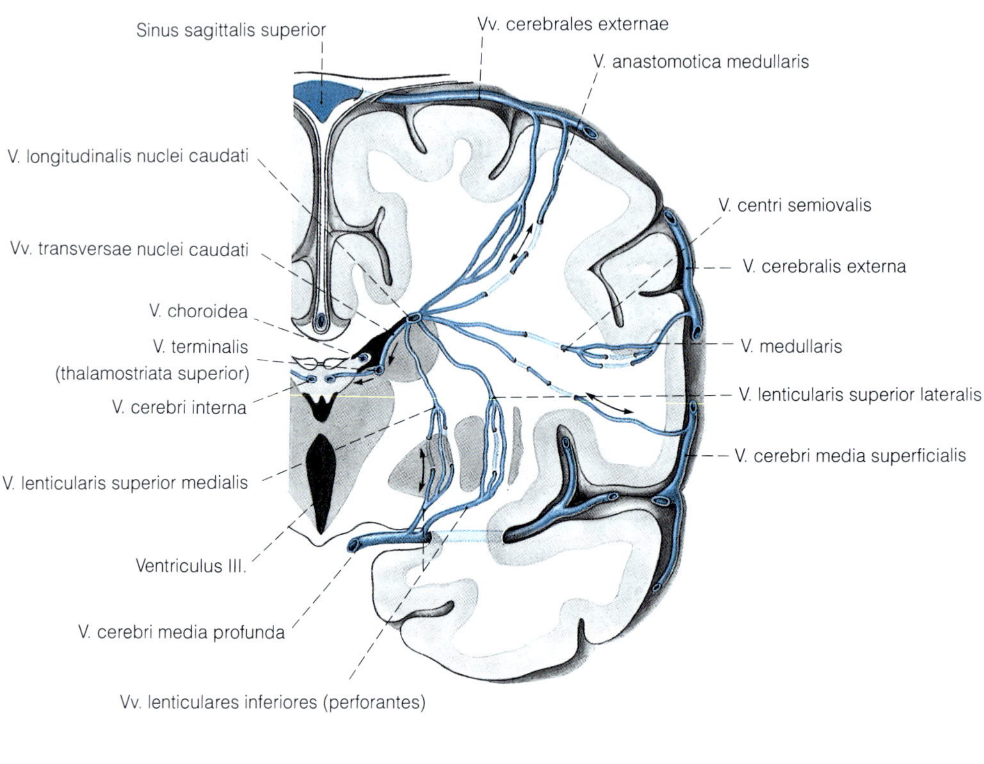

ideus durch die Anastomosen zwischen der V. choroidea superior und inferior, andererseits im Ncl. lentiformis durch kapilläre Anastomosen zwischen den Vv. lenticulares superiores und inferiores (Abb. 16.11-17). Da die V. basalis durch Anastomosen mit den Vv. parahippocampales, occipitotemporales mediales und laterales zugleich auch mit den Sinus basales verbunden ist, gilt dieser Weg auch als eine indirekte Verbindung der V. cerebri interna mit dem basalen Sinus. Die Anastomosen zwischen den Ästen der V. cerebri interna und den oberflächlichen Hemisphärenvenen stellen transmedulläre Wege dar, die der Corona radiata folgen. Ein Teil der Anastomosen sind kapilläre Verbindungen zu den **Vv. medullares** und **corticales,** andere, die als **Vv. anastomoticae medullares,** oder Stabvenen bezeichnet werden, sind makroskopisch verfolgbar, da ihr Kaliber von Anfang bis Ende unverändert bleibt.

2.4 *Kleinhirnvenen und Venen des Hirnstammes*

Die Kleinhirnvenen, **Vv. cerebelli,** verlaufen wie die Großhirnvenen unabhängig von den Arterien. Die größeren Venenstämme überqueren die Furchen in sagittaler Richtung, nur kleinere Äste verlaufen transversal. Topographisch unterscheidet man mediale Venen, die den Vermis drainieren, und zwei laterale Venengruppen, die Blut aus den Hemisphären ableiten.

Die **V. cerebelli medialis superior** führt in die V. cerebri magna, die **V. cerebelli medialis inferior** in den Confluens sinuum oder in den Sinus transversus. Die beiden lateralen Venen, die **Vv. cerebelli lateralis superior** und **inferior** münden in den Sinus transversus. Die **Vv. cerebelli lateralis anterior, flocculаris** und **nuclei dentati** münden beim Kleinhirn-Brückenwinkel in die **V. petrosa superior,** welche, dem N. trigeminus folgend, zum Sinus petrosus superior aufsteigt.

Die Kleinhirnvenen anastomosieren nicht nur untereinander, sondern auch mit den Venen des Hirnstammes und beim Foramen magnum mit den Vv. vertebrales. Die Endabschnitte der meisten Kleinhirnvenen sind in der Nähe der Sinus an der Dura befestigt.

Die **Venen des Hirnstammes** bilden die Fortsetzung der Rückenmarksvenen und verbinden diese mit den basalen Hirnvenen. Die longitudinalen Venen sind durch querverlaufende Äste untereinander verbunden und das ganze System bildet so ein Netz um den Hirnstamm herum. Der Abfluß des Blutes erfolgt via *Vv. petrosa superior* und *inferior* in die *Sinus petrosus superior* und *inferior,* durch Satellitenvenen des N. accessorius und N. hypoglossus in den Sinus marginalis und durch Anastomosenvenen in die *Vv. basalis* und *cerebellares.*

3 *Venöse Blutleiter*

Die **Sinus dura matris** stellen von Duraduplikaturen gebildete starrwandige, inkompressible und von Endothel ausgekleidete venöse Blutleiter dar. Der Großteil der Sinus legt sich in breiten Furchen der Innenfläche des Schädels an, so daß ihre Lage auch an mazerierten Schädeln deutlich erkennbar ist. Die Sinus besitzen zwar keine Klappen, enthalten jedoch Bindegewebsbalken (Chordae Willisi) und Lamellen, welche die Öffnungen solcher Venen, die entgegen der Stromrichtung einmünden, klappenartig verdecken. Die Durasinus nehmen Blut aus dem Gehirn, den Hirnhäuten, den Augenhöhlen und dem Schädeldach auf und leiten es durch die Vv. jugulares internae ab (Abb. 16.11-18).

Das System der Durasinus gliedert sich in eine obere und eine untere Gruppe.

3.1 *Obere Gruppe der Sinus durae matris*

Die Sinus der oberen Gruppe, die Sinus sagittalis superior und inferior, der Sinus rectus und occipitalis vereinigen sich im Confluens sinuum (Abb. 16.11-18).

Der **Sinus sagittalis superior** beginnt beim *Foramen caecum* und folgt dem *Sulcus sagittalis superior* entlang der Ansatzlinie der *Falx cerebri* nach hinten. Er wird okzipitalwärts allmählich breiter und endet bei der Protuberantia occipitalis interna im Confluens sinuum (Abb. 16.11-18). Häufig biegt er vor der Protuberantia occipitalis interna nach rechts, seltener nach links ab und geht direkt in den Sinus transversus der entsprechenden Seite über. Im Sinuslumen gibt es Trabekeln, und im hinteren Sinusabschnitt ein längliches Septum, das den Blutstrom bereits zweigeteilt in die Sinus transversi leitet. Im Bereich der Scheitelbeine liegen beidseits des Sinus unregelmäßig strukturierte Nischen, **Lacunae laterales.** Sowohl in den Sinus als auch in die Seitenlakunen buchten sich zahlreiche **Granulationes arachnoidales** vor. Die Lakunen nehmen auch Vv. diploicae und meningeae auf, die aufsteigenden Vv. cerebri superiores münden meist direkt in den Sinus.

Der Sinus sagittalis superior steht durch Vv. emissariae parietales mit den Vv. temporales superficiales, durch die V. anastomotica superior mit dem **Sinus sphenoparietalis** und via V. anastomotica inferior mit dem **Sinus transversus** in Verbindung. Wegen seiner exponierten Lage direkt unter der Kalotte ist der Sinus sagittalis superior leicht verletzlich. Trepanationen sollten etwa 2 cm seitlich von der Sutura sagittalis vorgenommen werden, um die Verletzung der Seitenlakunen und der in der Dura befestigten Endstücke der Zerebralvenen zu vermeiden.

Der kleinkalibrige **Sinus sagittalis inferior** liegt im unteren freien Rand der hinteren Hälfte der *Falx cerebri* (Abb. 16.11-18). Er bildet die Fortsetzung der V. interhemisphaerica und mündet in den Sinus rectus beim vorderen Tentoriumrand ein. Er nimmt kleine Venen aus der Falx, dem Balken und den benachbarten Gyri cinguli auf.

Der **Sinus rectus** zieht am *Tentoriumfirst* nach hinten und mündet in den Confluens sinuum (Abb. 16.11-18). Er kann Y-förmig aufgeteilt in beide Sinus transversi münden, oder sich seitwärts gebogen in einen der Sinus transversi fortsetzen. Er nimmt die V. cerebri magna, kleinc Venen aus Tentorium und Falx und manchmal eine quergerichtete V. cerebelli lateralis superior auf. Die nach vorwärts gebogene V. cerebri magna mündet „gegen" die Flußrichtung in den Sinus (Abb. 16.11-19).

Der **Confluens sinuum** ist die kreuzförmige Vereinigungsstelle der Sinus sagittalis superior, rectus, occipitalis und transversi (Abb. 16.11-18). Die Sinus sagittales superior und rectus sind zuführende, die anderen abführende Wege. Die Sinus transversi bilden den Hauptabflußweg; der Sinus occipitalis stellt einen Nebenweg

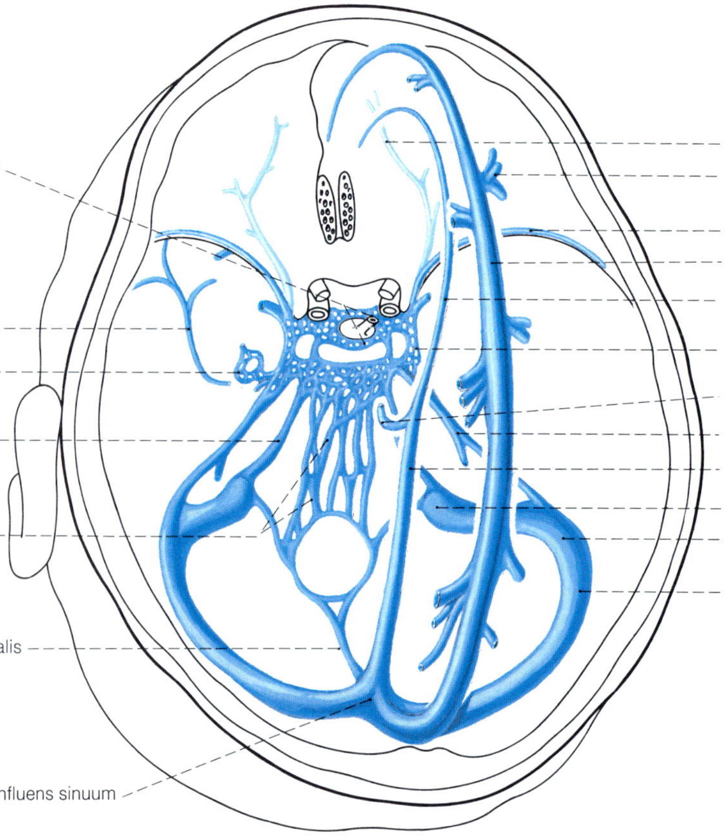

Abb. 16.11-18 Schema der Sinus durae matris in ihrer Projektion auf die Schädelbasis.

dar. Die Form des Confluens variiert je nach Einmündungsart ihrer Komponenten.

Die **Sinus transversi** verlaufen, ähnlich einem nach vorne gerichteten Hufeisen am seitlichen Tentoriumrand und in den *Sulcus sinus transversi* eingelagert, vom Confluens sinuum zur Basis des Felsenbeines (Abb. 16.11-18). Ihr Querschnitt ist dreieckig, die Weite mißt 10–12 mm, wobei der rechte Sinus meist breiter ist, ähnlich der rechten V. jugularis interna, durch die der Abflußweg zum Herzen kürzer ist als links. Die Sinus transversi nehmen Vv. cerebrales inferiores, occipitotemporales, die V. anastomotica inferior, laterale Kleinhirnvenen, Vv. diploicae occipitales und Duravenen auf. Durch die Schädeldecke hindurch kommunizieren sie auch mit Hautvenen.

Die **Sinus sigmoidei** bilden die Fortsetzung der Sinus transversi (Abb. 16.11-18). Die Übergangsstelle ist durch die Einmündung des Sinus petrosus superior markiert. Der S-förmig gekrümmte Sinus sigmoideus verläuft im *Sulcus sinus sigmoidei* nach unten und medial und mündet nach seinem Durchtritt durch die Pars venosa des Foramen jugulare in den Bulbus venae jugularis superior. Der stark vertiefte Anfangsteil des Sulcus sinus sigmoidei ist im Bereich der Sutura temporoparietalis nur 2–4 mm von der Schädelaußenfläche entfernt und deshalb leicht verletzbar. Sein absteigender Teil ist dem Antrum mastoideum und den Cellulae mastoideae eng benachbart.

Der **Sinus sigmoideus** nimmt den Sinus petrosus superior, die V. aquaeducti vestibuli, die Venen der Emissaria mastoideum und condylares und die **V. sigmoideoantralis** auf. Letztere drainiert das Antrum mastoideum und die Cellulae mastoideae. Dieser Weg und die enge Nachbarschaft zwischen Sinus und Antrum bzw. Mastoidzellen erklären die Gefahr des Übergreifens von Entzündungen vom Mittelohr auf den Sinus.

Der **Sinus occipitalis** geht aus dem Confluens sinuum, oder aus einem (meist dem linken) Sinus transversus hervor und steigt in der Wurzel der Falx cerebelli ab. Oberhalb des Foramen magnum teilt er sich in die zwei **Sinus marginales,** von denen jeder im Bulbus venae jugularis superior der entsprechenden Seite mündet (Abb. 16.11-18). Aus der Teilungsstelle zieht ein Venenast oder ein Geflecht zum Plexus venosus foraminis occipitalis hin. Der Sinus occipitalis nimmt Duravenen und Vv. diploicae occipitales auf.

3.2 *Untere Gruppe der Sinus durae matris*

Der paarige **Sinus cavernosus** stellt die Sammelstelle der unteren Sinusgruppe dar (Abb. 16.11-18). Er liegt lateral von der *Sella turcica* und dem Keilbeinkörper und reicht von der Fissura orbitalis superior bis zur Spitze der Felsenbeinpyramide. Er entsteht aus einem Venengeflecht, in dem die Trabekel Wandreste verschmolzener Venen darstellen. Der Sinus cavernosus enthält die *Pars cavernosa* der *A. carotis interna* (Abb. 16.11-2) und lateral davon den *N. abducens*. In seiner seitlichen Wand verlaufen, in die Dura eingebettet, die *Nn. oculomotorius, trochlearis* und *ophthalmicus*. Die beidseitigen Sinus stehen am vorderen und hinteren Umfang der Fossa hypophysealis durch je einen kurzen Blutleiter, die **Sinus intercavernosus anterior** und **posterior** miteinander in Verbindung. So entsteht um die Hypophyse ein Sinusring, **Sinus circularis,** der Blut aus der Hypophyse, aus dem Sinus sphenoidalis und dem Diaphragma sellae aufnimmt. In den Sinus cavernosus münden auf jeder Seite die *V. ophthalmica superior*, der *Sinus sphenoparietalis* und gelegentlich der vordere Ast der *V. meningea media*.

Die **V. ophthalmica superior** beginnt beim medialen Orbitarand, nimmt bei der Orbitaspitze die V. ophthalmica inferior auf und tritt durch die Fissura orbitalis superior in den Sinus cavernosus ein (Abb. 16.11-19). Von großer praktischer Bedeutung sind ihre Verbindungen via V. angularis mit den oberflächlichen Gesichts- und Nasenvenen, die eine vorgezeichnete Bahn für die Ausbreitung von Entzündungen der Nasenhöhle und der Oberlippe in den Sinus cavernosus bilden.

Der **Sinus sphenoparietalis** geht meist aus einer Seitenlakune des Sinus sagittalis superior aus, folgt zuerst der Sutura frontoparietalis, dann dem freien Rand der Ala minor und mündet in den Sinus cavernosus (Abb. 16.11-18). Sein dünnwandiger frontoparietaler Abschnitt liegt in einer oft tiefen Knochenfurche, die in seitlichen Röntgenbildern erkennbar ist. Er nimmt Duravenen, vordere Diploevenen, und die V. cerebri media superficialis auf.

Die **Hauptabflußwege der Sinus cavernosi** sind beidseits die Sinus petrosus superior und inferior.

Der **Sinus petrosus superior** überbrückt die Nn. trigeminus und abducens, verläuft am Oberrand der Pars petrosa ossis temporalis nach dorsal und mündet entgegen der Blutflußrichtung in den Anfangsteil des Sinus sigmoideus ein (Abb. 16.11-18). Er verbindet die obere mit der unteren Sinusgruppe und nimmt Vv. tympanicae, Duravenen und die V. petrosa superior auf.

Der **Sinus petrosus inferior** verläuft entlang der Fissura petrooccipitalis (Abb. 16.11-18), tritt durch diese vor dem Foramen jugulare aus der Schädelhöhle heraus und erreicht von der Außenseite der Schädelbasis her den Bulbus venae jugularis.

Sein extrakranieller Teil, der die Pars nervosa foraminis jugularis überquert und dort den N. glossopharyngeus von den Nn. vagus und accessorius trennt, entspricht einer Vene mit einer Mündungsklappe. Der intrakraniale Sinusabschnitt nimmt die V. labyrinthi, Pons-, Medulla- und Kleinhirnvenen auf. In den extrakranialen Teil münden die Plexus venosus caroticus und canalis hypoglossi sowie Pharynxvenen.

Der auf dem Clivus gelegene **Plexus basilaris** verbindet den Sinus intercavernosus posterior mit den Sinus petrosi und mit den Venengeflechten des Wirbelkanals (Abb. 16.11-18).

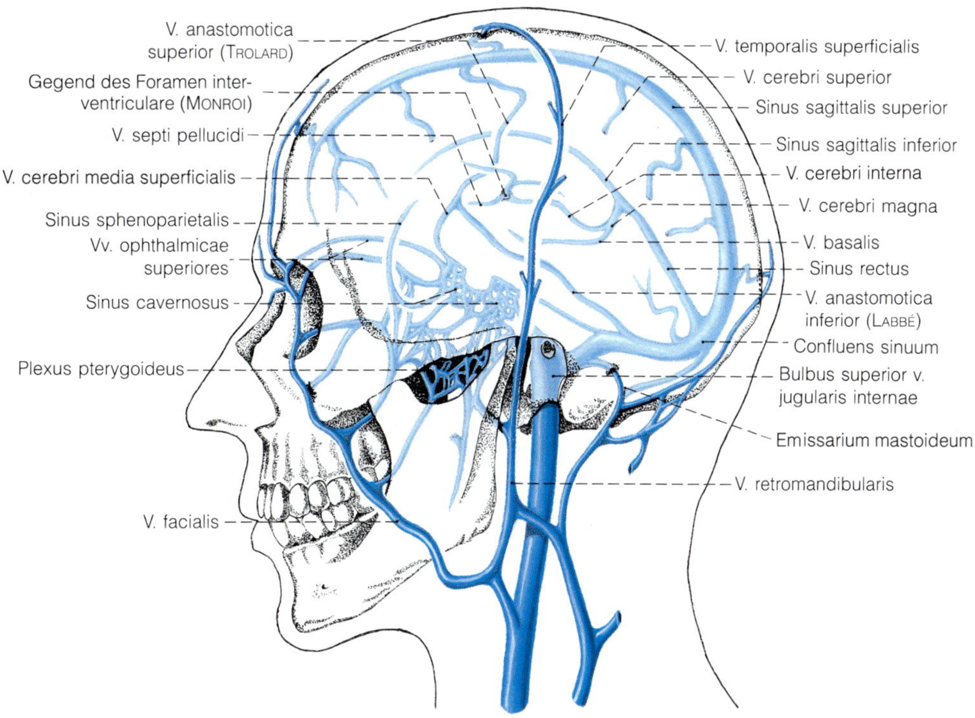

Abb. 16.11-19 Sinus durae matris und Venenstämme im Kopfbereich in Seitenansicht. (Nach Ferner)

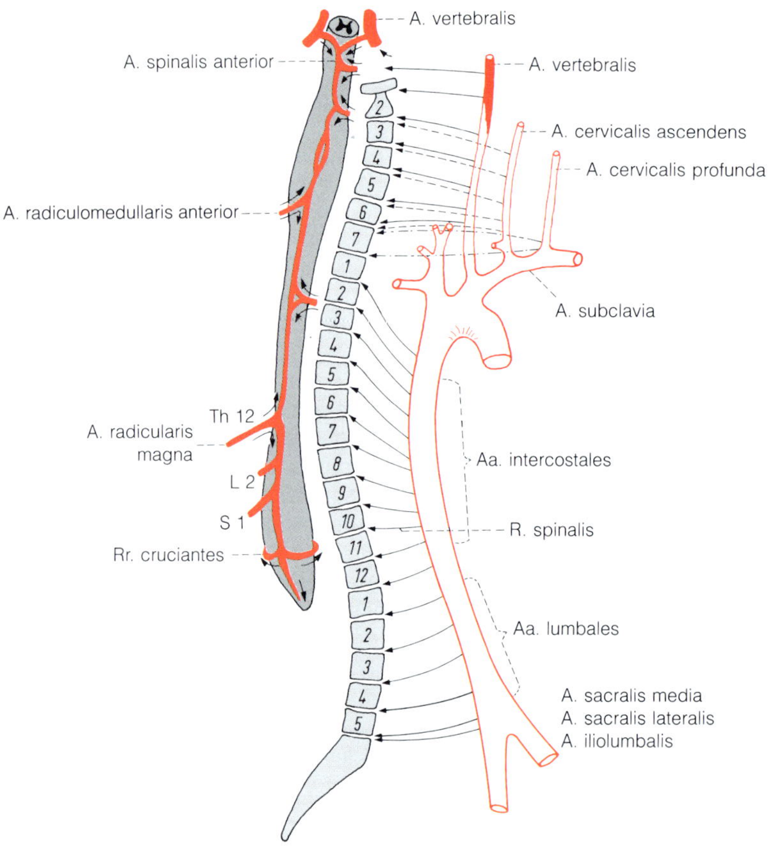

Abb. 16.11-20 Die Quellgebiete der arteriellen Rückenmarkdurchblutung und die Bildung der A. spinalis anterior durch die Aa. radiculomedullares anteriores.

3.3 Vv. emissariae

Die Vv. emissariae sind klappenlose Venen, die durch Öffnungen der Schädelknochen die Sinus mit Diploevenen und mit äußeren Kopfvenen verbinden. Sie erfüllen eine wichtige Ausgleichsfunktion bei intrakraniellen Druckschwankungen, da in ihnen Blut in beide Richtungen fließen kann (vgl. Abb. 16.10-1). Sie stellen aber auch einen Weg für das Übergreifen von Infektionen der Kopfweichteile auf Hirnhäute dar.

Neben zahlreichen kleinen gibt es folgende größere, regelmäßig auftretende Vv. emissariae: Die **Vv. emissariae parietales** treten durch die neben der Sutura sagittalis vor der Lambdanaht gelegenen Foramina parietalia aus. Sie verbinden den Sinus sagittalis superior mit den Vv. temporales superficiales (Abb. 16.11-19).

Die **Vv. emissariae mastoideae** treten beidseits durch das hinter dem Warzenfortsatz gelegene Foramen mastoideum durch und verbinden die Sinus sigmoidei mit den Vv. retroauriculares oder occipitales. Gelegentlich sind sie so stark, daß ihre operative Verletzung den Anschein einer Sinusverletzung erweckt (Abb. 16.11-19).

Die **Vv. emissariae condylares** treten durch die Canales condylares durch und verbinden die Sinus sigmoidei mit dem Plexus venosus vertebralis externus.

Die unpaare **V. emissaria occipitalis** tritt bei der Protuberantia occipitalis externa aus und verbindet den Confluens sinuum mit den Vv. occipitales.

Der den N. mandibularis umschließende **Plexus venosus foraminis ovalis** (Abb. 16.11-18) stellt eine Verbindung zwischen dem Sinus cavernosus und dem Plexus pterygoideus, der den N. hypoglossus begleitende **Plexus venosus canalis hypoglossi** eine solche zwischen Plexus venosus foraminis occipitalis und dem Sinus petrosus inferior dar. Der **Plexus venosus caroticus internus** umhüllt die A. carotis interna im Karotiskanal, verbindet den Sinus cavernosus mit dem Sinus petrosus inferior oder direkt mit der V. jugularis interna und gleicht die Kaliberschwankungen bei der Pulsation im Knochenkanal aus und dämpft die Pulsationsgeräusche gegenüber dem Innenohr. Der **Plexus venosus foraminis occipitalis** (vgl. Abb. 16.11-25), der oberste Abschnitt des Plexus venosus vertebralis internus, steht vorne mit dem Plexus basilaris, seitlich mit den Plexus venosi canalis hypoglossi und hinten mit dem Sinus occipitalis in Verbindung. Er stellt so eine Verbindung zwischen den oberen und den unteren Sinusgruppen einerseits und den Plexus vertebrales andererseits dar.

4 Arterielle Blutversorgung des Rückenmarks

Das Rückenmark erhält seine Arterien aus drei Quellgebieten: Aus der **A. subclavia,** der **Aorta thoracalis** und der **Aorta abdominalis** und gliedert sich dementsprechend in drei **arterielle Versorgungsterritorien.** Die **Arterien des Halsmarks** stammen aus Ästen der A. subclavia (Aa. vertebralis, cervicalis profunda und ascendens), die des **Brustabschnittes** aus der Aorta thoracalis via Aa. intercostales und die des **lumbosakralen Abschnittes** aus der Aorta abdominalis via Aa. lumbales (Abb. 16.11-20). Die **A. iliaca interna** versorgt via Aa. iliolumbalis und sacralis lateralis vor allem die Cauda equina.

Die **Rr. spinales** der genannten Arterienäste treten durch die Foramina intervertebralia in den Wirbelkanal ein und geben an Wirbel und Bänder jeweils einen **R. anterior** et **posterior canalis spinalis,** an das Spinalganglion, die Wurzeln, das Rückenmark und seine Hüllen je eine **A. nervomedullaris** ab. Im Laufe der Entwicklung bilden sich etwa 3/4 von den ursprünglich 31 paarigen Aa. nervomedullares in verschiedenem Maße zurück, so daß man schließlich aufgrund der endgültigen Versorgungsgebiete 3 Arterientypen unterscheiden kann: 1. Die kurzen **Aa. radiculares** versorgen bloß das Spinalganglion und die Wurzeln, 2. die **Aa. radiculopiales** nehmen zusätzlich an der Bildung des pialen Gefäßnetzes teil und versorgen den peripheren Teil der weißen Substanz, 3. die **Aa. radiculomedullares anteriores** und **posteriores** stellen die eigentlichen Rückenmarksarterien dar, welche die graue Substanz und den tiefen Teil der weißen Substanz versorgen. Ihr Kaliber variiert zwischen 0,2 und 2 mm, wobei die vorderen Arterien immer stärker sind als die hinteren. Die Zahl und Lokalisation der Aa. radiculomedullares variiert so stark, daß darüber kein allgemeingültiges Schema erstellt werden kann. Allgemeingültig ist nur, daß es 1. mehr hintere (15–20) als vordere Arterien gibt, daß sich 2. beide von ihnen T-förmig teilen, um 3. Anastomosenketten zu bilden, die entlang des Rückenmarks drei Längsstämme ergeben, eine **A. spinalis anterior** und zwei **Aa. posterolaterales.**

Aa. radiculomedullares anteriores gibt es im **Zervikalbereich** 3–4, seltener 5. Sie versorgen die Intumescentia cervicalis und folgen dementsprechend den Wurzeln C 4–8; sie kommen unregelmäßig teils von links, teils von rechts (Abb. 16.11-21). Der Brustmarkbereich (Th, 3–9 Segmente) erhält meist eine (60%), seltener zwei (40%) vordere Radikulararterien, von denen eine konstant auf Höhe des 5. oder 6. Thorakalsegmentes liegt. Der **Lumbosakralbereich** (3–4 untere Thorakalsegmente, Intumescentia lumbalis, Conus terminalis) wird durch die bis zu 2 mm breite **A. radicularis magna (Adamkiewiczsche Arterie)** mit Blut versorgt. Die thorakalen und lumbalen Radikulararterien stammen meist aus den linksseitigen Aa. intercostales bzw. lumbales, weil wegen der Linkslage der Aorta dieser Weg der kürzeste ist.

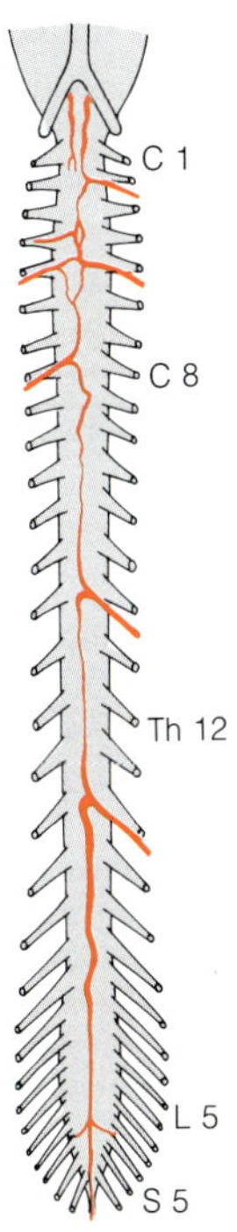

Abb. 16.11-21 Zuflüsse der A. spinalis anterior durch die Aa. radiculomedullares anteriores.

Die **A. radicularis magna** begleitet in 75% der Fälle eine der Wurzeln von Th 9–12, in 10% die 1. oder 2. Lumbalwurzel. Bei hohem Ursprung (15%) folgt der Hauptstamm einer Wurzel zwischen Th 5–8 und eine A. conica der Wurzel L 4 oder 5. Die A. radicularis magna bildet immer einen nach oben konvexen U-Bogen, steigt nachher geschlängelt über die Intumescentia lumbalis ab und folgt nach Abgabe der Rr. cruciantes, stark verjüngt, dem Filum terminale. Die um den Conus medullaris nach hinten gebogenen **Rr. cruciantes** bilden eine Anastomosenarkade **(Ansa anastomotica coni medullaris)**, welche die A. spinalis anterior mit den Aa. spinales posterolaterales verbindet (Abb. 16.11-20). Der aus der Bogenkuppe entspringende R. ascendens versorgt die Segmente Th 10–12. Die radikulären Äste der lumbalen und sakralen Wurzeln münden in die Ansa anastomotica coni medullaris und sind dadurch in das System der arteriellen Längsstämme integriert; deshalb können sie eine insuffiziente A. radicularis magna ersetzen.

Die **Aa. radiculomedullares posteriores** sind von den Aa. radiculopiales posteriores schwer unterscheidbar. Wegen der größeren Zahl der dorsalen Radikulararterien ist das dorsale Arteriensystem des Rückenmarkes homogener als das vordere.

Im **Halsbereich** folgt eine Arterie der 2. und 3–4 weitere der 5–8 Zervikalwurzeln. Das **Brustmark** erhält beidseits 4–6 unregelmäßig verteilte Aa. radiculomedullares posteriores. Im Lumbalbereich gehen meist 3 hintere Wurzelarterien zur Intumescentia lumbalis. Ein stärkerer Ast, die **A. radicularis magna posterior,** liegt meist weiter kaudal als die A. radicularis magna anterior (75%), kann aber als deren hinterer Ast figurieren.

4.1 Piales Gefäßnetz, Aa. spinalis anterior und posterolaterales

Die Äste der Aa. radiculopiales und radiculomedullares bilden in der Pia mater ein perimedulläres Netz, in dem drei Längsstämme und zarte Queranastomosen zu erkennen sind (Abb. 16.11-22).

Der vordere Längsstamm, die **A. spinalis anterior** (Abb. 16.11-21) verläuft als durchgehendes Gefäß vor der Fissura mediana anterior hinunter und endet stark verjüngt am Filum terminale. Ihren Anfangsteil bilden die aus dem intrakranialen Abschnitt der Aa. vertebrales stammenden **Aa. spinales anteriores,** die sich auf Höhe des 1.–2. Zervikalsegmentes zu einem unpaaren Stamm vereinigen. Der vom 4. Zervikalsegment abwärts gelegene untere Teil des Arterienstammes wird durch die Anastomosenkette der T-förmig aufgeteilten 6–8 Aa. radiculospinales anteriores fortgesetzt. Im Zervikal- und Lumbosakralbereich ist die A. spinalis anterior kaliberstark (0,2–2 mm), im Thorakalbereich hingegen nur 45 μ dick. Als Überrest der anfänglich paarigen Anlage

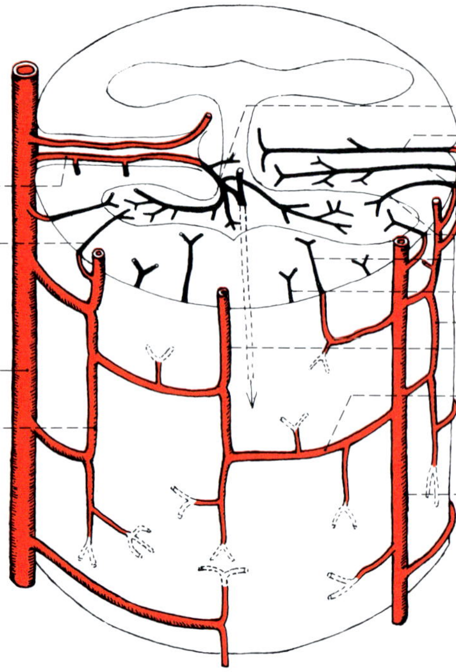

Abb. 16.11-22 Die arterielle Versorgung des Rückenmarks. (Nach CLEMENS [4])

erscheint die A. spinalis anterior stellenweise, meist zervikal, verdoppelt. Sie versorgt mit kurzen Ästen den Vorderstrang und durch die **Aa. sulci** die graue Substanz (Abb. 16.11-22).

Die **Aa. spinales posterolaterales** stellen Längsanastomosen der hinteren Wurzelarterien dar. Sie bilden die Fortsetzung der **Aa. spinales posteriores** (s. S. 368) und verlaufen ventral der hinteren Wurzeleintrittszone, können aber segmentweise auch hinter ihr liegen. Kaudal sind sie durch die Rr. cruciantes mit der A. spinalis anterior verbunden. Die hinteren Längsstämme sind schwächer als der vordere und können sich in den oberen zwei Dritteln des Brustmarkes in ein zartes Maschenwerk auflösen.

Außer den drei kontinuierlichen Primärketten gibt es noch drei paarige diskontinuierliche **akzessorische Längsstämme,** die sich wiederholt nur über wenige Segmente erstrecken. Zu diesen gehören die dorsal von den Vorderwurzeln gelegenen **Aa. spinales anterolaterales,** die vor den Ligg. denticulata gelegenen **Aa. spinales laterales** und die dorsal von den Hinterwurzeln verlaufenden **Aa. spinales posteriores** (Abb. 16.11-22).

Die vordere Längsarterie versorgt annähernd die vorderen zwei Drittel des Rückenmarkquerschnittes, während die zwei hinteren jeweils das hintere Drittel ihrer Seite übernehmen (Abb. 16.11-22). Die Zirkulation in den Längsstämmen ist aus gegensinnig gerichteten Partialströmen zwischen den Wurzelarterien zusammengesetzt (Abb. 16.11-20). Unter physiologischen Bedingungen sind alle Rückenmarkabschnitte adäquat versorgt. Grenzzonen, im Sinne von mangelhaft durchbluteten Gebieten zwischen zwei Partialgebieten gibt es zwar nicht, die Grenzgebiete zwischen zervikalem und thorakalem Zufluß bei Th 4, und zwischen thorakalem und lumbalem Zufluß bei L 1 gelten jedoch als vulnerable Stellen bei Durchblutungsstörungen.

4.2 Innere Arterien des Rückenmarks

Alle in das Rückenmark eindringenden Gefäße sind **funktionelle Endarterien.** Sie bilden ein zentrales und ein peripheres System (Abb. 16.11-22).

Zum **zentralen System** gehören die 200–250 aus der A. spinalis anterior stammenden **Aa. sulci** (Aa. sulcocommissurales oder centrales). Sie dringen in die Fissura mediana anterior ein, geben Äste für den Seitenstrang ab und treten dann alternierend in die rechte oder linke Rückenmarkhälfte ein, je nachdem, ob sie aus der ursprünglichen rechten oder linken Anlage der A. spinalis anterior entstammen. Meist kommen nur im Lumbosakralgebiet kurze Stämme vor, die sich T-förmig nach beiden Seiten verzweigen. Die Aa. sulci versorgen die Commissura alba und grisea, das Vorderhorn und die Basis des Hinterhorns an ihrer Eintrittsseite (Abb. 16.11-22). Die baumartig verzweigten Endäste der Zentralarterien verlaufen teils vertikal, teils horizontal. Die vertikalen, nahe dem Zentralkanal auf- und absteigenden Äste können sich mit entsprechenden Ästen der Nachbarsegmente verbinden, bilden jedoch keine durchgehenden Längsanastomosen. Kurze horizontale Äste enden im Kapillarnetz im Zentrum des Vorderhorns, die langen treten in die benachbarte Randzone der weißen Substanz über. Ein **R. dorsalis** ist im Brust- und im oberen Lendenbereich für den Ncl. dorsalis (STILLING-CLARKEsche Säule) bestimmt.

Die Aa. sulci sind nicht gleichmäßig verteilt. Im Bereich der Intumeszenzen sind sie zahlreicher und stärker als im Thorakalgebiet. Auf den 10 cm langen Halsbereich entfallen 70, auf das 20 cm lange Thorakalgebiet 60 und auf das 9–15 cm lange Lumbosakralgebiet 80–120. Diese Verteilungsart hat zur Folge, daß auf eine Strecke von 1 cm im Halsbereich insgesamt 7, im Brustbereich 3 und im Lumbosakralbereich 9 Zentralarterien entfallen. Da sie abwechselnd in die linke oder rechte Rückenmarkhälfte eintreten, entfallen auf 1 cm Länge der jeweiligen

Rückenmarkhälfte zervikal nur 3–4, thorakal 1–2, lumbal 4–5 Zentralarterien. Die Blutversorgung der einzelnen Gebiete ist direkt proportional der Zahl der Zellen und Synapsen. Im übrigen ist die graue Substanz thorakal weniger voluminös als zervikal oder lumbosakral.

Das **periphere** oder **oberflächliche System** besteht aus dem pialen Gefäßnetz und aus den von ihm radiär ins Rückenmark eindringenden kurzen und langen Ästen. Das piale Netz und die Radiäräste werden zusammen als **Corona vasorum** [Vasocorona medullaris] bezeichnet. Die radiären Äste geben teils horizontale, teils nach oben oder nach unten abgewinkelte Zweige ab (Abb. 16.11-22).

Die kurzen **Aa. marginales** versorgen die periphere Zone des Vorder- und des Seitenstranges. Die langen unpaaren **Aa. fissurae** und die paarigen Aa. interfuniculares und cornu posterioris entspringen aus den hinteren Längsarterien. Die durch den Sulcus medianus posterior in die Hinterstränge eindringenden Aa. fissurae sind zahlreicher, aber kleinkalibriger als die Aa. sulci. Die **Aa. interfuniculares** sind für den Fasciculus cuneatus, die **Aa. cornu posterioris** für den Kopf des Hinterhorns bestimmt. Die aus der A. spinalis anterior oder anterolateralis stammende **A. cornu anterioris** versorgt den ventrolateralen Rand des Vorderhorns (Abb. 16.11-22).

In der weißen Substanz bilden die **Kapillaren** relativ weite und grobmaschige Netze, in der grauen Substanz dagegen stellt das Kapillarnetz mit seinen dichten Verzweigungen und engen Maschen auf allen Quer- und Längsschnitten einen Abguß der grauen Substanz dar (s. Abb. 16.13-9b). Spärlich ist das Kapillarnetz nur in der Substantia gelatinosa centralis und dorsalis.

Die intramedullären Arterien sind Endarterien, die untereinander nur durch das Kapillarnetz verbunden sind, deshalb stellen die Stromgebiete der zentralen und der peripheren Äste funktionell voneinander weitgehend unabhängige Systeme dar. Die Grenzzone zwischen den zwei Systemen, in denen bei allgemeiner Minderdurchblutung Ischämie auftreten kann, verläuft durch den hinteren Bereich der Seitenstränge, das Rückenmarkzentrum und das ventrale Areal der Hinterstränge. In einer zirkulären **doppelvaskularisierten Grenzzone** überlappen sich zwar die Versorgungsgebiete der zentralen und peripheren Arterien, die kapillären Anastomosen sind jedoch für eine gegenseitige Kompensation nicht ausreichend. Effizienter sind einzelne Anastomosen zwischen den rechten und den linken Sulkalarterien. Die vertikale Ausbreitung der Versorgungsgebiete der Aa. sulci beträgt zervikal 0,4–1,2 cm, lumbosakral 1,7 cm und thorakal 3 cm. Die benachbarten Gebiete überlappen sich wie ineinandergreifende Äste einer Baumreihe. Die Überlappungen erlauben nur eine limitierte Kompensation unter benachbarten Systemen.

5 *Venöser Abfluß aus dem Rückenmark*

Die Rückenmarkvenen verlaufen nicht durchwegs parallel zu den Arterien. Die intramedullären Venen führen das Blut in das piale Venennetz (Abb. 16.11-23), aus dem es durch die Vv. radiculares und intervertebrales in die Vv. vertebrales, intercostales, lumbales und sacralis lateralis geleitet wird. Die Vv. intervertebrales drainieren auch die Wirbelsäulengeflechte (Plexus venosus vertebralis internus und externus; Abb. 16.11-24).

5.1 *Binnenvenen*

Die radiär angeordneten Binnenvenen bilden ähnlich der Arterien ein **peripheres** und ein **zentrales System.** Die peripheren Venen sind länger als die entsprechenden Arterien, da sie außer der weißen Substanz auch die Marginalzone der grauen Substanz drainieren (Abb. 16.11-23).

Zum **peripheren System** gehören im Vorder- und Seitenstrangbereich die **Vv. marginales** und im Hinterstrang die **V. interfunicularis.** Die **V. cornu posterioris** ist für das Hinterhorn bestimmt. Alle peripheren Venen sind den pialen Quervenen angeschlossen (Abb. 16.11-23).

Das **zentrale System** besteht aus den vorderen und hinteren Median- und Zentralvenen. Beide entstehen aus der T-förmigen Vereinigung jenes rechten und linken Astes. Die vorderen **Vv. sulci** (centrales anteriores) drainieren die Vorderhörner, die Pars intermedia, Teile des Ncl. dorsalis und die Commissura anterior alba. Sie treten durch die Fissura mediana anterior aus und münden in die V. spinalis anterior. Ihre Zahl und Kaliber entspricht dem der Aa. sulci. Die in die V. spinalis posterior führenden **Vv. fissurae** (centralis posterior) drainieren die Commissura grisea posterior, den Ncl. dorsalis und die GOLLschen Stränge. Eine im Hinterhorn gelegene Schräganastomose verbindet die V. sulci mit der V. posterolateralis und eine sagittale mit der V. fissurae (Abb. 16.11-23). Diese Anastomosen regulieren bzw. stabilisieren ähnlich wie ein „Wasserschloß" den intramedullären Druck. Längs- und Schräganastomosen der Vv. sulci können sich über mehrere Segmente erstrecken.

5.2 *Vv. perimedullares, piales Venengeflecht*

Die längs-, schräg- und quergerichteten **Vv. perimedullares** bilden ein dichtes Venennetz in der Pia mater auf der Rückenmarkoberfläche, dessen Struktur von der des arteriellen Netzes stark abweicht. Dorsal finden sich mehr und stärkere Venen, deshalb kommen Varizen in diesem Bereich häufiger vor.

Von den zwei durchgehenden Längsstämmen verläuft die **V. spinalis anterior** entlang der Fissura mediana anterior, hinter der A. spinalis anterior. Sie nimmt die Vv. sulci auf, steht kranial mit Hirnstammvenen in Verbindung und endet kaudal am Filum terminale. Die stärkere **V. spinalis posterior** folgt dem Sulcus medianus posterior, nimmt Vv. fissurae auf, steht kranial mit Vv. radiculares der oberen Zervikalwurzeln in Verbindung und endet am Conus terminalis (Abb. 16.11-23).

Die entlang der Wurzelaustrittsstellen verlaufenden **Vv. spinales anterolateralis** und **posterolateralis** stellen diskontinuierliche Anastomosenketten dar. Transversale und schräge Venen nehmen die peripheren Binnenvenen auf und verbinden die longitudinalen Wege untereinander. Das so entstandene piale Geflecht wird durch die Vv. radiculares segmentweise drainiert. Angiologische Untersuchungen haben gezeigt, daß der venöse Abfluß aus der oberen Rückenmarkhälfte eher gegen das Sinussystem der Dura mater, jener aus der unteren Rückenmarkhälfte nach kaudal gegen die Vv. iliacae gerichtet ist, als seitlich in die Vv. radiculares.

5.3 *Vv. radiculares*

Das Blut aus dem pialen Venengeflecht wird durch die **Vv. radiculares anteriores** und **posteriores** in den Plexus vertebralis internus oder in die Vv. intervertebrales ab-

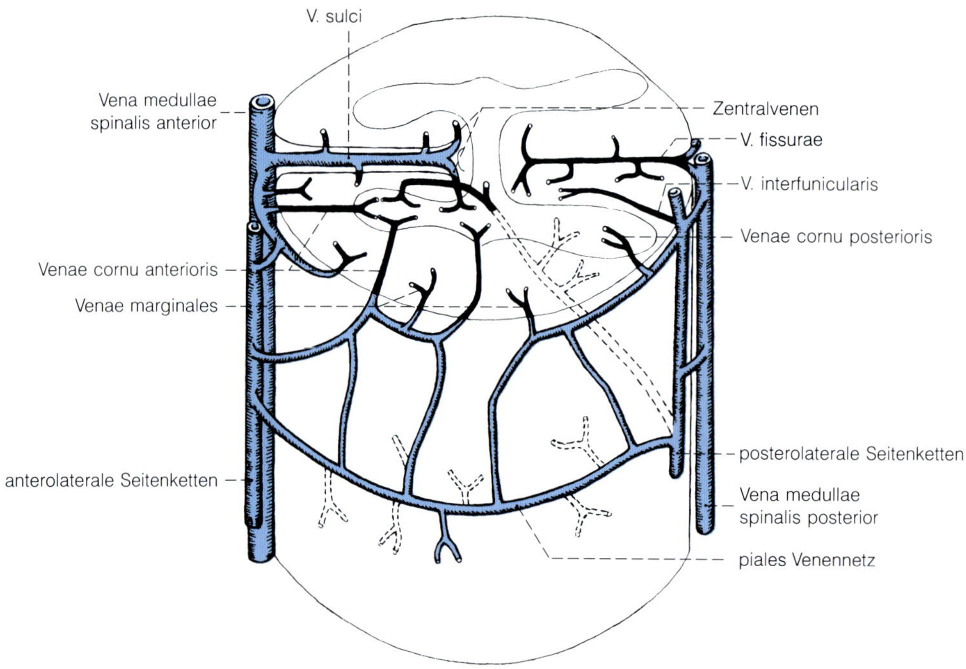

Abb. 16.11-23 Die venösen Gefäße des Rückenmarks. (Nach Clemens [4])

geleitet. Die Vv. radiculares sind den Wurzeln eng angeschlossen und treten mit ihnen zusammen aus dem Durasack aus. An dieser Stelle weisen sie **Klappen** auf, die das Venensystem des Rückenmarks von dem der Wirbelsäule trennen und dadurch das Rückenmark gegen Druckerhöhung in den großen prävertebralen Venenstämmen schützen.

Durchschnittlich gibt es etwa 25 vordere und gleich viele hintere Wurzelvenen. Ihre Verteilung ist unregelmäßig und unabhängig von der der Wurzelarterien. Zervikal gibt es 4–6, thorakal 14, lumbal 4–5 und sakral 1 Wurzelvene. Die **Vv. radicularis magna anterior** und **posterior** sind in 80–90% der Fälle vorhanden. Erstere folgen meistens den 1. bis 2., letztere den 3. bis 5. Lumbalwurzeln auf der linken Seite.

5.4 *Vv. intervertebrales*

Die entlang der Spinalnerven durch die Foramina intervertebralia austretenden Vv. intervertebrales führen Blut aus dem Rückenmark, der Dura und dem Plexus venosus vertebralis internus ab (Abb. 16.11-24). Sie münden im Halsbereich in die Vv. vertebrales und in die tiefen Halsvenen, im Thorakalbereich in die Vv. intercostales und lumbales und im Sakralbereich in die Vv. sacralis lateralis und mediana.

Die durch zahlreiche Anastomosen verbundenen, meist vier Vv. intervertebrales umfassen geflechtartig **(Plexus intervertebralis)** die Spinalnerven.

Das klappenlose Geflecht verbindet den Plexus venosus vertebralis internus mit dem Plexus vertebralis externus und mit den beiden Kavasystemen. In einige Venen buchten sich Granulationes arachnoidales ein. Die Dilation der Intervertebralvenen stellt einen zusätzlichen Faktor bei der Nervenkompression im Falle von Diskusprotrusionen dar.

6 *Wirbelvenengeflechte*

Die Venen der Wirbelsäule bilden im Wirbelkanal und auf der Außenfläche segmentierte Längsgeflechte.

Der im Spatium epidurale gelegene **Plexus venosus vertebralis internus** erstreckt sich vom Foramen magnum bis zum Os coccygis und gliedert sich in einen *Plexus venosus vertebralis internus anterior* und *posterior.* Beide Geflechte bestehen aus je zwei Längsvenen, die segmentweise durch Queranastomosen verbunden sind und so einen Venenring um den Durasack bilden (Abb. 16.11-25). Die plexusartig geformten Längsvenen enthalten glatte Muskulatur und können deshalb nicht als Sinus betrachtet werden.

Der strickleiterförmige **Plexus venosus vertebralis internus anterior** besteht aus den **Vv. longitudinales anteriores** und den **Plexus transversi anteriores.** Die Längsvenen liegen beidseits vor der Foramina intervertebralia am Hinterrand der Wirbelkörper und sind an diesen durch Bindegewebszüge *fixiert.* Der zwischen Wirbelkörper und Lig. longitudinale posterius gelegene Plexus transversus anterior nimmt die radiär nach hinten verlaufenden **Vv. diploicae s. radiatae** auf. Diese münden entweder einzeln oder zu **Vv. basivertebrales** vereinigt in den Querplexus ein (Abb. 16.11-24).

Der aus den **Vv. longitudinales posteriores** und den **Plexus transversi posteriores** zusammengesetzte **Plexus venosus vertebralis internus posterior** ist manchmal nur auf das Thorakolumbalgebiet beschränkt. Die hinter den Foramina intervertebralia gelegenen Längsvenen sind in ihrer Lage *nicht fixiert,* deshalb können sie bei der Lumbalpunktion zur Seite gezogen werden.

Die auf der Innenseite der Ligg. flava gelegenen **Plexus transversi posteriores** nehmen Venen des Wirbelbogens und der verschiedenen Fortsätze auf. Die **Plexus venosi laterales** verbinden am Ober- und am Unterrand der Foramina intervertebralia das vordere mit dem hinteren Venengeflecht.

Kranial steht der Plexus venosus vertebralis internus mit den Sinus marginalis und Plexus basilaris (Abb. 16.11-25), seitlich via Vv. intervertebrales mit tiefen Hals-, Interkostal-, Lumbal- und Sakralvenen in Verbindung (s. S. 392).

Der **Plexus venosus vertebralis externus** ist in ein vorderes und ein hinteres Geflecht gegliedert. Der auf der Vorderfläche der Wirbelsäule gelegene **Plexus venosus vertebralis externus anterior** nimmt Vv. diploicae aus dem Wirbelkörper und Muskeläste aus den praevertebralen Muskeln auf (Abb. 16.11-24). Sein unterster Abschnitt, der **Plexus venosus sacralis anterior** anastomosiert via Vv. haemorrhoidales mit dem System der Vv. iliacae internae.

Der durch die Dornfortsätze zweigeteilte **Plexus venosus vertebralis externus posterior** liegt beidseits im Sulcus vertebralis, vom M. erector spinae bedeckt. Die beidseitigen Geflechte kommunizieren zwischen den Dornfortsätzen und nehmen Knochen-, Muskel- und Hautvenen auf (Abb. 16.11-24). Sie sind in der Nackenregion besonders stark ausgebildet **(Plexus suboccipitalis).**

Anastomosen zwischen inneren und äußeren Wirbelgeflechten bilden die Vv. intervertebrales, Diploevenen der Wirbelkörper und die die Ligg. flava perforierenden Venen. Wegen reichlichen Verbindungen mit den Körperwandvenen und vor allem wegen der Klappenlosigkeit der Geflechte und der Vv. intervertebrales stellen die Plexus venosi vertebrales ein wichtiges Bindeglied zwischen V. cava superior und inferior dar.

Sie bilden gemeinsam mit dem Azygossystem einen über ein örtliches Gebiet hinaus wirksamen Kollateralweg, der physiologisch bei allen Druckerhöhungen in der Schädel-, Brust- und Bauchhöhle (bei Husten, Niesen, Pressen, Gravidität, usw.) eine Rolle spielt. Sie stellen weiterhin einen Weg dar, durch den Metastasen aus den Beckenorganen nicht nur in die Wirbelsäule gelangen, sondern auch das Cranium in Mitleidenschaft ziehen können. Tumoren des Genitaltraktes metastasieren vor allem ins Sacrum und in die untere Brustwirbelsäule. Dies ist dadurch zu erklären, daß in die Beckenvenen eingebrochene Tumoren bei erhöhtem intraabdominalem Druck (Bauchpresse) direkt in das klappenlose vertebrale Venensystem verfrachtet werden können.

7 *Angiographische Darstellbarkeit der Rückenmark- und Wirbelsäulengefäße*

Die In-vivo-Darstellung der Gefäße erfolgt mit Hilfe selektiver angiographischer Methoden (Kontrastmittelinjektion durch eingeführten Katheter, Serienaufnahmen oder Kinematographie). Ohne diese invasiven Methoden sind die Rückenmark- und Wirbelgefäße mit anderen Techniken (konventionelle Röntgenaufnahme, Computer- bzw. Kernspintomographie, Ultraschallverfahren) am Lebenden nicht darstellbar.

7.1 *Arteriographie der Rückenmarkarterien*

Um die Arterien des Halsmarkes darzustellen, wird Kontrastmittel in die A. subclavia gespritzt, von wo es die Rr. spinales bzw. Aa. spinalis anterior und posterolaterales über die A. vertebralis, Aa. cervicalis ascendens und profunda erreicht. Die selektive Füllung der starken untersten A. radiculomedullaris anterior auf Höhe des 7. oder 8. Zervikalsegmentes ergibt auch eine gute zervikale Angiographie. Durch gleichzeitige selektive zervikale und lumbale Füllung kann die ganze Länge der A. spinalis anterior sichtbar gemacht werden.

Abb. 16.11-24 Schematische Darstellung der Wirbelvenenplexus und ihrer Verbindungswege in der Brustregion. Der Wirbel ist verzerrt gezeichnet, um gleichzeitig die Vorder- und Hinterfläche darstellen zu können. Die Gefäße wurden willkürlich in einiger Entfernung vom Knochen eingezeichnet, um Überschneidungen zu vermeiden. Die Wirbelkörper sind angeschliffen. Das Rückenmark ist mit der vorderen und hinteren Längsvene, ohne Dura, schematisch in den Wirbelkanal eingezeichnet.

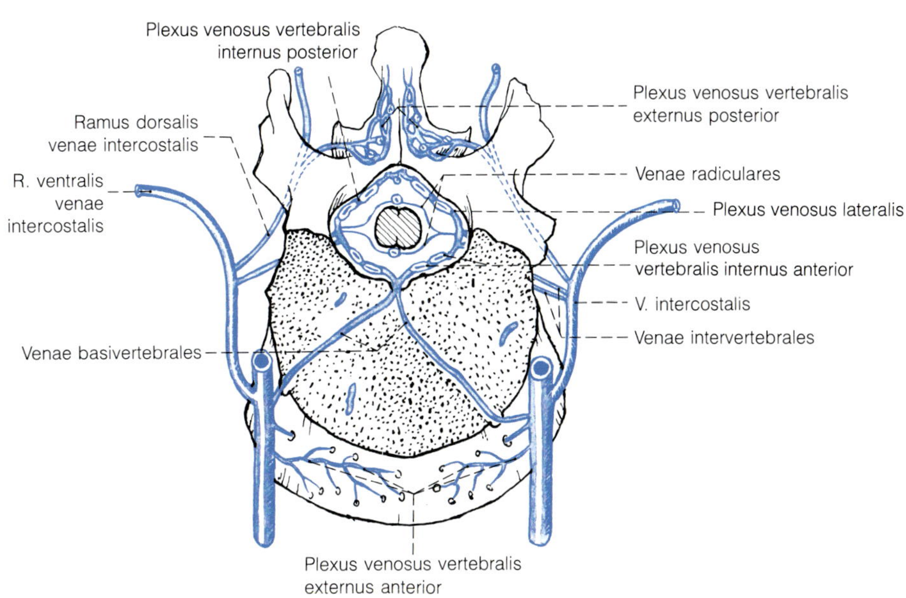

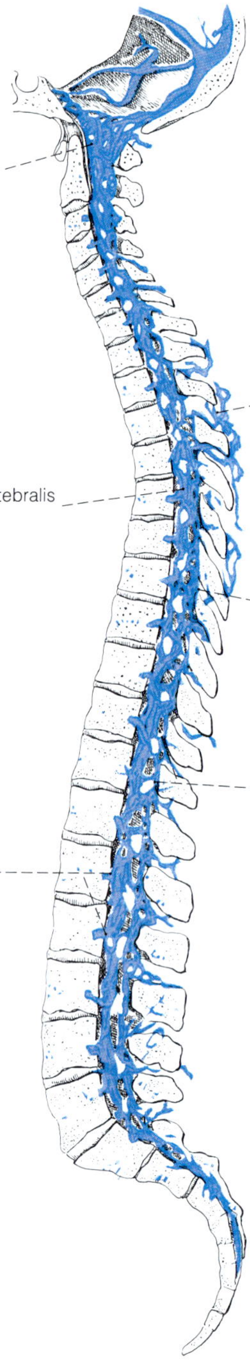

Abb. 16.11-25 Schematische Darstellung der Plexus venosi vertebrales interni im Median-Sagittalschnitt. Beachte den Anschluß an die Schädelsinus sowie die Anschnitte der Vv. basivertebrales in den Wirbelkörpern. Im oberen Brustbereich sind hinter der Dornfortsatzreihe Teile des Plexus venosus vertebralis externus posterior zu sehen. (Nach CLEMENS [4])

7.2 Venographie (Phlebographie) der Wirbelvenengeflechte

Die Wirbelvenengeflechte können auf zweierlei Arten dargestellt werden:

Transossale Venographie: Nach Punktion der Dornfortsätze im Lenden- und Brustgebiet und der Wirbelkörper im Halsgebiet füllt das injizierte Kontrastmittel über die Knochenmarksinus die Wirbelvenengeflechte und weiter das Azygossystem bzw. die Vv. lumbales ascendentes.

Selektive Angiographie: Mit Hilfe von Doppelkathetern via Vv. femorales, iliacae externae, communes und lumbales oder via Vv. iliacae internae und sacrales laterales kann der Wirbelvenenplexus im lumbosakralen und unteren Thorakalbereich dargestellt werden.

Die Rückenmarkvenen können normalerweise in vivo nicht sichtbar gemacht werden.

Literatur

[1] ADAMKIEWICZ, A.: Die Blutgefäße des menschlichen Rückenmarkes. Berichte der Kaiserlichen Akademie zu Wien. Mathematisch - naturwissenschaftliche Classe. 1/84 (1881) 469, 11/85 (1882) 101.
[2] BÖHNE: Über die arterielle Blutversorgung der Medulla oblongata. Über die arterielle Blutversorgung des Pons. Zeitschrift f. Anat. u. Entwicklungsgesch. 84 (1927) 760–786.
[3] CLARA, M.: Das Nervensystem des Menschen, 3. Aufl., Barth, Leipzig 1959.
[4] CLEMENS, H. J.: Die Venensysteme der menschlichen Wirbelsäule. De Gruyter, Berlin 1961.
[5] CLEMENS, H. J.: Die Vaskularisation der Wirbelsäule und des Rückenmarkes. In: TROSTDORF, E., H. ST. STENDER (Hrsg.): Wirbelsäule und Nervensystem. S. 23–29. Thieme, Stuttgart 1970.
[6] CROCK, H. V., H. YOSHIZAWA: The Blood Supply of the Vertebral Column and Spinal Cord in Man. Springer, Wien 1977.
[7] DECKER, K., H. BACKMUND: Angiographie des Hirnkreislaufs. Thieme, Stuttgart 1968.
[8] DJINDJIAN, R.: Angiography of the spinal cord. University Park Press, Baltimore 1970.
[9] DUVENOY, H.: An angioarchitectonic study of the brain. Anat. Clin. 1 (1979) 207–222.
[10] DUVENOY, H. M.: The Superficial Veins of the Human Brain. Springer, Berlin 1975.
[11] FIELDS, W. S., M. E. BRUETMAN, J. WEIBEL: Collateral circulation of the brain. Williams and Wilkins, Baltimore 1965.
[12] HEISTAD, D. D., H. A. KONTOS: Cerebral circulation. In: SHEPERD, J. T., F. M. ABBOUD (eds.): Handbook of Physiology. Vol. III. Chapter 5. Amer. Physiol. Society. Bethesda, Maryland 1983.
[13] JACOBOWITZ, D. M., H. HARA, S. KOBAYASHI: Anatomic innervation of the major blood vessels of the brain. In: EDVINSON, L., J. MC. CULLOCH (eds.): Peptidergic Mechanisms in the Cerebral Circulation. Chapter 3. Ellis Horwood, Chichester/England 1987.
[14] JELLINGER, K.: Zur Orthologie und Pathologie der Rückenmarksdurchblutung. Springer, Wien 1978.
[15] KAPLAN, H. A., H. H. FORD: The Brain Vascular System. Elsevier, Amsterdam 1966.
[16] KORTIKÉ, J. G., A. TOURANDE, G. MONNIER, CL. MAILLOT: Les veines superficielles du bulbe: essai de systématisation. C. R. Ass. Anat. 149 (1970) 791–801.
[17] KRAYENBÜHL, H., M. G. YASARGIL: Die zerebrale Angiographie. Thieme, Stuttgart 1979.
[18] LANG, J., W. WACHSMUTH: Kopf, Teil B. Gehirn und Augenschädel. In: VON LANZ, T., W. WACHSMUTH: Praktische Anatomie, Bd. I/1. Springer, Berlin 1979.
[19] LAZORTES, G.: Le système neurovasculaire. Chapitre V. L'innervation des vaisseaux céreraux. Masson, Paris 1949.
[20] LINDENBERG, R.: Störungen des Blutkreislaufes und ihre Folgen für das Zentralnervensystem. In: SCHOLZ, W. (Hrsg.): Handbuch der speziellen pathologischen Anatomie und Histologie Bd. 13, 1. Teil, Bandteil B, Kap. 2, S. 1071–1164. Springer, Berlin–Göttingen–Heidelberg 1957.
[21] PATURET, G.: Traité d'anatomie humaine. Tome 3, Fasc. 2. Veins. Masson, Paris 1958.
[22] PATURET, G.: Traité d'anatomie humaine. Tome 4. Système nerveux. Masson, Paris 1964.
[23] POIRIER, P., A. CHARPY: Traité d'anatomie humaine Tome 3, p. 685–747. Masson, Paris 1921.
[24] RICKENBACHER, J., A. M. LANDOLT, K. THEILER: Rücken. In: LANZ, V. T., W. WACHSMUTH (Hrsg.): Praktische Anatomie. Bd. II, Teil 7. Springer, Berlin–Heidelberg–New York 1982.
[25] SCHLESINGER, B.: The upper brainstem in the human. Its nuclear configuration and Vascular supply. Springer, Berlin–Heidelberg–New York 1976.
[26] SZIKLA, G., G. BOUVIER, T. HORI, V. PETROV: Angiography of the Human Brain Cortex. Springer, Berlin 1977.
[27] TESTUT, L., A. LATARJET: Traité d'anatomie humaine. Tome II. pp. 446–465, 1125–1268. Doin Ed., Paris 1948.
[28] TÖNDURY, G.: Blutgefäße des Rückenmarks. In: RAUBER-KOPSCH (Hrsg.): Anatomie des Menschen. LEONHARDT, H., B. TILLMANN, G. TÖNDURY, K. ZILLES (Hrsg.): Bd. III. S. 112–117. Thieme, Stuttgart–New York 1987.
[29] TÖNDURY, G., ST. KUBIK, B. KIRSCH: Hirnhäute und Hirngefäße. In: RAUBER-KOPSCH (Hrsg.): Anatomie des Menschen. LEONHARDT, H., B. TILLMANN, G. TÖNDURY, K. ZILLES (Hrsg.): Bd. III. Thieme, Stuttgart–New York 1987.
[30] YASARGIL, M. G.: Microneurosurgery. Thieme, Stuttgart 1984.

Die aufgeführten Angaben sind Übersichtsartikel und enthalten weiterführende Literatur.

16.12 Entwicklung des menschlichen Nervensystems

G. Rager

Das Nervensystem des Menschen ist sowohl in seiner Struktur als auch in seiner Funktion so komplex, daß wir in absehbarer Zeit keine Aussicht haben, dieses System wirklich zu verstehen. Wenn wir wenigstens etwas davon verstehen wollen, dann ist es ratsam, den Weg nachzugehen, den die Ontogenese beschritten hat, weil wir so beim einfachen Zellverband beginnen und zur komplizierten Form, Struktur und Leistung des ausgereiften Nervensystems fortschreiten können. Wenn es uns gelingt, auf diesem Wege einige Gesetzmäßigkeiten der Entwicklung festzustellen, dann reduziert sich die unübersehbare Menge von Daten beträchtlich[1].

1 *Frühe Morphogenese*

1.1 *Von der Neuralplatte zum Neuralrohr*

Die menschliche Keimscheibe (Embryoblast) besteht anfänglich aus zwei Keimblättern, dem Ektoderm und dem Entoderm. In der 3. Entwicklungswoche entstehen aus dem Ektoderm der Axialfortsatz, der Primitivknoten und der Primitivstreifen, aus welchen ektodermale Zellen auswandern und das dritte Keimblatt, das Mesoderm, bilden. Kurz nach der Entstehung des Axialfortsatzes wird das Ektoderm in der Nähe des Axialfortsatzes dick, lateral bleibt es dünn. Dieser verdickte Teil des Ektoderms wird als **Neuralplatte** bezeichnet. Die Neuralplatte hat im Stadium 9 (S9, Embryonaltag (E) 21, 1,8 mm; die Entwicklungsstadien werden nach [21] und [22] angegeben) in der Ansicht von dorsal eine Pantoffelform und reicht bis zum Primitivstreifen. Die lateralen Ränder der Neuralplatte stellen sich auf und bilden die **Neuralfalten.** Durch ungleiches Wachstum entsteht median über dem Axialfortsatz die **Neuralrinne.** Bereits jetzt lassen sich die Anlagen von Gehirn und Rückenmark unterscheiden. Im Bereich des Gehirns sind die Anlagen von Vorder-, Mittel- und Rautenhirn (Pros-, Mes- und Rhombencephalon) erkennbar. Die Anlage des Prosencephalons ist gekennzeichnet durch die weit ausladenden Neuralfalten, die des Rhombencephalons durch mehrere Vorwölbungen der lateralen Wand in dem späteren Ventrikelraum (Neuromeren oder Rhombomeren). Der Bereich zwischen den beiden stellt die Anlage des Mesencephalons dar.

Die Neuralfalten wölben sich auf, berühren sich median und verschmelzen miteinander. So wird die Neuralrinne zum **Neuralrohr** umgeformt (Abb. 16.12-1). Der Schluß des Neuralrohrs beginnt im Bereich des 4. Somiten und breitet sich von dort nach rostral und kaudal aus. Für kurze Zeit bleiben Öffnungen am rostralen und kaudalen Ende bestehen *(Neuroporus rostralis, Neuroporus caudalis)*, die rostral im Stadium 11 (E 25, 3 mm) und kaudal im Stadium 12 (E 27, 2,6 mm) geschlossen werden.

1.2 *Histologische Differenzierung*

1.2.1 Differenzierung der Wand des Neuralrohrs

Die Wand des Neuralrohrs besteht aus einer Schicht von **Neuroepithelzellen**, deren Fortsätze von einer Grenzmembran zur anderen (äußere oder piale und innere oder ventrikuläre Grenzmembran) reichen. In dieser frühen Phase der Entwicklung teilen sich alle Zellen, die wegen ihrer Lage in der Nähe des Flüssigkeitsraumes (Ventrikel) als ventrikuläre Zellen bezeichnet werden[2]. Die ventrikulären Zellen haben ihre lange Achse senkrecht zu den beiden Oberflächen des Ner-

[1] Als weiterführende und historisch bedeutsame Literatur seien folgende Veröffentlichungen ohne Anspruch auf Vollständigkeit genannt: [1, 2, 3, 6, 10, 11, 12, 14, 16, 18, 23, 30, 33, 34, 35].

[2] Es gibt eine Reihe von verschiedenen Terminologien zur Entwicklung des Nervensystems. Wir folgen in der weiteren Darstellung der Terminologie des Boulder Committee Report [4].

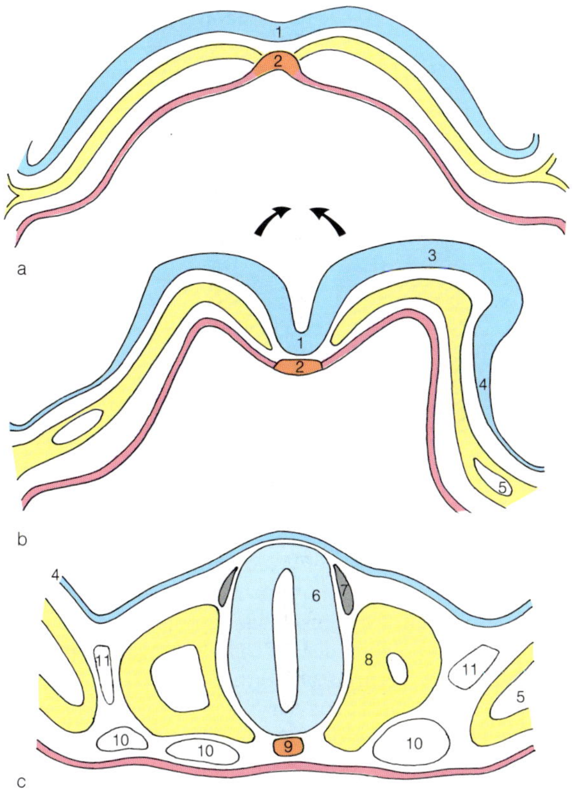

Abb. 16.12-1 Von der Neuralplatte zum Neuralrohr. Auf den Transversalschnitten befindet sich dorsal das Ektoderm (blau), ventral das Entoderm (rot) und zwischen beiden das Mesoderm (gelb). (a) zeigt Stadium 8 (E18), (b) Stadium 9 (E21; Transversalschnitt in Höhe der Dorsalwülste) und (c) Stadium 11 (ca. E25). Die gebogenen Pfeile deuten die Bewegung an, die zum Schluß des Neuralrohrs führt. 1 = Neuralrinne; 2 = Chordaplatte (Lamina notochordalis, braun); 3 = Dorsalwülste; 4 = Oberflächenektoderm; 5 = intraembryonales Zölom; 6 = Neuralrohr; 7 = Neuralleiste (Crista neuralis, grau); 8 = Somiten mit Somitenhöhle; 9 = Chorda dorsalis; 10 = Anlagen der dorsalen Aorten. (Schematisiert nach HAMILTON u. MOSSMAN [6] und BLECHSCHMIDT [2])

vengewebes und bilden ein mehrreihiges Epithel. Sie können als neuroepitheliale Keimzellen aufgefaßt werden, die durch einen Zyklus der DNS-Synthese und der Mitose gehen. Die Lage des Zellkerns ändert sich mit der Phase des *Mitosezyklus*. Die Mitose selbst vollzieht sich an der ventrikulären Oberfläche (Abb. 16.12-2). Nach der Mitose bewegt sich der Zellkern in Richtung mesenchymale Oberfläche. Er befindet sich zunächst metabolisch in einem Ruhezustand *(G1-Phase* oder *postmitotic gap)*. In der anschließenden Synthesephase *(S-Phase)* befindet sich der Zellkern in der Nähe des Mesenchyms, wo über die Blutkapillaren die nötigen Moleküle antransportiert werden. Nach der DNS-Synthese bewegt sich der Zellkern in seinem Zytoplasmaschlauch rasch in Richtung ventrikuläre Oberfläche und rundet sich dort ab. Die kurze Ruhephase vor der Mitose wird als *G2-Phase (premitotic gap)* bezeichnet. Sodann wird der apikale Fortsatz der Zelle eingezogen, und die Zelle teilt sich *(M-* oder *Mitose-Phase)*. Die Teilungsebene (Äquatorialplatte) liegt in der frühen Entwicklungsperiode gewöhnlich so (senkrecht zur ventrikulären Oberfläche), daß beide Tochterzellen an der ventrikulären Oberfläche verbleiben und somit erneut in den Mitosezyklus eintreten können. In der Regel wächst nach der Mitose der apikale Fortsatz wieder aus und heftet sich der Basalmembran an der mesenchymalen Oberfläche an. In einer späteren Phase sind die Teilungsebenen vermehrt parallel zur ventrikulären Oberfläche eingestellt. Immer weniger Tochterzellen treten jetzt wieder in den Mitosezyklus ein; sie geben ihre basale Anheftung an der ventrikulären Oberfläche auf und verlagern ihren Zellkern in Richtung mesenchymale Oberfläche.

Anfänglich beansprucht die **ventrikuläre Zone** die ganze Wanddicke des Zentralnervensystems (ZNS). Bald darauf wird eine zellarme äußere Schicht erkennbar, die **Marginalzone,** die hauptsächlich aus Fortsätzen der ventrikulären Zellen, später auch aus Fortsätzen der jungen Neurone und der Gliazellen besteht. Axone aus anderen Gebieten des ZNS wachsen ebenfalls in die Marginalzone ein. Zellen, die nicht mehr am Mitosezyklus teilnehmen, verlagern ihren Kern in das Übergangsgebiet zwischen Ventrikulär- und Marginalzone und bilden als neue Schicht die **Intermediärzone.** Die meisten dieser Zellen sind *junge Neurone (Proneuro-*

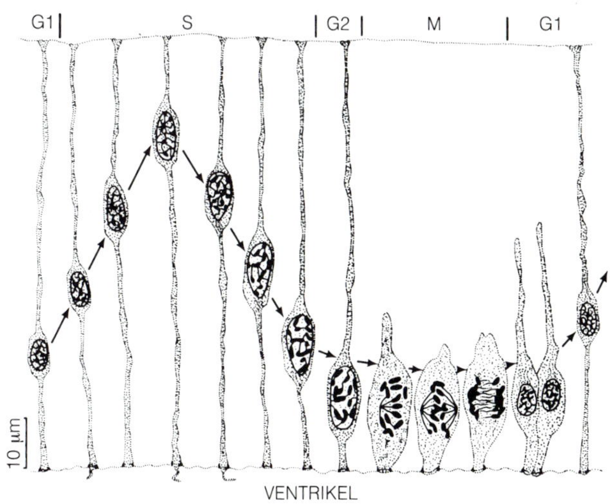

Abb. 16.12-2 Der Mitosezyklus im Neuralepithel. Im einschichtigen Neuralepithel sind die Zellen mit ihrem apikalen Fortsatz an der mesenchymalen Oberfläche, mit ihrem basalen Fortsatz an der ventrikulären Oberfläche angeheftet. In der postmitotischen Ruhephase (G1) befindet sich der Zellkern in einem metabolischen Ruhezustand. Er bewegt sich dann in Richtung mesenchymale Oberfläche, synthetisiert DNS (S- oder Synthesephase) und kehrt wieder zurück zur ventrikulären Oberfläche. Nach einer kurzen prämitotischen Ruhephase (G2) wird der apikale Fortsatz zurückgezogen, und die Zelle teilt sich (M- oder Mitosephase). Nach der Mitose entwickeln beide Tochterzellen wieder einen apikalen Fortsatz, worauf der Zyklus wieder beginnt. Mit fortschreitender Reifung verlassen mehr und mehr Tochterzellen den Zyklus und werden postmitotisch oder teilen sich an anderer Stelle weiter. (Modifiziert nach SAUER [31])

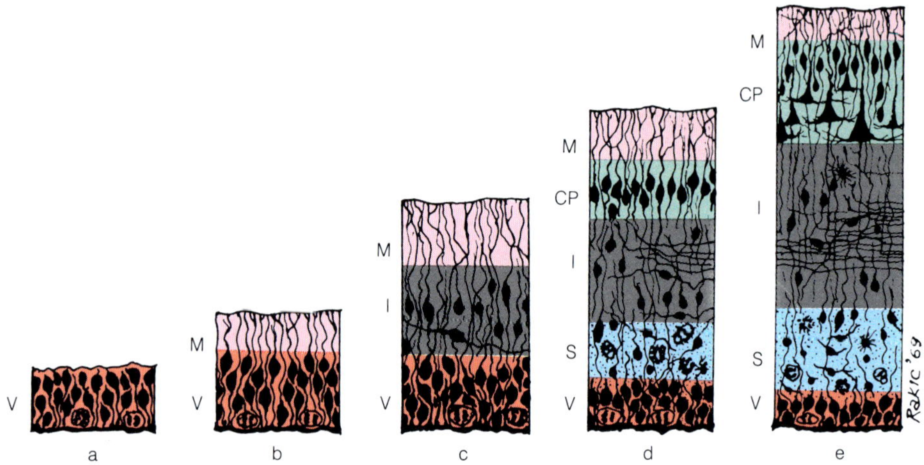

Abb. 16.12-3 Differenzierung der Wand des Neuralrohrs. (a)–(e) zeigen die wichtigsten Phasen der Entwicklung, (d) und (e) beziehen sich vor allem auf die Entwicklung des Neopalliums. V = ventrikuläre Zone; M = Marginalzone; I = Intermediärzone; S = Subventrikulärzone; CP = kortikale Platte. (Aus BOULDER COMMITTEE [4])

ne) (Abb. 16.12-3). Andere Zellen nehmen eine Position zwischen Ventrikulär- und Intermediärzone ein und sind weiterhin in der Lage, sich zu teilen. Bei ihnen scheint die Orientierung der Äquatorialplatten zufallsverteilt. Die Zellkerne machen keine Auf- und Abbewegung durch, wenn sie von der Synthese- in die Mitosephase übergehen und umgekehrt. Diese Population von Zellen bildet die **Subventrikulärzone** (Abb. 16.12-3d).

1.2.2 Die Neuralleiste und ihre Abkömmlinge

Am Übergang zwischen Neuralplatte und Ektoderm sitzt eine Zellgruppe, die beim Schluß des Neuralrohrs und bei der Fusion des Oberflächenektoderms aus dem Zellverband gerissen und nach innen verlagert wird (Abb. 16.12-1). Diese Zellgruppe, die **Neuralleiste** (Crista neuralis) genannt wird, bildet vorübergehend eine Zellschicht zwischen Oberflächenektoderm und Neuralrohr, die sich vom Mittelhirn bis zu den kaudalen Somiten erstreckt und in zwei Hauptabschnitte zerfällt, die Kopf- und die Rumpfneuralleiste. Die Schicht der Neuralleistenzellen wird in der Medianebene geteilt. Die Zellen wandern beidseits des Neuralrohrs nach ventral und lateral und bilden segmentierte, tropfenförmige Zellhaufen zwischen den Somiten und dem Neuralrohr, die sog. *primordialen Spinalganglien.* Aus den ventralen Anteilen dieser Ganglien entstehen die *sympatho-chromaffinen Zellen,* aus dem Rest die definitiven Spinalganglien. Im Bereich des Gehirns entstehen aus der Neuralleiste die Ganglien der Nn. trigeminus, facialis, vestibulocochlearis, glossopharyngeus und vagus. Außer den sensiblen Neuronen der Spinal- und Kopfganglien entstehen aus der Neuralleiste die SCHWANN-Zellen (Myelinscheide der peripheren Nerven) und einige Zellen der *APUD-Reihe* (**a**mine **p**recursor **u**ptake and **d**ecarboxylation). Zur APUD-Reihe, sofern sie mit Sicherheit aus der Neuralleiste stammt, werden die Neuroblasten des Sympathikus, die Melanoblasten der Haut und die Zellen von Nebennierenmark und Glomus caroticum gezählt. Im Bereich des Kopfes tragen die Neuralleistenzellen zum Kopfmesenchym und zum Knorpel der Viszeralbögen bei.

1.2.3 Gliazellen

Die neuroepithelialen Keimzellen des Neuralrohrs sind anfänglich homogen in bezug auf die DNS-Synthese, die Proliferationskinetik und die Ultrastruktur. Aus diesem Grunde läßt sich nicht entscheiden, ob die spätere Differenzierung in Neurone und Gliazellen schon in den neuroepithelialen Keimzellen vorgegeben ist oder nachträglich durch zusätzliche Entwicklungsbedingungen hervorgerufen wird.

Dennoch lassen sich einige wesentliche Entwicklungsunterschiede zwischen Neuronen und Gliazellen benennen. Wenn die Vorläufer der Neurone in den letzten Zellzyklus eintreten, dann befinden sie sich in einer bestimmten Schicht, z.B. in der Ventrikulärzone. Die Neurone, die aus dem Mitosezyklus herausgetreten sind, teilen sich nicht mehr, sondern bleiben **postmitotisch.** Sie wandern in eine bestimmte Region des Nervensystems und beginnen sich zu differenzieren. Jede bestimmte Population von Neuronen hat eine weitgehend in sich einheitliche und begrenzte Entstehungsperiode. Die Vorläufer der Gliazellen hingegen können sich an beliebigen Positionen des Neuralrohrs befinden, wenn sie sich teilen. Die späten Teilungen finden gewöhnlich außerhalb der ventrikulären Zone statt. Gliazellen gehen aus dem Mitosezyklus während einer wesentlich längeren Periode hervor als die Neurone derselben Region. Auch bereits differenzierte Gliazellen können sich unter bestimmten Bedingungen erneut teilen.

Der Weg zwischen Entstehung und abschließender Differenzierung von Gliazellen ist sehr lang. Dieses Faktum macht es schwer, Gliazellen in der Frühphase zu erkennen und zu klassifizieren. Hinzu kommt, daß die Gliazellen transitorisch anscheinend andere Funktionen übernehmen können als im reifen Zustand. Ein Beispiel dafür ist die *Radiärglia,* die sich in der frühen Entwicklungsphase von der ventrikulären bis zur mesenchymalen Oberfläche entweder der Pia mater (lange Radiärglia) oder der intrakortikalen Gefäße (kurze Radiärglia) ausspannt. Die lange Radiärglia kann sich dabei über eine Distanz von mehreren Millimetern erstrecken. Beide Formen dienen als **Leitstrukturen** für die aus der ventrikulären Zone auswandernden Neurone (s. Kap. 16.12.2.5). Später wandelt sich die Radiärglia in *Astrozyten* um. Die Proliferation und Differenzierung der *Oligodendroglia* erfolgt großenteils kurz vor der Myelinisierung von Axonen in einem bestimmten Gebiet des Nervensystems.

Die Differenzierung der Gliazellen wurde in Gewebekulturen des N. opticus der Ratte mit Hilfe von Antikörpern genauer studiert. Dabei wurden zwei Typen von Astrozyten festgestellt. Die **Typ-1-Astrozyten** entwickeln sich bereits vor der Geburt aus einer bestimmten Vorläuferzelle. Die **Typ-2-Astrozyten** und die Oligodendrozyten entwickeln sich erst nach der Geburt aus einer zweiten Vorläuferzelle, aus der beide Zelltypen hervorgehen können. Diese Vorläuferzelle wird deshalb *O-2A* genannt. Aus der *O-2A-Vorläuferzelle* differenzieren sich Typ-2-Astrozyten, wenn im Gewebe der neurotrophe Faktor CNTF (ciliary neurotrophic factor) auftritt. CNTF wird in der Kultur auch von Typ-1-Astrozyten produziert; seine Quelle in vivo ist nicht sicher bekannt. Der normale Weg der Differenzierung der O-2A-Vorläuferzellen führt aber zur Oligodendroglia. Diese Vorgänge geben uns einen kleinen Einblick in die Komplexität der Mechanismen, die die Differenzierung von Zellen regeln.

Die *Mikroglia* stammt gemäß einer Reihe von Untersuchungen nicht aus den Keimzellen des Neuralepithels, sondern wandert aus der Blutbahn ein, ist also mesodermalen Ursprungs. Sie übernimmt die Aufgabe der **Phagozytose** und tritt deshalb besonders dort auf, wo Neurone in größeren Mengen während der Entwicklung degenerieren.

In späteren Entwicklungsstadien entstehen aus der Ventrikulär- und Subventrikulärzone die **Ependymzellen,** die die ventrikuläre Oberfläche auskleiden. Die ependymale Oberfläche der Ventrikel ist nicht einheitlich, sondern differenziert sich lokal zu verschiedenen spezialisierten Strukturen wie etwa den *zirkumventrikulären Organen* oder der Schicht der *Rezeptorzellen* in der Retina.

1.2.4 Proliferation und Migration der Neurone

Die *Proliferation von Neuronen* im Neuralrohr ist regional verschieden; in jeder Region sind die Zeit der Entstehung der Neurone und die Anzahl der pro Zeiteinheit entstehenden Neurone mehr oder weniger bestimmt. Die jungen Neurone wandern aus der Ventrikulär- oder Subventrikulärzone aus und bilden entweder **laminäre Strukturen** wie z.B. den **Cortex cerebri** oder **Kerngebiete.** Die laminären Strukturen entstehen wiederum gemäß einem Wanderungsgradienten. Wenn zuerst die ventrikelnahen und später die weiter außen liegenden Schichten gebildet werden, dann sprechen wir von einem *„inside-out layering"*. Der Inside-out-Gradient ist realisiert für die Großhirnrinde, das Mittelhirndach (Tectum opticum), die Hippokampusformation und die Substantia nigra. Werden zuerst die äußeren und später die inneren Schichten gebildet, dann sprechen wir von einem *„outside-in"*-Gradienten, der charakteristisch ist für Kernzonen wie Thalamus und Hypothalamus.

1.2.5 Differenzierung der Neurone

Eine Nervenzelle besteht im wesentlichen aus dem **Perikaryon,** dem **Axon** und dem **Dendriten.**

Perikaryon

Da über die Definition der Neuroblasten die Meinungen verschieden waren, wurde dieser Begriff zugunsten des Begriffs **junges Neuron** oder **Proneuron** aufgegeben. Sobald ein Neuronvorläufer postmitotisch geworden ist, bezeichnen wir diese Zelle als junges Neuron. Junge Neurone haben große, chromatinarme Kerne, die mehrere Nucleoli enthalten. Das Zytoplasma enthält nur einzelne Ribosomen oder Ribosomenrosetten. Es kann viel Zeit vergehen zwischen der Entstehung eines Neurons und seiner vollen Differenzierung. Das Auftreten des granulierten endoplasmatischen Retikulums (NISSL-Substanz), die Zunahme des GOLGI-Komplexes und der Mikrotubuli sowie die starke Vermehrung der Mitochondrien gehören zu den Kriterien, mit welchen die Differenzierung zu Neuronen erkannt werden kann. Die starke Zunahme dieser Strukturen hängt in hohem Maße mit der Entstehung des Axons zusammen (Abb. 16.12-4).

In der Regel scheinen zuerst die großen, dann die mittelgroßen und zum Schluß die kleinen Neurone zu entstehen. Die **Makroneurone** *(principal neurons)* werden auch **GOLGI-Typ-I-Neurone** genannt. Sie differenzieren sich zuerst und sind gewöhnlich die einzigen Neurone, deren Axone den lokalen Zellverband verlassen und in ein anderes Gebiet des Nervensystems projizieren (Beispiele: Pyramidenzellen des zerebralen Kortex, PURKINJE-Zellen, Projektionsneurone des Ncl. geniculatus lateralis). Die kleinen Neurone differenzieren sich zuletzt; ihre Axone verlassen den lokalen Zellverband meist nicht, so daß die Wirkung dieser Zellen auf das lokale Netzwerk beschränkt bleibt *(local circuit neurons, Interneurone).* Diese Zellen werden als **GOLGI-Typ II** bezeichnet. Beispiele für diese Interneurone sind die Stern-, Korb- und Körnerzellen.

Auch für die Kerngebiete des Nervensystems gibt es Reifungsunterschiede. Die motorischen Kerne beginnen und vollenden ihre Histogenese im allgemeinen vor den sensiblen Kerngebieten des Rückenmarks, wenn wir uns auf eine bestimmte Segmenthöhe beziehen.

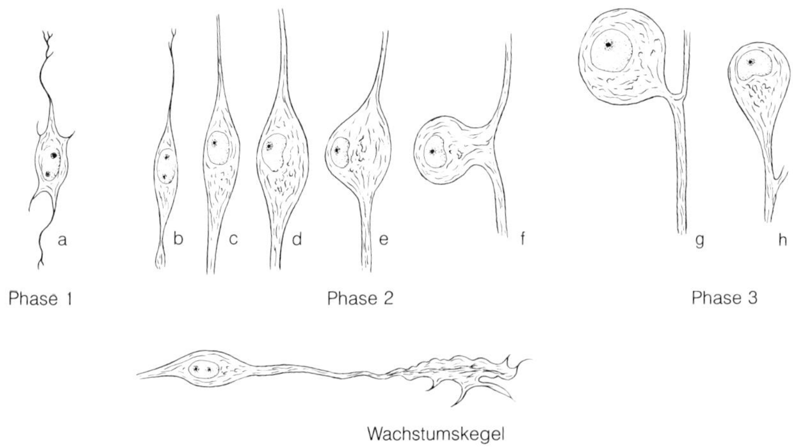

Abb. 16.12-4 Entwicklung der Spinalganglienzelle. In Phase 1 hat die relativ undifferenzierte Zelle nur kurze Fortsätze. In Phase 2 wird die Zelle bipolar (b)–(f). Am unteren Bildrand ist die bipolare Zelle mit ihrem axonalen Ende, dem Wachstumskegel, gezeichnet. Mit der Vermehrung des Zytoplasmas wird der Zellkern exzentrisch. Dadurch rücken der axonale und der dendritische Fortsatz näher aneinander und gehen direkt ineinander über, wodurch die Zelle schließlich unipolar wird (Phase 3). Der unipolare Fortsatz entsteht durch Einschnürung der Verbindung zwischen Perikaryon und Neuriten. (Modifiziert nach Ramón y Cajal [30])

Axon

Über das Axon nimmt die Nervenzelle Verbindung mit anderen erregbaren Zellen auf, über die Dendriten erhält sie Verbindung von anderen Nervenzellen oder von Sinneszellen. Das junge Neuron bildet in der Regel als ersten Fortsatz ein Axon.

Dieser einfache und heute gut gesicherte Sachverhalt war gegen Ende des 19. und zu Beginn des 20. Jahrhunderts heftig umstritten. Die **Synzytiumtheorie** (V. Hensen, H. Held) besagte, daß Nervenfasern sich differenzieren aus einem vorbestehenden System von Filamenten, die alle Nervenzellen als Neurosynzytium zusammenhalten. Hingegen wurde bereits 1886 von W. His [9] beobachtet, daß die jungen Neurone zunächst als individuelle Zellen existieren und erst im Laufe ihrer Differenzierung ein Axon ausbilden, das zu anderen Zellen hinwächst und mit ihnen Kontakt aufnimmt. Ramón y Cajal [30] entwickelte dann auf der Basis seiner umfangreichen Untersuchungen mit der Golgi-Technik die **Neuronentheorie,** die besagt, daß jedes Neuron eine strukturelle und funktionelle Einheit darstellt und mit anderen Neuronen an besonderen Stellen über Synapsen verbunden ist. Der Streit zwischen den Vertretern der Synzytium- und der Neuronentheorie dauerte mehrere Jahrzehnte und wurde erst durch die Experimente von R.G. Harrison [7] (direkte Beobachtung des Auswachsens der Axone in der Gewebekultur) und durch die Einführung der Elektronenmikroskopie (Darstellung des synaptischen Spalts zwischen den Membranen zweier Neurone) zugunsten der Neuronentheorie entschieden.

„Die von Nervenzellen auswachsenden Fasern bahnen sich ihren Weg, indem sie in vorhandene Lückenräume zwischen anderen Gewebsbestandteilen hereinwachsen. Im Rückenmark und im Gehirn liefert das primär angelegte Markgerüst die Bahnen zur Ausbreitung, und seine Anordnung ist für die Richtungen des Auswachsens unzweifelhaft mitbestimmend“ (His [9]). Diese geniale Aussage hat bis heute Gültigkeit. Vor allem die **Pionierfasern** tragen an ihrer Spitze einen **Wachstumskegel,** der eine Auftreibung des axonalen Endes darstellt und zahlreiche, zeitlich stark variierende Fortsätze aufweist (*Filopodien:* fadenförmige, *Foliopodien:* blattförmige Fortsätze). Mit diesen variablen Fortsätzen sucht der Wachstumskegel in amöboider Bewegung einen Weg zwischen und entlang von Membranen.

Dendriten

Am Perikaryon sprossen nach dem Axon ein oder mehrere Fortsätze, aus denen sich der **Dendrit** des Neurons bildet (der Begriff „Dendrit“ wurde eingeführt von W. His, [9]). In der Regel wachsen Dendriten erst nach der Bildung der Axone aus. Häufig hat das Axon schon synaptische Verbindungen, bevor die Differenzierung der Dendriten beginnt. Dendriten der Golgi-Typ-II-Neurone entwickeln sich in jeder Region später als die des Golgi-Typs I.

Initial erfolgt das Auswachsen von dendritischen Ästen meist zufallsverteilt und im Überschuß. Später werden eine Reihe von Ästen wieder abgebaut; die verbleibenden Äste werden vermutlich infolge der Bildung von funktionellen Synapsen selektioniert (Theorie von Cajal). Damit stehen Dendritenentwicklung und Synaptogenese in wechselseitiger Abhängigkeit.

Synaptogenese

Wenn eines der zahlreichen Filopodien eines Wachstumskegels die Oberflächenmembran einer Partnerzelle berührt, dann breitet es sich auf der Zelloberfläche aus; die übrigen Filopodien werden eingezogen. In der Partnerzelle *(target neuron)* kommt es zu Änderungen im Golgi-Komplex; es bilden sich umhüllte Bläschen *(coated vesicles)* aus, die zu der Membranstelle wandern, an der das Filopodium Kontakt macht. Dieses Phänomen wird als erster Hinweis auf die folgende *Synaptogenese* angesehen, da es zu einer Verdichtung an der subsynaptischen Membran führt. An der präsynaptischen Seite tauchen synaptische und große Vesikel mit einem dichten Kern *(dense-cored vesicles)* auf. Sie häufen sich im Bereich der präsynaptischen Membran. Allmählich wird auch die präsynaptische Membran verdichtet und der Spalt zwischen Prä- und Postsynapse erweitert und mit Spaltmaterial versehen.

Nicht nur die Endform der Dendriten, auch das axonale Verzweigungsmuster hängt von der synaptischen Interaktion beider Strukturen ab. Wichtig scheinen dabei zu sein die zeitliche Abfolge der Interaktion, die räumlichen Verhältnisse (Platz auf der dendritischen Oberfläche) und die gegenseitige *Affinität* der beiden Neurone, wobei noch nicht gesagt werden kann, worauf diese Affinität beruht. Fast regelmäßig bilden sich zuerst axodendritische Synapsen und später die übrigen Formen von Synapsen. Hat die Synaptogenese erst einmal eingesetzt, dann nimmt die Synapsenzahl in einem bestimmten System sehr rasch zu. In verschiedenen Zielgebieten kommt es vorübergehend zu einer Überproduktion von Synapsen, die später wieder abgebaut wird. Dies ist besonders ausgeprägt im visuellen Kortex von Affen und auch beim Menschen und scheint mit der Elimination überschüssiger Afferenzen bzw. deren Terminalien zusammenzuhängen (vgl. Kap. 16.12.2.8).

Beispiele neuronaler Differenzierung

Im Folgenden seien drei wichtige Zelltypen herausgegriffen, um die Entwicklung von Neuronen exemplarisch zu beschreiben, die Spinalganglienzelle, das multipolare Neuron und die Pyramidenzelle des Cortex cerebri. Das erste Stadium der Entwicklung einer **Spinalganglienzelle** (Abb. 16.12-4) zeigt eine relativ undifferenzierte Zelle mit kurzen Fortsätzen. Das junge Neuron wird spindelförmig, vermehrt sein Zytoplasma und wird zu einer Bipolarzelle mit exzentrischem Kern. Das Zytoplasma vermehrt sich weiter, so daß Axon und Dendrit sich einander annähern (Abb. 16.12-4f). Schließlich wird der Hals des Zytoplasmaschlauchs verengt, und Axon und Dendrit gehen direkt ineinander über. Dadurch wird die Zelle sekundär unipolar.

Multipolare Neurone wie etwa retinale Ganglienzellen oder Motoneurone des Rückenmarks entwickeln zuerst das Axon und sind in dieser Phase unipolar. Wenn das Axon am Zielgebiet angekommen ist und Kollateralen und Telodendren ausbildet, entstehen am Perikaryon mehrere Fortsätze, aus denen die späteren Dendriten hervorgehen (Abb. 16.12-5). Wegen der Mehrzahl von dendritischen Abgängen, die zusammen mit dem Axon direkt aus dem Perikaryon hervorgehen, wird dieses Neuron „multipolar" genannt.

Auch die **Pyramidenzelle** des Cortex cerebri ist zuerst unipolar (Abb. 16.12-6). Sie entwickelt dann einen apikalen Dendriten, der sich rasch piawärts verlängert. In der nächsten Phase entstehen die Axonkollateralen und die basalen Dendriten.

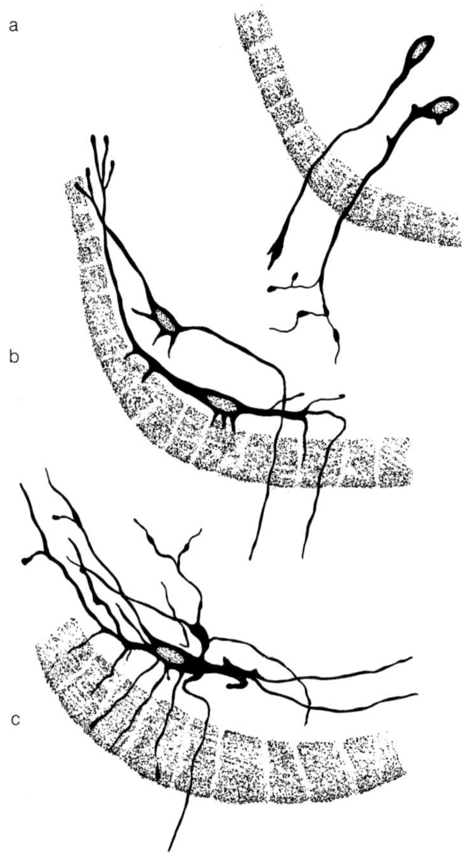

Abb. 16.12-5 Entwicklung multipolarer Neurone. (a) Dieser Neurontyp entwickelt zuerst das Axon und wird damit unipolar. In der Nähe des Terminationsgebietes verzweigt sich das Axon; gleichzeitig entstehen am Perikaryon kurze, ubiquitäre dendritische Fortsätze. (b) Beim jungen multipolaren Neuron wächst aus dem dem Axon gegenüberliegenden Pol des Perikaryons ein Dendrit. (c) Das reife multipolare Neuron hat mehrere Dendriten, die aus allen Teilen des Perikaryons hervorgehen. (Aus Ramón y Cajal [30].

1.3 *Form des Gehirns während der Embryonalzeit*

Neuromerie und Sulcus limitans

Das Neuralrohr entwickelt sich nach seinem Schluß nicht gleichmäßig weiter, sondern hat Zonen stärkerer Mitoseaktivität, die mit Zonen verminderter Aktivität abwechseln. Dort, wo die Mitoseaktivität erhöht ist, bilden sich seitlich Wülste, die als **Neuromeren** bezeichnet werden und besonders im Hirnstamm ausgeprägt sind. Die Neuromeren des Rückenmarks werden als Folge der metameren Gliederung des paraxialen Mesoderms in die Somiten angesehen. Die Myotome, die aus den Somiten hervorgehen, erhalten Efferenzen aus dem Rückenmark, die Dermatome senden Afferenzen zum Rückenmark. Dadurch wird eine sekundäre Segmentierung des Rückenmarks bewirkt. Zugleich vergrößern sich die dorsalen und ventralen Abschnitte des Neuralrohrs stärker als der mittlere Bereich, so daß bilateral eine longitudinale Furche, der **Sulcus limitans,** entsteht, die sich über das ganze Rückenmark und den Hirnstamm ausdehnt. Der Sulcus limitans kann bis zum rostralen Ende des Mesencephalons beobachtet werden; ob er auch in das Diencephalon hineinreicht, ist zweifelhaft und umstritten. Der ventral vom Sulcus limitans gelegene Teil des Neuralrohrs wird als **Grundplatte** bezeichnet, der dorsal gelegene Teil heißt **Flügelplatte.**

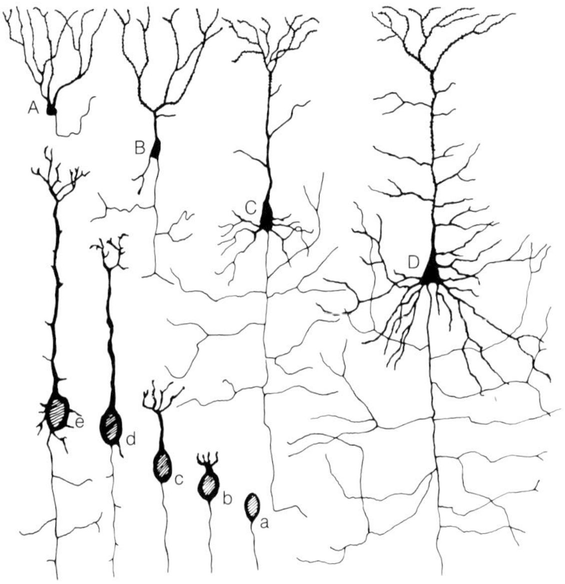

Abb. 16.12-6 Entwicklung der Pyramidenzellen des Isokortex. In der von rechts unten nach links oben aufsteigenden Reihe sehen wir die unipolare (a) Zelle, die als nächstes ihren apikalen Dendriten entwickelt (b). Der apikale Dendrit verzweigt sich (c). Darauf entstehen basal am Perikaryon die basalen Dendriten (d). In der Endphase bildet das Axon Kollateralen (e). In der oberen Reihe sind typische Pyramidenzellen von Fröschen (A), Reptilien (B), Mäusen (C) und vom Menschen (D) dargestellt. (Aus Ramón y Cajal [30])

In der Grundplatte entstehen die motorischen, in der Flügelplatte die sensiblen Neurone. Mit Hilfe histochemischer Methoden (Färbung für alkalische Phosphatase) lassen sich in Grund- und Flügelplatte **je zwei longitudinale Kernsäulen** unterscheiden: in der Grundplatte eine *viszeromotorische* in unmittelbarer Nachbarschaft zum Sulcus limitans und eine *somatomotorische* weiter ventral, in der Flügelplatte eine *viszerosensible* in der Nähe des Sulcus limitans und eine *somatosensible* weiter dorsal (Abb. 16.12-7 u. 8).

Diese Gliederung des Hirnstamms und des Rückenmarks in longitudinale Kernsäulen ist nützlich und sinnvoll, gilt aber nicht für jeden Fall. Es gibt Hirnnervenkerne, die durch nachträgliche Wanderung ihrer Neurone die Kernsäule verlassen haben, in der sie entstanden sind (z.B. Ncl. accessorius n. oculomotorii). Die ventrale Verbindung beider Grundplatten heißt **Bodenplatte,** die dorsale Verbindung zwischen den Flügelplatten heißt **Deckplatte.**

Abschnitte des Nervensystems

Im Stadium 11 (E 24, 3,1 mm, Abb. 16.12-9) ist das Neuralrohr rostral und kaudal noch offen *(Neuropori rostralis* und *caudalis)*. In den zervikalen Segmenten und in dem darüberliegenden Abschnitt des Rhombencephalons ist das Neuralrohr geschlossen. Das Gehirn wächst über den Herzwulst hinaus. Am rostralen Ende des Gehirns sehen wir beidseits eine Aussackung nach lateral, den *Saccus opticus,* und unmittelbar dahinter und medial eine starke Verdickung, die Anlage des Diencephalons.

Im Stadium 12 (E 26, 2,6 mm, Abb. 16.12-10) ist der Neuroporus rostralis geschlossen. Der Saccus opticus hat sich erweitert und erscheint jetzt als ein Bläschen *(Vesicula optica)*. Die ersten Hirnnerven (Nn. trigeminus, facialis, vestibulocochlearis und glossopharyngeus)

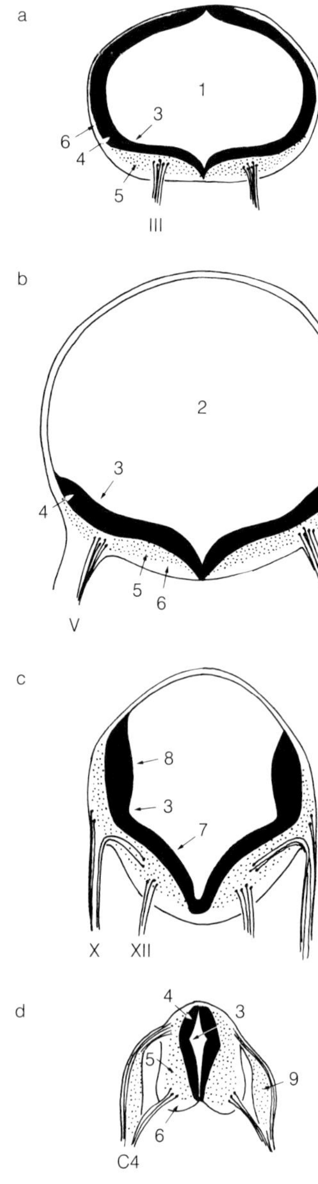

Abb. 16.12-7 Transversalschnitte durch Hirnstamm und Zervikalmark eines 4 bis 5 Wochen alten Embryos. Die Höhen der Querschnitte sind in Abb. 16.12-13b angegeben: (a) Mesencephalon in Höhe des N. oculomotorius (III); (b) Rhombencephalon in Höhe des N. trigeminus (V); (c) kaudales Rhombencephalon in Höhe der Nn. vagus (X) und hypoglossus (XII); (d) Rückenmark in Höhe des 4. Zervikalnervs (C4). 1 = Ventrikel des Mesencephalons, der spätere Aquaeductus mesencephali; 2 = Ventrikel des Rhombencephalons, der spätere IV. Ventrikel; 3 = Sulcus limitans; 4 = Ventrikulärzone; 5 = Intermediärzone; 6 = Marginalzone; 7 = Grundplatte; 8 = Flügelplatte (beide schwarz); 9 = Spinalganglion. (Modifiziert nach Sidman u. Rakic [33])

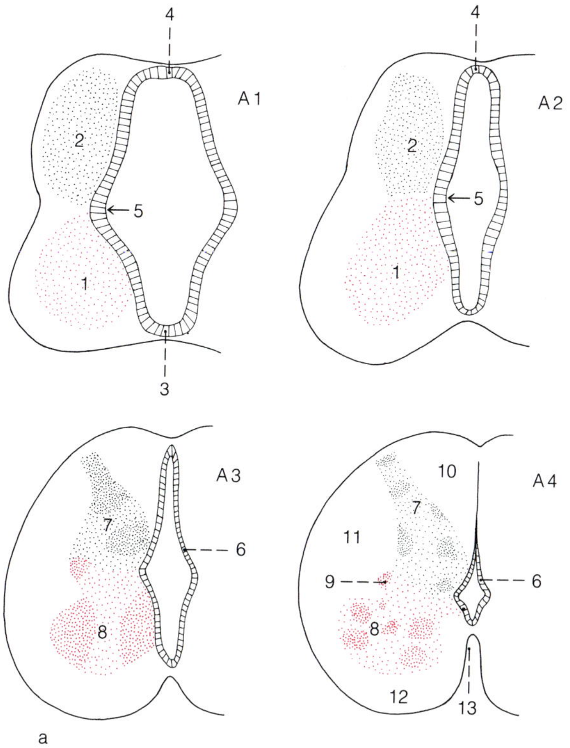

Abb. 16.12-8 (a) Entwicklung der Grund- und Flügelplatte des Rückenmarks in schematischen Darstellungen. Die Grundplatte (1) und ihre Derivate rot; die Flügelplatte (2) und ihre Derivate schwarz. 3 = Bodenplatte; 4 = Deckplatte; 5 = Sulcus limitans; 6 = Ependym; 7 = Cornu posterius; 8 = Cornu anterius; 9 = allgemeine viszerale Efferenzen (AVE); 10 = Funiculus posterior; 11 = Funiculus lateralis; 12 = Funiculus anterior; 13 = Fissura mediana anterior. A1 bis A4 geben die Abfolge der Entwicklung wieder. (Modifiziert nach HAMILTON u. MOSSMAN [6])

(b) Schematische Querschnitte durch das Rautenhirn in Höhe der Vestibulariskerne und der unteren Olive. Das Neuralrohr ist aufgeklappt wie ein Buch, die Deckplatte auseinandergezogen. Der Sulcus limitans grenzt die Grundplatte (rot) von der Flügelplatte (schwarz) ab. Aus der Flügelplatte entwickeln sich vier Kernsäulen: 1 = spezielle somatische Afferenzen (SSA), 2 = allgemeine somatische Afferenzen (ASA), 3 = spezielle viszerale Afferenzen (SVA) und 4 = allgemeine viszerale Afferenzen (AVA). Aus der Grundplatte entstehen die drei Kernsäulen der allgemeinen viszeralen Efferenzen (AVE, 5), der speziellen viszeralen Efferenzen (SVE, 6) und die allgemeinen somatischen Efferenzen (ASE, 7). Die Zellen des Ncl. olivaris inferior (8) stammen aus der Flügelplatte. 9 = Grundplatte, 10 = Sulcus limitans, 11 = Flügelplatte.

(c) Schematische Querschnitte durch das Mesencephalon. Im Gegensatz zum Rautenhirn grenzen die beiden Flügelplatten (schwarz) aneinander. Aus der Grundplatte (rot) entstehen die Kerne des Ncl. oculomotorius (1 = viszeromotorisch, 2 = somatomotorisch), der Ncl. ruber (3) und die Substantia nigra (4). Aus der Flügelplatte differenzieren sich die Schichten der Lamina tecti. 5 = Sulcus limitans.

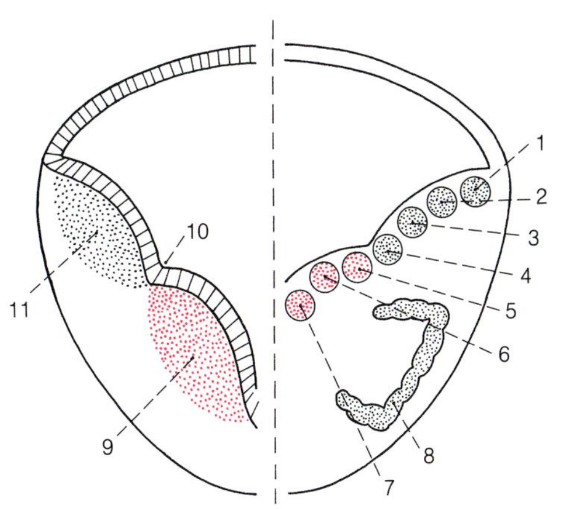

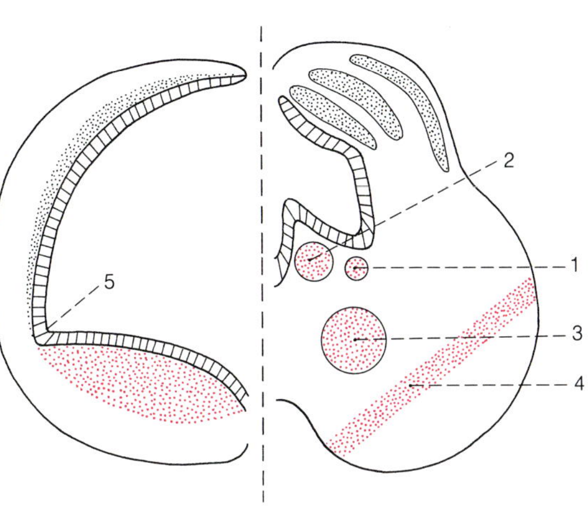

und ihre Lagebeziehungen zu den Viszeralbögen sind gut erkennbar. Die Anlage des Ohrs, zuerst eine Plakode (Epithelverdickung) im Bereich des Rhombencephalons, hat sich zu einer Blase differenziert, die nach innen gewachsen ist und nur noch über einen dünnen Kanal mit dem Oberflächenepithel in Verbindung steht. Im Bereich des späteren Mesencephalons ist das Gehirn um mehr als 90° gebeugt *(Flexura mesencephalica),* wodurch auch nach außen bereits eine Untergliederung angezeigt wird. Das Innere des Neuralrohrs zeigt, bedingt durch lokal unterschiedliche Mitoseaktivitäten, transversale Erweiterungen, auf Grund welcher man verschiedene Abschnitte des Gehirns unterscheiden kann (s. Abb. 16.12-14a). Das Vorderhirn *(Prosencephalon)* mit dem *Telencephalon* als vorderstem Abschnitt und dem *Diencephalon,* das bereits aus zwei Segmenten besteht, läßt sich abgrenzen vom Mittelhirn *(Mesencephalon),* das ebenfalls aus zwei Segmenten besteht. Das Mittelhirn befindet sich gerade in dem Bereich, in welchem sich das Gehirn um 90° nach vorne beugt. Auf das Mittelhirn folgt das Rautenhirn *(Rhombencephalon),* in welchem sieben Segmente *(Rhombomeren)* unterschieden werden können. Der Übergang zum Rückenmark liegt in Höhe der vier okzipitalen Somiten.

Zu Beginn des 2. Monats (Stadium 13, E 28, 4,2 mm, Abb. 16.12-11) ist das Gehirn noch stärker gebeugt und liegt mit seinem rostralen Ende fast auf dem Herzwulst. Das Prosencephalon hat sich ausgedehnt, während der Übergang zum Mesencephalon im Wachstum zurückbleibt. So entsteht der (nur im histologischen Schnitt sichtbare) **Sulcus dienmesencephalicus,** der jetzt auch nach außen die Grenze zwischen Pros- und Mesence-

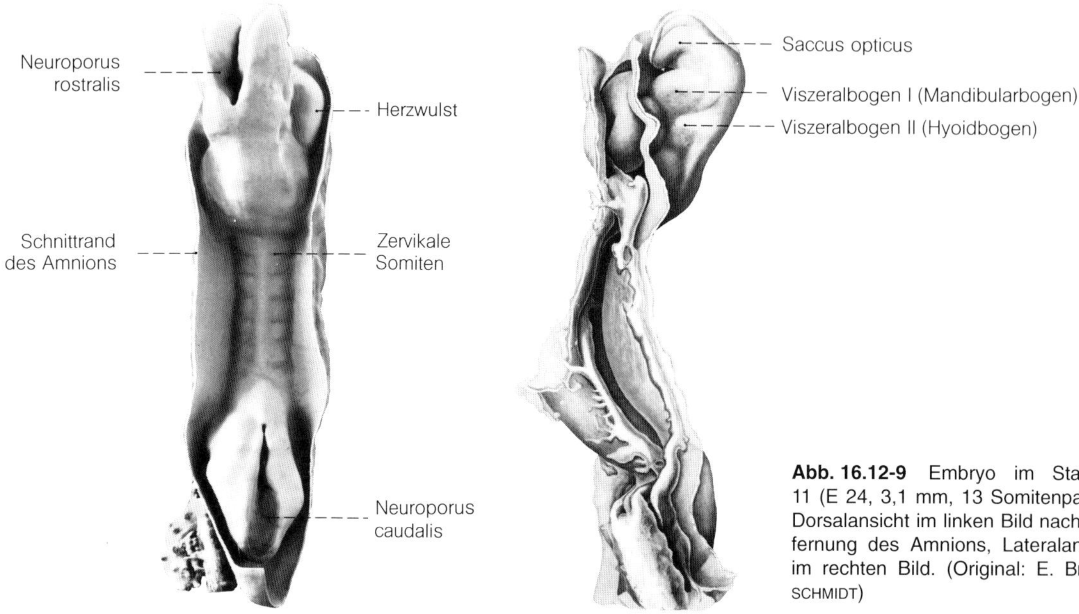

Abb. 16.12-9 Embryo im Stadium 11 (E 24, 3,1 mm, 13 Somitenpaare). Dorsalansicht im linken Bild nach Entfernung des Amnions, Lateralansicht im rechten Bild. (Original: E. Blechschmidt)

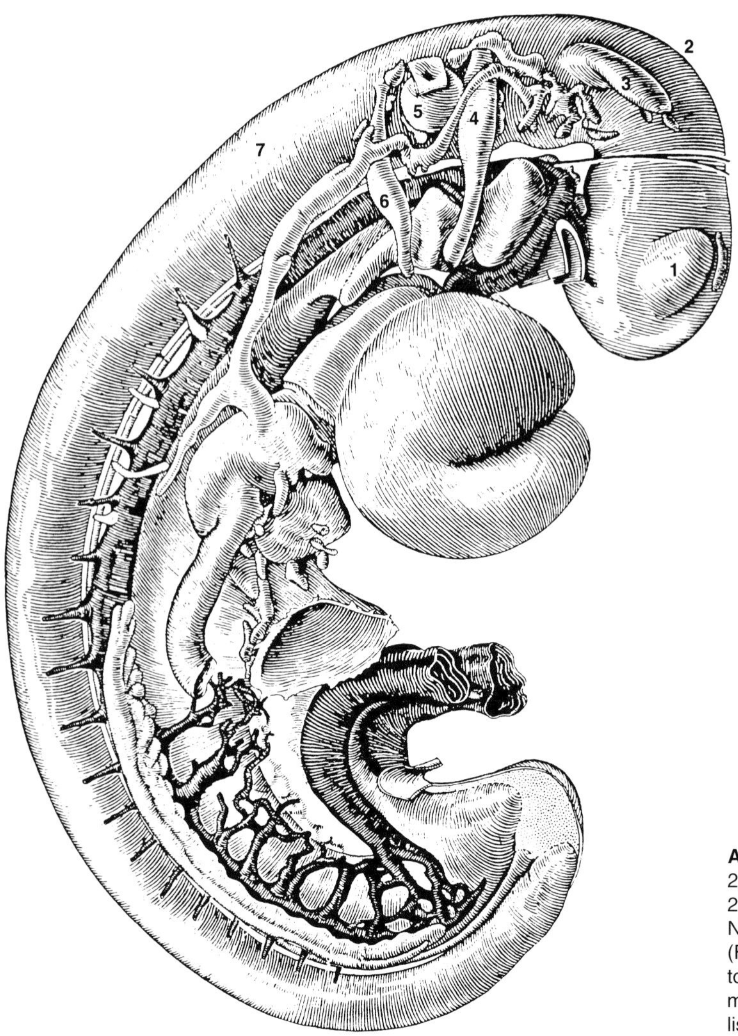

Abb. 16.12-10 Embryo im Stadium 12 (E 26, 2,6 mm, 23 Somitenpaare). 1 = Vesicula optica; 2 = Flexura mesencephalica; 3 = N. trigeminus; 4 = Nn. facialis und vestibulocochlearis; 5 = Ohrblase (Fovea otica) mit Verbindung zum Oberflächenektoderm; 6 = N. glossopharyngeus; 7 = Neuralrohr mit geschlossenen Neuropori rostralis und caudalis. (Original: E. Blechschmidt)

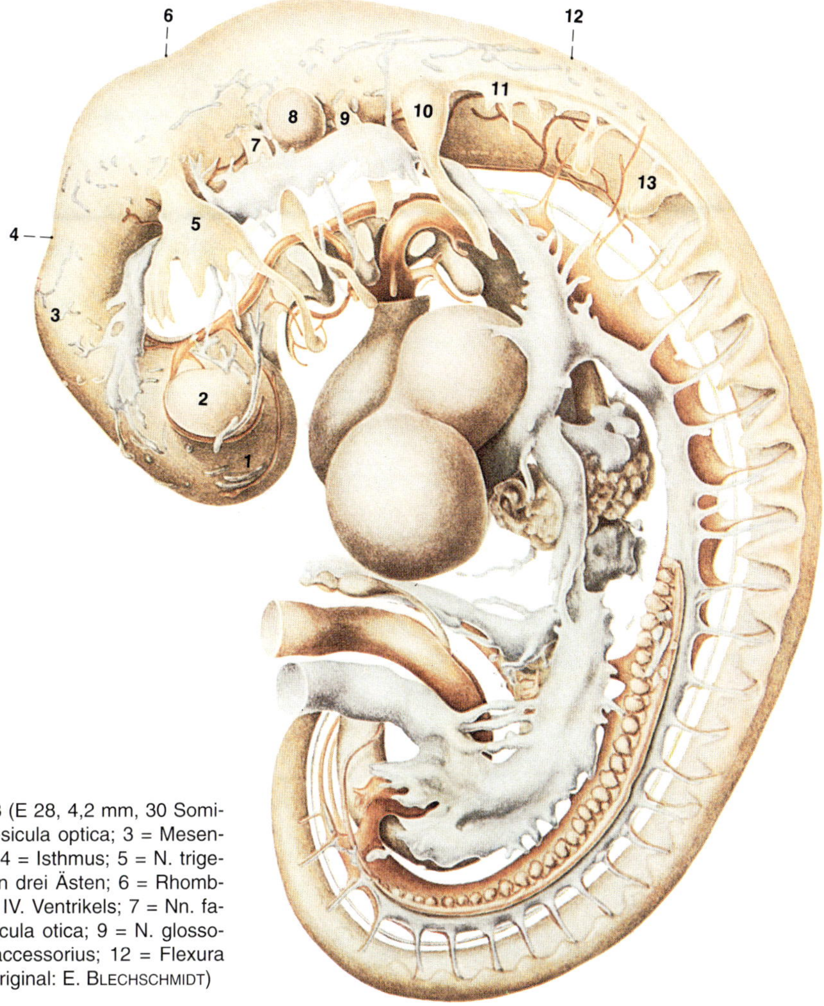

Abb. 16.12-11 Embryo im Stadium 13 (E 28, 4,2 mm, 30 Somitenpaare). 1 = Prosencephalon; 2 = Vesicula optica; 3 = Mesencephalon mit Flexura mesencephalica; 4 = Isthmus; 5 = N. trigeminus mit Ganglion trigeminale und den drei Ästen; 6 = Rhombencephalon mit dem dünnen Dach des IV. Ventrikels; 7 = Nn. facialis und vestibulocochlearis; 8 = Vesicula otica; 9 = N. glossopharyngeus; 10 = N. vagus; 11 = N. accessorius; 12 = Flexura cervicalis; 13 = Ganglion spinale C1. (Original: E. Blechschmidt)

phalon deutlich markiert. Am meisten aber hat sich das Rhombencephalon vergrößert. Der Übergang von Mes- zu Rhombencephalon bleibt ebenfalls im Wachstum zurück, wodurch der **Isthmus** (Engstelle zwischen Mes- und Rhombencephalon) entsteht. Am kaudalen Rand des Rhombencephalons sehen wir eine zweite Beugung des Gehirns, die das Rhombencephalon vom Rückenmark absetzt, die **Flexura cervicalis.** Damit sind die großen Abschnitte des zentralen Nervensystems erkennbar. Die Hirnnerven sind deutlich weiter differenziert; am N. trigeminus lassen sich bereits die drei Hauptäste unterscheiden. Am kaudalen Rhombencephalon erkennen wir die Nn. vagus und accessorius. An den kranialen Segmenten des Rückenmarks beobachten wir das Auswachsen der motorischen Wurzeln und den deutlichen rostrokaudalen Gradienten der Differenzierung des Rückenmarks. Die Ohrblase hat sich vollends vom Oberflächenepithel abgesetzt und nach innen verlagert.

Die **Untergliederung des Prosencephalons** beginnt im Stadium 14 (E 30, 6,3 mm, Abb. 16.12-12). Der dorsale Teil des Prosencephalons wölbt sich nach dorsal und rostral vor. Dadurch entsteht eine neue Furche, die sich von der V. cardinalis superior bogenförmig nach vorn und dorsal der Augenanlage erstreckt *(Sulcus telodiencephalicus* oder *Sulcus hemisphaericus).* Den dorsalen Abschnitt des Prosencephalons bezeichnen wir als **Telencephalon,** den ventralen und kaudalen als **Diencephalon.** Wenig später sehen wir median auf dem Dach des Telencephalons die paarige Anlage des *Sinus longitudinalis* (Abb. 16.12-13). Im Bereich des Sinus longitudinalis bleibt das Telencephalon im Wachstum zurück, während es sich beidseits lateral zu den nun paarigen Hemisphärenblasen entfaltet. Das Rhombencephalon flacht sich an seiner Konvexität ab und wird in der Seitenansicht M-förmig nach medial geknickt *(Flexura pontina).* Rostral von der Flexura pontina erhalten wir das **Metencephalon** mit der Anlage des Cerebellums und der Pons, kaudal das **Myelencephalon** *(Medulla oblongata).* Damit sind alle großen Abschnitte des zentralen Nervensystems angelegt und begrenzt; sie werden in Abb. 16.12-14 schematisch skizziert.

Das äußere Erscheinungsbild wird im folgenden vor allem durch die **Entwicklung des Telencephalons** be-

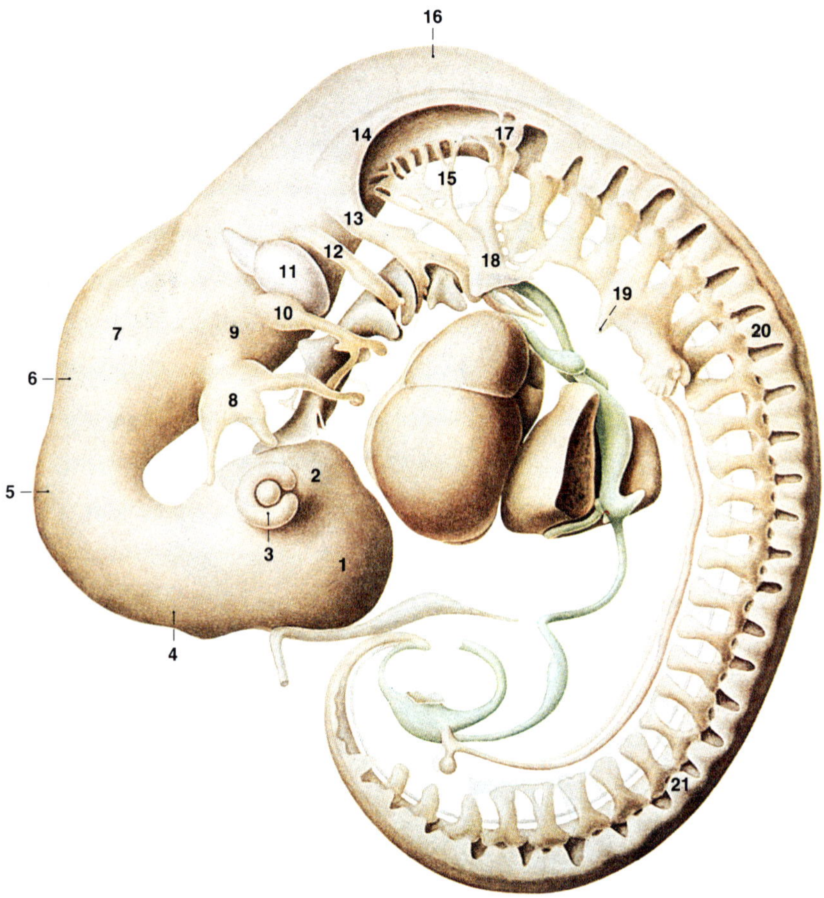

Abb. 16.12-12 Embryo im Stadium 14 (E 30, 6,3 mm, 33 Somitenpaare). 1 = auswachsende Hemisphärenblase; 2 = Diencephalon; 3 = Augenbecher mit Linsenbläschen; 4 = Sulcus dienmesencephalicus; 5 = Mesencephalon mit Flexura mesencephalica; 6 = Isthmus; 7 = Metencephalon mit Anlage des Cerebellums; 8 = N. trigeminus mit Ganglion trigeminale und den drei Ästen; 9 = Flexura pontina; 10 = Nn. facialis und vestibulocochlearis; 11 = Vesicula otica mit Ductus und Saccus endolymphaticus; 12 = N. glossopharyngeus; 13 = N. vagus; 14 = N. accessorius; 15 = N. hypoglossus; 16 = Flexura cervicalis; 17 = Ganglion spinale C1; 18 = Plexus cervicalis; 19 = N. phrenicus; 20 = Ganglion spinale Th1; 21 = Ganglion spinale L1. (Original: E. Blechschmidt)

stimmt. Nach dem Schluß des Neuralrohrs und vor dem Auswachsen der Hemisphären bildet eine quergestellte Platte, die **Lamina terminalis,** den rostralen Abschluß des Gehirns (Telencephalon). Die **Hemisphärenblasen** expandieren nun nach rostral, dorsal und kaudal. Damit wird die Lamina terminalis relativ nach innen und kaudal verlagert. Kaudal von ihr bleiben die Verbindungen zwischen dem medianen III. Ventrikel und den Ventrikeln der beiden Hemisphärenblasen (Seitenventrikel) offen und werden von jetzt an als **Foramina interventricularia** bezeichnet. Das Aufwölben der Hemisphären nach dorsal vertieft zugleich die Fissura longitudinalis. Nach kaudal überdecken die Hemisphären mehr und mehr das Diencephalon (Abb. 16.12-15). Gegen Ende der Embryonalzeit ist das Diencephalon fast vollständig überdeckt. Am Telencephalon selbst lassen sich bereits **Frontal-, Parietal-** und **Temporallappen** unterscheiden (vgl. Abb. 16.12-15 u. 16). In dem Maße, in dem das Wachstum der Hemisphären fortschreitet, wird die ursprünglich transversal eingestellte Grenze zwischen Tel- und Diencephalon mehr und mehr in eine sagittal orientierte Grenze umgewandelt. Der kaudale Teil der medialen Oberfläche der Hemisphäre bedeckt die laterale Oberfläche des Thalamus. Beide Hirnteile sind dabei zunächst durch eine dünne Schicht von vaskulärem Mesenchym in der Tiefe des Sulcus hemisphaericus voneinander getrennt. Auf einem Frontalschnitt durch das Gehirn eines 17-mm-Embryos kaudal vom Foramen interventriculare (Abb. 16.12-17a) sieht man von medial nach lateral den Thalamus, den engen Mesenchymspalt zwischen Thalamus und Hemisphäre, die mediale Hemisphärenwand und den Raum des Seitenventrikels mit dem Ganglienhügel. Der Thalamus dorsalis dehnt sich in der Folgezeit sehr stark nach dorsal und lateral aus. Dabei verschwindet das Mesenchym des Sulcus hemisphaericus; der laterale Teil der dorsalen Oberfläche des Thalamus fusioniert mit der dünnen medialen Wand der Hemisphäre. So wird schließlich dieser Teil des Thalamus bedeckt mit dem Ependym des Seitenventrikels *(Lamina affixa),* das unmittelbar ventral der Fissura

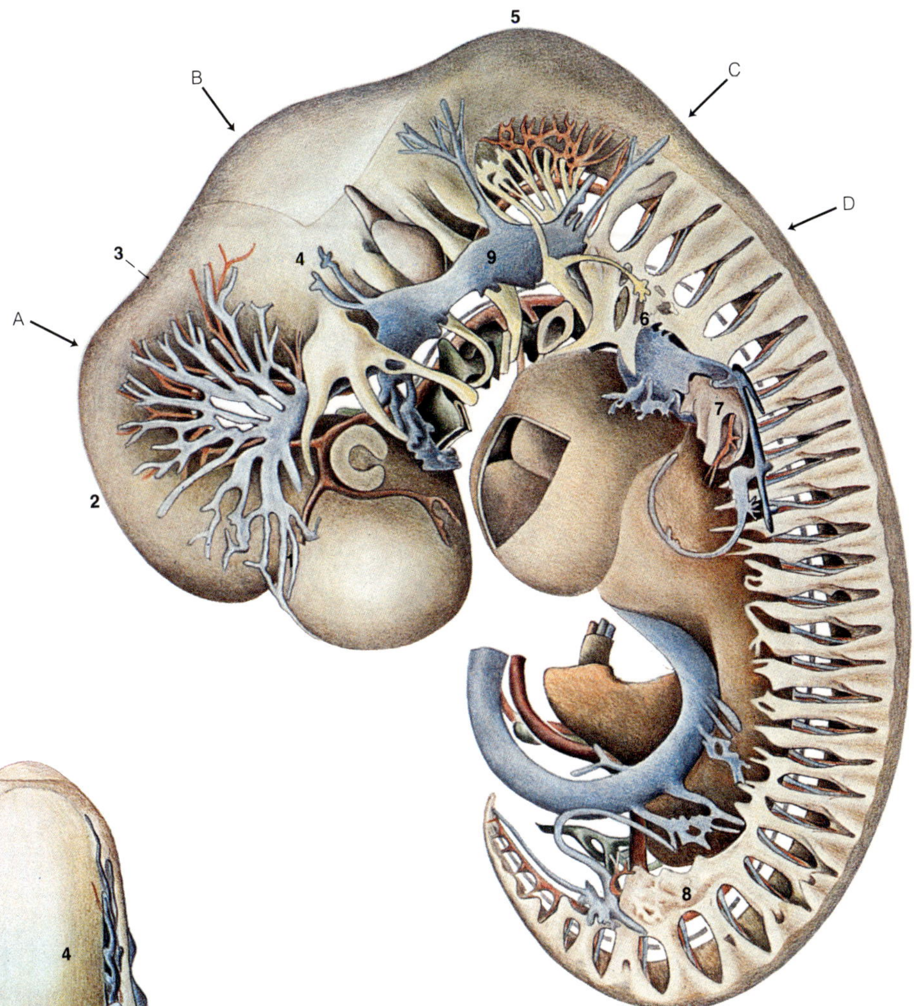

b

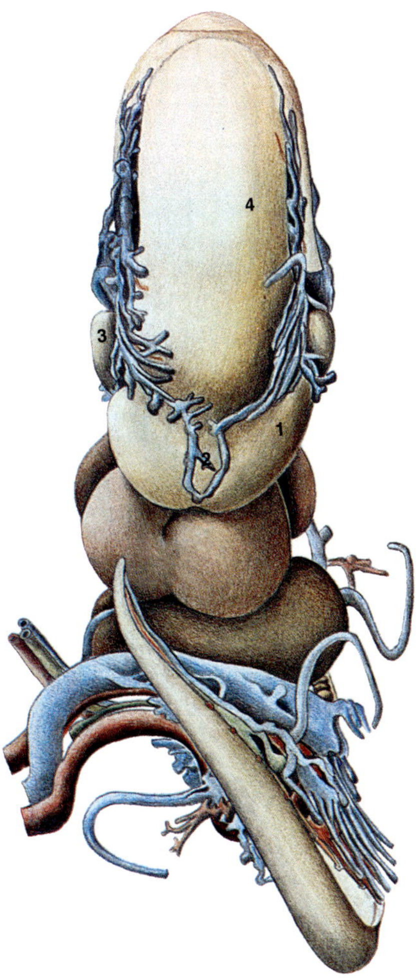

a

Abb. 16.12-13 (a) Embryo im Stadium 16 (Anfang 6. Woche, 7,5 mm). 1 = Das auswachsende Telencephalon wird durch die Anlage des Sinus longitudinalis (2) in zwei Hemisphärenblasen unterteilt. Diese Venen erhalten Anschluß an die V. capitis prima (Abb. b). 3 = Augenbecher; 4 = Mesencephalon. (b) Derselbe Embryo wie Abb. (a) von der Seite. A, B, C und D kennzeichnen die Ebenen für die Transversalschnitte, die in Abb. 16.12-7 dargestellt sind. 1 = Sulcus telodiencephalicus; 2 = Mesencephalon mit Flexura mesencephalica; 3 = Isthmus, in dessen Bereich der N. trochlearis erscheint; 4 = die vertiefte Flexura pontina; 5 = Flexura cervicalis; 6 = Plexus cervicalis; 7 = Plexus brachialis; 8 = Plexus lumbosacralis; 9 = V. capitis prima. Hirnnerven wie in Abb. 16.12-12. (Originale: E. Blechschmidt)

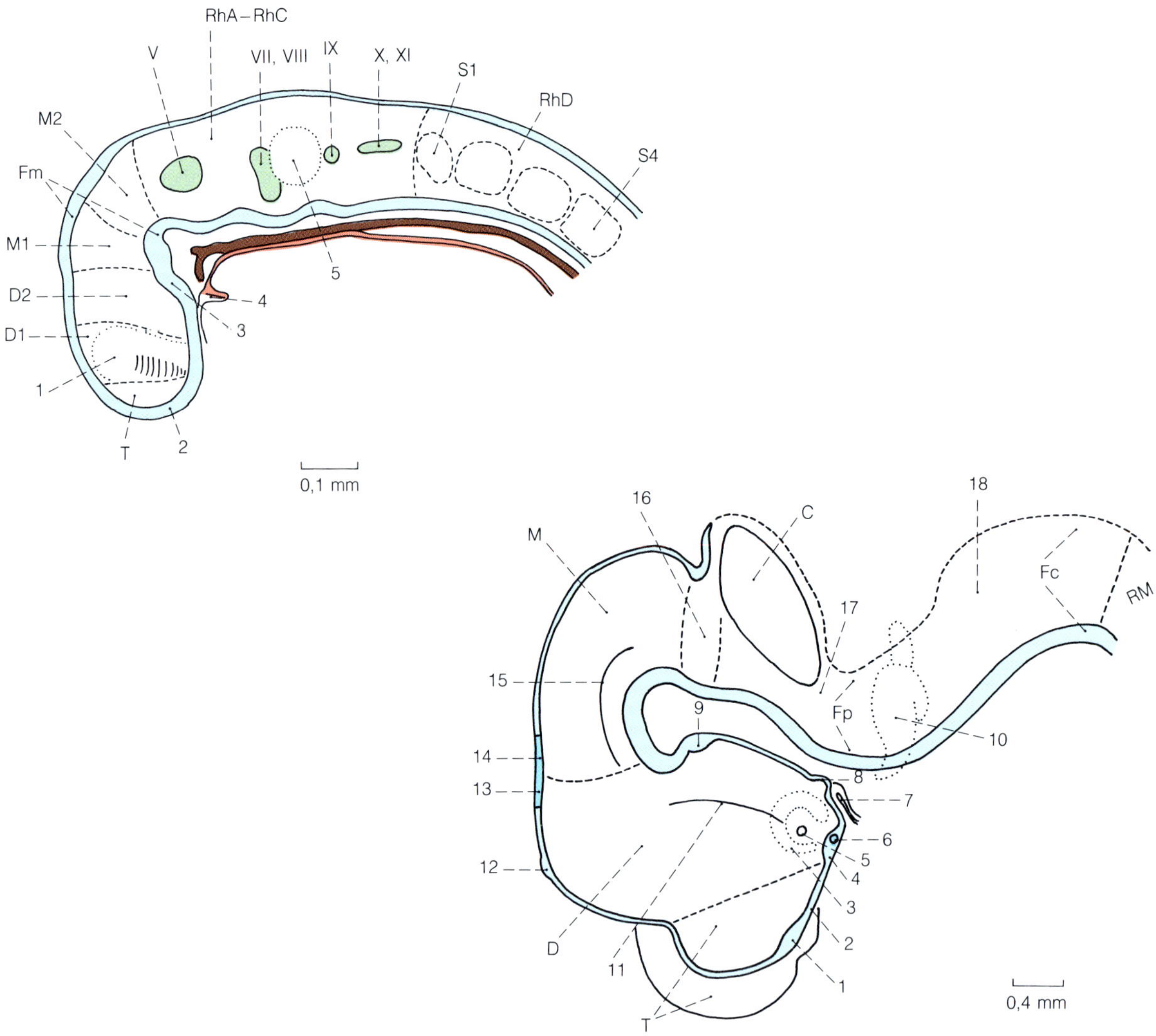

Abb. 16.12-14 Untergliederung des Gehirns. (a) Im Stadium 12 (E 26) ist der Neuroporus rostralis geschlossen. Der vorderste Abschnitt des Gehirns wird zur Lamina terminalis (2), aus der auch die spätere Kommissurenplatte hervorgeht. Das Telencephalon (T) läßt sich abgrenzen vom Diencephalon, welches aus zwei Segmenten (D1, D2) besteht. Im rostralen Segment des Diencephalons (D1) hat sich der Sulcus opticus erweitert zum Saccus opticus (1). Auch am Mesencephalon sind zwei Segmente unterscheidbar (M1, M2). Im Rhombencephalon können bereits in den Stadien 9 und 10 vier Segmente oder Rhombomeren (RhA-RhD) abgegrenzt werden. Die Rhombomeren RhA bis RhC haben sich weiter unterteilt in sieben Segmente (Rh1-Rh7, nicht eingezeichnet), während RhD neben den okzipitalen Somiten (S1-S4) unverändert erhalten geblieben ist. Das kaudale Ende von S4 entspricht zugleich der Grenze zwischen Gehirn und Rückenmark. Die grünen Felder im Rhombencephalon bezeichnen die Lage der Hirnnervenkerne (V, VII, VIII, IX, X und XI). In unmittelbarer Nachbarschaft zum Kern des N. vestibulocochlearis sind die Umrisse der Ohrblase (5) zu sehen. Ventral vom Gehirn (blau) befindet sich die Chorda dorsalis (braun), die bis zur Flexura mesencephalica (Fm) reicht. Das Entoderm des Pharynx (rot) geht rostral über in die Anlage der ektodermalen Adenohypophyse (4), welche dem Infundibulum (3) unmittelbar benachbart ist.

(b) Im Stadium 17 (6 Wochen) haben die Hemisphärenblasen des Telencephalons (T) bereits mit ihrer Entfaltung begonnen. Durch den an der äußeren Oberfläche gelegenen Sulcus telodiencephalicus oder hemisphaericus wird das Telencephalon vom Diencephalon (D) abgegrenzt. Die innere Entsprechung dieser Grenze wird durch die gestrichelte Linie zwischen T und D angegeben. Die Lamina terminalis (2) setzt sich in die Kommissurenplatte (1) fort. Im Diencephalon ist eine Furche aufgetreten, die als Sulcus hypothalamicus (11) bezeichnet wird. Vor diesem Sulcus befindet sich der Kanal des Pedunculus opticus (5), der vom III. Ventrikel zum Augenbecher (3) führt. In der Chiasmaplatte (4) befinden sich bereits Fasern der Commissura supraoptica (6). Am basalen Diencephalon liegen die Tasche der Adenohypophyse (7) und die Aussackung der Neurohypophyse (8) direkt nebeneinander. Weiter kaudal ist die Anlage der Corpora mamillaria (9) zu sehen, antibasal die Epiphyse (12). Am Übergang vom Diencephalon zum Mesencephalon (M) befindet sich eine breite Platte, in welcher die Commissura epithalamica (13) und die Commissura colliculorum superiorum (14) unmittelbar aufeinanderfolgen. 15 = Sulcus limitans. Die Engstelle des Isthmus (16) markiert den Übergang vom Mesencephalon zum Rhombencephalon, welches durch die Flexura pontina (Fp) in das Metencephalon (17, rostral) mit dem Cerebellum (C) und das Myelencephalon (18) unterteilt wird. Im Bereich der Flexura pontina befindet sich die Ohrblase (10), die sich bereits in die Pars vestibularis, Pars cochlearis und den Ductus endolymphaticus differenziert. Am kaudalen Ende der Flexura cervicalis (Fc) beginnt das Rückenmark (RM). (a und b modifiziert nach O'Rahilly, Müller u. Bossy [24])

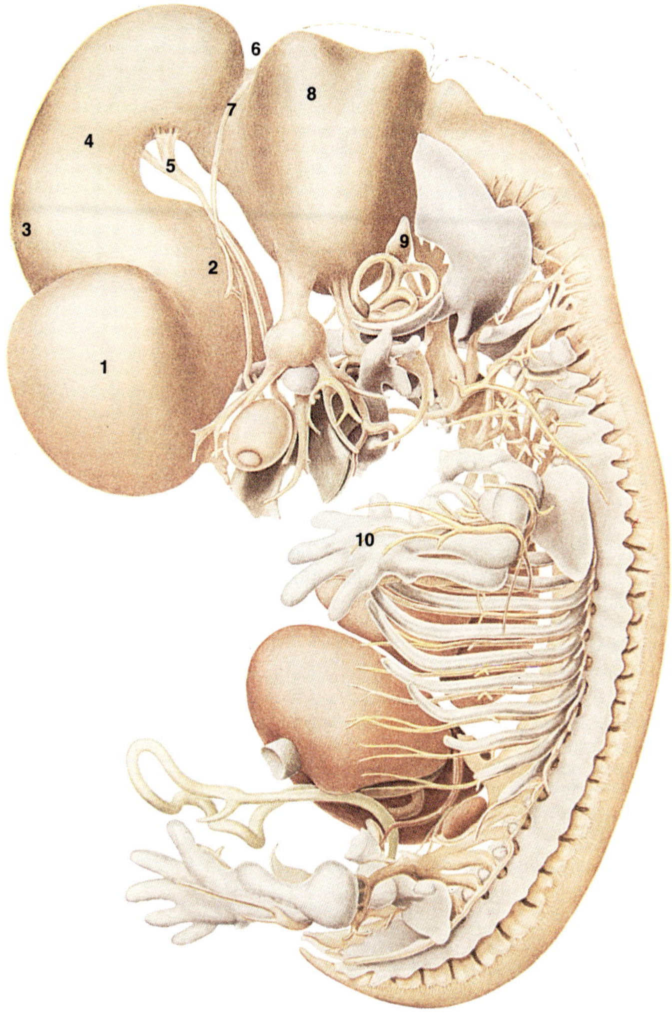

Abb. 16.12-15 Embryo im Stadium 20 (8. Woche, 17,5 mm). 1 = Großhirnhemisphäre (Telencephalon); 2 = Diencephalon; 3 = Corpus pineale; 4 = Mesencephalon; 5 = N. oculomotorius; 6 = Isthmus; 7 = N. trochlearis; 8 = Cerebellum; 9 = Innenohr mit den drei Bogengängen; 10 = periphere Nerven, die schon weit bis in die Körperperipherie ziehen. (Original: E. BLECHSCHMIDT)

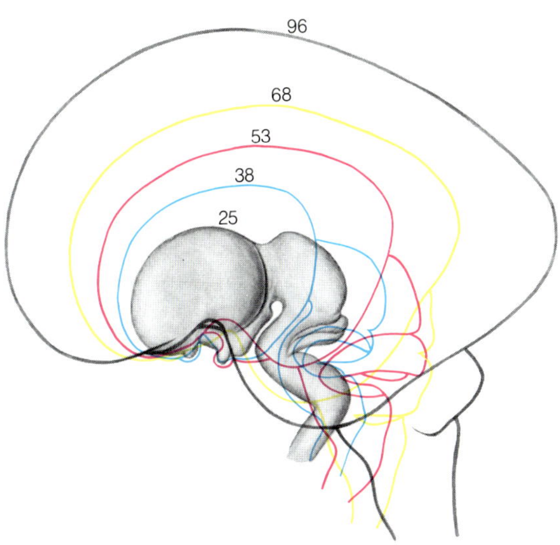

Abb. 16.12-16 Entfaltung des Telencephalons. Die Hemisphärenblasen breiten sich nach rostral, dorsal, kaudal und schließlich temporal aus. Der Okzipitallappen entwickelt sich deutlich später als die übrigen Lappen des Großhirns. Der ruhende Pol bei diesem Wachstum ist der Bereich der Insel. Die Zahlen 25 bis 96 geben die Scheitel-Steiß-Länge (SSL) an. (Nach HOCHSTETTER [11])

choroidea liegt (Abb. 16.12-17b). Als Ergebnis dieser Fusion geht der laterale Teil des Thalamus in den medialen Teil des Corpus striatum über, Diencephalon und Telencephalon werden sekundär miteinander vereinigt. Dadurch wird eine Bahn geschaffen für den Durchtritt der Projektionsfasern des Kortex und für die übrigen Bahnsysteme der **inneren Kapsel.** Lediglich über dem III. Ventrikel bleibt ein querer, mit Pia mater gefüllter Spalt zwischen Tel- und Diencephalon, die **Fissura transversa.**

1.4 Form des Gehirns vom 3. Monat bis zur Geburt

Die Expansion der Hemisphären kann beschrieben werden als eine Rotation um eine Achse transversal durch die Anlage der Insel und den Ganglienhügel. Alle Strukturen, die zur Zeit dieser Rotation entstehen, werden in den Prozeß einbezogen. Daraus resultiert beim Erwachsenen eine mehr oder weniger ausgeprägte **C-Form.** Zu den beeinflußten Strukturen gehören vor allem die Hippocampusformation und der Fornix, der Gyrus cinguli

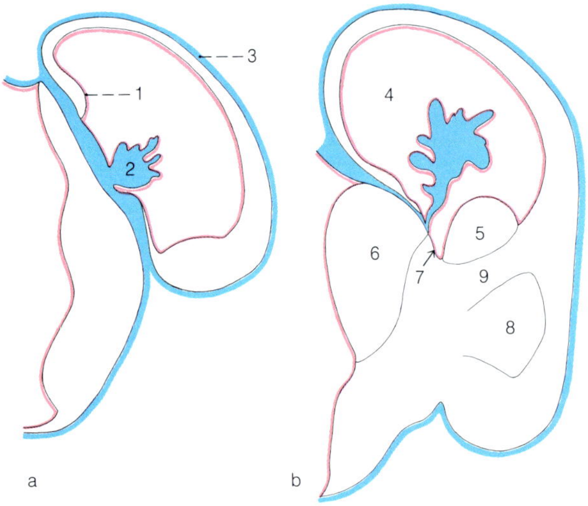

Abb. 16.12-17 Übergang von Tel- und Diencephalon. (a): Wenn die Hemisphären beginnen, das Diencephalon zu überwachsen (Stadium 20, 19,4 mm), sind beide Hirnteile mit Pia mater (3, blau) bedeckt. An der medialen Wand der Hemisphären liegt die Pia direkt dem Ependym (1, rot) auf. An der Fissura choroidea stülpen sich Ependym und Pia mater zusammen in den Seitenventrikel ein und bilden den Plexus choroideus (2). Tel- und Diencephalon sind vollständig durch mesenchymales Gewebe voneinander getrennt. (b): Im 3. Monat (46,5 mm) ist das Mesenchym verschwunden, der laterale Teil der dorsalen Oberfläche des Thalamus fusioniert mit der dünnen medialen Wand der Hemisphäre, wodurch die Lamina affixa (7) entsteht. 4 = Seitenventrikel; 5 = Ganglienhügel; 6 = Thalamus dorsalis; 8 = Ncl. lentiformis; 9 = Capsula interna. (Modifiziert nach HOCHSTETTER [11])

und seine Fortsetzung in den Gyrus parahippocampalis, der Ncl. caudatus, die Stria terminalis, die Seitenventrikel und – weniger deutlich ausgeprägt – das Corpus callosum. Die Hemisphären dehnen sich frontal, parietal und temporal weit stärker nach lateral aus als die Inselregion. Das führt zu einem erheblichen Niveauunterschied zwischen der Insel und den genannten Großhirnlappen und zur Ausbildung einer Furche zwischen Frontoparietal- und Temporalhirn, die später als *Sulcus lateralis* bezeichnet wird. Die angrenzenden Teile des Frontoparietal- und des Temporallappens überwachsen allmählich die Inselregion *(Opercula frontale, frontoparietale* und *temporale)* (Abb. 16.12-18). Die anfänglich glatte Wand der Hemisphären wird aufgrund regionaler Unterschiede in der Zellproliferation und -migration profiliert; es entstehen *Sulci* und *Gyri.* Nach der Fossa lateralis, aus welcher später der Sulcus lateralis wird, entsteht im 5. Monat der Sulcus cinguli. Erst ab dem 6. Monat entstehen Sulci und Gyri an der Facies superolateralis, als erster von ihnen der *Sulcus centralis.* Bis zum Ende des 8. Monats sind alle wichtigen und konstant auftretenden Furchen vorhanden, nämlich zusätzlich zu den genannten die Sulci prae- und postcentralis, Sulcus calcarinus, Sulcus parieto-occipitalis, Sulci frontales superior und inferior, Sulcus intraparietalis, Sulci temporales superior und inferior sowie Sulcus collateralis. Sie werden als **Primärfurchen** bezeichnet (Abb. 16.12-18). Gegen Ende des 8. und im Verlaufe des 9. Monats entstehen die **Sekundär-** und **Tertiärfurchen,** die von Individuum zu Individuum variieren.

Das **Ventrikelsystem** macht in Abhängigkeit vom Wachstum des Gehirns große Formänderungen durch. Die beiden Seitenventrikel folgen der Rotation der Hemisphären, bei welcher der Frontal-, Parietal- und Temporallappen entsteht. Der Okzipitallappen entwickelt sich erst nach dieser Rotationsbewegung. Dementsprechend wird der Seitenventrikel nur zu dem kleinen Cornu occipitale ausgezogen. Er enthält auch keinen Plexus

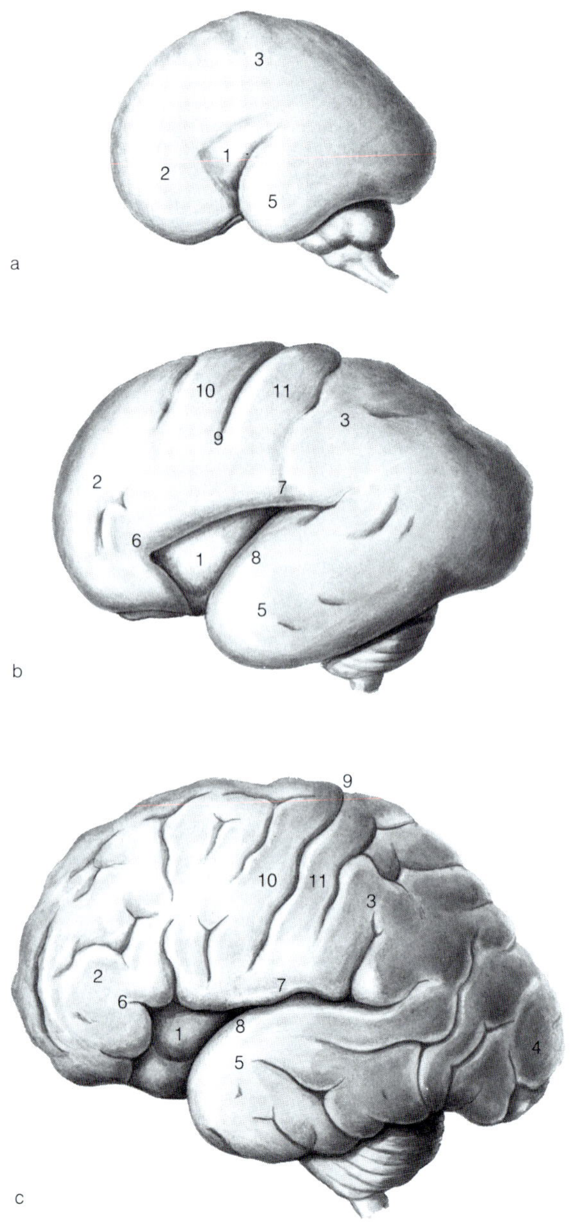

Abb. 16.12-18 Entstehung der Sulci und Gyri der Großhirnrinde (a: 5. Monat, b: 7. Monat, c: 8. Monat). 1 = Insula; 2 = Lobus frontalis; 3 = Lobus parietalis; 4 = Lobus occipitalis; 5 = Lobus temporalis; 6 = Operculum frontale; 7 = Operculum frontoparietale; 8 = Operculum temporale; 9 = Sulcus centralis; 10 = Gyrus praecentralis; 11 = Gyrus postcentralis.

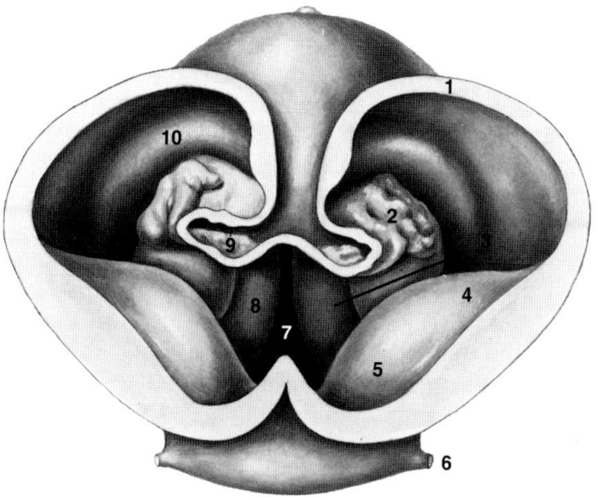

Abb. 16.12-19 Rekonstruktion des Prosencephalons bei einem 17-mm-Embryo. Der vordere Teil der Rekonstruktion wurde entfernt. Der Pfeil liegt im Foramen interventriculare. 1 = Pallium; 2 = Plexus choroideus; 3 = Seitenventrikel; 4 = laterale Abteilung des Ganglienhügels; 5 = mediale Abteilung des Ganglienhügels; 6 = N. opticus; 7 = III. Ventrikel; 8 = Thalamus; 9 = Fissura choroidea; 10 = Hippocampus. (Modifiziert nach HOCHSTETTER [11])

choroideus. Am Dach des Rautenhirns entstehen im Laufe des 3. Monats eine mediane und zwei laterale Öffnungen *(Apertura mediana, Aperturae laterales ventriculi quarti),* die das Ventrikelsystem mit dem Subarachnoidalraum verbinden. Das *Cavum septi pellucidi,* das manchmal als V. Ventrikel bezeichnet wird, hat ontogenetisch nichts mit dem Ventrikelsystem zu tun, sondern ist ursprünglich eine Tasche in der Fissura longitudinalis, die durch die Fasern des Corpus callosum ganz von der Fissura longitudinalis abgetrennt wird.

An der medialen Wand der Hemisphären bildet sich unmittelbar oberhalb des Diencephalons eine Einbuchtung in den Seitenventrikel, die *Fissura choroidea.* Hier wird das Epithel des Hirnmantels dünn, wächst nach innen, bildet Zotten und füllt rasch einen großen Teil des Ventrikels (Abb. 16.12-19, 20 u. 32). Aus dem interhemisphärischen Bindegewebe dringen Blutgefäße und Mesenchymzellen in den Kern dieser Läppchen und Zotten ein. Epithel, Blutgefäße und mesenchymales Stroma bilden zusammen den *Plexus choroideus* der Seitenventrikel. Auch die Plexus choroidei des III. und des IV. Ventrikels entstehen in ähnlicher Weise aus Aussackungen von verdünntem Epithel *(Lamina epithelialis choroidea)* der Hirnwand.

Basal zeigt das Gehirn im 3. Monat bereits die nach rostral wachsenden Bulbi olfactorii, die Kreuzung der Sehfasern im Chiasma opticum, das Infundibulum und die Pedunculi cerebri, die anzeigen, daß bereits massive Faserverbindungen vom Großhirn zum Hirnstamm und zum Rückenmark bestehen (Abb. 16.12-21).

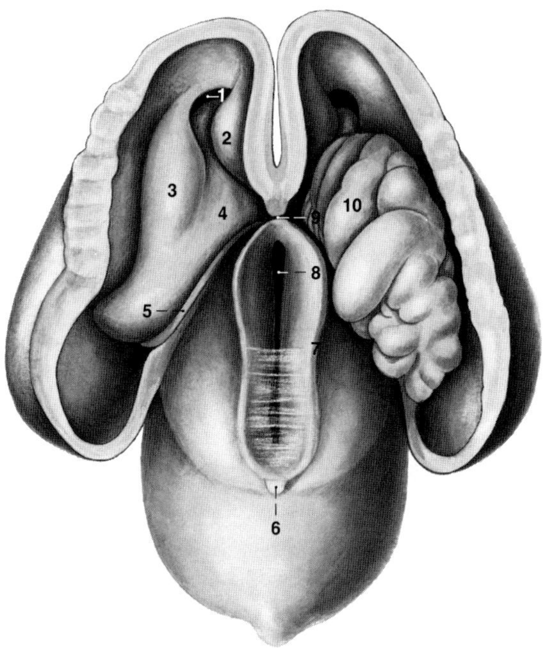

Abb. 16.12-20 Horizontalschnitt duch das Gehirn eines 30-mm-Fetus vom Anfang des 3. Monats. 1 = olfaktorischer Ventrikel; 2 = Septumregion; 3 = laterale Abteilung des Ganglienhügels; 4 = mediale Abteilung des Ganglienhügels; 5 = Taenia choroidea; 6 = Corpus pineale; 7 = Schnittrand des Zwischenhirndachs; 8 = III. Ventrikel (eröffnet); 9 = Foramen interventriculare; 10 = Plexus choroideus. (Modifiziert nach BLECHSCHMIDT [2])

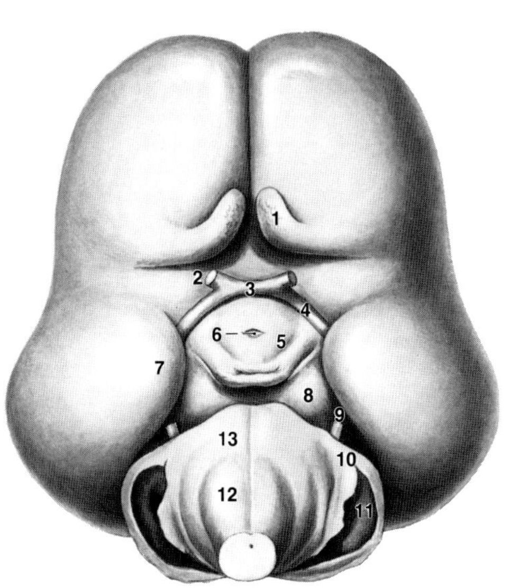

Abb. 16.12-21 Rekonstruktion des Gehirns eines Fetus von 68 mm, ventraler Aspekt. 1 = Bulbus olfactorius; 2 = N. opticus; 3 = Chiasma opticum; 4 = Tractus opticus; 5 = Hypothalamus; 6 = Infundibulum; 7 = Lobus temporalis; 8 = Crus cerebri; 9 = N. trigeminus; 10 = Cerebellum; 11 = Recessus lateralis des IV. Ventrikels; 12 = Medulla oblongata; 13 = Pons. (Modifiziert nach HOCHSTETTER [11])

1.5 *Entstehung der Meningen*

Durch das Wachstum des Gehirns wird das umgebende Mesoderm komprimiert, abgeplattet und tangential orientiert. Die Vorgänge sind ähnlich wie beim Auge, wo sich als Folge der Expansion der Retina außen eine Schicht komprimierten und tangential orientierten Mesenchyms bildet, die Sclera. So entsteht aus dem Mesoderm rund um das Neuralrohr eine verdichtete Schicht, die **Meninx primitiva.** Später unterteilt sich die Meninx primitiva in zwei Blätter, ein inneres Blatt, die **Endomeninx,** und ein äußeres Blatt, die **Ektomeninx.** Dies geschieht im Bereich des Gehirns in der 8. Woche, im Bereich des Rückenmarks entsprechend dem Reifungsgradienten später. Aus der Endomeninx gehen **Pia mater** und **Arachnoidea** hervor, die Ektomeninx differenziert sich in die **Dura mater** (oder das *meningeale Blatt der Dura mater)* und eine oberflächliche Membran mit chondro- und osteogenen Eigenschaften *(periostales Blatt der Dura mater).* Im Bereich des Rückenmarks bleiben meningeales und periostales Blatt der Dura mater durch den Epiduralraum voneinander getrennt. Im Bereich des Gehirns sind sie zu einer Einheit verwachsen mit Ausnahme der Sinus.

2 *Regionale Entwicklung*

2.1 *Rückenmark*

Die Gliederung in Grund-, Flügel-, Boden- und Deckplatte ist am Rückenmark besonders gut ausgeprägt. Die Differenzierung der Wand zeigt den grundlegenden architektonischen Plan: Die Ventrikulärzone geht über in das Ependym, die Intermediärzone in die graue Substanz, in der sich alle **Kernsäulen** befinden, und die Marginalzone in die weiße Substanz mit den auf- und absteigenden Fasersystemen. Durch die mächtige Vergrößerung der motorischen Kernsäulen erweitern sich die Grundplatten nach ventral und bilden die **Vorderhörner** und damit auch die **Fissura mediana anterior.** Der Ventrikel wird sowohl ventral als auch dorsal stark eingeengt zum sehr engen **Zentralkanal** *(Canalis centralis),* der beim Erwachsenen häufig verödet ist (Abb. 16.12-8a).

Die Zellen des Rückenmarks wandern und differenzieren sich nicht in zufälliger Weise, sondern folgen dabei den durch das Wachstum erzeugten Spannungs- und Isopotentiallinien *(Trajektorien),* die sich in der Anordnung der Radiärglia widerspiegelt. Die *innere Architektonik* läßt sich sehr schön durch besondere Silberfärbungen nachweisen [2, 30]. Damit werden wir erstmals auf ein Organisationsmuster aufmerksam, das wir überall im Gehirn antreffen können und auf das wir noch mehrmals zurückkommen werden.

In der Embryonalzeit ist das Neuralrohr der eigentliche Wachstumsmotor. Wenn sich um das Rückenmark herum die Wirbelkörper bilden, dann treten die Spinalnerven durch die Foramina intervertebralia in Segmenthöhe aus (Beginn der Fetalzeit). Da in der Folge die Wirbelsäule schneller wächst als das Rückenmark, verlagert sich das kaudale Ende des Rückenmarks immer weiter nach kranial **(Ascensus des Rückenmarks).** Im 6. Monat reicht das Rückenmark bis S1, bei der Geburt bis L3 und beim Erwachsenen bis ungefähr L2. Diese Wachstumsverschiebung hat zur Folge, daß die Vorder- und Hinterwurzeln der Spinalnerven um so steiler abwärts laufen, je weiter kaudal sich ihre Ursprungssegmente befinden (Abb. 16.12-22). Der *Conus medullaris* und das *Filum terminale* erinnern an den Ascensus des Rückenmarks.

Die **Verschaltung des Rückenmarks** entwickelt sich in einer Reihe von Schritten. Zuerst nehmen die Motoneurone Verbindung mit den Muskelanlagen auf und beginnen dann, ihre Dendriten zu entfalten. Mit der Entstehung funktioneller Synapsen werden in der 7. Woche **Spontanbewegungen** möglich. In der Folge beginnen die Interneurone zu reifen und eine synaptische Verbindung zwischen afferentem (sensiblem) und efferentem (motorischem) Neuron herzustellen. Damit werden einfache Leitungsbögen geschaffen und segmentale **Reflexbewegungen** ermöglicht. In dem Maße, in dem sich Verbindungen zwischen benachbarten Segmenten und zwischen rechter und linker Hälfte desselben Segments *(kommissurale Fasern)* entwickeln, lassen sich auch intersegmentale und gekreuzte Reflexe auslösen, viele von ihnen bereits gegen Ende der Embryonalzeit bzw. zu Beginn der Fetalzeit. Die Beeinflussung der Bewegung durch supraspinale Zentren ist an die Ausbildung der absteigenden Bahnen gebunden. Die kortikospinale Bahn erreicht mittlere thorakale Segmente in der 17. Woche, die kaudalsten Segmente etwa in der 29. Woche. Damit setzt die supraspinale Kontrolle ein. Zugleich entstehen die aufsteigenden Bahnsysteme, über welche Nachrichten aus der Körperperipherie an das Gehirn weitergeleitet werden. In der letzten Phase

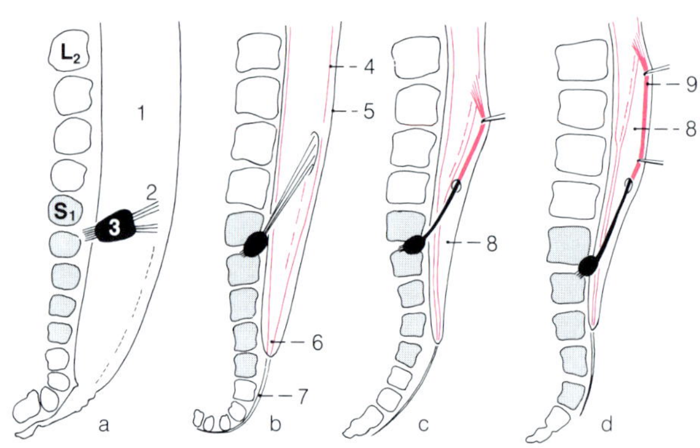

Abb. 16.12-22 Änderung der Segmenthöhen in Rückenmark und Wirbelsäule im Laufe der Entwicklung. In vier verschiedenen Entwicklungsstadien (a: 30 mm, b: 67 mm, c: 111 mm, d: 221 mm) werden die Bildung des Filum terminale und der zunehmend steilere Verlauf der Wurzel des 1. Sakralnervs dargestellt. 1 = Rückenmark; 2 = Wurzel des 1. Sakralnervs; 3 = Spinalganglion; 4 = Pia mater; 5 = Arachnoidea; 6 = Conus medullaris; 7 = Filum terminale; 8 = Subarachnoidalraum mit Liquor cerebrospinalis; 9 = Wurzel des 1. Sakralnervs als Teil der Cauda equina. In (c) und (d) wird die Nervenwurzel in ihrem subarachnoidalen Verlauf weggezogen, um den Conus medullaris zu zeigen. (Modifiziert nach Hamilton u. Mossman [6])

werden die Myelinscheiden gebildet, wodurch die Signalverarbeitung erheblich beschleunigt wird. Der Myelinisierungsprozeß dauert sehr lange; er erstreckt sich bis in die ersten postnatalen Monate.

Wenn die Motoneurone mit ihren Zielgebieten in der Peripherie synaptische Kontakte herstellen, dann beginnt zugleich die **Kompetition** unter den Motoneuronen um ein genügend großes Zielgebiet. Zellen, die sich dabei nicht genügend behaupten können, sterben schließlich. Wie man aus Tierexperimenten weiß, ist der Prozentsatz der sterbenden Zellen ziemlich hoch. Dieser Zelluntergang führt zu einer makroskopisch erkennbaren Formänderung des Rückenmarks. In den Segmenten, die eine große Peripherie (Arm oder Bein) versorgen, ist der Zelluntergang wesentlich geringer und folglich das Rückenmark dicker als in den übrigen Segmenten. Deshalb sind diese Segmente eigentlich nicht angeschwollen *(Intumescentiae cervicalis* und *lumbosacralis),* sondern stellen eine Region des verminderten Zelltodes (Hypothanasie) dar.

2.2 *Hirnstamm*

Mit dem Übergang vom Rückenmark zum Rhombencephalon kommen wir in jene Zone, die in der Differenzierung am weitesten voraus ist. Von hier aus weist der Differenzierungsgradient sowohl nach rostral als auch nach kaudal (s. Abb. 16.12-7).

Während im Rückenmark die beiden Flügelplatten dorsal über eine schmale Deckplatte verbunden sind, klaffen sie im Rhombencephalon wie ein aufgeschlagenes Buch weit auseinander, die verbindende Deckplatte ist zu einer dünnen Membran ausgezogen. Infolgedessen liegen die sensiblen Kernsäulen nicht mehr dorsal, sondern lateral, die motorischen im Verhältnis dazu medial. Von medial nach lateral unterscheidet man nicht nur vier, sondern sieben **Kernsäulen:** Auf die **drei motorischen** Kernsäulen (allgemeine somatische, spezielle viszerale und allgemeine viszerale Efferenzen) folgen der Sulcus limitans und lateral von ihm **vier sensible** Kernsäulen (allgemeine viszerale, spezielle viszerale, allgemeine somatische und spezielle somatische Afferenzen) (Abb. 16.12-8b u. c). Alle Zellen der Hirnnervenkerne sind bis zum Ende der Embryonalzeit geboren. Kurz nach ihrer Entstehung liegen die Kerne gut geordnet nebeneinander. Danach kommt es zu größeren Veränderungen der Lagebeziehung dieser Kerne durch das Einwachsen von Faserbahnen, die Entwicklung der Formatio reticularis und die Einwanderung neuer Neurone aus der Rautenlippe. Ein Beispiel dafür ist die Verschiebung des *Ncl. n. facialis.* Zu Beginn des 2. Monats liegt er nahe dem Sulcus medianus und etwas dorsal vom Ncl. n. abducentis. Die efferenten Fasern haben bereits die Oberfläche der Medulla oblongata erreicht. Der Fazialiskern wird dann weiter nach ventral, der Abduzenskern nach dorsal verschoben, so daß die Fazialisfasern um den Abduzenskern herumgebogen werden und das **innere Fazialisknie** bilden.

Mit der Bildung der Hirnnervenkerne ist die Proliferationsaktivität der ventrikulären Zone des IV. Ventrikels beendet. Alle übrigen Neurone, die noch für die restlichen Strukturen des Rhombencephalons gebildet werden, stammen größtenteils aus der Subventrikulärzone der Rautenlippe. Die **Rautenlippe** bildet den dorsalen Teil der Flügelplatte am Übergang zur Deckplatte über die ganze Ausdehnung von Myel- und Metencephalon (Abb. 16.12-23 u. 24). Sie entfaltet während mehrerer Monate eine starke proliferative Aktivität. Alle postmitotischen Zellen der Rautenlippe wandern während dieser Periode zu anderen Gebieten. Die Wanderung erfolgt entweder in der Marginal- (oberflächliche Route) oder in der Intermediärzone (tiefe Route). Die Neurone, die den oberflächlichen Weg nehmen, bilden das transitorische *Corpus pontobulbare,* aus dem die Oliva inferior, der Ncl. arcuatus und die Kerne der Brückenbasis hervorgehen; die in der Intermediärzone wandernden Neurone bilden den Ncl. olivarius accessorius und vermutlich mediale Anteile des Ncl. olivaris inferior. Nach dem 6. Monat verschwindet die Rautenlippe vollständig.

Im rostralen Teil des Rhombencephalons befinden sich der *Isthmus rhombencephali* und der *Ncl. n. trochlearis.* Nach neueren Erkenntnissen gehört der Ncl. n. trochlearis nicht zum Mesencephalon, sondern entsteht aus der Grundplatte des rostralen Rhombencephalons [33]. Die Grenze zwischen Mes- und Rhombencephalon ist demnach zwischen die Nuclei n. oculomotorii und trochlearis zu legen.

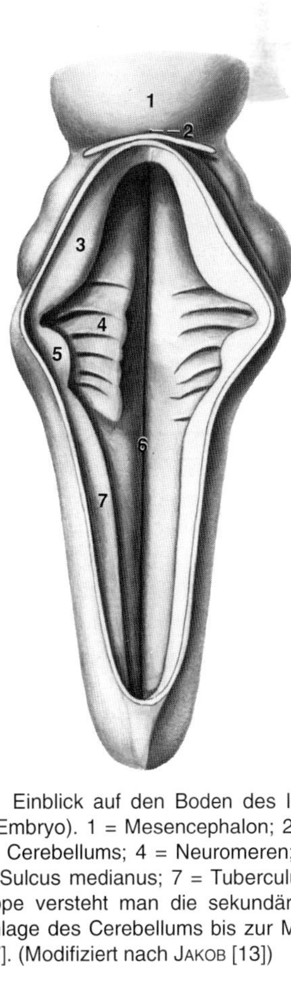

Abb. 16.12-23 Einblick auf den Boden des IV. Ventrikels von dorsal (10-mm-Embryo). 1 = Mesencephalon; 2 = N. trochlearis; 3 = Anlage des Cerebellums; 4 = Neuromeren; 5 = Tuberculum acusticum; 6 = Sulcus medianus; 7 = Tuberculum ponto-olivare. Unter Rautenlippe versteht man die sekundäre Keimzone, die sich von der Anlage des Cerebellums bis zur Medulla oblongata erstreckt [3, 5, 7]. (Modifiziert nach JAKOB [13])

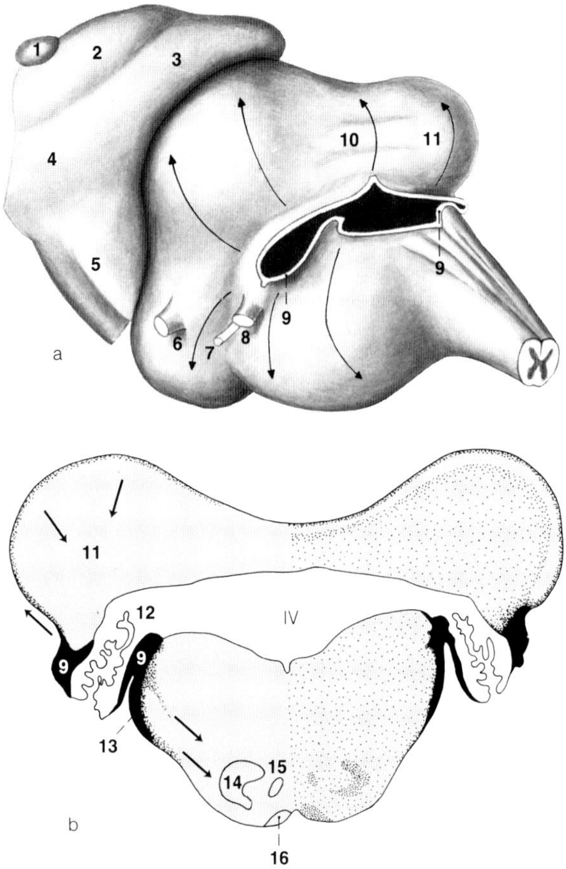

Abb. 16.12-24 Modell (a) von dem und Transversalschnitt (b) durch das Rhombencephalon am Ende des 3. Monats. Die Pfeile zeigen die Wanderungswege der Zellen der Rautenlippe. 1 = Corpus pineale; 2 = Colliculus superior; 3 = Colliculus inferior; 4 = Brachium colliculi inferioris; 5 = Lemniscus lateralis; 6 = N. trigeminus; 7 = N. facialis; 8 = N. vestibulocochlearis; 9 = Rautenlippe; 10 = Vermis; 11 = Hemisphäre des Cerebellums; 12 = Plexus choroideus; 13 = Corpus pontobulbare; 14 = Ncl. olivaris inferior; 15 = Nuclei olivares accessorii; 16 = Ncl. arcuatus. (Modifiziert nach SIDMAN u. RAKIC [33])

Beim Mesencephalon ist es nicht klar, ob die Unterscheidung in Grund- und Flügelplatte gerechtfertigt ist. Dennoch wird meist angenommen, daß diese Unterscheidung richtig sei. Aus der Grundplatte geht der **Okulomotoriuskern** hervor. Er erscheint zuerst paramedian als paarige Anlage. Später wandern Neurone zur Mitte hin und bilden die zentralen Partien des Kerns. Erst zum Schluß entsteht beidseits zwischen medianem Kern und ventrikulärer Oberfläche der parasympathische Ncl. accessorius (EDINGER-WESTPHAL). Der **Ncl. ruber** entsteht nach [33] nicht aus der Flügel-, sondern aus der Grundplatte. Die **Substantia nigra** scheint wenigstens zum Teil aus der Grundplatte zu stammen. Ncl. ruber und Substantia nigra tauchen bereits in der 6. bzw. 7. Woche auf, ihre Entwicklung und Reifung dauert aber bis etwa fünf Jahre nach der Geburt. Die **Lamina tecti** entsteht aus der Flügelplatte. Ihr Auswachsen nach dorsal und lateral ist begleitet von der Entstehung einer medianen longitudinalen Furche, ganz ähnlich wie bei der Entstehung der Hemisphärenblasen des Telencephalons. Durch die später auftretende transversale Furche wird die Lamina tecti in die vier Hügel (**Colliculi superiores** und **inferiores**) unterteilt. Bereits im 2. Monat erreichen Fasern aus der Retina den Colliculus superior.

2.3 *Cerebellum*

Formentwicklung

Mit der Entwicklung der Brückenbeuge dehnt sich der laterale Teil des IV. Ventrikels kompensatorisch zur Seite hin aus. Dadurch wird der IV. Ventrikel rautenförmig (Stadium 16, 10 mm, Ende 6. Woche [Abb. 16.12-23]). An den anterolateralen Rändern des Daches des Metencephalons werden die nach innen und nach außen gleichermaßen verdickten Rautenlippen sichtbar. Sie sind rostral über die Mittellinie hinweg miteinander verbunden und stellen die einheitliche Anlage des Cerebellums dar. Das Cerebellum entsteht demzufolge aus dem dorsalen Teil der Flügelplatte des Metencephalons. Durch das Wachstum der Kleinhirnanlage und durch weiteres Einsinken der Brückenbeuge entsteht daraus eine durchgehende, quergestellte **Kleinhirnplatte.** Aus ihrem schmalen Mittelteil entwickelt sich der **Vermis,** aus den seitlichen Teilen entstehen die **Hemisphären.** Wir unterscheiden in dieser Phase ein extra- und ein intraventrikuläres Cerebellum. Das **extraventrikuläre Cerebellum** wächst nach außen, das **intraventrikuläre** entfaltet sich in den Ventrikel hinein (Abb. 16.12-25). Bald wird der extraventrikuläre Teil größer als der intraventrikuläre (**Eversion des Cerebellums**). Gegen Ende des 3. Monats liegt der größte Teil des Cerebellums extraventrikulär (Abb. 16.12-24 u. 25). Die Hemisphären entwickeln sich sehr rasch, der mittlere Sektor bleibt hingegen zunächst zurück, holt aber ab dem 3. Monat auf. Ab der 12. Woche entstehen die **Fissuren,** die transversal zur Längsachse verlaufen. Sie werden zuerst am Vermis sichtbar und breiten sich dann auch auf die Hemisphären aus. Als erste entsteht die *Fissura posterolateralis,* die den *Lobus flocculonodularis* vom übrigen Kleinhirn trennt. Darauf folgen die *Fissura prima,* die das Kleinhirn in einen *Lobus anterior* und einen *Lobus posterior* unterteilt, und die *Fissura secunda,* die die *Uvula* von der *Pyramis* abgrenzt. Danach entstehen zahlreiche weitere Fissuren, aus welchen nur die Fissura horizontalis hervorgehoben werden soll, weil sie besonders gut sichtbar ist. Nach den Fissuren entstehen die ebenfalls quer zur Längsachse eingestellten zahlreichen **Folien.** Vor und hinter dem Kleinhirn gelegene Abschnitte der ursprünglichen Deckplatte des IV. Ventrikels differenzieren sich zum **Velum medullare superius** bzw. **inferius** (Abb. 16.12-25 u. 26).

Histogenese

Das Cerebellum gehört zu den am besten untersuchten Teilen des Gehirns. Alle seine Zelltypen und ein Großteil seiner Verschaltung sind bekannt. So nimmt es nicht wunder, daß auch die Entwicklung dieser Zelltypen und ihre Zusammenlagerung in den kortikalen

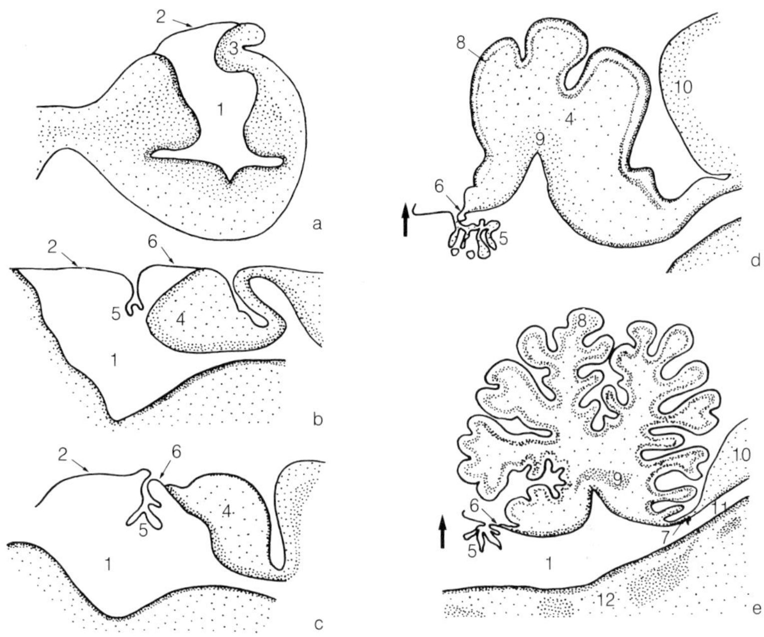

Abb. 16.12-25 Entwicklung des Cerebellums, gezeichnet nach Sagittalschnitten. (a): 13 mm, (b): 45 mm, (c): 80 mm, (d): 100 mm, (e): 150 mm. 1 = IV. Ventrikel; 2 = Dach des IV. Ventrikels; 3 = Anlage des Cerebellums; 4 = Cerebellum; 5 = Plexus choroideus; 6 = Velum medullare inferius; 7 = Velum medullare superius; 8 = Cortex cerebelli; 9 = Nuclei cerebelli; 10 = Mesencephalon; 11 = Aquaeductus mesencephali; 12 = Pons. Die Pfeile geben die Position der Apertura mediana an. (Modifiziert nach HAMILTON u. MOSSMAN [6])

Schichten und in den Kleinhirnkernen sehr gut untersucht sind. Die präzise Anordnung und die klar unterscheidbaren Zelltypen haben wesentlich zu den raschen Fortschritten in der Erforschung des Cerebellums beigetragen.

Die Rautenlippe läßt sehr bald die übliche Dreigliederung erkennen (Ventrikulär-, Intermediär- und Marginalzone). Die Proliferation beginnt in der Ventrikulärzone und setzt sich später an zwei deutlich voneinander verschiedenen Orten fort. Der eine Ort ist die Subventrikulärzone; wir können sie als *innere Keimschicht* bezeichnen. Der andere Ort wird später die unmittelbar unter der Pia gelegene, oberflächlichste Schicht der Marginalzone, die *äußere Keimschicht.* Da junge Neurone sich nicht mehr teilen, muß man annehmen, daß es Germinativzellen sind, die an diese beiden Orte auswandern und dort ihre Proliferationsaktivität fortsetzen. Aus jeder der beiden Germinativzonen entstehen bestimmte Zelltypen. Aus der **inneren Germinativzone** gehen in der ersten Phase die Neurone der Kleinhirnkerne und die PURKINJE-Zellen hervor. Die **Kleinhirnkerne** bilden zuerst eine einheitliche Zellmasse, die nur sehr langsam in die bekannten Kerne untergliedert wird. Die jungen PURKINJE-Zellen hingegen wandern direkt in die oberflächliche Schicht, wo sie sich später entfalten. Während sie dorthin wandern, bleibt ihr Axon in Nachbarschaft und später in synaptischem Kontakt mit Neuronen der Kleinhirnkerne. In der zweiten Phase wird ein Teil der verbleibenden Germinativzellen zu jungen GOLGI-Zellen, die wie die PURKINJE-Zellen nach oben wandern und langsam in ihrer definitiven Position heranreifen.

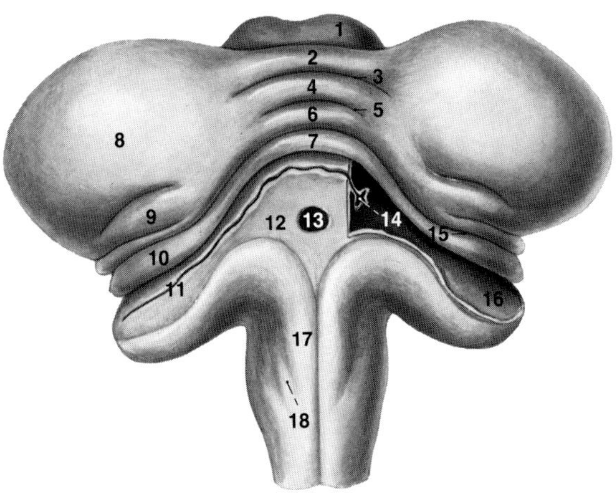

Abb. 16.12-26 Dorsaler Aspekt des Cerebellums bei einem 120-mm-Fetus. Rechts ist das Dach des IV. Ventrikels eröffnet. 1 = Mesencephalon; 2 = Culmen; 3 = Fissura prima; 4 = Pyramis; 5 = Fissura secunda; 6 = Uvula; 7 = Nodulus; 8 = Hemisphäre; 9 = Tonsilla; 10 = Lobus flocculonodularis; 11 = Fissura choroidea; 12 = Dach des IV. Ventrikels; 13 = Apertura mediana; 14 = Plexus choroideus; 15 = Fissura dorsolateralis; 16 = Recessus lateralis; 17 = Tuberculum gracile; 18 = Tuberculum cuneatum. (Modifiziert nach HAMILTON u. MOSSMAN [6])

Aus der **äußeren Germinativzone** entstehen die **Korbzellen** als erste. Sie wandern tief hinunter bis zur Schicht der PURKINJE-Zellen und stellen schließlich synoptische Kontakte mit deren Perikaryon bzw. Axonhügel her. Ihr Axon läuft transversal zur Längsachse der Folien. Die zweite Population von Zellen, die aus der äußeren Germinativzone hervorgeht, sind die **Körnerzellen.** Ihr Perikaryon steigt ab bis unter die Schicht der PURKINJE-Zellen; ihr Axon bleibt in der Molekularschicht und breitet sich parallel zur Längsachse des jeweiligen Foliums aus. Die letzte Generation von jungen Neuronen aus der äußeren Germinativschicht wandert nur lokal und differenziert sich zu äußeren Sternzellen. Die äußere Germinativzone oder *äußere Körnerschicht* ist eine transitorische Proliferationszone. Sie wird zuerst ziemlich dick (bis zu neun Kernreihen); sobald die Neurogenese schneller zunimmt als die Proliferation, nimmt die Schichtdicke wieder ab (die ersten 6 Monate nach der Geburt); schließlich verschwindet die äußere Körnerschicht vollständig.

Abb. 16.12-27 Entwicklung des zerebellären Kortex. In dieser schematischen Rekonstruktion sind die drei Dimensionen des Raumes dargestellt. Durch Zeichnung aufeinanderfolgender Entwicklungsstadien von Zellen (z.B. Körnerzellen) und der Wanderungsetappen wird auch der zeitliche Verlauf angedeutet. Die geometrische Figur in der linken unteren Ecke zeigt die Orientierung der Ebenen: I = transversal zum Folium, II = longitudinal zum Folium, III = parallel zur pialen Oberfläche. Die Zahlen 1 bis 7 geben die räumliche und zeitliche Umwandlung der Körnerzellen an (Näheres s. Text). BGF = BERGMANN-Gliafaser; CF = Kletterfaser; D = in Teilung befindliche äußere Körnerzelle; EG = äußere Körnerschicht; GEC = BERGMANN-Gliazelle; G = Stratum granulosum; M = Stratum moleculare; MF = Moosfaser; P = Stratum gangliosum mit den PURKINJE-Zellen (PC); PCD = Dendrit der PURKINJE-Zelle; PF = Parallelfaser; S_1–S_4 = Sternzellen; SD = Dendrit von Sternzellen. (Aus: RAKIC [28])

Die Körnerzellen wandern auf folgende Weise von der äußeren zur inneren Körnerschicht: Die jungen Neurone liegen unmittelbar nach ihrer Entstehung im tiefen Teil der äußeren Körnerschicht, wo sie sich von runden, apolaren zu bipolaren Zellen umwandeln. Beide Fortsätze sind parallel zur Längsachse des Foliums ausgerichtet (1 und 2 in Abb. 16.12-27) und liegen oberhalb der schon vorhandenen Parallelfasern, so daß die jüngsten Fasern immer am weitesten piawärts liegen. Die beiden Fortsätze werden dann zu einer einzigen Parallelfaser, wenn die junge Körnerzelle einen zusätzlichen vertikalen Fortsatz in der Molekularschicht (3 in Abb. 16.12-27) ausbildet und ihr Perikaryon in diesen vertikalen Fortsatz verlagert (4 in Abb. 16.12-27). Die fusionierten horizontalen Fortsätze differenzieren sich jetzt zum Axon, das als Parallelfaser bezeichnet wird. In einigen Tagen durchquert das Perikaryon das Stratum moleculare und das Stratum gangliosum und betritt das eben entstehende Stratum granulosum (5 bis 7 in Abb. 16.12-27). Vor Antritt der Wanderung steht die junge Körnerzelle in Kontakt mit einem Fortsatz einer BERGMANN-*Gliazelle*, die als ein modifizierter Astrozyt anzusehen ist und deren Perikaryon zwischen den Zellkörpern der PURKINJE-Zellen liegt. Der vertikale Fortsatz der Körnerzelle gleitet entlang der Oberfläche der Gliazelle und kann auf diese Weise sicher den Raum durchqueren, der voll ist von wachsenden Dendriten der PURKINJE-, Stern- und Korbzellen sowie Parallelfasern. Kurz vor ihrem Eintritt in das Stratum granulosum verlassen die Körnerzellen ihre gliale Leitstruktur, bilden ihre Dendriten aus und erhalten

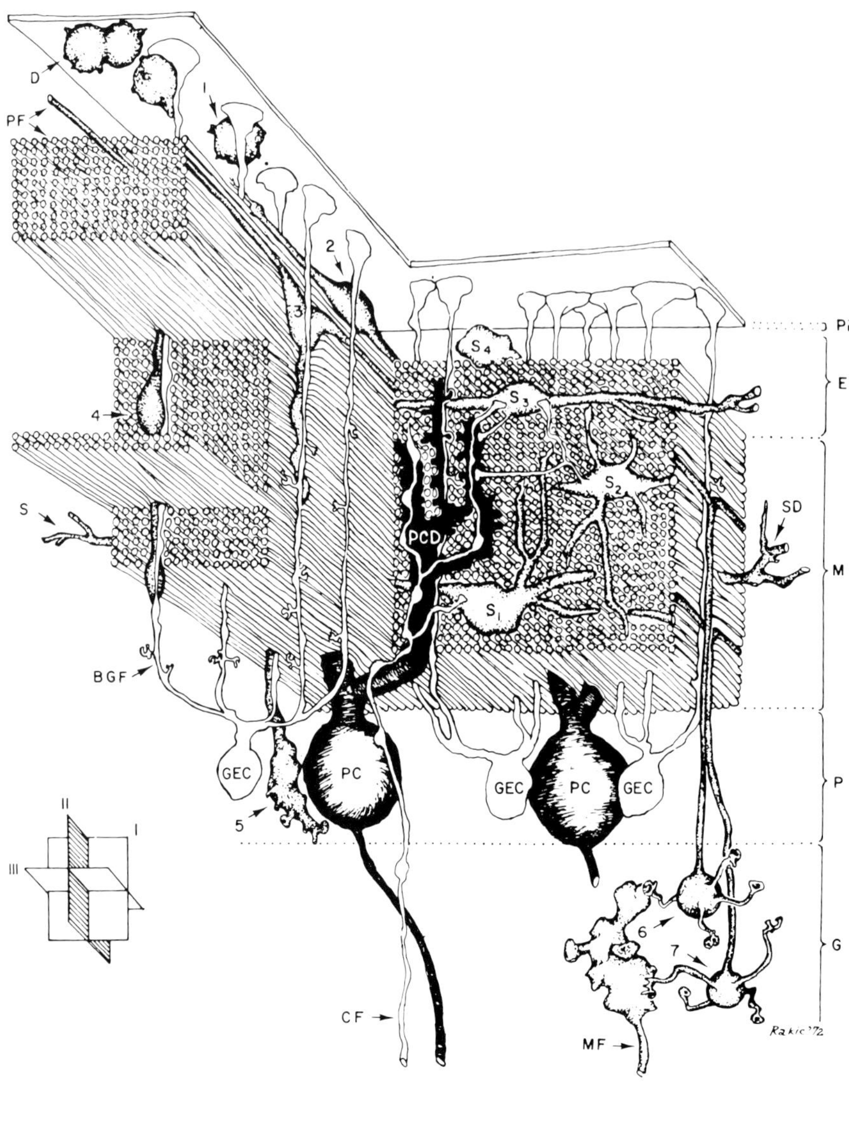

Moosfasereingänge (Abb. 16.12-27). Dieser Wanderungsmechanismus wurde bestätigt durch die WEAVER-Mutanten der Maus, bei welchen die Fasern der BERGMANN-Glia früh degenerieren. Als Folge davon wandern viele Körnerzellen nicht, sondern bleiben in der äußeren Körnerschicht liegen.

Die PURKINJE-Zellen sind in der 13. Woche noch bipolar. In der Mitte der Schwangerschaft beginnen sie, ihre Dendriten zu entfalten. Vermutlich zu dieser Zeit bilden die Kletterfasern ihre ersten Synapsen, und zwar zuerst am Soma, später an den Dendriten der PURKINJE-Zellen. Nach Vergrößerung des Dendriten entstehen Synapsen der Parallelfasern an den peripheren Dendriten. So ergibt sich folgende Reihenfolge der Synaptogenese im zerebellären Kortex: 1. Kletterfasern an PURKINJE-Zellen, 2. Moosfasern an Körnerzellen und 3. Parallelfasern der Körnerzellen an peripheren PURKINJE-Zelldendriten. Diese drei Klassen von Synapsen sind exzitatorisch. Die inhibitorischen Synapsen von Korb- und Sternzellen entstehen deutlich später.

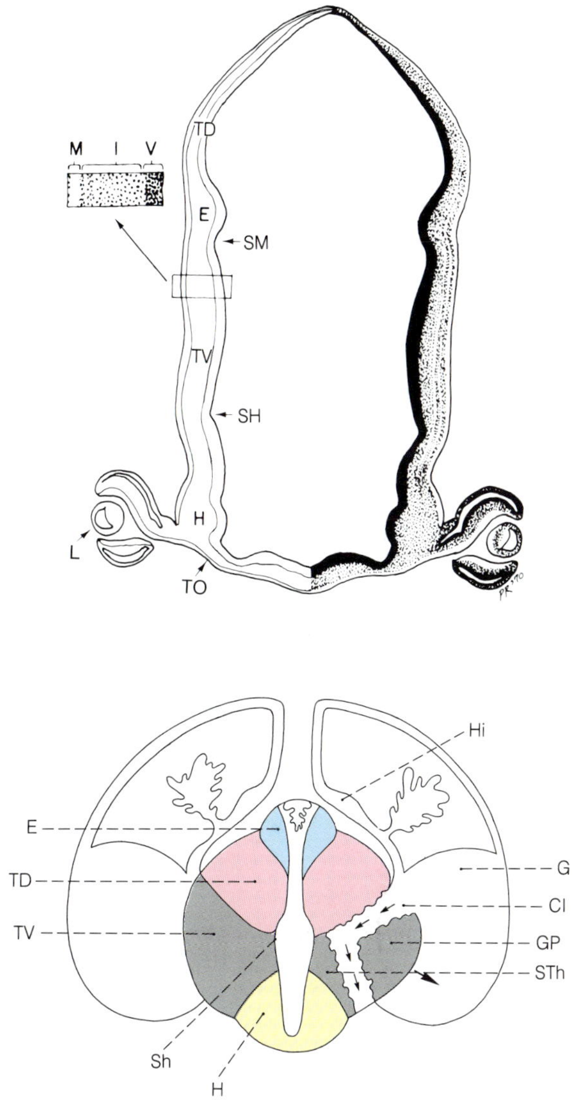

Abb. 16.12-28 (a) Transversalschnitt durch das Diencephalon eines 6 Wochen alten Embryos. SM = Sulcus medianus, E = Epithalamus; TD = Thalamus dorsalis; TV = Thalamus ventralis; H = Hypothalamus; SH = Sulcus hypothalamicus. Die Gliederung der Wand des Thalamus ist dargestellt in dem Ausschnitt: V = Ventrikulär-, I = Intermediär-, M = Marginalzone. TO = Tractus opticus; L = Linse. (Modifiziert nach SIDMAN u. RAKIC [33]). (b) Schematischer Transversalschnitt durch Tel- und Diencephalon am Ende des 2. Monats (linke Hälfte) und im Laufe des 3. Monats (rechte Hälfte). Die absteigenden Fasern aus dem Pallium treten in das Kerngebiet des Thalamus ventralis ein (Pfeile) und trennen dadurch den Globus pallidus (GP) vom Subthalamus (STh) ab, der in der Nähe des III. Ventrikels bleibt. Damit entsteht zugleich die Capsula interna (CI). Hi = Hippocampus; G = Ganglienhügel; Sh = Sulcus hypothalamicus. (Modifiziert nach KAHLE [15])

2.4 *Diencephalon*

Frühe Gliederung

Im Stadium 10 (E 22, 2–3,5 mm) ist das Diencephalon fast umfangsgleich mit der Augenanlage, die sich zuerst zum Recessus opticus, dann zur Vesicula optica entwickelt. Später wachsen weiter kaudal gelegene Gebiete des Diencephalons sehr rasch, die Vesiculae opticae werden von ihrer ursprünglich dorsalen Lage nach ventral und rostral verschoben. In der 6. Woche sind drei Ausbuchtungen der Zwischenhirnwand zu beobachten [11], die durch Furchen (Sulci) voneinander getrennt sind (Abb. 16.12-28). Aus ihnen gehen der dorsale und der ventrale Thalamus sowie der Hypothalamus hervor. Als **Grenzen** können im 3. Monat angesehen werden: kaudal eine willkürliche Linie, die die Commissura posterior und die Corpora mamillaria miteinander verbindet, rostral der Sulcus telodiencephalicus und die Foramina interventricularia, dorsal das Dach des III. Ventrikels und lateral der Sulcus terminalis, der eine Vertiefung im Ganglienhügel darstellt und die dienzephale von der telenzephalen Komponente trennt (Abb. 16.12-28 u. 29). Im *Sulcus terminalis* verläuft später die *V. thalamostriata.* Im 3. Monat kann man die vier großen Regionen des Diencephalons bereits auch histologisch erkennen aufgrund der Kerngruppen und der axonreichen Gebiete zwischen ihnen.

Epithalamus

Der Epithalamus ist anfänglich in der Entwicklung voraus, bleibt aber dann hinter dem Thalamus dorsalis zurück, von dem er ganz an den dorsokaudalen Rand gedrängt wird (Abb. 16.12-29). In der 6. Woche entstehen die *Nuclei habenulae,* in der 7. Woche die *Stria medullaris thalami,* die Afferenzen aus olfaktorischen und hypothalamischen Gebieten heranführt. Auch der efferente *Tractus habenulo-interpeduncularis* entsteht schon sehr früh. In der 9. Woche folgt die *Commissura habenularum.*

Thalamus dorsalis

Von der 8. bis zur 10. Woche wächst der dorsale Thalamus am stärksten von allen Regionen des Diencephalons. In der 11. Woche nähern sich die ventrikulären Oberflächen. Hierbei können beide Wände fusionieren, so daß die *Adhaesio interthalamica (Ncl. reuniens)* entsteht.

Die zuerst aus der Ventrikulärzone auswandernden Neurone liegen am weitesten lateral in der Intermediär-

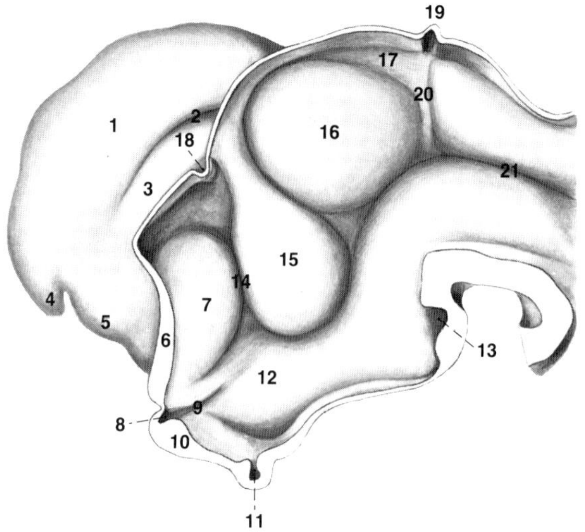

Abb. 16.12-29 Mediansagittalschnitt durch das Gehirn eines 7 Wochen alten Embryos (19,1 mm). 1 = Hemisphäre des Telencephalons; 2 = Sulcus hippocampi; 3 = Anlage des Hippocampus; 4 = Bulbus olfactorius; 5 = Tuberculum olfactorium; 6 = Lamina terminalis; 7 = Corpus striatum; 8 = Recessus opticus; 9 = Sulcus opticus; 10 = Anlage des Chiasma opticum; 11 = Infundibulum; 12 = Hypothalamus; 13 = Recessus mamillaris; 14 = Sulcus telodiencephalicus; 15 = Thalamus ventralis; 16 = Thalamus dorsalis; 17 = Habenula; 18 = Paraphyse; 19 = Epiphyse; 20 = Tractus habenulo-interpeduncularis; 21 = Sulcus limitans. (Modifiziert nach HINES [8])

zone, die späteren mehr medial. Der Gradient geht damit von lateral nach medial oder *outside-in,* also gerade entgegengesetzt zu dem Gradienten im Cortex cerebri. Die Intermediärzone besteht zunächst aus einer einheitlichen Population von Zellen, die bald durch Fasersysteme in Kerne untergliedert wird. Zu den frühen Fasersystemen gehören auch die retinalen Fasern, die als Tractus opticus bereits in der 7. Woche erkennbar sind. Der *Ncl. geniculatus lateralis* wird in der 8. Woche ausgegliedert. Erst wenn die Kerngruppen untergliedert sind, erhalten sie ihre Individualität hinsichtlich Zellgröße, -form und Intensität der NISSL-Färbung. Gegen Ende des 3. Monats können die meisten thalamischen **Kerne** bereits unterschieden werden. Zuerst werden die spezifischen Relaiskerne differenziert durch die großen afferenten Systeme, darauf die Kerne mit vorwiegend subkortikalen Verbindungen und zum Schluß die Assoziationskerne. Die spezifischen Relaiskerne entsenden schon sehr früh Axone zum Kortex, die wesentlich zur Reifung der kortikalen Gebiete beitragen und die topographische Repräsentation an den Kortex weiter vermitteln. In der späten Fetalperiode (ab der 25. Woche) wird das Einwachsen der thalamokortikalen Fasern in die Hirnrinde bereits beendet [16]. Nach der 16. Woche, wenn die zugehörige Ventrikulärzone schon seit einer Weile die Proliferation beendet hat, vergrößert sich das *Pulvinar* sehr stark. Die neuen Zellen des Pulvinars stammen aus der Subventrikulärzone des Ganglienhügels und wandern unter dem Sulcus terminalis in das Pulvinar ein. Der wandernde Strom von Zellen wird analog zu den Vorgängen im Rhombencephalon (Rautenlippe, Corpus pontobulbare [Abb. 16.12-24]) als **Corpus gangliothalamicum** bezeichnet (Abb. 16.12-30 u. 31).

Thalamus ventralis

Für den ventralen Thalamus (Abb. 16.12-28b) gilt wie für den dorsalen, daß die wandernden Zellen sich zuerst lateral, dann medial niederlassen (*Outside-in*-Gradient der Zellwanderung). Anfang des 3. Monats ist der Thalamus ventralis die im Wachstum dominierende Region des Diencephalons. Kaudal sind der *Ncl. subthalamicus,* der *Ncl. reticularis* und die *Zona incerta* angelegt, rostral der *Globus pallidus.* Ende des 3. Monats wird der Globus pallidus nach lateral in das Telencephalon verlagert, der Ncl. reticularis kommt in die Nachbarschaft des dorsalen Thalamus. Mit dem Verlust dieser Kerne und mit dem Beginn des Wachstumsschubs im dorsalen Thalamus vermindert sich die relative Größe des ventralen Thalamus.

Hypothalamus

Der Hypothalamus ist das Gebiet des Diencephalons, das sich als erstes entwickelt. Ihm folgen der Epithalamus, der ventrale Thalamus und als letztes der dorsale Thalamus. Aus dem Boden des Diencephalons entsteht die Neurohypophyse.

Die *Corpora mamillaria* entwickeln sich als erste hypothalamische Strukturen bereits in der 6. Woche. Ihre Entwicklung geht wiederum parallel mit der Entstehung von Fasersystemen, nämlich dem *Tractus mamillotegmentalis* (7. Woche) und dem *Tractus mamillothalamicus* (9., 10. Woche). In der 9. Woche wird auch das mediale Vorderhirnbündel *(Fasciculus telencephalicus medialis)* sichtbar. In der 10. und 11. Woche erhalten die Corpora mamillaria die ersten Afferenzen aus dem Fornix. Im 3. Monat werden dann einzelne *hypothalamische* **Kerne** unterscheidbar, wiederum im Zusammenhang mit Fasersystemen, die die Intermediärzone unterteilen. Die Entwicklung des Hypothalamus erstreckt sich über die ganze Dauer der Schwangerschaft und weit in die postnatale Zeit hinein. Auf diese Weise können postnatale Erfahrungen die Reifung des Hypothalamus beeinflussen.

Hypophyse

Bereits beim sieben Wochen alten Embryo sieht man am Boden des III. Ventrikels eine Aussackung, das **Infundibulum** (Abb. 16.12-29). Das Infundibulum wird größer und verlängert sich in Richtung Rachendach. Aus ihm entstehen der Hypophysenstiel und der Lobus nervosus der **Neurohypophyse.** Gleichzeitig hat sich vom Rachendach die ektodermale Rachentasche (RATHKE) ausgesackt. Bereits beim 14-mm-Embryo liegt ihre Spitze in unmittelbarer Nachbarschaft des Infundibulums (s. Abb. 16.12-14). Sobald der Kontakt zwischen Infundibulum und RATHKE-Tasche hergestellt ist, beginnt letztere stark zu proliferieren: Ihr Lumen wird zu einem engen Spalt reduziert. Damit entsteht die *Pars distalis* der **Adenohypophyse.** Am oberen Teil der Pars

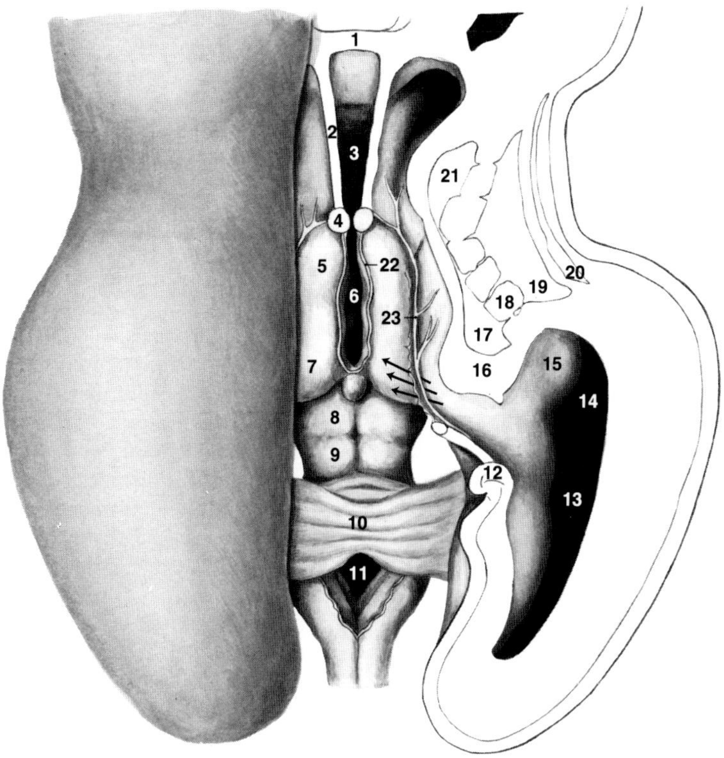

Abb. 16.12-30 Einblick in den Boden der Hemisphärenblase eines 18 Wochen alten Fetus nach Entfernung des Palliums auf der rechten Seite. Die Pfeile zeigen die Richtung der Zellwanderung vom Ganglienhügel zum Pulvinar. 1 = Corpus callosum; 2 = Septum pellucidum; 3 = Cavum septi pellucidi; 4 = Fornix; 5 = rostraler Teil des dorsalen Thalamus; 6 = III. Ventrikel; 7 = Pulvinar; 8 = Colliculus superior; 9 = Colliculus inferior; 10 = Cerebellum; 11 = IV. Ventrikel; 12 = Hippocampus; 13 = Seitenventrikel; 14 = Cornu temporale des Seitenventrikels; 15 = Anlage der Amygdala; 16 = Ganglienhügel; 17 = Ncl. caudatus; 18 = Capsula interna; 19 = Putamen; 20 = Claustrum; 21 = Caput nuclei caudati; 22 = Taenia thalami; 23 = Sulcus terminalis und V. thalamostriata. (Modifiziert nach SIDMAN u. RAKIC [33])

distalis proliferieren die Zellen weiter und bilden die *Pars infundibularis,* die sich dem Infundibulum anlegt. Jener Teil der RATHKE-Tasche, der in unmittelbare Nachbarschaft zum Lobus nervosus kommt, entwickelt sich zur *Pars intermedia.* Bereits beim 26-mm-Embryo (Abb. 16.12-34a) ist die Verbindung der Anlage der Adenohypophyse zum Rachendach unterbrochen; die Reste verschwinden normalerweise. Adeno- und Neurohypophyse bilden eine neue Einheit, die von Knorpel umgeben wird, aus der sich später die Sella turcica entwickelt.

2.5 *Telencephalon*

Die Hemisphärenbläschen entstehen als laterale Aussackungen des Prosencephalons. Sie erweitern sich rasch nach vorne, oben und hinten. Nach basal oder ventral können sie sich wegen des darunterliegenden Mesenchyms (Anlage der Schädelbasis) nicht ausdehnen, statt dessen wird dort die Wand dick. Wir unterscheiden jetzt zwei Teile an der Hemisphäre, einen dicken basalen Teil, die Anlage des **Ganglienhügels,** und einen dünnwandigen antibasalen (dorsalen) Teil, das

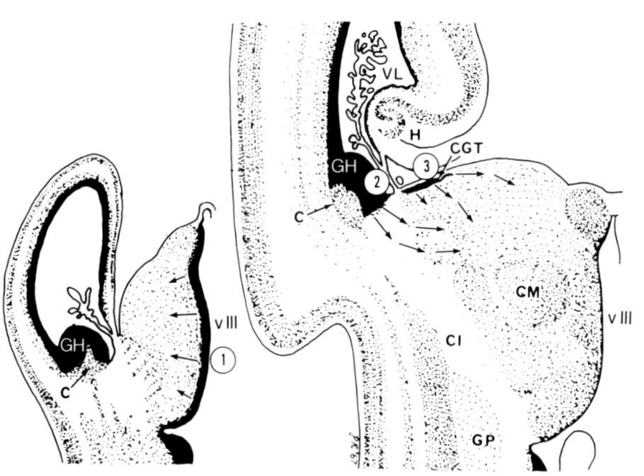

Abb. 16.12-31 Horizontalschnitt durch Thalamus und Ganglienhügel eines 10 Wochen (links) und eines 24 Wochen (rechts) alten Fetus. Die Zeichnungen sind halbschematisch. Links ist die Vergrößerung zweimal stärker als rechts. In der frühen Entwicklungsphase entstehen die thalamischen Neurone aus der Ventrikulärzone der Wand des III. Ventrikels (vIII und Pfeile bei 1). Die Pfeile, die bei 2 aus dem Ganglienhügel (GH) hervorgehen, zeigen die Wanderungsrichtung der Neurone an, die vom Ganglienhügel zum lateralen und posterioren Thalamus ziehen. Die Pfeile bei 3 deuten einen dritten Wanderungsweg an; die Zellen wandern durch das Corpus gangliothalamicum (CGT) zum Thalamus. Die Wanderungen bei 2 und bei 3 setzen erst ein, wenn die Ventrikulärzone bei 1 erschöpft ist. Durch diese späteren Wanderungen vergrößern sich der laterale und der dorsale Teil des Thalamus noch sehr. C = Ncl. caudatus; CI = Capsula interna; CM = Centrum medianum; GP = Globus pallidus; H = Hippocampusformation; VL = Ventriculus lateralis. (Modifiziert nach RAKIC u. SIDMAN [29])

Pallium. Aus dem Ganglienhügel entstehen die Endhirnkerne, aus dem Pallium der **Isokortex** *(Neokortex)* und der **Allokortex.** Wir beschreiben zuerst die Entwicklung des Palliums.

2.5.1 Pallium

Isokortex

Die Entwicklung des Isokortex wird im Folgenden in **fünf Phasen** beschrieben[3].

Phase I: **Entstehung der kortikalen Platte.** In der 4. Woche (S 11–13) besteht die Wand des Hemisphärenbläschens nur aus der **Ventrikulärzone (VZ),** welche ein einschichtiges, hochprismatisches Epithel darstellt. In der 5. Woche (S 14 und 15) bildet sich durch die verlängerten apikalen Fortsätze der Neuroepithelzellen und die Neuriten der ersten jungen Neurone die zellfreie **Marginalzone (MZ).** Im Laufe der 6. Woche (S 16) beginnen junge Neurone auszuwandern. Sie bilden eine neue Schicht, die **Intermediärzone (IZ).** Gegen Ende der 6. Woche (S 17) entsteht zwischen VZ und IZ ein neues Proliferationsgebiet, die **Subventrikulärzone (SVZ).** Damit sind alle Zonen gebildet, die auch in den übrigen Regionen des Neuralrohrs entstehen. Gegen Ende der 8. Woche (S 22) wandern junge Neurone noch weiter nach außen und bilden am Übergang von der IZ zur MZ eine neue Zone, die **kortikale Platte (CP)** oder **Rindenplatte** (HIS). Die Zellen sind hier dicht gepackt und radiär angeordnet. Wie aus dem Frontalschnitt in Abb. 16.12-32 zu erkennen ist, entsteht die CP nicht gleichzeitig auf dem ganzen Pallium, sondern zuerst nur basolateral, im Bereich der späteren Insel; der Reifungsgradient weist von hier aus nach frontal, okzipital und zur Mantelkante. Bereits vor der Bildung der Rindenplatte sind schon einige Neurone in die Marginalzone eingewandert, die CAJAL-RETZIUS-*Zellen.* Sie sind tangential orientiert.

Phase II: **primäre Kondensierung der kortikalen Platte** (9.–12. Woche). Die CP wird dicker, die Neurone bleiben dicht gepackt. Unterhalb der CP bildet sich eine dünne plexiforme Schicht aus. Sie ist zellarm, hat große Interzellularräume und enthält einige große Perikaryen. Da sie als Vorläufer der sekundären Rindenzone (subplate zone) aufgefaßt wird, wird sie auch als **presubplate zone** bezeichnet. In der presubplate zone sowie am Übergang von der CP zur MZ entstehen bereits erste *Synapsen.* Über diese beiden mit Synapsen ausgestatteten Übergänge erreichen die *ersten Afferenzen* die CP. Sie sind *monoaminerg* und kommen aus dem Hirnstamm.

Phase III: **Bildung der sekundären kortikalen Platte (subplate zone)** (13.–15. Woche). Das Einwachsen von Axonen in den unteren Teil der CP und die beginnende Reifung der dort befindlichen Neurone führen dazu, daß die radiäre Zellanordnung und die dichte Packung der Neurone sich auflösen. In diesem Bereich beginnen sich die ersten kortikalen Schichten zu differenzieren.

[3] Die Beschreibung der Phasen geschieht in Anlehnung an [33] und wird ergänzt durch [16, 17, 20, 32].

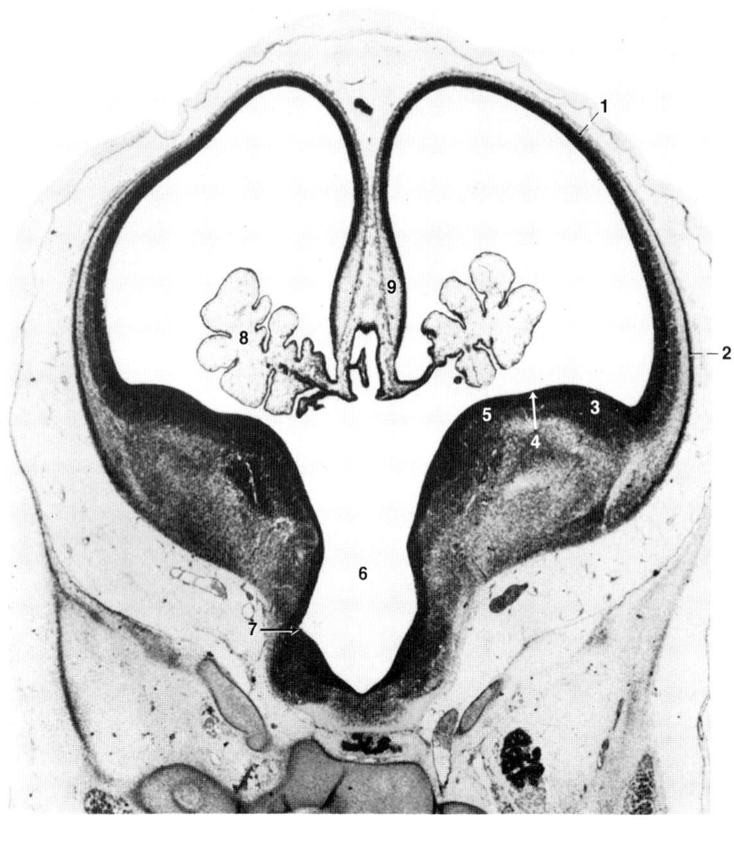

Abb. 16.12-32 Frontalschnitt durch das Telencephalon eines Embryos am Ende der Embryonalzeit (Stadium 23, 27 mm). 1 = Pallium; 2 = kortikale Platte; 3 = Ganglienhügel, laterale Abteilung; 4 = Sulcus interstriatalis; 5 = Ganglienhügel, mediale Abteilung; 6 = III. Ventrikel; 7 = Sulcus hypothalamicus; 8 = Plexus choroideus; 9 = Hippocampus. (Aus RAGER [25])

Die obere Hälfte der CP bleibt weiterhin dicht gepackt. Die *presubplate zone* verbreitert sich und wird zu einer neuen, locker gebauten Schicht, der sekundären Rindenplatte oder **subplate zone (SP).** Die Wand des Palliums besteht damit aus folgenden **sechs Schichten** (von außen nach innen): MZ (zellarm), CP (zelldicht mit aufgelockerter innerer Hälfte), SP (reich an Fasern, deutlich weniger zelldicht als die CP), IZ (faserreich, Vorläufer der weißen Substanz), SVZ und VZ.

Phase IV: **sekundäre Verdichtung der kortikalen Platte** (16.–24. Woche). Eine zweite starke Wanderungswelle von Neuronen setzt jetzt ein. Diese Neurone lagern sich der CP oberflächlich an, die CP wird erneut verdichtet. Insgesamt führt das Migrationsverhalten der jungen Neurone dazu, daß die früh entstandenen Neurone sich tief, die spät entstandenen oberflächlich in der CP befinden *(inside-out layering).*

Es besteht jetzt allerdings die Schwierigkeit, wie diese Zellen geradewegs durch die sehr dicke und faserreiche Intermediärzone und durch die tiefe und mittlere CP hindurchwandern können. In eleganten Untersuchungen (Rekonstruktion von elektronenmikroskopischen Schnittserien) hat RAKIC [28] den Wanderungsprozeß wenigstens teilweise aufklären können. Wenn die jungen Neurone in die IZ eintreten, dann sind sie elongiert und radiär orientiert. Die Zelle hat einen führenden und einen nachfolgenden Fortsatz. Sie legt sich der Faser einer Radiärglia an, die sich über die ganze Dicke des Palliums ausspannt und mehr als 3,5 mm lang sein kann. Sie benutzt diese Faser gleichsam als Kletterstange, über die sie in die jeweils äußerste Schicht der CP gleitet (Abb. 16.12-33). Es ist nicht nur eine, es sind mehrere Generationen von postmitotischen Zellen, die entlang einer Radiärgliafaser zum Kortex wandern.

Die SP wird zur dicksten Zone der Rindenanlage. Abhängig vom Ort am Pallium kann sie bis viermal so dick werden wie die CP. Aus dem basalen Vorderhirn *(Ncl. basalis* MEYNERT) wachsen *cholinerge Fasern* ein. Später und teils überlappend mit den cholinergen Fasern folgen die thalamokortikalen Afferenzen. Ab der 20. Woche kann man in der CP bereits die Schichten 6, 5 und 4 unterscheiden. Synapsen finden sich in der SP wie in jenem Bereich der CP, in welchem bereits kortikale Schichten erkennbar sind.

Phase V: **Differenzierung der kortikalen Schichten und Auflösung der sekundären Rindenplatte** (25.–34. Woche). In dieser Phase nehmen die Proliferation und Migration der jungen Neurone ab. Die SVZ und VZ werden zusehends dünner. Zugleich schreiten die neuronale Differenzierung und die Synapsenbildung rasch fort. Die thalamokortikalen Afferenzen teilen sich in radiärer Richtung und tragen damit zur Schichtengliederung des Isokortex bei. Nach der 32. Woche sind die Schichten 6 bis 3 unterscheidbar. Die Differenzierung der Schicht 2 erfolgt als letzte in der 38.–40. Woche. Als neues Fasersystem entstehen in dieser Phase die kortikokortikalen Verbindungen, und zwar sowohl die ipsilateralen (assoziativen) als auch die kontralateralen (kallosalen). Es folgt die Differenzierung der kortikalen Areae, und zwar zuerst der primären Rindenfelder. Mit der Schichtengliederung ist jedoch erst der Anfang eines langen Prozesses gemacht, der zur vollen Reifung der kortikalen Schichten und ihrer Verbindungen führt.

Die SP wird allmählich aufgelöst, und zwar zuerst in der Tiefe der Furchen (Sulci). Der Auflösungsprozeß zieht sich bis zum Ende des 1. Monats nach der Geburt hin. Die meisten Zellen degenerieren, einige wandern möglicherweise zusammen mit ihren Afferenzen in die kortikalen Schichten ein. Andere Zellen verbleiben in der weißen Substanz als interstitielle Neurone. Um die gleiche Zeit verschwinden die meisten der CAJAL-RETZIUS-Zellen in der MZ, die zur Schicht 1 wird.

Die SP wird als eine „*Wartezone*“ aufgefaßt, weil die thalamokortikalen und die kortikokortikalen Fasern während einer beträchtlichen Zeitspanne in ihr verbleiben und transiente Synapsen bilden, bevor sie in den Kortex eintreten. Über die Bedeutung dieser Wartezeit sind bisher nur Vermutungen möglich. Daß die SP zur **Entwicklung der Gyri und Sulci** einen wichtigen Beitrag leistet, scheint aber mittlerweile gut gesichert. Neuere Experimente ergaben, daß Anzahl und Muster der thalamokortikalen und der kortikokortikalen Verbindungen eine wichtige Rolle bei der Ausbildung der Gyri spielen (z. B. das Cingulum für den Gyrus cinguli). Das Muster der subkortikalen Axonbündel steht wiederum in engem Zusammenhang mit der regional unterschiedlichen Ausprägung der SP. In den dicken Bereichen der SP entstehen die Gyri, in den dünnen die Sulci. Bei Tieren mit glatter Kortexoberfläche *(lissenzephal)* ist die SP wesentlich dünner als bei Tieren mit gyriertem Kortex *(gyrenzephal).*

Die *Lamina terminalis* ist jener Bereich des Prosencephalons, in welchem die terminale Lippe des Neuroporus rostralis fusioniert. Die embryonale Lamina terminalis umfaßt sowohl die Lamina terminalis des Erwachsenen als auch die *Kommissurenplatte* (Abb. 16.12-14). Die Kommissurenplatte dient als Leitstruktur für die Kommissurenfasern des Telencephalons. Unter den Kommissuren entsteht die *Commissura anterior* als erste (Stadium 23). Ihr folgen die *Commissura hippocampalis* (oder fornicis) (11. Woche) und die Fasern des *Corpus callosum* (12. Woche) (Abb. 16.12-34).

Allokortex

Der *Allokortex* ist definiert als ein Kortex, der anders aufgebaut ist als der Isokortex und nicht die typischen sechs Schichten aufweist. Er umfaßt *Archi-* und *Paläokortex.* Auf einem Frontalschnitt durch das Gehirn eines 9 Wochen alten Fetus ist die Lage des Allokortex gut erkennbar (Abb. 16.12-35). Auf der ventralen Oberfläche unterhalb des Ganglienhügels entsteht der Paläokortex, auf der dorsomedialen Seite der Hemisphärenwand der Archikortex. Zwischen diesen allokortikalen Gebieten und dem Isokortex liegen Übergangsgebiete, die als *Mesokortex (Periarchi-* und *Peripaläokortex)* bezeichnet werden.

Archikortex

Die Entwicklung des *Archikortex* beginnt an der medialen Hemisphärenwand dorsal von der Fissura choroidea. Der Archikortex oder die **Hippocampusformation** rollt sich ein und bildet dabei die *Fissura hippocampi,* die dorsal und parallel zur Fissura choroidea verläuft (Abb. 16.12-19, 31, 35, 36, 37). Der Hippocampus wird von einer anterodorsalen Position nach hinten über das entstehende Corpus callosum verschoben. Dann macht er die Rotation der Hemisphären mit und dehnt sich

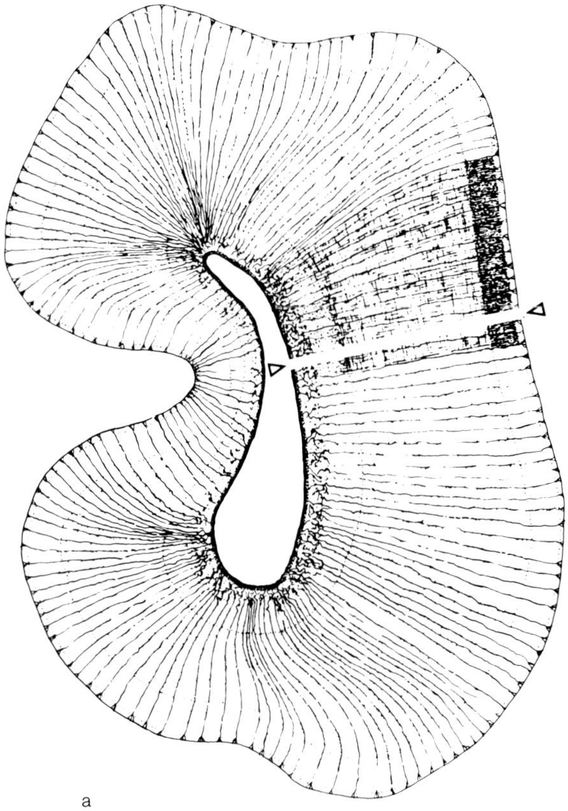

a

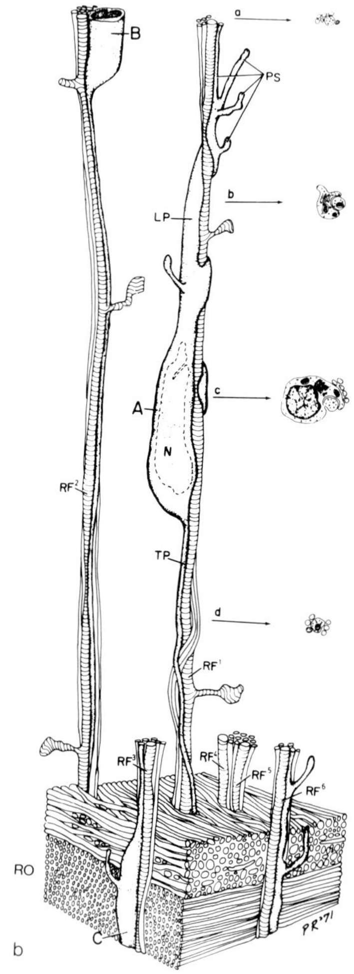

b

Abb. 16.12-33 (a) Wanderung von postmitotischen Zellen in die kortikale Platte. Frontalschnitt durch das mit der GOLGI-Methode imprägnierte Gehirn eines 97 Tage alten Affenfetus (Macaca mulatta) am Übergang vom Parietal- zum Okzipitallappen. Die Fasern der Radiärglia spannen sich über die ganze Dicke des Palliums aus und stehen senkrecht auf den beiden Grenzflächen. Die beiden Dreiecke begrenzen einen Streifen, in welchem sich der elektronenmikroskopische Ausschnitt von Bild (b) befindet. (b) Dreidimensionale elektronenmikroskopische Rekonstruktion eines Ausschnittes aus der Intermediärzone von (a). Um die Radiärfasern (RF^1–RF^6) hervorzuheben, wurden die Fasern der Intermediärzone mit Ausnahme derjenigen an der Basis der Figur unterdrückt. Drei wandernde Zellen (A, B und C) werden im Zusammenhang mit den Radiärfasern dargestellt. Querschnitte der Zelle A und ihres Zusammenhangs mit der Radiärfaser sind rechts auf den Niveaus a bis d wiedergegeben. LP = vorangehender Fortsatz (leading process); N = Nucleus; PS = Pseudopodien; TP = nachfolgender Fortsatz (trailing process). (Modifiziert nach RAKIC [27])

C-förmig nach hinten und ventral (posteroventral) aus. Der prä- und der suprakommissurale Hippocampus bleiben rudimentär, der retrokommissurale Hippocampus entwickelt sich zu *Cornu ammonis, Gyrus dentatus, Subiculum* und zugehörige Faserbahnen.

Der Archikortex hat eine dünne Ventrikulärzone. Die Intermediärzone verschmilzt mit der Marginalzone. Eine kortikale Platte ist erst gegen Ende des 3. Monats vorhanden, d.h. deutlich später als im angrenzenden Isokortex. Dann folgt aber eine relativ schnelle Zelldifferenzierung. Bereits im 4. Monat haben Gyrus dentatus, Cornu ammonis und Subiculum individuelle Merkmale erworben, im Cornu ammonis können die Abschnitte CA1, CA2 und CA3 unterschieden werden.

Das Wachstum des Gyrus dentatus während des 4. und 5. Monats, seine Rotation und seine Verschiebung entlang der Ausdehnung des Hippocampus drücken die begrenzenden Wände der Fissura hippocampi aufeinander. Dabei verschwinden die dazwischenliegenden Meningen, und die Fissur obliteriert. Es bleibt nur eine flache Einkerbung der Oberfläche zwischen Gyrus dentatus und *Area entorhinalis.* Viele Afferenzen aus der Area entorhinalis durchbrechen als *Tractus perforans* die fusionierte Fissura hippocampi und dringen in die Körnerschicht des Gyrus dentatus ein.

Der Periarchikortex (Praesubiculum, Area entorhinalis) bildet einen konzentrischen Ring um den Archikortex und hat alle Merkmale einer Übergangszone zwischen Iso- und Allokortex.

Paläokortex

Der *Paläokortex* ist der primitivste Typ von Rinde im menschlichen Großhirn. Es gibt einige Regionen, in denen es schwierig ist, den Paläokortex von subkortikalen Strukturen zu unterscheiden. Zum Paläokortex gehören vor allem jene Regionen, die primär mit dem Geruchs-

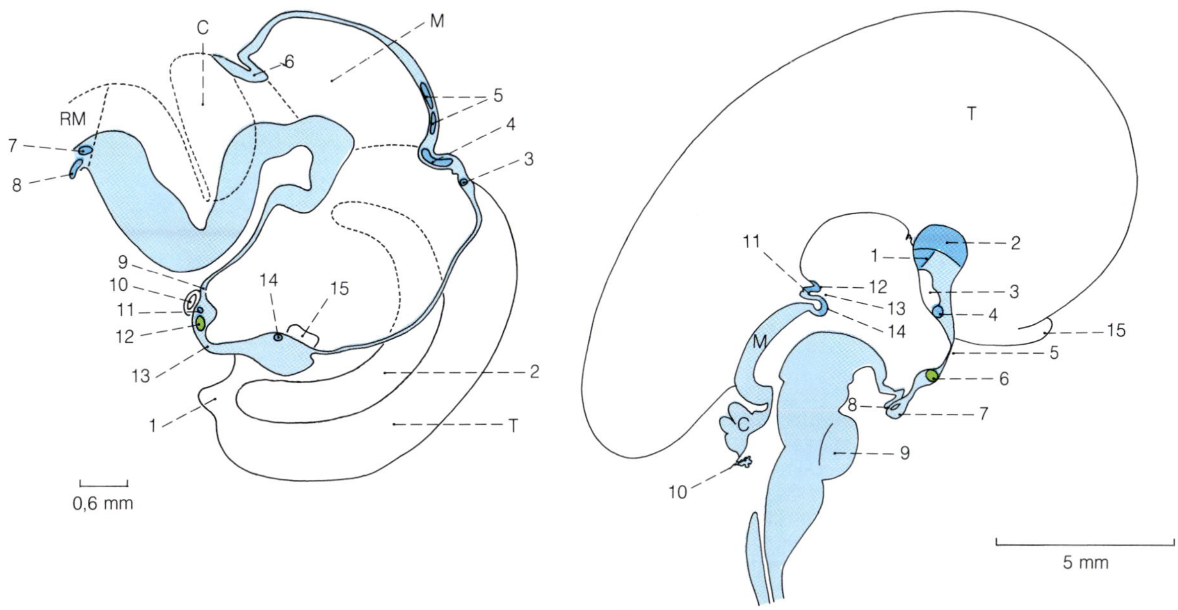

Abb. 16.12-34 Entwicklung der Kommissurensysteme des Telencephalons an Hand von Mediansagittalschnitten im Stadium 23 (a) und beim 100-mm-Fetus (b). Die jüngeren Stadien sind in Abb. 16.12-14 dargestellt. (a) Im Stadium 23 setzt sich die Lamina terminalis (13) in die nun stark verdickte Kommissurenplatte fort, in welcher bereits Fasern der Commissura anterior (14) vorhanden sind. Auch die diencephalen Kommissuren sind vorhanden (Commissura supra-optica [11], Commissura habenularum [3] und Commissura epithalamica [4]). Im Bereich des rostralen Mesencephalons (M) befindet sich die Commissura colliculorum superiorum (5), am Übergang zum Rückenmark die Decussatio lemniscorum (7) und die Decussatio pyramidum (8). Weitere Bezeichnungen: 1 = Bulbus olfactorius, 2 = Hippocampus, 6 = Isthmus, 9 = Neurohypophyse, 10 = Adenohypophyse, 12 = Chiasma opticum, 15 = Foramen interventriculare, C = Cerebellum, RM = Rückenmark, T – Telencephalon. (Modifiziert nach O'Rahilly, Müller u. Bossy [24])

(b) 100-mm-Fetus. Die Kommissurenplatte enthält die Fasersysteme der Commissura fornicis (1), des Corpus callosum (2) und der Commissura anterior (4). Über die Lamina terminalis (5) ist sie mit dem Chiasma opticum (6) verbunden. Im Bereich der Epiphyse (11) befinden sich die Commissura habenularum (12), die Commissura epithalamica (14) und der Recessus pinealis (13). Weitere Bezeichnungen: 3 = Ventriculus septi pellucidi, 7 = Adenohypophyse, 8 = Neurohypophyse, 9 = Pons, 10 = Plexus choroideus ventriculi IV, 15 = Bulbus olfactorius, C = Cerebellum, M = Mesencephalon, T = Telencephalon. (Nach Hochstetter [11])

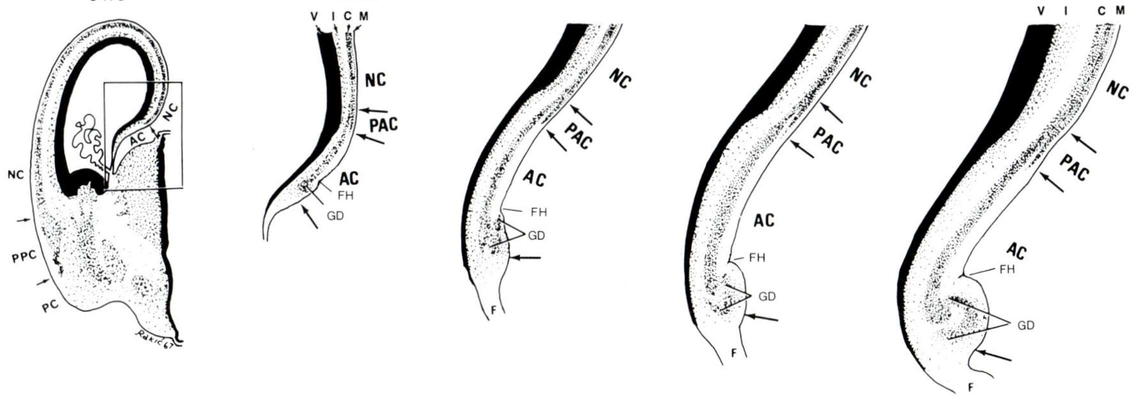

Abb. 16.12-35 Entwicklung des Archikortex von der 9. bis zur 16. Schwangerschaftswoche. Der Archikortex liegt anfänglich an der dorsomedialen Seite des Palliums; mit Entfaltung der Hemisphäre wird er nach kaudal und ventral verlagert. In der halbschematischen Darstellung wird die Verlagerung des Archikortex infolge der Hemisphärenrotation wieder aufgehoben, um die Entwicklung besser überblicken zu können. AC = Archikortex; F = Fornix; FH = Fissura hippocampi; GD = Gyrus dentatus; NC = Neokortex; PAC = Periarchikortex. An der lateralen Wand der Hemisphäre ist der Bereich von Paläo- (PC) und Peripaläokortex (PPC) angegeben. Die Wand des Palliums zeigt den typischen Aufbau mit Ventrikulär- (V), Intermediär- (I), Marginalzone (M) und kortikaler Platte (C). (Modifiziert nach Sidman u. Rakic [33])

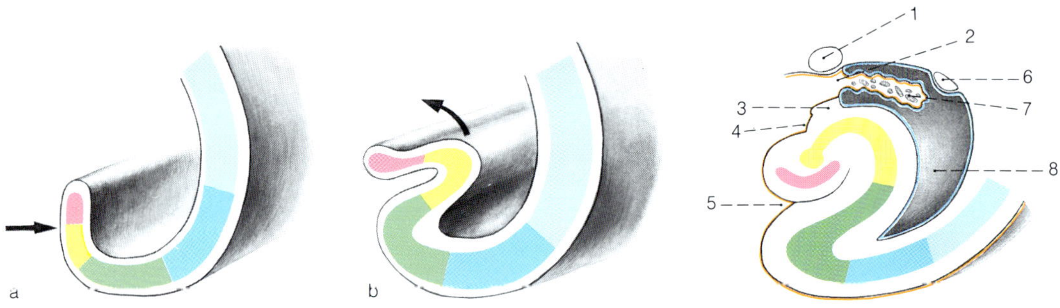

Abb. 16.12-36 Schema der Entwicklung des Hippocampus retrocommissuralis. Die Abschnitte der kortikalen Platte sind farbig wiedergegeben: Gyrus dentatus (rot), Cornu ammonis (gelb), Subiculum (grün), Gyrus parahippocampalis (dunkelblau), anschließende isokortikale Gebiete (hellblau). Es ist zu beachten, daß das Ausmaß der Krümmung und Faltung mit der Stelle entlang der Ausdehnung des Hippocampus variiert. Mit der Einfaltung kommen die ursprünglich äußeren Oberflächen des Gyrus dentatus und eines Teils des Subiculum (A und C) aufeinander zu liegen. Das zwischen beiden liegende Mesenchym verschwindet; die Fissura hippocampi obliteriert größtenteils. a, b und c zeigen aufeinanderfolgende Stadien. Die Pfeile geben die Verformungsrichtungen an. 1 = Tractus opticus; 2 = Fissura choroidea; 3 = Fimbria; 4 = Sulcus fimbriodentatus; 5 = Sulcus hippocampi; 6 = Ncl. caudatus; 7 = Plexus choroideus; 8 = Cornu temporale des Seitenventrikels. (Modifiziert nach GRAY's Anatomy [5])

sinn zu tun haben; das sind im einzelnen: Bulbus olfactorius, Ncl. olfactorius anterior, Tuberculum olfactorium, diagonales Band von BROCA (die beiden letzteren werden auch als *Substantia perforata anterior* zusammengefaßt), Cortex praepiriformis, Septum verum und Cortex periamygdaloideus. Von den genannten Strukturen können wir uns in diesem Lehrbuch nur mit dem Bulbus olfactorius beschäftigen.

Der *Bulbus olfactorius* entsteht erst in der 7. Woche als Aussackung der rostroventralen Hirnwand. Im Zentrum dieser Aussackung befindet sich die Fortsetzung des Seitenventrikels, die als olfaktorischer Ventrikel bezeichnet wird. In der Mitte der 8. Woche beginnt die Laminierung. In der 10. Woche können Lamina granularis externa und Lamina mitralis unterschieden werden. Die Glomeruli werden aber erst in der 15. Woche gebildet. In der 18. Woche sind alle Schichten und Sektoren des Bulbus vorhanden. In der 19. Woche obliteriert der olfaktorische Ventrikel. Man nimmt an, daß die Axone der Mitralzellen einen stimulierenden Einfluß auf den späteren *Cortex piriformis* ausüben; sie erreichen diese Region, bevor dort eine kortikale Platte entstanden ist.

Der Paläokortex ist von dem Übergangsgebiet des *Peripaläokortex* umgeben, zu dem wir den ventrobasalen Teil der Insel und einen Teil des Cortex praepiriformis rechnen. Er kann bereits im 3. Monat diagnostiziert werden. Nach dorsal geht er über in die isokortikalen Areae 13 und 14 der Insel.

Die **Histogenese** des *Allo- und Mesokortex* erfolgt in der Phase I genauso wie im Isokortex. Ab Phase II sind bedeutende regionale Unterschiede festzustellen. Im Bereich des Paläokortex fehlt eine echte CP.

2.5.2 Basalganglien

Die **Ganglienhügel** entstehen am Boden der Seitenventrikel als eine außerordentlich starke Verdickung der Ventrikulär- und Subventrikulärzone. Sie wölben sich in die Seitenventrikel hinein vor (Abb. 16.12-19, 20, 30, 31, 37). In der 5. Woche werden sie erstmals erkennbar. In der 6. Woche entsteht auf der ventrikulären Oberfläche ein longitudinaler *Sulcus interstriatalis,* der den Ganglienhügel in eine laterale und eine mediale Abtei-

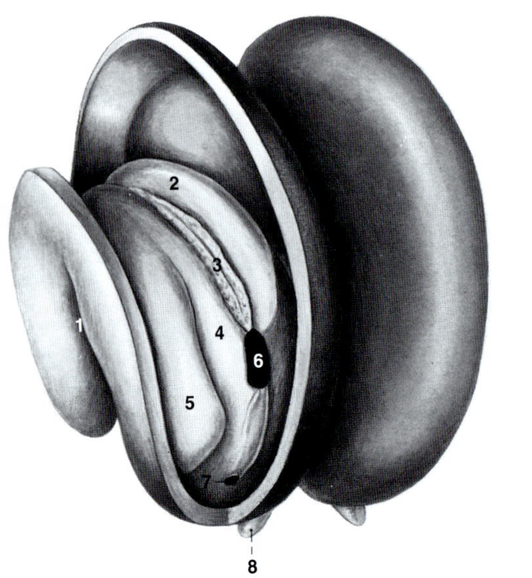

Abb. 16.12-37 Das Innere der rechten Hemisphärenblase eines 45,6-mm-Embryos. 1 = Sulcus lateralis; 2 = Hippocampus; 3 = Plexus choroideus; 4 = Ganglienhügel, mediale Abteilung; 5 = Ganglienhügel, laterale Abteilung; 6 = Foramen interventriculare; 7 = Eingang in den Ventriculus olfactorius; 8 = Bulbus olfactorius; zwischen 4 und 5 der Sulcus interstriatialis. (Modifiziert nach HOCHSTETTER [11])

lung gliedert. Medial und innen grenzt der Sulcus terminalis den telenzephalen vom dienzephalen Teil des Ganglienhügels ab. Außen ist die Grenze gegeben durch den Sulcus hemisphaericus oder telodiencephalicus. Das kaudale Ende des Ganglienhügels läuft in die Anlage des *Corpus amygdaloideum* aus, die infolge der Hemisphärenrotation ventral und vorne im Temporalpol zu liegen kommt.

Laterale Abteilung

Aus der lateralen Abteilung gehen das *Corpus striatum,* das *Corpus amygdaloideum,* der *Ncl. basalis* (Meynert) und das *Claustrum* hervor. Bereits gegen Ende des 2. Monats durchdringen die thalamokortikalen Fasern das Corpus striatum, bilden die *innere Kapsel* und trennen dabei Ncl. caudatus (dorsomedial) und Putamen (ventrolateral) voneinander (s. Abb. 16.12-17). Aus dem posterioren Ende des Ganglienhügels entsteht das *Corpus amygdaloideum,* das zusammen mit dem Schwanz des Ncl. caudatus in den Temporalpol hineinverlagert wird. Im 3. Monat kann bereits die Segregation der verschiedenen Kerne der Amygdala beobachtet werden. Das *Claustrum* wird in der 8. und 9. Woche durch die Fasern der *Capsula externa* vom Putamen abgesetzt. Nach ventral geht es in die Amygdala und den Peripaläokortex über. Fasern der Capsula extrema trennen es von der kortikalen Platte der Insel.

Mediale Abteilung

Die mediale Abteilung ist nach vorne begrenzt durch das Septum, mediokaudal durch den Sulcus terminalis und lateral durch den Sulcus interstriatalis. Aus ihr gehen wahrscheinlich folgende Strukturen hervor: *Ncl. accumbens, Ncl. striae terminalis, Ncl. septi lateralis* und einige Gebiete des Paläokortex. Der *Ncl. accumbens (septi)* wird nachträglich an die mediale Wand des Hemisphärenbläschens verschoben und kommt so in die Nachbarschaft des Septum verum.

Globus pallidus

Nach neueren Erkenntnissen stammt der *Globus pallidus* nicht aus dem Material des Ganglienhügels, sondern wahrscheinlich vollständig aus dem ventralen Thalamus. Wenn die Hemisphärenbläschen sich ausdehnen und das Diencephalon überwachsen, wird die Anlage des Globus pallidus aus dem ventralen Thalamus nach lateral in die Basis des Telencephalons verschoben. So kommt das laterale Segment des Globus pallidus in die mediale Nachbarschaft des Putamens (10. und 11. Woche). In der 11.–14. Woche wird auch der mediale Teil des Globus pallidus ins Telencephalon verlagert.

Mit der Ausdehnung der Hemisphärenblasen nach kaudal verschiebt sich auch die Grenze zwischen Tel- und Diencephalon. Sie ist anfänglich frontal eingestellt und wird mit der Zeit zu einer sagittalen Grenze, wobei der Thalamus medial, der Ganglienhügel lateral liegt. Die Grenze zwischen Tel- und Diencephalon bezeichnet man auch als **Hemisphärenstiel.** Durch den basalen Teil des Hemisphärenstiels ziehen immer mehr Fasern vom Kortex hinunter in den Hirnstamm und zum Rückenmark.

2.6 Große Sinnesorgane: Auge und Ohr

Auge

Im Stadium 11 bildet der *Saccus opticus* beidseits den vordersten Teil des Neuralrohrs. Mit dem Schluß des Neuroporus rostralis wird der Sulcus opticus zur *Vesicula optica,* die über den *Pedunculus opticus* mit dem Diencephalon verbunden bleibt. Der III. Ventrikel steht über den Pedunculus opticus mit dem **Sehventrikel** *(Cavitas optica)* in Verbindung, der die Vesicula optica ausfüllt (Abb. 16.12-38). Die Augenblase ist außen überdeckt vom Oberflächenektoderm, das genau dort zur **Linsenplakode** verdickt, wo es sich in unmittelbarer Nachbarschaft zum Neuralgewebe befindet. Ab Stadium 13 sinkt die Vesicula optica ein, der distale, dem Ektoderm anliegende Teil der Vesicula legt sich dem proximalen, in den Pedunculus opticus übergehenden Teil an. So entsteht der zweiblättrige **Augenbecher,** *Cupula optica.* Das äußere, dem Mesenchym anliegende Blatt bleibt einschichtig und wird zum **Pigmentepithel** *(Stratum pigmentosum retinae),* das innere Blatt wird mehrschichtig und differenziert sich zur **Retina** *(Stratum nervosum retinae)* (Abb. 16.12-38). Der Sehventrikel wird dabei stark eingeengt. Er verschwindet schließlich, wenn das innere (retinale) Blatt sich ganz dem äußeren Blatt anlegt und beide Blätter durch Ausbildung von Mikrovilli miteinander verzapft sind. Die Eindellung zum Augenbecher erfolgt nicht so, daß einfach zwei halbkugelige Schalen ineinander liegen, vielmehr wird an der ventralen Seite die Eindellung zur **Augenbecherspalte** *(Fissura optica)* vertieft und ein Stück weit in den Pedunculus opticus fortgesetzt (Abb. 16.12-38). Durch die Bildung dieser Spalte setzt sich das innere Blatt des Augenbechers in den Pedunculus hinein fort. Damit ist eine Leitstruktur geschaffen, entlang welcher die Axone der Ganglienzellen ihren Weg in den Pedunculus hinein und zum Diencephalon finden. Auf der ventralen Außenseite der Fissura optica verläuft später die *A. centralis retinae,* die in Höhe des Augenbechers zur *A. hyaloidea* wird. Die Ränder um die Fissura optica wachsen später besonders schnell und fusionieren miteinander. Damit wird der Austritt der Ganglienzellaxone (Optikusfasern) auf den Bereich der *Papilla n. optici* eingeengt, die infolge dieses ungleichen Wachstums ziemlich ins Zentrum der Retina rückt.

Unterbleibt der Schluß der Augenbecherspalte, so sprechen wir von einem **Kolobom.** Das Kolobom ist meist auf die Iris beschränkt, kann sich aber auch auf das Corpus ciliare, die Retina, die Choroidea und den N. opticus fortsetzen.

Wenn der Augenbecher entsteht, sinkt die ektodermale Linsenplakode ein zur **Linsengrube** *(Fovea lentis)* und bildet wenig später das **Linsenbläschen** *(Vesicula lentis),* das sich vom Oberflächenektoderm abschnürt. Die Zellen der der Retina zugekehrten Wand des Linsenbläschens verlängern sich und werden zu **Linsenfasern,** die den Flüssigkeitsraum des Bläschens allmählich ausfüllen. Die Zellen der vorderen Wand behalten ihren zellulären Charakter und bilden das Linsenepithel. Die Mitosen des Linsenepithels werden auf die Gegend des

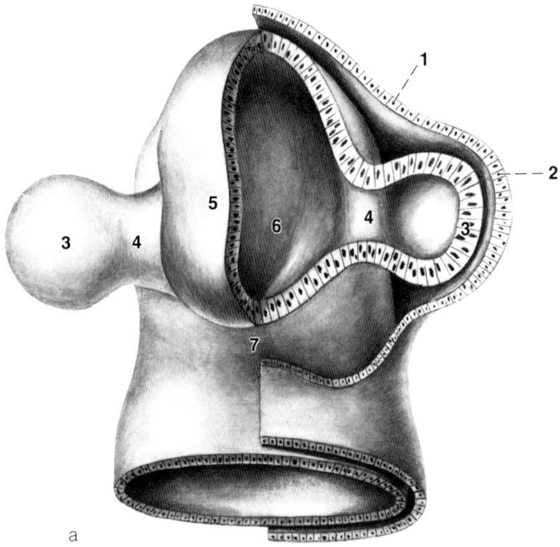

a

Abb. 16.12-38 (a) Schematische Darstellung des Prosencephalons und des Augenbläschens bei einem 4-mm-Embryo (Stadium 13). An der linken Hirnhälfte sind Prosencephalon und Augenbläschen eröffnet. 1 = Oberflächenektoderm; 2 = Linsenplakode; 3 = Augenbläschen (Vesicula optica); 4 = Augenbecherstiel (Pedunculus opticus); 5 = Prosencephalon; 6 = III. Ventrikel; 7 = Flexura mesencephalica. (b), (c) Augenbecher und Augenbecherstiel am Ende der 4. Woche. 1 = Linsengrube kurz vor der Abschnürung zum Linsenbläschen; 2 = Oberflächenektoderm; 3 = Pigmentepithel; 4 = Sehventrikel; 5 = Retina; 6 = Augenbecher; 7 = Augenbecherstiel; 8 = Wand des Diencephalons; 9 = Ventrikel des Augenbecherstiels am Übergang zum III. Ventrikel; 10 = Augenbecherspalte. Die Pfeile a bis e geben die Lage der Querschnitte an, die in der unteren Bildhälfte (c) gezeichnet sind. (Modifiziert nach Mann [20])

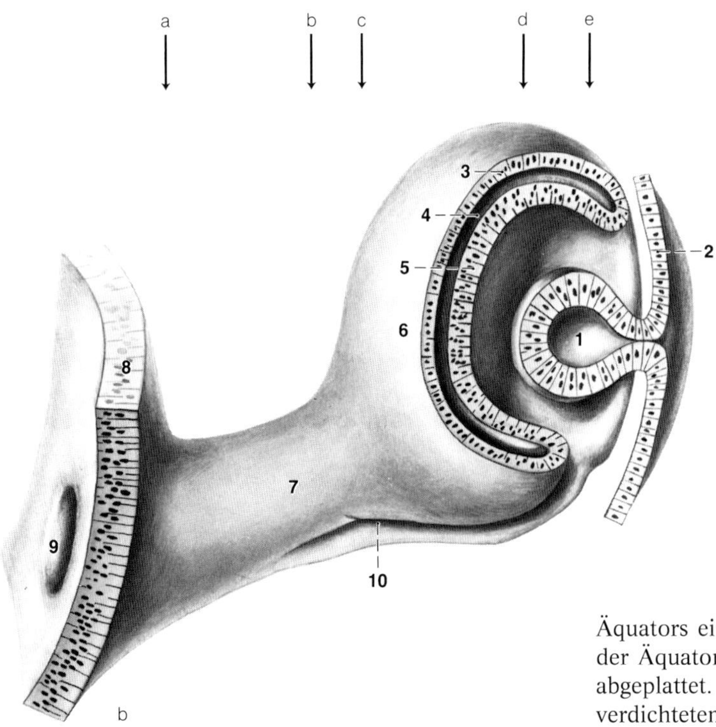

b

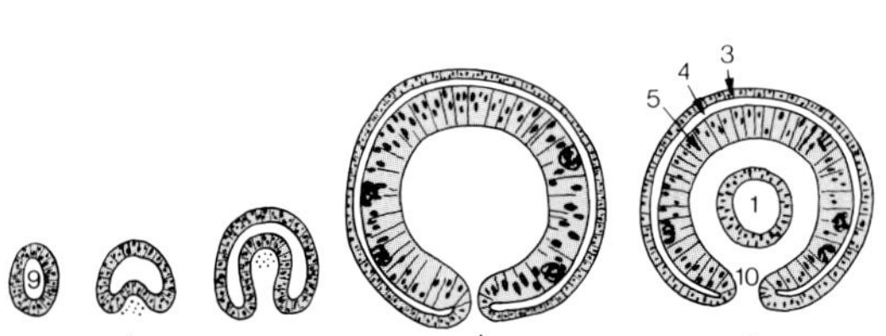

c

Äquators eingeschränkt. Durch Zuwachs, vor allem in der Äquatorgegend, wird die anfänglich kugelige Linse abgeplattet. Im 2. Monat wird die Linse umgeben von verdichtetem, vaskularisiertem Mesenchym, dessen äußerer Teil die **Pupillenmembran** bildet. Im 6. Monat atrophieren alle Arterien der Linsenkapsel außer der A. hyaloidea, die erst im 8. Monat okkludiert. Mit dem Verlust der Blutgefäße verschwindet die Gefäßkapsel der Linse und damit auch die Pupillenmembran.

Bleibt die Pupillenmembran bestehen, dann haben wir das Erscheinungsbild der kongenitalen **Pupillenatresie.**

Wenn die Augenblase sich in den Augenbecher umwandelt (ab Stadium 13), ist das spätere retinale Blatt (Stratum nervosum retinae) bereits in Ventrikulärzone und

Marginalzone gegliedert. Mit dem Verschwinden des Sehventrikels liegt die Ventrikulärzone dem Pigmentepithel an, wodurch sich die Verhältnisse gegenüber anderen Hirnregionen wesentlich ändern: Die Mitosen vollziehen sich nicht mehr in Nachbarschaft eines Liquorraums, sondern der Choroidea, die mit der Pia mater verglichen werden kann. Die postmitotischen Zellen wandern in Richtung Glaskörper und bilden zwischen Ventrikulär- und Marginalzone eine Intermediärzone. Aus diesen Zellen der Intermediärzone generieren die Ganglienzellen ein Axon, das in die Marginalzone hinein und entlang der Basalmembran zur Fissura optica hin wächst. Von dort führt der vorgegebene Weg weiter entlang der Basalmembran an die ventrale Seite des Pedunculus und ihm entlang zum Diencephalon. Die Fasern bilden in der rostralen Wand des III. Ventrikels das **Chiasma opticum** und erreichen dann jenen Teil des Thalamus, der zum *Ncl. geniculatus lateralis* wird. Andere Fasern wachsen weiter zum Colliculus superior. Die Zahl der Axone der **Ganglienzellen** nimmt rapide zu. Der Pedunculus wird ganz ausgefüllt und dadurch zum N. opticus umgewandelt. Durch weitere Zunahme der Zahl der Fasern und durch die Zunahme der Faserdurchmesser wird der Querschnitt des N. opticus rasch vergrößert. Die **amakrinen Zellen** entstehen überlappend mit den Ganglienzellen, später folgen die **Horizontal-**, **Bipolar-** und **Photorezeptorzellen.** Mit der Reifung der Ganglienzellen und der amakrinen Zellen einerseits und der Bipolarzellen andererseits entsteht ein Neuropil distal der Ganglienzellschicht, die **innere plexiforme Schicht.** Ein zweites Neuropil entsteht zwischen Photorezeptoren einerseits sowie Bipolar- und Horizontalzellen andererseits, die **äußere plexiforme Schicht.** Dadurch wird die Intermediärzone untergliedert in die äußere plexiforme Schicht, innere Körnerschicht, innere plexiforme Schicht und Ganglienzellschicht. Als letztes Element entstehen im 7. und 8. Monat die Außensegmente der Photorezeptoren, wodurch die ganze Leitungsbahn vom Photorezeptor bis zur nächsten Station im Diencephalon (Ncl. geniculatus lateralis) für die Übertragung von visueller Information funktionsfähig wird.

Wenn der Augenbecher sich ständig vergrößert, wird das umgebende Mesenchym verdichtet. Die Mesenchymzellen werden abgeplattet und tangential in eine Kugelschale orientiert. Aus diesem kondensierten Mesenchym entsteht analog zur Dura mater die **Sklera,** die in ihrem vorderen Teil durchsichtig wird und die Substantia propria der **Kornea** bildet. Über dem Gehirn, dem Rückenmark und dem N. opticus entsteht unter der Dura der Subarachnoidalraum, der das vaskuläre Netz der Pia von der Arachnoidea trennt. Über dem Auge entsteht keine Trennung zwischen Pia und Arachnoidea, außer im Bereich der vorderen Kammer. Aber eine starke gefäßführende Schicht ist vorhanden, die **Choroidea.** Die Choroidea wird am vorderen Rand des Augenbechers stark verdickt. Aus dieser Verdickung entsteht das *Corpus ciliare.* Die Fasern der *Mm. sphincter* und *dilatator pupillae* entstehen aus der Pars iridica des Augenbechers, sind also neuroektodermalen Ursprungs. Die **Augenlider** entstehen aus kleinen Hautfalten. Die Hautfalten wachsen aufeinander zu und verkleben in der Mitte des 3. Monats. Im 6. Monat werden die Lider wieder geöffnet.

Innenohr

Die Entwicklung des Innenohrs beginnt mit der Entstehung der ektodermalen **Ohrplakode** *(Placoda otica)* über dem dorsolateralen Rhombencephalon (Stadium 10). Die Ohrplakode sinkt ein zur **Ohrgrube** *(Fovea otica,* Stadium 11) und bildet dann die **Ohrblase** *(Vesicula otica,* Stadien 12 und 13), die sich schließlich ganz ähnlich wie die Linse vom Ektoderm absetzt. Die aus der Ohrblase sich differenzierenden Strukturen heißen in ihrer Gesamtheit **häutiges Labyrinth** *(Labyrinthus membranaceus)* (Abb. 16.12-39). Als erstes entsteht dorsal und medial ein tubuläres Divertikel, die Anlage des *Ductus* und *Saccus endolymphaticus.* Die übrige Ohrblase wird unterteilt in eine ventrale *(Saccus cochlearis* oder *Pars sacculocochlearis)* und eine dorsale Komponente *(Saccus vestibularis* oder *Pars utriculovestibularis).* Während diese Komponenten sich erweitern, bleibt der Übergang zwischen ihnen eng. Der Saccus vestibularis wird in drei senkrecht aufeinander stehenden Ebenen abgeplattet bei gleichzeitiger Vergrößerung der Oberfläche. Die zentralen Anteile der Wände dieser Scheiben verkleben und korrodieren, während die peripheren Teile persistieren und die *Ductus semicirculares* bilden. Der untere Teil des Saccus vestibularis, in den hinein sich die Ductus semicirculares öffnen, wird zum **Utriculus.** Während die Bogengänge sich bilden, entsteht eine Falte, die den Saccus vestibularis vom Saccus cochlearis trennt. Die Falte vergrößert sich und unterteilt schließlich auch den Endabschnitt des Ductus endolymphaticus in zwei Schenkel, den *Ductus utricularis* und den *Ductus saccularis.* Über diese beiden engen Gänge, die auch als *Ductus utriculosaccularis* zusammengefaßt werden, bleiben Utriculus und Sacculus miteinander in Verbindung. Der Saccus cochlearis wird unterteilt in einen oberen Abschnitt, den **Sacculus,** und einen unteren Abschnitt, der sich rasch verlängert, einrollt und so den *Ductus cochlearis* bildet. Später wird die Verbindung zwischen Sacculus und Ductus cochlearis zum *Ductus reuniens* eingeschnürt.

Die **Ohrblase** und ihre Derivate sind ursprünglich mit einem einschichtigen Epithel ausgekleidet. Während der geschilderten Differenzierungsvorgänge verdickt das Epithel lokal an den Stellen, die in Beziehung stehen zu einwachsenden Nervenfasern: im Sacculus *(Macula sacculi),* im Utriculus *(Macula utriculi),* in den erweiterten Ampullen der Ductus semicirculares *(Cristae ampullares)* und entlang einer Seite des Ductus cochlearis *(Organum spirale).* Jedes dieser Felder wird von sensorischen Fasern des N. vestibularis bzw. des N. cochlearis versorgt. Die Differenzierung des membranösen Labyrinths erfolgt sehr schnell. Gegen Ende des 2. Monats sind seine wesentlichen Teile bereits vorhanden.

Das Mesenchym, in dem sich die Ohrblase befindet, verknorpelt. In der 10. Woche entsteht in der Kapsel um den Ductus cochlearis entlang der Anlage des Organum spirale ein Flüssigkeitsraum, die **Scala tympani**

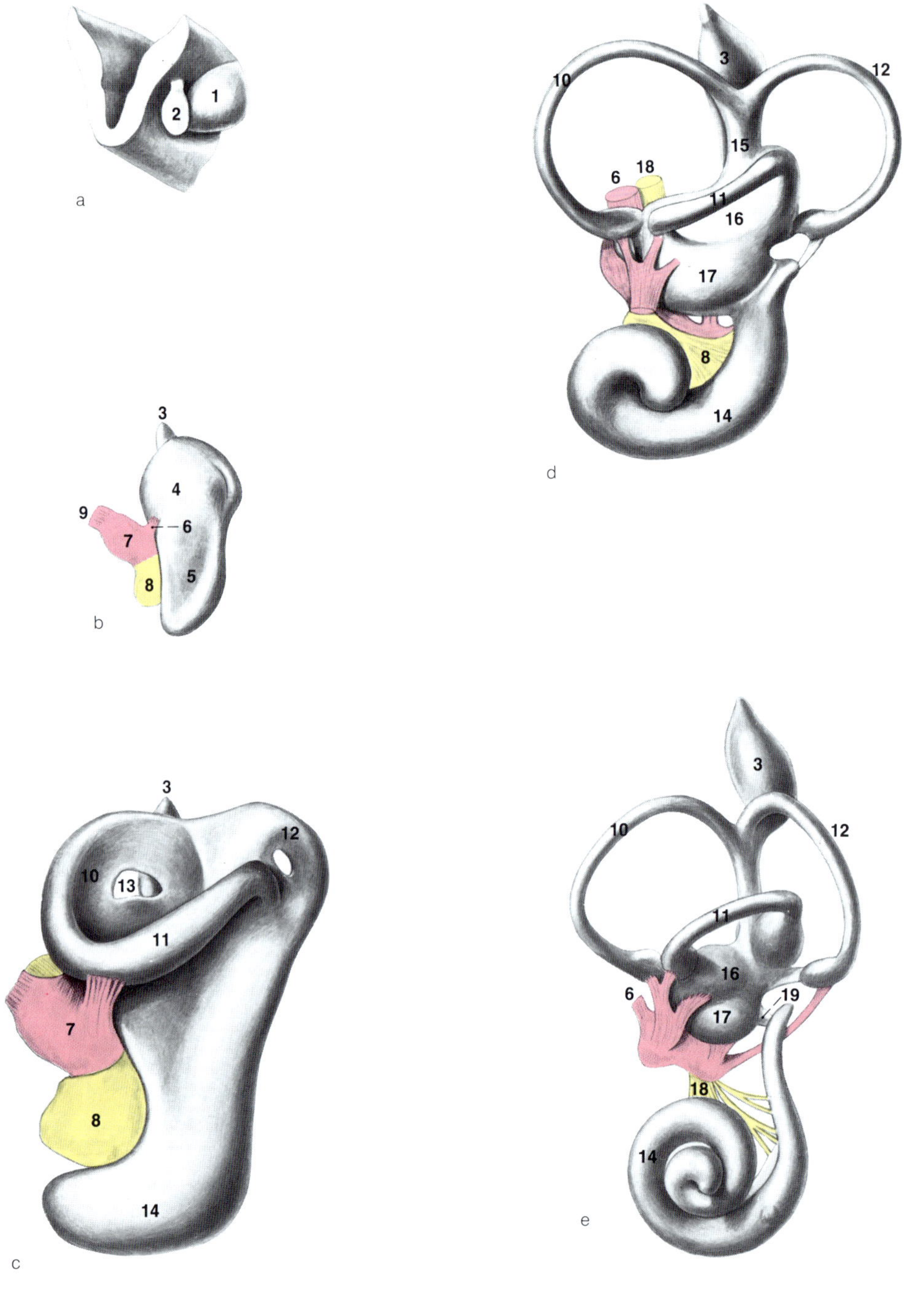

Abb. 16.12-39 Entwicklung des Innenohres. (a) Stadium 13 (4,3 mm), (b) Stadium 16 (9 mm), (c) Stadium 18 (13 mm); (d) Stadium 20 (20 mm); (e) Anfang 3. Monat (30 mm). 1 = Ohrblase; 2 = Ganglion acusticofaciale; 3 = Saccus endolymphaticus; 4 = Saccus vestibularis; 5 = Saccus cochlearis; 6 = N. vestibularis; 7 = Ganglion vestibulare; 8 = Ganglion cochleare; 9 = N. vestibulocochlearis; 10 = Ductus semicircularis anterior; 11 = Ductus semicircularis lateralis; 12 = Ductus semicircularis posterior; 13 = Resorption des zentralen Teils der Bogenganganlage; 14 = Cochlea; 15 = Crus commune; 16 = Utriculus; 17 = Sacculus; 18 = N. cochlearis; 19 = Ductus reuniens. (Nach Modellen von W. His)

(Abb. 16.12-40). Gegen Ende des 4. Monats entsteht ein ähnlicher Raum auf der gegenüberliegenden Seite des Ductus cochlearis, die **Scala vestibuli.** Scala tympani und Scala vestibuli gehen an der Spitze der Cochlea, im **Helicotrema,** ineinander über. Die Wand zwischen Ductus cochlearis und Scala vestibuli wird zur *Membrana vestibularis,* die Wand zur Scala tympani wird zur *Membrana basilaris.* Auf der Membrana basilaris differenziert sich das Organum spirale mit den inneren und äußeren Haarzellen und der Membrana tectoria.

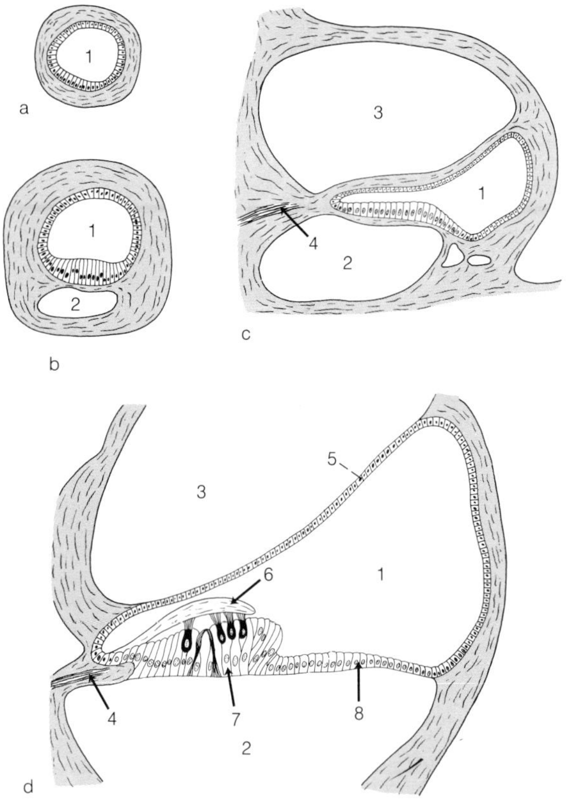

Abb. 16.12-40 Histogenese der Cochlea beim 35-mm- (a), 50-mm- (b), 130-mm- (c) und 250-mm-Fetus-(d). 1 = Ductus cochlearis; 2 = Scala tympani; 3 = Scala vestibuli; 4 = N. cochlearis; 5 = Membrana vestibularis; 6 = Membrana tectoria; 7 = Organum spirale; 8 = Membrana basilaris. (Modifiziert nach HAMILTON u. MOSSMAN [6])

2.7 *Peripheres Nervensystem*

Spinalganglien

Unmittelbar nach der Ablösung der Neuralleiste aus dem ektodermalen Verband ist das paraxiale Mesoderm durch die Bildung der Somiten bereits metamer gegliedert. Gegenüber von jedem Somiten proliferieren die Neuralleistenzellen rasch und bilden an beiden Seiten des Neuralrohrs die ovalen **Anlagen der Spinalganglien.** Diese Anlagen wandern ein wenig nach lateral und ventral. Vom ventralen Gebiet dieser Anlagen löst sich ein Teil ab und bildet die sympathochromaffinen Zellen (s. Kap. 16.12.1.2.2). Aus dem Rest entsteht das **definitive Spinalganglion.** Die Zahl der Spinalganglien ist ebenso groß wie die der Somiten. Aus den Mitosen der Spinalganglienzellen entstehen junge Neurone und Glioblasten. Die jungen Neurone produzieren einen zentralen und einen peripheren Fortsatz (bipolares Stadium). Die zentralen Fortsätze wachsen in das Neuralrohr hinein und bilden die Hinterwurzel, die peripheren Fortsätze wachsen nach ventrolateral und bilden zusammen mit den Fasern der Vorderwurzel den **Spinalnerv.** Aus den Glioblasten entstehen die **Satellitenzellen** und die SCHWANN-Zellen.

Neuromuskuläre Verbindung

Von Anfang an stehen die Axone der Motoneurone und die Dendriten der Spinalganglienzellen in engem Kontakt mit der Peripherie des Körpers. Nervensystem und nichtneuronales Gewebe sind für ihre strukturelle und funktionelle Reifung aufeinander angewiesen. „Es ist nicht notwendig, sich vorzustellen, wie manche Autoren es tun, daß der wachsende Nerv seinen Weg durch ein Labyrinth von differenziertem Gewebe nehmen muß, das sich von der Hüfte bis zu den Zehen ausdehnt, um sein Endorgan zu erreichen. Der Nerv muß in unabhängiger Weise nur bis zur Basis der Extremitätenknospe wachsen. Der Rest wird dann durch die Entwicklung der Extremität selbst gemacht" [7]. Die Nerven wachsen weiter in Gewebespalten und meist entlang von Blutgefäßen.

Die **Myoblasten** entwickeln sich unabhängig von Nerven bis zu **Muskelschläuchen** (Myotubi). Erst von diesem Stadium an sind sie für ihre weitere Differenzierung auf die Innervation angewiesen. An der dem ankommenden Nerv gegenüberliegenden Stelle kommt es zur Verdickung der Plasmamembran der Muskelfaser. Zwischen Nervenfaser und Muskelzelle besteht zunächst ein Spalt von 2–3 µm. Das Nervenende enthält schon Bläschen ähnlich wie beim reifen System. Bei der ersten Kontaktnahme werden die Muskelfasern durch mehrere Axone innerviert (4–5 pro Faser). Mit der Zeit setzt sich meist eine Nervenfaser durch, die übrigen Kontakte werden abgebaut; es bleibt in den meisten Fällen eine monofokale Innervation mit einer Endplatte in der Mitte der Muskelfaser. In der Anfangsphase sind die **Acetylcholinrezeptoren** über die ganze Oberfläche der Muskelzelle verteilt, so daß die ganze Zelle acetylcholinsensitiv ist. Nach der Kontaktaufnahme mit dem Nerv werden die Acetylcholinrezeptoren mit hoher Dichte auf den **Endplattenbereich** konzentriert und dort stabilisiert. Von dort gibt es einen sehr steilen Abfall der Konzentration der Rezeptoren zur **extrajunktionalen Oberfläche** der Muskelfaser. Bei Denervation wird die **Konzentration** der Rezeptoren im Endplattengebiet wieder aufgehoben, die ganze Muskelfaser wird wieder sensitiv.

Man unterscheidet beim Erwachsenen verschiedene Typen von Muskelfasern, die unter anderem hinsichtlich Kontraktionsgeschwindigkeit und Ausdauer voneinander verschieden sind. Die Differenzierung in **tonische** und **phasische** (langsame und schnelle) **Fasern** erfolgt relativ spät, nach Untersuchungen bei Säugern erst postnatal. Die Entwicklung zu einer schnellen oder langsamen Muskelfaser wird bestimmt durch die Aktivität und vielleicht auch durch trophische Faktoren des Motoneurons, welches diese Faser innerviert.

Sensible Innervation

In der Regel kommen die sensiblen Nervenfasern an ihrem Innervationsgebiet an, bevor die **Rezeptoren** sich differenzieren. Es besteht die Vermutung, daß die Nervenfasern einen Einfluß auf die Differenzierung der Rezeptoren ausüben. Auch auf der sensiblen Seite besteht nur eine geringe Spezifität. Es kann z.B. eine Sinnesoberfläche, die normalerweise vom N. trigeminus versorgt wird, auch durch Nerven der unteren Gliedmaßen innerviert werden. Eine Innervation durch Motoneurone oder vegetative Fasern ist hingegen nicht möglich.

Intrafusale Muskelfasern entwickeln sich bis zum Stadium des Muskelschlauchs ohne Nervenfasern. Für die Differenzierung zur reifen intrafusalen Faser werden jedoch sowohl die sensible als auch die motorische Innervation benötigt. Die sensible Innervation erfolgt vor der motorischen.

Die Innervationsdichte der Körperoberfläche und die Dichte der sensiblen Rezeptoren sind erstaunlich konstant für jede Region. Über die Art und Weise, wie die Entstehung dieses Innervationsmusters kontrolliert wird, bestehen nur Vermutungen. Die am ehesten akzeptierte Hypothese geht auf Ramón y Cajal zurück. Sie besagt, daß das Epithel ein Molekül produziert, welches die Sprossung der ankommenden Fasern anregt. Die ankommenden Fasern neutralisieren dieses Molekül.

Autonome Ganglien

Die Ganglienzellen des Sympathikus wandern aus dem ventralen Teil der Anlagen der Spinalganglien aus und bilden die **paravertebralen Ganglien** des **Sympathikusgrenzstrangs.** Die Auswanderung ist zunächst begrenzt auf die thorakalen und die oberen lumbalen Segmente. Später wächst der Grenzstrang weiter nach rostral und kaudal und bildet den Sympathikus im Zervikal- und Lumbalbereich. Andere Ganglienzellen wandern weiter nach ventral und bilden die **prävertebralen Ganglien** (z.B. Ganglia coeliaca, Ganglion mesentericum superius).

Die **parasympathischen Kopfganglien** stammen wahrscheinlich aus den primitiven Ganglien der Nn. oculomotorius, trigeminus, facialis, glossopharyngeus und vagus. So wird das Ganglion ciliare von Zellen gebildet, die vom Ganglion trigeminale entlang dem N. ophthalmicus auswandern, wahrscheinlich ergänzt durch Zellen aus dem Okulomotoriuskern.

Über die Entstehung der **intramuralen Ganglien** (Plexus submucosus, Plexus myentericus) besitzen wir nur indirekte Evidenz aus Beobachtungen an Hühnerembryonen. Danach stammen die Ganglien des Verdauungstrakts im Innervationsbereich des N. vagus aus der Neuralleiste des Rhombencephalons, die weiter kaudal gelegenen Abschnitte aus der lumbosakralen Neuralleiste. Dies würde mit der parasympathischen Innervation beim Erwachsenen übereinstimmen.

Die Neuralleistenzellen, aus denen die autonomen Ganglien entstehen, wandern zwar entlang von bestimmten Bahnen zu ihren Zielgebieten, sind aber noch nicht festgelegt als sympathische oder parasympathische Ganglienzellen; sie sind noch pluripotent. Ihre terminale Differenzierung wird kontrolliert durch lokale Faktoren, die sie während und am Ende ihrer Wanderung antreffen.

2.8 *Entwicklungsmechanismen*

Die Wand des frühen Neuralrohrs ist einschichtig und besteht aus einfachen epithelialen Zellen. Das Gehirn des Erwachsenen hingegen besteht aus zahlreichen Zellanhäufungen in Kernen und Schichten, aus Faserbahnen und aus Neuropil, einem Netzwerk aus Axonterminalien, Dendriten und Fortsätzen der Neuroglia. Die Zellen sind nicht mehr einfach, sondern haben weitverzweigte Dendriten und lange oder kurze Axone mit mehr oder weniger zahlreichen Kollateralen und Telodendren. Die entscheidenden Schritte zwischen diesen beiden Grenzzuständen sind die **Differenzierung der Neuralepithelzellen** zu Neuronen und Gliazellen, die **Auswanderung** und **Zusammenlagerung** von Neuronenpopulationen und die **Aufnahme von Verbindungen mit synaptischen Kontakten.** Von der Differenzierung der Neurone und ihrer Wanderung sowie von der Entstehung von synaptischen Kontakten war bereits die Rede. Jetzt wollen wir die Entstehung von Verbindungen zwischen Neuronensystemen betrachten, ohne die eine Informationsverarbeitung im Nervensystem nicht möglich wäre.

Es gibt zahlreiche Befunde und Hypothesen zu dem Problem, wie Nervenfasern ihren Weg zu ihrem Zielgebiet finden und dort mit den Neuronen Kontakte herstellen, die – finalistisch gedacht – für ein funktionierendes System gebraucht werden. Wie schon W. His (s. Kap. 16.12.1.2.5), so haben auch eine Reihe anderer Forscher beobachtet, daß Axone entlang von **Leitstrukturen** wachsen. Unter Leitstrukturen verstehen wir Vorzugsrichtungen in der Orientierung von Zellen, Zellfortsätzen und Interzellularräumen sowie orientierte Makromoleküle im Gewebe. Solche orientierte Strukturen werden durch das Wachstum selbst hervorgebracht. Ein Beispiel dafür ist das Mesenchym, welches das Auge umgibt. Mit der Ausdehnung des Auges werden die mesenchymalen Zellen verdichtet und zirkulär um das Auge herum angeordnet. Aus diesen verdichteten und orientierten Zellen entsteht schließlich die Sklera. In der Entwicklung des Nervensystems wurden zahlreiche ähnliche Beobachtungen gemacht. So sind z.B. im Pedunculus opticus Interzellularkanäle beobachtet worden, die parallel zur Längsachse des sich ausdehnenden Pedunculus opticus ausgerichtet sind. Die auswachsenden Optikusfasern benutzen diese Kanäle ebenso wie die Grenzmembranen als Leitstrukturen. Daß Nervenfasern sich an Leitstrukturen orientieren, ist experimentell von P. Weiss gezeigt worden.

In Zusammenhang mit der Strukturentwicklung spielt auch die **zeitliche Folge** der Ereignisse eine große Rolle. Die zuerst auswachsenden Fasern eines projizierenden Systems wie etwa der Retina treffen eine andere Situation an als die nachfolgenden Fasern. Die ersteren, oft auch als **Pionierfasern** bezeichnet, müssen sich erst ihren Weg durch das Gewebe bahnen, während letztere die bereits vorhandenen Fasern schon als Leitstrukturen benutzen können. Nicht nur der Wachstumsweg, sondern auch das Zielgebiet ist verschieden für früh und spät ankommende Fasern.

Sperry war der Meinung, daß diese Faktoren nicht ausreichten, um geordnete Abbildungen im Nervensystem herzustellen, wie wir sie in vielen Fällen finden (Beispiele: retinotope Abbildung der Retina auf den visuellen Kortex, somatotope Abbildung der Körperperipherie auf den sensorimotorischen Kortex). Er entwickelte deshalb die **Chemoaffinitätshypothese,** die in ihrer ursprünglichen Version besagt, daß sowohl in dem projizierenden wie auch in dem empfangenden System während der Entwicklung individuelle Oberflächenmoleküle auf der Membran der einzelnen Neurone entstehen, welche diese Neurone markieren. Die Fasern des projizierenden Systems suchen in ihrem Zielgebiet so lange die Partnerzellen ab, bis sie das korrespondierende Molekül gefunden haben. Erst dann werden definitive Kontakte hergestellt. Die Chemoaffinitätshypothese konnte aus verschiedenen Gründen (u.a. wegen des Informationsgehalts im genetischen Code) in ihrer ursprünglichen Form nicht aufrechterhalten werden, sondern wurde in mannigfaltiger Weise modifiziert. Was heute davon geblieben ist, ist vor allem die Annahme, daß es graduierte Affinitäten zwischen Neuronensystemen gibt.

War die Annahme, daß strukturelle und zeitliche Faktoren für die Ausbildung topographisch geordneter Abbildungen genügen, zu „mechanistisch", so hat die Chemoaffinitätshypothese in ihren verschiedenen Formen lange Zeit die Bedeutung der strukturellen und zeitlichen Bedingungen unterschätzt und die molekulare Interaktion zwischen Partnerzellen zu einseitig für alles verantwortlich gemacht. Heute kann man eine Tendenz zu einer Hypothese feststellen, die beide Auffassungen miteinander zu vereinen sucht. Zutreffend ist wahrscheinlich nicht das eine oder das andere, sondern alle diese Faktoren spielen vermutlich eine Rolle, so daß wir besser von einer **Hypothese der multifaktoriellen Bestimmung** sprechen. Lokal wirksame Faktoren sind ebenso beteiligt wie solche, die das ganze System betreffen (RAGER [26]).

Es würde einen großen Aufwand an genetischer Information verlangen, wenn die projizierenden und empfangenden Systeme schon von vornherein quantitativ aufeinander abgestimmt wären. Inzwischen hat sich herausgestellt, daß die Natur anders arbeitet. Die Systeme produzieren Neurone gemäß den lokalen Bedingungen und der mitotischen Potenz einer bestimmten Ventrikulär- und Subventrikulärzone. In dem Augenblick, in dem die Fasern dieser Neurone mit ihrem Zielgebiet Kontakt aufnehmen, kommt es zur Kompetition zwischen den projizierenden Neuronen um eine genügende Menge synaptischer Plätze oder Terminationsgebiete. Man nimmt an, daß ein Neuron nur dann überleben und sich weiterentwickeln kann, wenn dieses Minimum an Terminationen erreicht ist (**Kompetitionshypothese;** RAGER [26]). Alle Neurone, die dieses Existenzminimum nicht erreichen, gehen zugrunde. In zahlreichen Systemen wurde der Untergang von Neuronen während der normalen Entwicklung quantitativ beobachtet. Der Anteil der degenerierenden Neurone kann 40–60% erreichen. Vergrößert man experimentell das zu innervierende Gebiet z.B. durch Transplantation einer zusätzlichen Extremität auf den Rücken von Hühnerembryonen, dann kann der Zelltod drastisch vermindert werden. Durch Kompetition können die verschiedenen Systeme in einfacher Weise einander angepaßt werden. Das bedeutet, daß epigenetische Faktoren bei der Ausgestaltung des komplexen Netzwerks des Nervensystems eine wichtige Rolle spielen. Es ist jedoch noch unbekannt, wie die Kompetition sich auf molekularer Ebene vollzieht. Möglicherweise spielen trophische Substanzen oder andere chemische Signale eine große Rolle. Sie können über die Synapsen ausgetauscht und über den Axoplasmafluß zum Perikaryon transportiert werden. Nicht nur das projizierende Neuron ist auf Rückmeldung angewiesen, auch das empfangende Neuron braucht eine bestimmte Menge von Afferenzen.

Weder die Zahl der Neurone, die in einem bestimmten System entstehen, noch die Zahl der Kollateralen ihrer Axone ist im Hinblick auf ihre spätere Funktion bestimmt. Sie werden im Überschuß angelegt. Die Axonkollateralen wachsen anscheinend dorthin, wo sie hingeleitet werden. Erst durch die Interaktion mit dem Zielgebiet wird entschieden, ob bestimmte Kollateralen erhaltenbleiben oder abgebaut werden. Zur Zeit der Geburt projizieren z.B. die Pyramidenzellen der Schicht V des visuellen Kortex der Ratte in die Pyramidenkreuzung. Wenig später wird die Projektion auf den Colliculus superior eingeschränkt. Ähnlich verhält es sich mit den kommissuralen Verbindungen des visuellen Kortex von Katzen und Affen. Zuerst sind große Gebiete des primären visuellen Kortex mit der anderen Seite verbunden, später wird diese Verbindung auf den vertikalen Meridian (Grenze zwischen Area 17 und 18) eingeschränkt.

Neurone bringen überschüssige Axonkollateralen nicht nur zu verschiedenen Systemen wie z.B. Colliculus superior und Medulla spinalis hervor, sondern entwickeln meist auch eine diffuse und zufällige Arborisation innerhalb eines Systems. So projizieren die retinogenikulo-kortikalen Fasern in die Area striata (Area 17) zuerst diffus. Danach kommt es zu einer Interaktion zwischen den Fasern beider Augen und zwischen Fasern und postsynaptischen Elementen. Die Folge dieser Interaktion ist die **Segregation** der Fasern des einen Auges von denen des anderen, so daß Kolumnen alternierender Okularität entstehen. Dieser Prozeß der Segregation der visuellen Afferenzen in **okuläre Dominanzkolumnen** vollzieht sich erst **nach der Geburt** und kann im Gegensatz zu den früher ablaufenden Prozessen durch **visuelle Erfahrung** beeinflußt werden. Was für die Axone gilt, gilt in gewissem Grade auch für die Dendriten. Die meisten Neurone produzieren dendritische Verzweigungen im Überschuß. Die definitive Gestalt des Dendriten entwickelt sich im Zusammenspiel mit der Ankunft und Kontaktnahme der Afferenzen.

Für die Entstehung des adulten neuronalen Netzwerks sind also folgende Prozesse besonders bedeutsam: **Neuronogenese, Histogenese, Zellwanderung, Zellreifung, Zelltod, Segregation** überlappender Projektionen und **Abbau** überschüssiger axonaler und dendritischer Fortsätze.

2.9 *Anomalien*

Anomalien des Rückenmarks

Der Schluß des Neuralrohrs, der Wirbelbögen oder der dorsalen Leibeswand kann gestört sein. Die verschiedenen daraus resultierenden Mißbildungen werden als **Spina bifida** bezeichnet. Sie treten gewöhnlich in der Lumbosakralregion auf. Bei der einfachsten Form der Spina bifida werden die Wirbelbögen nicht geschlossen **(Spina bifida occulta).** Sind mehrere aufeinanderfolgende Wirbelbögen offen, können sich die Meningen **(Meningozele)** oder die Meningen und das Rückenmark **(Meningomyelozele)** nach dorsal vorwölben. Bei der **Myelozele** oder Rachischisis ist das Neuralrohr nicht geschlossen. Bei allen Formen der Spina bifida außer der Spina bifida occulta sind neurologische Störungen vorhanden (Abb. 16.12-41).

Anomalien des Gehirns

Anenzephalie: Die Anenzephalie tritt häufig auf (1:1000), und zwar bei Mädchen etwa viermal so häufig wie bei Knaben. Der Name bedeutet eigentlich, daß das Gehirn fehlt. Meistens ist jedoch noch etwas vom Gehirn vorhanden. Am häufigsten fehlt das Prosencephalon. Oft sind auch das Schädeldach und die zervikale Wirbelsäule offen.

Hydrozephalus: Der Liquor kann in den Ventrikeln übermäßig zunehmen bei Überproduktion, mangelnder Resorption und Behinderung des Abflusses **(Hydrocephalus internus).** Dies führt zu einer Erweiterung der Ventrikelräume und zur Atrophie wichtiger Hirnteile. Wenn der Liquor nicht aus dem Subarachnoidalraum in die Sinus durae matris abfließen kann, kommt es zu einem **Hydrocephalus externus.** Durch den Druck auf das Gehirn kollabieren die Hirnbläschen, und die Hirnentwicklung wird stark beeinträchtigt.

Außer diesen schweren Entwicklungsstörungen gibt es zahlreiche andere Mißbildungen, die verschiedene Ursachen haben und zu kongenitalem Schwachsinn führen. Solche Ursachen sind Chromosomenanomalien, Stoffwechselstörungen, mütterliche und kindliche Infektionen (z.B. Syphilis, Röteln, Toxoplasmose), Strahlenschäden, Geburtsverletzungen, Arzneimittelmißbrauch und Vergiftungen.

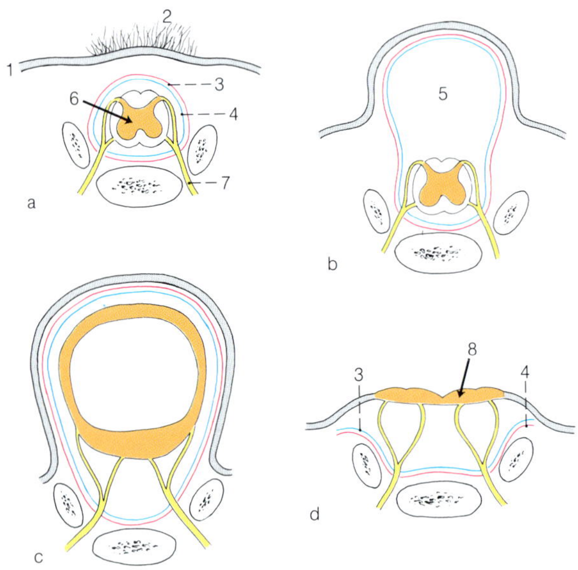

Abb. 16.12-41 Formen der Spina bifida. Bei der Spina bifida occulta (a) ist die Verschmelzung der dorsalen Teile der Wirbelbögen ausgeblieben (meist Lumbal- oder Sakralregion). Die defekte Stelle wird von (meist behaarter) Haut bedeckt. Bei der Spina bifida mit Meningozele (b) ist der Subarachnoidalraum stark erweitert; die sackförmige Erweiterung wölbt sich nach außen vor und ist mit Haut überdeckt. Befinden sich in dem Sack nicht nur die Meningen, sondern auch das Rückenmark mit seinen Nervenwurzeln, dann spricht man von einer Meningomyelozele. Das Rückenmark kann dabei zystenförmig ausgehöhlt sein (Myelozystomeningozele, c). Wenn sich das Nervengewebe nicht zum Neuralrohr geschlossen hat, bleibt es frei an der Oberfläche liegen; es wird nicht von Haut bedeckt (Myelozele oder Rachischisis, d). 1 = Haut; 2 = Haare über Spina bifida; 3 = Dura mater; 4 = Arachnoidea; 5 = Subarachnoidalraum; 6 = Rückenmark; 7 = Nervenwurzeln und Spinalnerv; 8 = exponiertes Nervengewebe. (Modifiziert nach Hamilton u. Mossman [6])

Literatur

[1] Bartelmez, G. W., A. S. Dekaban: The early development of the human brain. Contr. Embryol. Carneg. Inst. 37 (1962) 13–32.

[2] Blechschmidt, E.: Die vorgeburtlichen Entwicklungsstadien des Menschen. Karger, Basel 1961.

[3] Blechschmidt, E.: Die pränatalen Organsysteme des Menschen. Hippokrates, Stuttgart 1973.

[4] Boulder Committee: Embryonic vertebrate central nervous system: revised terminology. Anat. Rec. 166 (1970) 257–262.

[5] Gray's Anatomy. Williams, P. L., R. Warwick, M. Dyson, L. H. Bannister (eds.). 37th ed. Churchill Livingstone, Edinburgh 1989.

[6] Hamilton, W. J., H. W. Mossman: Human Embryology. W. Heffer & Sons, Cambridge, und Williams & Wilkins, Baltimore 1972.

[7] Harrison, R. G.: Experiments in transplanting limbs and their bearing upon the problem of the development of nerves. J. exp. Zool. 4 (1907) 239–281.

[8] Hines, M.: Studies in the growth and differentiation of the telencephalon in man. The fissura hippocampi. J. comp. Neurol. 34 (1922) 73–171.

[9] His, W.: Zur Geschichte des menschlichen Rückenmarks und der Nervenwurzeln. Abhandl. d. math.-physik. Klasse d. Königl. Sächsisch. Gesellsch. d. Wissensch. Bd. XIII (1886) 479–513.

[10] His, W.: Die Entwicklung des menschlichen Gehirns während der ersten Monate. Hirzel, Leipzig 1904.

[11] Hochstetter, F.: Beiträge zur Entwicklungsgeschichte des menschlichen Gehirns. Deuticke, Wien 1929.

[12] Jacobson, M.: Developmental Neurobiology. Plenum, New York 1978.

[13] Jakob, A.: Das Kleinhirn. In: Möllendorff, W. v. (Hrsg.): Handbuch der mikroskopischen Anatomie des Menschen, Bd. 4, Teil 1, S. 674–916. Springer, Berlin 1928.

[14] Kahle, W.: Die Entwicklung der menschlichen Großhirnhemisphäre. Schriftenreihe Neurologie Bd. I. Berlin–Heidelberg–New York 1969.

[15] Kahle, W.: Nervensystem und Sinnesorgane. Thieme, Stuttgart 1986.

[16] Kostovic, I.: Zentralnervensystem. In: Hinrichsen, K. V. (Hrsg.): Humanembryologie, S. 381–448. Springer, Berlin–Heidelberg–New York 1990.

[17] Kostovic, I., P. Rakic: Developmental history of the transient subplate zone in the visual and somatosensory cortex of the macaque monkey and human brain. J. comp. Neurol. 297 (1990) 441–470.

[18] Lund, R. D.: Development and Plasticity of the Brain. Oxford University Press, New York 1978.

[19] Mann, I. C.: The Development of the Human Eye. 4th ed. University Press, London–Cambridge 1964.

[20] Marin-Padilla, M.: Early ontogenesis of the human cerebral cortex. In: Peters A., E. G. Jones (eds.): Cerebral Cortex, Vol. 7, pp. 1–34. Plenum Press, New York 1988.

[21] O'Rahilly, R.: A Color Atlas of Human Embryology. Saunders, Philadelphia 1975.

[22] O'Rahilly, R., E. Gardner: The timing and sequence of events in the development of the human nervous system during the embryonic period proper. Z. Anat. Entw. Gesch. 134 (1971) 1–12.

[23] O'Rahilly, R., F. Müller: Developmental Stages in Human Embryos. Carnegie Institution of Washington 1987.

[24] O'Rahilly, R., F. Müller, J. Bossy: Atlas des stades de développement de l'encéphale chez l'embryo humain étudié par des reconstructions graphiques du plan médian. Arch. Anat. Hist. Embr. norm. et exp. 72 (1989) 3–34.

[25] Rager, G.: Die Entstehung der Insel (Insula Reilii) beim menschlichen Embryo. Z. Morph. Anthrop. 64 (1972) 245–278.

[26] RAGER, G.: The development of the retinotectal projection in the chicken. Advanc. Anat. Embryol. Cell Biol. 63 (1980).
[27] RAKIC, P.: Mode of cell migration to the superficial layers of fetal monkey neocortex. J. comp. Neurol. 145 (1972) 61–84.
[28] RAKIC, P.: Kinetics and proliferation and latency between final cell division and onset of differentiation of the cerebellar stellate and basket neurons. J. comp. Neurol. 147 (1973) 523–546.
[29] RAKIC, P., R. L. SIDMAN: Telencephalic origin of pulvinar neurons in the fetal human brain. Z. Anat. Entw. Gesch. 129 (1969) 53–82.
[30] RAMON Y CAJAL, S.: Histologie du Système Nerveux de l'Homme et des Vertébrés, Vol. I 1909, Vol. II 1911. Neudruck Instituto RAMON Y CAJAL, Madrid 1972.
[31] SAUER, F. C.: Mitosis in the neural tube. J. comp. Neurol. 62 (1935) 377–405.
[32] SHATZ, C. J., J. J. M. CHUN, M. B. LUSKIN: The role of the subplate in the development of the mammalian telencephalon. In: PETERS, A., E. G. JONES (eds.). Cerebral Cortex, Vol. 7, pp. 35–58. Plenum Press, New York 1988.
[33] SIDMAN, R. L., P. RAKIC: Development of the human central nervous system. In: HAYMAKER, W., R. D. ADAMS (eds.): Histology and Histopathology of the Nervous System, pp. 3–145. Thomas, Springfield 1982.
[34] STREETER, G. L.: The development of the nervous system. In: KEIBEL, F., F. P. MALL (eds.): Manual of Human Embryology, Vol. II, pp. 1–116. Lippincott, Philadelphia 1912.
[35] VAAGE, S.: The segmentation of the primitive neural tube in chick embryos (Gallus domesticus). A morphological, histochemical and autoradiographical investigation. Advanc. Anat. Embryol. Cell Biol. 41 (1969) 3.

16.13 Feinbau von Rückenmark und Spinalganglien

W. Zenker

Für den Einstieg in die hochkomplexe Feinstruktur des Zentralnervensystems eignet sich das Rückenmark am besten. Der anatomischen Exploration kommt hier entgegen, daß sich bestimmte deutlich erkennbare Bauprinzipien segmentweise wiederholen. So sind die Stellen des afferenten Einstroms an der Hinterwurzeleintrittszone festgelegt, die Verteilung der einzelnen sensorischen Modalitäten im Segment und ihre Weiterleitung in andere Gebiete verfolgbar, die Zellgruppen der Motoneurone, die einzelne Skelettmuskeln innervieren, relativ deutlich abgrenzbar und Zentren des viszeralen Nervensystems gut lokalisierbar.

Die neurobiologische Forschung hat viele Methoden erarbeitet, um Einblicke in die Verknüpfung dieser Elemente zu ermöglichen und die Wege zum und vom Gehirn aufzuzeigen. Auch wenn viele Methoden nur am Tier zur Anwendung kamen und zahlreiche Resultate sich als spezies-spezifisch erwiesen, konnten doch wichtige Bauprinzipien erkannt werden, die über die ganze Säugerreihe bis hin zum Menschen gültig sind. In den letzten Jahren half die auch in zunehmendem Maße an menschlichem Material zur Anwendung kommende Immunhistochemie bei der Übertragung von Erkenntnissen, die an Tieren erhoben worden sind, auf den Menschen. Vergleiche der Folgen verschiedener Erkrankungen und traumatischer Schädigungen des menschlichen Rückenmarks mit den Ergebnissen von Tierversuchen erweiterten das Bild.

Für ein funktionsbezogenes Verständnis der Anatomie des Rückenmarks erscheint es wichtig, zunächst die *primär-afferenten Neurone* zu besprechen, da sie die Träger des afferenten Einstroms in das Rückenmark darstellen. Die Zellkörper dieser Neurone liegen bei allen Säugern zwar außerhalb des Rückenmarks, nämlich in den *Spinalganglien,* aufgrund ihrer engen Beziehung zum Rückenmark sind sie jedoch als integrale Bestandteile dem funktionalen System Rückenmark zuzurechnen.

1 *Spinalganglien – Ganglia spinalia (sensory ganglia, dorsal root ganglia)*

Die als spindelförmige Auftreibung der hinteren Rückenmarkswurzeln imponierenden Spinalganglien (Abb. 16.13-1) beherbergen die **Zellkörper** der primär-afferenten Neurone und die Anfangsteile ihrer Fortsätze [16, 27]. Die primär-afferenten Neurone sind in der Regel **pseudounipolare Nervenzellen,** die einen Stammfortsatz *(Crus commune)* entsenden, der sich in einiger Entfernung vom Zelleib in ein peripherwärts und ein zentralwärts verlaufendes Axon teilt. Die von einem peripheren Reiz ausgelöste Erregungswelle gelangt über die T-förmige Teilungsstelle direkt vom peripheren zum zentralen Fortsatz, über den sie das Rückenmark erreicht. Die Zellkörper der Spinalganglien sind von *Satellitenzellen* umhüllt, die Axone von Schwann-*Zellen.* Diese Neuron-Hüllzell-Komplexe sind in ein stark vaskularisiertes feinfibrilläres Bindegewebe eingebettet, das dem Endoneurium peripherer Nerven entspricht. Außen sind die Spinalganglien von einer *bindegewebigen Kapsel* umgeben.

1.1 *Kapsel und bindegewebiges Stroma*

Die Bindegewebskapsel der Spinalganglien stimmt in ihrem Aufbau weitgehend mit den Hüllen peripherer Nerven überein (Abb. 16.13-2): innen *Perineurium,* außen *epineuriumartiges Bindegewebe,* das den Übergang in das umliegende lockere und gefäßreiche Bindegewebe vermittelt. An zahlreichen Stellen durchbrechen Gefäße und Nerven die Kapsel, um in das *endoneurale* bindegewebige Stroma des Ganglions einzudringen. Die Kapsel geht distalwärts kontinuierlich in die Bindegewebsscheiden des peripheren Nervs, proximalwärts in die die Wurzeln begleitenden Dura- bzw. Arachnoidalstrümpfe über (s. Kap. 16.10).

Das **Endoneurium** enthält kollagene Fasern und Mikrofibrillen, eine amorphe Grundsubstanz, Fibroblasten mit langgezogenen Fortsätzen und freie Zellen, vor allem Mastzellen.

Ein dichtes Blutgefäßnetz wird vorwiegend von Arteriolen gespeist, die aus dem reich vaskularisierten periganglionären Bindegewebe durch die Kapsel hindurchtreten. Die Gefäßdichte ist in jenen Zonen, wo Gruppierungen von Ganglienzellkörpern auftreten, besonders hoch. Im Kapselbereich gibt es auch Lymphgefäße.

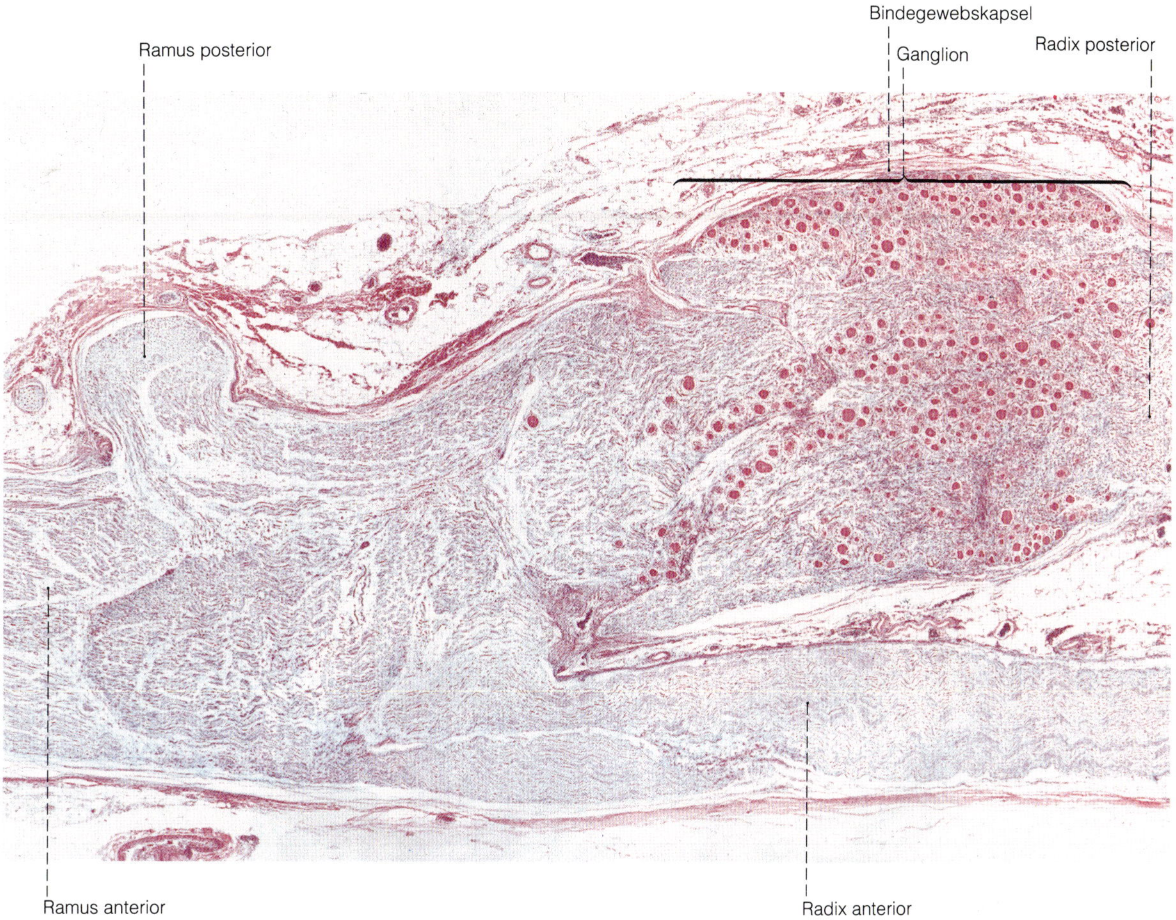

Abb. 16.13-1 Menschliches Spinalganglion mit Beginn des Spinalnervs. Längsschnitt (horizontal). Färbung: BODIAN. Vergr. 15fach.

Die Kapillar-Endothelzellen sind reich an mikropinozytotischen Vesikeln, zeigen oft lumenwärts gerichtete Mikrovilli und sind durch Zonulae occludentes mit benachbarten Zellen verbunden. Auch fenestrierte Kapillaren wurden beschrieben. Markierungsexperimente haben gezeigt, daß Blutplasma in beträchtlichem Ausmaß durch die Kapillarwand ins Endoneurium gelangt [16]. Im Endoneurium selbst herrscht Liquormilieu (s. Kap. 16.10). Die Drainage des endoneuralen Kompartiments erfolgt über Venolen in periganglionäre Venengeflechte, vielleicht auch in dort vorhandene Lymphgefäße, im übrigen über den distalwärts gerichteten endoneuralen Säftestrom in den peripheren Nerven.

Die relative Durchlässigkeit des Endothels der Gangliengefäße für verschiedene Moleküle und Substanzen (Cadmium u.a.) kann mit der Empfindlichkeit der Spinalganglien gegenüber toxischen Substanzen und Krankheitserregern in Zusammenhang gebracht werden.

1.2 Satellitenzellen (Amphizyten, Kapselzellen)

Diese der **Neuroglia** nahestehenden Zellen bilden eine kontinuierliche Hülle um die Körper und Anfangsteile der Stammfortsätze der Spinalganglienzellen (Abb. 16.13-2 u. 3). Die Hülle ist einschichtig bei kleineren, mehrschichtig bei größeren Neuronen. Die Zellen sind untereinander und mit der Spinalganglienzelle stark verzahnt. **Invaginationen** der Spinalganglienzelle in die Satellitenhülle bzw. in erweiterte Interzellularräume führen zu einer Oberflächenvergrößerung zwischen den beiden Zellarten, die auf rege Stoffwechselbeziehungen hinweisen. Satellitenzellen entsenden auch **Fortsätze** ins Endoneurium. Dieses grenzt sich gegenüber der Satellitenzellhülle durch eine Basallamina ab. Die Satellitenzellen zeigen ein dichteres Zytoplasma als Nervenzellen (s. Abb. 16.2-22), viele Mikrotubuli, Filamente, Mitochondrien und *Peroxisomen.*

1.3 Spinalganglienzellen

Die Spinalganglienzellen (Abb. 16.13-3a,b) sind dem Typ nach **pseudounipolar** (s. Kap. 16.13.2). Wie bereits dargelegt, gehen pseudounipolare Nervenzellen aus bi-

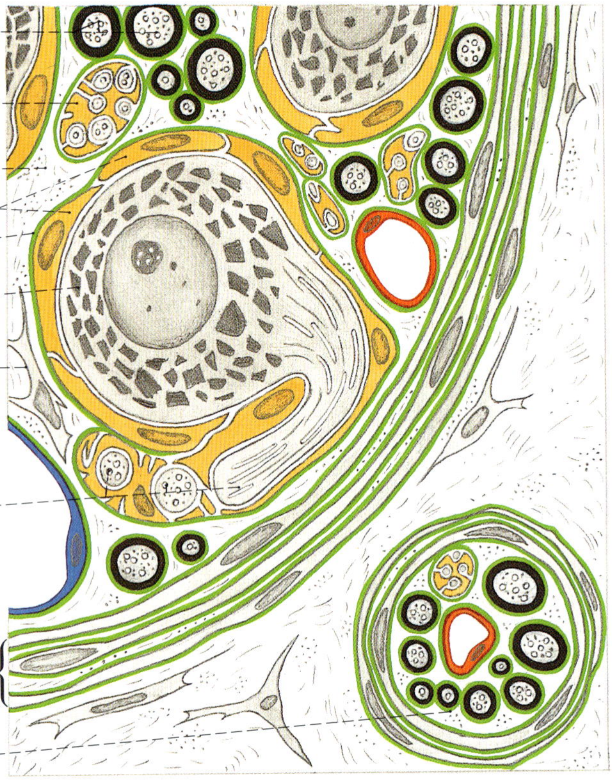

Abb. 16.13-2 Spinalganglion mit Hüllen und einem dünnen Nervenfaserbündel im epineuralen Bindegewebe. Satelliten- und SCHWANN-Zellen orange, Basallamina grün, Endothel rot. Schematisch. (Nach K. H. ANDRES, Bochum)

polaren hervor, indem die Abgangsstellen der ursprünglich an entgegengesetzten Zellpolen entspringenden beiden Fortsätze einander näherrücken, um schließlich zu einem gemeinsamen Stamm *(Crus commune)* zu verschmelzen, der sich erst in einiger Entfernung vom Zellsoma in ein peripherwärts und ein zentralwärts verlaufendes Axon teilt (Abb. 16.13-4).

Gelegentlich trifft man auch noch beim Erwachsenen bipolare Zellen an oder solche, bei denen ein Crus commune durch Zusammenfließen von zwei oder mehreren Fortsätzen erst in einiger Entfernung vom Zellkörper erfolgt.

Der in histologischen Routinepräparaten menschlicher Spinalganglien gelegentlich entstehende Eindruck von Multipolarität einzelner Zellen ist wohl meist auf Schrumpfungsartefakte zurückzuführen. Andererseits liegen fundierte Beobachtungen über **atypische Zellen** vor, bei denen vom Soma oder vom Stammfortsatz tatsächlich weitere Fortsätze ausgehen *(„Paraphyten")*, die irgendwo in der Satellitenzellhülle blind endigen [27] oder ins Endoneurium einstrahlen. Auch versilberbare *„Faserkörbe"* um Zellkörper einzelner Spinalganglienzellen wurden beschrieben, neuerdings auch Situationen, wo ein peptidnegatives Spinalganglienzellsoma von einem peptidhaltigen Faserkorb umgeben wird, was für einen Zellkontakt zweier verschiedener Neurone spricht. Die Frage, ob hier auch *synaptische Transmission* auftritt, wird diskutiert [11].

Die **Zellkörper** der Spinalganglienzellen sind meist rundlich oder ellipsoid. Das **Crus commune** ähnelt in seinem Anfangsteil hinsichtlich der Struktur seines Zytoplasmas dem Zellkörper (Abb. 16.13-4). Es bildet bei größeren Neuronen noch innerhalb der Satellitenzellhülle ein Konvolut von **Windungen.** Danach streckt es sich und wird von einer Markscheide umgeben. Nach einigen kurzen Internodien teilt sich die Stammfaser T- oder Y-förmig in einen **zentralen** und einen **peripheren Fortsatz;** insbesondere bei kleineren Neuronen ist in der Regel der zentrale dünner als der periphere (Abb. 16.13-5). Die Neurotubuli der Stammfaser verteilen sich auf die beiden Axone derart, daß es zu einer höheren Tubulusdichte im peripheren Fortsatz kommt.

Größe und Anzahl der Spinalganglienzellen

Die Anzahl der Nervenzellen pro Spinalganglion [27] liegt beim Menschen in der Größenordnung von mehreren zigtausend, wobei es erhebliche **segmentale Unterschiede** gibt: Die unteren zervikalen und die lumbalen Spinalganglien sind viel zellreicher als die thorakalen. Rechts-links-Unterschiede bestehen. Ob sich postnatal noch Spinalganglienzellen aus undifferenzierten Vorläufern entwickeln können, ist für den Menschen noch nicht stichhaltig erwiesen. Nach dem 35. Lebensjahr soll eine allmähliche Abnahme von Nervenzellen einsetzen und mit einer Verminderung peripherer Rezeptoren einhergehen [28]. Die Durchmesser der Spinalganglienzellen des Menschen schwanken zwischen 15 und 110 µm, wobei die größten Zellen im Hals- und Lendenbereich vorkommen. Zellgröße und Axondicke ergeben keine oder eine nur sehr lose Korrelation.

Struktur des Somas

Die Zellkerne sind relativ groß (bis 25 µm) und rund, die Nukleolen (2–4 µm) meist deutlich erkennbar (Abb.

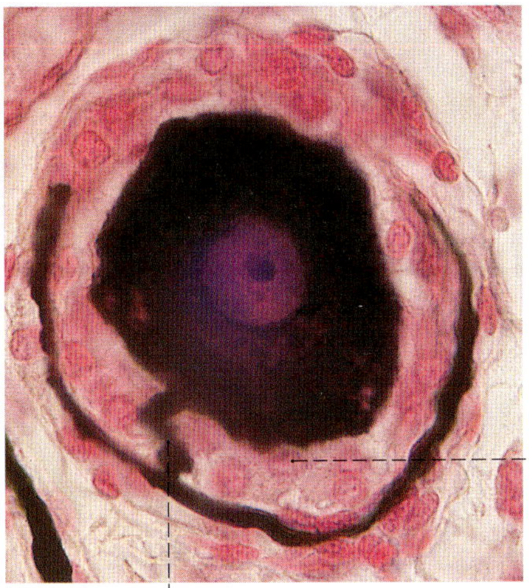

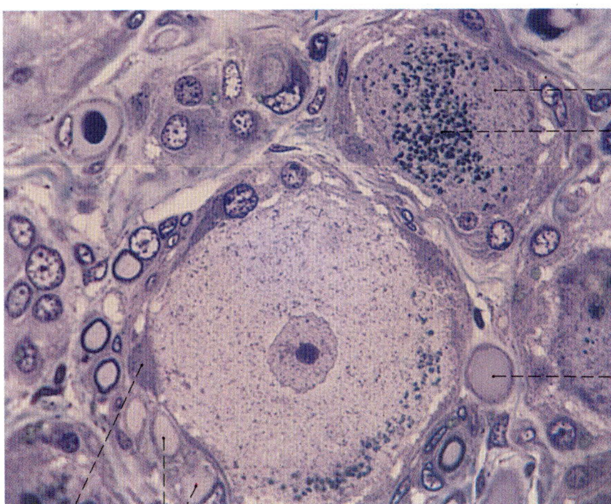

Abb. 16.13-3 (a) Eine Spinalganglienzelle mit Stammfortsatz und Satellitenzellhülle. (b) Semidünnschnitt durch ein menschliches Spinalganglion. Toluidinblau. Vergr. 800fach.

16.13-3). Das Zytoplasma enthält die für Nervenzellen üblichen Zellorganellen. Mit dem Alter trifft man zunehmend die Pigmente Lipofuszin und Neuromelanin an. In Färbeverhalten, Enzymhistochemie, Immunhistochemie und Ultrastruktur des Zytoplasmas sind große Unterschiede festzustellen und dementsprechend verschiedene Typeneinteilungen vorgenommen worden. Geläufig ist heute die Unterscheidung zwischen den großen hellen **A-Zellen** und den kleinen dunklen **B-Zellen.** Die B-Zellen zeigen eine dichtere Zytoplasmastruktur, vor allem das rauhe endoplasmatische Retikulum ist viel dichter gepackt als in A-Zellen, bei denen „helle Straßen" mit Neurotubuli und Neurofilamenten die Nissl-Schollen deutlich hervortreten lassen [1], (s. Abb. 16.2-10).

Genauere morphologische und funktionelle Charakterisierung von primär-afferenten Neuronen

Mit immunhistochemischen Methoden wurde in den letzten Jahren vor allem in den kleinen dunklen Zellen eine Vielfalt von Peptiden nachgewiesen [11]; hervorzuheben sind die *Tachykinine (Substanz P), Calcitonin gene-related polypeptide (CGRP)* und *opiatähnliche Peptide.* Auch exzitatorische Aminosäuren wie Glutamat konnten gefunden werden. Diese Substanzen werden im Zellkörper gebildet und gelangen mittels axonalen Transports in den zentralen Fortsatz, an dessen Ende sie bei Freisetzung eine Botschaft an das zentrale Nervensystem übermitteln können. Peptide gelangen aber ebenso in den peripheren Fortsatz (Abb. 16.13-6), an dessen Ende sie einen lokalen Effekt, z. B. eine Gefäßerweiterung und mit ihr wichtige biologische Reaktionen, in Gang setzen können. Colokalisationen verschiedener Peptide in der gleichen Zelle sind häufig.

Mit der Erkenntnis, daß bestimmte primär-„afferente" Neurone nach Reizung am distalen Ende ihrer peripheren Fortsätze Peptide ins Gewebe freisetzen können, hat sich eine neue Dimension der Leistungsfähigkeit von Spinalganglienzellen erschlossen: Neben der afferenten besitzen sie eine **lokal-effektorische Funktion.** Sie übermitteln die Botschaft dem Rückenmark oder Gehirn, handeln aber selbst schon am Ort der Reizaufnahme (Abb. 16.13-7). Sie fungieren als „handelnde Boten" (W. Neuhuber).

Die lokal-effektorische Wirkung sensorischer Neurone spielt in verschiedenen Organen eine Rolle, z. B. in der Haut, im Re-

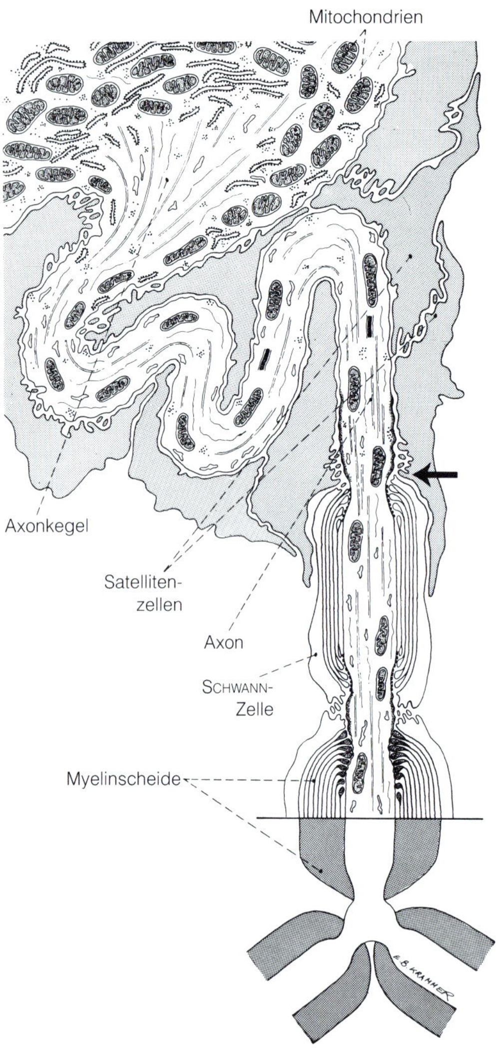

Abb. 16.13-4 Abgangsstelle des Stammfortsatzes einer Spinalganglienzelle und weiterer Verlauf bis zur Teilungsstelle. Schematische Rekonstruktion aufgrund einer elektronenmikroskopischen Studie. Pfeil: Beginn der Markscheide

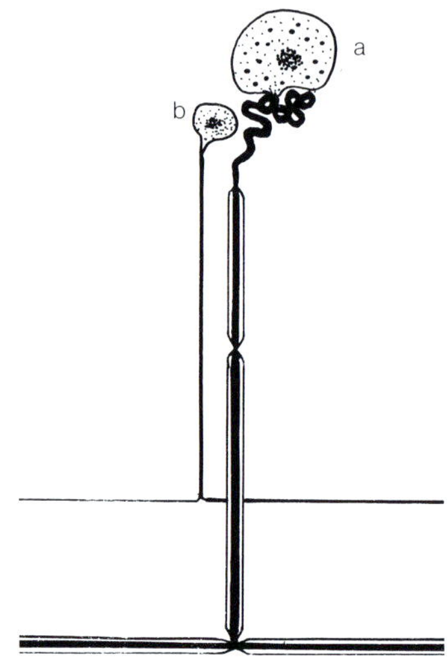

Abb. 16.13-5 (a) Große Spinalganglienzelle mit markhaltigem Fortsatz. (b) Kleine Spinalganglienzelle mit marklosem Fortsatz. Schema.

spirationstrakt, in Herz und Gefäßen, in den Harnwegen. Eine interessante Entwicklung nimmt die Forschung über die Rolle sensorischer Peptide bezüglich **neuro-immuner Wechselwirkungen.** Substanz P z. B. stimuliert die Synthese von Immunoglobulinen in reifen T- und B-Lymphozyten. Entsprechend sind auch sensorische Endigungen in Thymus, Lymphknoten, Knochenmark und Milz gefunden worden. Bei Entzündungen spielen die Peptide der primär-afferenten Neurone eine wichtige Rolle (Abb. 16.13-7). In entzündlichem Gewebe kommt es auch zu einem Aussprossen von Kollateralen sensorischer Fasern [11].

Axonaler Transport

Beim axonalen Transport unterscheidet man einen **zellulifugalen** Substanzfluß, der vom Zellkörper an die Enden beider Fortsätze führt, und einen **zellulipetalen** (Abb. 16.13-6, graue Pfeile). Spielt ersterer für den Transport von Peptiden u.v.a.m. eine Rolle, so führt letzterer von den Fortsatzenden zum Zellkörper und vermittelt trophische Einflüsse, vielleicht verschiedene Arten chemisch vermittelter Informationen, auf den Zellkörper. So können Wachstumsfaktoren aus den innervierten Geweben (z. B. Nervenwachstumsfaktor = „NGF") oder aus dem Zentralnervensystem [9] auf das Neuron Einfluß nehmen.

Ein interessantes und praktisch wichtiges trophisches Phänomen ist die kürzlich entdeckte **transganglionäre degenerative Atrophie** [8]. Bei Schädigung des peripheren Fortsatzes einer Spinalganglienzelle tritt nicht nur WALLERsche Degeneration des distal der Schädigung befindlichen peripheren Nervenstumpfes ein, sondern auch eine strukturell, zytochemisch und funktionell nachweisbare Schädigung der Endigungen des zentralen Fortsatzes im Rückenmark. Es konnte gezeigt werden, daß diese Schädigungen in der Unterbrechung bzw. in der Blockade des retrograden axonalen Transportes ihre Ursache haben. Nervenwachstumsfaktor (NGF) gelangt nicht mehr aus der Peripherie zum Zellkörper. Appliziert man NGF an den zentralen Stumpf der Unterbrechungsstelle oder kommt es zur Regeneration des Axons, so kann die transganglionäre degenerative Atrophie wieder rückgängig gemacht werden, und es kommt wieder zur Restauration bzw. zu einer regenerativen Proliferation der zentralen Endigungen.

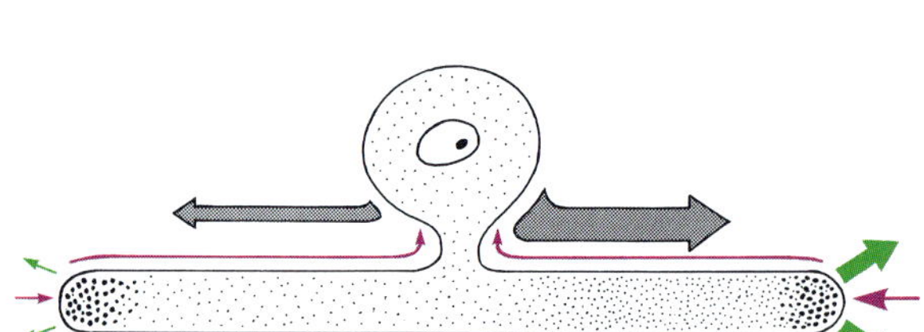

Abb. 16.13-6 Axonaler Transport, Schema. Die grünen Pfeile geben die Richtung des anterograden (zellulifugalen), die violetten jene des retrograden (zellulipetalen) Transportes an. Die Dicke der Pfeile symbolisiert die Menge des transportierten Materials. Zentraler Fortsatz links.

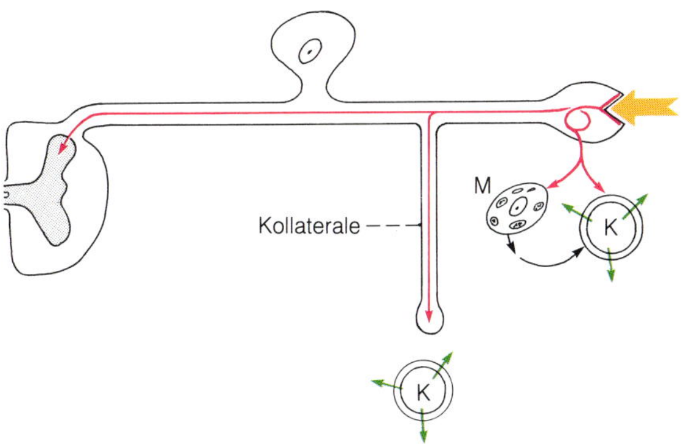

Abb. 16.13-7 Schema zur Erklärung der lokalen Effekte primär-afferenter Neurone. Bei der neurogenen entzündlichen Reaktion auf Gewebsschädigung spielt sich nach heutiger Vorstellung folgendes ab: Ein Reiz (orange Pfeil) löst die Freisetzung von Peptiden aus der peripheren sensorischen Endigung aus (rote Pfeile). Tachykinine und CGRP bewirken Zunahme der Durchblutung des geschädigten Areals sowie vermehrtes Auswandern von Leukozyten (grüne Pfeile). CGRP ist für die Mobilisierung der Abwehr von Bedeutung. Substanz P bewirkt auch Freisetzung von Histamin aus Mastzellen (M), das die Gefäßwirkung der Peptide unterstützt. Weitere Peptide aus primärafferenten Neuronen sind in das Entzündungsgeschehen involviert. Die Peptidfreisetzung kann an der eigentlichen Endigung erfolgen („Axonreaktion") oder an jener einer Axonkollaterale („Axonreflex"). K = Kapillare

Erregungsleitung

Die periphere Verzweigungs- und Endigungsweise primär-afferenter Neurone hängt vom Ort und vom Gewebe der Perzeption, von der Größe des Perzeptionsfeldes und von der zu übertragenden Modalität ab. Je nach Größe des Perzeptionsfeldes spricht man von großen und kleinen **sensorischen Einheiten.** Die Hautzonen benachbarter sensorischer Einheiten können einander überlappen. Unterschiedliche **Modalitäten** können sich sowohl in ihren peripheren Endapparaten als auch in ihren zentralen Projektionsweisen voneinander unterscheiden (s. Kap. 16.13.4 u. 16.29).

Im Bereich der peripheren Endverzweigungen befinden sich die **rezeptorischen Endigungen,** in denen ein Reiz in ein elektrisches Potential umgewandelt wird, das sog. **Rezeptor- oder Generatorpotential,** das bei genügender Stärke ein **Aktionspotential** auslöst (vgl. Kap. 16.2). Dieses wird zentralwärts geleitet (Abb. 16.13-8), über die T-Teilung hinweg, wobei der Zellkörper nur im Nebenschluß erregt wird. An den Endverzweigungen des zentralen Fortsatzes im Zentralnervensystem erfolgt die Übertragung (Transmission) der Botschaft aus der Peripherie über synaptische Kontakte auf **sekundäre Neurone.** Diese verteilen die Information zur weiteren Verarbeitung in Rückenmark und Gehirn. Die Übertragung vom primär-afferenten auf das sekundäre Neuron erfolgt durch spezifische *Neurotransmitter* und *Modulatoren,* die über den axonalen Transport aus den Perikaryen der Spinalganglienzellen hierhergeleitet werden (Abb. 16.13-6).

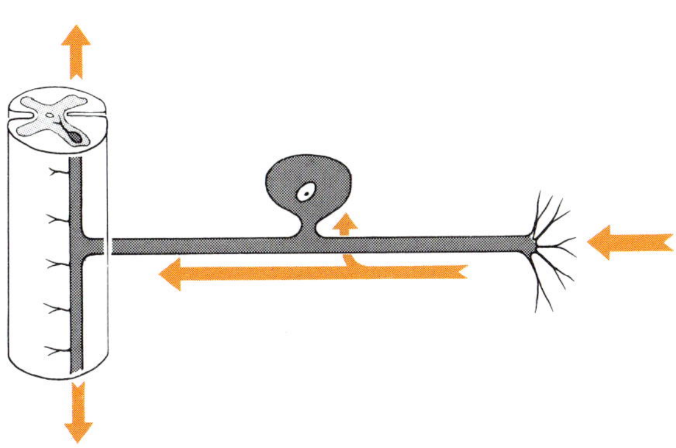

Abb. 16.13-8 Schema der Erregungsausbreitung in primär-afferenten Neuronen. Gelborange Pfeile: Erregungsleitung in primärafferenten Neuronen.

1.4 Sensorische[1] Modalitäten (Sinnesqualitäten)

Je nach Aufnahmeort und Art der Wahrnehmung kann die in Tabelle 16.13-1 gezeigte Einteilung der aus dem Körper über die Spinalganglien und sensiblen Hirnnervenganglien in das Zentralnervensystem einfließenden Modalitäten erstellt werden.

Exterozeptive Wahrnehmungen (Oberflächensensibilität)

Diese erfolgen durch besondere Rezeptororgane oder freie Nervenendigungen in der Haut, deren Anhangsgebilden und in der Subkutis. Sie vermitteln das Gefühl von Berührung, Druck und Vibration, überhaupt jeder mechanischen Einwirkung auf die Haut **(Mechanorezeptoren),** der Wärme, der Kälte **(Thermorezeptoren)** und des Schmerzes **(Nozizeptoren).** Ein Schmerz kann durch mechanische, thermische oder chemische Einwirkung entstehen. Bezüglich der Berührung wird zwischen **protopathischer** (Grobwahrnehmung) und **epikritischer** (Feinwahrnehmung) Sensibilität unterschieden.

Über eine Störung der epikritischen Sensibilität orientiert sich der Arzt, indem er prüft, ob der Patient zwei nahe beieinanderliegende Nadelspitzen als zwei *getrennte* Sensationen wahrnehmen kann oder nicht. Hierbei ist zu beachten, daß das Auflösungsvermögen der Haut nicht an allen Stellen der Körperoberfläche gleich ist. Dieses ist von der unterschiedlichen Dichte der Nervenendigungen in verschiedenen Hautarealen abhängig.

Propriozeptive Wahrnehmungen (Tiefensensibilität)

Propriozeptive Wahrnehmungen werden durch Rezeptoren in Muskeln, Sehnen, Periost, Gelenkkapseln u.a.m. vermittelt. Sie umfassen die Wahrnehmung der **Position** des Körpers und seiner Glieder, die **Bewegungswahrnehmung, Gewichts-** und **Vibrationsgefühl** sowie **tiefen Schmerz** und **Druck.**

Interozeptive Wahrnehmungen

Interozeptive Botschaften kommen von Rezeptoren in den Eingeweiden und Gefäßwänden, die **mechanische, chemische** und

[1] Im deutschen Sprachraum wurde lange Zeit zwischen **sensorisch** (Sinnesqualitäten wie Geschmack usw.) und **sensibel** (Sensibilität der Haut und der tiefen Gewebe) unterschieden. Diese Unterscheidung bringt eigentlich nichts; daher wird in diesem Buch „sensorisch" für alle Modalitäten gebraucht, wie dies auch im anglo-amerikanischen Schrifttum der Fall ist.

Tabelle 16.13-1 Einteilung der sensorischen Modalitäten.

Somatisch afferente Wahrnehmungen		Exterorezeptive (aus der Außenwelt, über Hautrezeptoren)	mechanorezeptiv (über A-Fasern)	protopathisch epikritisch
			thermorezeptiv (über A- u. C-Fasern)	kalt warm
			nozizeptiv (A, C)	mechanisch thermisch chemisch
		Propriozeptive (Orientierung über die Lage des Körpers im Raum)	Muskelspannung und Dehnung (I- u. II-Afferenzen von Muskelspindeln)	
			Sehnendehnung (Ib-Afferenzen von Golgi-Sehnenorganen)	
			Mechanorezeption aus Gelenken (vermittelt durch Ruffini-, Pacini-forme Endkörperchen, Golgi-Sehnenorgane, »freie« Endigungen von III- u. IV-Fasern)	
			Nozizeptive Wahrnehmung aus tiefen Geweben (Muskeln, Gelenken), vermittelt durch freie Endigungen von III- und Aδ-Fasern = rasche Schmerzfasern) und IV-(C-Fasern = langsame Schmerzfasern). Im Muskel findet neben mechanischer auch die Wahrnehmung thermischer, chemischer und ischämisch bedingter Reize statt.	
Viszeroafferente Botschaften	=	Interozeptive (aus Eingeweiden, Serosa, Gefäßen, Drüsen) über A-, B- und C-Nervenfasern	mechanisch (über A- u. B-Fasern)	
			thermisch (über A- u. C-Fasern)	
			chemisch (über B- u. C-Fasern)	

thermische Empfindungen vermitteln. Sie sind für die Regulierung der Funktionen der inneren Organe und der Gefäße äußerst wichtig, liegen aber beim gesunden Menschen zu einem großen Teil unter der Bewußtseinsschwelle. Nur bestimmte Wahrnehmungen, wie Hunger und Völlegefühl des Magens, gelangen zum Bewußtsein.

Die **Schmerzwahrnehmung in den Eingeweiden** folgt meist anderen Gesetzen als etwa jene der Haut. So können bei endoskopischen Untersuchungen Schleimhautteilchen ohne nennenswerte Schmerzempfindungen entnommen werden. Krampfartige Kontraktionen von Eingeweidemuskulatur wiederum können zu außerordentlichen Schmerzsensationen führen. Bei Palpation eines erkrankten Organs durch die Bauchdecke hindurch ist zu beachten, daß eine hierbei auftretende Schmerzsensation nicht im Organ selbst entstehen muß, vielmehr auf einer Überempfindlichkeit („tiefe Hyperalgesie" nach McKenzie) des betreffenden Bauchdeckenareals beruhen kann [13] (vgl. S. 456).

2 *Innerer Aufbau des Rückenmarks*

2.1 *Graue und weiße Substanz*

Betrachtet man den Querschnitt eines frischen unfixierten Rückenmarks, so erkennt man mit bloßem Auge einen zentralen graurötlichen Anteil, die sog. **graue Substanz,** und einen peripheren weißen Anteil, die sog. **weiße Substanz** (Abb. 16.13-9a). Ein Grundgerüst von Gliazellen durchsetzt sowohl die graue als auch die weiße Substanz (s. Abb. 16.2-43). Fortsätze oberflächennaher Astrozyten bilden eine das ganze Rückenmark umhüllende **Membrana limitans gliae,** an die sich außen unmittelbar die bindegewebige Pia mater anlegt. In das Gliagerüst der grauen Substanz eingefügt, finden sich die Zellkörper, Dendriten und Neuriten der Nervenzellen. Eine überaus starke Vaskularisierung, die dem hohen Sauerstoffbedarf der Nervenzellen gerecht werden muß, trägt zur Grautönung dieses Rückenmarkteiles bei (Abb. 16.13-9b). In der weißen Substanz findet sich die Masse der die Leitungsbahnen formierenden markhaltigen und marklosen Nervenfasern. Die Markscheiden der vielen myelinisierten Nervenfasern bedingen den makroskopischen Farbeindruck „weiß".

Die Abgrenzung von grauer und weißer Substanz ist nicht ganz scharf. So ragen vielfach Dendriten von Neuronen tief in die weiße Substanz hinein, stellenweise kommen sogar Perikaryen darin zu liegen. Umgekehrt lockert bündelweises Auftreten markhaltiger Fasern in der grauen Substanz stellenweise deren eigentliches Gepräge auf. Auf diese Weise erscheint etwa die laterale Grenze des Hinterhornhalses aufgelockert (Zona reticularis).

Im Zentrum der grauen Substanz befindet sich der **Zentralkanal,** ein Rest des embryonalen Neuralrohrlumens, kaudal ist er gelegentlich zum **Ventriculus terminalis** erweitert. Der Kanal ist von Ependym ausgekleidet, dem außen eine an Glia und marklosen Fasern reiche

Schicht folgt, die **Substantia gelatinosa centralis.** Während das Ependym beim Embryo und Neugeborenen den Zentralkanal als einschichtiges kubisches bis hochprismatisches Epithel umgibt, dessen Zellen durch gap junctions und Desmosomen untereinander verbunden sind, neigt das Ependym später zu unregelmäßiger Proliferation; der Kanal ist streckenweise verödet (Abb. 16.13-10).

Die graue Substanz durchzieht das Rückenmark der Länge nach in Gestalt einer mehrkantigen Säule, deren Querschnittsbild mit einer Schmetterlingsfigur verglichen wurde (Abb. 16.13-9 bis 11). Die beiden ventralen plumpen Verdickungen werden als **Vordersäulen** oder **Vorderhörner (Columnae anteriores** bzw. **Cornua anteriora),** die eher schmächtigen dorsalen Vorsprünge als **Hintersäulen** oder **Hinterhörner (Columnae posteriores** bzw. **Cornua posteriora)** bezeichnet. An den Hinterhörnern werden drei Abschnitte von dorsal nach ventral aufeinanderfolgend unterschieden: **Kopf, Hals** und **Basis.** Der Hinterhornkopf ist durch die weiße LISSAUER*sche Randzone* von der hinteren Rückenmarksoberfläche getrennt. Der zwischen Vorder- und Hintersäule liegende Mittelteil der grauen Substanz bildet die **Pars intermedia.** Aus dieser springt im Thorakal- und oberen Lumbalmark lateralwärts jederseits die **Seitensäule** bzw. das **Seitenhorn (Columna lateralis** bzw. **Cornu laterale)** vor. Median hängt die Pars intermedia der rechten mit jener der linken Seite ventral und dorsal vom Zentralkanal zusammen und bildet die sog. „graue Kommissur".

Höhenunterschiede im Rückenmark

Die Abb. 16.13-11 zeigt an Hand einiger ausgesuchter Rückenmarksquerschnitte die wichtigsten Unterschiede, die zwischen den verschiedenen Rückenmarksabschnitten bestehen. Folgende Gesetzmäßigkeiten sind leicht zu erkennen:

1. Der relative Anteil der weißen Substanz nimmt von kaudal nach kranial zu. Dies ist Folge der kranialwärts zunehmenden Anzahl von Nervenfasern der langen Leitungsbahnen: Jedes Rückenmarksegment entsendet Fasern zum Gehirn und erhält Fasern vom Gehirn. Der dicke Markmantel im zervikalen Rückenmark enthält dementsprechend nicht nur die für die Halssegmente bestimmten Fasern, sondern auch alle langen Bahnen zu den kaudalwärts folgenden Segmenten.

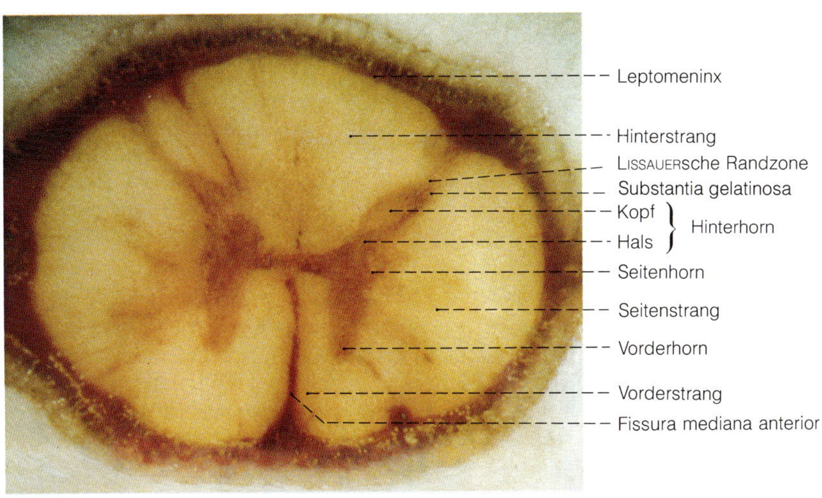

Abb. 16.13-9 (a) Querschnitt durch ein frisches unfixiertes Rükkenmark (Th1). Vergr. 6fach.

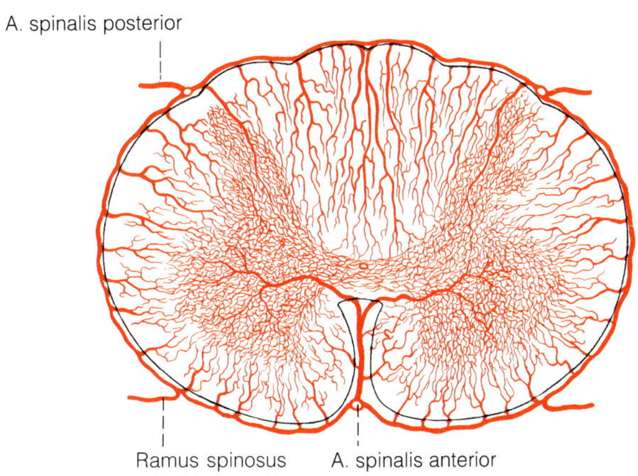

Abb. 16.13-9 (b) Die arterielle Blutversorgung des Rückenmarks. Querschnitt.

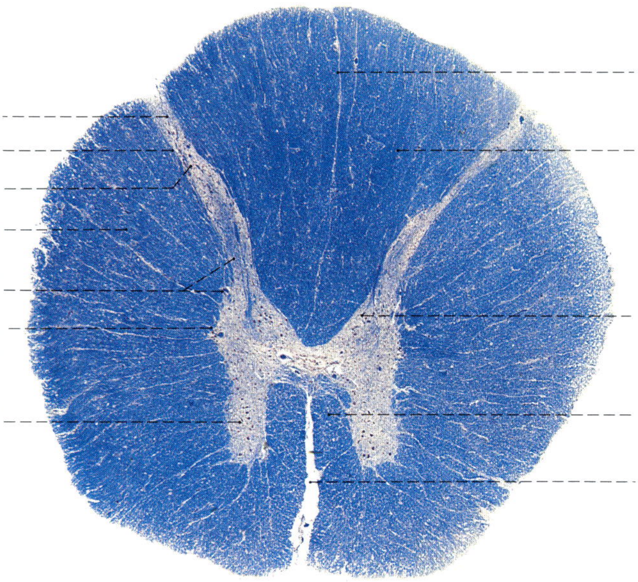

Abb. 16.13-10 Querschnitt durch ein thorakales Rückenmark. Kombinierte Zell- und Markscheidenfärbung nach KLÜVER-BARRERA. Die weiße Substanz ist blau, die graue Substanz hellviolett angefärbt. Die Nervenzellen imponieren als dunkelviolette punktförmige Strukturen in der grauen Substanz. Der Zentralkanal ist durch Zellproliferation verödet. Vergr. 9fach.

2. Die Schmetterlingsfigur der grauen Substanz ändert ihre Form: Insbesondere die Vorderhörner erscheinen im Bereich der Intumeszenzen auffallend mächtig und plump. Dies hängt damit zusammen, daß die graue Substanz dieser Rückenmarksabschnitte nebst dem Rumpf auch die oberen Extremitäten (**Intumescentia cervicalis,** C4–Th1) bzw. die unteren Extremitäten (**Intumescentia lumbosacralis,** L1–S3) zu versorgen hat.

Für die Pars thoracica des Rückenmarks ist demgegenüber eine schmächtige, grazile Schmetterlingsfigur charakteristisch, aber auch das deutliche Hervortreten einer **Seitensäule** (erkennbar zwischen den Segmenten C8 und L1/2). In der Seitensäule liegt der *Ncl. intermediolateralis,* der **sympathische Wurzelzellen** beherbergt (Abb. 16.13-10, 13 u. 16).

3. Die verschiedene Ausdehnung der LISSAUERschen Randzone: Im Lumbosakralbereich kommt der Hinterhornkopf der Rückenmarksoberfläche sehr nahe, die LISSAUERsche Randzone ist dementsprechend schmal. Im Zervikal- und vor allem im Thorakalbereich ist der Hinterhornkopf viel weiter von der Rückenmarksoberfläche entfernt, die LISSAUERsche Randzone dementsprechend stark verbreitert.

2.2 *Anordnung der Nervenzellen in der grauen Substanz*

Die Ganglienzellen der grauen Substanz sind keineswegs gleichmäßig verteilt. An vielen Stellen sind Perikaryen zu mehr oder minder gut abgrenzbaren Gruppen zusammengelagert, die z. T. schon bei der Betrachtung gefärbter Schnitte mit der Lupe wahrgenommen werden können (Abb. 16.13-10). Derartige Gruppen, die oft im Typus übereinstimmende Nervenzellen enthalten und von deren räumlicher Anordnung man sich durch Untersuchung hintereinanderliegender Schnitte ein Bild machen kann, werden als **Kerne (Nuclei)** bezeichnet. Sie können insofern als funktionelle Einheiten oder Zentren angesehen werden, als aus ihnen Nervenfasern hervortreten, die, zu Faserzügen oder Nervenbahnen zusammengelagert, eine längere oder kürzere Wegstrecke gemeinsam verlaufen und schließlich in einer bestimmten anderen Zellanhäufung des Rückenmarks, des Gehirns, eines peripheren Ganglions oder an einem peripheren Effektor enden. So finden sich etwa im Vorderhorn gut abgrenzbare Gruppen von multipolaren Ganglienzellen, deren Neuriten das Rückenmark über die vorderen Wurzeln verlassen und bestimmte Muskeln motorisch innervieren. Jedem Muskel bzw. jeder Muskelgruppe ist ein bestimmtes Kerngebiet („**Muskelkern**") im Rückenmark zugeordnet, allerdings gibt es Überlappungen.

Nervenzellen, deren Neuriten über Wurzeln das Rückenmark verlassen, wie die erwähnten motorischen Vorderhornzellen, werden als **Wurzelzellen** bezeichnet (Abb. 16.13-12). **Strangzellen** oder Projektionsneurone nennt man Nervenzellen, deren Neuriten aus der grauen Substanz in die weiße Substanz übertreten, hier in einem der Stränge auf- oder absteigen, um zu tiefer oder höher gelegenen Kernen (Zentren des Rückenmarks oder des Gehirns) zu gelangen. Sofern die verschiedene Rückenmarkssegmente verbindenden Neurone den Rückenmarksbereich nicht verlassen, spricht man von **propriospinalen** Neuronen. Als **Zwischenneurone** *(Interneurone, internuncial cells)* bezeichnet man kleine Nervenzellen, deren Fortsätze den Bereich der grauen Substanz nicht verlassen und die meist nahe beieinanderliegende Nervenzellen oder Nervenzellgruppen miteinander verbinden. Den Zwischenneuronen kommt für

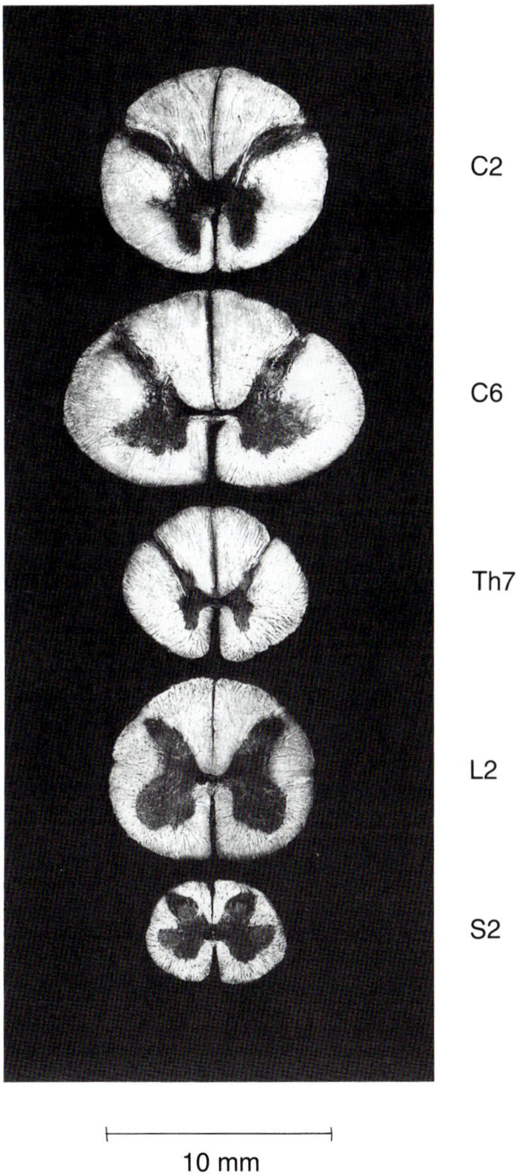

Abb. 16.13-11 Die charakteristischen Veränderungen des Rückenmarkquerschnittes in verschiedenen Höhen. Von oben nach unten: C2, C6, Th7, L2, S2.

Integrationsleistungen große Bedeutung zu. Neurone, deren Axone zur anderen Rückenmarkshälfte ziehen, nennt man **Kommissurenzellen.**

Laminae und herkömmliche Einteilung der grauen Substanz

Aufgrund der Verteilung mehr oder weniger gut abgrenzbarer Nervenzellgruppen werden seit langem innerhalb der grauen Substanz verschiedene Zonen und Kerne unterschieden. REXED [26] unterteilte die gesamte graue Rückenmarkssubstanz in 10 Bereiche, die er **Laminae** nannte (Abb. 16.13-13). Die ersten 8 bilden von dorsal nach ventral aufeinanderfolgende Schichten, die im wesentlichen parallel zur vorderen bzw. hinteren Rückenmarksoberfläche orientiert sind. Sie sind in der gesamten kranio-kaudalen Ausdehnung des Rückenmarks mehr oder weniger deutlich gegeneinander abgrenzbar. Ihre Stärke variiert in Abhängigkeit von der Segmenthöhe beträchtlich. Lamina IX bildet keine einheitliche Schicht, umschreibt vielmehr die Bereiche der motorischen Vorderhornzellen (Muskelkerne, Abb. 16.13-14); Lamina X ist die graue Substanz, die den Zentralkanal umgibt. Die von REXED ursprünglich an der Katze erarbeitete Einteilung wird in vieler Hinsicht einem bei höheren Säugern erkennbarem Bauprinzip gerecht und hat sich für die Verständigung über die Lokalisation von Nervenzellgruppen und Faserendigungen bewährt. Ihre Übertragbarkeit auf das menschliche Rückenmark wurde von SCHOENEN [29] dargelegt. Sie wird der folgenden Darstellung zugrunde gelegt. Dennoch wird auf die auch noch im Gebrauche stehende klassische Einteilung Bezug genommen. Für die nun folgende Besprechung berücksichtige man vor allem Abb. 16.13-10, 13, 15 u. 16.

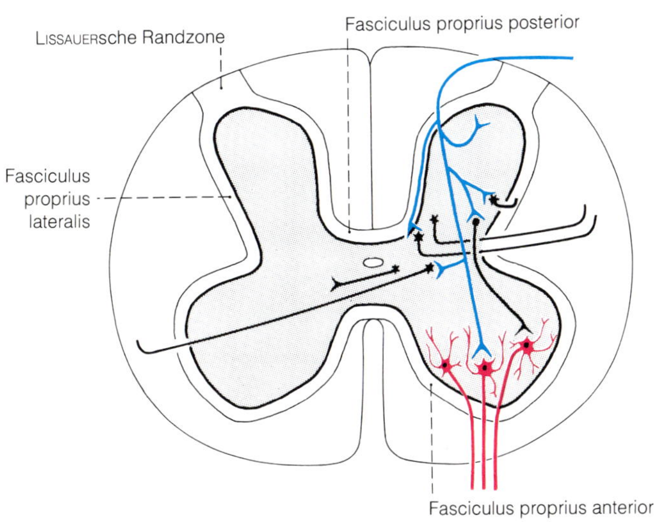

Abb. 16.13-12 Neuronentypen im Rückenmark. Als Wurzelzellen wurden Motoneurone (rot) eingezeichnet. Beispiele für Strangzellen (schwarz) sind Ursprungszellen der Tractus spinocerebellares und eine propriospinale Zelle, deren Axon in die Grundbündel einstrahlt. Vor dem Zentralkanal eine Kommissurenzelle. Seitlich in der grauen Substanz ein Zwischenneuron zwischen einer primär-afferenten Endigung und einem Motoneuron. Einstrahlende Primärafferenzen blau.

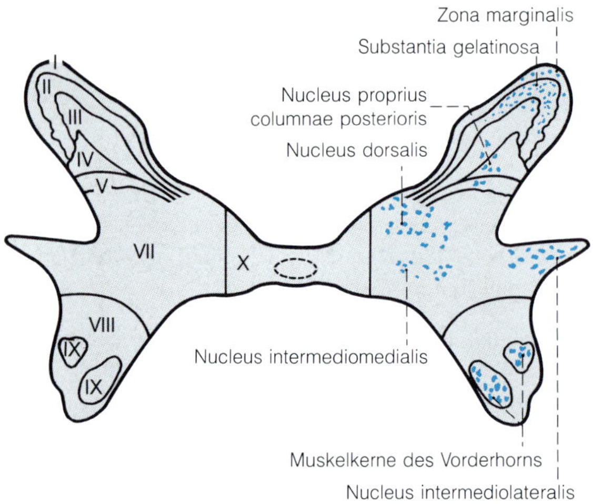

Abb. 16.13-13 Zellgruppen der grauen Substanz und REXED-Laminae. Der dargestellte Rückenmarksabschnitt entspricht dem Segment Th10. Die Lamina VI ist auf dieser Höhe gegen die Lamina V nicht abgrenzbar, da sie nur in einigen Zervikal- und in den Lumbalsegmenten gut ausgebildet ist.

2.2.1 Cornu posterius (Hinterhorn)

Das Hinterhorn umfaßt die Laminae I-VI [4, 8, 11, 19, 33]. Es stellt den Endigungsort eines großen Teiles der im Segment eintretenden Primärafferenzen dar. Grob gesehen begeben sich die lateral eintretenden dünnen Fasern (C- und Aδ-Fasern) über den LISSAUER-Trakt, durch den sie auf mehrere Segmente verteilt werden, zu den oberflächlichen Laminae (I und II), während die weiter medial verlaufenden dickeren Fasern die Tendenz zeigen, in tiefere Laminae einzutreten (Abb. 16.13-15). Die Zellen des Hinterhorns zeigen laminaspezifische Formen und Verzweigungsmuster und charakteristische Unterschiede im Peptidgehalt. Sie können durch Primärafferenzen, durch absteigende Fasern supraspinaler Neurone oder durch nahegelegene lokale Neurone des Hinterhorns erregt werden. Komplizierte synaptische Verschaltungen ermöglichen eine vielseitige Beeinflussung der Verarbeitung des primärafferenten Einstroms, vor allem des Schmerzes. Die Axone der Hinterhornneurone verzweigen sich entweder im Hinterhorn selbst (**Binnenzellen**), wo sie lokale Regelkreise speisen, oder sie begeben sich zu anderen Stellen der grauen Substanz des gleichen oder entfernter Rückenmarkssegmente, zur Formatio reticularis des Hirnstammes oder zum Thalamus der Gegenseite (**Projektionsneurone**).

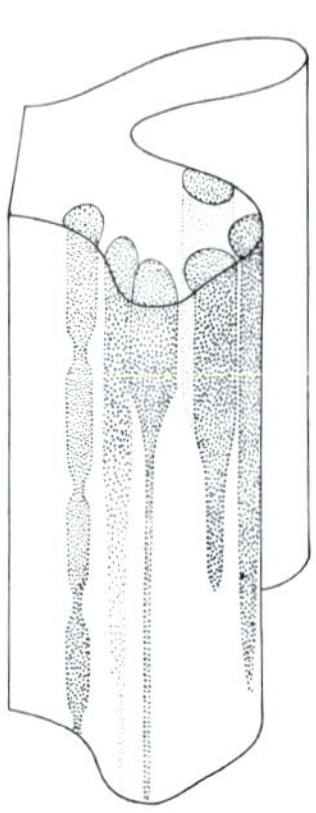

Abb. 16.13-14 Zellsäulen von Motoneuronen im Vorderhorn. Lamina IX.

Lamina I (Zona marginalis oder spongiosa)

Die Zona marginalis bildet die dorsale Randschicht des Hinterhorns und grenzt direkt an die LISSAUERsche Randzone. Sie ist dorsalwärts konvex gekrümmt und enthält ein oberflächenparallel orientiertes Nervengeflecht, in das Axone a) aus der Hinterwurzel vornehmlich über die LISSAUERsche Randzone, b) aus tieferen Laminae des Hinterhorns und c) von supraspinalen Neuronen eintreten. Unter den verschiedenen Nervenzelltypen springen die spindelförmigen, teils großen WALDEYER-Zellen mit ihren rostrokaudal ausgerichteten Dendritenbäumen ins Auge (Abb. 16.13-16). Die Axone dieser Projektionszellen ziehen mindestens zum Teil zur kontralateralen Formatio reticularis des Mittelhirns. Andere Neurone projizieren zu kaudaleren Abschnitten der Formatio reticularis, wiederum andere zum kontralateralen Thalamus. Die Neurone der Lamina I verarbeiten vor allem nozizeptive Impulse aus der Haut und aus tiefen Geweben wie Muskeln sowie viszeroafferente Impulse. GABA, Substanz P, Enkephaline und andere Peptide spielen hierbei eine Rolle.

Lamina II (Substantia gelatinosa)

Die Lamina II bildet den Hauptteil des Hinterhornkopfes. An unbehandelten Präparaten als dunklere Zone schon makroskopisch erkennbar (Abb. 16.13-9), erscheint sie an Markscheidenpräparaten mangels markhaltiger Nervenfasern hell (Abb. 16.13-10 u. 16). Gekrümmt wie Lamina I, umfaßt sie von medial und von lateral Lamina III. Sie enthält, in dichter Anordnung, kleine zytoplasmaarme Nervenzellen und deren Dendritenbäume, eine außerordentlich hohe Zahl markloser Nervenfasern, die aus der Hinterwurzel (vor allem Hautafferenzen), von absteigenden Bahnen und von lokalen Neuronen stammen, sowie ein reiches Synapsenlager.

Unter den Nervenzellen werden folgende Haupttypen unterschieden:

1. Die im Außenteil von Lamina II liegenden **Grenzzellen** *(limiting* oder *stalked cells)*, deren transversal orientierte Dendritenbäume sich im Zentrum der Lamina II ausbreiten oder gar in Lamina III eindringen, während die Axone an Lamina-I-Neuronen enden.

2. **Zentralzellen** *(central* oder *islet cells)*, die mit ihren Dendritenbäumen kranio-kaudal orientiert sind. Die Axone verbleiben zum größten Teil innerhalb Lamina II, über deren ganze Breite sie sich ramifizieren. Solche Neurone sind nur lokal wirksame Interneurone.

Abb. 16.13-15 Lage- und Formcharakteristik wichtiger Neurontypen der verschiedenen Laminae und afferenter Einstrom (blau) aus der Hinterwurzel. Aus Gründen der Übersichtlichkeit wurden die Dendritenbäume der Motoneurone (rot) nicht berücksichtigt. Dieses Schema wurde unter Benutzung der Angaben und Zeichnungen verschiedener Autoren entworfen.

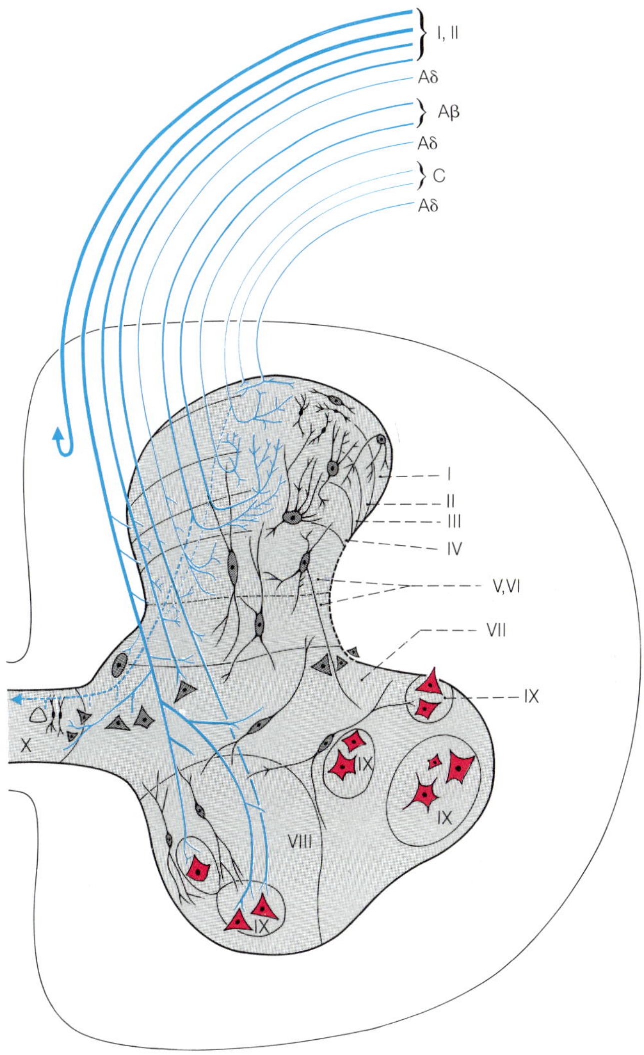

Aber auch Projektionsneurone, deren Axone zu kranialeren Rückenmarkssegmenten oder gar zum Gehirn aufsteigen, sind in Lamina II vorhanden.

In dem überaus reichen Synapsenlager der Lamina II findet man die verschiedensten Verschaltungsarten: Dendriten und Somata von Zentralzellen in synaptischer Verbindung mit Dendriten anderer Zellen sowie mit Axonen markloser Primärafferenzen. Die von letzteren herangeführten Erregungen werden durch Transmitter- oder Neuropeptidfreisetzung an axoaxonalen und dendroaxonalen Verbindungsstellen mit lokalen Neuronen modifiziert [33]. Charakteristisch für das Synapsenlager der Lamina II ist das häufige Vorkommen **synaptischer Glomeruli,** in denen verschiedene Verschaltungskombinationen nachgewiesen werden konnten (Abb. 16.13-17). Nach Csillik u. Knyihar [8] bilden ca. 38% aller Primärafferenzen zentrale Elemente von Glomeruli, von denen sich wiederum 80% in Lamina II oder deren Nachbarschaft befinden. Häufig kommt es zu „triadischen" Beeinflussungsmöglichkeiten:

präsynaptische Primärafferenz
↙ ↘
präsynaptischer Dendrit einer Zentralzelle ⟶ postsynaptischer Dendrit einer Zentralzelle

Laminae III und IV (Ncl. proprius [centralis] columnae posterioris)

Lamina III ist an Markscheidenpräparaten schon aufgrund ihres Gehaltes an markhaltigen Fasern gegenüber Lamina II gut abgrenzbar. Ein kompaktes longitudinales Faserbündel, der **Fasciculus proprius posterior,** dient intersegmentalen Verknüpfungen. Eine klare Grenze zwischen Lamina III und IV ist aber nicht vorhanden. Die Nervenzellen im Lamina-IV-Bereich sind im allgemeinen größer.

In Lamina III finden sich noch zahlreiche **Zentralzellen,** die sich kaum von denen der Lamina II unterscheiden. Daneben treten in Lamina III und IV Neuro-

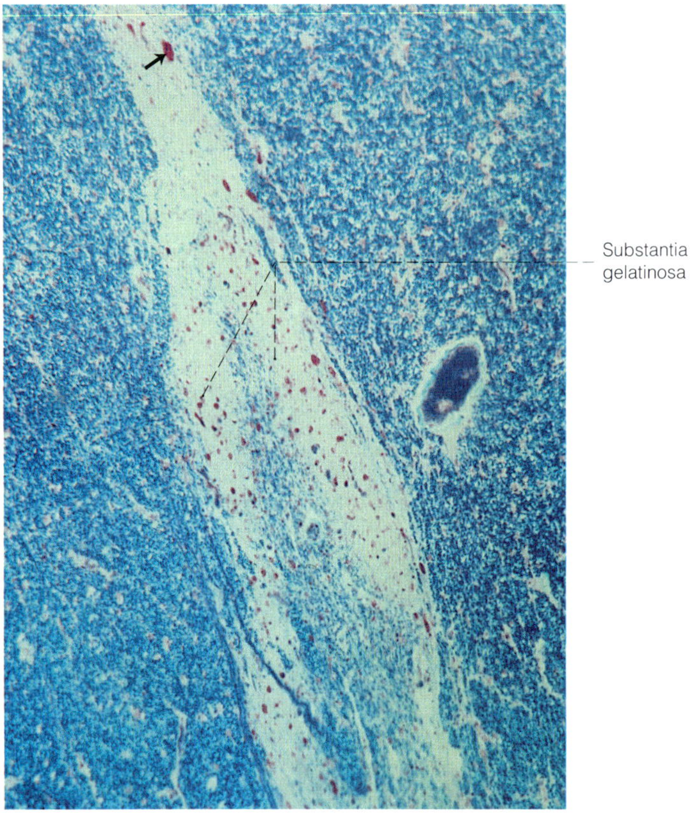

a

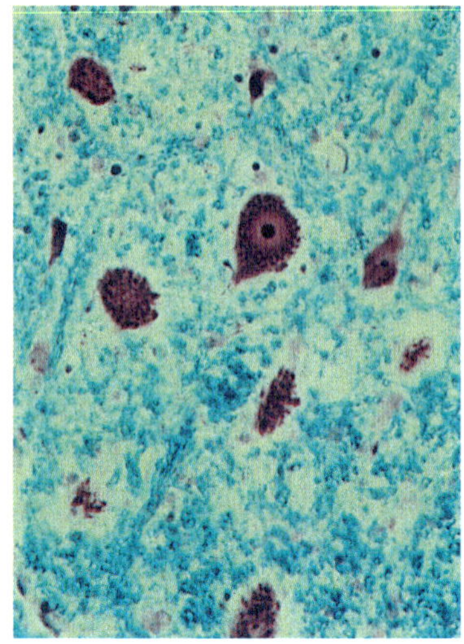

c

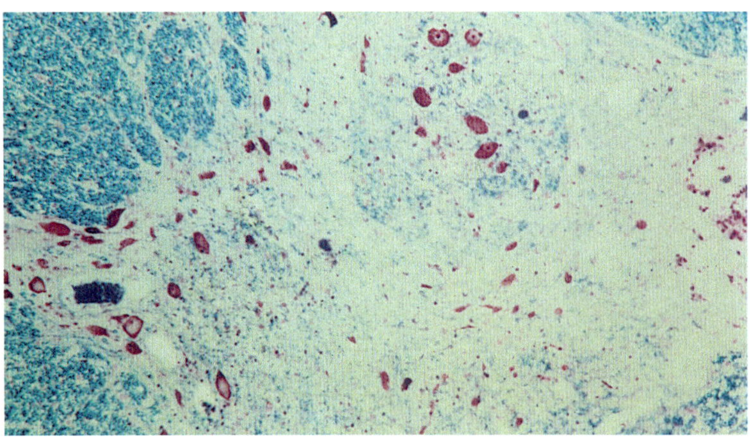

b

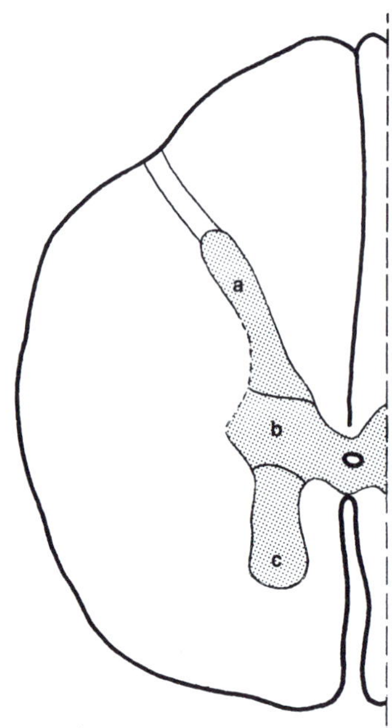

d

Abb. 16.13-16 Mikrophotographien einiger charakteristischer Zonen eines Klüver-Barrera-angefärbten Rückenmarksquerschnittes. (a) Hinterhornkopf mit Übergang in die Lissauersche Randzone (Vergr. 30fach). Beachte Waldeyer-„Riesen"-Zellen (Pfeil) und Substantia gelatinosa: hell, kleine Zellen. (b) Zona intermedia mit Ncl. intermediolateralis (links), Ncl. dorsalis (Mitte). Zellproliferationen um den verödeten Zentralkanal (rechts). Vergr. 40fach. (c) Motorische Vorderhornzellen. Vergr. 130fach. (d) Rückenmarksquerschnitt in Übersicht (entsprechend Abb. 16.13-10). Die Buchstaben bezeichnen die Bereiche, aus denen die Mikrophotographien (a), (b), (c) stammen.

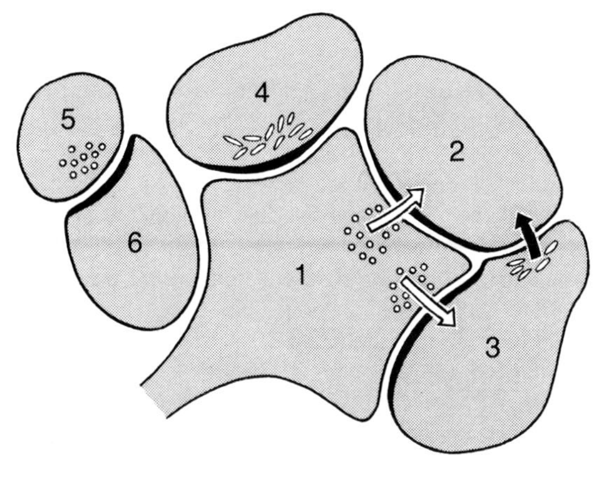

Abb. 16.13-17 Organisation eines synaptischen Glomerulus der Lamina II, in dessen Zentrum sich eine primär-sensorische Endigung (1) befindet. 2 = Dendrit, der sowohl zur primär-sensorischen Endigung als auch zu einem anderen Dendriten (3) postsynaptisch liegt. 3 = Dendrit, zur primär-sensorischen Endigung postsynaptisch, zu Dendrit 2 aber präsynaptisch gelegen. 4 = Bouton, der zur primär-sensorischen Endigung präsynaptisch liegt. 5 = Endigung eines absteigenden (propriospinalen) Axons am Dendriten 6, der unmittelbar neben der primär-sensorischen Endigung liegt. Weiße Pfeile: exzitatorische Synapsen. Schwarzer Pfeil: inhibitorische dendro-dendritische Synapse. 1, 2 und 3 bilden ein triadisches Arrangement. Siehe Text und [8]

ne mit einem sich horizontal ausbreitenden, tief in Lamina II eindringenden Dendritenbaum auf [5]. Viele dieser Zellen sind **Projektionsneurone,** deren Axone über den Tractus spinocervicalis und spinothalamicus kranialwärts aufsteigen.

Die Neurone der Laminae III und IV antworten hauptsächlich auf Hautreize, einige von ihnen sind multirezeptiv [33].

Unter den vielen Axonen der Laminae III und IV sind **Aβ-** und **Aδ-Fasern** aus den hinteren Wurzeln zu erwähnen (Abb. 16.13-18), die hier charakteristische Endformationen bilden, ferner kortikospinale und retikulospinale Fasern und Axone von Zwischenneuronen.

Der mediale Teil der Lamina IV der obersten Halssegmente **(Ncl. basilaris internus)** erhält Primärafferenzen aus Thorakal- und unteren Halssegmenten [20]. Er wird als zervikale Fortsetzung des Ncl. cuneatus angesehen.

Lamina V

Die Lamina V liegt im Hals des Hinterhorns. Die verschieden geformten Nervenzellen sind meist mittlerer Größe, anteromedial dichter gelagert als lateral und besitzen Dendritenbäume mit vornehmlich ventrodorsaler Orientierung. Dorsalwärts erreichen Dendriten Lamina III, teils sogar Lamina II, ventralwärts Lamina VII.

Primärafferenzen dringen vor allem in den medialen Teil der Lamina V ein. Einige umgreifen das Hinterhorn lateral und treten in den lateralen Teil der Lamina ein. Aufgrund ihrer Antworten erweisen sich viele Neurone der Lamina V als **multirezeptiv.** Sie antworten auf Berührung, Schmerz und chemische Reize aus Haut, Muskulatur und Eingeweiden. Aber auch reizspezifische Neurone kommen vor. Neben Primärafferenzen endigen hier auch vom Hirnstamm absteigende Fasern (Ncl. raphe magnus, Ncl. reticularis gigantocellularis) und kortikospinale Fasern [7]. Die Neurone der Lamina V sind teils **Zwischenneurone,** teils **Projektionsneurone,** deren Axone vor allem im Tractus spinothalamicus und Tractus spinoreticularis zum Hirn aufsteigen.

Lamina VI

Diese ist nur in oberen Halssegmenten und in den Segmenten der Intumescentiae cervicalis und lumbosacralis nachweisbar, beim Menschen gegen Lamina V kaum abgrenzbar. Die Zellen, wie in Lamina V mittelgroß, sind **Zwischenneurone** oder **Projektionsneurone.** Viele antworten auf propriozeptive Reize, andere sind multirezeptiv, manche nur nozizeptiv.

Pars intermedia

Die Pars (Zona) intermedia (Abb. 16.13-16b) bildet den zwischen Hinterhorn und Vorderhorn gelegenen Mittelteil der grauen Substanz des Rückenmarks. Sie grenzt lateral an den Seitenstrang, gegen den sie zwischen C8 und L2 mit einem Seitenhorn, **Cornu laterale,** vorspringt. Um den Zentralkanal herum liegt Lamina X, ansonsten ist die Pars intermedia weitgehend mit Lamina VII identisch. Nur in Intumeszenzsegmenten reicht sie in den lateralen Teil des Vorderhorns hinein.

Lamina VII

Der Hauptteil der Lamina VII enthält mittelgroße, verschieden geformte Neurone mit wenig Nissl-Substanz und teils weitverzeigten Dendritenbäumen. **Interneurone** herrschen vor, aber auch wichtige **Projektionsneurone** sind hier lokalisiert: vor allem Ursprungszellen für die Tractus spinothalamicus und spinoreticularis. Diese erhalten Afferenzen von Spinalganglienzellen, supraspinalen Neuronen und Interneuronen. Bemerkenswert sind gut abgrenzbare Zellansammlungen im Thorakalbereich: medial, an der Grenze zur Hinterhornbasis der

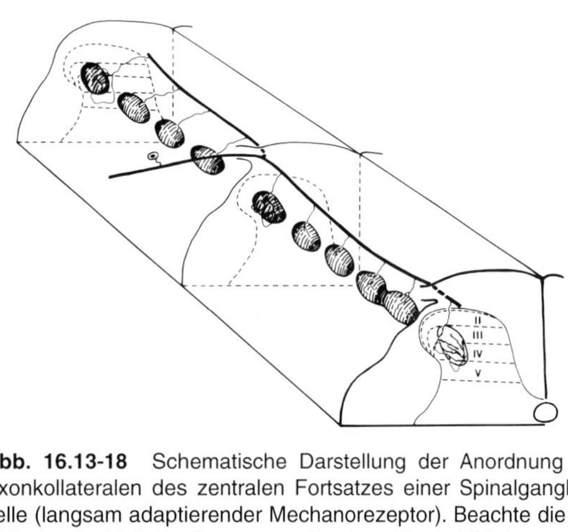

Abb. 16.13-18 Schematische Darstellung der Anordnung der Axonkollateralen des zentralen Fortsatzes einer Spinalganglienzelle (langsam adaptierender Mechanorezeptor). Beachte die Beziehung der Kollateralen zu den Laminae III und IV der grauen Substanz. (Nach Brown [4])

Ncl. dorsalis (CLARK-STILLING) (Abb. 16.13-16), auffallend durch seine großen multipolaren Nervenzellen und den Reichtum an markhaltigen Fasern, unter ihnen viele I- und II-Muskelafferenzen und Gelenkafferenzen, die, von der Hinterwurzel kommend, von dorsomedial in diesen Kern einstrahlen. Die hier ankommenden Impulse werden im Ncl. dorsalis umgeschaltet und über den Tractus spinocerebellaris dorsalis zum Kleinhirn weitergeleitet (s. S. 461).

Lateral im Seitenhornbereich liegt auf gleicher Höhe der **Ncl. intermediolateralis** (Pars principalis, s. Kap. 16.20) [22]. Dieser enthält das Hauptkontingent der Ursprungszellen für die **präganglionären sympathischen Axone,** die über das Vorderhorn zu den Vorderwurzeln der Segmente C8–L2/3 und über die Rr. communicantes albi zum Grenzstrang des Sympathicus gelangen. Die Dendritenbäume dieser Zellen haben eine große rostrokaudale Ausdehnung. Sie werden sowohl durch absteigende Fasern als auch – unter Vermittlung von Zwischenneuronen – durch viszerale Primärafferenzen erregt. Weiteres darüber in Kap. 16.20.

In den Sakralsegmenten befinden sich im seitlichen Abschnitt der Zona intermedia Ursprungszellen des **sakralen Parasympathikus.**

Medial in Lamina VII findet sich der Ncl. intermedius medialis mit eher kleinen Zellelementen und in den obersten vier Halssegmenten der **Ncl. cervicalis centralis,** dessen mittelgroße Nervenzellen vor allem Afferenzen von Hals- und Nackenmuskeln sowie von Wirbelgelenken erhalten. Ihm kommen aufgrund seiner Verbindungen zu Vestibulariskernen und Kleinhirn (vorderer Wurm) wichtige Koordinationsaufgaben bei den Kopfbewegungen zu (s. S. 462). Der Kern setzt sich kranialwärts in den bereits der Medulla oblongata zugehörigen Ncl. intermedius CAJAL fort. Die Abgrenzung des Ncl. cervicalis medialis ist beim Menschen noch nicht ganz klar.

Lamina X

Lamina X ist die den Zentralkanal des Rückenmarks umgebende graue Substanz. Die Grundstruktur ist locker, sie wird auch **Substantia gelatinosa centralis** genannt. Sie enthält relativ kleine Neurone, deren Dendriten in benachbarte Laminae eintreten. Einzelne treten in enge Beziehung zum Ependym des Zentralkanals. Ihre Axone begeben sich zu den Laminae V, VI und VII. In Lamina X enden viszerale und muskuläre Primärafferenzen.

2.2.2 Cornu anterius (Vorderhorn)

Außer dem erwähnten, segmentweise unterschiedlich großen Anteil der Lamina VII sind es vor allem die Laminae VIII und IX, die das Vorderhorn konstituieren. Hauptanteil hat Lamina VIII. Lamina IX bildet die mehr oder weniger deutlich abgrenzbare Zellinseln der motorischen Vorderhornzellen (Abb. 16.13-16).

Lamina VIII

Lamina VIII (Abb. 16.13-19) enthält kleine, mittelgroße und große Neurone mit Dendritenbäumen, die hauptsächlich ventrodorsal orientiert sind. Die großen Zellen ähneln Motoneuronen, unterscheiden sich von diesen aber durch eine feiner granulierte NISSL-Substanz und durch stärkere Verzweigung [29]. In die Lamina VIII treten propriospinale Fasern aus der vorderen Kommissur und vom Vorderstrang ein, außerdem vestibulo- und retikulospinale Fasern sowie Primärafferenzen.

Die Neurone der Lamina VIII sind zu einem großen Teil **Interneurone,** zwischengeschaltet zwischen die erwähnten Afferenzen und die Motoneurone, teils aber auch **Ursprungszellen** für den **Tractus spinothalamicus.** Den Dendriten dieser Strangzellen werden auf polysynaptischem Wege Schmerzimpulse aus der Peripherie zugeleitet. Die Axone kreuzen in der Commissura ventralis alba, ehe sie im Tractus spinothalamicus der Gegenseite aufsteigen.

Lamina IX

Die in Lamina IX (Abb. 16.13-16c u. 19) zusammengefaßten **Motoneurone** bilden mit umgebenden RENSHAW-Zellen und anderen Interneuronen Kernsäulen, die nach somatotopischen Gesichtspunkten angeordnet sind. In den einzelnen Kernsäulen kann jeweils ein Muskel oder eine Gruppe von Muskeln repräsentiert sein. Die Verteilung der Kernsäulen im Vorderhorn wechselt mit der Rückenmarkshöhe. Im allgemeinen unterscheidet man

1. eine **mediale Kerngruppe,** die praktisch im ganzen Rückenmark nachweisbar ist und der Versorgung der Rücken- und Nackenmuskulatur dient. In thorakalen und oberen Lumbalsegmenten ist sie in eine ventromediale und eine dorsomediale Gruppe unterteilt;

2. eine **laterale Kerngruppe.** Diese ist in den Intumeszenzen in einen Ncl. anterior, Ncl. anterolateralis, Ncl. posterolateralis und Ncl. retroposterolateralis unterteilt und dient der Versorgung der Extremitätenmuskulatur. Hierbei gilt folgende Beziehung: Je weiter lateral und dorsal eine Kernsäule im Rückenmark liegt, desto distaler liegen die von den entsprechenden Motoneuronen versorgten Extremitätenmuskeln. Im Thorakalmark, also im Gebiet zwischen den Intumeszenzen, versorgen Motoneurone der lateralen Kerngruppe Interkostal- und Bauchmuskulatur;

3. eine **zentrale Gruppe,** die nur in einzelnen Segmenten nachweisbar ist. In C3–C5 bildet sie den **Ncl. nervi phrenici,** den Kern für die Innervation des Zwerchfells. Ventral in Vorderhornmitte liegt von C1 bis C5 der **Ncl. accessorius (spinalis),** dessen Neuriten das Rückenmark lateral, unmittelbar hinter der Befestigung des Ligamentum denticulatum, mit mehreren kaudokranial aufeinanderfolgenden Wurzeln verlassen; diese vereinigen sich zu einem gemeinsamen Stamm, der neben dem Rückenmark innerhalb der Cavitas subarachnoidea kranialwärts verläuft und sich nach Durchtritt durch das große Hinterhauptsloch mit der aus der Medulla oblongata hervortretenden zerebralen Wurzel zum Stamm des **N. accessorius** verbindet.

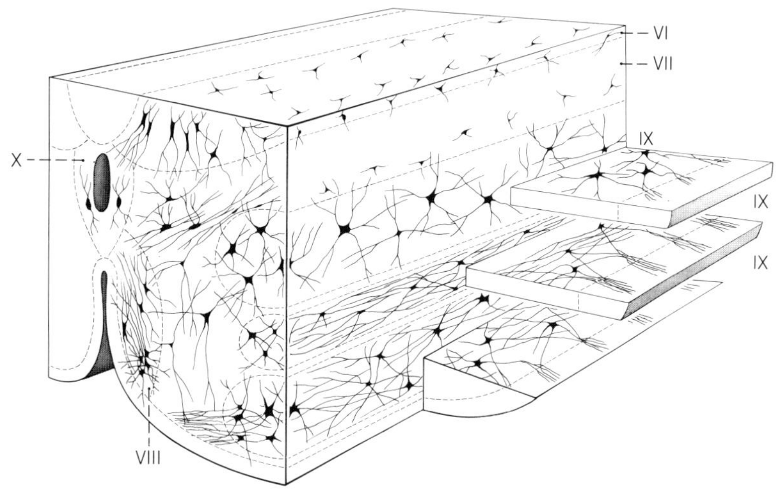

Abb. 16.13-19 Schematisches Blockdiagramm, das die Lage der Nervenzellen und die dendritischen Verzweigungsareale in den Laminae VI-X im menschlichen Rückenmark zeigt. (Nach SCHOENEN [29])

Im ventralsten Teil des Vorderhorns der Segmente S2/3 liegt **ONUFS Kern** zur Innervation der Beckenbodenmuskulatur einschließlich des M. sphincter ani externus und des M. sphincter urethrae. Er besteht aus mittelgroßen Nervenzellen. Die geringe Zahl markhaltiger Fasern verleiht diesem Kernbereich eine makroskopische Ähnlichkeit mit der Substantia gelatinosa, die ebenfalls markarm ist.

2.3 *Weiße Substanz*

2.3.1 Makroskopisch-anatomische Gliederung

Innerhalb der weißen Substanz (s. Abb. 16.13-9 bis 11) unterscheidet man jederseits drei Stränge. Zwischen den Vordersäulen der grauen Substanz liegen die beiden durch die *Fissura mediana anterior* voneinander getrennten **Vorderstränge, Funiculi anteriores.** Beide stehen am Grunde der Fissura mediana anterior über die **Commissura alba** miteinander in Verbindung. Lateral liegt der grauen Substanz der **Seitenstrang, Funiculus lateralis,** an; er umfaßt den Bereich der weißen Substanz, der sich zwischen Vorder- und Hinterwurzeln befindet. Als **Funiculus posterior** oder **Hinterstrang** wird die zwischen Hintersäule und Septum medianum dorsale gelegene weiße Substanz bezeichnet. Im Zervikalbereich ist der Hinterstrang durch den *Sulcus intermedius posterior* und das von diesem in die Tiefe dringende *Septum intermedium* in den medial gelegenen **Fasciculus gracilis** (GOLLscher Strang) und den lateral gelegenen **Fasciculus cuneatus** (BURDACHscher Strang) weiter unterteilt.

2.3.2 Funktionelle Gliederung

Eine weitergehende, für das funktionelle Verständnis wesentliche Unterteilung der Hauptstränge des Rückenmarks in Bahnen, Tractus (Fasciculi), erschließt sich nicht mehr rein anatomischer Betrachtungsweise, sie basiert vielmehr auf pathologisch-anatomischen, klinischen und physiologischen Erkenntnissen sowie auf embryologischen Beobachtungen. Letztere betreffen die Markreifung: Funktionell zusammengehörige Nervenfasern erhalten ihre Markscheiden in der gleichen Entwicklungsphase, so daß in verschiedenen Stadien charakteristische Zonen innerhalb der einzelnen weißen Stränge als spezifische Bahnen abgrenzbar werden.

Zur Anatomie der Leitungsbahnen haben aber auch selektive Durchschneidungs- und Markierungsversuche mit morphologisch nachweisbaren Substanzen bei Tieren einen großen Beitrag geleistet. Naturgemäß muß bei der Übertragung solcher im Tierversuch gewonnener Erkenntnisse auf den Menschen mit großer Behutsamkeit vorgegangen werden.

2.3.3 Feine Architektur der weißen Substanz

Die innerste Schicht der weißen Substanz bilden die **Grundbündel,** *Fasciculi proprii* (Abb. 16.13-12 u. 20). Sie bestehen aus Nervenfasern, die verschiedene Rückenmarkssegmente miteinander verknüpfen. Die Verknüpfung besorgen Interneurone, deren Axone ein oder mehrere Segmente auf- oder absteigen. Es handelt sich also um relativ kurze Bahnen.

Die **Fasciculi proprii anteriores** und **laterales** umsäumen als schmale Streifen die Vordersäulen und die lateralen Flächen der Hintersäulen; medial grenzt der Fasciculus proprius anterior unmittelbar an die Commissura anterior alba. Der **Fasciculus proprius posterior** nimmt im Hinterstrang eine schmale Zone hinter der grauen Verbindungsbrücke ein, die die linke mit der rechten Rückenmarkshälfte hinter dem Zentralkanal verbindet. Auch die zwischen Hinterhorn und hinterer Oberfläche des Rückenmarks gelegene **LISSAUERsche Randzone (Tractus dorsolateralis, Zona terminalis)** enthält zahlreiche intersegmentale Verbindungszüge und kann zu den Grundbündeln gerechnet werden. Im übrigen besteht die LISSAUERsche Randzone zu zwei Dritteln aus dünnen Primärafferenzen.

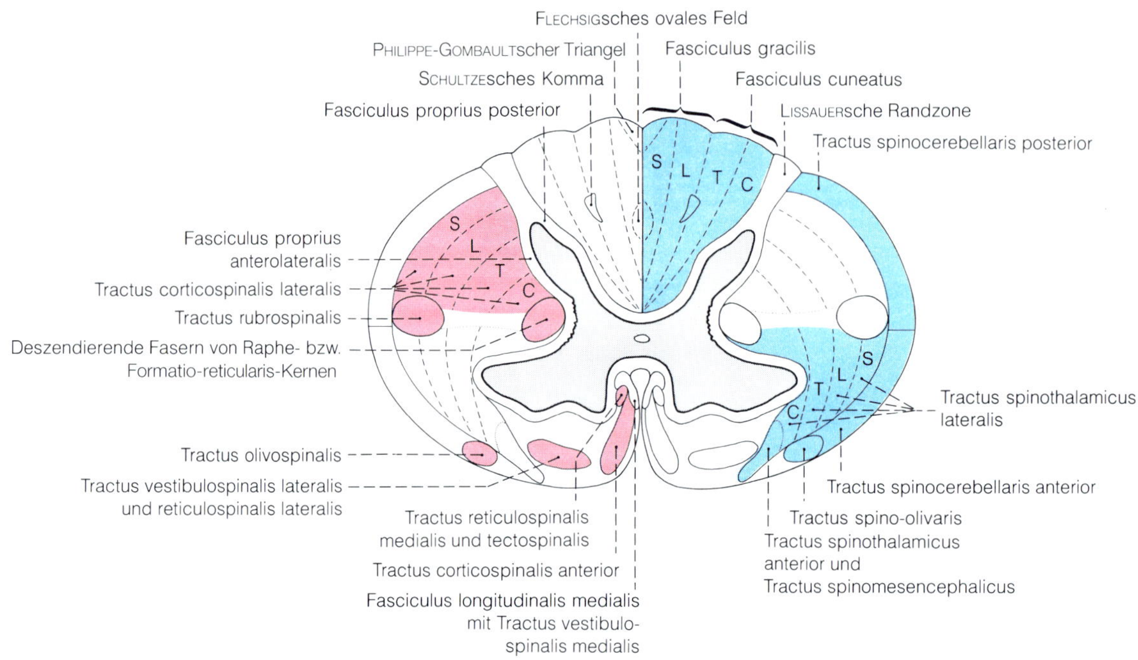

Abb. 16.13-20 Die Lage der einzelnen Bahnen innerhalb der weißen Substanz. In diesem Schema sind an einem „idealen" (etwa in mittlerer zervikaler Höhe zu denkenden) Rückenmarksquerschnitt jene Stellen eingezeichnet, an denen sich jeweils die Hauptmasse der Fasern der einzelnen Tractus befindet. Auf der linken Bildseite sind die absteigenden (rot), auf der rechten Bildseite die aufsteigenden Fasersysteme (blau) dargestellt. Gestrichelt: Segmentzugehörigkeit der jeweiligen Fasersysteme. Im Hinterstrang sind das SCHULTZEsche Komma, das FLECHSIGsche ovale Feld und der GOMBAULT-PHILIPPEsche Triangel eingezeichnet, obwohl die entsprechenden Faserbündel jeweils nur in bestimmten Segmenten vorkommen. Die dem Eigenapparat des Rückenmarks zugehörigen Grundbündel liegen in dem die graue Substanz umgebenden Band weißer Substanz.

Den Hauptanteil des Markmantels bilden die **langen Bahnen,** die Rückenmark und Gehirn in beiden Richtungen miteinander verbinden. Wie Abb. 16.13-20 zu entnehmen ist, sind sie somatotopisch angeordnet, wobei die längsten Bahnen in der Regel am weitesten außen liegen, die kürzeren schichtweise nach innen zu folgen. Die einzelnen Bahnen werden in Kap. 16.13.4 nach funktionellen Gesichtspunkten systematisch abgehandelt.

2.3.4 Wurzeln der Spinalnerven

Zur weißen Substanz sind schließlich die Spinalnervenwurzeln zu rechnen, die segmentweise das Rückenmark verlassen bzw. in dieses eintreten.

MAGENDIE (1822) zeigte, daß die Durchtrennung hinterer Wurzeln einen Verlust von Sensibilität, BELL, daß die Durchschneidung vorderer Wurzeln einen Verlust motorischer Aktivität in den betroffenen Segmenten zur Folge hat [27]. Die Unterschiedlichkeit der Funktionen von Vorder- und Hinterwurzeln sind seither als **BELL-MAGENDIEsches Gesetz** bekannt. Bestimmte klinische Beobachtungen und tierexperimentelle Untersuchungen haben zu einer weiteren Spezifizierung dieses Gesetzes Anlaß gegeben.

Hinterwurzeln – Topographie und Verteilungsweise der Fasern

Nachdem die zentralen Fortsätze der Spinalganglienzellen den Ganglienbereich verlassen haben, liegen dicke und dünne Axone in den Wurzelfäden zunächst vermischt. Nahe dem Eintritt ins Rückenmark zeigen die dünnen Fasern die Tendenz, sich im ventrolateralen, die dickeren, sich im medialen Wurzelbereich zu sammeln. In der Zone des Durchtritts durch die Pia mater und des Eintritts in die zentralnervöse Substanz (REDLICH-OBERSTEINER*sche Zone)* erscheinen die Hinterwurzelfasern etwas eingeschnürt und verlieren zentralwärts an Kaliber (s. Abb. 16.10-3).

Nach ihrem Eintritt in das Rückenmark liegen die Hinterwurzelfasern zunächst in dem dorsal und medial an das Hinterhorn grenzenden Teil der weißen Substanz. Von hier aus verteilen sie sich in charakteristischer Weise. Als Faustregel gilt, daß die **dünnen Fasern** lateralwärts in die LISSAUERsche Randzone und von hier in die **oberflächlichen Laminae** gelangen, die **dicken** hingegen von medial her in die **tieferen Laminae** eintreten.

Laterale Hinterwurzelfasern: Die lateralwärts in den LISSAUER-Trakt eintretenden Hinterwurzelfasern sind Aδ- und C-Fasern. Sie steigen innerhalb des LISSAUER-Traktes vermischt mit propriospinalen Fasern aus der grauen Substanz ein paar Segmente auf oder ab und treten von hier in die Laminae I, II, teils auch III ein [19].

Die hochschwelligen (schmerzleitenden) mechano-

und thermosensiblen Fasern von der **Haut** enden in Lamina I und in der äußeren Schicht von II, darüber hinaus aber auch in Lamina V und Lamina X. Niederschwellige mechanosensible (nicht schmerzleitende) Fasern enden in der tiefen Schicht der Lamina II und in Lamina III, die speziell für Hautsensorik reserviert zu sein scheint. Schmerzfasern aus **Muskulatur** und aus tiefen Geweben endigen in Laminae I und V.

Mediale Hinterwurzelfasern: Die im Eintrittsgebiet der Hinterwurzeln vornehmlich medial lokalisierten dickeren Axone gelangen in den Grenzbereich zwischen Hinterhorn und Hinterstrang. Im Hinterstrang biegen sie in der Regel in die longitudinale Richtung um. Kranial verlaufende Äste gelangen in rostralere Rückenmarkssegmente oder zum Hirnstamm; kaudal ziehende Äste sind über 3–10 Segmente verfolgbar; von diesen longitudinal verlaufenden Fasern treten Kollateralen in transversalem Verlauf in die tieferen Laminae der grauen Substanz ein (Abb. 16.13-18), wobei folgende Projektionen sichergestellt werden konnten: Fasern von PACINIschen Körperchen in die Laminae III/IV bzw. V/VI; Fasern von Haarfollikelendigungen, die nach Eintritt in die Lamina IV dorsalwärts umbiegen, um vorwiegend in Lamina III zu enden („flämmchenartige“ Endbäumchen); schnell adaptierende Mechanorezeptoren der Haut in Lamina III, langsam adaptierende Mechanorezeptoren der Haut in Laminae III–VI [4]; Ia-Muskelspindelafferenzen in Laminae VI/VII und in die Muskelkerne der Lamina IX; II-Muskelspindelafferenzen in die Laminae VI/VII, teils auch IV und V. Ib-Sehnenspindelafferenzen in die Laminae V–IX.

In den oberen vier Zervikalsegmenten ist noch eine massive Projektion von medialen Kollateralen in den Ncl. cervicalis centralis zu erwähnen (s. S. 448). Mediale Kollateralen von Primärafferenzen des Thorakal- und Lumbalbereiches endigen in analoger Weise im Ncl. dorsalis (CLARK-STILLING).

Viszeroafferenzen: Obwohl die viszeroafferenten Neurone nicht mehr als 10% aller Spinalganglienneurone ausmachen, spielen sie im Verschaltungssystem des Rückenmarks eine bedeutsame Rolle. Ihre Fasern sind überwiegend marklos, doch gibt es auch eine Anzahl markarmer und dick myelinisierter Fasern. Die von den Brust-, Bauch- und Beckenorganen stammenden Afferenzen projizieren in die Laminae I, V, VII und X [10], z.T. auch in Lamina II. Die in die tiefen Laminae eintretenden Fasern erreichen diese, vom LISSAUER-Trakt ausgehend, über Faserbündel, die am lateralen bzw. medialen Rand des Hinterhorns ventralwärts verlaufen. In den Laminae I und V kommt es zu einer Überlappung der Endigungsgebiete von Eingeweide- und Hautafferenzen, in Lamina V auch zur Überlappung von Eingeweide- und Muskelafferenzen. Hier ergeben sich Möglichkeiten der Konvergenz (s. unten).

Vorderwurzeln

Die Vorderwurzeln bestehen zum größten Teil aus Neuriten motorischer Vorderhornzellen. Die Segmente C8 bis L2(3) enthalten außerdem präganglionär-sympathische, die Segmente S2–S4 präganglionär-parasympathische Fasern, deren Ursprungszellen in der Zona intermedia konzentriert sind (s. S. 447).

Die Neuriten der **motorischen Vorderhornzellen** gehören der Kaliberklasse A an. Die dicken, schnell leitenden **Aα-Fasern** innervieren **extrafusale,** die dünneren, langsamer leitenden **Aγ-Fasern intrafusale Skelettmuskelfasern** (s. S. 468 u. 469). Die Anzahl der motorischen Fasern der aus den Rückenmarksanschwellungen hervorgehenden Wurzeln übertrifft jene anderer Wurzeln um ein Mehrfaches.

Die **sympathischen** und **parasympathischen** Fasern gehören der Kaliberklasse B an und verbinden das Rückenmark mit **Ganglien des viszeralen Nervensystems.** Sie stellen einen Teil der Nervenleitung zu Eingeweiden, Gefäßen, Schweißdrüsen und Mm. arrectores pilorum dar.

In den Vorderwurzeln gibt es auch eine geringe Zahl markloser Fasern, die als **sensorisch** angesehen wurden. Wenn man an Katzen erhobene Befunde auf den Menschen übertragen darf, so handelt es sich größtenteils aber nicht um Fasern, die über die Vorderwurzeln ins Rückenmark gelangen, sondern um solche, die, von den Spinalganglien kommend, ihren Weg über die Vorderwurzeln zu den Rückenmarkshäuten nehmen, um diese sensorisch zu innervieren.

3 *Eigenapparat des Rückenmarks und Rückenmarksreflexe*

Zum Eigenapparat rechnet man alle Nervenzellen und Fasern, die der intra- und intersegmentalen Verknüpfung verschiedener Rückenmarksabschnitte dienen. An seinem Aufbau sind afferente Hinterwurzelfasern ebenso beteiligt wie Zwischenneurone und efferente Wurzelneurone.

Über Zwischenneurone, die oft mit einer großen Zahl anderer Zellen verbunden sind, können ins Rückenmark einfließende afferente Impulse eine beträchtliche Ausbreitung erfahren (**Divergenz**) (Abb. 16.13-21, 22). Die Verknüpfungsweise der Zellen erlaubt eine Ausbreitung im Segment (meist über GOLGI-II-Zellen), aber auch longitudinal zwischen mehreren Segmenten. Die intersegmentale Verbindung erfolgt über GOLGI-I-Zellen, deren Axone den Bereich der grauen Substanz verlassen und in den Grundbündeln auf- oder absteigen. Da Somata und Dendriten der Zwischenneurone mit mehreren afferenten Fasern, aber auch anderen lokalen Neuronen in Verbindung stehen können, ist es möglich, daß ein Zwischenneuron Impulse von verschiedenen Hinterwurzelfasern des Rückenmarks, aber auch von anderen Zwischenneuronen erhalten kann (**Konvergenz**) (Abb. 16.13-22). Da die Wirkungen anderer Zellen erregend oder hemmend sein können, ergibt sich so die Möglichkeit, daß die den Eigenapparat des Rückenmarks erreichenden Afferenzen nicht nur weiterverteilt, sondern auch verstärkt, abgeschwächt oder gehemmt werden können, je nach den Gegebenheiten der jeweiligen synaptischen Aktivität an den einzelnen Zellen. Nicht zu vergessen sind starke Einflüsse supraspinaler Neurone mit ihren absteigenden Fasersystemen.

3.1 *Verarbeitung des primär-afferenten Einstroms im Hinterhorn*

Die Verarbeitung des sensorischen Einstroms im Hinterhorn (Übersichtsdarstellungen [11, 33]) beruht auf ei-

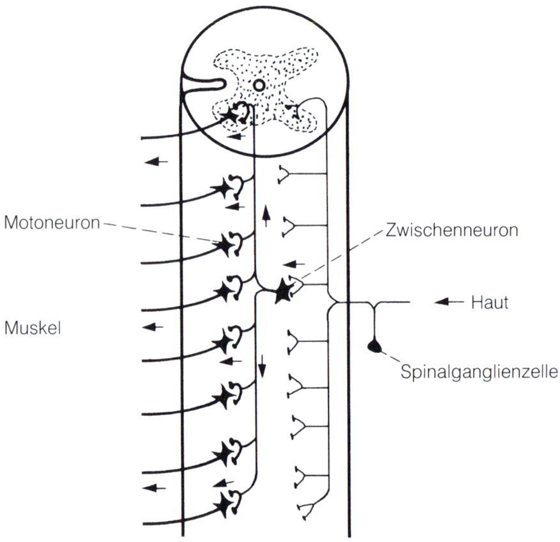

Abb. 16.13-21 Schema eines Fremdreflexes. (Nach CAJAL [5])

ner vielschichtigen Verschaltung von vier neuronalen Elementen: 1. den zentralen Endigungen der Spinalganglienzellen, 2. den Projektionsneuronen zu höheren Zentren, 3. lokalen Interneuronen, die hemmend oder fördernd in die Hauptschaltkreise eingreifen können, und 4. den Axonendigungen supraspinaler Neurone. Über letztere können Zentren des Gehirns auf das Geschehen im Rückenmark Einfluß nehmen. Aufgrund elektronenmikroskopischer Befunde an Primaten [25] kommen vier Hauptkategorien von Synapsen vor: a) solche mit runden, hellen Vesikeln; b) solche mit flachen Vesikeln; c) solche, in denen runde, helle neben runden, granulierten vorkommen, und d) synaptische Glomeruli (s. S. 445).

Eine lange Liste im Hinterhorn nachgewiesener neuroaktiver Substanzen (Transmitter und Neuromodulatoren) und entsprechender Rezeptoren liegt bereits vor [11]. Manche kommen in allen erwähnten Schaltelementen vor, einige sind spezifisch: CGRP (Calcitonin gene-related peptide) kommt nur in Primärafferenzen vor, GABA (γ-Aminobuttersäure) in lokalen Interneuronen und einzelnen absteigenden ponto-bulbospinalen Systemen, während histaminerge Endigungen fast exklusiv absteigenden supraspinalen Neuronen eigen sind. Axone dieser absteigenden Systeme gehören außerdem serotoninergen, noradrenergen und dopaminergen Systemen an. Die für die hemmende Modulation der Schmerztransmission so bedeutungsvollen Opioide werden nicht nur von absteigenden Axonen supraspinaler Neurone, sondern auch von Rückenmarksneuronen freigesetzt. Die einzelnen Substanzen haben spezifische Effekte, sind aber auch in verschiedene Wechselwirkungen involviert. So kann etwa die Wirksamkeit des Transmitters L-Glutamat durch Substanz P potenziert werden [11]. Noch bleibt hinsichtlich der Funktion des Hinterhorns viel zu erforschen. Immerhin erlauben es die bisher erarbeiteten Erkenntnisse über primär-afferente Endbäume im Rückenmark, Konvergenz und Divergenz bei der Verschaltung ankommender Impulse, Einflußnahme hemmender und erregender Rückenmarksneurone und supraspinaler Neurone sowie über das Vorkommen biologisch aktiver Substanzen und Rezeptoren Denkmodelle zu entwickeln, wie man verschiedene physiologisch und klinisch nachgewiesene Phänomene der Verarbeitung von Schmerz und der gegenseitigen Beeinflussung von Schmerz und anderen Sensationen erklären könnte.

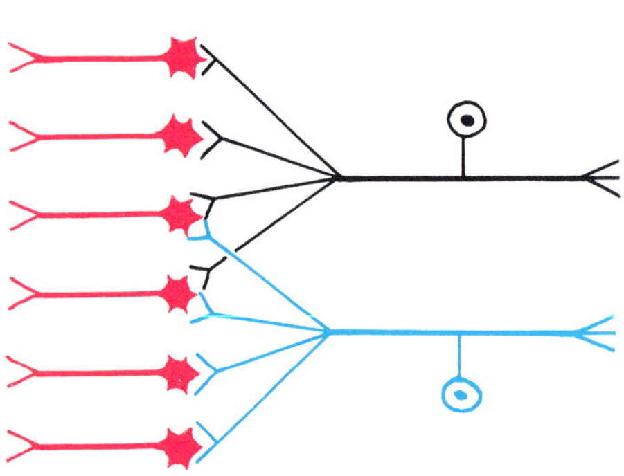

Abb. 16.13-22 Schema für die Erscheinungen der Divergenz und Konvergenz. Zwei primär-sensorische Neurone (eines schwarz, eines blau) verteilen sich (divergieren) auf mehrere nachgeschaltete Neurone (rot) = Divergenz. Andererseits erhalten einzelne der nachgeschalteten Neurone Impulse von mehreren vorgeschalteten Zellen = Konvergenz.

3.2 *Reflexe*

Ein großer Teil der dem Rückenmark und Gehirn von der Körperoberfläche, von Muskeln, Sehnen und Gelenken, von Eingeweiden und Gefäßen ständig zufließenden Erregungen bleibt normalerweise unter der Bewußtseinsschwelle und dient der reflektorischen Regulation von Körperfunktionen. Unter einem **Reflex** wird ganz allgemein „die durch afferente Impulse auf dem Weg über ein nervöses Zentrum ausgelöste Erregung efferenter Nerven" (V. BRÜCKE) verstanden. Reflexe laufen unwillkürlich und stereotyp ab, sind aber bis zu einem gewissen Grad modifizierbar. Ihre anatomische Grundlage stellen Leitungsbögen dar, die sehr einfach, aber auch kompliziert gebaut sein können. Man unterscheidet zwischen somatischen, viszeralen und gemischten Reflexen.

3.2.1 Somatische Reflexe

Eigenreflexe

Im einfachsten Fall besteht ein Reflexbogen eines Eigenreflexes a) aus einem Satz afferenter Zellen mit peripheren Endigungen in der Muskulatur und zentralen Neuriten (oder deren Kollateralen), die in die graue Substanz des Rückenmarks eintreten und an motorischen Vorderhornzellen der gleichen Seite und Segmenthöhe synaptisch enden, und b) aus einem Satz motorischer Vorderhornzellen, deren Neuriten an Skelettmuskelfasern enden.

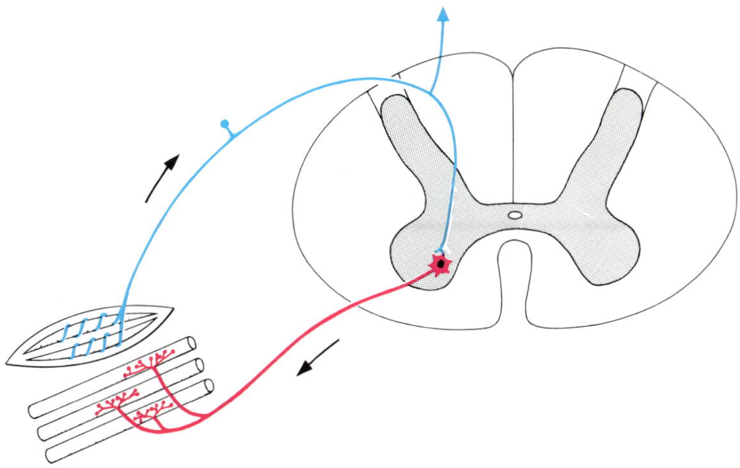

Abb. 16.13-23 Schema des Leitungsbogens eines bineuronalen Eigenreflexes. Motoneuron rot, primär-sensorisches Neuron (Ia-Faser) blau. Links oben Muskelspindel mit anulospiralen sensorischen Endigungen an intrafusalen Muskelfasern, darunter extrafusale Muskelfasern mit motorischen Endplatten.

Über einen derartigen Reflexbogen (Abb. 16.13-23) laufen **Dehnungsreflexe** ab: Ein quergestreifter Muskel beantwortet eine Dehnung (die auch durch einen kurzen Schlag auf die Muskelsehne verursacht werden kann) mit einer reflektorischen Kontraktion. Hierbei werden die im Muskelbauch befindlichen, parallel zu den extrafusalen Muskelfasern angeordneten niedrigschwelligen Muskelspindeln gereizt; die Erregungen gelangen über schnell leitende afferente Fasern ins Rückenmark und werden direkt (**direkter Reflex**) den α-Motoneuronen des entsprechenden Rückenmarkssegmentes zugeführt, die nun ihrerseits Impulse an den Muskel abgeben. Der Dehnungsreflex ist ein Eigenreflex, weil das rezeptorische Feld (Auslöseort) dieses Reflexes im gleichen Muskel liegt, der auch die Antwort (Kontraktion) gibt. Der Reflexbogen besitzt nur eine Synapse, nämlich jene zwischen afferentem und efferentem Neuron. Man spricht daher auch von **monosynaptischen Reflexen.** Sie laufen in Bruchteilen von Sekunden ab und dienen der automatischen Längenregulierung der Muskeln, die sich mit Hilfe der Reflexe den Stellungsänderungen eines Gliedes in kürzester Zeit anpassen können. Diese unter der Bewußtseinsschwelle ablaufenden Reflexe stellen eine ganz wesentliche Unterstützung unserer Willkürmotorik dar. Im normalen, natürlichen Bewegungsspiel des Menschen dürfen sie nicht als isolierte Vorgänge gesehen werden, sondern als Elemente einer Gesamtbewegung, die in ihrem Ablauf auch noch durch andere Reflexe sowie durch Impulse vom Gehirn gestaltet wird.

Für die optimale Anpassungsfähigkeit der Muskelspannung bei der Ausführung von Bewegungen, aber auch für die Aufrechterhaltung eines adäquaten Ruhetonus der Muskeln spielt die außerordentlich präzise Einstellbarkeit des Spannungsrezeptors Muskelspindel eine Rolle (s. Kap. 16.29 und Abb. 16.13-34). Diese wird durch die Aγ-Neurone, welche die in der Muskelspindel befindlichen intrafusalen Muskelfasern (s. S. 469) innervieren, ermöglicht. Die Aγ-Motoneurone stehen auch unter supraspinaler Kontrolle. Der Regelkreis γ-Motoneuron – Muskelspindel – Spindelafferenz – α-Motoneuron – extrafusale Fasern wird auch „γ-Schleife" genannt.

Eine Anzahl von Eigenreflexen, die von außen leicht auslösbar sind, wie etwa der Patellarsehnenreflex (Quadrizepsreflex), spielt in der neurologischen Rückenmarksdiagnostik eine bedeutende Rolle (Tabelle 16.13-2). Die Nichtauslösbarkeit eines Reflexes zeigt eine Unterbrechung im Reflexbogen an und gibt einen Hinweis auf die Segmenthöhe einer Störung. Eine auffällige Steigerung von Eigenreflexen kann Symptom einer Unterbrechung vom Gehirn absteigender Bahnen sein, die dämpfend in die Reflexabläufe eingreifen; sie geht mit einer Krampfbereitschaft in den betreffenden Muskeln einher (**Spastizität,** auftretend sowohl bei Halbseitenläsion nach Brown-Séquard als auch bei totaler Querschnittsläsion). Man spricht in diesem Fall auch von einer **zentralen Lähmung** (s. S. 464 u. 467).

Tabelle 16.13-2 Einige für die klinische Diagnostik wichtige, prüfbare somatische Reflexe (bezogen auf die einzelnen Segmente).

Reflexe		Wurzeln
Bizepsreflex	Eigenreflex	C5–C6
Trizepsreflex	Eigenreflex	C6–C8
Obere Bauchhautreflexe	Fremdreflex	Th6–Th8
Mittlere Bauchhautreflexe	Fremdreflex	Th8–Th10
Untere Bauchhautreflexe	Fremdreflex	Th10–Th12
Kremasterreflex	Fremdreflex	L1–L2
Patellarsehnenreflex	Eigenreflex	L2–L4
Achillessehnenreflex	Eigenreflex	L5–S2
Fußsohlenreflex	Fremdreflex	S1–S2
Analreflex	Fremdreflex	S3–S5

Wird die Muskelspannung über ein bestimmtes Maß erhöht, so werden hochschwellige Dehnungsrezeptoren in der Ansatzsehne, die sog. GOLGI-*Sehnenspindeln* (s. Kap. 16.29) erregt, von denen ein inhibitorischer Eigenreflex ausgelöst wird, dessen Bogen drei Neurone umfaßt: Sehnenspindelafferenz (Ib-Faser) – inhibitorisches Zwischenneuron (Ib-Interneuron) – homonymes α-Motoneuron. Dieser **Spannungsreflex** (trineuronal, disynaptisch) schützt Muskeln, Sehnen und Skelett vor übermäßiger Belastung.

Eigenreflexe bleiben aber in ihrer Wirksamkeit nicht auf den „eigenen" Muskel beschränkt, sie wirken auf weitere Muskelgruppen: So gibt die aus der Muskelspindel stammende IA-Afferenz eines Eigenreflexbogens Kollateralen ab, die an Interneuronen enden, die **Motoneurone für Antagonisten** reziprok hemmen können (reziprokes Ia-Interneuron), so daß die intendierte Aktion durch Blockierung des Gegenspielers verstärkt wird.

Fremdreflexe

Wenn Reiz und Reizantwort nicht im gleichen Organ oder System erfolgen, spricht man von Fremdreflexen. Hier sind immer zwischen afferentem und efferentem Schenkel mindestens eine, meist mehrere Stationen von Zwischenneuronen eingeschaltet. Diese Reflexe sind also **polysynaptisch** und zeigen demgemäß längere Latenzzeiten. Bei Fremdreflexen wird eine über eine bestimmte Hinterwurzel dem Rückenmark zuströmende Erregung auf mehrere Gruppen von Vorderhornzellen, die in der Regel mehreren Segmenten zugehören (plurisegmental), übertragen (Abb. 16.13-21). Auch kontralaterale Motoneurone können einbezogen sein. Die Auslösung vieler Fremdreflexe erfolgt durch Reize von außen, vor allem durch Reize, die dem Rückenmark durch Hautsinnesnerven zugeführt werden.

Zu den Fremdreflexen gehören **Flexorreflexe** an den Extremitäten, die **Bauchhautreflexe** (Kontraktion von Bauchmuskelabschnitten bei Bestreichen der Bauchhaut), der **Kremaster-Reflex** (Heben des Hodens durch den M. cremaster bei Bestreichen der Innenfläche des Oberschenkels), der **Kornealreflex** (Lidschluß bei Berührung der Cornea) und andere, teils ausgedehntere reflektorische Bewegungskomplexe. Da Fremdreflexe sehr oft charakteristische Reaktionen des Eigenapparates auf Reize aus der Umwelt darstellen, spielen sie als **Flucht-** oder **Abwehrreflexe** eine Rolle, z. B. reflektorisches Wegziehen der Hand bei Schmerz- oder Temperaturreizen.

Wenn als Folge eines plötzlich einsetzenden Schmerzreizes eine untere Extremität unbewußt weggezogen wird, so ist dies als eine Reaktion des Eigenapparates aufzufassen. Sie besteht aus einer reflektorischen Innervation der Beuger (Flexorreflexe) der betroffenen Extremität und einer gleichzeitigen reflektorischen Innervation der Strecker der kontralateralen Extremität, die den Körper trägt, während der gereizte Fuß vom Boden weggezogen wird.

Fremdreflexe sind für die klinische Diagnostik ebenso von Bedeutung wie Eigenreflexe. Wie man Tabelle 16.13-2 entnehmen kann, stehen dem Kliniker für die verschiedenen Segmente prüfbare Reflexe zur Verfügung. Aus ihrer Auslösbarkeit oder Nichtauslösbarkeit sowie aus ihrer Steigerung oder Abschwächung gegenüber dem Normalverhalten können diagnostische Schlüsse gezogen werden.

Pathologische Reflexe

Als pathologische Reflexe werden einige reflektorische Phänomene bezeichnet, die auf eine Schädigung zentraler motorischer Bahnen hindeuten. Der wichtigste ist der BABINSKI-**Reflex,** bei dem es bei Bestreichen des lateralen Fußsohlenrandes zu einer trägen Dorsalflexion der Großzehe und Spreizung der anderen Zehen kommt. Offenbar handelt es sich hier um ein Reflexphänomen, das im Eigenapparat des Rückenmarks verankert ist, normalerweise aber nach dem Säuglingsalter über absteigende zentralmotorische Bahnen unterdrückt wird. Erst die Unterbrechung dieser Bahnen läßt den Reflex manifest werden.

3.2.2 Viszerale Reflexe – viszeroviszerale Reflexe

Über die hinteren Wurzeln gelangen auch zahlreiche afferente Fasern aus den Eingeweiden ins Rückenmark. Diese viszeroafferenten Fasern enden an Nervenzellen der Hintersäule oder der Zona intermedia. Unsere derzeitigen Kenntnisse über die weiteren Verschaltungen viszeroafferenter Impulse sind noch lückenhaft. Einerseits scheinen über Ketten von Zwischenneuronen Verbindungen zu höheren Zentren zu bestehen, andererseits zu sympathischen – im Sakralmark auch zu parasympathischen – Ursprungszellen der Zona intermedia. Durch die Verknüpfung viszeroafferenter und viszeroefferenter Neurone ergeben sich Reflexbögen, über die aus den Eingeweiden stammende Erregungen zu reflektorischen Antworten von Eingeweiden (eigentliche **viszerale Reflexe**), Gefäßen (**vasomotorische Reflexe**), Schweißdrüsen (**sudomotorische Reflexe**) oder auch von Mm. arrectores pilorum (**pilomotorische Reflexe**) führen können [14].

B-Afferenzen der Harnblasenwand führen Dehnungsreize der Blase an die für die motorische Innervation der Harnblase bestimmten präganglionären Neurone des sakralen parasympathischen Kerns heran und erregen diese. Die gleichen Neurone werden durch Afferenzen aus dem Mastdarm gehemmt. Eine mechanische Stimulation des Analkanals wiederum führt über C-Primärafferenzen zur Auslösung des Defäkationsreflexes.

Bei sudo- und pilomotorischen Reflexen wird der afferente Impuls im Rückenmark über viele Segmente in rostraler und kaudaler Richtung weiterverteilt. Vasomotorische Reflexe sind von Bedeutung für die Blutdruckregulation und für die funktionsabhängige Verteilung von Blut auf verschiedene Organsysteme. Jede Abkühlung eines Körperteiles – z. B. einer Hand – hat Konsequenzen im vasomotorischen Reflexgeschehen auch in anderen Körperteilen (z. B. der anderen Hand).

Nach klinischen Erfahrungen kann es bei Erkrankungen innerer Organe zu Durchblutungsänderungen in bestimmten Hautsegmenten kommen, die sich in lokalem Erblassen oder in fleckförmiger Zyanose (Blaufärbung) manifestieren. Auch aufgrund experimenteller Erfahrungen kann kaum daran gezweifelt werden, daß diesen Phänomenen **segmentale spinale Reflexmechanismen** zugrunde liegen; den afferenten Schenkel bilden sensible Nervenfasern des erkrankten Organs, den efferenten Schenkel vasokonstriktorische Fasern (Gefäßnerven), deren präganglionäre Neurone in der Zona intermedia des Rückenmarks gelegen sind. Erscheinungen wie **segmentale Piloarrektion** oder **gesteigerte Schweißsekretion** bei Erkrankungen innerer Organe dürften auf ähnlich gearteten Reflexmechanismen beruhen. Die geschilderten Phänomene können nach Zerstörung des Rückenmarks nicht mehr beobachtet werden.

Tabelle 16.13-3 Einige wichtige spinoviszerale Reflexzentren.

Zentrum	Höhe	für
Centrum ciliospinale	C8–Th1	Pupillenerweiterung
Sympathisches Zentrum für Beckenorgane	Th11–L1/2	Ejakulation, tonische Innervation des Anal- u. Harnblasensphinkters
Parasympathisches Zentrum für Beckenorgane	S2–S4/5	Erektion, Harn- und Stuhlentleerung

Auslöse- und Erfolgsorgan derartiger Reflexe können weit voneinander entfernt sein. Dies zeigt die reflektorische homolaterale Mydriasis (gleichseitige Pupillenerweiterung) bei Erkrankungen innerer Organe. So können Impulse eines erkrankten Bauchorgans über thorakale hintere Wurzeln ins Rückenmark gelangen, in diesem zum **Centrum ciliospinale** (Th1) weitergeleitet werden, um hier den efferenten Schenkel eines Reflexbogens zu ereichen, der über den Grenzstrang zum M. dilatator pupillae führt. In Tabelle 16.13-3 sind einige spinoviszerale Reflexzentren aufgeführt.

3.2.3 Gemischte Reflexe (viszerosomatische und somatoviszerale Reflexe)

Daß aus den Eingeweiden stammende afferente Nervenfasern auch an Zwischenneuronen des Rückenmarks, die mit Motoneuronen in Verbindung stehen, synaptisch enden können, lehren Beobachtungen über **viszerogene Muskelreflexe.** So können beispielsweise Erkrankungen des Magens, der in seiner afferenten Innervation den Rückenmarkssegmenten Th5 bis Th9 zugeordnet ist, zu einer spontanen Spannungsvermehrung (**défense musculaire**) jener Bauchmuskelabschnitte führen, die in den Innervationsbereich der genannten Segmente fallen (Abb. 16.13-24). An sog. **Maximalpunkten** kann eine beträchtliche Verhärtung der Muskulatur auftreten (Abb. 16.13-24). Die besonders starke Erhöhung der Bauchdeckenspannung bei Peritonitis ist eher als somatischer Reflex aufzufassen, da das parietale Peritoneum von somatischen Afferenzen innerviert wird. Als somatoviszerale Reflexe können viszerale Reaktionen auf Hautreize bezeichnet werden. So führen etwa schmerzhafte Hautreizungen zur Beeinflussung von vasokonstriktorischen und sudomotorischen Neuronen [13].

3.3 Klinische Bedeutung des Eigenapparates

Zusammenfassend kann somit festgestellt werden, daß der Eigenapparat des Rückenmarks bereits einen beträchtlichen Anteil an der zentralnervösen Verarbeitung des afferenten Einstroms hat und daß er über eine große Schaltzentrale mit Rhythmusgeneratoren für einfache und komplizierte Reflexabläufe verfügt, die für das Bewegungsspiel unserer Glieder, für die Regulation viszeraler Funktionen, aber auch für die Koppelung viszeraler und somatischer Funktionen von größter Bedeutung ist.

Für die volle Leistungsfähigkeit des Eigenapparates ist der ungestörte Einstrom von Impulsen aus der Peripherie über die hinteren Wurzeln und aus dem Gehirn über absteigende Bahnsysteme notwendig. Eine Unterbrechung der hinteren Wurzeln hat nicht nur deutlich erkennbare Sensibilitätsausfälle zur Folge, sondern auch Störungen der Regulierung des Bewegungsspiels unseres Körpers auf Rückenmarksebene. Wohl können bei intakten kortikospinalen Bahnen alle vom Gehirn intendierten Bewegungen im Prinzip durchgeführt werden, doch hat der Wegfall des afferenten Schenkels des Eigenapparates Störungen im Ablauf der initiierten Bewegungen zur Folge, die treffend als **Ataxie** („Unordnung") bezeichnet werden.

Die im Eigenapparat des Rückenmarks und im peripheren Nervensystem verankerte Verknüpfung verschiedener Systeme und Funktionen kann man sich durch ein Pfeilschema (Abb. 16.13-25) veranschaulichen.

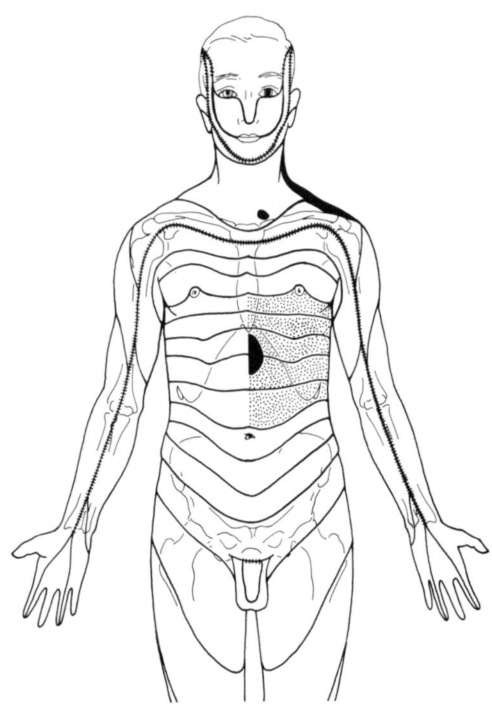

Abb. 16.13-24 Schema der HEADschen Zonen, der oberflächlichen Spannungsvermehrung, der vasomotorischen Phänomene, der Piloarrektion und anderer reflektorischer Zeichen bei Erkrankungen des Magens. Der betroffene Bereich entspricht dem punktierten Feld. Die Maximalpunkte der oberflächlichen und tiefen Hyperalgesie sind schwarz markiert. Beachte die Pupillenerweiterung am linken Auge. Empfindungen auch im Hautbereich C3 und C4. (Nach HANSEN-SCHLIACK [13])

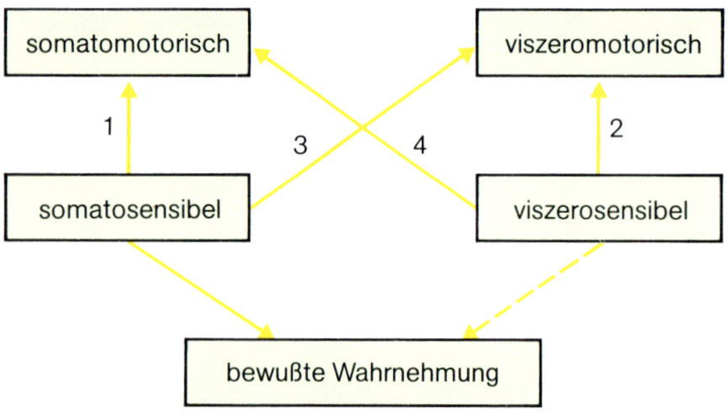

Abb. 16.13-25 Verknüpfung verschiedener Systeme und Funktionen im Eigenapparat des Rückenmarks und im peripheren Nervensystem. Für den Weg 1 kann als Beispiel der Patellarsehnenreflex gelten, für den Weg 2 die Reaktion eines Organs auf einen in diesem Organ entstehenden Reiz hin. Der Pfeil 3 mag die Wirkung eines auf die Bauchhaut gelegten Thermophors auf innere Organe (Lösung von Krampfzuständen im Darmbereich) erklären, wobei gewiß auch ein Einfluß auf Spannungszustände der Bauchmuskulatur gegeben sein dürfte. Der Pfeil 4 erklärt die Bauchdeckenspannung bei Entzündungen innerer Organe, etwa bei Appendizitis. Der rechte untere Pfeil wurde gestrichelt gezeichnet, um zum Ausdruck zu bringen, daß viele Wahrnehmungen aus den Eingeweiden nicht zum Bewußtsein gelangen.

Übertragener Schmerz

In bezug auf das Bewußtwerden viszeraler Sensationen erregt schon lange das Phänomen des **übertragenen Schmerzes** das Interesse der Anatomen, Physiologen und Kliniker [6, 13]. Als „übertragener Schmerz" wird die Erscheinung bezeichnet, daß Erregungen, die in einem inneren Organ durch pathologische Prozesse ausgelöst werden, an anderen, vom erkrankten Organ räumlich getrennten Stellen empfunden werden, und zwar entweder in Form einer Überempfindlichkeit gegenüber Berührungs- und Temperaturreizen in bestimmten Hautzonen (HEAD*sche Zonen*) oder in Form segmentaler Überempfindlichkeit tieferer Teile, vor allem der Rumpfmuskulatur, gegenüber Druck (MACKENZIE*sche Zonen*). Die Überempfindlichkeitszonen betreffen vorwiegend jene Segmente, die der segmentalen Innervation der erkrankten Organe entsprechen (Abb. 16.13-24). Die erwähnten Erscheinungen werden heute üblicherweise als **Konvergenzphänomene** erklärt. Afferenzen aus Haut und Eingeweiden konvergieren zu bestimmten Zwischenneuronen im Rückenmark (Laminae I und V) oder Hirnstamm. Diese projizieren zum Gehirn. Abnorme, früher nicht empfundene Reize, die in erkrankten Organen entstehen, können dann zentral fehlinterpretiert und subjektiv in bestimmte Hautbezirke projiziert werden (HEADsche Zonen). Entwickelt sich ein durch erhöhte Eingeweidesensibilität genährter Impulskreis, der Motoneurone miteinbezieht, kann es in bestimmten Muskeln zu einer Spannungszunahme kommen.

Die Abhängigkeit des Eigenapparates des Rückenmarks vom Gehirn nimmt in der aufsteigenden Tierreihe stetig zu und ist beim Menschen in besonders hohem Maß gegeben. Diese Abhängigkeit tritt bei Unterbrechung der absteigenden Bahnsysteme deutlich zutage (*„Querschnittslähmung"* u. ä.). Abgesehen davon, daß das Vermögen, willkürlich Bewegungen auszuführen, verlorengeht *(Parese, Paralyse, Hemiplegie, Paraplegie, Tetraplegie)*, entwickelt sich eine übersteigerte Reflexaktivität *(Hyperreflexie)*, die offenbar mit dem **Wegfall hemmender Einflüsse vom Gehirn** zusammenhängt. Daneben treten durch höhere Zentren normalerweise unterdrückte, bei Gesunden nicht auslösbare *Reflexautomatismen* in Erscheinung (BABINSKIscher Reflex, s. S. 454). Reflexautomatismen verändern in solchen Fällen auch den Ablauf vegetativer Funktionen, wie etwa den der Mastdarmentleerung.

Bei völliger Loslösung des Rückenmarks vom Gehirn können gewisse, zunächst verlorengegangene Funktionen infolge funktioneller Anpassungsvorgänge im Eigenapparat des Rückenmarks bis zu einem gewissen Grad wieder einsetzen – etwa die Bauchpresse bei Stuhlentleerung oder die Blasenentleerung *(„spinale Reflexblase")*.

4 Lange Leitungssysteme, geordnet nach funktionellen Gesichtspunkten

Die langen Leitungssysteme umfassen alle zum Gehirn aufsteigenden und alle vom Gehirn zum Rückenmark absteigenden Nervenfasern. Die aufsteigenden Bahnen führen dem Gehirn die an der Körperperipherie und im Körperinneren entstehenden sensiblen Erregungen zu. Diese erfahren in den Zentren des Gehirns ihre Verarbeitung, teils innerhalb, teils außerhalb der Bewußtseinssphäre. Über die absteigenden Leitungsbahnen sendet das Gehirn seinerseits Impulse zum Rückenmark und greift in dessen Funktionskreise ein. Auch kommt es hier zur Koppelung der vom Gehirn ausgehenden Bewegungsintentionen mit den im Eigenapparat des Rückenmarks ablaufenden Reflexmechanismen jener Koppelung, die für den normalen und harmonischen Ablauf unserer Motorik und anderer Körperfunktionen von entscheidender Bedeutung ist. Die aus aufsteigenden Bahnen, Hirnzentren und absteigenden Bahnen bestehenden Leitungsbögen ergänzen die Regelkreise des Rückenmarks bzw. sind diesen – in der aufsteigenden Tierreihe in zunehmendem Maß – übergeordnet.

4.1 Lange aufsteigende Leitungsbahnen

Die in den rezeptorischen Zonen der Körperperipherie und des Körperinneren entstehenden sensiblen Impulse gelangen auf ihrem Weg zum Gehirn zunächst über die hinteren Wurzeln zum Rückenmark. Die Weiterleitung zum Gehirn erfolgt entweder direkt oder nach Umschaltung in der grauen Substanz des Rückenmarks. Auch die direkt zum Gehirn verlaufenden Leitungsbahnen geben in großer Zahl Kollateralen zum Rückenmark ab.

Prinzipiell hat jede sensorische Leitungsbahn auf dem Weg von der Peripherie zur Endstelle im Gehirn mindestens eine, meist zwei oder mehr **Schaltstellen** aufzuweisen. Die **primären sensorischen Neurone** *(Primärafferenzen)* führen die Impulse von der Peripherie zur ersten, die **sekundären sensorischen Neurone** von der ersten zur zweiten Schaltstelle. Die primären sensorischen Neurone sind pseudounipolare Nervenzellen, deren Zellkörper in den Spinalganglien liegen. Die sekundären sensorischen Neurone sind multipolare Nervenzellen. Ihre Perikaryen liegen in Kernen der grauen Substanz des Rückenmarks oder in der Medulla oblongata. Ihre Dendriten verzweigen sich im Kernbereich und dessen Nachbarschaft, ihre Neuriten ziehen entweder zum Thalamus, zum Kleinhirn oder zu anderen Zentren des Hirnstammes.

Der Weg zur Großhirnrinde führt über einen weiteren Satz von Neuronen, deren Zellkörper im Thalamus gelegen sind, **tertiäre sensorische Neurone.** Die Neuriten dieser Nervenzellen enden in den sensorischen Zentren der Großhirnrinde; in diesen erfolgt die bewußte Wahrnehmung. Die Anzahl der neuronalen Schaltstellen zwischen Körperperipherie und Thalamus bzw. Großhirnrinde ist in manchen Bahnen wesentlich größer.

Umschaltung bedeutet auch im Falle der langen aufsteigenden Rückenmarksbahnen nicht nur einfache Übergabe eines Impulses von einem Neuron auf das nächste. In der Regel steht jeweils **ein** vorgeschaltetes Neuron über seine axonalen Verzweigungen mit **mehreren** nachgeschalteten Neuronen in Verbindung **(Divergenz)**; umgekehrt erhält **jedes** nachgeschaltete Neuron jeweils Erregungen von **mehreren** vorgeschalteten Neuronen **(Konvergenz).** Hinzu kommen fördernde und hemmende Einflüsse über **Zwischenneurone** von anderen Systemen, so daß die von der Peripherie kommenden Sinneswahrnehmungen in den Schaltstellen beträchtliche Modifikationen erfahren können. Sie können verstärkt, verschärft, aber auch abgeschwächt und von höheren Zentren kontrolliert und beeinflußt werden.

strangkerne Fasern, die aus der prä- und postzentralen Region der Hirnrinde stammen. Auch aus der Formatio reticularis gelangen Nervenfasern zu den Hinterstrangkernen.

Die Organisation der sekundär-afferenten Neurone in den Hinterstrangkernen ermöglicht somit eine Impulsübermittlung, die äußerst präzise sowohl hinsichtlich der wahrgenommenen Modalität als auch hinsichtlich der Lokalisation ist.

Daß im Areal der Hinterstrangkerne neben den mittelgroßen sekundär-afferenten Neuronen noch andere Nervenzellgruppen lokalisiert sind, die in völlig andere Zonen des Hirnstammes und des Cerebellums projizieren, sei ergänzend vermerkt.

Die Axone der in den Hinterstrangkernen liegenden sekundären sensorischen Neurone kommen in das als **Lemniscus medialis** bezeichnete Faserbündel zu liegen und kreuzen in der Medulla oblongata die Seite *(Fibrae arcuatae internae, Decussatio lemniscorum)* (Abb. 16.13-29); danach können sie in einem dorsal von der Pyramidenbahn gelegenen, sagittal eingestellten Feld gefunden werden.

4.1.1 Lemniskales System

Das lemniskale System umfaßt alle jene aufsteigenden Bahnen, die ihren Weg durch den Hirnstamm über den Lemniscus medialis nehmen.

Lemniskale Hinterstrangbahn

Der wichtigste und am längsten bekannte Anteil des lemniskalen Systems ist die lemniskale Hinterstrangbahn (Abb. 16.13-26). Sie besteht aus den eher dick myelinisierten **zentralen Fortsätzen von Spinalganglienzellen,** die im Hinterstrang aufsteigen und in den Hinterstrangkernen, den *Ncl. gracilis* und *Ncl. cuneatus,* enden.

Die Bahn leitet epikritische und propriozeptive Sensibilität, d. h. exterozeptive mechanische Sensibilität mit präziser räumlicher Diskrimination, Druck, Vibration und für den Lagesinn wichtige Impulse aus Gelenken, Muskeln und Periost. Hinterstrangläsionen führen zu entsprechenden Sensibilitätsstörungen auf der gleichen Körperseite **(ipsilateral).** Betroffen sind vor allem die Zweipunktdiskrimination und der Lagesinn. Störung des Lagesinns bedingt die als *Hinterstrangataxie* bezeichnete Koordinationsstörung. Zu dieser trägt auch das Defizit an propriozeptiven Impulsen bei, die über Kollateralen der Hinterstrangfasern ins Rückenmark einfließen.

Die zu den **Hinterstrangkernen** über die erwähnten primär-afferenten Neurone gelangenden Impulse werden hier nach streng somatotopischen Gesichtspunkten auf sekundär-sensorische Neurone umgeschaltet. Praktisch jedes dieser Neurone erhält jeweils nur Afferenzen einer einzigen Modalität. Präzisierung der Lokalisation und Verschärfung des Kontrastes werden auf Umfeldhemmung (durch inhibitorische Zwischenneurone) sowie auf den Einfluß absteigender Fasern zurückgeführt; so entläßt die Pyramidenbahn im Bereich der Hinter-

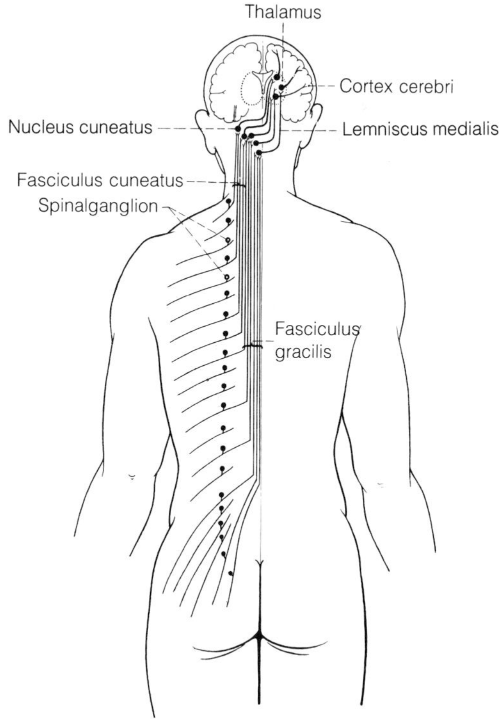

Abb. 16.13-26 Die lemniskale Hinterstrangbahn. Die Axone der primär-sensorischen Neurone von sakralen, lumbalen und unteren thorakalen Spinalnerven steigen im Fasciculus gracilis, jene von den darüberliegenden Spinalnerven im Fasciculus cuneatus ipsilateral zu den Hinterstrangkernen in der Medulla oblongata auf. Die Axone der in diesen Kernen liegenden sekundären Neurone verlaufen unter Bildung der medialen Schleife (Lemniscus medialis) zum Thalamus. Hier erfolgt die Umschaltung auf tertiäre Neurone, die in die Großhirnrinde projizieren.

Innerhalb des Lemniscus medialis liegen die Fasern der kranialeren Segmente medial und dorsal, jene der kaudaleren ventral und lateral. Im weiteren Verlauf ändert sich die Orientierung des Lemniscus medialis derart, daß die zuerst fast sagittal eingestellte Bahn eine Schwenkung in die Horizontale vollzieht, wobei die ursprünglich ventral gelegenen Fasern nach lateral zu liegen kommen (vgl. Abb. 16.14-6 bis 9). Mediodorsal schließen sich dem Lemniscus medialis im Brückenbereich die Neuriten der sekundären Neurone des Hauptkernes des Trigeminus an (Abb. 16.13-29).

Der eigentliche Lemniscus medialis endigt vornehmlich im *Ncl. ventralis posterior lateralis (VPL)* des Thalamus, während die Axone der sekundären Trigeminusneurone in den *Ncl. ventralis posterior medialis (VPM)* eintreten. Die Fasern des Lemniscus medialis bewahren in ihrem ganzen Verlauf von den Hinterstrangkernen zum Thalamus eine klare somatotopische Ordnung und scheinen keine Kollateralen an die Formatio reticularis abzugeben.

Im **Thalamus** erfolgt die Umschaltung auf das dritte Neuron. Diese vollzieht sich wieder präzise hinsichtlich Lokalisation und der Modalitätsspezifität. Umfeldhemmung durch thalamische Neurone und Einflüsse kortikothalamischer Fasern tragen zu einer weiteren Schärfung der Wahrnehmung bei.

Das die lemniskale Bahn fortsetzende dritte Neuron projiziert über die Capsula interna und Corona radiata zur Hirnrinde. Die Gesamtheit der diese Projektion repräsentierenden thalamokortikalen Fasern bezeichnet man als *Radiatio somatosensoria.* Man kennt drei Rindengebiete, die somatisch-afferente Impulse erhalten. Nur über eines dieser Gebiete ist man bis heute genauer orientiert, das sog. *primär somatosensorische Feld (SSI),* das vor allem das Gebiet des *Gyrus postcentralis* und den anschließenden Bereich des Lobulus *paracentralis* umfaßt (Areae 3, 1, 2). Weiteres über das somatosensorische Gebiet der Hirnrinde s. Kap. 16.18.

Bleibende Ausfälle nach Läsionen des somatosensorischen Areals I betreffen das Erkennungsvermögen von Gegenständen durch Tasten, die räumliche Diskrimination und den Bewegungssinn der Gelenke, in bestimmtem Ausmaß auch die Vibrationsempfindung.

Andere Bahnen des lemniskalen Systems

Diese entspringen im Gegensatz zur lemniskalen Hinterstrangbahn in **Projektionsneuronen** des Hinterhorns. Die *postsynaptische Hinterstrangbahn* (bisher bei Katzen und Primaten beschrieben) verläuft von Neuronen der Laminae III und IV der lumbalen und zervikalen Rückenmarkssegmente zu den Hinterstrangkernen und wird über den Lemniscus medialis fortgesetzt. Einen ähnlichen Verlauf nehmen Fasern, die aus dem Hinterhorn in den dorsalen Teil des ipsilateralen Seitenstranges eintreten – *Fasciculus posterolateralis* – und von hier aus die Hinterstrangkerne erreichen. Schließlich gibt es eine *spinocervico-thalamische Bahn.* Diese Bahn ist bei vielen Säugern einschließlich Primaten nachgewiesen worden [4]. Es handelt sich um eine Leitungsbahn, die in den medialen Anteilen der Laminae V und VI ihren Ausgang nimmt und im Seitenstrang zum *Ncl. cervicalis lateralis* zieht, wo eine Umschaltung auf Neurone erfolgt, deren Axone sich dem Lemniscus medialis anschließen, um zum Ncl. ventralis posterior lateralis thalami zu gelangen. Von hier soll eine Projektion zum sensomotorischen Rindenareal bestehen. Diese Bahn leitet verschiedene sensorische Modalitäten aus der Haut. Unter dem Begriff des Ncl. cervicalis lateralis wird eine Gruppe von Zellen der oberen zwei Zervikalsegmente zusammengefaßt, die ventrolateral vom hinteren Ende des Hinterhorns liegt. Es muß noch dahingestellt bleiben, ob dieser Kern und mit ihm die ganze erwähnte Leitungsbahn beim Menschen vorhanden sind.

4.1.2 Anterolaterales System

Die durch die *Tractus spinothalamicus, spinoreticularis* und *spinomesencephalicus* repräsentierten Leitungsbahnen werden unter dem Begriff des anterolateralen Systems zusammengefaßt [33]. Sie leiten im wesentlichen Schmerz- und Temperaturwahrnehmungen sowie grobe mechanische Sensibilität. Die Zellkörper der sekundären Neurone liegen in der **grauen Substanz des Rückenmarks,** sind multipolar und schicken ihre Axone vorwiegend, wenn nicht ausschließlich über die Commissura ventralis alba in den kontralateralen Seitenstrang. Hier steigen sie zum überwiegenden Teil in dessen ventralem *(„anterolateralen")* Teil aufwärts (Abb. 16.13-27 bis 29). Ob auch beim Menschen eine Anzahl von Fasern im dorsalen Teil des Seitenstranges aufsteigt, wie das kürzlich für Primaten festgestellt worden ist [2], muß zunächst noch offen gelassen werden. Die Leitungsbahnen des anterolateralen Systems sind diffuser organisiert als jene des lemniskalen Systems.

Tractus spinothalamicus

Der Tractus spinothalamicus (Abb. 16.13-27 u. 28) nimmt ein ausgedehntes Areal in der vorderen Hälfte des Seitenstranges ein. Er setzt sich aus Fasern zusammen, die in multipolaren Zellen der grauen Substanz des Rückenmarks entspringen und großteils im Thalamus enden. Er bildet das zweite Glied – also *sekundäre Neurone* – eines wichtigen afferenten Leitungsbogens. Die Primärafferenzen, die das erste Glied bilden, kommen hauptsächlich aus der Haut (Aδ- und C-Fasern), aber auch von Gelenken und Muskeln (III- und IV-Fasern) sowie von Eingeweiden und enden an den Perikaryen der den Tractus spinothalamicus bildenden Neurone. Diese verteilen sich praktisch auf alle Laminae des Rückenmarks. Die meisten finden sich in den Laminae I–III. Vor allem Zellen der Lamina I sind für die Schmerzleitung von Bedeutung. In den Laminae IV und

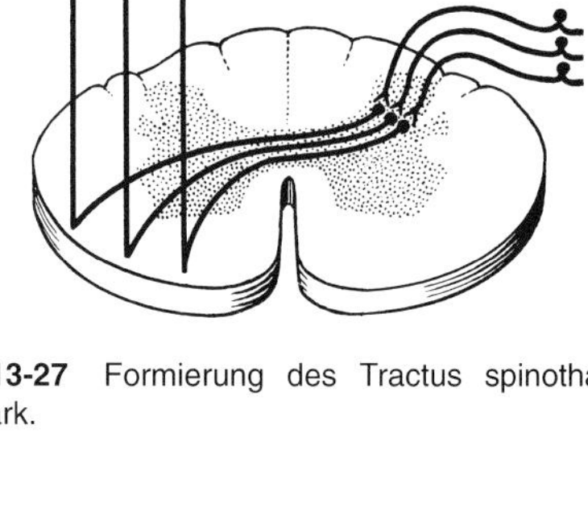

Abb. 16.13-27 Formierung des Tractus spinothalamicus im Rückenmark.

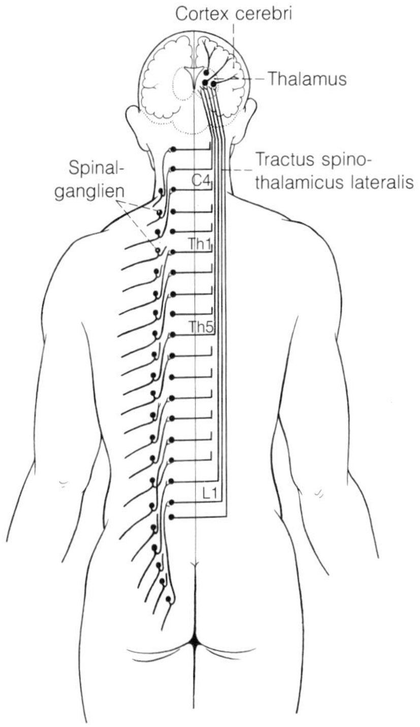

Abb. 16.13-28 Verlauf und Verschaltung des Tractus spinothalamicus. Die primär-sensorischen Neurone enden in der grauen Substanz des Rückenmarks. Die Axone der sekundären Neurone kreuzen im Rückenmark die Seite und verlaufen kontralateral als Tractus spinothalamicus lateralis bis zum Thalamus. Hier erfolgt die Umschaltung auf die tertiären Neurone, die die Großhirnrinde erreichen.

V sowie VII–X wurden zahlreiche Zellen des Tractus spinothalamicus mit niedrigem Schwellenwert nachgewiesen.

Für den Menschen im speziellen wurden die Laminae I und IV [29] sowie VII und VIII genannt [30].

Die Umschaltung vom ersten auf das zweite sensorische Neuron erfolgt im Gegensatz zum lemniskalen System weniger spezifisch. Konvergenz von Schmerz- und anderen Modalitäten wurde an Neuronen des Tractus spinothalamicus ebenso nachgewiesen wie Konvergenz von Afferenzen aus Haut- und Muskelafferenzen. Primäre und sekundäre sensorische Neurone scheinen oft auch über **Zwischenneurone** verbunden zu sein. Die Impulsübermittlung von Schmerz und Temperatur im Rückenmark wird durch verschiedene andere Neurone beeinflußt: durch lokale Neurone des Hinterhorns sowie durch absteigende Neurone von Hirnstamm, Großhirnrinde und Kleinhirn. Eine lang anhaltende Stimulation eines peripheren Nervs kann zu einer **Hemmung** von Tractus-spinothalamicus-Neuronen führen, was vielleicht für die Akupunktur von Bedeutung ist. Hemmung kommt aber auch durch körpereigene Transmitter und Neuromodulatoren zustande.

Die Axone des Tractus spinothalamicus sind unterschiedlich dick, es überwiegen dünne markhaltige Fasern. Sie kreuzen im Segment ihres Ursprungs oder ein Segment weiter kranial die Seite in der Commissura anterior alba und steigen in einem umschriebenen Feld des kontralateralen Vorder- und Seitenstranges in somatotopischer Ordnung rostralwärts auf (Abb. 16.13-20, 28 u. 29).

Die von unteren Segmenten kommenden Fasern liegen weiter außen, die von oberen Segmenten kommenden weiter innen (Abb. 16.13-28). Einige Fasern sollen ungekreuzt zum Thalamus gelangen. In der Medulla oblongata findet sich der Tractus spinothalamicus nahe der lateralen Oberfläche, dorsal vom *Ncl. olivaris inferior*, im Bereiche des Mittelhirns liegt er ebenfalls nahe der lateralen Oberfläche, von dieser durch das Brachium colliculi inferioris getrennt. Im übrigen schließt er hier an den Lemniscus medialis an. Projektionen aus der unteren Extremität liegen weiter dorsal, solche aus der oberen weiter ventral. Spinothalamische Fasern geben im Hirnstamm Kollateralen ab, vor allem an die Formatio reticularis und in das den Aquaeductus Sylvii umgebende Grau.

Die Endigung der Bahn im Thalamus ist komplex. Neben Endigungen im **lateralen Thalamus** (Ncl. ventralis posterior lateralis, Kernkomplex oberhalb der Corpora geniculata, im ventralen Pulvinar und in der Zona incerta) gibt es auch Endigungen in **intralaminären Kernen** und im **Ncl. medialis thalami** [2, 33]. In welchem Maße und in welcher Weise Projektionen der im Tractus spinothalamicus geleiteten Modalitäten auf die Großhirnrinde erfolgen, ist noch nicht völlig klargestellt.

Bei Affen wurden im primären somatosensorischen Areal (SSI) nozizeptive Wahrnehmungsstellen nachgewiesen, andererseits blieb bei Patienten, bei denen dieses Rindenareal operativ abgetragen worden war, die Schmerzwahrnehmung in beträchtlichem Maße erhalten. Die Hirnrinde – und zwar sowohl das primäre als auch das sekundäre somatosensorische Gebiet – ist zweifellos in die bewußte Schmerzwahrnehmung eingeschaltet, ihr Stellenwert für diese Empfindung ist indessen noch umstritten.

Tractus spinoreticularis

Innerhalb des vom Tractus spinothalamicus eingenommenen Feldes des Seitenstranges steigt eine große Zahl ungekreuzter und gekreuzter Fasern aus der grauen Rückenmarkssubstanz (Laminae I, V, VII, VIII, X) zum Hirnstamm auf, die sich in der unteren Medulla vom Tractus spinothalamicus trennen und in der **Formatio reticularis** enden [33]. Solche Fasern sind auch beim Menschen nachgewiesen [3]. Diese als Tractus spinoreticularis bezeichnete Faserpopulation dürfte bei der Verarbeitung von Schmerzimpulsen eine wichtige Rolle spielen.

Die Formatio reticularis hat vielfältige weitere Projektionen aufzuweisen, von denen in diesem Zusammenhang jene zu den intralaminären Kernen des Thalamus und zum limbischen System hervorgehoben seien. Auch ist bekannt, daß über die Formatio reticularis exterozeptive Impulse zum Kleinhirn geleitet werden. Vom Ncl. reticularis gigantocellularis und anderen retikulären Kerngruppen wieder steigen zahlreiche Fasern zum Rückenmark ab.

Tractus spinomesencephalicus

Der Tractus spinomesencephalicus schließt medial an die Tractus spinothalamicus lateralis und spinocerebel-

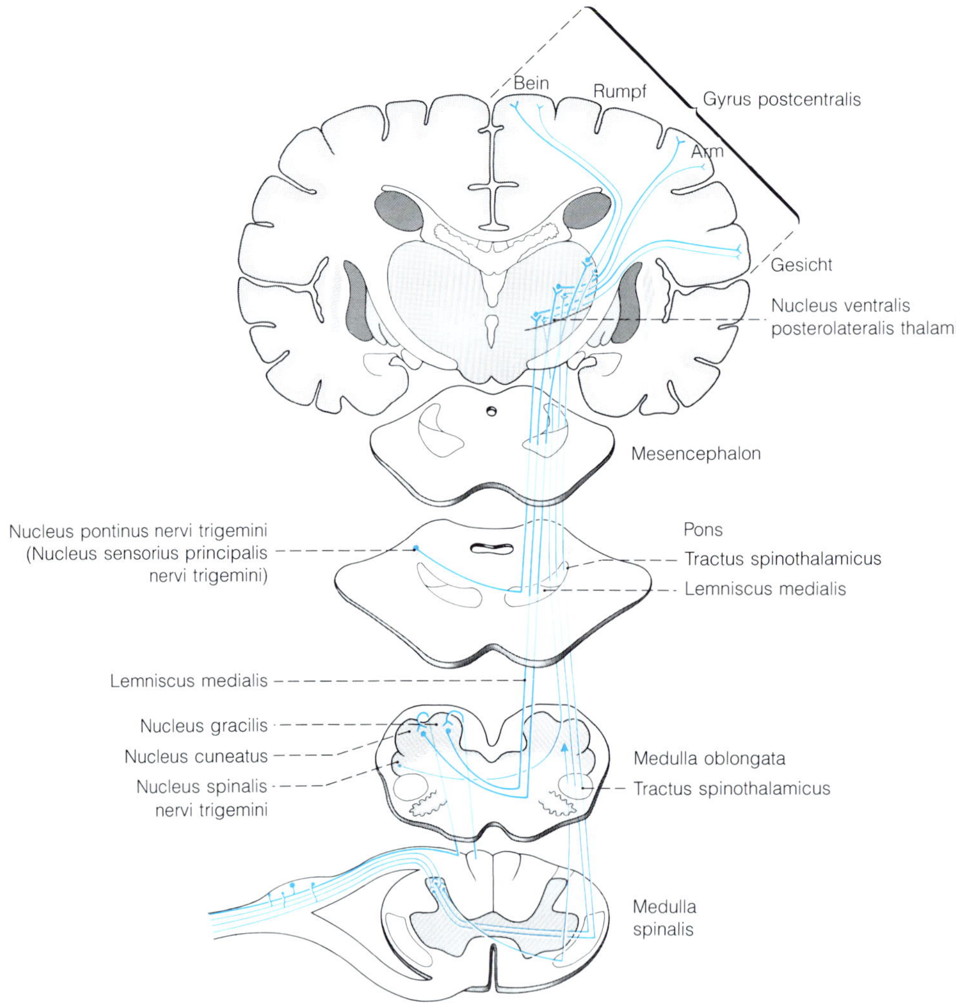

Abb. 16.13-29 Schematische Darstellung der wichtigsten langen aufsteigenden sensorischen Bahnen. Lemniskales System und sekundäre Neurone des Trigeminus: dickere blaue Linien. Anterolaterales System (Tractus spinothalamicus): dünnere blaue Linien. (Modifiziert nach RASMUSSEN, zitiert in [3])

laris anterior an. Er entspringt in den **tiefen Schichten des Hinterhorns,** kreuzt die Seite und verläuft, dem Tractus spinothalamicus eng angeschlossen, zum Mittelhirn. Er endigt größtenteils im **Colliculus superior,** aber auch im Grau lateral vom Aquädukt und im Gebiet des EDINGER-WESTPHAL-Kernes.

Klinische Bedeutung des anterolateralen Systems

Die genaue Kenntnis der Verlaufsweise dieses Bahnenkomplexes ist für das Verständnis einiger typischer Funktionsstörungen des Rückenmarks von Bedeutung: Einseitige Schädigung eines Rückenmarkssegmentes (**Halbseitenläsion** nach BROWN-SÉQUARD) hat einen Ausfall von Schmerz- und Temperaturempfindungen auf der **kontralateralen** Körperseite unterhalb des geschädigten Segmentes zur Folge, da der Tractus spinothalamicus im Rückenmark die Seite kreuzt. Dagegen sind die über das lemniskale System geleiteten Modalitäten (Diskrimination, Vibration, Tiefensensibilität) auf der **gleichen** (ipsilateralen) Körperseite betroffen. Man spricht von einer **dissoziierten Sensibilitätsstörung.** Sie läßt sich aus Abb. 16.13-29 leicht ableiten. Erleidet die **vordere Rückenmarkskommissur** Schaden – etwa durch eine *Syringomyelie* (pathologische Höhlenbildungen innerhalb des Rückenmarks) –, so kommt es zu einer beidseitigen Schmerz- und Temperaturanästhesie in den den betroffenen Kommissurabschnitten entsprechenden Segmenten. Bei der sog. **lateralen Chordotomie** wird der Vorderseitenstrang vor dem Ansatz des Lig. denticulatum operativ durch-trennt und damit die durch die Tractus spinothalamicus und spinoreticularis gebildete Leitungsbahn für Schmerz und Temperatur unterbrochen. Dieser Eingriff wird bei hoffnungslosen Erkrankungen, die mit schwer erträglichen Schmerzen verbunden sind, durchgeführt. Der Umstand, daß auch nach Chordotomien gewisse Schmerzempfindungen auftreten können, spricht dafür, daß einige schmerzleitenden Fasern auch in dorsaleren Teilen des Seitenstranges vorkommen. Der Tractus spinothalamicus kann auch im Mittelhirn – und hier nach somatotopischen Gesichtspunkten – durchschnitten werden: **mesenzephale Traktotomie** bzw. **Mesenzephalotomie.**

4.1.3 Spinovestibuläre Projektionen

Nicht nur vom **Ncl. cervicalis centralis** (s. S. 448) gelangen Fasern aus dem Rückenmarksbereich zum vestibulären Kernkomplex, sondern auch von kaudaleren

Abschnitten wie der Pars lumbalis. Diese Fasern verlaufen im mittleren Bereich des Seitenstranges aufwärts und erreichen vor allem den medialen und unteren Vestibulariskern. Sie dürften bei der Körperhaltung eine Rolle spielen.

4.1.4 Zum Kleinhirn aufsteigende Bahnen

Ein beträchtliches Areal des Kleinhirns – das sog. **Spinocerebellum** – dient der Verarbeitung von Informationen aus der Körperperipherie, die über das Rückenmark zum Kleinhirn geleitet werden [3].

Tractus spinocerebellaris posterior (FLECHSIG)

Diese Bahn (Abb. 16.13-30) entspringt im **Ncl. dorsalis** (CLARK-STILLING, Ncl. thoracicus), einer Kernsäule in Lamina VII, im medialen Anteil der Basis des Hinterhorns (s. Abb. 16.13-16). Der Ncl. dorsalis reicht vom ersten Thorakal- bis zum zweiten Lumbalsegment und nimmt kaudalwärts an Volumen zu. In ihm enden I- und II-Primärafferenzen aus Muskel- und Sehnenspindeln, darüber hinaus auch Hautafferenzen, vor allem für Berührungs- und Druckwahrnehmung; letztere z.T. nach vorheriger Umschaltung im Hinterhorn. Die für den Ncl. dorsalis bestimmten Primärafferenzen stammen von der unteren Extremität und der unteren Rumpfhälfte, etwa bis zum mittleren Thoraxniveau. Ihre rezeptiven Felder sind klein. Die ins Rückenmark eintretenden Fasern verlaufen im Hinterstrang eine beträchtliche Strecke kranialwärts, teils auch kaudalwärts, während sie ihre Kollateralen an den Ncl. dorsalis abgeben. Die aus den untersten Körpersegmenten stammenden Fasern erreichen den kaudalen Teil der CLARK-STILLINGschen Zellsäule, indem sie im Hinterstrang über die entsprechende Zahl von Segmenten aufsteigen.

Der Ncl. dorsalis enthält neben kleineren Neuronen eine charakteristische Population großer Nervenzellen. Die einzelnen Modalitäten werden meist getrennt umgeschaltet. Dies und der Umstand, daß die peripheren rezeptiven Felder klein sind, befähigen die Bahn, präzise Informationen mit guter räumlicher Diskrimination dem Kleinhirn zu übermitteln. Sie spielt daher für die Bewegungskoordination und Haltung eine wichtige Rolle.

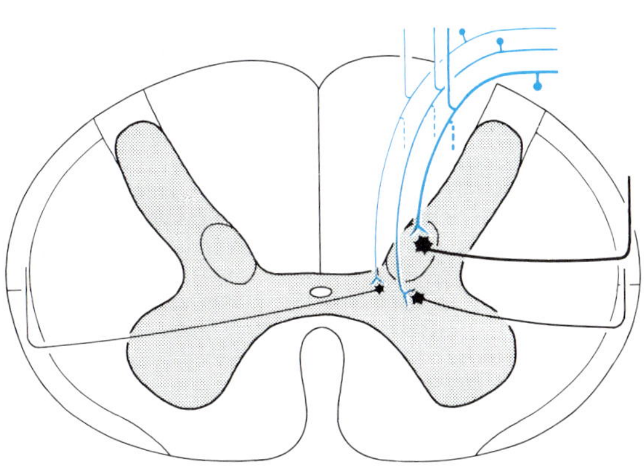

Abb. 16.13-30 Schema des Ursprungs der Tractus spinocerebellares posterior (dicker) und anterior (dünner). Beachte die Teilkreuzung des Tractus spinocerebellaris anterior.

Die Axone der sekundären Neurone des Ncl. dorsalis haben bevorzugt große Durchmesser (5–18 μm) und verlaufen **ipsilateral** im hinteren Abschnitt des Seitenstranges, somatotopisch geordnet, rostralwärts (s. Abb. 16.13-20). Über den *Pedunculus cerebellaris inferior* erreichen sie die Beinregion des Spinocerebellums in der Kleinhirnrinde.

Tractus cuneocerebellaris

Praktisch die gleichen Modalitäten, die im Tractus spinocerebellaris posterior geleitet werden, führt der Tractus cuneocerebellaris dem Kleinhirn aus dem Bereich der oberen Rumpfhälfte und der **oberen Extremitäten** zu [3]. Die zentralen Fortsätze der dieser Leitungsbahn zugehörigen Primärafferenzen treten über die Hinterwurzeln ins Rückenmark ein und steigen im Hinterstrang zum *Ncl. cuneatus externus* (MONAKOW) auf. Dieser liegt in der Medulla oblongata lateral und etwas rostral vom Ncl. cuneatus (medialis) (s. Abb. 16.14-4). Hier erfolgt – wie im Ncl. ventromedialis im Falle des Tractus spinocerebellaris posterior – die Umschaltung auf die sekundären Neurone. Der eigentliche Tractus cuneocerebellaris zieht über die Fibrae arcuatae externae dorsales und den ipsilateralen Pedunculus cerebellaris inferior zur Armregion des Spinocerebellums, wo eine streng somatotopische Projektion festzustellen ist. Die Bahn ist für die feine Koordination der Bewegungen der oberen Extremität von Bedeutung.

Tractus spinocerebellaris anterior (GOWERS)

Der Tractus spinocerebellaris anterior (Abb. 16.13-30) entspringt in Neuronen, die im lateralen Teil des **Hinterhorns** und der **Zona intermedia,** auf Höhe des Lumbal- und Sakralmarkes auch im **Vorderhorn** liegen. Sie empfangen Impulse aus der **unteren Körperhälfte,** vor allem aus der unteren Extremität. Es handelt sich um ipsilaterale Ib-Afferenzen aus Sehnenspindeln und um Hautafferenzen von Flexorreflexbögen. Die rezeptiven Felder sind – verglichen mit dem Tractus spinocerebellaris posterior – groß und umfassen ganze Gruppen synergistisch wirkender Muskeln mehrerer Gelenke.

Neurone, die sowohl von Hüftstreckern als auch von Kniebeugern sowie Fuß- und Zehenstreckern aktiviert werden können, wurden nachgewiesen. Es geht hier offenbar mehr um die **Kontrolle der Position** ganzer Glieder als um jene einzelner Muskeln. Die Transmission im Rückenmark untersteht denn auch der Kontrolle absteigender Bahnen aus Großhirnrinde, Ncl. ruber, vestibulären und retikulären Kernen.

Die Fasern des Tractus spinocerebellaris anterior kreuzen zum großen Teil im Segment ihres Ursprungs die Seite und steigen in der lateralen Randzone des kontralateralen vorderen Seitenstrangabschnittes, somatotopisch geordnet, aufwärts (s. Abb. 16.13-20). Im kaudalsten Abschnitt des Mittelhirns biegen sie um und erreichen rückläufig über den *Pedunculus cerebellaris superior* das Kleinhirn. Hier kreuzen die meisten Fasern noch einmal die Seite und enden im Projektionsareal der unteren Extremität [21].

Tractus spinocerebellaris superior

Während der Tractus spinocerebellaris anterior Afferenzen aus der unteren Körperhälfte leitet, scheint der Tractus spinocerebellaris superior dessen funktionelles Äquivalent für die **obere Extremität** darzustellen. Er leitet im wesentlichen die gleichen Modalitäten. Die Ursprungszellen dieses Traktes beim Menschen sind noch nicht bekannt.

Beim Hund wurde in der Hinterhornbasis (Lamina VI) zwischen C4 und Th1 ein *Ncl. centrobasalis* beschrieben [3], in dem der Tractus spinocerebellaris superior entspringen soll. Die Fasern steigen ipsilateral im mittleren Drittel des Funiculus lateralis auf und erreichen das Cerebellum teils über den Pedunculus cerebellaris superior, teils über den Pedunculus cerebellaris inferior. Sie enden im zerebellären Projektionsfeld der oberen Extremität.

Tractus centro-cervico-cerebellaris

Diese Bahn ist in den letzten Jahren bei Ratte, Katze, Hund und Rhesusaffe ausgiebig untersucht worden. Sie entspringt im *Ncl. cervicalis centralis* [32]. Dieser Kern findet sich zwischen 1. und 4. Zervikalsegment beidseits des Zentralkanals. Er besteht aus vorwiegend mittelgroßen Nervenzellen und einem dichten Faserfilz und erhält Afferenzen einerseits aus den Hals- und Nackenmuskeln sowie aus den Wirbelgelenken, andererseits über das mediale Längsbündel Fasern von Vestibulariskernen. Er projiziert über den Pedunculus cerebellaris superior zur kontralateralen Kleinhirnhemisphäre, und zwar zur mittleren Wurmpartie des Lobus (anterior) rostralis. Die spino-zerviko-zerebelläre Bahn spielt für die Koordination der Kopfbewegungen eine bedeutende Rolle. Ihre Präsenz beim Menschen ist wahrscheinlich, doch liegen noch keine gesicherten Daten vor.

Indirekte spinozerebelläre Bahnen

Spino-olivo-zerebellärer Weg: Von Neuronen tiefer Laminae der grauen Substanz des Rückenmarks entspringen Fasern, die exterozeptive und propriozeptive Wahrnehmungen [3] über den kontralateralen Tractus spinoolivaris zu den Nuclei olivares accessorii medialis und posterior der Gegenseite leiten; nach Umschaltung gelangen die Impulse über den Pedunculus cerebellaris inferior zum Kleinhirn. Der Tractus spinoolivaris liegt im vordersten Teil des Seitenstranges, unmittelbar lateral von der Austrittsstelle der vorderen Wurzel (s. Abb. 16.13-20). Er endet in klarer somatotopischer Ordnung in den „spinalen" Zonen des medialen und dorsalen akzessorischen Olivenkerns, die ihrerseits über Kletterfasern sehr präzise auf das Spinocerebellum projizieren [3]. Einige Fasern sollen die Olivenkerne auch über den Hinterstrang erreichen.

Spino-retikulo-zerebellärer Weg: Eine Anzahl spinoretikulärer Fasern endet im Ncl. reticularis lateralis, der in der Medulla oblongata lateral vom Ncl. olivaris inferior gelegen ist und der seinerseits über den Pedunculus cerebellaris caudalis zum Kleinhirn projiziert [3].

4.2 Lange absteigende Leitungsbahnen

Aus der bisherigen Darstellung ergibt sich, daß das Rückenmark Wahrnehmungen aus der Außenwelt und aus dem Körperinneren aufnimmt, verarbeitet und zum Gehirn weiterleitet. Zahlreiche sensible Reize haben bereits Reaktionen auf **Rückenmarksebene** zur Folge. Hierbei handelt es sich nicht nur um einfache Reflexe. Das Rückenmark ist zu komplizierten Koordinationsleistungen befähigt. Die von Zwischenneuronen bzw. propriospinalen Neuronen getragene Aktivität des Rückenmarks steht hierbei unter dem kontinuierlichen Einfluß der Großhirnrinde und einer Anzahl wichtiger Kerne des Hirnstammes. Diese sind über **absteigende lange Bahnen** mit dem Rückenmark verbunden und können die Grundaktivität des Koordinationsapparates Rückenmark in verschiedener Weise verändern. Die über die absteigenden Bahnen vermittelten, letztlich für die Motoneurone bestimmten Kommandos des Gehirns gelangen also nur z. T. **direkt** an die Motoneurone. Zu einem großen Teil gelangen sie an das **Zwischenneuronensystem** des Rückenmarks und nützen das in diesem verankerte segmentale Koordinationspotential. Hierbei kommt es auch zur supraspinalen Beeinflussung der Schaltstellen der – über die Hinterwurzeln das Rückenmark erreichenden – sensorischen Impulse.

Die absteigenden Bahnen leiten a) motorische Impulse direkt an die Motoneurone; b) Impulse zu den Ganglien und Kernen des Hirnstammes; c) Impulse zum System der Zwischenneurone von Hirnstamm und Rückenmark; d) Impulse, die direkt oder indirekt die Wurzelzellen des Sympathikus und des spinalen Parasympathikus erreichen; e) schließlich gelangen absteigende Fasern, oder Kollateralen von solchen, an Transmissionsstellen sensorischer Leitungsbahnen und können hier modulierend wirksam werden (s. S. 452). Die absteigenden Bahnen sind somit nicht nur für efferentes, sondern auch für afferentes Geschehen von Bedeutung.

Nach Ursprungs- bzw. Zielzonen kann man innerhalb der absteigenden langen Bahnsysteme unterscheiden: 1. die Pyramidenbahn, 2. die „extrapyramidalen" Bahnen, 3. die zu den Schaltzellen des sensiblen Einstroms im Hinterhorn ziehenden Bahnen, 4. Fasersysteme, die direkt oder indirekt Impulse an die Wurzelzellen des Sympathikus und des spinalen Parasympathikus übermitteln.

Es wurde vorgeschlagen [3], von den alten Begriffen „pyramidal" und „extrapyramidal" abzugehen und die absteigenden Bahnen in laterale und mediale einzuteilen: Danach wären die wichtigsten Bahnen der **lateralen Gruppe** Pyramidenbahn und Tractus rubrospinalis. Beide Bahnen verlaufen im dorsolateralen Teil des Seitenstranges abwärts und strahlen vorwiegend in die lateralen Bezirke der grauen Substanz ein. Sie gelten als phylogenetisch „junge" Bahnen. Die wichtigsten Bahnen der **medialen Gruppe** sind der Tractus vestibulospinalis und die Fasern des retikulospinalen Systems. Diese verlaufen im vorderen und medialen Bereich der weißen Substanz des Rückenmarks und haben ähnliche Zielzonen. Sie gelten als phylogenetisch alt.

Wir wollen an der klassischen Einteilung festhalten, da die Begriffe „pyramidal" und „extrapyramidal" auch heute noch in der Klinik eine große Rolle spielen, im übrigen wollen wir aber aus Einteilungsprinzipien keine Weltanschauung machen.

4.2.1 Pyramidenbahn (Tractus corticospinalis)

Die Pyramidenbahn ist ein großes, vom **Kortex zu den Motoneuronen** des Rückenmarks projizierendes Leitungssystem, das aus Neuriten von Pyramidenzellen der V. Schicht des motorischen Kortex und angrenzender Zonen besteht. Die Pyramidenbahn übermittelt die Kommandos für Bewegungen an das Exekutivorgan Rückenmark.

Ursprung der Pyramidenbahn

Die Ausdehnung des kortikalen Areals, in dem die Pyramidenfasern entspringen, kann für den Menschen noch nicht exakt angegeben werden [31]. Man schätzt, daß etwa 60% der Fasern vom **Gyrus praecentralis** kommen, die übrigen 40% aus der Umgebung der **Area 4.**

Bei Markierungsexperimenten an Rhesusaffen konnten als Ursprungszellen große und kleine Pyramidenzellen der Lamina ganglionaris des Gyrus prae- und postcentralis (Areae 1, 2, 3a, 3b und 4), der lateralen Fläche der Area 6 und der parietalen Assoziationsarea 5 festgestellt werden. Auch kommen Zellen in der Tiefe des Sulcus cinguli zur Darstellung. Im primären motorischen Kortex (Area 4) konnten Zonen, die sich in ihrer Projektion weitgehend auf die kontralaterale Intumescentia cervicalis beschränken, von anderen unterschieden werden, die in ihre Projektion beide Intumeszenzen einschlossen. Zur Frage, ob man sich in der primär-motorischen Hirnrinde eine mosaikähnliche Repräsentation der motorischen Einheiten für die einzelnen **Muskeln** vorstellen muß oder ob hier bereits „natürliche" **Bewegungsmuster** festgelegt sind, kann man der Literatur [31] folgende Hinweise entnehmen: Bewegungsabläufe, die den natürlichen Mustern am nächsten kommen, können experimentell nur bei elektrischer Stimulation anderer kortikaler Abschnitte – etwa des limbischen Systems – ausgelöst werden. Pyramidentraktzellen, die zu einem bestimmten Muskelkern im Rückenmark projizieren, können über ein beträchtliches kortikales Areal ausgedehnt liegen und sind vermischt mit Zellen, die zu anderen Muskelkernen (Motoneuronen) projizieren. Innerhalb dieser „Mischzone" erkennt man aber doch Gruppenbildungen von Pyramidentraktzellen, die ein bestimmtes Motoneuron ansteuern *(hot spots)*. Vieles ist noch ungeklärt, doch kann man angesichts der Entwicklung neuer Methoden, etwa der transkranialen Stimulation des Hirns beim Menschen im Wachzustand, mit interessanten neuen Erkenntnissen rechnen.

Anzahl der Pyramidenbahnfasern

Die Pyramis der Medulla oblongata des Menschen enthält im Mittel zwischen 660000 und 1 Mio. Fasern. Fast alle (94%) sind markhaltig, aber nur 1,4% der Fasern sind über 10 µm dick. Zu ihnen zählen wohl die Neuriten der BETZschen Riesenpyramidenzellen der Area 4. 10,6% liegen zwischen 4 und 10 µm, während 88% unter 4 µm messen. D. h., daß die Pyramidenbahn überwiegend aus dünnkalibrigen Fasern zusammengesetzt ist.

Verlauf der Pyramidenbahn

In der **Capsula interna** sind die Pyramidenfasern im **vordersten Teil des hinteren Schenkels** und im **Knie** zu lokalisieren (Abb. 16.13-31). Dabei liegen die für den lumbosakralen Teil des Rückenmarks und somit die für die unteren Körperpartien bestimmten Fasern am weitesten hinten, die für den Brust- und Halsteil bestimmten Fasern weiter vorne. Noch weiter vorne, im Knie der inneren Kapsel, befinden sich die zu den Hirnnervenkernen

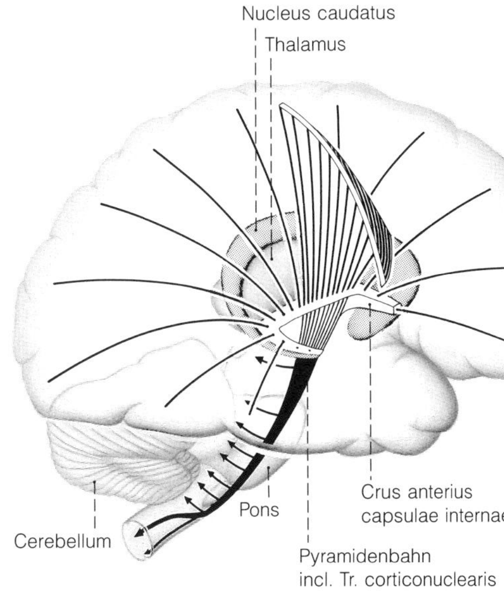

Abb. 16.13-31 Schematische Darstellung des Verlaufs der Pyramidenbahn (samt Tractus corticonuclearis) durch Capsula interna und Hirnstamm. Das Gehirn ist durchsichtig gedacht, die innere Kapsel nach Entfernung des Ncl. lentiformis quer durchtrennt. Die schwarzen Pfeile bedeuten Abzweigungen im Hirnstammbereich.

absteigenden Pyramidentraktfasern *(Tractus corticonuclearis)* (s. Kap. 16.14). Im unteren Teil der Capsula interna verschiebt sich die Pyramidenbahn etwas nach hinten. Kaudal tritt sie dann in die Basis des Pedunculus cerebri ein, dessen mittleres Drittel sie besetzt. Hier liegen die für die unteren Abschnitte des Rückenmarks bestimmten Fasern am weitesten lateral, die für die oberen Extremitäten und das Gesicht bestimmten medial. Auf ihrem Weg durch die **Brücke** werden die Bündel der Pyramidenbahn durch andere Fasersysteme auseinandergedrängt, um sich in der Medulla oblongata wieder zu einem kompakten Strang zu sammeln, der die **Pyramis** bildet.

Kaudal von den Pyramiden kreuzt die überwiegende Zahl der Fasern die Seite in der **Decussatio pyramidum** und zieht dann im kontralateralen **Tractus corticospinalis lateralis** abwärts. Dieser besetzt in der hinteren Hälfte des Seitenstranges ein Feld, das unmittelbar medial vom Tractus spinocerebellaris posterior liegt und medial nahe an die laterale Fläche des Hinterhorns herankommt (s. Abb. 16.13-20). Hier verlaufen die Pyramidenfasern somatotopisch so geordnet, daß die kürzesten – das sind die im Halsmark endigenden Fasern – am weitesten medial, die längsten – in den unteren Abschnitten des Rückenmarks endigenden – Fasern am weitesten lateral liegen.

Die in der Decussatio pyramidum nicht kreuzenden Pyramidenfasern ziehen im ipsilateralen **Tractus corticospinalis anterior** abwärts und kreuzen erst im Zielsegment oder knapp darüber die Seite. Einige ungekreuzte

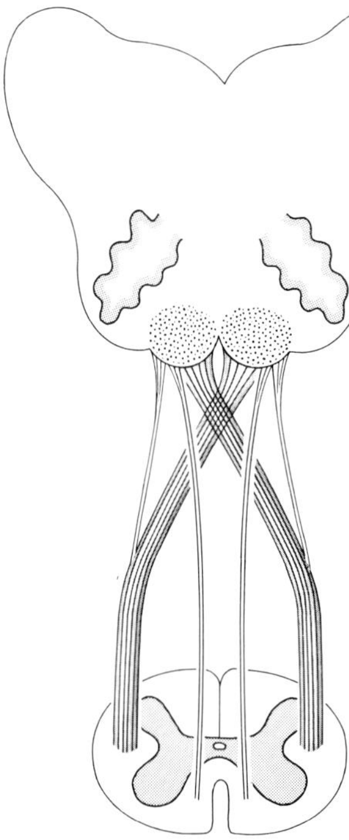

Abb. 16.13-32 Pyramidenkreuzung schematisch. Verlauf der gekreuzten und ungekreuzten Fasern im Rückenmark. (Nach GRAY [12])

Fasern sollen sich dem ipsilateralen Tractus corticospinalis lateralis anschließen und auch ipsilateral enden (Abb. 16.13-32).

Kollateralen und Endigungsweise der Pyramidenfasern

Auf ihrem Weg zum Rückenmark geben viele Pyramidentraktfasern zahlreiche Kollateralen ab [24, 31]: noch innerhalb des Kortex rekurrente Kollateralen, im weiteren Verlauf Kollateralen zum Striatum, zum Thalamus, zum Ncl. ruber, zur Formatio reticularis von Mittelhirn, Brücke und Medulla oblongata, zu Trigeminus- und Hinterstrangkernen und schließlich zu verschiedenen Rückenmarkssegmenten (Abb. 16.13-33). D. h., daß ein **„pyramidales Kommando"** viele Zentren gewissermaßen im Vorbeigehen informiert, vor allem solche (Basalganglien), die bei der Erstellung des Bewegungsprogramms Bedeutung haben.

Im **Rückenmark** enden Pyramidenfasern vor allem in den Laminae VIII und IX, daneben aber auch in den Laminae I–VII [24]. Die Endigungen erfolgen bei Mensch und Primaten 1. direkt an α- und γ-Motoneuronen (ein einzelnes Pyramidentraktneuron dürfte nur eine oder wenige Synapsen an einem Motoneuron bilden, durch Divergenz werden aber mehrere Motoneurone erreicht); 2. an Ia-Interneuronen, über welche antagonistische Muskeln gehemmt werden können, und an Ib-Interneuronen; 3. an propriospinalen Neuronen, die verschiedene Rückenmarkssegmente untereinander verbinden und integrative Funktionen haben.

Diese Projektionen vermitteln dem Kortex starken Einfluß auf den Eigenapparat des Rückenmarks und damit auf die segmentalen Reflexe. Insbesondere Tonus- und Reflexaktivität der Beugemuskeln stehen unter Kontrolle der Pyramidenbahn. Die Zahl der Pyramidenfasern zu Motoneuronen, die distale Extremitätenmuskeln innervieren, ist auffallend hoch; diese Fasern zeigen geringe Divergenz. Dies eben ermöglicht z.B. das erstaunlich feine Spiel der Finger, wobei eine *„gezielte Hemmung"* durch gleichzeitige Aktivierung von Hemmneuronen störende Mitbewegungen (Streckreflexe) ausschaltet. Es sei darauf hingewiesen, daß auch proximale Muskeln, die an der optimalen Einstellung der Gesamtextremität und des Rumpfes bei gezielten Finger- und Handbewegungen beteiligt sind, pyramidal innerviert sind.

Endigungen der Pyramidenbahn im Hinterhorn dienen wohl der kortikalen Modulation der von außen herankommenden sensorischen Informationen auf Rückenmarksebene: Verstärkung relevanter Informationen, Unterdrückung unwichtiger sensorischer Daten.

Pyramidenbahnläsion

Eine reine Pyramidenbahnunterbrechung ist eigentlich nur denkbar, wenn eine umschriebene Läsion der Pyramis vorliegt, denn hier sind die Pyramidentraktaxone in einem kompakten Bündel zusammengefaßt. Im übrigen Verlauf sind sie mit anderen Systemen vermischt, und dementsprechend ist die Symptomatologie nicht „rein". Schädigungen können das kortikale Ursprungsareal betreffen, die Capsula interna und den übrigen Hirnstamm sowie das Rückenmark. Läsionen oberhalb der Pyramidenkreuzung führen zu vornehmlich kontralateralen, solche unterhalb der Kreuzung zu vornehmlich ipsilateralen Symptomen. Betroffen sind vor allem die feinen gezielten Bewegungen von Fingern und Händen, aber auch Störungen der Anpassung der Körper- und Kopfhaltung an die intendierten Bewegungen sind festzustellen. Nach einer sich über Wochen bis Monate erstreckenden Phase **schlaffer Lähmung** treten Symptome von **Spastizität** auf: Hyperreflexie und verstärkter Widerstandstonus beim Versuch schneller passiver Bewegung. Die Spastizität ist am stärksten bei Armbeugern und Beinstreckern ausgeprägt. Auch Antworten auf exterozeptive Reize sind oft gesteigert, Bauchdecken- und Kremasterreflex aber vermindert, der BABINSKI-Reflex (s. S. 454) ist positiv. Gelegentliche Rückgewinnung bestimmter Funktionen wird mit der kompensatorischen Einschaltung ungekreuzt verlaufender Traktanteile in Zusammenhang gebracht [31]. Zu beachten ist, daß in die willkürlichen Bewegungsmechanismen auch extrapyramidale Systeme eingeschaltet sind. Ferner, daß der Abschluß der Myelinisierung des Pyramidentraktes erst nach der Geburt erfolgt und kortiko-motoneurale Direktverbindungen erst in der Zeit des Gehenlernens gebildet werden.

4.2.2 „Extrapyramidale" Bahnen

Jene Zentren und Bahnen des Gehirns, die neben dem Pyramidensystem in die motorischen Vorgänge unseres Körpers eingreifen, wurden unter dem Begriff des *extrapyramidal-motorischen Systems* zusammengefaßt. Als Zentren dieses Systems sind **motorischer Kortex,** vor allem aber **Basalganglien** und einige weitere Kerne des Hirnstamms wie **Corpus subthalamicum** und **Substantia nigra** hervorzuheben. Als weitere Ursprungsgebiete extrapyramidaler Bahnen gelten: **Ncl. ruber, Colliculus superior, Ncl. interstitialis** (CAJAL), **Nuclei vestibulares, Ncl. fastigii cerebelli** und **Formatio reticularis des Hirnstamms.**

Die Funktion des extrapyramidalen Systems wird heute in einer Kontrolle der Körperstellung und in je-

Abb. 16.13-33 Schematische Darstellung der Kollateralen (orange) der Pyramidenbahn (schwarz). Pall: Pallidum; Ncll. pont.: Nuclei pontis; Th: Thalamus, verschiedene Kerne; Th VL: Thalamus, Ncl. ventralis lateralis; Th VP: Thalamus, Ncl. ventralis posterior; Th MED: Thalamus, Nuclei mediales; RET (Mes): Formatio reticularis mesencephali; RET (Pons): Formatio reticularis pontis; RET (Med): Formatio reticularis medullae oblongatae; GRAC: Ncl. gracilis; CUN: Ncl. cuneatus; V: sensorische Trigeminuskerne; NRL: Ncl. reticularis lateralis; rK: rückläufige Kollaterale. (Nach WIESENDANGER [31])

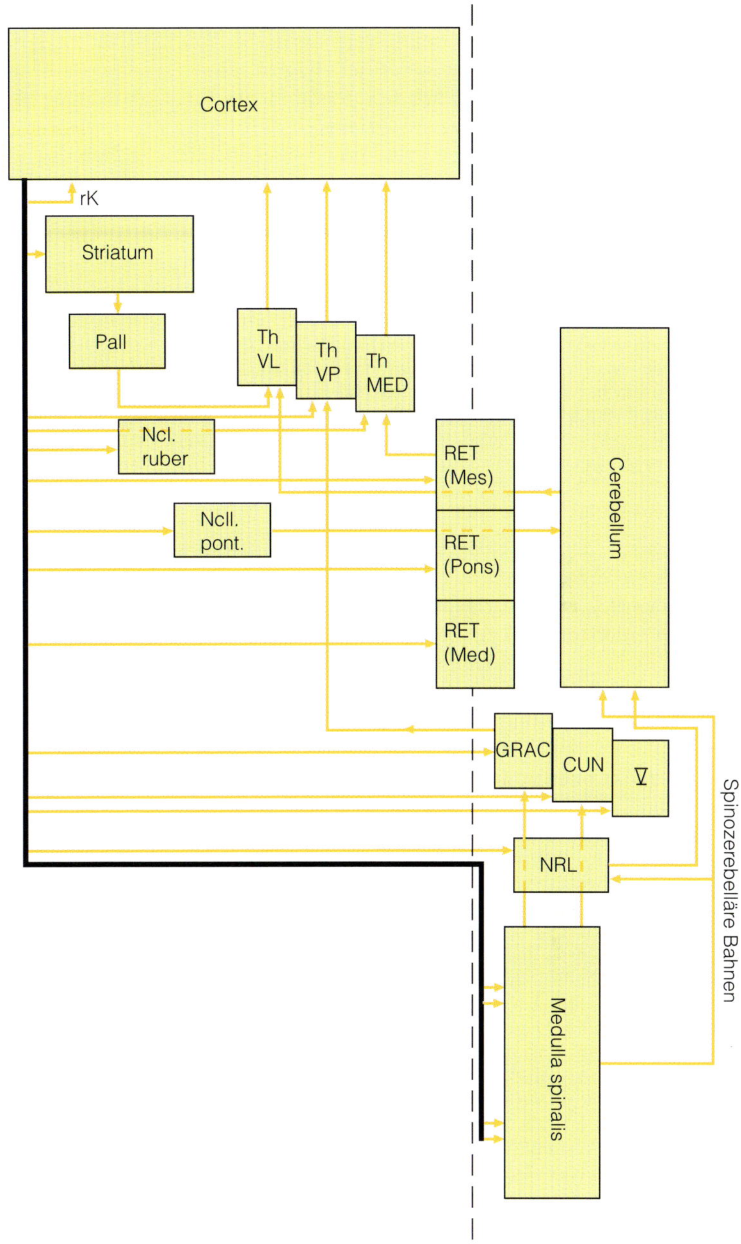

nen koordinativen Leistungen der Gesamtmotorik gesehen, die für den normal fließenden Ablauf unserer Willkürmotorik notwendig sind. Harmonie der Bewegung und sinnvolles Parieren der durch Schwerkraft und andere Faktoren auftretenden Gegenkräfte wären ohne ständiges Wirken des extrapyramidalen Systems nicht möglich.

Die an den Motoneuronen wirksam werdenden Einflüsse des extrapyramidalen Systems durchlaufen in der Regel mehrere Schaltstationen; das System wirkt also im Gegensatz zur Pyramidenbahn polysynaptisch. Die Rolle und Verschaltungsweise der Basalganglien innerhalb des extrapyramidalen Systems werden in Kap. 16.17 besprochen. Im Folgenden sollen die wichtigsten bekannten Bahnen des extrapyramidalen Systems, die, vom Hirnstamm kommend, das Rückenmark erreichen, angeführt werden.

Tractus rubrospinalis (MONAKOW)

Der Tractus rubrospinalis entspringt im **Ncl. ruber** (s. Kap. 16.14). Die Fasern verlassen den Kern, somatotopisch geordnet, an dessen medialem Rand, kreuzen sogleich in der ventralen Haubenkreuzung (FOREL) die Seite, um dann durch die Brücke und dorsal der Olive durch die Medulla oblongata zum Rückenmark abzusteigen. Auf diesem Weg geben sie Kollateralen an die Formatio reticularis, an Hirnnervenkerne, die untere Olive, den Ncl. cuneatus lateralis und das Kleinhirn ab. Im Rückenmark liegt der Tractus rubrospinalis unmittelbar ventrolateral vom Tractus corticospinalis lateralis und ist bis ins Lumbosakralmark verfolgbar (s. Abb. 16.13-20). Die Endigungsweise seiner Fasern ähnelt weitgehend jener der benachbarten Pyramidenfasern: auf mehrere Rückenmarkniveaus verteilt, in den Laminae V, VI und VII, vorwiegend an exzitatorischen und inhibitorischen Zwischenneuronen, in geringerem Maße auch monosynaptisch direkt an Motoneuronen (Lamina IX).

Die Bahn wirkt exzitatorisch auf kontralaterale Flexoren, inhibitorisch auf kontralaterale Extensorenmotoneurone. Parallelen zum System der Pyramidenbahn bestehen auch darin, daß kortikorubrale Fasern aus den gleichen Rindenabschnitten wie Pyramidenfasern hervorgehen und daß der Ncl. ruber viele Afferenzen aus dem Kleinhirn erhält. Die Bahn soll zum Vermögen beitragen, relativ unabhängige Bewegungen einzelner Extremitäten, besonders der distalsten Abschnitte, auszuführen.

Tractus vestibulospinalis lateralis

Die Fasern des Tractus vestibulospinalis lateralis entspringen vornehmlich aus den großen und kleinen Zellen des **Ncl. vestibularis lateralis** (DEITERS) und steigen im Vorderstrang ab (s. Abb. 16.13-20), die längsten Fasern bis ins Lumbosakralmark. Vestibulospinale Fasern strahlen in den einzelnen Rückenmarkssegmenten ins Vorderhorn ein und enden vornehmlich in Lamina VIII sowie im ventralen Teil der Lamina VII, von wo aus sie direkt oder indirekt α- und γ-Motoneurone beeinflussen.

Unsere Kenntnisse über die physiologische Bedeutung dieser Bahn stammen größtenteils von Experimenten an der Katze. Vieles spricht für die Berechtigung ihrer Anwendbarkeit auch für den Menschen. Die Bedeutung dieser Bahn liegt darin, daß sie – im Gegensatz zu den vorher abgehandelten Tractus cortico- und rubrospinalis – ipsilaterale Flexorenmotoneurone inhibiert, den Tonus der Streckmuskeln der gleichseitigen Extremitäten aber erhöht. Diese Funktion kommt zu pathologischer Geltung, wenn eine Läsion des Hirnstamms rostral vom lateralen Vestibulariskern (aber distal vom Ncl. ruber, der die Flexoren erregt) auftritt und eine **Enthirnungsstarre** bewirkt. Da der Ncl. vestibularis lateralis seinerseits viele Afferenzen von der Kleinhirnrinde (Vestibulocerebellum) und vom Ncl. fastigii erhält, stellt der Tractus vestibulospinalis lateralis einen der Wege dar, über die das Kleinhirn indirekt auf die Motoneurone einwirken kann [3].

Tractus vestibulospinalis medialis

Das Faserkontingent des Tractus vestibulospinalis medialis ist viel kleiner als jenes des Tractus vestibulospinalis lateralis. Der Tractus vestibulospinalis medialis entspringt im **Ncl. vestibularis medialis.** Er zieht zunächst im Verbande des Fasciculus longitudinalis medialis (s. Abb. 16.13-20) und findet sich dann medial im Vorderstrang im Areal des sog. *Fasciculus sulcomarginalis.* Er reicht bis zu den mittleren Thoraxsegmenten und endigt in den gleichen Laminae wie der vorgenannte Tractus vestibulospinalis lateralis [3] (s. Abb. 16.13-20).

Tractus reticulospinales

Der *Tractus reticulospinalis pontis (medialis)* entspringt im Ncl. reticularis pontis caudalis und im kaudalen Teil des Ncl. reticularis pontis oralis. Die Fasern steigen ipsilateral im medialen Teil des Vorderstranges über die gesamte Rückenmarkslänge ab. Sie enden im anteromedialen Anteil der Zona intermedia. Der „bulbospinale Anteil", *Tractus reticulospinalis medullae oblongatae* (lateralis), geht vom Ncl. reticularis gigantocellularis aus, seine Fasern ziehen teils gekreuzt, teils ungekreuzt im vorderen Teil des Funiculus lateralis durch das Rückenmark abwärts und enden im zentralen und dorsolateralen Abschnitt der Zona intermedia.

Beide retikulospinalen Bahnen üben ihren Einfluß über Zwischenneurone auf α- und γ-Motoneurone aus. Darüber hinaus steigen Fasern vom Ncl. raphae magnus und der angrenzenden medialen Formatio reticularis im Hinterseitenstrang zu den oberflächlichen Schichten des Hinterhorns (Laminae I und II) ab. Sie sollen einen modulierenden Einfluß auf die Verarbeitung primär-afferenter, insbesondere nozizeptiver Impulse haben.

Aminerge Fasern aus der Formatio reticularis

Unter den aus dem Bereich der Formatio reticularis absteigenden Bahnen sind im Tierversuch nachgewiesene Projektionen von noradrenergen Zellgruppen – vor allem des Locus coeruleus – zum Vorderhorn und zur Basis des Hinterhorns zu erwähnen [3] sowie Projektionen von serotoninergen Neuronen, die im Verbande verschiedener Raphekerne gelegen sind. Letztere senden ihre Neuriten über den Vorderstrang zum Vorderhorn und über den Seitenstrang zur Zona intermedia und zum Hinterhorn. Einwirkungen auf Motoneurone und auf Zellen der Laminae II–IV sind gezeigt worden. Zum Hinterhorn ziehende raphespinale Fasern sind an der Schmerzverarbeitung auf Rückenmarksebene beteiligt.

Tractus tectospinalis

Dieser entspringt in den Colliculi superiores des Mittelhirndaches, zieht ventralwärts um das zentrale Höhlengrau herum und kreuzt ventral vom Okulomotoriuskern-Komplex und dem medialen Längsbündel die Seite (*dorsale Haubenkreuzung* MEYNERT); von hier ab zieht der Tractus tectospinalis ventral vom Fasciculus longitudinalis medialis im Vorderstrang abwärts. Seine Fasern endigen bereits in den oberen Zervikalsegmenten, hauptsächlich in den Laminae VI–VIII.

Dieser Trakt entspringt also in einem optischen Zentrum, dem visuelle Informationen sowohl von der Retina als auch von der Sehrinde und akustische aus dem Bereich der Colliculi inferiores zugeleitet werden. Darüber hinaus erhält es somatosensorische Informationen über aufsteigende sensorische Bahnen (s. S. 460) und hat auch Verbindungen mit Vestibulariskernen. Der Tractus tectospinalis aktiviert über Interneurone Motoneurone der kontralateralen Halsmuskeln und hat für reflektorische Kopf- und Halsbewegungen im Zusammenhang mit Blickbewegungen Bedeutung.

Andere absteigende Bahnen

Andere absteigende Bahnen wurden beschrieben, die ihren Ursprung in weiteren Formationen des Hirnstammes, etwa in den Nuclei solitarius, pontinus und mesencephalicus trigemini, interstitialis CAJAL u.a., haben [3]. Wohlumgrenzte Bahnenfelder in der weißen Rückenmarkssubstanz sind hier kaum anzugeben. Auch vom Ncl. fastigii des Kleinhirns soll es eine direkte Bahn zum Rückenmark geben. Es würde den Rahmen des Buches sprengen, auf diese Bahnen näher einzugehen.

4.2.3 Zusammenfassung klinisch relevanter Punkte bezüglich der absteigenden Bahnen

Zusammenfassend ist festzustellen, daß die absteigenden langen Rückenmarksbahnen in vielfältiger Weise in das motorische Geschehen im Rückenmark eingreifen, an den entsprechenden Schaltstellen aber auch die Weiterleitung sensibler Impulse zu höheren Zentren zu beeinflussen vermögen. Nur ein Teil der absteigenden pyramidal- und extrapyramidal-motorischen Fasern wirkt monosynaptisch auf die Motoneurone. Viele Fasern enden an Zwischenneuronen, die in den Reflexapparat des Rückenmarks eingebaut sind und ihrerseits auch Impulse von Primärafferenzen erhalten. Die Tractus corticospinalis, rubrospinalis und Anteile des Tractus reticulospinalis, die vorwiegend in den Laminae V–VII enden, aktivieren vor allem Motoneurone für die Beugemuskulatur; der in der Lamina VIII endigende Tractus vestibulospinalis lateralis andererseits aktiviert für Streckmuskeln bestimmte Motoneurone.

Da bei Unterbrechung der absteigenden langen Rückenmarksbahnen supraspinale Einflüsse, vor allem auch Hemmwirkungen auf den Reflexapparat des Rückenmarkes, wegfallen, ergibt sich in solchen Fällen auf lange Sicht eine Steigerung spinaler Reflexe: Hyperreflexie und Spastizität, Begleiterscheinungen einer **zentralen Lähmung.**

Absteigende autonome Bahnen

Die absteigenden autonomen Bahnen werden in Kap. 16.16 u. 16.20 abgehandelt.

5 *Efferenzen des Rückenmarks*

Den efferenten Schenkel des Rückenmarks bilden a) die in Lamina IX aller Rückenmarkssegmente gelegenen **motorischen Vorderhornzellen** (Motoneurone), deren Neuriten über die Vorderwurzeln in die Peripherie gelangen, und b) die in der Zona intermedia der Segmente C8–L1/2 gelegenen **Ursprungszellen des Sympathikus** (präganglionäre Neurone), deren Neuriten über Vorderwurzeln und Rami communicantes albi zum Truncus sympathicus ziehen. Letztere werden in Kap. 16.20 abgehandelt. Das Motoneuron wird im Folgenden besprochen.

5.1 *Das Motoneuron – die letzte gemeinsame Endstrecke*

Da das Motoneuron jenes Element darstellt, auf welches alle zentralnervösen Einflüsse auf das motorische Geschehen letztlich hinzielen und welches den entscheidenden Impuls in die Körperperipherie hinausträgt – SHERRINGTON sprach von der „letzten gemeinsamen Endstrecke" –, wurden gerade diesem Glied unseres nervösen Apparates viele Untersuchungen gewidmet. Das Wichtigste über Morphologie und funktionelle Bedeutung sei hier zusammengefaßt.

Die Zellkörper dieser Neurone sind sphärisch bis ellipsoid, zeigen einen mittelständigen runden Kern mit deutlichem Kernkörperchen und enthalten zahlreiche relativ große NISSL-Schollen. Ihre Größen sind unterschiedlich: *α-Motoneurone* (Abb. 16.13-34), die der Innervation extrafusaler Muskelfasern dienen, sind auffallend groß: Sie zeigen Durchmesser von 30–80 μm; die Durchmesser der *γ-Motoneurone,* die intrafusale Muskelfasern (Muskelspindelfasern) innervieren, liegen zwischen 15 und 40 μm.

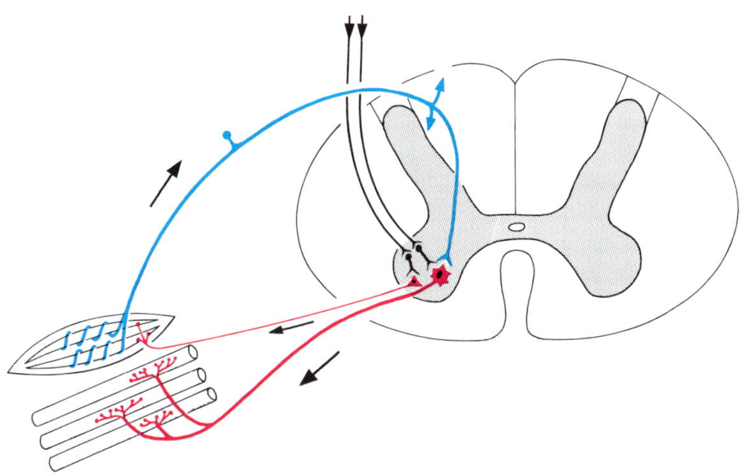

Abb. 16.13-34 Schema des Motoneurons. Große rote Zelle: α-Motoneuron; kleine rote Zelle: γ-Motoneuron. Zwei Zwischenneurone (schwarz) eingezeichnet; an ihnen enden absteigende supraspinale Fasern (ebenfalls schwarz). Spindelafferenz blau.

5.1.1 α-Motoneurone

Die Perikaryen entlassen in verschiedene Richtungen 5–20 Stammdendriten, deren Größe und Verzweigungsdichte proportional der Größe des Somas sind. Die Verzweigungen der Dendriten erstrecken sich über relativ große Areale der grauen Rückenmarkssubstanz, dringen stellenweise auch in die weiße Substanz ein. Der Dendritenbaum soll etwa 90% der Gesamtoberfläche eines Motoneurons ausmachen.

Das Axon entspringt am *Axonhügel* mit dem *initialen Segment*, in dem das Aktionspotential entsteht. Das initiale Segment ist 25–35 μm lang und 3–5 μm dick. Mit Beginn der Markscheide wird der Axondurchmesser größer. Die Axondicken α-motorischer Fasern betragen im extramedullären Verlauf 12–20 μm, jene der γ-Fasern 2–15 μm. Die ersten Internodien sind noch relativ kurz (75–100 μm), erreichen dann extramedullär die übliche, für periphere Nervenfasern typische Länge von 700–1200 μm und verkürzen sich mit Annäherung an die *motorische Endplatte* wieder. Noch während ihrer Verlaufsstrecke in der grauen Substanz geben 70–80% der Neuriten von α-Motoneuronen 1–5 dünne Kollateralen ab, von denen viele mit RENSHAW-Zellen synaptisch verbunden sind (Abb. 16.13-35). Letztere senden ihrerseits wieder Axone zu Motoneuronen und können, da sie inhibitorisch wirken, deren Erregbarkeit herabsetzen. So ergibt sich eine **rückläufige Hemmung** der Motoneurone (Abb. 16.13-35). Rückläufige Kollateralen, die ohne Zwischenschaltung von RENSHAW-Zellen direkt wieder zu Motoneuronen ziehen, wurden auch beschrieben.

Mindestens die Hälfte der Oberfläche der Zellkörper und ein großer Teil der Oberfläche der Dendriten ist von *Synapsen* besetzt. Deren Dichte wurde mit 20 Endigungen pro 100 μm^2 Zelloberfläche angegeben. Man nimmt an, daß größere Motoneurone mehrere tausend Synapsen aufzuweisen haben. **Direkte (monosynaptische) Verbindungen** bestehen mit I- und II-Fasern aus den Hinterwurzeln und mit Fasern des Tractus corticospinalis. Viele Primärafferenzen und Pyramidenfasern sowie die meisten Fasern der extrapyramidalen Bahnen wirken auf die Motoneurone über **Zwischenneurone.** Je größer ein Motoneuron ist, desto mehr Synapsen hat es an seiner Oberfläche. Mit der Größe wächst aber auch die Energie, die erforderlich ist, ein Motoneuron zur Entladung zu bringen. Während Impulsfrequenz und Proteinsyntheserate mit der Größe zunehmen, nimmt die Erregbarkeit ab. Diese zwischen der Größe eines Motoneurons und seinen Eigenschaften bestehenden Beziehungen spielen als *Größenprinzip (size principle)* eine erhebliche physiologische Rolle [18].

Mit physiologischen Methoden wurde festgestellt, daß jede Ia-Faser eines bestimmten Muskels zu den meisten der diesen Muskeln zugeordneten Motoneuronen synaptische Kontakte unterhält. Sie bildet aber auch an heteronymen Motoneuronen Kontakte. Die Zahl der synaptischen Endigungen, die sie an Motoneuronoberflächen bildet, hängt mit ihrem Kaliber und der Topographie zusammen. Motoneurone, die im Eintrittssegment einer bestimmten Ia-Faser liegen, bilden mit dieser die meisten synaptischen Kontakte [17].

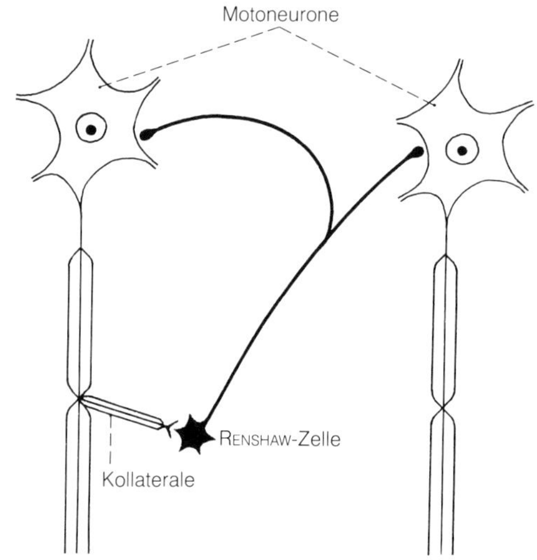

Abb. 16.13-35 Schema der rückläufigen Hemmung von Motoneuronen über eine RENSHAW-Zelle.

Die Synapsen an der rezeptiven Oberfläche der Motoneurone sind nicht einheitlich. Aufgrund ihrer Größe, der Art ihrer Membranspezialisierungen sowie der Größe und Form der synaptischen Bläschen wurden verschiedene morphologische Erscheinungsformen unterschieden. Diese lassen sich auf zwei Grundtypen zurückführen, nämlich solche mit runden *(S-Typ)* und solche mit flachen *(F-Typ)* Bläschen. Die funktionelle Bedeutung der verschiedenen Typen steht noch zur Diskussion.

Motorische Einheit

α-Motoneurone senden ihre Neuriten zu extrafusalen Muskelfasern (Abb. 16.13-34). Die synaptischen Verbindungsstellen zwischen Nerv und Muskel werden **motorische Endplatten** genannt. Die Gesamtzahl der von **einem** Motoneuron innervierten Muskelfasern wird als **motorische Einheit** bezeichnet. Die Größe der motorischen Einheit hängt vom Aufteilungsgrad des Neuriten ab und ist der Größe des Perikaryons angepaßt. Bei Muskeln, die bei besonders fein abstufbaren Bewegungen eingesetzt werden, wie äußere Augenmuskeln und Kehlkopfmuskeln, sind die motorischen Einheiten klein, die relative Innervationsgröße (d.h. das Verhältnis der Flächen der motorischen Endplatten zu den Volumina der Muskelfasern) groß. Bei „grob" arbeitenden Extremitätenmuskeln hingegen können mehrere hundert – ja über tausend – Muskelfasern von einem einzigen Motoneuron innerviert werden.

Einfache bzw. multiple Innervation von Muskelfasern

Die meisten Muskeln bestehen aus Muskelfasern, die nur eine – normalerweise in Fasermitte liegende – Endplatte aufweisen. Es gibt aber Muskeln, die **multifokale Innervation**, d.h. mehrere über den Muskelbauch verteilte Endplattenbänder, zeigen (z.B. M. latissimus dorsi, M. gracilis). Hierbei kann ein einzelnes isolierbares

Muskelfaserelement aus mehreren hintereinandergeschalteten einfach innervierten Muskelfasern bestehen, die über myomyonale Verbindungsstrukturen oder Zwischensehnen miteinander verbunden sind, oder es liegt echte multiple Innervation vor: Eine durchgängige Einzelfaser zeigt mehrere Endplatten [23]. Ein anderer Typus multipel innervierter Muskelfasern mit besonderer physiologischer Charakteristik (nicht fortgeleitetes Aktionspotential, Kontrakturantwort u. ä.) kommt in den äußeren Augenmuskeln vor.

Motoneuron und Muskelfasertyp

Die Größe der Perikaryen der α-Motoneurone hängt nicht nur mit der Größe des Innervationsfeldes zusammen, vielmehr auch mit der morphologischen Charakteristik und den physiologischen Eigenschaften der Muskelfasern, die sie innervieren. Man unterscheidet tonische und phasische Motoneurone (Abb. 16.13-36). Die **tonischen Motoneurone** sind kleiner und haben niedrigere absolute Schwellenwerte. Sie versorgen tonische („rote") Muskelfasern mit langsamer Reizantwort und relativ langer Latenzzeit. Aufgrund ihres oxidativ ausgerichteten Stoffwechsels sind diese Muskelfasern wenig ermüdbar und zu langanhaltenden tonischen Kontraktionen fähig; sie haben für die Körperhaltung eine große Bedeutung wie auch für die zahlreichen mit mäßigem Kraftaufwand getätigten „Alltagsbewegungen". Die **phasischen Motoneurone** sind größer, haben höhere absolute Schwellenwerte und innervieren phasische („weiße") Muskelfasern. Sie sind kurzdauernder, kraftvoller Kontraktionen fähig; ihr Stoffwechsel ist in der Regel anaerob glykolytisch, sie sind leicht ermüdbar. Übergangstypen kommen in großer Zahl vor.

Morphologisch faßbare Unterschiede zwischen den Muskelfasertypen betreffen die Faserdicke, die Dichte der Myofibrillen, die Struktur der Myosine, Menge des sarkoplasmatischen Retikulums und der Mitochondrien, spezifische Aktivitäten der myofibrillären ATPasen wie auch der Enzyme des aeroben und anaeroben Energiestoffwechsels.

Die meisten Muskeln setzen sich aus Fasern verschiedener Typen zusammen. Alle einer motorischen Einheit angehörenden Muskelfasern sind gleichen Typs [23].

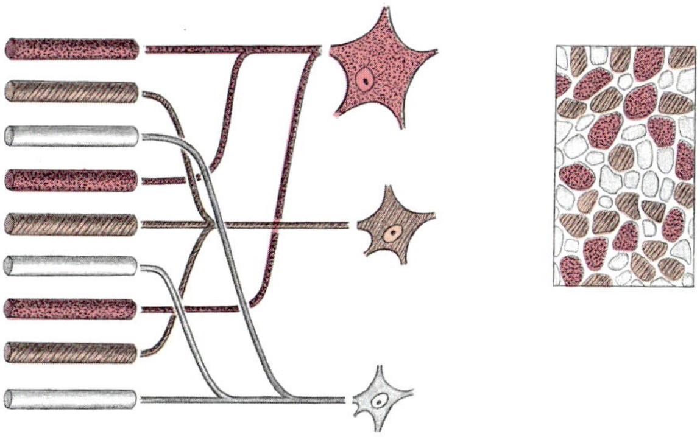

Abb. 16.13-36 „Motorische Einheit". Links: drei verschiedene Typen von Motoneuronen, die einen bestimmten Muskel innervieren. Rechts: die von diesen Motoneuronen innervierten Muskelfasern verschiedenen Typs im Querschnitt. Ein Motoneuron und alle von ihm innervierten extrafusalen Muskelfasern bilden zusammen eine motorische Einheit. Alle Muskelfasern einer motorischen Einheit gehören dem gleichen morphologisch und physiologisch charakterisierbaren Typ an. Im normalen Muskel liegen sie unter den Muskelfasern anderer Einheiten diffus verteilt. (Nach M. Müntener, Zürich)

Trophische Funktion des Motoneurons

Die Zuordnung bestimmter Motoneurone zu bestimmten Muskelfasertypen (Abb. 16.13-36) führt zu dem Begriff der *trophischen Funktion* des Motoneurons: Integrität und Charakteristik jeder quergestreiften Muskelfaser ist an ihren normalen Kontakt mit der innervierenden motorischen Nervenfaser gebunden. Denervierung eines Muskels führt zu dessen Untergang, wenn nicht rechtzeitig eine Nervennaht vorgenommen wird oder eine Spontanreinnervation vom geschädigten Nerven oder von einem Nachbarnerven aus erfolgt. Das Motoneuron hat Einfluß auf den Typ der von ihm innervierten Muskelfasern.

Implantiert man einen fremden Muskelnerven in einen seines Originalnervs beraubten Muskel, so kommt es zu einer Reinnervation, bei der der neuinnervierte Muskel zumindest teilweise die Eigenschaften des Muskels annimmt, dessen Nerv ihm eingepflanzt wurde. Eine solche Uminnervierung hat nicht nur eine Änderung des physiologischen Verhaltens, sondern auch des Stoffwechsels und damit der histochemischen Charakteristik zur Folge. Bis heute ist noch nicht geklärt, inwieweit allein das geänderte Impulsmuster die Veränderungen herbeiführen kann oder ob auch gewisse trophische Faktoren, die seitens des Nervs über die myoneurale Synapse auf den Muskel einzuwirken vermögen, eine Rolle spielen.

5.1.2 γ- und β-Motoneurone (Fusimotoneurone)

γ-Motoneurone senden ihre Neuriten ausschließlich zu *Muskelspindeln*. Sie innervieren die in den Spindeln liegenden *intrafusalen Muskelfasern* motorisch und können die Empfindlichkeit dieses wichtigen Muskelrezeptors beeinflussen. β-Motoneurone senden Ästchen sowohl zu intra- als auch zu extrafusalen Muskelfasern.

Da γ- und β-Motoneurone ihrerseits unter dem Einfluß sowohl pyramidaler und extrapyramidaler Zentren als auch der Formatio reticularis stehen, kann die Muskelspindel in ihrer Empfindlichkeit von höheren Zentren des Gehirns reguliert werden. Näheres über den Aufbau von Muskelspindeln s. Kap. 16.29.

Literatur

[1] Andres, K. H.: Untersuchungen über den Feinbau von Spinalganglien. Z. Zellf. u. mikr. Anat. 55 (1961) 1–48.

[2] Apkarian, A.V., C. J. Hodge: Primate spinothalamic pathways: I, II and III. J. comp. Neurol. 288 (1989) 447–511.

[3] Brodal, A.: Neurological Anatomy: In Relation to Clinical Medicine. Oxford University Press, New York–Oxford 1981.

[4] Brown, A. G.: Organization in the Spinal Cord. Springer, Berlin–Heidelberg–New York 1981.

[5] Cajal y Ramon, S.: Histologie du Système Nerveux de l'Homme et des Vertébrés. Norbert Maloine, Paris 1909, 1911.

[6] CERVERO, F., J. E. H. TATTERSALL: Somatic and visceral sensory integration in the thoracic spinal cord. Progr. Brain Res. 67 (1986) 189–205.

[7] COULTER, D., E. G. JONES: Differential distribution of corticospinal projections from individual cytoarchitectonic fields in the monkey. Brain Res. 129 (1977) 335–340.

[8] CSILLIK, B., E. KNYIHAR-CSILLIK: The Protean Gate. Structure and Plasticity of the Primary Nociceptive Analyzer. Akademiai, Kiado 1986.

[9] DAVIES, A. M.: The development of primary sensory neurons. In: ZENKER, W., W. L. NEUHUBER (eds.): The Primary Afferent Neuron – a Survey of Recent Morpho-functional Aspects, pp. 109–117. Plenum Press, New York–London 1990.

[10] DEGROAT, W. C.: Spinal cord projections and neuropeptides in visceral afferent neurons. Progr. Brain Res. 67 (1986) 165–187.

[11] DUGGAN, A.W., E. WEIHE: Central transmission of impulses in nociceptors: Events in the superficial dorsal horn. In: BASBAUM, A., J. M. BESSON (eds.): Towards a New Pharmacotherapy of Pain. Wiley & Sons Ltd., Chichester 1990.

[12] GRAY'S Anatomy. WILLIAMS, P. L., R. WARWICK, M. DYSON, L. H. BANNISTER (eds.). Churchill Livingstone, Edinburgh–London–Melbourne–New York 1989.

[13] HANSEN, K., H. SCHLIACK: Segmentale Innervation, ihre Bedeutung für Klinik und Praxis. Thieme, Stuttgart 1962.

[14] JAENIG, W.: Spinal cord integration of visceral sensory systems and sympathetic nervous system reflexes. Progr. Brain Res. 67 (1986) 255-277.

[15] KASAI, T., D.S. ZEE: Eye-head coordination in labyrinthine-defective human beings. Brain Res. 144 (1978) 123–141.

[16] LIEBERMANN, A. R.: Sensory Ganglia. In: LANDON, D. N. (ed.): The Peripheral Nerve. Chapman and Hall, London 1975.

[17] LÜSCHER, H.-R., U. VARDAR: A comparison of homonymous and heteronymous connectivity in the spinal monosynaptic reflex arc of the cat. Exp. Brain Res. 74 (1989) 480–492.

[18] MENDELL, L. M., E. HENNEMAN: Terminals of single Ia fibers; location, density and distribution with a pool of 300 homonymous motoneurons. J. Neurophysiol. 28 (1971) 171–187.

[19] MENSE, S.: Structure-function relationships in identified afferent neurones. Anat. and Embryol. 181 (1990) 1–17.

[20] NEUHUBER, W. L., W. ZENKER, S. BANKOUL: Central projections of cervical primary afferents in the rat: some general anatomical principles and their functional significance. In: ZENKER, W., W. L. NEUHUBER (eds.): The Primary Afferent Neuron – a Survey of Recent Morpho-functional Aspects, pp. 173–188. Plenum Press, New York–London 1990.

[21] OSCARSSON, O.: Functional organization of the spino- and cuneocerebellar tracts. Physiol. Rev. 45 (1965) 495–522.

[22] PETRAS, J. M., J. F. CUMMINGS: The origin of spinocerebellar pathways. II. The nucleus centrobasalis of the cervical enlargement and the nucleus dorsalis of the thoracolumbar spinal cord. J. comp. Neurol. 173 (1977) 693–716.

[23] PETTE, D., G. VRBOVA: Invited review: Neural control of phenotypic expression in mammalian muscle fibers. Muscle and Nerve (1985) 676–689.

[24] RALSTON, D. D., H. J. RALSTON: The terminations of corticospinal tract axons in the macaque monkey. J. comp. Neurol. 242 (1985) 325–337.

[25] RALSTON, H. J.: The fine structure of lamina I, II and III of the macaque spinal cord. J. comp. Neurol. 184 (1979) 619–641.

[26] REXED, B.: The cytoarchitectonic organization of the spinal cord in the cat. J. comp. Neurol. 96 (1952) 415–495.

[27] SCHARF, J.-H.: Sensible Ganglien. In: MOELLENDORF, W. v., W. BARGMANN (Hrsg.): Handbuch der Mikroskopischen Anatomie des Menschen – Nervensystem, S. 1–408. Springer, Berlin–Göttingen–Heidelberg 1958.

[28] SCHARF, J.-H., H. BLUMENTHAL: Neuere Aspekte zur altersabhängigen Involution des sensiblen peripheren Nervensystems. Z. f. Zellf. u. mikroskop. Anat. 78 (1967) 280–302.

[29] SCHOENEN, J.: Organisation Neuronale de la Moelle Epinière de l'homme. Université de Liège, 1980.

[30] SMITH, M. C.: Retrograde changes in human spinal cord after anterolateral cordotomies. Location and identification after different periods of survival. In: BONICA, J. J., D. ALBE-FESSARD (eds.): Advances in Pain Research and Therapy, pp. 91–98. Raven Press, New York 1976.

[31] WIESENDANGER, M.: The pyramidal tract. Its structure and function. In: TOWE, A. L., E. S. LUSCHEI (eds.): Handbook of Behavioral Neurobiology, Vol. 5, pp. 401-491. Plenum Press, New York–London 1981.

[32] WIKSTEN, B.: Further studies on the fiber connections of the central cervical nucleus in the cat. Exp. Brain Res. 67 (1987) 284–290.

[33] WILLIS, W. D.: The Pain System – The Neural Basis of Nociceptive Transmission in the Mammalian Nervous System. S. Karger, Basel–München–Paris–London–New York–Tokyo–Sydney 1985.

16.14 Innerer Aufbau und Leitungsbahnen des Hirnstamms[1]

W. NEUHUBER

1 *Einleitende Bemerkungen zum Aufbau des Hirnstamms*

Den Veränderungen der äußeren Form des Hirnstamms gegenüber dem Rückenmark, die im Bereich des verlängerten Marks deutlich werden und in Brücke und Mittelhirn noch stärker ins Auge springen (vgl. Kap. 16.6), liegen entsprechende Veränderungen des inneren Aufbaus zugrunde: Die Verteilung der grauen und weißen Substanz, die im Rückenmark sehr konstante Verhältnisse aufweist, zeigt im Hirnstamm ein anderes Bild. Hierbei spielen verschiedene Faktoren eine Rolle: a) das breite Ausladen des im Bereich des IV. Ventrikels sozusagen „aufgeplatzten" Neuralrohrs, das zu einer Lateralverlagerung der dem Hinterhorn des Rückenmarks entsprechenden Zellsäulen führt; b) die Lageveränderung der langen Bahnen am Querschnitt, insbesondere die Seitenkreuzungen wichtiger Fasersysteme; c) das Diskontinuierlichwerden der Säulen der grauen Substanz des Rückenmarks sowie das Auftreten zusätzlicher Kernsäulen und Faserkomponenten, die im Rückenmark noch nicht vorhanden sind; d) die Nebenschaltung des Kleinhirns, das durch die mächtigen Faserbündel der drei Paare von Kleinhirnstielen mit dem Hirnstamm verbunden ist und in Form der Oliven und der Nuclei pontis Relaiskerne im Hirnstamm besitzt; e) die starke Entwicklung der Formatio reticularis, die als einer der phylogenetisch ältesten Teile der Neuraxis den Hirnstamm seiner Länge nach durchzieht; und f) das Auftreten weiterer Relaiskerne, motorischer Kerne und subkortikaler Zentren wie Hinterstrangkerne, Ncl. ruber, Substantia nigra, Colliculi superiores [rostrales] und inferiores [caudales].

Wir wollen versuchen, unter Beachtung zyto- und faserarchitektonischer, verbindungsanatomischer (hodologischer), „chemoanatomischer" und funktionellanatomischer Gesichtspunkte erkennbare Ordnungsprinzipien im Aufbau des Hirnstamms darzulegen.

[1] Neubearbeitung desselben Kapitels von R. MAYR und W. NEUHUBER in der 13./14. Auflage.

2 *Übersicht über die Verteilung von grauer und weißer Substanz des Hirnstamms anhand einer Querschnittsserie*

Zur Wiederholung der makroskopischen Anatomie des Hirnstamms, sowohl hinsichtlich der am äußeren Relief als auch der noch mit freiem Auge an Querschnitten sichtbaren Strukturen, sei auf Kap. 16.6 verwiesen. Der hier folgende Abschnitt soll anhand einer mikroskopischen Serie ausgewählter Schnitte, an denen die markhaltigen Nervenfasern durch WEIGERTsche Markscheidenfärbung dunkel und die Kerngebiete hell ausgespart erscheinen, eine Übersicht über die Anordnung von grauer und weißer Substanz geben. Zwei beigefügte Ergänzungsabbildungen sollen als Beispiel für gleichzeitige Zell- und Faserdarstellung dienen. Die Abb. 16.14-1 orientiert über die Höhenlage der einzelnen Querschnitte.

2.1 *Verlängertes Mark (Schnittebenen 1 bis 4)*

Im kaudalsten Teil der *Medulla oblongata* (kurz: **Medulla**) ist noch die Ähnlichkeit mit dem Bau des Rückenmarks erkennbar (Abb. 16.14-2). Durch die **Kreuzung** der **Pyramidenbahn** *(Decussatio pyramidum)*, deren Fasern von den ventral liegenden *Pyramiden* größtenteils in den gegenüberliegenden Seitenstrang übertreten und dort den Tractus corticospinalis lateralis bilden, wird die Vordersäule der grauen Substanz an ihrer Basis abgetrennt. Das abgetrennte Grau enthält noch motorische Ursprungszellen für den ersten Halsnerven *(Ncl. supraspinalis)* und für den spinalen Teil des XI. Hirnnerven *(Ncl. n. accessorii)*; es endet wenig höher unter rascher Verjüngung.

Der Vordersäule entsprechen weiter rostral die Ursprungskerne jener motorischen Hirnnerven, die in Fortsetzung der Vorderwurzeln in einer medialen Reihe aus dem Hirnstamm hervortreten. Der kaudalste dieser motorischen Ursprungskerne, der **Hypoglossuskern** *(Ncl. n. hypoglossi)*, liegt in der kaudalen

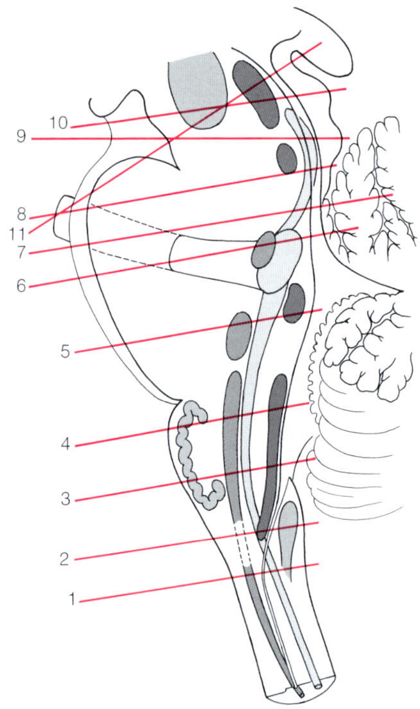

Abb. 16.14-1 Schema zur Höhenlokalisation der Hirnstammquerschnitte. 1 bis 11 = Schnittebenen entsprechend den Abbildungen 16.14-2 bis 12. Vgl. Abb. 16.14-17 u. 18.

Hälfte des verlängerten Marks ventral und seitlich des *Zentralkanals* (Abb. 16.14-3). Er wird nach rostral zu gemeinsam mit dem Zentralkanal immer weiter nach dorsal verdrängt und liegt mit seinem rostralen Abschnitt dicht unter dem Boden der **Rautengrube** *(Trigonum n. hypoglossi)* (Abb. 16.14-4).

Kranial der Pyramidenkreuzung treten dorsal am Querschnitt zwei der **Hinterstrangkerne** auf (Abb. 16.14-2 u. 3), der *Ncl. gracilis* und der *Ncl. cuneatus*, an denen die Fasern der Hinterstränge enden. In diesen sensorischen Relaiskernen beginnt das zweite Neuron der Hinterstrangbahn, dessen Fasern als *Fibrae arcuatae internae* im Bogen nach ventral ziehen, nach **Seitenkreuzung** *(Decussatio lemniscorum)* dorsal der Pyramiden zu liegen kommen und nahe der Medianen als **Lemniscus medialis** (mediale Schleife) weiter zum Thalamus aufsteigen, wo sie auf die Projektion zur Hirnrinde umgeschaltet werden (Abb. 16.14-3 u. 4).

Die vom Ncl. gracilis kommenden Fasern liegen ventral von den aus dem Ncl. cuneatus stammenden. Weiter rostral findet eine Umlagerung der Fasern innerhalb des Lemniscus medialis statt, und zwar derart, daß nun die Gracilis-Fasern lateral, die Cuneatus-Fasern medial zu liegen kommen.

Abb. 16.14-2 Medulla oblongata, Grenze zum Rückenmark = Höhe der Pyramidenkreuzung (Schnittebene 1). Die Pyramidenbahn schiebt sich seitlich zwischen die Vorder- und Hintersäule der grauen Substanz. Die Columna anterior enthält hier die motorischen Kerne des 1. Zervikalsegments (C1 = Ncl. supraspinalis) und der spinalen Wurzeln des N. accessorius (XI). Die Kerne der beiden Hinterstrangbündel (Ncl. gracilis und cuneatus) erscheinen im Anschnitt. Markscheidenfärbung.

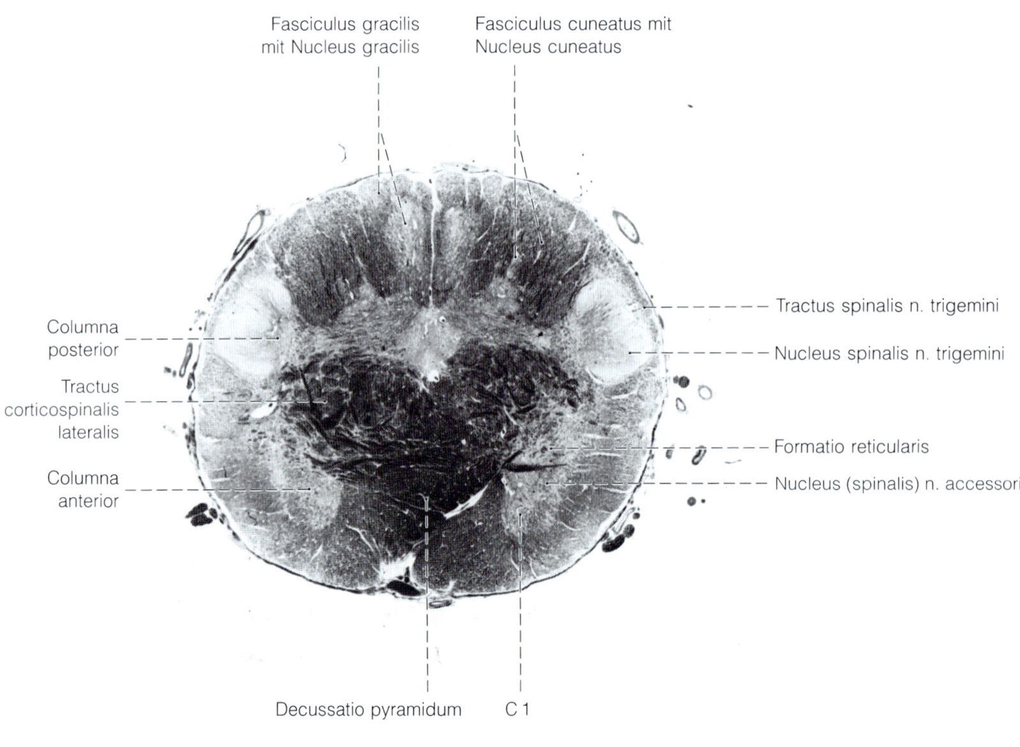

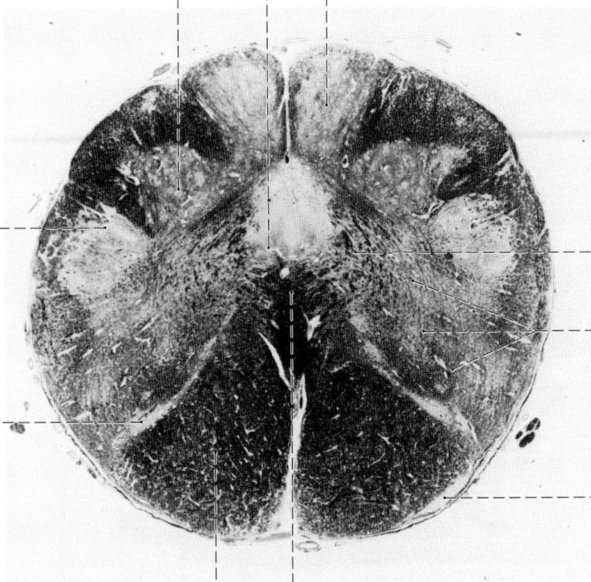

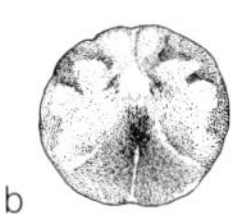

Abb. 16.14-3 Medulla oblongata, Höhe der Hinterstrangkerne (Schnittebene 2). Dorsal von den beiden Pyramiden erkennt man die Kreuzung der aus den Hinterstrangkernen entspringenden Fibrae arcuatae internae. Die Vordersäule der grauen Substanz des Rückenmarks ist verschwunden. An ihrer Stelle findet sich eine sehr ausgedehnte Formatio reticularis. Der Kern des N. hypoglossus (XII) liegt in direkter Nachbarschaft des Zentralkanals. (a) Vergr. 4,8fach, (b) natürliche Größe. Markscheidenfärbung.

Die *Hintersäule* der grauen Substanz und der *Tractus dorsolateralis* (= LISSAUERsche Randzone) des Rückenmarks finden nach rostral ihre unmittelbare Fortsetzung im **spinalen Trigeminuskern** *(Ncl. spinalis n. trigemini, V),* dem kaudalen Abschnitt des sensorischen Trigeminuskernkomplexes, und den bis weit ins Halsmark absteigenden afferenten **Trigeminuswurzelfasern** *(Tractus spinalis n. trigemini)* (Abb. 16.14-2). Sie sind in Höhe der Hinterstrangkerne schon weit zur Seite gedrängt (Abb. 16.14-3). Zwischen spinalem Trigeminuskern und der Pyramide hat sich in Verlängerung des Seitenstrangs und der Zona intermedia des Rückenmarks die **Formatio reticularis** stark entwickelt (Abb. 16.14-2 u. 3). Dieses Areal des Querschnitts enthält auch die von den Pyramiden seitwärts verdrängten **Bahnen** des Vorder- und Seitenstrangs des Rückenmarks, nämlich den *Tractus spinothalamicus, spinocerebellaris, rubrospinalis* und Teile des *Tractus reticulospinalis.*

Der Zentralkanal verlagert sich rostralwärts zunehmend nach dorsal und öffnet sich in der kranialen („offenen“) Hälfte der Medulla oblongata in die *Rautengrube* (Abb. 16.14-4). Die graue Substanz ist nun in einzelne Kernsäulen aufgelöst, die später näher besprochen werden. Die seitlich von der Pyramide sich erhebende, als **Olive** *(Oliva)* bezeichnete Vorwölbung enthält den *Ncl. olivaris inferior [caudalis]* als Hauptkern und die beiden Nebenoliven, *Ncl. olivaris accessorius medialis* und *posterior [dorsalis]* (Abb. 16.14-4). Der Hauptkern liegt dorsolateral der Pyramide *(Pyramis)* und hat die Gestalt eines länglichen Sackes mit stark gefalteter Wand, der schräg gestellt sich medial- und dorsalwärts mit seinem Hilum öffnet (Abb. 16.14-4 u. 5). Die mediale Nebenolive legt sich als eine Platte vor die Öffnung des Hauptkerns. Zwischen beiden ziehen die Hypoglossuswurzeln nach ventral (Abb. 16.14-4, Pfeile). Die dorsale Nebenolive erscheint als eine flache Schale dorsal über den Hauptkern gestülpt. Die reziproken Verbindungen der Olive zum Kleinhirn *(Tractus olivocerebellaris* und *nucleoolivaris)* bilden einen Hauptbestandteil des **Pedunculus cerebellaris inferior [caudalis]** (Abb. 16.14-4 u. 5), der sich im dorsolateralen Teil des Querschnitts durch Dorsalverlagerung des *Tractus spinocerebellaris posterior* bildet und durch starken Faserzustrom aus der kontralateralen Olive zunehmend verdickt.

Zwischen den Oliven beider Seiten liegt nun der *Lemniscus medialis* als ein im Querschnitt keilförmiges Faserbündel. Die Spitze des Keils zeigt dorsalwärts, die Basis schließt sich ventralwärts direkt den Pyramiden an. Die Medianlinie erscheint entlang des gesamten Hirnstamms durch sich verflechtende kreuzende Fasern wie vernäht und wird demnach auch als Naht **(Raphe)** bezeichnet. Die ausgesparten Nervenzellinseln beiderseits der Medianen beinhalten die *Raphekerne,* auf dem Niveau der Abb. 16.14-4 u. 5 die *Nuclei raphe obscurus* und *pallidus.* Die Raphekerne bilden das Kernstück des zentralen serotoninergen Systems.

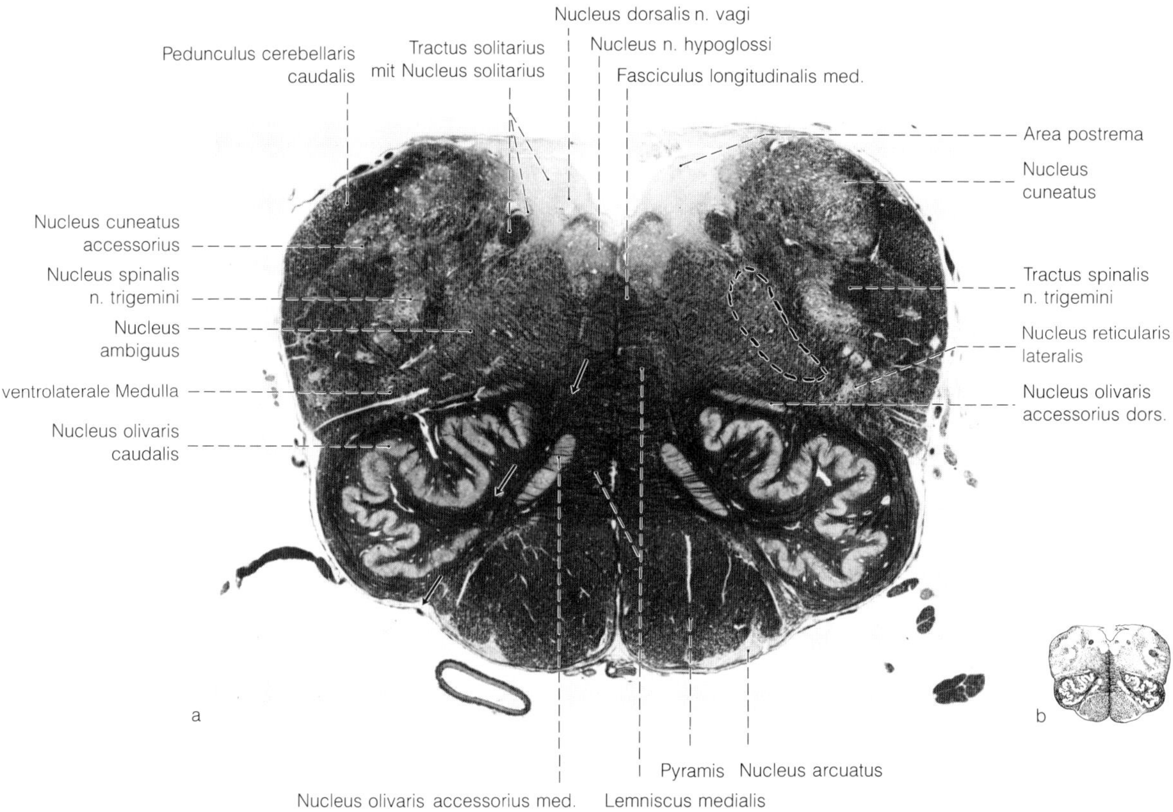

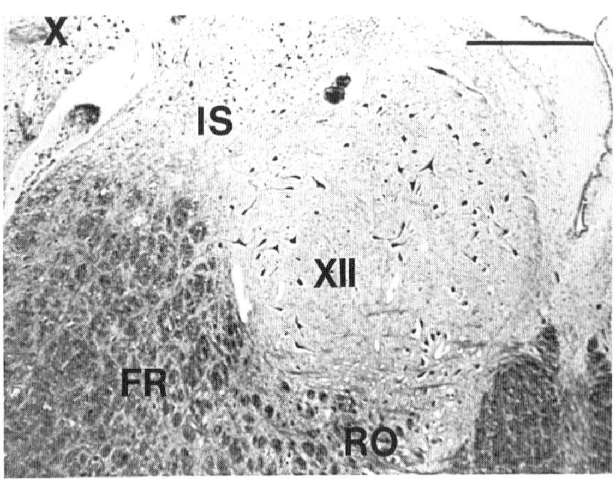

c

Abb. 16.14-4 Medulla oblongata, Schnitt durch den untersten Abschnitt des IV. Ventrikels (Schnittebene 3). Die Olive erscheint mit ihren beiden Nebenkernen im Schnittbild. Der vollständig gekreuzte Lemniscus medialis bildet jederseits neben der Mittellinie ein dreieckiges Feld, dessen Spitze ventrikelwärts gerichtet ist. An Hirnnervenkernen erkennt man neben dem Ncl. n. hypoglossi (XII) den Ncl. dorsalis n. vagi (X) und in der Tiefe den Ncl. ambiguus. Die Pfeile kennzeichnen den Verlauf des XII. Hirnnerven. Gestrichelt umgrenzt: intermediäre Zone der Formatio reticularis. (a) Vergr. 4,8fach, (b) natürliche Größe. Markscheidenfärbung. (c) Querschnitt durch den Hirnstamm auf derselben Höhe wie Abb. 16.14-4a. Die Motoneurone des Hypoglossuskerns (XII) sind deutlich größer als jene des dorsalen Vaguskerns (X), des Ncl. intercalatus STADERINI (IS) und des Ncl. ROLLER (RO). FR = Formatio reticularis. Färbung nach KLÜVER-BARRERA. (Maßstab 500 µm).

Die *Formatio reticularis* nimmt hier schon einen großen Teil des **Tegmentums** ein und läßt sich in eine mediale und laterale Zone gliedern (s. Kap. 16.14.5.1.1).

Der Ncl. n. hypoglossi liegt hier (Abb. 16.14-4) schon am Boden der Rautengrube. Ventral von ihm erkennt man den **Fasciculus longitudinalis medialis,** eine Bahn, die der Koordination von Augen-, Hals- und Rumpfmuskulatur dient. Lateral des Hypoglossuskerns liegen unter dem *Trigonum n. vagi* der Rautengrube der *Ncl. dorsalis n. vagi* und der *Ncl. solitarius,* **Ursprung** *parasympathisch-efferenter* bzw. **Endigungsgebiet** *afferenter* Fasern des **X. Hirnnerven.** Ganz laterokaudal liegt unter dem Boden der Rautengrube zwischen Funiculus separans und Taenia ventriculi quarti die *Area postrema,* eines der zirkumventrikulären Organe (Abb. 16.14-4). Etwas tiefer, lateral des dorsalen Vaguskerns und des Ncl. solitarius, fällt der *Tractus solitarius* auf, der dem Ncl. solitarius die afferenten Fasern zuführt (Abb. 16.14-4). Der spinale Trigeminuskern ist durch den unteren Kleinhirnstiel in dieser Höhe von der Oberfläche schon deutlich abgedrängt. Ventromedial von ihm liegt der *Ncl. ambiguus,* eingelagert in das Gebiet der *ventrolateralen Formatio reticularis,* deutlicher noch in Abb. 16.14-5 erkennbar; seine motorischen Neurone senden ihre Fasern größtenteils in den N. vagus. Eine größere Zellinsel in der ventrolateralen Medulla stellt den *Ncl. reticularis lateralis* dar, der zum Kleinhirn projiziert. In Abb. 16.14-4 ist noch der rostralste Teil des Ncl. cuneatus getroffen, während der Ncl. gracilis nicht mehr zu sehen ist. Lateral des Ncl.

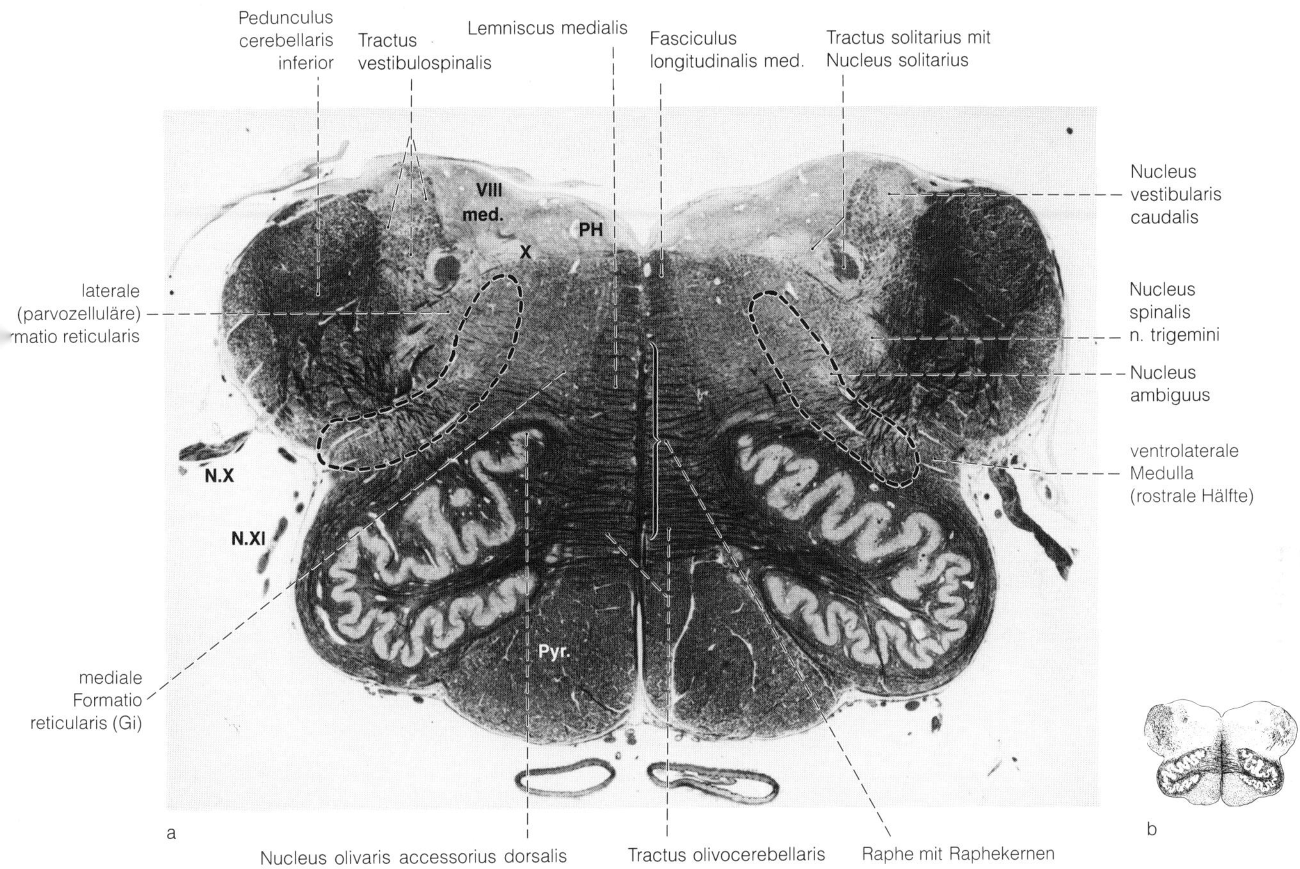

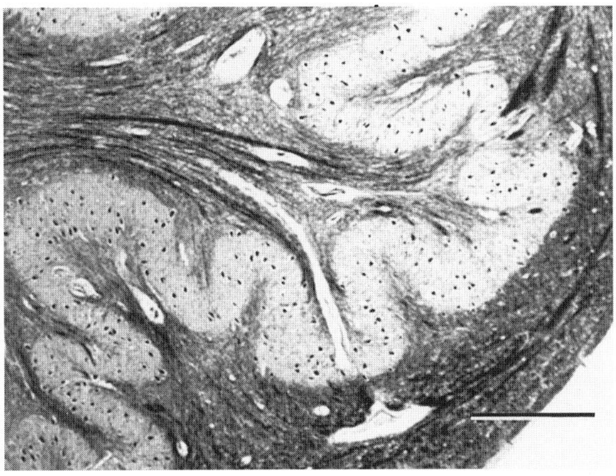

Abb. 16.14-5 Medulla oblongata, obere Hälfte (Schnittebene 4). Die Fasern der Tractus olivocerebellares kreuzen in der Mittellinie zwischen den beiden Olivenkernen. Um den Tractus solitarius herum erkennt man den zugehörigen Kern dieses Bündels. Die Verbindung der Medulla oblongata zum Kleinhirn – Pedunculus cerebellaris inferior [caudalis] – zeigt seine größte Ausdehnung. VIII med. = Ncl. vestibularis medialis, X = Ncl. dorsalis n. vagi, N. X = N. vagus, N. XI = N. accessorius, PH = Ncl. praepositus hypoglossi, Gi = Ncl. gigantocellularis, Pyr. = Pyramide. Gestrichelt umgrenzt: intermediäre Zone der Formatio reticularis. (a) Vergr. 4,8fach, (b) natürliche Größe. Markscheidenfärbung. (c) Ausschnitt aus dem Hauptkern der unteren Olive. Die KLÜVER-BARRERA-Färbung zeigt, daß die hell ausgesparten Bänder die Nervenzellkörper beherbergen. (Maßstab 500 µm).

cuneatus sieht man hier den *Ncl. cuneatus accessorius,* den dritten der Hinterstrangkerne, an dem ebenfalls Fasern des Fasciculus cuneatus endigen, und zwar aus Muskeln der oberen Extremität und des Halses. Die Neurone dieses Kerns projizieren, wie jene der CLARKEschen Säule des Rückenmarks (Ncl. thoracicus), zum Kleinhirn (s. Kap. 16.15).

An der ventralen Oberfläche der Pyramiden liegen die *Nuclei arcuati.* Die von ihnen ausgehenden *Fibrae arcuatae externae anteriores [ventrales]* ziehen um Pyramiden und Oliven herum zum unteren Kleinhirnstiel, andere Fasern aus diesen Kernen steigen in der Raphe nach dorsal und erreichen den unteren Kleinhirnstiel über die *Striae medullares ventriculi quarti* (Abb. 16.14-4).

Gegen das *kraniale* Ende der Medulla oblongata zu erweitert sich die Rautengrube stark (Abb. 16.14-5). Die unteren Kleinhirnstiele springen mächtig vor. Am Boden der Rautengrube sind hier **Ncl. vestibularis inferior [caudalis]** und **medialis** neu hinzugekommen, Relaiskerne für Afferenzen aus dem Gleichgewichtsorgan und wichtige Integrationsorte für Augen- und Körpermotorik. Anstelle des Hypoglossuskerns finden wir hier den *Ncl. praepositus (hypoglossi),* einen der perihypoglossären Kerne, welche ebenfalls engste Beziehung zum okulomotorischen System unterhalten. Solitarius- und dorsaler Vaguskern sind hier schon nach ventrolateral in die Tiefe verlagert. Noch höher, an der Grenze von Medulla oblongata und Pons und weit lateral unter dem Boden des Recessus lateralis ventriculi quarti befindet

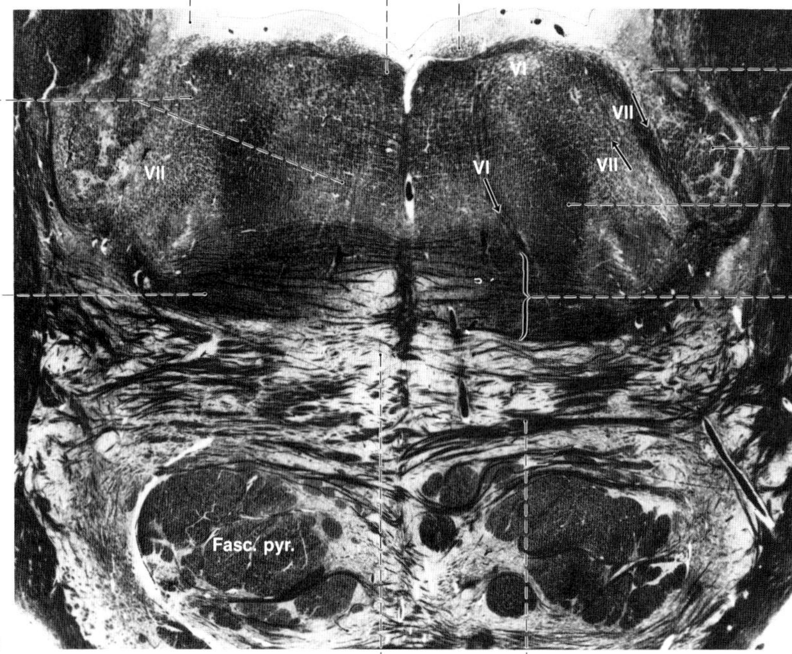

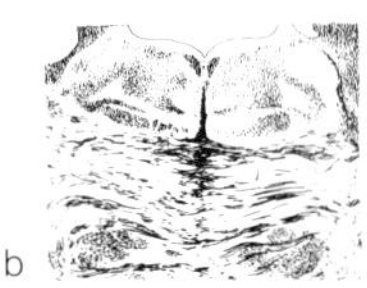

Abb. 16.14-6 Kaudales Ende der Brücke (Schnittebene 5). Die Fibrae corticospinales bilden zwischen den Brückenkernen einen ziemlich geschlossenen Strang (Fasc. pyr.). Die Oliven liegen bereits kaudal dieses Schnittes. Der nach der Seite geschobene Lemniscus medialis, der durchsetzt ist von den obersten Fasern der Hörbahn (Corpus trapezoideum), bildet die Grenze des Tegmentums gegenüber der Pars anterior [ventralis] der Brücke. Die Nuclei n. abducentis (VI) und n. facialis (VII) sind hier zu sehen, ebenso das Genu n. facialis. Die Pfeile zeigen die Verlaufsrichtung der zugehörigen Nerven. Die zentrale Haubenbahn bildet ein geschlossenes Bündel. (a) Vergr. 4,8fach, (b) natürliche Größe. Markscheidenfärbung.

sich unter einer kleinen Erhabenheit (manchmal als Tuberculum acusticum bezeichnet), der *Ncl. cochlearis posterior [dorsalis]*; der *Ncl. cochlearis anterior [ventralis]* liegt auf gleicher Höhe, jedoch an der Ventralseite des unteren Kleinhirnstiels. Beide Kerne sind auf der Schnittserie nicht getroffen (s. jedoch Abb. 16.14-17).

2.2 *Brücke (Schnittebenen 5 bis 8)*

An der Brücke *(Pons)* lassen sich an allen Querschnitten (Abb. 16.14-6 bis 9) deutlich ihre beiden Anteile unterscheiden, nämlich die **Basis** mit den zwischen zahlreichen Bündeln längs- und querverlaufender Brückenfasern *(Fibrae pontis longitudinales* et *transversae)* eingelagerten **Brückenkernen** *(Nuclei pontis)* und die **Haube** *(Tegmentum pontis* oder *Pars posterior pontis)*, die ein Teil des vom Mittelhirn bis zum Rückenmark durchlaufenden Tegmentums im weiteren Sinne ist.

Die Brückenkerne bilden die größte in das Rautenhirn eingebaute graue Masse und stellen Relaiskerne dar, die eine *gekreuzte* Verbindung zwischen der Groß- und Kleinhirnrinde vermitteln, von Gebieten also, die erst bei den Säugetieren zu starker Entfaltung kommen, so daß auch nur bei ihnen eine Brücke ausgebildet ist.

Die Brückenkerne verteilen sich in mehr oder weniger regelhafter Weise zwischen den Brückenfasern. An der ventralen Oberfläche und ebenso gegen die Brückenhaube sind sie durch eine besonders starke Schicht querverlaufender pontozerebellärer Fasern abgedeckt *(Fibrae pontis transversae = Fibrae pontocerebellares).*

Hauptelement der die Brücke *längs* durchsetzenden Faserbündel (Fibrae pontis longitudinales) ist die **Pyramidenbahn,** die beim Eintritt in die Brücke in eine große Zahl von Faszikeln zerfällt, welche die Brückenkerne durchsetzen und am Unterrand der Brücke wieder zu den Pyramiden zusammentreten (Abb. 16.14-6 bis 8). Während die Basis der Brücke in allen Schnittebenen grundsätzlich gleichartig aufgebaut ist, verändert sich die Situation im Bereich der Brückenhaube in verschiedenen Schnittebenen (Abb. 16.14-6 bis 9). Der *Lemniscus medialis* wird am Übergang in die Brücke durch die querverlaufenden Brückenfasern vom Bündel der Pyramidenfasern getrennt und nimmt nun ein eher querovales Feld am Querschnitt ein. Er liegt ganz ventral in der Brückenhaube und wird etwa an der Grenze von

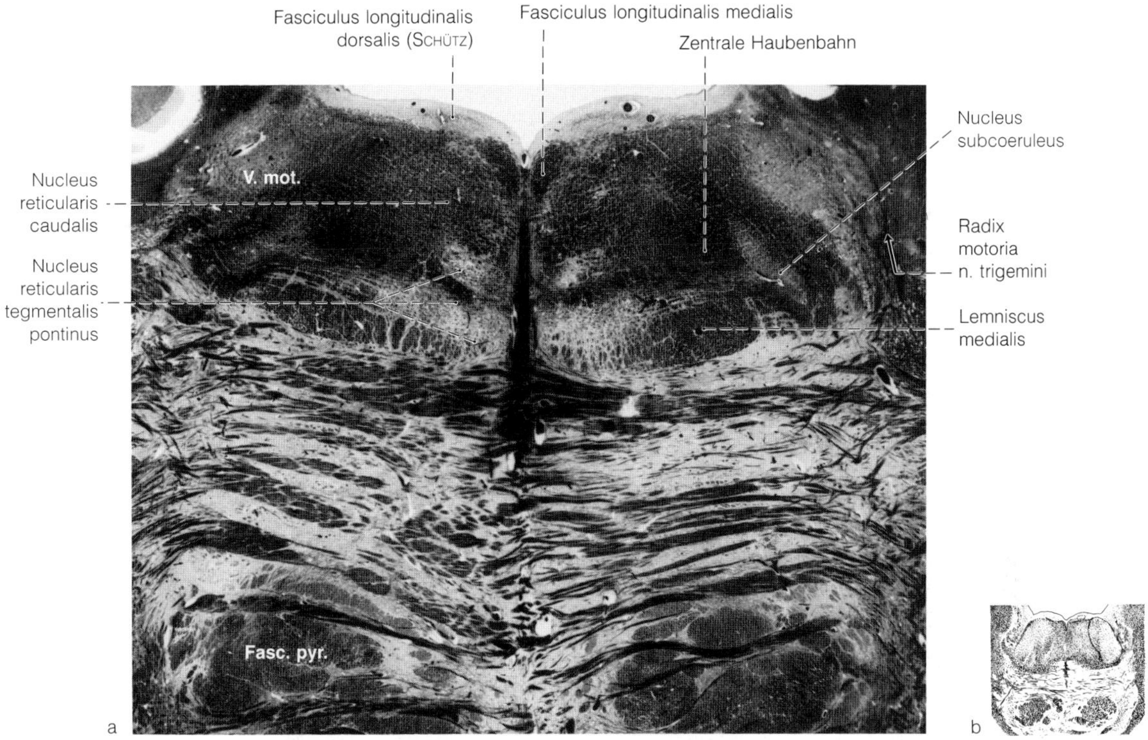

Abb. 16.14-7 Brücke, Schnitt etwas rostral der Mitte (Schnittebene 6). Ausschnitt mit einem Teil der Pars anterior [ventralis] der Brücke und der gesamten Brückenhaube. Der Lemniscus medialis nimmt an der Grenze der beiden Brückenabschnitte ein querovales Feld ein. V mot. = Ncl. motorius n. trigemini, Fasc. pyr. = Fasciculi pyramidales (= Fibrae corticospinales PNA). (a) Vergr. 4,8fach, (b) natürliche Größe. Markscheidenfärbung.

Medulla oblongata und Pons von den querverlaufenden Fasern des **Trapezkörpers** *(Corpus trapezoideum)*, der Hauptkreuzung der *Hörbahn*, durchsetzt (Abb. 16.14-6). Rostralwärts schiebt er sich immer mehr nach lateral und schließt sich von medial her dem *Lemniscus trigeminalis*, dem *Tractus spinothalamicus* und dem *Lemniscus lateralis* an, dem aufsteigenden Teil der Hörbahn. Mit diesen erscheint er an der Lateralfläche des Mittelhirns unter dem sog. *Trigonum lemnisci* (Abb. 16.14-9 u. 10).

In der kaudalen Hälfte der Brückenhaube erkennt man dorsal den **Abduzenskern** *(Ncl. n. abducentis, VI)*, ventrolateral davon, eingelagert in die Formatio reticularis, den **Fazialiskern** *(Ncl. n. facialis, VII)*, dessen motorische Fasern den Abduzenskern in einem Bogen umschlingen *(Genu n. facialis)* und die Grundlage des *Colliculus facialis* der Rautengrube bilden (Abb. 16.14-6 u. 25). In dieser Höhe trifft man auch noch den *Ncl. vestibularis superior [rostralis]* und *lateralis* an, sowie den *Tractus spinalis n. trigemini* mit seinem zugehörigen Kern. Die Mitte des Tegmentums enthält Teile der ausgedehnten *Formatio reticularis* des Hirnstamms und die **zentrale Haubenbahn** *(Tractus tegmentalis centralis)*, ein System auf- und absteigender Bahnen unterschiedlicher Herkunft. Der Fasciculus longitudinalis medialis liegt weit dorsal paramedian.

In der kranialen Hälfte der Brücke (Abb. 16.14-7) findet man den **motorischen Trigeminuskern** *(Ncl. motorius n. trigemini)* medial des **sensorischen Hauptkerns** *(Ncl. sensorius principalis n. trigemini)* und der Wurzelfasern des V. Hirnnerven. Dorsomedial des Lemniscus medialis, beidseits der Raphe, erkennt man den *Ncl. reticularis tegmenti pontis*, einen präzerebellären Kern. Noch weiter rostral (Abb. 16.14-8) ist bereits der bis ins Mittelhirn aufsteigende *Tractus mesencephalicus n. trigemini* getroffen, der propriozeptive Fasern des V. Hirnnerven führt. Die zugehörigen pseudounipolaren Zellen bilden den **mesenzephalen Trigeminuskern** *(Ncl. mesencephalicus n. trigemini)*. Basal davon liegt nahe dem zentralen Höhlengrau der pigmentierte Kern des **Locus coeruleus,** eines wesentlichen Teils des zentralen katecholaminergen Systems. Der IV. Ventrikel verjüngt sich und geht in den Aquädukt über. Er ist beidseits von einem dicken Faserstrang flankiert, dem *Pedunculus cerebellaris superior [rostralis]* (Brachium conjunctivum). Dem Velum medullare superius [rostrale], hier Dach des IV. Ventrikels, liegt dorsal noch die Lingula cerebelli auf. Der Pedunculus cerebellaris superior ist umgeben von schmalen Nervenzellplatten, den **Parabrachialkernen** (Abb. 16.14-8). Sie fungieren als Relaisstation für Afferenzen aus dem Solitarius- und Trigeminuskerngebiet sowie dem Rückenmark, welche weiter zu Thalamus, Hypothalamus und limbischem System geleitet werden, und sind in vegetative Regelkreise einbezogen.

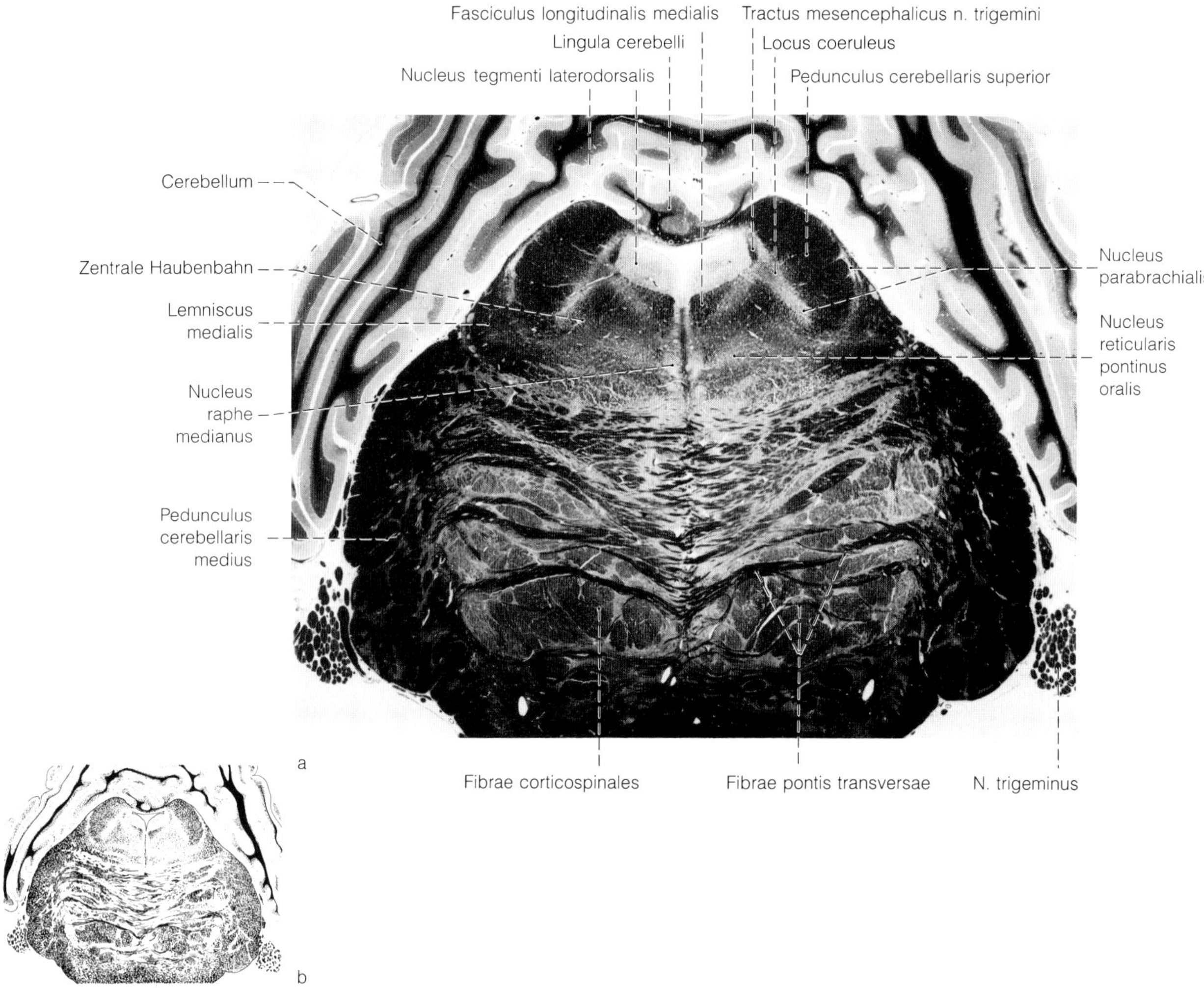

Abb. 16.14-8 Brücke, oberes Drittel (Schnittebene 7). Im Schnitt erscheinen die Pedunculi cerebellares superiores [rostrales] et medii. Man erkennt den Tractus mesencephalicus n. trigemini. (a) Vergr. 2,4fach, (b) natürliche Größe. Markscheidenfärbung.

Knapp vor dem Übergang ins Mittelhirn (Abb. 16.14-9) hat sich der Pedunculus cerebellaris superior schon tiefer ins Tegmentum eingesenkt. Der Lemniscus lateralis steigt gegen den Colliculus inferior [caudalis] des Mittelhirns auf und liegt daher hier schon weiter dorsal an der seitlichen Oberfläche des Hirnstamms.

Die Kerne, welche in die Hörbahn eingeschaltet sind und an denen jeweils ein Teil der sekundären Neurone der Hörbahn eine Umschaltung erfährt, nämlich *Nuclei corporis trapezoidei, Ncl. olivaris superior [rostralis]* und *Ncl. lemnisci lateralis* (s. Kap. 16.23), sind an unseren Schnitten nicht zu erkennen.

Dorsal sehen wir in Abb. 16.14-9 schon den Austritt des **IV. Hirnnervs,** des *N. trochlearis,* dessen Kern etwas weiter rostral bereits im Mittelhirn liegt, und zwar ventral des Aquädukts, eingebettet ins zentrale Höhlengrau. Das Areal des zentralen Graus unmittelbar dorsal und zwischen den Fasciculi longitudinales mediales entspricht dem *Ncl. raphe dorsalis* (Abb. 16.14-9 u. 10). Ventral des Fasciculus ist der *Ncl. raphe medianus* zu erkennen (Abb. 16.14-8 u. 9). Im zentralen Grau erkennt man den *Fasciculus longitudinalis posterior [dorsalis]* (Schütz), ein Bündel reziproker Verbindungen zwischen autonomen und monoaminergen Hirnstammkernen und Zwischenhirn. Der Tractus mesencephalicus n. trigemini sowie der Locus coeruleus sind an der lateralen Begrenzung des zentralen Graus zu finden.

2.3 *Mittelhirn (Schnittebenen 9 bis 11)*

Der Mittelhirnquerschnitt (Abb. 16.14-10 bis 12) ist an seiner typischen Form klar zu erkennen: Dorsal des **Aquädukts** die **Vierhügelplatte,** ventral davon die **Mittelhirnhaube** *(Tegmentum mesencephali),* die sich mit der *Substantia nigra* bis zu den **Crura cerebri** erstreckt und der auch das **zentrale Grau** *(Substantia grisea centralis)* zugezählt wird. In den Crura cerebri liegen die vom Kortex absteigenden Bahnen, *Tractus corticospinalis* und *corticonuclearis* sowie die *kortikopontinen Bahnen,* zwischen ihnen die **Fossa interpeduncularis.**

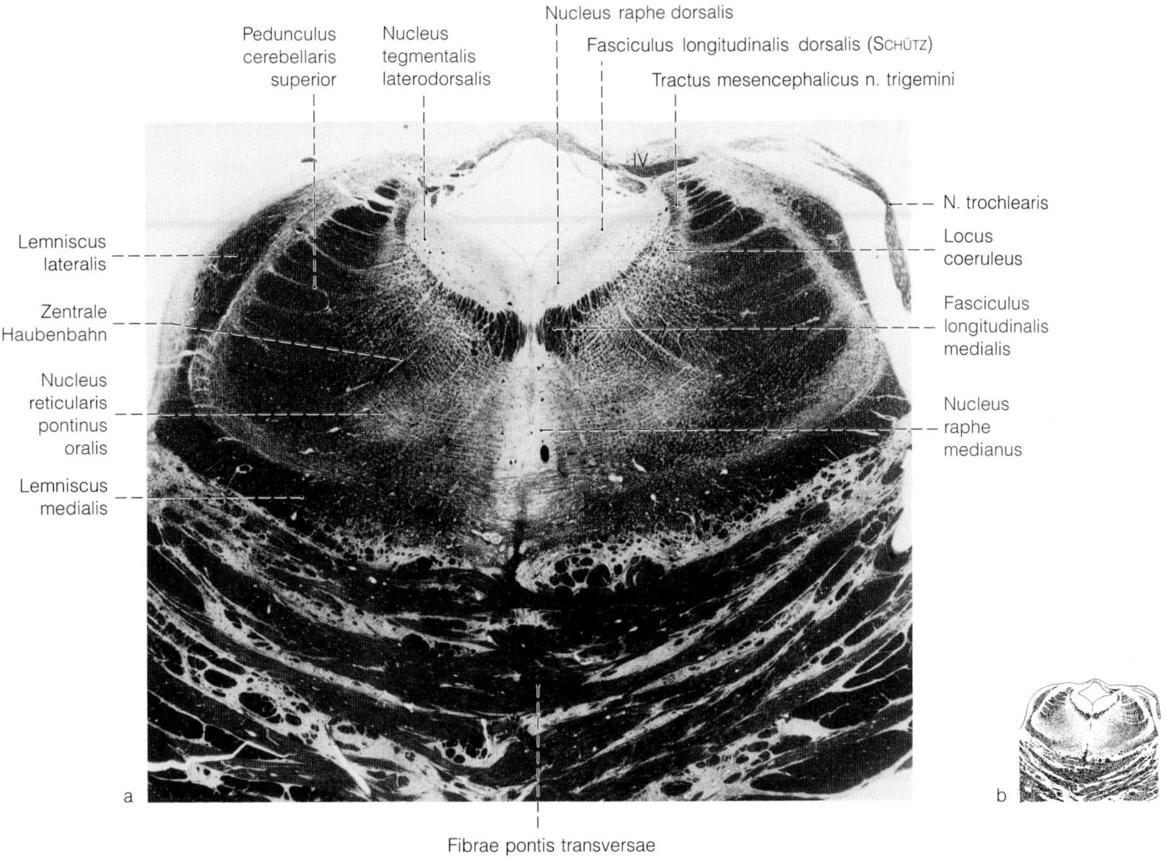

Abb. 16.14-9 Brücke, knapp vor dem Übergang ins Mittelhirn (Schnittebene 8). Der Lemniscus lateralis (Hörbahn) erscheint im Schnitt. IV = N. trochlearis. (a) Vergr. 4,8fach, (b) natürliche Größe. Markscheidenfärbung.

Die kortikopontinen Bahnen zeigen je nach Herkunft verschiedene Positionen im Crus cerebri: Die vom Temporal- und Okzipitallappen kommenden liegen im lateralen, jene vom Frontallappen kommenden im medialen Teil des Crus cerebri; dazwischen liegt die Pyramidenbahn (s. Kap. 16.6).

In Höhe der **Colliculi inferiores [caudales]** (Abb. 16.14-10) kreuzt das kräftige Bündel des **oberen Kleinhirnstiels,** das Brachium conjunctivum die Seite *(Decussatio brachiorum conjunctivorum).* Beidseits davon erkennt man Anteile der auch hier mächtigen Formatio reticularis.

Die *Nuclei tegmenti pedunculopontinus* und *cuneiformis,* Anteile der mesenzephalen Formatio reticularis (s. Kap. 16.14.5.1.1) lassen sich an diesem Schnitt kaum abgrenzen. Lemniscus lateralis und medialis liegen an der seitlichen Oberfläche unter dem Trigonum lemnisci. Der *Lemniscus lateralis* tritt an den *Ncl. centralis* des Colliculus inferior heran, wo fast alle seine Fasern eine Umschaltung erfahren. Somit stellt der Colliculus inferior eine wichtige Relaisstation der **Hörbahn** dar. Der Fasciculus longitudinalis medialis liegt beidseits der Medianen ventral des zentralen Höhlengraus. Am Boden der Fossa interpeduncularis befindet sich der *Ncl. interpeduncularis,* ein Kern des limbischen Systems.

Ein Schnitt durch die **Colliculi superiores [rostrales]** (Abb. 16.14-11) zeigt die deutliche Abgrenzung der oberen Hügel gegen das zentrale Höhlengrau. Hingegen läßt sich der rindenartige, aus sieben alternierenden Schichten weißer und grauer Substanz bestehende Aufbau der Colliculi superiores nicht klar erkennen (s. Kap. 16.14.6.1.4). Die oberen Hügel stellen ein wichtiges subkortikales Zentrum für Orientierungsbewegungen dar. Das Tegmentum enthält auf diesem Niveau einen mächtigen runden Kern, den **Ncl. ruber,** der von zahlreichen Fasern des aufsteigenden Brachium conjunctivum umgeben und durchsetzt wird. Der Ncl. ruber spielt aufgrund seiner Verbindungen mit Kortex, Kleinhirn und Rückenmark eine wesentliche Rolle in der Motorik. Auch die ventrolateral des Ncl. ruber gelegene **Substantia nigra** besitzt wegen ihrer engen Verbindungen mit den Basalganglien eine mindestens ebenso große Bedeutung für die Motorik. Sie ist ein wesentlicher Teil des zentralen dopaminergen Systems. Die Wurzelfasern des III. Hirnnerven durchsetzen den medialen Teil des Ncl. ruber und die *Area tegmentalis anterior* (VTA, ventral tegmental area) und treten in der Fossa interpeduncularis aus. Die V-förmig angeordneten **Okulomotoriuskerne** *(Nuclei n. oculomotorii)* sind ventrolateral vom Fasciculus longitudinalis medialis flankiert. Zwischen ihnen und dorsal erkennt man den paarigen *Ncl.*

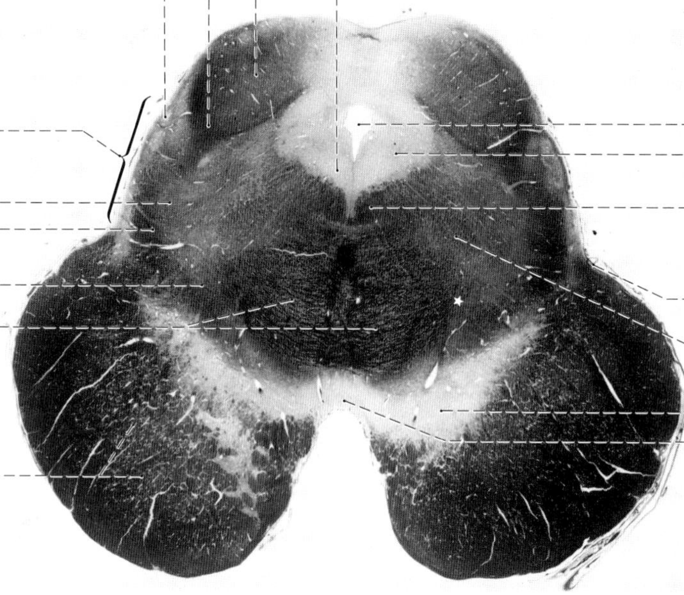

Abb. 16.14-10 Mittelhirn, Höhe der Colliculi inferiores [caudales] (Schnittebene 9). * = retrorubrales Feld, pc = pars compacta, pd = pars dissipata. Vergr. ca. 2,4fach. Markscheidenfärbung.

oculomotorius accessorius. Seitlich der aufsteigenden sensorischen Bahnen (Lemniscus medialis, Lemniscus trigeminalis und Tractus spinothalamicus) ist in diesem Schnitt (Abb. 16.14-11) bereits das dem Zwischenhirn zugehörige *Corpus geniculatum mediale (Ncl. geniculatus medialis)* getroffen, in dem alle Fasern der Hörbahn auf dem Weg zur Hörrinde eine letzte Umschaltung erfahren.

In unmittelbarer Umgebung des Crus cerebri und an der seitlichen Oberfläche des Mittelhirns finden sich die kleinen Kerne des sog. **akzessorischen optischen Systems (AOS),** in denen Fasern des Tractus opticus enden (s. Kap. 16.24 und SIMPSON et al. in [6]).

Abb. 16.14-12 zeigt in einem annähernd frontal geführten Schnitt den Eintritt der Crura cerebri in die Brücke und die Aufsplitterung der Faserbündel in diesem Bereich. Dorsal des Aquaeductus mesencephali ist als dunkel gefärbte Fasermasse schon die **Commissura posterior** zu erkennen. Beidseits von ihr erkennt man die *Area praetectalis* und den *Ncl. commissurae posterioris,* welche zwischen Colliculus superior und Dorsalende des Thalamus eingeschaltet sind. Beide Kerngebiete sind für die Okulomotorik bedeutsam.

3 *Chemisch charakterisierbare Neurone*

Bisher haben wir versucht, mit der Methode klassischer Faser- und Zelldarstellung Ordnung in die Architektonik des Hirnstamms zu bringen. Neben Form, Größe, Lage und elektrophysiologischen Eigenschaften kann ein Neuron aber auch aufgrund des Gehaltes an bestimmten *chemischen Bestandteilen* charakterisiert werden. In erster Linie interessieren dabei **Transmitter** oder mutmaßliche Transmitter, welche ja in engstem Bezug zur Funktion eines Neurons stehen. In letzter Zeit wurden mit histochemischen, immunhistochemischen und neurochemischen Methoden zahlreiche Nervenzellgruppen im zentralen und peripheren Nervensystem verschiedenster Spezies in dieser Hinsicht untersucht (s. auch Kap. 16.3). Man konnte so Gruppen von Neuronen beschreiben, die sich meist nur zum Teil oder gar nicht mit traditionellen Kernen deckten. Gleichwohl gelang es, Ordnungsprinzipien zu erkennen, und bei manchen chemisch definierten „Systemen“ ließ sich auch in Ansätzen ein übergeordneter Funktionszusammenhang herausarbeiten.

An dieser Stelle sollen die wichtigsten chemisch identifizierbaren Neuronengruppen des Hirnstamms besprochen werden. Es sind dies die **monoaminergen** sowie die **cholinergen Zellgruppen („Kerne“).**

Eine Darstellung der verschiedenen *peptidhaltigen* und anderer „chemoanatomischer“ Systeme würde den Rahmen dieses Kapitels sprengen, zumal ein funktionell-systematisches Verständnis dieser Neuronengruppen noch weitgehend spekulativ ist. Auf das Vorkommen verschiedenster etablierter und mutmaßlicher Transmitter wird in den verschiedenen Kapiteln hin-

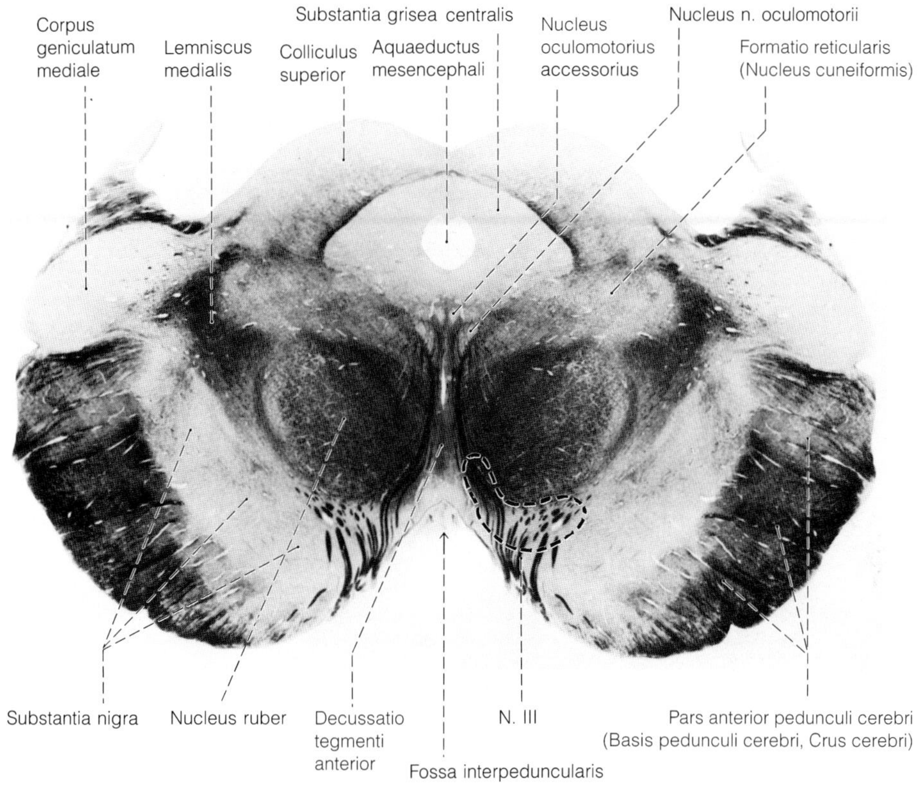

Abb. 16.14-11 Mittelhirn, Höhe der Colliculi superiores [rostrales] (Schnittebene 10). N. III = N. oculomotorius. Gestrichelt umgrenzt: Area tegmentalis anterior [ventralis]. Vergr. ca. 1,8fach. (Original: R. Mayr). Markscheidenfärbung.

gewiesen. Für Detailinformation sei der Leser auf die einschlägige Fachliteratur verwiesen ([25]; Difiglia u. Aronin, sowie Pioro et al. in [27]).

3.1 Monoaminerge Zellgruppen

Zentrale Neurone, welche **Dopamin, Noradrenalin, Adrenalin** *(Katecholamine)* oder **Serotonin** als Transmitter verwenden, haben ihre Zellkörper mit wenigen Ausnahmen im Tegmentum des Hirnstamms.

Sie bilden entweder definierte Kerne, wie z. B. den Locus coeruleus oder die Pars compacta der Substantia nigra, liegen in manchen Kerngebieten vermischt mit anderen Neuronen oder finden sich verstreut in der Formatio reticularis. Die meisten der noradrenalin- und dopaminergen Neurone enthalten das Pigment Melanin, welches bei der Transmittersynthese als Nebenprodukt anfällt; daher die dunkle Pigmentierung der Substantia nigra und des Locus coeruleus.

Wegen des inkonstanten Verhaltens zu zytoarchitektonischen Grenzen wurden diese Zellgruppen von den Erstuntersuchern mit den Buchstaben A, B und C bezeichnet und von kaudal nach rostral fortlaufend numeriert (**A1–A7:** *noradrenerg;* **A8–A16:** *dopaminerg;* **B1–B9:** *serotoninerg;* **C1–C3:** *adrenerg*).

Die grundlegenden Studien wurden an Ratten durchgeführt; die meisten der erwähnten monoaminergen Gruppen finden sich aber auch bei Katzen, Kaninchen und Primaten.

3.1.1 Noradrenerge Zellgruppen (A1–A7)

Die Gruppe **A1** liegt in der ventrolateralen Medulla oblongata und erstreckt sich von der Pyramidenkreuzung bis zur Brückengrenze. Gruppe **A2** liegt dorsomedial im Ncl. solitarius (Abb. 16.14-13).

Zwischen dorsomedialer und ventrolateraler Gruppe finden sich entlang der Grenze von medialer und lateraler Zone der Formatio reticularis (intermediäre Formatio reticularis, Markierungslinie in Abb. 16.14-4 u. 5) zahlreiche weitere noradrenerge Zellen (Pearson et al. in [27]). Eine Gruppe **A3** kann bei Primaten nicht identifiziert werden. **A4** liegt subependymal im Bereich des Pedunculus cerebellaris superior.

Mit **A5** wird eine lockere Ansammlung von noradrenergen Zellen um den Fazialiskern und die obere Olive im ventrolateralen Brückentegmentum bezeichnet (Abb. 16.14-20). **A6** entspricht dem **Locus coeruleus,** jenem Kerngebiet unter dem Boden der rostralen Rautengrube, welches durch seine blauschwarze Pigmentierung bereits dem unbewaffneten Auge auffällt (Abb. 16.14-15 u. 20). Unter **A7** werden noradrenerge Neurone ventrolateral des Locus coeruleus, im Bereich des *Ncl. sub-*

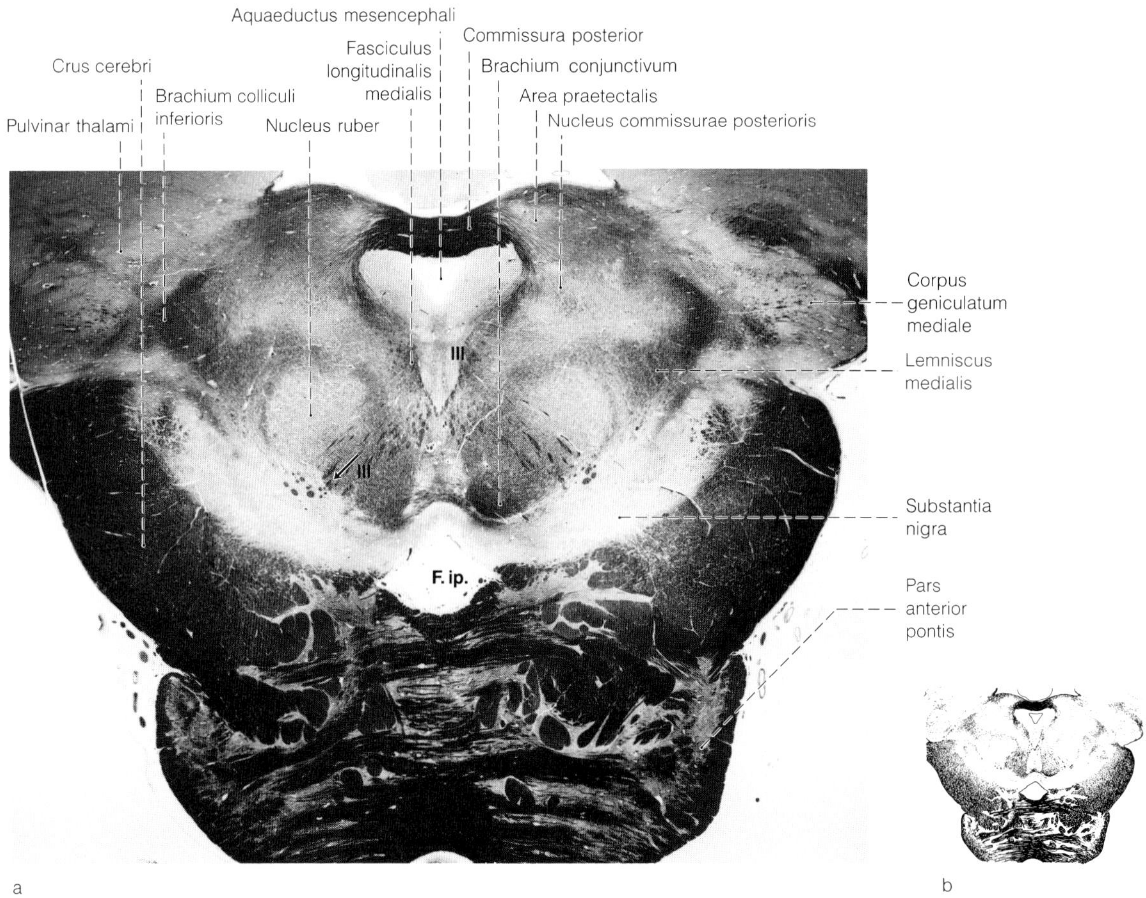

Abb. 16.14-12 Annähernd frontal geführter Schnitt durch Zwischenhirn (Pulvinar thalami), Mittelhirn und Brücke (Schnittebene 11). Die kaudal des Ncl. ruber kreuzenden Faserbündel der Brachia conjunctiva liegen hier medial und ventral vom Ncl. ruber. Im Bild erscheinen weiterhin die Substantia nigra, die Partes anteriores [ventrales] pedunculi cerebri (Crura cerebri) und das Corpus geniculatum mediale. Unter der Fossa interpeduncularis (F. ip.) liegt der kranialste Teil der Brückenbasis im Schnitt. (a) Vergr. 2,4fach, (b) natürliche Größe. Markscheidenfärbung.

coeruleus (Abb. 16.14-7) und im ventrolateralen Bereich der Parabrachialkerne zusammengefaßt. Viele der noradrenergen Neurone enthalten auch Peptide, wie etwa NPY oder Galanin.

Das bedeutendste System *noradrenerger* **Efferenzen** geht vom Locus coeruleus (A6) aus.

Aufsteigende Fasern erreichen Kerne des Thalamus und des Hypothalamus (vor allem die periventrikuläre Zone des Ncl. paraventricularis [8]). Ein großer Teil der aszendierenden Projektionen gelangt zu Gebieten des limbischen Systems (Hippocampus, Septum, Amygdala, Cortex piriformis) und zum gesamten Neokortex. Das Kleinhirn wird ebenfalls größtenteils vom Locus coeruleus noradrenerg innerviert. *Absteigende* Fasern erreichen sensorische Relais- und Assoziationskerne des Hirnstamms (Colliculi superiores und inferiores, sensorische Trigeminuskerne, Hinterstrang-, Vestibularis- und Cochleariskerne, Nuclei pontis) sowie das gesamte Rückenmark.

Fasern aus den anderen noradrenergen Zellgruppen der Brücke (A5 und A7) gelangen zu somato- und viszeromotorischen Hirnstammkernen und ebenfalls zum gesamten Rückenmark (vgl. Abb. 16.14-20). Welche der pontinen noradrenergen Zellgruppen nun vorwiegend Hinterhorn, Vorderhorn oder Seitenhorn innervieren, ist Gegenstand der Diskussion und scheint speziesabhängig zu sein. Allerdings deutet alles darauf hin, daß die einzelnen adrenergen Zellgruppen recht *gezielt* bestimmte Gebiete ansteuern und keineswegs unspezifisch projizieren wie bisher oft angenommen. Von den kaudalen Zellgruppen A1 und A2 gehen nur aufsteigende Projektionen vor allem zu Kernen des Hypothalamus (Nuclei paraventricularis und supraopticus) und zum Ncl. striae terminalis aus. Auch hier scheint wieder eine gewisse Spezifität zu herrschen, indem zum Beispiel A1 zu den magnozellulären Anteilen der Nuclei paraventricularis und supraopticus, A2 jedoch zum parvozellulären Abschnitt projiziert (s. Kap. 16.16 und [8]). Zwischen A1, A2 und A5 bestehen größtenteils reziproke Verbindungen.

Der Locus coeruleus erhält eine Vielzahl von *Afferenzen* vor allem aus somato- und viszerosensorischen Systemen, welche ihm im wesentlichen über zwei Kerngebiete, die *ventrolateralen Medulla oblongata* und ein Gebiet in der Umgebung des *Ncl. praepositus [hypoglossi]* zugeführt werden [32].

3.1.2 Dopaminerge Zellgruppen (A8–A16)

Die Perikaryen dopaminerger Neurone liegen im Mesencephalon, Diencephalon und Telencephalon (Abb. 16.14-13). Die Gruppe **A8** liegt in der kaudalen mesenzephalen Formatio reticularis lateral des Brachi-

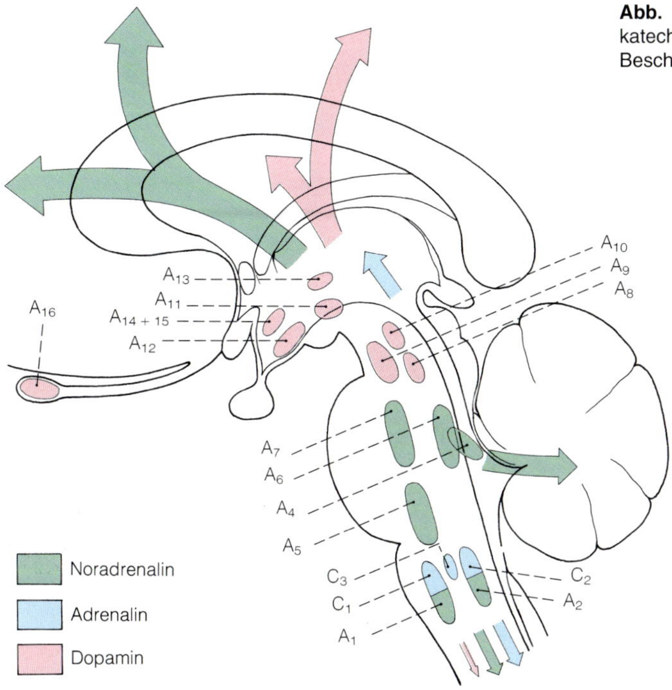

Abb. 16.14-13 Stark vereinfachtes Sagittalschnittschema der katecholaminergen Zellgruppen und ihrer Projektionen. Nähere Beschreibung im Text. (Modifiziert nach NIEUWENHUYS [25])

um conjunctivum (*Ncl. retrorubralis,* Abb. 16.14-10). **A9** entspricht der *Pars compacta* der **Substantia nigra** (s. Kap. 16.17). **A10** befindet sich in der *Area tegmentalis anterior [ventralis]* des Mesencephalons (*ventral tegmental area, VTA;* Abb. 16.14-11).

Damit werden Zellgruppen dorsomedial der Substantia nigra und im Bereich der Raphe, wo sie mit serotoninergen Neuronen vermischt liegen, zusammengefaßt *(Nuclei paranigralis, interfascicularis, linearis inferior [caudalis]* und *superior [rostralis]).*

Die Gruppen A11–A15 sind im Diencephalon lokalisiert: **A11** und **13** im lateralen und posterioren Hypothalamus, **A12** im Ncl. infundibularis (arcuatus), **A14** im Ncl. periventricularis und **A15** in den Nuclei paraventricularis und supraopticus. Die telenzephale Gruppe **A16** findet sich unter den periglomerulären Zellen des Bulbus olfactorius (PEARSON et al. in [27]).

Auch die *dopaminergen* Zellgruppen sind **Ausgangspunkte** für *aszendierende* und *deszendierende* Bahnen.

Das *mesostriatale* System entspringt in der Gruppe A9 (Substantia nigra), aber auch in A8 und A10 und stellt eine wichtige Afferenz zum Striatum dar. Kollateralen gelangen auch zum Globus pallidus und zum Ncl. accumbens. Das *mesolimbokortikale* System aus Gruppe A10 und dem medialen Anteil von A9 zieht zu Kernen und Rindengebieten des limbischen Systems sowie zu präfrontalen und ausgedehnten Arealen des sensomotorischen und assoziativen Kortex [2]. *Absteigende* Fasern aus den mesenzephalen Zellgruppen sollen den Ncl. raphe dorsalis und den Locus coeruleus innervieren. Ein *dienzephalospinales* System nimmt von der Gruppe A11 seinen Ausgang und soll das Hinterhorn, den Ncl. intermediolateralis und die Gegend um den Zentralkanal des Rückenmarks innervieren. Dopaminerge Neurone des Ncl. infundibularis (A12) sind der Ursprung des *tuberoinfundibulären* Systems, welches die äußere Schicht der Eminentia mediana sowie Zwischen- und Hinterlappen der Hypophyse innerviert. Es soll unter anderem die Prolaktinsekretion aus dem Hypophysenvorderlappen hemmen. Axone schließlich aus den Gruppen A11, A13 und A14 stellen kurze intradienzephale Projektionen dar. Die Zellen der Gruppe A15 gehören größtenteils zum magnozellulären System der Nuclei paraventricularis und supraopticus (PEARSON et al. in [27]).

3.1.3 Adrenerge Zellgruppen (C1–C3)

Die Zellgruppe **C1** liegt in der rostralen ventrolateralen Medulla oblongata in Nachbarschaft der Nuclei reticularis paragigantocellularis lateralis und ambiguus. **C2** befindet sich im Solitarius- und dorsalen Vaguskern. Einzelne adrenerge Neurone in der Mittellinie stellen die Gruppe **C3** dar (Abb. 16.14-13).

C1 und C2 überlappen sich etwas mit A1 und A2, liegen aber eher rostral von diesen.

Aufsteigende Projektionen, vor allem aus C1, ziehen zu den Parabrachialkernen, Kernen des vorderen Hypothalamus, zu Mittellinienkernen des Thalamus und zur Amygdala. *Absteigende* Fasern stellen eine wesentliche Projektion zum Ncl. intermediolateralis des Thorakolumbalmarks (s. Kap. 16.20); über sie wird der Sympathikotonus geregelt. Darüber hinaus stehen adrenerge Neurone in Verbindung mit den Gruppen A1, A2 und A5 sowie B1–B3.

3.1.4 Serotoninerge Zellgruppen (B1–B9)

Nervenzellen, in welchen Serotonin nachweisbar ist, finden sich im ZNS vor allem in den **Raphekernen,** aber auch *außerhalb* derselben in der ventralen Formatio reticularis (z.B. im Ncl. reticularis paragigantocellularis; Abb. 16.14-14).

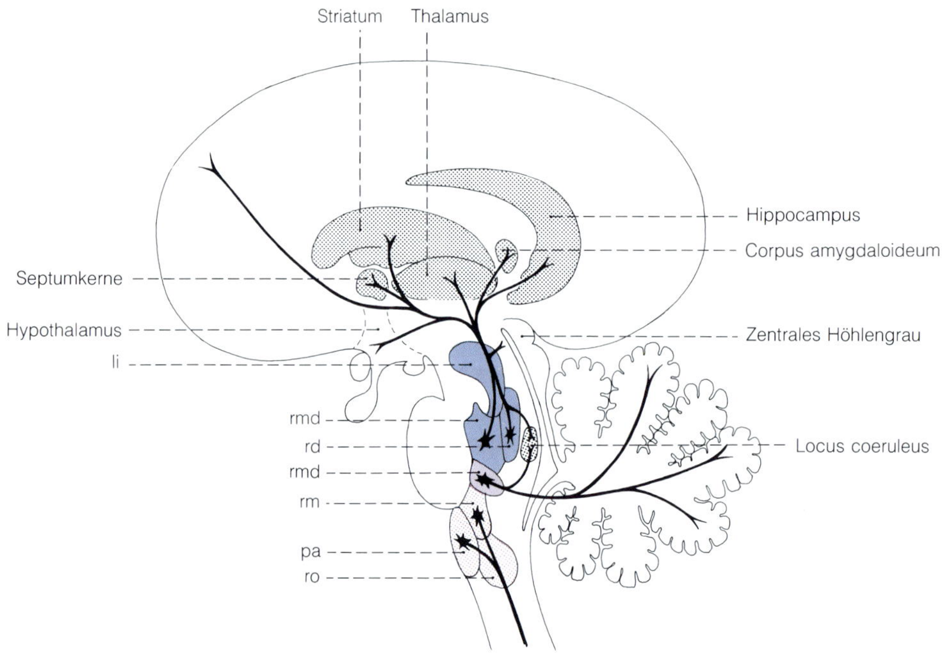

Abb. 16.14-14 Stark vereinfachtes Schema der wichtigsten Efferenzen der Raphekerne. Nur die Hauptursprungskerne für die jeweiligen Projektionen sind angegeben.
Abkürzungen der Raphekerne: ro = Ncl. raphe obscurus, pa = Ncl. raphe pallidus, rm = Ncl. raphe magnus, rmd = Ncl. raphe medianus, rd = Ncl. raphe dorsalis, li = Ncl. linearis (Weitere Erläuterungen im Text.) (Nach Brodal [5])

Der Anteil der serotoninergen Neurone an der Gesamtzellzahl der einzelnen Raphekerne ist unterschiedlich; auch sind sie nicht gleichmäßig über das Gebiet eines Kerns verteilt. In manchen Gebieten liegen serotoninerge Neurone vermischt mit katecholaminergen Zellen. Insbesondere in den kaudalen Raphekernen findet man serotoninerge Zellen neben solchen, welche verschiedene Neuropeptide enthalten. Auch das gleichzeitige Vorkommen von Serotonin mit Substanz P, Thyrotropin-freisetzendem Hormon (TRH) oder Enkephalin in einem einzigen Neuron wurde gezeigt. Somit sind die Zellgruppen B1–B9 keineswegs identisch mit den einzelnen Raphekernen, und umgekehrt sind Projektionen dieser Kerne nicht in jedem Fall serotoninergen Fasersystemen gleichzusetzen (dieselbe Einschränkung gilt natürlich auch für die meisten katecholaminergen Systeme).

Die Zellgruppen **B1–B4** liegen im Bereich von Medulla oblongata und kaudalem Pons.

B1 im Gebiet des Ncl. raphe pallidus und der angrenzenden Formatio reticularis, **B2** in jenem des Ncl. raphe obscurus und **B3** im Bereich des Ncl. raphe magnus und der benachbarten ventrolateralen Formatio reticularis. Mit **B4** wird eine Zellgruppe zwischen dem Boden des IV. Ventrikels und den Vestibulariskernen beschrieben.

Die Gruppen **B5–B9** liegen in der rostralen Brücke und im Mittelhirn.

B5, B6 und **B8** finden sich im Ncl. raphe medianus in der rostralen Brücke (Abb. 16.14-8 u. 9) und dem kaudalen Mittelhirn, die Gruppe **B7** im Ncl. raphe dorsalis (Abb. 16.14-9 u. 10).

Die Gruppe **B9** schließlich liegt in der Brücke außerhalb der Raphe, dorsal des Lemniscus medialis und lateral des Ncl. reticularis tegmenti pontis. Die rostralsten serotoninergen Neurone finden sich in der Raphe des Mittelhirns im Ncl. linearis inferior, auf dem Niveau des Ncl. ruber gelegen. Sie sind dort vermischt mit dopaminergen Zellen.

Die **Efferenzen** der Raphekerne, welche zu einem guten Teil wohl serotoninerg sind, lassen sich in *aszendierende* und *deszendierende* gliedern (Abb. 16.14-23).

Die *aszendierenden* Bahnen stammen zum größten Teil aus den Nuclei raphe medianus und dorsalis. Sie verlaufen teils im zentralen Grau, teils im ventralen Tegmentum des Mittelhirns und vermischen sich im medialen Vorderhirnbündel. Der Reihe nach zweigen Kollateralen ab zur Vierhügelplatte, zum Ncl. interpeduncularis, zu Kernen des Hypothalamus und des dorsomedialen Thalamus, zu Ncl. subthalamicus und Striatum, zum Septum, zur Amygdala und zum Bulbus olfactorius. Die Endverzweigungen erreichen den Neo- und Allokortex.

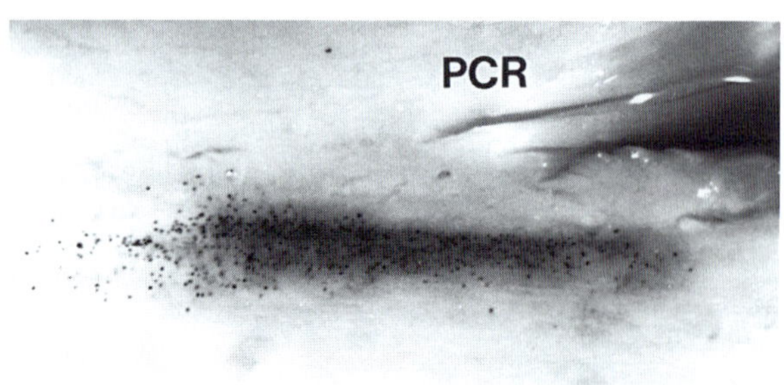

Abb. 16.14-15 Parasagittalschnitt durch den Hirnstamm in Höhe der rostralen Brücke zur Darstellung der pigmentierten Neurone des Locus coeruleus. PCR = Pedunculus cerebellaris superior [rostralis]; rostral ist links. Maßstab = 1 mm.

Die Axone aus dem Ncl. raphe dorsalis bzw. medianus sind von unterschiedlichem Kaliber, verteilen sich unterschiedlich in den jeweiligen Endigungsgebieten und sind gegen bestimmte pharmakologische Substanzen, insbesondere euphorisierende Drogen, unterschiedlich empfindlich.

Von den *deszendierenden* Bahnen ist vor allem die Projektion zum Rückenmark zu nennen. Sie stammt aus den kaudalen Raphekernen und der benachbarten Formatio reticularis. Die Fasern aus dem Ncl. raphe magnus verlaufen im Hinterseitenstrang vor allem zu Hinterhorn und Zona intermedia. Die Bahn aus den Nuclei raphe pallidus und obscurus zieht im Vorderseitenstrang zu Vorderhorn und Ncl. intermediolateralis. Weitere Efferenzen der Raphekerne gelangen zum Kleinhirn, zu somato- und viszeromotorischen und sensorischen Hirnstammkernen und verbinden auch einzelne Raphekerne untereinander (Törk u. Hornung in [27]).

3.2 *Cholinerge Zellgruppen*

Obwohl Acetylcholin seit gut einem halben Jahrhundert als Transmitter bekannt ist, gelang es erst in den letzten Jahren, cholinerge Neurone durch den Nachweis des transmittersynthetisierenden Enzyms *Cholinacetyltransferase (ChAT)* an histologischen Schnitten zu lokalisieren. Die bisherigen Vorstellungen über die Lage cholinerger Perikaryen beruhten auf mehr oder weniger indirekten Hinweisen. Im Hirnstamm finden sich ChAT-positive Zellen natürlich in *somato-* und *viszeroefferenten Hirnnervenkernen.* Darüber hinaus sind im Mittelhirn ChAT-positive Neurone im *Ncl. tegmenti pedunculopontinus,* insbesondere seiner *pars compacta* (Gruppe **Ch5**) und im *Ncl. tegmenti laterodorsalis* (Gruppe **Ch6)** angehäuft (Abb. 16.14.9 u. 10).

Ein kleiner Kern in der Nähe des Colliculus inferior, der *Ncl. parabigeminalis* (Abb. 16.14-10), stellt die Gruppe **Ch8** dar; er projiziert zum Colliculus superior. Vermutlich verwenden noch andere Neurone in der Formatio reticularis von Brücke und Medulla Acetylcholin als Transmitter. Die Gruppe **Ch7** ist im Ncl. medialis habenulae, die Gruppen **Ch1–Ch4** sind im basalen Telencephalon lokalisiert: Ch1 im *Ncl. septalis medialis,* Ch2 und Ch3 im Kernkomplex des *Diagonalbandes* und Ch4 im *Ncl. basalis* Meynert. Aus dem medialen Septum und dem Diagonalband gelangt eine mächtige Projektion zur Hippocampusformation, alle telenzephalen cholinergen Zellgruppen, insbesondere der Ncl. basalis Meynert, innervieren gemeinsam den gesamten Neokortex (s. auch Kap. 16.18 u. 16.19).

Von den Gruppen Ch5 und Ch6 ziehen *aufsteigende* Projektionen vor allem zu den intralaminären Thalamuskernen, zum Corpus geniculatum laterale, zum lateralen Hypothalamus und zum Ncl. interpeduncularis. Einige Fasern erreichen das basale Vorderhirn und gewisse Gebiete des Kortex. Diese Projektionen sind Komponenten des sog. *aufsteigenden retikulären Aktivierungssystems (ARS,* s. Kap. 16.14.5.1.2). *Absteigende* Projektionen, vor allem aus Ch5, erreichen die paramediane Formatio reticularis der Medulla oblongata (Saper in [27]).

3.3 *Funktionelle Bedeutung*

Die funktionelle Bedeutung der zentralen monoaminergen und cholinergen „Systeme" dürfte darin liegen, daß von relativ kleinen Neuronengruppen, welche eine Vielzahl von Einflüssen integrieren, weitverzweigte, *diffuse* (jedoch nicht unspezifische!) Projektionen ausgehen, die eine fördernde oder hemmende **globale Beeinflussung** des übrigen Zentralnervensystems ermöglichen.

Dies trifft ganz allgemein für die meisten Kerngebiete der Formatio reticularis zu, als deren „chemisch definierter" Anteil die monoaminergen und cholinergen Zellgruppen anzusehen sind.

Diese Systeme spielen eine wesentliche Rolle bei der Regulation des **Schlaf-Wach-Zyklus** und der **Bewußtseinslage,** bei der Steigerung der **Aufmerksamkeit,** bei zentralen Reaktionen auf **Streß** und bei den Wirkungsmechanismen verschiedener **Psychopharmaka** (s. auch Kap. 16.14.5.3).

Katecholamine, Serotonin und Acetylcholin wirken *bahnend* auf somatische und viszerale Motoneurone in Hirnstamm und Rückenmark, was die Auslösung von Reflexen erleichtert, jedoch *hemmend* auf Neurone, insbesondere des oberflächlichen Hinterhorns und des spinalen Trigeminuskerns, was eine Rolle bei der Unterdrückung von Schmerzimpulsen zu spielen scheint (*gain setting* im motorischen und sensorischen System, Martin et al. in [27]). Im Kortex und in verschiedenen subkortikalen Relaiskernen dürften die noradrenergen Projektionen aus dem *Locus coeruleus* die Ansprechbarkeit der Neurone derart verändern, daß eine Steigerung der Aufmerksamkeit resultiert [32]: *sie schärfen die Sinne.* Dopamin wirkt auf Neurone des Striatums und des Kortex erregend oder hemmend, je nach „angesprochenem" Rezeptor. Den dopaminergen Projektionen zum Striatum, aber auch jenen zum sensomotorischen Kortex kommt eine Schlüsselrolle bei der *Bewegungskoordination,* jenen zum präfrontalen Kortex bei *kognitiven* („höheren") Hirnleistungen zu [2]. Serotoninerge Bahnen zum Kortex, insbesondere jene aus dem Ncl. raphe dorsalis, dürften die *Stimmungslage* beeinflussen. Den monoaminergen Neuronen, insbesondere jenen des Locus coeruleus und der Raphekerne, wird eine Rolle bei der Regulation der intrazerebralen Durchblutung zugeschrieben [32]. Einer interessanten Hypothese zufolge sollen Gliazellen ein Hauptziel noradrenerger Einflüsse sein [34].

Störungen oder **Degeneration** zentraler monoaminerger und cholinerger Systeme spielen sehr wahrscheinlich eine ursächliche Rolle bei der Entstehung verschiedener neurologischer und psychiatrischer, aber auch internistischer Erkrankungen. Degeneration dopaminerger Neurone des Mesencephalons, insbesondere der Substantia nigra, wird als eine Hauptursache für den Morbus Parkinson angesehen. Störungen all dieser Systeme werden mit Psychosen (Schizophrenie, Depression) und Demenzen (z. B. Alzheimersche Erkrankung) in Zusammenhang gebracht. Störungen der adrenergen und noradrenergen Projektionen zu präganglionären sympathischen Neuronen werden als Teilursache der Hochdruckkrankheit diskutiert (Pearson et al. und Saper in [27]).

4 *Gliederung des Hirnstamms in funktionelle Längszonen anhand der Faserqualitäten der Hirnnerven*

4.1 *Die vier Längszonen*

Der Hirnstamm ist Ursprungs- bzw. Terminalgebiet der *Hirnnerven III–XII* (s. Kap. 16.6 u. 16.23). Zu diesen Hirnnerven gehören im Tegmentum des Hirnstamms auch mehrere Reihen von **Ursprungs-** und **Endkernen** (Abb. 16.14-16 bis 18).

Durch das „Aufplatzen" des Neuralrohres im Bereich der Rautengrube gelangen jene Zonen, welche den **Vorderhörnern** (Grundplattenderivate, efferent) und **Hinterhörnern** (Flügelplattenderivate, afferent) des Rückenmarks entsprechen, aus ihrem ventrodorsalen *Übereinander* in ein mediolaterales *Nebenein-*

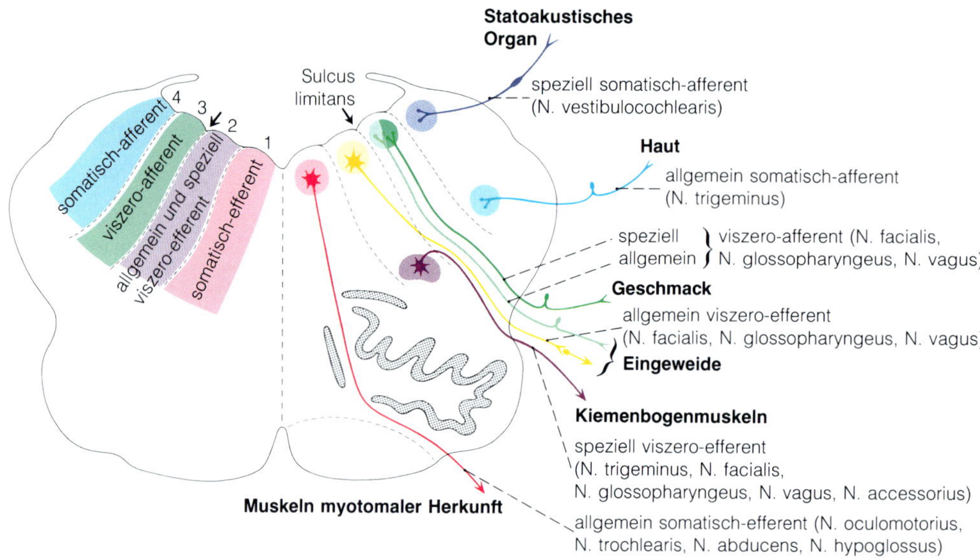

Abb. 16.14-16 Schematischer Querschnitt durch den Hirnstamm in Höhe der Rautengrube. Dargestellt sind links die funktionellen Zonen, rechts die zugehörigen Kernreihen der Hirnnerven. Rechts sind außerdem jene Strukturen angegeben, welche von den einzelnen Hirnnerven und ihren verschiedenen Faserkomponenten innerviert werden. (Nach Brodal [5])

ander am Boden der Rautengrube. Dieser Vorgang läßt sich auch mit dem Aufschlagen dieses Lehrbuchs in seiner Mitte vergleichen, wodurch die Spalten der linken und rechten Seite in eine Ebene nebeneinander zu liegen kommen. Der *Sulcus limitans* bleibt im Bereich der Rautengrube auch beim voll entwickelten Gehirn des Menschen erhalten und zeigt, seiner entwicklungsgeschichtlichen Bedeutung entsprechend, die Grenzlinie zwischen der Zone der efferenten *Ursprungskerne* und der Zone der *Terminalkerne* der afferenten Fasern an.

Wie im Rückenmark zwischen der somatisch-efferenten Vordersäule und der somatisch-afferenten Hintersäule eine viszeroefferente Kernsäule (Ncl. intermediolateralis) und eine viszeroafferente Zone (in den Laminae V und VII) liegen, befindet sich auch unter dem Boden der Rautengrube zwischen der **somatoefferenten Zone** (**1**, hellrot in Abb. 16.14-16) und der **somatoafferenten Zone** (**4**, hellblau) noch medial des Sulcus limitans eine **viszeroefferente Zone** (**2**, hellviolett) und unmittelbar lateral davon eine **viszeroafferente Zone** (**3**, mittelgrün). Wir kommen also durch Beachtung der Homologien zwischen Hirnstamm und Rückenmark und über die Analyse der Hirnnerven und ihrer Kerne zu einer *funktionell-anatomischen* Gliederung des Hirnstamms in **Längszonen,** die am Querschnitt *radiär* von dorsomedial nach ventrolateral orientiert sind.

Zwar scheint dieses Schema zunächst nur dem Teilaspekt der Hirnnervenkerne gerecht zu werden. Es wird sich aber zeigen, daß auch die *Formatio reticularis* sich ganz ähnlich in Längszonen einteilen läßt (s. Kap. 16.14.5.1.1).

Wie aus Abb. 16.14-17 ersichtlich ist, bilden die Zellgruppen im Hirnstamm z. T. keine zusammenhängenden Säulen mehr, sondern zerfallen in mehr oder weniger isolierte Kerne, die jedoch beiläufig ihre ursprüngliche Lage beibehalten, so daß Kerne gleicher Herkunft diskontinuierliche Kernsäulen bilden, denen wiederum bestimmte Nervenfaserkomponenten zugehören.

4.2 *Klassifizierung der Faserkomponenten der Hirnnerven*

Während in *Spinalnerven* nur *vier* funktionell unterschiedliche Kategorien von Nervenfasern vorhanden sind, nämlich somatoefferente, viszeroefferente, viszeroafferente und somatoafferente, kommen in den *Hirnnerven* noch *zusätzliche* Faserkomponenten vor, die auf die Ausbildung besonderer Sinnesorgane und der quergestreiften Schlundbogenmuskulatur im Kopf-Hals-Bereich zurückzuführen sind. Allerdings ist die Faserzusammensetzung der verschiedenen Hirnnerven nicht identisch; manche bestehen nur aus efferenten Fasern, manche nur aus afferenten, andere sind gemischt.

Insgesamt kann man an den Hirnnerven **7 Faserkomponenten** und im Hirnstamm die zugehörigen Kernsäulen bzw. Kerngebiete unterscheiden (Abb. 16.14-16 bis 18; Herrick zit. in [27]).

4.2.1 Efferente Faserkomponenten

Allgemein somatoefferente (somatomotorische) Fasern

Diese Fasern innervieren *quergestreifte Muskeln,* die aus den *Myotomen* der Ursegmente abstammen. Solche Muskeln sind im Kopfbereich nur die äußeren Augenmuskeln und die Zungenmuskulatur. Daher sind diese Fasern in den *Augenmuskelnerven (III., IV. und VI. Hirnnerv)* und im *XII. Hirnnerven* zu finden. Ihre Ursprungskerne bilden eine der Vordersäule des Rückenmarks entsprechende Kernreihe, bestehend aus *Ncl. n. oculomotorii, Ncl. n. trochlearis, Ncl. n. abducentis* und *Ncl. n. hypoglossi.* Die Zellen dieser Kerne entsprechen morphologisch den motorischen Vorderhorn-

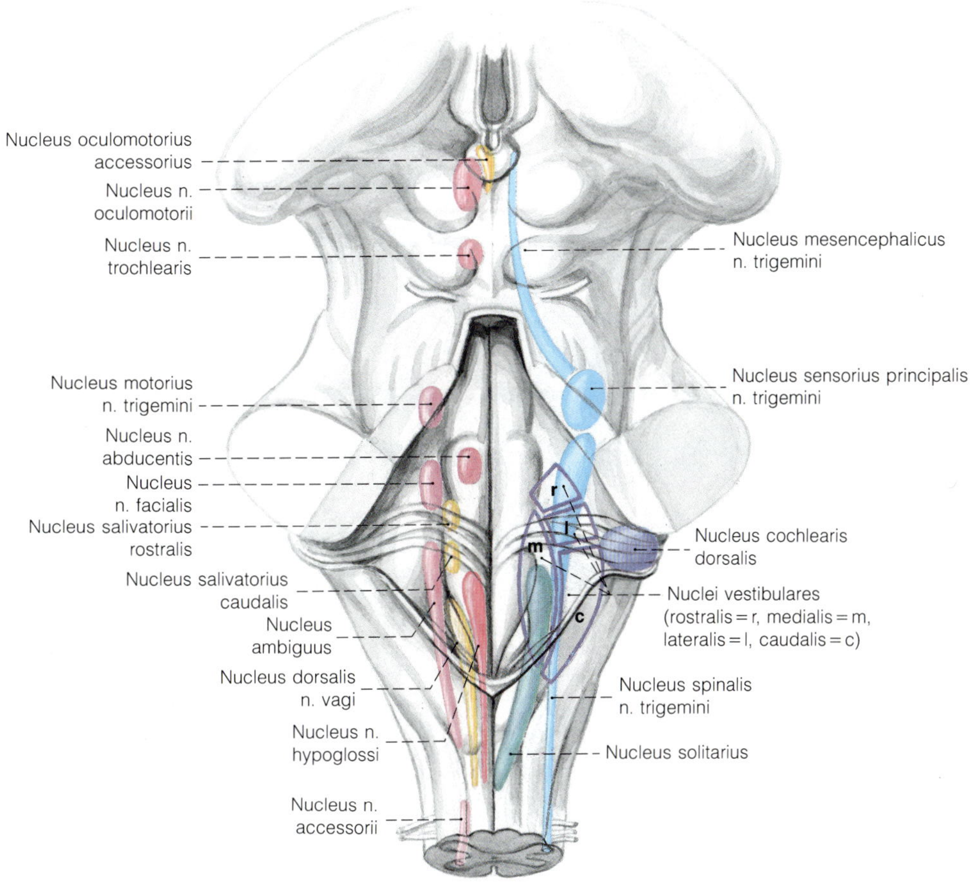

Abb. 16.14-17 Darstellung der Hirnnervenkerne in einer Ansicht des Hirnstamms von dorsal. Links Nuclei originis, rechts Nuclei terminationis. Rot: somatoefferente Kernreihe; gelb: allgemein viszeroefferente Kernreihe; violett: speziell viszeroefferente Kernreihe; hellgrün: allgemein viszeroafferente Kerngruppe (Ncl. solitarius); dunkelgrün: speziell viszeroafferenter Kern (Ncl. gustatorius); hellblau: allgemein somatoafferente Kernreihe; dunkelblau: speziell somatoafferente Kerne. (Der ventrale Cochleariskern wäre vom dorsalen verdeckt und wurde im Schema nicht berücksichtigt.)

zellen, die Kerne liegen paramedian unmittelbar ventral des Bodens des IV. Ventrikels und des Aquädukts *(Zone 1).*

Allgemein viszeroefferente (viszeromotorische) Fasern

Bei ihnen handelt es sich um Fasern des *autonomen* Nervensystems, deren Ursprungskerne medial des Sulcus limitans zu finden sind *(Zone 2).* Die Zellen dieser Kerne ähneln morphologisch denen der sympathischen und parasympathischen Zellsäulen des Rückenmarks (s. Kap. 16.22) und stellen den *kranialen Anteil* des *Parasympathikus* dar. Es handelt sich um präganglionäre Neurone, die zu autonomen Ganglien ziehen, deren postganglionäre Neurone *glatte* Muskulatur innerer Organe sowie *Drüsen* versorgen. Solche präganglionären viszeroefferenten Fasern sind dem *III., VII., IX.* und *X. Hirnnerven* angeschlossen. Die zugehörigen Ursprungskerne sind der *Ncl. oculomotorius accessorius* (EDINGER-WESTPHAL), *Ncl. salivatorius superior [rostralis]* und *inferior [caudalis]* sowie der *Ncl. dorsalis n. vagi.*

Wesentliche Versorgungsgebiete dieser Faserkomponente sind über den III. Hirnnerven die glatten Muskeln des Auges, über den VII. Hirnnerven die Tränendrüse und eine Reihe von Speicheldrüsen, über den IX. Hirnnerven die Ohrspeicheldrüse und über den X. Hirnnerven das Herz sowie die glatten Muskeln und Drüsen der Eingeweide mit Ausnahme jener des kleinen Beckens und der Genitalorgane.

Speziell viszeroefferente Fasern

Sie innervieren *quergestreifte Muskeln,* die vom *Schlundbogenmesoderm* abstammen. Ihre Ursprungskerne, deren Zellen ebenfalls motorischen Vorderhornzellen entsprechen und als *branchiomotorische* Neurone bezeichnet werden, liegen in einer besonderen Kernreihe, die sich aus der allgemein viszeroefferenten Säule nach ventrolateral verlagert hat, was am bogenförmigen Verlauf ihrer Fasern noch erkennbar ist (Abb. 16.14-16 u. 18). Die Kerne liegen tief in die Formatio reticularis eingelagert (ventraler Abschnitt von *Zone 2*). Es sind dies der *Ncl. motorius n. trigemini (V),* der *Ncl. n. facialis (VII),* und der *Ncl. ambiguus,* der seine Fasern an den *IX., X.* und die kraniale Portion des *XI. Hirnnerven* abgibt, sowie der im Halsmark liegende Kern der spinalen Portion des *XI. Hirnnerven (Ncl. spinalis n. accessorii).*

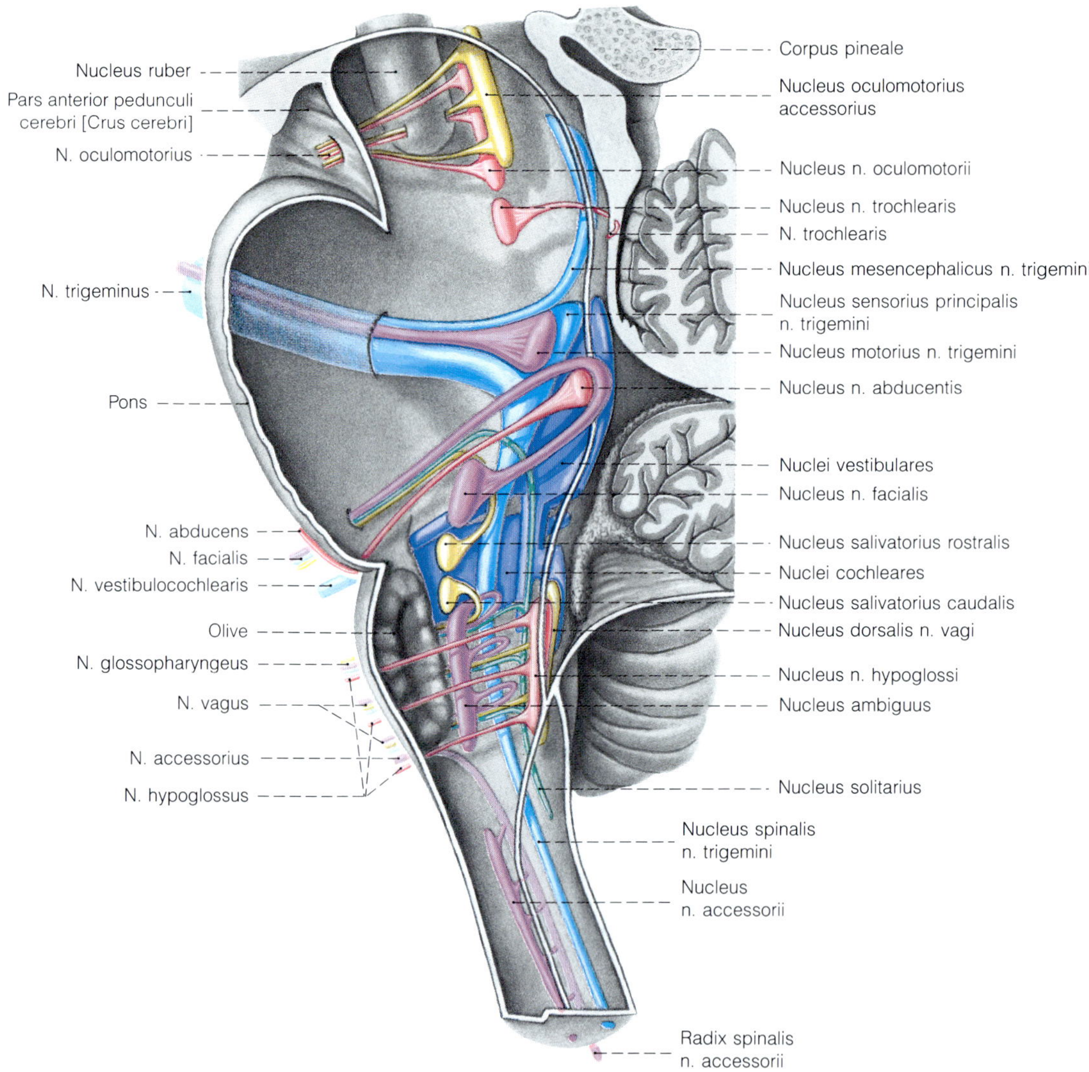

Abb. 16.14-18 Räumliches Schema von Kernen und intrazerebralem Verlauf der Hirnnerven. Man blickt von der Mediansagittalebene in die als Hohlform gedachte rechte Hälfte von Mittelhirn, Brücke und verlängertem Mark. Die Lage der Kerne und der Verlauf der Wurzeln der Hirnnerven kommt durch das Weglassen aller übrigen Strukturen plastisch zur Geltung. Rot: somatoefferente Kerne; gelb: allgemein viszeroefferente Kerne; violett: speziell viszeroefferente Kerne; mittelgrün: allgemein und speziell viszeroafferente Kerne; hellblau: allgemein somatoafferente Kerne; dunkelblau: Vestibulariskerne und Cochleariskerne. (Nach Braus u. Elze [4])

Über den V. Hirnnerven werden die Muskeln des 1. Schlundbogens, die Kaumuskeln, versorgt, über den VII. Hirnnerven – als Muskeln des 2. Schlundbogens – die mimische Muskulatur, über den IX. und X. sowie den kranialen Teil des XI. Hirnnerven der Muskeln des 3., 4. und 6. Schlundbogens, nämlich jene von Pharynx und Larynx. Über den (spinalen Teil des) XI. Hirnnerven werden M. sternocleidomastoideus und M. trapezius versorgt.

4.2.2 Afferente (sensorische) Faserkomponenten

Allgemein viszeroafferente Fasern

Sie vermitteln *allgemeine Sensationen* von den Eingeweiden, wie Völlegefühl, Eingeweideschmerz usw., aber auch *unbewußt* bleibende Informationen, z. B. über den Sauerstoffgehalt des Blutes, den Spannungszustand der Lungen im Atmungszyklus und die chemische Zusammensetzung des Darminhaltes, und bilden den afferenten Schenkel für viele Eingeweidereflexe. Derartige Fasern kommen in den *Schlundbogennerven,* vor allem im *IX.* und *X. Hirnnerven* vor. Sie steigen nach Eintritt in den Hirnstamm im Bündel des *Tractus solitarius* ab, ehe sie an der zugehörigen Kernsäule, dem lateral des Sulcus limitans gelegenen *Ncl. solitarius,* enden *(Zone 3).*

Der Ncl. solitarius stellt somit den viszeroafferenten Terminalkern des Hirnstamms dar, an dem die Weitergabe primärer viszeroafferenter Information auf sekundäre Neurone erfolgt. Die primärafferenten Neurone sind pseudounipolare Ganglienzellen, deren Perikaryen in den Ganglien der erwähnten Hirnnerven liegen.

Speziell viszeroafferente Fasern

Diese Fasern vermitteln den *Geschmackssinn,* der als Eingeweidesinn betrachtet wird. Geschmacksfasern gelangen über den *VII., IX.* und *X. Hirnnerven* in den Hirnstamm, sammeln sich im Tractus solitarius und endigen im rostralen Abschnitt des Ncl. solitarius, der deshalb auch *Ncl. gustatorius* genannt wird und den Terminalkern für diese Faserkomponente darstellt *(Zone 3).*

Die Perikaryen der primären gustatorischen Neurone liegen in den sensorischen Ganglien der erwähnten Hirnnerven.

Allgemein somatoafferente Fasern

Diese Fasern vermitteln Impulse von *Druck-, Berührungs-, Schmerz-* und *Temperaturrezeptoren* aus der Haut, sowie von *Propriozeptoren* aus Muskeln und Sehnen. Die dieser Komponente zugehörigen Fasern aus dem Kopfbereich gehören vornehmlich dem *N. trigeminus (V)* an, finden sich aber in geringer Menge auch in anderen Schlundbogennerven *(VII, IX* und *X).* Alle diese Fasern enden im Hirnstamm in der kontinuierlichen Reihe der *sensorischen Trigeminuskerne (Ncl. spinalis* und *sensorius principalis).* Diese Kernsäule wird in ihrem Verlauf durch die Medulla oblongata weit nach lateral und auch etwas nach ventral verlagert *(Zone 4).*

Die Perikaryen dieser Faserkomponente liegen in den sensorischen Ganglien der erwähnten Hirnnerven. Propriozeptive Neurone des Trigeminus haben ihre Zellkörper im *Ncl. mesencephalicus n. trigemini,* der somit eine Ansammlung primärafferenter Perikaryen und keinen eigentlichen Terminalkern darstellt.

Speziell somatoafferente Fasern

Zu dieser Komponente werden die Fasern des *N. vestibulocochlearis* gerechnet, die uns Impulse aus dem Innenohr vermitteln: Impulse propriozeptiver Natur aus dem *Gleichgewichtsorgan,* Impulse exterozeptiver Natur aus dem *Hörorgan.* Die Primärafferenzen der Pars vestibularis und der Pars cochlearis des *VIII. Hirnnerven* haben ihre Zellkörper im Ganglion vestibulare bzw. im Ganglion cochleare [spirale] und enden mit ihren zentralen Neuriten in den zugehörigen Terminalkernen, den vier *Vestibulariskernen* und den beiden *Cochleariskernen,* die im Hirnstamm extrem lateral unter dem Boden der Rautengrube an deren breitester Stelle zu finden sind *(Zone 4).*

5 *Vitale Achsenstrukturen des Hirnstamms: Formatio reticularis und zentrales Grau*

5.1 *Formatio reticularis*

Die *Formatio reticularis,* phylogenetisch sehr alt, nimmt den **zentralen** Anteil des Hirnstamms ein und macht die Masse des *Tegmentums* aus. Hirnnerven- und Relaiskerne sind in sie eingebettet. Die langen auf- und absteigenden Bahnen durchziehen sie („alte“ Bahnen) oder erscheinen ihr oberflächlich angelagert („neue“ Bahnen). Sie besteht aus mehr oder minder locker gepackten und oft schwer abgrenzbaren Gruppen von Nervenzellen verschiedener Form und Größe mit vorwiegend quer zur Hirnstammachse orientierten Dendriten und aus wenig geordnet erscheinenden Fasersystemen, die das *Maschenwerk* der Dendritennetze durchsetzen und mit diesem vielfältige synaptische Kontakte eingehen.

Die Abgrenzung der Formatio reticularis und die Frage, welche Zellgruppen bzw. Kerne ihr zuzuordnen wären, sind noch Gegenstand der Diskussion. Hinsichtlich der Längsausdehnung beschränken manche Autoren die Formatio reticularis auf Tegmentum von Medulla oblongata, Pons und Mesencephalon. Häufig wird jedoch die Ansicht vertreten, daß sie sich nach kaudal in die Zona intermedia des Rückenmarks, nach rostral über einige Zellgruppen des Subthalamus in die intralaminären Kerne des Thalamus fortsetze.

Während im *lateralen* Teil der Formatio reticularis neben mittelgroßen Zellen *kleine* Elemente dominieren, sind für den *medialen* Teil, besonders in der rostralen Medulla oblongata und dem kaudalen Ponsabschnitt, zusätzlich *große* Zellen charakteristisch. Die nur wenig verästelten Dendriten einer solchen Zelle decken bis zu über 50% des Querschnitts der entsprechenden Hirnstammhälfte ab. Die Axone der meisten Neurone ziehen mehr oder weniger weit nach rostral oder kaudal und geben in ihrem Verlauf zahlreiche Kollateralen ab. Es wurden sogar Neurone beschrieben, deren Axon sich in einen absteigenden *und* einen aufsteigenden Schenkel teilte, welche weit auseinanderliegende Gebiete, z.B. Diencephalon und Rückenmark, erreichten.

Nach neueren Untersuchungen dürften solche Neurone allerdings eher selten sein, und die allermeisten Zellen der Formatio reticularis nur aufsteigende *oder* absteigende Axone entsenden (MARTIN et al. in [27]). GOLGI-Typ-II-Zellen sind praktisch nicht vorhanden.

5.1.1 Längszonen der Formatio reticularis

Die Formatio reticularis wird nach zytoarchitektonischen, hodologischen und funktionellen Gesichtspunkten in **Längszonen** eingeteilt. Im folgenden sollen, basierend auf einer gebräuchlichen Einteilung (Abb. 16.14-19), auch kurz zwei neue Modifikationen, welche insbesondere hodologische und chemoarchitektonische Gesichtspunkte berücksichtigen, dargestellt werden.

Mediane Zone: Raphekerne

Eine mediane bzw. paramediane Zone (violett in Abb. 16.14-19) besteht aus den *Raphekernen,* die beidseits der Mittellinie als schmale Zellplatten angeordnet sind und über die Medianebene zusammenhängen.

Die **kaudale** Gruppe der Raphekerne in der Medulla oblongata und der kaudalen Brücke besteht aus dem *Ncl. raphe obscurus* und, diesem basal angeschlossen, dem *Ncl. raphe pallidus* sowie dem *Ncl. raphe magnus.* Die **rostrale** Gruppe beginnt mit dem *Ncl. raphe medianus,* der aus dem rostralen Pons ins kau-

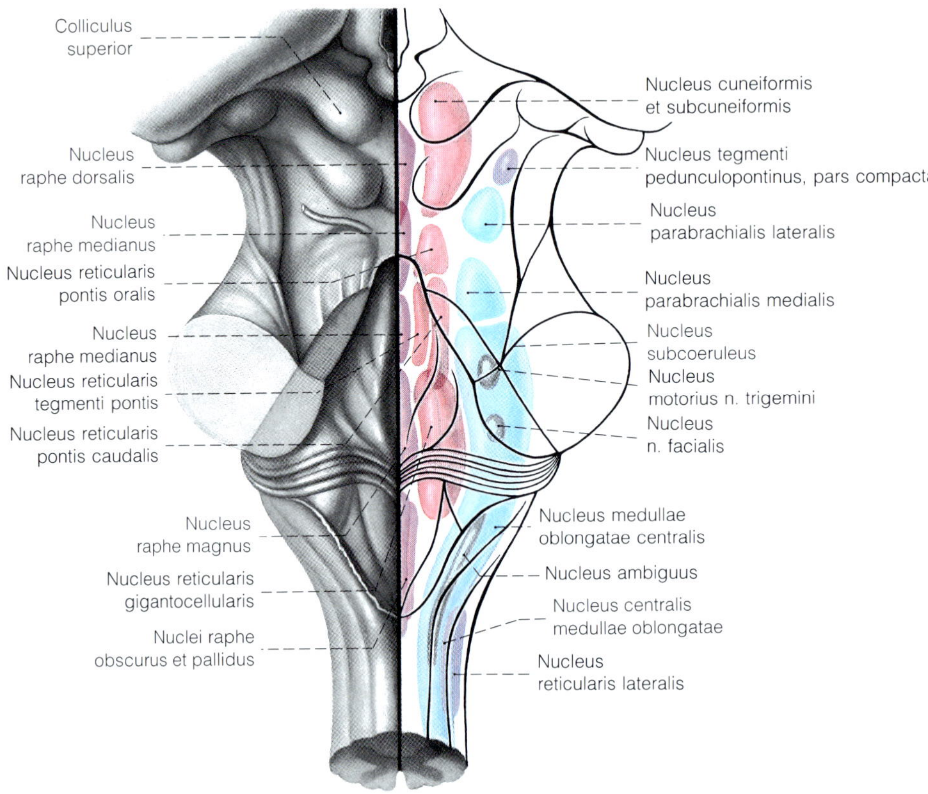

Abb. 16.14-19 Schema der drei Längszonen der Formatio reticularis mit Darstellung der wichtigsten Kerne. Mediane Zone violett, mediale Zone rot, laterale Zone blau. Weitere Erläuterungen im Text. (Nach Williams u. Warwick [38])

dale Mesencephalon reicht und den früheren Ncl. centralis superior und den Ncl. raphe pontis umfaßt. Der *Ncl. raphe dorsalis* liegt dorsal von und zwischen den beiden Fasciculi longitudinales mediales auf Höhe der Colliculi inferiores. Der *Ncl. linearis [caudalis]* ist der rostralste Raphekern und liegt im Mesencephalon auf Höhe des Ncl. ruber (s. auch Abb. 16.14-4, 5, 8 bis 10, 14) (Törk u. Hornung in [27]).

Mediale, magnozelluläre Zone

Die mediale Zone (hellrot in Abb. 16.14-19) läßt sich aufgrund ihrer charakteristischen großen Zellen besonders im Bereich der kranialen Medulla oblongata und des kaudalen Brückenabschnittes deutlich von der kleinzelligen lateralen Zone abgrenzen.

An Kerngebieten seien in dieser medialen Zone, von kaudal nach rostral, vor allem der *Ncl. reticularis gigantocellularis,* der aus der rostralen Hälfte der Medulla oblongata in den kaudalen Pons reicht, und der *Ncl. reticularis pontis caudalis* und *oralis* hervorgehoben. Ventrolateral des Ncl. gigantocellularis befindet sich der *Ncl. paragigantocellularis lateralis,* dorsal von ihm der *Ncl. paragigantocellularis dorsalis.* Kaudal des Ncl. gigantocellularis werden neuerdings als Anteile der medialen Zone der *Ncl. reticularis medialis* und *ventralis* unterschieden (Paxinos et al. in [27]).

Im Mittelhirn, wo die Gliederung in eine mediale und laterale Zone problematischer ist, gehören der *Ncl. cuneiformis* und, an der Grenze zur Brücke, der diffuse Teil des *Ncl. tegmenti pedunculopontinus (pars dissipata)* zur medialen Zone (s. auch Abb. 16.14-4 bis 10).

Wegen ihrer typischen efferenten und afferenten Verbindungen (s. unten) wird in Medulla und Brücke eine **ventrale** Formatio reticularis *(ventrales mediales Tegmentum)* von der übrigen medialen Zone abgegrenzt (Holstege in [27]). Ihr werden der Ncl. gigantocellularis und die drei kaudalen Raphekerne zugerechnet.

Laterale, parvozelluläre Zone

In der lateralen Zone der Formatio reticularis (blau in Abb. 16.14-19), vor allem in Medulla und Brücke, dominieren kleine Zellen.

Zu den Kernen dieser lateralen Zone, die medial an die sensiblen Trigeminuskerne anschließt, gehören in der kaudalen Medulla oblongata der *Ncl. medullae oblongatae centralis,* welcher weiter unterteilt werden kann, der *Ncl. reticularis parvocellularis* in der rostralen Medulla und im kaudalen Pons, der *Ncl. subcoeruleus* auf Höhe des motorischen Trigeminuskerns und der *Ncl. parabrachialis medialis* und *lateralis* im rostralen Pons. Das Areal der ventrolateralen Brücke, welches die katecholaminerge Gruppe *A5* beherbergt, sowie der *Ncl. tegmenti pedunculopontinus, pars compacta* (Abb. 16.14-10) können ebenfalls zur lateralen Zone der Formatio reticularis gerechnet werden. Eingelagert in die laterale Zone finden sich in Höhe der Brücke der motorische Trigeminus- und Fazialiskern.

Aufgrund histochemischer und immunhistochemischer Befunde läßt sich in der Medulla oblongata zwischen medialer und lateraler eine **intermediäre** Zone der Formatio reticularis abgrenzen, welche, am Querschnitt betrachtet, vom dorsomedial gelegenen Vagus-Solitariuskern nach ventrolateral zieht und den *Ncl. ambiguus* sowie in ihrem gesamten Bereich *katecholaminerge* Neurone, insbesondere ventrolateral die Gruppen A1 und C1 beherbergt (Abb. 16.14-4 u. 5; Paxinos et al. in [27]).

Diese intermediäre Zone deckt sich somit teilweise mit der viszeroefferenten und viszeroafferenten Zone in Abb. 16.14-16. (Die intermediäre Zone wurde bisher der lateralen Zone zugezählt.)

Weitere Kerne der Formatio reticularis

Einige Kerne der Formatio reticularis lassen sich zytoarchitektonisch recht gut definieren. Es sind dies der Ncl. reticularis tegmenti pontis in der medialen Zone der Formatio reticularis der Brücke sowie der Ncl. reticularis paramedianus und der Ncl. reticularis lateralis in der medialen bzw. ventrolateralen Medulla oblongata. Diese drei Kerne projizieren zum Kleinhirn (s. Kap. 16.14.6.5.3).

5.1.2 Verbindungen der einzelnen Zonen

Die Formatio reticularis entsendet längere und kürzere *aufsteigende* und *absteigende* **Efferenzen** entlang der Neuraxis vom Endhirn bis zum Sakralmark sowie zum Kleinhirn. *Lokale,* intrabulbäre Projektionen zielen vor allem auf die motorischen Hirnnervenkerne und verbinden die einzelnen Kerne und Zonen der Formatio reticularis untereinander, um multisynaptische *Neuronenketten* aufzubauen. In der Formatio reticularis *konvergieren* andererseits **Afferenzen** aus allen Sinnessystemen, vom End-, Zwischen- und Kleinhirn sowie vom Rückenmark. Diese afferente Information fließt wiederum ein in die efferenten Botschaften. Die Formatio reticularis ist somit ein wichtiges *Integrationszentrum* für praktisch alle neuralen Steuer- und Regulationsfunktionen. So diffus die Formatio reticularis funktionell-anatomisch zunächst auch scheinen mag, lassen sich doch die zuvor beschriebenen Längszonen abgrenzen, denen aufgrund ihrer Efferenzen und Afferenzen bestimmte funktionelle Bedeutungen zukommen.

Im allgemeinen gehen die *langen* auf- und absteigenden Efferenzen eher von der *medialen* Zone einschließlich der Raphekerne aus, während Efferenzen aus der *lateralen* Zone sich weniger weit ausdehnen und *lokale* Verbindungen, vor allem zu Hirnnervenkernen herstellen. Das hat auch der lateralen Zone die Bezeichnung *„assoziativ"* eingetragen, während man von der medialen Zone oft als der *„effektorischen"* spricht. Es handelt sich aber dabei nur um eine sehr grobe Zweiteilung mit einer Reihe von Ausnahmen.

Mediane Zone

Die **Efferenzen** der Raphekerne wurden im wesentlichen bereits in Kap. 16.14.3.1.4 besprochen. **Afferenzen** zu den Raphekernen stammen aus verschiedenen Kernen der Formatio reticularis, insbesondere katecholaminergen Neuronen der intermediären Zone, von anderen Raphekernen, vom Kleinhirn, von verschiedenen Kernen des Hypothalamus, aus dem limbischen System und vom präfrontalen Kortex.

Mediale Zone

Afferenzen stammen insbesondere vom prämotorischen Kortex (Tractus corticobulbaris), aus dem Rückenmark (Tractus spinoreticularis), weiterhin aus sensorischen Hirnnervenkernen (Trigeminus-, Vestibularis- und Cochleariskerne), aus Praetectum und Colliculus superior (optische Einflüsse) sowie vom Kleinhirn (Ncl. fastigii).

Aufsteigende **Efferenzen** ziehen in verschiedenen Faserbündeln des Tegmentums (z. B. zentrale Haubenbahn) aus den Nuclei gigantocellularis, pontis caudalis et oralis und insbesondere aus der *mesenzephalen Formatio reticularis* (Ncl. tegmenti pedunculopontinus und cuneiformis) direkt oder nach Umschaltung in jeweils rostral gelegenen Abschnitten der medialen Zone zu *intralaminären* und *Mittellinie-Kernen* des *Thalamus* und von dort weiter *diffus* zum *Kortex.* Diese Projektion ist Kernstück des **aufsteigenden retikulären Aktivierungssystems** *(ARS,* s. auch Kap. 16.14.3.2 u. 16.14.5.3).

Andere Bahnen gelangen zum zentralen Grau, zum posterolateralen Hypothalamus und zu den Basalganglien sowie zum Kleinhirn.

Im *Hirnstamm* selbst projiziert die mediale Zone auf *Augenmuskelkerne* (insbesondere VI) und andere okulomotorische Strukturen (s. Kap. 16.14.6.1). *Absteigende* Efferenzen ziehen zum *Rückenmark,* und zwar zu medialem Vorderhorn und Zona intermedia, wo sich Moto- und Interneurone für Hals- und Rumpfmuskulatur befinden (Abb. 16.14-20).

Die Fasern aus der medialen Zone der *Brücke* steigen *ipsilateral* im Vorderstrang, jene aus der medialen Zone der *Medulla bilateral* im Vorderseitenstrang ab. Sie geben häufig Kollateralen zu zervikalen *und* lumbalen Segmenten ab (Martin et al. in [27]).

Die Projektionen zu augen- und rumpfmotorischen Neuronen dienen offenbar der Koordination von Blickbewegungen mit Orientierungsbewegungen von Kopf und Rumpf. Der Ncl. pedunculopontinus, pars dissipata, der Projektionen vom Kortex sowie GABAergen Zustrom aus den Basalganglien erhält, projiziert hauptsächlich über den Ncl. gigantocellularis zum Rückenmark. Er repräsentiert die sog. **mesenzephale lokomotorische Region** (s. Kap. 16.17).

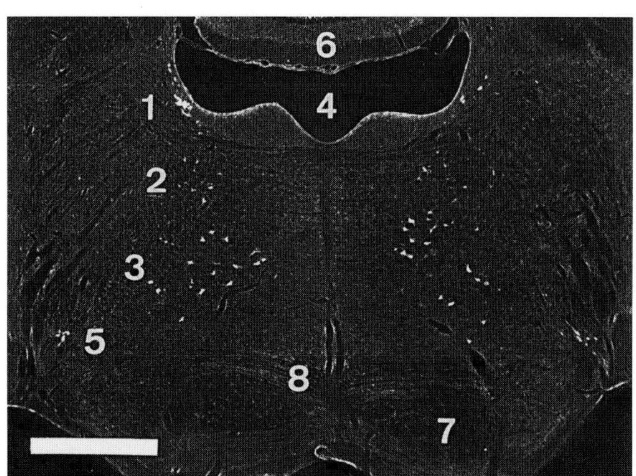

Abb. 16.14-20 Querschnitt durch die Brücke einer Ratte. Durch Injektion einer neuronalen Markierungssubstanz (Weizenkeimagglutinin gekoppelt an Peroxidase) ins lumbosakrale Rückenmark wurden die Ursprungszellen absteigender Bahnen dargestellt (weiß). Von dorsal nach ventral sind zu erkennen: der Locus coeruleus (1), der Ncl. subcoeruleus (2), der Ncl. pontis caudalis (3) und Neurone der adrenergen Gruppe A5 (5). 4 = vierter Ventrikel, 6 = Kleinhirnwurm, 7 = Pyramidenbahn, 8 = Trapezkörper. (Histographie: Helga Weber-Kahlo). Maßstab = 1 mm.

Ventrale Formatio reticularis

Die ventrale Formatio reticularis erhält massiven **Zustrom** aus dem limbischen System (Ncl. centralis amygdalae, Ncl. striae terminalis) und dem Hypothalamus (lateraler, z. T. auch medialer Hypothalamus). Sie **projiziert** zu Vorder- und Hinterhorn sowie Zona intermedia aller Segmente des Rückenmarks. Die Bahnen verlaufen in dorsalen und ventralen Abschnitten des Seitenstranges. Über diese Projektionen gewinnt das limbische System *(„emotional brain")* Einfluß auf spinale Motorik und Sensorik (Holstege in [27]).

Intermediäre Zone

Afferenzen stammen aus dem Kortex, vor allem auch aus dem limbischen System und dem Hypothalamus (Ncl. paraventricularis und lateraler Hypothalamus). Mit dem Ncl. solitarius steht diese Zone in *reziproker* Verbindung. Auch das Rückenmark projiziert in diese Zone. **Efferenzen,** welche zu einem großen Teil katecholaminerg sind (s. Kap. 16.14.3.1), gelangen *aufsteigend* zu den Parabrachialkernen, verschiedenen Kernen des Hypothalamus (insbesondere zu den Nuclei paraventricularis et supraopticus und anterioren Kernen), zu thalamischen Mittellinienkernen und zur Amygdala. *Lokal* projiziert die intermediäre Formatio reticularis zu motorischen Hirnnervenkernen. *Absteigende* Projektionen ziehen zum Rückenmark, dort wiederum hauptsächlich zum Ncl. intermediolateralis und zum Hinterhorn. Eine spezielle Projektion gelangt zu Motoneuronen des N. phrenicus und der Interkostalnerven (s. Kap. 16.14.6.3.7).

Die Verquickung der intermediären Formatio reticularis mit *autonomen* Zentren ist also unübersehbar (Martin et al. und Paxinos et al. in [27]).

Laterale Zone

Afferenzen stammen aus dem sensomotorischen Kortex (Gesichtsregion), und vor allem aus dem limbischen System (Ncl. centralis amygdalae und Ncl. striae terminalis) und dem lateralen Hypothalamus. Somit werden laterale, intermediäre und ventrale Zone zum *„limbisch dominierten"* Anteil der Formatio reticularis. Weitere wichtige Afferenzen kommen aus sensorischen Hirnnervenkernen, insbesondere Trigeminus- und Solitariuskernen, vom Rückenmark und vom Kleinhirn. *Efferenzen* ziehen vor allem zu motorischen Hirnnervenkernen. Die laterale Zone wird so zu einem *prämotorischen* Neuronenpool für Hirnnervenkerne, über den der motorische Kortex, neben seiner direkten Projektion, wie auch das limbische System Einfluß auf die *orofaziale Motorik* nehmen können. Letzteres mag ein Grund sein z. B. für die enge Koppelung von Emotionen und Mimik. Darüber hinaus stehen einzelne Abschnitte der lateralen Zone in wechselseitiger Verbindung.

Die laterale Zone der Brücke *(Parabrachial- und Subcoeruleuskomplex)* zeichnet sich durch weitreichende aufsteigende und absteigende Projektionen aus, insbesondere zu allen Abschnitten des Rückenmarks (Martin et al. in [27]).

Die Formatio reticularis **vermittelt** also einerseits in *unspezifischer* (nichtmodalitätserhaltender) Weise zwischen Sinnessystemen und Kortex, andererseits zwischen Groß- und Kleinhirn und motorischem Apparat von Hirnstamm und Rückenmark. Homolog der Zona intermedia des Rückenmarks, stellt sie ein riesiges System von *„Interneuronen"* dar, welche sich aber oft zu recht eigenständigen **Regulations-** und **Integrationszentren** entwickelt haben.

5.2 Zentrales Grau (Substantia grisea centralis)

Auch das der Lamina X des Rückenmarks homologe *zentrale Grau* hat sich vor allem im Bereich des Mittelhirns (Abb. 16.14-10 u. 11) zu einem **Integrationszentrum** für verschiedenste Funktionen entwickelt. Es läßt sich in diskrete zytoarchitektonische Abschnitte unterteilen und pflegt größtenteils *reziproke* Verbindungen mit kortikalen und subkortikalen Anteilen des limbischen Systems, mit dem Hypothalamus, der Formatio reticularis des gesamten Hirnstamms, insbesondere deren „limbischem" Anteil, mit den Colliculi superiores, den Parabrachialkernen, dem Ncl. solitarius, dem Rückenmark sowie mit intralaminären und Mittellinienkernen des Thalamus. Es nimmt so eine Schlüsselstellung ein in absteigenden limbischen und autonomen Bahnen und ist ein Teil der diffusen spino-retikulo-thalamo-kortikalen Projektion (Beitz in [27]). Manche Autoren rechnen es sogar zum limbischen System (Holstege in [27], s. auch Kap. 16.19).

5.3 Funktionelle Bedeutung von Formatio reticularis und zentralem Grau

In der Formatio reticularis und dem zentralen Grau sind wesentliche Anteile jener neuronalen Netzwerke lokalisiert, welche **lebenswichtige Funktionen** regulieren: *Atmung, Kreislauf, Schlaf-Wach-Zyklus* und *Bewußtseinslage* sowie *Grundmotorik* (Muskeltonus, Haltung, Reflex-„Gewinn" *[„gain setting"])*. Auch spezialisiertere, jedoch nicht minder wichtige Funktionen werden dort integriert, wie *Schlucken* und *Erbrechen, Miktion, Schutzreflexe,* bei denen Hirnnerven involviert sind (z. B. Lidschlußreflex) und *Abwehrverhalten.* Darüber hinaus beeinflussen die beiden **„vitalen Achsenstrukturen"** die *Verarbeitung primärafferenter Information,* entscheiden vor allem, welche und wieviel Afferenzen ins Zentralnervensystem eingelassen werden *(„gating").* Bei all diesen Vorgängen spielen die monoaminergen und cholinergen Systeme, welche ja als „chemisch definierte" Komponente der Formatio reticularis angesehen werden können, eine entscheidende Rolle.

Der **Atemrhythmus** wird von einem Netzwerk erzeugt, das sich in der ventrolateralen Medulla und im Ncl. solitarius lokalisieren läßt. Auch die Regulation des **Kreislaufs** ist eine Domäne der ventrolateralen Medulla (intermediäre Zone der Formatio reticularis) im Verein mit Vagus-Solitarius-Komplex und anderen autonomen und limbischen Kerngebieten (für Einzelheiten s. Kap. 16.14.6.3.6 und 16.14.6.3.7).

Unseren **Wachzustand** und seine rhythmische Ablösung durch den **Schlaf** verdanken wir dem fein abgestimmten Zusammenspiel von aufsteigenden *cholinergen* und *monoaminergen* Projektionen. Das aufsteigende retikuläre Aktivierungssystem **(ARS)** bedient sich cholinerger Projektionen aus dem Mittelhirn und der rostralen Brücke (Ncl. pedunculopontinus, pars compacta und Ncl. tegmenti laterodorsalis), vermutlich auch noch aus anderen Kerngebieten der medialen Zone, welche über den Thalamus diffus zum Kortex ziehen, um die Weckreaktion (*arousal reaction* auf Reize), kenntlich an einer Desynchronisation des EEG, auszulösen. Im Wachzustand sind aber auch die monoaminergen Systeme des Locus coeruleus und Ncl. raphe dorsalis aktiv und zügeln offenbar das cholinerge System derart, daß nur neuen, interessanten Reizen Aufmerksamkeit geschenkt wird, diesen aber dann in erhöhtem Maße. Der Eintritt des Tiefschlafes (sog. *„slow wave sleep"* wegen der langsamen synchronen EEG-Wellen), der vermutlich der Abkühlung des Gehirns dient [21], wie auch seine Ablösung durch den Traumschlaf (REM-Schlaf wegen der schnellen Augenbewegungen, *„rapid eye movements"* bei gleichzeitiger Atonie der Körpermuskulatur) werden durch Aktivitätsänderungen in den cholinergen und aminergen Hirnstammsystemen gesteuert, wobei auch Neuronengruppen des Hypothalamus eine Rolle zukommen soll.

Schlaf ist also eine *Vitalfunktion* mit komplexer neuraler Regulation. Längerer Schlafentzug führt zum Tode [12, 21]. Störungen in diesem Netzwerk führen zu verschiedenen Graden der Bewußtseinseinschränkung bis zum Koma.

Der **motorische** Apparat des Rückenmarks steht unter ständigem Einfluß der Formatio reticularis. Dieser Einfluß erstreckt sich auf die Kontrolle von Körperhaltung und groben Orientierungsbewegungen, von Reflex-Gewinn *(gain setting)* und Muskeltonus bis zur Atonie im REM-Schlaf, aber auch auf die Initiierung von Bewegungen. (Über PPRF und Augenbewegungen s. Kap. 16.14.6.1.5.) Die Formatio reticularis und ihre Bahnen zum Rückenmark stellen so einen wesentlichen Anteil des „extrapyramidalen Systems" zur Steuerung der *„Hintergrundmotorik"*, auf die der Kortex natürlich über seine Projektionen zur Formatio reticularis Einfluß nehmen kann. Die *Körperhaltung* und *Orientierungsbewegungen* werden hauptsächlich von Neuronen der medialen Zone von Brücke und Medulla beeinflußt, die zu Motoneuronen für Nacken- und Rumpfmuskulatur projizieren. Die Formatio reticularis arbeitet dabei eng mit den Vestibulariskernen und den Colliculi superiores zusammen. Es werden vermutlich weniger Einzelbewegungen, als vielmehr koordinierte Bewegungsmuster kontrolliert [9]. *Reflexgewinn* und *Muskeltonus* werden in sehr globaler Weise beeinflußt. Es beteiligt sich daran vor allem die ventrale Formatio reticularis in Medulla und kaudaler Brücke, nicht zuletzt mit ihren monoaminergen Komponenten. Die starken Projektionen des limbischen Systems zu diesen Teilen der Formatio reticularis machen verständlich, daß alle unsere Bewegungen, gewollte wie ungewollte, zu einem Spiegel unseres Gefühlslebens werden. Von vitaler Bedeutung ist diese globale Beeinflussung der Motorik durch das limbische System in Flucht- und Kampfsituationen *(„flight and fight")*, wo ein behender Sprung oder ein gezielter Schlag oft lebensrettend ist. Die unwillkürlichen Lautäußerungen in solchen Situationen *(Vokalisation)*, das „Kampfgeschrei", dürften durch Impulse aus dem limbischen System zum zentralen Grau, und von diesem an die Formatio reticularis der kaudalen Medulla ausgelöst werden. Von dort sollen direkte Projektionen zu allen Motoneuronenpools ziehen, welche an der Vokalisation beteiligt sind (Motoneurone für Kehlkopf-, Rachen- und Bauchmuskeln sowie für Mundöffner) (Hostege in [27]). Für die Bewegungsinitiierung, das Auslösen komplexer Bewegungssequenzen, wie z. B. Gehen, dürfte der Ncl. tegmenti pedunculopontinus mit seinen Verbindungen zu den Basalganglien einerseits, und seiner Projektion über die mediale Formatio reticularis der Medulla zum Rückenmark andererseits eine entscheidende Rolle spielen (s. Kap. 16.17).

Das zentrale Grau spielt auch eine Schlüsselrolle beim **„gating"**, der Kontrolle der *Eintritts* und der *Verarbeitung primärafferenter Information.*

Ein interessanter und klinisch wichtiger Aspekt dabei ist die **Hemmung von Schmerzimpulsen**, welche einem *endogenen analgetischen System* zugeschrieben wird. Die dabei beteiligten Bahnen verlaufen vom zentralen Grau über den Ncl. raphe magnus und auch die ventrolaterale Medulla und Brücke zum Rückenmark. Als Transmitter spielen Serotonin, Noradrenalin, aber auch Substanz P und Enkephalin eine Rolle. Dieses endogene analgetische System scheint der „sensorische" Aspekt der globalen Beeinflussung des Rückenmarks durch das limbische System über die „vitalen Achsenstrukturen" des Hirnstamms zu sein: Im Kampf und auf der Flucht nimmt man Schmerz kaum wahr, weil man durch ihn nicht gestört werden darf. Die analgetische Wirkung von Opiaten dürfte ebenfalls großteils vom zentralen Grau vermittelt werden. Elektrische Stimulation des Areals (bei Patienten mit anders nicht zu lindernden Schmerzzuständen) führt zu Schmerzfreiheit (Beitz in [27]). (Über Schlucken, Erbrechen und Hirnnervenschutzreflexe siehe entsprechende Abschnitte dieses Kapitels; über Miktionsreflex s. Kap. 16.20.)

6 *Kerngruppen des Hirnstamms und ihre Verbindungen, geordnet nach funktionellen Zusammenhängen*

6.1 *Kerne der Augenmuskelnerven und andere „okulomotorische" Strukturen*

6.1.1 Ncl. nervi oculomotorii

Der *Ncl. n. oculomotorii* stellt einen *somatomotorischen* Kernkomplex dar, der sich ventral des Aquädukts nahe der Mittellinie durch die rostrale Hälfte des **Mittelhirns** erstreckt und somit an Hirnstammquerschnitten in Höhe der Colliculi superiores zu finden ist (Abb. 16.14-11).

Die aus dem Kern entspringenden Wurzelfasern schließen sich zu einer Anzahl von Bündeln zusammen, die den Ncl. ruber und die Area tegmentalis anterior [ventralis] durchsetzen und als einheitlicher Nervenstamm medial am Crus cerebri austreten.

Der N. oculomotorius innerviert mit *Ausnahme* des M. rectus lateralis und des M. obliquus superior *alle äußeren Augenmuskeln* einschließlich des M. levator palpebrae superioris. Außerdem versorgt er die aus glatten Muskelfasern aufgebauten *inneren Muskeln* des Bulbus oculi, d.h. den der Akkommodation dienenden M. ciliaris und den die Pupille verengenden M. sphincter pupillae. Er enthält somit Fasern des autonomen Nervensystems, und zwar des *Parasympathikus.*

Dem Versorgungsgebiet des Nerven entsprechend, zerfällt der **Okulomotoriuskernkomplex** in verschiedene Anteile. Er besteht aus einem paarigen großzelligen **Lateralkern** *(Hauptkern)* der somatoefferenten Kernsäule, aus einer dorsal in der Mittellinie gelegenen Zellgruppe, dem *Ncl. caudalis centralis,* sowie aus einem dorsomedial und rostral des Hauptkerns gelegenen kleinzelligen Kernabschnitt mit paarigen und medianen Zellgruppen, dem *Ncl. oculomotorius accessorius* (Edinger-Westphal), einem Kern der allgemein viszeromotorischen Reihe (Abb. 16.14-21).

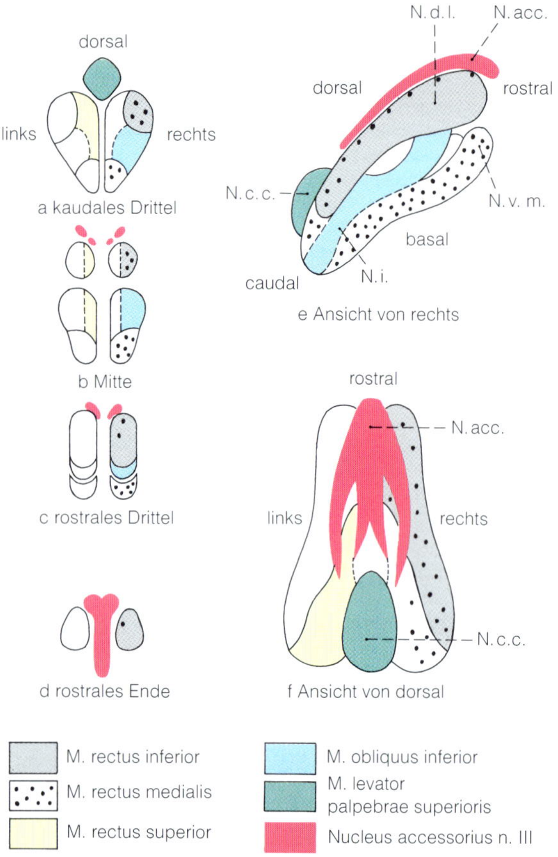

Abb. 16.14-21 Schema der Zellsäulen der Okulomotoriuskerne beim Rhesusaffen. (a) – (d) Querschnitte, (e) Seitenansicht und (f) Dorsalansicht des Kernkomplexes. N. d. l. = Ncl. dorsolateralis, N. i. = Ncl. intermedius, N. v. m. = Ncl. ventromedialis, N. c. c. = Ncl. caudalis centralis, N.acc. = Ncl. accessorius (Edinger-Westphal). (Nach Warwick [37], modifiziert nach Evinger in [6])

Der somatomotorische Lateralkern enthält vor allem große multipolare Nervenzellen vom Typ der *Motoneurone.* Daneben finden sich kleinere Zellen, die möglicherweise spezielle Muskelfasern innervieren, oder sog. *internukleäre Neurone* darstellen (s. auch unten). Die Motoneurone für die einzelnen Augenmuskeln sind in längsverlaufenden Zellsäulen innerhalb des Lateralkerns angeordnet, wobei es gewisse Speziesunterschiede gibt (Evinger in [6]). Bei Affen versorgt ein *Ncl. dorsolateralis* den M. rectus inferior, ein *Ncl. intermedius* versorgt den M. obliquus inferior und der *Ncl. ventromedialis* versorgt den M. rectus medialis. Neurone für diesen Muskel finden sich aber auch im Ncl. dorsolateralis. Die Wurzelfasern aus diesen drei Subnuclei sind ungekreuzt. Aus einer *medialen Zellgruppe,* die sich zwischen dorsolateralem und intermediärem Subnucleus befindet, entspringen gekreuzte Fasern für die Innervation des M. rectus superior. Der *Ncl. caudalis centralis* liegt, speziesabhängig, als unpaare oder paarige somatomotorische Zellgruppe dorsal der beiden Lateralkerne im kaudalen Drittel des Kernkomplexes. Er beherbergt die Motoneurone für den M. levator palpebrae superioris beider Seiten (Abb. 16.14-21).

Aus dem *Ncl. oculomotorius accessorius* (Edinger-Westphal) gehen die präganglionären parasympathischen Fasern hervor, die ipsilateral mit den somatomotorischen Wurzelfasern des III. Hirnnerven aus dem Hirnstamm austreten und das *Ganglion ciliare* (s. Kap. 16.23) erreichen. Von den postganglionären Neuronen soll der allergrößte Teil den M. ciliaris und nur ein kleiner Prozentsatz den M. sphincter pupillae innervieren. Die postganglionären Fasern aus dem Ganglion ciliare sind markhaltig, wodurch rasche Erregungsleitung für Akkommodation und Pupillarreflex gewährleistet sind. Präganglionäre Neurone zum Ganglion ciliare sind nicht auf den Edinger-Westphal-Kern beschränkt. Beim Affen sollen sie auch im median gelegenen Ncl. Perlia vorkommen. Dieser Kern wurde früher als Konvergenzzentrum angesehen (Loewy in [18]).

6.1.2 Ncl. nervi trochlearis

Der *Ncl. n. trochlearis* liegt ebenfalls im **Mittelhirn** ventral des Aquädukts in Höhe des vorderen Abschnitts der Colliculi inferiores. Als Kern der *somatomotorischen* Kernreihe enthält er typische *Motoneurone.* Ventral des Trochleariskerns verläuft der Fasciculus longitudinalis medialis.

Der N. trochlearis versorgt nur den *M. obliquus superior.*

Die Trochleariswurzel steigt nach ihrem Ursprung aus dem Trochleariskern vorerst im Tegmentum nach kaudal und nach lateral ab, wendet sich dann um das zentrale Höhlengrau nach dorsal und gelangt in den rostralen Abschnitt des Velum medullare superius. Hier kreuzen rechte und linke Trochleariswurzel die Seite und treten beidseits des Frenulums des oberen Marksegels und unmittelbar kaudal der Colliculi inferiores aus dem Hirnstamm aus. Der N. trochlearis verläßt somit als einziger Hirnnerv den Hirnstamm dorsal (Abb. 16.14-9).

6.1.3 Ncl. nervi abducentis

Der *Ncl. n. abducentis* liegt als kleiner rundlicher Kern im Tegmentum der **Brücke** unter dem Boden der Rautengrube, umschlungen vom Genu n. facialis, das den Colliculus facialis aufwirft (Abb. 16.14-6).

Die Wurzel des N. abducens läuft von der Ventralseite des Kerns schräg absteigend durch Tegmentum und Basis der Brücke und tritt in der Furche zwischen Brücke und Pyramide aus dem Hirnstamm aus. Der Nerv versorgt den *M. rectus bulbi lateralis.*

Die Neuronenzahl im Kern ist etwa dreimal so groß wie die Faserzahl im N. abducens, und es gibt neben den *Motoneuronen* auch kleinere Neurone. Bei diesen kleineren Zellen handelt es sich, wie beim Okulomotoriuskern, vor allem um *internukleäre Neurone,* die kontralateral im Fasciculus longitudinalis medialis zum Motoneuronpool des M. rectus medialis aufsteigen.

Aufgrund der anatomischen Verhältnisse kann eine relativ kleine **Läsion** im Bereich des Abduzenskerns neben einer **horizontalen Blicklähmung** zur gleichen Seite (Ausfall der Abduzens-Motoneurone und der internukleären Neurone) auch eine periphere **Fazialisparese** bewirken (s. Kap. 16.23). Die internukleäre Verbindung kann aber auch durch eine Läsion des Fasciculus longitudinalis medialis unterbrochen werden, was zur **internukleären Ophthalmoplegie** führt, einer supranukleären Parese des M. rectus medialis. Sie betrifft nur die konjugierten Blickbewegungen zur Seite; die Konvergenz ist unbehindert [6].

6.1.4 Zentrale Verbindungen der Augenmuskelkerne

Um die in höchstem Maße koordinierten und fein abgestimmten *konjugierten* Augenbewegungen zu garantieren, wie sie für die verschiedenen visuellen Funktionen etwa im Rahmen rascher Blickbewegungen *(Sakkaden)*, langsamer Folgebewegungen oder bei der Fixation von Sehobjekten während Kopf- und Körperbewegungen nötig sind, müssen Informationen verschiedener Art an die Augenmuskelkerne gelangen. **Ausgangspunkte** von Impulsen an das okulomotorische System sind in erster Linie die *Retina* und *Propriozeptoren* der äußeren Augenmuskeln, weiter der *Vestibularapparat* (für Regulation der Augenstellung bei Änderung der Körperhaltung und bei Kopfbewegungen), die *Großhirnrinde* (für willkürlich beeinflußte Augenbewegungen) und das *Kleinhirn*, um nur die wichtigsten zu nennen. Unsere Kenntnisse darüber, wo und wie die Integration aller dieser Impulse erfolgt, sind noch sehr lückenhaft. Allerdings gibt es eine Menge recht gut gesicherter Befunde, aus denen hervorgeht, daß nur wenige der in Frage kommenden Leitungsbahnen direkt an die Augenmuskelkerne ziehen und eine **Vorintegration** von Impulsen in *präokulomotorischen Strukturen* erfolgt. Zu diesen Strukturen, deren funktionelle Bedeutung für Augenbewegungen und visuelle Reflexe gesichert ist, gehören der *Colliculus superior*, das *Praetectum*, der *Ncl. interstitialis* Cajal, die *Commissura posterior* und der nach ihr benannte *Kernkomplex*, bestimmte Teile der *medialen Formatio reticularis* von Brücke und Mittelhirn, die *perihypoglossären Kerne* und der *Fasciculus longitudinalis medialis (FLM)* mit seinen *interstitiellen Zellgruppen* (s. auch Kap. 16.24 und [6]).

6.1.5 Strukturen mit direkten Verbindungen zu den Augenmuskelkernen

Zu den direkten Projektionen auf die Augenmuskelkerne gehören einerseits wechselseitige Verbindungen der Augenmuskelkerne selbst, die **internukleären** Verbindungen, andererseits direkte Projektionen aus einer Reihe von **supranukleären** prämotorischen Strukturen des Hirnstamms, in denen eine Vorkodierung für bestimmte Augenbewegungen erfolgt.

Wie bereits erwähnt, gibt es in den Augenmuskelkernen neben den eigentlichen Motoneuronen auch kleinere Zellen, über welche die Kerngebiete der einzelnen Augenmuskeln untereinander verbunden sind: **internukleäre Verbindungen.**

Gut nachgewiesen ist die gekreuzte „Sechs-zu-Drei-Verbindung", die von *internukleären* Neuronen des Abduzenskerns ausgeht, welche einerseits auf die Motoneurone desselben Kerns, andererseits über den Fasciculus longitudinalis medialis auf die Motoneurone für den M. rectus medialis im kontralateralen Okulomotoriuskern projizieren. Auch eine gegenläufige „Drei-zu-Sechs-Verbindung" ließ sich nachweisen. Diese Verbindungen dienen der Koordination von M. rectus lateralis und kontralateralem M. rectus medialis bei **konjugierten horizontalen** Augenbewegungen (s. auch Kap. 16.14.6.1.5). Wahrscheinlich sind auch die Subnuclei verschiedener Augenmuskeln innerhalb des Okulomotoriuskomplexes durch „internukleäre" Neurone verschaltet.

Für folgende supranukleäre prämotorische Zentren konnten direkte Projektionen auf die Augenmuskelkerne **(supranukleäre Verbindungen)** nachgewiesen werden: im **Mittelhirn** die *Colliculi superiores*, das *Praetectum*, der *Ncl. interstitialis* Cajal und der *Ncl. interstitialis rostralis* des *Fasciculus longitudinalis medialis (RiMLF)*; in **Brücke** und **Medulla** die *paramediane pontine Formatio reticularis (PPRF)*, der *Vestibulariskernkomplex* und die *perihypoglossären Kerne*.

Colliculi superiores [rostrales]

Die *Colliculi superiores* (Abb. 16.14-11) stellen bei *niedrigen* Vertebraten als *Tectum opticum* die wesentliche Endstelle der Sehbahn dar, eine besonders hoch differenzierte Struktur mit rindenähnlichem Schichtenbau, die als supraspinales visuelles Integrationszentrum dient. Obzwar es bei höheren Säugern und beim *Menschen* aufgrund der „Enzephalisation" der visuellen Leistungen (durch Entwicklung der Sehrinde, an welche die Sehbahn nun via Corpus geniculatum laterale führt) zu einer Rückentwicklung der Colliculi superiores mit Verminderung der afferenten Fasern aus der Retina kommt, ist der rindenartige Aufbau der Colliculi superiores noch deutlich und ihre Bedeutung als **Integrationszentrum** nach wie vor groß.

Strukturell und funktionell lassen sich die Colliculi superiores in **zwei Anteile** gliedern: nämlich die **oberflächlichen** Schichten, die einen *sensorischen* Apparat darstellen, der seinen Input aus Retina und Sehrinde bezieht; und die **tiefen** Schichten, die einen *Integrationsapparat* für die Verarbeitung multimodalen Inputs (taktil, nozizeptiv, thermal, visuell und auditiv) bilden, in den auch motorische Zentren (Cerebellum, Formatio reticularis, Substantia nigra) regulierend eingreifen, und von dem die funktionell wesentlichen Efferenzen ausgehen (Abb. 16.14-22). Der oberflächliche sensorische Apparat *projiziert* in den Integrationsapparat der tiefen Schichten. Vor allem die tiefen und mittleren grauen Schichten der rostralen Hälfte der Colliculi superiores sind über die *Commissura colliculi superioris* miteinander verbunden.

Im einzelnen sind folgende Schichten grauer und weißer Substanz von außen nach innen alternierend anzutreffen: a) Das *Stratum zonale* besteht vorwiegend aus dünnen Nervenfasern; b) das *Stratum cinereum*, die äußere graue Schicht, besteht aus radiär angeordneten Zellen, deren Dendriten peripherwärts, deren Axone zentralwärts gerichtet sind; c) das *Stratum opticum* ist eine weiße Schicht, die sich im wesentlichen aus afferenten Faserpopulationen zusammensetzt (oberflächliche Schichten); d) *Stratum griseum medium*, e) *Stratum album medium*, f) *Stratum griseum profundum*, und g) *Stratum album profundum* stellen die tiefen Schichten dar und enthalten mittelgroße und große Sternzellen (Grantyn in [6]).

Unter den **Afferenzen** der Colliculi superiores (Abb. 16.14-22) dürfte die **retinotektale** Projektion den bedeutendsten Input darstellen. Die retinotektalen Fasern stammen von Ganglienzellen der Retina.

Sie kreuzen größtenteils im Chiasma opticum die Seite und finden sich dann im medialen Anteil des Tractus opticus, den sie kurz vor dem Corpus geniculatum laterale verlassen, um via Brachium colliculi superioris den oberen Hügel zu erreichen; sie enden in den oberflächlichen Schichten.

Die Projektion der Retina auf den Colliculus superior ist **„retinotopisch"** organisiert. Nach Befunden an Affen ist das zentrale Sehen (Fovea) im anterolateralen Drittel, das periphere Gesichtsfeld in den posteromedialen zwei Dritteln des Colliculus superior repräsentiert; dabei ist wiederum die obere Gesichtshälfte medial, die untere lateral lokalisiert. Gekreuzte Fasern dominieren über ungekreuzte. Die von der kontralateralen Retina kommenden Fasern enden oberflächlicher als die ipsilateralen.

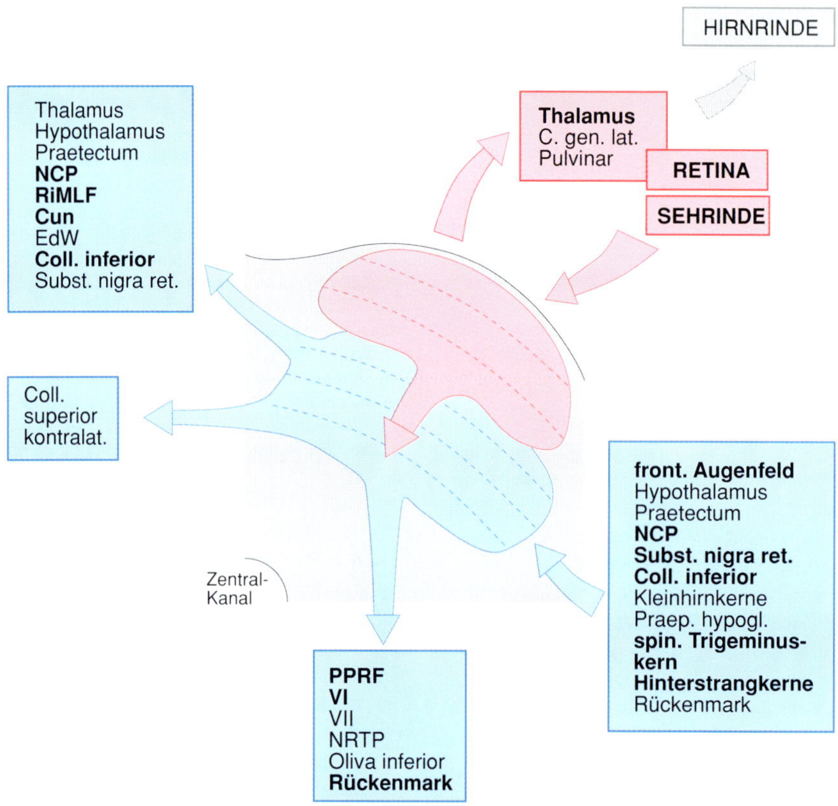

Abb. 16.14-22 Zusammenfassung der wichtigsten Verbindungen des Colliculus superior [rostralis]: NCP = Ncl. commissurae posterioris, RiMLF = Ncl. rostralis interstitialis des Fasciculus longitudinalis medialis, Cun = Ncl. cuneiformis, EdW = Edinger-Westphal-Kern, PPRF = paramediane pontine Formatio reticularis, VI = Abduzenskern, VII = Fazialiskern, NRTP = Ncl. reticularis tegmenti pontis. Näheres im Text. (Modifiziert nach Huerta u. Harting [13])

Kortikotektale Projektion: Neben einigen nichtvisuellen Rindenarealen projizieren vor allem die *Sehrinde* (Area 17, 18 und 19) sowie das *frontale Augenfeld* (Area 8) auf die oberen Hügel.

Die Bahn von der **Sehrinde** führt via Brachium colliculi superioris in die oberflächlichen Schichten. Die Projektion soll streng ipsilateral und retinotop organisiert sein. Die Projektion vom **frontalen Augenfeld,** von dem konjugierte Augenbewegungen ausgelöst werden können, endigt vor allem in mittleren Schichten des medialen Anteils der Colliculi superiores. In tiefen Schichten des kaudalen Anteils enden Fasern aus der **Hörrinde.** Afferenzen vom **Colliculus inferior** und anderen Relaiskernen der Hörbahn projizieren ebenfalls in tiefe Schichten des kaudalen Teiles der Colliculi superiores.

Spinotektale Fasern bringen **somatoafferente** Information an tiefe Schichten des Colliculus superior. Sie entspringen in Lamina IV des Hinterhorns und dürften nicht allzu zahlreich sein.

In größerem Ausmaß soll es *somatoafferenten* Zustrom aus den *Hinterstrangkernen* und dem Ncl. cervicalis lateralis sowie aus Teilen des spinalen *Trigeminuskerns* geben.

Der somatosensorische Input an die Colliculi superiores ist ebenfalls *somatotopisch* organisiert, wobei der Kopf rostral, die obere Extremität posterolateral, die untere Extremität und der Körper posteromedial repräsentiert sein sollen.

Eine wichtige Projektion stammt aus der Pars reticulata der **Substantia nigra;** sie ist inhibitorisch und verwendet GABA als Transmitter.

Unmittelbar vor Beginn einer raschen Augenbewegung tritt eine Pause im tonisch hemmenden Einfluß der Substantia nigra ein, was die Entladung kollikulärer Neurone begünstigt und zur Auslösung der Sakkade führt (Grantyn in [6]) (s. auch Kap. 16.24).

Die **Efferenzen** der Colliculi superiores lassen sich in *aufsteigende,* die vorwiegend aus den oberflächlichen Schichten hervorgehen, und *absteigende* Projektionen, die aus den tiefen Schichten stammen, gliedern (Abb. 16.14-22).

Die *oberflächlichen* Schichten, die fast ausschließlich *visuelle* Afferenzen erhalten, sind Ursprungsstelle für **aufsteigende Efferenzen,** vor allem zum ipsilateralen *Pulvinar thalami* und zum *Ncl. geniculatus lateralis* (Corpus geniculatum laterale). Die Projektion auf das Pulvinar setzt sich in einer Projektion auf extrastriäre Rindenareale (Areae 18 und 19) fort, so daß über tektothalamische Fasern via Pulvinar letzten Endes visuelle Informationen an sekundäre Sehrindenareale übertragen werden können. Diese Projektion wird von manchen Autoren als Teil einer *alternativen* (extragenikulären) *Projektion* der Retina auf die **Endhirnrinde** betrachtet.

Die *tiefen* Schichten der oberen Hügel, die *multimodalen* Input erhalten, sind Ausgangspunkt vorwiegend **absteigender Projektionen** auf Kerne des **Hirnstamms** *(Tractus tectobulbaris)* und auf das **Rückenmark** *(Tractus tectospinalis).* Diese Leitungen sind teils ungekreuzt, teils gekreuzt. Die Neurone geben oft zahlreiche Kollateralen zu verschiedenen Endigungsgebieten ab. Ungekreuzte Fasern gelangen zum *Abduzenskern* (nicht aber zum Okulomotorius- und Trochleariskern), zum RiMLF und zum Ncl. commissurae posterioris; weiterhin zu Kernen der *Formatio reticularis* von Mittelhirn und Brücke (Ncl. cuneiformis, PPRF, Ncl. reticularis tegmenti pontis) sowie zu *dorsolateralen Nuclei pontis* derselben Seite, die auch Input von Sehrinde, Hörrinde, Praetectum und ventralem Ncl. geniculatus lateralis erhalten; die Projektion geht von diesen Brückenkernen weiter auf Lobuli VI und VII des Kleinhirnwurms (Gesichtsregion mit visuellem, auditivem und somatosensorischem Input). Eine Projektion gelangt zum Ncl. externus des Colliculus caudalis. Die tektoretikulären Fasern spielen auch eine Rolle für die *„arousal"*-Reaktion im Elektroenzephalogramm. Andere Fasern des Tractus tectobulbaris und der Tractus tectospinalis kreuzen in der *dorsalen Haubenkreuzung* (*Decussatio tegmenti posterior [dorsalis]* Meynert) im Mittelhirn die Seite und steigen dann nahe der Raphe ab. In Höhe der Medulla oblongata schließen sie sich dem FLM an, mit dem die tektospinalen Fasern bis ins *Halsmark* absteigen, wo sie vor allem in den Laminae VII und VIII enden (s. Kap. 16.13). Im Hirnstamm ist die gekreuzt absteigende Projektion der Colliculi superiores auch als prädorsales Bündel bekannt.

Funktionell gesehen liegt die Bedeutung der Colliculi superiores, die man meist kurz mit dem Begriff *optisches Reflexzentrum* umschreibt, vor allem darin, dem Auge beim Entdecken und Verfolgen bewegter Objekte zu helfen.

Dabei sind nach heutiger Erkenntnis die oberen Hügel mehr als nur optisches Reflexzentrum, da sie auch für *akustische* und *taktile* Stimuli eine analoge Aufgabe wie für *optische* Stimuli erfüllen, nämlich den Stimulus zu lokalisieren und durch reflektorische Auslösung entsprechender Augen-, Kopf- und sogar Rumpfbewegungen *„ins Auge zu fassen"* und ihm zu folgen. Man hat diese von den oberen Hügeln auslösbaren integrierten Augen-Kopf-Rumpf-Bewegungen als *Foveationsreflex* (= ein Objekt reflektorisch in den Bereich des zentralen Sehens, die Fovea der Netzhaut, bringen) oder als **visuellen Greifreflex** bezeichnet (Grantyn in [6]). Der grundsätzliche Unterschied zwischen der Bedeutung der Sehrinde und des Colliculus superior ist etwa der, daß der *Kortex* sensorische Information verarbeitet, um festzustellen, *was der Stimulus ist,* der *obere Hügel* hingegen, um festzustellen, *wo der Stimulus ist und wohin er sich bewegt,* um ihn ins Zentrum des Gesichtsfelds bringen und dort behalten zu können.

Area praetectalis

Die *Area praetectalis* liegt in Höhe der Commissura posterior unmittelbar *rostral* der Colliculi superiores (Abb. 16.14-12).

Sie läßt sich in einige distinkte Zellgruppen *(Nuclei praetectales)* unterteilen, die Verbindungen zum visuellen System haben, allerdings bestehen hinsichtlich Unterteilung und Nomenklatur gewisse Differenzen zwischen verschiedenen Autoren (Simpson et al. in [6]). Carpenter u. Pierson (zit. in [7]) unterscheiden fünf Kerne, nämlich *Ncl. tractus optici, Ncl. sublentiformis, Ncl. areae praetectalis, Ncl. olivaris praetectalis* und *Ncl. praetectalis principalis.* Drei dieser Kerne sind in Abb. 16.14-23 zu sehen. Der Ncl. olivaris praetectalis liegt als scharf umschriebene Zellgruppe etwas kaudal der Ebene der Commissura posterior und rostrolateral des Colliculus superior. Der Ncl. praetectalis principalis liegt ventral des Ncl. sublentiformis und ist schwer abgrenzbar.

Die wichtigsten **Afferenzen** stammen von der *Retina* und enden hauptsächlich kontralateral im Ncl. tractus optici und olivaris praetectalis. Weitere Afferenzen an die prätektalen Kerne kommen von bestimmten visuell assoziierten Hirnrindenarealen, vom ventralen Ncl. geniculatus lateralis und vom Colliculus superior.

Die **Efferenzen** verlaufen teilweise reziprok zu den Afferenzen, vor allem sind jedoch Efferenzen an den Ncl. geniculatus lateralis, den Colliculus superior, den Ncl. interstitialis Cajal, die *Augenmuskelkerne* ein-

Abb. 16.14-23 Schematisierter Querschnitt durch das Mittelhirn eines Affen in Höhe der Commissura posterior (unmittelbar rostral der Colliculi superiores [rostrales] mit Darstellung der Kerne der Area praetectalis und der akzessorischen Okulomotoriuskerne. Weitere Erläuterungen im Text. (Nach Carpenter u. Sutin [7])

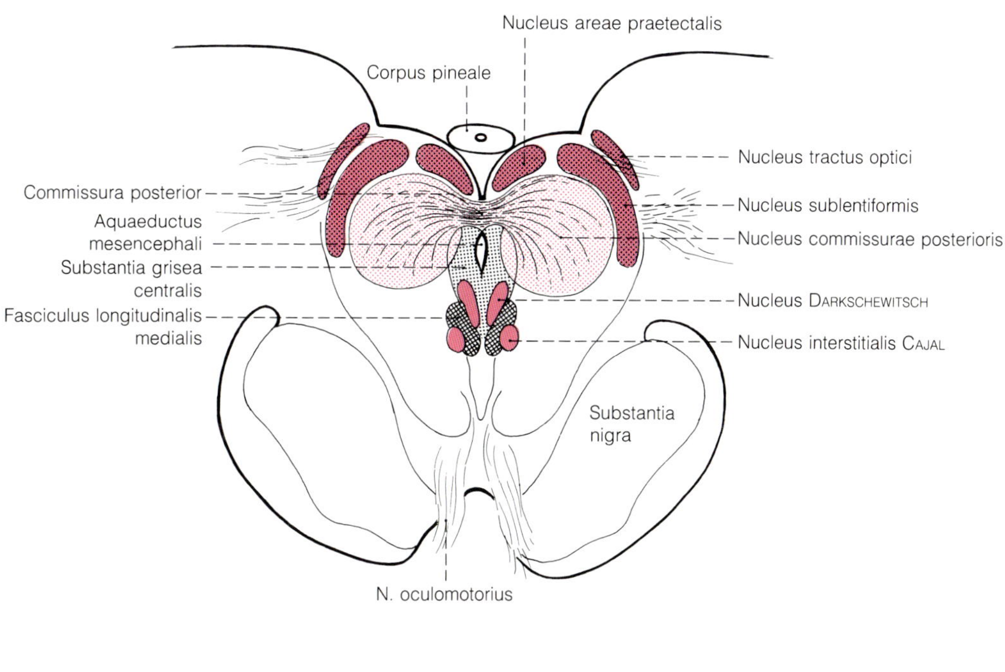

schließlich des EDINGER-WESTPHAL-Kerns und an die untere Olive zu nennen.

Besondere Bedeutung hat die Area praetectalis als Schaltstelle für die Bahn des **Lichtreflexes** der Pupille. Vor allem der Ncl. olivaris praetectalis projiziert bilateral auf spezifische Anteile des parasympathischen Okulomotoriuskerns, wobei die gekreuzten Fasern durch die Commissura posterior ziehen (s. Kap. 16.24).

Ncl. interstitialis CAJAL[1]

Der *Ncl. interstitialis* CAJAL liegt lateral des rostralen Pols des Okulomotoriuskerns. Nach kaudal erstreckt er sich zwischen die Bündel des Fasciculus longitudinalis medialis (FLM) (Abb. 16.14-23). Er **projiziert** hauptsächlich an den kontralateralen *Okulomotoriuskern,* wobei seine Fasern in der Commissura posterior kreuzen und die Motoneurone für den M. rectus medialis aussparen. Auch Fasern an den Trochleariskern sind beschrieben worden.

Weitere Efferenzen des Ncl. interstitialis CAJAL gehen über den FLM ans Rückenmark und zu den Vestibularis- und perihypoglossären Kernen. Seine **Afferenzen** erhält der Kern vom medialen und rostralen Vestibulariskern (über den FLM), dem Praetectum, dem RiMLF und dem Ncl. commissurae posterioris. Impulse von der Retina erreichen den Kern nur indirekt über Area praetectalis.

Funktionell ist der Kern als ein wichtiges präokulomotorisches Zentrum aufzufassen, das an der Auslösung *vertikaler* Blick- und Kopfbewegungen beteiligt ist.

Läsion der Commissura posterior löst Blicklähmung nach oben aus [6].

Ncl. interstitialis rostralis des Fasciculus longitudinalis medialis (RiMLF)

Dieser Kern liegt rostral des Ncl. interstitialis CAJAL und dorsomedial des rostralen Pols des Ncl. ruber. Seine wesentliche **Efferenz** projiziert auf den ipsilateralen Ncl. oculomotorius und trochlearis; seine **Afferenzen** erhält er aus dem kaudalen Teil der gleichseitigen PPRF und vom Colliculus superior. Funktionell handelt es sich um ein supranukleäres Zentrum für die Kodierung *vertikaler* Blickbewegungen, insbesondere die Auslösung von Blickbewegungen nach *unten.*

Es konnte gezeigt werden, daß beidseitige **Zerstörung** des RiMLF ohne Mitbeteiligung des Ncl. interstitialis CAJAL zur Blicklähmung nach unten, seltener nach oben führt [6].

Paramediane pontine Formatio reticularis (PPRF)

Die *paramediane pontine Formatio reticularis* umfaßt Zellgruppen in der medialen Zone der pontinen Formatio reticularis *(Nuclei reticulares pontis caudalis* et *oralis).* Auch ein kleiner, nicht-serotoninerger Raphekern, der *Ncl. raphe interpositus,* wird zur PPRF gerechnet.

Die PPRF ist jene Struktur, von der aus alle *raschen* Augenbewegungen kontrolliert werden. Ihr kaudaler, nahe dem Abduzenskern gelegener Teil gilt als Blickzentrum für *horizontale* Augenbewegungen.

Bei **Läsionen** fallen die Blickbewegungen zur *selben* Seite aus.

Der kaudale Teil der PPRF **projiziert** auf den gleichseitigen *Abduzenskern,* wahrscheinlich auf internukleäre Neurone, von denen aus dann die Motoneurone des Abduzenskerns und zugleich über die erwähnte Sechs-zu-Drei-Verbindung die Motoneurone des kontralateralen M. rectus medialis innerviert werden.

Die PPRF greift aber auch in die Auslösung *vertikaler* Blickbewegungen ein. Der Weg dafür führt von der PPRF über eine ipsilaterale Projektion an den RiMLF zum gleichseitigen Okulomotoriuskernkomplex. Weitere Efferenzen der PPRF erreichen den Vestibulariskernkomplex und den Ncl. praepositus hypoglossi. **Afferenzen** erhält die PPRF vom Colliculus superior (visuelle Stimuli), von den Vestibulariskernen und aus dem Kleinhirn (Ncl. fastigii); akustische Stimuli nehmen den Weg von Colliculus inferior über Colliculus superior zur PPRF. Die einzelnen Abschnitte der PPRF stehen untereinander sowie mit anderen Teilen der Formatio reticularis in Verbindung. Eine Projektion vom frontalen Augenfeld des Kortex soll nur schwach entwickelt sein [6].

Vestibulariskernkomplex und Fasciculus longitudinalis medialis (FLM)

Projektionen zu *Augenmuskelkernen* stammen vor allem aus dem *medialen, rostralen* und *lateralen* **Vestibulariskern.**

Die Vestibulariskerne, insbesondere der mediale Kern, stehen auch mit anderen okulomotorischen Strukturen, z. B. dem Ncl. interstitialis CAJAL, der PPRF und dem RiMLF in reziproker Verbindung.

Als Hauptweg für diese Verbindungen fungiert der *Fasciculus longitudinalis medialis (FLM),* das **mediale Längsbündel** (Abb. 16.14-24). Dies ist ein paariges Faserbündel beidseits der Mittellinie, welches vom rostralen Mittelhirn hinab bis ins oberste Thorakalmark reicht. Es verläuft ventral von Aquädukt und IV. Ventrikel, weiter kaudal ventral des Hypoglossuskerns (s. Querschnittserie). Im Rückenmark wird es als sulkomarginales Bündel bezeichnet, da es, im Vorderstrang verlaufend, den Grund der Fissura (Sulcus) anterior flankiert.

Das mediale Längsbündel *verbindet* Blickbewegungszentren des Mittelhirns und der Brücke, motorischen Apparat der Augen- und Halsmuskeln und Vestibulariskerne miteinander. Seine Axone werden in der Entwicklung sehr früh bemarkt.

Im FLM ziehen aufsteigende und absteigende Fasern. Rostral vom Niveau des Abduzenskerns findet man vorwiegend aszendierende Fasern, kaudal davon deszendierende (Abb. 16.14-24). Im **aszendierenden** Abschnitt verlaufen Axone aus dem *Ncl. vestibularis superior* ipsilateral zum Trochleariskern und zum Okulomotoriuskern (Subnuclei für die Mm. rectus inferior, obliquus inferior und rectus superior); aus dem *Ncl. vestibularis medialis* kontralateral zum Trochleariskern und dem Okulomotorius-Subnucleus für den M. rectus inferior sowie bilateral zu den Abduzenskernen; aus dem

[1] Der Ncl. interstitialis CAJAL wurde gemeinsam mit dem Ncl. DARKSCHEWITSCH und dem Ncl. commissurae posterioris zu den sog. akzessorischen Okulomotoriuskernen gerechnet. Da aber der Ncl. DARKSCHEWITSCH nicht auf Augenmuskelkerne, sondern zur unteren Olive und zum Rückenmark projiziert, und außerdem eine Verwechslung mit dem Ncl. oculomotorius accessorius EDINGER-WESTPHAL naheliegt, sollte auf diesen Begriff verzichtet werden.

Abduzenskern gelangt die *internukleäre Bahn* nach Seitenkreuzung zu den Okulomotorius-Motoneuronen für den M. rectus medialis; aus dem rostralen und medialen Vestibulariskern entspringen Fasern, welche bilateral zum Ncl. interstitialis CAJAL aufsteigen.

Der **deszendierende** Abschnitt wird vom *Tractus vestibulospinalis medialis* (Ursprung im Ncl. vestibularis medialis) und dem Tractus reticulospinalis aus der pontinen Formatio reticularis gebildet. Vom Mittelhirn bis zum Rückenmark ziehen Fasern aus dem Ncl. interstitialis CAJAL als *Tractus interstitiospinalis;* ein Teil dieser Axone zweigt aber bereits zum medialen Vestibulariskern ab. Außerdem findet man im bzw. unmittelbar ventral des FLM die Bahn von den Colliculi superiores zum Rückenmark *(Tractus tectospinalis)*.

Neben dem FLM existiert auch ein *zusätzlicher* Verbindungsweg zwischen Vestibulariskernen und Mittelhirn über den Pedunculus cerebellaris superior. Er wird von Fasern aus dem rostralen Vestibulariskern zu den kontralateralen Okulomotorius-Subnuclei für die Mm. rectus superior und obliquus inferior, aus dem Ncl. vestibularis lateralis (DEITERS) zum ipsilateralen Okulomotoriusabschnitt für den M. rectus medialis und von ein paar Fasern aus dem kaudalen Vestibulariskern, ebenfalls zum Okulomotoriuskomplex, eingeschlagen [5, 6].

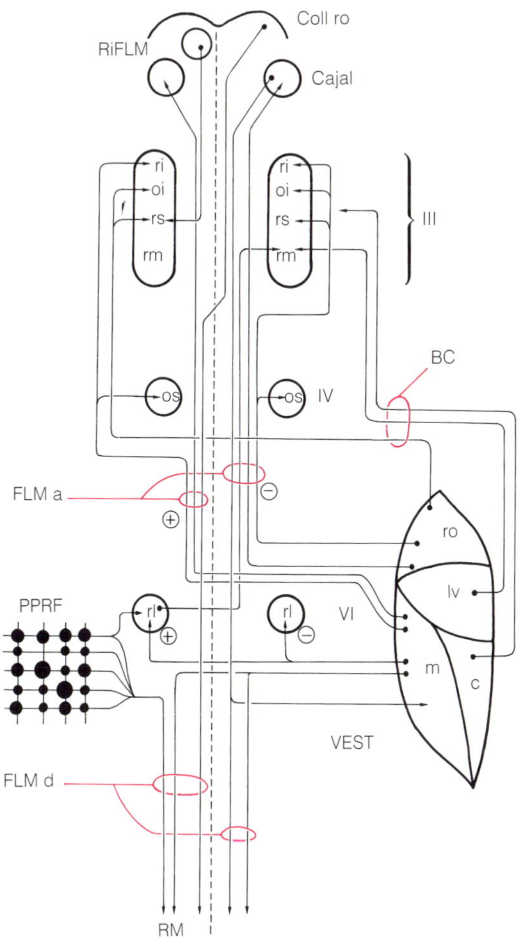

Abb. 16.14-24 Schema einiger wichtiger Verbindungen zwischen Vestibulariskernkomplex und Augenmuskelkernen sowie der wichtigsten Faserkomponenten des Fasciculus longitudinalis medialis und angeschlossener Faserbündel. Der Übersichtlichkeit wegen sind nur gekreuzte und ungekreuzte Efferenzen aus Kerngebieten einer Seite dargestellt. Ipsilateral im FLM aufsteigende Bahnen aus Vestibulariskernen sind hemmend (–), kontralaterale erregend (+).

BC = Brachium conjunctivum; Cajal = Ncl. interstitialis CAJAL; Coll ro = Colliculus superior [rostralis]; FLM = Fasciculus longitudinalis medialis; Ri FLM = Ncl. rostralis interstitialis des Fasciculus longitudinalis medialis; RM = Rückenmark; VEST = Vestibulariskernkomplex (ro = rostraler, m = medialer, c = kaudaler Vestibulariskern, lv = ventraler Anteil des lateralen Vestibulariskerns; III = Okulomotoriuskern mit den Subnuclei für einzelne Augenmuskeln. (ri = M. rectus inferior, oi = M. obliquus inferior, rs = M. rectus superior, rm = M. rectus medialis); IV = Trochleariskern (os = M. obliquus superior); VI = Abduzenskern (rl = M. rectus lateralis); PPRF = paramediane pontine Formatio reticularis. (Modifiziert nach BRODAL [5], PRECHT [28] und BÜTTNER-ENNEVER [6])

Vestibulo-okuläre Reflexe (VOR), die sich dieser Bahnen bedienen, halten die Blickachsen bei Kopf- und Körperbewegung stabil, damit wir fixierte Objekte nicht aus den Augen verlieren.

Bei Lebewesen mit **binokulärem Sehen** müssen diese vestibulär induzierten kompensatorischen Augenbewegungen auch **konjugiert** sein, damit ein Gegenstand zur gleichen Zeit auf den Foveae beider Augen abgebildet wird. Zu diesem Zweck sind vor allem die einzelnen Bogengänge, aber auch die Maculae über die Vestibulariskerne (insbesondere den rostralen und medialen Kern) mit den einzelnen Augenmuskeln in einem *tri-neuronalen, di-synaptischen* Weg verschaltet (1. Neuron = vestibuläre Primärafferenz, 2. Neuron = sekundäres Neuron des Vestibulariskerns, 3. Neuron = Motoneuron des III., IV. und VI. Hirnnerven).

In diesem *direkten* Weg ist jeder Bogengang über *zwei erregende* Schaltungen mit dem ipsi- und kontralateralen Agonisten, und über *zwei hemmende* Schaltungen mit den Antagonisten für die entsprechende konjugierte Bewegung verbunden, welche in der Ebene des stimulierten Bogenganges liegt (z. B. horizontale Augenbewegung bei Reizung des lateralen Bogenganges). Während der Kopfbewegung wird der VOR von Bogengangsimpulsen ausgelöst *(dynamische Komponente)*, nach ihrem Ende wird er vom Makulaapparat unterhalten *(statische Komponente)*. Neben dem direkten Weg gibt es auch einen *indirekten* Weg für vestibulär induzierte Augenbewegungen, welcher über eine Verbindung von den Vestibulariskernen über die PPRF verläuft.

Bei fortgesetzter Bogengangsstimulation, z. B. beim Drehstuhltest, kann man eine rhythmische Abfolge von langsamen konjugierten Augenbewegungen und raschen, entgegengesetzten, ebenso konjugierten Rückholbewegungen beobachten. Dieses Phänomen wird als vestibulärer **Nystagmus** bezeichnet; seine rasche Komponente gibt die Schlagrichtung an. (Auf die verschiedenen Formen des Nystagmus soll hier nicht weiter eingegangen werden.) Nystagmus kann rotatorisch und kalorisch beim Gesunden ausgelöst werden; dabei tritt auch *Schwindel*empfindung und Fallneigung auf. *Spontanes* Auftreten von Nystagmus oder der anderen vestibulären Symptome weist stets auf eine *Erkrankung* des Vestibularapparates hin. Dabei kommt es oft auch zu *vegetativen* Erscheinungen wie Übelkeit, Erbrechen, Blutdruckabfall; Grund dafür sind wohl direkte und indirekte Verbindungen der Vestibulariskerne mit der Formatio reticularis, von wo die Impulse an die „Zentren" für die jeweilige autonome Funktion weitergegeben werden. (Über Vestibulariskerne allgemein s. Kap. 16.14.6.4.2.)

Perihypoglossäre Kerne

Zu diesen um den rostralen Teil des Ncl. n. hypoglossi liegenden Kernen gehören der *Ncl. praepositus (hypoglossi)*, der *Ncl. intercalatus* STADERINI und der *Ncl.* ROLLER (Abb. 16.14-4c u. 5). Diese Kerne, insbesondere der Ncl. praepositus (hypoglossi), entsenden *direkte* **Efferenzen** an die *Augenmuskelkerne*.

Der Ncl. praepositus bezieht seine **Afferenzen** vom gleichseitigen und vom kontralateralen Vestibulariskernkomplex sowie vom gleichseitigen Ncl. interstitialis CAJAL, vom Colliculus superior und vom RiMLF; weiterhin von internukleären Neuronen der Augenmuskelkerne, von der PPRF, aus dem Praetectum (Ncl. tractus optici) und aus dem Rückenmark.

Der Ncl. praepositus *integriert* also Informationen aus verschiedensten Quellen, die mit Planung und Durchführung von Augenbewegungen befaßt sind. Er **projiziert** selbst wiederum zu den meisten dieser Gebiete, neben den Augenmuskelkernen z. B. zu Vestibulariskernen, PPRF, Colliculus superior, Praetectum (Ncl. tractus optici) sowie zu Olive und Kleinhirn (insbesondere Flocculus und angrenzende Gebiete) und zu bestimmten Kernen des Thalamus (vgl. auch Abb. 16.14-35 u. 36).

Man vermutet, daß der Ncl. praepositus neben seiner präokulomotorischen Funktion eine sog. *Efferenzkopie* der künftigen Augenposition erstellt, die von den entsprechenden Kerngebieten „eingerechnet" wird (MCCREA in [6]). So werden vermutlich auch Scheinbewegungen von Gegenständen im Gesichtsfeld während der Blickbewegungen unterdrückt. Solche Scheinbewegungen kann man selbst bei passivem Verschieben der Bulbi durch Druck von außen hervorrufen.

6.1.6 Strukturen mit indirekten Verbindungen zu den Augenmuskelkernen

Es sind dies Kerngebiete, welche aufgrund ihrer engen Verbindungen mit den eben aufgezählten präokulomotorischen Strukturen Bedeutung für Blickbewegungen besitzen, ohne direkt zu Augenmuskelkernen zu projizieren. Genannt seien hier der *Kernkomplex* der *Commissura posterior,* und die *zentrale mesenzephale Formatio reticularis* [6].

Commissura posterior und ihr Kernkomplex (Ncl. commissurae posterioris, NCP)

Dieser Kernkomplex befindet sich ventral der Area praetectalis beidseits des zentralen Graus (Abb. 16.14-12 u. 23). Er läßt sich in mehrere Unterkerne gliedern. **Afferenzen** stammen vor allem aus dem *frontalen Augenfeld* der Hirnrinde, dem *Colliculus superior* und von Kleinhirnkernen *(Ncl. dentatus).* **Efferenzen** gelangen insbesondere zum *Colliculus superior,* aber auch zum *Ncl. interstitialis* CAJAL, zu Anteilen der pontinen und mesenzephalen *Formatio reticularis* (PPRF und cMRF) und zum *Rückenmark.* Die NCP beider Seiten stehen über die Commissura posterior miteinander in Verbindung.

Der NCP soll sich an der Kontrolle *vertikaler* Blickbewegungen beteiligen. Dadurch, und wegen des Verlaufs von Fasern aus dem Ncl. interstitialis CAJAL (s. d.) erhält die **Commissura posterior** ihre Bedeutung für *vertikale* Blickbewegungen. Dazu ist sie wesentlich für die *Lichtreaktion* der Pupille.

Zentrale mesenzephale Formatio reticularis (cMRF)

Im Bereich des Ncl. cuneiformis (s. Kap. 16.14.5.1.1) sind Neurone lokalisiert, die in die Steuerung von *horizontalen* Blickbewegungen involviert sind. Auch dieses Gebiet ist *reziprok* vor allem mit dem Colliculus superior und der PPRF verknüpft.

Auffallend sind die ebenfalls *reziproken* Verbindungen mit dem *limbischen* System (Afferenzen aus der Amygdala, Efferenzen zu Hypothalamus und zentralem Grau, zu Raphekernen und zum Ncl. gigantocellularis). Die cMRF spielt möglicherweise eine Rolle bei Blickbewegungen im Rahmen von Flucht- und Kampfverhalten.

6.2 *Motorische Kerne für Kopfmuskulatur (orofaziale Motonuclei)*

Es seien hier jene Kerne zusammengefaßt, die Gesichtsmuskulatur, Kaumuskeln und Zunge sowie Muskeln von weichem Gaumen, Schlund, Kehlkopf und oberem Teil der Speiseröhre innervieren. Bei den komplizierten Bewegungsabläufen des Kauens, Saugens, Schluckens und Sprechens treten sie *konzertiert* in Aktion, was von Neuronenverbänden der Formatio reticularis *koordiniert* wird. Außer dem Hypoglossuskern gehören alle diese Kerne zur *speziell-viszeroefferenten* Reihe. So soll wegen seiner Herkunft auch der spinale Akzessoriuskern hier besprochen werden.

6.2.1 Ncl. motorius nervi trigemini

Der *motorische Trigeminuskern* stellt eine ovoide Zellgruppe dar, die aus typischen multipolaren Motoneuronen zusammengesetzt ist. Der Kern liegt im Tegmentum der **Brücke** medial der Radix n. trigemini und des sensiblen Hauptkerns (Abb. 16.14-7 u. 34). Er wird von *Trigeminusafferenzen* beeinflußt [5, 20].

Seine dicken efferenten Fasern treten durch die kleine motorische Wurzel aus der Brücke aus. Zellgruppen für die Innervation der einzelnen *Kaumuskeln,* des *M. tensor veli palatini* und des *M. tensor tympani* zeigen eine somatotopische Anordnung.

Propriozeptive Neurone des Ncl. mesencephalicus n. trigemini treten in direkten synaptischen Kontakt mit den Zellen des motorischen Kerns und bilden so die Grundlage für den Eigenreflex der Kaumuskulatur *(Masseterreflex).* Andere *Afferenzen* aus Gesicht und Mundhöhle erreichen ihn über sekundäre Neurone des sensorischen Trigeminuskernkomplexes und vor allem über *Interneurone* der Formatio reticularis, welche auch die Einflüsse aus dem limbischen System vermitteln.

Der motorische Trigeminuskern erhält *absteigende* Fasern aus dem motorischen Kortex über den Tractus corticonuclearis beider Seiten, die teils über Interneurone in der Formatio reticularis, teils direkt auf die Zellen des Kerns projizieren (KUYPERS zit. in [7]).

6.2.2 Ncl. nervi facialis

Der *Ncl. n. facialis* liegt als Kernsäule von etwa 4 mm Länge ventrolateral im kaudalen Teil der **Brückenhaube.** Er ist in die laterale Zone der Formatio reticularis eingelagert, liegt rostral des Ncl. ambiguus, dorsal und kaudal des Ncl. olivaris superior und medial des spinalen Trigeminuskerns (Abb. 16.14-6 u. 17). Entsprechend der hohen Differenzierung der *mimischen Muskulatur* sind seine *Motoneurone* in verschiedene *Subnuclei* gegliedert, welche bei allen bisher untersuchten Spezies sehr ähnlich angeordnet sind [5].

Beim Menschen werden die *periorale* Muskulatur von *ventrolateralen* Zellgruppen, der *M. orbicularis oculi* und die mimische Muskulatur der Stirn von intermediär und *dorsal* gelegenen Neuronen versorgt. Der *M. stapedius,* der *Venter posterior m. digastrici* und vermutlich auch der *M. stylohyoideus* werden von Zellgruppen in der Formatio reticularis *außerhalb* des „klassischen" Fazialiskerns innerviert [31].

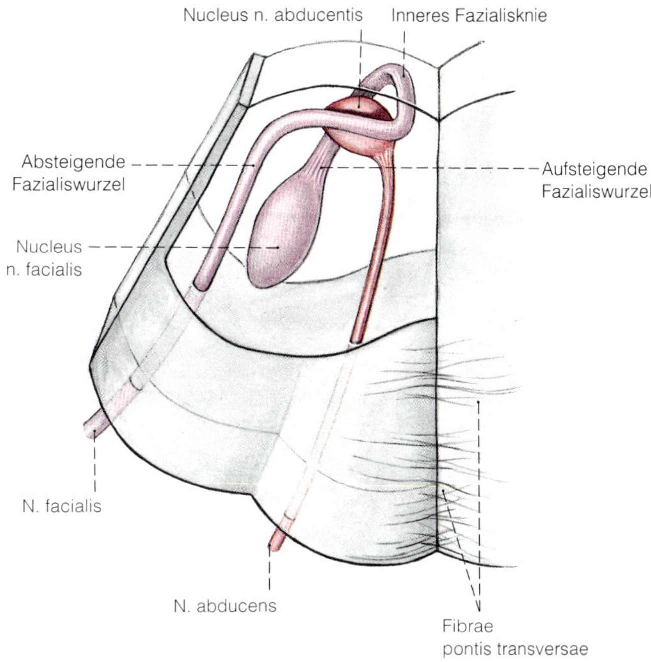

Abb. 16.14-25 Der intrazerebrale Verlauf der Fazialis- und Abduzenswurzel, dargestellt an einem schematisierten dicken Querschnitt durch die kaudale Brücke in der Ansicht von rostral und dorsal. Das Tegmentum und der Boden der Rautengrube sind transparent gedacht. Beachte die räumliche Krümmung des Fazialisknies. (Nach Brodal [4])

Die motorischen Fasern steigen zunächst nach dorsomedial zum Boden der Rautengrube empor und schließen sich dabei zu einem dichtgefügten Strang zusammen, der dorsal und medial des Abduzenskerns nach rostral zieht und die als *Colliculus facialis* bezeichnete Erhebung am Ventrikelboden aufwirft. Das Vorderende des Abduzenskerns umfassend, biegt das Bündel ventralwärts ab und erreicht schräg kaudalwärts geneigt seine Austrittsstelle am kaudalen Brückenrand im sog. Kleinhirnbrückenwinkel.

Wir unterscheiden somit an der intrazerebralen Verlaufsstrecke der motorischen *Fazialiswurzel* einen aufsteigenden und einen absteigenden Schenkel, und dazwischen das Schlußstück des Bogens, das **innere Knie** des Fazialis, *Geniculum (n. facialis)* (Abb. 16.14-25). Beim Austritt aus dem Hirnstamm liegt die Fazialiswurzel etwas rostral und medial vom N. vestibulocochlearis. Zwischen den beiden Nerven erscheint der zarte N. intermedius.

Der Kern des N. facialis **erhält** von *Kortex, Hirnstamm* und *Rückenmark* direkte und indirekte *Projektionen* (Abb. 16.14-26). Über die *direkten* kortikobulbären (-nukleären) Projektionen, welche nur bei Primaten, nicht aber bei niederen Säugern gefunden wurden, wird die *willkürliche Mimik* gesteuert. Die *indirekten* kortikobulbären Projektionen erreichen den Fazialiskern über Interneurone der Formatio reticularis (Kuypers in [7]).

Die **direkten kortikobulbären** Fasern gelangen bilateral zu allen Anteilen des Fazialiskerns. Allerdings erhalten ventrolaterale Zellgruppen (zuständig für die Innervation perioraler Muskeln) wesentlich mehr Projektionsfasern vom *kontralateralen* Kor-

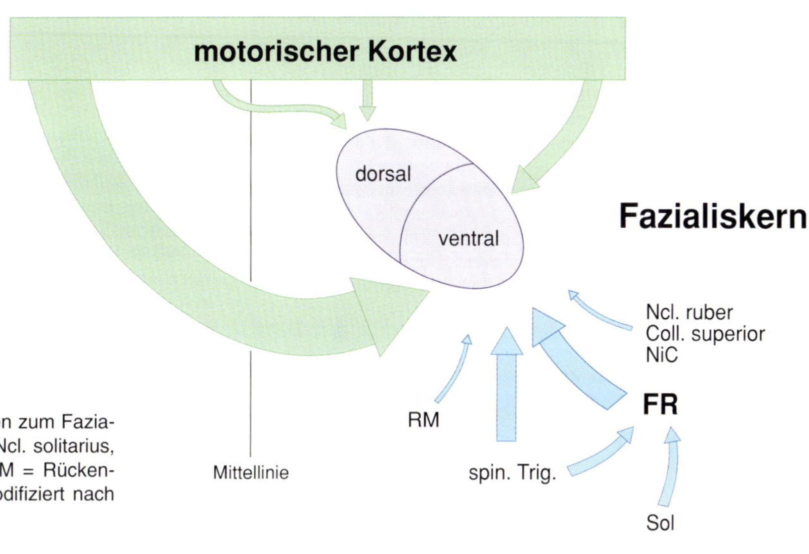

Abb. 16.14-26 Die direkten Projektionen zum Fazialiskern. FR = Formatio reticularis, Sol = Ncl. solitarius, spin. Trig. = spinaler Trigeminuskern, RM = Rückenmark, NiC = Ncl. interstitialis Cajal. (Modifiziert nach verschiedenen Quellen)

tex, während dorsale und intermediäre Neurone (zuständig für die Innervation der Stirn- und periorbitalen Muskulatur) ipsi- und kontralaterale Projektionen etwa in gleichem Ausmaß erhalten, insgesamt weniger als die ventrolateralen Neurone (Abb. 16.14-26) [14].

Dieser Umstand wird zur Erklärung des klinischen Bildes der **zentralen Fazialisparese** herangezogen. Bei dieser Art der Lähmung, die meist im Rahmen eines zerebrovaskulären Insults („Schlaganfall") auftritt und durch Schädigung im Bereich der Capsula interna einer Seite bedingt ist, sind typischerweise nur die mimischen Muskeln der kontralateralen unteren Gesichtshälfte betroffen; die Funktion der Lid- und Stirnmuskeln ist beidseitig intakt, was eben mit der bilateral gleich dichten kortikobulbären Innervation der entsprechenden Zellgruppen gut erklärbar ist. Der Ausfall der mächtigen kortikonukleären Projektion zur gegenseitigen ventrolateralen Zellgruppe fällt auch stärker ins Gewicht als jener der schmächtigen Projektion zu dorsomedialen Neuronen.

Von der kortikal gesteuerten Willkürmimik wird die sog. *emotionelle Mimik* unterschieden, die vermutlich auf indirekten Projektionen des limbischen Systems über die laterale Zone der Formatio reticularis auf den Fazialiskern beruht. Eine differente Steuerung von willkürlicher und emotioneller Mimik wird aufgrund klinischer Erfahrung postuliert, weil bei einer zentralen Fazialisparese oft die unwillkürlichen, emotionellen Gesichtsbewegungen in allen Regionen symmetrisch erhalten sind, während die Willkürmimik die oben beschriebenen Ausfälle zeigt [5, 7].

Von den **direkten subkortikalen** Projektionen sind jene aus den Colliculi superiores, vom kontralateralen Ncl. ruber, von den Nuclei parabrachiales, aus der *Formatio reticularis,* von den sensorischen Trigeminuskernen beider Seiten und aus dem Hinterhorn des zervikalen Rückenmarks [35] erwähnenswert (Abb. 16.14-26).

Darüber hinaus erhält der Fazialiskern Fasern aus *akustischen* Relaiskernen. So projizieren z. B. Neurone im Bereich der oberen Olive auf jene Zellgruppe, welche den M. stapedius innerviert [31].

Fazialisreflexe

Der N. facialis stellt beim **Lidschlußreflex** das efferente Neuron. Die Afferenzen ziehen bei taktilen Reizen (Fremdkörper, Berührung; **Kornealreflex**) im ersten Trigeminusast, bei optischen Reizen (grelles Licht) im N. opticus. Taktile Afferenzen von einem Auge werden nach Umschaltung im Trigeminuskernkomplex vermutlich nur zu einem kleinen Teil direkt an den Fazialiskern weitergegeben, sie gelangen vielmehr über Colliculus superior oder Ncl. ruber zu prämotorischen Arealen in der Formatio reticularis von ventrolateraler Brücke und medialer Medulla, und erst von dort zum Fazialiskern auf beiden Seiten **(konsensueller Reflex).** Lichtreize werden diesen prämotorischen Arealen über das Praetectum oder die oberen Hügel zugeführt. Beim **konditionierten** Lidschlußreflex dürfte der Weg über Kleinhirn und Ncl. ruber führen (Holstege in [27]). Der **Stapediusreflex** (Kontraktion des M. stapedius und dadurch Zügelung der Stapesbewegungen zum Schutz des Innenohrs bei zu großem Lärm) wird über die Cochleariskerne und Neurone der oberen Olive vermittelt [31]. *Propriozeptive Reflexe* aus der mimischen Muskulatur (welche Muskelspindeln enthält) dürften über entsprechende Afferenzen in den Trigeminusästen und Umschaltung in den sensorischen Trigeminuskernen zustande kommen (s. Kap. 16.23).

6.2.3 Ncl. ambiguus (speziell viszeroefferenter Anteil)

Der *Ncl. ambiguus* liegt als schlanke Zellsäule in der ventrolateralen Formatio reticularis (intermediäre Zone) der **Medulla** oblongata. Rostral weicht seine Längsachse etwas nach dorsal ab, so daß sein rostraler Pol dorsomedial vom Ncl. n. facialis zu liegen kommt. Kaudal reicht der Ncl. ambiguus nicht ganz bis zur Pyramidenkreuzung.

Der Kern enthält Motoneurone des IX., X. und des kranialen Anteils des XI. Hirnnerven.

Diese Zellen, deren Axone wie jene des N. facialis ein *„inneres Knie"* bilden und sich erst dann jenen aus dem dorsalen Vaguskern anschließen, innervieren quergestreifte Muskulatur des *weichen Gaumens,* von *Pharynx, Larynx* und *Ösophagus* [3].

Der Kern kann in eine *dorsale* und *ventrale Säule* unterteilt werden. Die dorsale Säule, welche dem Ncl. ambiguus im eigentlichen Sinne als zytoarchitektonisch gut abgrenzbaren Kern entspricht, der auf unserer Querschnittserie deutlich ausgespart erscheint (Abb. 16.14-5), läßt sich wiederum, von rostral nach kaudal, in eine *kompakte, semikompakte* und *lose Formation* gliedern. Eine *somatotopische* Ordnung läßt sich insofern erkennen, als Neurone für Ösophagusmuskulatur die kompakte, solche für Pharynxmuskulatur die semikompakte, und jene für die meisten Larynxmuskeln die lose Formation beherrschen [3]. Die ventrale Säule oder *externe Formation* beherbergt praktisch *keine* branchiomotorischen Neurone und wird zusammen mit dem Ncl. retrofacialis und retroambiguus bei den vegetativen Kernen (s. Kap. 16.14.6.3.1) besprochen.

Direkte **Afferenzen** zum Ncl. ambiguus stammen vor allem aus dem Ncl. solitarius, aus der Formatio reticularis von Pons und Medulla, insbesondere der intermediären und lateralen Zone [18] und vom Kortex (Kuypers in [7]).

6.2.4 Ncl. nervi hypoglossi

Der *Hypoglossuskern* (Abb. 16.14-3 bis 5) ist der kaudalste in der Reihe der *somatoefferenten* Hirnnervenkerne. Er liegt paramedian in der kaudalen **Medulla** oblongata und erstreckt sich bis in den Bereich der Pyramidenkreuzung. Am Boden der Rautengrube wirft er das *Trigonum n. hypoglossi* auf, im geschlossenen Teil der Medulla oblongata liegt er ventral von Zentralkanal und dorsalem Vaguskern.

Ventral von ihm findet man den *Ncl.* Roller, zwischen ihn und dem dorsalen Vaguskern schiebt sich der *Ncl. intercalatus* Staderini, beides sog. perihypoglossäre Kerne (s. Kap. 16.14.6.1.5 und Abb. 16.14-4c).

Die Dendriten der *Hypoglossusmotoneurone* reichen in die lateral anliegende Formatio reticularis, die Axone bündeln sich und ziehen nach ventrolateal zwischen Lemniscus medialis und Oliva inferior zu ihrem Austritt im Sulcus ventrolateralis. Rückläufige Axonkollateralen wie bei spinalen Motoneuronen soll es nicht geben [7].

Zwischen den somatoefferenten Neuronen des Kerns liegen kleinere Zellen. Wahrscheinlich handelt es sich um *Interneurone* oder um *internukleäre Zellen,* die z. B. zum motorischen Trigeminuskern projizieren [1].

Der Ncl. n. hypoglossi läßt sich in mehrere Zellgruppen gliedern. Die *Subnuclei* des Kerns entsprechen den verschiedenen *Ästen* des N. hypoglossus, die wiederum zu den diversen *Muskeln* der *Zunge* ziehen. Neurone im dorsolateralen Kernareal innervieren über den *lateralen* Ast des Nerven die Mm. stylo- und hyoglossus, welche die Zunge zurückziehen *(Retraktoren);* die Mm. genioglossus und geniohyoideus, welche die Zunge herausstrecken *(Protrudoren),* werden von Zellen in medialen und ventralen Kernregionen über den *medialen* Hypoglossusast versorgt. Die Binnenmuskulatur der Zunge wird offensichtlich von Neuronen beider Kernabschnitte innerviert [36]. Der Ncl. n. hypoglossi erhält keine direkten (monosynaptischen) Einflüsse von primärafferenten Fasern. Das ist ein bemerkenswerter Unterschied zu den motorischen Vorderhornzellen im Rückenmark. **Afferenzen** aus der Mundhöhle, der Kaumuskulatur und der Zunge selbst erreichen ihn offenbar nur nach Umschaltung in den sensorischen Trigeminuskernen und im Ncl. solitarius. Fast immer dürfte als weiteres Relais ein Neuron der lateralen Zone der *Formatio reticularis* eingeschaltet sein. *Hypoglossusreflexe* sind somit immer *di-* bis *polysynaptisch.* Vom *Kortex* erhält der Hypoglossuskern *direkte* Einflüsse über den Tractus corticonuclearis, wobei die kontralaterale Projektion überwiegt (KUYPERS zit. in [7]). *Indirekte* kortikale und limbische Projektionen erreichen ihn über die Formatio reticularis [27].

6.2.5 Ncl. (spinalis) nervi accessorii

Der spinale Anteil des N. accessorius stammt aus dem *Ncl. n. accessorii* (Abb. 16.14-2 u. 18). Diese Kernsäule aus typischen Motoneuronen liegt im **Vorderhorn** der Segmente C1–C7.

Es werden zwei *Subnuclei* beschrieben, ein kranial und medial sowie ein kaudal und lateral gelegener, in denen die Motoneurone kompakt angeordnet sind, was eher typisch für motorische Hirnnervenkerne als für motorische Vorderhornzellen ist [16].

Die *Radices spinales* treten segmentweise lateral aus dem Rückenmark und bündeln sich zu einem aufsteigenden Stamm, der sich mit den *Radices craniales* vereint (s. Kap. 16.23).

Der Kern ist der *speziell viszeroefferenten* Reihe zuzuordnen. Seine Neurone sind vermutlich während der Entwicklung aus dem dorsalen Vaguskern ins zervikale Vorderhorn ausgewandert. Auch die vom N. accessorius innervierten Muskeln, *M. sternocleidomastoideus* und *trapezius,* sind während der Entwicklung vom Kopf in Richtung Rumpf und Schultergürtel gewandert [16].

An direkten *Projektionen* **erhält** der Ncl. spinalis n. accessorii Primärafferenzen von den Muskelspindeln der Mm. sternocleidomastoideus und trapezius, verschiedene retikulospinale sowie kortikospinale Fasern aus der Präzentralwindung (KUYPERS zit. in [7]).

6.3 *Vegetative Kerngebiete des Hirnstamms*

Hier sollen **Ursprungskerne** für *allgemein viszeroefferente* und **Endigungskerne** für *viszeroafferente* Fasern sowie Kerngebiete in **Medulla** und **Pons** besprochen werden, welche für die *Regulation* der Funktionen **innerer Organe** (Herz-Kreislauf, Atmung, Verdauungstrakt) größte Bedeutung haben.

Der Ursprungskern für die parasympathische Komponente des III. Hirnnerven (EDINGER-WESTPHAL) fand bereits Erwähnung (s. Kap. 16.14.6.1.1).

6.3.1 Ncl. dorsalis nervi vagi, Nuclei salivatorii und kardioinhibitorische Neurone des N. vagus

Die *parasympathischen präganglionären* Fasern der *Hirnnerven VII, IX* und *X* entspringen von Nervenzellgruppen, die im Tegmentum von der mittleren Brücke bis zur Pyramidenkreuzung anzutreffen sind.

Die Neurone des **oberen Speichelkerns,** des *Ncl. salivatorius superior [rostralis],* liegen in der Umgebung von Fazialiskern und oberer Olive und erstrecken sich auch nach dorsal bis zum Fazialisknie, stellen also keinen exakt begrenzbaren Kern dar (CONTRERAS et al. zit. in [7]).

Die Axone der mehr ventral liegenden Zellen beschreiben, ähnlich jene des Fazialiskerns selbst, ein Knie, bevor sie sich nach ventrolateral bündeln, im N. intermedius austreten und zu postganglionären Neuronen im *Ganglion pterygopalatinum* und *submandibulare* ziehen (s. Kap. 16.23).

Der **untere Speichelkern,** *Ncl. salivatorius inferior [caudalis]* findet sich an der Grenze von Brücke und Medulla (Abb. 16.14-17), ventromedial dem Solitarius- und dorsalen Vaguskern angeschlossen (TÖRK et al. in [27]).

Seine Fasern treten mit dem N. glossopharyngeus aus und gelangen zum *Ganglion oticum* (s. Kap. 16.23).

Der **dorsale Vaguskern** *(Ncl. dorsalis n. vagi)* stellt die größte Ansammlung parasympathischer Neurone im Hirnstamm dar. Er erstreckt sich, stets eng an den Ncl. solitarius (s. unten) angeschlossen, von der rostralen Medulla bis zur Pyramidenkreuzung (Abb. 16.14-17) (TÖRK et al. in [27]).

Der dorsale Vaguskern liegt ventral bzw. ventromedial des *Ncl. solitarius.* Im Bereich ihrer größten Ausdehnung in Höhe des Obex und des kaudalen Viertels der Rautengrube werfen die beiden Kerne das *Trigonum n. vagi* am Ventrikelboden auf.

Der Ncl. dorsalis ist größtenteils aus mittelgroßen Neuronen aufgebaut, die jenen der Seitensäule des Rückenmarks ähneln. Ihre Axone bündeln sich nach ventrolateral und treten in mehreren Wurzeln im Sulcus retroolivaris aus. Die Dendriten dieser Zellen reichen oft weit in den darüberliegenden Solitariuskern, wo sie zum Teil direkte Kontakte mit primärafferenten Vagusendigungen eingehen [18].

Ziel der *parasympathischen präganglionären* Vagusfasern in der Peripherie sind *Ganglien,* welche verstreut im *Respirations-* und *Verdauungstrakt* sowie im Bereich des Herzens und der großen Gefäßabgänge liegen (s. auch Kap. 16.20 u. 23).

Den Zielgebieten entsprechend, scheint es eine gewisse somatotopische Ordnung der präganglionären Zellkörper in Längssäulen zu geben [18].

Neben diesen präganglionären Neuronen gibt es auch kleine Zellen, die als *Interneurone* fungieren und auch teilweise, ähnlich den Neuronen im Solitariuskern, zu anderen Gebieten im Hirnstamm projizieren. Deshalb, und vor allem wegen der engen Verquickung von Solitarius- und dorsalem Vaguskern, spricht man gern vom **„Vagus-Solitarius-Komplex“.**

Zum Ncl. dorsalis n. vagi, zum Teil auch zu den beiden Speichelkernen *projizieren* direkt Neurone des Ncl. solitarius, wodurch hauptsächlich viszeroafferente Information an die viszeroefferenten Zellen weitergeleitet wird; Neurone des Ncl. paraventricularis hypothalami, wodurch die Kerne unter direkte Kontrolle dieses autonomen Regulationszentrums gelangen; der Ncl. centralis amygdalae, wodurch das limbische System direkten Einfluß nimmt sowie Zellgruppen in der lateralen und intermediären Formatio reticularis und in der kaudalen Raphe [18].

Die Mehrzahl der **kardioinhibitorischen Neurone,** welche Herzfrequenz und Herzkraft (Kontraktilität) vermindern, liegt im Bereich der *ventralen Säule* (externen Formation) des *Ncl. ambiguus* (s.d.), zusätzlich zu einer Minderheit im dorsalen Vaguskern, und senden ihre Axone über den N. vagus zu Ganglien im Bereich der Herzbasis [18].

6.3.2 Tractus und Ncl. solitarius

Der *Tractus solitarius* stellt ein Faserbündel dar, das sich im Hirnstamm dorsomedial von der Höhe des Fazialiskerns bis zur Pyramidenkreuzung erstreckt und hauptsächlich aus absteigenden primärafferenten Axonen der Hirnnerven VII, IX und X gebildet wird. Von diesen rostrokaudal ziehenden Fasern gehen Kollateralen ab und endigen im *Ncl. solitarius,* der den Tractus solitarius ummantelt und mit seinen medialen Anteilen im Bereich des Trigonum n. vagi bis unter das Ependym des IV. Ventrikels reicht. Kaudal des Obex verschmelzen die medialen Anteile der Nuclei solitarii beider Seiten zum *Ncl. commissuralis.* Die medialen Abschnitte des Ncl. solitarius und der Ncl. commissuralis liegen dorsolateral bzw. dorsal des Ncl. dorsalis n. vagi (Abb. 16.14-4, 5 u. 17).

Im Bereich des Ncl. commissuralis kreuzen auch Axone des Tractus solitarius die Seite, um kontralateral aufzusteigen. Diese Kommissur wird vor allem von afferenten Axonen des N. vagus benützt.

Ein kleiner Teil von afferenten Fasern des N. intermedius steigt nach dem Eintritt in den Hirnstamm *auf* und erreicht das rostralste Ende des Solitariuskerns, den *Ncl. ovalis,* der sich fast bis zum Niveau des motorischen Trigeminuskerns erstreckt [27].

Vergleichend-anatomische und physiologische Untersuchungen haben gezeigt, daß im Ncl. solitarius eine *somatotopische* und *funktionelle* Gliederung der afferenten Endigungsgebiete existiert ([18] und Törk et al. in [27]).

Der *rostrale* Kernabschnitt (Ncl. ovalis) wird ausschließlich von Endigungen der Geschmacksfasern der Chorda tympani (aus den vorderen zwei Dritteln der Zunge) und des N. petrosus major (vom Gaumen) okkupiert und deshalb als *Ncl. gustatorius* bezeichnet (Norgren in [27]). Geschmacksfasern des N. glossopharyngeus (vom hinteren Zungendrittel) verteilen sich auf das unmittelbar kaudal anschließende Kerngebiet. Somatoafferente Fasern des IX. Hirnnerven enden z.T. vielleicht in denselben Arealen, ziehen aber wohl hauptsächlich zum spinalen Trigeminuskern. Überlappend mit Geschmacksafferenzen endigen somatoafferente Fasern des N. lingualis und alveolaris inferior. Die medialen und *kaudalen* Areale des Ncl. solitarius sowie der Ncl. commissuralis werden von allgemein viszeroafferenten Fasern des N. vagus, vor allem aus dem *Verdauungstrakt,* dominiert; daneben finden sich auch afferente Endigungen aus dem N. glossopharyngeus. *Kardiovaskuläre* Afferenzen verteilen sich vorwiegend dorsal im *mittleren* Kernabschnitt. Endigungen von afferenten Fasern aus dem *Respirationstrakt* finden sich vor allem in *ventrolateralen* Abschnitten des Ncl. solitarius. Überlappungen der verschiedenen viszeroafferenten Endigungsgebiete kommen in unterschiedlichem Ausmaß vor.

Die **Weiterleitung** *allgemein viszeroafferenter* Information aus dem kaudalen Ncl. solitarius, welche hauptsächlich aus dem Innervationsgebiet des N. vagus stammt, erfolgt über die *Parabrachialkerne,* mit oder ohne Umschaltung im ventroposterioren *Thalamus,* zum insulären und orbitalen *Kortex.* Impulse aus *Geschmacksfasern,* die im rostralen Abschnitt des Solitariuskerns eintreffen, werden bei Primaten über die zentrale Haubenbahn wahrscheinlich ipsilateral und *direkt* zum *Ncl. ventromedialis basalis* (Ncl. ventralis posteromedialis, pars parvocellularis) im Thalamus geleitet, von wo sie zum *Kortex* des parietalen Operkulums und der vorderen Insel gelangen (Abb. 16.14-27; Norgren in [27]).

Der Ncl. solitarius ist aber nicht nur Terminalkern für allgemeine und spezielle Viszeroafferenzen und einige allgemein somatoafferente Fasern, sondern vor allem auch ein wichtiges *autonomes* **Integrationszentrum.** Er unterhält größtenteils *reziproke* Beziehungen mit einer Reihe von Gebieten, die sich ihrerseits vegetativen Regulationsaufgaben widmen und selbst *untereinander* in Verbindung stehen. Die wichtigsten davon sind in der Übersicht von Abb. 16.14-27 festgehalten. Über diese Verbindungen erfahren viszeroafferente Impulse, *parallel* zu ihrer „sensorischen Kanalisierung" zur Hirnrinde, eine weite Verbreitung in *übergeordneten* autonomen und limbischen Koordinationszentren (Hypothalamus, Amygdala) und können andererseits auf „niedrigerem" Niveau z.B. über die Projektion zum dorsalen Vaguskern und Ncl. ambiguus zum Aufbau vago-vagaler *Reflexe* verwendet werden.

Die **Projektion** zum *dorsalen Vaguskern* vermittelt vago-vagale Reflexe, die z.B. beim Schluckakt, bei der Steuerung der Magenmotilität und Magensaftsekretion oder bei der Regulation der exo- und endokrinen Pankreasfunktion von Bedeutung sind (s. Kap. 16.20). Solche Reflexe können auch über direkte Kontakte zwischen Dendriten der Zellen des dorsalen Vaguskerns mit vagalen Primärafferenzen zustande kommen (s. oben). Die Verbindung zum *Ncl. ambiguus* betrifft sowohl den branchiomotorischen Anteil wie auch die kardioinhibitorischen Neurone der ventralen Säule und ist für Schluck- und Blutdruckreflexe wesentlich. **Afferenzen** aus dem *Rückenmark* bringen somato- und viszeroafferente Information aus dem gesamten Körper zum Solitariuskern. Die **Projektionen** zur *ventrolateralen Medulla* und *Brücke* sowie zum *Rückenmark* sind Angelpunkte der Kreislauf- und Atemregulation (s. unten). Die *Formatio reticularis* vermittelt auch zwischen Viszeroafferenzen und Solitariuskern einerseits und orofazialen Motoneuronen sowie den Speichelkernen andererseits, was für die Vorgänge bei der Nahrungsauswahl (Lecken, Schmecken) und Nahrungsaufnahme (Kauen, Speichelsekretion) wesentlich ist. Reziproke Verbindungen zu *Parabrachialkernen, zentralem Grau, Hypothalamus* und *limbischem System* sind die anatomische Grundlage für die Verknüpfung von Riechen und Schmecken mit Eßverhalten, und ganz allgemein von Gefühlsleben mit entsprechenden vegetativen Reaktionen. Und schließlich beeinflussen Projektionen **aus** der *Hirnrinde,* vor allem jenen Teilen, die enge Beziehungen zum limbischen System haben (Inselrinde und präfrontaler Kortex), die Integrationsvorgänge im Solitariuskern. Bemerkenswerterweise steht auch das *Kleinhirn* mit dem Ncl. solitarius in wechselseitiger Verbindung, über die es in autonome Regelkreise einbezogen wird.

Der Vagus-Solitarius-Komplex ist außerordentlich reich an den verschiedensten Transmittern und Neuromodulatoren (Monoamine, GABA, verschiedene Peptide). Über ihre funktionelle Bedeutung ist jedoch nur wenig Gesichertes bekannt (Literatur in [18, 25, 27]).

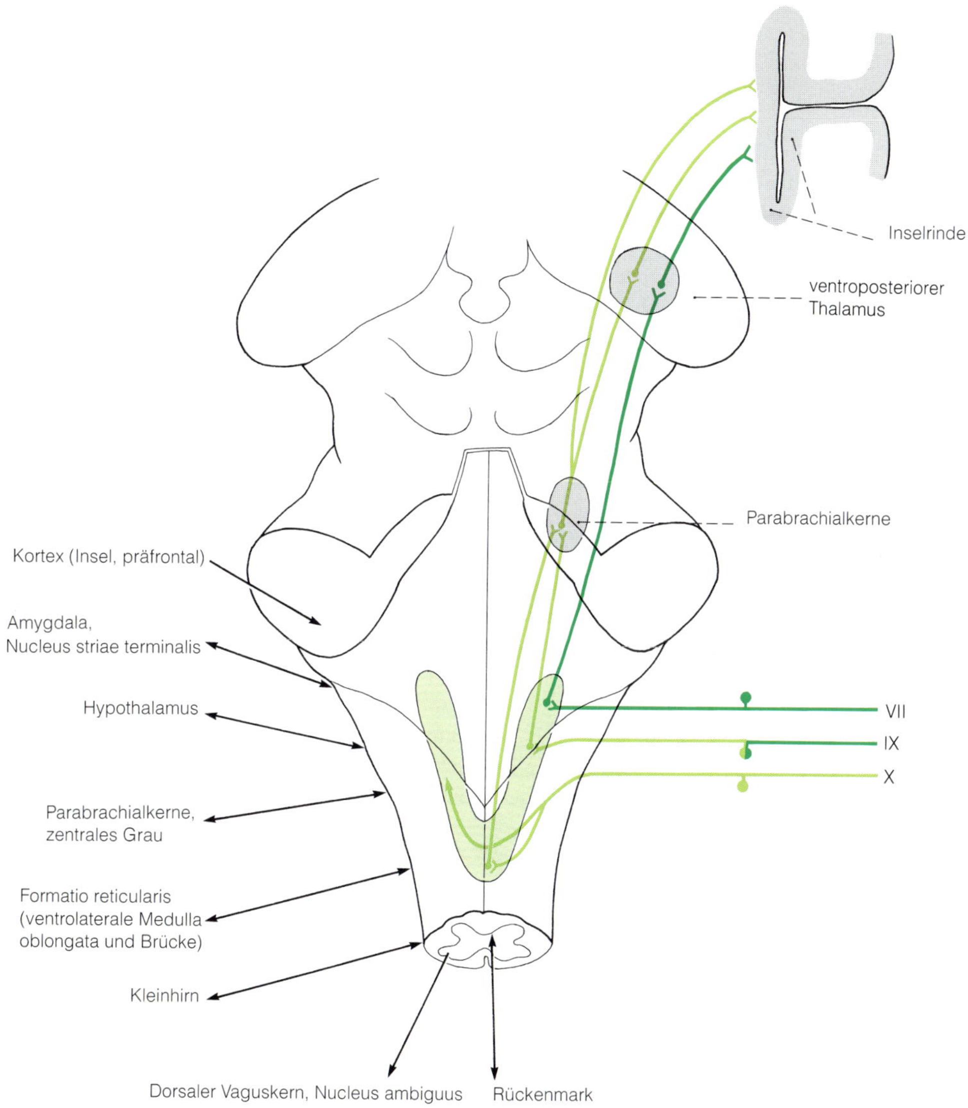

Abb. 16.14-27 Zusammenfassung der Verbindungen des Ncl. solitarius (hellgrün). Rechts Primärafferenzen der Hirnnerven VII, IX und X und ihre „sensorische Kanalisierung" über Parabrachialkerne und Thalamus zur Inselrinde. Links „integrative" und Reflexverbindungen. Dunkelgrün = Geschmacksafferenzen, hellgrün = allgemeine Viszeroafferenzen. (Modifiziert nach Nieuwenhuys [24], Loewy u. Spyer [18] und anderen Quellen)

6.3.3 Ventrolaterale Medulla

Die sog. *ventrolaterale Medulla* (Abb. 16.14-4 u. 5) umfaßt das Gebiet zwischen Olive und spinalem Trigeminuskern und -trakt, weiter kaudal zwischen diesem und der Pyramide. Man unterscheidet eine *kaudale* und eine *rostrale* Hälfte. Sie deckt sich weitgehend mit der ventralen Hälfte der *intermediären Zone* der Formatio reticularis (s. Kap. 16.14.5.1.1) und beherbergt den *Ncl. ambiguus* sowie den *Ncl. reticularis paragigantocellularis lateralis* und den *Ncl. reticularis lateralis.* Sie wird durchzogen von *langen Bahnen,* absteigend dem Tractus rubrospinalis und Teilen des Tractus reticulospinalis, aufsteigend vom Tractus spinothalamicus und Tractus spinocerebellaris anterior [ventralis]. Der Bereich ventral der gut abgrenzbaren dorsalen Säule des Ncl. ambiguus, auch als externe Formation des Kerns bezeichnet (s. d.), beherbergt praktisch keine branchiomotorischen Neurone, sondern *kardioinhibitorische* und *respiratorische* Neurone. Letztere stellen die ventrale respiratorische Gruppe des *Atemrhythmusgenerators* dar (s. unten) ([18] und Törk et al. in [27]).

Der kaudale Abschnitt dieser externen Formation erstreckt sich als *Ncl. retroambiguus* über die Pyramidenkreuzung hinaus ins obere Halsmark, ihr rostraler Anteil wird aufgrund seiner Lage als *Ncl. retrofacialis* bezeichnet [3]. Ventral dieser externen Formation, z. T. mit ihr verzahnt, finden sich zahlreiche katecholaminerge, serotoninerge und Substanz-P-haltige Nervenzellen, durchmischt mit Neuronen, welche chemisch nicht charakterisiert werden können; viele der letzteren dürften Acetylcholin als Transmitter verwenden.

Adrenerge Neurone (C1) liegen in der rostralen, noradrenerge Zellen (A1) in der kaudalen Hälfte der ventrolateralen Medulla. Ein Teil dieser Neurone erreicht mit seinen Dendriten die ventrolaterale Hirnstammoberfläche und könnte den elektrophysiologisch postulierten Liquor-pH-sensitiven Neuronen entsprechen, die als *zentrale Chemorezeptoren* eine Schlüsselrolle in der **Atemregulation** spielen [33]. Vor allem aber haben Neurone der ventrolateralen Medulla eine zentrale Bedeutung für die Regulation des *Blutkreislaufs*. Die rostrale ventrolaterale Medulla **projiziert** ausgiebig zum sympathischen *Ncl. intermediolateralis* des Thorakalmarks und aufsteigend zu Kernen des vorderen *Hypothalamus*, ihre kaudale Schwester auf sie und weiter zu *vasopressinsezernierenden* Neuronen des Ncl. paraventricularis im Hypothalamus. Beide, rostrale und kaudale ventrolaterale Medulla stehen in *reziproker* Verbindung mit dem mittleren Abschnitt des *Solitariuskerns*, der vor allem Afferenzen von Barorezeptoren der Karotis und Aorta erhält. Eine ähnlich intensive Verbindung existiert zwischen den respiratorischen Neuronen der ventrolateralen Medulla und dem ventrolateralen Solitariuskern. Darüber hinaus steht die ventrolaterale Medulla in *reziproker* Verbindung mit den *Parabrachial-* und *Raphekernen* und erhält **Afferenzen** aus *Hypothalamus, Amygdala* und *Ncl. striae terminalis*. Die langen aufsteigenden *Bahnen*, welche die ventrolaterale Medulla durchziehen, geben sehr wahrscheinlich *Kollateralen* an ihre Neurone ab.

Man erkennt, daß die ventrolaterale Medulla, mit der intermediären Zone der Formatio reticularis als ihrem Hauptteil, zusammen mit dem Vagus-Solitarius-Komplex den **„autonomen Radius"** des Hirnstamms darstellt (s. Kap. 16.14.4.1 und 16.14.5.1.1).

6.3.4 Parabrachialkerne

Die *Nuclei parabrachialis medialis* und *lateralis*, ein **Komplex** aus mehreren Subnuclei, umgeben das Brachium conjunctivum (Pedunculus cerebellaris superior) in der rostralen **Brücke** ventromedial und dorsolateral (Abb. 16.14-8). Traditionellerweise werden sie der lateralen Zone der Formatio reticularis zugerechnet.

An der ventrolateralen Kante des Pedunculus wird bei verschiedenen Tierspezies der Ncl. KÖLLIKER-FUSE beschrieben, dessen Identifikation beim Menschen Schwierigkeiten bereitet (PAXINOS et al. in [27]).

Aufgrund ihrer vielfältigen **reziproken Verbindungen** (Abb. 16.14-28) mit dem *Solitariuskern*, der *ventrolateralen Medulla*, dem *Rückenmark*, dem *Hypothalamus*, dem *limbischen System* und dem insulären und präfrontalen *Kortex* stellen die Parabrachialkerne ein **Integrationszentrum** für eine Reihe von viszeralen („autonomen") und somatoviszeralen Regulationsvorgängen dar [18]. Sie spielen eine Rolle als Relais für viszero- und somatoafferente Information zum Thalamus und Kortex, aber auch zu Hypothalamus und limbischen Kernen, und bei der Kreislauf- und Atemregulation (s. d.). Insbesondere sollen sie sich an der Regulation der Durchblutung des Gehirns selbst beteiligen [29].

6.3.5 Area postrema

Die *Area postrema* (Abb. 16.14-4) liegt knapp vor dem Obex am Boden des IV. Ventrikels und stellt ein besonders strukturiertes Kerngebiet dar. Sie wird zu den **zirkumventrikulären Organen** gerechnet (s. Kap. 16.16).

Sie ist dicht vaskularisiert, wobei alle Gefäße von weiten Perivaskulärräumen umgeben sind (Abb. 16.14-29). Die Kapillaren sind fenestriert, was als morphologisches Substrat einer teilweise aufgehobenen Blut-Hirn-Schranke gewertet werden kann; diese Eigenschaft kommt allen zirkumventrikulären Organen zu. Die Neurone der Area postrema sind klein und auch ultrastrukturell oft schwer von Gliazellen zu unterscheiden. Ihre Axone **projizieren** zu bestimmten Abschnitten des anliegenden *Vagus-Solitarius-Komplexes*, aber auch zu weiter entfernt liegenden Strukturen wie etwa den *Nuclei parabrachiales*, zur *ventrolateralen Medulla* und zum *Ncl. fastigii* des Kleinhirns (Abb. 16.14-30).

Die einzige Funktion der Area postrema, welche bisher experimentell gesichert werden konnte, betrifft ihre Rolle als **„Chemorezeptoren-Triggerzone"** für den **Brechreflex.** Substanzen im Liquor und, aufgrund der „undichten" Blut-Hirn-Schranke, auch solche im Blut können die Neurone der Area postrema erreichen und erregen, was wiederum anderen Hirnstammarealen, u. a. einem hypothetischen Brechzentrum, mitgeteilt wird und Erbrechen auslöst (s. u.).

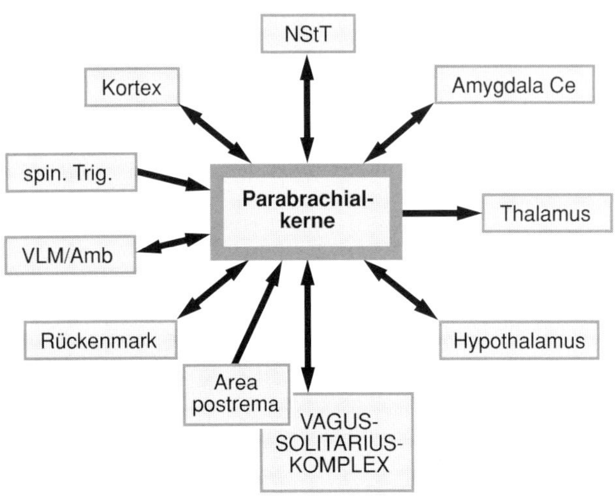

Abb. 16.14-28 Zusammenfassung wichtiger Verbindungen der Parabrachialkerne. NStT = Ncl. striae terminalis, VLM/Amb = ventrolaterale Medulla und Ncl. ambiguus, spin. Trig. = spinaler Trigeminuskern, Amygdala Ce = Ncl. centralis amygdalae. (Modifiziert nach LOEWY u. SPYER [18] und anderen Quellen)

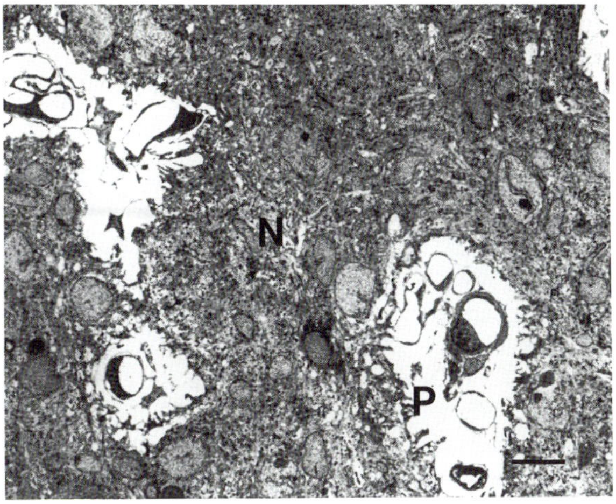

Abb. 16.14-29 Elektronenmikroskopische Übersichtsaufnahme der Area postrema einer Ratte. Beachte die weiten Perivaskulärräume (P) um Arteriolen und Kapillaren. N = Neuropil. Maßstab = 10 µm. (Original: Dr. P. Sandoz)

Vermutlich ist das aber nicht die einzige Bedeutung der Area postrema, denn sie ist auch bei Tierarten, welche nicht erbrechen können, wie z. B. Ratten, ausgebildet. Die Area postrema empfängt auch *vagale Primärafferenzen* aus dem Verdauungstrakt, und eine Rolle des Kerns bei der Steuerung der *Nahrungsaufnahme* und des *Sättigungsmechanismus* wird diskutiert. Auch soll sie eine Rolle bei der Regulation des *Blutdrucks* spielen (Johnson u. Loewy in [18]).

6.3.6 Neuronale Regulation des Blutkreislaufs („Kreislaufzentrum")

Die Regulation des Kreislaufs durch Anhebung oder Senkung von *Herzfrequenz, Kontraktilität* und *Blutdruck* wird durch eine vielfältige, meist *reziproke* Verschaltung von Kerngebieten in Medulla, Pons, Hypothalamus, limbischem System, Kortex einerseits und dem Ncl. intermediolateralis des Thorakalmarks

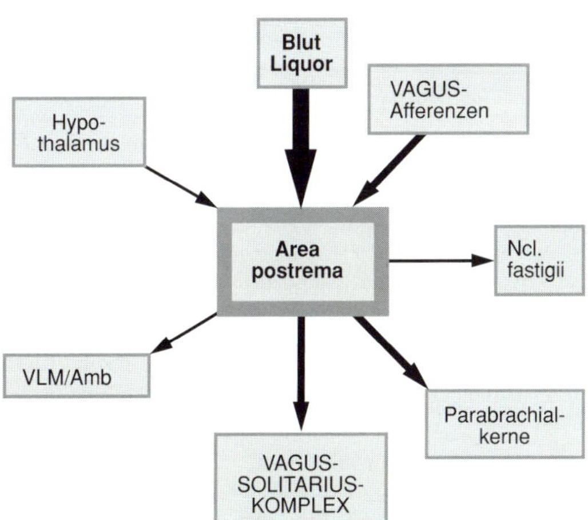

Abb. 16.14-30 Zusammenfassung der wichtigsten Verbindungen der Area postrema. VLM/Amb = ventrolaterale Medulla und Ncl. ambiguus. (Modifiziert nach Johnson u. Loewy in [18])

andererseits bewerkstelligt. Wichtigste Bestandteile dieses Systems sind im Hirnstamm der **Ncl. solitarius** und die **ventrolaterale Medulla** (Abb. 16.14-31).

Afferente Impulse aus peripheren Blutdruck-(*Baro*-)Rezeptoren, die über den IX. und X. Hirnnerven in den Hirnstamm eintreten, werden im Ncl. solitarius *umgeschaltet* und *integriert.* Das barorezeptorische Areal des Solitariuskerns **projiziert** auf *kardioinhibitorische* Neurone in der externen Formation des Ncl. ambiguus, aber auch über einen vermutlich GABAergen Mechanismus auf die rostrale *ventrolaterale* Medulla. Letzteres soll adrenerge Neurone der Gruppe C1 und sog. Schrittmacherzellen mit unbekanntem Transmitter sowie deren *absteigende* Projektion zum *Ncl. intermediolateralis* des Thorakalmarks hemmen, was wiederum den Sympathikotonus *vermindert.* Dadurch **sinken** Herzfrequenz und peripherer Gefäßwiderstand und damit der *Blutdruck.* Projektionen vom Solitariuskern zu den noradrenergen Gruppen A1 und A5 dürften letzten Endes ebenfalls zur Hemmung des Sympathikus beitragen, wobei die Mechanismen im einzelnen nicht geklärt sind.

Dieser Regelkreis bildet die Grundlage des **Baroreflexes,** über den eine *kontinuierliche* Kontrolle des Blutdrucks erfolgt. *Blutdruckanstieg* kann durch verschiedene Mechanismen ausgelöst werden. Oft sind es *Schmerzafferenzen,* die nach Umschaltung im Hinterhorn vermutlich über die Parabrachialkerne und deren Projektion zur rostralen ventrolateralen Medulla eine Erhöhung des Blutdrucks über den Sympathikus bewirken. Das Nebennierenmark und die vasopressinsezernierenden Neurone des Hypothalamus sind die wichtigsten *endokrinen* Partner in diesem Netzwerk (s. entsprechende Kapitel) [18].

Kortex und *limbisches System* können über ihre Verbindungen zum Hypothalamus, zum zentralen Grau (in Abb. 16.14-31 nicht angeführt), zu den Parabrachialkernen, zum Vagus-Solitariuskomplex und zur ventrolateralen Medulla in vielfältiger Weise in die Kreislaufregulation eingreifen, was im Rahmen von Emotionen, Aversions-, Flucht- und Kampfverhalten, ganz allgemein von Streßsituationen zur „passenden" Blutdruckhöhe und Herzfrequenz führt.

Es ist verständlich, daß es in diesem Netzwerk auch vielfältige Störmöglichkeiten gibt, welche z. B. zur Hochdruckkrankheit führen können (Pearson et al. in [27]).

6.3.7 Neuronale Regulation der Atmung („Atemzentrum")

Die rhythmischen Kontraktionen der Atemmuskulatur werden durch Impulse aus *respiratorischen Neuronen* der Medulla oblongata an die Motoneurone des N. phrenicus und der Nn. intercostales ausgelöst. Inspiratorische Zellen liegen im ventrolateralen Subnucleus des **Solitariuskerns** *(dorsomediale respiratorische Gruppe),* inspiratorische und exspiratorische Nervenzellen finden sich in der **ventrolateralen Medulla** (z. T. externe Formation des Ncl. ambiguus und Ncl. retroambiguus, *ventrolaterale respiratorische Gruppe*). Beide zusammen bilden den **Atemrhythmusgenerator** (Abb. 16.14-32).

Da wir auf das fein abgestimmte Konzert von Kreislauf und Atmung angewiesen sind, verwundert es auch nicht, daß beide Funktionen von denselben Arealen des Hirnstamms, nämlich Solitariuskern und ventrolateraler Medulla, gesteuert werden. Die jeweiligen Nervenzellgruppen sind aufs engste miteinander verquickt, so daß dieses Netzwerk auch eher als *„gemeinsamer kardiorespiratorischer Oszillator"* beschrieben werden könnte (Richter u. Spyer in [18]).

Neurone der dorsomedialen Gruppe sollen bilateral auf die ventrolateralen Gruppen projizieren, die ventrolateralen Gruppen beider Seiten tauschen Fasern über die Mittellinie hinweg aus. Rostrale respiratorische Neurone der ventrolateralen Gruppe (in der Gegend des Ncl. retrofacialis) scheinen sowohl dorsomediale wie auch mehr kaudal gelegene Zellen der ventrolateralen Gruppe direkt zu beeinflussen. Fasern aus dorsomedialen und ventrolateralen respiratorischen Neuronen zie-

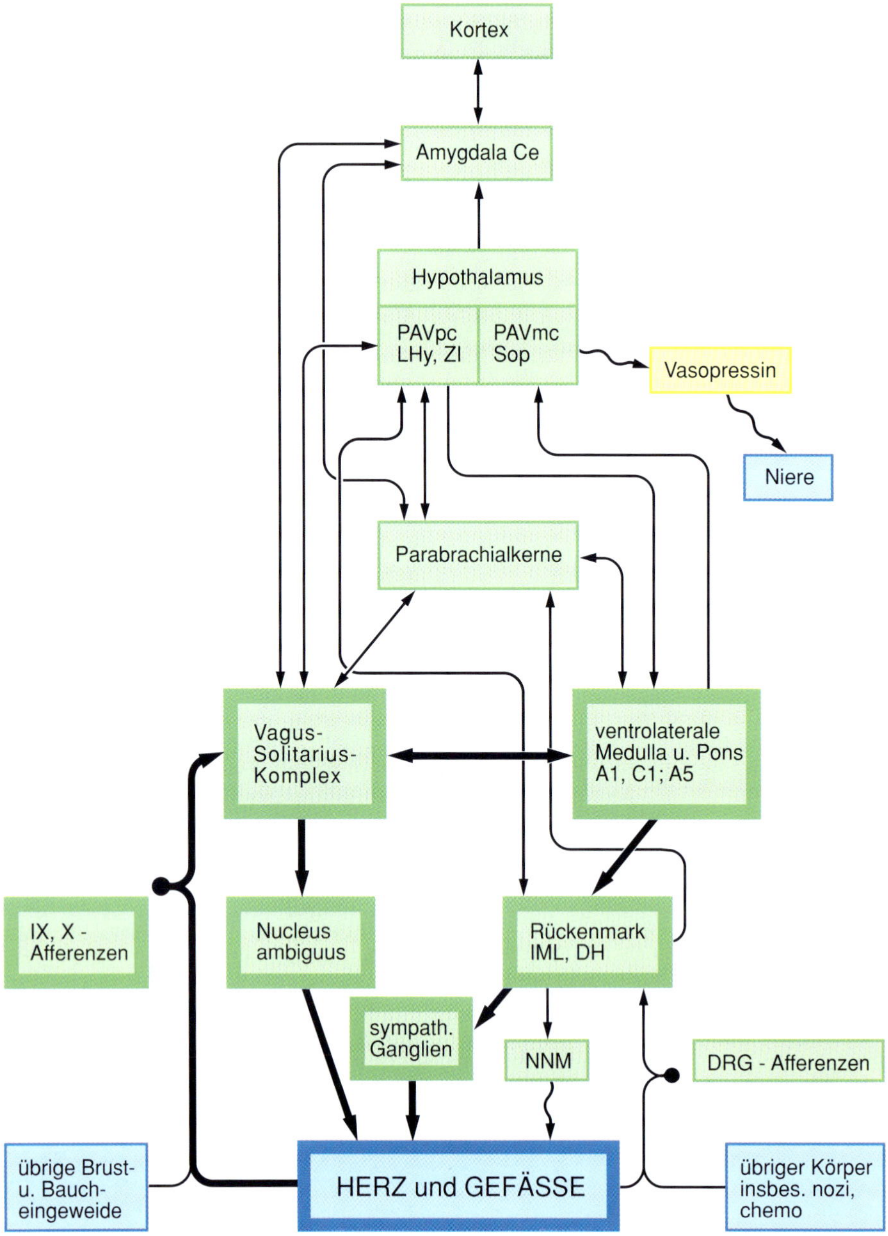

Abb. 16.14-31 Zusammenfassung einiger neuronaler Netzwerke zur Regulation des Blutkreislaufs. Hervorgehoben der Weg des Baroreflexes. NNM = Nebennierenmark, IML = Ncl. intermediolateralis, DH = Hinterhorn des Rückenmarks, DRG = Spinalganglien, A1, C1, A5 = katecholaminerge Zellgruppen, PAVpc, mc = parvozellulärer und magnozellulärer Ncl. paraventricularis hypothalami, Sop = Ncl. supraopticus hypothalami, LHy = lateraler Hypothalamus, ZI = Zona incerta, Amygdala Ce = Ncl. centralis amygdalae, nozi, chemo = nozizeptive und chemorezeptive spinale Afferenzen. (Modifiziert nach Angaben in Loewy u. Spyer [18] und anderen Quellen)

hen zum Zervikal- und Thorakalmark und bilden **synaptische Kontakte** an *Motoneuronen* des *N. phrenicus* und der *Interkostalnerven* aus. Ein wesentlicher Antrieb für den Atemrhythmusgenerator geht von chemorezeptiven Zellen knapp unter der ventrolateralen Oberfläche der Medulla oblongata aus (*zentrale Chemorezeptoren* für Liquor-pH). Neurone des Parabrachialkomplexes sollen als pontines *pneumotaktisches Zentrum* die Aktivität des medullären Atemrhythmusgenerators modulieren. Einfluß auf die respiratorischen Neurone nehmen vor allem aber auch *Lungendehnungsrezeptoren* sowie pulmonale und *arterielle Chemorezeptoren,* welche über die Nn. glossopharyngeus und vagus zum Ncl. solitarius projizieren. Über diese Verbindungen erfolgt die *reflektorische* Anpassung der Atmung an die jeweiligen Erfordernisse. Über ihre Projektionen zum Solitariuskern, zu den Parabrachialkernen und zur ventrolateralen Medulla können *Kortex, limbisches System* und *Hypothalamus* die Atmung in vielfältiger Weise beeinflussen [19].

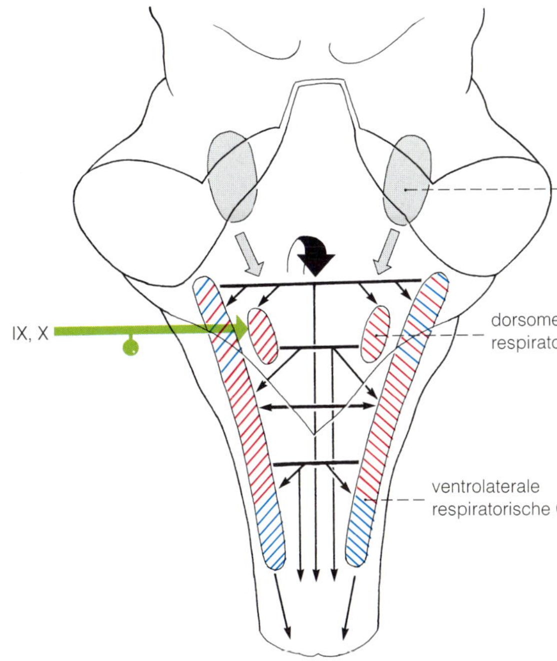

Abb. 16.14-32 Die atemregulatorischen Gebiete des Hirnstamms und ihre Projektionen. Die dorsalen und ventralen Anteile des Atemrhythmusgenerators stehen untereinander in Verbindung und projizieren zu den Motoneuronen der Atemmuskeln. Modulierend wirken zentrale Chemorezeptoren (gebogener schwarzer Pfeil), laryngeale, tracheobronchiale, pulmonale, sowie periphere Chemo- und Baroafferenzen der Hirnnerven IX und X und das pneumotaktische Zentrum. (Modifiziert nach Long u. Duffin [19] und anderen Quellen)

6.3.8 Schluckreflex und „Schluckzentrum"

Der **Schluckakt** ist eine fein abgestimmte Folge von Kontraktionen der Muskulatur von Mundboden, Zunge, Pharynx, Larynx und Ösophagus. Die beteiligten Motoneurone im *motorischen Trigeminus-* und *Hypoglossuskern,* im *Ncl. ambiguus* und im *Ncl. dorsalis n. vagi* sollen ihre Impulse von einem Neuronenverband der lateralen und intermediären *Formatio reticularis* der Medulla oblongata und im *Ncl. solitarius* erhalten [30]. Dieses hypothetische **Schluckzentrum** ist offenbar in der Lage, Aktivierung und Hemmung der Schluckmuskelkerne in richtiger Folge *stereotyp* ablaufen zu lassen, wenn es einmal den Anstoß dazu *(Triggerung),* z.B. durch Reizung der Rachenschleimhaut, bekommen hat **(Schluckreflex).**

Für den Ablauf des motorischen Programms selbst ist eine kontinuierliche afferente Kontrolle (wie z.B. bei Extremitätenbewegungen) *nicht* erforderlich; allerdings *modulieren* Afferenzen aus Rachen und Speiseröhre den Schluckakt und passen so die Ösophagusperistaltik der Größe und Konsistenz des Bissens an [30].

6.3.9 Brechreflex und „Brechzentrum"

Das **Erbrechen,** ein Reflex zur raschen Entfernung von schädigenden Stoffen, z.B. Giften aus dem Magen, kommt durch koordinierte Kontraktion von Magen, Bauchmuskulatur und Zwerchfell bei gleichzeitiger Erschlaffung des oberen und unteren Ösophagussphinkters zustande. **Ausgelöst** werden kann es durch Reizung von *Afferenzen* aus Mundhöhle und Rachen, durch verschiedene Geruchs-, Geschmacks- und optische Eindrücke, durch *Afferenzen* aus dem Gleichgewichtsapparat, durch Reizung *viszeroafferenter* Fasern des N. vagus und N. splanchnicus in der Magen- und Darmwand (z.B. durch $CuSO_4$, „Brechwurz" = *Radix ipecacuanhae* oder viszerale *Schmerzreize*), aber auch durch bestimmte im *Blut* zirkulierende Substanzen, welche Neurone in der *Area postrema* erregen.

Dieser letztere Mechanismus ist wahrscheinlich für das Erbrechen bei einer Reihe von Erkrankungen außerhalb des Gastrointestinaltrakts verantwortlich.

Die verschiedenen Afferenzen und die Area postrema **projizieren** – wahrscheinlich über den Ncl. solitarius, z.T. auch über das Kleinhirn – auf ein hypothetisches **Brechzentrum** in der dorsolateralen *Formatio reticularis* der Medulla oblongata (Martin et al. in [27]) und *triggern* dort den Ablauf des erforderlichen *motorischen Programms.* Das Brechzentrum soll über die entsprechenden Motoneurone, die im dorsalen Vaguskern, in den orofazialen Motonuclei und im Rückenmark liegen, die erforderlichen Muskelkontraktionen und eine Anpassung der Atmung (Atempause während des Brechakts) koordinieren.

6.4 *Somatoafferente Kerngebiete*

6.4.1 Sensorische Trigeminuskerne

Das Gebiet der *sensorischen Trigeminuskerne* erstreckt sich vom **Mittelhirn** über die **Brücke** bis in die kaudale **Medulla** oblongata und über die Hirnstamm-Rückenmarksgrenze weit ins **Zervikalmark** hinein (Abb. 16.14-17 u. 34 sowie Querschnittserie). Die zentralen Neuriten der pseudounipolaren Zellen des Trigeminusganglions treten ventrolateral ins Tegmentum der Brücke ein und erreichen den **sensorischen Hauptkern,** *Ncl. sensorius principalis,* und kaudal davon den **spinalen Trigeminuskern,** *Ncl. spinalis n. trigemini.* Propriozeptive Fasern des N. trigeminus ziehen nach ihrem Eintritt zu ihren Zellkörpern im **mesenzephalen Trigeminuskern,** *Ncl. mesencephalicus n. trigemini.* Ein Teil der zentralen Neuriten dieser Zellen endigt im *Ncl. supratrigeminalis,* der andere im motorischen Trigeminuskern.

Bei Eintritt der Trigeminuswurzel kommt es zu einer Teilung vieler afferenter Fasern in kurze auf- und lange absteigende Kollateralen; andere Fasern steigen entweder auf oder ab, ohne sich zu teilen. Aufsteigende Fasern sind fast immer dicke, markhaltige A-Fasern, die im sensorischen Hauptkern endigen. Absteigende Fasern sind zu einem großen Teil dünne Aδ- oder C-Fasern, die den Tractus spinalis n. trigemini bilden und im zugehörigen Kern endigen. Durch die *Medialdrehung* der Trigeminuswurzel kurz vor Eintritt in die Brücke (s. Kap. 16.23) kommen die Fasern aus dem *N. mandibularis* am weitesten *dorsal*, jene aus dem *N. ophthalmicus* am weitesten *ventral*, und jene aus dem *N. maxillaris dazwischen* zu liegen. Diese Topographie betrifft auch die *Endigungen* der drei Trigeminusäste im spinalen Trigeminuskern und im sensorischen Hauptkern. Somatoafferente Fasern aus den Hirnnerven VII, IX und X schließen sich dorsal an die des N. mandibularis an.

Ncl. sensorius principalis nervi trigemini

Der *sensorische Hauptkern* liegt in der rostralen Brücke lateral des motorischen Trigeminuskerns. In ihm enden vor allem dick myelinisierte Fasern, die feine Druck- und Berührungsempfindungen aus dem Bereich des Gesichts und der Mundhöhle vermitteln. Somit handelt es sich also um einen Relaiskern für die **epikritische Sensibilität** des Gesichts, der den Nuclei gracilis und cuneatus homolog sein dürfte. Nach kaudal zu setzt sich der sensorische Hauptkern ohne deutliche Grenze in die Pars oralis des spinalen Trigeminuskerns fort.

Die meisten Neurone des sensorischen Hauptkerns entsenden ihre Axone nach *Seitenkreuzung* als **Lemniscus trigeminalis** nach rostral, schließen sich dem Lemniscus medialis an dessen dorsolateraler Seite an und enden schließlich im kontralateralen *ventroposterioren Thalamus*, von wo aus ein drittes Neuron an die Gesichtsregion des *Gyrus postcentralis* weiterprojiziert (Abb. 16.14-34).

Vom sensorischen Hauptkern läßt sich ein kleiner dorsomedialer Kernanteil abtrennen, der seinen Zustrom vermutlich von oralen Strukturen erhält. Die Zellen dieses Kernanteils projizieren über den *ungekreuzt* aufsteigenden *Tractus trigeminalis dorsalis* (WALLENBERGsches Bündel) auf den ipsilateralen ventroposterioren Thalamus (Abb. 16.14-34) [7].

Ncl. spinalis nervi trigemini

Der *spinale Trigeminuskern* bildet eine lange Zellsäule medial des Tractus spinalis n. trigemini, die rostral mit der Pars oralis in den sensiblen Hauptkern übergeht und kaudal den Laminae I–V des Hinterhorns des Rückenmarks entsprechend aufgebaut ist und in diese fließend übergeht. Der spinale Trigeminuskern ist Endigungsgebiet von **protopathischen** Afferenzen, soll aber auch *propriozeptive* Afferenzen aus den Augenmuskeln erhalten (s. Kap. 16.23).

Hinsichtlich der Endigungen der Fasern des Tractus spinalis zeigt der spinale Trigeminuskern eine längsverlaufende Lamination entsprechend der Somatotopik der Fasern des Tractus spinalis (s. o.), wobei kaum Überlappung zwischen den Fasern der drei Trigeminusäste besteht. Fasern aller drei Äste ziehen im Tractus spinalis dem Kern entlang bis zur *Pars caudalis* und geben in ihre zugehörigen Kernsektoren Kollateralen ab. A-Fasern für *taktile* Qualitäten enden in *allen* Abschnitten des spinalen Trigeminuskerns, während dünne Aδ-Fasern und marklose C-Fasern für *Schmerz-* und *Temperaturempfindungen* zum allergrößten Teil in der *Pars caudalis* enden sollen [5, 7]. Dabei ist die Gesichtssensibilität so geordnet, daß der kranialste Abschnitt der Pars caudalis dem Hautareal um Mund und Nasenöffnung entspricht, während dazu konzentrische Hautstreifen um so kaudaler repräsentiert sind, je mehr sie sich der Scheitel-Ohr-Kinnlinie nähern (Abb. 16.14-33). Ein Vergleich mit Abb. 16.23-4 zeigt, daß sich jeder der drei Trigeminusäste an der Innervation eines jeden konzentrischen Areals beteiligt. Diese zwiebelschalenartige (*„onion skin"*) Somatotopik geht auf klinische Beobachtungen von DEJERINE zurück und konnte durch neuere Untersuchungen weitgehend bestätigt werden [5].

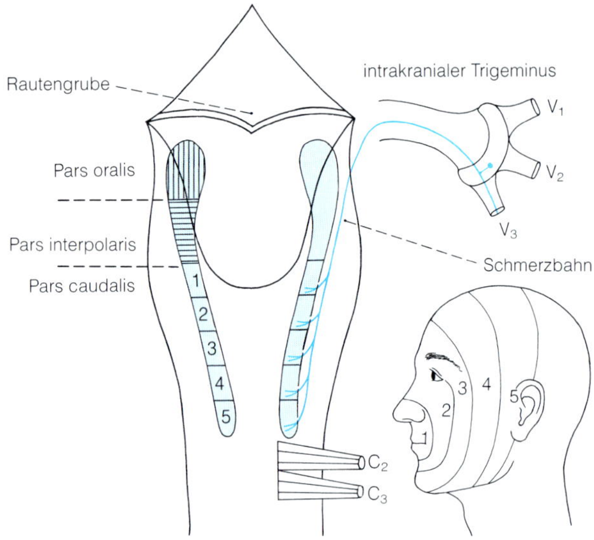

Abb. 16.14-33 Die funktionelle Unterteilung des Ncl. spinalis n. trigemini dargestellt am Beispiel einer Mandibularisafferenz. (Nach KUNC [17])

Der **Pars caudalis** mit ihren Laminae I–V dürfte wie den entsprechenden Zonen des Hinterhorns des Rückenmarks eine integrative Leistung für Schmerz- und Temperaturempfindungen vor ihrer Übertragung auf das 2. Neuron der afferenten Leitung zukommen. In diesem Zusammenhang wird auch das Vorkommen von Substanz P und Enkephalinen in Axonen und Perikaryen besonders in Lamina I diskutiert (PIORO et al. in [27]).

Neben afferenten Fasern aus dem Gebiet des Trigeminus enden im spinalen Kern auch solche aus dem VII., IX. und X. Hirnnerven sowie aus den oberen Zervikalnerven [5].

Pars interpolaris und **Pars oralis** haben nicht mehr den hinterhornähnlichen zytoarchitektonischen Aufbau der Pars caudalis. An ihren Zellen enden taktile Afferenzen aus allen Anteilen des Trigeminus und der anderen genannten Nerven in ähnlicher dorsoventraler Somatotopik wie im sensiblen Hauptkern und in der Pars caudalis.

Die **sekundären** sensorischen Neurone des spinalen Trigeminuskerns *kreuzen* noch in der Medulla oblongata die Seite und steigen im Anschluß an den Tractus spinothalamicus zum kontralateralen *ventroposterioren Thalamus* auf (Abb. 16.14-34) [5, 7].

Die *Pars interpolaris* ist auch durch eine nicht unbedeutende Projektion auf das *Kleinhirn*, direkt und indirekt über die untere Olive sowie auf die *Colliculi superiores* gekennzeichnet (GRANTYN in [6]). Neurone des spinalen Trigeminuskerns senden ihre Axone vor allem auch an die laterale *Formatio reticularis,* die so zu einem wichtigen Vermittler zwischen Trigeminusafferenzen und motorischen Hirnnervenkernen wird, da direkte Projektionen dorthin aus den Trigeminuskernen spärlich sind. Erwähnenswert sind auch Projektionen zu den Parabrachialkernen, den Vestibulariskernen und zum Ncl. ruber. Die Subnuclei des spinalen Trigeminuskerns und der sensorische Hauptkern stehen durch ein System von *internukleären* Verbindungen in Zusammenhang [22].

Dem Verlauf der *Schmerz-* und *Temperaturfasern* aus dem Gesicht zur Pars caudalis trägt eine Behandlungstechnik bei **Trigeminusneuralgie** Rechnung, welche von Sjöqvist als *medulläre trigeminale Traktotomie* eingeführt wurde [5, 17]. Dabei wird der spinale Trigeminustrakt meist knapp kaudal des Obex inzidiert und somit die Schmerzleitung unterbrochen. Die Axone für die übrigen sensorischen Qualitäten, insbesondere die Berührungsempfindung der Cornea, bleiben erhalten, da sie auch oder ausschließlich zu den rostral gelegenen Trigeminuskernen (Partes interpolaris et oralis, Ncl. sensorius principalis) ziehen [5].

Ncl. mesencephalicus nervi trigemini

Der *mesenzephale Trigeminuskern* besteht aus einer schlanken Zellsäule am lateralen Rand des zentralen Höhlengraus und des rostralen Abschnitts des IV. Ventrikels und des Aquaeductus mesencephali. Er ist aus pseudounipolaren Nervenzellen aufgebaut, deren periphere Fortsätze über die kleine Radix motoria des N. trigeminus in die Brücke eintreten und von dort als *Tractus mesencephalicus n. trigemini* entlang des Kerns bis weit ins Mittelhirn aufsteigen (Abb. 16.14-8). Diese Fasern leiten **propriozeptive** Impulse von Rezeptoren im Bereich der Kaumuskeln, der Zähne, des Periodontiums, des harten Gaumens, des Kiefergelenks und angeblich auch der Augenmuskeln (s. Kap. 16.23). Die zentralen Fortsätze dieser Zellen ziehen an den motorischen Trigeminuskern und auch zum Ncl. supratrigeminalis [20].

Ncl. supratrigeminalis

Der Ncl. supratrigeminalis liegt als kleiner Kern dorsomedial des sensorischen Hauptkerns. Er empfängt zentrale Fortsätze der Neurone des Ncl. mesencephalicus und projiziert zum motorischen Trigeminuskern [20].

Zentrale Projektionen zu den Trigeminuskernen

Die sensorischen Trigeminuskerne **erhalten** *absteigende* Projektionen aus dem *Gyrus postcentralis,* die eine rückläufige, somatotopisch organisierte Schleife bilden und vor allem kontralateral enden. Sie greifen *modulierend* in die Erregungsübertragung von den primären auf die sekundären afferenten Neurone ein [5].

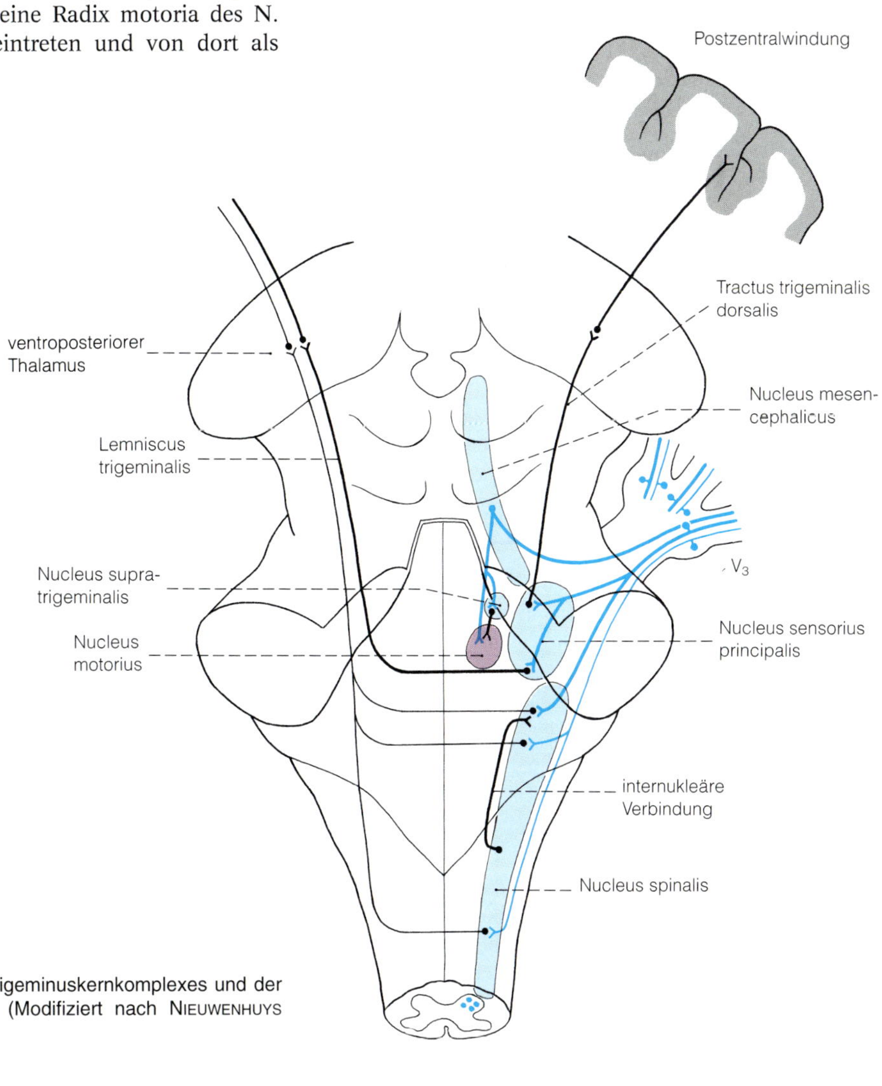

Abb. 16.14-34 Schema des Trigeminuskernkomplexes und der sekundären Trigeminusbahnen. (Modifiziert nach Nieuwenhuys [24] und Luschei [20])

Ferner projizieren verschiedene Gebiete der Formatio reticularis und vor allem der *Locus coeruleus* und *Ncl. raphe magnus* auf die sensorischen Trigeminuskerne.

Trigeminus-Reflexe

Die meisten der obengenannten sekundären Trigeminusprojektionen zur *Formatio reticularis* dienen **Reflexen,** die von der Haut des Gesichts, den Mund- und Nasenschleimhäuten, den Muskeln, Sehnen und Knochen von Kiefern und Gesicht auslösbar sind *(Fremdreflexe).* Einige wichtige Reflexe, welche **Schutzfunktionen** ausüben, seien erwähnt. Die Verschaltung für den *Kornealreflex* (Lidschlußreflex) bei Berühren der Augen wurde bereits in Kap. 16.14.6.2.2 dargestellt. Beim *Tränenreflex* erreichen die Impulse über sekundäre Trigeminusfasern und Formatio reticularis den Ncl. salivatorius rostralis, beim *Niesreflex* den Ncl. ambiguus, das Atemzentrum der Formatio reticularis und das Rückenmark (Motoneurone für Zwerchfell, Interkostal- und Bauchmuskeln).

Der *Masseterreflex* besitzt eine gewisse Bedeutung in der neurologischen Diagnostik. Er wird ausgelöst, indem der Untersucher mit dem Reflexhammer einen leichten Schlag auf das Kinn des Patienten ausführt, wobei dieser den Mund leicht geöffnet hält. Die (normalerweise sehr schwache) Reflexantwort besteht in einer beidseitigen Kontraktion der Kieferschließer. Es ist der *Eigenreflex* der Kaumuskulatur und wird monosynaptisch über die Projektion des Ncl. mesencephalicus n. trigemini auf den motorischen Trigeminuskern ausgelöst.

6.4.2 Vestibulariskerne

Die *Vestibulariskerne* stellen das **Hauptendigungsgebiet** der *Pars vestibularis* des *VIII. Hirnnerven,* des Gleichgewichtsnerven, dar. Sie sollen hier systematisch besprochen werden. Cochleariskerne und Hörbahn werden in Kap. 16.25 abgehandelt.

Intrazerebraler Verlauf der Pars vestibularis und die Nuclei vestibulares

Die **Pars vestibularis** des *VIII. Hirnnerven* tritt medial von der Pars cochlearis im Kleinhirnbrückenwinkel in den Hirnstamm ein und verläuft zwischen Pedunculus cerebellaris inferior und Tractus spinalis n. trigemini nach dorsomedial. Sie besteht aus den zentralen Fortsätzen der bipolaren Ganglienzellen des Ganglion vestibulare, also den **Primärafferenzen** von den Sinneszellen der *Cristae ampullares* der *Bogengänge* und von jenen der *Maculae utriculi* und *sacculi.*

Daneben enthält sie auch die Axone des efferenten vestibulären Systems und das efferente cochleäre Bündel; letzteres gelangt erst in der Peripherie über Anastomosen in die Pars cochlearis [7].

Die primärafferenten Fasern teilen sich im Hirnstamm in aufsteigende und absteigende Äste. Die *aufsteigenden* Äste ziehen zum Ncl. vestibularis rostralis und zum ventralen Teil des Ncl. vestibularis lateralis; einige von ihnen erreichen als *direkte vestibulozerebelläre Fasern* den Kleinhirnwurm. Die *absteigenden* Äste gelangen zum Ncl. vestibularis medialis und zum Ncl. vestibularis caudalis. Einige wenige vestibuläre Primärafferenzen endigen in der Formatio reticularis sowie im Ncl. cuneatus accessorius.

Der **vestibuläre Kernkomplex** liegt dorsal in der **Medulla** oblongata und im kaudalen **Pons,** großteils unter dem Boden des IV. Ventrikels (Abb. 16.14-5, 6 u. 17). Man unterscheidet vier **Hauptkerne,** den *Ncl. vestibularis superior [rostralis], Ncl. vestibularis lateralis* (Deiters), *Ncl. vestibularis inferior [caudalis, descendens, spinalis]* und den *Ncl. vestibularis medialis.*

Der Ncl. vestibularis superior findet sich im kaudalen Brückenabschnitt ventral vom Pedunculus cerebelli superior. Den Ncl. vestibularis *lateralis* (Deiters) trifft man auf der Höhe des Eintritts der Fasern der Pars vestibularis n. VIII an.

Er ist durch sog. *Riesenzellen* gekennzeichnet. Neben diesen besonders großen Neuronen findet man aber auch kleinere Nervenzellen. Aufgrund der Ursprungsverhältnisse des Tractus vestibulospinalis lateralis (s. u.) für zervikale und lumbosakrale Rückenmarkssegmente kann der Deiterssche Kern in ein ventrorostrales Gebiet für die obere, und ein dorsokaudales Gebiet für die untere Extremität unterteilt werden *(forelimb* und *hindlimb area).* Fasern für thorakale Segmente stammen aus einem intermediären Kernbereich. Als *Endigungsgebiet* für vestibuläre Primärafferenzen fungiert nur der *ventrale* Kernabschnitt. Der dorsale Anteil entspricht eher einem Kleinhirnkern, da er massive Projektionen aus der Kleinhirnrinde erhält; er kann mit dem Ncl. fastigii als *output*-Station des Vestibulozerebellums angesehen werden (s. Kap. 16.15).

Der Ncl. vestibularis inferior schließt in der Medulla oblongata kaudal an den Deitersschen Kern an. Er steigt bis zum Niveau des Ncl. cuneatus ab und zeichnet sich durch zahlreiche längsverlaufende Bündel markhaltiger Fasern aus. Der Ncl. vestibularis *medialis* schließlich liegt medial vom Deitersschen und kaudalen Kern unter dem Boden des IV. Ventrikels.

Im Zusammenhang mit den Vestibulariskernen werden verschiedene *kleinere Zellgruppen* beschrieben. Es sind dies der *Ncl. interstitialis n. VIII,* zwischen den Fasern der eintretenden Nervenwurzel gelegen, die *Gruppe x,* welche zwischen kaudalem Vestibulariskern und unterem Kleinhirnstiel eingeklemmt erscheint, und die *Gruppe y* im Bereich des unteren Kleinhirnstiels. Die Lage der *Gruppen f* und *z* beim Menschen ist ungewiß; sie werden bei verschiedenen Tierspezies im kaudalen Vestibulariskern (f) und rostral des Ncl. gracilis (z) beschrieben (Gerrits in [27]). Nur der Ncl. interstitialis n. VIII und Gruppe y erhalten vestibuläre Primärafferenzen. Die übrigen Gruppen empfangen propriozeptive Afferenzen (Kaas in [27]).

Verbindungen der Vestibulariskerne: Überblick

Die Vestibulariskerne unterhalten **reziproke** Verbindungen mit dem Labyrinth, dem Kleinhirn, dem Rückenmark, dem okulomotorischen Apparat, der Formatio reticularis, untereinander und mit dem Vestibulariskernkomplex der Gegenseite, sowie mit der Hirnrinde (Abb. 16.14-35 u. 36); (Gerrits in [27] sowie Highstein u. McCrea in [6]).

Die Verbindungen mit dem okulomotorischen Apparat wurden bereits abgehandelt (s. Kap. 16.14.6.1.4).

Verbindungen mit dem Labyrinth

Die primärafferenten Fasern von den Cristae der *Bogengänge* endigen in *allen* Abschnitten des rostralen, medialen und kaudalen Vestibulariskerns sowie im ventralen Abschnitt des lateralen Vestibulariskerns und im Ncl. interstitialis n. VIII.

Einige Fasern, zumindest aus dem lateralen Bogengang, ziehen zur Formatio reticularis lateral vom Ncl. n. abducentis und zum Ncl. cuneatus accessorius.

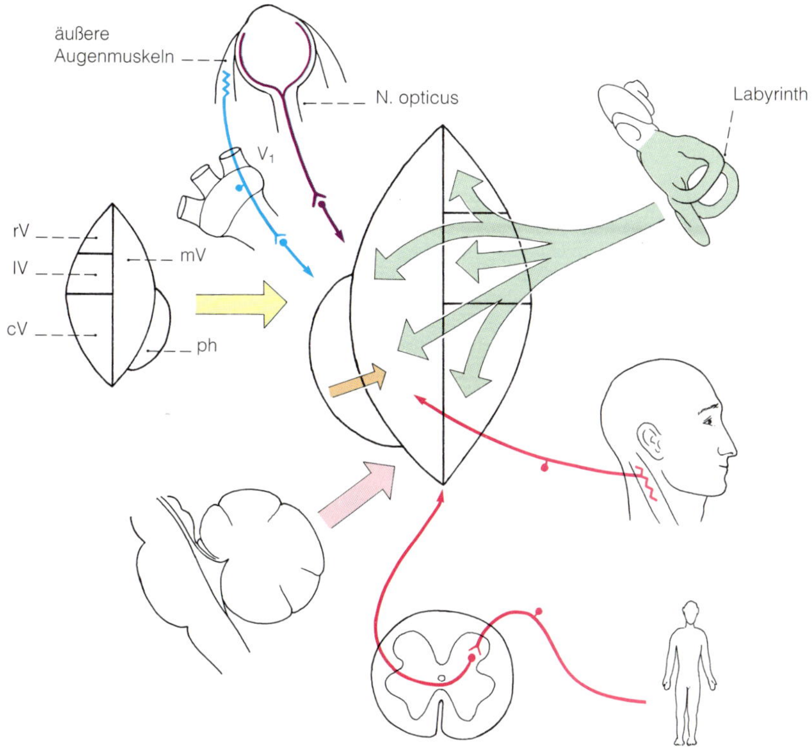

Abb. 16.14-35 Zusammenfassung der Afferenzen zum Vestibulariskernkomplex. V_1 = N. ophthalmicus, rV, lV, cV, mV = rostraler, lateraler, kaudaler und medialer Vestibulariskern (kontralateral), ph = Ncl. praepositus hypoglossi. Näheres s. Text.

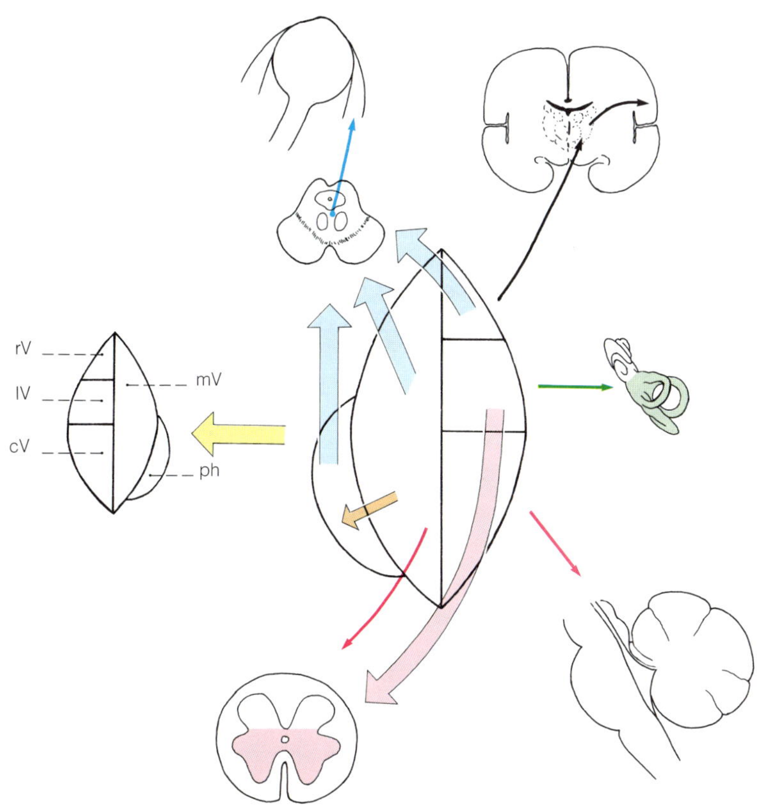

Abb. 16.14-36 Zusammenfassung der Efferenzen des Vestibulariskernkomplexes. Abkürzungen wie in Abb. 16.14-35.

Primärafferenzen aus der *Macula utriculi* endigen dicht im ventralen Abschnitt des Ncl. vestibularis lateralis (DEITERS) und in bestimmten Gebieten des *medialen* und *kaudalen* Kerns. Fasern aus der *Macula sacculi* projizieren zum *kaudalen* Vestibulariskern und zur *Gruppe y*.

Neben diesen direkten Projektionen können vestibuläre Impulse über Interneurone auch Kerngebiete erreichen, die keine direkten Afferenzen aus dem Gleichgewichtsorgan bekommen.

Die Ursprungszellen des *efferenten vestibulären Systems* liegen in der Formatio reticularis lateral vom Abduzenskern, z. T. auch im medialen und lateralen Vestibulariskern. Ihre Axone, weit geringer an Zahl als jene der Primärafferenzen, ziehen zum gleich- und auch gegenseitigen Labyrinth und innervieren dort teils Sinneszellen, teils primärafferente Endigungen. Die vestibulären Efferenzen wirken bei manchen Spezies eher hemmend, bei anderen eher erregend auf die Entladung der primärafferenten Neurone. Ihre funktionelle Bedeutung ist noch Gegenstand der Diskussion.

Verbindungen mit dem Kleinhirn

Neben den Primärafferenzen aus dem Labyrinth erhalten die Vestibulariskerne Projektionen *vom* Kleinhirn. Umgekehrt projizieren – allerdings in viel geringerem Ausmaß – Vestibulariskerne und auch vestibuläre Primärafferenzen *zum* Kleinhirn. Eine innige Verbindung von Vestibulariskernen und Kleinhirn ist wegen der großen Bedeutung beider Strukturen für die *Balance* von Körperhaltung und Bewegungen nicht verwunderlich.

Zerebelläre Afferenzen zu den Vestibulariskernen stammen vor allem aus dem Vestibulozerebellum. Teils sind es direkte Projektionen von den PURKINJE-Zellen der Kleinhirnrinde, teils indirekte über den Ncl. fastigii.

Direkte Projektionen aus dem Vorderwurm gelangen ipsilateral vor allem zu somatotopisch korrespondierenden Abschnitten der dorsalen Hälfte des DEITERSschen Kerns und in geringerem Maße auch zu den übrigen Hauptkernen. Die direkte Projektion aus dem Hinterwurm, ebenfalls vorwiegend zum ipsilateralen DEITERSschen Kern, soll nicht somatotopisch gegliedert sein. Die indirekten Projektionen gelangen über den Ncl. fastigii wiederum in erster Linie zum DEITERSschen Kern. Sie verlaufen gekreuzt und ungekreuzt (s. Kap. 16.15).

Vestibulärer Einfluß *zum* Kleinhirn erfolgt über *primäre* und *sekundäre vestibulozerebelläre Fasern*.

Die *primären* vestibulozerebellären Fasern aus dem Labyrinth ziehen über das Corpus juxtarestiforme und auch den Pedunculus cerebellaris superior zu bestimmten Abschnitten des Kleinhirnwurms, nach neuen Untersuchungen zumindest beim Kaninchen aber nicht zum Flocculus (GERRITS in [27]). Die *sekundären* Fasern stammen vor allem aus dem rostralen, medialen und kaudalen Vestibulariskern sowie benachbarter akzessorischer Kerngruppen und gelangen an verschiedene Abschnitte des Wurms. Zum Flocculus projizieren insbesondere der rostrale Vestibulariskern und die Gruppen y und x. Primäre und sekundäre vestibulozerebelläre Afferenzen endigen als Moosfasern.

Verbindungen mit dem Rückenmark

Die **Hauptfunktion** der Vestibulariskerne scheint darin zu bestehen, Information aus dem Gleichgewichtsorgan und dem Kleinhirn zu verarbeiten, um damit den **motorischen** Apparat zu *beeinflussen*. Dies kommt morphologisch darin zum Ausdruck, daß die Vestibulariskerne mit dem Rückenmark vor allem *efferent* verbunden sind. In relativ geringerem Ausmaß gibt es auch afferente, also spinovestibuläre Verbindungen. Drei Bahnen zum Rückenmark stehen den Vestibulariskernen zur Verfügung: *Tractus vestibulospinalis lateralis, medialis* und *inferior [caudalis]* (s. auch Kap. 16.13).

Der *Tractus vestibulospinalis lateralis* stammt aus dem Ncl. vestibularis lateralis (DEITERS) und verläuft ipsilateral bis hinab zu lumbosakralen Rückenmarkssegmenten. Die Fasern zum Zervikalmark nehmen vom ventrorostralen, jene zum Lumbosakralmark vom dorsokaudalen Kernabschnitt ihren Ausgang.

Vestibulospinale Fasern zu lumbalen Segmenten stammen auch aus bestimmten Anteilen des medialen und kaudalen Vestibulariskerns *(Tractus vestibulospinalis inferior)*.

Der *Tractus vestibulospinalis medialis* nimmt seinen Ausgang hauptsächlich vom Ncl. vestibularis medialis und gelangt bilateral zu den zervikalen und oberen thorakalen Segmenten.

Der mediale Vestibulariskern zählt andererseits neben dem rostralen Kern zu den Hauptempfängern von Bogengangsafferenzen und hat enge Verbindungen mit dem okulomotorischen System. Kopfbewegungen, welche durch Hals- und Nackenmuskulatur bewerkstelligt werden, vestibulär induzierte Augenbewegungen und Bogengangsfunktion stehen in engstem Zusammenhang, welcher in den Faserverbindungen des Ncl. vestibularis medialis seinen Ausdruck findet.

Das Rückenmark seinerseits *projiziert* zu den Vestibulariskernen. Die Fasern steigen bilateral vor allem zum medialen und kaudalen Kern auf. Von dort nehmen wiederum sekundäre vestibulozerebelläre Fasern ihren Ausgang, so daß eine **spino-vestibulo-zerebelläre** Bahn zustande kommt.

Ein wichtiger Ursprung für spinovestibuläre Bahnen ist der *Ncl. cervicalis centralis* im oberen Halsmark, einerseits Hauptziel propriozeptiver Halsafferenzen, andererseits Empfänger einer Projektion aus dem medialen Vestibulariskern und somit ein Integrationsort für propriozeptive und vestibuläre Information. Er projiziert vor allem direkt zum Kleinhirn (s. Kap. 16.13).

Unter den spinalen Afferenzen finden sich aber auch *primärafferente Fasern* aus der Nackenmuskulatur und vermutlich den Gelenken der Halswirbelsäule, welche über den Hinterstrang zum kaudalen und medialen Vestibulariskern aufsteigen [23]. Die Wechselwirkung von propriozeptiven Impulsen aus dem Halsbereich und vestibulären Impulsen ist für die Haltungs- und Bewegungskontrolle äußerst wichtig (s. u.).

Andere Afferenzen stammen aus dem spinalen Trigeminuskern. Auf diesem Weg gelangt unter anderem propriozeptive Information aus den Augenmuskeln zu den Vestibulariskernen.

Verbindungen mit der Formatio reticularis

Afferenzen zu den Vestibulariskernen stammen aus der medialen pontomedullären Formatio reticularis und dürften oft Kollateralen retikulozerebellärer Bahnen sein. Über diesen Weg gelangen *indirekte* Informationen aus *verschiedensten* Teilen des ZNS an den Vestibulariskernkomplex.

Insbesondere dürfte der Ncl. reticularis tegmenti pontis visuelle Impulse aus dem Praetectum an den medialen Vestibulariskern weiterleiten und so eine Alternative zum schon länger bekannten Weg *optischer* Signale über Praetectum – Olive – Kleinhirn zu den Vestibulariskernen darstellen.

Efferenzen zur Formatio reticularis stammen aus allen vestibulären Hauptkernen. Sie gelangen zur PPRF (s. Kap. 16.14.6.1.5) und zum Ncl. gigantocellularis, wodurch der Weg zum *okulo-* und *spinalmotorischen System* offensteht, sowie zu den Nuclei reticularis lateralis, paramedianus und tegmenti pontis, welche ihrerseits zum *Kleinhirn* projizieren.

Von dort wiederum ziehen Bahnen vor allem zum Ncl. vestibularis lateralis (DEITERS), so daß ein **vestibulo-retikulo-zerebello-vestibulärer** Kreis geschlossen wird. Und schließlich kommt auch der Beitrag vestibulärer Impulse zur *„arousal reaction"* über die Verbindung mit der Formatio reticularis zustande (s. ARS, Kap. 16.14.5.1.2).

Vestibuläre Kommissuren und intrinsische Verbindungen

Mit Ausnahme des lateralen Vestibulariskerns sind alle Kerne des Komplexes über mehr oder weniger intensive Verbindungen über die Mittellinie hinweg miteinander verbunden. Diese *kommissuralen* Projektionen verbinden gleichnamige Kerne beider Seiten miteinander, geben aber auch Kollateralen zu benachbarten Vestibulariskernen ab. Verbindungen über die Mittellinie spielen offenbar für Kerne mit starkem afferenten Einstrom aus dem Bogengangsapparat (vor allem medialer und rostraler Vestibulariskern) eine große Rolle. Über die Kommissuren werden erregende und hemmende Einflüsse mitgeteilt [28]. Darüber hinaus stehen die einzelnen Kerne des Komplexes einer Seite untereinander und mit dem Ncl. praepositus in Kontakt *(intrinsische Verbindungen)*.

Verbindungen mit Thalamus und Großhirnrinde

Als sensorisches System verfügt auch der Vestibularisapparat über eine *spezifische* Projektion zum Thalamus und weiter zum Kortex. (Die *unspezifische* Projektion über das ARS gelangt letztlich auch zum Kortex.)

Über einen nicht genau bekannten Weg gelangen Fasern aus den Vestibulariskernen bilateral zum *Ventralis-Intermedius-Komplex* und auch zum *ventroposterioren* Kernkomplex des Thalamus (BÜTTNER u. BÜTTNER-ENNEVER in [6] s. Kap. 16.16). Von dort verläuft die **zentrale Gleichgewichtsbahn** einerseits zu einem Rindenareal am rostralen Ende des Sulcus intraparietalis (Area 2v), andererseits zu einem Gebiet in der Tiefe des Sulcus centralis (Area 3a) [11]. Diese Rindenareale dienen offenbar der *bewußten* Wahrnehmung unserer Stellung im Raum. In den Kortexarealen und den vorgeschalteten Thalamuskernen treffen auch Impulse aus Muskelspindeln ein, so daß es zu einer *Konvergenz* von vestibulärer und propriozeptiver Information kommt [11]. Vestibuläre Impulse erreichen auch die motorische Rinde und somit das pyramidale System.

Neben einem *multisynaptischen,* soll, zumindest beim Affen, auch ein *direkter* Weg vom *Parietalkortex* **zu** den Vestibulariskernen existieren [10]. Bemerkenswerterweise projiziert dieses Kortexareal auch zu anderen subkortikalen Strukturen, die in die *Okulomotorik* involviert sind (Colliculus superior, dorsolaterale Brückenkerne, Ncl. praepositus).

Vestibuläre Reflexe und Balance

Der **Vestibularapparat** (Labyrinth und Vestibulariskerne mit ihren neuronalen Verbindungen) dient der **reflektorischen Kontrolle** der Körper-, Kopf- und Augenstellung bei Bewegungen, aber auch in Ruhe. Er arbeitet innig mit Propriozeptoren und dem optischen System zusammen. Diese *funktionelle Verzahnung* ermöglicht eine gemeinsame Beeinflussung des motorischen Apparates. An den Schaltstellen des jeweiligen Systems treffen vestibuläre, propriozeptive und optische Impulse im Sinne einer *multisensorischen Konvergenz* zusammen.

Diese Konvergenz konnte z. B. im Vestibulariskernkomplex, in der Formatio reticularis, in den Colliculi superiores sowie im Kleinhirn und in der Großhirnrinde gezeigt werden (Literatur in [23]).

Eine solche *dreifache* Sicherung der **Balance** erlaubt eine ausreichend sichere Orientierung und Bewegung im Raum auch bei Auslauf eines der drei Systeme (z. B. Gehen im Dunkeln oder bei Zerstörung des Labyrinths durch Erkrankungen), wobei die Anpassung an die neue Situation unterschiedlich lang dauert. Über seine reflektorischen Aufgaben hinaus trägt der Vestibularapparat zur *bewußten* Raumorientierung bei.

Wird unser Körper gedreht oder gekippt, was aktiv oder passiv, willkürlich oder unwillkürlich geschehen kann, so lösen die Impulse aus dem Bogengangs- und Makulaapparat über die Vestibulariskerne **vestibulospinale Reflexe (VSR)** aus. Wenn wir uns z. B. nach vorne oder hinten fallen lassen, wird automatisch durch VSR und spinale Muskeldehnungsreflexe der Tonus der Unterschenkelmuskulatur so verändert, daß die Balance wiederhergestellt wird. Da die Gravitation eine Linearbeschleunigung ist, wird sie von den Maculae registriert, welche vorwiegend auf den Ncl. vestibularis lateralis (DEITERS) projizieren. Über den Tractus vetibulospinalis lateralis wird der Tonus der Extensoren erhöht, um der Gravitation entgegenzuwirken. Somit sind die VSR eine wichtige Voraussetzung für *Stehen* und *Gehen.* Wird die erregende Wirkung des lateralen Vestibulariskerns auf die Extensoren enthemmt, z. B. durch eine Verletzung im Bereich des Mittelhirns, tritt bei solchen Patienten eine Streckstarre der Extremitäten auf (*Enthirnungsstarre,* s. Kap. 16.13).

VSR wirken auch auf die Halsmuskulatur und dadurch auf die Kopfstellung. Wird der Körper um verschiedene Achsen gedreht, so erfolgt gleichzeitig eine kompensatorische Gegenbewegung des Kopfes, um dessen Ausgangslage zu erhalten. Diese Gegenbewegung hilft bei der Stabilisierung der Blickachsen.

Da bei höheren Wirbeltieren der Kopf beweglich dem Körper aufsitzt, registriert der Vestibularapparat eigentlich nur die Kopfstellung. Auf die Lage des ganzen Körpers kann nur „geschlossen" werden, wenn die relative Stellung des Kopfes zum Körper bekannt ist. Diese wird von Rezeptoren in den Gelenken der Halswirbelsäule und der Nackenmuskulatur registriert und dem Ncl. cuneatus accessorius und cervicalis centralis sowie bestimmten Vestibulariskernen mitgeteilt. *Labyrinth* und *Propriozeptoren des Nackens wirken zusammen als* **Körperstellungsrezeptor.** Reflexe durch Erregung der Halsrezeptoren (sog. *Halsreflexe,* ausgelöst z. B. durch passives Kopfdrehen) beeinflussen Extremitäten- und Rumpfmuskulatur. Beim Erwachsenen in die Gesamtmotorik eingebaut und isoliert kaum darstellbar, können sie bei Neugeborenen und Säuglingen gut demonstriert werden und bilden mit *vestibulären Stellreflexen* die Grundlage der neurologischen Diagnostik in dieser Altersstufe.

6.4.3 Hinterstrangkerne: Ncl. gracilis, Ncl. cuneatus und Ncl. cuneatus accessorius[1]

Zwischen den Faserbündeln des *Fasciculus gracilis* treten kaudal des Obex Gruppen von Nervenzellen auf, welche weiter rostral zahlreicher werden und den *Ncl.*

[1] Üblicherweise wird der Ncl. cuneatus accessorius nicht zu den Hinterstrangkernen gezählt. Da er aber Hinterstrangafferenzen aus dem Fasciculus cuneatus erhält, zu denselben Zielgebieten wie die beiden anderen Hinterstrangkerne projiziert (Kleinhirn und Thalamus) und die „klassischen" Hinterstrangkerne *auch* propriozeptive Afferenzen weiterleiten, gibt es wenig Grund, ihn auszuschließen.

gracilis bilden. Ventral vom *Fasciculus cuneatus* nimmt der *Ncl. cuneatus* an Masse zu. Lateral des Ncl. cuneatus liegt der *Ncl. cuneatus accessorius [lateralis, externus]*, der weiter nach rostral reicht und dann zwischen kaudalem Vestibulariskern und Pedunculus cerebellaris inferior eingezwängt erscheint (s. Querschnittserie). In diesen Kernen endigen **taktile** (Ncl. gracilis und Ncl. cuneatus) und **propriozeptive** (alle drei Kerne) Afferenzen der *Hinterstränge.*

Entsprechend der Hinterstrangsomatotopik (s. Kap. 16.13) ist die untere Körperhälfte im Ncl. gracilis, die obere Körperhälfte (mit Ausnahme des Kopfes) im Ncl. cuneatus repräsentiert. Der Ncl. cuneatus accessorius empfängt Spindelafferenzen von Muskeln des Halses und der oberen Extremität, ebenfalls in somatotopischer Ordnung.

Zytoarchitektonisch können Ncl. gracilis und cuneatus in *zentrale, rostrale* und *kaudale* Abschnitte unterteilt werden, in denen die verschiedenen Rezeptortypen unterschiedlich repräsentiert sind. Afferenzen zum zentralen Abschnitt stammen vor allem von schnell adaptierenden Typ-I-Afferenzen (MEISSNERsche Körperchen) und von langsam adaptierenden Rezeptoren (MERKELsche Tastscheiben und RUFFINIsche Körperchen). Rostrale Abschnitte empfangen Afferenzen aus Muskelspindeln, Gelenken und langsam adaptierenden Hautafferenzen, während sich solche aus PACINIschen Körperchen auf kaudale Kernabschnitte konzentrieren (KAAS in [27]).

Neben den Primärafferenzen endigen in den Hinterstrangkernen Axone von Hinterhornzellen als sog. *postsynaptische Hinterstrangbahn* (s. Kap. 16.13).

Die wichtigsten **efferenten** Bahnen der Hinterstrangkerne sind aus den Nuclei *gracilis* und *cuneatus* der **Lemniscus medialis,** welcher die Axone der sekundären Neurone nach Seitenkreuzung zum ventroposterioren Kernkomplex des *Thalamus* führt, von wo die Bahn zum somatosensorischen *Kortex* ausgeht; aus dem *Ncl. cuneatus accessorius* der **Tractus cuneocerebellaris,** der vorwiegend ipsilateral zum *Kleinhirnwurm* und zu intermediären Hemisphärenabschnitten projiziert.

Allerdings gibt es aus dem Ncl. gracilis und vor allem Ncl. cuneatus auch Bahnen zum Kleinhirn, wie auch aus dem Ncl. cuneatus accessorius Projektionen zum Thalamus. Die thalamischen und zerebellären Projektionen aus den jeweiligen Kernen stammen von getrennten Zellpopulationen [26].

Hervorzuheben sind auch noch Projektionen aus den Nuclei gracilis und cuneatus zum *Colliculus superior* und *inferior* sowie zur unteren *Olive*.

Die Hinterstrangkerne **erhalten** *absteigende* Fasern vom vor allem kontralateralen somatosensorischen Kortex, der so die Verarbeitung primärafferenter Information beeinflussen kann (KUYPERS zit. in [7]). Weitere **Afferenzen** stammen vom *Locus coeruleus* und den kaudalen *Raphekernen.* Auch gibt es Hinweise auf ein System von *Interneuronen* in den Hinterstrangkernen, welches die Informationsverarbeitung lokal regulieren dürfte.

6.5 *Ncl. ruber und präzerebelläre Kerne*

6.5.1 Ncl. ruber

Der *Ncl. ruber* ist der größte Kern des **Mittelhirns.** Er stellt das Zentrum der Mittelhirnhaube und den *Hauptkern* der *zentralen Haubenbahn* dar (Abb. 16.14-11). Walzenförmig und im Querschnitt annähernd rund, reicht er vom kaudalen Rand des Colliculus superior aufwärts bis ins *Zwischenhirngebiet* (Abb. 16.14-18). Seine typisch rötliche Farbe geht auf eisenhaltiges Pigment zurück. Der Kern besteht aus einem kaudalen *magnozellulären* und einem rostralen *parvozellulären* Anteil.

Das Ausmaß der beiden Teile variiert bei verschiedenen Spezies; beim Menschen ist der magnozelluläre Anteil nur klein. Die Größe des parvozellulären Anteils geht mit der Entwicklung der Kleinhirnkerne, insbesondere des Ncl. dentatus parallel.

Der Ncl. ruber wird von zahlreichen Bündeln markhaltiger Fasern durchsetzt (Abb. 16.14-11). Es handelt sich in erster Linie um Fasern des Brachium conjunctivum ascendens, die

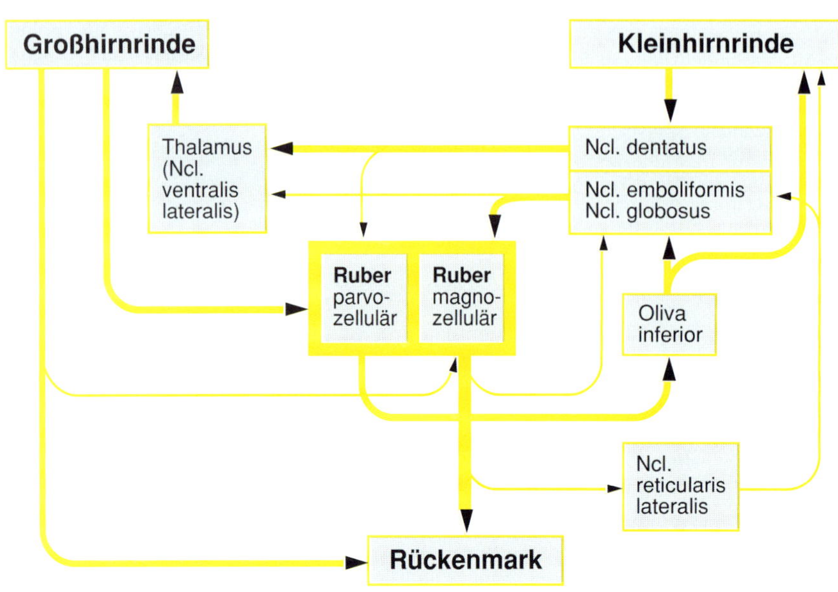

Abb. 16.14-37 Verbindungen des Ncl. ruber; Erklärung im Text. (Modifiziert nach KENNEDY [15])

den Kern in kaudorostraler Richtung z. T. durchsetzen, z. T. in ihm enden. Auch Wurzelfasern des N. oculomotorius ziehen auf ihrem Weg zur Fossa interpeduncularis durch den Ncl. ruber hindurch, und schließlich durchsetzen Fasern des Fasciculus retroflexus *(Tractus habenulointerpeduncularis)* den rostralen Pol des Kerns.

Afferenzen

Die *afferenten* Fasern zum Ncl. ruber stammen vor allem aus zwei Quellen, nämlich aus dem **Cerebellum** und dem **Cortex cerebri** (Abb. 16.14-37). Beide Leitungen sind somatotopisch organisiert.

Die *Projektionen* aus dem **Kleinhirn:** Die Fasern des *Brachium conjunctivum ascendens,* die aus den Nuclei dentatus, emboliformis und globosus hervorgehen, treten nach *Seitenkreuzung* im Mittelhirn in den kontralateralen Ncl. ruber ein bzw. umgeben ihn.

Der Großteil der Fasern aus dem *Ncl. dentatus* zieht nach rostral über den Ncl. ruber hinaus, vor allem zum *Thalamus* (und von dort weiter zum Kortex), nur ein kleiner Teil endet im *kleinzelligen* Abschnitt des roten Kerns. Die Fasern aus den *Nuclei emboliformes* und *globosi* enden hingegen zu 90% im Ncl. ruber, und zwar im *magnozellulären* Teil.

Die *Projektionen* aus der **Großhirnrinde:** Der *Tractus corticorubralis* steigt in der Capsula interna ab und endet an allen Teilen des *gleichseitigen* Ncl. ruber.

Beim Affen sollen 90% der kortikorubralen Fasern für den *parvozellulären* Anteil bestimmt sein, der Rest, oft *Kollateralen* der Pyramidenbahn, für den *magnozellulären* Teil. Der großzellige Teil des Ncl. ruber erhält seine Projektionen hauptsächlich vom Gyrus praecentralis, aber auch von prämotorischen Rindenfeldern. Die Ursprungsareale der kortikorubralen Fasern für den *kleinzelligen* Anteil sind *ausgedehnter* und schließen neben prämotorischen auch zinguläre Rindenfelder ein [15].

Efferenzen

Die *efferenten* Leitungen des Ncl. ruber gehen zum **Rückenmark,** weiterhin hauptsächlich über die **Olive,** aber auch direkt ans **Kleinhirn** und an Kerne des Hirnstamms (Abb. 16.14-37).

Der *Tractus rubrospinalis* tritt aus dem medialen Rand des Ncl. ruber hervor, *kreuzt* die Mittellinie in der *Decussatio tegmenti ventralis* (FOREL)[1] und steigt in der ventrolateralen Brücke und Medulla zum Rückenmark ab, wo er ventral vom Tractus corticospinalis lateralis zu finden ist.

Die Fasern entspringen, zumindest bei Affen, nur aus dem kaudalen, *großzelligen* Teil des Ncl. ruber und sind somatotopisch geordnet. Der Großteil der Axone endigt schon im Halsmark. Viele Fasern dürften beim Menschen nur dünn sein, was die Identifikation der Bahn in den kaudalen Rückenmarksabschnitten erschwert. Allerdings spricht vieles dafür, daß auch beim Menschen der Tractus rubrospinalis das Rückenmark in seiner ganzen Länge durchzieht. Die Fasern enden in den Laminae V–IX an Inter- und Motoneuronen.

Im rostralen Bereich der Brücke verlassen den Tractus rubrospinalis einige Fasern und treten über den oberen Kleinhirnstiel ins Kleinhirn ein. Diese *rubrozerebellären* Fasern ziehen vor allem an die Nuclei emboliformis und globosus und stellen eine somatotopisch organisierte rubrozerebelläre Feedback-Leitung dar.

Andere Fasern verlassen den Tractus rubrospinalis und gelangen als *gekreuzte rubrobulbäre* Fasern zum Fazialiskern und zum lateralen Brückentegmentum, zum sensorischen Hauptkern und spinalen Kern des Trigeminus, zu den Hinterstrangkernen und zum Ncl. reticularis lateralis.

Der **Hauptanteil** *rubrobulbärer* Fasern stammt jedoch aus dem kleinzelligen Abschnitt des Kerns und projiziert *ungekreuzt* über die zentrale Haubenbahn zur *unteren Olive* (Hauptkern und mediale Nebenolive). Diese *rubrooliväre* Projektion aus dem *parvozellulären* Anteil stellt einen Abschnitt einer **kortiko-rubro-olivozerebellären** Leitung dar. Sie geht von recht ausgedehnten Kortexfeldern aus und erhält Feedback aus dem Kleinhirn über die dentatothalamische Projektion.

Der *Tractus rubrospinalis* hingegen kann als **Fortsetzung** der **kortikorubralen** Projektion auf den *magnozellulären* Anteil betrachtet werden, wodurch eine aus zwei Neuronen aufgebaute, somatotopisch organisierte, *extrapyramidale* Bahn von der Großhirnrinde zum Rückenmark zustande kommt. Der magnozelluläre Anteil wiederum steht in direkter reziproker Beziehung zum Kleinhirn.

So kommt es im Ncl. ruber zur *Verschränkung* zweier **Feedbackschleifen,** die beide über das Kleinhirn verlaufen, deren eine aber insbesondere auch die Großhirnrinde einbezieht. *Beide* Schleifen haben letztlich Zugang zum **motorischen** Apparat des Rückenmarks über den *Rubrospinaltrakt.*

Der Rubrospinaltrakt steuert wie die Pyramidenbahn vor allem die feinen Bewegungen distaler Extremitätenabschnitte (Hand und Finger). Im Gegensatz zur Pyramidenbahn spielt er seine Rolle aber hauptsächlich bei *automatischen* Bewegungen, während jene für das Erlernen *neuer* Bewegungen unabdingbar ist. Wird eine neu erlernte Bewegung Routine, so dürfte die rubrooliväre Projektion beim „Umschalten" von pyramidaler auf rubrospinale Bewegungskontrolle zum Zuge kommen [15].

[1] *Decussationes tegmenti (Haubenkreuzungen):* Die rostral der Decussatio brachiorum conjunctivorum in der Raphe der Mittelhirnhaube kreuzenden absteigenden Faserbündel aus den Colliculi superiores und aus dem Ncl. ruber bilden die Decussationes tegmenti. In deren dorsalem Anteil kreuzen Tractus tectospinalis und Tractus tectobulbaris unmittelbar ventral der Okulomotoriuskerne und des Fasciculus longitudinalis medialis (*dorsale Haubenkreuzung* nach MEYNERT, s. Kap. 16.14.6.1.5); im ventralen Abschnitt kreuzen Tractus rubrospinalis, Fibrae rubrocerebellares und rubrobulbares (*ventrale Haubenkreuzung* nach FOREL).

6.5.2 Brückenkerne

Die Nervenzellmassen der Brückenbasis, die *Nuclei pontis,* sind die *Relaiskerne* der Bahn vom Kortex zum Kleinhirn *(Tractus cortico-ponto-cerebellaris).* Sie erhalten aber auch *Afferenzen* von den Colliculi superiores, dem Praetectum, dem Locus coeruleus und, rückläufig, von den Kleinhirnkernen.

6.5.3 Ncl. reticularis tegmenti pontis, Ncl. reticularis paramedianus und Ncl. reticularis lateralis

Der *Ncl. reticularis tegmenti pontis* liegt paramedian im ventralen Brückentegmentum (Abb. 16.14-7 u. 19). Er empfängt *Afferenzen* vom Kortex, insbesondere dem frontalen Augenfeld, von Colliculus superior, Praetectum, Kleinhirnkernen, Vestibulariskernen und internukleären Neuronen des Okulomotoriuskerns und *projiziert* zum Kleinhirn. Auch soll er optische Impulse aus dem Praetectum den Vestibulariskernen zuführen. Er spielt eine im einzelnen nicht geklärte Rolle bei Augenbewegungen [6].

Die Neurone des *Ncl. reticularis paramedianus* liegen eingebettet zwischen den Bündeln des Lemniscus medialis in der Medulla oblongata. Seine *Afferenzen* erhält er vor allem von der PPRF und anderen mit Okulomotorik befaßten Strukturen, und *projiziert* ausschließlich zum Kleinhirn, insbesondere zum Flocculus. Auch er ist in die Steuerung von Augenbewegungen involviert [6].

Der *Ncl. reticularis lateralis* liegt ventrolateral in der kaudalen Medulla oblongata (Abb. 16.14-4). Seine *Afferenzen* stammen, bis zu einem gewissen Grad somatotopisch geordnet, vor allem aus dem Rückenmark und dem Kortex, aber auch vom Ncl. ruber und von Kleinhirnkernen. Er fungiert aufgrund seiner *Projektion* zum Kleinhirn als Relais in einer spinozerebellären Bahn für somato- und viszeroafferente Information.

Die drei genannten Kerne bilden den Hauptteil des *Tractus reticulocerebellaris.*

(Über Ncl. olivaris inferior [caudalis] s. Kap. 16.15)

Literatur

[1] Aldes, L. D.: Topographically organized projections from the nucleus subceruleus to the hypoglossal nucleus in the rat: A light and electron microscopic study with complementary axonal transport techniques. J. comp. Neurol. 302 (1990) 643–656.
[2] Berger, B., P. Gaspar, C. Verney: Dopaminergic innervation of the cerebral cortex: unexpected differences between rodents and primates. TINS 14 (1991) 21–27.
[3] Bieger, D., D. A. Hopkins: Viscerotopic representation of the upper alimentary tract in the medulla oblongata in the rat: the nucleus ambiguus. J. comp. Neurol. 262 (1987) 546–562.
[4] Braus, H., C. Elze: Die Anatomie des Menschen, Band III. Springer, Berlin 1932.
[5] Brodal, A: Neurological Anatomy, 3rd ed. Oxford University Press, Oxford 1981.
[6] Büttner-Ennever, J. A. (ed.): Neuroanatomy of the Oculomotor System. Elsevier, Amsterdam 1988.
[7] Carpenter, M. B., J. Sutin: Human Neuroanatomy, 8th ed. Williams & Wilkins, Baltimore 1983.
[8] Cunningham, E. T., P. E. Sawchenko: Anatomical specificity of noradrenergic inputs to the paraventricular and supraoptic nuclei of the rat hypothalamus. J. comp. Neurol. 247 (1988) 60–76.
[9] Drew, T., S. Rossignol: Functional organization within the medullary reticular formation of intact unanesthetized cat. I. Movements evoked by microstimulation. J. Neurophysiol. 64 (1990) 767–781.
[10] Faugier-Grimaud, S., J. Ventre: Anatomic connections of inferior parietal cortex (area 7) with subcortical structures related to vestibulo-ocular function in a monkey *(Macaca fascicularis)*. J. comp. Neurol. 280 (1989) 1–14.
[11] Fredrickson, J. M., H. H. Kornhuber, D. W. F. Schwarz: Cortical projections of the vestibular nerve. In: Kornhuber, H. H. (ed.): Handbook of Sensory Physiology, Vol. 6, Pt. 1, pp. 565–582. Springer, Berlin 1974.
[12] Hobson, J. A.: Sleep and dreaming. J. Neurosci. 10 (1990) 371–382.
[13] Huerta, M. F., J. K. Harting: Connectional organization of the superior colliculus. TINS 7 (1984) 286–289.
[14] Jenny, A. B., C. B. Saper: Organization of the facial nucleus and corticofacial projection in the monkey: A reconsideration of the upper motor neuron facial palsy. Neurology 37 (1987) 930–939.
[15] Kennedy, P. R.: Corticospinal, rubrospinal and rubro-olivary projections: a unifying hypothesis. TINS 13 (1990) 474–479.
[16] Krammer, E. B., M. F. Lischka, T. P. Egger, M. Riedl, H. Gruber: The motoneuronal organization of the spinal accessory nuclear complex. Advanc. Anat. Embryol. Cell Biol. 103 (1987) 1–62.
[17] Kunc, Z.: Vertical trigeminal partial nucleotomy. In: Bonica, J. J., J. C. Liebeskind, D. G. Albe-Fessard (eds.): Advances in Pain Research and Therapy, Vol. 3, pp. 325–330. Raven Press, New York 1979.
[18] Loewy, A. D., K. M. Spyer (eds.): Central Regulation of Autonomic Functions. Oxford University Press, Oxford 1990.
[19] Long, S. E., J. Duffin: The medullary respiratory neurons: a review. Canad. J. Physiol. Pharmacol. 62 (1984) 161–182.
[20] Luschei, E. S.: Central projections of the mesencephalic nucleus of the fifth nerve: an autoradiographic study. J. comp. Neurol. 263 (1987) 137–145.
[21] McGinty, D., R. Szymusiak: Keeping cool: a hypothesis about the mechanisms and functions of slow-wave sleep. TINS 13 (1990) 480–487.
[22] Nasution, I. D., Y. Shigenaga: Ascending and descending internuclear projections within the trigeminal sensory nuclear complex. Brain Res. 425 (1987) 234–247.

[23] NEUHUBER, W. L., W. ZENKER, S. BANKOUL: Central projections of cervical primary afferents in the rat. Some general anatomical principles and their functional significance. In: ZENKER, W., W. L. NEUHUBER (eds.): The Primary Afferent Neuron – A Survey of Recent Morpho-Functional Aspects, pp. 173–188. Plenum Press, New York 1990.

[24] NIEUWENHUYS, R., J. VOOGD, C. VAN HUIJZEN: The Human Central Nervous System. Synopsis and Atlas. Springer, Berlin 1978.

[25] NIEUWENHUYS, R.: Chemoarchitecture of the Brain. Springer, Berlin 1985.

[26] OSTAPOFF, E. M., J. I. JOHNSON: Distribution of cells projecting to thalamus vs those projecting to cerebellum in subdivisions of the dorsal column nuclei in raccoons. J. comp. Neurol. 267 (1988) 211–230.

[27] PAXINOS, G. (ed.): The Human Nervous System. Academic Press, San Diego 1990.

[28] PRECHT, W.: The physiology of the vestibular nuclei. In: KORNHUBER, H. H. (ed.): Handbook of Sensory Physiology, Vol. 6, Pt. 1, pp. 353–416. Springer, Berlin 1974.

[29] REIS, D. J., C. IADECOLA, M. NAKAI: Control of cerebral blood flow and metabolism by intrinsic neural systems in brain. In: PLUM, F., W. PULSINELLI (eds.): Cerebrovascular Diseases, pp. 1–25. Raven Press, New York 1985.

[30] ROMAN, C., J. GONELLA: Extrinsic control of digestive tract motility. In: JOHNSON, L. R. (ed.): Physiology of the Gastrointestinal Tract, 2nd edition, pp. 507–553, Raven Press, New York 1987.

[31] ROUILLER, E. M., M. CAPT, M. DOLIVO, F. DERIBAUPIERRE: Neuronal organization of the stapedius reflex pathways in the rat: a retrograde HRP and viral transneuronal tracing study. Brain Res. 476 (1989) 21–28.

[32] SAPER, C. B.: Function of the locus coeruleus. TINS 10 (1987) 343–344.

[33] SMITH, J. C., D. E. MORRISON, H. H. ELLENBERGER, M. R. OTTO, J. L. FELDMAN: Brainstem projections to the major respiratory neuron populations in the medulla of the cat. J. comp. Neurol. 281 (1989) 69–96.

[34] STONE, E. A., M. A. ARIANO: Are glial cells targets of the central noradrenergic system? A review of the evidence. Brain Res. Rev. 14 (1989) 297–309.

[35] TANAKA, T.: Cells of origin of the spinofacial pathway in the cat: a HRP study. Brain Res. 142 (1978) 580–585.

[36] UEMURA-SUMI, M., N. MIZUNO, S. NOMURA, N. IWAHORI, Y. TAKEUCHI, R. MATSUSHIMA: Topographical representation of the hypoglossal nerve branches and tongue muscles in the hypoglossal nucleus of macaque monkeys. Neurosci. Lett. 22 (1981) 31–35.

[37] WARWICK, R.: Representation of the extraocular muscles in the oculomotor nuclei of the monkey. J. comp. Neurol. 98 (1953) 449–503.

[38] WILLIAMS, P. L., R. WARWICK: Gray's Anatomy, 36th ed. Churchill Livingstone, Edinburgh 1980.

16.15 Innerer Aufbau und Leitungsbahnen des Kleinhirns

R. MAYR mit Ergänzungen von K. AKERT

1 *Vorbemerkung*

Die Makroskopie des Kleinhirns ist in Kap. 16.7 dargestellt. Im folgenden wird der Aufbau der Rinde, der Marklager, der zentralen Kleinhirnkerne und der internen und externen Leitungsbahnen beschrieben.

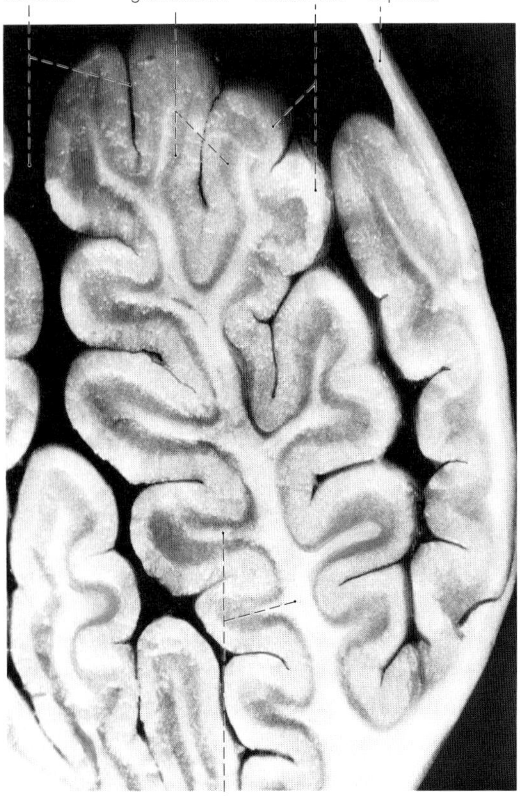

Abb. 16.15-1 Menschliches Kleinhirn, Läppchenquerschnitt (Lobulus centralis und Lingula cerebelli). Lupenaufnahme eines ungefärbten Präparats. Vergr. ca. 7fach. Man erkennt deutlich beide Rindenschichten und die typische Verästelung der Laminae albae.

Ein Schnitt senkrecht zum Windungsverlauf, vor allem ein Sagittalschnitt durch den Wurm (s. Abb. 16.7-7), zeigt die einem zierlich verästelten Baum gleichende Anordnung der weißen Substanz *(Arbor vitae cerebelli)*.

Zwischen den schmalen Windungen *(Folia cerebelli)* sieht man die Querschnitte der engen und tiefen Furchen *(Fissurae cerebelli)*, in die das Bindegewebe der Pia mater eindringt. Man erkennt, daß der Cortex cerebelli, bedingt durch die starke Faltung der Kleinhirnoberfläche, trotz einer Dicke von weniger als 1 mm einen großen Teil der Kleinhirnmasse ausmacht.

Schon mit freiem Auge kann man am ungefärbten Schnitt eine äußere, hellgrau gefärbte und eine innere, gelb bis rostbraun gefärbte Rindenschicht unterscheiden (Abb. 16.15-1).

2 *Kleinhirnrinde (Cortex cerebelli)*

2.1 *Mikroskopische Anatomie der Rindenschichten*

Im Gegensatz zur Großhirnrinde hat die Kleinhirnrinde überall denselben mikroskopischen und zytoarchitektonischen Aufbau. Sie gliedert sich in drei charakteristische Schichten (Abb. 16.15-2):

- die oberflächlich gelegene **Molekularschicht** *(Stratum moleculare)*,
- die **Schicht der PURKINJE-Zellen** *(Stratum neurium piriformium)* und
- die **Körnerschicht** *(Stratum granulosum)* als innerste und an das Mark angrenzende Schicht.

Die schmale Schicht der PURKINJE-Zellen ist bei schwacher Vergrößerung kaum zu erkennen (vgl. Abb. 16.15-3 u. 5).

2.1.1 Stratum der PURKINJE-Zellen

Die PURKINJE-Zellschicht enthält als wesentlichsten Bestandteil die birnenförmigen und etwa 50–70 µm hohen Zellkörper der PURKINJE-Zellen. Sie bilden eine einzige Zellage von sehr regelmäßiger Anordnung. Aufgrund ih-

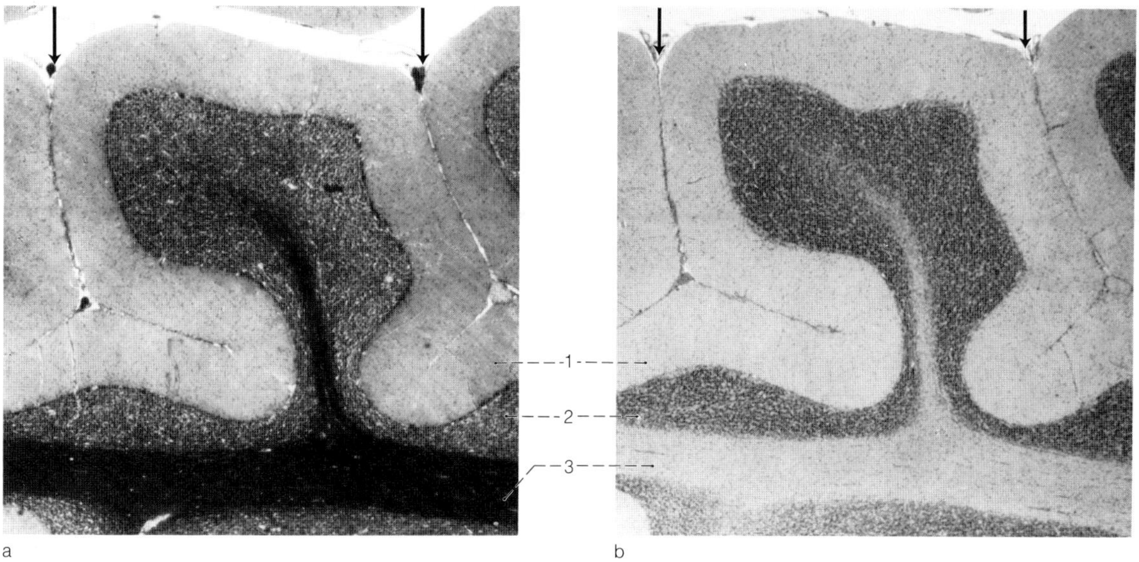

Abb. 16.15-2 Einzelne Kleinhirnwindung im Querschnitt (Mikroaufnahmen, Vergr. ca. 20fach). Dieselbe Windung bei (a) Markscheidenfärbung nach WEIGERT und (b) Zellfärbung mit Toluidinblau. 1 = Stratum moleculare, 2 = Stratum granulosum, 3 = Lamina alba. Die Fissuren an den Grenzen des Foliums sind durch Pfeile markiert.

rer Größe und ihrer typischen Gestalt stehen diese Zellen im ganzen Nervensystem einmalig da. Sie sind als zentrales Struktur- und Funktionselement der Kleinhirnrinde zu betrachten.

Zwischen den PURKINJE-Zellen findet man in dieser Schicht, abgesehen von Gliaelementen, vor allem reichlich auf- und absteigende Axone und Dendriten, gelegentlich auch Somata von Korbzellen, die sich aus der höher gelegenen Molekularschicht in die Reihe der PURKINJE-Zellen herabsenken können.

2.1.2 Stratum moleculare

Das *Stratum moleculare* (Abb. 16.15-2 u. 3) hat eine durchwegs gleichmäßige Dicke von 300–400 μm. Die makroskopisch blaßgraue Färbung geht auf die geringe Nervenzelldichte dieser Schicht zurück (Abb. 16.15-3). Die Molekularschicht ist in erster Linie als ein **Synapsenlager** zu betrachten, in dem eine Unzahl meist dünner Axone mit regelmäßig angeordneten Dendritenbäumen in Kontakt steht. Die Hauptmasse der Axone wird von den sog. **Parallelfasern** gebildet, die parallel zur Längsachse der Windungen verlaufen (Abb. 16.15-4 u. 6). Senkrecht dazu breiten sich die **Dendritenverzweigungen der PURKINJE-Zellen** bis zur Oberfläche der Kleinhirnrinde aus. An den PURKINJE-Dendriten ranken sich die sog. **Kletterfasern** empor, die zu den afferenten Fasern der Kleinhirnrinde zählen.

Zwischen den querstehenden Spalieren der PURKINJE-Dendriten findet man in lockerer Anordnung die Nervenzellen der Molekularschicht, die oberflächlicher gelegenen **(äußeren) Sternzellen** und die in den tieferen Abschnitten vorkommenden **Korbzellen.** Beide stellen lokale Elemente dar, deren Fortsätze die Rinde nicht verlassen. Die Dendriten beider Zellarten verästeln sich quer zur Folienachse und nehmen die schmalen Räume zwischen den Dendritenspalieren der PURKINJE-Zellen ein. Auch ihre Axone sind quer orientiert; die der Sternzellen enden an den Dendriten, die der Korbzellen in korbähnlichen Fasergeflechten an den Somata der PURKINJE-Zellen (Abb. 16.15-5).

Aus der Körnerschicht steigen schließlich noch die **Dendriten der GOLGI-Zellen** in das Synapsenlager der Molekularschicht auf. Die längsverlaufenden Parallelfasern, die durch T-förmige Verzweigung aus den in die Molekularschicht aufsteigenden Körnerzellaxonen hervorgehen, ziehen somit durch die querstehenden Dendritenspaliere von PURKINJE-, Stern-, Korb- und GOLGI-Zellen hindurch und können so eine große Anzahl von Synapsen ausbilden (Abb. 16.15-6).

2.1.3 Stratum granulosum

Das *Stratum granulosum* ist am Kamm der Folien dicker (400–500 μm) als in den Tälern (100 μm) und ist erfüllt von dicht liegenden, kleinen Nervenzellen (5–8 μm), den sog. **Körnern.** Sie bedingen das typische Aussehen dieser Schicht im Mikroskop (Abb. 16.15-2 u. 3). Im äußeren Bereich der Körnerschicht gibt es noch eine zweite, seltenere Nervenzellart, die relativ großen GOLGI-Zellen.

Einen nicht unbeträchtlichen Raum der Körnerschicht nehmen die sog. **Parenchyminseln** ein. Sie enthalten die eigentümlich gebauten synaptischen Formationen zwischen den rosettenähnlichen Auftreibungen

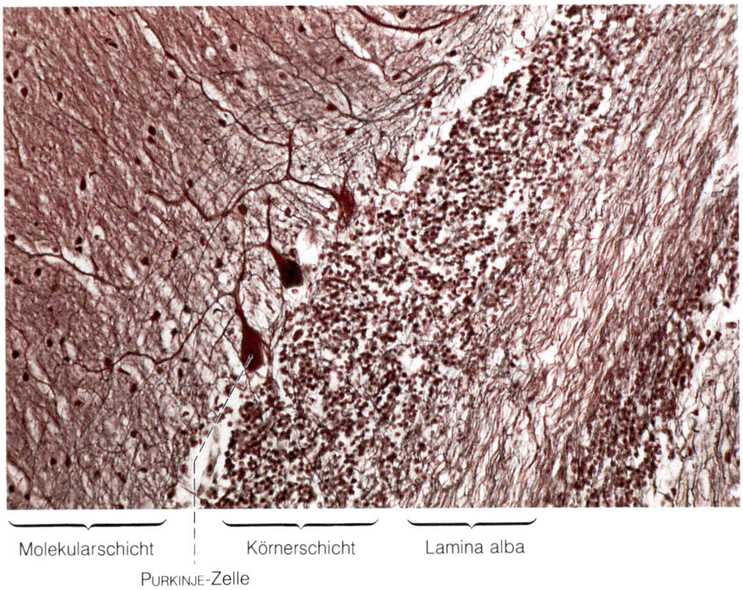

Abb. 16.15-3 Mikroaufnahme der menschlichen Kleinhirnrinde, Silberdarstellung. Vergr. ca. 150fach.

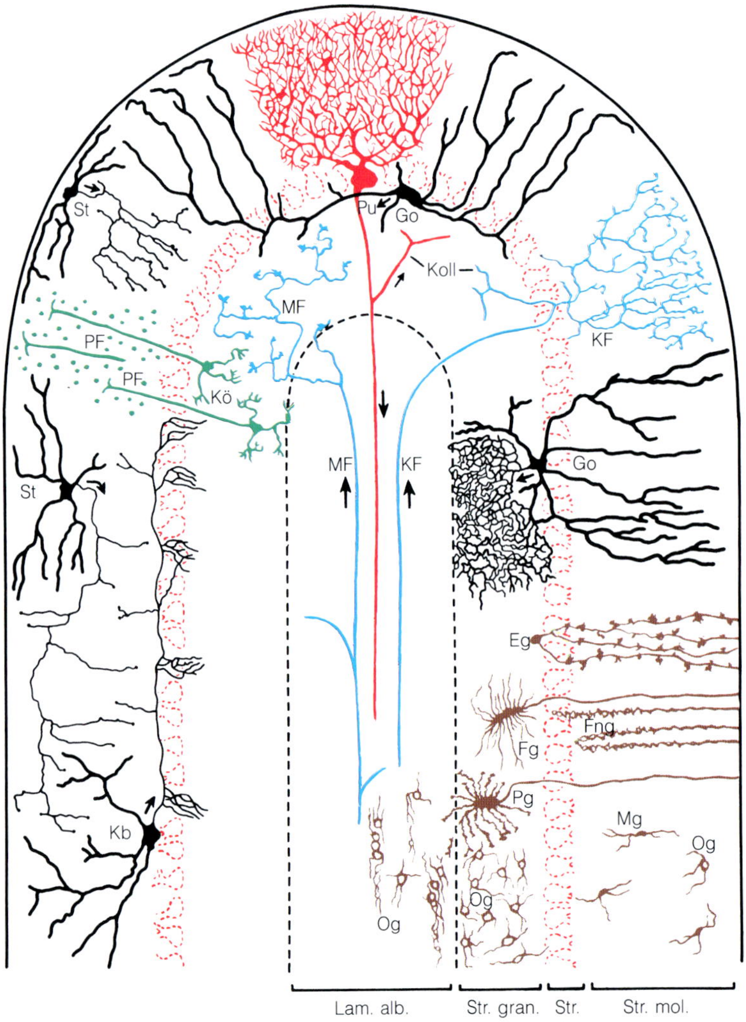

Abb. 16.15-4 Die Nervenzell- und Gliaelemente der Kleinhirnrinde. Querschnitt eines Folium cerebelli schematisch: Lam. alb. = Lamina alba, Str. gran. = Stratum granulosum, Str. Pu = Stratum der Purkinje-Zellen und Str. mol. = Stratum moleculare. Afferente Fasern (blau): Moosfasern (MF) und Kletterfasern (KF). Efferent (rot): Purkinje-Zelle (Pu) sowie eine Reihe von Somata von Purkinje-Zellen (rot gestrichelt) als Hauptelement des Stratums der Purkinje-Zellen. Intrakortikale Neurone: Körner (Kö) des Stratum granulosum und deren in der Molekularschicht längs verlaufende Axone (PF = Parallelfasern) grün; alle intrakortikalen Hemmneurone schwarz (Go = Golgi-Zellen, Kb = Korbzelle, St = Sternzellen). Die Gliazellformen (braun): Epitheloide Glia Golgis = Bergmannsche Stützzellen (Eg), gefiederte Gliazellen von Fañanás (Fng), fibröse und protoplasmatische Astrozyten (Fg bzw. Pg), Mikroglia (Mg) und Oligodendroglia (Og). Koll = Kollateralen. Leitungsrichtung der Axone (Pfeile). (Nach Jansen u. Brodal [15])

Abb. 16.15-5 PURKINJE-Zellen mit Faserkörben. Mikroaufnahme aus der Kleinhirnrinde des Menschen, Silberdarstellung. Vergr. ca. 1400fach. Links PURKINJE-Zelle mit Kern und typischer Zweiteilung des apikal abgehenden Dendriten. (Original: FERNER)

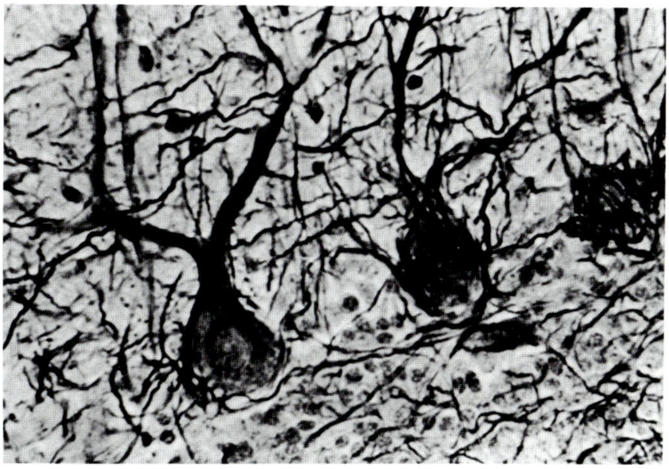

der sog. *Moosfasern* (s. unten) und den klauenförmig gestalteten Dendriten der Körnerzellen. Diese Formationen werden *Glomeruli cerebellares* (auch *Eosinkörper*) genannt (Abb. 16.15-6). Im übrigen enthält diese Schicht noch auf- bzw. absteigende Axone und natürlich auch Gliazellen.

2.2 *Afferente und efferente Fasern der Kleinhirnrinde*

Die afferenten und efferenten Fasern erreichen bzw. verlassen die Kleinhirnrinde auf dem Weg über die Marklamellen der weißen Substanz (Abb. 16.15-4).

2.2.1 Afferente Fasern

Die afferenten Fasern zerfallen nach ihrer Endigungsweise in drei Gruppen, die Moosfasern, die Kletterfasern und die aminergen Fasern. Moos- und Kletterfasern enthalten die Aminosäuren Glutamat bzw. Aspartat als Transmitter.

Moosfasern

Die *Moosfasern* steigen als dick myelinisierte Nervenfasern durch die weiße Substanz auf und geben auf ihrem Weg zur Rinde zahlreiche Äste ab, die vorwiegend an einem, zum Teil aber auch an benachbarten Folien enden. Diese Äste treten unter Verlust der Mark-

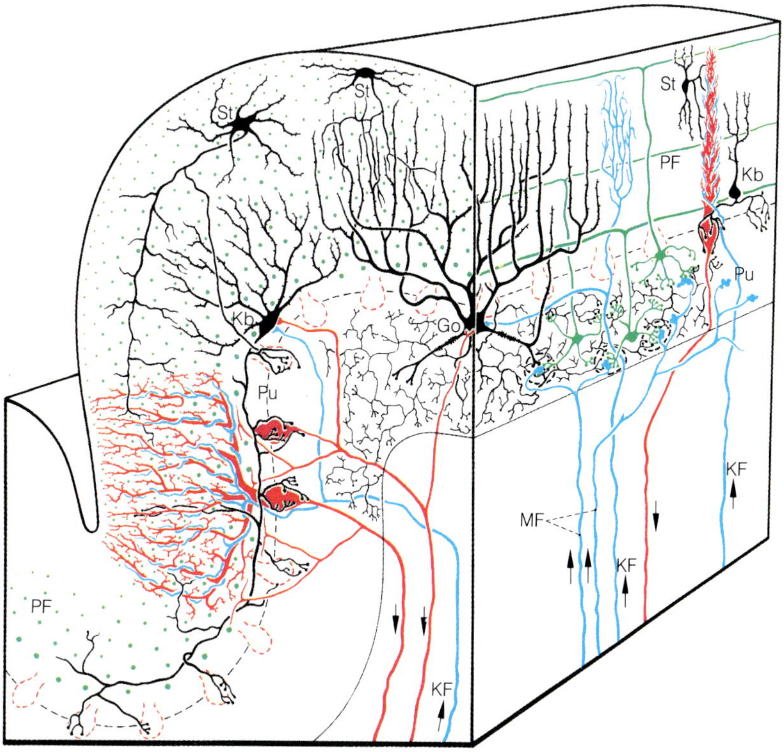

Abb. 16.15-6 Anordnung und Verbindungen der fünf Neuronentypen der Kleinhirnrinde und der Moos- und Kletterfasern (Stereodiagramm). Beschriftung und Farben wie in Abb. 16.15-4. Die Umrisse dreier Glomeruli cerebellares sind schwarz gestrichelt angedeutet. (Aus ECCLES, ITO, SZENTAGOTHAI [9])

scheide in die Körnerschicht ein und zerfallen dort in ihre Endäste; diese tragen in ihrem Verlauf und an ihren Enden die oben erwähnten charakteristischen Auftreibungen, die sog. *Rosetten.* Die Art der Verzweigung und die typischen Auftreibungen dieser Fasern haben zur Bezeichnung „Moosfasern" geführt (Abb. 16.15-4).

Jede Moosfaserrosette stellt das zentrale Element eines *Glomerulus cerebellaris* dar, in dem die über die Moosfasern eintreffenden Erregungen auf die Dendriten der Körner übertragen werden (Abb. 16.15-6 u. 9).

Kletterfasern

Die *Kletterfasern* (Abb. 16.15-4) durchlaufen im Gegensatz zu den Moosfasern die weiße Substanz des Kleinhirns unverzweigt und steigen radiär durch die Körnerschicht zu den PURKINJE-Zellen auf. Sie endigen am Dendritenbaum einer PURKINJE-Zelle, indem sie sich mit ihren Endästen an den Dendriten schlingpflanzenähnlich hochranken (Abb. 16.15-6) und zahlreiche Synapsen ausbilden. Die einzelne PURKINJE-Zelle wird in bemerkenswerter Weise nur von je *einer* Kletterfaser versorgt. Eine Kletterfaser kann jedoch an mehreren PURKINJE-Zellen Kontakte bilden.

Aminerge Fasern

Mit Hilfe der Fluoreszenzmikroskopie konnten noradrenerge (vom Locus coeruleus aufsteigend) und serotoninerge (von den Raphekernen, insbesondere dem Ncl. raphe dorsalis entstammend) Faserwerke in der Kleinhirnrinde nachgewiesen werden [1, 4, 13]. Sie verhalten sich teils wie Moosfasern, d. h. in der Körnerschicht endigend; teils umspinnen sie auch die PURKINJE-Zellen und dringen in die Molekularschicht ein (Abb. 16.15-7).

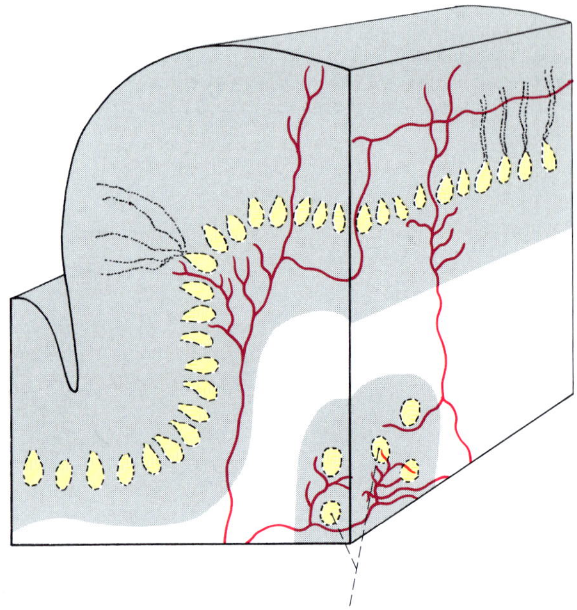

Abb. 16.15-7 Schema der noradrenergen Innervation (rot), der Rinde (grau) und der zentralen Kerne (grau) beim Rhesusaffen. PURKINJE-Zellen und Kern-Neurone gelb. Die Endverzweigungen können in allen drei Schichten der Kleinhirnrinde nachgewiesen werden. Die serotoninerge Innervation läßt analoge Endigungsmuster erkennen. (Nach CHAN-PALAY [5])

2.2.2 Efferente Fasern

Die *Neuriten der PURKINJE-Zellen* stellen das einzige *efferente* Fasersystem der Kleinhirnrinde dar (Abb. 16.15-4 u. 6). Noch in der Körnerschicht erhalten diese Neuriten Markscheiden und ziehen zum überwiegenden Teil an die zentralen Kleinhirnkerne. Eine kleinere Zahl der Neuriten verläßt das Kleinhirn, um an den Vestibulariskernen zu enden.

Die Axone der PURKINJE-Zellen geben auf ihrem Weg reichlich rückläufige Kollateralen ab, die unmittelbar über und unter den PURKINJE-Zellkörpern einen *supra-* bzw. einen *infraganglionären Plexus* markhaltiger Nervenfasern bilden und schließlich hauptsächlich an GOLGI- und Korbzellen, entgegen früherer Auffassung jedoch weniger zahlreich an PURKINJE-Zellen endigen.

2.3 *Feinere Zyto- und Faserarchitektonik der Kleinhirnrinde*

Nähere Kenntnisse über die Feinstruktur der neuronalen Elemente und ihrer synaptischen Verbindungen sowie über die subtile räumliche Organisation (Abb. 16.15-6) und über manche quantitativ-morphologische Details sind unabdingbare Voraussetzungen für ein Verständnis der Kleinhirnrinden-Funktion. Daher sollen die Neuronentypen der Kleinhirnrinde einschließlich ihrer synaptischen Verbindungen noch detaillierter beschrieben werden [18, 21].

2.3.1 PURKINJE-Zellen

Die PURKINJE-Zellen nehmen eine zentrale Stellung im Cortex cerebelli ein. Der „Output" der Kleinhirnrinde wird durch ihren Erregungszustand bestimmt. Insgesamt enthält das Kleinhirn des Menschen etwa 15 Millionen PURKINJE-Zellen. Ihre Perikaryen sind 50–70 µm hoch und 30–35 µm breit und bilden eine einzige Zelllage von sehr regelmäßiger Anordnung; die Zellabstände betragen in der Längsrichtung der Folien etwa 50 µm, quer zum Windungsverlauf 50–100 µm. Aus jedem Zelleib steigt ein sich zweiteilender Dendrit in die Molekularschicht auf (Abb. 16.15-5 u. 8), dessen zahlreiche weitere Verästelungen bis an die Kleinhirnoberfläche reichen und streng in einer Ebene, nämlich quer zur Folienachse, ausgebreitet sind. Die Spannweite eines solchen Dendritenspaliers beträgt mehr als 200 µm, die Höhe entspricht der Dicke der Molekularschicht, die Tiefe (in Richtung der Folienachse) nur etwa 6 µm. Während die primären und sekundären Dendritenäste glatte Oberflächen haben, tragen die tertiären einen

Abb. 16.15-8 Ultrastrukturschema der Korbfasersynapsen an der PURKINJE-Zelle. Der apikale Teil des Somas der PURKINJE-Zelle ist von epitheloider Glia (BERGMANN-Glia) umhüllt: an der Basis des Zelleibs und am initialen Segment sitzen zahlreiche Korbzell-Synapsen. (Nach ECCLES, ITO, SZENTAGOTHAI [9])

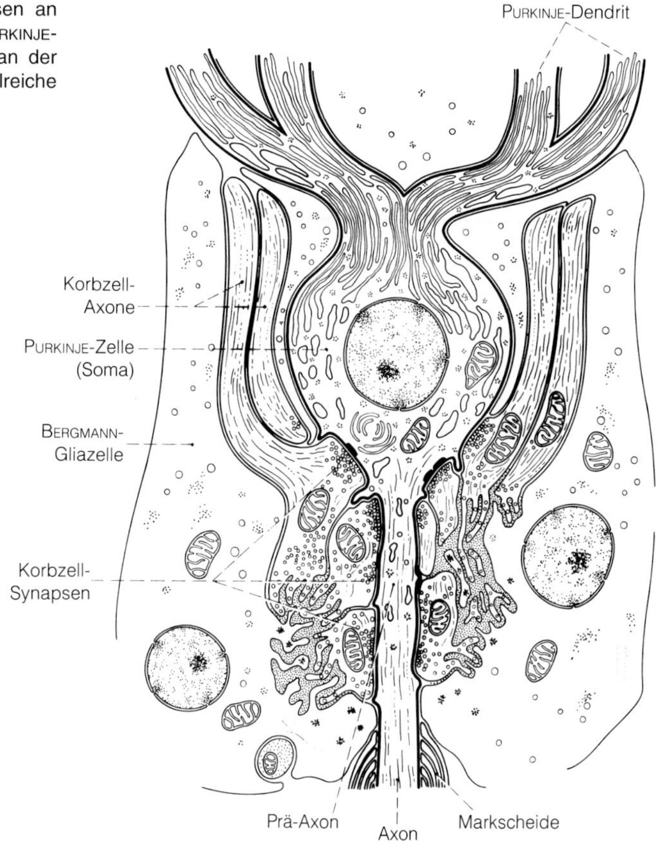

dichten Besatz synaptischer Dornen *(synaptic spines)*. Diese stehen ausschließlich mit Parallelfasern in synaptischem Kontakt. An den glatten Oberflächen der dickeren Dendriten liegen die synaptischen Endigungen von Kletterfasern und Sternzellaxonen. Am basalen Teil des Zellkörpers und am noch nicht ummarkten Anfangsteil des Axons liegen die Synapsen der Korbzellaxone (Abb. 16.15-8). Parallel- und Kletterfasern wirken *exzitatorisch*, Korb- und Sternzellen *inhibitorisch*. Der apikale Abschnitt des Somas der PURKINJE-Zellen und ein Großteil der Dendritenoberfläche ist von Fortsätzen der BERGMANN-Glia bedeckt. Während an jeder PURKINJE-Zelle nur eine Kletterfaser endigt, ist die Konvergenz der übrigen Axone auf die PURKINJE-Zellen sehr groß: ca. 180000 Parallelfasern, etwa 20–30 Korbzellen und etwas weniger Sternzellen stehen mit jeder PURKINJE-Zelle in synaptischem Kontakt. Viele Befunde sprechen dafür, daß γ-Aminobuttersäure (GABA) der inhibitorische Transmitter der meisten aber nicht aller PURKINJE-Zellen ist. Eine Minderheit von PURKINJE-Zellen enthält andere Transmitter, wie z. B. Taurin. Auch können die GABAergen PURKINJE-Zellen zusätzlich Neuropeptide bilden [22]. Die durch verschiedenartige Transmitter charakterisierten PURKINJE-Zellen sind alternierend in parasagittalen Bändern (s. S. 531) angeordnet. Die vielfältige Chemospezifität steht im Gegensatz zur morphologischen Einförmigkeit der Rindenmatrix und läßt dadurch ein großes Maß an Differenzierung im funktionellen Bereich erwarten.

2.3.2 Moosfasern und Kletterfasern

Der „Input" in die einem Computer vergleichbare „neuronale Maschine" der Kleinhirnrinde [9] fließt über zwei verschieden verästelte Fasersysteme ein, die Kletterfasern und die Moosfasern.

Jede **Kletterfaser** tritt an nur wenige PURKINJE-Zellen heran, rankt sich mit ihren Endästen an deren Dendritenbaum hoch und bildet an den glatten Oberflächen der größeren Dendriten eine große Zahl von Synapsen. Die Stimulation einer Kletterfaser bewirkt daher eine streng lokalisierte, jedoch intensive Exzitation an der Kleinhirnrinde.

Das **Moosfasersystem** ist durch starke Divergenz ausgezeichnet. Es führt über das Körnerzellsystem indirekt zur Stimulation von PURKINJE-Zellen, aber auch aller Arten von Hemmneuronen der Kleinhirnrinde. Durch die Abgabe von Kollateralen in benachbarte oder sogar weiter entfernte Folien verteilen sich die Moosfasererregungen in diffuser Weise auf ein größeres Rindengebiet. Innerhalb des Foliums, in dem eine Moosfaser vorwiegend endigt, bildet sie an ihren verzweigten terminalen Ästen etwa 20–30 Moosfaserrosetten für ebenso viele *Glomeruli cerebellares* aus. An der Oberfläche jeder Moosfaserrosette sitzen etwa 300–400 Endknöpfchen von Körnerdendriten, die von den Moosfasern her über exzitatorische Synapsen erregt werden. In einem Teil der Glomeruli, vor allem in der oberen Körnerschicht, bilden die Rosetten auch exzitatorische Synapsen mit

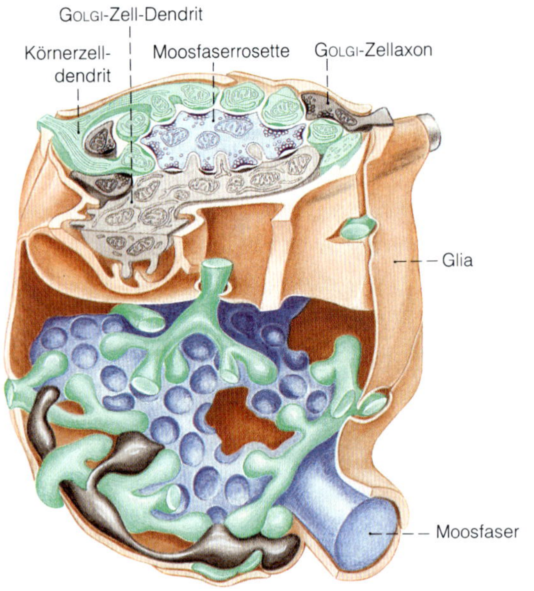

Abb. 16.15-9 Glomerulus cerebellaris, räumliche Darstellung mit Querschnitt. Farben entsprechend Abb. 16.15-4 u. 6. Eine Moosfaser (blau) bildet innerhalb einer Gliakapsel (braun) eine sog. Rosette aus, die mit zahlreichen Körnerzelldendriten (grün) und einem GOLGI-Dendriten (hellgrau am Anschnitt) Synapsen ausbildet. Axonendverzweigungen einer GOLGI-Zelle (dunkelgrau) enden mit Synapsen an den Dendritenendknöpfen der Körner jenseits der Moosfaserrosette. (Modifiziert nach ECCLES, ITO, SZENTAGOTHAI [9])

GOLGI-Zelldendriten aus (Abb. 16.15-9). Die Glomeruli cerebellares sind durch Gliahüllen nach der Umgebung zu abgegrenzt, ihr Durchmesser beträgt etwa 20 µm.

2.3.3 Körnerzellen und Parallelfasern

Die Zahl der **Körnerzellen** ist etwa 1000mal so groß wie die der PURKINJE-Zellen. Jede Körnerzelle hat 3–6 kurze Dendriten, die an ihren klauenförmig gestalteten Enden je 15–20 Endknöpfchen tragen. Jeder der 3–6 Dendriten zieht an eine andere Moosfaserrosette. Da der Abstand der Rosetten an einer Moosfaser größer ist als die Spannweite der Körnerdendriten, dürften an jeder Körnerzelle die Erregungen von 3–6 Moosfasern konvergieren. Andererseits wird in jedem Glomerulus cerebellaris die Erregung der Moosfasern auf etwa 20 verschiedene Körner übertragen. Die Divergenz der über die Moosfasern in die Kleinhirnrinde einlaufenden Erregungen wird durch die Körner noch um einige Potenzen erhöht: Die Axone der Körner steigen nämlich senkrecht in die Molekularschicht auf und verlaufen nach T-förmiger Teilung streng windungsparallel durch die querstehenden Dendritenspaliere von PURKINJE-, Korb-, Stern- und GOLGI-Zellen, wobei sie an den synaptischen Dornen aller dieser Dendritenbäume exzitatorische Synapsen ausbilden. Von der Teilungsstelle an reicht jede Parallelfaser 1–1,5 mm weit, so daß eine Parallelfaser mit 3 mm Spannweite ca. 450 Dendritenbäume von PURKINJE-Zellen kreuzt, darüber hinaus noch die der dazwischenliegenden intrakortikalen Hemmneurone.

Die Packung der **Parallelfasern** ist so dicht, daß etwa 250 000 Parallelfasern auf das Ausbreitungsgebiet eines PURKINJE-Spaliers kommen, von denen allerdings nur etwa zwei Drittel mit dieser PURKINJE-Zelle Synapsen bilden.

2.3.4 Korbzellen, Sternzellen und GOLGI-Zellen (intrakortikale Hemmneurone)

Eine über Moosfasern eintreffende Erregung bringt auf dem Weg über die Parallelfasern die PURKINJE-Zellen in 3 mm langen, jedoch schmalen Rindenstreifen zur Erregung (Abb. 16.15-11); die von denselben Parallelfasern miterregten Korb- und Sternzellen üben ihren *inhibitorischen Einfluß* vor allem transversal zur Folienachse, also auf PURKINJE-Zellen zu beiden Seiten des erregten Längsstreifens aus.

Die Axone der **Korbzellen** ziehen nach der einen oder nach der anderen Seite quer zum Folium etwa 1 mm weit, somit über etwa 10 PURKINJE-Zellen hinweg. Sie geben Äste ab, die zu den PURKINJE-Zellen absteigen und sich am Aufbau der Faserkörbe dieser PURKINJE-Zellen beteiligen. Auch an PURKINJE-Zellen benachbarter Querreihen werden Äste abgegeben, so daß jede Korbzelle etwa 50 PURKINJE-Zellen hemmend beeinflussen kann. An der Bildung jedes einzelnen Faserkorbs sind Äste von 20 bis 30 Korbzellaxonen beteiligt. Die Zahl der Korbzellen soll 10–20% der Zahl der PURKINJE-Zellen ausmachen.

Auch die Axone der **Sternzellen** verlaufen quer zur Längsachse der Folien und üben über axodendritische Synapsen ihren inhibitorischen Einfluß auf die PURKINJE-Zellen über eine 0,9 mm lange Strecke aus.

Die **GOLGI-Zellen** stellen ein inhibierendes „feedback-System" der Körnerzellen dar. Ihre Zahl beträgt rund 10% der Zahl der PURKINJE-Zellen; ihr Dendritenbaum steigt aus der Körnerschicht in die Molekularschicht auf und breitet sich dort nicht flächenhaft, sondern räumlich aus. Er deckt sich längs und quer zur Folienachse mit den Territorien von je drei PURKINJE-Zellen und weist mit den Dendritenbäumen benachbarter GOLGI-Zellen keine wesentliche Überlappung auf (Abb. 16.15-11). Die GOLGI-Zellen werden über die synaptischen Dornen ihrer Dendriten ebenfalls von den Parallelfasern erregt. Allerdings werden die Dendritenstämme vor ihrem Aufstieg in die Molekularschicht auch von den Moosfasern direkt stimuliert, mit denen sie in den Glomeruli cerebellares der oberen Körnerschicht Synapsen ausbilden (Abb. 16.15-9). Die Axone der GOLGI-Zellen breiten sich in der Körnerschicht mit starker Verästelung in jenem Areal aus, das sich unter ihrem Dendritenbaum befindet (Abb. 16.15-4). Sie endigen mit inhibitorischen Synapsen an den Endformationen der Körnerdendriten innerhalb der Glomeruli cerebellares (Abb. 16.15-6 u. 9). Die Körnerdendriten werden somit einerseits von den Moosfasern erregt, andererseits von den GOLGI-Zellen postsynaptisch inhibiert. Dieser *rückläufige hemmende* Einfluß der GOLGI-Zellen erstreckt sich auf jene Körner, die sich unterhalb des 3 mm langen, von den Parallelfasern erregten Streifens von PURKINJE-Zellen befinden (Abb. 16.15-11).

Nach neueren Befunden sollen auch alle drei Arten der intrakortikalen Hemmneurone neben GABA auch Enkephalin, Taurin und Somatostatin als Transmitter verwenden [22, 23].

2.3.5 Kollateralen von PURKINJE- und Kletterfasern

In das Wechselspiel von Hemmung und Bahnung greifen auch noch die rückläufigen Kollateralen der PURKINJE-Axone mit ihrem inhibitorischen Einfluß ein. Sie ziehen über den markhaltigen *Plexus infra-* bzw. *supraganglionaris* vor allem an die Somata von GOLGI- und Korbzellen heran und bewirken letztlich eine Enthemmung (Disinhibition) der PURKINJE-Zellen.

Schließlich sei noch erwähnt, daß die Kletterfasern über Kollateralen in geringem Ausmaß mit Sternzellen, Korbzellen und GOLGI-Zellen durch axosomatische Synapsen in Verbindung treten. Die genannten intrakortikalen Hemmneurone werden über diese (exzitatorischen) Synapsen aktiviert, das bedeutet, daß die nachgeschalteten PURKINJE- und Körnerzellen *inhibiert* werden.

2.4 *Glia-Architektonik der Kleinhirnrinde*

In der Kleinhirnrinde finden wir alle drei Hauptformen der Glia vertreten, nämlich Makro-, HORTEGA- (Mikro-) und Oligodendroglia (vgl. Abb. 16.15-4).

An **Makrogliazellen** lassen sich in der Molekularschicht zwei besondere Formen unterscheiden: 1. Die **BERGMANNschen Stützzellen** oder **GOLGIschen Epithelzellen,** deren Zellkörper in mehreren Reihen angeordnet zwischen den Perikaryen der PURKINJE-Zellen liegen; sie bedecken die synapsenfreien Oberflächen der PURKINJE-Zellen (Abb. 16.15-8) und geben einen oder mehrere Ausläufer ab, die die Molekularschicht durchsetzen und mit ihren Endfüßchen eine geschlossene *Membrana limitans gliae* an der Rindenoberfläche ausbilden. Mit anderen Ausläufern ziehen sie an die Gefäße der Molekularschicht. 2. Die **gefiederten Zellen von FAÑANÁS,** die in allen Höhen der Molekularschicht zu finden sind und eigenartig geformte Fortsätze haben. – In der Körnerschicht und in der weißen Substanz kommen *unterschiedliche Formen von Astrozyten* vor. Sie bilden mit ihren Fortsätzen die *Membrana perivascularis gliae* um die Gefäße, umhüllen in der Körnerschicht die Glomeruli cerebellares und reichen mit ihren längsten Fortsätzen in die Molekularschicht und bis an die Rindenoberfläche.

Die **Oligodendroglia** ist in der Molekularschicht spärlicher, in der Körnerschicht reichlicher und, wie immer, in der weißen Substanz am reichlichsten vertreten. Die Oligodendrozyten umklammern mit ihren Ausläufern die Körnerzellen und bilden die Markscheiden der auf- und absteigenden Fasern der Kleinhirnrinde.

Die **Mikroglia** zeigt auch im Kleinhirn die sonst üblichen Merkmale. Sie ist über die ganze Kleinhirnrinde verteilt, jedoch in der Molekularschicht, und zwar besonders in deren unterstem Drittel, reichlicher vertreten.

2.5 *Zur Funktionsweise der Kleinhirnrinde*

Durch die intensive Kleinhirnforschung der vergangenen Dezennien und eine zunehmende Koordination morphologischer, pharmakologischer und neurophysiologischer Untersuchungen konnten zahlreiche neue Erkenntnisse gewonnen werden [13]. Obwohl der Großteil der Befunde an Tieren, vor allem an der Katze und am Affen, gewonnen wurde, darf doch aufgrund des bei allen Säugern sehr ähnlichen Baus der Kleinhirnrinde angenommen werden, daß für die menschliche Kleinhirnrinde dieselben Funktionsprinzipien gelten.

Wie sich bereits aufgrund der streng geometrischen und stereotypen Anordnung der neuronalen Elemente der Kleinhirnrinde vermuten läßt, verarbeitet die Kleinhirnrinde den Impulszustrom überall im Kleinhirn nach demselben Prinzip. Abb. 16.15-10 zeigt das Grundschema der intrakortikalen Schaltung und der afferenten und efferenten Leitungen des Kleinhirns. Es fällt auf, daß alle die Rinde erreichenden Impulse spätestens im zweiten Neuron der intrakortikalen Leitung an Hemmneurone übertragen werden, sind doch mit Ausnahme der Körner alle Nervenzellen der Rinde inhibitorischer Natur. Die relativ **frühzeitige Umwandlung aller durch die afferenten Leitungen vermittelten exzitatorischen Aktivität in inhibitorische postsynaptische Potentiale** spielt für die Leistung der Kleinhirnrinde eine besondere Rolle. Die durch Impulszufuhr an der

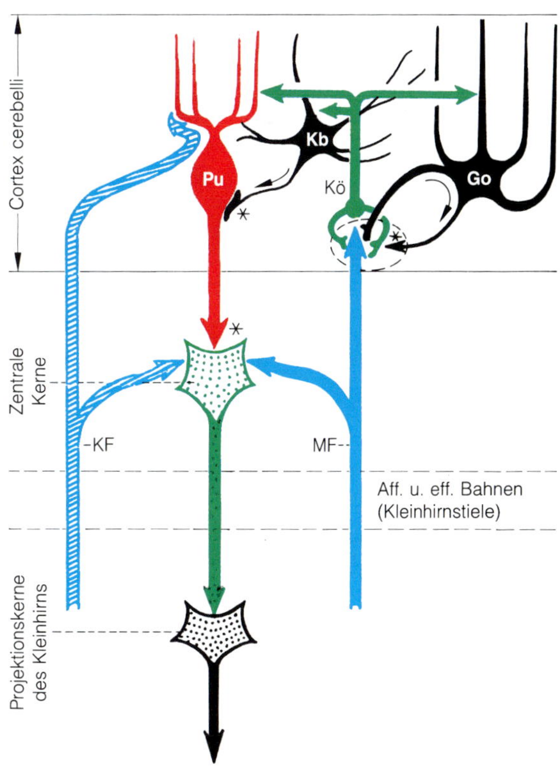

Abb. 16.15-10 Vereinfachtes Schaltprinzip im Kleinhirn. Aminerge Afferenzen sowie rekurrente Kollateralen der Kernefferenzen sind weggelassen. Beschriftung und Farben wie in Abb. 16.15-4. * = inhibitorische Synapsen. Zelle der zentralen Kleinhirnkerne (grün punktiert) und von ihr ausgehende efferente Kleinhirnfaser (grün) sowie Zelle aus einem Projektionskern des Kleinhirns (VL thalami, Ncl. ruber, Formatio reticularis, Ncl. vestibularis bzw. Rückenmark) sind zusätzlich zu den Hauptelementen der Kleinhirnrinde im Schema dargestellt. (Modifiziert nach ECCLES, ITO, SZENTAGOTHAI [9])

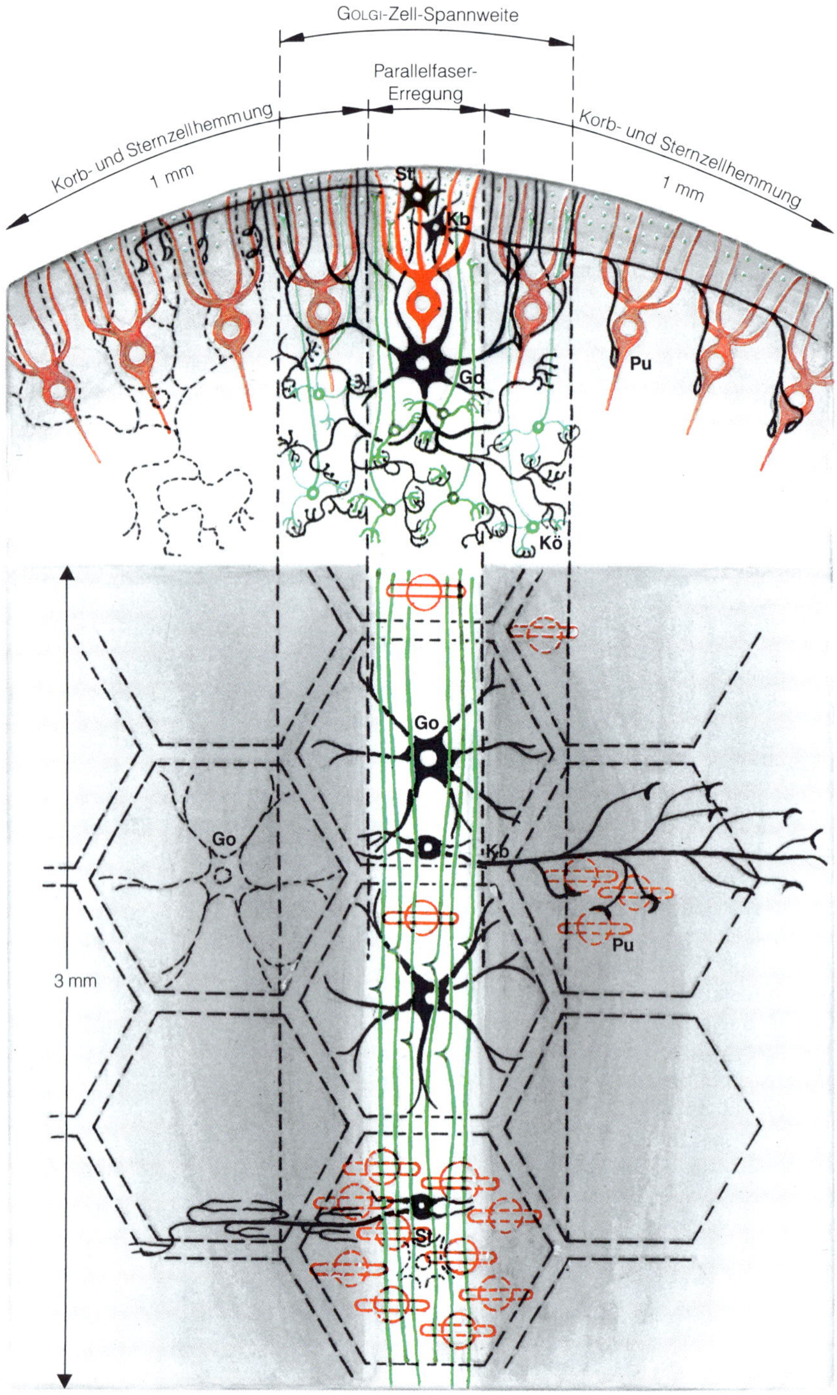

Abb. 16.15-11 Verteilung von Erregung und Hemmung in der Kleinhirnrinde nach fokaler Körnerzell-Stimulation (Moosfaser-Input). Beschriftung und Farben wie in Abb. 16.15-4 u. 6. Der obere Anteil des Schemas stellt einen Folienquerschnitt, der untere Anteil eine Aufsicht dar. Fokale Körnerstimulation durch Moosfasern führt über die Parallelfasern zur Ausbildung schmaler, jedoch 3 mm langer streifenförmiger Exzitationszonen. Diese sind beidseits durch Korb- und Sternzellhemmung scharf abgegrenzt. Die Erregung der GOLGI-Zellen mit ihrem breiteren Dendritenbaum wird nur durch breitere Erregungszonen effektiv. Sie bewirkt dann durch negatives Feedback eine völlige Unterbrechung des Moosfaser-Input unterhalb des betreffenden Streifens von Parallelfasern. Die Hemmneurone bewirken sozusagen eine Fokussierung der Erregung der Parallelfasern in relativ schmalen Rindenstreifen in der Längsrichtung der Folien. (Modifiziert nach ECCLES, ITO, SZENTAGOTHAI [9])

Rinde ausgelösten Entladungen verlöschen nach längstens 30 msec, die durch sie hervorgerufenen postsynaptischen Potentiale (EPSPs und IPSPs) sind innerhalb von 100 msec völlig verebbt. Mangels entsprechender Schaltkreise ist längeres Kreisen von Erregungen (Reverberation) im Kleinhirn ausgeschlossen. Auch Assoziationsfasern zur Ausbreitung von Exzitation auf andere Rindenareale fehlen. (Die wenigen als Assoziations- und Kommissurenfasern beschriebenen Bündel in der weißen Substanz des Kleinhirns dürften PURKINJE-Axone sein und daher inhibitorisch wirken.) Hinsichtlich aller dieser Eigenschaften unterscheidet sich das Kleinhirn grundsätzlich vom Großhirn.

Diese Konstruktionsmerkmale sichern offenbar eine computerähnliche Funktionsweise des Kleinhirns. Für jeden eingegebenen Satz an Daten wird rasch und präzis ein Ergebnis geliefert. Der neuronale Apparat steht durch die sofortige Löschung alter Daten laufend für neue Operationen zur Verfügung [7].

Während als **„Output"**-Kanal nur die **Axone der PURKINJE-Zellen** zur Verfügung stehen, hat die Kleinhirnrinde in Form von **Moos-** und **Kletterfasern** zwei verschiedene Kanäle für den **„Input"**. Moos- und Kletterfasern führen dem Kleinhirn letztlich Information aus denselben Quellen zu, nämlich von sämtlichen peripheren und zentralen Sinnessphären. Der wesentliche Unterschied zwischen beiden liegt darin, daß die Kletterfasern fast ohne Divergenz direkt an den PURKINJE-Zellen enden und auf diese einen starken und immer zur Entladung führenden exzitatorischen Einfluß ausüben. Im Gegensatz dazu verbreitet sich der exzitatorische Effekt eines Moosfaserimpulses in diffuser Weise über Hunderte von Körnern auf viele Tausende von PURKINJE-Zellen eines mehr oder weniger großen Rindenareals.

Wie man aus experimentellen Untersuchungen an der Katze weiß, führt fokale Körnerzellstimulation zu einer entsprechenden Aktivität in einem schmalen Parallelfaserbündel in der Molekularschicht (Abb. 16.15-11). Dieses Bündel erstreckt sich über etwa 3 mm in Richtung der Längsachse des Foliums und übt auf alle in seinem Verlauf getroffenen Dendritenbäume exzitatorischen Effekt aus. Eine optimale Erregung wird dann erzielt, wenn sich die Breite des erregten Parallelfaserbündels der Spannweite der Dendritenbäume nähert. Ein etwa 200 µm breiter Strahl aktiver Parallelfasern wird eine starke Exzitation der PURKINJE-Zellen dieses Rindenstreifens bewirken. Gleichzeitig werden auch die an diesem Strahl liegenden Korb- und Sternzellen stark erregt. Durch sie werden die PURKINJE-Zellen beidseits des erregten Streifens inhibitorisch beeinflußt. Diese Hemmzonen sind etwa 1 mm breit. Die GOLGI-Zellen mit ihrem wesentlich breiteren Dendritenfeld werden unter diesen Umständen noch nicht mit Impulsaktivität antworten. Sie sollen die Aufgabe haben, die Breite der erregten Parallelfaserbündel zu kontrollieren. Breite Bündel führen durch Aktivierung der GOLGI-Zellen zu postsynaptischer Hemmung der Körnerdendriten in den Glomeruli cerebellares und unterbinden so den weiteren Moosfaser-„Input". Es soll also die Ausbildung einzelliger Reihen von erregten PURKINJE-Zellen, flankiert von Hemmzonen, begünstigt werden.

Das durch den Moosfaser-„Input" an der Kleinhirnrinde erzeugte Erregungsmuster ist aus einer Unzahl derartiger folienparalleler Streifen erregter PURKINJE-Zellen zusammengesetzt, die von Hemmung begrenzt sind. Dieses Muster fluktuiert laufend in Abhängigkeit vom Impulszufluß über das Moosfasersystem. Es enthält in jedem Augenblick die kodierte Information des wenige Millisekunden zuvor eingelaufenen Datenzustroms.

Auf diesem Hintergrund eines ständig wechselnden Musters erregter, inhibierter oder in Ruhe befindlicher Reihen von PURKINJE-Zellen üben die Kletterfasern ihre streng lokalisierte und stark exzitatorische Wirkung aus. Ein Kletterfaserimpuls führt immer zur Entladung der PURKINJE-Zelle; die Entladungsfrequenz hängt allerdings vom Bereitschaftszustand der PURKINJE-Zelle zum Zeitpunkt der Exzitation durch die Kletterfaser ab. Eine PURKINJE-Zelle in Ruhe antwortet mit repetitiver Entladung; bei stärkster Hemmung wird nur ein Impuls ausgelöst.

Die erwähnten Eigenschaften der Kletterfasern werden von einigen Autoren auch im Rahmen einer **zerebellären Lerntheorie** ausgedeutet [2, 8, 9, 13], in der das Kleinhirn bei der Aneignung von bedingten Reflexen, aber auch von Geschicklichkeitsbewegungen (musikalische Virtuosität?) eine Rolle spielen könnte.

PURKINJE-Zellen wirken inhibitorisch auf die nachgeschalteten Zellen der zentralen Kerne, das bedeutet, daß die in diesen Kernen vorhandene tonische Aktivität sozusagen durch ein Negativ des Erregungsmusters der Kleinhirnrinde konturiert wird. Inhibierte PURKINJE-Zellen hemmen die Zellen der zentralen Kerne nur wenig, stark exzitatorisch beeinflußte hemmen ihr Projektionsgebiet hingegen stark. Schließlich soll die Rolle der aminergen Afferenzen kurz erwähnt werden, die allerdings noch unklar ist. Man darf aber annehmen, daß diese Elemente die **Leistungsbereitschaft** der Kleinhirnzellen zu beeinflussen vermögen, z. B. durch Aktivierung oder Inaktivierung von Ionenkanälen an prä- oder postsynaptischen Membranen. Eine cholinerge Fasergruppe konnte bisher im Gegensatz zur Großhirnrinde nicht mit Sicherheit nachgewiesen werden, obwohl in umschriebenen Gebieten Acetylcholinesterase vorhanden ist.

3 *Die zentralen Kleinhirnkerne*

3.1 *Mikroskopischer Aufbau*

Über dem Dach des vierten Ventrikels liegt in Form der zentralen Kleinhirnkerne graue Substanz in das Marklager des Kleinhirns eingebettet (Abb. 16.8-6).

Der **Ncl. fastigii** oder **Dachkern** liegt am weitesten medial und gehört dem zentralen Marklager des Wurms an. Er ist eiförmig und erreicht mit seiner Längsachse, die sagittal eingestellt ist, eine Ausdehnung von 9 bis 10 mm. Er steht fast in Kontakt mit dem Dach des vierten Ventrikels.

An den Dachkern schließen lateral der **Ncl. globosus** und der **Ncl. emboliformis** an. Der erstere besteht aus einem 5 mm dicken kugelförmigen Abschnitt und einem 7–9 mm langen Stiel, der in mehrere Zellgruppen zerfällt. Der Pfropfkern ist länglich, mit einem hinteren keulenförmig verdickten Ende; sein sagittal eingestellter Längsdurchmesser beträgt 13–18 mm.

Der lateralste Kleinhirnkern ist der **Ncl. dentatus cerebelli,** der im Marklager der Hemisphäre liegt, und, wie diese, bei den Primaten und besonders beim Menschen sehr groß ist. Ähnlich wie der Olivenkern der Medulla oblongata, nur in größerem Maßstab, bildet er einen länglichen Sack von 16–21 mm Durchmesser, dessen dünne Wand (0,3–0,5 mm) aus grauer Substanz besteht und zahlreiche, in der Längsrichtung des Sackes eingestellte Falten bildet. Damit wird die Oberfläche der grauen Substanz zur Aufnahme und Abgabe von Nervenfasern stark vergrößert. Die Öffnung des Sackes *(Hilus)* ist nach vorn und medial gerichtet. Durch sie treten aus dem Inneren die von den Zellen des Kerns stammenden Nervenfasern aus, die sich mit den Fasern von Ncl. globosus und Ncl. emboliformis zum größten efferenten Fasersystem des Kleinhirns zusammenschließen. Die afferenten Fasern des Ncl. dentatus bilden vor ihrem Eintritt in die Wand des Sackes an der äußeren Oberfläche des Kerns einen dichten Faserfilz, das sog. Vlies *(Amiculum)*.

In allen erwähnten Kernen des Kleinhirns gibt es großzellige Projektionsneuronen, die Fernverbindungen aufnehmen und kleine Zellen, die teils ebenfalls nach außen projizieren, teils als lokale, meist GABAerge Schaltzellen funktionieren [5].

In der Säugetierreihe bilden die zentralen Kleinhirnkerne eine mehr oder minder zusammenhängende Zellmasse, die sich allerdings in drei Kerngruppen zerlegen läßt, nämlich eine mediale, eine intermediäre und eine laterale. Stärker als die mediale Kerngruppe (= Ncl. fastigii) entfalten sich bei höheren Säugern die intermediäre und die laterale durch zunehmende Differenzierung und Größenzunahme, die beim Menschen ihren Höhepunkt erreichen. Aus der intermediären Zellgruppe, dem *Ncl. interpositus* der Säuger, gehen der Ncl. globosus und der Ncl. emboliformis hervor; aus dem *Ncl. lateralis* der Säuger entsteht der Ncl. dentatus.

3.2 Afferenzen und Efferenzen der zentralen Kleinhirnkerne

An den zentralen Kleinhirnkernen enden die Axone der Purkinje-Zellen, also der Faserausstrom der Kleinhirnrinde. Weitere Neuriten von Purkinje-Zellen ziehen aus dem Kleinhirn hinaus direkt an die Vestibulariskerne.

Die Projektion der Kleinhirnrinde auf die zentralen Kerne ist so organisiert, daß jede der drei Kerngruppen einem bestimmten Teil der Kleinhirnrinde zugeordnet ist; der Wurm projiziert auf den Ncl. fastigii, die Pars intermedia der Hemisphären auf die intermediären Kerne (Ncl. globosus und Ncl. emboliformis) und die Pars lateralis auf den Ncl. dentatus (Abb. 16.15-12).

Außer den Purkinje-Axonen haben die Kleinhirnkerne eine zweite wichtige Quelle afferenter Fasern, die erst in jüngster Zeit in ihrer Bedeutung voll erkannt wurde. Sowohl die als Kletterfasern in der Rinde endenden Afferenzen als auch die Moosfasern geben auf ihrem Weg durch die weiße Substanz regelmäßig Kollateralen an die zentralen Kleinhirnkerne ab. Auch hier besteht eine gewisse Zuordnung. Der Ncl. fastigii erhält direkte afferente Fasern vom Vestibularapparat und Kollateralen des Tractus vestibulocerebellaris, die intermediären Kerne dürften Kollateralen der spinozerebellären Zuleitungen und darüber hinaus einige rubrozerebelläre Fasern beziehen, der Ncl. dentatus erhält Kollateralen der pontozerebellären Fasern und eines Großteils der olivozerebellären Fasern. Als dritte Quelle müssen die aminergen Kerngruppen im Hirnstamm erwähnt werden. Sie bilden auch in den zentralen Kleinhirnkernen einen feinen Plexus [5, 13].

Die efferenten Leitungen der Kleinhirnkerne verlassen das Kleinhirn vor allem durch den oberen, aber auch durch den unteren Kleinhirnstiel. Die Fasern des Ncl. fastigii verlaufen hauptsächlich über die unteren Kleinhirnstiele an die Vestibulariskerne und die Formatio reticularis beider Seiten (Abb. 16.15-1). Die Fasern der übrigen Kerne ziehen auf dem Weg über den oberen Kleinhirnstiel vor allem an den Ncl. ruber und an den Ncl. ventralis lateralis des Thalamus der Gegenseite.

Nukleokortikale Kollateralen

Viele oder gar die meisten zerebellofugalen Fasern bilden Kollateralen und projizieren gleichzeitig in mehr als ein Zielgebiet, z. B. Thalamus und Oliva inferior. Nicht wenige Kollateralen der nukleären Efferenzen steigen in die Kleinhirnrinde auf und endigen in der weiteren Umgebung des Ursprungsgebietes der kortikonukleären Projektion. Durch diese Reziprozität entsteht eine Rückmeldungsschleife, deren Bedeutung noch offen ist.

3.3 Funktionelle Aspekte der zentralen Kleinhirnkerne

Es wird allgemein angenommen, daß der „Output" des Kleinhirns, der ja von den zentralen Kernen ausgeht, durch eine exzitatorische Wirkung auf die nachgeschalteten Zellen im Zwischenhirn und im Hirnstamm charakterisiert ist. Nachdem andererseits die Kleinhirnrinde über die Purkinje-Zellen eine massive Hemmung auf die Kleinhirnkerne ausübt, ist die aktivierende Rolle der zentralen Kerne nicht ganz selbstverständlich. Zum ersten verfügen deren Zellen über eine tonische Spontanaktivität. Dazu kommen die aktivierenden Impulse der Moos- und Kletterfaserafferenzen. Diese dominieren über die Purkinje-Zellhemmung, welche bildlich gesprochen die kontinuierliche Aktivität der Kleinhirnkerne „skulpturiert" [7], d. h. intermittierend blockiert. Aus dem allgemeinen Schaltschema in Abb. 16.15-10 ist ersichtlich, daß die Kernzellen die gesamte ins Kleinhirn eintreffende Information *vor* und *nach* deren Verarbeitung durch die Rindenmatrix vergleichen (sog. **Komparatorfunktion**) und das komputierte Ergebnis an die nachgeschalteten Systeme liefern können.

4 Faserverbindungen des Kleinhirns

4.1 Übersicht: Parasagittale Organisation afferenter und efferenter Systeme – Mikrozonen

Lange Zeit stand in der Kleinhirnanatomie die Ausrichtung in *transversale* Lappen und Läppchen nach Reil und später nach Larsell [16] im Vordergrund. Aber bereits die auf dem Nachweis der kortikonukleären Projektion beruhende *longitudinale* Unterteilung von Jansen und Brodal [14] in drei Hauptabschnitte:
Pars media *(Vermis)* – **Pars intermedia** – **Pars lateralis** erwies sich in funktioneller Hinsicht als überlegen, zumal sich weitere „Dreiheiten" in die neue Konzeption einfügen ließen (Tabelle 16.15-1).

Zusammen mit der Korrespondenz der afferenten Projektionsgebiete auf die Kleinhirnrinde entstand zunächst ein Grobraster für die Beziehungen der wichtigsten Leitungsbahnen zum Kleinhirn.

Der eigentliche Durchbruch erfolgte dann mit den myeloarchitektonischen Studien von Voogd [26], die eine noch weitergehende parasagittale Kompartimentalisierung des Kleinhirns in 6 bis 7 Zonen offenlegten (Abb. 16.15-13):

Vermis:	Zone A und Zone B
Pars intermedia:	Zonen C1, C2, C3
Pars lateralis:	Zone D (später aufgelöst in D1 und D2)

Diese Zonen erstrecken sich quer zur Folienachse durch das gesamte Kleinhirn inkl. Flocculus. Sie umfassen neben der Rinde auch das Marklager und die zentralen Kerne und widerspiegeln die Anordnung und den Verlauf der somatotopisch gegliederten afferenten

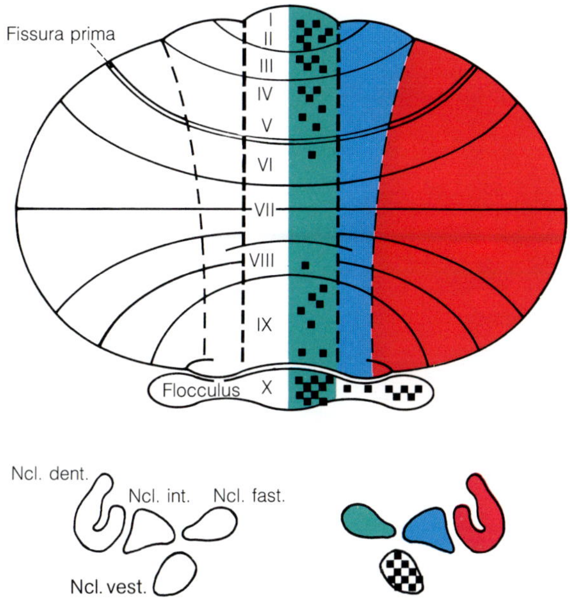

Abb. 16.15-12 Transversale Läppcheneinteilung (römische Zahlen) und longitudinale Gliederung der Kleinhirnrinde aufgrund der kortikonukleären Projektion (nach Befunden am Tier). Die untereinander verbundenen Gebiete sind identisch markiert. Ncl. dent. = Ncl. dentatus. Ncl. int. = Ncl. interpositus (= emboliformis + globosus). Ncl. fast. = Ncl. fastigii, Ncl. vest. = Ncl. vestibularis. Schematisierung der Kleinhirnoberfläche entspr. Abb. 16.7-8 (Nach Jansen u. Brodal [15])

und efferenten Systeme. Besonders eindrucksvoll sind die Verhältnisse bei den Kletterfasern [11, 27, 28], die aus Kompartimenten des Olivenkern-Komplexes stammen (Tractus olivocerebellaris, s. dort). Aber auch die kortikonukleäre Projektion erfolgt nach dem Muster der parasagittalen Bänder, wobei die Kernzellen bereits durch den bandweisen Einstrom der Kletterfaser-Kollateralen der Zonenordnung gefolgt sind (Abb. 16.15-14). Die Kleinhirnkerne ihrerseits übernehmen die parasagittale Streifenbildung mit der nukleokortikalen Projektion [25].

Die Mikrozone als Funktionsmodul des Kleinhirns

In bewundernswerter Kleinarbeit konnte der zerebelläre Zonenplan durch morphologische, elektrophysiologische und biochemische Methoden noch weiter verfeinert werden, so daß schließlich das Bild hochgradig geordneter „Mikrochips" [11, 20, 29] entstand.

Demnach besteht das Kleinhirn des Menschen aus schätzungsweise rund 5000 parasagittalen *Mikrozonen* [13], die je auf eine Breite von 0,2 mm etwa 500 Purkinje-Zellen und deren Projektion auf die entsprechenden Kleinhirnkernzellen, sowie das Kompartiment für die entsprechenden Moos- und Kletterfaser-Eingänge umfassen. Diese Mikrozonen lassen sich nicht nur hodologisch (Abb. 16.15-14) sondern auch mit biochemischen Methoden identifizieren. So wurden Mikrozonen mit Affinitäten zu Acetylcholinesterase, 5'Nukleotidase, Glutaminsäure-Decarboxylase etc. gefunden.

Leider sind die Beziehungen der Mikrozonen zur *Somatotopie* noch nicht genügend geklärt. Sie scheinen aus kleinen Fragmenten aufgebaut zu sein, die multiple, nach verschiedenen sensorischen Modalitäten geordnete Repräsentationen umschriebener Körperregionen darstellen.

Die funktionelle Analogie der zerebellären Mikrozonen zu den „Kolonnen" (columns) der Großhirnrinde ist unverkennbar [22].

4.2 *Kleinhirnstiele*

Das Corpus medullare, die weiße Substanz im Inneren des Kleinhirns, setzt sich in die drei Paare von Kleinhirnstielen fort (Abb. 16.15-15). Diese enthalten gemeinsam mit dem Velum medullare superius alle **auf- und absteigenden Projektionsbahnen des Kleinhirns.** Während die afferenten Fasern bis an die Rinde aufsteigen, geht die Hauptmasse der efferenten Fasern aus den zentralen Kleinhirnkernen hervor (Abb. 16.15-1). Nur wenige efferente Fasern gehen vom Cortex cerebelli an die Vestibulariskerne (lange kortikonukleäre Fasern).

Die **afferenten** Leitungen verteilen sich auf alle drei Kleinhirnstiele und das Velum medullare superius (s. Tab. 16.15-2 u. Abb. 16.15-15). Grundsätzlich geben die aufsteigenden Fasern auf dem Weg zur Rinde Kollateralen an die zentralen Kerne ab, sei es, daß sie als Moos- oder als Kletterfasern im Kortex endigen.

Die *Kletterfasern* stammen ausschließlich aus der kontralateralen unteren Olive und den beiden Nebenoliven und bilden den *Tractus olivocerebellaris.* Sie verteilen sich an die gesamte Kleinhirnrinde.

Alle übrigen Afferenzen bilden das *Moosfasersystem.* Dazu gehören eine Reihe Leitungsbahnen aus verschiedenen präzerebellären Kernen, wie Vestibulariskerne und Vestibularganglion, Kernsäulen des Rückenmarks, Brückenkerne, Kerne der Vierhügelplatte und Kerngebiete der Formatio reticularis. Diese Bahnen enden in bestimmten, jedoch nicht scharf voneinander abgegrenzten Rindenarealen des Kleinhirns.

Tabelle 16.15-1 Die parasagittalen „Dreiheiten" des Kleinhirns.

Topographie		Phylogenie	Hodologie	Zugeordnete zentrale Kerne
Vermis	Pars media	Archicerebellum	Vestibulocerebellum	Ncl. fastigii Ncl. vestibularis lateralis
	Pars intermedia	Paläocerebellum	Spinocerebellum	Ncl. interpositus (globosus, emboliformis)
Hemisphäre	Pars lateralis	Neocerebellum	Ponto(Cerebro)cerebellum	Ncl. dentatus

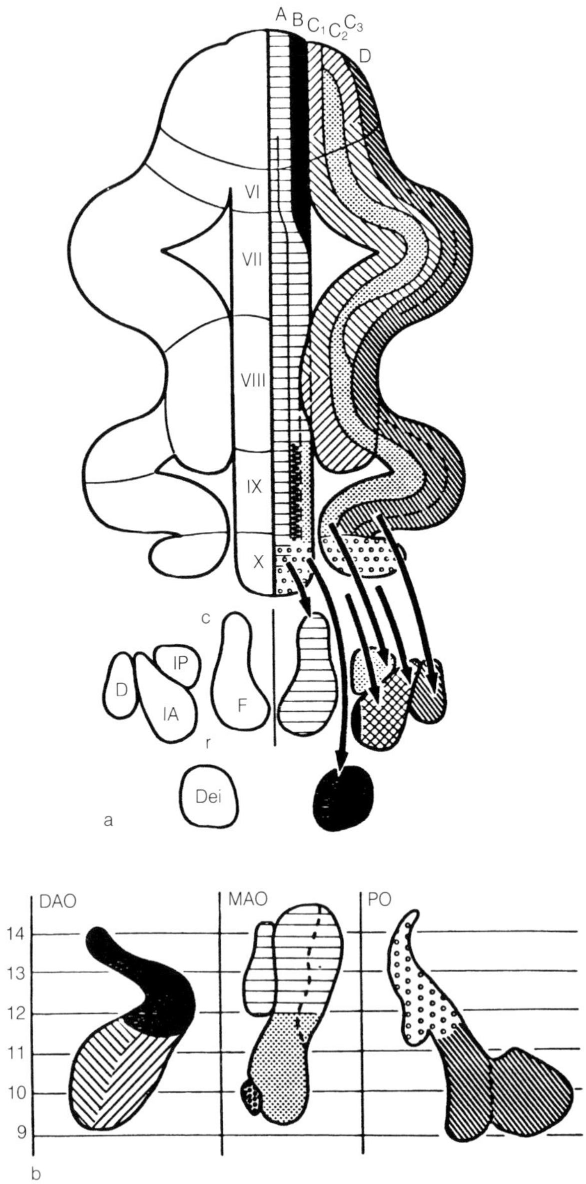

Abb. 16.15-13 Der longitudinale Zonenplan der Katze nach VOOGD. (a) Kleinhirnrinde und zentrale Kerne. Römische Ziffern = Läppcheneinteilung s. Abb. 16.15-12. (b) Komplex der Olivenkerne, Horizontalprofil. Arabische Zahlen = Stereotaktische Koordinaten. In (a) sind die Projektionsgebiete der Kletterfasern (Tractus olivocerebellaris) nach ihren Ursprungsorten in der unteren Olive eingetragen. Pfeile weisen auf die kortikonukleäre Projektion. Beide Projektionssysteme fügen sich in die zonale Ordnung ein. Nicht eingetragen sind die rekurrenten Kollateralen der Kleinhirnkern-Efferenzen, die ebenfalls zonenweise auf die entsprechenden Abschnitte der Rinde projizieren. Abkürzungen: A, B, C_1–C_3, D = Zonen nach VOOGD. D = Ncl. dentatus, DAO = dorsaler akzessorischer Olivenkern, Dei = Ncl. vestibularis lateralis (DEITERS), F = Ncl. fastigii, IA = Ncl. interpositus rostralis, IP = Ncl. interpositus caudalis, MAO = medialer akzessorischer Olivenkern, PO = Hauptkern der Olive, c = kaudal, r = rostral. (Nach GROENEWEGEN, VOOGD, FREEDMAN [29])

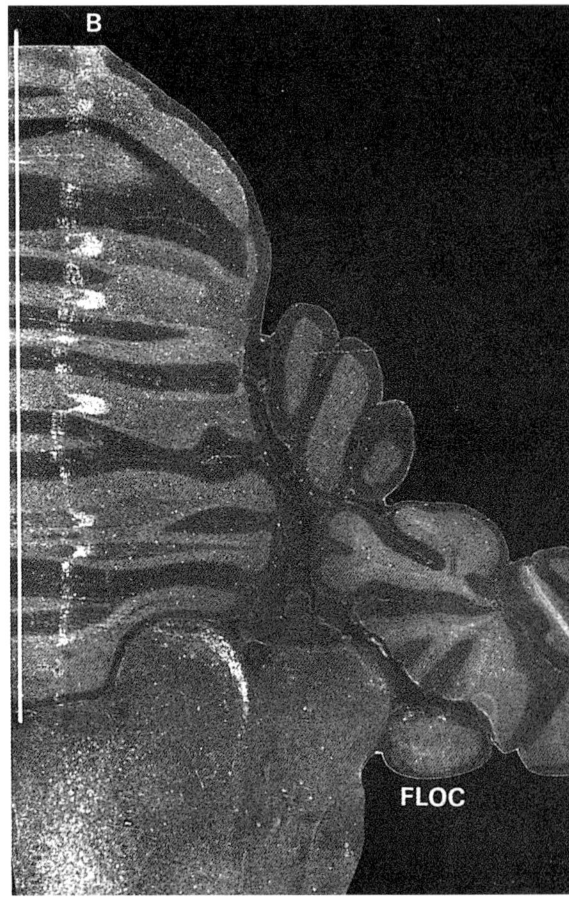

Abb. 16.15-14 Darstellung der parasagittalen Zone B der Kleinhirnrinde nach VOOGD mit Hilfe der Markierung der olivozerebellären Projektion ausgehend vom kontralateralen dorsalen akzessorischen Olivenkern (DAO in Abb. 16.15-13). Zone B ist der Länge nach durch sämtliche Folien hindurch erkennbar. Der weiße senkrechte Strich auf der linken Seite markiert die Mittellinie, FLOC = Flocculus. (Nach GROENEWEGEN u. VOOGD [10])

Aufgrund der Projektionsgebiete der wichtigsten Afferenzen an der Kleinhirnrinde unterscheidet man ein *Vestibulo-*, ein *Spino-*, ein *Ponto-* und evtl. ein *Tectocerebellum.* Diese Einteilung der Kleinhirnoberfläche nach der Herkunft der Afferenzen deckt sich weitgehend mit der älteren entwicklungsgeschichtlichen Gliederung des Kleinhirns in ein *Archaeocerebellum* (= Vestibulocerebellum), ein *Palaeocerebellum* (= Spinocerebellum) und ein *Neocerebellum* (= Pontocerebellum); man orientiere sich anhand der Abb. 16.15-16 u. Tabelle 16.15-1.

Die entwicklungsgeschichtliche und vergleichend-anatomische Betrachtung des Kleinhirns zeigt, daß bei einfachen Vertebraten das Vestibulocerebellum (Lobus flocculonodularis) dominiert; die mit der Höherentwicklung der Motorik einhergehende Zunahme spino- und pontozerebellärer Afferenzen führt jedoch zu einer zunehmenden Vergrößerung von Wurm und Hemisphären des Corpus cerebelli [17].

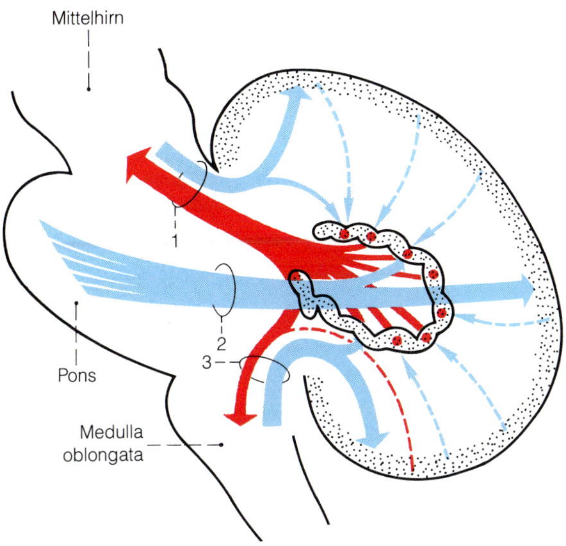

Abb. 16.15-15 Die Verteilung afferenter (rot) und efferenter (blau) Leitungen auf die drei Kleinhirnstiele. Pedunculus cerebellaris superior (1), medius (2) und inferior (3). Cortex cerebelli und zentrale Kleinhirnkerne (punktiert), kortikonukleäre Fasern (gestrichelt). Die Kollateralen der aufsteigenden Fasersysteme an die zentralen Kerne sind im Schema berücksichtigt.

Die **efferenten** Projektionsfasern verlaufen hauptsächlich durch die oberen, in geringerem Ausmaß auch durch die unteren Kleinhirnstiele (s. Tabelle 16.15-2).

Insgesamt ist die Zahl der afferenten Projektionsfasern des Kleinhirns etwa dreimal so groß wie die der efferenten.

4.3 *Intrazerebelläre Faserverbindungen*

4.3.1 Assoziations- und Kommissurenfasern

Über die Assoziations- und Kommissurenfasern stehen verschiedene Rindenareale untereinander in Verbindung. Die ersteren sind vorwiegend kurze Bündel, die mehr oder weniger benachbarte Folien an Hemisphären und Wurm miteinander verbinden. Sie kreuzen die Seite nicht. Letztere verbinden die beiden Hemisphären; sie verlaufen gemeinsam mit gekreuzten Bündeln von Projektionsfasern durch die vor dem Ncl. fastigii gelegene *Commissura anterior* bzw. die hinter ihm gelegene *Commissura posterior* (STILLING) des Kleinhirns.

4.3.2 Kortikonukleäre Fasern

Die Summe der von der Kleinhirnrinde absteigenden Fasern der PURKINJE-Zellen wird als *Tractus corticonuclearis* bezeichnet [14]. Das Gros dieser Fasern endigt an den zentralen Kleinhirnkernen und gehört daher den intrazerebellären Faserverbindungen an. Eine geringe Anzahl von PURKINJE-Axonen verläßt das Kleinhirn. Diese langen kortikonukleären Fasern enden vor allem im dorsalen Anteil des Ncl. vestibularis lateralis. Sie sind den efferenten Projektionsfasern des Kleinhirns zuzurechnen.

Es muß allerdings darauf hingewiesen werden, daß der dorsale Teil des lateralen Vestibulariskerns aufgrund seiner Herkunft und seines Aufbaus den zentralen Kleinhirnkernen zugeordnet werden muß und der Tractus corticonuclearis als ein in seiner Organisation einheitliches Fasersystem betrachtet werden kann.

4.4 *Afferente Leitungsbahnen des Kleinhirns*

4.4.1 Tractus olivocerebellaris

Die Fasern des *Tractus olivocerebellaris* entspringen in der Medulla oblongata im kontralateralen *Ncl. olivaris inferior,* treten aus dessen Hilus in die Olivenzwischenschicht ein, wo sie kreuzen, und steigen als stärkste Faserkomponente des unteren Kleinhirnstiels ins Kleinhirn auf (Abb. 16.15-17 u. 18). Die efferenten Fasern der beiden Nebenoliven, *Ncl. olivaris accessorius medialis* bzw. *dorsalis,* schließen sich den Fasern des Olivenhauptkerns an. Sie werden manchmal als *Tractus parolivocerebellaris* vom Faserbündel des Hauptkerns unterschieden.

Der Tractus olivocerebellaris stellt den gesamten Kletterfaser-Zustrom zum Kleinhirn dar. Seine Fasern geben Kollateralen an die zentralen Kleinhirnkerne ab und

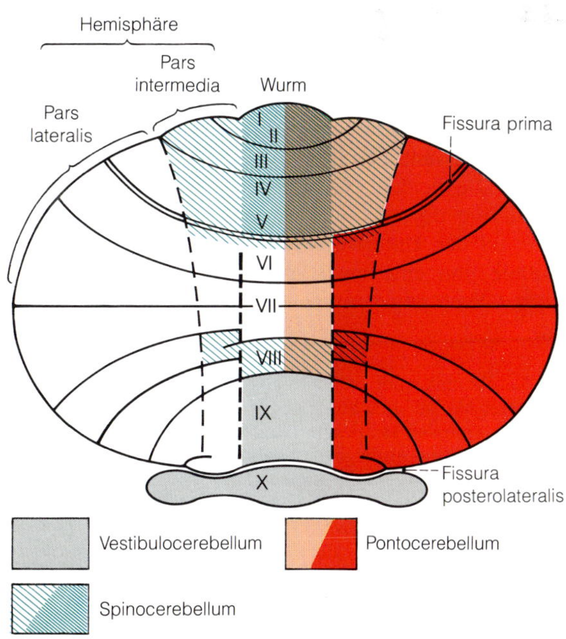

Abb. 16.15-16 Einteilung der Kleinhirnoberfläche in Vestibulo-, Spino- und Pontocerebellum. Es besteht eine gewisse Überlappung der Areale, vor allem von Spino- und Pontocerebellum. Dichtere grüne Schraffierung bzw. dunkelrote Farbe bedeuten höhere Dichte der betreffenden Moosfaserafferenzen in der Rinde. Schematisierung der Kleinhirnoberfläche entspr. Abb. 16.7-8 u. 9.

Tabelle 16.15-2 Die Verteilung der wichtigsten Projektionsbahnen des Kleinhirns auf die drei Kleinhirnstiele.

	afferent	efferent
Pedunculus cerebellaris superior (einschließlich Velum medullare superius)	Tractus spinocerebellaris anterior Tractus spinocerebellaris superior Tractus tectocerebellaris	Brachium conjunctivum (Tractus cerebellorubralis, Tractus dentatothalamicus) Fasciculus uncinatus ascendens
Pedunculus cerebellaris medius	Tractus pontocerebellaris	
Pedunculus cerebellaris inferior	Tractus spinocerebellaris posterior Tractus cuneocerebellaris Tractus vestibulocerebellaris (direkte und indirekte Bahn)	
(einschließlich Corpus juxtarestiforme)	Tractus trigeminocerebellaris Tractus olivocerebellaris Tractus reticulocerebellaris	Fastigiobulbäre Fasern (Fasciculus uncinatus, Fibrae fastigiobulbares rectae) Tractus corticonuclearis (lange Fasern zum Ncl. vestibularis)

verteilen sich an das gesamte Rindengebiet. Jede Faser endigt am Dendritenbaum nur weniger (bis zu 15) PURKINJE-Zellen, so daß annähernd eine Punkt-zu-Punkt-Zuordnung zwischen unterer Olive und Cortex cerebelli besteht.

Die Olivenprojektion auf das Kleinhirn weist auch eine klare topische Organisation auf. Die Lokalisation der verschiedenen Abschnitte des Olivenkern-Komplexes an entsprechenden Arealen der Kleinhirnoberfläche kann hier nur in groben Zügen angeführt werden: Die Hauptoliven projizieren auf die kontralateralen Hemisphären, und zwar so, daß Fasern aus der dorsalen Lamelle des Olivenkerns an der Facies superior cerebelli, jene aus der ventralen Lamelle an der Facies inferior endigen. Die beiden Nebenoliven projizieren auf den Wurm, die dorsale auf den Oberwurm, die mediale mehr auf den Unterwurm. Es besteht also eine dorsoventrale und eine mediolaterale Korrespondenz zwischen Oliven und kontralateralen Kleinhirnrindenarealen.

Der Kernkomplex der unteren Olive erhält absteigende und in geringerer Menge auch aufsteigende *Afferenzen*. Vom Ncl. ruber, vom zentralen Höhlengrau und von der Formatio reticularis des Mittelhirns absteigende Fasern gelangen über die zentrale Haubenbahn an den Olivenhauptkern. Fasern aus der motorischen Großhirnrinde ziehen über die Pyramiden an umschriebene Areale der Hauptolive (ventrale Lamelle) und der beiden Nebenoliven. Auch Ncl. caudatus und Globus pallidus projizieren auf die Oliven. Aus dem Rückenmark aufsteigende spinoolivare Leitungen enden in spezifischen Arealen der akzessorischen Olivenkerne. Allen genannten Strukturen, die über die Oliven auf die kontralaterale Kleinhirnhälfte projizieren, sind bestimmte Areale des Olivenkerns bzw. der beiden Nebenoliven sowie bestimmte Bänder der Kleinhirnrinde zugeordnet. Obwohl es an den Zellen der Oliven zu einer Konvergenz von Fasern kommt, ist die Lokalisation ziemlich scharf umschrieben.

Über die indirekte *spinoolivozerebelläre* Leitung werden dem Spinocerebellum auf dem Weg über die Nebenoliven exterozeptive und propriozeptive Impulse aus Extremitäten- und Rumpfbereich zugeleitet. Diese Leitung bildet die Kletterfaserafferenz des Spinocerebellums. Vom Rückenmark steigen die entsprechenden Fasern in mehreren Bündeln zu den Nebenoliven auf. Der schon länger bekannte *Tractus spinoolivaris (anterior)* steigt im Vorderstrang auf: im Hinterstrang wurde ein *Tractus spinoolivaris posterior* beschrieben, und auch ein dorsolaterales Faserbündel des Seitenstrangs ist bei der Katze nachgewiesen worden. Die Bahnen sind somatotopisch organisiert und enden nach Umschaltung in den Nebenoliven an der Rinde des Spinocerebellums.

4.4.2 Tractus vestibulocerebellaris

Als *Tractus vestibulocerebellaris* werden Kleinhirnafferenzen vom Gleichgewichtsorgan und von den Vestibulariskernen zusammengefaßt. Sie steigen gemeinsam im Corpus juxtarestiforme, also im medialen Anteil des unteren Kleinhirnstiels, zum Cerebellum auf (Abb. 16.15-17). Sie bilden den Moosfaser-Zufluß des Vestibulocerebellums [3].

Ein Teil des Faserbündels besteht aus zentralen Neuriten **primärer Vestibularisneurone** (bipolare Zellen des Ganglion vestibulare), die nach dem Eintritt des Nervus vestibulocochlearis in den Hirnstamm direkt zur Kleinhirnrinde aufsteigen (sog. *direkte sensorische Kleinhirnbahn*). Diese primären Neurone endigen im ipsilateralen Nodulus.

Die überwiegende Zahl der Fasern des Tractus vestibulocerebellaris sind jedoch **sekundäre Neurone** aus gewissen Regionen des Ncl. vestibularis medialis und inferior. Sie wechseln nach ihrem Eintritt ins Kleinhirn zum Teil die Seite und sollen sich bilateral an Nodulus, Uvula und Dachkerne verteilen.

Die primären vestibulozerebellären Fasern sollen aus den Cristae ampullares kommen; der vestibuläre Impulszustrom zum Kleinhirn dürfte daher im wesentlichen auf Erregungen aus dem Bogengangsystem be-

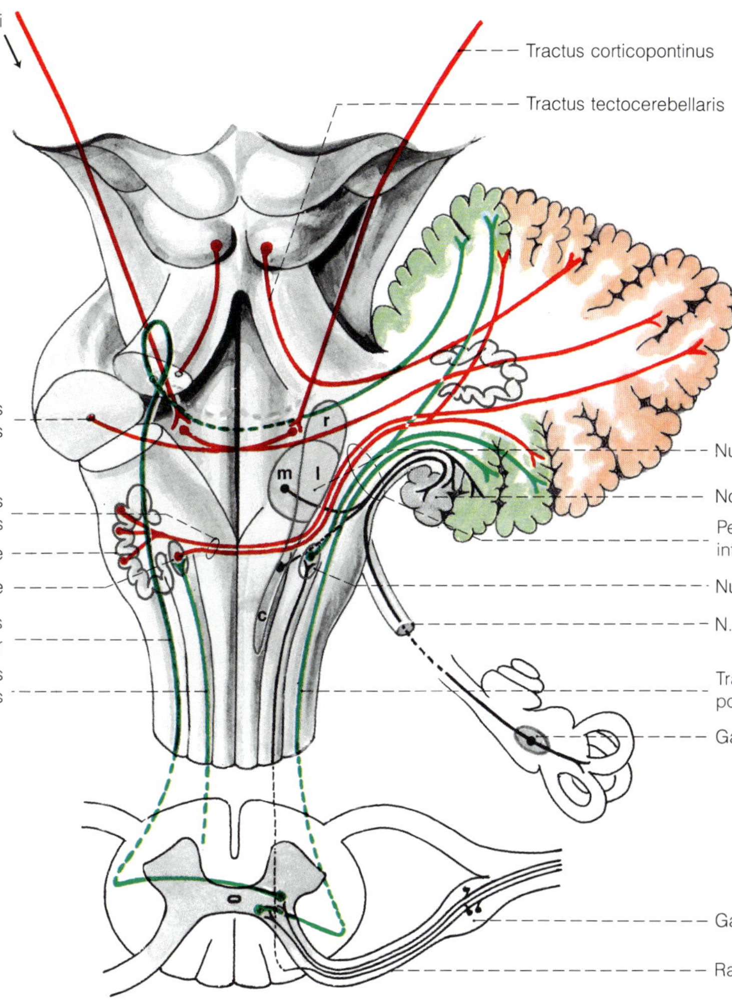

Abb. 16.15-17 Schema der wichtigsten afferenten Leitungsbahnen des Kleinhirns. (Rechte Kleinhirnhälfte zur Seite geklappt, links in Höhe der Kleinhirnstiele abgetragen. Rinde des Vestibulocerebellums grau, des Spinocerebellums grün, des Pontocerebellums rotbraun. VIII = N. vestibulocochlearis; r, m, l, c = Ncl. vestibularis superior, medialis, lateralis, inferior). Pedunculus cerebellaris inferior mit Tractus vestibulocerebellaris (schwarz, direkte und indirekte Fasern), Tractus spinocerebellaris posterior und cuneocerebellaris (grün) sowie Tractus olivocerebellaris (rot); der Pedunculus cerebellaris medius besteht insgesamt aus dem Tractus pontocerebellaris (rot beidseits eingezeichnet); im Pedunculus cerebellaris superior verlaufen Tractus tectocerebellaris (rot, beidseits eingetragen) und Tractus spinocerebellaris anterior (grün, links) Letzterer kreuzt erst im Kleinhirn auf die Ausgangsseite zurück (grün gestrichelter Abschnitt über der Rautengrube). An vorgeschalteten Neuronen sind primäre sensible Neurone des Rückenmarks (schwarz, dünne Linien), Tractus spinoolivaris (grün) und Tractus corticopontinus (rot) eingetragen. (Tractus reticulo- und trigeminocerebellaris sind nicht berücksichtigt.)

schränkt sein. Die „sekundären" Neurone entspringen interessanterweise in Vestibulariskern-Gebieten, in denen keine primären Vestibularisneurone endigen, sondern vor allem spinovestibuläre Fasern. Somit vermitteln sie dem Kleinhirn offensichtlich keine vestibulären Impulse, sondern Erregungen des Rückenmarks an das Vestibulocerebellum.

4.4.3 Spinozerebelläre Bahnen

Zu dieser Gruppe von Bahnen gehören nicht nur die beiden klassischen Kleinhirnseitenstrangbahnen, *Tractus spinocerebellaris posterior* und *anterior* (Abb. 16.15-18), sondern auch der *Tractus cuneocerebellaris* und der erst kürzlich entdeckte *Tractus spinocerebellaris superior.* Diese vier Bahnen, die sich anatomisch und funktionell in gewisser Hinsicht unterscheiden, endigen als Moosfaserafferenzen in bestimmter somatotopischer Anordnung an der Rinde des Spinocerebellums (Abb. 16.15-16), also einerseits an Wurm und Pars intermedia des Lobus anterior, andererseits in einem umschriebenen Gebiet des Lobus posterior cerebelli (Pyra-

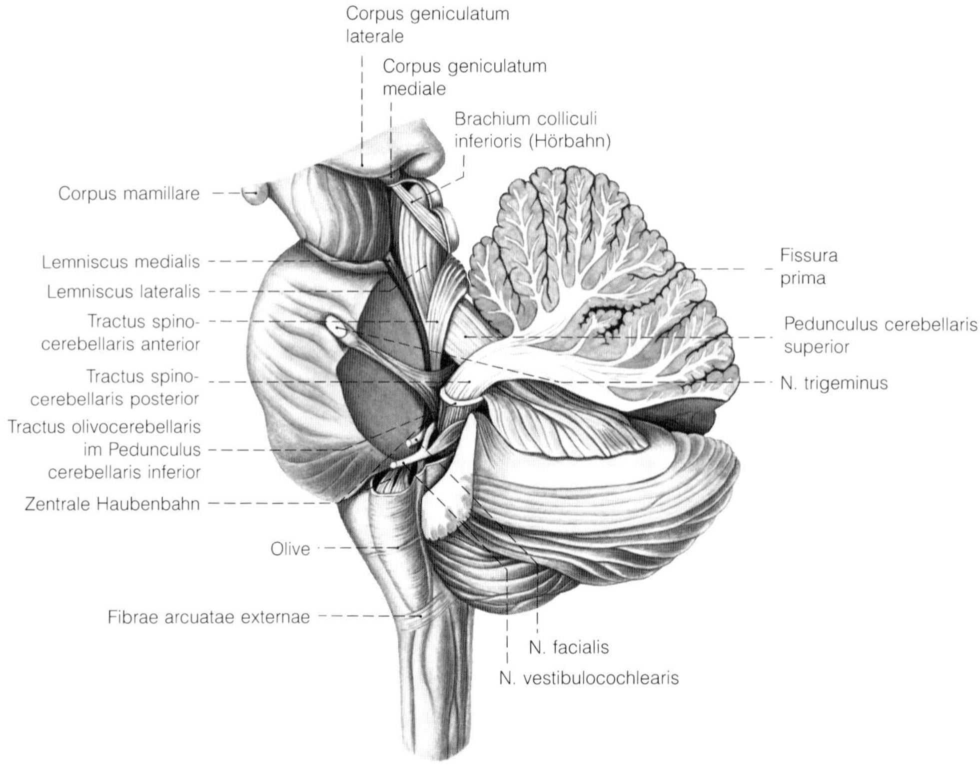

Abb. 16.15-18 Die wichtigsten afferenten Faserzüge des Hirnstammes, nach Abfaserungspräparaten. Der N. vestibulocochlearis gabelt sich in die dorsal liegende Pars vestibularis und die ventrale Pars cochlearis. (Verändert nach Büttner)

mis, rostrale Teile der Uvula und Lobulus paramedianus, der etwa der Zona intermedia des Lobulus gracilis beim Menschen entspricht). Die Bahnen führen dem Kleinhirn, auf dem Weg über das Rückenmark und den Hirnstamm, Erregungen von Muskel-, Gelenks- und Hautrezeptoren des Rumpfes und der Extremitäten zu. Die Leitung von der Peripherie bis ans Kleinhirn besteht jeweils aus zwei Neuronen. Mit Ausnahme kleinerer Komponenten endigen alle vier Bahnen an der ipsilateralen Kleinhirnhälfte.

Neben diesen vier direkten gibt es noch eine Reihe *indirekter spinozerebellärer Afferenzen.* Sie sind dadurch gekennzeichnet, daß sie auf dem Weg ins Kleinhirn in bestimmten Kernen des Hirnstamms eine synaptische Umschaltung erfahren. Zu diesen zählen *spinoretikulozerebelläre* und *spinopontozerebelläre* Leitungen sowie mehrere *spinoolivozerebelläre* Bahnen. Letztere spielen insofern eine besondere Rolle, als sie den Weg für die Kletterfaserimpulse an das Spinocerebellum darstellen. Die genannten Bahnen werden als Anteile der Tractus reticulo-, ponto- bzw. olivocerebellaris an entsprechender Stelle besprochen. Der Verlauf dieser Bahnen ist in Kap. 16.13 beschrieben.

Die **somatotopische Repräsentation** in den beiden Abschnitten des Spinocerebellums ist nicht nur durch entsprechende faseranatomische, sondern auch durch physiologische Befunde gut belegt. Abb. 16.15-19 zeigt die Projektionsfelder der Körperregionen an der Kleinhirnrinde, die experimentell durch Stimulation bestimmter Hautareale und Ableitung der Aktionspotentiale an der Kleinhirnrinde nachgewiesen werden konnten.

4.4.4 Tractus pontocerebellaris

Die dicken mittleren Kleinhirnstiele bestehen ausschließlich aus den Fasern dieser mächtigsten aller afferenten Kleinhirnbahnen. Die Fasern des *Tractus pontocerebellaris* sind die Neuriten jener Zellgruppen, die als Nuclei pontis die graue Substanz der Pars anterior der Brücke aufbauen. Beim Menschen wurden über 20 Millionen Zellen gezählt. Die meisten Neuriten wechseln nach ihrem Ursprung aus den Brückenkernen in der Brückenraphe die Seite und steigen über den kontralateralen Brückenarm (Abb. 16.15-17) zur gegenüberliegenden Kleinhirnhemisphäre auf, wo sie an der Rinde des „Pontocerebellums" als *Moosfasern* endigen.

Die Brückenkerne sind vor allem Relaiskerne einer massiven Projektion des Großhirns auf die kontralaterale Kleinhirnhemisphäre. Großhirn, Brücke und Kleinhirn erfahren in der Phylogenese eine zunehmende Höherentwicklung in gegenseitiger Abhängigkeit voneinander. Es ist wahrscheinlich, daß alle Lappen des

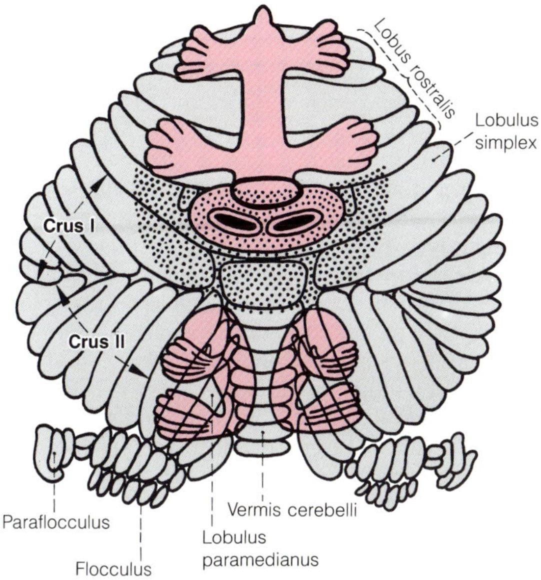

Abb. 16.15-19 Somatotopische Lokalisation im Kleinhirn der Katze. Die evozierten Potentiale nach Reizung von Hautrezeptoren sind an der Kleinhirnrinde entsprechend den eingezeichneten Figuren lokalisiert. Die Repräsentation im Lobus rostralis ist ipsilateral, im Lobulus paramedianus bilateral (nach tierexperimentellen Befunden von SNIDER [24]). Diese klassische Reizkarte der Kleinhirnrinde aus dem Jahre 1950 ist inzwischen durch detaillierte mikrophysiologische Analysen weitgehend überholt. Immerhin kann sie gewisse Hinweise für die lokalisatorische Beurteilung klinischer Ausfallserscheinungen bei Kleinhirnläsionen vermitteln. Das punktierte Areal gibt die ungefähre Lokalisation trigeminaler, auditorischer und visueller sowie viszeraler Repräsentationsgebiete an.

Großhirns Brückenfasern entsenden, doch ist ihr kortikaler Ursprung nicht genau bekannt. Sie gelangen durch die vordere bzw. hintere Außenzone der Capsula interna und durch die Hirnschenkel zur Brücke. Eine *zentropontine Bahn* verläuft zusammen mit der Pyramidenbahn und spaltet sich von ihr erst in der Brücke ab. Die *Stirnhirnbrückenbahn* (*Tractus frontopontinus*, ARNOLDsches Bündel) stammt aus allen Gebieten des Stirnhirns und liegt in der *Basis pedunculi cerebri* (*Crus cerebri*, Abb. 16.15-20) medial der Pyramidenbahn. Der *Tractus temporopontinus* (TÜRKsches Bündel), an dem sich der vordere Schläfenpol nicht zu beteiligen scheint, liegt lateral der Pyramidenbahn im Großhirnstiel. Diesem schließen sich die weniger starken Bündel aus dem Parietal- und Okzipitallappen (*Tractus parietopontinus* und *Tractus occipitopontinus*) an.

Die Nuclei pontis lassen sich hinsichtlich Zelltyp und Zellgröße in etliche Zellgruppen – allerdings ohne scharfe Abgrenzung – unterteilen, und die pontozerebelläre Projektion soll auch eine gewisse Lokalisation aufweisen. Grob gesprochen, enden Fasern aus den lateralen und den medialsten Brückenkernen am Wurm; die mittleren, um die Bündel der Pyramidenbahn gruppierten Kerne projizieren auf die Hemisphären. Die Hemisphären erhalten reichlich pontine Fasern, und zwar ausschließlich von kontralateral. Der Wurm erhält einen geringeren pontinen Faserzustrom; allerdings ist diese Projektion bilateral.

Es wird angenommen, daß zwischen Großhirn- und Kleinhirnrinde somatotopische Beziehungen bestehen. Die zerebrozerebelläre Projektion auf die „spinalen Regionen“ des Kleinhirns wurde in Reizversuchen an Katzen und Affen näher untersucht. Dabei ergab sich, daß die sensomotorische Großhirnrinde auf den Lobus anterior und den anschließenden Lobulus simplex der kontralateralen Kleinhirnhälfte projiziert, wobei eine klare Zuordnung von Bein-, Arm- und Gesichtsregionen vorliegt. Anatomische Untersuchungen bestätigen, daß diese Projektion über die Brückenkerne erfolgt.

Corpus pontobulbare und Nuclei arcuati

Im Zusammenhang mit der pontozerebellären Projektion müssen auch das *Corpus pontobulbare* (Kern des zirkumolivaren Bündels) und die *Nuclei arcuati* (Abb. 16.14-4) Ewähnung finden. Diese nur beim Menschen gut entwickelten Kerne sind als aberrante Teile des Brückengraus zu betrachten, die sich, wie die Nuclei pontis, von den Rautenlippen herleiten, jedoch in der Entwicklung bei der Zellwanderung in die Pars anterior pontis zurückgeblieben sind. Das Corpus pontobulbare liegt nahe der Rautengrube an der dorsolateralen Seite des unteren Kleinhirnstiels, die Nuclei arcuati befinden sich an der ventralen Oberfläche der Pyramiden des verlängerten Marks. Beide Kerngebiete sind wie die Brückenkerne Relaiskerne der kortikozerebellären Projektion.

Für den Weg vom Großhirn zum Kleinhirn stehen außer den Brückenkernen (einschl. Nuclei arcuati und Corpus pontobulbare) noch andere Relaisstationen zur Verfügung (s. Tractus olivocerebellaris und Tractus reticulocerebellaris). Für die Existenz einer direkten Verbindung zwischen Groß- und Kleinhirn haben sich bisher keine sicheren Anhaltspunkte ergeben.

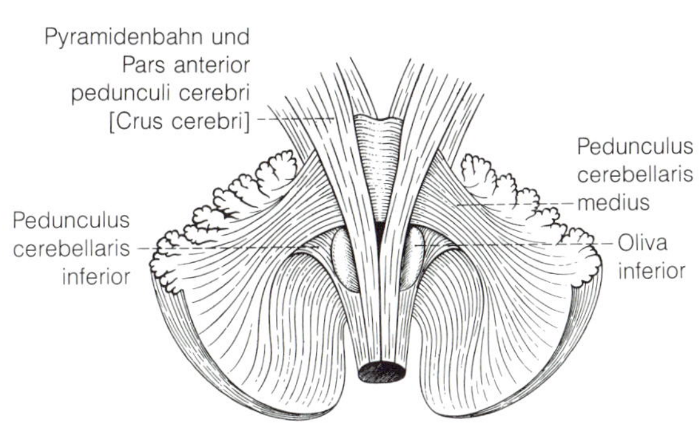

Abb. 16.15-20 Die Pedunculi cerebellares inferiores und medii. (Nach VILLIGER-LUDWIG)

4.4.5 Retikulozerebelläre Bahnen

Wichtigster Ursprungskern dieser Bahnen ist der *Ncl. reticularis lateralis*[1] der Formatio reticularis medullae oblongatae. Er liegt dorsolateral der Olive im verlängerten Mark. Man rechnet aber zu dieser Bahn auch kleinhirnafferente Fasern aus anderen Kernen der Formatio reticularis, etwa aus dem *Ncl. reticularis paramedianus* (beim Menschen *Ncl. funiculi anterioris* genannt) und aus den sog. *perihypoglossären Kernen*. Die Bahn gelangt in den gleichseitigen unteren Kleinhirnstiel und endigt über Moosfasern an der Rinde der gesamten ipsilateralen Kleinhirnhälfte. Der Tractus reticulocerebellaris bildet das zweite Neuron hauptsächlich einer indirekten spinozerebellären Projektion sowie von zerebelloretikulären „Feedback loops".

Die Fasern aus dem *Ncl. reticularis lateralis* endigen überwiegend am Wurm, nur in geringem Maß an der Hemisphäre. Dem entspricht, daß der Ncl. reticularis lateralis hauptsächlich spinoretikuläre Afferenzen erhält. Außer diesen aufsteigenden erhält der Kern in geringer Zahl auch absteigende Afferenzen aus dem Ncl. ruber (von kontralateral), dem Ncl. fastigii (über Fibrae fastigiobulbares rectae), den Vestibulariskernen und sogar von der Großhirnrinde. Im Gegensatz zur Olive (die auch auf- und absteigende Afferenzen erhält) kommt es im Ncl. reticularis lateralis zu einer starken Überlappung der Afferenzen. Dennoch zeigt die retikulozerebelläre Projektion ein geringes Maß an Lokalisation insofern, als der (ventrolateral liegende) kleinzellige Kernanteil und der anschließene Abschnitt des (dorsomedialen) großzelligen Kernareals auf den Wurm, der Rest des letzteren auf die Hemisphäre projizieren.

Die spinoretikulären Afferenzen steigen gemeinsam mit den spinothalamischen Fasern im Vorderseitenstrang des Rückenmarks auf. Sie vermitteln exterozeptive (taktile) Empfindungen von der Haut, vor allem von jenen Rezeptoren, deren Impulse das Beugereflexmuster bestimmen. Auf die Neurone des Rückenmarks, aus denen die aufsteigenden Fasern hervorgehen, konvergieren oft polymodale Erregungen aus allen vier Extremitäten, d. h., daß die rezeptiven Felder dieser Neurone sehr ausgedehnt sind. Eine supraspinale Beeinflussung der spinoretikulären Neurone ist nachgewiesen, vorwiegend über Tractus vestibulospinalis und Tractus corticospinalis.

Der *Ncl. reticularis paramedianus* sendet seine Fasern hauptsächlich an den Wurm. Afferenzen erhält er vom Rückenmark, von der motorischen Großhirnrinde, in besonderem Maße aber vom Ncl. fastigii, so daß er in erster Linie als Teil eines zerebelloretikulären „Feedback"-Schaltkreises angesehen werden kann.

Die sog. *perihypoglossären Kerne,* vor allem der *Ncl. praepositus hypoglossi,* vermitteln durch reziproke Beziehungen zwischen Kleinhirn einerseits und den vestibulären und okulomotorischen Systemen andererseits.

[1] Auch *Seitenstrangkern* bzw. *Ncl. funiculi lateralis* genannt.

4.4.6 Trigeminozerebelläre Leitungen

Trigeminozerebelläre Leitungen sind bei Tieren verschiedentlich beschrieben worden, und es ist anzunehmen, daß es sie auch beim Menschen gibt. Bei niedrigen Vertebraten und Säugerembryonen konnten primäre Trigeminusneurone bis ins Corpus cerebelli verfolgt werden. Sie wären zusammen mit den primären Vestibularisneuronen Bestandteil der sog. *direkten sensorischen Kleinhirnbahn.* Auch sekundäre Trigeminusneurone aus allen sensiblen Trigeminuskernen sollen die Gesichtsregion des Kleinhirns erreichen. Fasern aus dem Ncl. pontinus n. trigemini und aus dem Ncl. spinalis n. trigemini sollen das Kleinhirn über den unteren Kleinhirnstiel erreichen und im Bereich vom Culmen und Declive enden. Fasern aus dem Ncl. mesencephalicus, also sekundäre propriozeptive Fasern aus der Gesichtsregion, sollen über den oberen Kleinhirnstiel verlaufen. Das Projektionsgebiet der trigeminozerebellären Afferenzen, das elektrophysiologisch gesichert ist, durchmischt sich mit dem optischen und akustischen Projektionsgebiet (Abb. 16.15-19).

4.4.7 Tektozerebelläre Leitungen

Von den Colliculi inferiores und wahrscheinlich auch von den Colliculi superiores ziehen nahe der Mittellinie die Fasern des Tractus tectocerebellaris über das Velum medullare superius direkt ins Kleinhirn. Sie übermitteln optische und akustische Signale. Für optische Impulse erscheint jedoch aufgrund anatomischer Ergebnisse ein indirekter tektopontozerebellärer Weg wahrscheinlicher. Es konnten tektopontine Fasern aus den Colliculi superiores nachgewiesen werden, die in jenen Nuclei pontis umgeschaltet werden, welche auf den Kleinhirnwurm projizieren.

In mittleren Wurmabschnitten (Gesichtsregion) können Aktionspotentiale auch nach Stimulation der Seh- und Hörrinde des Großhirns ausgelöst werden. Diese Impulse dürften das Kleinhirn wohl auf dem Weg über die Brücke erreichen.

4.4.8 Viszerozerebelläre Bahnen

Aufsteigende Afferenzen aus dem Komplex der Vagus- und Glossopharyngeuskerne sowie aus dem Ncl. tractus solitarii erreichen über direkte und indirekte Bahnen (Formatio reticularis) den Dachkern und den Wurm des Kleinhirns [6]. Diese Verbindungen vermitteln einen modulierenden Einfluß des Kleinhirns auf lebenswichtige viszerale Reflexbögen des Hirnstamms und des Hypothalamus [12].

4.5 Efferente Leitungsbahnen des Kleinhirns

Die efferenten Leitungsbahnen des Kleinhirns (Abb. 16.15-21) gehen mit Ausnahme einer kleinen Fasergruppe aus den zentralen Kleinhirnkernen hervor. Nach

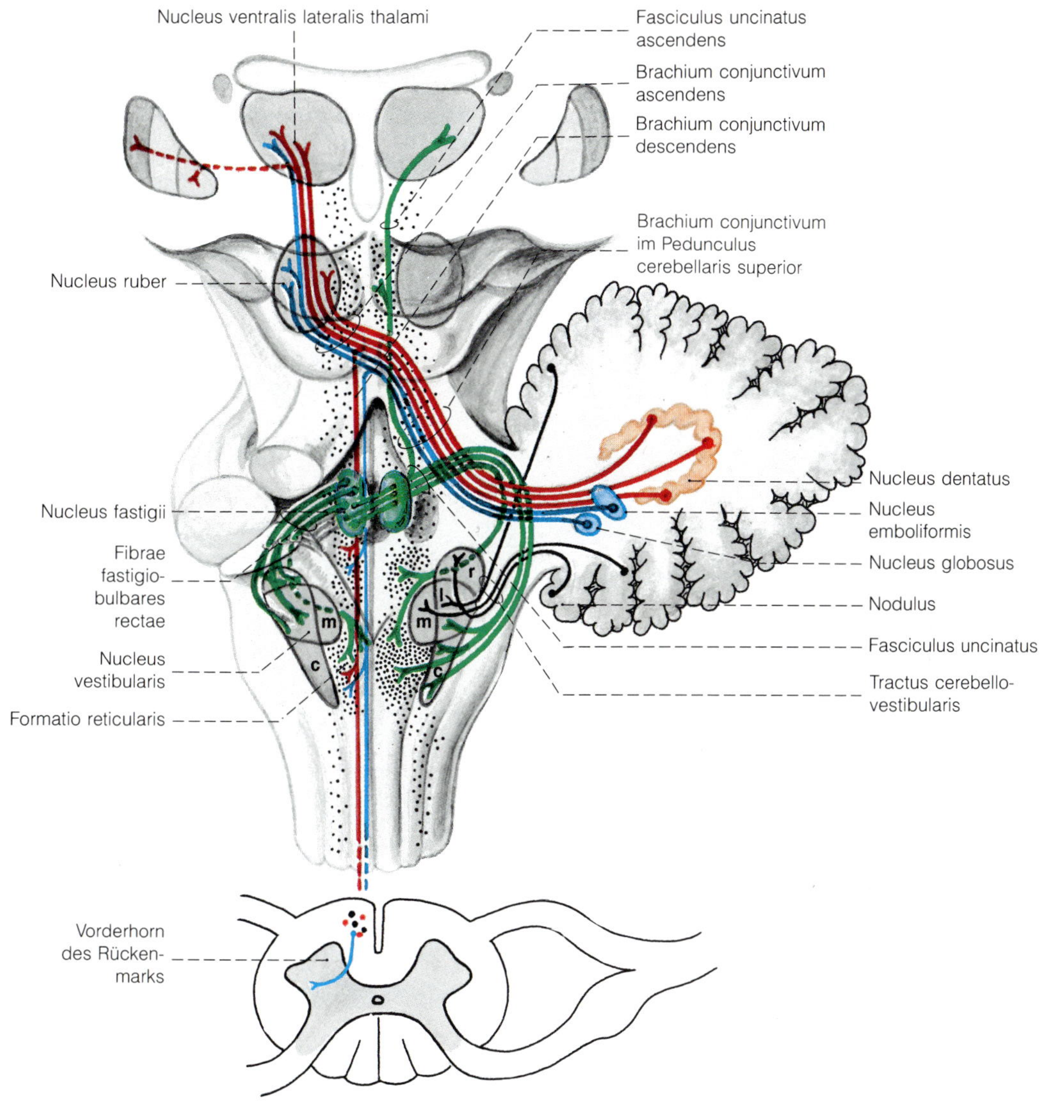

Abb. 16.15-21 Schema der efferenten Leitungsbahnen des Kleinhirns. Links Schnittflächen der drei Kleinhirnstiele, rechte Kleinhirnhälfte etwas zur Seite geklappt. Farben entsprechend Abb. 16.15-12. Nuclei fastigii beider Seiten (grün) an normaler Stelle über der Rautengrube, jedoch „frei schwebend" dargestellt. Terminalkerne der efferenten Kleinhirnverbindungen (grau), Formatio reticularis (punktiert). r, m, l, c = Ncl. vestibularis superior, medialis, lateralis, inferior. Tractus dentatothalamicus (rot) und Tractus cerebellorubralis (blau) bilden das Brachium conjunctivum ascendens. (Nach JANSEN u. BRODAL [15])

Ursprungskernen, Austritt der Fasern (oberer bzw. unterer Kleinhirnstiel) und Projektionsgebiet lassen sich die efferenten Fasern in zwei gut abgrenzbare Systeme gliedern, 1. das *Brachium conjunctivum*[1] und 2. die *fastigiobulbären Fasern.*

4.5.1 *Brachium conjunctivum*

Die Hauptmasse der Fasern des Brachium conjunctivum geht aus dem Ncl. dentatus cerebelli derselben Seite hervor (Abb. 16.15-21). Diese Fasern treten als markhaltige Fasern ins Zentrum des Kerns und verlas-

[1] Der Begriff *Brachium conjunctivum* wird hier (vgl. JANSEN u. BRODAL [15]) als gemeinsame Bezeichnung für alle efferenten Fasern des Pedunculus cerebellaris superior gebraucht. In der BNA wurde der Begriff im makroskopischen Sinn synonym für Pedunculus cerebellaris superior (PNA) verwendet. Der obere Kleinhirnstiel enthält jedoch auch afferente Leitungen.

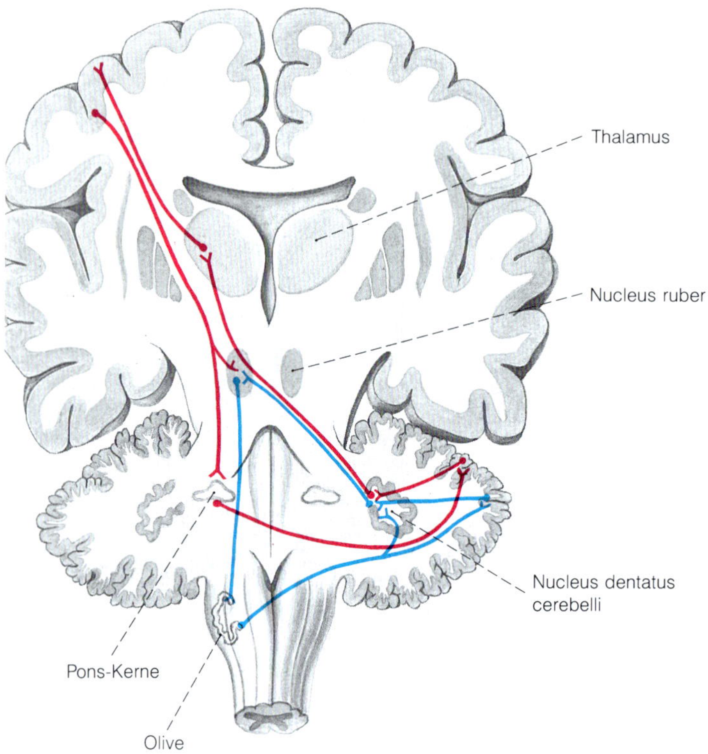

Abb. 16.15-22 Kortikozerebelläre Kontrollschleifen stark vereinfacht. Rot: Moosfaser-Schleife über Pons und Dentatus. Blau: Kletterfaser-Schleife über Ncl. ruber, Olive und Dentatus. Neben diesen „neozerebellären loops", welche wohl die Willkürmotorik betreffen, existieren entsprechende Kontrollschleifen über die medialen und intermediären Kleinhirnkerne, die sich mehr auf die spinale Motorik bzw. auf die Kontrolle des Gleichgewichts und der Augenmotorik beziehen.

sen das Gebiet durch den *Hilus nuclei dentati* in Richtung auf den oberen Kleinhirnstiel zu. Hier schließen sich Fasern aus dem Ncl. emboliformis und dem Ncl. globosus derselben Seite an. Das so entstandene Brachium conjunctivum zieht, bedeckt vom Lobus superior cerebelli, am Seitenrand und teils auch im Dach des IV. Ventrikels nach rostral und bildet den Hauptbestandteil des Pedunculus cerebellaris superior. Im weiteren Verlauf senkt es sich in ventromedialer Richtung in das Tegmentum des Mittelhirns ein und wechselt dort in der *Decussatio brachiorum conjunctivorum*[2] die Seite. Auf der Gegenseite zerfällt das Faserbündel in eine große, die Verlaufsrichtung fortsetzende aufsteigende Komponente *(Brachium conjunctivum ascendens)* und in eine wesentlich kleinere absteigende Portion *(Brachium conjunctivum descendens)* (Abb. 16.15-21).

Brachium conjunctivum ascendens

Das Brachium conjunctivum ascendens, die quantitativ bedeutsamste Efferenz des Kleinhirns, endigt vor allem im Ncl. ruber (= *Tractus cerebellorubralis*) und im Thalamus (= *Tractus dentatothalamicus*) der Gegenseite.

Die Fasern des *Tractus cerebellorubralis* stammen im wesentlichen aus Ncl. emboliformis und Ncl. globosus und endigen am kleinzelligen, in geringerem Maß auch am großzelligen Anteil des Ncl. ruber. Nur wenige Fasern aus dem Nucleus dentatus gehören diesem Bündel an. Ein Blick auf die kortikonukleäre Projektion (Abb. 16.15-12 u. 21) zeigt, daß die Pars intermedia der Kleinhirnrinde über die zentralen Kerne auf den kontralateralen Ncl. ruber projiziert. Nach tierexperimentellen Befunden ist diese Bahn somatotopisch gegliedert. Im weiteren wirkt sich der Einfluß dieser Kleinhirnefferenz über den Tractus rubrospinalis auf das Rückenmark aus, wo es auf diesem Weg zu einer Aktivierung der Flexoren-Motoneurone kommen soll. Das Kleinhirn beeinflußt über diese Leitung die ipsilaterale Motorik, da durch die Kreuzung des Tractus rubrospinalis der Seitenwechsel in der Decussatio brachiorum conjunctivorum kompensiert wird. Vom kleinzelligen Ruberkern wird über die untere Olive eine wichtige Rückmeldungsschleife zum Kleinhirn gebildet (Abb. 16.15-22).

Eine Anzahl rückläufiger *rubrozerebellärer Fasern* gelangt über das Brachium conjunctivum an die entsprechenden Kleinhirnkerne zurück. Sie schließen einen direkten Rückkoppelungskreis (*reverberating circuit*) zwischen Kleinhirnkernen und Ncl. ruber.

Der *Tractus dentatothalamicus*, die zweite große Faserkomponente des Brachium conjunctivum ascendens, führt die Fasern aus dem Ncl. dentatus cerebelli am Ncl. ruber der Gegenseite vorbei bzw. durch ihn hindurch bis ins Zwischenhirn. Dort werden die Fasern in spezifischen Relaiskernen des Thalamus umgeschaltet, vor allem im Ncl. ventralis lateralis (VL), zum Teil auch im Ncl. ventralis anterior (VA), daneben aber auch in den vorderen intralaminären Kernen des Thalamus. Von dort geht die Leitung an die Areae 4 und 6 nach Brodmann bzw. zu den Basalganglien. Die Pars lateralis

[2] Der Terminus *Decussatio pedunculorum cerebellarium superiorum* (PNA) erscheint wenig geeignet, da nicht der gesamte obere Kleinhirnstiel die Seite wechselt, sondern nur das efferente Bündel.

des Kleinhirns projiziert also via Ncl. dentatus über sein stärkstes efferentes Bündel letztlich auf die kontralaterale motorische Großhirnrinde (Abb. 16.15-22). Kleinhirnläsionen wirken sich somit in Form von Störungen der Motorik derselben Seite aus.

Die beim Menschen besonders stark entwickelten Kleinhirnhemisphären (Neocerebellum) stehen mit den kontralateralen motorischen Rindengebieten des Großhirns in besonders engem Funktionszusammenhang. Die mächtigen wechselseitigen Verbindungen sind in Abb. 16.15-22 schematisch dargestellt. Die kortikozerebellären Leitungen erreichen das Neocerebellum auf dem Weg über die Brücke (Moosfasern) und über die unteren Oliven (Kletterfasern). Das Neocerebellum projiziert auf den Ncl. dentatus, von dem die Leitung über den Ncl. ventralis lateralis thalami (VL) und die Radiatio thalami an den Kortex gelangt, womit der Kreis geschlossen ist [5, 19].

In geringem Maß sind auch Fasern aus den intermediären Kernen und sogar aus dem Ncl. fastigii an der Projektion auf den Thalamus beteiligt und endigen vor allem im VL. Die ersteren verlaufen über den Ncl. ruber hinaus mit dem dentatothalamischen Bündel, also zum kontralateralen Thalamus (Abb. 16.15-21). Die letzteren gehen aus dem Fasciculus uncinatus nach dessen Seitenkreuzung im Kleinhirn hervor, schließen sich dem Brachium conjunctivum an und steigen als *Fasciculus uncinatus ascendens* ohne weitere Seitenkreuzung – sozusagen als ungekreuzte Komponente des Brachium conjunctivum ascendens – bis zum Thalamus auf.

Das Brachium conjunctivum ascendens endigt nach verschiedenen Angaben mit einem kleinen Teil seiner Fasern auch außerhalb des Ncl. ruber und VL, so etwa im zentralen Höhlengrau des Mittelhirns, an den Okulomotoriuskernen, der Formatio reticularis mesencephali, an weiteren Thalamuskernen (VA, Ncl. parafascicularis und Ncl. centromedianus) sowie im Globus pallidus. Neuerdings sind bei Affen auch bilaterale Verbindungen zum Hypothalamus, insbesondere den dorsalen und lateralen Kernbezirken bekannt geworden [6, 12]. Es handelt sich um Komponenten des Brachium conjunctivum, die den Nuclei interpositus und fastigii entstammen.

Brachium conjunctivum descendens

Dieses Bündel trennt sich nach Seitenkreuzung im Mittelhirn vom größeren aufsteigenden Schenkel des Brachium conjunctivum ab und besteht vorwiegend wohl aus Kollateralen der aufsteigenden Fasern (Abb. 16.15-21). Es steigt in erster Linie zu den Kernen der Formatio reticularis von Brücke und verlängertem Mark ab, die z. T. wieder auf das Kleinhirn projizieren, so daß sie einen Anteil eines „Feedback"-Kreises [13] darstellen. Es werden auch ins Rückenmark absteigende Fasern des Brachium conjunctivum descendens beschrieben; weitere Fasern sollen über den Fasciculus longitudinalis medialis zu den Kernen des IV. und VI. Hirnnerven absteigen und so Einfluß auf die äußeren Augenmuskeln gewinnen.

4.5.2 Fastigiobulbäre Fasern

Die im Dachkern entspringenden Fasern verlassen das Kleinhirn z. T. als sog. *Fibrae fastigiobulbares rectae* über das Corpus juxtarestiforme derselben Seite. Der andere Teil der Fasern aus dem Ncl. fastigii, bei der Katze etwa 50%, bildet den *Fasciculus uncinatus descendens*, der die Medulla oblongata über das kontralaterale Corpus juxtarestiforme erreicht (Abb. 16.15-21).

Im Ncl. fastigii besteht eine Zuordnung zwischen Wurmabschnitten des Lobus rostralis und rostralen Teilen des Ncl. fastigii sowie zwischen Wurmanteilen des Lobus inferior cerebelli und kaudalen Kernabschnitten (Abb. 16.15-23, nach Befunden an der Katze).

Beide Teile des Ncl. fastigii haben ähnlich den spinozerebellären Wurmgebieten, die auf sie projizieren, eine somatotopische Gliederung, so daß sich jeweils Bein- und Armregion relativ gut abgrenzen lassen.

Fibrae fastigiobulbares rectae

Die Fibrae fastigiobulbares rectae gehen nun aus dem rostralen Teil des Ncl. fastigii hervor und projizieren auf die ipsilateralen Vestibulariskerne und Kerngebiete der Formatio reticularis medullae oblongatae (Abb. 16.15-21).

Die fastigiovestibuläre Komponente dieses Bündels endet an Zellen des oberen und lateralen Vestibulariskerns. Die Projektion auf den Ncl. vestibularis lateralis ist auf dessen dorsalen Kernanteil beschränkt und somatotopisch organisiert (Abb. 16.15-23).

Fasciculus uncinatus

Der Fasciculus uncinatus (Russelsches Hakenbündel bzw. „hook bundle") führt die Fasern aus dem kaudalen Teil des Ncl. fastigii. Er kreuzt sofort nach seinem Ursprung die Seite, durchsetzt in lateraler und leicht rostraler Richtung vorerst den Dachkern der Gegenseite und biegt weiter lateral in typisch hakenförmigem Verlauf um die dorsale und laterale Seite des Brachium conjunctivum nahe dessen Ursprung nach kaudal, um mit den Fibrae fastigiobulbares rectae der anderen Seite gemeinsam das Corpus juxtarestiforme zu durchsetzen (Abb. 16.15-21). Über das Hakenbündel projiziert der Ncl. fastigii auf die Vestibulariskerne und die Formatio reticularis der kontralateralen Seite.

Die fastigiovestibuläre Komponente des Hakenbündels endet aber im Gegensatz zu jener der Fibrae fastigiobulbares rectae an Zellen des Ncl. vestibularis inferior und der ventralen Portion des lateralen Vestibulariskerns (Abb. 16.15-21 u. 23).

Über den Ncl. fastigii und die fastigiobulbären Bahnen steht indirekt der Kleinhirnwurm mit Vestibulariskernen und Formatio reticularis in Verbindung. Der Wurm übt über diese Kerne und die von ihnen ausgehenden Bahnen, die Tractus reticulospinalis und vestibulospinalis und den Fasciculus longitudinalis medialis, seinen Einfluß auf das Rückenmark und die sensorischen und motorischen Hirnnervenkerne aus und greift auf diesem Weg in die viszerale und somatische Reflexmotorik ein.

Ähnlich wie für die anderen Kleinhirnefferenzen existiert auch für die Efferenz des Ncl. fastigii ein zerebelloretikulärer „Feedback"-Kreis.

Wenige Fasern des Ncl. fastigii steigen als *Fasciculus uncinatus ascendens* mit dem Brachium conjunctivum auf und enden in erster Linie in Thalamus und Hypothalamus.

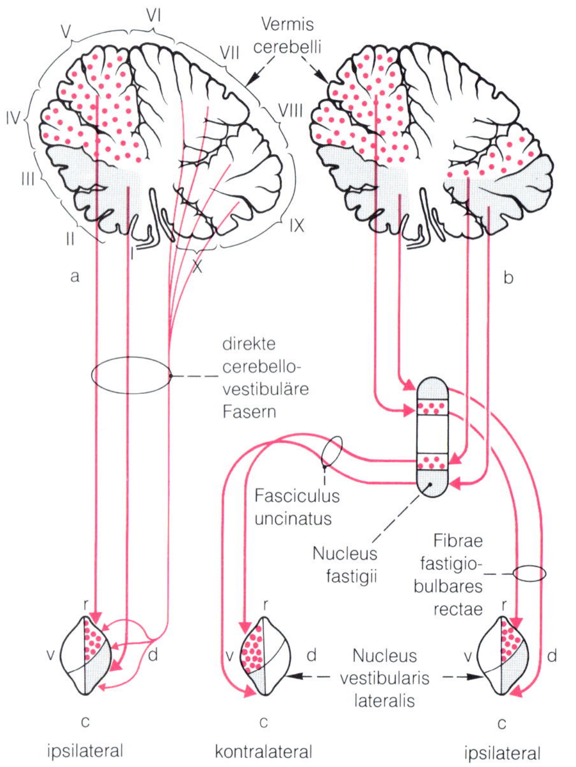

Abb. 16.15-23 Projektion der spinozerebellären Wurmregionen auf den Ncl. vestibularis lateralis (Befunde an der Katze). Beinregionen grau, Armregionen punktiert. Direkte Projektion (a) und indirekte Projektion über den Ncl. fastigii (b), r = rostral, c = kaudal, v = ventral, d = dorsal. (Nach Brodal, Pompeiano u. Walberg [3])

4.5.3 Lange kortikonukleäre Fasern: Tractus cerebellovestibularis

Jene Fasern, die als *direkte zerebellovestibuläre Bahn* ohne Umschaltung in den zentralen Kernen das Kleinhirn verlassen, wurden schon mehrfach erwähnt. Es handelt sich dabei um Axone von Purkinje-Zellen der Rinde des Vestibulocerebellums (Flocculus, Nodulus und Uvula) sowie spinozerebellärer Wurmabschnitte (Abb. 16.15-12, schwarze Markierungen), die über das Corpus juxtarestiforme auf die Vestibulariskerne projizieren (Abb. 16.15-21). Die Leitung ist ipsilateral.

Die von der vestibulozerebellären Rinde kommenden Fasern enden in allen vier Vestibulariskernen. Fasern vom Flocculus sollen in Form eines besonderen Bündels den Ncl. vestibularis rostralis erreichen (Fasciculus arcuatus). Auch zum Ncl. solitarius soll es Verbindungen geben.

Die vom Wurm absteigenden zerebellovestibulären Fasern enden im dorsalen Abschnitt des lateralen Vestibulariskerns (Abb. 16.15-23), der auch das Projektionsgebiet für die indirekte Leitung vom Wurm des Lobus anterior darstellt.

Das Vestibulocerebellum übt wohl seinen Einfluß auf die Motorik in erster Linie auf dem Weg der direkten Projektion auf die Vestibulariskerne und die von diesen Kernen absteigenden motorischen Bahnen (Tractus vestibulospinalis und Fasciculus longitudinalis medialis) aus.

Literatur

[1] Bloom, F. E., B. J. Hoffer, G. R. Siggins: Studies on norepinephrine-containing afferents to Purkinje cells of rat cerebellum. Brain Res. 25 (1971) 501–521.

[2] Bloomfield, S., D. Marr: How the cerebellum may be used. Nature (Lond.) 227 (1970) 1224–1228.

[3] Brodal, A., O. Pompejano, F. Walberg: The Vestibular Nuclei and their Connections, Anatomy and Functional Correlations. Oliver & Boyd, Edinburgh–London 1962.

[4] Chan-Palay, V.: Fine structure of labelled axons in the cerebellar cortex and nuclei of rodents and primates after intraventricular infusions with tritiated serotonin. Anat. and Embryol. 48 (1975) 235–265.

[5] Chan-Palay, V.: Cerebellar Dentate Nucleus. Springer, Berlin–Heidelberg–New York 1977.

[6] Dietrichs, E., D. E. Haines: Interconnections between hypothalamus and cerebellum. Anat. and Embryol. 179 (1989) 207–220.

[7] Eccles, J. C.: Das Gehirn des Menschen. Piper, München 1975.

[8] Eccles, J. C.: An instruction-selection theory of learning in the cerebellar cortex. Brain Res. 127 (1977) 327–352.

[9] Eccles, J. C., M. Ito, J. Szentagothai: The Cerebellum as a Neuronal Machine. Springer, New York–Heidelberg–Berlin 1967.

[10] Groenewegen, H. J., J. Voogd: The parasagittal zonation within the olivocerebellar projection: I-Climbing fiber distribution in the vermis of cat cerebellum. J. comp. Neurol. 174 (1977) 417–488.

[11] Groenewegen, H. J., J. Voogd, S. L. Freedman: The parasagittal zonation within the olivocerebellar projection: II-Climbing fiber distribution in the intermediate and hemispheric parts of cat cerebellum. J. comp. Neurol. 183 (1979) 551–602.

[12] Haines, D. E., P. J. May, E. Dietrichs: Neuronal connections between the cerebellar nuclei and hypothalamus in Macaca Fascicularis: Cerebello-visceral circuits. J. comp. Neurol. 299 (1990) 106–122.

[13] Ito, M.: The Cerebellum and Neural Control, S. 1–580. Raven Press, New York 1984.

[14] Jansen, J., A. Brodal: Experimental studies on the intrinsic fibers of the cerebellum. II – The corticonuclear projection. J. comp. Neurol. 73 (1940) 267–321.

[15] Jansen, J., A. Brodal: Das Kleinhirn. In: Moellendorf, W. (Hrsg.): Handbuch der mikroskopischen Anatomie des Menschen IV/8. Springer, Berlin 1958.

[16] Larsell, O.: The cerebellum: A review and interpretation. Arch. Neurol. (Chic.) 38 (1937) 580–607.

[17] Larsell, O., J. Jansen: The Comparative Anatomy and Histology of the Cerebellum. The Human Cerebellum, Cerebellar Connections and Cerebellar Cortex. University of Minnesota Press, Minneapolis 1972.

[18] Llinas, R. (ed.): Neurobiology of Cerebellar Evolution and Development. American Medical Association, Chicago (Illinois) 1969.

[19] Massion, J., K. Sasaki: Cerebro-cerebellar Interaction. Elsevier, Amsterdam–New York–Oxford 1979.

[20] Oscarsson, O.: Spatial distribution of climbing and mossy fiber inputs into the cerebellar cortex. Exp. Brain Res. (Suppl.) 1 (1976) 36–42.

[21] PALAY, S. L., V. CHAN-PALAY: Cerebellar Cortex. Cytology and Organization. Springer, New York–Heidelberg–Berlin 1974.
[22] PALAY, S. L., V. CHAN-PALAY: The cerebellum. New vistas. Exp. Brain Res. (Suppl.) 6 (1982) 1–637.
[23] SCHULMAN, J. A.: Chemical neuroanatomy of the cerebellar cortex. In: EMSON, P. C. (ed.): Chemical Neuroanatomy, pp. 209–228. Raven Press, New York 1983.
[24] SNIDER, R. S.: Recent contributions to the anatomy and physiology of the cerebellum. Arch. Neurol. (Chic.) 64 (1950) 196–219.
[25] TOLBERT, D. L., H. BANTLI, J. R. BLOEDEL: Organizational features of the cat and monkey cerebellar nucleocortical projection. J. comp. Neurol. 182 (1978) 39–59.
[26] VOOGD, J.: The Cerebellum of the Cat. Structure and Fibre Connections. Van Gorcum and Co., Assen 1964.
[27] VOOGD, J.: The importance of fiber connections in the comparative anatomy of the mammalian cerebellum. In: LLINAS, R. (ed.): Neurobiology of Cerebellar Evolution and Development, pp. 493–514. American Medical Association, Chicago (Illinois) 1969.
[28] VOOGD, J., F. BIGARE: Topographical distribution of olivary and cortico-nuclear fibers in the cerebellum: A review. In: CORNVILLE, J., C. DE MONTIGNY, Y. LAMARRE (eds): The Inferior Olivary Nucleus, pp. 207–234. Raven Press, New York 1980.
[29] VOOGD, J., D. T. HESS, E. MARANI: The parasagittal zonation of the cerebellar cortex in cat and monkey. In: KING, J. S. (ed.): New Concepts in Cerebellar Neurobiology, pp. 183–220. Liss, New York 1987.

16.16 Aufbau und Verbindungen des Zwischenhirns

H. Künzle

Entgegen der viel verwendeten Einteilung – *Epithalamus, Thalamus dorsalis, Thalamus ventralis, Hypothalamus* – wird das Zwischenhirn (Diencephalon) im folgenden in drei Unterbereiche gegliedert:

- **Hypothalamus**
- **Zirkumventrikuläre Organe**
- **Thalamus**

Wegen ihrer zunehmenden Bedeutung werden die zirkumventrikulären Organe also in einem separaten Kapitel behandelt. Die verbleibenden Gebiete des Epithalamus und die Kerne des Thalamus ventralis werden gemäß hodologisch-funktionellen Kriterien auf Thalamus (Habenula, Ncl. reticularis thalami, Ncl. praegeniculatus), Hypothalamus (Zona incerta) und Basalganglien (Ncl. subthalamicus) aufgeteilt. Die vorgeschlagene Einteilung hilft außerdem, Begriffsverwechslungen zu vermeiden, wie z.B.

- Ncl. subthalamicus und Subthalamus (Synonym zu Thalamus ventralis) oder
- Nuclei ventrales des Thalamus dorsalis und Thalamus ventralis.

1 *Hypothalamus*

Der Hypothalamus ist ein winziges (4–5 g), doch sehr wichtiges Organ. Er **reguliert** vegetativ-endokrine Vorgänge (Atmung, Herz, Kreislauf, Nahrungs- und Flüssigkeitshaushalt, Thermoregulation, immunologische Reaktionen usw.) und **integriert** diese (zusammen mit dem limbischen Vorderhirn) mit somatischen Vorgängen zu einem sinnvollen Verhalten (Abwehr- und Fluchtreaktionen, nutritives und reproduktives Verhalten, Lebensrhythmen usw.) [35].

1.1 *Gliederung*

Der Hypothalamus bildet mit seiner ventralen (basalen) Oberfläche die einzige von außen sichtbare Region des Zwischenhirns. Die Abgrenzung zum Thalamus (Abb. 16.8-1) erfolgt anhand des Sulcus hypothalamicus in der Wand des III. Ventrikels (ungefähr der Verbindungslinie zwischen vorderer und hinterer Kommissur entsprechend). Die rostrale Grenze wird durch die Lamina terminalis gebildet; die hintere durch eine imaginäre Linie, welche vom hinteren Rand des Mamillarkörpers zur Commissura posterior zieht. Kaudolateral wird der Hypothalamus vom Ncl. subthalamicus und den Pedunculi cerebri begrenzt; die rostro-laterale Begrenzung gegenüber der Substantia innominata ist sehr unscharf [32].

Der Hypothalamus wird oft als Teil eines Kontinuums betrachtet, welches sich vom mesencephalen Tegmentum zum basalen Vorderhirn erstreckt. Tatsächlich ist der Hypothalamus zytoarchitektonisch und histochemisch ein sehr heterogenes Gebilde, welches aus mehr oder weniger umschriebenen Arealen und zahlreichen, scheinbar wenig organisierten Gebieten besteht. Der Grund dafür liegt u.a. darin, daß

- bestimmte hypothalamische Gebiete an mehreren funktionellen Systemen beteiligt sind und
- bestimmte Funktionen von mehreren hypothalamischen Gebieten kontrolliert werden.

Studien mit feinsten, neuroanatomischen Nachweismethoden (Phaseolus vulgaris, s. Kap. 16.3) zeigten, daß auch hypothalamische Gebiete umschriebene Projektionen haben können. Allerdings beziehen sich solche diskreten Projektionen oft nur auf bestimmte neuronale Populationen, deren Verteilung nicht notwendigerweise mit zytoarchitektonischen Grenzen zusammenfällt.

Um der noch wenig erforschten, ,,diffusen" Grundstruktur gerecht zu werden und experimentelle Daten bei verschiedenen Spezies vergleichen zu können, wird der Hypothalamus zusätzlich zur klassischen **Kerneinteilung** in der mediolateralen Ebene in drei **Längszonen** gegliedert (*periventrikuläre, mediale* und *laterale* Zonen). Diese werden entlang der rostro-kaudalen Achse nochmals in drei **Querzonen** unterteilt (*anteriore-präoptische, intermediäre-tuberale* und *posteriore-subthalamische* Zonen).

Die Übergänge zwischen Zonen und Kernen sind fließend; generell sind periventrikuläre und mediale Längszonen zellreicher und mehr organisiert (quasi-nukleär) als die laterale Zone (retikulär), die von vielen Fasern durchzogen wird. Abb. 16.16-1 und Tabelle 16.16-1 geben eine Übersicht über die verschiedenen Zonen und deren Kerne.

Abb. 16.16-1 Schematische Darstellung der Kerne und Zonen des Hypothalamus. Oben: Ansicht von medial; Kerne der periventrikulären Zone nur teilweise berücksichtigt. Unten: Kernprojektion in die Horizontalebene und Zuordnung in entsprechende Längs- und Querzonen.

1 = Ncl. praeopticus medialis
2 = Ncl. praeopticus medianus
3 = Ncl. suprachiasmaticus
4 = Ncl. supraopticus
5 = Ncl. anterior hypothalami
6 = Ncl. paraventricularis
7 = Ncl. dorsomedialis hypothalami
8 = Ncl. ventromedialis hypothalami
9 = Ncl. arcuatus
10 = Corpus mamillare
11 = Ncl. posterior hypothalami
12 = laterale hypothalamische Zone
13 = Zona incerta

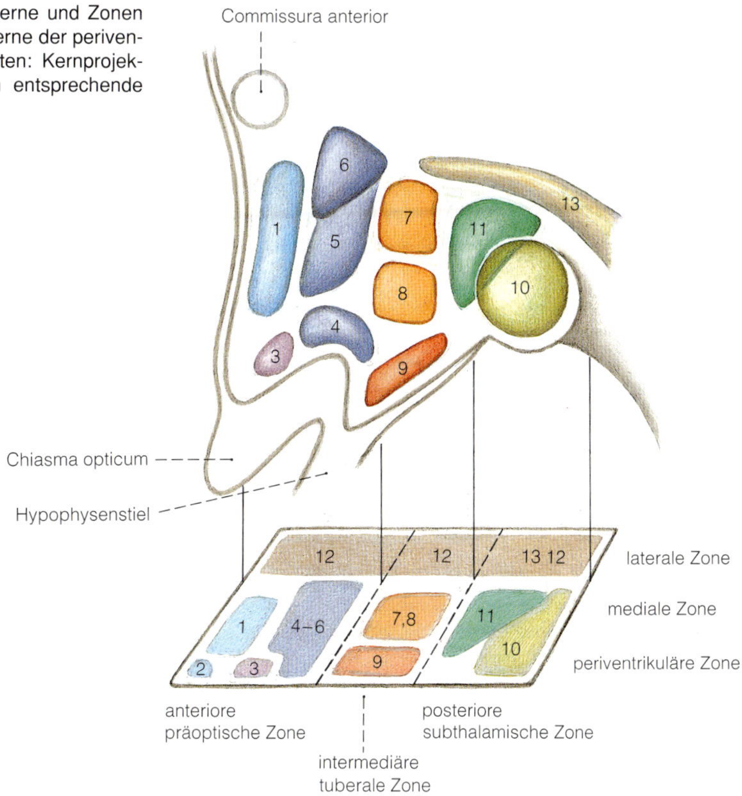

Tabelle 16.16-1 Hypothalamische Kerne (vgl. Abb. 16.16-1).

		vgl. in diesem Kapitel Abschnitt
Ncl. praeopticus medialis Ncl. praeopticus medianus Ncl. anterior hypothalami	POM_L POM_N AHy	1.3
Ncl. suprachiasmaticus Subparaventrikuläre Region	SCh SPV	1.4
Ncl. paraventricularis pars parvocellularis pars magnocellularis Ncl. supraopticus	 PAVpc PAVmc SOp	1.5
Ncl. arcuatus	Arc	1.6
Ncl. dorsomedialis hypothalami Ncl. ventromedialis hypothalami	MdHy MvHy	1.7
Corpus mamillare Ncl. supramamillaris	Mm SMm	1.8
Ncl. tuberomamillaris Laterale hypothalamische Zone Ncl. posterior hypothalami Zona incerta	TMm LHy PHy ZI	1.9

1.2 Kommunikationssysteme

1.2.1 Humorale Wege

Der Hypothalamus beeinflußt endokrine Vorgänge (Abb. 16.16-2)
- **direkt** durch Ausschüttung von Hormonen in die Blutgefäße des Hypophysenhinterlappens, sowie
- **indirekt** über zirkumventrikuläre Organe.

Bei den **hypothalamo-hypophysären Projektionen** sind beide, der direkte, wie der indirekte Weg, betroffen [31].

Bezüglich der allgemeinen Organisation der Hypophyse und deren Blutgefäßversorgung s. Kap. 14.2.5. Zur Erinnerung sei erwähnt, daß zur *Neurohypophyse*, sowohl der Hypophysenhinterlappen (Pars distalis der Neurohypophyse), das Zwischenstück (Teil des Hypophysenstiels, der beim Menschen sehr kurz und makroskopisch kaum vom Infundibulum zu unterscheiden ist) und das Infundibulum (Eminentia mediana) gehören.

Mit dem Begriff *„hypothalamo-hypophysär“* werden grundsätzlich zwei Systeme bezeichnet:

Beim **hypothalamo-neurohypophysären System** (oft ungenau als *hypothalamo-hypophysäres* System bezeichnet) projizieren Neurone des Hypothalamus zum Hypophysenhinterlappen und sezernieren hier Vasopressin und Oxytocin in den perikapillären Raum. Diese Hormone wirken über die Blutbahn direkt auf die peripheren Zielorgane. Die klassischen Ursprungsorte (Abb. 16.16-2) der hypothalamo-neurohypophysären Bahnen liegen im Ncl. supraopticus und Ncl. paraventricularis, pars magnocellularis (s. Kap. 16.16.1.5). Neu hinzugekommen sind sog. akzessorische Ursprungsorte in hypothalamischen (präoptische Region, Zona incerta, Ncl. suprachiasmaticus), wie extrahypothalamischen Gebieten (Ncl. striae terminalis, Substantia innominata) [15, 31, 35].

Beim **hypothalamo-adenohypophysären System** (klassisch als *Tractus tubero-infundibularis* bezeichnet) geht es insbesondere um die Projektionen des Ncl. arcuatus und Ncl. paraventricularis, pars parvocellularis zum Infundibulum (s. Kap. 16.16.2.1). Die von den Nervenendigungen ins Infundibulum ausgeschütteten chemischen Substanzen werden vom Blut des hypophysären Portalkreislaufes aufgenommen und in die Adeno-

Abb. 16.16-2 Hypothalamische Kerne, welche neuroendokrine Vorgänge direkt (Hypophysenhinterlappen) und indirekt (via zirkumventrikuläre Organe) beeinflussen. Rote, wellenförmige Linien entsprechen humoralen Wegen; ausgezogene, schwarze und braune Linien neuronalen Verbindungen (dunkelbraune Linien zum hypothalamo-adenohypophysären System, hellbraune zum hypothalamo-neurohypophysären System gehörend). Mit * bezeichnete Gebiete erhalten u. a. Afferenzen vom Subfornikalorgan, das seinerseits Informationen via Liquor und Blut erhält (vgl. Abb. 16.16-12).

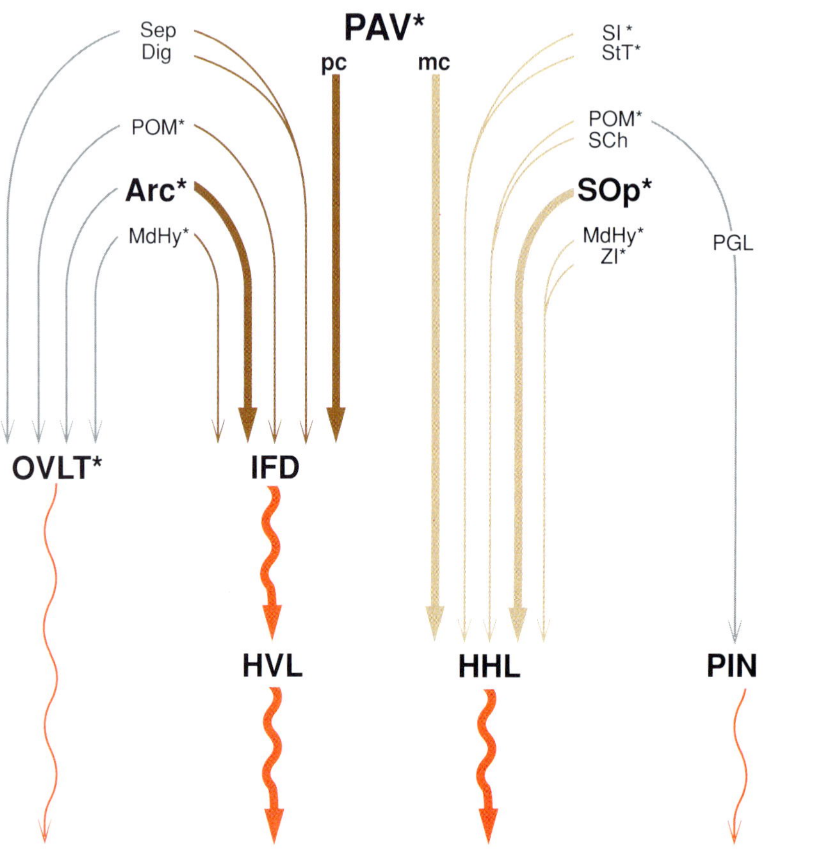

Arc	**Ncl. arcuatus**
Dig	Ncl. tractus diagonalis
HHL	**Hypophysenhinterlappen**
HVL	**Hypophysenvorderlappen**
IFD	**Infundibulum**
MdHy	Ncl. dorsomedialis hypothalami
OVLT	**Organum vasculosum laminae terminalis**
PAVmc	**Ncl. paraventricularis, p. magnocellularis**
PAVpc	**Ncl. paraventricularis, p. parvocellularis**
PGL	Ncl. praegeniculatus
PIN	**Pinealis**
POM	mediale präopt. Region
SCh	**Ncl. suprachiasmaticus**
Sep	Septum
SI	Substantia innominata
SOp	**Ncl. supraopticus**
StT	Ncl. striae terminalis
ZI	Zona incerta

hypophyse transportiert, wo sie entweder fördernd oder hemmend auf die Freisetzung der Hypophysenvorderlappenhormone wirken [31, 35].

Bei den nicht-hypophysären, **hypothalamischen Beziehungen zu zirkumventrikulären Organen** stehen als Output-Stationen das Organum vasculosum laminae terminalis (s. Kap. 16.16.2.2) und die Pinealis (s. Kap. 16.16.2.4) im Vordergrund.

Auf der afferenten Seite steht vor allem das Subfornikalorgan (s. Kap. 16.16.2.3), wo spezifische Rezeptorstellen auf im Blut oder Liquor zirkulierende Substanzen reagieren. Die so erhaltene, humorale Information wird zum Hypothalamus geleitet, dadurch werden bestimmte Regelkreise geschlossen (Abb. 16.16-12). Gewisse hypothalamische Zellen reagieren auch direkt auf zirkulierende Substanzen, sowie auf physikalische Eigenschaften (Temperatur, osmotischer Druck) des Blutes und eventuell des Liquors [35].

1.2.2 Neuronale Wege

Direkte Verbindungen mit spinalem und kranialem Eigenapparat, Retina und olfaktorischen Regionen

Der Hypothalamus projiziert direkt zu:
- vegetativen, motoneuronalen Kerngruppen (spez. Ncl. salivatorius, Vagus-Ambiguus-Komplex, sympathische und parasympathische, präganglionäre Neurone des Rückenmarks) und deren
- primär-afferenten Regionen (Ncl. tractus solitarius, Laminae I und X des Rückenmarkes).
- Somatomotorischen Motoneuronen des Ncl. ONUF (s. Kap. 16.13.2.2.2).

Charakteristische Ansammlungen der entsprechenden Ursprungszellen liegen
- im Ncl. paraventricularis, pars parvocellularis (s. Kap. 16.16.1.5),
- in retrochiasmatischen und lateralen, tuberalen Regionen sowie
- im dorsalen, hinteren Hypothalamus und in der Zona incerta [18, 31].

Im Vergleich zu den efferenten Bahnen erhält der Hypothalamus wenig direkte Afferenzen vom Rückenmark. Hinterstrang- und trigeminale Bahnen enden in Zona incerta und lateralem Hypothalamus. Afferenzen vom Ncl. tractus solitarius scheinen bei Primaten – im Gegensatz zu Ratten – den Hypothalamus nur indirekt via Ncl. parabrachialis zu erreichen.

Intensive retinale Projektionen enden im Ncl. suprachiasmaticus; diskrete Afferenzen von Bulbus olfactorius und Ncl. olfactorius anterior enden im Ncl. supraopticus [32].

Retikulo-tegmentale Verbindungen

Retikulo-tegmentale Zielgebiete des Hypothalamus sind:
- Ncl. interpeduncularis,
- aminerge Zellgruppen (Substantia nigra, Raphe-Kerne, Locus coeruleus, Zellgruppe A_1),
- Substantia grisea centralis (inkl. Kern von GUDDEN),
- peribrachiale Region (dorsolaterales Tegmentum, Ncl. parabrachiales, Ncl. tegmenti pedunculopontinus) sowie
- laterale, tegmentale Felder der Medulla oblongata.

Die Ursprungsgebiete erfassen rostrale und kaudale Hypothalamusgebiete. Viele der Verbindungen sind reziprok, insbesondere bezüglich der limbischen Mittelhirnregionen (s. Kap. 16.19.4).

Retikulo-tegmentale Gebiete übermitteln auch prosenzephale Information zum spinalen und kranialen Apparat und/oder periphere Information zum Hypothalamus. Die Substantia grisea centralis und der Ncl. raphe magnus sind dabei u. a. an Schmerzkontrollmechanismen beteiligt [32, 35].

Tektale und zerebelläre Verbindungen

Hypothalamo-tektale Bahnen: Lateraler Hypothalamus und Zona incerta projizieren zu den Colliculi inferiores und superiores. Die intermediären und tiefen Schichten der oberen Zweihügel erhalten zudem Afferenzen von periventrikulären und medialen, hypothalamischen Zonen. Die Bedeutung dieser Bahnen ist noch unbekannt; gemäß der verschiedenen tektalen Endigungsmuster (bestimmte Projektionen enden diskret und fleckenförmig; andere diffus) müssen unterschiedlich spezifische Funktionen in Betracht gezogen werden [18, 29].

Hypothalamo-zerebelläre Bahnen: Der Ursprung dieser Bahnen erstreckt sich über den gesamten Hypothalamus mit Schwergewicht in hinteren und lateralen Gebieten, einschließlich Corpus mamillare. Die Fasern enthalten teilweise Histamin, und ihre Endigungen erfassen sowohl die Kleinhirnkerne, wie alle drei Kortexschichten. Indirekte Kleinhirnprojektionen verlaufen via Ponskerne, z. T. auch über Ncl. reticularis lateralis und untere Olive.

Der Hypothalamus erhält auch Afferenzen von den Kleinhirnkernen. Im Gegensatz zur überwiegend ipsilateralen hypothalamo-zerebellären Projektion ist die zerebello-hypothalamische Projektion gekreuzt. Über die Funktionen dieser Bahnen ist noch wenig bekannt [9].

Dienzephale Verbindungen

Bei den hypothalamischen Verbindungen innerhalb des Zwischenhirns sind nicht nur neurohumorale Wege (s. Kap. 16.16.1.2.1), sondern auch intrinsisch-hypothalamische und hypothalamo-thalamische Verbindungen von Bedeutung.

Hauptrepräsentant der **hypothalamo-thalamischen Verbindungen** ist der Tractus mamillo-thalamicus (s. Kap. 16.16.1.8). Weitere hypothalamische Projektionen erfassen die Mittellinienkerne. Zudem bestehen reziproke Beziehungen zwischen Ncl. suprachiasmaticus und Ncl. praegeniculatus sowie zwischen lateralem Hypothalamus und Habenula.

Intrinsisch-hypothalamische Verbindungen können erst seit kurzem adäquat erfaßt werden. Entgegen der bisherigen Ansicht handelt es sich dabei oft um sehr spezifische Bahnen mit diskreten Ursprungs- und Endigungsgebieten in organisierten und/oder diffusen Arealen. Eine spezifische, intrinsische Bahn, welche in einer diffusen Region endet, bildet z.B. das erste Teilstück des multisynaptischen Verbindungsweges zwischen Ncl. suprachiasmaticus und Pinealis (s. Kap. 16.16.1.4) [35].

Telenzephale Verbindungen

Bei den hypothalamo-telenzephalen Beziehungen stehen die absteigenden Bahnen von
- Septum, Amygdala (inklusiv Ncl. striae terminalis und sublentikuläre Substantia innominata),
- Hippocampus, entorhinalem und insulärem Kortex

im Vordergrund. Bestimmte Zielgebiete (Ncl. praeopticus medialis, Ncl. ventromedialis und laterale Zone) erhalten Afferenzen von allen erwähnten telenzephalen Gebieten, andere nur vom Ncl. striae terminalis (Ncl. supraopticus, Ncl. paraventricularis, pars magnocellularis). Die Verbindungen sind z.T. reziprok.

Neben diesen limbisch orientierten Verbindungen (s. Kap. 16.19) entspringt ein weiteres Projektionssystem vom lateralen Hypothalamus und der Zona incerta und innerviert auch nicht-limbische Gebiete, einschließlich primäre sensorische und motorische Areale. Diese Bahnen haben möglicherweise eine ähnliche überregionale Aktivierungs-(Arousal-)Funktion wie die aufsteigenden, aminergen und cholinergen Bahnen von Hirnstamm und basalem Vorderhirn [32, 35].

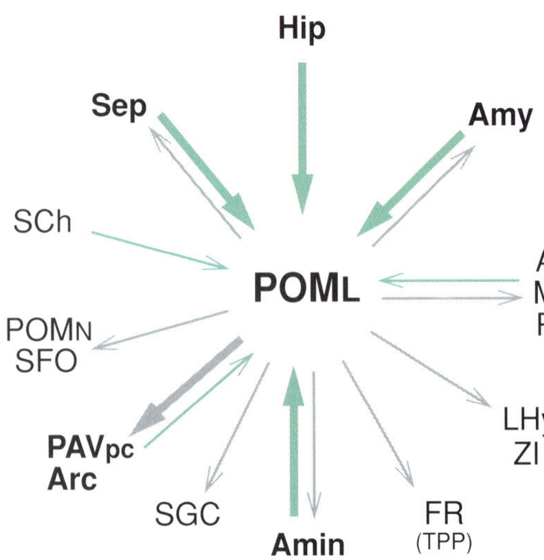

AHy Ncl. anterior hypothalami
Amin Aminerge Kerne
Amy Amygdala
Arc Ncl. arcuatus
FR Formatio reticularis
Hip Hippocampus
LHy Laterale hypothalamische Zone
MHy medialer hypothal. Kernkomplex
PAVpc Ncl. paraventricularis, p. parvocellularis
PHy Ncl. posterior hypothalami
POML Ncl. praeopticus medialis
POMN Ncl. praeopticus medianus
SCh Ncl. suprachiasmaticus
Sep Septum
SFO Subfornikalorgan
SGC Substantia grisea centralis
TPP Ncl. tegmenti pedunculopontinus
ZI Zona incerta

Abb. 16.16-3 Verbindungsschema des Ncl. praeopticus medialis; nicht dargestellt ist die Fähigkeit von POM_L, zirkulierende, gonadale Steroide aufzunehmen.

1.3 Mediale präoptisch-anteriore Region

Die mediale präoptische Region zeigt bei der Ratte einen organisierten Aufbau und zahlreiche Kerne mit unterschiedlichen histochemischen Eigenschaften und Verbindungen.

Der **Ncl. praeopticus medialis** (POM_L) ist unter den fünf identifizierten Subregionen der größte und bisher bestuntersuchte Kern (Abb. 16.16-3). Seine Zellen sind fähig, zirkulierende, gonadale Steroide aufzunehmen, und er hat reziproke Beziehungen zu Amygdala, Septum, verschiedenen hypothalamischen und serotonergen Kernen.

Der POM_L besitzt efferente Projektionen zu
- Ncl. praeopticus medianus, Subfornikalorgan,
- Ncl. paraventricularis, pars parvocellularis, Ncl. arcuatus,
- Zona incerta, lateralem Hypothalamus,
- Substantia grisea und Formatio reticularis.

Bemerkenswert ist, daß viele seiner Efferenzen topographisch organisiert sind, und Afferenzen aus den Raphe-Kernen fast ausschließlich im lateralen, jene vom Ncl. striae terminalis im medialen Bereich von POM_L enden. Diese topographischen Gegebenheiten korrelieren mit einem sexuellen Dimorphismus, bei welchem der mediale Kernbereich bei männlichen Individuen (auch beim Menschen) deutlich größer ist, als bei weiblichen und umgekehrt.

POM_L ist wichtig bei bestimmten Fortpflanzungsverhalten; zudem soll er bei der Thermoregulation und der Kontrolle des hypovolämischen Durstes eine Rolle spielen [35].

Einige, mehr lateral gelegene Zellen der präoptischen Region haben auch direkte Efferenzen zu Infundibulum und Hypophysenhinterlappen (Abb. 16.16-1).

Der **Ncl. anterior hypothalami** besitzt z.T. ähnliche Verbindungen wie der Ncl. praeopticus medialis, hat aber kaum Beziehungen zu humoral- oder motorisch-orientierten Regionen. Er soll hingegen an affektiven Abwehrreaktionen beteiligt sein, sowie Atmung, kardiovaskuläre Vorgänge und Körpertemperatur regulieren [22, 35].

Der **Ncl. praeopticus medianus** (POM_N), auch Ncl. praeopticus periventricularis genannt, steht in enger reziproker Beziehung zum Organum vasculosum laminae terminalis und Subfornikalorgan (Abb. 16.16-12) und projiziert zum supraoptisch-paraventrikulären Komplex (Abb. 16.16-5).

1.4 Ncl. suprachiasmaticus

Der Ncl. suprachiasmaticus (SCh) spielt eine wichtige Rolle in der Kontrolle von Tages-(Zirkadian-) und anderer Rhythmen. Er produziert und übermittelt dabei eigene und fremde Signale (Abb. 16.16-4):

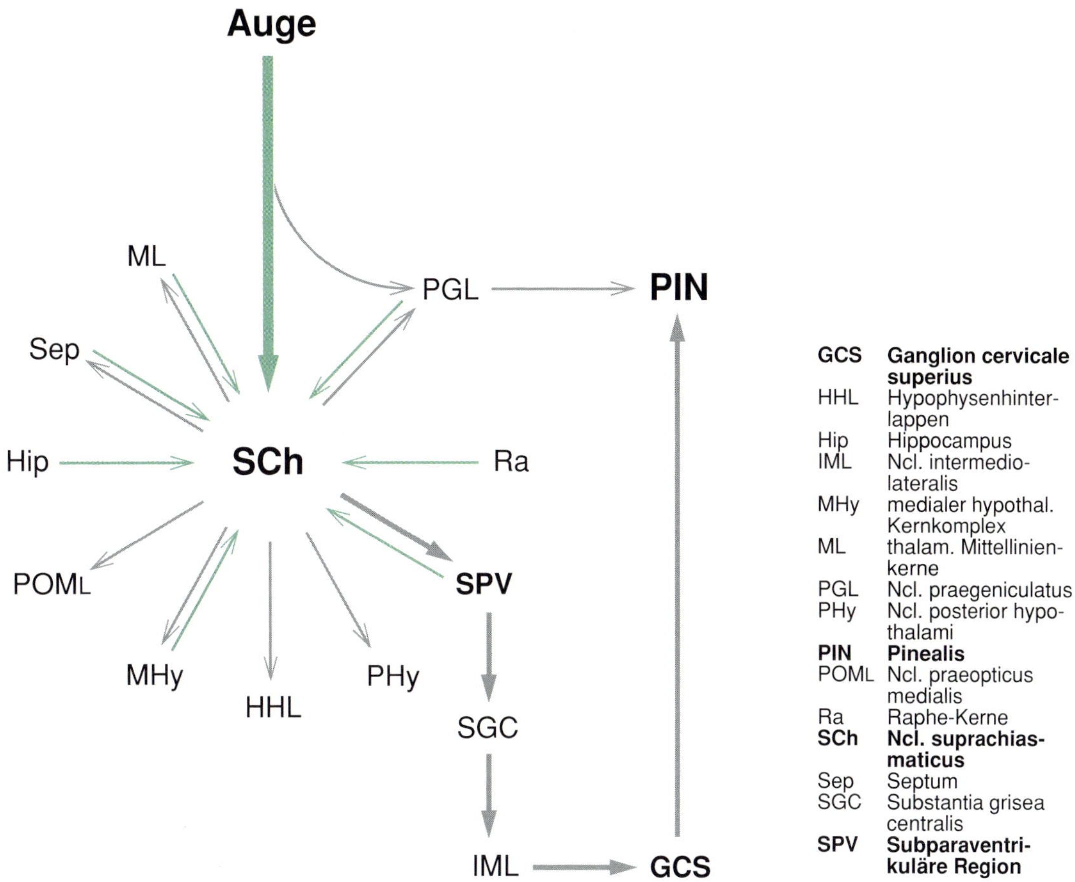

Abb. 16.16-4 Efferente und afferente Verbindungen des Ncl. suprachiasmaticus und dessen Verbindungswege zum Corpus pineale.

- Photische Signale erreichen SCh direkt vom Auge; weitere Afferenzen kommen von Raphe-Kernen und Subiculum.
- Reziproke Beziehungen bestehen mit Septum, medialem Thalamus und Ncl. praegeniculatus.
- Hypothalamische Zielgebiete sind Ncl. praeopticus medialis, medialer Kernkomplex und hintere Hypothalamusregion.

Bei der Übertragung rhythmischer Signale in andere Hirnregionen spielt eine zellarme, **subparaventrikuläre Region (SPV)** eine Übermittler- und/oder Verstärkerrolle. SPV liegt ventral vom Ncl. paraventricularis und dorsal vom SCh, mit welchem sie reziprok verbunden ist. Sie zeigt ähnliche Projektionen wie SCh, projiziert aber zusätzlich zur Substantia grisea centralis und damit indirekt zu den präganglionären Zellen des Rückenmarkes (Abb. 16.16-4). Über die postganglionären, sympathischen Fasern des Ganglion cervicale superius können Belichtungsunterschiede die Pinealis beeinflussen (s. Kap. 16.16.2.4) [24, 35].

1.5 Supraoptisch-paraventrikulärer Komplex

1.5.1 Magnozellulärer Bereich

Der **Ncl. paraventricularis, pars magnocellularis** (PAVmc) und der **Ncl. supraopticus** (SOp) sind die Hauptursprungsgebiete des hypothalamo-neurohypophysären Systems (s. Kap. 16.16.1.2.1). Ihre Efferenzen (Abb. 16.16-5) enden fast exklusiv (wenige magnozelluläre Zellen projizieren auch ins Infundibulum) im Hypophysenhinterlappen und sezernieren hier Vasopressin und Oxytocin. Beide Hormone werden in verschiedenen magnozellulären Zellen gebildet, und vasopressinerge wie oxytocinerge Zellen kommen in beiden Kernen vor. Unabhängig von seiner Lage hat ein bestimmter Zelltyp ein charakteristisches Verbindungsmuster (Abb. 16.16-6a).

Vasopressinerge Zellen erhalten Afferenzen bevorzugt vom Ncl. striae terminalis, einen histaminergen Input vom Ncl. tuberomamillaris und einen noradrenergen Input aus der Medulla oblongata (Zellgruppe A_1). Demgegenüber erhalten *oxytocinerge Zellen* serotonerge Afferenzen von Raphe-Kernen, Bahnen vom Ncl. arcuatus und Ncl. dorsomedialis hypothalami sowie Afferenzen vom Bulbus olfactorius (nur bezüglich SOp).

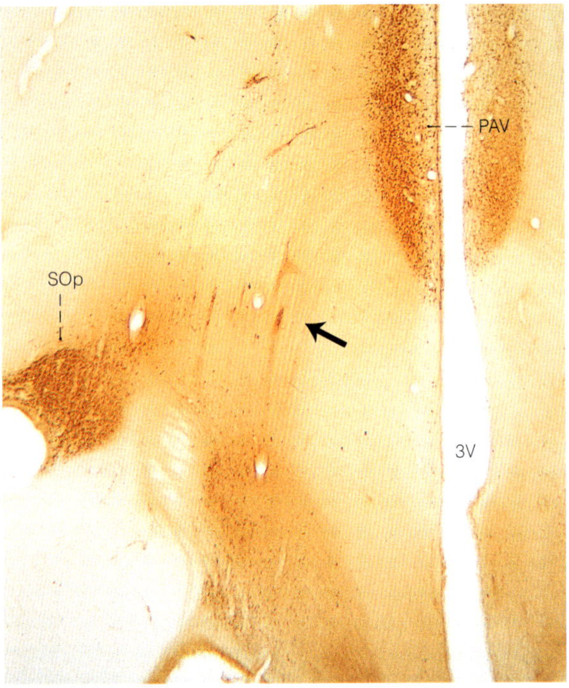

Abb. 16.16-5 Frontalschnitt durch den menschlichen Hypothalamus auf Höhe des Ncl. paraventricularis (PAV) und Ncl. supraopticus (SOp). Immunhistochemischer Nachweis von Neurophysin, der Trägerproteine von Vasopressin und Oxytocin. Beachte die Bahnen (Pfeile), welche nach ventral zum Hypophysenhinterlappen ziehen. 3V = III. Ventrikel, to = Tractus opticus. (Original: J. UNGER, München)

Beiden Zelltypen gemeinsam ist der afferente Input von Septum, Ncl. praeopticus medianus, Organum vasculosum laminae terminalis und Subfornikalorgan.

Die funktionelle Bedeutung des olfaktorischen Inputs bezüglich der Hauptfunktion von Oxytocin (Kontraktion der Myoepithelzellen und Entleerung der Milchdrüsen-Alveolen) ist einleuchtend; die adrenergen Bahnen dürften die vasopressinergen Zellen mit kardiovaskulärer Information versorgen, welche A_1 via Ncl. tractus solitarius bzw. dessen Afferenzen (N. glossopharyngeus und N. vagus) erhält [15, 31, 35].

Entgegen früheren Darstellungen wird heute bezweifelt, daß Zellen von SOp direkt auf Osmolaritäts-Veränderungen der Extrazellulärflüssigkeit reagieren. Solche Veränderungen werden hingegen im Subfornikalorgan registriert und über Angiotensin II enthaltende Fasern zu den vasopressinergen Zellen von SOp übermittelt (s. Kap. 16.16.2.3).

1.5.2 Parvozellulärer Bereich

Neben magnozellulären Zellen besitzt der Ncl. paraventricularis noch kleine bis mittelgroße Zellen, die **Pars parvocellularis** (PAVpc) mit Projektionen (Abb. 16.16-6b) zu

Abb. 16.16-6 (a) Verbindungen der vasopressinergen (v) und oxytocinergen (o), magnozellulären Zellen des supraoptisch-paraventrikulären Komplexes. * Afferenzen von Bulbus olfactorius betreffen nur Ncl. supraopticus. (b), (c) Verbindungen des Ncl. paraventricularis, pars parvocellularis (b) und Ncl. arcuatus (c). ▶

- Infundibulum und
- vegetativ-autonomen Zentren des
  - Mittelhirns (Ncl. EDINGER-WESTPHAL, Substantia grisea centralis),
  - Nachhirns (Parabrachialregion, Locus coeruleus, Raphekerne, Area postrema, Ncl. tractus solitarius, Vagus-Ambiguus-Komplex) und
  - Rückenmarkes (Ncl. intermediolateralis und Lamina I).

Oft werden mehrere vegetativ-autonome Zentren von denselben Neuronen innerviert. Bahnen zu Infundibulum, Mittelhirn, Nachhirn und Rückenmark enthalten Vasopressin, Oxytocin, Thyrotropin, Corticotropin, Enkephalin, Somatostatin, Substanz P oder Dopamin. Dabei gibt es Hinweise, daß bestimmte histochemische Fasertypen bestimmte Subregionen bevorzugt innervieren; vasopressinerge Zellen z.B. Gebiete des unteren Hirnstammes, oxytocinerge Zellen vor allem präganglionäre, sympathische Zellen im Rückenmark.

Neben ähnlichen Bahnen wie PAVmc, erhält PAVpc noch zusätzliche Afferenzen von verschiedenen hypothalamischen Kernen, Ncl. parabrachialis, adrenergen und noradrenergen Zellgruppen.

Bezüglich der zahlreichen funktionellen Möglichkeiten von PAVpc (Regulation kardiovaskulärer Reflexe, Kontrolle nutritiver Vorgänge, ACTH-Ausschüttung, Schmerzregulation usw.) muß auf die Literatur verwiesen werden [22, 35].

1.6 Ncl. arcuatus

Der Ncl. arcuatus (Arc) liegt im Bereich des Tuber cinereum, unmittelbar dorsal des Infundibulums.[1]

- Er ist der klassische Ursprungskern des hypothalamo-adenohypophysären Systems (s. Kap. 16.16.1.2.1), hat aber auch
- zentrale Projektionen
  - zu magnozellulären, oxytocinergen Zellen des supraoptisch-paraventrikulären Komplexes (hypothalamo-neurohypophysäres System),
  - zum Organum vasculosum laminae terminalis und zum Ncl. tractus solitarius.

Zudem

- ist er reziprok mit dem Ncl. praeopticus medialis verbunden und
- erhält Afferenzen vom Subfornikalorgan (Abb. 16.16-6c) [31, 35].

[1] Im englischen Sprachgebiet wird der **Ncl. arcuatus** gewöhnlich als „*Ncl. infundibularis*“ bezeichnet, während das **Infundibulum** „*Eminentia mediana*“ genannt wird.

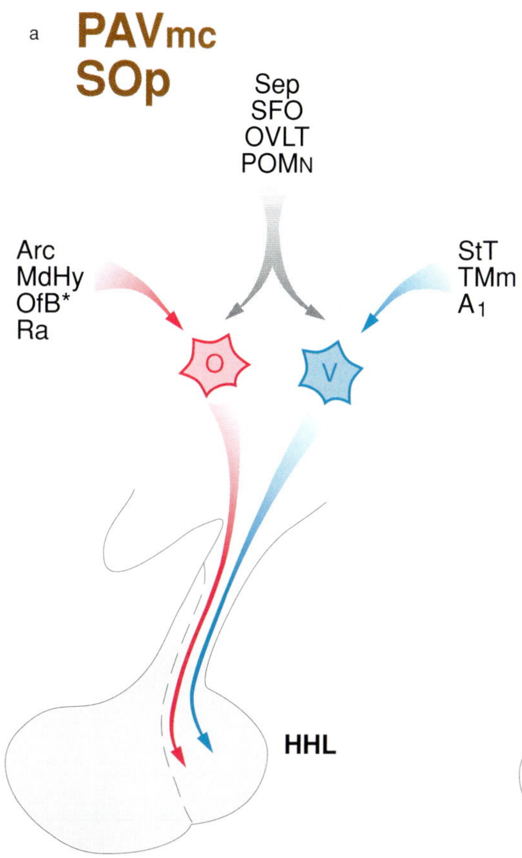

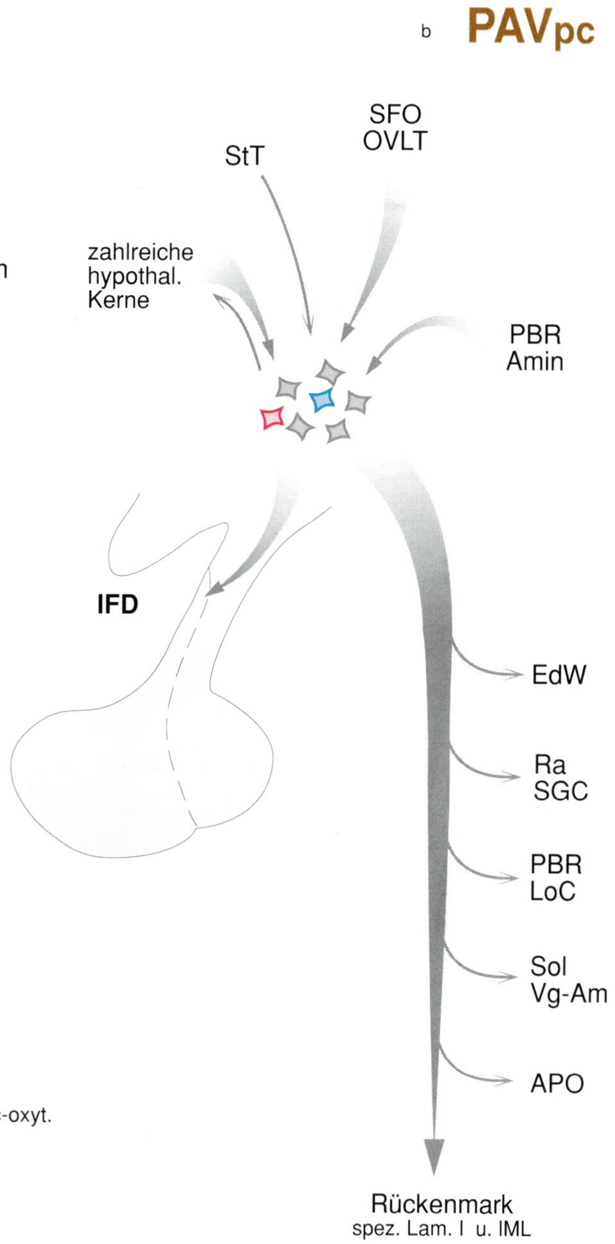

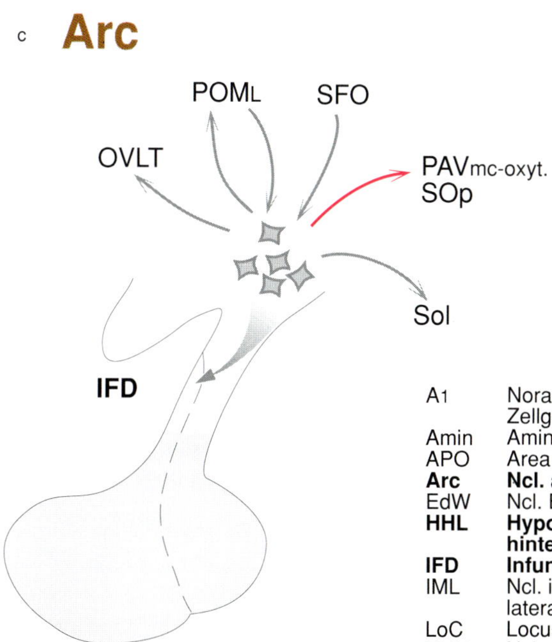

A1	Noradrenerge Zellgruppen
Amin	Aminerge Kerne
APO	Area postrema
Arc	**Ncl. arcuatus**
EdW	Ncl. EDINGER-WESTPHAL
HHL	**Hypophysen-hinterlappen**
IFD	**Infundibulum**
IML	Ncl. intermedio-lateralis
LoC	Locus coeruleus
MdHy	Ncl. dorsomedialis hypothalami
OfB	Bulbus olfactorius
OVLT	Organum vasculosum laminae terminalis
PAVmc	**Ncl. paraventricularis, p. magnocellularis**
PAVpc	**Ncl. paraventricularis, p. parvocellularis**
PBR	parabrachiale Kernregion
POML	Ncl. praeopticus medialis
POMN	Ncl. praeopticus medianus
Ra	Raphe-Kerne
Sep	Septum
SFO	Subfornikalorgan
SGC	Substantia grisea centralis
Sol	Ncl. solitarius
SOp	**Ncl. supraopticus**
StT	Ncl. striae terminalis
TMm	Ncl. tuberomamillaris
Vg-Am	Vagus-Ambiguus-Komplex

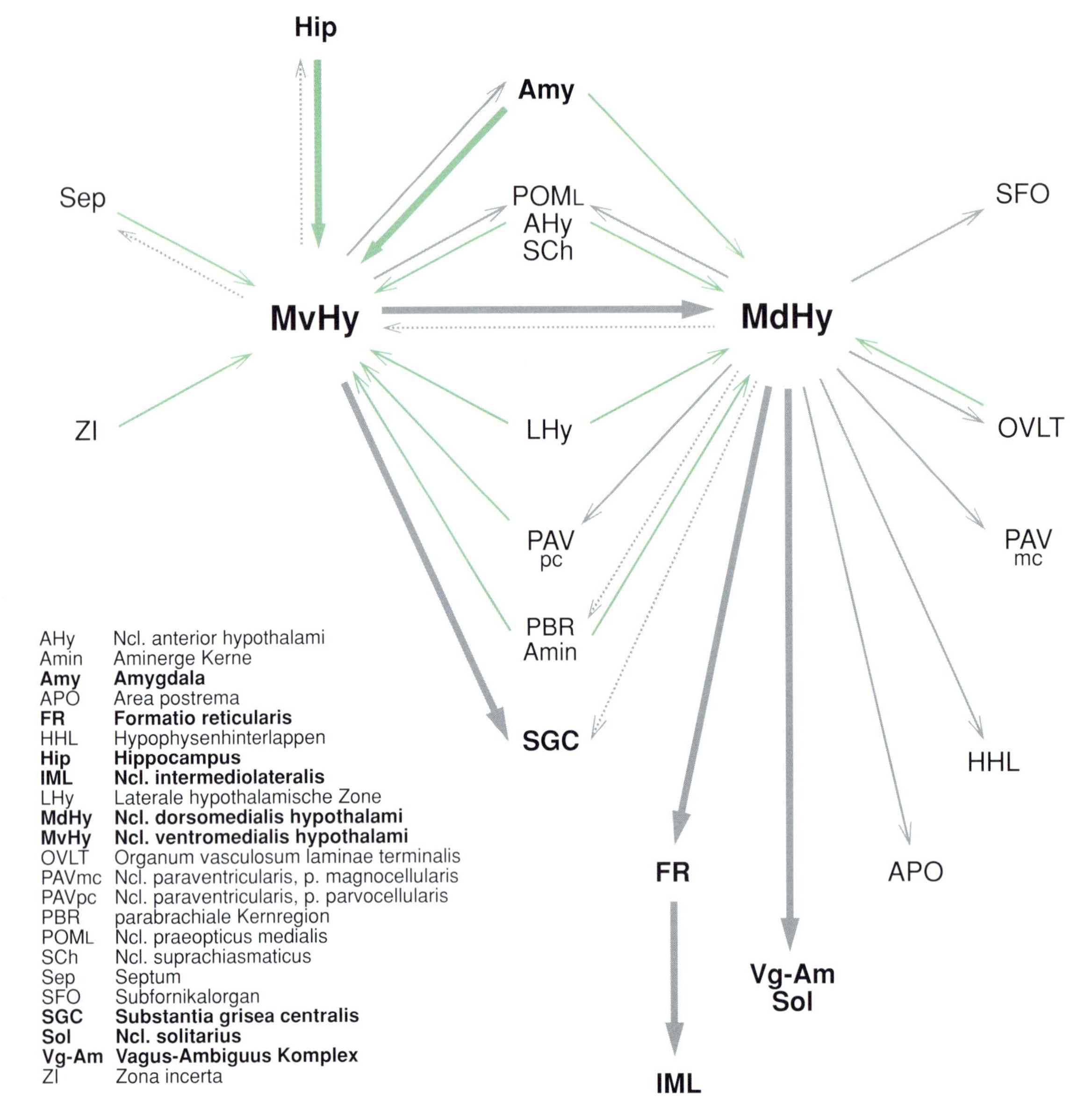

Abb. 16.16-7 Afferente und efferente Verbindungen der Nuclei ventromedialis und dorsomedialis ohne Berücksichtigung der tektalen und zerebellären Bahnen.

Im Vergleich zum Ncl. paraventricularis ist über eine mögliche differentielle Input-Output-Organisation von Arc noch wenig bekannt. Die Gründe liegen darin, daß seine Zellen
- sich zytoarchitektonisch nicht klar einteilen lassen,
- sehr viel mehr Peptide (Neurotensin, Galanin, Enkephalin, Dynorphin, NPY, Somatostatin, corticotropinähnliche Peptide usw.) oder andere Substanzen (Dopamin, GABA usw.) enthalten und
- chemisch charakterisierte Zellen viel diffuser verteilt sind [12].

1.7 *Medialer Kernkomplex*

Die medialen Kerne sind u. a. an der Nahrungsaufnahme und Nahrungsverarbeitung beteiligt. Beim **Ncl. ventromedialis hypothalami** (MvHy) dürften dabei die
- reziproken Beziehungen zu Hippocampus, Amygdala und Septum sowie die
- efferenten Projektionen zu Ncl. dorsomedialis und Substantia grisea centralis im Vordergrund stehen (Abb. 16.16-7).

Hinsichtlich einer möglichen Beteiligung an Fortpflanzungsvorgängen ist erwähnenswert, daß Teilbereiche von MvHy fähig sind, im Blut zirkulierendes Östradiol aufzunehmen, und intensive, reziproke Beziehungen zum Ncl. praeopticus medialis haben.

Der **Ncl. dorsomedialis hypothalami** (MdHy) hat u. a. direkte efferente Verbindungen (Abb. 16.16-7) zum

- Vagus-Ambiguus-Komplex und über die
- Formatio reticularis Zugang zu den spinalen, präganglionären Motoneuronen.

Er projiziert zu
- magno- und parvozellulärem Ncl. paraventricularis,
- Hypophysenhinterlappen, sowie verschiedenen
- zirkumventrikulären Organen (Subfornikalorgan, Organum vasculosum laminae terminalis, Area postrema).

Bezüglich der Mitbeteiligung des medialen Kernkomplexes an zahlreichen, weiteren vegetativen Funktionen muß auf die Literatur verwiesen werden [22, 35].

1.8 Mamillarkörper

Das **Corpus mamillare** (Mm) wegen seiner vielen myelinisierten Fasern auch als markreicher Hypothalamus bezeichnet (Abb. 16.16-14b), bildet als Teil des klassischen PAPEZ-*Circuit* eine wichtige Komponente des limbischen Systems (s. Kap. 16.19.2.6 und Abb. 16.16-8). Das Corpus mamillare
- erhält Afferenzen von Hippocampus und Area entorhinalis,
- ist reziprok mit dem limbischen Tegmentum des Mittelhirns verbunden und
- projiziert zu den Ncl. anteriores thalami, die ihrerseits direkt und indirekt in reziproker Beziehung zum Hippocampus stehen (s. Kap. 16.16.3.5).

Mm steht außerdem in reziproker Beziehung zum Septum und sendet Efferenzen zu Ponskernen und Kleinhirn. Die Bahnen sind stark gegliedert, insofern die mediale und laterale Kerngruppe des Mamillarkörpers mit unterschiedlichen Bereichen der erwähnten Ziel- und Ursprungsgebiete in Verbindung stehen. Die mediale Kerngruppe, welche beim Menschen besonders stark entwickelt ist und beim KORSAKOFF-Syndrom selektiv befallen wird, steht über die ventralen und anteromedialen Ncl. thalami anteriores in enger Beziehung mit dem präfrontalen Kortex.

Beachtenswert (Abb. 16.16-8), funktionell bisher aber kaum untersucht, sind auch die direkten Projektionen des **Ncl. supramamillaris** (Sm) zu
- Hippocampus (insbesondere Gyrus dentatus und CA_2) und Neokortex (u. a. insuläre und prämotorische Rinde),
- Amygdala und
- Mittellinienkernen des Thalamus [4, 32, 35].

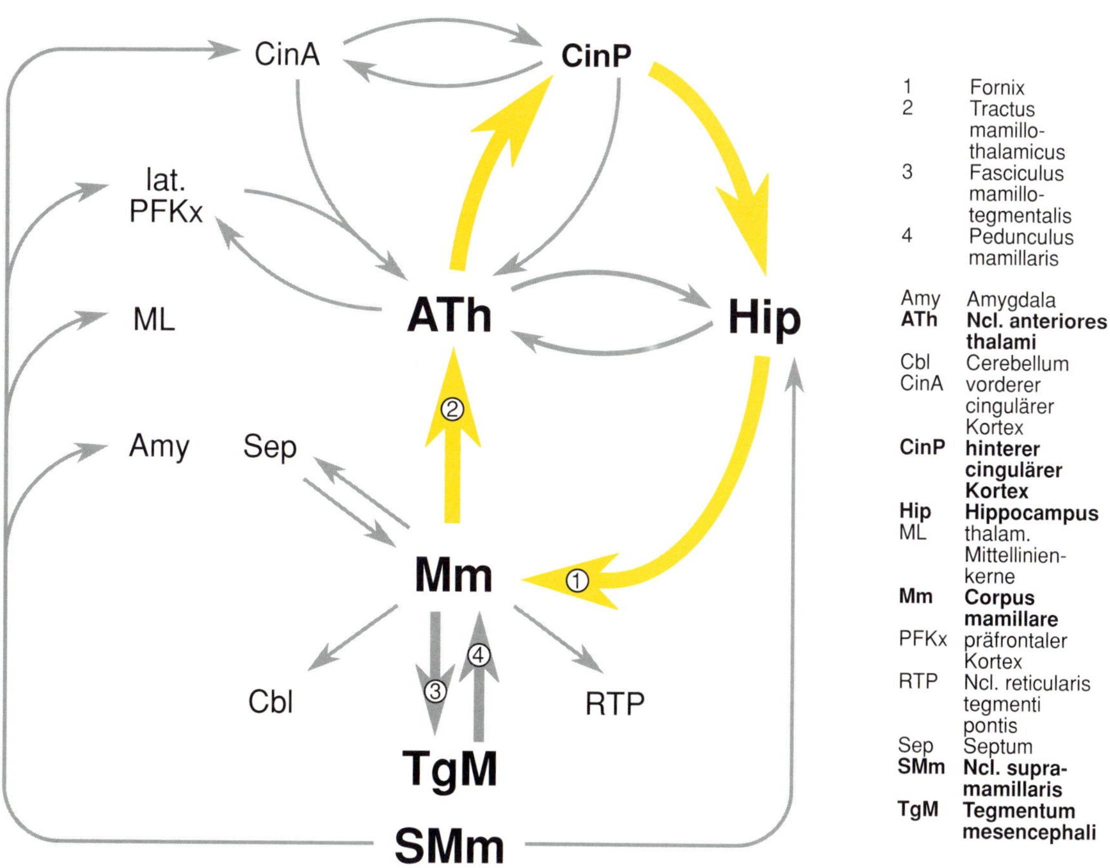

Abb. 16.16-8 Verbindungen der Nuclei mamillares, supramamillares und anteriores thalami. Die gelben Pfeile entsprechen PAPEZ-Circuit.

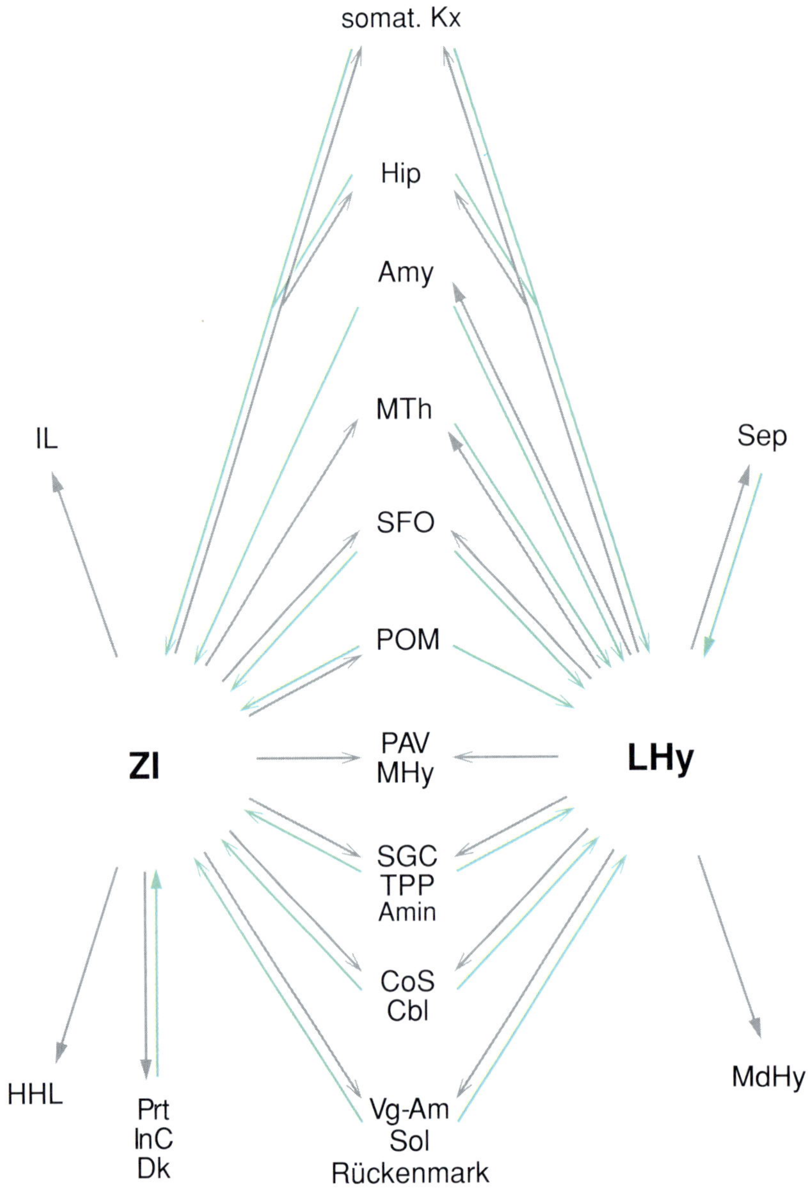

Amin	Aminerge Kerne
Amy	Amygdala
Cbl	Cerebellum
CoS	Colliculus superior
Dk	Ncl. DARKSCHEWITSCH
HHL	Hypophysenhinterlappen
Hip	Hippocampus
IL	Intralaminäre Thalamuskerne
InC	Ncl. interstitialis CAJAL
Kx	somatischer Kortex
LHy	**Laterale hypothalamische Zone**
MdHy	Ncl. dorsomedialis hypothalami
MHy	medialer hypothal. Kernkomplex
MTh	mediale Thalamusgruppe
PAV	Ncl. paraventricularis hypothalami
POM	mediale präopt. Region
Prt	Praetectum
Sep	Septum
SFO	Subfornikalorgan
SGC	Substantia grisea centralis
Sol	Ncl. solitarius
TPP	Ncl. tegmenti pedunculopontinus
Vg-Am	Vagus-Ambiguus-Komplex
ZI	**Zona incerta**

Abb. 16.16-9 Afferente und efferente Verbindungen von lateraler, hypothalamischer Zone und Zona incerta.

1.9 *Lateraler Hypothalamus und Zona incerta*

Lateralem Hypothalamus und Zona incerta werden sehr viele Funktionen zugeschrieben (Beeinflussung peripherer somatischer und vegetativer Vorgänge sowie zentrale Aktivierungsmechanismen). Ihre genaue Erforschung ist allerdings schwierig, weil die betreffenden Regionen von vielen Bahnen des medialen Vorderhirnbündels durchquert werden [32, 35].

Konkrete, funktionelle Hinweise bezüglich der **lateralen, hypothalamischen Zone** (LHy) bestehen in bezug auf die Aufnahme und Verarbeitung von Nahrung, die Beteiligung an Schmerzkontrollmechanismen und Arousal [22, 35]. Sie hat neben intrinsisch-hypothalamischen Verbindungen (insbesondere zu Ncl. praeopticus medialis, Ncl. paraventricularis und medialem Kernkomplex) sehr ausgedehnte, oft reziproke Beziehungen (Abb. 16.16-9) zu

- Großhirnrinde (Efferenzen zu praktisch der gesamten Rinde; Afferenzen, insbesondere von präfrontalem Kortex),
- Amygdala, Septum,
- medialem Thalamus (reziprok mit lateraler Habenula, Efferenzen zu Ncl. medialis dorsalis und Mittellinienkernen),

- Tegmentum mesencephali und pontis (Substantia grisea centralis, Parabrachialregion und aminergen Kerngruppen),
- Tectum, Kleinhirn,
- Ncl. tractus solitarius, Vagus-Ambiguus-Komplex und
- Rückenmark [18, 29, 32].

Es bestehen Hinweise, daß der präoptisch-anteriore Bereich von LHy besonders stark an motorischen Vorgängen beteiligt ist und die engsten Beziehungen mit dem Thalamus unterhält. Von den tuberalen und posterioren Bereichen entspringen andererseits die meisten Bahnen zur Großhirnrinde sowie die Mehrheit der absteigenden Bahnen. Aufgrund ihrer Verbindungen kann die hintere, laterale Zone jedoch kaum vom **Ncl. posterior hypothalami** unterschieden werden.

Der **Ncl. tuberomamillaris**
- erhält überwiegend katecholaminerge Afferenzen,
- besitzt besonders viele histaminerge Zellkörper und
- sendet Efferenzen über das gesamte Gehirn aus.

Er dürfte vor allem bei allgemeinen Aktivierungsvorgängen (Arousal) von Bedeutung sein [11].

Die **Zona incerta** (ZI) gehört klassisch zum ventralen Thalamus, kann aufgrund neuer, ontogenetischer und hodologischer Erkenntnisse aber ebensogut mit dem Hypothalamus behandelt werden. Wie die laterale Zone steht ZI mit zahlreichen, funktionell sehr unterschiedlichen Gebieten in Verbindung (Abb. 16.16-9). Beachtenswert im Vergleich zu LHy sind ihre zusätzlichen Beziehungen zu Praetectum, Ncl. interstitialis CAJAL und Ncl. DARKSCHEWITSCH, sowie ihre direkten Projektionen zum Hypophysenhinterlappen.

Zudem erhalten die ventralen Bereiche von ZI vor allem somatische, die dorsalen vor allem limbische Bahnen.

Konkret untersucht wurde ZI im Rahmen der Schmerzverarbeitung, der Appetitregulation und als sog. subthalamische, lokomotorische Region, welche sich hodologisch und physiologisch klar vom Ncl. subthalamicus unterscheidet (vgl. Kap. 16.17.3.1) [35].

2 *Zirkumventrikuläre Organe*

Neben den klassischen, kinozilienreichen Ependymzellen (s. Kap. 16.10.10.1) besitzt die Ventrikeloberfläche noch verschiedene, spezialisierte Zellen, wie z. B. *sekretorische Zellen,* d. h. Zellen, die besonders aktiv Substanzen produzieren und sezernieren, sowie *Tanyzyten,* welche über lange, ins Hirninnere reichende Zellfortsätze in enge Beziehung zu Blutgefäßen und Nervenzellen treten und aktiv am Austausch von Substanzen zwischen Liquor und Blut teilnehmen können. Die sog. *Liquorkontaktneurone* haben gegen die Ventrikeloberfläche gerichtete Rezeptorstellen mittels denen sie auf im Liquor zirkulierende Substanzen reagieren und humorale Informationen ins ZNS leiten.

Diese spezialisierten Zellen liegen vereinzelt über die ganze Ventrikeloberfläche verstreut oder treten an bestimmten Stellen gehäuft auf. Man spricht in diesem Falle von **zirkumventrikulären Organen** (ZVO): Infundibulum, Organum vasculosum laminae terminalis, Organum subfornicale, Corpus pineale, Organum subcommissurale und Area postrema.

Mit Ausnahme der Area postrema (s. Kap. 16.14.6.3.5) liegen alle ZVO im Zwischenhirn oder in dessen unmittelbarer Nachbarschaft (Abb. 16.16-10). Hier liegen sie *periventrikulär* im Bereich der Mittellinie und sind unpaar angelegt.

Charakteristisch ist ein sehr *hoher Vaskularisationsgrad* („neurohämale Organe"), sowie das Endothel ihrer Kapillaren, welches *pinozytotische Aktivität* zeigt, gewöhnlich fenestriert und für im Blut zirkulierende Substanzen durchlässig ist. Mit Ausnahme des Subkommissuralorgans haben ZVO also *keine Blut-Hirn-Schranke.*

Die Gefäße der ZVO sind von ausgedehnten, *perikapillären Räumen* umgeben, die nicht mit dem Liquorraum kommunizieren (Abgrenzung gegen diesen erfolgt durch Zonulae occludentes, Abb. 16.16-11) und in deren Bereich Tanyzyten- und Nervenfasern enden können.

Trotz dieser Gemeinsamkeiten unterscheiden sich ZVO aber wesentlich voneinander. Die bedeutendsten Unterschiede beziehen sich auf den Besitz von verschieden spezialisierten Ependymzellen sowie auf das Vorhanden- oder Nichtvorhandensein von Neuronen (ZVN in Abb. 16.16-11).

Die erwähnten Unterschiede beeinflussen nicht nur die innere Organisation (Spezifität, Übertragungsart von Substanzen usw.), sondern auch die Richtung der Informationsübertragung und damit die Stellung des Organs im gesamten Informationsfluß zwischen Blutkreislauf, Liquor- und Zentralnervensystem (Abb. 16.16-13) [21, 23, 27].

2.1 *Infundibulum*

Das Infundibulum (IFD) bildet die mediane Erhebung *(Eminentia mediana,* s. Fußnote S. 550) des Tuber cinereum am Boden des dritten Ventrikels und den proximalsten Abschnitt der Neurohypophyse. Das IFD geht beim Menschen fließend in Hypophysenstiel und Hypophysenhinterlappen über. Die bei der Ratte beobachtbare Gliederung des IFD in eine innere (mit durchlaufenden Fasern zum Hypophysenhinterlappen) und eine äußere Zone (eigentliches ZVO) ist beim Menschen nicht klar ersichtlich.

Im IFD enden die Nervenbahnen des hypothalamo-adenohypophysären Systems (s. Kap. 16.16.1.2.1), also die Efferenzen (Abb. 16.16-2)
- des Ncl. arcuatus und Ncl. paraventricularis, pars parvocellularis,
- der medialen, präoptischen Region und des Ncl. dorsomedialis hypothalami.
- Extrahypothalamische Afferenzen kommen vom Ncl. tractus diagonalis und vom Septum.

Rund 20 verschiedene chemische Substanzen (Peptide, biogene Amine und Aminosäuren) werden über diese Bahnen transportiert und in den perivaskulären Raum des IFD sezerniert. Ein Teil dieser Substanzen reguliert die Ausschüttung anderer Substanzen; die große Mehr-

Abb. 16.16-10 Lage der zirkumventrikulären Organe. (a) Schematische Darstellung beim Menschen; (b) Photo eines Parasagittalschnittes beim Affen (Callithrix); Lectinhistochemische Färbung des Subkommissuralorgans und Hämalaun-Gegenfärbung. (Original: P. Debbage, München)

APO = Area postrema
ca = Commissura anterior
cc = Corpus callosum
co = Chiasma opticum
cp = Commissura posterior
fx = Fornix
HHL = Hypophysenhinterlappen
HVL = Hypophysenvorderlappen
Hy = Hypothalamus
IFD = Infundibulum
OVLT = Organum vasculosum laminae terminalis
PIN = Pinealis
SCO = Organum subcommissurale
SFO = Subfornikalorgan
Th = Thalamus

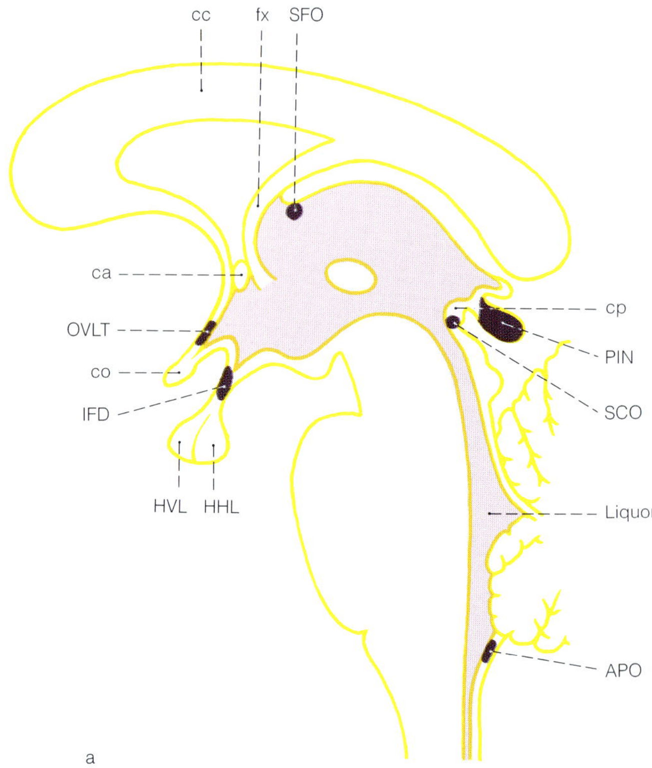

a

b

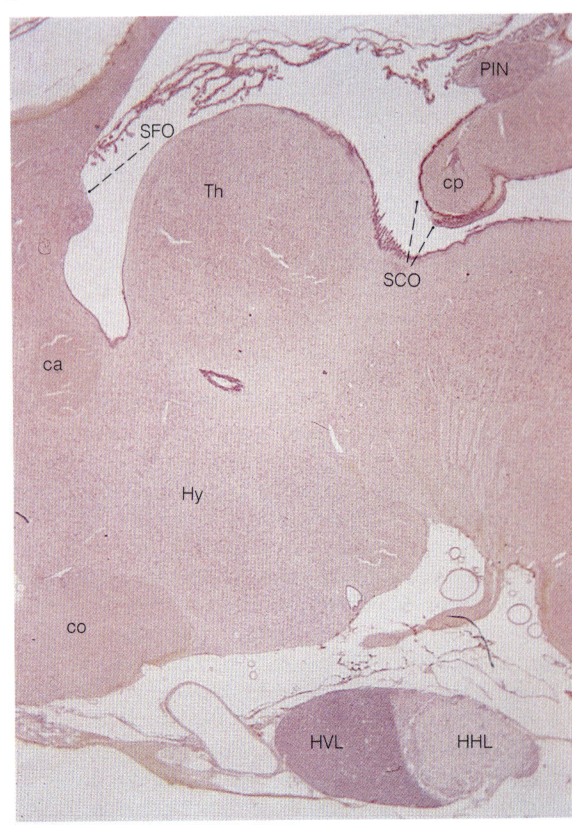

heit jedoch wird von den gefensterten, proximalen Kapillarschlingen des hypophysären Portalkreislaufes ins Blut aufgenommen, in die Adenohypophyse transportiert und dort in die Blutsinus abgegeben. Hier bewirken sie als *Liberine* (releasing factors) eine Freisetzung oder als *Statine* (release inhibiting factors) eine Hemmung der Freisetzung von Hypophysenvorderlappenhormonen [12, 21, 23, 31]. Bezüglich Portalkreislauf und Hypophysenvorderlappenhormone s. Kap. 14.2.

Das IFD erhält im Vergleich zu anderen ZVO besonders viele neuronale Afferenzen und hat auf neurohämalem Wege eine sehr große Wirkung auf periphere Zielorgane. Im Gegensatz zum Organum vasculosum laminae terminalis und Organum subfornicale besitzt das IFD jedoch kaum Nervenzellkörper und hat damit keine eigenständigen Einflußmöglichkeiten aufs Zentralnervensystem (Abb. 16.16-13). Unklar ist, wie weit das spezialisierte Ependym (dessen Zellfortsätze haben engen Kontakt mit Kapillaren des Portalkreislaufsystems und z.T. mit Nervenfasern) und der Liquor an einer zentralen oder peripheren Verteilung von chemischen Substanzen beteiligt sind.

2.2 *Organum vasculosum laminae terminalis*

Das Organum vasculosum laminae terminalis (OVLT) liegt im ventralsten Bereich der Lamina terminalis und wird vorne und hinten von Liquor umspült. Es ist hoch vaskularisiert, die Kapillaren sind fenestriert und von ausgedehnten, perivaskulären Räumen umgeben. Beim Menschen ist OVLT relativ schwach ausgebildet, scheint jedoch grundsätzlich ähnlich aufgebaut wie bei Tieren. Auffallend sind die kleinen, zytologisch wenig differenzierten, sog. primitiven Nervenzellen mit

- Projektionen zu Ncl. supraopticus, Ncl. paraventricularis (Abb. 16.16-5) und Amygdala;
- reziproken Beziehungen zu Septum, Ncl. praeopticus medianus, Subfornikalorgan und Ncl. dorsomedialis, sowie
- Afferenzen von Ncl. arcuatus, Ncl. ventromedialis, Substantia grisea centralis und aminergen Hirnstammregionen.

Das OVLT reagiert auch auf bestimmte im Blut oder Liquor zirkulierende Substanzen (Angiotensin II, evtl. Interleukin-1) und gibt Somatostatin und Luliberin an die Blutbahn ab. Die entsprechenden Gefäße münden aber nicht in den hypophysären Portal-, sondern direkt in den Körperkreislauf.

Aufgrund seiner humoralen und neuronalen Beziehungen dürfte das OVLT zahlreiche Kontrollfunktionen ausüben; konkrete experimentelle Hinweise gibt es bei Ratten, wo OVLT und seine unmittelbare Umgebung an der Kontrolle des Elektrolyt- und Wasserhaushaltes beteiligt sind [6, 22, 23].

2.3 *Organum subfornicale*

Das Subfornikalorgan (SFO) ist ein unpaares Organ mit einem Volumen von 1,0–1,5 mm^3. Unter dem Fornix, auf Höhe des Foramen interventrikulare gelegen (Abb. 16.16-10), hat es unter den zirkumventrikulären Organen eine Schlüsselposition in bezug auf Kontaktmöglichkeiten mit zirkulierendem Liquor. Hervorzuheben ist auch seine arterielle Blutzufuhr aus drei Haupthirngefäßen (A. choroidalis anterior, A. cerebri anterior und posterior). Zudem besitzt es ein dichtes, mit fenestriertem Endothel ausgestattetes Kapillarbett, welches über postkapilläre Venulen mit dem Kapillarbett des Plexus choroideus verbunden ist.

Neben Ependym- und Gliazellen enthält das SFO zahlreiche Nervenzellen, einschließlich Liquorkontaktneuronen. Diese besitzen spezifische Rezeptorstellen, welche auf bestimmte im Blut oder Liquor zirkulierende Substanzen reagieren (insbesondere auf Angiotensin II, evtl. auf osmotische Belastungen) und die so erhaltenen Informationen ins Hirn weiterleiten (Abb. 16.16-11 entspricht mit Ausnahme der sekretorischen Zellen in etwa dem SFO). Hauptzielgebiete der SFO-Efferenzen sind (Abb. 16.16-12):

- Ncl. supraopticus und Ncl. paraventricularis mit den Ursprungsneuronen der neurohypophysären, infundibulären und viszeromotoneuronalen Zielgebiete,
- periventrikuläre, präoptische Region, einschließlich Ncl. praeopticus medianus und Organum vasculosum laminae terminalis.

Weniger prominente, oft reziproke Verbindungen bestehen zu

- Ncl. arcuatus, Ncl. dorsomedialis hypothalami, lateralem Hypothalamus und Zona incerta,
- Ncl. striae terminalis und Substantia innominata,
- medialen Thalamuskernen sowie
- Raphe- und parabrachialen Kerngebieten.

Gemäß Untersuchungen bei der Ratte ist das SFO an der Regulation des Elektrolyt- und Wasserhaushaltes (lokale Applikation von Angiotensin bewirkt Durst) und des arteriellen Blutdruckes beteiligt [21, 23].

2.4 *Corpus pineale*

Die menschliche Epiphyse (Zirbeldrüse) wird wegen der Ähnlichkeit ihrer Form mit einem Pinienzapfen auch Corpus pineale (PIN) genannt. Sie hängt zwischen der Commissura habenularum und der Commissura posterior an der Hinterwand des III. Ventrikels und überragt nach hinten die Einbuchtung zwischen den beiden Colliculi superiores (Abb. 16.16-10)[1].

PIN ist sehr stark durchblutet und besitzt weite perikapilläre Räume. Eine Fenestrierung der Blutkapillaren ist fraglich; es bestehen aber Hinweise, daß auch bei PIN keine richtige Blut-Hirn-Schranke besteht. Im Inneren des Organs bilden Astrozyten ein ausgedehntes Fasersystem, welches perivaskuläre Räume und Pinealozyten eng umschließt.

Die *Pinealozyten* sind modifizierte Photorezeptorzellen, die fähig sind, Indole und Peptide, insbesondere Melatonin und Vasotocin zu synthetisieren und zu sezernieren. Ihre Reaktion auf Licht erfolgt allerdings nicht direkt (wie bei den niederen Wirbeltieren, bei denen PIN auch als drittes Auge bezeichnet wird), sondern indirekt über eine längere Neuronenkette unter Einbezug von hypothalamischen und spinalen Kernen (Abb. 16.16-4).

Eine wichtige Zwischenstation bildet dabei der Ncl. suprachiasmaticus (s. Kap. 16.16.1.4); PIN reagiert nicht nur auf Hell-Dunkel-Phasen (Melatoninproduktion erfolgt bei Nacht), sondern auch auf kürzere und längere Rhythmen. Den efferenten „final common pathway“ bilden die postganglionären, sympathischen Bahnen des Ganglion cervicale superius. PIN kann aber auch über den Ncl. praegeniculatus (s. Kap. 16.16.1.4 und Abb. 16.16-4), den Ncl. commissurae posterioris oder auf humoralem Wege beeinflußt werden.

Das produzierte Melatonin wird überwiegend ans Blut abgegeben; andere von PIN gebildete Substanzen können über den Liquor, evtl. auch über neuronale Wege verteilt werden. Leider ist immer noch unklar, wie die verschiedenen, von PIN gebildeten Substanzen die saisonalen, diurnalen und zirkadianen Rhythmen übertragen (diskutierte Zielorgane sind Hypothalamus, Schilddrüse und Gonaden) und welche metabolischen Vorgänge und Verhaltensweisen dadurch beim Menschen beeinflußt werden. Von klinisch möglicher Relevanz ist die Pinealis bzw. die Melatoninproduktion bei Depressionen, welche durch Licht beeinflußt werden können [10, 35, 36].

---

[1] Bei vielen Menschen treten in der Epiphyse Verkalkungen auf, welche im Röntgenbild und Computertomogramm dargestellt werden. PIN wird dadurch zu einem topographischen Orientierungspunkt, dessen Lage bei der Diagnose von raumfordernden Prozessen wichtige Hinweise geben kann.

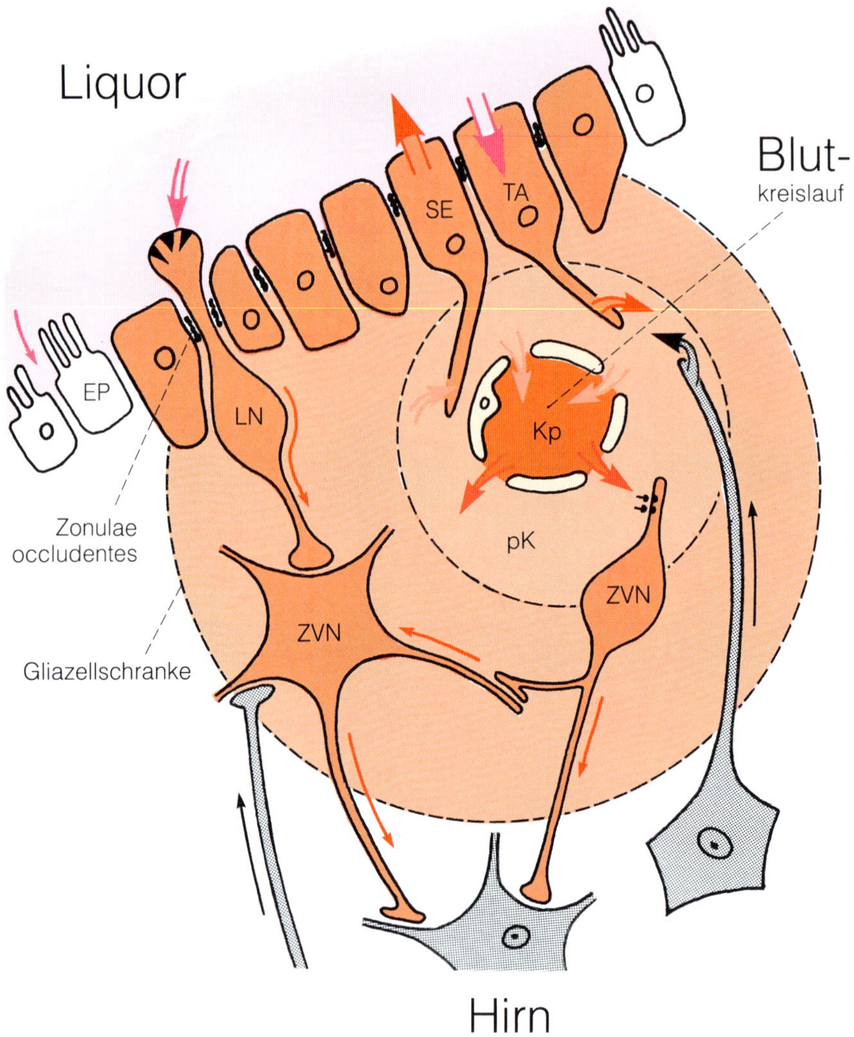

Abb. 16.16-11 Schematische Darstellung charakteristischer, in zirkumventrikulären Organen (ZVO) vorkommender Strukturen und deren Stellung im Informationsfluß zwischen Blut, Liquor und Hirn (vgl. mit Abb. 16.16-13). EP = gewöhnliche Ependymzelle; Kp = Kapillare; LN = Liquorkontaktneuron; pK = perikapillärer Raum; SE = sekretorische Ependymzelle; TA = Tanyzyt; ZVN = Neuron des ZVO.

2.5 Organum subcommissurale

Das Subkommissuralorgan (SCO) liegt an der Unterseite der Commissura posterior am Übergang des III. Ventrikels in den Aquaeductus SYLVII (Abb. 16.16-10), ist beim Menschen jedoch nur im Embryonal- und Neugeborenenzustand gut ausgebildet. Es besitzt eine gute Vaskularisation, doch gibt es keine speziellen, perivaskulären Räume, und die Kapillaren sind nicht fenestriert. Es erhält Afferenzen von den Raphe-Kernen, scheint selbst aber keine Nervenzellen zu besitzen.

Das SCO besteht aus differenzierten Ependymzellen, deren Sekret überwiegend ins Ventrikelsystem abgegeben wird. Ein Teil dieses Sekretes kann (nicht beim Menschen) einen schleimartigen Faden (sog. *REISSNERscher Faden*) bilden, der sich bis weit in den Zentralkanal des Rückenmarkes erstreckt. Es gibt Hinweise, daß das SCO an der Regulation des Elektrolyt- und Wasserhaushaltes sowie an der Ausschüttung von Gonadotropin im Hypophysenvorderlappen beteiligt ist [21, 23, 30].

3 Thalamus

3.1 Allgemeine Organisation

3.1.1 Stellung

Die Bedeutung des Thalamus liegt in seiner Stellung als Glied von **aufsteigenden Neuronenketten** zwischen Peripherie und Großhirn, sowie von **Regelkreisen**, welche zwischen kortikalen und subkortikalen Regionen bestehen.

Im ersten Fall empfängt der Thalamus direkt oder indirekt **periphere Information** von Sinnesorganen und leitet diese zu bestimmten, modalitäts-spezifischen

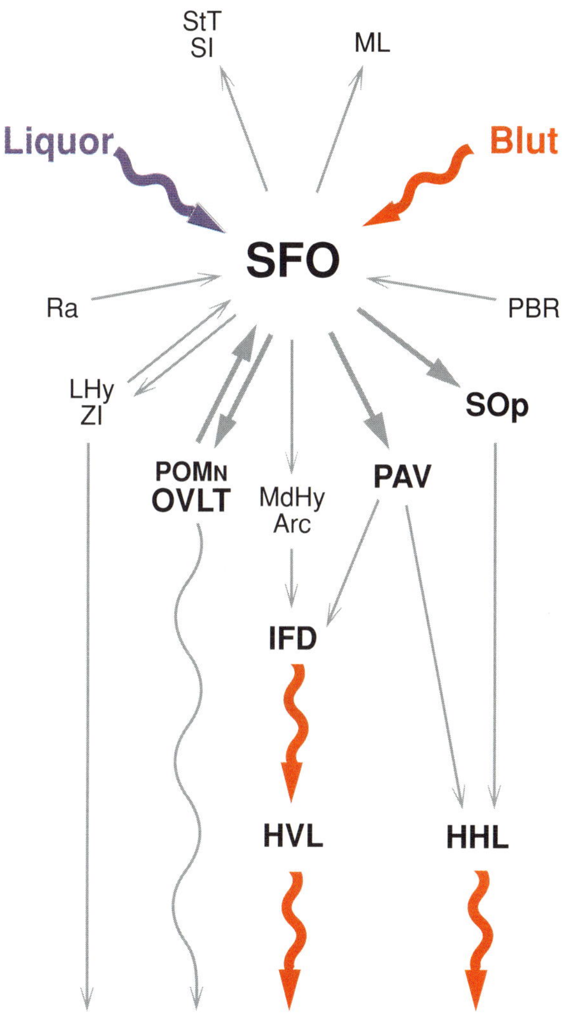

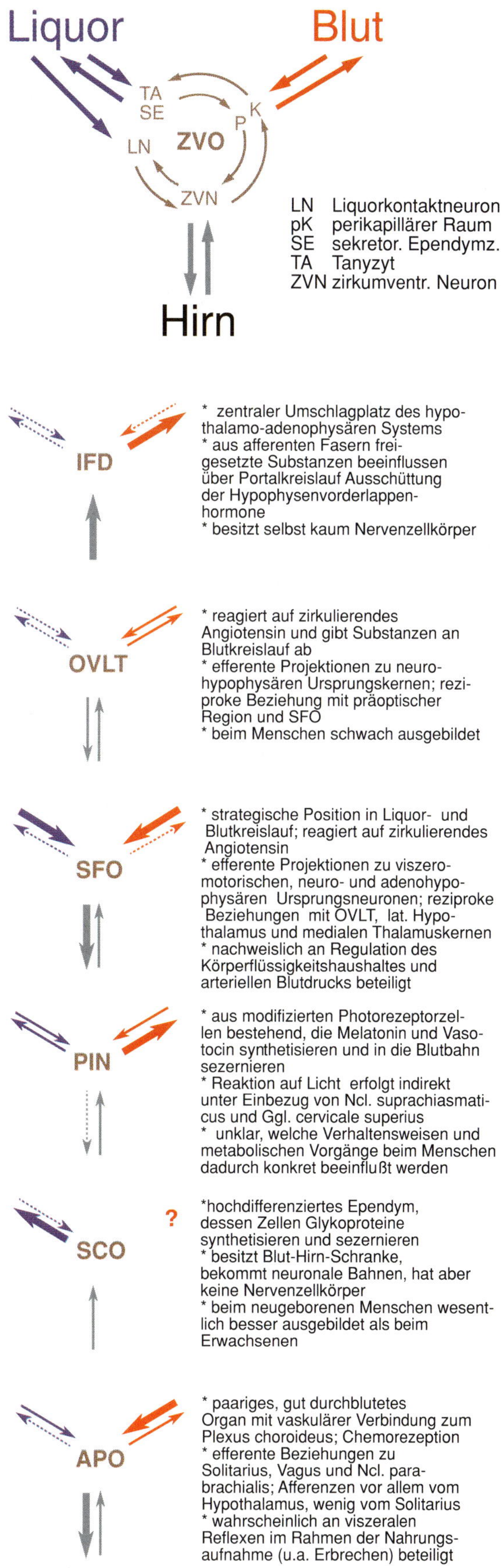

Arc Ncl. arcuatus
HHL Hypophysenhinterlappen
HVL Hypophysenvorderlappen
IFD Infundibulum
LHy Laterale hypothalamische Zone
MdHy Ncl. dorsomedialis hypothalami
ML Mittellinienkerne des Thalamus
OVLT Organum vasculosum laminae terminalis
PAV Ncl. paraventricularis hypothalami
PBR parabrachiale Kernregion
POMN Ncl. praeopticus medianus
Ra Raphe-Kerne
SI Substantia innominata
SOp Ncl. supraopticus
StT Ncl. striae terminalis
ZI Zona incerta

Abb. 16.16-12 Verbindungsschema des Subfornikalorgans. Spezifische Rezeptorstellen im SFO reagieren auf im Blut oder Liquor zirkulierende Substanzen und leiten die entsprechende Information über neuronale Bahnen zu hypothalamischen Kernen, die ihrerseits u. a. weitere ZVO beeinflussen (s. Abb. 16.16-2). Ausgezogene, dunkle Linien entsprechen neuronalen, wellenförmige, farbige Linien humoralen Wegen.

Abb. 16.16-13 Oben: Schematisierter Aufbau eines zirkumventrikulären Organs (ZVO; vgl. mit Abb. 16.16-11). Unten: Stellung einzelner ZVO im Informationsfluß zwischen Blut, Liquor und Hirn, besondere Merkmale und funktionelle Hinweise.

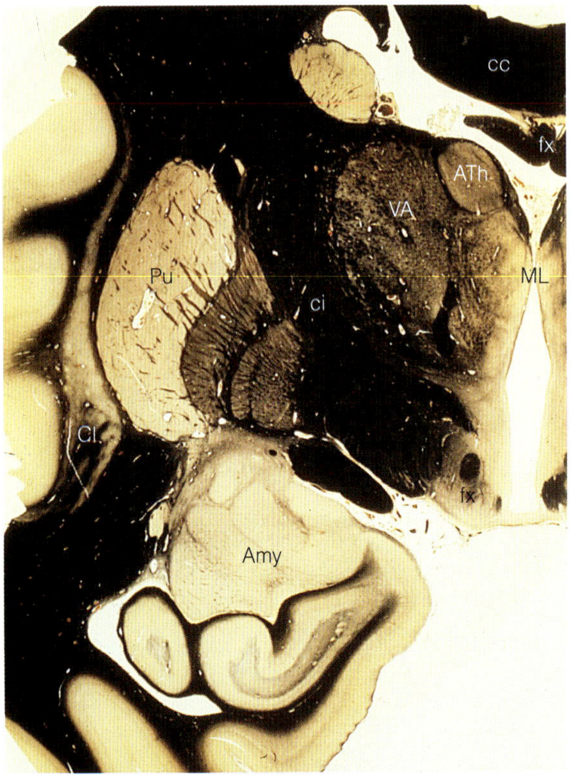
cc
fx
ATh
VA
Pu
ci
ML
Cl
fx
Amy

a

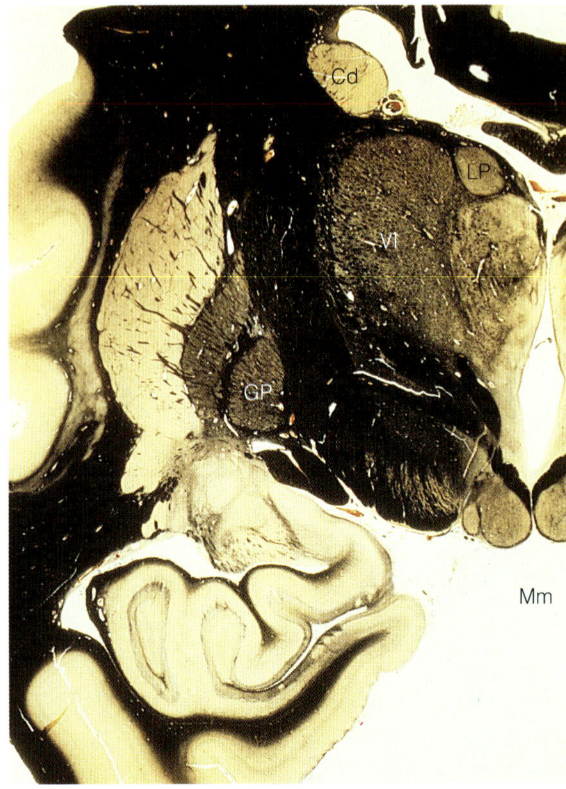
Cd
LP
VI
GP
Mm

b

c

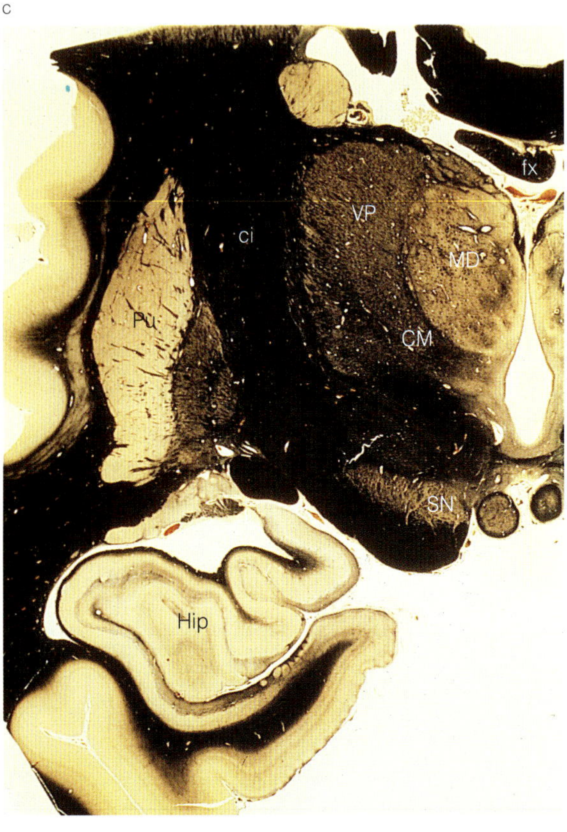
fx
VP
ci
MD
Pu
CM
SN
Hip

d

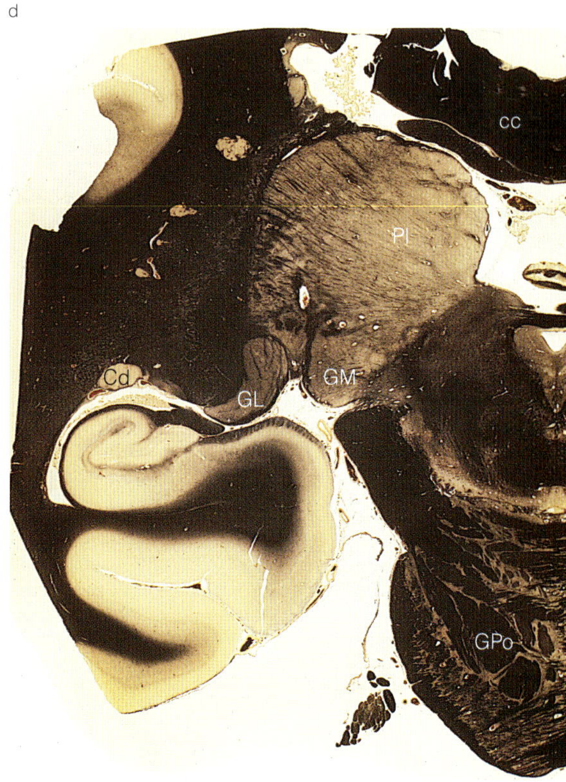
cc
Pl
Cd
GL
GM
GPo

◄ **Abb. 16.16-14** Repräsentative Frontalschnitte durch Diencephalon und Striopallidum des Menschen (von a = rostral bis d = kaudal). Myelinscheidenfärbung nach WEIGERT. (Original: W. ZENKER, Zürich)

Amy = Amygdala
ATh = Ncl. anteriores thalami
cc = Corpus callosum
Cd = Ncl. caudatus
ci = Capsula interna
Cl = Claustrum
CLC = Centralis-Lateralis-Komplex
CM = Centrum medianum
fx = Fornix
GL = Ncl. geniculatus lateralis
GM = Ncl. geniculatus medialis
GP = Globus pallidus
GPo = Griseum pontis
Hip = Hippocampus
IL = Intralaminäre Thalamuskerne
LD = Ncl. lateralis dorsalis
lme = Lamina medullaris externa
lmi = Lamina medullaris interna
LP = Ncl. lateralis posterior
MD = Ncl. medialis dorsalis thalami
ML = Mittellinienkerne des Thalamus
Mm = Corpus mamillare
Pf = Ncl. parafascicularis
PGL = Ncl. praegeniculatus
Pl = Pulvinar
Pu = Putamen
RTh = Ncl. reticularis thalami
SN = Substantia nigra
VA = Ventralis-Anterior-Komplex
VI = Ventralis-Intermedius-Komplex
VM = Ventromedialer Komplex
VP = Ventralis-Posterior-Komplex
ZI = Zona incerta

Arealen der Großhirnrinde. Klassische Bahnen sind diesbezüglich
- die geniculo-kortikalen Projektionen zur visuellen und auditorischen Rinde (s. Kap. 16.24 u. 16.25) sowie
- die Projektionen vom Ventralis-Posterior-Komplex zur primären, somatosensorischen Region (s. Kap. 16.16.3.3.1).

Im zweiten Fall, bei der Verarbeitung von **zentraler Information** stehen insbesondere im Vordergrund:
- der PAPEZ-Circuit sowie die Beziehung des Thalamus zu
- Striopallidum (extrinsisch-basale Schleifen; s. Kap. 16.17.4.1) und
- Kleinhirn (Rückkoppelung der kortiko-ponto-zerebellären Bahnen).

Die Vermittlung dieser Informationen wird von intrinsischen und extrinsischen Bahnen reguliert und moduliert (Abb. 16.16-15) [33, 34].

Die **intrinsische Kontrolle** (im Gegensatz zum Hypothalamus sind die Kerne des Thalamushauptmassives untereinander kaum verbunden) erfolgt durch:
- *lokale Interneurone*, die auf benachbarte Projektionsneurone fördernd oder hemmend Einfluß nehmen, und durch den
- *Ncl. reticularis thalami*, welcher über GABAerge Bahnen die Thalamuskerne beeinflußt.

Die **extrinsische Kontrolle** erfolgt durch:
- topographisch organisierte, i. a. reziproke *kortikothalamische Bahnen*, durch
- *cholinerge* Afferenzen aus
  - Parabrachialregion (Ncl. tegmenti laterodorsalis und Ncl. tegmenti pedunculopontinus, pars compacta; s. Kap. 16.17.3.3) und
  - magnozellulärem, basalem Vorderhirn (u. a. Ncl. basalis MEYNERT, s. Kap. 16.19.3.4) sowie durch
- *aminerge Bahnen:*
  - *noradrenerge Bahnen* von Locus coeruleus und
  - *serotonerge Bahnen* von bestimmten Raphe-Kernen.

3.1.2 Telenzephale Faserzüge

Wie es umschriebene Faserbündel (*Tractus spinothalamicus, Lemniscus medialis, Pedunculi cerebelli, Brachia colliculi* usw.) zur Leitung aufsteigender Information ins Zwischenhirn gibt, bestehen auch zwischen Thalamus und Telencephalon bestimmte Faserzüge:
- *Kapsuläre Bahnen:* Die große Mehrheit der thalamokortikalen und kortikothalamischen Bahnen „strahlt" fächerförmig via Capsula interna zur Großhirnrinde. Die Gesamtheit dieser Bahnen wird als **Radiatio thalami** bezeichnet.

Die vordere Thalamusstrahlung *(Pedunculus thalami anterior)* verbindet Thalamus und Frontallappen; der *Pedunculus thalami superior* strahlt vor allem zur perizentralen, der *Pedunculus thalami posterior* (inkl. *Radiatio optica*) zur parieto-okzipitalen und der *Pedunculus thalami inferior* zur temporalen und insulären Rinde.

- *Extrakapsuläre Bahnen* verlaufen in
  - **Fornix** (s. Kap. 16.19.1.3),
  - **Ansa lenticularis** (s. Abb. 16.17-4) und
  - **Pedunculus thalami extracapsularis.**

Diese Bahn verläuft zunächst mit dem Pedunculus thalami inferior, biegt dann aber seitlich ab und zieht in horizontaler Richtung, z. T. parallel mit der Ansa lenticularis zur Amygdala und umgekehrt. Außerdem enthält der Pedunculus thalami extracapsularis nicht-reziproke Bahnen, welche vom entorhinalen Kortex zum Thalamus ziehen [1].

3.1.3 Gliederung

Bei der **topographischen Gliederung** des Thalamus (Abb. 16.16-14, 16.16-16 a u. b) bilden zwei annähernd senkrecht verlaufende *Marklamellen (Laminae medullares)* praktische Orientierungslinien: Die äußere Lamelle, mehr oder weniger parallel zum hinteren Schenkel der Capsula interna verlaufend, trennt die **perithalamischen Gebiete** (spez. Ncl. reticularis thalami) vom **Thalamus-Hauptmassiv.**

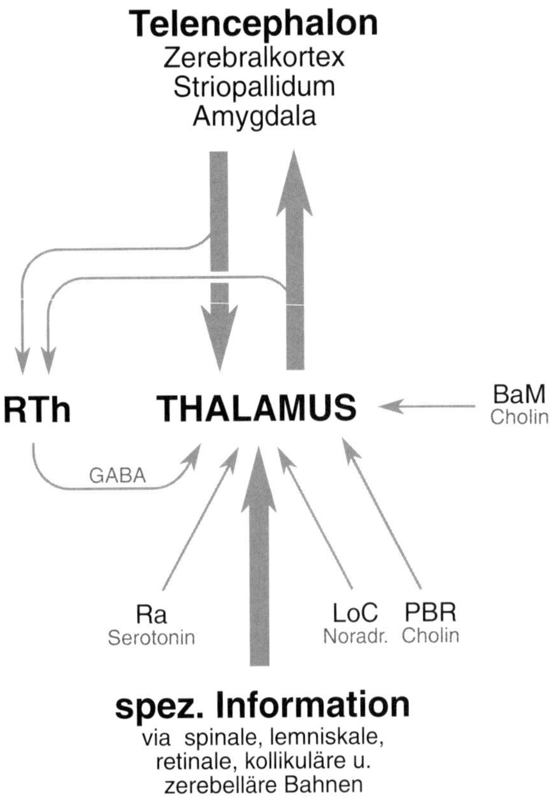

Abb. 16.16-15 Allgemeine Stellung des Thalamus. Der Thalamus übermittelt periphere Information zu Striopallidum und Großhirnrinde und spielt bei intrinsisch prosenzephalen Schleifen eine wichtige Rolle. Dieser Informationsfluß wird von zahlreichen Afferenzen (dünne Pfeile) reguliert. BaM = Ncl. basalis MEYNERT; LoC = Locus coeruleus; PBR = peribrachiale Kernregion; Ra = Raphe-Kerne; RTh = Ncl. reticularis thalami.

In den rostralen zwei Dritteln des Hauptmassives,
- zwischen äußerer und innerer Lamelle liegen die Kerne der *ventralen* (Ncl. ventrales) und *dorsalen* Gruppe (Ncl. lateralis dorsalis, Ncl. lateralis posterior),
- zwischen innerer Lamelle und III. Ventrikel die *medialen* Thalamuskerne (Ncl. medialis dorsalis, Mittellinienkerne).
- Die *intralaminäre* Kerngruppe liegt zwischen den Fasern der inneren Lamelle; ganz rostral spaltet sich diese Lamelle Y-förmig auf und umfaßt mit ihren beiden Blättern die *Nuclei anteriores.*

Das hintere Drittel des Thalamushauptmassives wird von den
- *Pulvinar-Kernen* dominiert. Zudem liegen ventrolateral im Übergangsbereich vom mittleren zum hinteren Drittel die
- *Corpora geniculata* (sog. Metathalamus); medial die
- *Habenula* (Epithalamus).

Im Thalamushauptmassiv werden gemäß **hodologisch-funktionellen Kriterien** (Tabelle 16.16-2, Abb. 16.16-16c) die Kerne der *ventralen Gruppe* und die *Corpora geniculata* als **laterale Kerngruppe** zusammengefaßt. Diese Kerne bilden die klassischen Relaisstationen, welche eine bestimmte somatisch-sensorische (visuelle, auditorische, somatosensorische) oder gustatorische Information erhalten und diese über diskrete Verbindungen zu umschriebenen Arealen der Großhirnrinde senden (Abb. 16.16-17, s. Kap. 16.16.3.3)[1]. Auch bestimmte *Nuclei pulvinares (oralis, lateralis* und *ventralis)* sollten gemäß hodologisch-funktionellen Kriterien zu dieser Kerngruppe gerechnet werden.

Die (antero-)**mediale Kerngruppe** setzt sich aus den klassischen *medialen Kernen* (Ncl. medialis dorsalis, Mittellinienkernen), den *Nuclei anteriores* (inkl. Ncl. lateralis dorsalis) sowie der *Habenula* zusammen. Sie ist mit Ausnahme des lateralen Bereiches des Ncl. medialis dorsalis an der Verarbeitung von allgemein vegetativer, olfaktorischer und limbischer Information beteiligt (Abb. 16.16-17, s. Kap. 16.16.3.5).

Die **intralaminäre Gruppe** *(Centralis-Lateralis-Komplex, Centrum-medianum-Parafaszikular-Komplex)* enthält die klassischen „unspezifischen" Kerne (s. Fußnote und Kap. 16.16.3.4).

Die „assoziativen" Kerne der **posterioren Gruppe** *(Ncl. lateralis posterior, Ncl. pulvinaris medialis)* stehen mit den assoziativen Kortexarealen in Verbindung (s. Kap. 16.16.3.6).

Da unsere hodologischen Kenntnisse überwiegend von experimentellen Arbeiten an Versuchstieren stammen, wird hier im allgemeinen auch deren Kernbezeichnung verwendet. Diese Nomenklatur ist einfacher, unterscheidet sich teilweise aber wesentlich von HASSLERS Nomenklatur beim Menschen (s. Gegenüberstellung in Tabelle 16.16-2) [17].

3.2 *Perithalamische Gebiete*

Die hier als perithalamische Gebiete bezeichneten Zellgruppen liegen seitlich vom Thalamushauptmassiv (Abb. 16.16-16) und unterscheiden sich von dessen Kernen (ausgenommen Habenula) dadurch, daß sie nicht zur Großhirnrinde projizieren. Beide Kerne gehören zum klassischen, ventralen Thalamus.

Der **Ncl. reticularis thalami** (RTh) kontrolliert über GABAerge Efferenzen die Aktivität der meisten Thalamuskerne (s. Kap. 16.16.3.1.1). Die hemmende Wirkung ist am ausgeprägtesten bezüglich der intralaminären Kerne; praktisch keine Projektionen erhalten die Nuclei anteriores und der Ncl. habenulae lateralis.

[1] Die Bezeichnung *„spezifische Thalamuskerne"* wird im folgenden vermieden, weil (a) die klassische Punkt-zu-Punkt-Beziehung zwischen Thalamus und Kortex nur bedingt stimmt (einzelne Subregionen projizieren oft zu mehreren, kortikalen Feldern und nicht nur zur kortikalen Schicht III oder IV, sondern immer auch zu Schicht I), und weil auch (b) sog. *„unspezifische Thalamuskerne"* sehr spezifische Aufgaben haben (s. Kap. 16.16.3.4) und relativ umschriebene, kortikale Projektionen besitzen können (mit Endigungen nicht nur in Schicht I, sondern auch in Schicht III, V oder VI) [16].

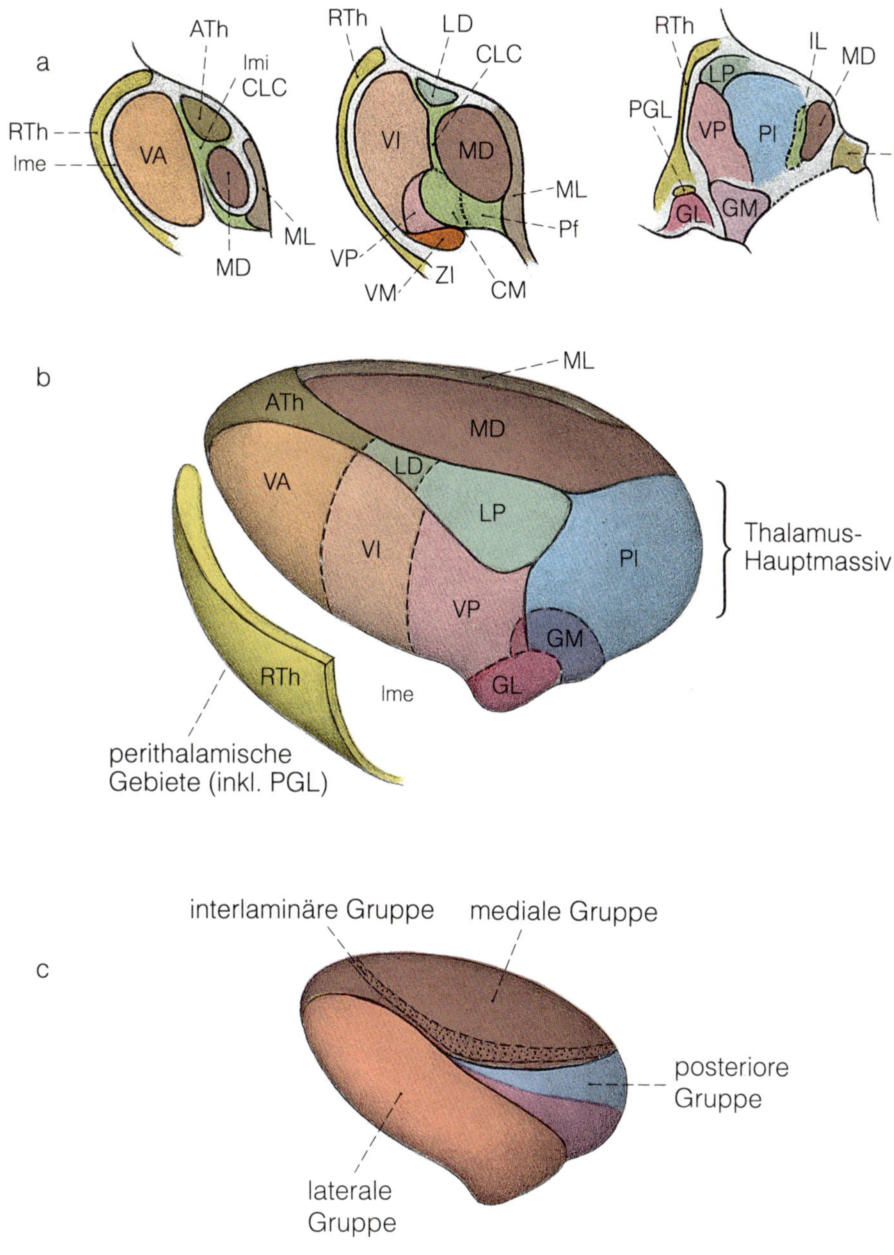

Abb. 16.16-16 Schematische Darstellung des Thalamus. (a) Repräsentative Frontalschnitte. (b) Ansicht von lateral unter teilweiser Entfernung des Ncl. reticularis thalami. (c) Funktionell-hodologische Gruppierung. Punktierte intralaminäre Gruppe liegt in der Tiefe des Thalamus-Hauptmassivs. (Abkürzungen s. Tabelle 16.16-2 und Abb. 16.16-14)

RTh erhält kollaterale Bahnen von thalamokortikalen und kortikothalamischen Bahnen (Abb. 16.16-15); wie die Kerne des Thalamushauptmassives wird auch RTh (in Abb. 16.16-15 nicht eingezeichnet) von subkortikalen, extrinsisch-thalamischen Bahnen beeinflußt, insbesondere von cholinergen Afferenzen des Ncl. basalis MEYNERT und der peribrachialen Region [33].

Der **Ncl. praegeniculatus** (PGL) liegt bei Primaten dorsal vom Ncl. geniculatus lateralis, in enger topographischer Beziehung zum Ncl. reticularis thalami. Er entspricht dem Ncl. geniculatus lateralis, pars intermedia von Nicht-Primaten, welche neben diesem Subkern noch den klassischen Ncl. geniculatus lateralis, pars ventralis besitzen.

PGL erhält retinale Afferenzen, ist reziprok mit dem Ncl. suprachiasmaticus (Abb. 16.16-4) und dem gegenüberliegenden PGL verbunden und projiziert – gemäß Befunden bei Ratten – zum Corpus pineale [24].

Tabelle 16.16-2 Thalamische Kerngruppen und Kerne, geordnet nach funktionell-hodologischen Kriterien; links die in diesem Kapitel verwendeten Namen, rechts gemäß Nomenklatur nach HASSLER [17] (vgl. mit Abb. 16.16-16).

Perithalamische Gebiete		
Ncl. reticularis thalami	RTh	Reticulatum thalami
Ncl. praegeniculatus	PGL	idem
Laterale Kerngruppe		
Ventrale Gruppe		
		Ncl. lateropolaris
Ventralis-Anterior-Komplex	VA	Ncl. dorso-oralis
		Ncl. ventro-oralis
Ventralis-Intermedius-Komplex	VI	Ncl. ventro-intermedius
		Ncl. dorso-intermedius
Ventralis-Posterior-Komplex	VP	Ncl. ventro-caudalis
Ventro-medialer Komplex	VM	Ncl. ventro-caudalis
Corpora geniculata		
Ncl. geniculatus lateralis	GL	Corpus gen. lateralis
Ncl. geniculatus medialis	GM	Corpus gen. medialis
Pulvinar-Teilbereiche		
Intralaminäre Kerngruppe		
Centralis-Lateralis-Komplex	CLC	Ncl. intralamellares
Centrum-medianum-Parafaszikular-Komplex	CM–Pf	Ncl. centralis medialis Ncl. parafascicularis
Mediale Kerngruppe (erweiterte)		
Anteriore Gruppe		
Ncl. anteriores	ATh	idem
Ncl. lateralis dorsalis	LD	Ncl. dorsalis superficialis
Klassische mediale Gruppe		
Ncl. medialis dorsalis	MD	idem
Mittellinienkerne	ML	
Habenula	Hb	
Ncl. medialis habenulae		idem
Ncl. lateralis habenulae		idem
Posteriore Kerngruppe		
Ncl. pulvinaris medialis	PIM	idem
Ncl. lateralis posterior	LP	Ncl. dorso-caudalis und Teile von Ncl. pulvinaris oralis

3.3 Laterale Kerngruppe

Die Behandlung der lateralen Kerngruppe (Tabelle 16.16-2) beschränkt sich in diesem Kapitel auf die ventrale Gruppe. Der **Ncl. geniculatus lateralis** und entsprechende Pulvinarkerne werden mit den visuellen (s. Kap. 16.24), der **Ncl. geniculatus medialis** mit den auditiven Bahnen (s. Kap. 16.25) besprochen.

Bei der ventralen Gruppe (auch ventrolaterale Gruppe genannt) müssen vier Kernkomplexe unterschieden werden:

3.3.1 Ventralis-Posterior-Komplex (VP)

Der VP ist das Hauptzielgebiet der aufsteigenden Bahnen (s. Kap. 16.13.4.1) von

- Rückenmark (via Tractus spinothalamicus),
- Hinterstrang- (via Lemniscus medialis) und
- Trigeminuskernen (via Lemniscus trigeminalis).

Die Bahnen werden hier umgeschaltet und die Informationen zu den primären und sekundären, somatosensorischen Rindenfeldern weitergeleitet (Abb. 16.16-18). Diese Übermittlung ist topographisch und nach Modalitäten geordnet, insofern jedes thalamokortikale VP-Neuron (a) eine bestimmte Sinnesmodalität eines umschriebenen, peripheren Rezeptorfeldes erhält und (b) auf ein umschriebenes, kortikales Gebiet (Säule) projiziert.

Diese topologische Zuordnung bildet die entscheidende Grundlage für die Fähigkeit, einen peripheren Reiz lokalisieren und nach seiner Modalität erkennen zu können. Wie einleitend erwähnt (s. Kap. 16.16.3.1.1),

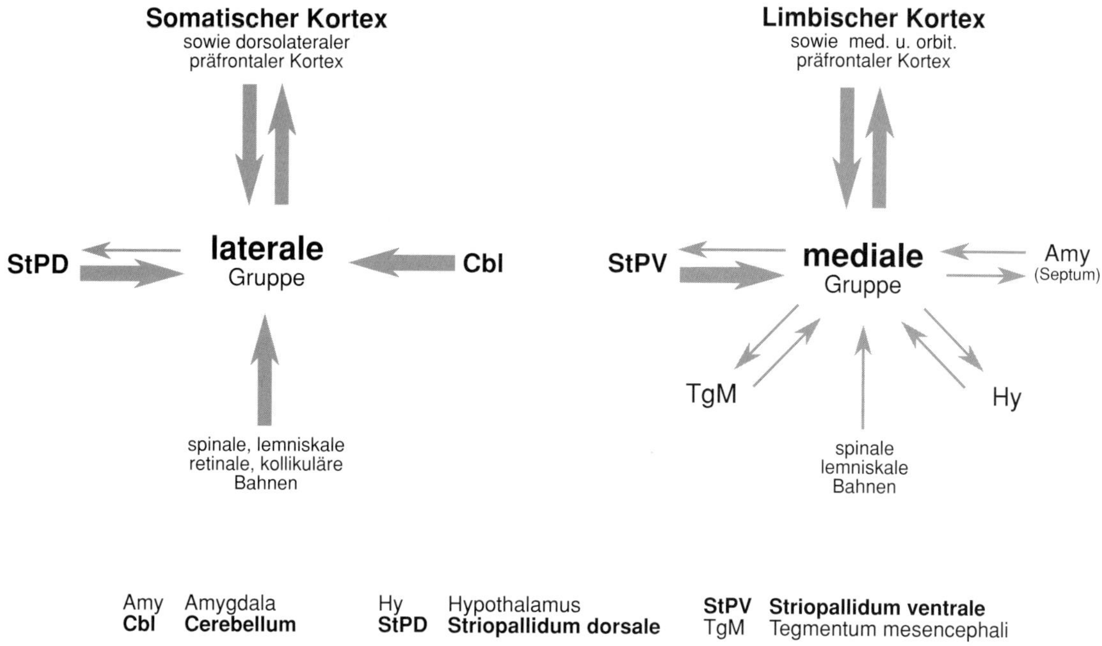

Abb. 16.16-17 Hauptverbindungen der lateralen (ventrale Gruppe und Corpora geniculata) und medialen Kerngruppen (Ncl. anteriores, Ncl. medialis dorsalis pars medialis, Mittellinienkerne und Habenula). Die laterale Kerngruppe verarbeitet somatische (somatosensomotorische, visuelle, auditive) und gustatorische Informationen; die mediale allgemein-viszerale, olfaktorische und limbische (vgl. Abb. 16.16-18 u. 16.16-20).

wird VP dabei von intrinsischen und extrinsischen Bahnen kontrolliert.

VP ist aber kein uniformes Gebiet! Wie die somatosensorische Rinde in Felder (primäres und sekundäres somatosensorisches Feld) und Areale (Areae 3b, 1, 2) gegliedert ist, besteht auch der „Ventralis-Posterior-Komplex" aus mehreren Unterkernen. Jeder Unterkern besitzt seine eigene Körperrepräsentation (somatotope Gliederung), erhält charakteristische Sinnesmodalitäten und projiziert zu bestimmten Subarealen des primären, somatosensorischen Feldes.

Der **Ncl. ventralis posterior** mit seinem lateralen (VPL) und medialen (VPM) Bereich bildet dabei den größten Unterkern. Er ist zuständig für die Übertragung von fein diskriminierender Hautinformation (Tast- und Temperaturempfindung) aus dem Rumpf- und Extremitäten- (VPL) bzw. Kopfbereich (VPM). Weitere Unterkerne sind z.B. der *Ncl. ventralis posterior inferior* und der *Ncl. pulvinaris oralis* (s. Kap. 16.16.3.6) [2, 20].

3.3.2 Ventro-medialer Komplex (VM)

Der **Ncl. ventromedialis basalis** (VMb) entspricht dem klassischen *Ncl. ventralis posteromedialis, p. parvocellularis* [17]. Mit der neuen Bezeichnung soll dieser medial vom VPM und ventral vom Ncl. centrum medianum gelegene Kern aus dem Ventralis-Posterior-Komplex herausgenommen und als separate Einheit behandelt werden [20]. Der Grund ist, daß VMb keine somatosensorische, sondern ausschließlich gustatorische Informationen verarbeitet. Er erhält Afferenzen vom Ncl. gustatorius (s. Kap. 16.14.4.2.2) und projiziert zu den kortikalen Geschmacksfeldern (Abb. 16.16-18), insbesondere im Bereich der vorderen Insel (Operculum) [28].

Unmittelbar rostral zum VMb liegt der **Ncl. submedius** (VMs). Diese Kernregion erhält spinale und trigeminale Schmerzbahnen sowie Afferenzen vom Ncl. interpeduncularis und olfaktorischen Kortex. Ihr Projektionsgebiet ist unklar und ihre Zuordnung zur lateralen Kerngruppe problematisch [8].

3.3.3 Ventralis-Intermedius-Komplex (VI)

VI, oft auch als ventrolateraler Kern[1] bezeichnet, ist das Hauptzielgebiet der aufsteigenden Kleinhirnbahnen und steht in reziproker Beziehung zur Area 4, der primären, motorischen Rinde (Abb. 16.16-18).

Daneben erhält VI vestibuläre und spinale (mit Muskel- und Gelenksinformation) Bahnen und projiziert zur Area 3a in der Tiefe des Sulcus centralis (Übergangsregion zwischen somatosensorischem und motorischem Kortex).

[1] Die Bezeichnung *„ventrolateraler Kern"* (VL) wird hier, in Anlehnung an die menschliche Nomenklatur von Hassler vermieden (Tabelle 16.16-2). Die Gründe liegen darin, daß bestimmte Unterkerne des Affen „VL" (VLo und VLm) gemäß hodologischer Kriterien zu VA gerechnet werden müssen. Zudem sind die Bezeichnungen „ventrolateraler Kern" und „ventro-laterale Kerngruppe" (VA, VI, VP und VM) verwirrend.

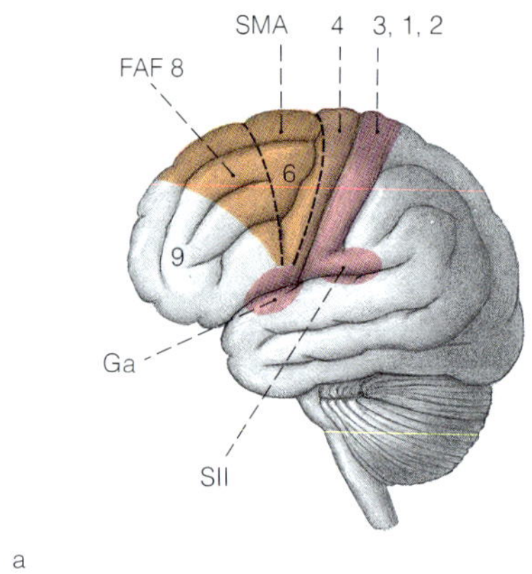

VI ist somatotop gegliedert; die lateralsten Bereiche repräsentieren lumbosakrale, die medialsten trigeminale Gebiete [7, 26].

3.3.4 Ventralis-Anterior-Komplex (VA)

VA steht in reziproker Verbindung (Abb. 16.16-18) mit prämotorischem und präfrontalem Kortex (Areale 6, 8 und 9) sowie Striopallidum.

Die wesentlichste Aufgabe von VA liegt in der Übermittlung pallidaler Information (Globus pallidus und Substantia nigra, pars reticulata) zur prämotorischen

Abb. 16.16-18 Ventrale Kernkomplexe mit ihren wesentlichsten Afferenzen und Efferenzen; nicht berücksichtigt sind die Projektionen von VA zu den Arealen 5 und 7, VI zu Area 3a sowie die reziproken kortikothalamischen Verbindungen.

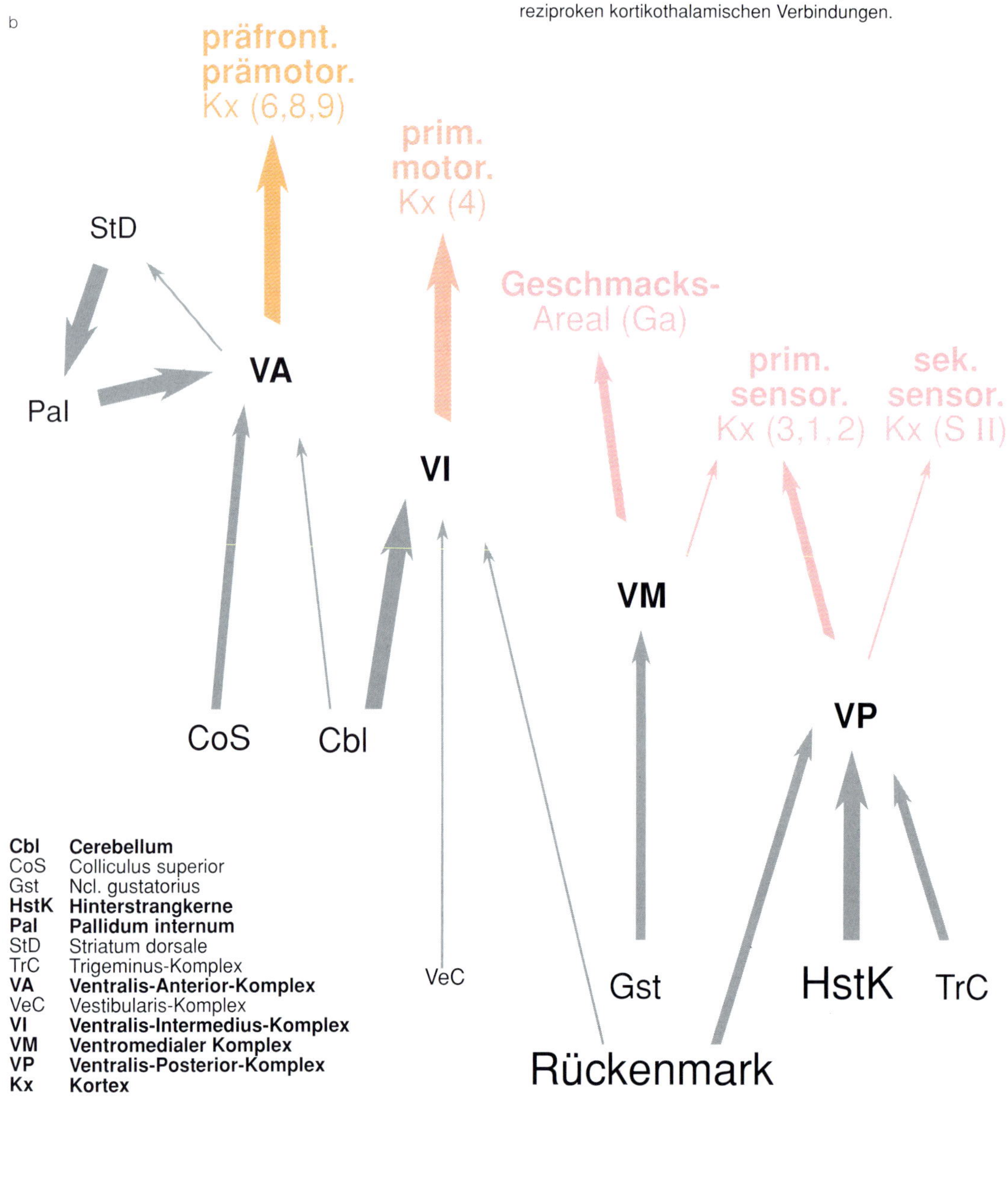

Rinde (insbesondere supplementär-motorische Region und frontales Augenfeld).

VA erhält und übermittelt aber auch Informationen vom Colliculus superior und Kleinhirn (weniger ausgeprägt als VI).

Die verschiedenen Afferenzen enden in unterschiedlichen Gebieten von VA, und entsprechende Informationen werden über getrennte Wege, im Rahmen sog. okulomotorischer und skeletomotorischer Schleifen, zu Striatum und Kortex übermittelt (s. Kap. 16.17.4.2 und Abb. 16.17-7) [7, 17, 26].

3.4 *Intralaminäre Kerngruppe*

Bei den intralaminären Kernen werden zwei Gruppen unterschieden. Beide stehen in reziproker Beziehung mit Basalganglien und der Großhirnrinde, zeigen aber charakteristische Unterschiede (Abb. 16.16-19).

3.4.1 Centralis-Lateralis-Komplex (CLC)

Der weiter rostral reichende CLC mit dem **Ncl. centralis lateralis** und **Ncl. paracentralis** (Hasslers *Ncl. intralamellares*)
- erhält aufsteigende Bahnen von Rückenmark, Trigeminus-Komplex, Formatio reticularis, Ncl. perihypoglossus, Kleinhirn, Colliculus superior und Prätektum,
- projiziert zum dorsalen und ventralen Striatum,
- ist reziprok mit dem Pallidum (spez. Substantia nigra, p. reticulata, s. Kap. 16.17.2.2) verbunden und
- unterhält schwache, doch ausgedehnte reziproke Beziehungen zur Großhirnrinde (relativ am stärksten zum frontalen, am schwächsten zum okzipitalen Kortex).

CLC gilt als klassischer Repräsentant des sog. „unspezifischen Thalamus" (s. Fußnote S. 562), der die kortikale Aktivität bei verschiedenen Bewußtseinszuständen (Aufmerksamkeit, Schlaf, Schmerz) moduliert. CLC hat aber auch sehr spezifische Aufgaben, wie z. B. im Rahmen von Augenbewegungen [16, 34].

3.4.2 Centrum-medianum-Parafaszikular-Komplex

Das **Centrum medianum** (CM) projiziert vor allem zum dorsalen Striatum (wenig zum Ncl. subthalamicus), der **Ncl. parafascicularis** (Pf) zum ventralen Striatum (s. Kap. 16.17.2.1).

Ihre kortikalen Projektionen sind schwach und überwiegend auf den frontalen Kortex begrenzt; sie erhalten jedoch intensive kortikale Afferenzen:
- CM vor allem vom motorischen,
- Pf vom prämotorischen und präfrontalen Kortex.

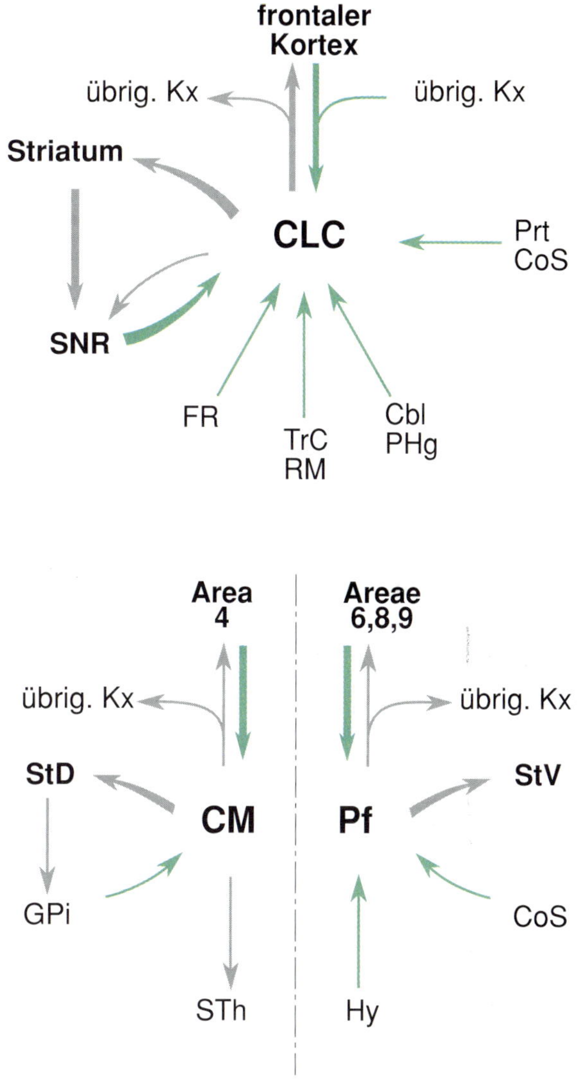

Cbl	Cerebellum	**Pf**	**Ncl. parafascicularis**
CLC	**Centralis-Lateralis-Komplex**	PHg	Ncl. perihypoglossi
CM	**Centrum medianum**	Prt	Praetectum
CoS	Colliculus superior	RM	Rückenmark
FR	Formatio reticularis	**SNR**	**Substantia nigra, p. reticulata**
GPi	Globus pallidus, p. interna	**StD**	**Striatum dorsale**
Hy	Hypothalamus	STh	Ncl. subthalamicus
Kx	Kortex	**StV**	**Striatum ventrale**
		TrC	Trigeminus-Komplex

Abb. 16.16-19 Verbindungsschema repräsentativer Kernkomplexe der intralaminären Kerngruppe.

Subkortikale Afferenzen erhält
- CM vom Pallidum (spez. Globus pallidus, s. Kap. 16.17.2.2),
- Pf vom Hypothalamus (Ncl. supramamillaris) und Colliculus superior.

Der CM-Pf-Komplex scheint aufgrund seiner Verbindungen ein bedeutendes Glied von extrinsisch basalen Regelkreisen zu sein (s. Abb. 16.17-6). Seine genaue

Stellung und Funktion ist aber noch unklar. Der schmerzlindernde Effekt, welcher nach stereotaktischer Zerstörung dieser Region erreicht wird [25], könnte auch durch eine Unterbrechung hypothalamo-kortikaler Bahnen [32] oder eine Zerstörung des Ncl. submedius (s. Kap. 16.16.3.3.2) bedingt sein [16, 34].

Entgegen der klassischen Ansicht sind die intralaminären Kerne keine phylogenetisch alten Strukturen; ihre Existenz bei Nichtsäugern ist fraglich, und das Centrum medianum ist nur bei höheren Säugetieren klar nachweisbar [16].

3.5 *Mediale Kerngruppe*

3.5.1 Nuclei anteriores thalami (ATh)

Die ATh bilden die thalamische Umschaltstation des klassischen PAPEZ-*Circuits* (s. Kap. 16.19.2.6). Sie
- erhalten ihren Hauptinput vom Mamillarkörper (über Tractus mamillothalamicus),
- erhalten Afferenzen von Hippocampus (über Fornix) und cingulärem Kortex und
- projizieren direkt und indirekt (via Area cingularis posterior) zurück zum Hippocampus (Abb. 16.16-8).

Beachtenswert ist, daß die Ncl. anteriores besonders viele Afferenzen aus der peribrachialen Region (s. Kap. 16.16.3.1.1) erhalten, jedoch keine vom Ncl. reticularis thalami (s. Kap. 16.16.3.2) [1, 4, 34].

Die einzelnen Kerne unterscheiden sich in der Lateralität (uni- oder bilateral) ihrer Verbindungen. Zudem erhält der Ncl. anteromedialis Afferenzen von der Area cingularis anterior und steht zusammen mit dem Ncl. anteroventralis in reziproker Beziehung mit dem lateralen, präfrontalen Kortex (Abb. 16.16-8).

Der kaudal an die Ncl. anteriores anschließende **Ncl. lateralis dorsalis** (LD) hat z. T. ähnliche Verbindungen wie diese:
- reziproke Beziehungen zu Hippocampus, cingulärem (Area 23) und parietalem (Area 7) Kortex und
- Afferenzen vom entorhinalen Kortex.

Im Gegensatz zu den ATh sind subkortikale Afferenzen zu LD jedoch minimal.

3.5.2 Ncl. medialis dorsalis (MD)

Die Hauptverbindungen des MD sind die reziproken Beziehungen mit dem präfrontalen Kortex, der Area cingularis anterior und der insulären Rinde.

Der **laterale, paralamelläre Anteil** (MDl) ist dabei vor allem mit den dorsolateralen, der **mediale, magnozelluläre Anteil** (MDm) mit den ventromedialen, präfrontalen Gebieten verbunden (Abb. 16.16-20).

MDm erhält zudem Afferenzen von
- parahippokampalen Regionen (peri- und entorhinaler Kortex, wenig vom Subiculum) und olfaktorischem Kortex,
- Amygdala, Septum (letzteres reziprok),
- Pallidum ventrale,
- Hypothalamus und
- mesenzephalem Tegmentum (spez. Substantia grisea centralis und Ncl. interpeduncularis).

Funktionell ist MDm als Umschaltstation von olfaktorischen (s. Kap. 16.26.2.4) und ventralen, striopallidalen Bahnen (s. Abb. 16.17-6) wichtig. MDm werden aber auch integrative Funktionen zugeschrieben, insbesondere im Rahmen von Gedächtnisprozessen [1, 14, 19].

MDl hat zu den erwähnten präfrontalen Verbindungen noch Beziehungen zur motorischen, parietalen und temporalen Rinde. Zudem konvergieren in ihr pallidale (Substantia nigra, p. reticulata, s. Abb. 16.17-6), zerebelläre, retikuläre, trigeminale und spinale Bahnen. Diese Verbindungen sowie die reziproken Beziehungen mit Colliculus superior [34] und frontalem Augenfeld lassen vermuten, daß MDl u.a. sehr spezifische Aufgaben im Rahmen des visuo-motorischen Systems (s. Abb. 16.17-7) hat und eher zum intralaminären (s. Kap. 16.16.3.4) oder lateralen (s. Kap. 16.16.3.3) als zum medialen System zu rechnen ist.

3.5.3 Mittellinienkerne (ML)

Die **Nuclei reuniens, centralis medialis, parataenialis** und **paraventricularis thalami** liegen entlang der Wand des dritten Ventrikels und in der Adhaesio interthalamica. Sie unterscheiden sich sowohl zytoarchitektonisch wie hodologisch voneinander, werden hier aber als eine gemeinsame Gruppe betrachtet. Ihre Hauptprojektionsgebiete (Abb. 16.16-20) sind
- Hippocampus,
- Amygdala und
- Striatum ventrale

Die subiculären und amygdalären Verbindungen sind z.T. reziprok. Darüber hinaus bestehen reziproke, z.T. topographisch organisierte Beziehungen mit dem cingulären und ventromedialen, präfrontalen Kortex.

Zusätzliche Afferenzen kommen von Septum, Habenula, Subfornikalorgan, Hypothalamus (u. a. Ncl. suprachiasmaticus) und zentralem Höhlengrau, evtl. auch vom Rückenmark [2].

Ihre Funktionen im Rahmen des limbisch-vegetativen Systems wurden bisher wenig untersucht. Aufgrund ihrer Verbindungen müssen sie als wichtige Schleifenstation des ventralen Striopallidums betrachtet werden (s. Kap. 16.17.4) und Abb. 16.17-6); zudem unterscheiden sie sich von allen übrigen Thalamuskernen durch ihre efferenten Projektionen zur Amygdala [1, 13].

3.5.4 Habenula (Hb)

Kaudal zu den Mittellinienkernen liegen die Ncl. habenulae, die klassischen Kerne des Epithalamus. Charakteristisch für die Hb, im Vergleich zu den übrigen Kernen der medialen Kerngruppe, sind
- ihre efferenten Beziehungen zu Hypothalamus und ponto-mesenzephalem Tegmentum sowie
- das Fehlen von kortikalen Efferenzen.

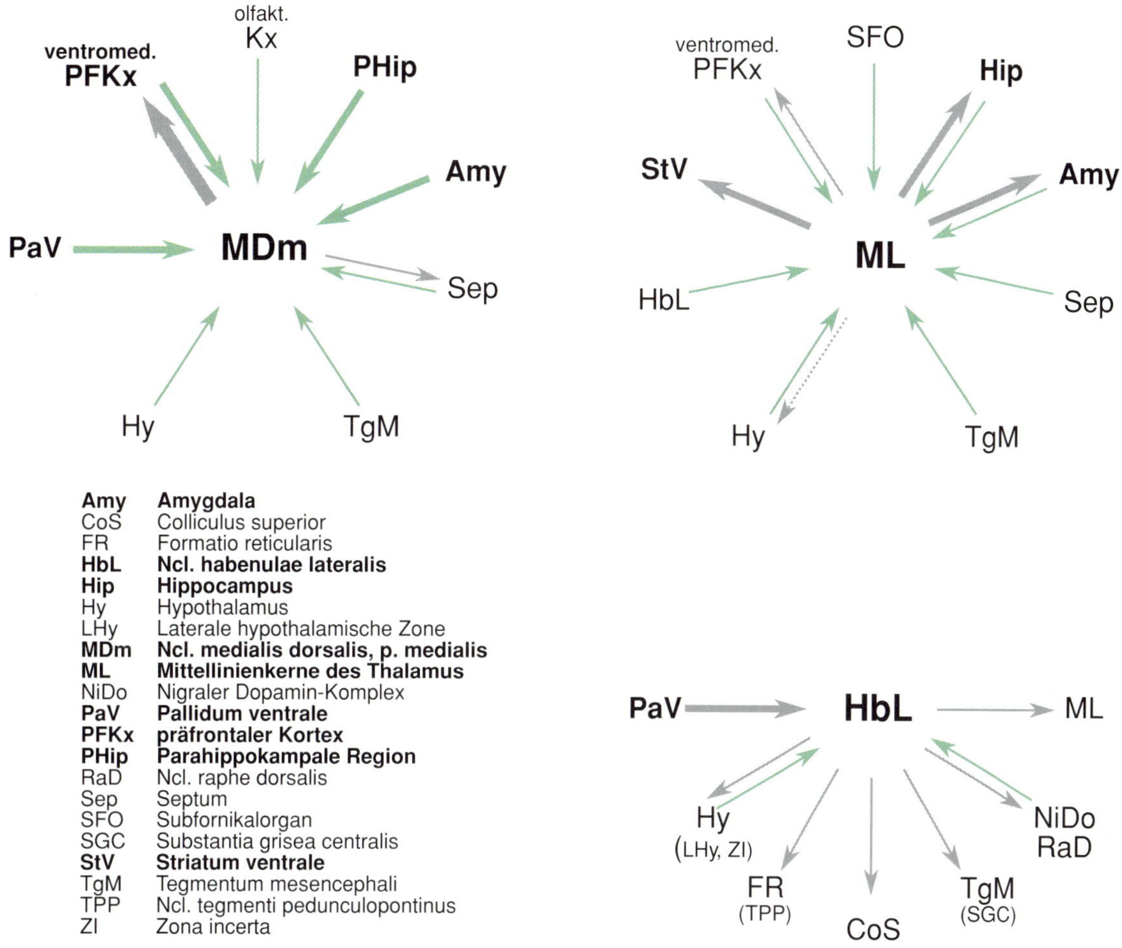

Abb. 16.16-20 Verbindungen repräsentativer Kerne und Kernkomplexe der medialen Thalamusgruppe; bez. Ncl. anteriores thalami s. Abb. 16.16-8.

Der **Ncl. habenulae medialis**

- erhält Afferenzen von Area septalis, Ncl. tractus diagonalis und Raphe-Kernen und
- projiziert zum Ncl. interpeduncularis. Über diesen ist er mit den limbischen Kernen des Mittel- und Vorderhirns verbunden (s. Kap. 16.19.4).

Der **Ncl. habenulae lateralis** (HbL) scheint wesentlich bei der Schleifenorganisation des limbischen Striopallidums (s. Kap. 16.17.4.2):

- Er ist Zielgebiet des ventralen Pallidums und projiziert via thalamische Mittellinienkerne, lateralen Hypothalamus (inkl. Zona incerta) und Substantia grisea centralis zurück zum ventralen Striatum (s. Abb. 16.17-6).
- Über Hypothalamus und Substantia grisea centralis hat er auch Zugang zu den vegetativen, autonomen Zentren des spinalen und kranialen Apparates. Zudem unterhält er
- reziproke Beziehungen mit Raphe-Kernen und nigralem Dopaminkomplex und
- projiziert zu Colliculus superior und Formatio reticularis pontis (spez. Ncl. tegmenti pedunculopontinus).

Die laterale Habenula ist nicht nur als limbische Output-Station von Bedeutung, sie könnte auch an der Integration von somato- und viszeromotorischen Aktivitäten beteiligt sein [3].

3.6 Posteriore Kerngruppe

Die posteriore Kerngruppe umfaßt die Kerne, welche überwiegend mit assoziativen Kortexarealen in Verbindung stehen. Von den klassischen, assoziativen Thalamuskernen des Pulvinarkomplexes ist allerdings nur noch der Ncl. pulvinaris medialis übriggeblieben; dafür wird andererseits der Ncl. lateralis posterior dazugerechnet.

Auch der **Ncl. lateralis dorsalis** hat assoziative Verbindungen; wegen zusätzlichen Ähnlichkeiten mit den Ncl. anteriores thalami, wird er jedoch mit diesen behandelt (s. Kap. 16.16.3.5.1).

Die übrigen Pulvinarkerne müssen zur lateralen Kerngruppe gerechnet werden. Die **Nuclei pulvinaris ventralis (inferior)** und **lateralis** sind wichtige Umschaltstationen für visuelle Bahnen

(s. Kap. 16.24.11.5). Der **Ncl. pulvinaris oralis** muß als Unterkern des Ventralis-Posterior-Komplexes betrachtet werden (s. Kap. 16.16.3.3.1), der neben Beziehungen zur primären, somatosensorischen Rinde, u.a. auch spinale Afferenzen bekommt.

Beim **Ncl. lateralis posterior** (LP) stehen die reziproken Beziehungen zum Parietallappen (Areale 5 und 7) im Vordergrund; daneben sind Afferenzen von Gyrus cingularis posterior und parahippokampalen Gebieten beschrieben. Seine funktionelle Bedeutung ist noch unklar.

Der **Ncl. pulvinaris medialis** (PIM) ist beim Menschen im Vergleich zum Affen besonders stark entwickelt. Er steht in reziproker Verbindung (Abb. 16.16-21) mit
- präfrontaler (inklusiv orbitaler),
- parietaler (Area 5 und 7 sowie Gebiete im Sulcus temporalis superior) und
- cingulärer Rinde (Area 23 und retrosplenialer Kortex),

und erhält Afferenzen vom
- entorhinalen Kortex über Pedunculus inferior (s. Kap. 16.16.3.1) und
- Colliculus superior.

Man nimmt an, daß er bei bestimmten Orientierungsvorgängen (sog. *directed attention*), wie z.B. Augenfolgebewegungen wesentlich ist. Eine Schädigung von PIM ist möglicherweise auch die Ursache für das klinische Syndrom des thalamischen Neglects [5, 17, 20].

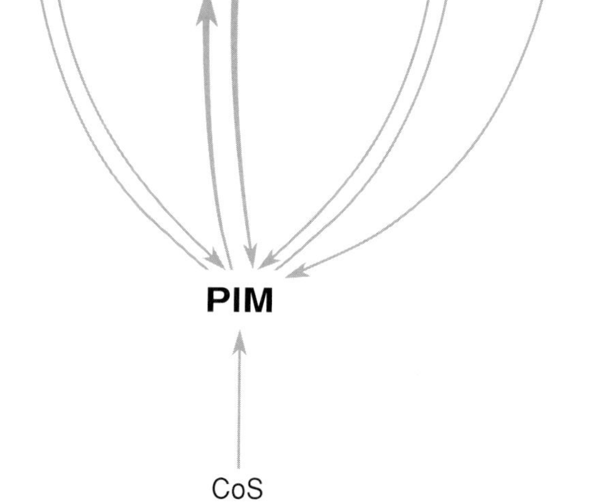

Abb. 16.16-21 Verbindungen des Ncl. pulvinaris medialis (PIM) mit Colliculus superior (CoS) und assoziativen, kortikalen Arealen.

Literatur

[1] Aggleton, J. P., R. Desimone, M. Mishkin: The origin, course and termination of the hippocampothalamic projections in the macaque. J. Comp. Neurol. 243 (1986) 409–421.

[2] Apkarian, A. V., C. J. Hodge: Primate spinothalamic pathways: III. Thalamic terminations of the dorsolateral and ventral spinothalamic pathways. J. Comp. Neurol. 288 (1989) 493–511.

[3] Araki, M., P. L. McGreer, H. Kimura: The efferent projections of the rat lateral habenular nucleus revealed by the PHA-L anterograde tracing method. Brain Res. 441 (1988) 319–330.

[4] Armstrong, E.: Limbic thalamus. In: Paxinos, G. (ed.): The Human Nervous System, pp. 469–481. Academic Press, San Diego–New York–Boston–London–Sydney–Tokyo–Toronto (1990).

[5] Baleydier, C., F. Mauguiere: Anatomical evidence for medial pulvinar connections with the posterior cingulate cortex, the retrosplenial area, and the posterior parahippocampal gyrus in monkeys. J. Comp. Neurol. 232 (1985) 219–228.

[6] Bateman, A., A. Singh, T. Kral, S. Solomon: The immune-hypothalamic-pituitary-adrenal axis. Endocrine Rev. 10 (1989) 92–112.

[7] Carpenter, M. B.: Connectivity patterns of thalamic nuclei implicated in dyskinesia. Stereotact. Funct. Neurosurg. 52 (1989) 79–119.

[8] Craig, A. D.: Medial thalamus and nociception: The nucleus submedius. In: Besson, J. M., G. Guilbaud, M. Peschanski (eds.): Thalamus and Pain, pp. 227–243. Excerpta Medica, Amsterdam 1987.

[9] Dietrichs, E., D. E. Haines: Interconnections between hypothalamus and cerebellum. Anat. and Embryol. 179 (1989) 207–220.

[10] Ehrlich, S. S., M. L. J. Apuzzo: The pineal gland: Anatomy, physiology, and clinical significance. J. Neurosurg. 63 (1985) 321–341.

[11] Ericson, H., A. Blomqvist, C. Köhler: Brainstem afferents to the tuberomammillary nucleus in the rat brain with special reference to monoaminergic innervation. J. Comp. Neurol. 281 (1989) 169–193.

[12] Everitt, B. J., B. Meister, T. Hökfelt, T. Melander, L. Terenius, A. Rökaeus, E. Theodorsson-Norheim, G. Dockray, J. Edwardson, C. Cuello, R. Elde, M. Goldstein, H. Hemmings, C. Ouimet, J. Walaas, P. Greengard, W. Vale, E. Weber, J. Wu, K. Chang: The hypothalamic arcuate nucleus-median eminence complex: Immunohistochemistry of transmitters, peptides and DARPP-32 with special reference of coexistence in dopamine neurons. Brain Res. Rev. 11 (1986) 97–155.

[13] Faull, R. L. M., W. R. Mehler: Thalamus. In: Paxinos, G. (ed.): The Rat Nervous System, Vol. 1, Forebrain and Midbrain, pp. 129–168. Academic Press, Sydney–Orlando–San Diego–New York–London–Toronto–Montreal–Tokyo 1985.

[14] Giguere, M., P. S. Goldman-Rakic: Mediodorsal nucleus: Areal, laminar, and tangential distribution of afferents and efferents in the frontal lobe of Rhesus monkeys. J. Comp. Neurol. 277 (1988) 195–213.

[15] Hatton, G. I.: Emerging concepts of structure-function dynamics in adult brain: The hypothalamo-neurohypophysial system. Prog. Neurobiol. 34 (1990) 437–505.

[16] Herkenham, M.: New perspectives on the organization and evolution of nonspecific thalamocortical projections. In: Jones, E. G., A. Peters (eds.): Cerebral Cortex, Vol. 5. pp. 403–445. Plenum Press, New York–London 1986.

[17] Hirai, T., E. G. Jones: A new parcellation of the human thalamus on the basis of histochemical staining. Brain Res. Rev. 14 (1989) 1–34.

[18] HOLSTEGE, G.: Some anatomical observations on the projections from the hypothalamus to brainstem and spinal cord: An HRP and autoradiographic tracing study in the cat. J. Comp. Neurol. 260 (1987) 98–126.
[19] HREIB, K., D. L. ROSENE, M. B. MOSS: Basal forebrain efferents to the medial dorsal thalamic nucleus in the rhesus monkey. J. Comp. Neurol. 277 (1988) 365–390.
[20] KAAS, J. H., T. P. PONS: The somatosensory system of primates. In: STEKLIS, H. D., J. ERWIN (eds.): Neurosciences, Comparative Primate Biology, Vol. 4, pp. 421–468. Alan R. Liss, New York 1988.
[21] LEONHARDT, H.: Ependym und circumventrikuläre Organe. In: OKSCHE, A., L. VOLLRATH (Hrsg.): Handbuch der mikroskopischen Anatomie des Menschen, 4. Band, Nervensystem, 10. Teil, S. 177–666. Springer, Berlin–Heidelberg–New York 1980.
[22] LUITEN, P. G. M., G. J. HORST, A. B. STEFFENS: The hypothalamus, intrinsic connections and outflow pathways to the endocrine system in relation to the control of feeding and metabolism. Prog. Neurobiol. 28 (1987) 1–54.
[23] MCKINLEY, M. J., B. J. OLDFIELD: Circumventricular organs. In: PAXINOS, G. (ed.): The Human Nervous System, pp. 415–438. Academic Press, San Diego–New York–Boston–London–Sydney–Tokyo–Toronto 1990.
[24] MOORE, R. Y.: The geniculohypothalamic tract in monkey and man. Brain Res. 486 (1989) 190–195.
[25] OHYE, C.: Thalamus. In: PAXINOS, G. (ed.): The Human Nervous System, pp. 439–468. Academic Press, San Diego–New York–Boston–London–Sydney–Tokyo–Toronto 1990.
[26] ORIOLI, P. J., P. L. STRICK: Cerebellar connections with the motor cortex and the arcuate premotor area: An analysis employing retrograde transneuronal transport of WGA-HRP. J. Comp. Neurol. 288 (1989) 612–627.
[27] PALKOVITS, M.: Summary of structural and functional aspects of the circumventricular organs. In: GROSS, P. M. (ed.): Circumventricular Organs and Body Fluids, Vol. 2, pp. 209–218. CRC Press, Boca Raton (Florida) 1987.
[28] PRITCHARD, T. C., R. B. HAMILTON, R. NORGREN: Neural coding of gustatory information in the thalamus of Macaca mulatta. J. Neurophysiol. 61 (1989) 1–14.
[29] RIECK, R. W., M. F. HUERTA, J. K. HARTING, J. T. WEBER: Hypothalamic and ventral thalamic projections to the superior colliculus in the cat. J. Comp. Neurol. 243 (1986) 249–265.
[30] RODRIGUEZ, E. M., O. GARRIDO, A. OKSCHE: Lectin histochemistry of the human fetal subcommissural organ. Cell Tissue Res. 262 (1990) 105–113.
[31] SAGAR, S. M., F. B. MARTIN: Hypothalamohypophysiotropic peptide systems. In: MOUNTCASTLE, V. B., F. E. BLOOM, S. R. GEIGER (eds.): Handbook of Physiology, The Nervous System, Vol. IV; pp. 413–462. American Physiological Soc., Bethesda (Maryland) 1986.
[32] SAPER, C. B.: Hypothalamus. In: PAXINOS, G. (ed.): The Human Nervous System, pp. 389–413. Academic Press, San Diego–New York–Boston–London–Sydney–Tokyo–Toronto 1990.
[33] SHOSAKU, A., Y. KAYAMA, J. SUMITOMO, M. SUGITANI, K. IWAMA: Analysis of recurrent inhibitory circuit in rat thalamus: Neurophysiology of the thalamic reticular nucleus. Prog. Neurobiol. 32 (1989) 77–102.
[34] STERIADE, M., D. PARÉ, A. PARENT, Y. SMITH: Projections of cholinergic and non-cholinergic neurons of the brainstem core to relay and associational thalamic nuclei in the cat and macaque monkey. Neuroscience 25 (1988) 47–68.
[35] SWANSON, L. W.: The hypothalamus. In: HÖKFELT, T., A. BJÖRKLUND, L. W. SWANSON (eds.): Handbook of Chemical Neuroanatomy, Vol. 5, pp. 1–124. Elsevier, Amsterdam– New York–Oxford 1987.
[36] VOLLRATH, L.: Functional anatomy of the human pineal gland. In: REITER, R. (ed.): The Pineal Gland, pp. 285–322. Raven Press, New York 1984.

16.17 Aufbau und Verbindungen der Basalganglien

H. Künzle

1 *Allgemeine Gliederung*

Unter dem Begriff „Basalganglien" werden klassisch alle Kerne unterhalb des kortikalen Mantels des Vorderhirns zusammengefaßt: Ncl. caudatus, Putamen, Globus pallidus, Ncl. accumbens septi, Substantia innominata, Amygdala und Claustrum. Da sich dieses Konglomerat von Kernen weder nach embryologischen, morphologischen noch funktionell-hodologischen Kriterien auf einen gemeinsamen Nenner bringen läßt, wird immer wieder versucht, die Kerne neu zu definieren, so daß sich der Begriff „Basalganglien" immer wieder ändert.

Im allgemeinen wird heute die Amygdala nicht mehr als Teil der Basalganglien betrachtet, sondern, wie in diesem Buch, zum limbischen System gerechnet (s. Kap. 16.19.3.1). Auch das Claustrum[1] und Teilbereiche der Substantia innominata (s. Kap. 16.17.2.2) sollten aufgrund ihrer Verbindungen nicht zu den Basalganglien gerechnet werden. Wenn wir andererseits ausgedehnte Gebiete des Tuberculum olfactorium, den Ncl. subthalamicus und die mesenzephale Substantia nigra hinzurechnen, erfassen wir mit dieser Basalganglien-Definition im wesentlichen jene Kerne, die bei den klassischen Erkrankungen der Stammganglien am unmittelbarsten betroffen sind [5].

Im Folgenden wird somit zwischen **Striopallidum** (Basalganglien im engeren Sinne) und **assoziierten Basalganglienkernen** unterschieden (Tabelle 16.17-1).

Zu den letzteren werden der Ncl. subthalamicus, Teilbereiche des Ncl. tegmenti pedunculopontinus sowie der nigrale Dopaminkomplex gezählt. Dieser nigrale Komplex entspricht der schwarz pigmentierten Substantia nigra (einschließlich Pars compacta). Er muß vom locker organisierten, ventrolateral gelegenen und bis zum Globus pallidus reichenden Zellverband, der Pars reticulata substantiae nigrae, unterschieden werden. Letztere gehört zum Striopallidum, speziell zum Pallidum internum (s. Kap. 16.17.2.2).

2 *Striopallidum*

Die Begriffe „**Corpus striatum, Neo-** und **Palaeostriatum**" sind nach wie vor gebräuchlich, werden aber immer unklarer und verwirrender, je mehr wir über die Organisation der Basalganglien wissen. Wir werden im Folgenden Bezeichnungen verwenden, wie sie aufgrund experimenteller Befunde vernünftig erscheinen, und werden die neuen Begriffe mit den klassischen Namen zu korrelieren versuchen.

Tabelle 16.17-1 Komponenten der Basalganglien (p = pars).

Striopallidum (Basalganglien i. e. Sinn)	StP
Striatum	St
Ncl. caudatus	Cd
Putamen	Pu
Ncl. accumbens	Acb
Tuberculum olfactorium, p. striata	OfTs
Pallidum	Pa
Globus pallidus, p. externa	GPe
Globus pallidus, p. interna	GPi
Substantia nigra, p. reticulata	SNR
Substantia innominata, p. subcommissuralis	SIsc
Tuberculum olfactorium, p. pallidalis	OfTp
Assoziierte Kerne	
Ncl. subthalamicus	STh
Nigraler Dopaminkomplex	NiDo
Ncl. paranigralis	VTA
Substantia nigra, p. compacta	SNC
Ncl. tegmenti pedunculopontinus	TPP

[1] Das **Claustrum** liegt als schmales Band grauer Substanz zwischen Putamen und insulärem Kortex (s. Abb. 16.16-14; in Abb. 16.17-1 nicht gefärbt im Gegensatz zum Striopallidum). Charakteristisch für das Claustrum sind seine ausgedehnten, reziproken Beziehungen zur Großhirnrinde (das Striopallidum erhält kortikale Bahnen, projiziert aber nicht zur Rinde). Im Vergleich zum Striopallidum hat das Claustrum andererseits wenig subkortikale Verbindungen. Seine Funktionen sind weitgehend unbekannt [21].

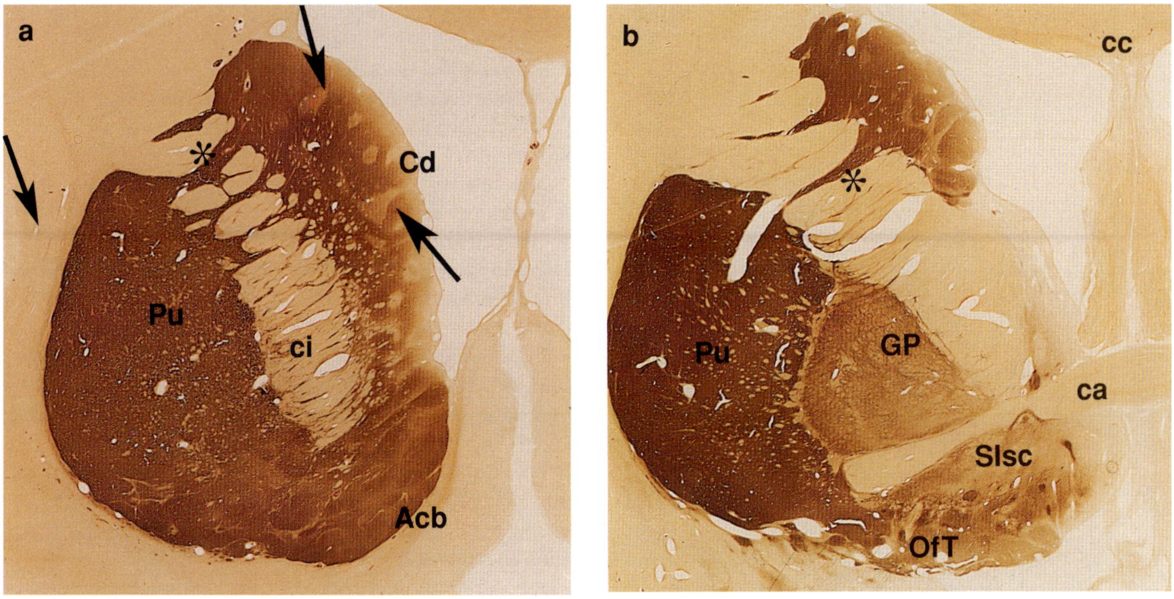

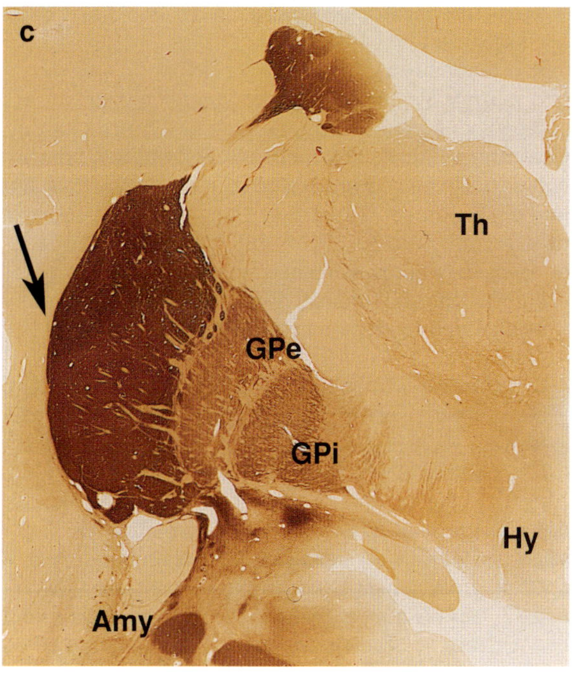

Abb. 16.17-1 Repräsentative Frontalschnitte durch das Striopallidum des Menschen (von a = rostral nach c = kaudal). Acetylcholinesterase-Färbung (AChE). Pfeilspitzen sind auf AChE-arme Gebiete, sog. Striosomen, gerichtet; Pfeile deuten auf die Lage des nichtgefärbten Claustrums (vgl. mit Abb. 16.16-16); * = Zellbrücken zwischen Ncl. caudatus und Putamen (Original: J. Unger, München).
ci = Capsula interna
ca = Commissura anterior
cc = Corpus callosum
Th = Thalamus
Hy = Hypothalamus
Amy = Amygdala
Übrige Abkürzungen siehe Tabelle 1.

2.1 *Striatum*

Das Striatum (St) ist eine subkortikale, graue Masse, welche von kortikofugalen und kortikopetalen Fasern durchzogen wird und dadurch ein gestreiftes (striäres) Aussehen erhält. Bei niederen Tieren, wie z.B. der Ratte, ist dieses Streifenmuster relativ gleichmäßig über die dorsalen Bereiche des Striatums verteilt. Bei Primaten – bedingt durch die progressive phylogenetische Entwicklung der Großhirnrinde – hat sich jedoch ein Teil dieser Fasern zur Capsula interna formiert und dadurch das Striatum in die Kernmassen **Putamen** (Pu) und **Ncl. caudatus** (Cd) unterteilt (Abb. 16.17-1; beachte auch schematische Darstellung in Abb. 16.17-2). Diese Trennung ist nicht total; neben den sog. striären Zellbrücken in der Capsula interna gibt es im rostroventralen Striatum eine breite Zellmasse, welche Caudatus und Putamen verbindet und als **Ncl. accumbens** (Acb) bezeichnet wird. Zu diesem erweiterten Striatumbegriff (mit *Neostriatum* wird gewöhnlich nur auf Caudatus und Putamen hingewiesen) werden heute auch bestimmte, ventral vom Ncl. accumbens gelegene Gebiete des **Tuberculum olfactorium**[1] (OfTs) gerechnet. Vom ventromedialsten Teil des Ncl. accumbens abgesehen (s. Fußnote S. 575, Absatz b) sind alle diese striären Regionen ähn-

[1] Das **Tuberculum olfactorium** wird als sekundäres olfaktorisches Areal oft zum olfaktorischen Kortex gerechnet (vgl. Kap. 16.26.2.3). Histochemische und hodologische Untersuchungen haben aber gezeigt, daß weite Bereiche des Tuberculums nicht kortikaler, sondern striopallidaler Natur sind; man spricht von den *striären* und *pallidalen* Bereichen des olfaktorischen Tuberkulums (OfTs bzw. OfTp).

Der Aufbau des Tuberculums erscheint allerdings vielfältiger als jener des klassischen Striopallidums, und es ist noch unklar, ob es sich bei den zusätzlichen Strukturen um striopallidale Spezialisationen oder z. B. ektopische Zellen des Cortex praepiriformis handelt [3, 9].

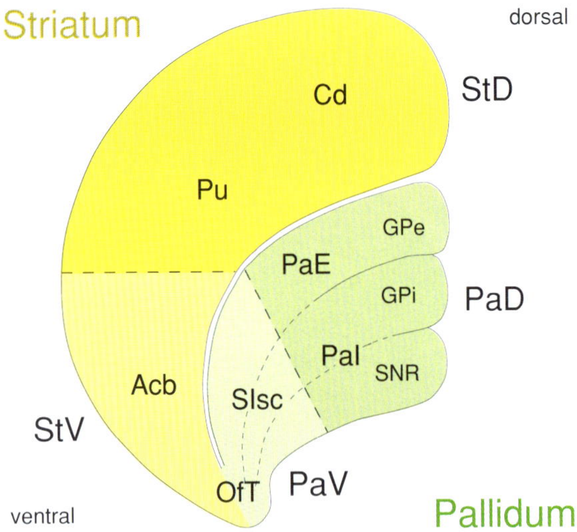

Acb	Ncl. accumbens
Amy	Amygdala
ca	Commissura anterior
cc	Corpus callosum
Cd	Ncl. caudatus
ci	Capsula interna
GP	Globus pallidus
GPe	Globus pallidus, p. externa
GPi	Globus pallidus, p. interna
Hy	Hypothalamus
OfT	Tuberculum olfactorium
PaD	Pallidum dorsale
PaE	Pallidum externum
Pal	Pallidum internum
PaV	Pallidum ventrale
Pu	Putamen
Slsc	Substantia innominata, p. subcommissuralis
SN	Substantia nigra
SNR	Substantia nigra, p. reticulata
StD	Striatum dorsale
StV	Striatum ventrale
Th	Thalamus

Abb. 16.17-2 Schematische Darstellung des Striopallidums, der Basalganglien i. e. Sinne. Das dorsale Striatum (StD) umfaßt die Hauptmasse des Ncl. caudatus und Putamens; das ventrale Striatum (StV) den Ncl. accumbens, die ventromedialsten Bereiche vom Caudo-Putamen sowie den striären Bereich des Tuberculum olfactorium. Der pallidale Bereich von OfT, die subkommissurale Substantia innominata und die ventralsten Teile vom Globus pallidus bilden das ventrale Pallidum (PaV), die Hauptmasse des Globus pallidus und die Substantia nigra, p. reticulata das dorsale Pallidum (PaD). Vgl. mit Abb. 16.17-1 und Tabelle 16.17-1.

lich organisiert [3, 16]: Sie bestehen zu mehr als 90% aus mittelgroßen Neuronen (sog. *medium spiny neurons*), welche überwiegend GABA (oft in Kolokalisation mit Enkephalin), z. T. auch Substanz P als Transmitter enthalten und exklusiv zu Pallidum (inkl. Substantia nigra, pars reticulata) und nigralem Dopaminkomplex projizieren (Abb. 16.17-3).

Gemeinsam ist den striären Gebieten auch der Input von

- aminergen Zellgruppen des
  - nigralen Dopaminkomplexes,
  - Ncl. raphe dorsalis (Serotonin),
  - Locus coeruleus (Noradrenalin) und
  - Ncl. tuberomamillaris (Histamin);

weiter vom

- Ncl. tegmenti pedunculopontinus sowie v. a. von
- Thalamus und
- Großhirnrinde.

Die topographische Organisation gerade dieser Großhirnafferenzen zeigt aber deutlich, daß das Striatum trotz seines uniformen zytoarchitektonischen Aufbaus kein homogenes Gebilde ist, sondern zumindest in zwei funktionell unterschiedliche Teilbereiche gegliedert werden kann, das sog. dorsale und ventrale Striatum (Abb. 16.17-3).

Das **dorsale Striatum** (StD) umfaßt die Hauptmasse des Ncl. caudatus und des Putamens und entspricht damit weitgehend dem klassischen *Neostriatum*. Es erhält Afferenzen von

- sensorischen, motorischen und entsprechenden assoziativen kortikalen Arealen [11, 20],
- intralaminären (Centrum medianum, Centralis-Lateralis-Komplex, s. Kap. 16.16.3.4) und ventralen (Ventralis-Anterior-Komplex, s. Kap. 16.16.3.3.1) Thalamusgebieten [6, 14] sowie
- Substantia nigra, pars compacta [12].

Das **ventrale Striatum** (StV) wird vor allem vom Ncl. accumbens und vom striären Bereich des Tuberculum olfactorium gebildet; aufgrund der hodologisch-funktionellen Beziehungen müssen aber auch der rostrale Pol und die ventromedialsten Bereiche des Caudoputamens dazu gezählt werden [3, 6, 9, 18]. Diese ventralen Striatumgebiete erhalten Afferenzen von

- limbischen, olfaktorischen (inkl. Bulbus olfactorius), insulären, orbitalen und cingulären Kortexarealen,
- basolateralem Mandelkern,
- thalamischen Mittellinienkernen (s. Kap. 16.16.3.5.3), Ncl. parafascicularis und Centralis-Lateralis-Komplex (s. Kap. 16.16.3.4) sowie
- Ncl. paranigralis (s. Kap. 16.17.3.2).

Aufgrund dieser unterschiedlichen afferenten Verteilungsmuster wird das ventrale Striatum auch als **limbisches**, das dorsale als **somatisches Striatum** bezeichnet.

Diese großflächige Unterteilung spiegelt aber nur einen Teil des Striatumaufbaus wieder. Hodologische und histochemische Studien zeigen, daß das Striatum einen flecken- oder mosaikartigen Aufbau hat und dabei mindestens zwei Baueinheiten, sog. *Kompartmente*, unterschieden werden müssen [8, 17, 20]: Ein **striosomaler Bereich** (Enkephalin-positiv, hoher Gehalt an Opiatbindungsstellen; Abb. 16.17-1) und eine **extrastriosomale Matrix** (Acetylcholinesterase- und Somatostatin-positiv).

Das morphologische Substrat beider Kompartmente bildet das erwähnte mittelgroße Neuron (inklusiv Dendriten und lokaler Axonkollateralen), welches unterschiedliche Afferenzen bekommt (bestimmte Afferenzen oder Subsets davon enden in Striosomen, andere in der Matrix) und zu unterschiedlichen Zielgebieten projiziert (Striosomen z. B. vor allem zur kompakten, die Matrix zur retikulären Substantia nigra [vgl. Kap. 16.17.4.1]).

2.2 *Pallidum*

Zum Pallidumkomplex gehören (Tabelle 16.17-1, Abb. 16.17-2):
- **Globus pallidus** (GP),
- **Substantia nigra, p. reticulata** (SNR),
- **subkommissurale Substantia innominata**[1] (SIsc) und
- **pallidales Tuberculum olfactorium** (OfTp; s. Fußnote S. 573).

Diesen pallidalen Gebieten gemeinsam ist 1. der überwiegend hemmende afferente Input vom Striatum [4] und 2. der Besitz von großen, GABAergen Neuronen.

Basierend auf dem limbischen und somatischen Input ins Striatum und der topographischen Organisation der striopallidalen Bahnen (Abb. 16.17-3) wird das Pallidum, analog zum Striatum, in ein (Abb. 16.17-2)
- *somatisches,* **dorsales Pallidum** (PaD: Hauptmasse von Globus pallidus und Substantia nigra, p. reticulata) und ein
- *limbisches,* **ventrales Pallidum** unterteilt (PaV: subkommissuraler Teil der Substantia innominata, pallidaler Bereich des Tuberculums olfactorium und ventrales Fünftel von Globus pallidus) [3].

Außerdem ist das Pallidum in ein äußeres und ein inneres Segment unterteilt. Diese Trennung ist beim dorsalen Pallidum schon aufgrund der Ausbildung der Lamina medullaris augenfällig (Unterteilung in GPe und GPi in Abb. 16.17-1); beim ventralen Pallidum sind die beiden Segmente teilweise vermischt, können jedoch mit Hilfe von histochemischen und hodologischen Kriterien identifiziert werden.

Charakteristisch für das **Pallidum externum** (PaE, bestehend aus Globus pallidus, p. externa und entsprechenden Enkephalin-positiven Bereichen der subkommissuralen Substantia innominata) sind die
- reziproken Beziehungen zum
  - Ncl. subthalamicus (Abb. 16.17-4: Fasciculus lentiformis),
  - Striatum (spez. Putamen) und
  - nigralen Dopaminkomplex sowie die
- efferenten Verbindungen zu
  - Pallidum internum (spez. Substantia nigra, p. reticulata),
  - Ncl. tegmenti pedunculopontinus und
  - Ncl. reticularis thalami und Ncl. medialis dorsalis (bisher nur bei Nicht-Primaten nachgewiesen).

Zum **Pallidum internum** (PaI) werden der Globus pallidus, p. interna (GPi), die Substantia nigra, p. reticulata[2] und entsprechende Substanz-P-positive Bereiche der subkommissuralen Substantia innominata und des Tuberculums olfactorium gezählt. Das Pallidum internum bildet die eigentliche Outputstation der Basalganglien [3, 9, 16]. Ihre Hauptzielgebiete sind
- Thalamus (beachte die charakteristischen pallido-thalamischen Faserbündel in Abb. 16.17-4), speziell
  - Ventralis-Anterior-Komplex (s. Kap. 16.16.3.3.4),
  - intralaminäre (Centralis-Lateralis-Komplex und Centrum medianum, s. Kap. 16.16.3.4) und
  - mediale (Ncl. medialis dorsalis, Mittellinienkerne, laterale Habenula) Kerngruppen (s. Kap. 16.16.3.5),
- Amygdala,
- Colliculus superior und
- Ncl. tegmenti pedunculopontinus (reziproke Beziehungen).

Daneben bekommt das Pallidum internum Afferenzen vom Ncl. subthalamicus und insbesondere vom Striatum. Im Vergleich zum Pallidum externum ist erwähnenswert, daß die striären Projektionen zum Pallidum internum nicht nur hemmende, GABAerge, sondern auch erregende, Substanz-P-positive Bahnen enthalten.

3 *Assoziierte Basalganglienkerne*

Die assoziierten Basalganglienkerne stehen mit dem Striopallidum in besonders enger Beziehung und werden zusammen mit diesem zu den Basalganglien im weiteren Sinne gezählt.

3.1 *Ncl. subthalamicus*

Der Ncl. subthalamicus (STh), auch Corpus Luysi genannt, ist beim Menschen besonders stark entwickelt.

Ein Ausfall seiner Zellen führt zum klassischen Krankheitsbild des **Hemiballismus** [5].

---

[1] Die **Substantia innominata** (SI), in der Tiefe der Substantia perforata anterior gelegen, wird heute aufgrund hodologischer und histochemischer Studien in drei Bereiche aufgeteilt [3]:

a. Nur der ventral der Commissura anterior gelegene, sog. *subkommissurale Bereich* (SIsc) wird zu den Basalganglien gerechnet (Abb. 16.17-1b).

b. Der unter dem Ncl. lentiformis (Putamen und Globus pallidus) gelegene, sog. *sublentikuläre Bereich* wird zusammen mit dem Ncl. striae terminalis und dem ventromedialen Bereich des Ncl. accumbens zur erweiterten zentromedialen Mandelkerngruppe gezählt. Im Gegensatz zum Striopallidum projizieren die Kerne dieser Gruppe u. a. auch zu Hypothalamus und kaudalem Hirnstamm (s. aber auch [9]).

c. Hauptrepräsentant des dritten, sog. *magnozellulären, kortikopetalen Bereiches* ist der Ncl. basalis Meynert. Er wird zusammen mit den peripallidalen Zellen (verstreut liegende große Zellen in und um den Globus pallidus) sowie den magnozellulären Zellen im medialen Septum und Ncl. tractus diagonalis zum Zellverband der magnozellulären, basalen Vorderhirnkerne gerechnet.

[2] Die Behandlung der Substantia nigra, p. reticulata unter dem Begriff *Pallidum* hat viele Vorteile. Es muß jedoch darauf hingewiesen werden, daß es zwischen einzelnen pallidalen Subregionen neben Gemeinsamkeiten auch Unterschiede gibt.

SNR z. B.
- projiziert im Gegensatz zum Globus pallidus, p. interna zum Colliculus superior,
- ist sehr eng mit der Substantia nigra, p. compacta verbunden (über Dendriten, Axonkollateralen und Interneurone) und
- erhält besonders viele Afferenzen vom Pallidum externum.

Wie weit diese Unterschiede regionale Spezialisationen oder funktionelle Anpassungen darstellen, ist unbekannt (SNR ist besonders stark an okulomotorischen Vorgängen beteiligt; s. Kap. 16.17.4).

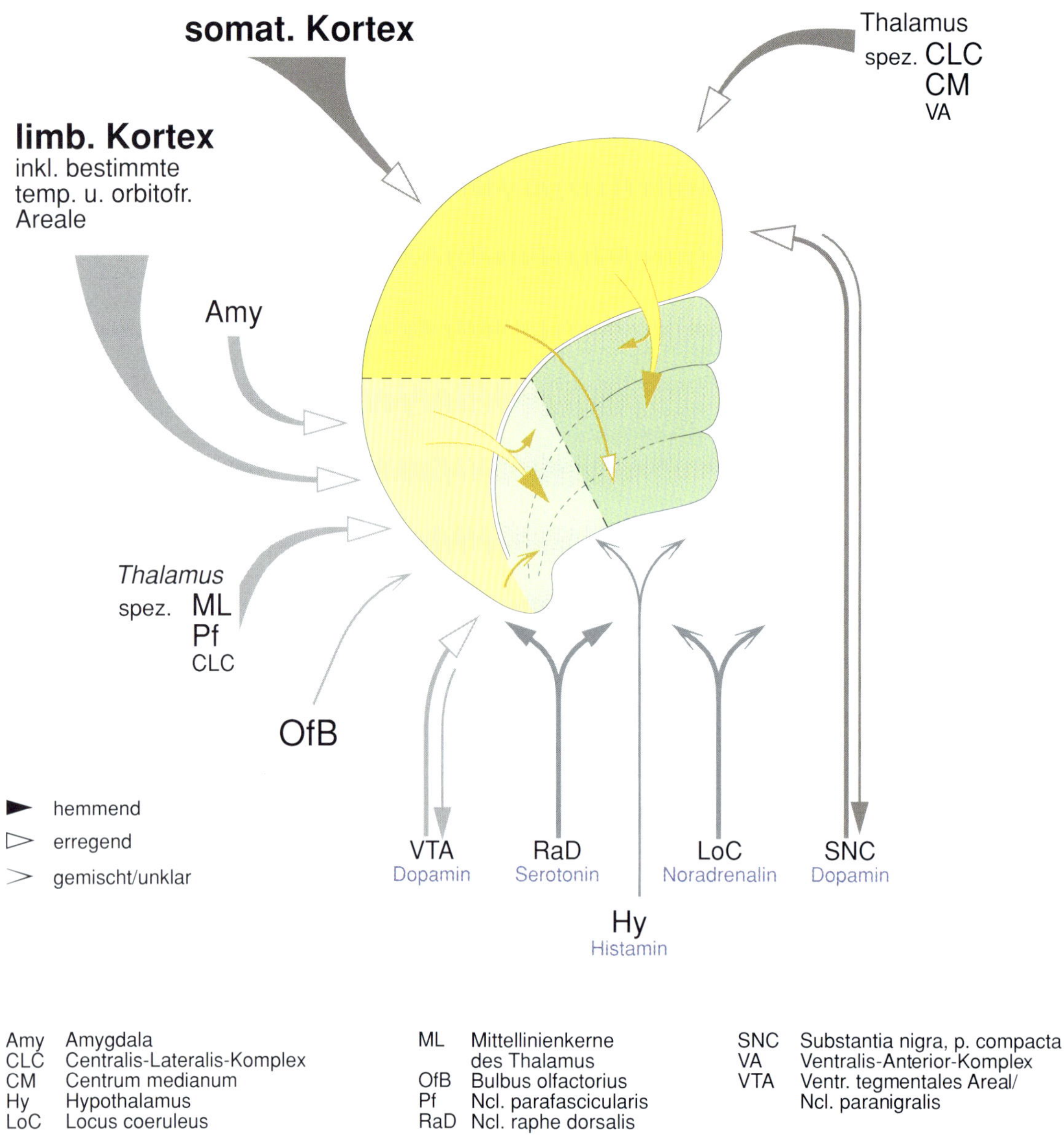

Abb. 16.17-3 Striäre Afferenzen und Efferenzen ohne volle Berücksichtigung der Verbindungen zu den assoziierten Basalganglienkernen (vgl. Abb. 16.17-5). Bedingt durch die topographische Organisation der afferenten, insbesondere kortikalen Bahnen wird das dorsale Striopallidum auch als somatisches (dunkle Farben), das ventrale als limbisches (helle Farben) Striopallidum bezeichnet. Beachte, daß Afferenzen überwiegend erregend, Efferenzen überwiegend hemmend sind.

Seine bedeutendsten Verbindungen (Abb. 16.17-5) sind
- GABAerge Afferenzen vom Pallidum externum sowie
- efferente Bahnen zum Pallidum externum und Pallidum internum. Diese Efferenzen haben – entgegen früheren Befunden – vermutlich eine erregende Wirkung. Zudem
- projiziert der Ncl. subthalamicus ins Striatum,
- unterhält reziproke Beziehungen mit dem Ncl. tegmenti pedunculopontinus und
- bekommt Afferenzen von der
  - motorischen Großhirnrinde, vom
  - Centrum medianum thalami (s. Kap. 16.16.3.4), vom
  - nigralen Dopaminkomplex und Ncl. raphe dorsalis [22].

3.2 *Nigraler Dopaminkomplex*

Dieser im Mesencephalon gelegene, Dopamin und Neuromelanin enthaltende Zellkomplex (NiDo) wird aufgrund seiner unmittelbaren Beteiligung an Stammganglienerkrankungen zu den Basalganglien gezählt. Er läßt sich in zwei Bereiche einteilen: das medial gelegene

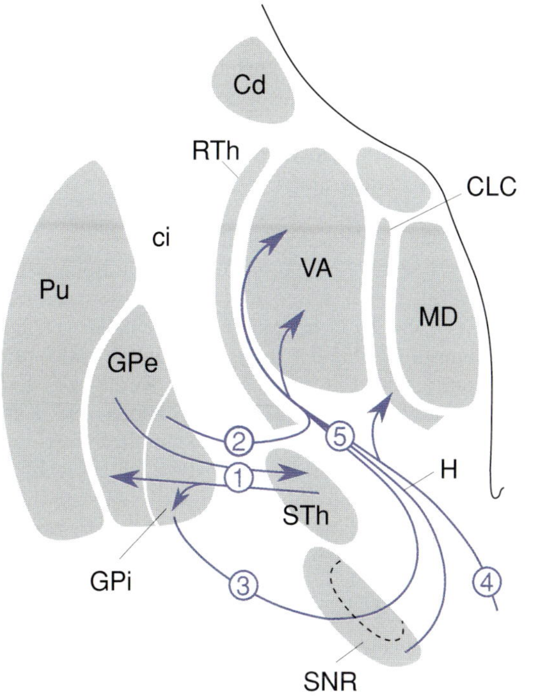

1	Fasciculus subthalamicus
2	Fasciculus lentiformis
3	Ansa lentiformis
4	Cerebello-thalam. Bahnen
5	Fasciculus thalamicus
Cd	Ncl. caudatus
ci	Capsula interna
CLC	Centralis-Lateralis-Komplex
GPe	Globus pallidus, p. externa
GPi	Globus pallidus, p. interna
H	Feld H nach Forel
MD	Ncl. medialis dorsalis thalami
Pu	Putamen
RTh	Ncl. reticularis thalami
SNR	Substantia nigra, p. reticulata
STh	Ncl. subthalamicus
VA	Ventralis-Anterior-Komplex

Abb. 16.17-4 Schematische Darstellung pallido-thalamischer Faserbündel. Bahnen von 2, 3 und 4 vereinigen sich im Feld H von Forel und bilden den Fasciculus thalamicus (5).

sog. **ventrale, tegmentale Areal** (VTA) mit dem Ncl. paranigralis (Ncl. Tsai) und die **Substantia nigra, pars compacta** (SNC), lateral davon.

Die wichtigsten Bahnen sind (Abb. 16.17-5) [6, 12, 16]:

- Erregende Efferenzen zum Striatum.

Ausfall bestimmter SNC-Neurone und deren Axone, insbesondere zum Putamen im Falle des **Morbus Parkinson**.

- Hemmende Afferenzen vom Striatum.

Untergang von Caudatus-Neuronen und deren Efferenzen zur Substantia nigra (SNC/SNR) bei der **Chorea Huntington**.

Neben den reziproken Beziehungen zum Striatum sind im Rahmen der Basalganglien von Bedeutung:

- reziproke Verbindungen mit dem Pallidum externum,
- efferente Projektionen zum Pallidum internum und Ncl. subthalamicus sowie
- afferente Bahnen vom Ncl. tegmenti pedunculopontinus und von der motorischen Großhirnrinde.

Wie andere monoaminerge Zellgruppen des Hirnstammes (s. Kap. 16.14.3) beeinflußt der nigrale Dopaminkomplex nicht nur die Basalganglien, sondern auch kortikale, spinale und andere Gebiete [15]. Möglicherweise ist die SNC-Projektion zum Colliculus superior auch an den abnormalen Augenbewegungen des Morbus Parkinson mitbeteiligt [24].

Charakteristisch für die aufsteigenden Bahnen von VTA ist, daß sie vor allem limbische Kern- (einschließlich ventralen Striatums) und Rindengebiete innervieren, während die Mehrzahl der aufsteigenden Bahnen von SNC im dorsalen Striatums enden (Abb. 16.17-3). Man spricht auch von *mesolimbischen* und *mesostriären Bahnen*.

3.3 *Ncl. tegmenti pedunculopontinus*

Der Ncl. tegmenti pedunculopontinus (TPP) liegt im Tegmentum mesencephali und in der Brücke, seitlich vom Pedunculus cerebellaris superior. Er hat enge Be-

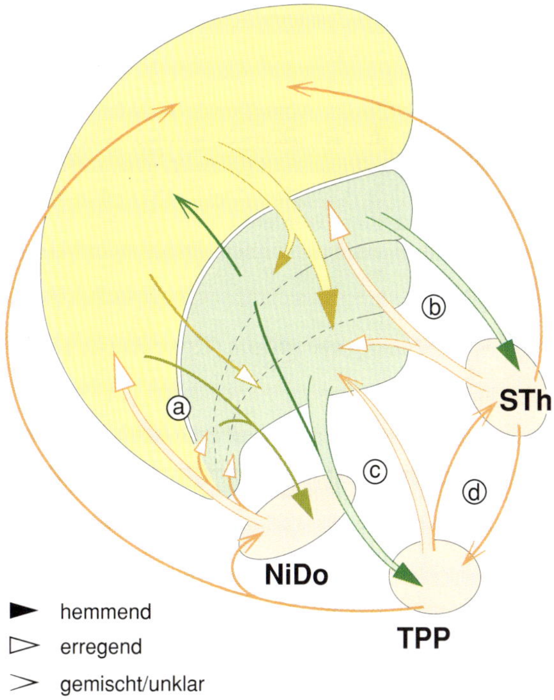

NiDo	Nigraler Dopaminkomplex
STh	Ncl. subthalamicus
TPP	Ncl. tegmenti pedunculopontinus

Abb. 16.17-5 Schematische Darstellung der Verbindungen zwischen Striopallidum und assoziierten Basalganglienkernen; a, b, c und d bezeichnen besonders prominente, intrinsisch basale Schleifen (s. Text).

ziehungen zu Striopallidum und assoziierten Kernen (Abb. 16.17-5), nämlich
- reziproke Verbindungen zum Pallidum internum und Ncl. subthalamicus;
- Afferenzen von motorischer Großhirnrinde und lateraler Habenula und
- efferente Projektionen zu Striatum, nigralem Dopaminkomplex und pontomedullärer Formatio reticularis.

Die Formatio reticularis könnte als Outputstation der Basalganglien zum spinokranialen Eigenapparat eine Rolle spielen (s. Kap. 16.17.4.2) [22, 23].

Die efferenten Verbindungen sind überwiegend nicht cholinerg und scheinen mehr den medialen, zellarmen Bereich von TPP zu betreffen, den **Subnucleus dissipatus** (TPPd). Physiologen identifizierten dieses Areal als mesenzephale, lokomotorische Region [7].

TTPd muß vom Ncl. tegmenti pedunculopontinus, p. compacta (TPPc) unterschieden werden. TPPc enthält überwiegend cholinerge Zellen (Zellgruppe Ch5), hat ausgedehnte Projektionen, insbesondere ins Zwischenhirn (s. Kap. 16.16.3.1), und ist an allgemeinen Aktivierungsvorgängen beteiligt [13].

4 *Hodologisch-funktionelle Betrachtungen*

In diesem Kapitel wird versucht die bisher erwähnten Verbindungen in bezug auf die Stellung der Basalganglien im Rahmen der **Motorik** darzustellen. Einleitend sei aber auch kurz auf deren mögliche **sensorische Rolle** hingewiesen. Das Striopallidum erhält nämlich relativ direkt periphere Informationen von
- Bulbus olfactorius (zum Striatum ventrale) und
- intralaminären Kernen (zum Striatum dorsale). Der Centralis-Lateralis-Komplex erhält spinale, trigeminale und kollikuläre Afferenzen (vgl. Abb. 16.16-19).
- Bei Nicht-Primaten wurden kürzlich sogar direkte spinale und trigeminale Bahnen ins Striatum nachgewiesen [25].

4.1 *Schleifenorganisation (Regelkreise)*

Schleifenverlauf

Die bisherigen Betrachtungen haben gezeigt, daß Striopallidum und assoziierte Kerne untereinander stark verbunden sind. Zu diesen **intrinsisch basalen Schleifen** gehören die reziproken Verbindungen (Abb. 16.17-5) zwischen
- Striatum und nigralem Dopaminkomplex (a),
- Pallidum externum und Ncl. subthalamicus (b),
- Pallidum internum und Ncl. tegmenti pedunculopontinus (c) sowie
- Ncl. tegmenti pedunculopontinus und Ncl. subthalamicus (d).

Von eigentlichen Schleifen oder Regelkreisen wird gesprochen, sofern drei oder mehr Stationen beteiligt sind, wie z. B. bei den Beziehungen von
- Striatum → Pallidum externum → Ncl. subthalamicus → Striatum (e) oder
- Pallidum internum → Ncl. tegmenti pedunculopontinus → Ncl. subthalamicus → Pallidum internum (f).

Wie bei dieser intrinsischen Organisation scheinen Regelkreise auch bei der Outputorganisation der Basalganglien das dominierende Verschaltungsprinzip darzustellen. Dabei wird die funktionelle Bedeutung der topographischen Organisation dieser Schleifen besonders offensichtlich. Die **extrinsisch basalen Schleifen** werden gemäß ihren Verbindungen in
- **somatische** *(dorsale)* und
- **limbische** *(ventrale)* **Schleifen** differenziert.

Letztere (Abb. 16.17-6, linke Seite) sind z.T. noch etwas spekulativ [9]; besser untersucht sind die somatischen Schleifen (Abb. 16.17-6, rechte Seite). Hier verlaufen die engsten Schleifen vom Striatum dorsale zum Pallidum und über die intralaminären Kerne oder den Ventralis-Anterior-Komplex des Thalamus (s. Kap. 16.16.3.3.4 und 16.16.3.4) zurück zum Striatum (eine zusätzliche Schleifenstation bildet der Colliculus superior). Wesentlicher scheint allerdings die Übermittlung der striären Information ins Großhirn, insbesondere via Ventralis-Anterior-Komplex des Thalamus zum prämotorischen Kortex.

Wie der Verlauf einzelner Schleifen ist deren innere Gliederung zu beachten.

Schleifengliederung

Analog der Unterteilung der kortikostriären Bahnen in limbische und somatische Komponenten können somatische Bahnen in
- **skelettomotorische** (sm-) und
- **okulomotorische** (om-) Subschleifen

gegliedert werden. So projizieren die Bahnen der somatosensomotorischen Großhirnareale ins Putamen, jene der visuellen und visuomotorischen Areale in den Ncl. caudatus. Die entsprechenden striären Efferenzen bleiben auch im Pallidum getrennt (sm-Bahnen überwiegend via Globus pallidus internus; om-Bahnen vor allem über Substantia nigra, p. reticulata) und laufen von hier in separaten Subschleifen via Ventralis-Anterior-Komplex zurück zur somato- und visuomotorischen Großhirnrinde [2, 19].

Diese Subschleifen können noch weiter unterteilt werden, und es gibt Hinweise, daß bestimmte *Mikroschleifen* bestimmte *Kompartmente* einnehmen (s. Kap. 16.17.2.1). Die Gliederung des Striopallidums scheint also in vieler Hinsicht ähnlich der Gliederung der Großhirnrinde in Säulen und Mikrosäulen (Kap. 16.18.4).

Der Ncl. caudatus erhält auch Afferenzen von der auditorischen Rinde; die Weiterleitung dieser Bahnen wurde aber noch zuwenig untersucht, um schon von audiomotorischen Schleifen sprechen zu können.

Die nächste Frage ist: „Wie verläßt die Information ihre Schleife, bzw. wie beeinflussen die Basalganglien letzten Endes die Motoneurone?“

4.2 *Outputorganisation*

Der Einfluß der Basalganglien auf den motoneuronalen Apparat ist immer indirekt. Am relativ direktesten er-

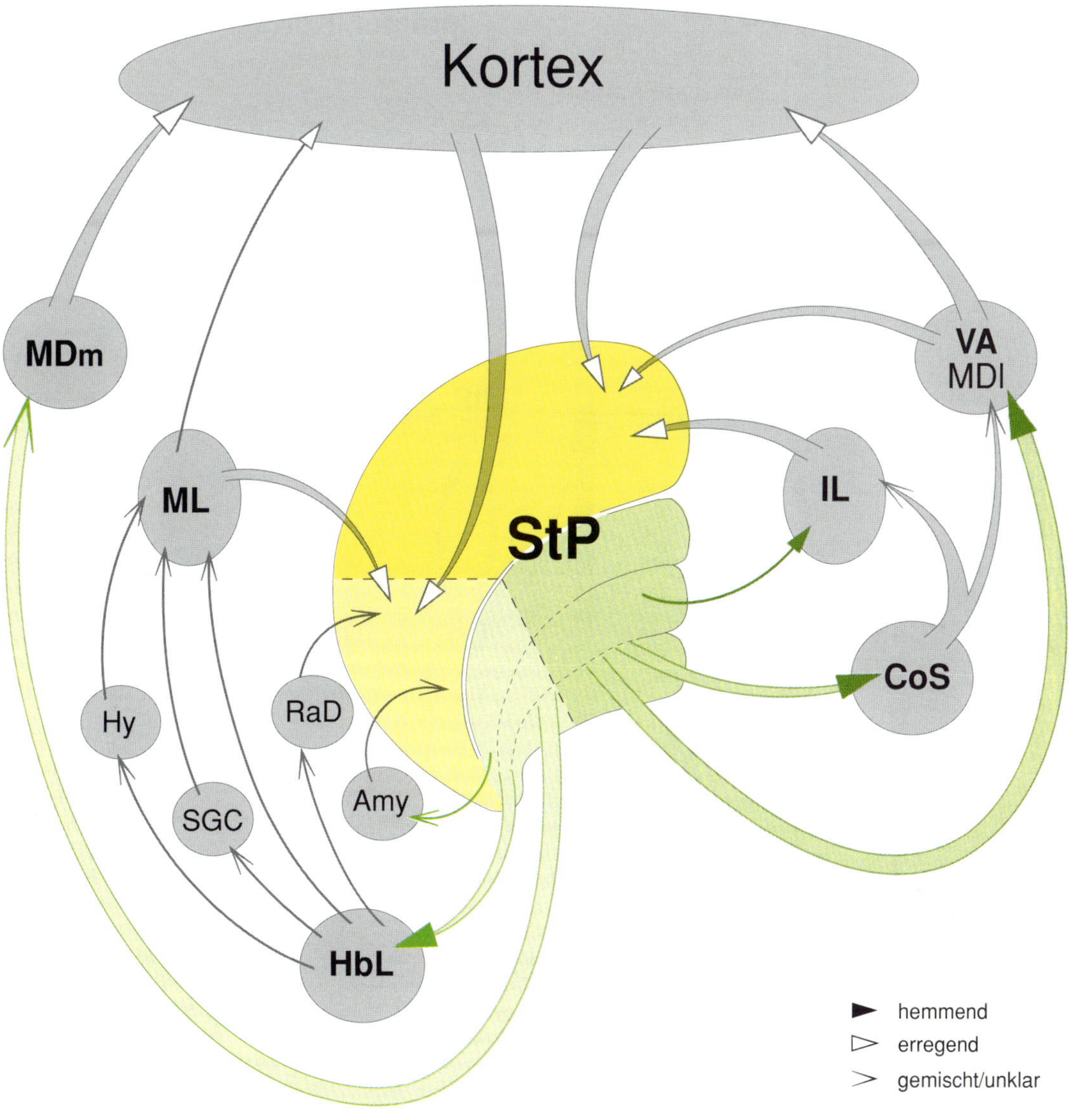

Amy	Amygdala	**IL**	**Intralaminäre Thalamuskerne**	RaD	Ncl. raphe dorsalis
CoS	**Colliculus superior**	MDl	Ncl. medialis dorsalis, p. lateralis	SGC	Substantia grisea centralis
HbL	**Ncl. habenulae lateralis**	**MDm**	**Ncl. medialis dorsalis, p. medialis**	**StP**	**Striopallidum**
Hy	Hypothalamus	**ML**	**Mittellinienkerne des Thalamus**	**VA**	**Ventralis-Anterior-Komplex**

Abb. 16.17-6 Extrinsisch basale Schleifen; links die limbischen, rechts die somatischen Schleifen. Nicht eingezeichnet sind die Bahnen vom Ncl. raphe dorsalis zum StD sowie die efferenten Verbindungen vom ventromedialsten Bereich des Ncl. accumbens (s. Fußnote S. 575, Absatz b).

folgt er auf die vegetativen und extraokulären Motoneurone:

Das **limbische Striopallidum** besitzt mit dem Hypothalamus (laterale Zone und Zona incerta, s. Kap. 16.16.1.9) und der Substantia grisea centralis sekundäre Zielgebiete, die direkt zum Vagus-Ambiguus-Komplex und ins Rückenmark projizieren.

Bezüglich der **Augen- und Kopfbewegungen** steht beim dorsalen Striopallidum der Colliculus superior als Übermittlungsstation im Vordergrund. Hier enden die pallidalen Bahnen der Substantia nigra, p. reticulata in enger Beziehung zu den Ursprungsneuronen der absteigenden tektofugalen Bahnen, die ihrerseits den prämotoneuronalen Apparat (insbesondere die pontine retikuläre Formation) für Augen- und Kopfbewegungen beeinflussen (Abb. 16.17-7, linke Seite) [10].

Am schwierigsten zu rekonstruieren ist, wie die Basalganglien den motoneuronalen Apparat der **Rumpf- und Extremitätenmuskulatur** beeinflussen bzw. wie sie die ihnen zugewiesenen langsamen und gleichmäßigen

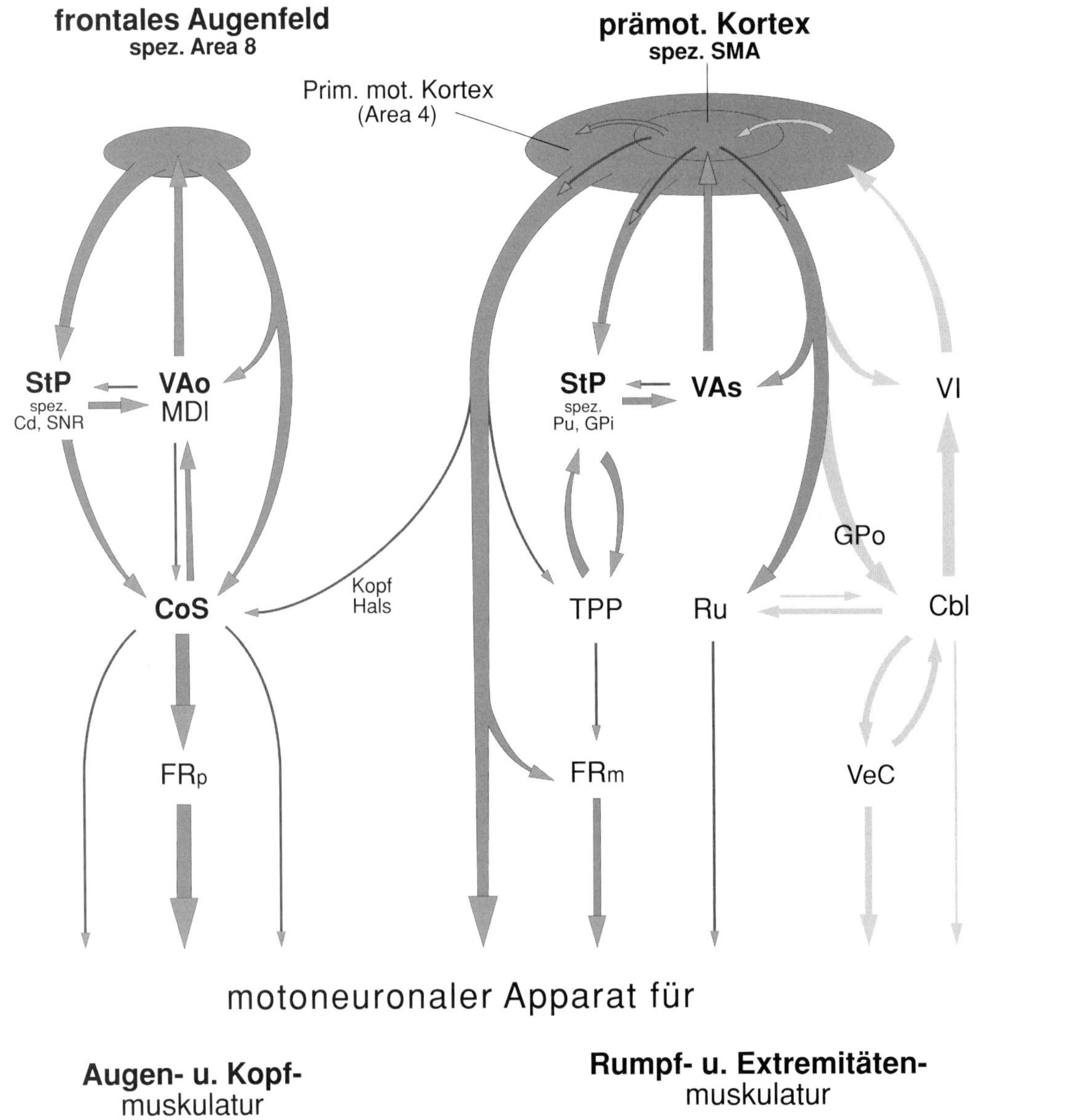

Cbl Cerebellum
Cd Ncl. caudatus
CoS Colliculus superior
FRm medulläre Formatio reticularis
FRp pontine Formatio reticularis
GPi Globus pallidus, p. interna
GPo Griseum pontis
MDI Ncl. medialis dorsalis, p. lateralis
Pu Putamen
Ru Ncl. ruber
SMA Supplementär-motorische Region
SNR Substantia nigra, p. reticulata
StP Striopallidum
TPP Ncl. tegmenti pedunculo-pontinus
VAo Ventralis-Anterior-Bereich bzgl. Okulomotorik
VAs Ventralis-Anterior-Bereich bzgl. Somatomotorik
VeC Vestibulariskomplex
VI Ventralis-Intermedius-Komplex

(rampenförmigen) Bewegungsabläufe zur Ausführung bringen [2].

Eine Beeinflussung der Extremitätenmuskulatur über
- Colliculus superior ist eher unwahrscheinlich, weil
  - der entsprechende skelettomotorische Bereich des Striopallidums kaum zum Colliculus und
  - dieser nur ins zervikale, insbesondere hochzervikale Rükkenmark projiziert;
- Ncl. tegmenti pedunculopontinus ist möglich. Im Vergleich zu den aufsteigenden Projektionen sind dessen absteigende Bahnen zur medullären Formatio reticularis allerdings schwach (Abb. 16.17-7, rechte Seite).

Die beste Einflußnahme erfolgt anscheinend via Ventralis-Anterior-Komplex und Großhirnrinde. Typisch für diese Schleife ist, daß ihr kortikales Ursprungsgebiet (Areae 1 bis 6) sehr ausgedehnt, ihr kortikales Zielge-

◀ **Abb. 16.17-7** Neuronale Wege zur Beeinflussung des motoneuronalen Apparates durch die Basalganglien. Die vom frontalen Augenfeld ausgehenden Impulse betreffen vor allem die raschen Bewegungen (Sakkaden). (Bezüglich der Beeinflussung von Rumpf- und Extremitätenmuskulatur durch die Basalganglien beachte die Fußnote auf S. 581 zum Begriff „extrapyramidal".)

biet, die supplementär-motorische Region (SMA), jedoch sehr umschrieben ist. Diese supplementär-motorische Region projiziert schließlich via Pyramidenbahn[1] zum motoneuronalen Apparat des Rückenmarks, allerdings überwiegend indirekt via die primär motorische Region (Abb. 16.17-7 rechte Seite; beachte links auch die entsprechenden okulomotorischen Bahnen via frontales Augenfeld).

Welchen Anteil und welche Funktion die unscheinbaren, doch relativ direkten Outputwege im Vergleich zu den prominenten, doch sehr indirekten Bahnen haben, ist unbekannt. Wie wichtig es ist, mehr über die zahlreichen Verbindungen zu erfahren, zeigen die unterschiedlichen Erfolge der verschiedenen therapeutischen Maßnahmen insbesondere beim **Morbus Parkinson** [1, 5]:

Die **Akinesie** wird durch L-Dopa erfolgreich behandelt. Diese Substitutionstherapie hat jedoch wenig Einfluß auf andere Bewegungsstörungen. Stereotaktische Läsionen beeinflussen demgegenüber die Akinesie kaum, haben aber lindernde Wirkung auf Tremor und Rigor. Beim **Tremor** bringt vor allem eine Ventralis-Anterior-Läsion Erleichterung, während beim **Rigor** eine Läsion des Pallidum internum die relativ besten Erfolge bringt.

[1] Der Begriff **„extrapyramidal"** ist nützlich zur Bezeichnung von absteigenden Bahnen ins Rückenmark, welche außerhalb der Pyramidenbahn verlaufen (z. B. tekto-, vestibulo- oder retikulospinale Bahnen). Es ist jedoch irreführend, diesen Begriff im Zusammenhang mit Basalganglien zu verwenden, weil das Striopallidum und seine assoziierten Kerne die Rumpf- und Extremitätenmuskulatur indirekt und insbesondere über die Pyramidenbahn beeinflussen. Basalganglien können also *nicht* als *Zentrum der extrapyramidalen Motorik* und Störungen der Basalganglien *nicht* als *extrapyramidale Erkrankungen* bezeichnet werden.

Literatur

[1] ALBIN, R. L., A. B. YOUNG, J. B. PENNEY: The functional anatomy of basal ganglia disorders. Trends Neurosci. 376 (1989) 366–376.

[2] ALEXANDER, G. E., M. R. DE LONG, P. L. STRICK: Parallel organization of functionally segregated circuits linking basal ganglia and cortex. Ann. Rev. Neurosci. 9 (1986) 357–381.

[3] ALHEID, G. F., L. HEIMER, R. C. SWITZER: Basal ganglia. In: PAXINOS, G. (ed.): The Human Nervous System, pp. 483–582. Academic Press, San Diego–New York–Boston–London–Sydney–Tokyo–Toronto 1990.

[4] BECKSTEAD, R. M., C. J. CRUZ: Striatal axons to the globus pallidus, entopeduncular nucleus and substantia nigra come mainly from separate cell population in cat. Neuroscience 19 (1986) 147–158.

[5] CROSSMAN, A. R.: Primate models of dyskinesia: The experimental approach to the study of basal ganglia-related involuntary movements disorders. Neuroscience 21 (1987) 1–40.

[6] FRANCIS, C., G. PERCHERON, A. PARENT, A. E. SADIKOT, G. FENELON, J. YELNIK: Topography of the projections from the central complex of the thalamus to the sensorimotor striatal territory in monkeys. J. comp. Neurol. 305 (1991) 17–34.

[7] GARCIA-RILL, E.: The basal ganglia and the locomotor regions. Brain Res. Rev. 11 (1986) 47–64.

[8] GRAYBIEL, A. M.: Neurotransmitters and neuromodulators in the basal ganglia. Trends Neurosci. 13 (1990) 244–254.

[9] HABER, S. N., E. LYND, C. KLEIN, H. J. GROENEWEGEN: Topographic organization of the ventral striatal efferent projections in the rhesus monkey. An anterograde tracing study. J. comp. Neurol. 293 (1990) 282–299.

[10] HARTING, J. K., M. F. HUERTA, T. HASHIKAWA, J. T. WEBER, D. P. VAN LIESHOUT: Neuroanatomical studies of the nigrotectal projection in the cat. J. comp. Neurol. 278 (1988) 615–633.

[11] HEDREEN, J. C., M. R. DE LONG: Organization of striatopallidal, striatonigral, and nigrostriatal projections in the macaque. J. comp. Neurol. 304 (1991) 569–595.

[12] LAVOIE, B., Y. SMITH, A. PARENT: Dopaminergic innervation of the basal ganglia in the squirrel monkey as revealed by tyrosine hydroxylase immunohistochemistry. J. comp. Neurol. 289 (1989) 36–53.

[13] MESULAM, M. M., C. GEULA, M. A. BOTHWELL, L. B. HERSH: Human reticular formation: Cholinergic neurons of the pedunculopontine and laterodorsal tegmental nuclei and some cytochemical comparisons to forebrain cholinergic neurons. J. comp. Neurol. 283 (1989) 611–633.

[14] NAKANO, K., Y. HASEGAWA, A. TOKUSHIGE, S. NAKAGAWA, T. KAYAHARA, N. MIZUNO: Topographical projections from the thalamus, subthalamic nucleus and pedunculopontine tegmental nucleus to the striatum in the Japanese monkey, Macaca fuscata. Brain Res. 537 (1990) 54–68.

[15] OADES, R. D., G. M. HALLIDAY: Ventral tegmental system: I. Anatomy and connectivity. Brain Res. Rev. 12 (1987) 117–166.

[16] PARENT, A., Y. SMITH, M. Y. ARSENAULT: Chemical anatomy of the basal ganglia in primates. Advanc. Behav. Biol. 32 (1987) 3–41.

[17] PENNY, G. R., C. J. WILSON, S. T. KITAI: Relationship of the axonal and dendritic geometry of spiny projection neurons to the compartmental organization of the neostriatum. J. comp. Neurol. 269 (1988) 275–289.

[18] RUSSCHEN, F. T., J. BAKST, D. G. AMARAL, J. L. PRICE: The amygdalostriatal projections in the monkey. An anterograde tracing study. Brain Res. 329 (1985) 241–258.

[19] SAINT-CYR, J. A., L. G. UNGERLEIDER, R. DESIMONE: Organization of visual cortical inputs to the striatum and subsequent outputs to the pallido-nigral complex in the monkey. J. comp. Neurol. 298 (1990) 129–156.

[20] SELEMON, L. D., P. S. GOLDMAN-RAKIC: Topographic intermingling of striatonigral and striatopallidal neurons in the rhesus monkey. J. comp. Neurol. 297 (1990) 359–376.

[21] SHERK, H.: The claustrum and the cerebral cortex. In: JONES, E. G., A. PETERS (eds.): Cerebral Cortex, Vol. 5, Sensory-Motor Areas and Aspects of Cortical Connectivity, pp. 467–499. Plenum Press, New York–London 1986.

[22] SMITH, Y., L. N. HAZRATI, A. PARENT: Efferent projections of the subthalamic nucleus in the squirrel monkey as studied by the PHA-L anterograde tracing method. J. comp. Neurol. 294 (1990) 306–323.

[23] SPANN, B. M., J. GROFOVA: Origin of ascending and spinal pathways from the nucleus tegmenti pedunculo-pontinus in the rat. J. comp. Neurol. 283 (1989) 13–28.

[24] TAKADA, M., Z. K. LI, T. HATTORI: Dopaminergic nigrotectal projection in the rat. Brain Res. 457 (1988) 165–168.

[25] YASUI, Y., K. ITOH, N. MIZUNO: Direct projections from the caudal spinal trigeminal nucleus to the striatum in the cat. Brain Res. 408 (1987) 334–338.

16.18 Architektonik des Isokortex

H. BRAAK, E. BRAAK und H. PETSCHE

1 *Allgemeines*

Die **Endhirnrinde** erfährt in der aufsteigenden Primatenreihe eine eindrucksvolle Vergrößerung und erlangt beim Menschen ihre höchste Entfaltung. Nach Ausdehnung und Volumen übertrifft sie alle anderen Teilgebiete des zentralen Nervensystems.

Bei beiden Geschlechtern entfällt etwa die Hälfte des **Hirnvolumens** auf die Endhirnrinde (das durchschnittliche Hirnvolumen des erwachsenen Menschen beträgt bei Männern etwa 1250 ml, bei Frauen 1150 ml; davon entfallen auf Allo- und Isokortex zusammen bei Männern etwa 600 ml und bei Frauen 550 ml). Die Kortexvolumina beider Hemisphären sind annähernd gleich groß. Da zur Endhirnrinde gehörig, sollte die Markmasse des Telencephalons (etwa 400–450 ml) hinzugefügt werden. Graue und weiße Substanz der Endhirnrinde zusammen ergeben etwa 1000 ml (4/5 des Hirnvolumens). Das Hirngewebe hat ein spezifisches Gewicht von 1,04. Mit zunehmender Größenentwicklung des Gehirns erfährt die Rindenoberfläche einen stärkeren Zuwachs als das Hirnvolumen [13]. Die Hirnrinde erscheint gefaltet; gyrenzephales Hirn (gr. gyros = gekrümmt); Gegensatz: lissenzephales Hirn (gr. lissos = glatt). Die Oberfläche der menschlichen Hirnrinde beträgt etwa 2200 cm^2, ungefähr zwei Drittel davon liegen verborgen in der Tiefe der Sulci.

Die Endhirnrinde gliedert sich in allo- und isokortikale Anteile (Abb. 16.18-1), wobei der **Isokortex** (gr. isos = gleich) in allen seinen Bereichen annähernd gleich gebaut ist und eine sechsschichtige Grundstruktur aufweist, während der **Allokortex** (gr. allos = anders) keinen einheitlichen Bauplan erkennen läßt und deutlich vom sechsschichtigen Grundtypus abweicht [28, 29]. In der angelsächsischen Literatur ist als Synonym für „Isokortex" vielfach der Begriff „Neokortex" gebräuchlich; dieser Ausdruck kann zu Fehldeutungen Anlaß geben, weil er die Vorstellung unterstützt, die isokortikalen Rindengebiete seien phylo- und ontogenetisch spät ausreifende Zonen und womöglich von höherem Differenzierungsgrad als die allokortikalen Bereiche. Tatsächlich aber finden sich sowohl im Isokortex als auch im Allokortex ältere und neuere Abschnitte.

Im Gehirn des Menschen ist der Isokortex die dominierende Struktur, auf die 95% des Gesamtvolumens der Hirnrinde entfallen. Schon bei makroskopischer Betrachtung zeigt sich, daß das isokortikale Rindengrau nicht überall gleich breit ist. Im visuellen Kernfeld (Area striata) wie auch im somatosensorischen Kernfeld ist es schmal (ca. 2 mm), dagegen weist das motorische Kernfeld eine auffällig breite Rinde (3–5 mm) auf.

Die Gesamtzahl der Nervenzellen der menschlichen Endhirnrinde wird auf 10–18 Milliarden geschätzt [29]. Etwas weniger als die Hälfte der Rindenneurone sind auffällig klein und werden deshalb als „Körnerzellen" bezeichnet. Bei näherer Betrachtung stellt sich heraus, daß es sich zumeist um eine Mischung aus kleinen Pyramidenzellen und Nicht-Pyramidenzellen handelt. Im allgemeinen gehören 85% aller am Aufbau der isokortikalen Rinde beteiligten Neurone zur Klasse der **Pyramidenzellen** und modifizierten Pyramidenzellen; 15% der Neurone sind **Nicht-Pyramidenzellen** (überwiegend kortikale Interneurone). Die Annahme, daß sich mit zunehmender Komplexität der Rindenstruktur der prozentuale Anteil der kortikalen Interneurone erhöhe, hat sich durch Untersuchungen an verschiedenen Säugetierspezies nicht bestätigen lassen.

Angaben über erhebliche Verluste kortikaler Neurone während der physiologischen Alterung konnten durch neuere Untersuchungen widerlegt werden [13]. Von dem Erhaltenbleiben der Zelleiber der meisten Rindenneurone darf jedoch nicht ohne weiteres auf eine unverändert gute Funktion der Zellen geschlossen werden. Viele alters- oder krankheitsbedingte Veränderungen der Nervenzellen betreffen nur ihre Zellfortsätze und sind daher bei Zählungen der Nervenzelleiber nicht zu erkennen.

Die Anzahl der **Gliazellen** des menschlichen Isokortex ist etwa 10mal höher als die der Nervenzellen. Der Hauptanteil von etwa 90% entfällt auf Astrozyten und Oligodendrogliazellen, nur etwa 10% der Rindenglia sind Mikrogliazellen.

2 *Nervenzelltypen*

Mit Hilfe der von GOLGI entwickelten Silbersalz-Niederschlagsmethode lassen sich – bei gutem Gelingen – individuelle Nervenzellen mit der Gesamtheit ihrer Fortsätze kontrastreich gegen einen ungefärbten Hintergrund darstellen (Abb. 16.18-2, s. Kap. 16.3.2.1). Bei Anwendung dieser Techniken stellt sich heraus, daß die

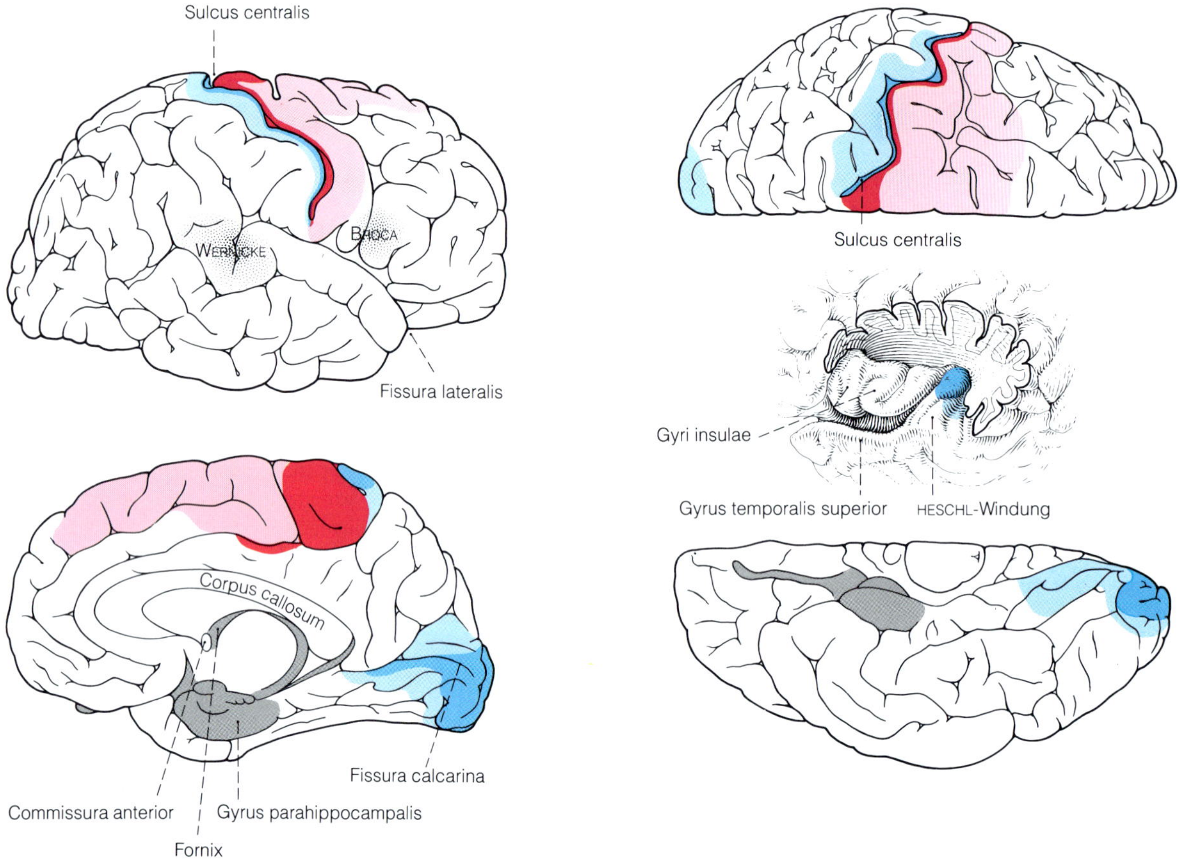

Abb. 16.18-1 Ansichten einer Hemisphäre eines menschlichen Gehirns. Links oben: Facies superolateralis, links unten: Facies medialis; rechts oben: Facies superior, rechts unten: Facies inferior, in der Mitte: Blick auf die Gyri insulae und die HESCHLsche Querwindung nach Abtragung der Opercula. Allokortikale Anteile des Cortex cerebri sind grau dargestellt, alle übrigen Bereiche gehören zum Isokortex. In der Zentralregion sind das somatomotorische Kernfeld rot und das Gürtelfeld rosa, das somatosensorische Kernfeld dunkelblau und das Gürtelfeld hellblau dargestellt. Beidseits der Fissura calcarina erstrecken sich das visuelle Kernfeld (Area striata, dunkelblau) und das Gürtelfeld (Area parastriata, hellblau). Im proximalen Teil der HESCHLschen Querwindung befindet sich das auditorische Kernfeld (dunkelblau), das von einem Gürtelfeld (hellblau) umgeben wird. Alle übrigen isokortikalen Rindenbereiche gehören zum Assoziationskortex. Die motorische Sprachregion von BROCA liegt vor dem motorischen Gürtelfeld im Bereich des Gyrus frontalis superior. Die sensorische Sprachregion von WERNICKE nimmt einen okzipitalwärts an die HESCHLsche Querwindung anschließenden Bereich des Gyrus temporalis superior ein (punktiert).

Endhirnrinde von zwei Klassen von Nervenzellen aufgebaut wird: den *Pyramidenzellen* und *Nicht-Pyramidenzellen*, die sich in einer Vielzahl von Eigenschaften unterscheiden [12].

2.1 Pyramidenzellen und modifizierte Pyramidenzellen

Pyramidenzellen bilden die zahlenmäßig dominierende Zellform. Wie der Name sagt, ähnelt ihr Zelleib einer auf der Basis ruhenden Pyramide. Die Zellen sind regelmäßig angeordnet und mit ihrem Hauptdendriten, dem *Apikaldendriten* (lat. apex = Spitze) oder Spitzenfortsatz, zur Rindenoberfläche ausgerichtet (Abb. 16.18-2).

Pyramidenzellen können sich in ihrer Größe erheblich voneinander unterscheiden (10–50 μm). Die zweite und besonders die vierte Rindenschicht des Isokortex beherbergen ausgesprochene Miniaturformen, während Lamina IIIc und Vb – allerdings nur in umschriebenen Bereichen – neben durchschnittlich großen Zellen auch Riesenformen enthalten, etwa die pigmentbeladenen IIIc-Pyramidenzellen (Abb. 16.18-11c) in den „magnopyramidalen“ Feldern, die Vb-BETZ-Pyramidenzellen im motorischen Kernfeld oder die Vb-MEYNERT-Pyramidenzellen im visuellen Kernfeld.

Der **Apikaldendrit** entläßt zahlreiche Seitenäste und endet meist mit konusförmig angeordneten Endaufzweigungen in Lamina I (Abb. 16.18-2). Die Apikaldendriten vieler Pyramidenzellen der menschlichen Endhirnrinde (besonders der Schichten IV und VI) erreichen die Molekularschicht nicht. Von den tiefen Randbereichen des Zelleibes gehen **Basaldendriten** ab, die horizontal gerichtet sind oder schräg abwärts verlaufen. Phylo- und ontogenetisch erscheinen die Endaufzweigungen der Basaldendriten und der Seitenäste des Apikaldendriten spät. Von einigen Zellformen der Hirnrinde ist bekannt, daß diese Endaufzweigungen zeitlebens langsam weiter wachsen und neue Kontakte aufbauen.

In der Regel sind die Pyramidenzellen verschiedener

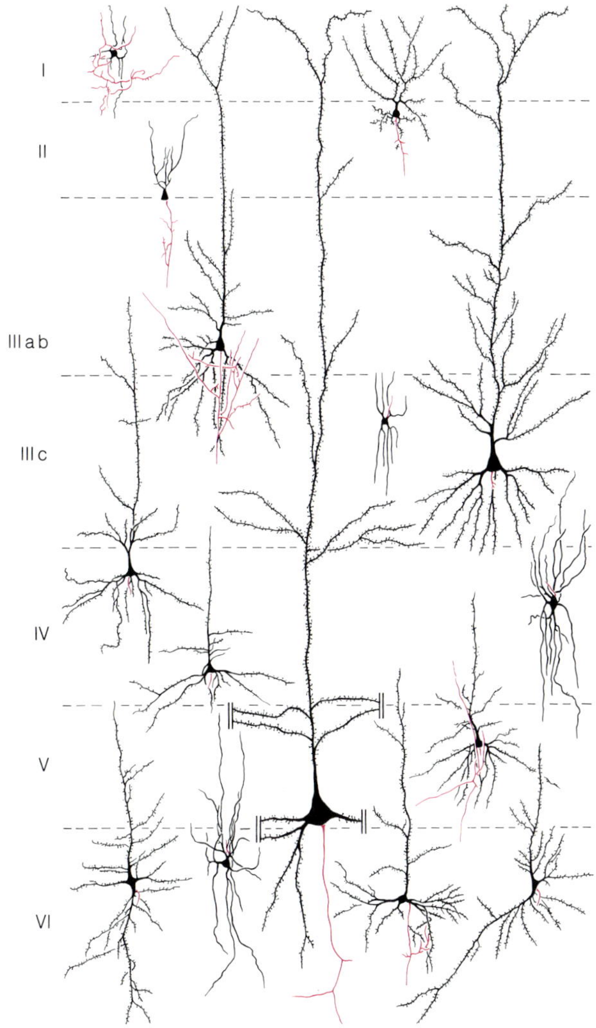

Abb. 16.18-2 Zelltypen im Isokortex. Pyramidenzellen und modifizierte Pyramidenzellen weisen bedornte Dendriten auf und unterscheiden sich darin von verschiedenen Formen von Nicht-Pyramidenzellen mit glatten, nichtbedornten Dendriten. Homotypischer Isokortex; Mensch adult; GOLGI-Imprägnation nach dem Präparat gezeichnet. Axone sind unvollständig (rot) dargestellt.

Schichten so übereinander angeordnet, daß ihre Apikaldendriten einander nahe kommen und sog. **Dendritenbündel** bilden. Ein Bündel kann zwischen 10 und 30 Dendriten enthalten. Die Bündelung ist wahrscheinlich der morphologische Ausdruck einer funktionellen Zusammenarbeit zwischen den Zellen (Modulkonzept s. Kap. 16.18.4.3).

Sämtliche Dendriten der Pyramidenzellen weisen einen mehr oder weniger dichten Besatz mit **Dornen** (*spines)* auf (Abb. 16.18-2 u. 3a). Elektronenmikroskopische Analysen zeigen, daß Endaufzweigungen von Axonen aus den verschiedensten Quellen synaptische Kontakte mit der Dornoberfläche bilden. Die Dichte des Dornenbesatzes unterliegt starken Schwankungen und ist abhängig von der Art der Dendriten, vom Typus der Pyramidenzelle, vom kortikalen Feld, von der Schicht, die gerade durchlaufen wird, vom Alter des Individuums und verschiedenen weiteren Einflüssen. Wie die Dendriten entstehen auch die Dornen nicht gleichzeitig, ein Umstand, der es erlaubt, den Reifegrad einer gegebenen Zelle zu beurteilen. Erkrankungen des Gehirns können sich nicht nur in einem Verlust, sondern auch in Mißbildungen oder Verformungen der Dornen äußern.

Das **Axon** der Pyramidenzelle entspringt zumeist an der Zellbasis oder einem stärkeren Basaldendriten aus einem konischen **Initialsegment** und läuft – senkrecht zur Rindenoberfläche – in Richtung weiße Substanz. Es kann auf seinem Weg zahlreiche rückläufige und sich verzweigende **Kollateralen** abgeben. Die proximal entspringenden Kollateralen steigen fast senkrecht in der Rinde auf, während die weiter distal abgehenden mehr schräg gestellt sind (Abb. 16.18-4a). Kurz nach seinem Abgang erhält das Axon – in vielen Fällen auch seine rückläufigen Kollateralen – eine **Markscheide**. Ummarkte Axonkollateralen bilden einen wesentlichen Bestandteil der in Markscheidenpräparaten erkennbaren Faserplexus der Hirnrinde. Der Hauptast des Axons der meisten Pyramidenzellarten zieht in die weiße Substanz und erreicht mit seinen Endaufzweigungen andere Bereiche der Hirnrinde oder subkortikale Kerngebiete. Dementsprechend sind die Pyramidenzellen ihrer Natur nach entweder Assoziationsneurone, Kommissuralneurone oder Projektionsneurone. Pyramidenzellen verwenden wahrscheinlich Glutamat als Transmitter.

Der **Zelleib** der Pyramidenzellen enthält einen kugeligen und chromatinarmen Zellkern mit einem großen und kräftig färbbaren Kernkörperchen. Die NISSL-Substanz des Zelleibes kann bis in den Stammbereich von Dendriten verfolgt werden. Im übrigen enthalten die meisten Pyramidenzellarten des erwachsenen Menschen feine *Lipofuszinpigmentkörnchen* in lockerer Verteilung (Abb. 16.18-5a) [4, 5]. Der **Axonhügel** wie auch das Axon selbst bleiben frei von NISSL-Material und Lipofuszinpigment.

Einige Formen von Pyramidenzellen zeigen mehr oder weniger stark ausgeprägte Abweichungen von den oben geschilderten Merkmalen. Da sie aber stets auch wesentliche Kennzeichen der Pyramidenzellen aufweisen, werden diese Zellformen als **„modifizierte Pyramidenzellen"** bezeichnet [4, 12].

Während der physiologischen Alterung schrumpfen die Zelleiber und Zellfortsätze mancher Pyramidenzellarten. Besonders ausgeprägt ist dies in der dritten Rindenschicht der frontalen Assoziationsgebiete, während die okzipitale Rinde kaum betroffen ist. Mit zunehmendem Alter sammelt sich mehr und mehr Lipofuszin im Zelleib der Pyramidenzellen an, bei gleichzeitiger Abnahme der Menge an NISSL-Substanz und der Größe des Nucleolus.

Im **Greisenalter** verlieren die Dendriten vor allem im Bereich der spät entstehenden Endverzweigungen der Seitenäste des Apikaldendriten und der Basaldendriten einen Teil ihrer Dornen. Einige Dendriten können auch ganz verlorengehen, so daß der Dendritenbaum insgesamt gelichtet erscheint. In Endzuständen zeigen auch die größeren Dendritenstämme Verformungen mit unregelmäßigen Auftreibungen und Einschnürungen. Auf der anderen Seite läßt sich statistisch bei manchen Pyramidenzellarten ein langsames, bis in das hohe Alter hinein andauerndes Wachstum der dendritischen Endäste feststellen, ein Befund, der auf ein bisher wenig erforschtes Potential für

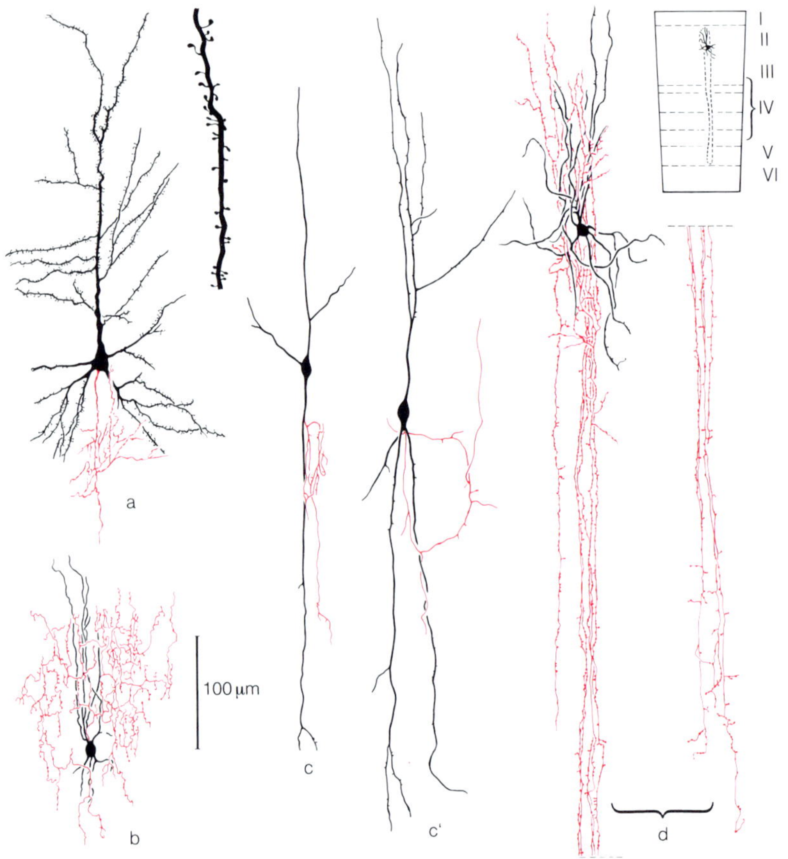

Abb. 16.18-3 Isokortikale Neurone in der GOLGI-Imprägnation. (a) Pyramidenzelle (Lamina IIIab, frontaler Assoziationskortex, Mensch adult; BRAAK [2]), Ausschnitt: Verteilung von Dendritendornen bei höherem Abbildungsmaßstab. (b) Kandelaberzelle (Area striata, Rhesusaffe, aus FAIREN et al. [10]). (c), (c´) Bipolare Zellen (visueller Kortex, Albinoratte; PETERS u. KIMERER [23]). (d) Doppelbuschzelle (Area striata, Macaca mulatta; SOMOGYI u. COWEY [27]) mit einem bis in Lamina V herabreichenden Axon (s. Ausschnitt rechts oben), seiner Länge wegen ist das Axon an der gestrichelten Linie unterbrochen und in der Fortsetzung rechts daneben wiedergegeben. Axone sind rot dargestellt.

progressive und regenerative Änderungen der Hirnrinde hinweist.

Altersbedingte Veränderungen des Axons zeigen vor allem kleine Pyramidenzellen aus den oberen Bereichen der Schicht III. Es treten hier spindelförmige, mit Lipofuszin gefüllte Erweiterungen des proximalen Axons, sog. Meganeuriten, auf (Abb. 16.18-5) [3, 5]. Diese Veränderung ist spezifisch für den Isokortex und weitgehend auf die kleinen Pyramidenzellen der Lamina IIIab beschränkt. Interneurone bilden keine Meganeuriten. Im übrigen erleiden auch die intrakortikalen Faserplexus, die zu erheblichen Teilen aus myelinisierten Axonkollateralen kortikaler Pyramidenzellen bestehen, bei einsetzender Hirnalterung einen auffälligen Abbau.

2.2 *Nicht-Pyramidenzellen*

Einige Zelltypen der Hirnrinde weichen in ihren Merkmalen tiefgreifend von den Pyramidenzellen ab und bilden eine eigene Klasse: die Nicht-Pyramidenzellen (Sternzellen, Interneurone). Mit Spezialmethoden (z. B. GOLGI-Imprägnation) lassen sich aufgrund des Dendritenbaums zahlreiche Zelltypen unterscheiden. Die Nicht-Pyramidenzellen sind bei weitem nicht so regelmäßig angeordnet wie die Pyramidenzellen. In der Regel fehlt ein zur Rindenoberfläche aufsteigender Apikaldendrit. Die Dendriten entspringen unvermittelt dem Zelleib und verzweigen sich in ihren proximalen Abschnitten. Sie sind in der frühen Ontogenese noch mit Dornen versehen, die sich jedoch mit zunehmender Ausreifung der Neurone verlieren. Die Dendriten vieler Arten von Nicht-Pyramidenzellen zeigen unregelmäßig angeordnete Auftreibungen und Einschnürungen (*Varikositäten*). Das Axon kann von allen Teilen des Zelleibes entspringen; es ist häufig zunächst zur Rindenoberfläche gerichtet, verzweigt sich noch in Nähe seiner Ursprungszelle in eine große Anzahl von Endverästelungen und dient der intrinsischen Verschaltung (Abb. 16.18-2). Die Axone einiger Nicht-Pyramidenzellen sind myelinisiert.

Der meist kleine, polygonale oder spindelförmige Zellleib enthält einen exzentrisch gelegenen Zellkern mit oft tiefen Einfaltungen der Kernmembran. Hinsichtlich der Menge an NISSL-Substanz unterscheiden sich verschiedene Formen von Nicht-Pyramidenzellen voneinander. Die NISSL-Substanz ist auf den Zelleib beschränkt und läßt sich nicht wie bei den Pyramidenzellen eine Strecke weit in die Dendriten hinein verfolgen. Nicht-Pyramidenzellen bleiben entweder bis in das hohe Alter hinein frei von Lipofuszinpigmentablagerungen oder beladen sich frühzeitig mit groben Lipofuszinkörnchen. Da Zwischenformen nicht existieren, ergeben sich *pigmentfreie* und *pigmentbeladene* Nicht-Pyramidenzellen; vor allem aber können Nicht-Pyramidenzellen in ihrer Gesamtheit von den andersartig pigmentierten Pyramidenzellen unterschieden werden.

Die Klasse der Nicht-Pyramidenzellen umfaßt viele Sonderformen, von denen einige bereits so gut charakterisiert sind, daß sie eigene Namen erhalten haben (Abb. 16.18-3b bis d, 4b).

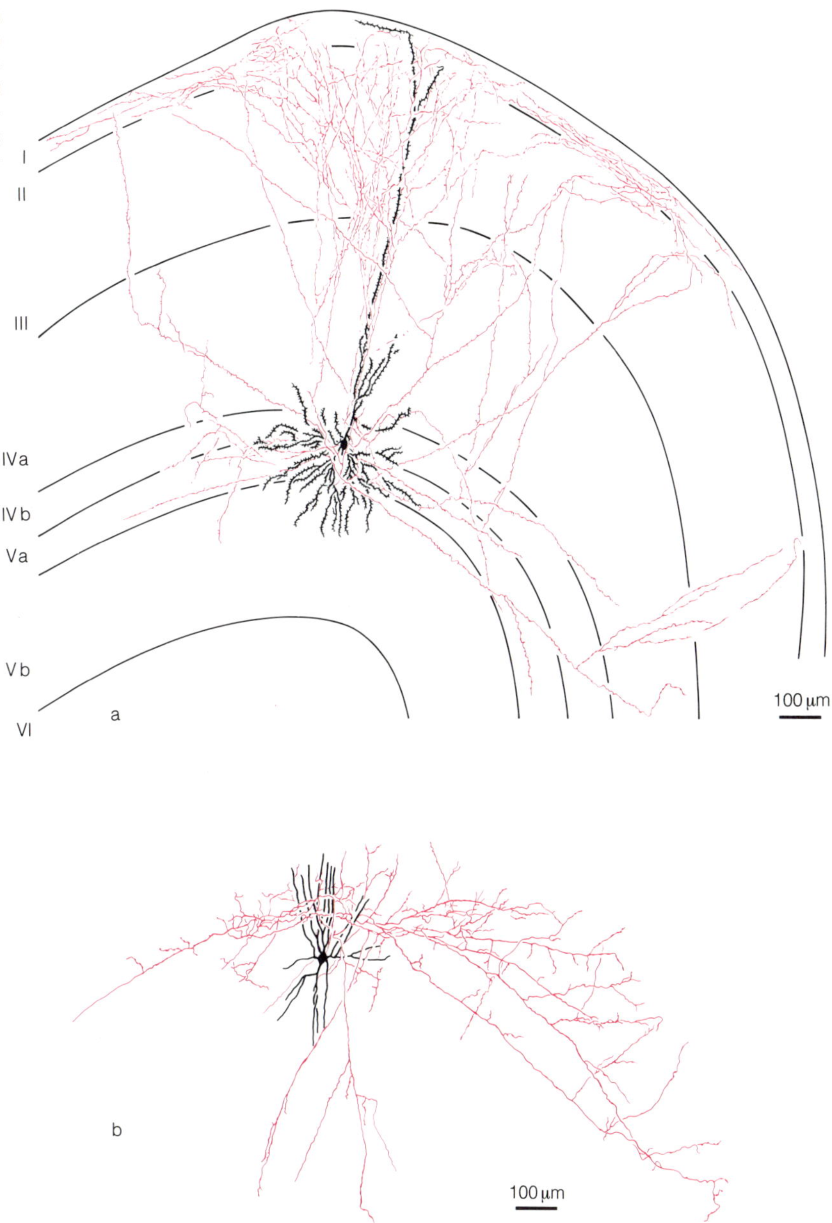

Abb. 16.18-4 Isokortikale Neurone nach Injektion mit Meerrettichperoxidase. (a) Pyramidenzelle mit zahlreichen Axonverzweigungen (visueller Kortex, Affe; MARTIN [20]). (b) Korbzelle (Lamina III, somatosensorischer Kortex, Macaca fascicularis; DE FELIPE et al. [9]). Axone sind rot dargestellt.

Korbzellen

Die größten Neurone unter den Nicht-Pyramidenzellen stellen die *GABAergen (inhibitorischen)* **Korbzellen** dar (Abb. 16.18-4b, 6). Ihre Zelleiber sind reich an Mitochondrien und NISSL-Substanz. Sie liegen vornehmlich in den tiefen Abschnitten der dritten und den oberflächlichen Bereichen der fünften Schicht. Das Axon verläuft horizontal zur Seite und bildet zusammen mit Axonverzweigungen anderer Korbzellen synaptische Kontakte an den Somata benachbarter Pyramidenzellen. Die Korbzellen der Kortexmitte sind deshalb für die laterale Hemmung von besonderer Bedeutung (Abb. 16.18-6). Sie enthalten das Kalzium-bindende Protein *Parvalbumin*.

Kandelaberzellen („chandelier-cells")

Diese im NISSL-Bild unscheinbaren Zellen besitzen einen mittelgroßen Zelleib mit radiär ausgerichteten Dendriten. Das kennzeichnende Merkmal der Kandelaberzellen ist nur bei einer Darstellung des Axons zu erkennen (Abb. 16.18-3b). Das Axon gibt unter reicher Verzweigung auf- und absteigende Endäste ab, die an den Initialsegmenten von Pyramidenzellaxonen synaptische Kontakte ausbilden (Abb. 16.18-3b u. 6). Diese Endabschnitte erinnern an die Kerzen eines großen Kandelabers. Die Zellen enthalten *γ-Aminobuttersäure (GABA)* und *Parvalbumin* und vermögen wegen der günstigen Anordnung ihrer Terminale die jeweils erreichten Pyramidenzellen besonders wirksam zu hemmen.

Doppelbuschzellen

Doppelbuschzellen („cellule fusiforme à double bouquet dendritique", [24]) sind schlanke, spindelförmige und radiär orientierte Neurone, die je einen Dendritenbaum in entgegengesetzte Richtungen entsenden. Auch das Axon ist radiär orientiert und bildet vor allem Kontakte zu den Apikaldendriten benachbarter Pyramidenzellen aus (Abb. 16.18-3d u. 6). Ein Großteil dieser Zellen ist *GABAerg*; viele enthalten darüber hinaus auch noch das Neuropeptid *Cholecystokinin* und das Kalzium-bindende Protein *Calbindin*.

Bipolare Zellen

Etwa 6% der Nicht-Pyramidenzellen sind bipolare Zellen mit schlankem, radiär ausgerichtetem Zelleib (Abb. 16.18-3c).

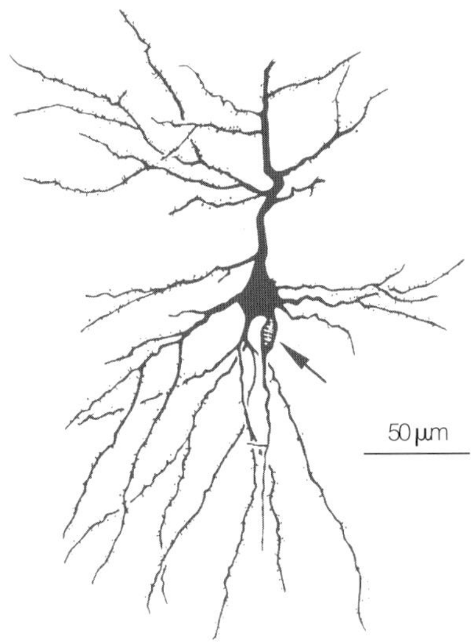

Abb. 16.18-5 Teil einer isokortikalen Pyramidenzelle mit Meganeurit (Pfeil), frontaler Assoziationskortex, Lamina IIIab, Mensch 70 Jahre, GOLGI-Imprägnation. (BRAAK et al. [3])

Dünne Dendriten entspringen den Zellpolen und ziehen in entgegengesetzte Richtungen. Das Axon der bipolaren Zellen breitet sich in einem radiär gestellten, schmalen, zylinderförmigen Raum aus. Es nimmt nicht nur Kontakte zu benachbarten Nervenzellen (Abb. 16.18-6), sondern auch zu intrakortikalen Blutgefäßen auf. Die bipolaren Zellen sind wahrscheinlich exzitatorisch wirkende Nicht-Pyramidenzellen, die *vasoaktives intestinales Polypeptid (VIP), Cholecystokinin (CCK)* oder *Dopamin* enthalten können.

3 *Lamination*

Der laminäre Aufbau des Isokortex stellt sich am besten in solchen Präparaten dar, die senkrecht zur Kortexoberfläche geschnitten sind. Es sind vor allem Änderungen in Größe, Form und Packungsdichte der Pyramidenzellen, die eine Schichtung der Rinde bewirken. Die verschiedenen Typen von Nicht-Pyramidenzellen sind weniger streng an einzelne Schichten gebunden, und auch die Gliazellen sind mehr oder weniger gleichmäßig über das Rindenband verteilt.

GOLGI-Präparate zeigen zwar in eindrucksvoller Weise, daß unterschiedliche Nervenzelltypen am Aufbau des Isokortex beteiligt sind, aber sie geben kaum Hinweise zur Schichtengliederung (Abb. 16.18-2). Zur Bestimmung der Lamination bedarf es der Anwendung anderer Techniken, wie etwa der NISSL-, Myelin- oder Pigmentfärbung. Nach NISSL gefärbte Präparate bilden die Grundlage einer **„zytoarchitektonischen"** Analyse (Abb. 16.18-7, links). Das NISSL-Bild zeigt die basophilen Strukturen (Zellkerne und NISSL-Substanz), während das Neuropil (also das Flechtwerk der Zellfortsätze von Glia- und Nervenzellen) weitgehend ungefärbt bleibt. Darstellungen der Markscheiden bilden die Grundlage für **„myeloarchitektonische"** Gliederungen. Bündel von radiär angeordneten myelinisierten Fasern (Radiärfaserbündel, Markfaserbündel) kreuzen die tangential verlaufenden Faserplexus (EXNER-*Streifen* in Schicht 1, KAES-BECHTEREW-*Streifen* in Schicht 3ab, *äußerer* und *innerer Streifen von* BAILLARGER in den Schichten 4 und 5b). Die im Markscheidenbild erkennbaren Schichten lassen sich zu denen des NISSL-Bildes in Beziehung setzen (Abb. 16.18-7, Mitte). Bei einer **„pigmentoarchitektonischen"** Analyse werden Menge, Färbbarkeit und Verteilungsmuster der in den Nervenzellen erwachsener Menschen reichlich vorhandenen Lipofuszingranula beurteilt. Pyramidenzellen zeigen in der Regel locker verteiltes, mäßig stark anfärbbares Pigment, während Nicht-Pyramidenzellen mit groben, intensiv gefärbten Körnchen beladen oder frei von Pigmentansammlungen sind (Abb. 16.18-7, rechts). Es ergibt sich wiederum eine Schichtung der Hirnrinde, die in Beziehung zum NISSL- und Markscheidenbild gesetzt werden kann. Die Schichten des Isokortex werden mit römischen Ziffern gekennzeichnet, falls sie sich auf das NISSL-Bild beziehen. Arabische Ziffern bedeuten einen Bezug zum Markscheidenbild, während römische Ziffern mit vorgestelltem p einen Bezug zum Pigmentbild anzeigen. Von der freien Oberfläche in Richtung auf das Marklager werden folgende Schichten unterschieden:

I: **Lamina molecularis,** entsprechend 1: *Lamina zonalis* mit *Plexus tangentialis* (EXNER-*Streifen).*

II: **Lamina corpuscularis,** (auch *granularis externa*), entsprechend 2: *Lamina dysfibrosa.*

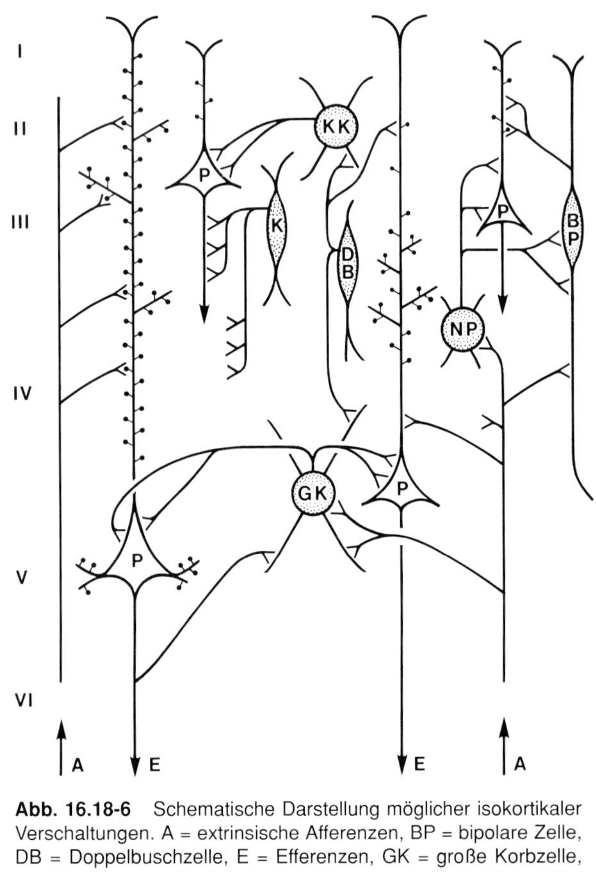

Abb. 16.18-6 Schematische Darstellung möglicher isokortikaler Verschaltungen. A = extrinsische Afferenzen, BP = bipolare Zelle, DB = Doppelbuschzelle, E = Efferenzen, GK = große Korbzelle, K = Kandelaberzelle, KK = kleine Korbzelle, P = Pyramidenzelle, NP = Nicht-Pyramidenzelle. (Nach HOUSER et al. [15] und PETERS und KIMERER [23])

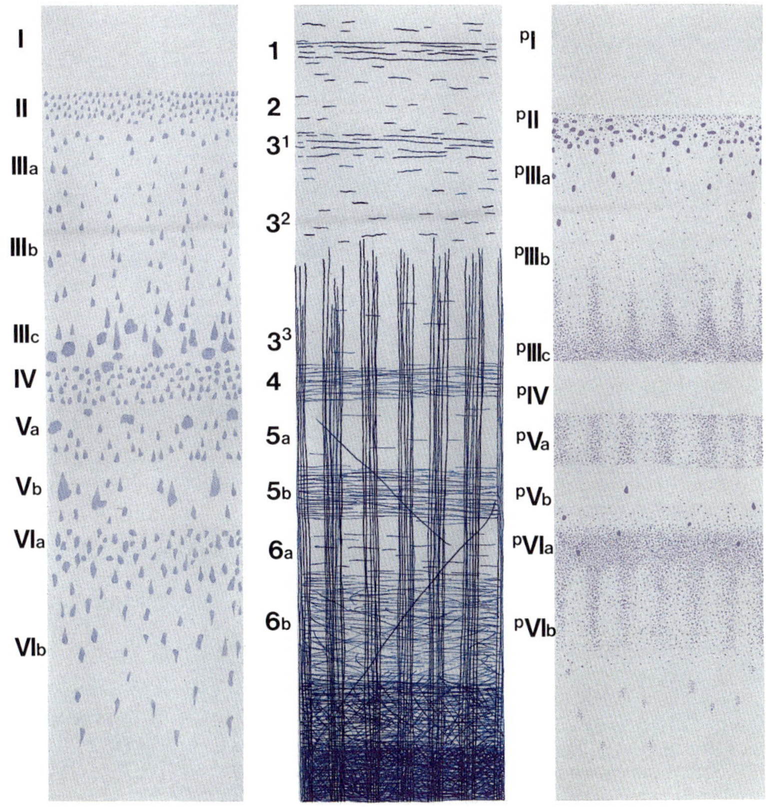

Abb. 16.18-7 Synoptische Darstellung der Schichten des Isokortex in ihrem Erscheinungsbild im Nissl-Präparat (links), Markscheidenpräparat (Mitte) und Pigmentpräparat (rechts; selektive Färbung von Lipofuszin nach Braak [5]). Die Schichten des Nissl-Bildes (Grundlage der Zytoarchitektonik) werden mit römischen, die des Markscheidenbildes (Grundlage der Myeloarchitektonik) mit arabischen Ziffern angegeben. Im Pigmentbild (Grundlage der Pigmentoarchitektonik) wird ein p der römischen Ziffer vorangestellt.

III: **Lamina pyramidalis** (auch *pyramidalis externa*), entsprechend 3: *Lamina suprastriata*, enthält fakultativ einen Kaes-Bechterew-*Streifen.*

IV: **Lamina granularis** (auch *granularis interna*), entsprechend 4: *Stria* Baillarger *externa*. Im Pigmentbild findet sich hier ein heller Streifen *pIV: Taenia externa.*

V: **Lamina ganglionaris** (auch *pyramidalis interna*), entsprechend 5: *Lamina infrastriata* und *Stria* Baillarger *interna*. Dem inneren Baillargerschen Streifen entspricht im Pigmentbild ein helles Band *pVb: Taenia interna.*

VI: **Lamina multiformis**, entsprechend 6: *Lamina substriata* und *Lamina limitans*. Die Schichten I–III werden vielfach als *„supragranuläre"* Schichten zusammengefaßt und den *tiefen Laminae* (IV–VI) gegenübergestellt.

– Zu I: Die **Molekularschicht** zeigt zur Pia mater hin einen dichten Filz aus kegelförmig verbreiterten Endfüßchen von Faserastrozyten (Membrana limitans gliae superficialis, „Gliadeckschicht"). In den übrigen Bereichen der Schicht kommen nur wenige Nervenzellen vor. Viele von ihnen sind verlagerte Neurone aus Schicht II. Das Markscheidenpräparat läßt im mittleren Drittel der Schicht einen Faserplexus *(*Exner-*Streifen)* erkennen, der in den Kernfelder (s. in Kap. 16.18.5.1) kräftig ausgebildet ist (Abb. 16.18-7).

– Zu II: Die **Korpuskularschicht** besteht aus dicht gedrängt liegenden kleinen Pyramidenzellen mit kurzen und schlanken, oft auch gegabelten Apikaldendriten (Abb. 16.18-2). Die Schicht ist arm an Markfasern. Im Pigmentpräparat prägen zahlreiche kleine, stark pigmentierte Nicht-Pyramidenzellen das Bild.

– Zu III: Die **Pyramidenzellschicht** enthält in lockerer Anordnung Pyramidenzellen, die von außen nach innen an Größe zunehmen (Abb. 16.18-2 u. 7). In den oberflächlich gelegenen Abschnitten (Sublamina IIIab) kann ein unscharf begrenzter Markfaserplexus auftreten, der Kaes-Bechterew-*Streifen.* Dieser Plexus ist nur in den die Primärfelder umgebenden Sekundärgebieten (Gürtelfelder, s. „Area parastriata" in Kap. 16.18.5.1) gut ausgebildet. Anzahl und Stärke der Markfasern nehmen bis weit in die vierte Lebensdekade hinein zu. Während der physiologischen Hirnalterung zeigen die schlanken IIIab-Pyramidenzellen auffällige Axonveränderungen mit Meganeuritenbildung (Abb. 16.18-5).

Bei degenerativen Erkrankungen wie **Morbus Alzheimer** und **Morbus Pick** erleidet die Sublamina IIIab besonders schwerwiegende Veränderungen.

Sublamina IIIc ist demgegenüber viel stabiler. Sie wird überwiegend von großen Pyramidenzellen gebildet. Sogenannte *magnopyramidale* Regionen (s. Abb. 16.18-11c) zeichnen sich durch das Vorkommen großer IIIc-Pyramidenzellen mit umfangreichen Pigmentablagerungen aus. Bis zur Grenze zwischen IIIab und IIIc reichen zumeist die im Markscheidenbild erkennbaren

Radiärfaserbündel, die sowohl aufsteigende Afferenzen als auch absteigende Efferenzen enthalten.

– Zu IV: Das Erscheinungsbild der **Lamina granularis** wird von dicht gelagerten, kleinen und spärlich pigmentierten Pyramidenzellen mit schlankem Apikaldendriten geprägt (Abb. 16.18-2). Die kurzen Basaldendriten ziehen sternförmig in alle Richtungen. Die Bedornung ist spärlich. Zellen dieser Art werden vielfach als „bedornte Sternzellen" bezeichnet. Es ist fraglich, ob das schmächtige Axon dieser Zellen das Marklager immer erreicht. Die ersten Kollateralen steigen nahezu senkrecht auf und erreichen die Neurone der supragranulären Schichten.

Von Feld zu Feld können Breite und Zelldichte der vierten Schicht Schwankungen unterliegen (Abb. 16.18-7).

Gelegentlich vermischen sich die Pyramidenzellen der vierten Schicht mit denen von Lamina III, so daß eine eigene Körnerzellschicht nicht mehr abgegrenzt werden kann (agranulärer Kortex, z. B. Motorkortex). Die Körnerzellschicht enthält einen dichten Markfaserplexus, den **äußeren Streifen von Baillarger,** der sich aus aufsteigenden thalamischen Afferenzen und unmarkten Axonkollateralen aufbaut. Die sensorischen Kernfelder sind im allgemeinen durch eine breite Körnerzellschicht und einen ausgeprägten äußeren Baillargerschen Streifen gekennzeichnet. Im Pigmentbild zeigt sich die Schicht als helles ungefärbtes Band: die äußere Tänie. Die Faserbeziehungen der Neurone der Körnerzellschicht werden frühzeitig festgelegt. Ein auffälliges Merkmal der Schicht ist ihre Beständigkeit. Von allen Laminae des Isokortex zeigt die Körnerzellschicht die geringsten Altersveränderungen, ja sie bleibt sogar bei schweren degenerativen Zerstörungen der Rinde lange Zeit erhalten.

– Zu V: Die **Ganglienzellschicht** enthält Pyramidenzellen aller Größenklassen (Abb. 16.18-2). Meist liegen die Zellen weit auseinander, so daß die Schicht insgesamt zellärmer erscheint als die angrenzenden Schichten IV und VI (Abb. 16.18-7). Häufig kann eine zelldichtere Sublamina Va von einer zellärmeren Sublamina Vb unterschieden werden. Als besonderes Merkmal können in einigen Feldern Vb-**„Riesen"-Pyramidenzellen** auftreten (Betz-Pyramidenzellen des motorischen Kernfeldes, Meynert-Pyramidenzellen der Area striata). Der Markfaserplexus in Sublamina Vb wird als **innerer Streifen von Baillarger** bezeichnet; ihm entspricht im Pigmentbild ein helles Band: die innere Tänie.

– Zu VI: Die **multiforme Schicht** besteht hauptsächlich aus modifizierten Pyramidenzellen, viele mit spindelförmigem oder dreieckigem Zelleib (Abb. 16.18-2). Die Schicht ist häufig in eine zelldichte Sublamina VIa und eine zellarme Sublamina VIb gegliedert (Abb. 16.18-7).

Bei Betrachtung des gesamten Rindenbandes zeigt sich, daß die Pyramidenzellen zu etwa gleichen Teilen auf die supragranulären (I–III) und tiefen (IV–VI) Schichten verteilt sind. Die Nicht-Pyramidenzellen dagegen erreichen supragranulär eine erheblich höhere Packungsdichte als in den tiefen Schichten. Sind alle sechs Schichten vorhanden, so liegt ein homotypisches isokortikales Areal vor.

Heterotypische Felder zeichnen sich demgegenüber durch mehr oder weniger durchgreifende Abweichungen in der Lamination aus.

4 *Interne Organisation*

4.1 *Afferenzen*

4.1.1 Thalamokortikale Projektion

Das wichtigste System der Afferenzen des Isokortex bilden die aus dem Thalamus aufsteigenden Fasermassen. Die **spezifischen thalamokortikalen** Fasern sind topisch organsiert, d. h., umschriebene kortikale Areale erhalten ihre Fasern von ebenso umschriebenen Bereichen des Thalamus (s. Kap. 16.16). Thalamokortikale Bahnen gelangen zu den sinnesspezifischen Endhirnregionen (Punkt-für-Punkt-Projektionen aus dem visuellen, dem akustischen und dem taktilen System). Die Fasern aus den Projektionskernen des Thalamus endigen in der Körnerzellschicht (IV) mit reich verzweigten Terminalplexus (Abb. 16.18-8). Entsprechend ihrer räumlichen Anordnung nehmen die Endverzweigungen vor allem Kontakte zu den in Schicht IV liegenden kleinen Pyramidenzellen auf. Die thalamokortikalen Fasern enden jedoch auch an Interneuronen der Hirnrinde sowie an Basaldendriten der Schicht-III-Pyramidenzellen und Apikaldendriten der Schicht-V- und -VI-Pyramidenzellen. Die **unspezifischen thalamokortikalen** Fasern entspringen vorwiegend den intralaminären Kernen und enden in den Laminae I und VI [14, 18].

4.1.2 Extrathalamische Afferenzen

Neben dem Thalamus gibt es zahlreiche andere Kerngebiete des Hirnstamms, die ebenfalls Projektionsfasern zur Endhirnrinde entsenden. Diese Fasersysteme sind nicht zu präparierbaren oder histologisch leicht erkennbaren Bündeln zusammengefaßt und sind deswegen erst in jüngster Zeit unter Anwendung histochemischer und immunozytochemischer Methoden zur Identifikation von Neurotransmittern und Neuromodulatoren untersucht worden [26].

Eine Reihe isokortikaler Felder wird unmittelbar von Projektionsfasern aus dem **Corpus amygdaloideum** und dem **Claustrum** beeinflußt. Dies sind nur zwei der vielen Wege, über die Informationen aus dem limbischen System in die isokortikale Hirnrinde gelangen. Des weiteren bestehen umfangreiche extrathalamische Afferenzen aus dem Basalkernkomplex, dem Ncl. tuberomamillaris, dem Ncl. paranigralis, aus den oralen Raphekernen und dem Ncl. coeruleus. Im Gegensatz zu den vertikal aufsteigenden spezifischen thalamokortikalen Fasern mit ihren auf einen engen Bereich beschränkten Endaufzweigungen sind die extrathalamischen Projektionen mehr tangential ausgerichtet, so daß individuelle Axone ausgedehnte Rindenterritorien erreichen. Viele der extrathalamischen Afferenzen zeigen schichten- und felderspezifische Besonderheiten.

Die Hauptmenge des in der isokortikalen Rinde freigesetzten **Acetylcholins** entstammt den Axonaufzweigungen großer multipolarer Neurone, die im **Basalkernkomplex** gelegen sind. Der Basalkernkomplex umfaßt den Basalkern von Meynert, die Substantia innominata, den Kern des diagonalen Bandes und den medialen Septumkern. Der Basalkernkomplex erhält vor allem Informationen aus kortikalen und subkortikalen Zentren des limbischen Systems (orbitofrontale und temporopolare Felder des Isokortex, vordere Inselrinde, Regio entorhinalis, Corpus amygdaloideum, Area praeoptica und Tuber cinereum des Hypothalamus). Visuelle und olfaktorische Reize, die von der

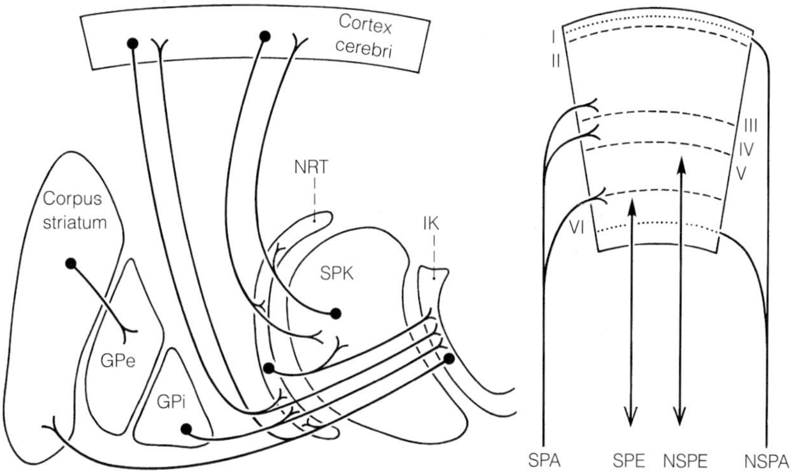

Abb. 16.18-8 Schematische Darstellung der Verbindungen des Thalamus mit dem Cortex cerebri. Kortikothalamische Fasern (SPA) aus den spezifisch zur Hirnrinde projizierenden Kernen (SPK) enden vorwiegend in Lamina IV, die reziproken Bahnen nehmen von Lamina-VI-Pyramidenzellen ihren Ursprung (SPE). Nichtspezifische thalamokortikale Afferenzen (NSPA) entstammen u.a. den intralaminären Kernen (IK); sie enden vorwiegend in den Laminae I und VI, die reziproke kortikothalamische Projektion (NSPE) geht von den Lamina-V-Pyramidenzellen aus. GPe = Globus pallidus externus. GPi = Globus pallidus internus. NRT = Ncl. reticularis thalami. I bis VI: isokortikale Schichten. (Jones [18])

Nahrung ausgehen, aktivieren in besonderem Maße die Neurone des Basalkernkomplexes.

Aus dem **Ncl. tuberomamillaris** des Hypothalamus steigen Axone auf, die ausgedehnte Bezirke der isokortikalen Endhirnrinde erreichen. Die Beziehung zum Isokortex erklärt auch die in einer aufsteigenden Primatenreihe erkennbare erhebliche Größenzunahme des Ncl. tuberomamillaris, der beim Menschen ein beherrschender Kern des Tuber cinereums ist. Die Neurone des Ncl. tuberomamillaris sind GABAerg und enthalten zusätzlich Histamin sowie das Peptid Galanin.

Nahe der Mediosagittalebene des Mittelhirns liegen in der **Area tegmentalis ventralis** (oberhalb des Ncl. interpeduncularis und medial vom Ncl. niger) melaninhaltige **dopaminerge** Neurone, die zum Ncl. paranigralis und Ncl. parabrachialis pigmentosus gehören. Besonders die Polbereiche des Frontallappens, vordere Bereiche des Gyrus cinguli und der agranuläre Motorkortex sind Zielgebiete der Endaufzweigungen dopaminerger Fasern aus diesen Gebieten. Die sensorischen Primärfelder bleiben dagegen nahezu ausgespart. Die dopaminergen Fasern erreichen vor allem die supragranulären Schichten, während die vierte Schicht frei bleibt. Wahrscheinlich beeinflussen sie vor allem Pyramidenzellen der frontalen Assoziationsfelder, die kortikokortikale Verbindungen aufbauen, und gewinnen damit Einfluß auf die höchsten Steuerungsfunktionen des Gehirns.

Die großen Nervenzellen des **oralen Raphekernkomplexes** (Ncl. raphe dorsalis, centralis und linearis) entsenden serotonerge Fasern, die innerhalb des Isokortex ein feines und dichtes Geflecht bilden. Im Gegensatz zu den dopaminergen Fasern ziehen die serotonergen vor allem in die nichtmotorischen Teile der Endhirnrinde und verdichten sich vorzugsweise in Schicht IV. Dies ist in den sensorischen Kernfeldern besonders auffällig [11].

Die **noradrenergen** Fasern entstammen den vorderen Abschnitten des **Ncl. coeruleus**. Nach Erreichen der Endhirnrinde verzweigen sie sich stark, so daß einzelne Locus-coeruleus-Neurone umfangreiche, zum Teil weit voneinander entfernt liegende Kortexbezirke versorgen. Viele noradrenerge Fasern verlaufen tangential an der Grenze zwischen Schicht VI und weißer Substanz. Die somatomotorischen und somatosensorischen Gebiete der Zentralregion sind in allen Schichten dicht durchsetzt. Innerhalb des visuellen Systems sind die für das räumliche Erkennen und für die visuomotorischen Impulsbildungen wichtigen Gebiete im Übergang zum Parietallappen dichter mit noradrenergen Fasern durchsetzt als die für die Form- und Farbanalyse zuständigen Regionen im Übergang zum Temporallappen.

4.2 Efferenzen

Alle Axone, die die Hirnrinde verlassen, entstammen Pyramidenzellen oder modifizierten Pyramidenzellen. Sofern die Axone nicht als ipsilaterale Assoziationsfasern oder Kommissurenfasern zu anderen Teilen des Kortex verlaufen, ziehen sie als Projektionsfasern zu Gebieten des Hirnstamms oder des Rückenmarks.

4.2.1 Assoziationsfasern

Die Ursprungsneurone der ipsilateralen Assoziationsfasern liegen in den Schichten III und V (s. auch Kap. 16.9.3.1). Die kurzen Assoziationsbahnen werden als **U-Fasern** (Meynert) oder **Fibrae propriae gyrorum** bezeichnet und verbinden verschiedene Teile eines Gyrus oder benachbarte Gyri miteinander. Die Fasern liegen unmittelbar unter der multiformen Rindenschicht und bleiben zumeist auch bei schweren Marklagerveränderungen bzw. ausgedehnten Zerstörungen der weißen Substanz erhalten. Neurone der sensorischen Kernfelder, die in Richtung Assoziationsfelder projizieren, liegen überwiegend in Lamina III. Mit zunehmender Länge der Bahn nehmen sie eine tiefere Position in Schicht III ein; bei sehr langen Bahnen werden sie auch in Schicht V angetroffen. Die Kortexfelder sind jedoch auch in umgekehrter Richtung, also von den Assoziationsfeldern ausgehend in Richtung auf die Gürtel- und Kernfelder, miteinander verbunden. Für in dieser Richtung laufende Projektionen sind vor allem Lamina-V-Pyramidenzellen zuständig, deren Axone sich in der Molekularschicht des Zielfeldes aufzweigen.

Lange Assoziationsbahnen verbinden die okzipitalen, temporalen und parietalen Assoziationsfelder mit denen des Frontallappens. Sie sind phylogenetisch späte Entwicklungen und für die menschliche Endhirnrinde mit ihren ausgedehnten Assoziationsfeldern von besonderer Bedeutung.

Bei der zur Demenz führenden **Alzheimerschen Erkrankung** gehen vor allem die Ursprungsneurone der langen Assoziationsbahnen zugrunde.

4.2.2 Kommissurenfasern

Die Ursprungsneurone der Kommissurenfasern liegen überwiegend in Lamina III, ausnahmsweise auch in Schicht V. Zwischen beiden Hemisphären besteht eine doppelläufige und zumeist symmetrische Verbindung (s. Kap. 16.9.3.2). Das terminale Axon zieht durch alle Zellschichten; die meisten synaptischen Kontakte werden jedoch in Schicht III geknüpft. Nicht alle Teile der Hirnrinde sind gleichermaßen dicht mit Kommissurenfasern versorgt; einige Felder, wie z.B. die Area striata und das Handfeld, sind sogar frei von solchen Verbindungen.

4.2.3 Projektionsfasern

Die Ursprungsneurone der Projektionsfasern liegen in den Schichten V und VI. Die relativ kurzen Bahnen zur Amygdala, zum Claustrum und zum Thalamus nehmen ihren Ursprung von modifizierten Pyramidenzellen aus Lamina VI, während die Ursprungsneurone der Bahnen zum Striatum, zu tieferen Bereichen des Hirnstamms und zum Rückenmark in Schicht V liegen.

4.3 Modulkonzept

Als anatomische und funktionelle Einheit des Isokortex kann eine annähernd zylindrische Zellsäule von etwa 30 μm im Durchmesser angesehen werden, die durch alle Schichten des Kortex reicht und aus etwa 110 Neuronen besteht (abweichend vom allgemeinen Bauplan sind es im visuellen Kernfeld mehr als doppelt so viele Neurone). Die Neurone jeder Säule sind in **radiärer** Richtung enger miteinander verknüpft als in tangentialer. Durch die Aktivierung geeigneter Interneurone ist zu den Seiten hin eine Inhibition gegeben.

Viele derartiger Säulen können zu Verarbeitungseinheiten höherer Ordnung zusammengefaßt werden, die in der Aufsicht als unregelmäßg platten-, scheiben- oder streifenförmige Strukturen mit Breiten zwischen 350 und 1000 μm erscheinen. Für die Funktion der kleinen Säulen wie auch der größeren streifenförmigen Verarbeitungseinheiten ist die durch die Tätigkeit der kortikalen Nicht-Pyramidenzellen gewährleistete laterale Hemmung von besonderer Bedeutung, weil sie die funktionelle Isolierung und damit die Trennschärfe der Einheiten erhöht.

Durch die Zusammenarbeit derartiger Einheiten mit entsprechenden Neuronenaggregaten des Di- und Mesencephalons gewinnt das System eine hohe Flexibilität.

Abb. 16.18-9 Areale Gliederung der menschlichen Endhirnrinde nach Brodmann [6] (zur besseren Lesbarkeit wurden die den einzelnen Feldern zugeordneten Zahlen deutlicher hervorgehoben). Oben: laterale Ansicht der linken Hemisphäre, unten: Medialansicht der rechten Hemisphäre, Einschub: Blick auf den Temporallappen und die Inselrinde. J ant = agranuläres vorderes Inselgebiet; J post = granuläres hinteres Inselgebiet. ►

Ein Kennzeichen solcher Systeme ist das Fehlen einer streng lokalen Fixierung höherer Hirnleistungen.

5 *Areale Gliederung*

Bereits 1782 entdeckte Gennari als junger Medizinstudent, daß ein Teil der Rinde des Okzipitallappens einen makroskopisch erkennbaren Streifen aufweist, und zeigte damit, daß die Hirnrinde nicht überall gleich gebaut ist. Seit dieser Zeit sind viele Beobachtungen hinzugekommen, die sich vor allem auf die Analyse feiner, nur mit dem Mikroskop erkennbarer Unterschiede im Bau der Rinde stützen und die zur Gliederung der Endhirnrinde in zahlreiche Felder geführt haben *(Rindenarchitektonik)*. Unter den so erzielten Einteilungen ist die 1909 von Korbinius Brodmann (1868–1918) [6] vorgelegte Gliederung in 44 auf einer Hirnkarte eingetragenen Felder am weitesten verbreitet und dient auch heute noch bei neuropathologischen und klinischen Untersuchungen als Standardreferenz (Abb. 16.18-9). Die **Brodmannschen Felder** sind in der Reihenfolge numeriert, wie sie bei Durchsicht von Serienschnitten größerer, in unterschiedlichen Ebenen geschnittener Blöcke einer Hemisphäre erscheinen. Lücken in der Zählfolge bestehen zwischen den Feldern 13 und 16 sowie zwischen 48 und 51. Die Felder 13–16 betreffen die Inselrinde; diese Felder hat Brodmann nur bei nichtmenschlichen Primaten abgegrenzt. Im Gehirn des Menschen gliedert er die Inselrinde in einen *agranulären* (entsprechend Feld 13) und einen *granulären* Bereich (entsprechend den Feldern 14–16). Die Felder 48–50 können nicht bei allen Individuen ausgemacht werden und sind deswegen in der Karte nicht eingetragen. Das Feld 51 entspricht dem rudimentären Kortex im Bereich der Substantia perforata anterior; es ist ebenfalls in der Hirnkarte nicht ausgewiesen.

Es hat lange Debatten über die Frage gegeben, ob die Grenzlinien zwischen den einzelnen Feldern haarscharf gezogen sind oder ob nicht vielmehr kontinuierliche Übergänge die Feldergrenzen unscharf erscheinen lassen. Daß unterschiedlich strukturierte Felder bestehen, steht außer Frage, auch wenn es möglicherweise neben zahlreichen unvermittelten Feldübergängen solche mit undeutlichen Übergangszonen gibt. Die Ausdehnung architektonischer Felder deckt sich keineswegs immer mit den durch die Sulci vorgegebenen Grenzen.

Unter funktionellen und architektonischen Gesichtspunkten erscheint es zur Zeit am sinnvollsten, den Isokortex in **Kernfelder** (Primärgebiete mit besonders kräftigen thalamischen Afferenzen), **Gürtelfelder** (Gebiete, die unmittelbar an die primären Felder anschließen)

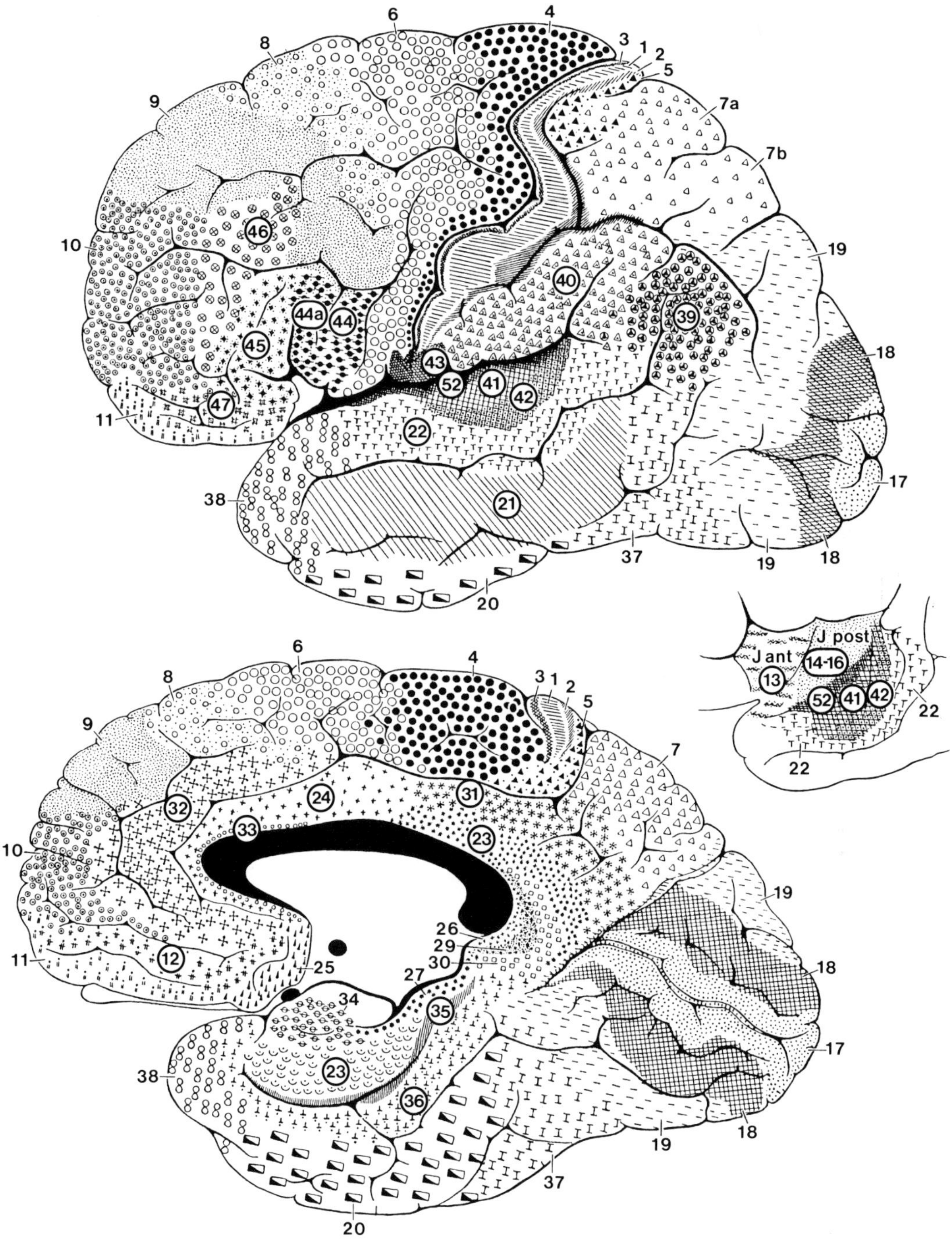

und **Assoziationsfelder** zu gliedern. Jeder Lappen des Endhirns enthält ein Kernfeld (visuell im Okzipitallappen, auditorisch im Temporallappen, somatosensorisch im Parietallappen und somatomotorisch im Frontallappen) (Abb. 16.18-1). Alle Kernfelder zeigen starke Abweichungen vom Grundbauplan des Isokortex. Dies gilt in etwas geringerem Maß auch für die Gürtelfelder. Kern- und Gürtelfelder gehören also zum *heterotypischen Isokortex*. Erst in den an die Gürtelfelder anschließenden ausgedehnten Rindenbereichen des Assoziationskortex liegt ein *homotypischer Isokortex* vor. In den sensorischen Kernfeldern erfolgt der erste Schritt der kortikalen Informationsverarbeitung, in den Gürtelfeldern ein weiterer, während die Assoziationsfelder die Aufgabe haben, Verarbeitungsschritte höherer Ordnung durchzuführen, wie die Verknüpfung mit Informationen aus anderen Sinnessystemen und die Übertragung der so strukturierten Daten auf die frontalen Assoziationsgebiete (hierarchische Struktur der Informationsverarbeitung) [21].

5.1 *Okzipitallappen (Lobus occipitalis)*

Visuelles Kernfeld

Das *visuelle Kernfeld* (**Area striata,** Brodmann-Feld 17, Abb. 16.18-1 u. 9) erhält eine dichte Punkt-für-Punkt-Projektion aus dem Corpus geniculatum laterale des Thalamus.

Umschriebene Orte der Retina (und damit des Gesichtsfeldes) sind in der Area striata topologisch repräsentiert; es kommt jedoch zu einer zweckmäßigen Verzerrung. Die Projektion der *Fovea centralis* nimmt etwa 4/5 der Fläche des Feldes in Anspruch, während die Projektion aus dem extramakulären Bereich auf eine schmale Zone zusammengedrängt bleibt. Flächenmäßig bedeckt die Area striata beide Wände des tief einschneidenden Sulcus calcarinus und liegt so größtenteils verborgen in der Tiefe des Okzipitallappens. Nur ein kleiner Anteil des Feldes erreicht auf der medialen Seite des Okzipitallappens die freie Oberfläche des Gehirns.

Die Area striata weicht in ihrer Lamination deutlich vom sechsschichtigen Grundtypus ab (heterotypischer Kortex). Die breite und zellreiche vierte Schicht (Koniokortex) ist in Unterschichten gegliedert, die sonst im Isokortex nicht vorkommen (Abb. 16.18-10a). Innerhalb der vierten Schicht liegt der breite, mit bloßem Auge erkennbare *Streifen von* Gennari (Markfaserplexus) (Abb. 16.18-10b), der an den Grenzen des Feldes unvermittelt abbricht (Abb. 16.18-11b). Trotz der Vielzahl von Schichten ist die Area striata sehr schmal (1,5–2 mm). Die Struktur der Area striata des Menschen und der höheren Primaten unterscheidet sich erheblich von der des visuellen Kernfeldes anderer Säugetiere. Vor allem die Faserbeziehungen zum Thalamus erfahren in der aufsteigenden Primatenreihe einen erheblichen Ausbau.

Die Molekularschicht enthält einen kräftigen Markfaserplexus. Die Schichten II und III sind schmal. Die vierte Schicht ist in drei Sublaminae gegliedert, und zwar in eine zellreiche IVa, eine zellarme IVb mit großen, horizontal ausgerichteten Solitärzellen von Cajal [24] und die IVc mit dicht gedrängt liegenden kleinen Neuronen. In Lamina IVb liegt der größte Teil des Streifens von Gennari. Eine schmale Unterschicht (IVcβ) der zellreichen Lamina IVc besteht fast ausschließlich aus kleinen modifizierten Pyramidenzellen (Abb. 16.18-10c), die ihres Dendritenbaues wegen vielfach als „bedornte Sternzellen" bezeichnet werden und hauptsächlich aus kleinzelligen Ab-

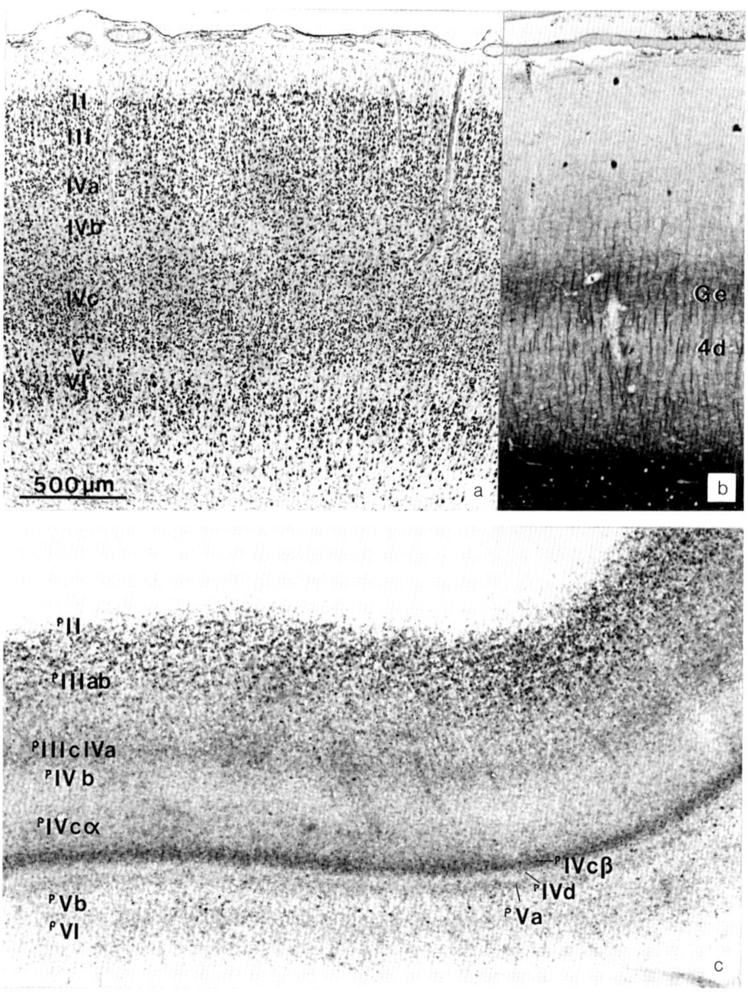

Abb. 16.18-10 Schichtung der Area striata. (a) Beachte im Zellbild (Nissl-Färbung) die breite Lamina IV mit ihren Unterschichten. (b) Markscheidenbild mit dem kräftig ausgebildeten Gennari-Streifen (Ge). (c) Pigmentbild, in dem die Lamina II und obere Lamina III durch zahlreiche stark pigmentierte Nicht-Pyramidenzellen sowie Lamina IVcβ durch kräftig pigmentierte, kleine, modifizierte Pyramidenzellen hervorgehoben sind. (Braak [4])

Abb. 16.18-11 Schichtung an der Grenze Area striata/parastriata und in der Area peristriata. (a) Grenze zwischen der Area striata und parastriata im NISSL-Bild und (b) im darauffolgenden Schnitt im Markscheidenbild; beachte den unvermitttelten Abbruch des GENNARI-Streifens (G), innerer BAILLARGERscher Streifen (B). (c) Ausschnitt aus der Area peristriata magnopyramidalis: große, lipofuszinpigmentreiche Pyramidenzellen kennzeichnen Lamina IIIc (Area 19); (BRAAK [4])

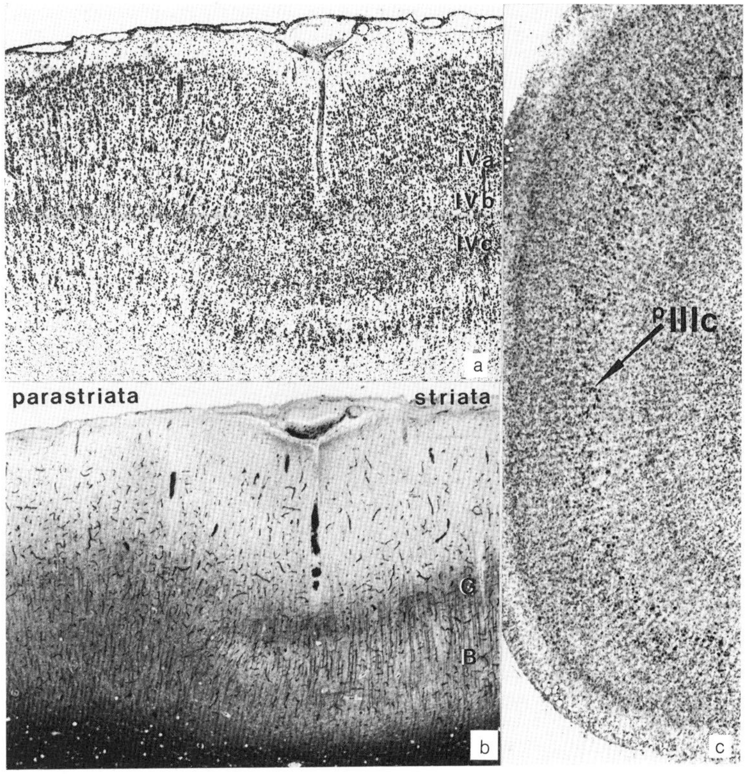

schnitten des Corpus geniculatum laterale stammende Afferenzen empfangen (Abb. 16.18-12 u. 13). Die Lamina V ist schmal und zellarm. An der Grenze zur multiformen Schicht liegen ungewöhnlich große MEYNERT-Pyramidenzellen, deren Axone zum Colliculus superior und zu visuellen Zentren höherer Ordnung des Temporallappens ziehen. Die obere Hälfte von Schicht VI ist zellreich; viele der hier liegenden Neurone projizieren zum Claustrum oder zurück zum Corpus geniculatum laterale.

Die Hauptafferenz der Area striata ist die **Radiatio optica** *(GRATIOLETsche Sehstrahlung)*, die aus dem *Corpus geniculatum laterale* des *Thalamus* aufsteigt (Abb. 16.18-12 u. 13). Die *parvozellulären* Anteile des *Corpus geniculatum laterale* projizieren im wesentlichen zur Schicht IVcβ, während Axone aus den *magnozellulären* Bereichen vor allem die Schicht IVcα erreichen. Über aufsteigende Axonkollateralen bringen die kleinen IVcβ-Pyramidenzellen die erhaltenen Informationen in die supragranulären Schichten (II und III), von wo aus sie auf nachgeordnete visuelle Felder (*Area parastriata* und *Regio peristriata*) geleitet werden. Die IVcα-Zellen haben über aufsteigende Axonkollateralen Verbindungen zu Lamina IVb wie auch zu II und III und übermitteln darüber ihre Informationen ebenfalls auf die nachgeschalteten Assoziationsareale. Die Pyramidenzellen der tiefen Schichten V und VI werden von Axonverzweigungen der Pyramidenzellen aus den Schichten II, III und IVcβ erreicht. Die Lamina-V-Pyramidenzellen projizieren vor allem zum *Colliculus superior*, zur *Formatio reticularis* und zum *Pulvinar thalami*, während Lamina-VI-Pyramidenzellen für eine Rückmeldung zum *Corpus geniculatum laterale* sorgen. Hier liegen auch die zum *Claustrum* projizierenden Neurone.

Die ihrer **Funktion** nach neurophysiologisch identifizierbaren Zellen sind ihrer Lage nach den einzelnen Schichten der Area striata zuzuordnen. **„Einfache Zellen“**, es sind Pyramiden- und Nicht-Pyramidenzellen, kommen vor allem in Lamina IV vor; sie reagieren auf *linienförmige Lichtreize*, die in einem bestimmten Bereich des Gesichtsfeldes (im rezeptiven Feld) eine bestimmte Orientierung aufweisen. Einfache Zellen reagieren auch auf Bewegungen dieses Lichtreizes durch das rezeptive Feld. **„Komplexe Zellen“** (Pyramidenzellen) dagegen liegen außerhalb von Lamina IV; sie antworten mit kontinuierlichen Entladungen, je nach *Orientierung* und *Bewegung* von Formen im Gesichtsfeld, wobei die Ausdehnung des Lichtreizes zu unterschiedlichen Reaktionen führt. Der Ausdruck „komplex“ bezieht sich auf die Funktion dieser Zellen und ihre Position in der Hierarchie der Verarbeitung visueller Informationen. Je komplexer die Funktion einer Zelle ist, um so weniger wird sie durch direkte thalamokortikale Kontakte beeinflußt.

Linien, Konturen und Bewegungen im Gesichtsfeld sind die stärksten Stimuli für das visuelle Kernfeld, d.h., die Neurone der Area striata analysieren nicht nur die Lage eines Reizes im Gesichtsfeld, sondern auch dessen Form, Komplexität und Ortsveränderung (Orientierungskolumnen Abb. 16.18-12 u. 13).

Die **„okulären Dominanzsäulen“** fassen Neurone zusammen, die ausschließlich *monokulär* erregt werden (Abb. 16.18-12) [16]. Sie lassen sich nach einseitiger Läsion der Sehbahn oder mit Markierungsmethoden darstellen und ergeben bei Betrachtung von Tangentialschnitten ein streifenförmiges Muster. Okuläre Dominanzsäulen sind nur bei höheren Primaten und dem Menschen nachweisbar; sie fehlen bereits den Neuweltaffen.

Andere, den okulären Dominanzsäulen ähnliche Strukturen dienen der Farberkennung, wieder andere der Registrierung von Entfernungen, also dem räumlichen Sehen. Insgesamt erweist sich, daß das Modulprinzip für die gleichzeitige Analyse vielfältiger Sinnesmodalitäten gut geeignet ist.

Visuelles Gürtelfeld

Das *visuelle Gürtelfeld* (**Area parastriata**, BRODMANN-Feld 18) umgibt ringartig die Area striata (Abb. 16.18-1 u. 9). Im Vergleich zum Kernfeld ist die Rinde etwas breiter und nicht so stark verkörnelt (Parakoniokortex) (Abb. 16.18-11a). Die vierte Schicht hat an Breite verloren, ist aber immer noch dominierend. In den tiefen Bereichen der dritten Rindenschicht fehlen große Pyramidenzellen.

Die Grenze zwischen Area striata und Area parastriata ist ohne Mühe an dem scharf gezogenen Ende des GENNARI-Streifens zu erkennen (Abb. 16.18-11b). Der innere BAILLARGERsche Streifen dringt von der Area parastriata her noch eine Strecke weit in die Area striata ein (Brücken-BAILLARGER), so daß hier ein grenznaher Streifen als Unterfeld der Area striata abgegliedert werden kann (Limes striatus). Auch auf der parastriatalen Seite gibt es im grenznahen Bereich Strukturbesonderheiten in Form auffällig großer IIIc-Pyramidenzellen, die in den übrigen Bereichen der Area parastriata fehlen (Limes parastriatus). Der **vertikale Meridian des Gesichtsfeldes** ist an der Grenze Area striata/parastriata repräsentiert. Bisherige Beobachtungen sprechen dafür, daß die grenznahen Unterfelder der Verknüpfung beider Hälften des Gesichtsfeldes dienen; dies wird vor allem durch die großen IIIc-Pyramidenzellen gewährleistet, die eine schnell leitende und dichte kallosale Verbindung zur kontralateralen Hemisphäre aufbauen. Alle übrigen Bereiche des visuellen Kernfeldes bleiben ohne kommissurale Verbindungen.

Okzipitaler Assoziationskortex

An das visuelle Gürtelfeld grenzen ausgedehnte Bereiche des Okzipitallappens mit zahlreichen architektonischen Untereinheiten. Sie weisen viele gemeinsame Merkmale auf und werden deshalb als *okzipitaler Assoziationskortex* (**Regio peristriata,** BRODMANN-Feld 19 Abb. 16.18-9) zusammengefaßt. Die Rinde ist breiter als im Feld 18; dies liegt vor allem daran, daß Lamina III im Gegensatz zur Area parastriata viele große Pyramidenzellen in ihren tiefen Abschnitten enthält (Area peristriata magnopyramidalis, Abb. 16.18-11c). Die Schicht IV dagegen ist schmaler und kompakter als in der Area parastriata. Aufgrund dieser Merkmale ist die Bestimmung der Grenze zwischen dem Gürtelfeld und der Assoziationsregion durchaus möglich.

In der Regio peristriata liegen Felder für die weitere Verarbeitung der visuellen Informationen. Nach Befunden an höheren Primaten ist zu vermuten [19], daß beim Menschen Felder für die weitere Analyse der Form und besonders der Farbe in basolateralen Bereichen und im Übergang zum Temporallappen liegen (bei Läsionen: **Achromatopsie**), während Felder mit orientierungs- und richtungsempfindlichen Neuronen mehr im Übergangsbereich zum Parietallappen angeordnet sind (entsprechende Funktionsausfälle bei Läsionen in diesen Bereichen).

Gefäßprozesse, Traumata, Tumoren usw. können Teile der okzipitalen Rinde zerstören. Bei einseitigem Ausfall des primären Feldes kommt es zu einer **kontralateralen Hemianopsie**, wobei jedoch das zentrale Sehen erhalten bleibt. Häufig ist bei Gefäßprozessen nur die obere oder untere Kalkarinalippe betroffen mit der Folge einer unteren bzw. oberen **Quadrantenhemianopsie**. Ein Ausfall des visuellen Kernfeldes beider Hemisphären führt zur **„Rindenblindheit"**. Bilaterale Zerstörungen von Teilen der Area parastriata und Regio peristriata dagegen führen zu einer optischen Agnosie (**„Seelenblindheit"**), bei der das Gesehene zwar noch wahrgenommen, aber nicht mehr erkannt wird.

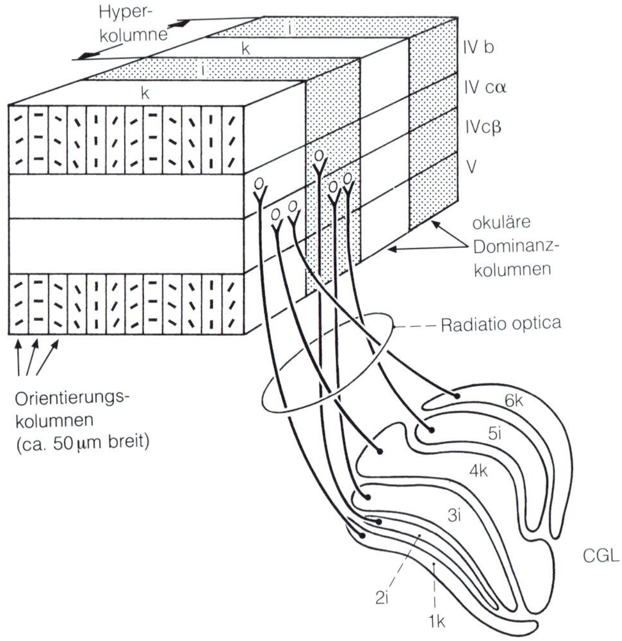

Abb. 16.18-12 Schema der Verbindungen zwischen Corpus geniculatum laterale und Area striata. Die Schichten des Corpus geniculatum laterale (CGL) erhalten Afferenzen aus dem ipsilateralen (2i, 3i, 5i) oder kontralateralen (1k, 4k, 6k) Auge. Die Fasern aus den großzelligen Schichten (1 und 2) des CGL enden in Lamina IVcα, die aus den kleinzelligen Schichten (3 bis 6) in Lamina IVcβ. Nach Augen getrennt, enden die Fasern in okulären Dominanzkolumnen. Unabhängig davon sind Orientierungskolumnen, in denen die Zellen in allen Schichten mit Ausnahme von Lamina IVc optimal auf Reize reagieren, die in einer bestimmten Richtung dargeboten werden (Striche). Wenn die Richtung des dargebotenen Reizes nur um wenige Grade abweicht, erfolgt die Antwort in einer benachbarten Säule. (Nach HUBEL u. WIESEL [16])

5.2 *Temporallappen (Lobus temporalis)*

Im auffälligen Gegensatz zu den sehr ausgedehnten Feldern, die der Verarbeitung visueller Informationen dienen, ist die auditorische Region im Gehirn des Menschen klein (Abb. 16.18-1). Andere Säugetierspezies können sich in dieser Hinsicht erheblich vom Menschen unterscheiden. So ist bei den Cetaceen (Waltieren), die sich weitgehend über Lautäußerungen verständigen, die auditorische Region ein flächenmäßig dominierender Bestandteil der Endhirnrinde.

Nur ein Teil des Temporallappens dient der Verarbeitung auditorischer Informationen. Nach architektonischen Gesichtspunkten gliedert sich der Lappen in drei Hauptregionen, und zwar in einen anteromedial gelegenen Bereich des *Allokortex* (Abb. 16.18-1) und *zwei* lateral und basal liegende *isokortikale Regionen*, die

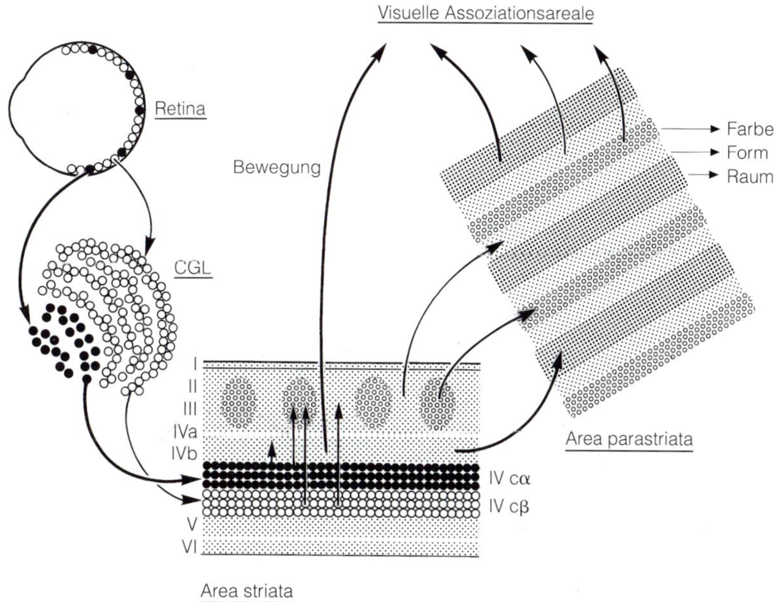

Abb. 16.18-13 Schema der Informationsübermittlung vom Auge über Area striata und parastriata bis zu den visuellen Assoziationsarealen. Die Typ-A-Retina-Ganglienzellen projizieren zu den großzelligen Schichten des CGL, die kleineren Typ-B-Zellen zu den kleinzelligen Schichten des CGL. Neben gemeinsamen Eigenschaften gibt es physiologische Unterschiede: In den kleinzelligen Schichten reagieren die meisten Zellen auf Farben; die Zellen haben ein kleineres rezeptives Feld; sie reagieren langsamer und sind weniger empfindlich gegenüber Kontrastunterschieden als Zellen der großzelligen Schichten. Von der Lamina IVcα werden die Informationen an die Schichten IVb und II/III, von der Lamina IVcβ an die Schichten II und III weitergegeben. In Lamina II und III wechseln sich fleckenförmige Bereiche mit hoher und geringer Cytochromoxidasedichte ab. Die hier liegenden Pyramidenzellen projizieren zur Area parastriata. Von diesem Feld aus erhalten die nachgeordneten visuellen Assoziationsareale ihre Informationen. (Livingstone u. Hubel [19])

durch den Sulcus temporalis superior getrennt werden. Die obere Temporalwindung unterscheidet sich strukturell von den tiefer gelegenen Windungen. Diese Gegebenheiten spiegeln sich auch im Sulcusmuster wider (Abb. 16.18-1). Während der Sulcus temporalis superior tief einschneidet und leicht aufzufinden ist, bereitet es häufig Schwierigkeiten, einen Sulcus temporalis inferior auszumachen. Die Verarbeitung auditorischer Informationen wird im wesentlichen nur von der oberen Temporalwindung übernommen, während die flächenmäßig ausgedehnten tiefen Areale überwiegend einer weiteren Verarbeitung visueller Informationen dienen.

Die Aufgliederung der oberen Temporalwindung ist am besten an makroskopischen Hirnpräparaten zu überblicken, bei denen nach Entfernung der frontalen und frontoparietalen Opercula der Temporallappen einer Betrachtung von oben zugänglich gemacht worden ist (Abb. 16.18-1). Auf diese Weise lassen sich die in der Tiefe des Sulcus lateralis cerebri verborgenen Querwindungen von Heschl gut überschauen (zu den hier häufig zu beobachtenden Asymmetrien s. Kap. 16.9.8).

Auditorisches Kernfeld

Das *auditorische Kernfeld* (**Area temporalis granulosa,** Brodmann-Feld 41) ist nur wenig größer als ein 5-Mark-Stück und bedeckt die inselnahe Hälfte der Heschl-Windungen (Abb. 16.18-1 u. 9). Die Lage wechselt etwas von Individuum zu Individuum; das Feld kann auch ein wenig auf angrenzende Gebiete des Planum temporale übergreifen [4].

Das Kernfeld empfängt die Hauptmenge der in der *Radiatio acustica* zusammengefaßten Fasern aus dem *Corpus geniculatum mediale* des Thalamus. Wie alle Kernfelder ist es besonders reich an intrakortikalem Myelin und arm an Pigmentablagerungen in den Nervenzellen. Im Nissl-Bild dominieren kleine Neurone *(parvozelluläre Rinde)*. Die vierte Schicht ist besonders zellreich und breit (verkörnelte Rinde, *Koniokortex*). Viele der kleinen Pyramidenzellen sind in schmalen Streifen übereinander angeordnet (Abb. 16.18-14) („Regenschauerformation“, [29]).

Die Topologie der Faserendigungen der Radiatio acustica entspricht den Frequenzen im Hörbereich *(Tonotopie)*. Tiefe Frequenzen sind innerhalb des Areals mehr anterolateral und höhere mehr posteromedial repräsentiert [7]. Neurone mit derselben Frequenzcharakteristik liegen innerhalb des Kortex übereinander. Die auf diese Weise entstehenden *„Isofrequenzstreifen“* sind longitudinal zur Längsachse der Heschl-Windungen angeordnet und relativ breit. Senkrecht zur Ordnung der „Isofrequenzstreifen“ wechseln Streifen von *dextrauraler* und *sinistrauraler Dominanz* ab. Das auditorische Kernfeld dient also neben einer **Frequenzanalyse** der Schallquelle auch der Bestimmung ihrer **räumlichen** Position, und zwar durch Erfassung der interauralen Intensitätsunterschiede für höhere und der Zeitdifferenzen für niedrigere Frequenzen. Darüber hinaus zeigt sich eine *amplitope* Organisation: Leise Töne werden in tiefer gelegenen Abschnitten von Area 41 verarbeitet als laute.

Bei einseitigen **Läsionen** sind zumeist keine groben Ausfälle zu beobachten, da die Hörrinde jeder Hemisphäre Schallinformationen von beiden Ohren erhält.

Auditorisches Gürtelfeld

Das *auditorische Gürtelfeld* (**Area temporalis paragranulosa,** Brodmann-Feld 42) umgibt hufeisenförmig das Kernfeld (Abb. 16.18-1 u. 9). Während sich die Grenze zwischen visuellem Kern- und Gürtelfeld (17/18) schon

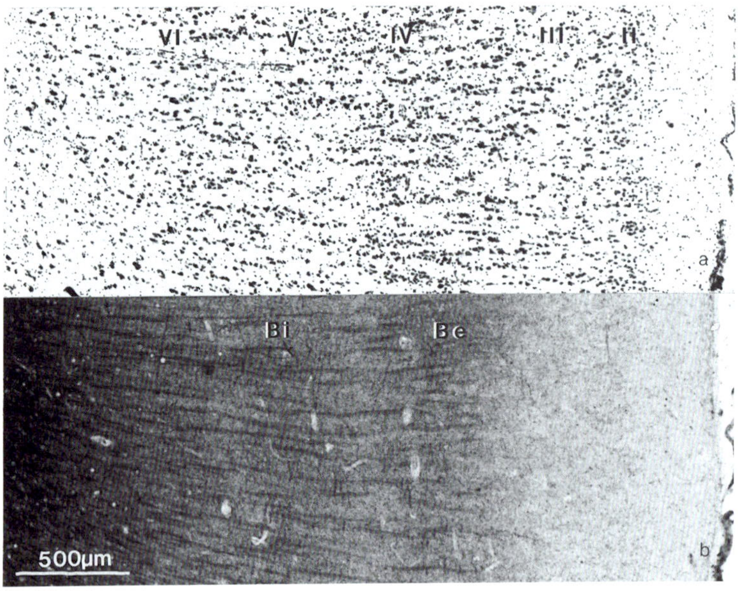

Abb. 16.18-14 Ausschnitt aus dem auditorischen Kernfeld. (a) Das NISSL-Präparat zeigt übereinander angeordnete Zellsäulen („Regenschauerformation"). Das Markscheidenbild (b) läßt kräftige Radiärfaserbündel sowie einen äußeren (Be) und inneren (Bi) BAILLARGERschen Streifen erkennen. (BRAAK [4])

makroskopisch zu erkennen gibt, bereitet es Mühe, eine entsprechende Grenze in der auditorischen Region zu ziehen. Immerhin ist das Gürtelfeld weniger stark „verkörnelt" und zeigt im Pigmentbild eine deutlich verschmälerte äußere Tänie [4]. Die Pyramidenzellen sind größer als im Kernfeld, besonders in Sublamina IIIc. Die übereinander gestaffelte Anordnung wird beibehalten, nur daß jetzt stärkere Säulen das Bild beherrschen („Orgelpfeifenformation" [29]).

Auditorischer Assoziationskortex

An das Gürtelfeld schließt posterolateral ein ausgedehnter homotypischer Rindenbereich an, der sich über weite Bereiche des (asymmetrischen) Planum temporale erstreckt und als *auditorischer Assoziationskortex* bezeichnet werden kann. Er ist durch große, besonders lipofuszinreiche Pyramidenzellen in Lamina IIIc gekennzeichnet, die sonst kein allgemeiner Baubestandteil des Isokortex sind. Wegen der pigmentbeladenen IIIc-Pyramidenzellen gehört das Gebiet zu den „magnopyramidalen Regionen" des Isokortex. Die wichtigsten von ihnen liegen im Bereich der phylogenetisch spät erworbenen Opercula des Sulcus lateralis cerebri.

Nach klinischen Befunden wird die sensorische Sprachregion von WERNICKE posterolateral der HESCHLschen Querwindung lokalisiert (Abb. 16.18-1). In der Regel dominiert die linke Hemisphäre für die Sprachfunktionen. Aus diesem Grunde führen bereits wenig umfangreiche Schädigungen der dominanten Hemisphäre im Bereich der Sprachregion zu einer eindrucksvollen Symptomatik. Allgemein werden durch Hirnschädigungen verursachte Sprachstörungen als **„Aphasien"** bezeichnet. Verletzungen im Bereich der sensorischen Sprachregion sind mit Einschränkungen des Sprachverständnisses verbunden **(sensorische Aphasie)**. Die Fähigkeit, Wahrgenommenes und Gedachtes mit Symbolen zu verknüpfen und sich mit Hilfe der Sprache anderen Menschen mitzuteilen, ist eine höchst komplexe Hirnleistung und bedarf der Zusammenarbeit ausgedehnter Neuronenverbände in verschiedenen Hirnregionen. Daher sind Sprachstörungen sehr variabel und meist auch von kognitiven Ausfällen begleitet.

5.3 Parietallappen (Lobus parietalis)

Somatosensorische Kern- und Gürtelfelder

Das *somatosensorische Kernfeld* **(Area postcentralis granulosa,** BRODMANN-Feld 3) und die anschließenden *Gürtelfelder* **(Area postcentralis paragranulosa,** BRODMANN-Felder 1 und 2) liegen größtenteils in der Tiefe des Sulcus centralis verborgen (Abb. 16.18-1). Im Bereich der Mantelkante ist die Rinde des Kernfeldes sehr dünn. In Richtung auf das frontoparietale Operculum verbreitert sie sich kontinuierlich. Die Rinde ist kleinzellig *(parvozellulärer Typ)*, mit großer Myelindichte und allgemein geringer Pigmentierung. Die vierte Schicht ist besonders breit und zelldicht *(Koniokortex)*.

Die BRODMANN-Felder 1 und 2 sind deutlich weniger stark verkörnelt als Feld 3 und bilden den Übergang zu den ausgedehnten homotypischen Assoziationsgebieten des Parietallappens (Abb. 16.18-1 u. 9). Nahe der Mantelkante liegen in den Feldern 1 und 2 kleine Gruppen von BETZ-Pyramidenzellen in Schicht Vb, die wie die entsprechenden Neurone des primären motorischen Gebietes zum Aufbau der Pyramidenbahn beitragen.

Die BRODMANN-Felder 3, 1 und 2 empfangen den Hauptanteil der thalamokortikalen Fasern aus der **Radiatio somatosensoria.** Wieder besteht eine präzise Punkt-für-Punkt-Projektion mit einem verzerrten Körperschema: Die funktionelle Bedeutung einzelner Teile des Körpers findet ihre Entsprechung in der Größe der jeweils zuständigen Rindenbereiche (Abb. 16.18-1 u. 15) [22]. Informationen aus verschiedenartigen Rezeptoren, die unterschiedliche Sinnesmodalitäten repräsentieren, erreichen in antero-posteriorer Richtung hintereinander angeordnet die Hirnrinde. So entsteht eine komplizierte somatosensorische Repräsentation der Körperoberfläche [22]. Neurone, die auf eine bestimmte Sinnesmodalität ansprechen, sind in Säulen von etwa 200–500 µm Durchmesser übereinander angeordnet. Die

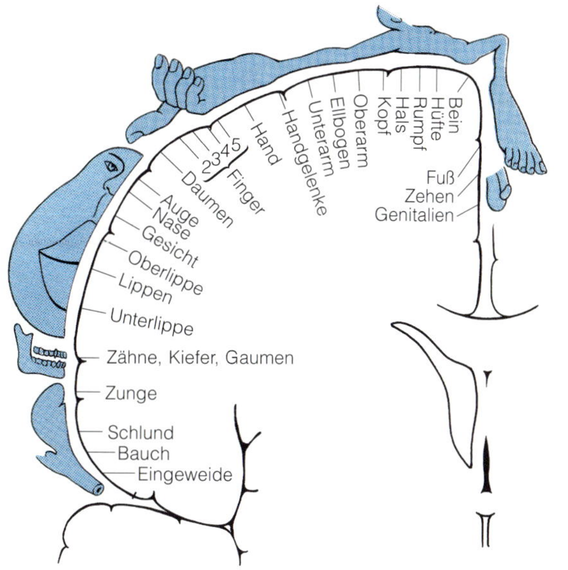

Abb. 16.18-15 Repräsentation des Körpers auf dem somatosensorischen Kernfeld. Rechts Fissura sagittalis superior mit Mantelkante. (PENFIELD u. RASMUSSEN [22])

unmittelbar an das motorische Kernfeld anschließenden Bereiche des somatosensorischen Kernfeldes erhalten vor allem Informationen aus den Muskelspindeln; es folgen Bereiche, in denen vorwiegend Informationen aus langsam adaptierenden Mechanorezeptoren wie etwa den MERKELschen Tastscheiben verarbeitet werden, darauf solche für schnell adaptierende Mechanorezeptoren wie den MEISSNERschen Tastkörperchen.

Sekundäres somatosensorisches Gebiet

Im Operculumbereich liegt ein kleines Feld, das architektonisch Ähnlichkeiten zum eben geschilderten Gebiet aufweist und in dem mit physiologischen Methoden eine zweite komplette Repräsentation des Körperschemas gefunden worden ist. Dieses Gebiet liegt verborgen in der Tiefe des Sulcus lateralis cerebri (Dachbereich des frontoparietalen Operculums) und wird als *sekundäres somatosensorisches Gebiet* bezeichnet.

Supplementär-sensorisches Gebiet

Eine weitere Repräsentation des Körperschemas wurde neuerdings auch beim Menschen im medialen Parietalkortex nahe der Mantelkante festgestellt. Ihre Funktion ist noch nicht genügend geklärt.

Parietaler Assoziationskortex

Auf die Gürtelfelder folgen ausgedehnte homotypische Areae, die recht einheitlich gebaut sind und den *parietalen Assoziationskortex* bilden (Abb. 16.18-1 u. 9). Innerhalb dieses Gebietes ist das untere Parietalläppchen (BRODMANN-Felder 40 und 39) durch große pigmentbeladene IIIc-Pyramidenzellen hervorgehoben. So besitzt auch der Parietallappen eine ausgedehnte *magnopyramidale Region.*

Insgesamt dient der somatosensorische Kortex der Wahrnehmung des eigenen Körpers und der Umwelt über den Tastsinn [8].

Bei Läsionen dieses Gebietes kommt es zu Störungen der taktilen Lokalisation und der Wahrnehmung der Oberflächenbeschaffenheit. Die parietalen Assoziationsregionen dienen überwiegend der Koordination von taktilen und visuellen Informationen mit dem „Körper- und Raumschema", jenen Vorstellungen also, die sich der Mensch von seinem Körper und dessen Beziehung zur Umwelt macht. Bei größeren Läsionen parietaler Assoziationsgebiete sind die Betroffenen nicht mehr in der Lage, Gegenstände durch Betasten zu erkennen (**„Astereognosie"**). Umfangreiche Zerstörungen des Parietallappens der nichtdominanten Hemisphäre können zum **„Neglect"** führen, also zu einer Nichtwahrnehmung der kontralateralen Körperhälfte und der Vorgänge im kontralateralen Gesichtsfeld. Läsionen des dominanten unteren Parietalläppchens ergeben unter Umständen schwere Beeinträchtigungen des Sprachverständnisses [17]. Auch visuomotorische Ataxie und taktile Apraxie sind zu beobachten.

5.4 *Frontallappen (Lobus frontalis)*

Motorisches Kern- und Gürtelfeld (präzentraler Motorkortex und prämotorische Region)

Das *motorische Kernfeld* **(Area gigantoganglionaris,** BRODMANN-Feld 4) liegt weitgehend in der Vorderwand des Sulcus centralis verborgen. Nur nahe der Mantelkante und auf der medialen Seite der Hemisphäre erreicht es die freie Oberfläche des Gehirns (Abb. 16.18-1 u. 9). Das Feld empfängt besonders starke Afferenzen aus den vorgeschalteten frontalen Feldern, besonders aus Feld 6. Je nach funktioneller Wertigkeit sind die Muskelgruppen des Bewegungsapparates durch wechselnd große Bereiche im Primärfeld repräsentiert *(Somatotopie)* (Abb. 16.18-16) [1, 22]. Auffällig große Anteile des Feldes dienen der Koordination von Muskelgruppen, die für den Menschen von besonderer Bedeutung sind, wie der Repräsentation der Sprechwerkzeuge und der Hand.

Das motorische Kernfeld ist durch eine breite Rinde (3–5 mm) ausgezeichnet (Abb. 16.18-17). Im Bereich des Parazentralläppchens ist die Rinde am breitesten. Sie verschmälert sich von hier aus kontinuierlich in Richtung auf das frontoparietale Operculum. Auch nach den übrigen strukturellen Merkmalen ist das motorische Kernfeld am leichtesten in Nähe der Mantelkante vom somatosensorischen Kernfeld zu unterscheiden. Auf beiden Seiten verlieren sich die spezifischen Merkmale allmählich, so daß in Nähe des Operculums beide Kernfelder die Züge eines (primitiven) gemischt sensomotorischen Kortex annehmen. Die während der phylogenetischen Entwicklung erfolgte allmähliche Trennung eines ursprünglich gemeinsamen sensomotorischen Kortex ist also auch beim Menschen noch nicht durchgehend vollzogen.

Die meisten Neurone des motorischen Kernfeldes sind groß *(magnozelluläre Rinde).* Pyramidenzellen beherrschen das Bild (verpyramidisierter Kortex); die Rinde ist reich an Markfasern und arm an Lipofuszinablagerungen. Das Kernfeld ist weiterhin durch das Fehlen einer Körnerschicht (IV) *(agranuläre Rinde)*

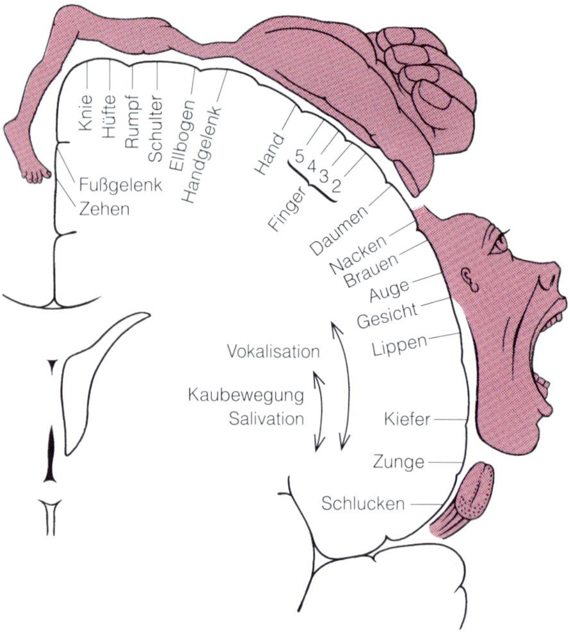

Abb. 16.18-16 Repräsentation verschiedener Körperregionen im Bereich des motorischen Kernfeldes. Links oben Mantelkante. (PENFIELD u. RASMUSSEN [22])

und durch das Vorhandensein ungewöhnlich großer BETZ-*Pyramidenzellen* in Lamina Vb gekennzeichnet. Aus den BETZ-Pyramidenzellen und vielen weiteren Pyramidenzellen des motorischen Gebietes entspringen Axone, die ohne Unterbrechung bis in den Bereich des unteren Hirnstamms und des Rückenmarks ziehen *(Tractus corticobulbaris* und *corticospinalis).*

Vor dem BRODMANN-Feld 4 liegt ein wechselnd breiter Gürtel eines weniger spezialisierten, aber doch noch „motorisch" erscheinenden, also pyramidenreichen, agranulären Kortex *(prämotorische Region,* Abb. 16.18-1 u. 9). Die Rinde dieses Gürtelfeldes *(Area paragigantoganglionaris,* in etwa BRODMANN-Feld 6) ist etwas weniger breit als die des Kernfeldes. Durch das Fehlen der BETZ-Pyramidenzellen ist das Gürtelfeld leicht vom Kernfeld zu unterscheiden.

Supplementär-motorisches Gebiet

Im Gebiet der ersten Frontalwindung und zum größten Teil im Interhemisphärenspalt verborgen, liegt ein agranuläres Feld, das strukturell den eben besprochenen Gebieten ähnlich ist und nach physiologischen Befunden eine weitere Repräsentation des motorischen Homunkulus aufweist [30]. Das Gebiet soll für motorisch geprägtes Lernen von Bedeutung sein. Es soll das Zusammenspiel beider Hände bei bimanuellen Aufgaben koordinieren.

Frontaler Assoziationskortex

Vor der prämotorischen Region liegen beim Menschen ausgedehnte homotypische Rindenbezirke, die den *frontalen Assoziationskortex* darstellen. Umschriebene Bereiche der ersten Frontalwindung und vordere Abschnitte des frontoparietalen Operculums sind durch das Auftreten großer pigmentbeladener IIIc-Pyramidenzellen gekennzeichnet. Die das Operculum einnehmende *„inferofrontale magnopyramidale Region"* ist für den geordneten Ablauf der komplizierten, schnell und fein abgestuft erfolgenden Bewegungen der Sprechwerkzeuge von Bedeutung („motorische Sprachregion von BROCA") (Abb. 16.18-1).

Die übrigen Bereiche des frontalen Assoziationskortex zeigen strukturell zahlreiche lokale Variationen [25]. Über die Grenzziehungen und das Ausmaß der Unterteilungen in Einzelfelder ist jedoch noch keine Einigkeit erzielt worden. Die Felder haben viele Merkmale gemeinsam. Das Vorhandensein einer vierten Schicht *(granulärer Kortex)* ist so ein Merkmal, das den frontalen Assoziationskortex vom motorischen Kern- und Gürtelfeld (agranulärer Kortex) unterscheidet. Sprachlich unschön und anatomisch unrichtig wird dieses Gebiet vielfach auch als *„präfrontaler Kortex"* bezeichnet.

Die Unversehrtheit des frontalen Assoziationskortex ist für die höheren Funktionen des menschlichen Gehirns von besonderer Bedeutung. Motivation zu sozialem und ethischem Handeln, Initiative, Entschlußkraft, Ausdauer und Konzentrationsfähigkeit erleiden schwere Einbußen bei **bilateralen Zerstörungen** dieser phylogenetisch spät erworbenen und ontogenetisch spät ausreifenden Rindenbezirke. Ausgedehnte Läsionen des frontalen Assoziationskortex bewirken eine eigentümliche Verflachung der Persönlichkeit und der emotionalen Reaktionen (Verlust von „Tiefgang"); die Gemütsbewegungen können jäh umschlagen, dabei besteht eine der Situation nicht entsprechende euphorische Grundhaltung (Witzelsucht). Antriebsstörungen, erhöhte Ablenkbarkeit, Gleichgültigkeit und mangelnde Rücksichtnahme kommen hinzu. Bei Gewalteinwirkungen auf den Schädel sind die frontalen Assoziationsfelder besonders gefährdet. So ziehen sich Alkoholiker bei Stürzen häufig Quetschungen der orbitofrontalen Rinde zu.

6 *Zur Funktion des Isokortex*

Jede der beiden Hemisphären ist in gewissem Umfang für bestimmte Funktionen spezialisiert. Diese betreffen nicht nur das Sprechvermögen, Sprachverständnis und die Motorik der Hand, sondern lassen sich auch für taktile, visuelle und auditorische Funktionen nachweisen. Vergleichbare Lateralisationen wurden auch bei nichtmenschlichen Säugetieren gefunden. Erkenntnisse über die Spezialisierung der Hemisphären wurden vor allem durch Beobachtungen an Patienten, bei denen aufgrund einer sonst unbehandelbaren Epilepsie das Corpus callosum durchtrennt werden mußte, gewonnen.

Die dominante – zumeist die linke – Hemisphäre ist für das Sprechvermögen, einen Großteil des semantischen Unterscheidungsvermögens, arithmetische Fähigkeiten sowie Fähigkeiten zur Analyse von zeitlichen Abläufen und Kontrolle von Emotionen zuständig.

Der nichtdominanten – in der Regel also der rechten – Hemisphäre kommt demgegenüber mehr die Fähigkeit zum emotionsbetonten, bildhaften und phantasievollen Denken zu. Auch im Erfassen räumlicher Muster und in manipulospatialen Belangen ist sie der dominanten Hemisphäre überlegen. Ausfälle im Bereich der räumlichen Orientierung finden sich besonders bei Läsionen der nicht sprachdominanten Hemisphäre.

Abb. 16.18-17 Motorisches Kernfeld. NISSL-Bild (a) und Pigmentbild (c) mit BETZschen Riesenpyramidenzellen in Lamina Vb. Eine Körnerschicht (Lamina IV) fehlt. Das Markscheidenbild (b) zeigt eine hohe Dichte von Myelin mit kräftigen Faserplexus in den Laminae V und VI. (BRAAK [4])

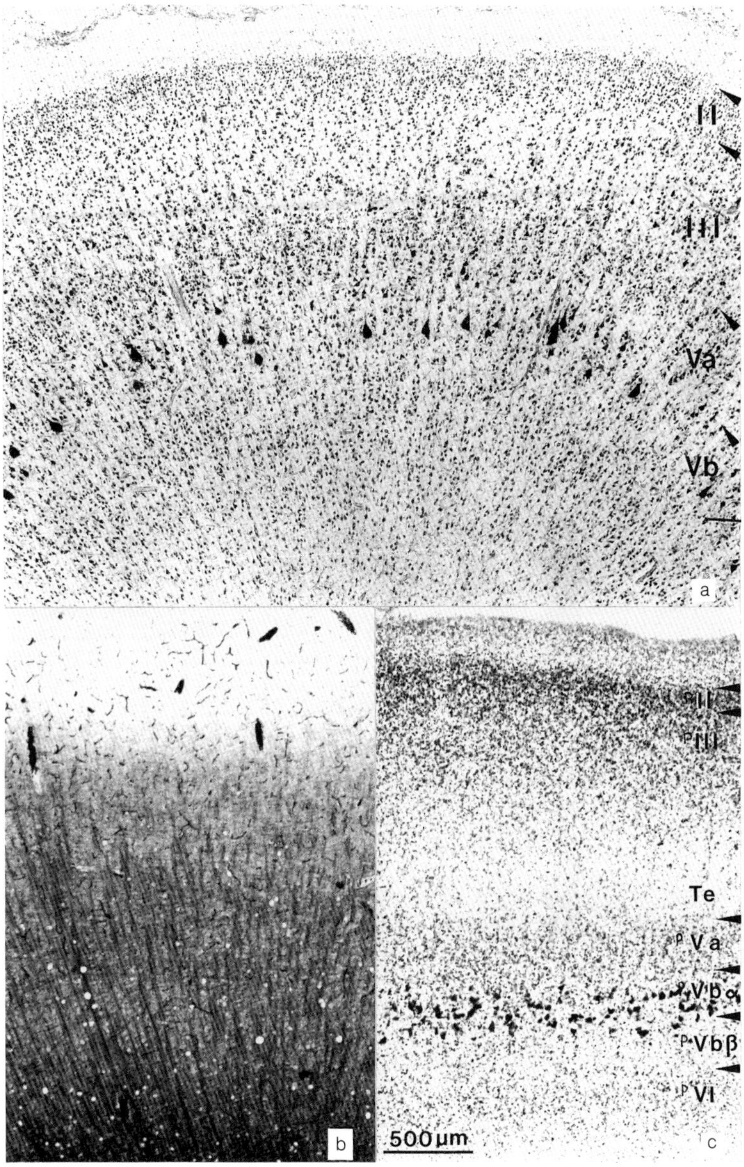

Literatur

[1] ASANUMA, H.: The Motor Cortex. Raven Press, New York 1989.

[2] BRAAK, E.: On the structure of layer IIIab pyramidal cells in the human isocortex. A Golgi and electron microscopical study with special emphasis on the proximal axon segment. J. Hirnforsch. 26 (1985) 117–125.

[3] BRAAK, E., H. BRAAK, H. STRENGE, A.-U. MUHTAROGLU: Age-related alterations of the proximal axon segment in lamina IIIab pyramidal cells of the human isocortex. A Golgi and fine structural study. J. Hirnforsch. 21 (1980) 531–535.

[4] BRAAK, H.: Architectonics of the human telencephalic cortex. In: BRAITENBERG, V., H. B. BARLOW, E. BIZZI, E. FLOREY, O.-J. GRÜSSER, H. VAN DER LOOS (eds.): Studies of Brain Function, Vol. 4. Springer, Berlin–Heidelberg–New York 1980.

[5] BRAAK, H.: Architectonics as seen by lipofuscin stains. In: PETERS, A., E. G. JONES (eds.): Cerebral Cortex. Cellular Components of the Cerebral Cortex, Vol. 1, pp. 59–104. Plenum Press, New York–London 1985.

[6] BRODMANN, K.: Vergleichende Lokalisationslehre der Großhirnrinde. J. A. Barth, Leipzig 1909, reprint 1985.

[7] BRUGGE, J. F., R. A. REALE: Auditory cortex. In: PETERS, A., E. G. JONES (eds.): Cerebral Cortex. Association and Auditory Cortices, Vol 4, pp. 229–271. Plenum Press, New York 1985.

[8] CREUTZFELD, O. D.: Cortex cerebri. Leistung, strukturelle und funktionelle Organisation der Hirnrinde. Springer, Berlin–Heidelberg–New York 1983.

[9] DEFELIPE, J., S. H. C. HENDRY, E. G. JONES: A correlative electron microscopic study of basket cells and large GABAergic neurons in the monkey sensory cortex. Neuroscience 17 (1986) 991–1009.

[10] FAIREN, A., J. DEFELIPE, I. REGIDOR: Nonpyramidal neurons. General account. In: PETERS, A., E. G. JONES (eds.): Cerebral Cortex. Cellular Components of the Cerebral Cortex. Vol. 1, pp. 201–253. Plenum Press, New York–London 1984.

[11] FALLON, J. H., S. E. LOUGHLIN: Monoamine innervation of cerebral cortex and a theory of the role of monoamines in cerebral cortex and basal ganglia. In: JONES, E. G., A. PETERS (eds.): Cerebral Cortex. Further Aspects of Cortical Function, Including Hippocampus, Vol. 6, pp. 41–127. Plenum Press, New York–London 1987.

[12] FELDMAN, M. L.: Morphology of the neocortical pyramidal neuron. In: PETERS, A., E. G. JONES (eds.): Cerebral Cortex. Cellular Components of the Cerebral Cortex, Vol. 1, pp. 201–253. Plenum Press, New York–London 1984.

[13] HAUG, H.: Brain sizes, surfaces, neuronal sizes of the cortex cerebri: A stereological investigation of man and his variability and a comparison with some mammals (primates, whales, marsupials, insectivores, and one elephant). Amer. J. Anat. 180 (1987) 126–142.

[14] HERKENHAM, M.: New perspectives on the organization and evolution of nonspecific thalamocortical projections. In: JONES, E. G., A. PETERS (eds.): Cerebral Cortex. Sensory-Motor Areas and Aspects of Cortical Connectivity, Vol. 5, pp. 403–445. Plenum Press, New York–London 1986.

[15] HOUSER, C. R., J. E. VAUGHN, S. H. C. HENDRY, E. G. JONES, A. PETERS: GABA neurons in the cerebral cortex. In: JONES, E. G., A. PETERS (eds.): Cerebral Cortex. Functional Properties of Cortical Cells, Vol. 2, pp. 63–89. Plenum Press, New York–London 1984.

[16] HUBEL, D. H., T. N. WIESEL: Functional architecture of macaque monkey visual cortex. Proc. roy. Soc. Lond. B 198 (1977) 1–59.

[17] HYVÄRINEN, J.: The parietal cortex of monkey and man. In: BRAITENBERG, V., H. B. BARLOW, H. BULLOCK, E. FLOREY, O.-J. GRÜSSER, A. PETERS (eds.): Studies of Brain Function, Vol. 8. Springer, Berlin–Heidelberg–New York 1982.

[18] JONES, E. G.: The Thalamus. Plenum Press, New York–London 1985.

[19] LIVINGSTONE, M., D. HUBEL: Segregation of form, color, movement, and depth: Anatomy, physiology, and perception. Science 240 (1988) 740–749.

[20] MARTIN, K. A. C.: Neuronal circuits in cat striate cortex. In: JONES, E. G., A. PETERS (eds.): Cerebral Cortex. Functional Properties of Cortical Cells, Vol. 2, pp. 241–284. Plenum Press, New York–London 1984.

[21] PANDYA, D. N., E. H. YETERIAN: Architecture and connections of cortical association areas. In: PETERS, A., E. G. JONES (eds.): Cerebral Cortex. Association and Auditory Cortices, Vol. 4, pp. 1–61. Plenum Press, New York–London 1985.

[22] PENFIELD, W., T. RASMUSSEN: The Cerebral Cortex of Man. A Clinical Study of Localization of Function. Macmillan, New York 1950.

[23] PETERS, A., L. M. KIMERER: Bipolar neurons in rat visual cortex: A combined Golgi-electron microscope study. J. Neurocytol. 10 (1981) 921–946.

[24] RAMON Y CAJAL, S.: Histologie du Système Nerveux de l'Homme et des Vertébrés. Consejo Superior de Investigationes Cientificas. Madrid 1909/1911.

[25] SANIDES, F.: Die Architektonik des menschlichen Stirnhirns. In: MÜLLER, M., H. SPATZ, P. VOGEL (Hrsg.): Monographien des Gesamtgebietes der Neurologie und Psychiatrie 98. Springer, Berlin–Göttingen–Heidelberg 1962.

[26] SAPER, C. B.: Diffuse cortical projection systems: Anatomical organization and role in cortical function. In: Handbook of Physiology. The Nervous System, Vol. V, pp. 169–210. American Physiological Society, Bethesda 1987.

[27] SOMOGYI, P., A. COWEY: Combined Golgi and electron microscopic study on the synapses formed by double bouquet cells in the visual cortex of the cat and monkey. J. comp. Neurol. 195 (1981) 547–566.

[28] VOGT, C., O. VOGT: Allgemeinere Ergebnisse unserer Hirnforschung. J. Psychol. Neurol. 25 (1919) 279–462.

[29] VON ECONOMO, C., G. N. KOSKINAS: Die Cytoarchitektonik der Hirnrinde des erwachsenen Menschen. Springer, Wien–Berlin 1925.

[30] WIESENDANGER, M.: Recent developments in studies of the supplementary motor area of primates. Rev. Physiol. Biochem. Pharmacol. 103 (1986) 1–59.

16.19 Limbisches System

K. Akert

1 *Übersicht*

Der Begriff „limbisches System" geht auf Paul Brocas (1878) Entdeckung des „grand lobe limbique" zurück. Wir verstehen darunter 1. den limbischen Kortex, ein umschriebenes Gebiet längs des medialen Großhirnmantelrandes, 2. die limbischen Kerngebiete im Vorderhirn und im Hirnstamm und 3. die zwischen diesen Gebieten bestehenden Verbindungen. Diese Bestandteile gehören zum stammesgeschichtlich älteren Inventar des Wirbeltiergehirns.

Dem limbischen System werden in erster Linie integrative Funktionen im Bereich der viszeralen, psychosomatisch-emotionalen Sphäre zugeschrieben. Durch seine Verflechtungen mit dem beim Menschen so mächtig entwickelten Neokortex und dessen kognitiven Leistungen wird ihm als Vergleichs- und Wertungsinstanz aktueller Erlebnisse nicht nur bei der Motivation menschlichen Handelns, sondern auch bei der Konsolidation von Sinneseindrücken („working memory") eine grundlegende Bedeutung zugemessen. Eine entscheidende Rolle dürfte dabei der hohe Gehalt an und die Ansprechbarkeit auf eine große Zahl von verschiedenartigen Neuromodulatoren, insbesondere Peptid- und Steroidhormonen, spielen.

1.1 *Limbischer Kortex*

Der limbische Kortex beinhaltet einen Gürtel *(Limbus)* von Rindenfeldern, die an der medialen Hemisphärenwand zwei parallel aneinanderliegende Ringsysteme bilden. Im Uncusgebiet beginnend (s. Kap. 16.9), umgeben sie das Corpus callosum und münden in die Area subcallosa und schließlich am Fuß des Stirnhirns in den Gyrus paraterminalis ein (Abb. 16.19-1 u. 2).

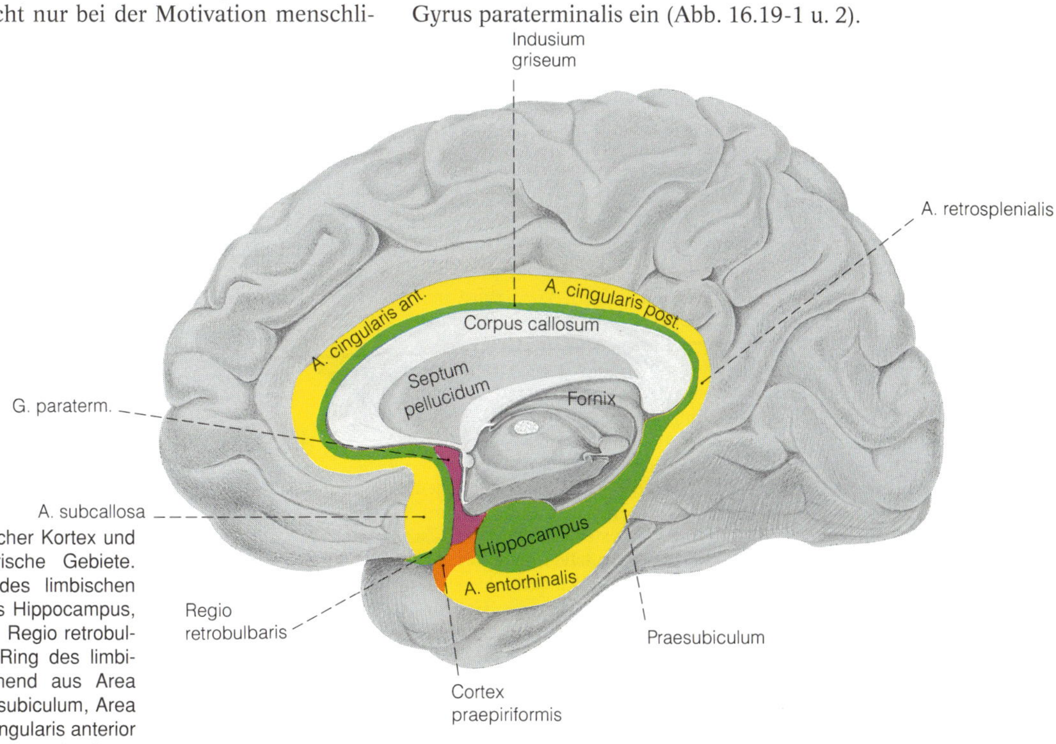

Abb. 16.19-1 Limbischer Kortex und angrenzende olfaktorische Gebiete. Grün: innerer Ring des limbischen Kortex, bestehend aus Hippocampus, Indusium griseum und Regio retrobulbaris. Gelb: äußerer Ring des limbischen Kortex, bestehend aus Area (A.) entorhinalis, Praesubiculum, Area retrosplenialis, Area cingularis anterior und posterior und Area subcallosa. Violett: Gyrus paraterminalis (Area septalis). Orange: Cortex praepiriformis. (Nach Stephan [36])

Im **inneren Ring** befinden sich der **Hippocampus** mit 1. *Gyrus dentatus*, 2. Ammonshorn *(Cornu Ammonis)*, 3. *Subiculum* und dessen supra- und präkallosaler Fortsetzung, genannt *Indusium griseum*.

Der **äußere Ring** wird durch Rindenfelder im *Gyrus parahippocampalis*[1] und im *Gyrus cinguli* gebildet. Den vorderen Anteil des Gyrus parahippocampalis – angrenzend an die Regio praepiriformis – nehmen die *Area entorhinalis* und die *Area perirhinalis* ein. Darauf folgen die *Area praesubicularis* (= Praesubiculum) sowie die kaudalen parahippokampalen Gebiete TF und TH (nach von Bonin und Bailey). Im Gyrus cinguli liegen von kaudal nach rostral die *Area retrosplenialis*, die kaudale und die rostrale *Area cingularis* sowie die *Area subcallosa* (infralimbica) (Tabelle 16.19-1).

Beide Ringe werden an der Basis des Vorderhirns durch den **paralimbischen Kortex** geschlossen. Zu ihm werden die mediale und orbitale Stirnhirnrinde, die Inselrinde und die Rinde des Temporallappenpols gerechnet. Diese Gebiete bestehen zytoarchitektonisch aus Neokortex und stehen mit dem äußeren und sogar teilweise mit dem inneren Ring des limbischen Systems in enger Verbindung. Zudem sind sie auch untereinander reziprok verknüpft. Eine besondere Stellung nimmt dabei die **Inselrinde** ein, die reziproke Faserbeziehungen nicht nur mit der cingulären Rinde, sondern vor allem auch mit dem Mandelkern sowie mit primären und assoziativen Sinnessphären der Großhirnrinde aufweist. Die hintere Inselrinde verarbeitet hauptsächlich somästhetische (einschließlich nozizeptive) und akustische Informationen, die vordere vor allem olfaktorische, gustatorische und viszerale.

Der Begriff „Hippocampusformation" schließt neben dem Hippocampus die zum Gyrus parahippocampalis gehörenden Rindenfelder mit ein.

Eine eingehendere Darstellung der anatomischen und physiologischen Aspekte des limbischen Kortex findet sich in [22].

1.2 Limbische Kerngebiete

Die limbischen Kerngebiete befinden sich im Vorderhirn und im Hirnstamm. Sie sind in Tabelle 16.19-1 aufgeführt, wobei auch die aminergen Kerne aufgenommen wurden, weil sie den limbischen Kortex auffallend reichlich mit ihren Terminalgeflechten versorgen und von ihm teilweise kontrolliert werden. Nicht dazugerechnet werden hingegen Kerngruppen der Area prae- und supraoptica des Hypothalamus, des zentralen Höhlengraus sowie die Relaisstationen der von Rückenmark und Hirnstamm aufsteigenden gustatorischen und viszeralen Afferenzen, obwohl auch diese sehr intensive und teils reziproke Beziehungen mit dem limbischen System unterhalten. Zu den markanten Kernen gehören: der **Mandelkernkomplex**, der **Ncl. striae terminalis**, die **Septumregion**, der **Ncl. accumbens**, der **Ncl. basalis** (Meynert) und das **Corpus mamillare**, die **Habenula**, der **Ncl. interpeduncularis** und der **Gudden-Haubenkern** (Ncl. tegmentalis dorsalis).

[1] Nach neuester Nomenklatur wird der Gyrus parahippocampalis wieder als Gyrus hippocampi bezeichnet. Der Leser möge nicht daran Anstoß nehmen, daß in diesem Buch beide Bezeichnungen gebraucht werden.

1.3 Klassische Faserzüge des limbischen Systems

Vorbemerkung: Die technischen Fortschritte der experimentellen Neuroanatomie haben die detaillierte Aufklärung der Hodologie (Lehre der Verbindungen) stark gefördert. Dazu gehört die Identifikation von Herkunft und Endigung afferenter und efferenter Nah- und Fernverbindungen. Dieses Kapitel beschränkt sich auf das Wichtigste und stützt sich vielfach auf Kenntnisse bei niedrigeren Tierarten. Wo immer möglich wurden die Ergebnisse bei Primaten und insbesondere beim Men-

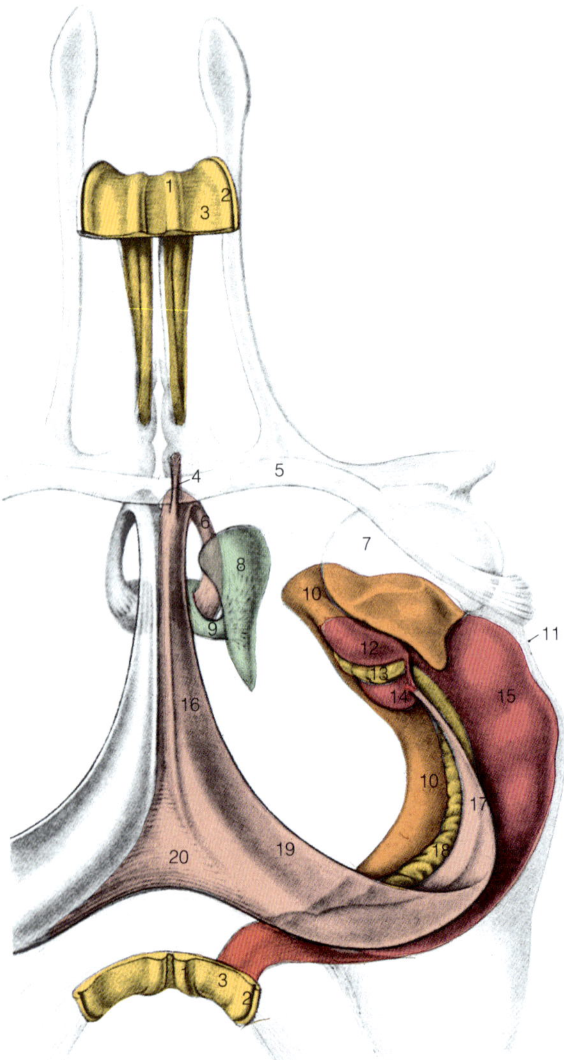

Abb. 16.19-2 Limbische Strukturen, freigelegt, mit Ansicht von oben. (Nach Nieuwenhuys, Voogd, Van Huijzen [28]) 1 = Stria longitudinalis medialis, 2 = Stria longitudinalis lateralis, 3 = Indusium griseum, 4 = Fornix praecommissuralis, 5 = Commissura anterior, 6 = Columna fornicis, 7 = Corpus amygdaloideum, 8 = Ncl. anterior thalami, 9 = Tractus mamillothalamicus, 10 = Subiculum, 11 = Ventriculus lateralis, Cornu inferius, 12 = Cornu ammonis (Gyrus uncinatus), 13 = Limbus Giacomini, 14 = Cornu ammonis (Gyrus intralimbicus), 15 = Cornu ammonis (digitationes hippocampi), 16 = Corpus fornicis, 17 = Fimbria hippocampi, 18 = Gyrus dentatus, 19 = Crus fornicis, 20 = Commissura hippocampi (fornicis).

Tabelle 16.19-1 Übersicht der limbischen Strukturen.

1. Limbischer Kortex

Hippocampusformation:

Hippocampus
- Gyrus dentatus (fascia dentata)
- Cornu Ammonis (CA1, CA2, CA3, CA4)
- Subiculum
- Indusium griseum

Gyrus parahippocampalis
- Area entorhinalis (Area 28)
- Area perirhinalis (Area 35)
- Area praesubicularis (Area 27)
- Area parahippocampalis caudalis

Gyrus cinguli
- Area subcallosa (Area 25)
- Area cingularis anterior (Area 24)
- Area cingularis posterior (Area 23)
- Area retrosplenialis (Area 29)

2. Limbische Kerngebiete

Telencephalon

Corpus amygdaloideum (Amygdala, einschließlich Ncl. striae terminalis)

Area septalis

Ncl. accumbens (gehört zum Striatum)

Großzellige basale Vorderhirnkerne (s. auch unter 3)
- Ncl. septalis medialis
- Ncl. tractus diagonalis Broca
  - pars verticalis
  - pars horizontalis
- Ncl. basalis Meynert

Diencephalon

Corpus mamillare

Habenula (Ncl. habenulae medialis, Ncl. habenulae lateralis)

Anterior-lateralis-Komplex des Thalamus
- Ncl. anterior
  - Ncl. anterior medialis
  - Ncl. anterior ventralis
  - Ncl. anterior dorsalis
- Ncl. dorsalis lateralis

Paraventrikuläre Kerne des Thalamus
- Ncl. parataenialis
- Ncl. paraventricularis

Mediale Kerne des Thalamus
- Ncl. medialis dorsalis
- Ncl. centralis medialis
- Ncl. reuniens
- Ncl. submedius
- Ncl. subparafascicularis

Pulvinarkomplex
- Ncl. pulvinaris medialis

Mesencephalon
- Ncl. interpeduncularis
- Ncl. tegmentalis dorsalis (Gudden)
- Ncl. peripeduncularis

3. Cholinerge und aminerge Kerne im Vorderhirn und im Hirnstamm[1]

Cholinerges System
- Großzellige basale Vorderhirnkerne (s. unter 2)
- Ncl. tegmentalis pedunculo-pontinus, pars compacta
- Ncl. laterodorsalis tegmenti (grisei centralis pontis)

Dopaminerges System
- Substantia nigra, pars compacta
- Area tegmentalis ventralis (paranigralis)

Noradrenerges System
- Locus coeruleus

Serotoninerges System
- Ncl. raphes dorsalis
- Ncl. centralis superior tegmenti (Bechterew)
- Ncl. raphes pontis
- Ncl. raphes magnus, obscurus, pallidus

Histaminerges System
- Ncl. tubero-mamillaris hypothalami

[1] Diese Kerne enthalten auch Zellen, die noch andere neuroaktive Substanzen produzieren.

schen verwertet. Zunächst wird eine tabellarische Übersicht über die klassischen Faserzüge vermittelt (Tabelle 16.19-2 u. Abb. 16.19-3). Eine eingehendere Behandlung der gesamten Hodologie des limbischen Systems findet sich in [28].

Der *Fornix* ist wohl das wichtigste Faserbündel der Hippocampusformation (s. Kap. 16.9). Es enthält beidseits ca. 1. Million Fasern, die sowohl afferente als auch efferente Informationen vermitteln und via spärliche kommissurale Bahnen beide Seiten der Hippocampusformation miteinander verbinden. Die efferenten Fornixfasern entstammen den Pyramidenzellen aus **Ammonshorn** und **Subiculum;** sie scheinen Glutamat als Transmitter zu verwenden. Die Commissura anterior trennt wie ein Brückenpfeiler den Fornix in zwei Faserströme, weshalb man einen präkommissuralen und einen postkommissuralen Fornix unterscheidet. Die Fasern des präkommissuralen Fornix verbinden den Hippocampus mit den Septum- und basalen Vorderhirnkernen in beiden Richtungen, während der postkommissurale Fornix vor allem das Corpus mamillare sowie thalamische, präoptische und hypothalamische Kerngebiete ansteuert. Es scheint, daß das Fornixsystem nur indirekte Verbindungen mit Habenula und Mittelhirnkernen aufnimmt.

Das *Cingulum* besteht aus einem markanten Längsbündel im Gyrus cinguli, das Verbindungen innerhalb des limbischen Kortex, aber auch Beziehungen mit anderen kortikalen und subkortikalen Gebieten herstellt.

Die *Striae longitudinales* (Lancisi) – mit einer medialen und einer lateralen Komponente – sind beim Menschen nur schwach entwickelt (Abb. 16.19-2); sie führen u.a. afferente und efferente Fasern des Indusium griseum; z.T. handelt es sich um aberrante Fornixfasern.

Die *Commissura anterior* besteht aus zwei Komponenten: 1. einer vorderen, stammesgeschichtlich älteren, die Bulbus olfactorius und Regio retrobulbaris mit der Gegenseite verknüpft, und 2. einer hinteren Komponente, die anstelle des Corpus callosum für den Informationsaustausch zwischen den vorderen Dritteln der beiden Schläfenlappen (Rinde und Mandelkern) zuständig ist und überdies polare Schläfenlappenareale mit dem gegenüberliegenden Stirnhirn verbindet.

Die *Commissura hippocampi* (fornicis) ist beim Menschen unbedeutend; sie befindet sich unter dem Splenium des Balkens als Teil des Fornix (in der vergleichenden Anatomie: „Psalterium") und enthält einige homonyme und heteronyme Querverbindungen der Hippocampusformation.

Der *Tractus temporo-ammonicus perforans* verbindet die Area entorhinalis mit dem Hippocampus in beiden Richtungen. Die Fasern nehmen einen direkten Verlauf quer durch das Subiculum zum Ammonshorn und zum Gyrus dentatus (s. Abb. 16.19-6).

Der *Tractus nuclei diagonalis* (Broca) setzt den gleichnamigen Kern im Bereich der Area septalis mit der Mandelkernre-

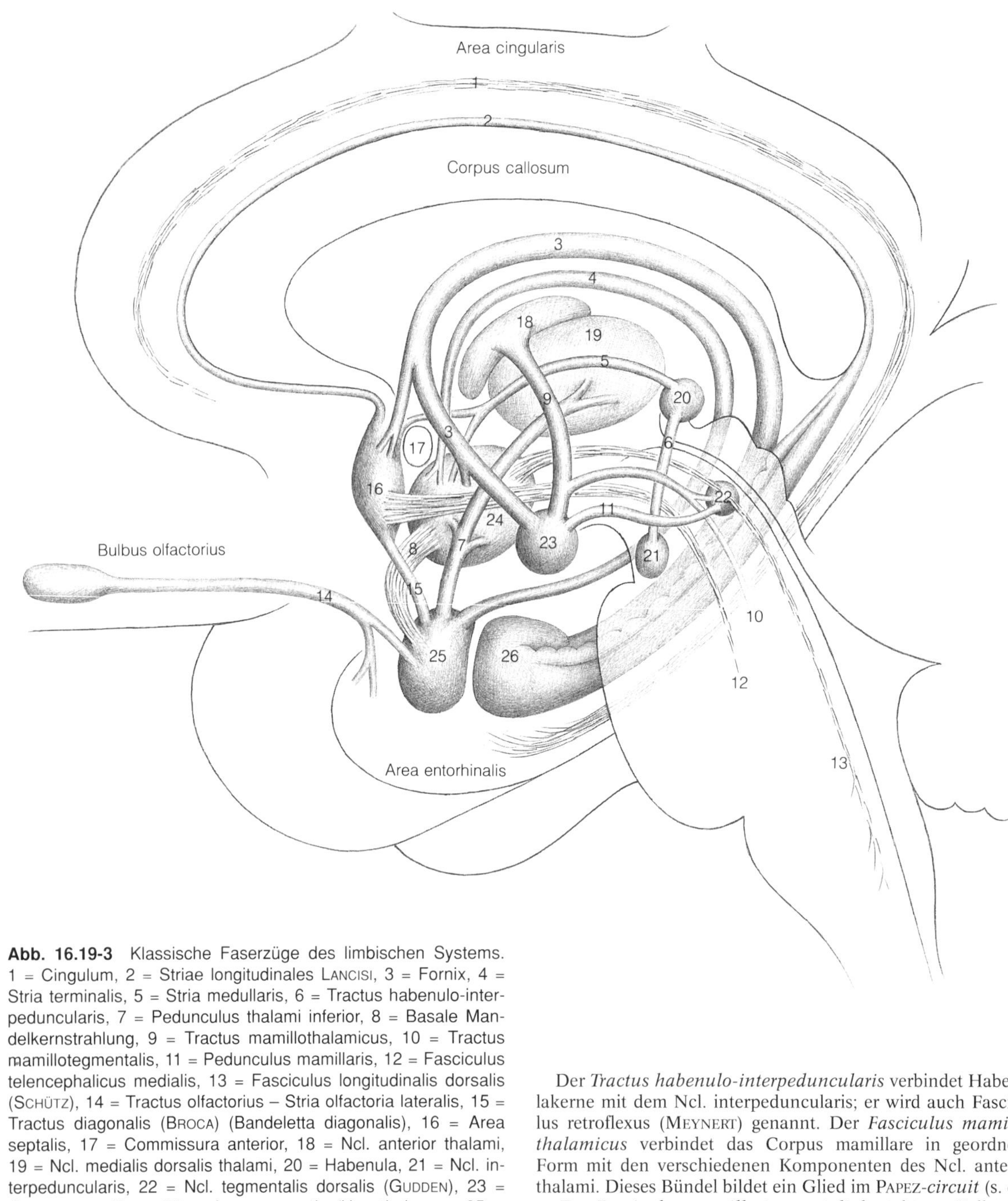

Abb. 16.19-3 Klassische Faserzüge des limbischen Systems. 1 = Cingulum, 2 = Striae longitudinales LANCISI, 3 = Fornix, 4 = Stria terminalis, 5 = Stria medullaris, 6 = Tractus habenulo-interpeduncularis, 7 = Pedunculus thalami inferior, 8 = Basale Mandelkernstrahlung, 9 = Tractus mamillothalamicus, 10 = Tractus mamillotegmentalis, 11 = Pedunculus mamillaris, 12 = Fasciculus telencephalicus medialis, 13 = Fasciculus longitudinalis dorsalis (SCHÜTZ), 14 = Tractus olfactorius – Stria olfactoria lateralis, 15 = Tractus diagonalis (BROCA) (Bandeletta diagonalis), 16 = Area septalis, 17 = Commissura anterior, 18 = Ncl. anterior thalami, 19 = Ncl. medialis dorsalis thalami, 20 = Habenula, 21 = Ncl. interpeduncularis, 22 = Ncl. tegmentalis dorsalis (GUDDEN), 23 = Corpus mamillare, 24 = Area praeoptica/Hypothalamus, 25 = Corpus amygdaloideum, 26 = Hippocampusformation. (Nach NIEUWENHUYS, VOOGD u. VAN HUIJZEN [28])

gion und anderen basalen Strukturen des Vorderhirns in Beziehung, wird auch als *Bandeletta diagonalis* bezeichnet.

Die *Stria terminalis* verbindet den Mandelkernkomplex mit Area praeoptica und Hypothalamus. Ein Teil der Fasern kreuzt via Commissura anterior zur Gegenseite.

Die *basale Mandelkernstrahlung* verbindet den Mandelkernkomplex mit Hypothalamus, Area septalis, Area praeoptica sowie mit medialen und orbitalen Stirnhirngebieten.

Die *Stria medullaris* sammelt Fasern aus Hypothalamus, Area praeoptica und Area septalis und endigt im Habenulakomplex.

Der *Tractus habenulo-interpeduncularis* verbindet Habenulakerne mit dem Ncl. interpeduncularis; er wird auch Fasciculus retroflexus (MEYNERT) genannt. Der *Fasciculus mamillothalamicus* verbindet das Corpus mamillare in geordneter Form mit den verschiedenen Komponenten des Ncl. anterior thalami. Dieses Bündel bildet ein Glied im PAPEZ-*circuit* (s. d.).

Der *Fasciculus mamillo-tegmentalis* besteht aus Kollateralfasern des Fasciculus mamillo-thalamicus, die zu limbischen Mittelhirnkernen führen und damit ein Glied der limbischen Mittelhirnschleife („NAUTA-*loop*") bilden.

Der *Pedunculus mamillaris* führt Fasern aus den limbischen Mittelhirnkernen zum Corpus mamillare und bis hin zur Area praeoptica und zur Area septalis.

Der *Fasciculus longitudinalis dorsalis* (SCHÜTZ) sammelt Verbindungen zwischen ventrikelnahen Abschnitten des Hypothalamus und viszeralen Kernen in Medulla oblongata und Rückenmark, teilweise mit Umschaltung im Ncl. tegmenti dorsalis (GUDDEN) oder im zentralen Höhlengrau des Mittelhirns.

Der *Fasciculus telencephalicus medialis* (medial forebrain bundle) verbindet die limbischen Vorder- und Mittelhirnkerne miteinander und mit umschriebenen Teilen des Hypothalamus.

Die meisten dieser Faserzüge sind in Abb. 16.19-2 u. 3 dargestellt. Fast alle leiten in beide Richtungen.

Tabelle 16.19-2 Klassische Faserzüge des limbischen Systems. Die Zahlen beziehen sich auf Abb. 16.19-3.

1	Striae longitudinales (LANCISI)
2	Cingulum
3	Fornix prae- und postcommissuralis
4	Stria terminalis
5	Stria medullaris
6	Tractus habenulo-interpeduncularis (MEYNERT)
7	Pedunculus thalami inferior
8	Fibrae amygdalo-fugales ventrales (basale Mandelkernstrahlung)
9	Fasciculus mamillothalamicus (VICQ D'AZYR)
10	Fasciculus mamillotegmentalis
11	Pedunculus mamillaris
12	Fasciculus telencephalicus medialis (medial forebrain bundle)
13	Fasciculus longitudinalis dorsalis (SCHÜTZ)
14	Tractus olfactorius
15	Tractus diagonalis (BROCA)
17	Commissura anterior
	Commissura hippocampi (commissura fornicis)
	Tractus temporo-ammonicus perforans

2 *Limbischer Kortex*

2.1 *Hippocampus*

Dieser bildet am Boden des Unterhorns des Seitenventrikels die mediale Randzone des Schläfenlappens bis auf die Höhe des Splenium corporis callosi (s. Abb. 16.9-17a), wo er in das Indusium griseum und schließlich in den Gyrus paraterminalis (Septalgebiet) einmündet (s. Kap. 16.9). An einem Frontalschnitt teilt man den S-förmig aufgerollten Hippocampus ein in **Gyrus dentatus, Ammonshorn (Cornu Ammonis)** und **Subiculum** (Abb. 16.19-4). Für die Makroskopie des Hippocampus sei auf Kap. 16.9 verwiesen, ferner auf den hervorragenden Atlas von DUVERNOY [13].

Das gemeinsame Merkmal dieser phylogenetisch älteren Rindengebiete ist im Begriff **Allokortex** festgehalten [36]. Dieser berücksichtigt die Tatsache, daß hier nicht der im Neopallium anzutreffende Sechs-Schichten-Kortex (Isokortex) vorliegt. Eine neuere Bearbeitung der Zytoarchitektonik des Hippocampus findet sich bei BRAAK [9].

2.1.1 Gyrus dentatus (Fascia dentata)

Der Gyrus dentatus (Abb. 16.19-4 u. 5) begleitet das Ammonshorn als randständige und leicht gezähnte Windung, die durch zwei Sulci begrenzt wird: *Sulcus hippocampi* und *Sulcus fimbriodentatus;* oralwärts geht der Gyrus dentatus in die freie Oberfläche des Uncus, den sog. *Limbus* GIACOMINI (s. Abb. 16.9-7), über; am kaudalen Ende mündet er in den Gyrus fasciolaris. Histologisch unterscheidet man drei Schichten: die **molekuläre** (oberflächliche), die **granuläre** und die **plexiforme.** Die Körnerzellen der mittleren Schicht dominieren; sie sind auffallend dicht gepackt und bilden deshalb ein außerordentlich markantes Band, das im histologischen Schnitt mit bloßem Auge sichtbar ist. Die Dendriten sind reichlich mit Dornen versehen. Die Axone der Körnerzellen führen ganz exklusiv zu den Pyramidenzellen von CA3 und CA4 im Ammonshorn und bilden das sog. **Moosfasersystem,** dessen auffallend großen Boutons einen erheblichen *Zinkgehalt* aufweisen. Eine kleine Zahl von Korbzellen mit glatt konturierten Dendriten und kurzen Axonen liegt verstreut in der Körnerschicht und deren unmittelbarer Umgebung. Die plexiforme Schicht enthält weitere Interneurone, die innerhalb der Körnerschicht Kontakte bilden. Die plexiforme Schicht geht unmerklich in den CA4-Sektor des Ammonshorns über.

Der Gyrus dentatus ist eine wichtige Eingangspforte für Afferenzen, die aus dem Neokortex via Area entorhinalis dem Ammonshorn zugeleitet werden (Abb. 16.19-6). Hierin liegt auch die große Bedeutung des Moosfasersystems, dessen Transmittersubstanz wahrscheinlich Glutamat oder Aspartat ist.

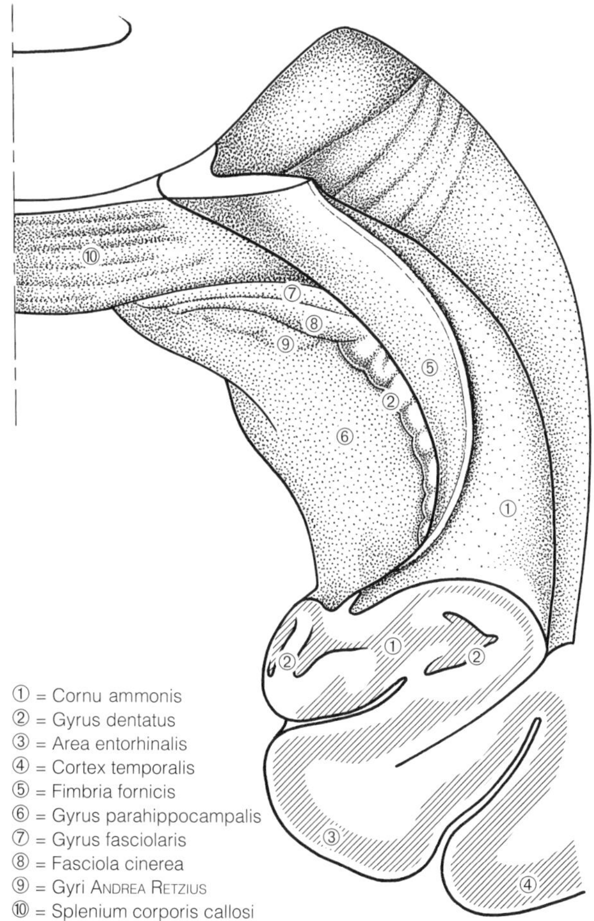

Abb. 16.19-4 Hippocampus links mit Cornu ammonis, Gyrus dentatus und Fimbria fornicis. Aufsicht von rostral bei eröffnetem Seitenventrikel (nach DUVERNOY [13]). Das vordere Viertel des medialen Temporallappens ist abgetrennt. Auf der Schnittfläche erscheint das Bild der Hippocampusformation ungefähr entsprechend dem NISSL-gefärbten histologischen Präparat in Abb. 16.19-5 (vgl. auch Abb. 16.9-19 u. 21).

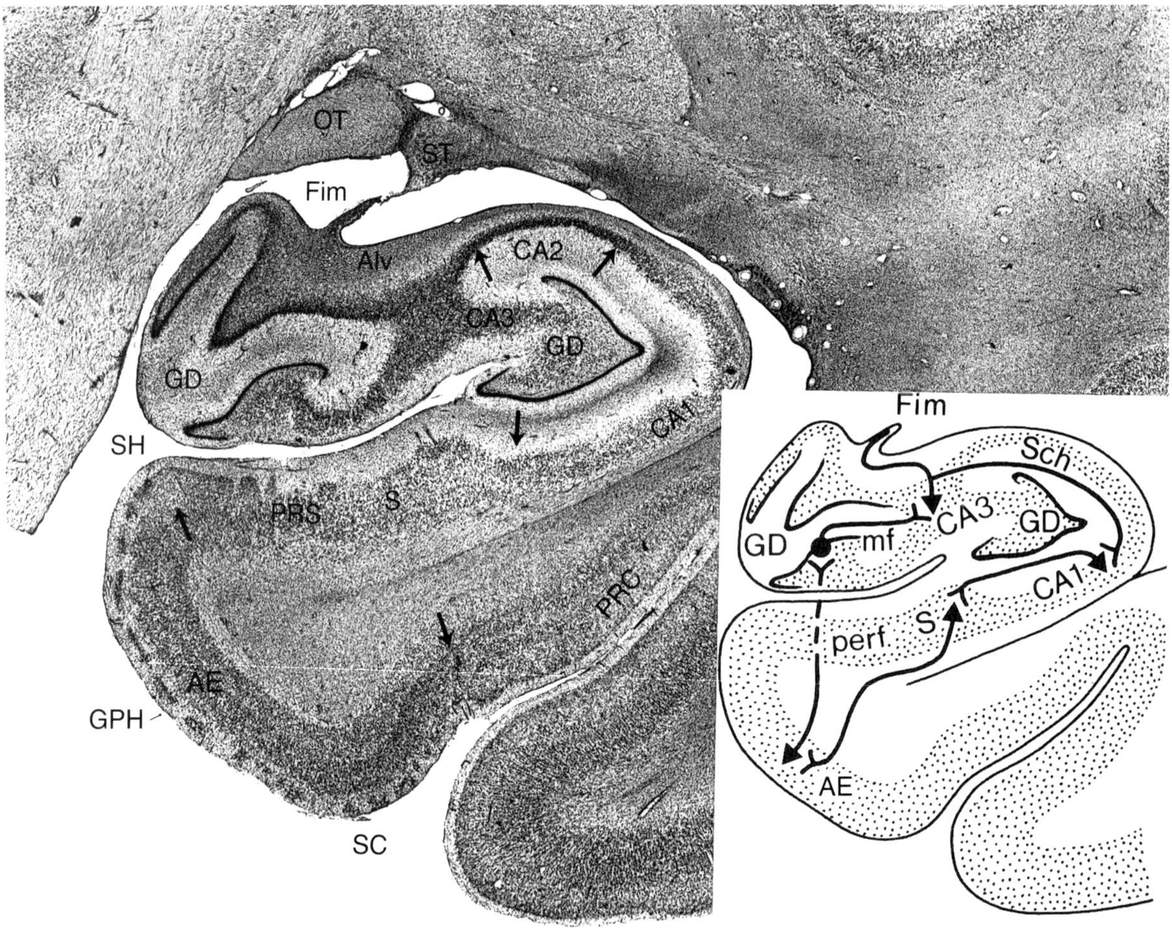

Abb. 16.19-5 Hippocampusformation im Nissl-Bild. Frontalschnitt durch den medialen Teil des rechten Temporallappens des Menschen (Kresylviolettfärbung, Original-Vergr. 2,3fach). Abkürzungen: AE = Area entorhinalis, Alv = Alveus, CA1–CA3 = Felder des Ammonshorns (CA4 auf diesem Schnitt nicht erkennbar), Fim = Fimbria fornicis, GD = Gyrus dentatus, GPH = Gyrus parahippocampalis, OT = Tractus opticus, PRC = Cortex perirhinalis, PRS = Praesubiculum, S = Subiculum, SH = Sulcus hippocampi, SC = Sulcus collateralis, ST = Stria terminalis. Pfeilspitzen = ungefähre Feldergrenzen. Unten rechts: Hauptachse der Informationsverarbeitung (s. Text). Abkürzungen s. Abb. 16.19-6. (Diese Abbildung wurde uns von Herrn D. G. Amaral, The Salk Institute, San Diego, California, freundlicherweise zur Verfügung gestellt [2])

2.1.2 Ammonshorn (Cornu ammonis)

Dieses besteht aus fünf Hauptschichten (Abb.16.19-6c): Stratum moleculare, Stratum lacunare, Stratum radiatum, Stratum pyramidale und Stratum oriens; das letztere grenzt an den unter dem Ependym des Seitenventrikels liegenden **Alveus** (s. Kap. 16.9). Die „exekutiven" Zellen im Ammonshorn sind die großen **Pyramidenzellen,** die mehrere dicht besetzte Reihen bilden und sowohl assoziative wie projektive Verbindungen eingehen. Die apikalen und die basalen Dendriten der Pyramidenzellen sind reich besetzt mit Dornen. Die Axone entlassen eine Anzahl von Kollateralen, bevor sie in den wichtigsten efferenten Sammelkanal, den Alveus (Fornix), eintreten. Die Kollateralen endigen zur Hauptsache im Stratum radiatum, das vorwiegend spindelförmige Korbzellen aufweist. Diese Korbzellen bilden ausgedehnte Dendritennetze; ihre Axone verästeln sich spalierartig zwischen den Zellkörpern der Pyramidenzellen. Auf diese Weise beeinflußt eine Korbzelle ein größeres Kollektiv von benachbarten Pyramidenzellen; es ist bekannt, daß es sich dabei um inhibitorische, teils GABAerge, teils peptiderge, Elemente handelt. Sie sind für Synchronisation und Rhythmenbildung des Elektroenzephalogramms im Hippocampus (besonders CA1) von Bedeutung.

Die transversale Einteilung des Ammonshorns in vier Sektoren (CA1–CA4) stammt von Lorente de Nò (1933). Der erste Sektor **(CA1)** wird auch **Sommers Sektor** genannt. Er ist beim Menschen besonders stark entwickelt [36], besitzt aber auch eine erhöhte Anfälligkeit für schädigende Einflüsse. Die Pyramidenzellen sind in zwei Schichten geordnet: Stratum profundum und Stratum superficiale. Der zweite Sektor (**CA2**) weist ebenfalls eine Zweiteilung der Pyramidenschicht auf, wobei die Zellager in der tieferen Schicht lockerer angeordnet sind. Der dritte Sektor (**CA3**) zeigt eine einheitliche Schicht von Pyramidenzellen, die am proximalen Abschnitt der apikalen Dendriten die großen Endfüße der aus dem Gyrus dentatus stammenden Moosfasern aufnehmen. Die Axone der CA3-Pyramidenzellen münden via Alveus in den Fornix; vorher geben sie die sog. **Schaffer-Kollateralen** ab, welche CA1 mit CA3 verbinden. Der vierte Sektor (**CA4**) füllt den Hilus der Fascia dentata und weist keine deutliche Schichtung auf, weil die Pyramidenzellen unregelmäßig angeordnet sind. Sektor CA1 und CA2 bilden nach der Bezeichnung der vergleichenden Anatomie die Regio superior, Sektor CA3 und CA4 die Regio inferior, deren Unterscheidung auch aufgrund der kontrastierenden Faserbeziehungen sinnvoll wird. Im vorliegenden Text und in den Abbildungen wird vor allem auf CA1 und CA3 Bezug genommen.

Abb. 16.19-6 Intrinsische Verbindungen und synaptische Verschaltung im Hippocampus. (a) Verbindungswege im „entrollten" Hippocampus, ausgehend von der Area entorhinalis (AE) via Gyrus dentatus (GD), CA3, CA1 zum Subiculum (SUB). Prsub = Praesubiculum, fi = fimbria, fx = fornix, mf = Moosfasern, Sch = Schaffer-Kollateralen, perf = Tractus temporo-ammonicus perforans. (Nach Swanson, Koehler u. Björklund [37]). (b) Schaltplan gemäß (a). (c) Pyramidenzelle aus CA1 des Ammonshorns. Die Dornen an den Dendriten sind weggelassen. Die Beziehung der Dendriten zu den synaptischen Kontakten der verschiedenen Afferenzen zeigt eine systematische Ordnung im Rahmen der Zell- und Fasertektonik, die auch mit Hilfe von transmitterspezifischen histochemischen Methoden sichtbar gemacht werden kann. (Nach Carpenter u. Sutin [12])

2.1.3 Subiculum

Das Subiculum befindet sich zwischen Ammonshorn und Praesubiculum (Abb.16.19-5). Es ist offensichtlich eine der Hauptquellen der Efferenzen, welche die Hippocampusformation mit kortikalen und subkortikalen Gebieten verbinden und einen wesentlichen Teil des Fornix bilden. Im ventralen Bereich, nahe dem Gyrus uncinatus, weist das Subiculum die größte Ausdehnung auf. Die Rinde des Subiculums besteht neben der Molekularschicht aus einer äußeren und einer inneren Pyramidenzellschicht; die letztere fällt durch eine eigenartige Pigmentierung der apikalen Dendriten auf [9].

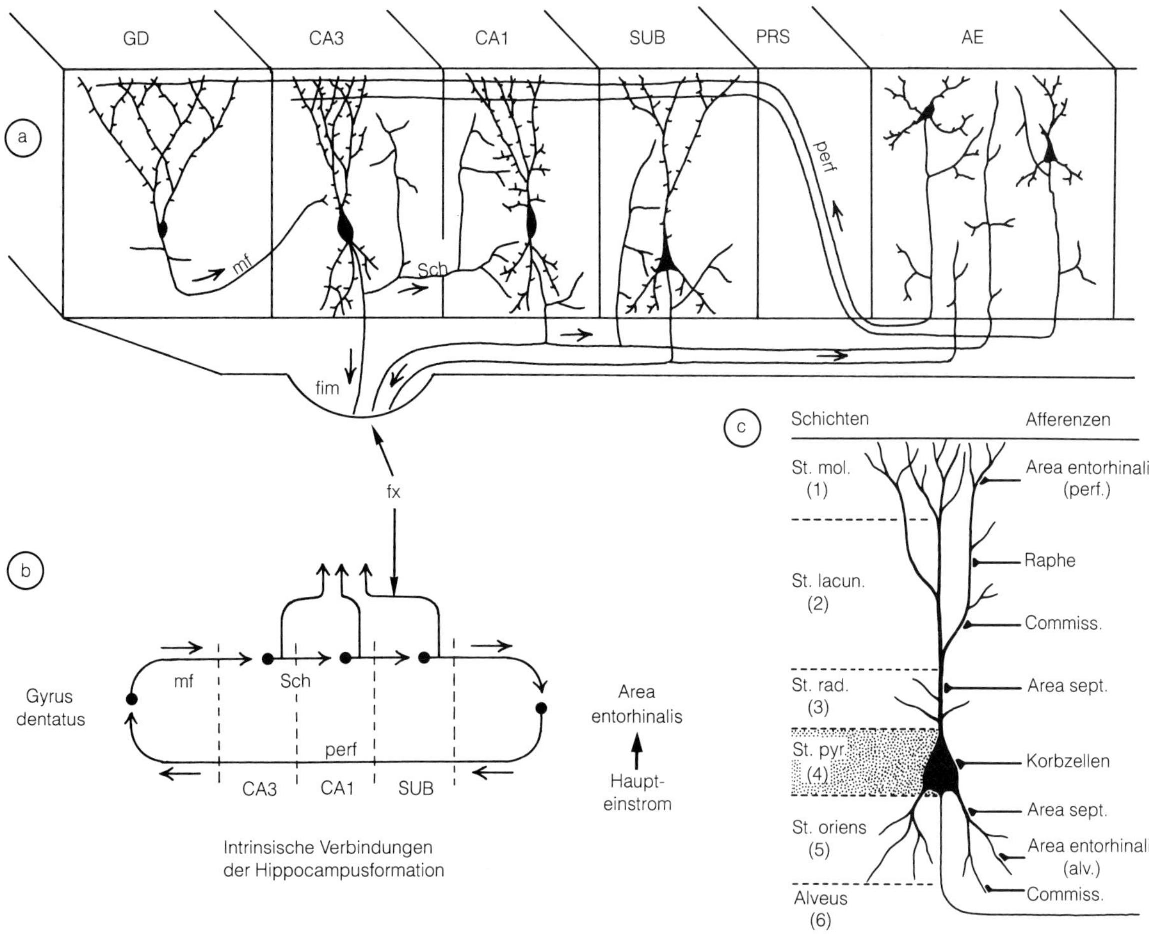

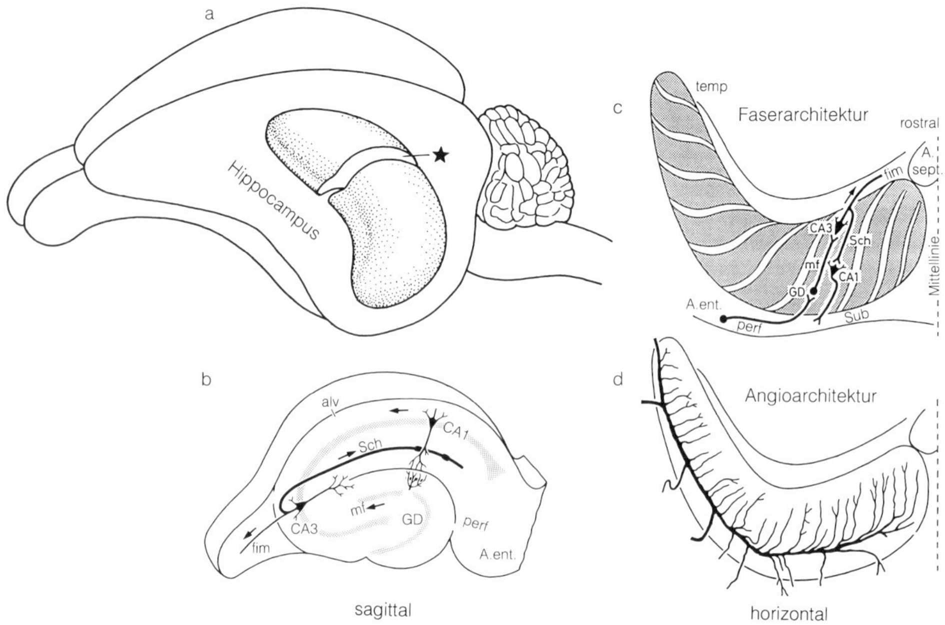

Abb. 16.19-7 Lamellenstruktur des Ammonshorns. (a) Orientierungsschema des Rattenhirns mit Hippocampusformation. Die Lamellen sind quer zur Längsachse der Hippocampusformation orientiert. Der Stern weist auf die in (b) dargestellte Lamelle hin. (b) „Microchip"-artige Standardverschaltung einer Lamelle (vgl. mit der horizontalen Orientierung in [c]). (c) und (d): Lamelläre Gliederung der Faser- bzw. Angioarchitektonik. Ansicht der linksseitigen Ammonsformation (von oben, horizontale Darstellung der in (b) gezeigten Mikroschaltung). A. ent. = Area entorhinalis, alv = Alveus, A. sept. = Area septalis, CA1 und CA3 = Felder des Ammonshorns, fim = fimbriale Fasern, die zu den lateralen Septumkernen führen, GD = Gyrus dentatus, mf = Moosfasern, perf = Tractus temporo-ammonicus perforans, Sch = SCHAFFER-Kollateralen der fimbrialen Axone, welche die Pyramidenzellen von CA3 mit denjenigen von CA1 verbinden, Sub = Subiculum, temp = temporal. (Nach ANDERSEN, BLISS u. SKREDE [5])

Überall sind diese Schichten durchsetzt von GABA- und neuropeptidhaltigen *„local circuit neurons"*. Der Übergang zwischen Subiculum und CA1 ist markiert durch das Fehlen des Stratum radiatum im Subiculum.

Über die Verbindungen und die Funktion des beim Menschen schwach entwickelten Indusium griseum ist bisher wenig bekannt.

2.1.4 Verbindungen des Hippocampus

Dieses Kapitel stützt sich auf die detaillierte Übersicht von SWANSON et al. [37] und die darin enthaltenen Hinweise auf die Primärliteratur. Sehr viele der zitierten Arbeiten beziehen sich allerdings auf die Ratte und weniger auf die Verhältnisse bei Primaten.

Intrinsische Verbindungen (Abb. 16.19-5 u. 6)

Die drei Zonen des Hippocampus *(Gyrus dentatus, Ammonshorn* und *Subiculum)* verfügen über reichhaltige intrinsische Verbindungen, sowohl in der Längs- als auch in der Querachse. Außerdem bestehen Austauschmöglichkeiten mit der Gegenseite über die *Commissura hippocampi.* Noch heute haben die bahnbrechenden Arbeiten von RAMON Y CAJAL (1909) über die Prinzipien der internen Verschaltung der Hippocampusformation volle Gültigkeit. Danach liegt die Hauptachse der von Feld zu Feld kaskadenartig fortschreitenden Informationsverarbeitung in der Transversalebene und umfaßt vom „Eingang" bis zum „Ausgang" die folgenden Stationen (Abb. 16.19-5 u. 6):

Area entorhinalis → Gyrus dentatus → CA3 →
CA1 → Subiculum

Dabei bilden die beteiligten Zell- und Faserelemente eine lamelläre Matrix (Abb. 16.19-7), die durch elektrophysiologische Untersuchungen bestätigt und näher aufgeklärt werden konnte [5].

Afferente Verbindungen (Abb. 16.19-8)

Area entorhinalis und **mediale Septumkerne** projizieren in topographisch geordneter Weise nach allen Zonen des homolateralen und z.T. kontralateralen Hippocampus, wobei dem **Gyrus dentatus** namentlich für die entorhinalen Eingänge (via *Tractus temporo-ammonicus perforans*) eine prioritäre Rolle zukommt (Abb. 16.19-6). Beide Eingänge vermitteln Information aus kortikalen (insbesondere auch präfrontalen) bzw. subkortikalen Regionen. Die aus der medialen *Septalregion* stammenden Fornixfasern sind etwa zur Hälfte cholinerg, teilweise enthalten sie auch GABA.

Weitere extrinsische Afferenzen, vor allem aus den limbischen Thalamuskernen (speziell *Ncl. reuniens*) und aus dem visuellen und *präfrontalen Kortex* [16], strahlen primär ins Praesubiculum ein. Von hier wird die Information über die Area entorhinalis an den Hippokampus geleitet. Wieder andere Afferenzen, z. B. aus *Mandelkern* und *Hypothalamus*, projizieren direkt auf den Hippocampus. *Olfaktorische* Informationen gelangen zum Hippocampus via Area entorhinalis und vermutlich aus dem Indusium griseum, während *gustatorische* und *viszerale* vorwiegend durch den Mandelkern vermittelt werden. Neben histaminergen Fasern aus dem *Ncl. tuberomamillaris* stammen katecholamin- und serotoninhaltige Afferenzen aus den entsprechenden Kernen der mesenzephalen und pontinen *Haubenregion* (Tabelle 16.19-1). Die phylogenetisch ältere Komponente des Tractus spinothalamicus endigt im medialen Thalamus, von wo aus Projektionen direkt oder über den Gyrus cinguli zum Hippocampus führen. Auf diesem Weg erreichen die unspezifischen, speziell die nozizeptiven Afferenzen den Hippocampus.

Efferente Verbindungen

Die zwei Hauptausgänge richten sich auf die **Area septalis** (via Fornix praecommissuralis) und auf die **Area entorhinalis** (via Tractus temporo-ammonicus perforans). Diese beiden Areale vermitteln sekundäre Verbindungen mit sehr zahlreichen subkortikalen bzw. kortikalen Gebieten, wobei diejenigen zum **Stirnhirn** hervorzuheben sind.

Daneben besitzt der Hippocampus **direkte** Beziehungen (via postkommissuralem Fornix), mit Kerngebieten im Bereich des Endhirns [24], aber nur spärliche mit paralimbischen Kortexarealen. Das Gros der Efferenzen stammt aus *CA1* und *Subiculum*. Der Gyrus dentatus besitzt keine Außenbeziehungen. Besondere Akzente verdienen die folgenden Zielgebiete: **Corpus mamillare**, der **ventromediale Tuberkern** und die **hypophysiotropen Kerne** der **Area praeoptica** und des **Tuber cinereum**, der **Mandelkernkomplex** und der **Ncl. accumbens** (s. d.).

Die markantesten multisynaptischen Kreisverbindungen sind in Abb. 16.19-9 dargestellt.

2.2 *Area entorhinalis*

Diese Region, Area 28 nach Brodmann, ist durch eine besonders reich differenzierte Stratifizierung (Abb. 16.19-5) der Neuronenmatrix gekennzeichnet [10]. Im menschlichen Hirn breitet sich der entorhinale Kortex über den Gyrus ambiens und über vordere Teile des *Gyrus parahippocampalis* aus (Abb. 16.19-1). An der Oberfläche dieser Gyri erkennt man kleine warzenähnliche Erhebungen, welche die Region makroskopisch oft schon mit bloßem Auge erkennen lassen. Eine allgemein gültige Einteilung der mannigfaltigen Schichten dieses Allokortex hat sich bisher nicht durchgesetzt. Immerhin lassen sich mindestens sechs bis sieben Schichten [4] unterscheiden, die aber einer beträchtlichen regionalen Variation unterworfen sind. Dadurch entsteht eine auch durch spezifische Faserverbindungen begründete Parzellierung der entorhinalen Rinde in mediale und laterale, rostrale und kaudale Abschnitte, auf die hier wegen noch ungenügender Kenntnis funktioneller Korrelate nicht näher eingegangen wird. Das Vorkommen von **großen Pyramidenzellen** in den oberflächlichen

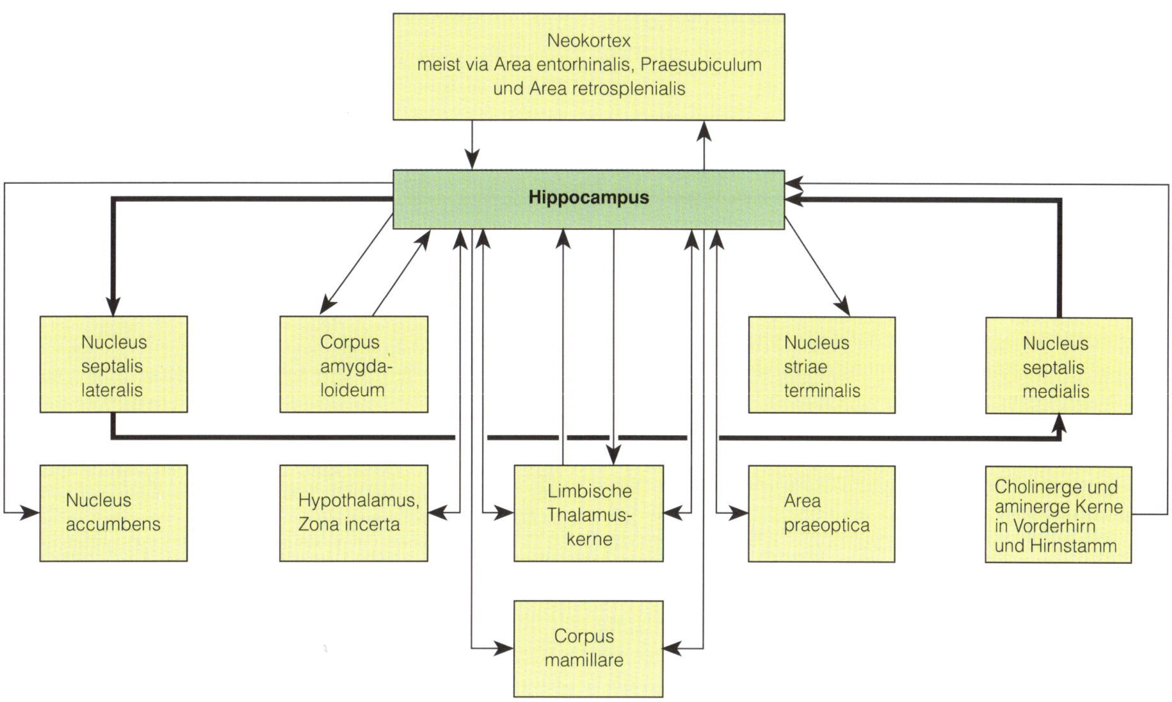

Abb. 16.19-8 Extrinsische Verbindungen des Hippocampus mit besonderer Berücksichtigung des septo-hippokampalen Systems.

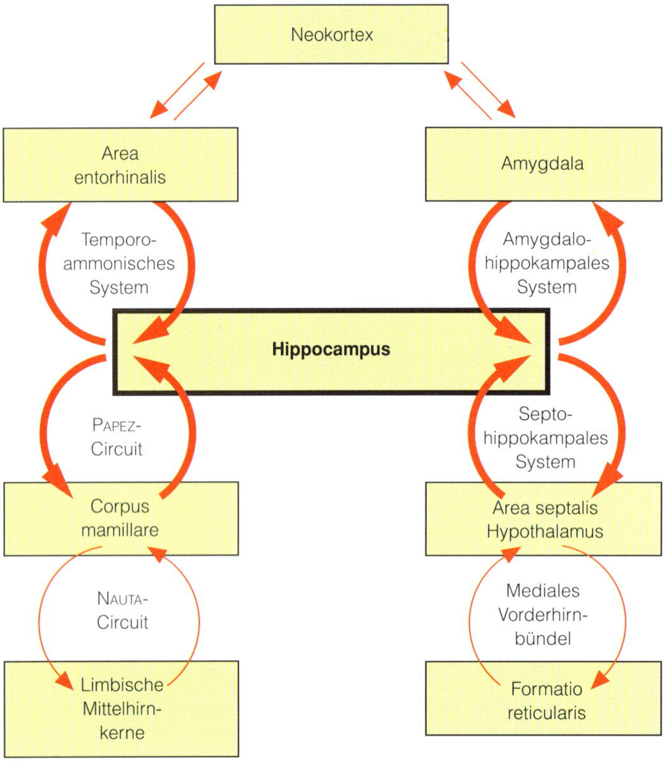

Abb. 16.19-9 Vereinfachtes Schema der wichtigsten Rückmeldeschleifen des Hippocampus.

Schichten ist ein besonderes Merkmal der Area entorhinalis. Nach BRAAK [10] haben diese Zellen eine starke Ähnlichkeit mit großen Pyramidenzellen, die sonst nur in Schicht IIIc gewisser Regionen des temporalen und frontalen Assoziationskortex vorkommen.

Die im Sulcus rhinalis angesiedelte *Area perirhinalis* (35 und 36 nach BRODMANN) spielt zusammen mit der Area entorhinalis eine wichtige Vermittlerrolle zwischen benachbarten Arealen des temporalen und okzipitalen Neokortex und dem Hippocampus.

Verbindungen der Area entorhinalis

Berücksichtigt man, daß dieses zum äußeren Ring des limbischen Systems gehörende Areal zur Hauptsache Afferenzen aus dem Gyrus cinguli (PAPEZ-*Circuit*) und aus den angrenzenden Regionen des Temporallappens bezieht und diese an den Hippocampus und an den Mandelkern weiterleitet, so bestätigt sich die Auffassung, daß die Area entorhinalis ein prominentes Bindeglied zwischen den stammesgeschichtlich jüngeren und älteren Anteilen des Temporallappens darstellt. Die Verbindungen der lateralen und medialen Abschnitte der Area entorhinalis zum *Gyrus dentatus* und zum *Ammonshorn* sind vor allem durch den **Tractus temporo-ammonicus perforans** gewährleistet. Cholinerge, serotoninerge und katecholaminerge Afferenzen erhält die Area entorhinalis aus dem medialen Septum bzw. dem *Ncl. raphes dorsalis, Locus coeruleus* und der *Area tegmentalis ventralis* (TSAI). Unter den thalamischen Afferenzen verdient diejenige aus dem Ncl. reuniens besonders erwähnt zu werden. Efferente Faserverbindungen führen außer zur Hippocampusformation und zum Mandelkern vor allem zum *Ncl. accumbens* und zur *Area praeoptica.* Weitere Verbindungen sind der Abb. 16.19-10 zu entnehmen (s. auch [22]).

2.3 *Praesubiculum*

Das Praesubiculum (Area 27 nach BRODMANN) schließt in der Transversalebene an das Subiculum an und bildet den Übergang zur Area entorhinalis und im kaudalen Bereich zum Neokortex des Temporal- bzw. Okzipitallappens. Am dorsalen Ende teilt es sich auf, wobei ein Teil dem Subiculum folgt und der andere zwischen den retrosplenialen (Area 29) und prästriären (Area 19 nach BRODMANN) Kortex eindringt. Der präsubiculäre Kortex besteht lediglich aus einer einzigen, aber um so auffallenderen Zellschicht: **Stratum principale.** Aufgrund des Vorherrschens von kleinen Zellen in dieser Schicht – sie bilden eigenartige, wolkenförmige Anhäufungen – wurde das Praesubiculum auch als allokortikaler Koniokortex bezeichnet. Der Eindruck der Mehrschichtigkeit (Abb. 16.19-5) entsteht dadurch, daß wie durch eine tektonische Verwerfung „fremde" Schichten aus den benachbarten Feldern in Erscheinung treten [10]. Das Praesubiculum läßt sich in drei Regionen einteilen: das eigentliche *Praesubiculum,* das *Parasubiculum* und das *Transsubiculum.* Diese Einteilung reflektiert zur Hauptsache die Übergänge zu den umgebenden Kortexarealen und soll hier nicht weiter verfolgt werden.

Die Verbindungen des Praesubiculums konzentrieren sich auf Felder des benachbarten temporalen, okzipitalen und cingulären Kortex sowie auf Area entorhinalis und Hippocampus. Durch die **Projektion zum Corpus mamillare** beteiligt es sich auch am PAPEZ-Circuit. Gegenläufige Beziehungen bestehen zu gewissen limbischen Kerngebieten des basalen Vorderhirns und des Hirnstamms.

2.4 *Funktionelle Aspekte der Hippocampusformation*

Aufgrund ihres allokortikalen Aufbaus und der intensiven gegenseitigen Verbindungen werden die hippokampalen und parahippokampalen Areale zu einer übergeordneten Einheit zusammengefaßt, die sich auch nach funktionellen Gesichtspunkten als solche erkennen läßt [2]. Ursprünglich wurde die Hippocampusformation als olfaktorisches Zentrum aufgefaßt. Man rechnete sie zunächst zum **„Rhinencephalon"**. Die anatomische und physiologische Aufklärung der Verbindungen hat jedoch ergeben, daß **alle** Sinnesmodalitäten, und nicht nur olfaktorische, in der Hippocampusformation vertreten sind. Zudem stellte sich heraus, daß auch anosmatische und mikrosmatische Tiere über eine stark entwickelte Hippocampusformation verfügen und daß zwar nach deren Zerstörung signifikante Geruchsstörungen auftreten können, diese aber gegenüber anderen Störungen im Verhalten von geringerer Bedeutung sind. Aufgrund der soeben aufgeführten Verbindungen ist die Hippocampusformation vielmehr ein **polysensorisches assoziatives Zentrum,** das einerseits mit *viszeralen* und *endokrinen* Repräsentationsgebieten der Area praeoptica und des Hypothalamus und andererseits mit den *„kognitiven"* Arealen des temporalen, parietalen, okzipitalen und frontalen Neokortex in Verbindung steht und schließlich über das Striatum auch den Anschluß an die *Trieb-* und *Ausdrucksmotorik* findet (Abb. 16.19-19). Leider ist die funktionelle Bedeutung dieser Beziehungen im Rahmen des menschlichen Verhaltens auch heute noch unklar. Bei elektrischen Reizversuchen stehen Verwirrungs- und Blockierungszustände sowie nichtkonvulsive, epileptische Episoden im Vordergrund.

Bei der **Temporallappen-Epilepsie** des Menschen [15], die durch z.T. bizarre psychomotorische Verhaltensstörungen gekennzeichnet ist, spielt die Hippocampusformation eine entscheidende Rolle; diese könnte dadurch bedingt sein, daß die Pyramidenzellen des Ammonhorns, speziell CA3, infolge besonderer Membraneigenschaften und bei einer speziellen Transmitterkonstellation auf bestimmte Reize bei sehr niedriger Reizschwelle und mit hochsynchronen, langdauernden Entladungen reagieren. Bei **Tollwut** findet man überdies die sog. Negri-Körperchen, die durch das Vorhandensein von Lyssa-Virus bedingt sind, im Hippocampus besonders massiv gehäuft, und man ist versucht, die paradoxen Affektzustände (Zahmheit und Wasserscheu gepaart mit Aggressivitätsanfällen beim Wildtier) auf den Befall des limbischen Systems zurückzuführen.

Das experimentelle Phänomen der **Langzeit-Potenzierung** ist ebenfalls besonders typisch für die Zellen der Hippocampusformation [8]. Die Eigenschaft, mit langanhaltenden Änderungen der synaptischen Übertragung und der Erregbarkeit zu reagieren, könnte eine physiologische Grundlage für das Verständnis der **Ausfälle des Frischgedächtnisses** nach bilateraler Entfernung der vorderen zwei Drittel des medialen Temporallappens bilden. Aus der menschlichen Pathologie sind zudem Fälle bekannt mit umschriebenen, beidseitigen Ausfällen der Ammonshornrinde, bei denen eine schwere Demenz entstanden war [43]. Die oben erwähnten Verbindungen der Hippocampusformation mit den Substraten des viszeral-endokrinen Bereichs und der Affekte ergeben die Vermutung, daß deren Zusammenspiel mit der Hippocampusformation in einer noch unbekannten Weise jene Konsolidierung der Erlebnisinhalte herbeiführt, welche für die **Engrammbildung** und damit auch für **Lernvorgänge** von entscheidender Wichtigkeit ist. Dabei wird die Hippocampusformation nach der *„cognitive-map"*-Theorie besonders im Zusammenhang mit der Bildung von **räumlichen** Vorstellungen und Erinnerungen gesehen [29]. Man denke auch an die Beobachtungen Penfields [32], der bei neurochirurgischen Eingriffen elektrische Reizungen im Temporallappen durchführte und dabei z.T. weit zurückliegende Erlebnisinhalte wachrufen konnte.

Eine indirekte, aber besonders dramatische Bestätigung der funktionellen Anatomie der Hippocampusformation liefert der **pathologisch-anatomische Befund bei Alzheimer-Kranken.** Die so typischen neurofibrillären Veränderungen und extrazellulären Plaques treten nämlich gehäuft auf im atrophierten CA1 und im Subiculum, die u.a. die funktionell wichtigen Verbindungen mit den kognitiven Feldern der Großhirnrinde bilden. Aber auch diejenigen Zellen der Area entorhinalis, welche als Ursprungsort für die kortikalen Afferenzen des Hippocampus (Tractus perforans) gelten, sind schwerstens geschädigt [38]. Zusammen bewirken diese Veränderungen eine Isolierung des Hippocampus sowohl von der afferenten als auch nach der efferenten Seite, die wohl mit den **schweren Gedächtnisstörungen** der Patienten im Zusammenhang stehen.

Abb. 16.19-10 Verbindungen der Area entorhinalis (27 nach Brodmann). Mit Ausnahme des Bulbus olfactorius und des Striatums bestehen mit den kortikalen und subkortikalen Gebieten gegenläufige Verbindungen, die hier weggelassen wurden, um die wichtigsten Afferenzen und Efferenzen deutlich zum Ausdruck zu bringen.

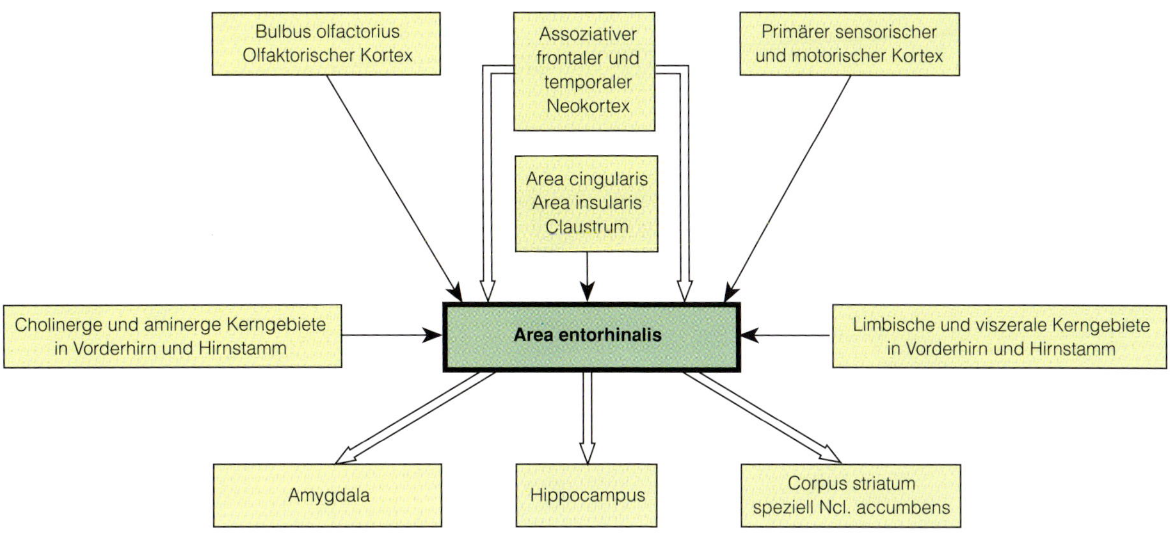

2.5 *Area cingularis*

Das gemeinsame Merkmal dieser aus mehreren zytoarchitektonisch und hodologisch abgrenzbaren Feldern bestehende Region ist ihre topographische und architektonische Zwischenstellung zwischen Allo- und Isokortex. In der Regel lassen sich nur fünf Schichten statt sechs deutlich ausmachen, die zudem in den verschiedenen Arealen ganz unterschiedlich ausgebildet sind [39]. Da die cingulären Rindenfelder unmittelbar an frontale, parietale und okzipitale Assoziationsareale angrenzen, sind sie analog zum Subiculum und zur Area entorhinalis für den Informationsaustausch zwischen älteren und phylogenetisch jüngeren Gebieten des Großhirns prädestiniert.

Abb. 16.19-11 Verbindungen der cingulären Rinde. Beachte die Unterschiede zwischen Area cingularis anterior (agranuläre Rinde) und Area cingularis posterior (granuläre Rinde). Die Area cingularis vermittelt insgesamt zwischen Neokortex (polysensorische Areale) und Hippocampusformation einerseits und Corpus amygdaloideum andererseits; dazu unterhält sie Beziehungen mit pyramidal- und extrapyramidalmotorischen Strukturen des Hirnstammes und über die Ponskerne mit dem Kleinhirn.

Nach der Darstellung in Abb. 16.19-11 unterscheiden sich die vorderen und hinteren Abschnitte der Area cingularis in bezug auf ihre Verbindungen [22, 30, 40] teilweise markant. Die vordere, **agranuläre Area 24** bezieht vornehmlich Information aus Hippocampus, Amygdala, Area septalis und den limbischen Thalamuskernen. Ein weiteres Merkmal ist die efferente Beziehung zum benachbarten **motorischen** und **prämotorischen Kortex** sowie zu den **Basalganglien,** zum **Colliculus superior** und zum **Cerebellum** (via Ponskerne), also den Hauptelementen des pyramidal- und extrapyramidal-motorischen Systems. Diese überraschenden Befunde stimmen mit reizphysiologischen Ergebnissen (motorisches Verhalten bis hin zu emotionalen Lautäußerungen) überein. Die „motorische Orientierung" der Area 24 wird noch dadurch unterstrichen, daß sich in ihrem Bereich, d.h. in der Tiefe des Sulcus cinguli, eine *gigantozelluläre Region* [9] befindet, die somatotopisch gegliederte Efferenzen bis ins Rückenmark entsendet [19]. In diesen Zusammenhang stellt sich auch der klinische Befund, wonach Infarkte im Gyrus cinguli die schwerwiegende Bewegungsstörung des **akinetischen Mutismus** hervorrufen können.

Im Gegensatz dazu weist die hintere **granuläre Area 23** eine „sensorische Orientierung" auf, indem sie Afferenzen aus den somatosensorischen, auditorischen und

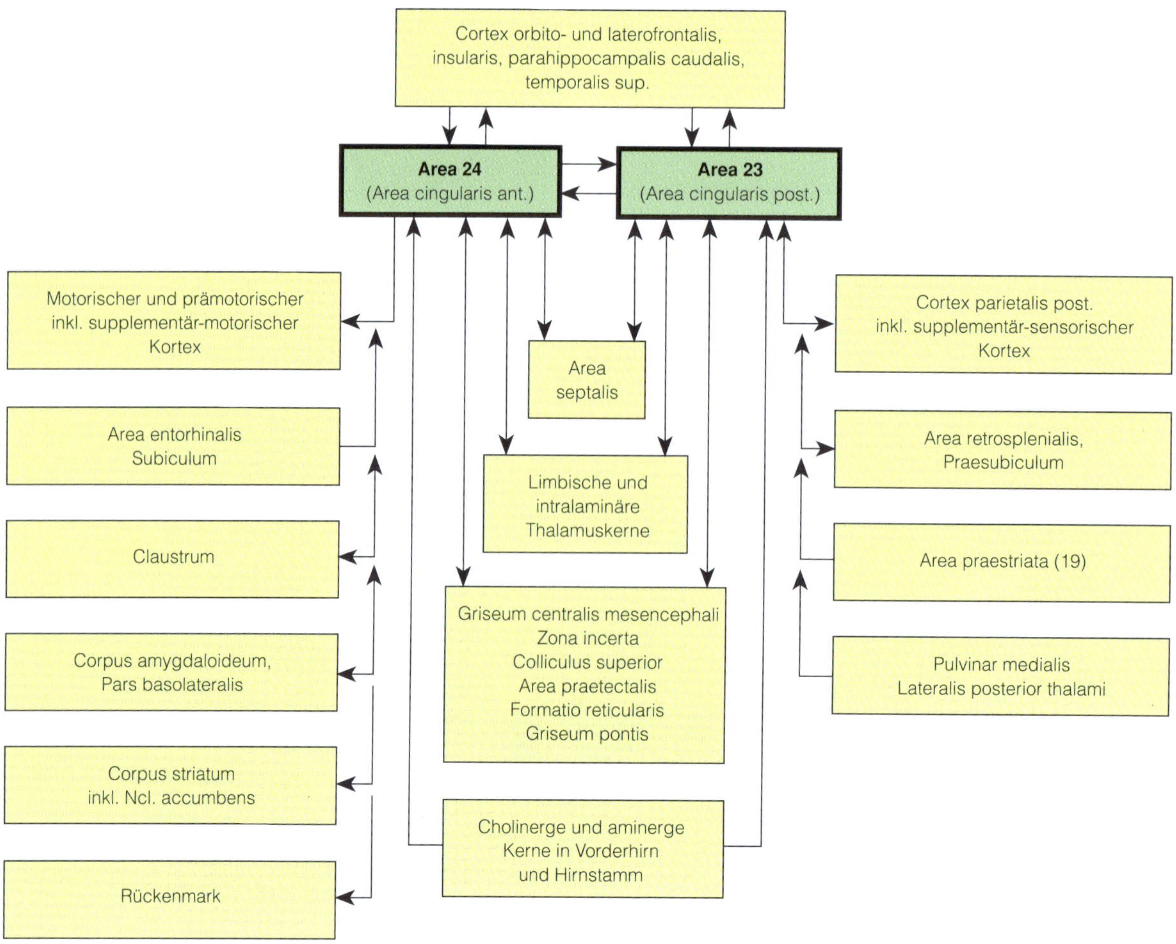

visuellen Assoziationsarealen (Areae 7, 21, 22 nach BRODMANN) bezieht und aus dem visuellen Thalamus (Lateralis posterior und Pulvinar medialis) und Kortex (Areae 19 und 20 nach BRODMANN) direkt über **visuelle Vorgänge** im peripheren Gesichtsfeld informiert wird. Außerdem steht Area 23 mit Area retrosplenialis und Praesubiculum in Verbindung, die ebenfalls Afferenzen aus dem visuellen Kortex empfangen. Schließlich wäre im Zusammenhang mit dem Praesubiculum und den Afferenzen aus dem vorderen Thalamuskern auch an die Beteiligung der hinteren cingulären Areae am **PAPEZ-Circuit** zu erinnern (s. d.).

Beide Areale sind untereinander in Verbindung. Gemeinsam sind ihnen u. a. die Verbindungen mit Inselrinde und zentralem Höhlengrau des Mittelhirns, die mit reizphysiologischen Ergebnissen aus dem **viszeralen und emotionalen Bereich** in Zusammenhang stehen dürften.

Schließlich sei die Beziehung der cingulären Rinde mit dem **Schmerzsystem** erwähnt, die durch die folgenden Hinweise belegt ist: 1. aufsteigende Verbindungen aus den medialen Thalamuskernen als Fortsetzung der phylogenetisch alten Schmerzbahn, 2. absteigende Verbindungen zum Höhlengrau des Aquädukts, von wo aus (via Raphekerne) schmerzhemmende, serotoninerge Bahnen zur Substantia gelatinosa ROLANDI, d. h. zur Eingangspforte der Schmerzafferenzen im Rückenmarksgrau, bekannt sind, 3. neurochirurgische Erfahrungen, wonach Interventionen im medialen Thalamus und im Gyrus cinguli nachhaltige Effekte auf das Schmerzempfinden ausüben können, 4. Beobachtungen bei Versuchstieren, die nach Entfernung der cingulären Rinde die vorher angelernten Schmerzvermeidungs- und Abwehrreaktionen „vergessen", und 5. die relativ zum übrigen Kortex hohe Konzentration von Opiatbindungsstellen.

Zusammenfassend erweist sich die Area cingularis als viszero-somatisches Assoziationsgebiet, das kraft der Vermittlung zwischen kognitiven und emotionalen Bereichen und den **Beziehungen zu motorischen Systemen** an den verschiedensten Aspekten des Verhaltens beteiligt sein dürfte.

2.6 *Limbischer Vorderhirn-„Circuit" (PAPEZ)*

Dieser limbische Erregungskreis beginnt und endigt in der Hippocampusformation (Abb. 16.19-12). Er wurde von PAPEZ [31] erstmals beschrieben und ist seither in mannigfaltiger Weise präzisiert und erweitert worden [28]. Von den Pyramidenzellen des Ammonshorns und des Subiculums führt dieser Kreis zunächst über den *Fornix postcommissuralis* zum **Corpus mamillare**, von dort zu den Anteriorkernen im *Thalamus* via **Tractus mamillothalamicus**, dann zum Gyrus cinguli und von dort via Cingulum zum *Praesubiculum* und schließlich via *Area entorhinalis* wieder zurück zum **Subiculum** und **Ammonshorn.**

PAPEZ erregte vor allem deswegen Aufsehen mit der Beschreibung dieser Verbindungen, weil er die Vorstellung von kreisenden Erregungen hypothetisch mit der **Entstehung von Emotionen** in Zusammenhang brachte. Diese Vorstellung konnte bis heute weder eindeutig widerlegt noch bestätigt werden.

Das Corpus mamillare spielt im PAPEZ-Circuit eine entscheidende Rolle, schon weil es seinerseits mit den limbischen Mittelhirnkernen schleifenartig verbunden ist (s. Abb. 16.19-9).

Im Zusammenhang mit dem Hippocampus wurde bereits das amnestische Syndrom erwähnt (s. S. 613). Es ist deshalb interessant, daß in Fällen von **KORSAKOW-Syndrom** (amnestische Konfabulationen), oft im Rahmen einer Polioencephalitis superior haemorrhagica nach WERNICKE, das Corpus mamillare fast immer, wenn auch nicht ausschließlich betroffen ist [41].

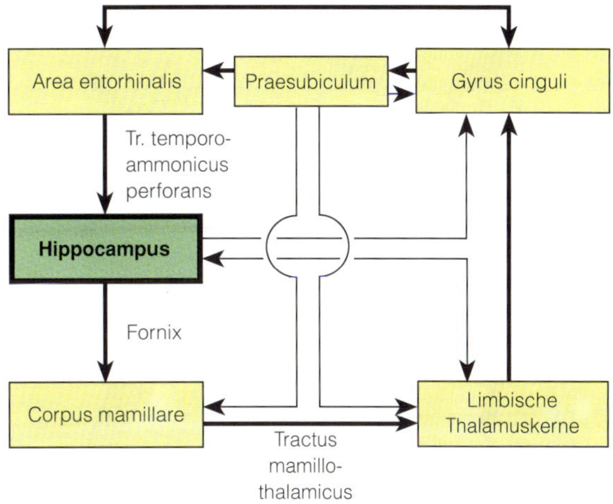

Abb. 16.19-12 PAPEZ-Circuit, eine über das Corpus mamillare führende Kreisschaltung der Hippocampusformation. Seit der ursprünglichen Darstellung sind alternative „by-pass"-Verbindungen zwischen den einzelnen Stationen bekannt geworden, die u.a. zu erklären vermögen, warum isolierte Läsionen des Fornix oder des Corpus mamillare oftmals keine dramatischen Ausfallserscheinungen nach sich ziehen.

Auch wenn somit heute der PAPEZ-Circuit vermehrt mit Gedächtnisvorgängen in Zusammenhang gebracht wird, darf man nicht übersehen, daß für die Konsolidierung des Gedächtnisinhalt **emotionale Betroffenheit** oft von entscheidender Bedeutung sein kann. Bleibende Gedächtnisstörungen werden wohl nach Entfernung der Hippocampusformation beobachtet, nicht aber wenn der PAPEZ-Circuit nur an einer Stelle unterbrochen ist. In Anbetracht der hohen Redundanz limbischer Erregungskreise kommt jedoch diesem negativen Befund keine übermäßige Beweiskraft gegen eine noch genauer zu umschreibende mnestische Funktion des PAPEZ-Circuits zu.

3 *Limbische Kerngebiete im Vorderhirn*

3.1 *Mandelkernkomplex (Corpus amygdaloideum, Amygdala)*

Der Mandelkernkomplex liegt dorsomedial im Pol des Schläfenlappens, unmittelbar vor und etwas oberhalb des Unterhorns des Seitenventrikels. Er ist überlagert von einem rudimentären Kortex. Entwicklungsgeschichtlich ist die Kernmasse ein frühentwickelter Anteil des Ganglienhügels, weshalb der Mandelkern von ventral her direkt an das Striatum angrenzt.

Der Mandelkernkomplex (Abb. 16.19-13 u. 14) besteht aus mehr als einem Dutzend Kernen [11], die in der neueren Literatur in eine kortikomediale und eine basolaterale Gruppe unterteilt werden [33]. Die **kortikomediale** Gruppe besteht aus: 1. Area amygdaloidea anterior, 2. Ncl. tractus olfactorii (Regio retrobulbaris, s. d.), 3. Ncl. medialis, 4. Ncl. corticalis (Cortex periamygdaloideus), 5. Area amygdalo-hippocampalis. Der **Ncl. centralis** wird gewöhnlich separat behandelt, gelegentlich aber auch zur kortikomedialen Kerngruppe gerechnet.

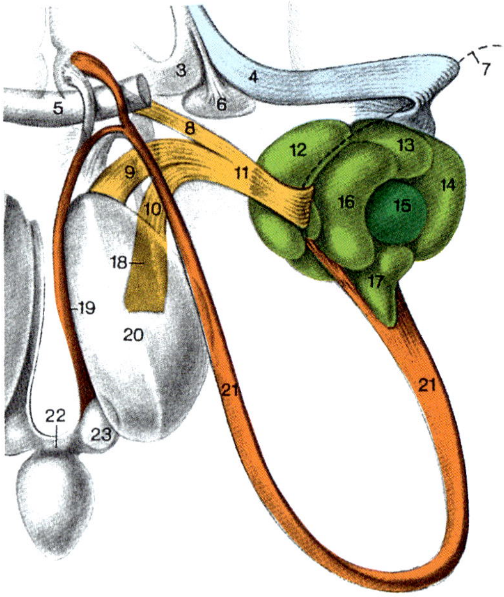

Abb. 16.19-13 Mandelkernkomplex mit den wichtigsten Faserzügen. Von oben gesehen, schematisch. 1 = Bulbus olfactorius, 2 = Tractus olfactorius, 3 = Stria olfactoria medialis, 4 = Stria olfactoria lateralis, 5 = Commissura anterior, 6 = Tuberculum olfactorium, 7 = Limen insulae, 8 = Tractus diagonalis BROCA, 9 = Pedunculus thalami inferior, 10 = Fasciculus telencephalicus medialis, 11 = basale Mandelkernstrahlung, 12 = Ncl. corticalis, 13 = Ncl. anterior, 14 = Ncl. lateralis, 15 = Ncl. centralis, 16 = Ncl. medialis, 17 = Ncl. basalis, 18 = Hypothalamus lateralis, 19 = Stria medullaris, 20 = Ncl. medialis thalami, 21 = Stria terminalis, 22 = Commissura habenularum, 23 = Nuclei habenulae. (Nach NIEUWENHUYS, VOOGD u. VAN HUIJZEN [27])

Die **basolaterale Kerngruppe** besteht aus: 1. Ncl. lateralis, 2. Ncl. basalis parvocellularis und magnocellularis, 3. Ncl. basalis accessorius. Sie ist bei den Primaten und speziell beim Menschen besonders stark, die kortikomediale deutlich weniger entwickelt.

Verbindungen des Mandelkerns

Die ursprünglichen **Afferenzen** zum Mandelkernkomplex (Abb. 16.19-14) stammen nicht nur aus der *olfaktorischen*, sondern vor allem auch aus den *oralen, gustatorischen, ano-genitalen* und *viszeralen Sinnessphären* des Großhirns, aber auch direkt aus den entsprechenden Relaiskernen im Hirnstamm *(Nuclei tractus solitarii* und *parabrachiales pontis)*. Hinzu kommen Afferenzen aus den **medialen** und **paraventrikulären Thalamuskernen** sowie aus dem **Ncl. peripeduncularis** und dem **Corpus geniculatum mediale.** Diese Verbindungen beziehen sich vor allem auf die kortikomediale Kerngruppe und den Ncl. centralis. Im Zuge der mächtigen Evolution des Endhirns nimmt der Mandelkern besonders intensive Beziehungen mit **Assoziationsarealen** des **Neokortex** auf und gewinnt damit hochverarbeitete Informationen aus der visuellen, auditorischen und somästhetischen Sphäre [33]. Diese Afferenzen werden der basolateralen Kerngruppe vorwiegend via **Area cingularis anterior** zugeleitet. Von der Area temporalis inferior (Area 20 nach BRODMANN) besteht eine direkte visuelle Verbindung mit dem Mandelkern. Der intensivste Input kommt wahrscheinlich aus der Area insularis, die als stammesgeschichtlich älteste viszero- und somatosensorische Region des Neokortex aufgefaßt werden darf. Daneben gelangen auch massive Afferenzen aus der Area praeoptica und dem Hypothalamus (speziell Ncl. ventromedialis) in den Mandelkernkomplex [33].

Als Glied des limbischen Systems ist der Mandelkern nachbarschaftlich mit der Hippocampusformation verbunden [35], aber auch mit den paralimbischen Rindengebieten.

Die **Efferenzen** des Mandelkerns (Abb. 16.19-15) konzentrieren sich auf **Area praeoptica** und **Hypothalamus** (hier besonders auf den großen ventromedialen Tuberkern) sowie auf die **medialen Thalamuskerne.** Außerdem ist die (ausnahmsweise nicht reziproke) Verbindung mit *Ncl. caudatus, Putamen* und *Ncl. accumbens* zu erwähnen, die in geordneter Folge starke Projektionen erhalten, jedoch unter Aussparung der somato-sensomotorischen Bezirke. Neuerdings wurden auch Efferenzen zur prämotorischen und präfrontalen Zone des Kortex festgestellt [33].

Für die wichtigsten Verbindungen verfügt der Mandelkern über besonders ausgeprägte Faserzüge, die Stria terminalis und die basale Mandelkernstrahlung sowie den **Tractus nuclei diagonalis** (BROCA) (Abb. 16.19-13).

Die **Stria terminalis,** eine stammesgeschichtlich alte Bahn, enthält mehrheitlich Fasern aus der kortikomedialen Kerngruppe und aus dem Zentralkern, welche im basalen Septum, im Ncl. striae terminalis, in der medialen Area praeoptica und im **ventromedialen Tuberkern** endigen. Dabei beschreibt die Stria terminalis einen verhältnismäßig weiten Bogen, um schließlich ein Gebiet anzusteuern, das unweit vom Ursprungsort des Mandelkerns liegt (Abb. 16.19-3 u. 13). Diese Tatsache erklärt sich durch die enorme Entwicklung des Endhirns im Laufe der Stammesgeschichte, welche die Fasern der Stria terminalis zu dem erwähnten Umweg zwingt. Ein Teil der in der Stria terminalis verlaufenden Fasern mündet in die Commissura anterior und verbindet vorwiegend homonyme Teile der beiden Mandelkerne miteinander.

Der **Ncl. striae terminalis** (Abb. 16.19-16) begleitet den gleichnamigen Faserzug als langgestreckter, schmaler Kern im Bereich des telenzephal-dienzephalen Übergangsgebietes. Er wird aus topographischer Sicht meist zur Area septalis gerechnet (s. d.), bildet aber mit dem Mandelkern ein sehr enges, reziprokes Verbindungssystem. Manche Autoren zählen ihn deshalb zum *„erweiterten Mandelkernkomplex"*.

Die **basale Mandelkernstrahlung** (Abb. 16.19-3 u. 13) entstammt sowohl dem basolateralen als auch dem kortikomedialen Kernkomplex. Die Fasern endigen in der Substantia innominata einschließlich des cholinergen Basalkernkomplexes, in der basalen Septalregion und treten in die Area praeoptica lateralis und in den Hypothalamus ein, wo sie die meisten Kerngebiete versorgen. Weitere Anteile der basalen Mandelkernstrahlung endigen via Pedunculus thalami inferior im medialen Teil

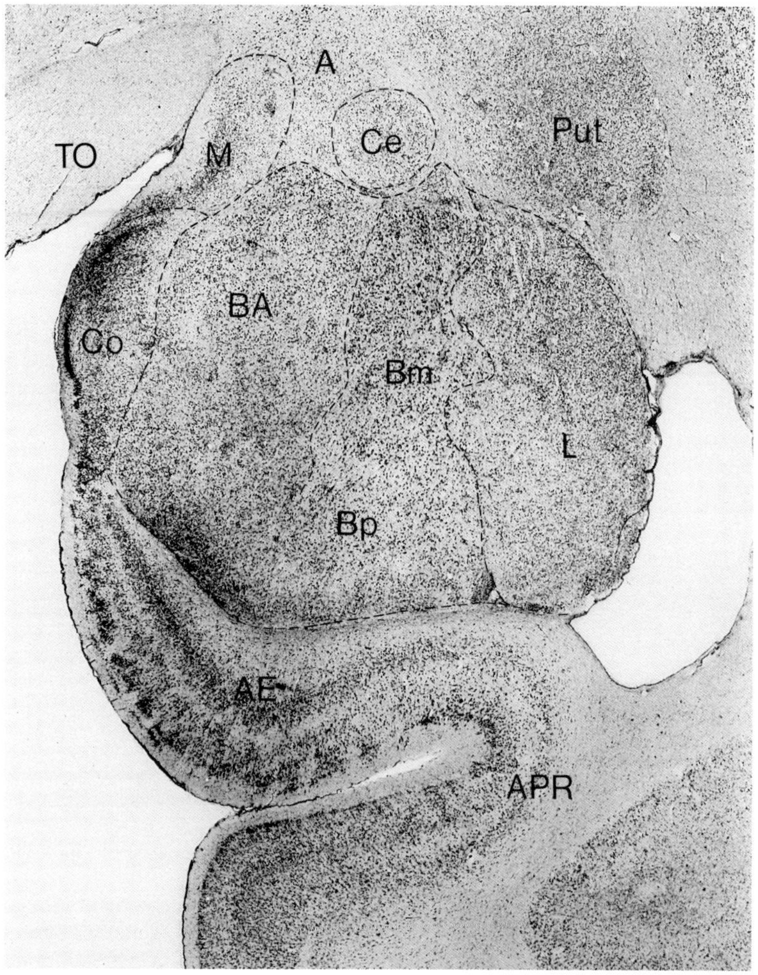

Abb. 16.19-14 Mandelkernkomplex (rechte Seite) im NISSL-Bild. Frontalschnitt durch den medialen Temporallappen des Schimpansen, Pan satyrus (Kresylviolettfärbung; Originalvergr. 3,5fach). Rechts ist das Unterhorn des Seitenventrikels angeschnitten. Abkürzungen: A = Area amygdaloidea anterior. AE = Area entorhinalis, APR = Area perirhinalis, BA = Ncl. basalis accessorius, Bm = Ncl. basalis magnocellularis, Bp = Ncl. basalis parvocellularis, Ce = Ncl. centralis, Co = Ncl. corticalis (Cortex periamygdaloideus), L = Ncl. lateralis, M = Ncl. medialis, Put = Putamen, TO = Tractus opticus.

des **Ncl. medialis dorsalis thalami,** der seinerseits starke reziproke Verbindungen mit dem medialen und orbitalen Stirnhirn aufweist. Sowohl die Stria terminalis als auch die basale Mandelkernstrahlung leiten Informationen in beiden Richtungen.

Weitere wichtige subkortikale Beziehungen bestehen mit der **Formatio reticularis.** So empfängt z. B. der Mandelkern via Fasciculus telencephalicus medialis (mediales Vorderhirnbündel) katecholamin- und serotoninhaltige Afferenzen aus den entsprechenden Hirnstammgebieten. Cholinerge Elemente dagegen stammen aus dem Ncl. tractus diagonalis (BROCA). Gewisse Peptide (Enkephalin, Substanz P und Somatostatin) zeigen die höchste Affinität zum Ncl. centralis und medialis. Der Mandelkernkomplex scheint insgesamt besonders reich an Opiatrezeptorstellen zu sein. Einige durch die Stria terminalis vermittelte Efferenzen zum basalen Vorderhirn inklusive Hypothalamus zeichnen sich durch den hohen Zinkgehalt in den synaptischen Endknöpfen aus (vgl. Moosfasersystem im Hippocampus).

Funktionelle Aspekte des Mandelkernkomplexes

Elektrische Reizversuche am Mandelkernkomplex ergeben beim Wachtier und beim Menschen ein breites Spektrum von vegetativ-endokrinen Effekten, ferner Veränderungen im Verhalten, die u. a. mit affektiver Abwehr und Nahrungsaufnahme in Beziehung stehen. Doppelseitige Läsionen im Mandelkerngebiet können eine abnorme Labilität der Affekte, z. B. **gesteigertes Aggressionsverhalten,** oder auch umgekehrt, eine unnatürliche Zahmheit zur Folge haben (KLÜVER-BUCY-Syndrom). Diese Beobachtungen lassen auf Kontrollfunktionen des Mandelkernkomplexes im Rahmen des Trieb- und Affektlebens schließen, das stets mit vegetativen Zeichen und hormonalen Umstellungen einhergeht.

Aufschlußreich sind die Beobachtungen bei einem Affen nach Durchtrennung von Chiasma opticum und Corpus callosum (*split brain* nach SPERRY), bei dem eine einseitige Resektion des Mandelkerns vorgenommen wurde. Wenn diesem Tier das der entfernten Amygdala kontralaterale Auge geschlossen wird, verhält es sich indifferent oder „zahm" gegenüber dem nahenden Menschen, weil jetzt offenbar nur die amygdalektomierte Hirnhälfte mit der visuellen Reizsituation konfrontiert ist. Sobald jedoch beide Augen geöffnet sind, erfolgt die typische Abwehrhaltung des Wildtieres. Daraus darf man entnehmen, daß normalerweise der Mandelkern visuelle Eindrücke situationsgerecht verarbeitet, **mit gespeicherten Erfahrungen vergleicht,** dem hypothalamischen „Zentrum der affektiven Abwehr" von W. R. HESS u. Mitarb. [18] im Sinne eines „stop"- oder „go"-Signals zuleitet und damit ein entsprechendes Verhaltensmuster einschließlich vegetativer und hormoneller Reaktionen auslöst. Studien des Sozialverhaltens bei Primaten haben übrigens gezeigt, daß nach Entfernung der Mandelkerne, je nach Alter und Geschlecht, markante Veränderungen in der Rangordnung und im Gruppenleben auftreten [20].

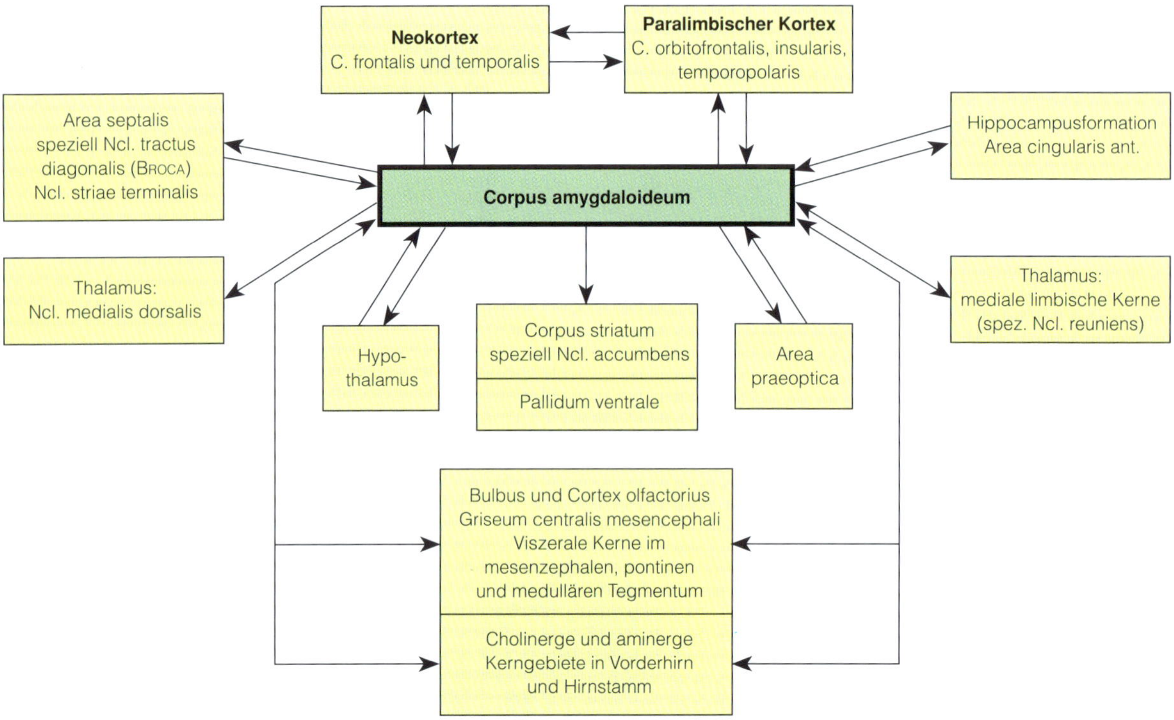

Abb. 16.19-15 Verbindungen des Mandelkernkomplexes. Die meisten Beziehungen sind reziproker Natur; diejenigen zum Hypothalamus sind mindestens doppelt abgesichert über Stria terminalis und basale Mandelkernstrahlung.

Neuere, aber nicht ganz unumstrittene Arbeiten von Mishkin u. Mitarb. [23] scheinen darauf hinzuweisen, daß der Mandelkernkomplex auch bei **Gedächtnisvorgängen** eine den Hippocampus ergänzende Rolle spielt.

3.2 Area septalis – Ncl. striae terminalis – Ncl. tractus diagonalis (Broca)

Das **Septum telencephali** befindet sich im Bereich des Gyrus paraterminalis (Abb. 16.9-7 u. 22b) und bildet die mediale Wand des Vorderhorns des Seitenventrikels. Es liegt zwischen dem Corpus callosum (dorsal) und dem Ncl. accumbens (ventral). Kaudal wird es von der Area praeoptica begrenzt. Besonders markant ist die Beziehung zum Fornix. Aufgrund dieser topographischen Gegebenheiten bildet diese Region den Umschlagplatz von Verbindungen zwischen Hippocampusformation, Area cingularis, Corpus amygdaloideum und basalen Vorderhirnkernen einerseits und Diencephalon bzw. Mesencephalon andererseits.

Das Septum besteht beim Menschen aus zwei Anteilen: **Septum pellucidum** und **Area septalis** (Septum verum). Das membranöse Septum pellucidum enthält vorwiegend Gliazellen und spärliche Nervenfasern, die Area septalis besteht dagegen aus nukleär strukturierten neuralen Zell- und Fasermassen (Abb. 16.19-16). Früher hat man angenommen, daß sich die Area septalis beim Menschen im Vergleich mit niedrigen Säugetieren eher zurückgebildet habe. Heute weiß man, daß das Gegenteil der Fall ist [6]. Wichtig für die Beschreibung der Leitungsbeziehungen mit limbischen Strukturen sind vor allem die **medialen** und **lateralen Septumkerne.**

Der **Ncl. tractus diagonalis (Broca)** gehört mit den vorwiegend Cholinacetyltransferase-positiven Zellen zum Komplex der großzelligen basalen Vorderhirnkerne (s. Tabelle 16.19-1). Man unterscheidet eine **Pars verticalis** und eine **Pars horizontalis,** die – teilweise überlappend – Allokortex, Amygdala und Hypothalamus versorgen. An der Grenze zwischen Ncl. accumbens und dem subkommissuralen Septum findet man die **Insula Calleja magna** (Abb. 16.19-16).

Der **Ncl. striae terminalis** („Bettkern" der Stria terminalis, s.d.) ist nicht nur reziprok mit allen Teilen des Mandelkerns verbunden, sondern projiziert auch zur lateralen Habenula sowie zu den vorderen und periventrikulären Thalamuskernen, zum Ncl. accumbens, zur Area tegmentalis ventralis (TSAI) und zum Griseum centrale des Mittelhirns. Dabei sind Perikaryen und Afferenzen besonders reich an Neuropeptiden (z. B. vasoaktives-intestinales Peptid, Oxytocin, Substanz P) und Steroidbindungsstellen.

Erwähnenswert ist auch das unpaarige **Subfornikalorgan,** das an die kaudalen Septumkerne in der Mittellinie angrenzt und unmittelbar zwischen den Foramina interventricularia (Monroe) in den III. Ventrikel hineinragt. Es gehört zur Gruppe der zirkumventrikulären Organe (s. Kap. 16.16.2).

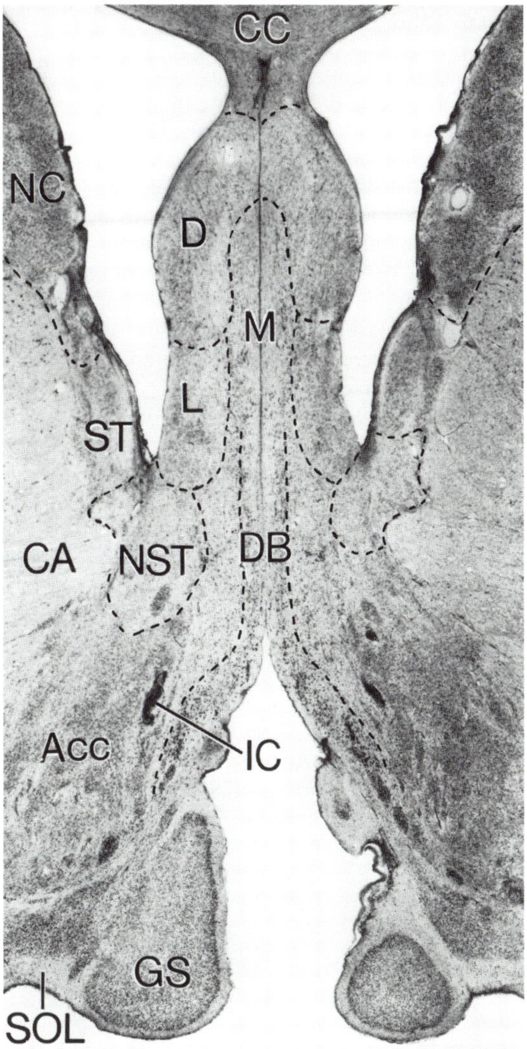

Abb. 16.19-16 Area septalis im NISSL-Bild. Frontalschnitt durch das Septum des Schimpansen, Pan satyrus (Kresylviolettfärbung, Originalvergr. 6,4fach). Abkürzungen: Acc = Ncl. accumbens, CA = Commissura anterior, CC = Corpus callosum, D = Ncl. septalis dorsalis, DB = Ncl. tractus diagonalis (BROCA), GS = Gyrus subcallosus, IC = Insula CALLEJA magna, L = Ncl. septalis lateralis, M = Ncl. septalis medialis, NC = Ncl. caudatus, NST = Ncl. striae terminalis, SOL = Stria olfactoria lateralis, ST = Stria terminalis.

Afferente und efferente Verbindungen

Die wichtigsten Verbindungen (Abb. 16.19-17) der Septalregion bestehen mit der **Hippocampusformation** (via Fornix praecommissuralis), mit dem **Mandelkern** (via Tractus ncl. diagonalis BROCA), mit **Hypothalamus** und **Area praeoptica** (via Stria terminalis und Fasciculus telencephalicus medialis) sowie mit den Kernen der **Habenula** (via Stria medullaris). Die glutamatergen Afferenzen vom Hippocampus und von der Area entorhinalis strahlen in topographischer Ordnung auf die laterale und hintere Septalregion ein. Diese Kerne stehen mit den benachbarten medialen Septumkernen in Verbindung, die ihrerseits z. T. cholinerge und GABAerge Fasern zur Hippocampusformation zurücksenden. Dadurch entsteht ein **hippokampo-septo-hippokampaler Erregungskreis,** der unter dem modulierenden Einfluß aminerger Afferenzen aus dem Hirnstamm [14] wesentlich am Zustandekommen des hippokampalen ϑ-Rhythmus (EEG) beteiligt ist.

Man beobachtet diesen Rhythmus u. a. beim Explorationsverhalten; er soll auf zellulärer Ebene eine fördernde Wirkung auf die Entstehung der Langzeitpotenzierung in der Hippocampusformation ausüben (s. S. 613). Beim Menschen ist er allerdings zufolge Überlagerung mit komplexeren Erregungsmustern nur mit Mühe erkennbar.

Weitere afferente Verbindungen der Septalregion stammen aus dem Stirnhirn, aus dem Ncl. medialis dorsalis thalami sowie aus den viszeralen und aminergen Kernen des Hirnstamms [37]. Das vereinfachte Verbindungsnetz ist der Abb. 16.19-17 zu entnehmen.

Die zentrale Stellung des Septalgebietes kommt auch in den neurophysiologischen Untersuchungen von W. R. HESS u. Mitarb. [18] zum Ausdruck, die schon vor vielen Jahren auf die enge topologische Nachbarschaft der **oralen, anal-genitalen Triebrepräsentation** im Septalgebiet hingewiesen haben.

3.3 Ncl. accumbens

Dieser Kern befindet sich ventral vom Ncl. caudatus und bildet den Übergang zur Area septalis, unterhalb des Bodens des Seitenventrikels. Er wurde ursprünglich Ncl. accumbens septi genannt (Abb. 16.19-16). Nach Struktur und Verbindungen gehört er aber zum Striatum (s. Kap. 16.17.2). Der Ncl. accumbens wird deshalb zusammen mit striären Anteilen des Tuberculum olfactorium auch als **ventrales Striatum** bezeichnet. Dieses

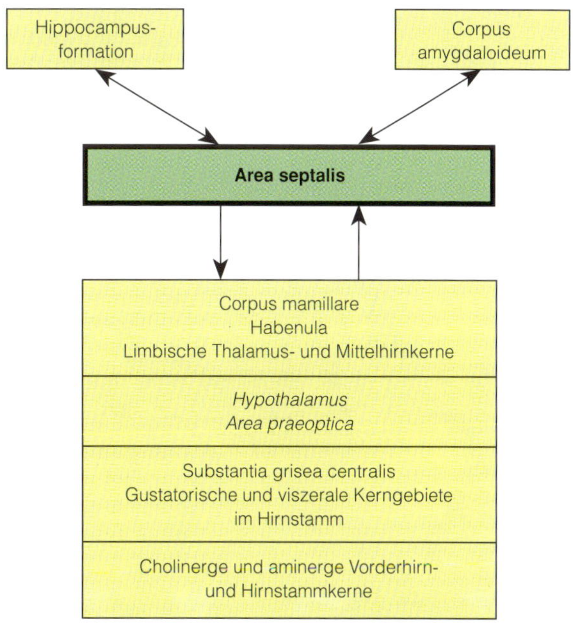

Abb. 16.19-17 Verbindungen der Area septalis. Die meisten sind reziproker Natur; sie vermitteln in erster Linie zwischen Hippocampus einerseits und Mandelkern, Hypothalamus und Hirnstamm andererseits.

unterscheidet sich vom dorsalen Striatum (Ncl. caudatus und Putamen) dadurch, daß seine Beziehungen mehrheitlich dem olfaktorischen und **limbischen System** gelten, während das dorsale Striatum mehr mit dem Neokortex gekoppelt ist. Die wichtigsten Afferenzen des ventralen Striatums stammen denn auch aus dem limbischen Kortex sowie aus dem Mandelkern.

Abb. 16.19-19 informiert über die via ventrales Pallidum führenden Beziehungen des **Ncl. accumbens** zur medialen **Formatio reticularis.** Dabei gewinnt der in der Mittelhirnhaube befindliche *Ncl. pedunculo-pontinus* insofern eine besondere Bedeutung, als er aufgrund physiologischer Befunde mit der **lokomotorischen Region des Mittelhirns** mindestens teilweise identifiziert wird.

Mit dieser Projektionsbahn und deren übergeordneten Kontrolle durch Hippocampus und Amygdala stehen möglicherweise die Auslösung und situationsgerechte Anpassung des lokomotorischen Explorations-, Nahrungsaufnahme- und Temperaturverhaltens sowie anderer Formen der instinkthaften Lokomotorik in Zusammenhang.

Damit erweist sich der ventrale Anteil der Basalganglien als eine „Kreuzungsstelle" [25], an welcher sich Substrate der Motivation und der emotionalen Ausdrucks- und Triebmotorik beeinflussen können.

Abb. 16.19-18 Nucleus basalis (MEYNERT). Rechtsseitige Vorderhirnbasis beim Schimpansen (Pan satyrus) im Transversalschnitt (NISSL-Färbung, Originalvergr. 8,5fach). Die großzelligen Kerngruppen bilden mit Pars horizontalis und verticalis des Ncl. tractus diagonalis (BROCA) und mit dem Ncl. septalis medialis den großzelligen basalen Kernkomplex des Vorderhirns, der in grob topographischer Weise auf die verschiedenen Areale der gesamten Hirnrinde projiziert. Ein großer Teil dieser Zellen ist cholinerg, teilweise auch GABAerg. Abkürzungen: AC = Commissura anterior, APO = Area praeoptica, CA = Corpus amygdaloideum, CH = Chiasma opticum, CP = Cortex periamygdaloideus, GP = Globus pallidus, NBM = Ncl. basalis MEYNERT.

3.4 *Ncl. basalis (MEYNERT)*

Der Ncl. basalis (MEYNERT) ist Teil der Substantia innominata (s. Abb. 16.9-14) und umfaßt auch Zellen im ventralen Teil und in den Laminae medullares medialis und lateralis des Globus pallidus (Abb. 16.19-18). Er gehört zum **Komplex der großzelligen, basalen Vorderhirnkerne,** der außerdem das Kerngebiet des diagonalen Bandes (Ncl. tractus diagonalis [BROCA]) und den medialen Septumkern umfaßt [17, 33]. Viele Zellen dieses Systems sind reich an Acetylcholinesterase und Cholinacetyltransferase sowie an NGF*(nerve growth factor)*-Rezeptoren; sie versorgen ausgedehnte Gebiete des Endhirns [34]. Der Ncl. basalis (MEYNERT) projiziert vor allem auf die *isokortikale Großhirnrinde.* In Gestalt eines regionalen Grobrasters bildet er in den kortikalen Schichten ein **cholinerges** Faserwerk in ähnlicher Weise, wie das durch katecholamin- und serotoninhaltige Systeme vom Hirnstamm her erfolgt. Nach Abtragung der isokortikalen Großhirnrinde beim Affen tritt eine vollständige Atrophie des Basalkerns ein. Mit einem Teil seiner Efferenzen liefert der Ncl. basalis auch die cholinerge Innervation der basalen und lateralen Kerne der *Amygdala.* Eine weitere Gruppe von Nucleus-basalis-Zellen ist reich an GABA-synthetisierendem Enzym (Glutaminsäure-Decarboxylase). Auch diese Zellen enthalten NGF-Bindungsstellen und projizieren auf weite Areale des Isokortex.

Die afferenten Beziehungen dieses Systems stammen insbesondere aus dem **Mandelkern,** aber auch aus dem limbischen und paralimbischen Kortex, aus Septum, Hypothalamus, dem ventralen Pallidum, den gustatorischen und viszeralen Ponskernen und den aminergen Kerngebieten der Haubenregion. Diese weitgefächerten Einflüsse werden durch den Ncl. basalis (MEYNERT) verarbeitet und in die kognitiven Gebiete der Großhirnrinde geleitet.

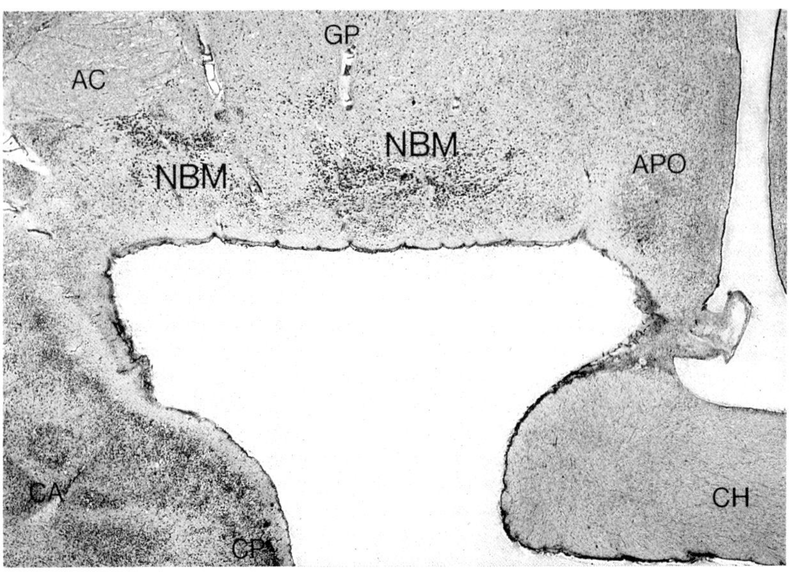

Gegenwärtig stehen Zusammenhänge zwischen massiven Ausfällen dieses Projektionssystems und der **ALZHEIMER-Krankheit** zur Diskussion, ohne daß jedoch eine exklusive kausale Beziehung erwiesen wäre [42].

4 Limbische Mittelhirnverbindungen

Die limbischen Vorderhirnstrukturen haben nur teilweise direkte Verbindungen zum Mittelhirn. Dazu gehören vor allem die Afferenzen, welche, unter Umgehung des Thalamus, von aminergen und viszeral-sensorischen Hirnstammkernen aufsteigen und streckenweise durch den **Fasciculus telencephalicus medialis** (*medial forebrain bundle*) und den **Fasciculus longitudinalis dorsalis** (SCHÜTZ) (s. Kap. 16.14) vermittelt werden. Weitere wichtige Verbindungen verlaufen über mindestens eine, wenn nicht zwei Zwischenstationen; dazu gehören die **transmamilläre** und die **transhabenuläre** Bahn.

4.1 Corpus mamillare – transmamilläre Verbindungen des limbischen Mittelhirnareals – mamillo-ponto-zerebelläre Projektion

Das **Corpus mamillare** unterhält intensive Verbindungen mit limbischen Strukturen im Telencephalon (s. PAPEZ-Circuit) und ist mit den limbischen Mittelhirnkernen, Ncl. tegmenti dorsalis (GUDDEN) und Ncl. centralis superior (BECHTEREW), durch den nach dorsal ausgreifenden **Tractus mamillotegmentalis** verbunden, dessen Axone sich teilweise als echte Kollateralen des **Tractus mamillothalamicus** (Abb. 16.19-3) erwiesen haben. Von diesen Kernen verlaufen rückläufig aufsteigende Verbindungen z. T. bis zum Corpus mamillare (z. T. weiter rostral bis in die Regio septalis) in einer ventralen Bahn, die als **Pedunculus mamillaris** bezeichnet wird (Abb. 16.19-3). Neuerdings wurde der Anschluß des Corpus mamillare über die Ponskerne zum Cerebellum nachgewiesen [1], wobei auf pontiner Ebene die von der Area cingularis absteigenden Efferenzen mit denjenigen des Corpus mamillare zu konvergieren scheinen.

4.2 Habenula und transhabenuläre Verbindungen

Die transhabenuläre Bahn besteht aus zwei Gliedern, Stria medullaris und Fasciculus retroflexus (MEYNERT). Die **Stria medullaris** sammelt Fasern aus verschiedenen limbischen Vorderhirnkernen, Area praeoptica und Area septalis, sowie aus dem Ncl. anterior thalami und dem Pallidum, während der Fasciculus retroflexus die Informationen aus dem **Habenulakomplex** u. a. an den Ncl. interpeduncularis weiterleitet, weshalb er auch als **Tractus habenulo-interpeduncularis** (MEYNERT) bezeichnet wird (Abb. 16.19-3). Fasern der Stria medullaris kreuzen in der Commissura habenularum zur Gegenseite.

Die **Habenula** als stammesgeschichtlich uraltes Gebiet (Epithalamus) des Zwischenhirns besteht aus einem lateralen und einem medialen Kern. Der mediale Kern bezieht wenigstens teilweise cholinerge und enkephalinerge **Afferenzen** via Stria medullaris aus der **Area septalis** und serotoninerge aus den Raphekernen. Er projiziert fast ausschließlich auf den Ncl. interpeduncularis, u. a. durch Substanz-P-haltige Fasern. Der laterale Kern erhält Information ebenfalls via Stria medullaris, einerseits aus dem lateralen Hypothalamus und der Area praeoptica lateralis und andererseits aus dem medialen Segment des **Globus pallidus** (s. Kap. 16.17.2). Mit seinen Efferenzen scheint er ein Bindeglied zwischen dem limbischen System und gewissen Mittelhirnstrukturen zu sein (s. Kap. 19.16).

Der **Ncl. interpeduncularis** ist als langgestreckter, mittelständiger Kernkomplex durch seinen Namen topographisch ausreichend gekennzeichnet. Er ist, wie erwähnt, ein markantes Ziel der vermutlich cholinergen Verbindungen aus den basalen Vorderhirnkernen und der medialen Habenula. Die efferenten Beziehungen endigen in dienzephalen und telenzephalen limbischen Strukturen, in den mesenzephalen und pontinen Raphekernen und im Ncl. dorsalis tegmenti (GUDDEN); seine Funktion ist vorläufig unklar.

5 Efferente Systeme des limbischen Systems

Zur Beantwortung der Frage, wie das komplexe Geschehen im limbischen System seinen Ausdruck im Gesamtverhalten des Organismus findet, sei hier eine Übersicht über die Efferenzen gegeben, die vom limbischen System zu den verschiedensten Zielkomplexen führen.

Zunächst sind die zahlreichen Verknüpfungen mit der isokortikalen Endhirnrinde zu nennen, die darüber Anhaltspunkte zu geben vermögen, wie unser Denken und Erinnern von emotionalen Bewertungen geprägt wird. Die entsprechenden Efferenzen sind in vorangegangenen Abschnitten bereits behandelt worden. Wie steht es aber mit den Verbindungen zur Körperperipherie, d. h. zum vegetativ-endokrinen und somatomotorischen Bereich, und bestehen außerdem Rückmeldekreise über das Kleinhirn?

Abb. 16.19-19 stellt einen Versuch dar, die bis heute bekannten „absteigenden“ Verbindungen schematisch darzustellen. Tatsächlich liegt ein reichhaltiges Sortiment von „Exekutiv-Verbindungen“ vor. Dabei wirkt die Hippocampusformation überwiegend indirekt, d. h. über Basalganglien und Zwischenhirn auf die der Peripherie vorgeschalteten Ausgangsstufen, während der Mandelkernkomplex und die Area cingularis z. T. über direkte Bahnen zu den viszeralen und somatomotorischen Kernen im unteren Hirnstamm und im Rückenmark verfügen. Sie wurden in den einschlägigen Abschnitten dieses Kapitels erwähnt, jedoch in Abb. 16.19-19 zur Entlastung des Schemas weggelassen. Für die indirekten multisynaptischen Efferenzen spielen die folgenden vier Zentren eine entscheidende Vermittlerrolle:

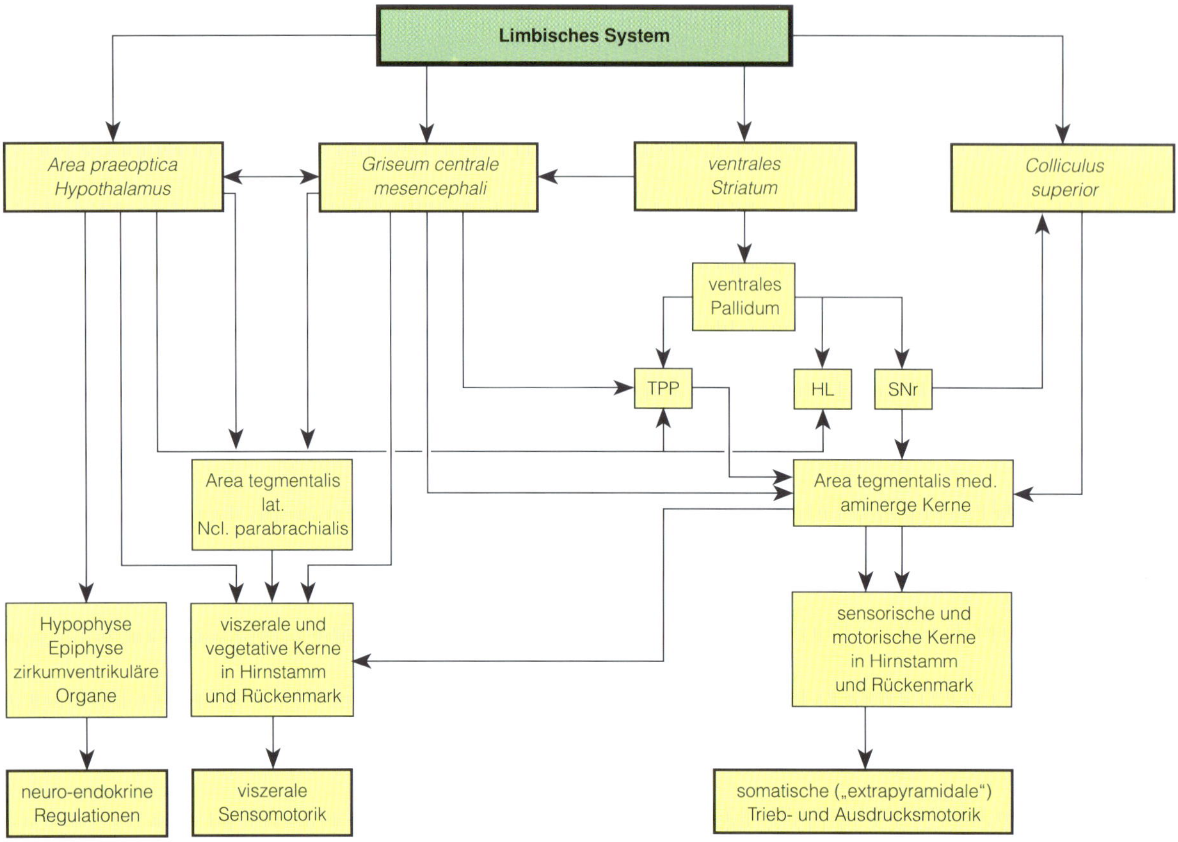

Abb. 16.19-19 Absteigende Efferenzen des limbischen Systems in vereinfachter Darstellung. Unter „limbischem System" werden hier Hippocampusformation, Mandelkernkomplex und Cortex cingularis verstanden. Diese projizieren in je voneinander abweichenden Kombinationen auf die „erstinstanzlichen" Relaisstationen in Basalganglien, Zwischen- und Mittelhirn, jedoch mit Ausnahme des Colliculus superior, der nur von der Area cingularis anterior direkt angesteuert wird. Beachte die laterale Position (links) der vegetativen und die mediale Position (rechts) der somatomotorischen „extrapyramidalen" Elemente im Hirnstamm. Abkürzungen: Gris. centr. mes. = zentrales Höhlengrau des Mittelhirns, HL = lateraler Kern der Habenula, SNr = Substantia nigra, pars reticulata, TPP = Ncl. tegmentalis pedunculopontinus, pars dissipata.

1. Hypothalamus (inkl. Area praeoptica)
2. Griseum centrale mesencephali
3. Striatum ventrale (speziell Ncl. accumbens)
4. Colliculus superior.

Von diesen Zentren aus gibt es z.T. mehrfach umgeschaltete Verbindungen zum unteren Hirnstamm und zum Rückenmark. Auf der nächst tieferen Stufe sind u.a. zu nennen:

1. Area tegmentalis lateralis (Formatio reticularis)
2. Ncl. parabrachialis lateralis
3. Ncl. tegmentalis pedunculo-pontinus, Pars dissipata
4. Ncl. lateralis habenulae
5. Area tegmentalis medialis (als Teil der Formatio reticularis)

In den Kapiteln über Hypothalamus, Mittelhirn und Pons ist Näheres über diese Strukturen und deren Verbindungen zu erfahren. Bleibt noch die Frage nach den Beziehungen des limbischen Systems zum **Kleinhirn.** Es hat sich herausgestellt, daß das Kleinhirn ein Monitor sensorischer und motorischer Funktionen par excellence ist. Lange beschränkte sich diese Hypothese auf somatische Funktionen. Immer deutlicher zeigt sich nun, daß auch die viszeralen Bereiche aufgrund von afferenten und efferenten Beziehungen zum Einflußgebiet des Kleinhirns gehören. Das limbische System bildet hier keine Ausnahme. Bereits erwähnt wurden die vom cingulären Kortex und vom Corpus mamillare ausgehenden Kleinhirnprojektionen (via Griseum pontis). Darüber hinaus bestehen reziproke Beziehungen zwischen verschiedenen Abschnitten des Hypothalamus und praktisch allen Gebieten des Kleinhirns sowohl durch direkte Bahnen als auch über die Ponskerne. Über die Funktion dieser Verbindungen ist noch wenig bekannt.

Abschließend seien noch zwei markante Efferenzen des limbischen Systems kurz erwähnt:

1. das mediale Vorderhirnbündel
2. das dorsale Längsbündel.

Das **mediale Vorderhirnbündel (Fasciculus telencephalicus medialis)** stellt ein polysynaptisches Fasersystem dar [27], das limbische Vorderhirn- und Hirnstammstrukturen miteinander in beiden Richtungen verbindet. Es verläuft beidseits lateral und wenig oberhalb der Hirnbasis.

In der neueren neurobiologischen Literatur spielt es eine zentrale Rolle, wobei von anatomischer Seite teilweise sehr heterogene Komponenten darin untergebracht und dementsprechend von den Physiologen mit sehr verschiedenen funktionellen Vorzeichen versehen werden. Unter diesen befinden sich neben absteigenden olfaktorischen und limbischen auch aufsteigende viszerale, aminerge und peptiderge Elemente. Man spricht gelegentlich von einem „Bettkern" dieses Faserzuges in Analogie zu demjenigen der Stria terminalis und meint damit ein lockeres Zellgebiet in der lateralen Area praeoptica und im lateralen Hypothalamus, das eine Art rostrale Fortsetzung (**„präoptiko-hypothalamisches Kontinuum"** nach NAUTA) der lateralen Formatio reticularis tegmenti bildet. Zu den Ziel- und Ursprungsgebieten gehören auch das mediale und orbitale Stirnhirn, der olfaktorische Kortex sowie das zentrale Höhlengrau des III. Ventrikels und des Aquädukts. Lokalisatorische Bemühungen um das kritische Substrat für das Selbstreizverhalten nach OLDS sprechen dafür, daß ein Faserbündel innerhalb des Fasciculus telencephalicus medialis maßgeblich, wenn auch keineswegs ausschließlich für dieses suchtähnliche Verhalten verantwortlich ist. Es gibt Hinweise dafür, daß es sich dabei um eine dopaminerge Komponente handelt. Bei doppelseitiger Unterbrechung des ganzen Bündels treten sehr komplexe Verhaltensstörungen (Adynamie, Adipsie, Sensory Neglect und Aphagie) auf, die wohl auf eine umfassende Denervation der basalen telenzephalen und limbischen Areale zurückzuführen ist.

Das **dorsale Längsbündel (Fasciculus longitudinalis** SCHÜTZ) ist ebenfalls ein gegenläufiges polysynaptisches System, das sich vom Hypothalamus bis in die kaudale Medulla oblongata und das obere Halsmark erstreckt. Im Gegensatz zum medialen Vorderhirnbündel nimmt es eine dorsale Position ein und verläuft stets in Ventrikelnähe.

So zahlreich die absteigenden Verbindungen des limbischen Systems sind, so wenig ist über ihre Zuordnung zu bestimmten Verhaltensmustern bekannt. Dabei steht insbesondere dem Menschen ein außerordentlich nuancenreiches Repertoire von verbalen und nichtverbalen, triebhaften und stimmungsbedingten Kundgebungen zur Verfügung. Für die künftige Forschung eröffnet sich hier ein faszinierendes Betätigungsfeld.

6 *Zur Chemoarchitektur des limbischen Systems*

Die hier sehr knapp gehaltenen Ausführungen stützen sich auf Literaturangaben, die in kürzlich erschienenen Nachschlagewerken eingehender studiert werden können [7, 26].

Aminosäuren: Glutamat und Aspartat als klassische Transmitter werden vor allem den kortiko-kortikalen und kortikosubkortikalen Bahnen zugeordnet. GABA, in geringen Mengen auch Glycin und Taurin findet man vor allem in den inhibitorischen Zwischenneuronen.

Acetylcholin und **Monoamine** sind im limbischen System überaus stark vertreten. Allerdings gibt es anscheinend im limbischen Kortex (wie auch im Neokortex) keine intrinsischen Neurone, die biogene Amine oder Acetylcholin produzieren können. Die Versorgung mit cholinergen und aminergen Fasern stammt aus den entsprechenden Vorder- und Stammhirnkernen (Tabelle 16.19-1). Besondere Erwähnung verdient die **mesolimbische Dopaminbahn,** die von den nigralen und perinigralen dopaminhaltigen Zellbezirken in die Area septalis, zum Mandelkern und zum cingulären und entorhinalen Kortex projiziert. **Histaminerge Bahnen** ließen sich bisher von ihrem Ursprungszellgebiet im tuberomamillären Hypothalamus in den zentralen Mandelkern und bis in die basalen Vorderhirnkerne, das Septum und den Hippocampus verfolgen. Die unterschiedliche Verteilung der **monoaminergen und cholinergen Nervengeflechte** kommt auch im Rahmen der Schichtengliederung im Allokortex deutlich zum Ausdruck.

Neuropeptide (Tabelle 16.19-3): Das limbische System ist überaus reich an peptidhaltigen Nervenzellen sowie an intrinsischen als auch an extrinsischen peptidergen Fasersystemen. Von über 40 konnten bisher zwischen 10 und 20 neuroaktive Peptide in größeren Mengen in Zellen und/oder Fasern des limbischen Systems nachgewiesen werden. Als sog. Neuromodulatoren können sie 1. die Leitfähigkeit der Ionenkanäle und 2. bei präsynaptischer Einwirkung die Transmitterausschüttung verstärken oder abschwächen. Nicht selten kommen Neuropeptide gemeinsam mit Aminosäuretransmittoren, z. B. GABA, und mit biogenen Aminen, z. B. Serotonin, vor. Auch wurden vielfach Zellen gefunden, die mehr als ein einziges neuroaktives Peptid enthalten, z. B. Cholezystokinin (CCK) zusammen mit Neuropeptid Y (NPY) [21]. Durch solche komplexe Konstellationen wird die Anpassungsfähigkeit der **Signalübermittlung** namentlich **im Lokalbereich** enorm gesteigert.

In der **Hippocampusformation** (Abb. 16.19-20) findet man in erster Linie Cholezystokinin und **Neuropeptid Y.** Daneben kommen auch das vasoaktive intestinale Peptid (VIP), Vasopressin und Oxytocin, Corticotropin Releasing Hormon (CRH), Somatostatin (SOM), Substanz P (SP), Neurotensin (NT), Enkephalin (ENK) und Dynorphin (DYN) vor. Weitere Neuropeptide finden sich vor allem in Endigungen, die extrinsischen Afferenzen entstammen [3].

Erwähnenswert sind CCK- und ENK-haltige Fasern im Moosfasersystem und im Tractus temporo-ammonicus perforans (im letzteren auch DYN) sowie Galanin (GA) im septohippokampalen System. SOM ist hauptsächlich im Gyrus dentatus (aber offenbar nicht in den Körnerzellen) vorhanden.

Im **Mandelkernkomplex** ist vor allem der Zentralkern reich an Peptiden, während im basalen und in lateralen Kernen Acetylcholin und im basalen und zentralen Kern Noradrenalin und Dopamin vorherrschen. Mindestens 10 Neuropeptide wurden allein in Zellen des Ncl. centralis in größeren Mengen gefunden, in dem bis zu 25% der Zellen peptiderg sind.

Viele Neuropeptide, wie z. B. CRH, SOM und NT, beteiligen sich an intrinsischen Verbindungen zwischen den basolateralen und dem zentralen Kern in beiden Richtungen; andere, wie VIP, ENK, aber auch SOM, NT und CCK, vermitteln Fernverbindungen via Stria terminalis und basale Mandelkernstrahlung, während SP, CRF, SOM und NT den zu den viszeralen Relaiskernen im Hirnstamm führenden Fasersystemen angehören. Hinzu kommen Substanzen wie Bombesin, Angiotensin II, Oxytocin, Vasopressin, NPY, deren Eingliederung in das komplexe Kommunikationsnetz noch nicht genügend feststeht.

Die Übersicht über Chemoarchitektur wäre unvollständig, ohne die **Rezeptorbindungsstellen** für adrenokortikale und gonadale **Steroide** sowie für **Adenosin** und für **Benzodiazepine** und **Opiate** (Abb. 16.19-20) zu erwähnen, die ebenfalls im limbischen System sehr häufig anzutreffen sind und für zahlreiche Funktionen im Rahmen psychischer und körperlicher Belastungen von entscheidender Bedeutung sein dürften.

Tabelle 16.19-1 Übersicht der limbischen Strukturen. (Wiederholung der Tabelle von S. 605)

1. Limbischer Kortex

Hippocampus
- Gyrus dentatus (fascia dentata)
- Cornu Ammonis (CA1, CA2, CA3, CA4)
- Subiculum
- Indusium griseum

Gyrus parahippocampalis
- Area entorhinalis (Area 28)
- Area perirhinalis (Area 35)
- Area praesubicularis (Area 27)
- Area parahippocampalis caudalis

(Hippocampus und Gyrus parahippocampalis: Hippocampusformation)

Gyrus cinguli
- Area subcallosa (Area 25)
- Area cingularis anterior (Area 24)
- Area cingularis posterior (Area 23)
- Area retrosplenialis (Area 29)

2. Limbische Kerngebiete

Telencephalon

Corpus amygdaloideum (Amygdala, einschließlich Ncl. striae terminalis)

Area septalis

Ncl. accumbens (gehört zum Striatum)

Großzellige basale Vorderhirnkerne (s. auch unter 3)
- Ncl. septalis medialis
- Ncl. tractus diagonalis BROCA
  - pars verticalis
  - pars horizontalis
- Ncl. basalis MEYNERT

Diencephalon

Corpus mamillare

Habenula (Ncl. habenulae medialis, Ncl. habenulae lateralis)

Anterior-lateralis-Komplex des Thalamus
- Ncl. anterior
  - Ncl. anterior medialis
  - Ncl. anterior ventralis
  - Ncl. anterior dorsalis
- Ncl. dorsalis lateralis

Paraventrikuläre Kerne des Thalamus
- Ncl. parataenialis
- Ncl. paraventricularis

Mediale Kerne des Thalamus
- Ncl. medialis dorsalis
- Ncl. centralis medialis
- Ncl. reuniens
- Ncl. submedius
- Ncl. subparafascicularis

Pulvinarkomplex
- Ncl. pulvinaris medialis

Mesencephalon
- Ncl. interpeduncularis
- Ncl. tegmentalis dorsalis (GUDDEN)
- Ncl. peripeduncularis

3. Cholinerge und aminerge Kerne im Vorderhirn und im Hirnstamm[1]

Cholinerges System
- Großzellige basale Vorderhirnkerne (s. unter 2)
- Ncl. tegmentalis pedunculo-pontinus, pars compacta
- Ncl. laterodorsalis tegmenti (grisei centralis pontis)

Dopaminerges System
- Substantia nigra, pars compacta
- Area tegmentalis ventralis (paranigralis)

Noradrenerges System
- Locus coeruleus

Serotoninerges System
- Ncl. raphes dorsalis
- Ncl. centralis superior tegmenti (BECHTEREW)
- Ncl. raphes pontis
- Ncl. raphes magnus, obscurus, pallidus

Histaminerges System
- Ncl. tubero-mamillaris hypothalami

[1] Diese Kerne enthalten auch Zellen, die noch andere neuroaktive Substanzen produzieren.

Abb. 16.19-20 Opiatrezeptoren in der Hippocampusformation. ▶ (a) Überwiegen der μ-Rezeptoren in Area entorhinalis; (b) starke Vertretung der δ-Rezeptoren im Hippocampus. Die Rezeptordichte basiert auf digitalisierter Computerauswertung autoradiographischer Daten. Farbkodierung: weiß, rot, gelb = hohe Werte; violett, blau und grün = niedrige Werte. Abkürzungen: CA1, CA3 = Felder des Hippocampus, Dent = Gyrus dentatus, Ento = Area entorhinalis, Para = Parasubiculum, Pro = Prosubiculum, Sub = Subiculum. (Die Bilder wurden freundlicherweise von M. HERKENHAM, National Institute of Mental Health, Bethesda Md., zur Verfügung gestellt.)

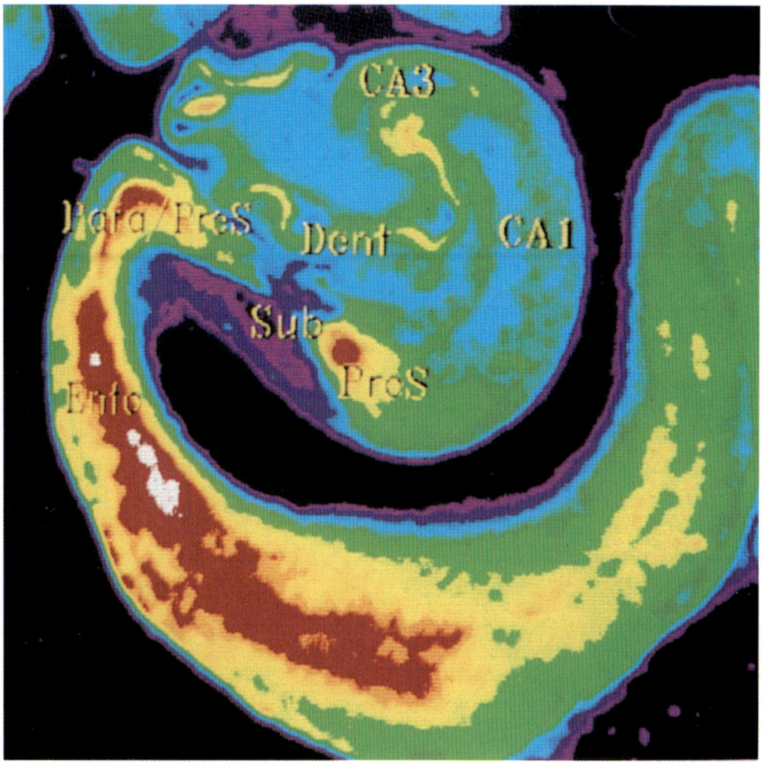

a

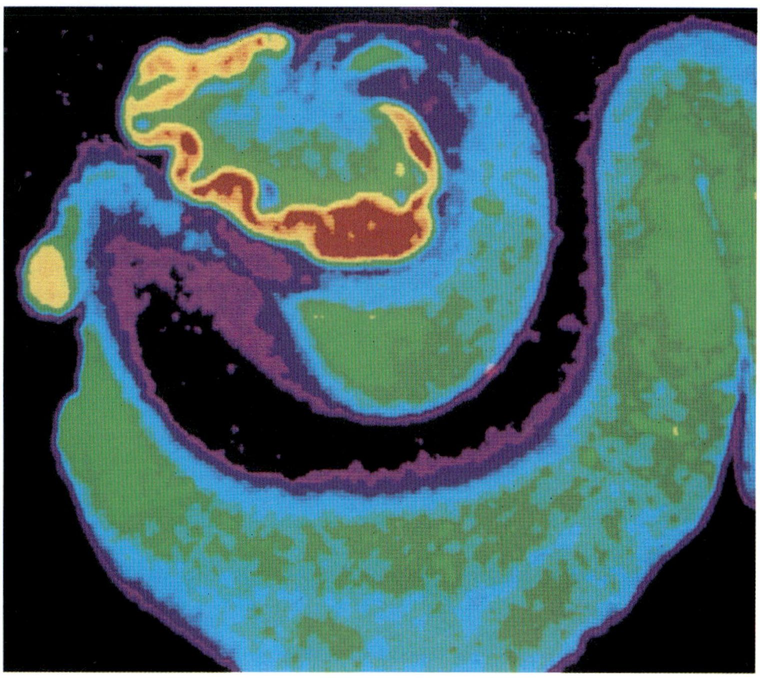

b

Tabelle 16.19-3 Übersicht über die häufigsten Transmitter und Neuromodulatoren des limbischen Systems.

Acetylcholin (ACh)
Monoamine
- Noradrenalin (NA)
- Dopamin (DA)
- Serotonin (5HT)
- Histamin (HIS)

Aminosäuren
- Glutamat
- Aspartat
- γ-Aminobuttersäure
- Glycin
- Taurin

Peptide
- *Darmpeptide*
  - Vasoaktives intestinales Peptid (VIP)
  - Cholezystokinin (CCK)
  - Galanin (GA)
  - Bombesin
  - Motilin
- *Hypothalamische Peptide*
  - Luteotropin Releasing Factor (LH-RH)
  - Thyrotropin Releasing Factor (TRH)
  - Corticotropin Releasing Factor (CRH)
  - Somatostatin (SOM)
  - Oxytocin, Vasopressin (OXY, VAS)
- *Hypophysenpeptide*
  - Gonadotropine (LH, FSH)
  - Thyreotropin (TSH)
  - Wachstumshormon (GH)
  - Adrenocorticotropes Hormon (ACTH)
  - Melanotropes Hormon (MSH)
- *Opioide Peptide*
  - β-Endorphin (END)
  - met-Enkephalin (met-ENK)
  - leu-Enkephalin (leu-ENK)
  - Dynorphine (DYN)
- *Andere Peptide*
  - Substanz P (SP)
  - Neurotensin (NT)
  - Neuroaktives Peptid Y (NPY)
  - Angiotensin II (ANG)

Steroide
- *Nebennierenrindenhormone*
- *Gonadenhormone*
  - Östrogene
  - Gestagene
  - Androgene

Purin
- Adenosin

Literatur

[1] Aas, J.-E., P. Brodal: Demonstration of a mamillo-ponto-cerebellar pathway. Europ. J. Neurosci. 1 (1989) 61–74.

[2] Amaral, D. G.: The human hippocampal formation. In: Paxinos, G. (ed.): The Human Nervous System. Academic Press, San Diego–New York–London–Sydney–Tokyo–Toronto 1990.

[3] Amaral, D. G., M. J. Campbell: Transmitter systems in the primate dentate gyrus. Hum. Neurobiol. 5 (1986) 169–180.

[4] Amaral, D. G., R. Insausti, W. M. Cowan: The entorhinal cortex of the monkey. I. Cytoarchitectural organization. J. comp. Neurol. 264 (1987) 326–355.

[5] Andersen, P., T. V. P. Bliss, K. K. Skrede: Lamellar organization of hippocampal excitatory pathways. Exp. Brain Res. 13 (1971) 222–238.

[6] Andy, O. J., H. Stephan: The septum in the human brain. J. comp. Neurol. 133 (1968) 383–410.

[7] Björklund, A., T., Hökfelt: GABA and neuropeptides on the CNS, part I. In: Björklund, A., T. Hökfelt (eds.): Handbook of Chemical Neuroanatomy, vol. 4. Elsevier, Amsterdam–New York–Oxford 1985.

[8] Bliss, T. V. P., T. Lømo: Long-lasting potentiation of synaptic transmission in the dentate area of the anaesthetized rabbit following stimulation of the perforant path. J. Physiol. (Lond.) 232 (1973) 331–356.

[9] Braak, H.: A primitive gigantopyramidal field buried in the depth of the cingulate sulcus of the human brain. Brain Res. 109 (1976) 219–233.

[10] Braak, H.: Architectonics of the human telencephalic cortex. In: Braitenberg, V. (ed.): Studies of Brain Functions, vol. 4. Springer, Berlin–Heidelberg–New York 1980.

[11] Brockhaus, H.: Zur normalen und pathologischen Anatomie des Mandelkerngebietes. J. Psychol. Neurol. (Lpz) 49 (1938) 1–136.

[12] Carpenter, M. B., J. Sutin: Human Neuroanatomy. Williams & Wilkins, Baltimore–London 1983.

[13] Duvernoy, H. M.: The Human Hippocampus. Bergmann, München 1988.

[14] Gaspar, P., B. Berger, C. Alvarez, A. Vigny, I. P. Henry: Catecholaminergic innervation of the septal area in man: Immunocytochemical study using TH and DBH antibodies. J. comp. Neurol. 241 (1985) 12–33.

[15] Gloor, P., A. Olivier, L. F. Quesnay, F. Andermann, S. Horowitz: The role of the limbic system in experimental phenomena of temporal lobe epilepsy. Ann. Neurol. 12 (1982) 129–144.

[16] Goldman-Rakic, P. S., L. D. Selemon, M. L. Schwartz: Dual pathways connecting the dorso-lateral prefrontal cortex with the hippocampal formation and parahippocampal cortex in the rhesus monkey. Neuroscience 12 (1984) 719–743.

[17] Hedren, J. C., R. G. Struble, P. J. Whitehouse, D. L. Price: Topography of the magnocellular basal forebrain system in human brain. J. Neuropath. exp. Neurol. 43 (1984) 1–21.

[18] Hess, W. R., M. Brügger, V. Bucher: Zur Physiologie von Hypothalamus, Area praeoptica und Septum sowie angrenzende Balken- und Stirnhirngebiete. Mschr. Psychiat. Neurol. 111 (1946) 17–59.

[19] Hutchins, K. D., A. M. Martins, P. L. Strick: Corticospinal projections from medial wall of the hemisphere. Exp. Brain Res. 71 (1988) 667–672.

[20] Kling, A.: Effects of amygdalectomy on social-affective behavior in non-human primates. In: Eleftheriou, B. E. (ed.): The Neurobiology of the Amygdala, pp. 511–536. Plenum Press, New York–London 1972.

[21] Köhler, C., L. Eriksson, S. Davies, V. Chan-Palay: Neuropeptide Y innervation of the hippocampal region in the rat and monkey brain. J. comp. Neurol. 244 (1986) 384–400.

[22] Lopez da Silva, F. H., M. P. Witter, P. H. Boeijinga, H. M. Lohman: Anatomic Organization and Physiology of the Limbic Cortex. Physiol. Rev. 70 (1990) 453–511.

[23] Mishkin, M.: A memory system in the monkey. Phil. Trans. B 298 (1982) 85–95.

[24] Nauta, W. J. H.: Hippocampal projections and related neural pathways to the midbrain in the cat. Brain 81 (1958) 319–340.

[25] Nauta, W. J. H., V. B. Domesick: Cross roads of limbic and striatal circuitry: hypothalamo-nigral connections. In: Livingston, K. E., O. Hornykiewicz (eds.): Limbic Mechanisms. The Continuing Evolution of the Limbic System Concept, pp. 75–93. Plenum Press, New York–London 1978.

[26] NIEUWENHUYS, R.: Chemoarchitecture of the brain. Springer, Berlin–Heidelberg–New York–Tokyo 1985.

[27] NIEUWENHUYS, R., L. M. G. GEERAEDTS, J. G. VEENING: The medial forebrain bundle of the rat. I. General introduction. J. comp. Neurol. 206 (1982) 49–81.

[28] NIEUWENHUYS, R., J. VOOGD, CH. VAN HUIJZEN: The Human Central Nervous System. 3rd ed. Springer, Berlin–Heidelberg–New York–Tokyo 1988.

[29] O'KEEFE, J., L. NADEL: The Hippocampus as a Cognitive Map. Clarendon Press, Oxford 1978.

[30] PANDYA, D. N., G. W. VAN HOESEN, M. M. MESULAM: Efferent connections of the cingulate gyrus in the rhesus monkey. Exp. Brain Res. 42 (1981) 319–330.

[31] PAPEZ, J. W.: A proposed mechanism of emotion. Arch. Neurol. Psychiat. (Chicago) 38 (1937) 725–743.

[32] PENFIELD, W., T. RASMUSSEN: The Cerebral Cortex of Man: A Clinical Study of Localization and Function. New York, McMillan 1950.

[33] PRICE, J. L., F. T. RUSSCHEN, D. G. AMARAL: The limbic region II: The amygdaloid complex. In: BJÖRKLUND, A., T. HÖKFELT, L. W. SWANSON (eds.): Handbook of Chemical Neuroanatomy, vol. 5: Integrated Systems of the CNS, part I. pp. 279–388. Elsevier, Amsterdam–New York–Oxford 1987.

[34] SAPER, C. B., T. C. CHELINSKY: A cytoarchitectonic and histochemical study of nucleus basalis and associated cell groups in the normal human brain. Neuroscience 13 (1984) 1023–1037.

[35] SAUNDERS, R. C., D. L. ROSENE, G. W. VAN HOESEN: Comparison of the efferents of the amygdala and the hippocampal formation in the rhesus monkey: II. Reciprocal and non-reciprocal connections. J. comp. Neurol. 271 (1988) 185–207.

[36] STEPHAN, H.: Allocortex. In: BERGMANN, W.: (Hrsg.): Möllendorffs Handbuch der mikroskopischen Anatomie des Menschen, vol. 4. Springer, Berlin–Heidelberg–New York 1975.

[37] SWANSON, L. W., C. KÖHLER, A. BJÖRKLUND: The limbic region: The septohippocampal system. In: BJÖRKLUND, A., T. HÖKFELT, L. W. SWANSON (eds.): Handbook of Chemical Neuroanatomy, vol. 5: Integrated Systems of the CNS, part I, pp. 125–278. Elsevier, Amsterdam–New York–Oxford 1987.

[38] VAN HOESEN, G. W., B. T. HYMAN: Hippocampal formation: anatomy and the patterns of pathology in Alzheimer's disease. Progr. Brain Res. 83 (1990) 445–457.

[39] VOGT, B. A., D. N. PANDYA, D. L. ROSENE: Cingulate Cortex of the rhesus monkey: I Cytoarchitecture and thalamic afferents. J. comp. Neurol. 262 (1987) 256–270.

[40] VOGT, B. A., D. N. PANDYA, D. L. ROSENE: Cingulate Cortex of the rhesus monkey: II Cortical afferents. J. comp. Neurol. 262 (1987) 271–289.

[41] WEISKRANTZ, L.: Neuroanatomy of memory and amnesia: A case of multiple memory systems. Hum. Neurobiol. 6 (1987) 93–105.

[42] WHITEHOUSE, P. J., D. L. PRICE, R. G. STRUBLE, A. W. CLARK, J. T. COYLE, M. R. DE LONG: Alzheimer's disease and senile dementia: Loss of neurons in the basal forebrain. Science 215 (1982) 1237–1239.

[43] ZOLA-MORGAN, S., L. R. SQUIRE, D. G. AMARAL: Human amnesia and the medial temporal region: Enduring memory impairment following a bilateral lesion limited to field CA1 of the hippocampus. J. Neurosci. 6 (1986) 2950–2967.

16.20 Autonomes (viszerales, vegetatives) Nervensystem

W. Zenker und W. Neuhuber

1 *Definition und Allgemeines*

Unter dem Begriff **autonomes** *(viszerales, vegetatives)* **Nervensystem (ANS)** werden jene Teile des Nervensystems zusammengefaßt, welche Eingeweide, Drüsen und glatte Muskulatur, aber auch andere Strukturen wie Knochenmark, Lymphknoten, Fett und Bindegewebe innervieren. Nach Langley [18] definierten verschiedene Forscher es als ein efferentes System, das alle Strukturen, abgesehen von Skelettmuskelfasern, innerviert. Da bei der Kontrolle und Regulation der Eingeweidefunktionen nicht nur **efferente**, sondern auch **afferente** Leitungsbahnen erheblichen Anteil haben, erscheint es sinnvoll, den afferenten Schenkel der Eingeweide-Innervation in die Systemdefinition *autonomes Nervensystem* einzubeziehen [24].

Der Bauplan des ANS ist vor allem dadurch gekennzeichnet, daß – im Gegensatz zum zerebrospinalen Nervensystem – wichtige Regulationszentren in Gestalt von **Ganglien** und **Nervengeflechten außerhalb** des Zentralnervensystems lokalisiert sind, z.T. in den Erfolgsorganen selbst. Für viele Organfunktionen scheint die periphere Lage von Schaltstellen bedeutungsvoll zu sein. Im Darm etwa können Kontraktionswellen auch nach Durchtrennung aller Verbindungen zum Zentralnervensystem nach einer eigenen „peripheren" Gesetzmäßigkeit ablaufen. Die periphere Lage von Regulationszentren verleiht manchem Organ eine gewisse regulatorische Eigenständigkeit, die den von Langley [18] eingeführten Begriff „autonomes Nervensystem" verständlich erscheinen läßt. Alle heute vorliegenden morphologischen und physiologischen Befunde weisen jedoch dahin, daß das funktionelle Geschehen in den peripheren Schaltstellen auf das engste mit dem Zentralnervensystem verknüpft ist und daß die Autonomie dieses Teiles des Nervensystems nur relativ ist.

Der Umstand, daß das autonome Nervensystem sowohl über ein System von Neuronen in Gehirn und Rückenmark als auch über ein solches in der Peripherie verfügt, bedeutet, daß zentral entstehende Impulse nicht direkt ans Erfolgsorgan gelangen, wie etwa Impulse des Motoneurons zum Skelettmuskel, daß vielmehr zentrale Impulse in peripheren Ganglien eine Umschaltung erfahren, ehe sie im Zielorgan wirksam werden (Abb. 16.20-1). Als **präganglionär** werden jene Neurone bezeichnet, deren Perikaryen im Zentralnervensystem liegen und deren Axone zu peripheren autonomen Ganglien ziehen. Die **postganglionären** Neurone haben ihre Perikaryen in eben diesen Ganglien und senden ihre Axone zu den Erfolgsorganen oder zu weiter in die Peripherie liegenden Schaltganglien.

Die Perikaryen der präganglionären Neurone liegen in bestimmten Kernen des Zentralnervensystems. Nach Lage der Perikaryen und Austrittsstellen ihrer Axone unterscheidet man zwischen einem **thorakolumbalen** System einerseits und einem **kranialen** bzw. **sakralen** System andererseits. Der im Rückenmark lokalisierte thorakolumbale Anteil wird als **sympathisches**, der im Hirnstamm lokalisierte kraniale Anteil wird zusammen mit den im sakralen Rückenmark lokalisierten viszeralen

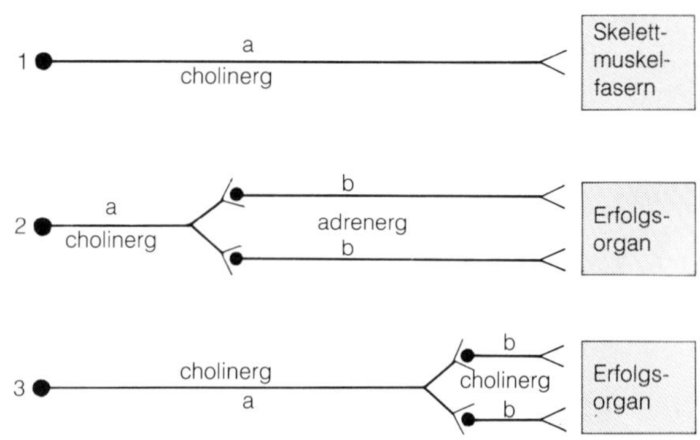

Abb. 16.20-1 Zerebrospinale und autonome periphere Innervation. Außer den gezeigten existieren auch postganglionäre sympathische Neurone, die cholinerg sind, sowie sympathische Neurone, die ganz nahe am Erfolgsorgan liegen („kurze" adrenerge Neurone, s. Text).
(1) Motoneuron (cholinerg);
(2) sympathische Neuronenkette,
(a) präganglionäres Neuron (cholinerg),
(b) postganglionäres Neuron (adrenerg);
(3) parasympathische Neuronenkette,
(a) präganglionäres Neuron (cholinerg),
(b) postganglionäres Neuron (cholinerg)

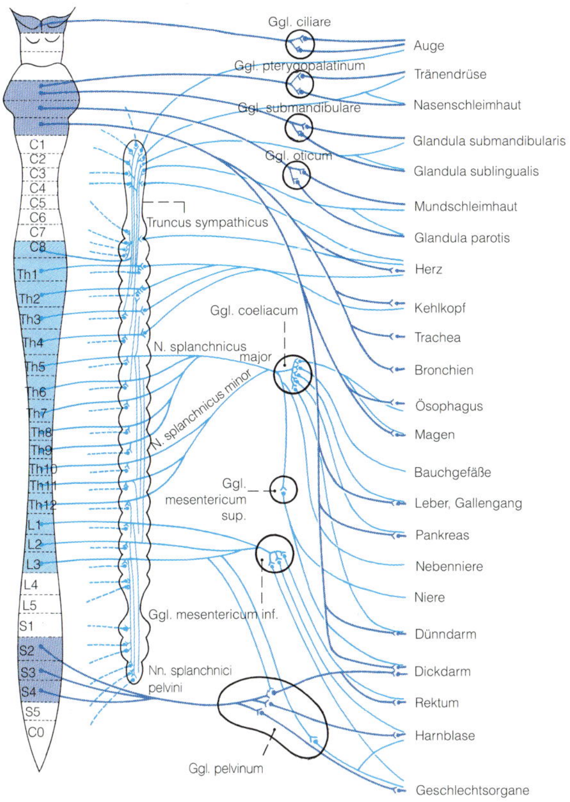

Abb. 16.20-2 Schematische Darstellung der Verlaufsprinzipien im sympathischen (blau) und parasympathischen (violett) Nervensystem. Dargestellt ist nur der efferente Anteil. Im Truncus sympathicus findet sich kranial das Ganglion cervicale superius. Die übrigen Ganglien sind als aufeinanderfolgende Anschwellungen des Grenzstranges dargestellt. Die peripheren Ganglien sind in Form von Kreisen symbolisiert. Gestrichelte Linien: Postganglionäre Nervenfasern zu den Hirn- und Rückenmarksnerven. Aus Gründen der Übersichtlichkeit sind nicht sämtliche Ganglien bzw. Nerven berücksichtigt. (Modifiziert nach Meyer u. Gottlieb [32])

Kernen als **parasympathisches** Nervensystem beschrieben (Abb. 16.20-2). Die Unterscheidung von Sympathikus und Parasympathikus – erstmals durch Gaskell (zitiert in [18]) und Langley [18] klar herausgearbeitet – beruht auf bestimmten, anatomisch faßbaren Bauplanprinzipien und auf physiologischen Kriterien. Die aus dem thorakolumbalen Rückenmark hervorgehenden präganglionären Fasern des *Sympathikus* ziehen zunächst zum *Truncus sympathicus* (Grenzstrang des Sympathikus) (Abb. 16.20-2, 5, 6 u. 7), einer beidseits der Wirbelsäule *(paravertebral)* liegenden Ganglienkette, wo ein Teil der präganglionären Fasern auf postganglionäre Neurone umgeschaltet wird; ein anderer Teil der Fasern zieht weiter zu *prävertebralen* Ganglien vor der Aorta oder zu Beckenganglien, um hier die Umschaltung auf postganglionäre Neurone zu erfahren. Die Übertragung sympathischer Impulse auf das Erfolgsorgan erfolgt meist durch Freisetzung von *Noradrenalin* an den Endigungen der postganglionären Fasern. Man spricht demgemäß von *adrenergen* Neuronen (Abb. 16.20-1). Der Sympathikus kann Eingeweide aber auch durch Abgabe von Adrenalin und Noradrenalin aus der *Nebenniere* in die Blutbahn auf hormonellem Wege beeinflussen.

Die Axone der präganglionären *parasympathischen* Neurone des Hirnstamms verlassen das Gehirn mit dem III., VII., IX. und X. Hirnnerven (Kap. 16.14) und werden auf postganglionäre Neurone in Ganglien umgeschaltet, die den Erfolgsorganen *nahe* oder gar in ihnen selbst liegen (Abb. 16.20-2). Das gleiche – lange präganglionäre und kurze postganglionäre Neurone – gilt für die das Sakralmark über die *Nn. pelvici (Nn. splanchnici pelvini)* verlassenden parasympathischen Fasern, die die Beckenorgane nach Umschaltung in den *Ganglia pelvina* erreichen. Die Überträgersubstanz des Parasympathikus am Erfolgsorgan ist *Acetylcholin*, die entsprechenden Neurone werden als **cholinerg** bezeichnet. Cholinerg sind übrigens auch präganglionäre Neurone im sympathischen und parasympathischen Nervensystem (Abb. 16.20-1) sowie postganglionäre sympathische sudomotorische (zur Schweißdrüseninnervation) und gefäßerweiternde Neurone [11]. In vielen prä- und postganglionären Neuronen koexistieren verschiedene Neuropeptide mit Acetylcholin oder Noradrenalin; in postganglionären parasympathischen Zellen z.B. vasoaktives intestinales Polypeptid (VIP), in adrenergen Neuronen vor allem Neuropeptid Y (NPY) [12].

Viele Eingeweide werden sowohl vom Sympathikus als auch vom Parasympathikus innerviert, was eine zweizügelige Steuerung dieser Organe ermöglicht. Eine Ausnahme scheinen Niere und Nebenniere darzustellen, die nur vom Sympathikus versorgt werden. So werden die Pupillen durch den Sympathikus erweitert, durch den Parasympathikus verengt. Der Herzschlag wird vom Sympathikus beschleunigt, vom Parasympathikus verlangsamt. Auf die Motilität des Darmes wirkt der Parasympathikus im allgemeinen steigernd, der Sympathikus dämpfend; allerdings gibt es zahlreiche Ausnahmen von dieser Regel. Antagonismus in Eingeweidefunktionen ist aber nicht in jedem Falle auf das Gegenspiel der beiden Systeme zurückzuführen.

Außer im Kopf- und Genitalbereich, wo Gefäße durch Sympathikus *und* Parasympathikus gezügelt werden, regiert im Gefäßsystem des übrigen Körpers der Sympathikus, der vasokonstriktorisch und -dilatorisch wirkt, letzteres im Verein mit lokal-efektorisch wirkenden peptidergen primär-afferenten Neuronen (s. auch Kap. 16.13). Überhaupt ist eine Trennung der beiden Systeme nicht in allen Bereichen ohne weiteres möglich. So wurden in den letzten Jahren periphere viszerale Ganglienzellen entdeckt, die sowohl auf präganglionäre sympathische als auch auf präganglionäre parasympathische Neurone antworten [13]. Weiter ist in Rechnung zu stellen, daß viszerale Effekte nicht nur von der Art des freigesetzten Transmitters, sondern auch von den *Rezeptoren* am Erfolgsorgan abhängen. So lösen körpereigene Katecholamine über α-Rezeptoren eine Kontraktion glatter Gefäßmuskelfasern, über β-Rezeptoren eine Erschlaffung aus. Alpha- und β-Rezeptoren sind in verschiedenen Gefäßabschnitten unterschiedlich verteilt. Die Synapsen des autonomen Nervensystems, seien es jene an den Endigungen postganglionärer Neurone oder jene in peripheren Ganglien, spielen als Zielorte für Pharmaka eine bedeutende Rolle in der praktischen Medizin.

2 *Sympathisches Nervensystem*

Sympathikus ist ein alter und etwas vager Begriff, der offenbar zum Ausdruck bringen soll, daß das sympathische Nervensystem für die Koordination von Organfunktionen von Bedeutung ist. Man machte sympathische Nerven dafür verantwortlich, daß sich etwa die Irritation eines bestimmten Organs auf die Funktion eines anderen Organs auswirken kann (Sympathie). Das sympathische Nervensystem läßt deutlich eine *segmentale* Gliederung erkennen. Diese tritt am ausgeprägtesten am **Grenzstrang** *(Truncus sympathicus)* und dessen Nervenwurzeln zutage (Abb. 16.20-2, 5, 6 u. 7). Den Grundbauplan des Sympathikus macht man sich am besten anhand eines Schemas eines einzigen Segmentes klar (Abb. 16.20-3). Die Neuriten der in der Zona intermedia des Rückenmarks liegenden **präganglionären Neurone** ziehen über die Vorderwurzeln zu den Spinalnerven, die sie aber bald wieder verlassen, um über die *Rami communicantes albi* zum Truncus sympathicus zu gelangen. Dieser besteht aus einer kraniokaudal verlaufenden Kette von Ganglien, die durch *Rami interganglionares* miteinander verbunden sind. In den Ganglien des Grenzstranges wird ein Teil der aus dem Rückenmark kommenden präganglionären Fasern auf postganglionäre Neurone umgeschaltet. Zahlreiche dieser **postganglionären Ganglienzellen** senden ihre Axone über *Rami communicantes grisei* zurück zu Spinal- und Hirnnerven, in deren Ästen sie peripherwärts zu ihren Erfolgsorganen verlaufen. Diese sind vor allem Blutgefäße, Musculi arrectores pilorum und Hautdrüsen. Die Rami dorsales der Spinalnerven sind besonders reich an sympathischen Fasern. Viele präganglionäre Axone ziehen durch das Grenzstrangganglion, in das sie vorerst eingetreten sind, ohne Umschaltung durch. Sie können über Rami interganglionares im Grenzstrang kranial- oder kaudalwärts geleitet werden, um in einem anderen Grenzstrangganglion umgeschaltet zu werden; sie können aber auch über *Nn. splanchnici* in weiter peripher liegende Ganglien *(Ganglia plexuum visceralium)*, meist in **Prävertebralganglien**, eintreten, um erst hier eine Umschaltung auf postganglionäre Neurone zu erfahren. Wenn die genannten sympathischen Ganglien auch die Hauptumschaltstellen darstellen, so muß doch auch erwähnt werden, daß über die gesamte periphere sympathische Leitungsbahn, also auch schon im Bereich der Rami communicantes, Einzelganglienzellen oder Gruppen von solchen verteilt sein können, in denen Umschaltung möglich ist. Im übrigen werden Leitungswege des Sympathikus auch von *Viszeroafferenzen* benützt, deren Perikaryen in der Regel aber in Spinalganglien liegen (Abb. 16.20-3).

2.1 *Präganglionäre Neurone*

Die Perikaryen der präganglionären Neurone liegen in der Zona intermedia der Rückenmarkssegmente C8–L3 und lassen beim Menschen insbesondere im *Ncl. intermediolateralis* eine recht gut abgrenzbare Kernsäule erkennen. Mit Hilfe neuronaler Markierungsmethoden wurde die zytoarchitektonische Organisation präganglionärer Neurone bei verschiedenen Säugetieren studiert [19].

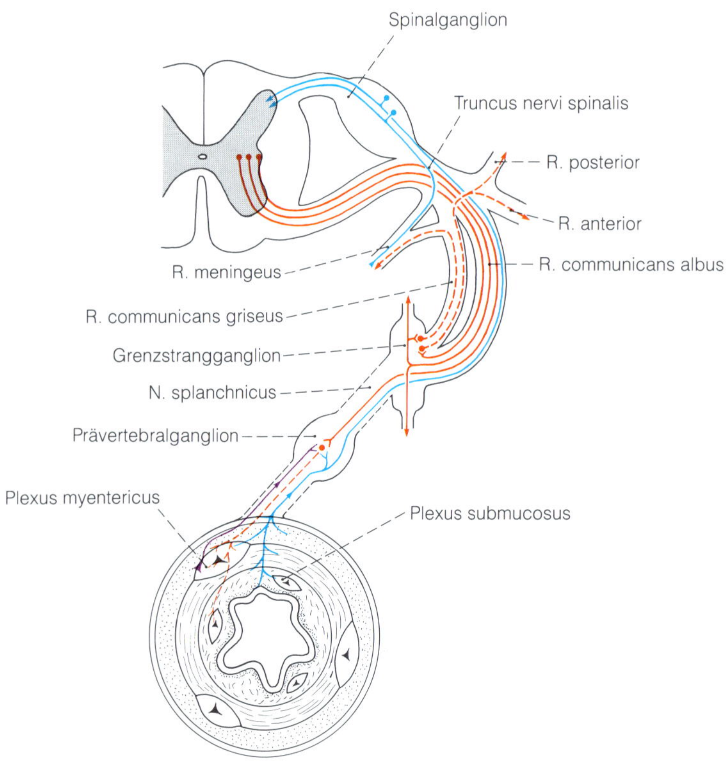

Abb. 16.20-3 Schema der Leitungsbahnen des sympathischen Nervensystems. Dargestellt ist ein thorakales Segment mit Vorder- und Hinterwurzel, Spinalnerv, Rami communicantes albus und griseus, Grenzstrang- und Prävertebralganglion sowie dem enterischen Nervensystem. Efferente Bahn rot (präganglionäre Leitungsbahn kontinuierlich, postganglionäre gestrichelt), Viszeroafferenz blau, enterische Afferenzen zum prävertebralen Ganglion violett. Pfeile deuten die Leitungsrichtungen an.

Nach diesen Studien bilden präganglionäre Neurone Gruppierungen, die sich über die ganze Breite der Zona intermedia verteilen und sogar auch noch in den Funiculus lateralis zu liegen kommen. Im einzelnen werden folgende **Kerne** unterschieden (Abb. 16.20-4):

- *Ncl. intermediolateralis, Pars principalis.* Dieser Kern setzt sich aus multipolaren Nervenzellen verschiedener Größe (Durchmesser 15–50 µm) zusammen, deren Dendritenbäume vornehmlich rostrokaudal ausgerichtet sind.
- *Ncl. intermediolateralis, Pars funicularis.* Dieser Kern umfaßt eine Anzahl vereinzelt liegender Ganglienzellen, die sich in dem dem Seitenhorn anliegenden Teil des Seitenstranges verstreut finden.
- *Ncl. intercalatus.* Dieser Kern besteht aus mediolateral orientierten multipolaren Nervenzellen, deren Dendriten ins Seitenhorn, Hinterhorn und in das Gebiet des Zentralkanals verfolgbar sind.
- *Mediale Neurone.* Diese bilden Zellnester dorsal und lateral vom Zentralkanal. Die dendritische Ausbreitung der meisten Neurone erfolgt hauptsächlich in mediolateraler Richtung.

Die zytoarchitektonische Unterteilung spiegelt eine gewisse Somatotopik wider. So innerviert der Ncl. intermediolateralis über paravertebrale Ganglien Körperwand, Extremitäten und zum Teil Eingeweide, die medialen Neurone hingegen über prävertebrale und Beckenganglien praktisch nur Eingeweide.

Die Perikaryen und Dendriten des Ncl. intermediolateralis befinden sich vorwiegend im Verlaufs- bzw. Endigungsbereich hypothalamo- und retikulospinaler, zu einem Großteil monoamin- und peptiderger Axone [19]. Die übrigen präganglionären Neurone sind im Einstrahlungsgebiet sehr verschiedener deszendierender Systeme lokalisiert. Auch Primärafferenzen erreichen präganglionäre Neurone [6].

Die Axone *präganglionärer Neurone* sind beim Menschen 1,5–4,0 µm dick und zumeist myelinisiert. Die von ihnen gebildeten, zum Grenzstrang ziehenden Rami communicantes erscheinen daher weiß (Rami communicantes albi).

2.2 *Postganglionäre Neurone*

2.2.1 Truncus sympathicus (Grenzstrang)

Der Grenzstrang des Sympathikus bildet beidseits der Wirbelsäule eine **Kette von 22–23 Ganglien**, die durch Fasciculi interganglionares verbunden sind (Abb. 16.20-2, 5, 6 u. 7). Die Kette reicht von der Schädelbasis bis zum Steißbein, wo die beiden Grenzstränge in dem median gelegenen *Ganglion impar* konfluieren. Die thorakalen Grenzstrangganglien sind etwa im Gebiete der Rippenköpfchen lokalisiert.

Die kraniokaudale Ausdehnung des Grenzstranges ist wesentlich größer als jene der Zellsäule präganglionärer Neurone im Rückenmark (Abb. 16.20-2). Der Grenzstrang kann demgemäß die aus den Rückenmarkssegmenten C8–L3 über die Rami communicantes albi ihm zugeleiteten sympathischen Leitungsbahnen auf weiter kranial und weiter kaudal gelegene Körperpartien verteilen. Überhaupt scheint die Verteilung sympathischer Impulse eine ganz wesentliche Funktion des Grenzstranges zu sein. Diese **Verteilerfunktion** des Grenzstranges ermöglicht auch, daß jeder Körperabschnitt von präganglionären Neuronen mehrerer Rückenmarkssegmente versorgt wird. Während Rami communicantes albi nur in den Segmenten C8–L2/3 vorkommen, führen Rami communicantes grisei postganglionäre Fasern den Spinalnerven aller Segmente, ja sogar auch den unteren Hirnnerven zu.

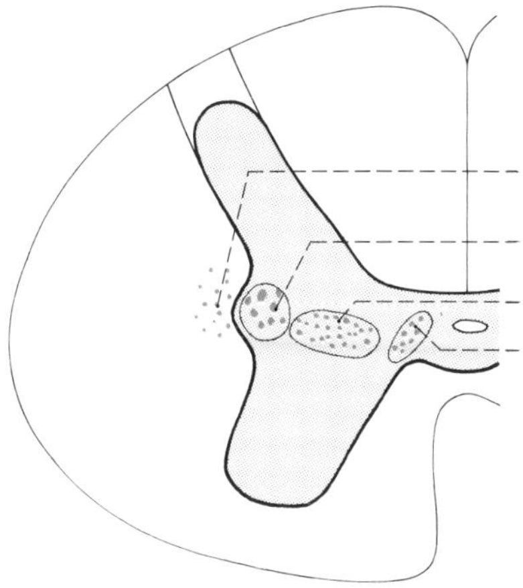

Abb. 16.20-4 Die Lage der Zellkörper präganglionärer sympathischer Neurone im Rückenmark.

Die einzelnen Grenzstrangganglien sind verschieden groß. Sie sind von einer dicken Bindegewebskapsel umhüllt, die mit dem Epineurium der herantretenden Nerven in Verbindung steht und Septen in das Innere der Ganglien entsendet. Die multipolaren Nervenzellen des Grenzstrangganglions, die postganglionären Neurone, sind in ein Stroma eingebettet, das aus Fibroblasten, Mastzellen, kollagenen Fasern und Blutkapillaren besteht. Die Perikaryen der Ganglienzellen zeigen Durchmesser zwischen 15 und 50 µm; sie werden, ähnlich den Spinalganglienzellen, von *Satellitenzellen* umgeben. Präganglionäre Axone treten mit Dendriten der Ganglienzellen inner- oder außerhalb der Satellitenhülle in synaptischen Kontakt [11]. Postganglionäre Axone entspringen an Perikaryen oder an Stammdendriten. Die meisten Nervenzellen enthalten Katecholamine, vor allem Noradrenalin, teils auch Adrenalin und Dopamin. Verschiedene Peptide können in Nervenzellen und Fasern nachgewiesen werden. Kleine (6–20 µm Durchmesser), oft in Gruppen liegende Zellen zeigen einen besonders hohen Gehalt an Katecholaminen und werden wegen ihrer starken, durch Formaldehyd induzierbaren Fluoreszenz als *SIF-Zellen* (small *i*ntensely *f*luorescent cells) bezeichnet. Sie haben ein körniges Zytoplasma, besonders viele Ribosomen und Vesikel. Sie treten oft miteinander in direkten Kontakt, ohne durch Satellitenzellen voneinander getrennt zu sein. Direkte Kontakte wurden auch zu fenestrierten Blutkapillaren beobachtet. Die Funktion dieser Zellen ist noch nicht geklärt. Sie werden von verschiedenen Autoren für Zwischenneurone gehalten, aber auch endokrine und rezeptorische Funktionen wurden diskutiert [8]. Auch auf die Ähnlichkeit mit chromaffinen Zellen des Nebennierenmarkes ist hingewiesen worden.

In den Grenzstrangganglien können viele Synapsen gesehen werden. Der größte Teil der Synapsen findet sich an Dendriten. Auch gibt es immer wieder dendritische Glomeruli, in denen präganglionäre Fasern enden. Die meisten Nervenendigungen sind cholinerg und enthalten vornehmlich kleine, agranuläre Vesikel (40–60 nm), daneben auch große, granuläre. Beim Menschen sollen adrenerge Endigungen mit kleinen, granulären Bläschen über 20% aller Endigungen ausmachen. Über die Herkunft adrenerger Fasern ist man sich noch nicht im klaren. Schließlich wurde noch auf einen dritten Typ von Endigungen mit großen opaken Vesikeln (80–160 nm) hingewiesen, die weder cholinerg noch adrenerg sind, sondern vermutlich verschiedene Peptide enthalten [8, 11].

2.2.2 Prävertebrale Ganglien

Die prävertebralen Ganglien, die in den Nervengeflechten aufzufinden sind, die die Aorta abdominalis und ihre Hauptäste an deren Abgängen umgeben (Abb. 16.20-8; s. auch Kap. 16.20.4.3), haben einen ähnlichen Feinbau und ähnliche Zelltypen aufzuweisen wie die Grenzstrangganglien und haben auch im Prinzip die gleiche Funktion, nämlich die Umschaltung vom prä- auf das postganglionäre Neuron [11].

Neben dendritischen Glomeruli fallen Dendritenbündel auf, innerhalb deren enge Kontaktbeziehungen zwischen benachbarten Dendriten mit besonderen Spezialisierungen der in Beziehung tretenden Membranen bestehen [8].

Histofluoreszenznachweis von Katecholaminen und vor allem der immunhistochemische Nachweis von Peptiden eröffneten einen tieferen Einblick in die beträchtliche Komplexität der Überträgersubstanzen und Verbindungen in den Ganglien [12]. Präganglionäre Fasern bilden das Hauptkontingent an zuführenden Axonen. Aber auch primär-afferente Fasern durchziehen prävertebrale Ganglien und geben Kollateralen an postganglionäre Neurone ab (Abb. 16.20-3 u. 11). Kürzlich wurden im Tierversuch Hinweise darauf gefunden, daß in prävertebralen Ganglien Endigungen von Mechanorezeptoren der Darmwand vorkommen [25]. Auch parasympathische Fasern und Endigungen des N. vagus sind in einzelnen prävertebralen Ganglien nachgewiesen worden [23].

Die Bedeutung der prävertebralen Ganglien liegt – ähnlich wie jene der Grenzstrangganglien – darin, zentrifugale viszerale Impulse zu verteilen und, unter unmittelbarer Verarbeitung von Afferenzen aus der Darmwand, zu verstärken, bisweilen vielleicht auch zu hemmen. Es bestehen Hinweise darauf, daß diese Ganglien als **Integrationsstationen** für die neurale Kommunikation entfernt voneinander liegender Teile des Eingeweidesystems eine wichtige Rolle spielen.

Die überwiegende Zahl der die prävertebralen Ganglien verlassenden efferenten Fasern ist postganglionär. Allerdings findet sich unter ihnen ein kleines Kontingent präganglionärer Fasern, deren Umschaltung noch weiter peripher erfolgt, z. B. im Ganglion pelvinum. Meist bilden die aus den Ganglien hervorgehenden Nerven Geflechte, die in der Adventitia der Arterien verlaufen. Zum Teil innervieren sie die Arterien selbst, zum Teil benützen sie diese nur als Leitstrukturen zu den Erfolgsorganen. In diese periarteriellen Geflechte sind immer wieder einzelne Ganglienzellen oder Gruppen von Ganglienzellen eingefügt. In zahlreichen Eingeweiden sind weitere Nervengeflechte mit Ganglien zu finden, auf die später eingegangen werden soll.

2.2.3 Über die Schaltfunktion von Grenzstrang- und prävertebralen Ganglien

Wie bereits erwähnt, werden in diesen Ganglien viele präganglionäre Fasern auf postganglionäre Neurone umgeschaltet. Bei dieser Umschaltung spielt **Divergenz** eine große Rolle, die zur räumlichen Verteilung und Verstärkung autonomer Effekte wesentlich beiträgt. Im Durchschnitt soll ein präganglionäres Neuron mit 15–20 postganglionären Neuronen verbunden sein, die in verschiedenen Grenzstrangganglien liegen können. Im Ganglion cervicale superius wurde sogar eine Relation von 1:176 angenommen. Andererseits **konvergieren** mehrere präganglionäre auf ein postganglionäres Neuron [19]. Auch die Zahl der durch Grenzstrangganglien hindurchziehenden Fasern ist beträchtlich. Es handelt sich dabei um präganglionäre Axone, die weiter in Nn. splanchnici zu ihren Umschaltstellen in prävertebralen Ganglien ziehen, sowie um primär-afferente Fasern aus Eingeweiden, welche meist in Nn. splanchnici verlaufen. Ob von diesen Afferenzen, ähnlich wie in prävertebralen Ganglien, auch in paravertebralen Ganglien Kollateralen abgegeben werden, ist noch unklar.

2.3 *Spezielle Anatomie des sympathischen Systems*

2.3.1 Halsteil des Grenzstranges

Der Halsteil des Grenzstranges *(Pars cervicalis)* besteht in der Regel aus **drei Ganglien**, die, durch Rami interganglionares miteinander verbunden, unter der tiefen Halsfaszie liegen (Abb. 16.20-5). Das oberste der drei Ganglien, das *Ganglion cervicale superius*, ist das größte und liegt als spindelförmiger Körper vor den seitlichen Fortsätzen des 2. und 3. Halswirbels. Es mißt bis zu 3 cm Länge und enthält mehr als 1 Million Neurone [11]. Das *Ganglion cervicale medium* ist wesentlich kleiner, in seiner Lage variabel; es kann auch fehlen, mit dem unteren verschmelzen oder durch mehrere kleinste Ganglien ersetzt sein. Meist liegt es in der Höhe des 6. Halswirbels in enger topischer Beziehung zur A. thyroidea inferior. Das *Ganglion cervicale inferius* ist oft mit dem 1. Brustganglion zum *Ganglion cervicothoracicum (stellatum)* verschmolzen. Gelegentlich verschmilzt es auch mit dem 2., 3. oder gar 4. Brustganglion. Es ist relativ groß (bis zu 2,8 cm [11]), länglich, liegt am lateralen Rand des M. longus colli, vor dem Seitenfortsatz des 7. Halswirbels und dem Köpfchen der 1. Rippe, dorsal von der A. vertebralis. Es liegt der Pleurakuppel an. Das Ganglion cervicothoracicum ist in variabler Weise durch mehrere Ästchen mit dem Ganglion cervicale medium verbunden: über Rami interganglionares, welche, die A. vertebralis vorn bzw. hinten umfassend, auf kürzestem Wege zum Ganglion cervicale medium gelangen und über eine *Ansa subclavia*, die die A. subclavia vorne umgreift. In die Ansa ist oft knapp kaudal des Ganglion cervicale medium das kleine *Ganglion vertebrale* eingefügt, das der A. vertebralis ventral aufliegt.

Die in die Halsganglien eintretenden *präganglionären* Fasern stammen aus dem achten zervikalen und aus den oberen thorakalen Rückenmarkssegmenten. Das Ganglion cervicale superius erhält präganglionäre Fasern von den Segmenten C8–Th3 *(Centrum ciliospinale)*, das Ganglion cervicothoracicum von Th2–Th7.

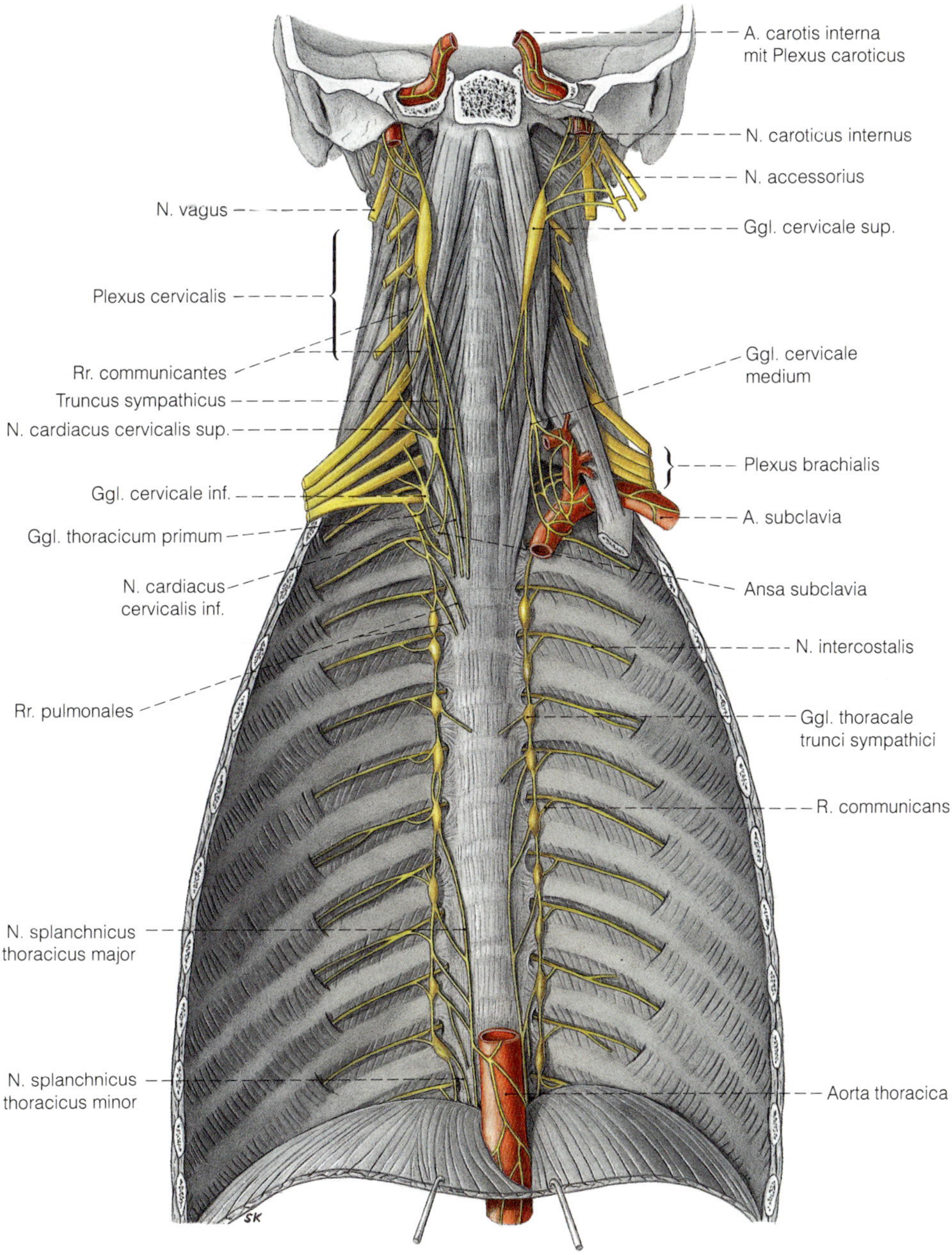

Abb. 16.20-5 Hals- und Brustabschnitt des Truncus sympathicus und seine Beziehung zu den Spinalnerven.

Über die entsprechenden Spinalnerven und den Truncus sympathicus werden sie an die Ganglien herangeführt.

Efferente Äste des Ganglion cervicale superius

Der *N. caroticus internus* steigt hinter der A. carotis interna auf und teilt sich im Karotiskanal in einen medialen und einen lateralen Ast auf. Aus diesen beiden Ästen geht der die A. carotis interna im weiteren Verlauf umspinnende *Plexus caroticus internus* hervor, in welchen immer wieder einzelne sympathische Ganglienzellen eingeschaltet sind. Der Plexus caroticus internus innerviert einerseits die Wand der A. carotis interna, anastomosiert andererseits mit den Ganglia trigeminale und pterygopalatinum, mit dem N. abducens und dem N. tympanicus des N. glossopharyngeus. Die Verbindung zum Ganglion pterygopalatinum bildet der *N. petrosus profundus*, der den Knorpel des Foramen lacerum durchsetzt und danach mit dem N. petrosus major zusammen in den Canalis pterygoideus VIDII eintritt, durch den er das Ganglion pterygopalatinum erreicht. Die Verbindung zum Ramus tympanicus des N. glossopharyngeus stellen die *Nn. caroticotympanici* her, die die hintere Wand des Canalis caroticus durchziehen und so in die Paukenhöhle eindringen.

Aus dem Plexus caroticus internus entspringen Verbindungsäste zu den Nn. oculomotorius, trochlearis, ophthalmicus, abducens, zum Ganglion ciliare und zu den Arterienästen der Hypophyse. Der Verbindungsast zum Ganglion ciliare erreicht dieses über die Fissura orbitalis superior als eigener Nerv oder zusammen mit dem N. nasociliaris. Die Fasern ziehen durch das Ganglion ohne Unterbrechung durch und erreichen den Augapfel über die Nn. ciliares breves oder longi, eventuell auch über den N. nasociliaris. Die sympathischen Fasern versorgen im Auge vor allem den M. dilatator pupillae. Neben diesem inneren Augenmuskel werden auch noch die Äste der A. ophthalmica und der M. tarsalis sympathisch versorgt.

Der Plexus caroticus selbst setzt sich in Geflechte fort, die die Aa. cerebri media und anterior umspinnen und diese Gefäße auch innervieren.

Die Bedeutung einer sympathischen Innervation der Hirngefäße liegt vermutlich darin, durch Vasokonstriktion einer gefährlichen Überdehnung bei plötzlichem Blutdruckanstieg entgegenzuwirken [26].

Die Kenntnis der sympathischen Versorgung der Orbita ist für die ärztliche Diagnostik bedeutungsvoll: Reizung des Sympathikus in dem entsprechenden Bereich ergibt Erweiterung der Pupillen (M. dilatator pupillae), der Lidspalte (M. tarsalis) und Hervortreten der Bulbi (Exophthalmus), ferner Schweißsekretion und Kontraktion der Blutgefäße. Unterbrechung der sympathischen Leitungsbahnen führt zur Entstehung des **HORNERschen Symptomenkomplexes:** Pupillenverengung (Miosis), Herabhängen des Oberlids (Ptosis) und Zurücksinken des Augapfels (Enophthalmus). Dieser Symptomenkomplex kann bei Durchtrennung des Halsgrenzstranges, bei Läsion des *Centrum ciliospinale* oder bei Schädigung der vom Hirnstamm zum Ncl. intermediolateralis absteigenden Bahnen eintreten.

Der *N. jugularis* zieht unter Bildung eines Geflechtes in der Wand der V. jugularis zum Ganglion rostrale [superius] nervi vagi und zum Ganglion caudale [inferius] nervi glossopharyngei. Feine Ästchen ziehen zum Bulbus venae jugularis und zum Glomus jugulare sowie zu den Meningen der hinteren Schädelgrube.

Die *Rami laryngopharyngei* verlassen das Ganglion nach medial, versorgen das Glomus caroticum und treten in die Pharynxwand ein, wo sie zusammen mit Ästen aus dem IX. und X. Hirnnerven des Plexus pharyngeus bilden.

Der *Plexus caroticus externus* geht aus vorderen Ästen des Ganglion cervicale superius hervor, steht auch in Verbindung mit dem Plexus caroticus internus und verteilt sich im übrigen mit den Endästen der A. carotis externa in die von dieser versorgten Regionen des Kopfes. Hervorzuheben sind die sympathischen Nervenfasern, welche die A. meningea media und somit die Dura versorgen, sowie verschiedene Anastomosen zu Trigeminusästen, zum Ganglion submandibulare, zum Ganglion oticum und zum Ganglion geniculi.

Der *N. cardiacus cervicalis superior* entspringt mit zwei oder mehr Ästen aus dem Ganglion cervicale superius oder aus dem Fasciculus interganglionaris und zieht medial vom Grenzstrang hinter der A. carotis communis kaudalwärts. Auf der rechten Seite gelangt er meist dorsal, manchmal auch ventral der A. subclavia in den Thorax, wo er entlang des Truncus brachiocephalicus zum Aortenbogen zieht, den er dorsal überquert, um in den tiefen Teil des Plexus cardiacus einzustrahlen. Auf seinem Weg erhält er anastomotische Äste vom mittleren Halsganglion, vom R. externus n. laryngei superioris und von Herzästen des Vagus. Der linke N. cardiacus cervicalis superior gelangt vor der A. carotis communis sinistra in den Thorax, zieht links am Aortenbogen vorbei und endet meist sowohl im tiefen als auch im oberflächlichen Anteil des Plexus cardiacus. Er anastomosiert mit den Herzästen aus dem mittleren und unteren Zervikalganglion und mit Herzästen des linken Vagus. In den beiden Nn. cardiaci cervicales superiores sollen nur Efferenzen verlaufen.

Rami communicantes grisei ziehen zu den oberen vier zervikalen Spinalnerven. *Äste zu benachbarten Hirnnerven* (Nn. vagus, glossopharyngeus und hypoglossus) finden sich in wechselnder Zahl.

Efferente Äste des Ganglion cervicale medium

Rami communicantes grisei ziehen zum 5. und 6., gelegentlich auch zum 4. bzw. 7. zervikalen Spinalnerven.

Rami thyroidei gelangen mit der A. thyroidea inferior zur Schilddrüse und versorgen diese sowie die Epithelköperchen mit vasomotorischen und wahrscheinlich auch sekretorischen Fasern. Auf ihrem Weg dahin können sie mit dem N. cardiacus cervicalis superior und mit dem N. laryngeus recurrens anastomosieren.

Der *N. cardiacus cervicalis medius* entspringt entweder im Ganglion cervicale medium oder im Truncus sympathicus dieser Gegend. Er verläuft zwischen dem Grenzstrang und dem N. cardiacus cervicalis superior zum dorsalen Anteil des Plexus cardiacus. Auf der rechten Seite liegt er meist hinter der A. carotis communis und kreuzt die A. subclavia dextra ventral oder dorsal. Er steht oft im Faseraustausch mit dem N. laryngeus recurrens und mit dem N. cardiacus cervicalis superior. Der linksseitige Nerv zieht zwischen A. carotis communis sinistra und A. subclavia sinistra kaudalwärts.

Verbindungszweige ziehen zum N. phrenicus (oft über die Ansa subclavia), zur A. carotis communis und zum N. laryngeus recurrens.

Efferente Äste des Ganglion cervicothoracicum (stellatum)

Rami communicantes grisei ziehen zu den Spinalnerven C7, C8 und Th1. Die unteren zervikalen Spinalnerven erhalten meist Rami communicantes, die vom Truncus sympathicus bzw. vom Ganglion cervicale medium kommen. Einige Rami communicantes liegen auf der Vorderfläche des M. longus colli, andere durchsetzen ihn und dringen in den Querfortsatzkanal der Halswirbel ein, um Spinalnerven zu erreichen. Jener Ramus communicans griseus, der vom Ganglion cervicale inferius mit der A. vertebralis in das Querfortsatzloch des 6. Halswirbels eintritt, wird auch *N. vertebralis* genannt. Er umgibt die Arterie als Geflecht und begleitet sie bis zu ihrer zerebralen Verzweigungsstelle.

Der *N. cardiacus cervicalis inferior* wurzelt teils auch in oberen Thorakalganglien und hat meist Verbindungen zum N. cardiacus medius und zum N. laryngeus recurrens. Er zieht oft hinter der A. subclavia zum tiefen Teil des Plexus cardiacus.

Äste zur A. subclavia und zu den aus ihr entspringenden Gefäßen bilden Geflechte um die entsprechenden Arterien (Plexus subclavius, Plexus thyrocervicalis, Plexus vertebralis).

Äste zum Pleus brachialis: Das Ganglion cervicothoracicum, das ja präganglionäre Fasern vom 2.–7. thorakalen Spinalnerven erhält, entsendet postganglionäre Fasern für die sympathische Innervation der oberen Extremität. Chirurgisch kann diese Leitungsbahn unterbrochen werden, indem der Truncus sympathicus im oberen Thorakalbereich durchtrennt wird.

Äste zum Plexus pulmonalis: Diese Äste erreichen die Plexus pulmonales, die Bronchien und Gefäße der Lunge.

2.3.2 Brustteil des Grenzstranges

Der Brustteil des Grenzstranges (*Pars thoracalis;* Abb. 16.20-5 u. 6) enthält 10–13 segmental angeordnete Ganglien verschiedener Form und Größe, die durch Rami interganglionares verbunden sind. Die Ganglien sind im Bereich der Rippenköpfchen lokalisiert, die unteren 2–3 Ganglien legen sich allerdings den entsprechenden Wirbelkörpern seitlich an. Sie enthalten je etwa 100000 Neurone [11]. Der gesamte Brustgrenzstrang liegt direkt unter der Pleura costalis, durch die er am eröffneten Thorax durchschimmert. Rami communicantes führen von den einzelnen Ganglien zu den entsprechenden Spinalnerven. Zwischen Rami communicantes albi und grisei kann makroskopisch kaum unterschieden werden. Die Interkostalnerven erhalten über die *Rami*

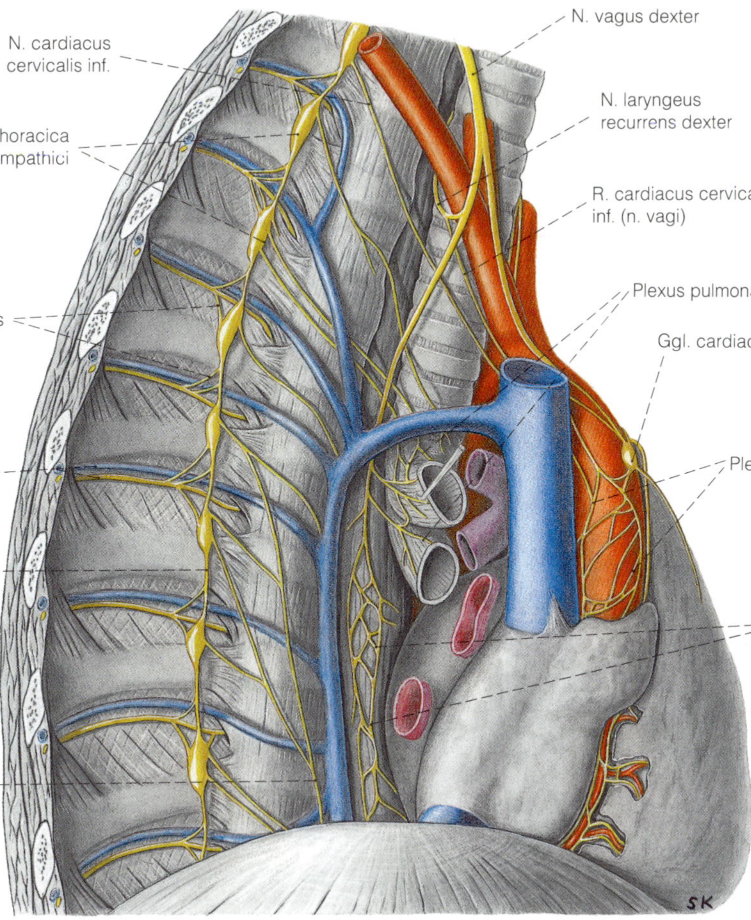

Abb. 16.20-6 Ansicht der Mediastinalorgane von rechts. Beachte den Brustgrenzstrang, den N. vagus und ihre Beziehung untereinander und zur Umgebung.

communicantes grisei postganglionäre Fasern, die für Drüsen der Haut sowie für glatte Muskelfasern der Mm. arrectores pilorum und der Blutgefäße der Thoraxwand bestimmt sind. Viszerale Äste des 2.–5. thorakalen Grenzstrangganglions wenden sich nach medial und versorgen Strukturen des Mediastinums: Äste zu den Plexus cardiaci (*Nn. cardiaci thoracici*), zu den Plexus pulmonales, zu Geflechten um die Brustaorta, zu Ösophagus, Trachea und Ductus thoracicus.

Die *Nn. splanchnici thoracici* sind große Äste, die in den unteren thorakalen Grenzstrangganglien entspringen und in den Bauchraum ziehen. Sie enthalten zu einem großen Teil präganglionäre, daneben aber auch postganglionäre und viele afferente Fasern. Der *N. splanchnicus thoracicus major* entsteht aus Ästen, die im 5.–9. Grenzstrangganglion entspringen und seitlich der Wirbelsäule zu einem gemeinsamen Stamm zusammenfließen, der über die Interkostalgefäße hinweg nach unten zieht und das Zwerchfell zumeist mit der V. azygos bzw. hemiazygos zwischen Crus mediale und intermedium durchsetzt. In der Höhe des 11. Brustwirbels ist im Verlauf des Nervs oft ein kleines *Ganglion thoracicum splanchnicum* sichtbar. Der Nerv endet in den Ganglien des Plexus coeliacus. Der *N. splanchnicus thoracicus minor* entspringt meist mit zwei Ästen im 10. und 11. Brustganglion und verläuft, wenn er sich nicht vorher mit dem N. splanchnicus major verbindet, als eigener Nerv zu den prävertebralen Ganglien.

Öfter ist auch noch ein *N. splanchnicus thoracicus imus* darstellbar, der im letzten thorakalen Grenzstrangganglion entspringt und in den Plexus renalis einstrahlt. Von den Nn. splanchnici verlaufen in verschiedener Zahl kleine Ästchen medialwärts zu Organen des Mediastinums.

2.3.3 Bauchteil des Grenzstranges

Der Bauchteil *(Pars lumbalis)* des Grenzstranges (Abb. 16.20-7) steht durch einen Schlitz zwischen dem Crus intermedium und Crus laterale der Pars lumbalis des Zwerchfells mit dem Brustteil in Verbindung. Er besteht aus einer Kette von etwa vier Ganglien und befindet sich im Retroperitonealraum unmittelbar vor der Wirbelsäule, am medialen Rand des M. psoas major. Die Neuronenzahl gleicht etwa jener in thorakalen Ganglien. Der rechte Grenzstrang kommt hinter die Vena

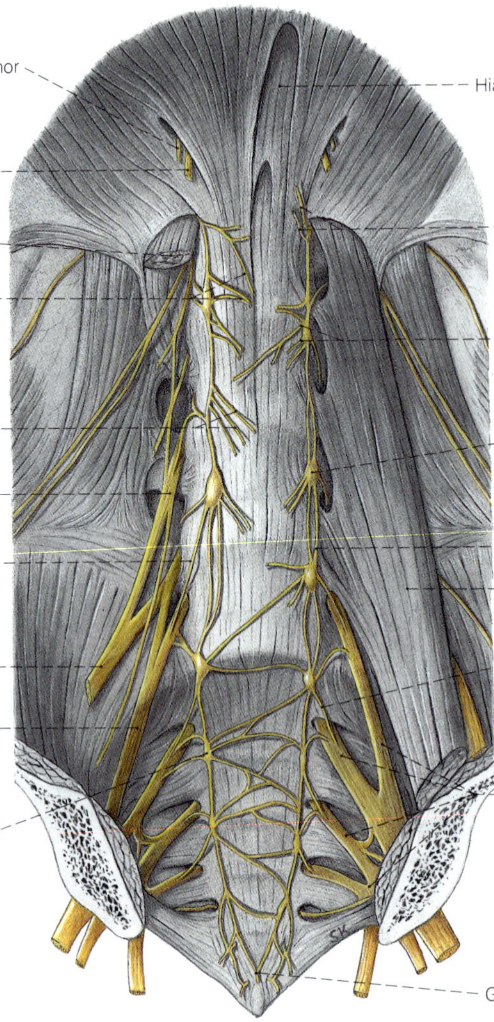

Abb. 16.20-7 Bauch- und Beckenabschnitt des Truncus sympathicus und seine Beziehung zu den Spinalnerven. Rechts wurde der M. psoas major entfernt, um die Verbindung des Grenzstranges mit dem Plexus lumbalis zu zeigen.

cava inferior, der linke hinter die lateralen aortalen Lymphknoten zu liegen. Die Rami communicantes sind verhältnismäßig lang und treten zwischen den Ursprüngen des M. psoas hindurch (Abb. 16.20-7). Rami communicantes albi kommen zumeist nur von den Rami anteriores der oberen zwei oder drei lumbalen Spinalnerven, während alle lumbalen Grenzstrangganglien Rami communicantes grisei an die entsprechenden Spinalnerven abgeben. Mit diesen und den aus ihnen hervorgehenden Nerven der Hüfte und der unteren Extremität gelangen sie zu den Gefäßen dieser Regionen, die sie mit vasokonstriktorischen Fasern versorgen. Auch Haut und Drüsen der unteren Extremität werden auf diese Weise sympathisch versorgt. Außerdem gehen aus den vier lumbalen Grenzstrangganglien vier *Nn. splanchnici lumbales* hervor, die in die *Plexus coeliacus, renalis, intermesentericus* und *hypogastricus superior* einstrahlen. Der N. splanchnicus lumbalis vom 4. (evtl. auch vom 3.) lumbalen Grenzstrangganglion kreuzt auf seinem Weg zum Plexus hypogastricus superior bzw. zum N. hypogastricus die A. iliaca communis, an deren adventitielle Nervengeflechte er Äste abgibt, welche die Aa. iliacae interna und externa sowie den proximalen Anteil der A. femoralis sympathisch versorgen (Abb. 16.20-7 u. 8).

2.3.4 Beckenteil des Grenzstranges

Der Beckenteil *(Pars sacralis)* des Grenzstranges besteht aus 4–5 relativ kleinen *Ganglia sacralia* und den sie verbindenden interganglionären Nervenzügen (Abb. 16.20-7 u. 9). Er liegt medial oder vor den Foramina sacralia pelvina. Kranial steht er mit der Pars lumbalis in Verbindung, kaudal konvergiert er mit dem kontralateralen Grenzstrang zu dem median gelegenen *Ganglion impar*. Der Beckenteil des Grenzstranges erhält keine Rami communicantes albi, er bezieht seine präganglionären Fasern von den unteren thorakalen und oberen 2–3 lumbalen Rückenmarkssegmenten über den Truncus sympathicus. Das bedeutet, daß eine Entfernung des Bauchteils des Grenzstranges (gewöhnlich der 3 oberen lumbalen Ganglien) zu einer Unterbrechung der sympathischen Leitungsbahnen zur unteren Extremität führt, ein Eingriff, der zur Behebung von Durchblutungsstörungen der unteren Extremität gelegentlich durchgeführt wird.

Abb. 16.20-8 Die prävertebralen Geflechte und Ganglien mit ihrer Fortsetzung in die Nn. hypogastrici. Der rechte lumbale Grenzstrang ist teilweise von Ursprungszacken des M. psoas major überdeckt (Varietät).

Die Rami communicantes grisei der sakralen Grenzstrangganglien ziehen zu den Wurzeln des Plexus sacralis und gelangen über die Nerven, die aus diesem hervorgehen (Nn. gluteus superior et inferior, pudendus, ischiadicus usw.), zu den Arterien der entsprechenden Regionen, die sie sympathisch innervieren.

Mediale Äste der sakralen Grenzstrangganglien kommunizieren mit Ästen des kontralateralen Grenzstranges, einige treten an die A. sacralis mediana heran; schließlich ziehen *Nn. splanchnici sacrales* von den oberen sakralen Ganglien zum *N. hypogastricus* bzw. zum *Plexus hypogastricus inferior.*

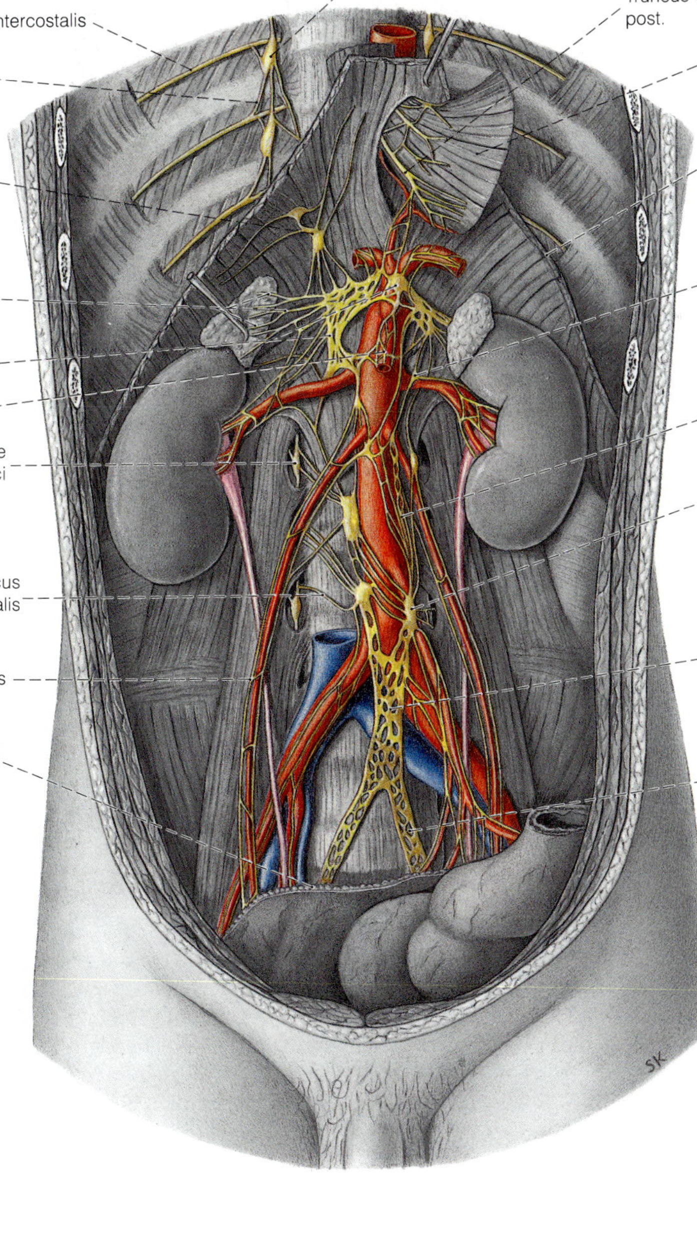

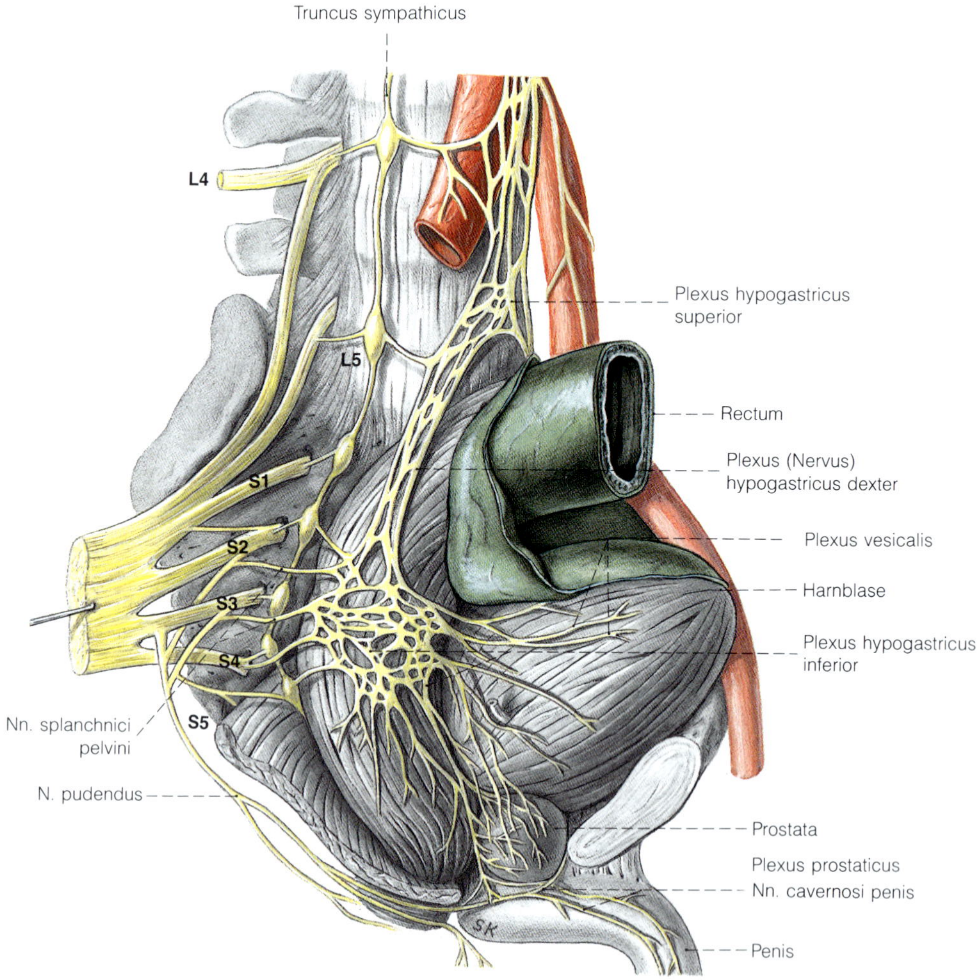

Abb. 16.20-9 Die viszeralen Beckengeflechte in ihren Beziehungen zu den Beckenorganen des Mannes und zu den Spinalnerven in der Ansicht von lateral nach Entfernung der rechten Wand des Beckens. Nerven gelb, Arterien rot, Peritoneum grün.

3 *Parasympathisches Nervensystem*

Wie bereits festgestellt, unterscheidet man beim Parasympathikus hinsichtlich der Lage der präganglionären Neurone einen **kranialen** und einen **sakralen Anteil**. Die Perikaryen der präganglionären Neurone des kranialen Anteils liegen im Hirnstamm. Ihre Neuriten – in der Regel markhaltig – verlassen diesen mit bestimmten Hirnnerven, um in den parasympathischen Ganglien des Kopfes (Abb. 16.20-2 und Kap. 16.23) auf postganglionäre Neurone umgeschaltet zu werden. Deren Axone sind in der Regel marklos oder haben nur dünne Markscheiden. Die Abhandlung des kranialen Anteils des Parasympathikus erfolgt in Kap. 16.14 u. 16.23. Hier soll daher nur eine kurze Zusammenfassung der Leitungsbahnen dieses Anteils des Parasympathikus gebracht werden, während auf den sakralen Anteil näher eingegangen wird.

3.1 *Kranialer Parasympathikus*

Wie aus Abb. 16.20-2 zu ersehen ist, sind es die *Nn. oculomotorius, facialis* (intermedius), *glossopharyngeus* und *vagus*, die parasympathische Fasern aus dem Hirnstamm in die Peripherie führen. Die wichtigen parasympathischen Ganglien, in denen präganglionäre auf postganglionäre Neurone umgeschaltet werden, sind die *Ganglia ciliare, pterygopalatinum, oticum* und *submandibulare*. Zusätzliche kleine Ganglien oder Einzelganglienzellen können in der Nähe der genannten Ganglien oder überhaupt in der Bahn der entsprechenden Hirnnervenäste gefunden werden. Die präganglionären Fasern des N. vagus endigen in intramuralen Ganglien von Hals-, Brust- und Baucheingeweiden, aber zum Teil auch im Ggl. coeliacum [23].

3.2 *Sakraler Parasympathikus*

Die Ursprungszellen des sakralen Parasympathikus liegen in der Zona intermedia (sakraler Ncl. intermediolateralis) des 2.–4. sakralen Rückenmarksegments (evtl. auch in S5 und im 1. Kokzygealsegment). Ihre Neuriten verlassen das Rückenmark über die vorderen Wurzeln und gelangen mit den *Nn. splanchnici pelvini (Nn. pelvici)* zu den Nervengeflechten des kleinen Beckens, in welchen es zur Vermischung mit sympathischen Nervenfasern kommt (Abb. 16.20-9). Der größte Teil wird wohl in Ganglien der pelvinen Nervengeflechte umgeschaltet, ein Teil aber erst in intramuralen Ganglien der zu innervierenden Organe. Harnblase und Dickdarm werden mit motorischen, die Schwellkörper von Penis und Klitoris mit gefäßerweiternden Fasern versorgt. Reizung der letzteren führt zu *Erektion,* weshalb auch von den Nn. splanchnici pelvini als den *Nn. erigentes* gesprochen wird. Gefäßerweiternde Fasern werden auch an die übrigen Geschlechtsorgane abgegeben.

Wenn auch für den Menschen bekannt ist, daß die präganglionären Neurone des sakralen Parasympathikus vorwiegend im lateralen Teil der Zona intermedia zu suchen sind, so bedarf es doch eines Blickes auf die Resultate von Untersuchungen mit neueren Methoden an verschiedenen Spezies, um Genaueres über dieses wichtige parasympathische Zentrum zu erfahren [19]. Es ist durchaus wahrscheinlich, daß viele der insbesondere an der Katze erhobenen Befunde auch für den Menschen von Relevanz sind. Bei der Katze konnte gezeigt werden, daß sich der Komplex sakraler präganglionärer parasympathischer Neurone am Rückenmarksquerschnitt im wesentlichen auf zwei Zonen aufteilen läßt: ein *laterales Band* von Ganglienzellen im lateralen Bereich der Zona intermedia (Lamina VII) und ein *dorsales Band* an der Basis des Hinterhorns (Lamina V und VI).

Die Zellen des lateralen Bandes sind größer und mit ihren Längsachsen ventrodorsal eingestellt; ihre Dendriten projizieren in den Seitenstrang hinein und dorsalwärts bis Lamina I. Nach vorne abgehende Dendriten verbleiben meist im Kernbereich. Die Neuriten stellen dünne markhaltige B-Fasern dar und vermitteln Impulse zur Harnblase. Die parasympathischen Zellen des lateralen Bandes werden durch Dehnung der Harnblase erregt, durch Dehnung oder mechanische Reizung des Mastdarmes hingegen gehemmt.

Die Zellen des dorsalen Bandes sind kleiner und in mediolateraler Richtung eingestellt. Ihre Dendriten projizieren medialwärts in das hinter dem Zentralkanal gelegene Areal und lateralwärts zum äußeren Rand des Hinterhorns, wo sie teils bis Lamina I dorsalwärts verfolgt werden können. Ihre Neuriten sind marklos (C-Fasern) und für die Innervation des Dickdarms bestimmt. Die Zellen des dorsalen Bandes werden – im Gegensatz zu jenen des lateralen Bandes – durch Dehnung des Dickdarms erregt, durch Blasendehnung gehemmt.

Bedeutungsvoll sind die Beziehungen der sakralen präganglionären Neurone zu den Pudendus-Motoneuronen. Zwischen den letzteren und dem lateralen Band bestehen enge topische Relationen. Motoneurone des N. pudendus bilden den ONUF*schen Kern* (Literatur in [27]). Dieser liegt im lateralen Teil des Vorderhorns und innerviert die Beckenbodenmuskulatur einschließlich der quergestreiften Schließmuskeln für Anus und Urethra. Die Zellen des ONUFschen Kerns sind kleiner als die meisten anderen Motoneurone der sakralen Segmente und verhalten sich in ihrem Aktivitätsmuster invers zu den präganglionären parasympathischen Neuronen: Sie werden aktiv, wenn es zur Anfüllung von Blase und Mastdarm kommt, sind aber inaktiv in den Phasen der Mastdarm- (Defäkation) und Blasenentleerung (Miktion).

Blasenfüllung und -entleerung werden reflektorisch gesteuert und sind auch von dieser nervösen Steuerung ungleich abhängiger als etwa die Funktionen von Kreislauf- und Verdauungsorganen. Während der *Blasenfüllung* führen Afferenzen aus der Blasenwand, welche die allmähliche Dehnung des Organs über Nn. splanchnici pelvini ans Rückenmark melden, zu *sympathisch* vermittelter Hemmung des Detrusors (der Muskulatur des Blasenkörpers) und Aktivierung des glatten Sphinkters im Blasenhals. Der quergestreifte Sphinkter im Diaphragma urogenitale wird über ONUF-Kern und N. pudendus ebenfalls aktiviert *(Kontinenzreflexe)*. Aktivität des sakralen Parasympathikus hingegen wird unterdrückt. Sakrale und obere lumbale Segmente sind dabei involviert. Erreicht die Füllung der Blase einen gewissen Schwellenwert, so wird über relativ schnell leitende Aδ-Dehnungsafferenzen in den Nn. splanchnici pelvini und deren Umschaltung im sakralen Rückenmark auf *aufsteigende* (spinoretikuläre) Bahnen ein sog. *pontines Miktionszentrum* im rostralen Brückentegmentum (etwa Gebiet des Ncl. subcoeruleus) aktiviert. Dieses wiederum hemmt über *absteigende* (retikulospinale) Bahnen die vorher beschriebenen Füllungs- und Kontinenzreflexe und aktiviert den sakralen *Parasympathikus*, der wiederum durch Kontraktion des Detrusors die Blase *entleert*. Während der Miktion wird durch Strömungsrezeptoren in der Harnröhre die parasympathische Detrusoraktivierung aufrechterhalten. Der Miktionsreflex ist somit ein *supraspinaler Reflex*. Die Aktivität der pontinen und spinalen Reflexzentren wird darüber hinaus von Hypothalamus und Kortex (willkürliche Miktion) beeinflußt. Bei Säuglingen und Kindern vor Erwerb der Blasenkontrolle sowie bei Patienten mit Unterbrechung der absteigenden Bahnen (Querschnittsgelähmte) ist der supraspinale Reflexbogen noch unreif oder aber unterbrochen, und die Blasenentleerung wird von spinalen Reflexen gesteuert [19].

Der **Defäkationsreflex** wird durch Dehnung des Rektums ausgelöst und läuft über das Sakralmark (S2–S4), zum Teil aber auch im enterischen Nervensystem (s. d.) des Rektums ab. Impulse in parasympathischen Fasern führen zur Kontraktion der Muskulatur von Rektum und Sigmoid, aber auch, über ein hemmendes intramurales Motoneuron, zur Relaxation des M. sphincter ani internus. Der quergestreifte M. sphincter ani externus wird über einen spinalen Reflex ebenfalls relaxiert [25].

4 *Viszerale Nervengeflechte (Plexus viscerales, Plexus autonomici)*

Nervenfaserstränge mit eingeschalteten größeren und kleineren Ganglien bilden ausgedehnte Geflechte im Brust-, Bauch- und Beckenraum. Sie finden sich vor allem im Bereich der großen Gefäße, oft in enger Beziehung zu den Eingeweiden der entsprechenden Region. Nervengeflechte umspinnen die Gefäße und gelangen mit deren Ästen zu den einzelnen Organen.

In diesen Plexus vermischen sich sympathische, parasympathische sowie afferente Fasern vagalen und spinalganglionären Ursprungs, so daß eine Trennung der Komponenten nur mit subtilen neueren Methoden möglich ist. Wohl die meisten der Ganglienzellen sind Ziel von präganglionären sympathischen oder parasympathischen Fasern oder von beiden [13]. Vor allem am Beispiel der prävertebralen Ganglien konnte aber gezeigt werden, daß den Ganglien der viszeralen Plexus eine **integrative** Funktion für Impulse aus verschiedenen Quellen zukommt, womit sie zu mehr als einem bloßen prä-/postganglionären Relais werden.

4.1 *Plexus pulmonalis*

Die Luftwege werden von einem relativ dichten Nervengeflecht begleitet, in das zahlreiche Ganglien eingesprengt sind. Dieser *Plexus pulmonalis* entsteht dorsal der Trachealbifurkation aus Ästen beider Nn. vagi und des Brustgrenzstranges (Abb. 16.20-6). Er dehnt sich, der Hinterwand von Trachea und Hauptbronchien anliegend, nach proximal und distal aus und setzt sich *in* der Wand dieser Organe fort, wird also zu einem *intramuralen* Geflecht [11]. Im Plexus wechseln Fasern beider Vagi die Seite.

4.2 *Plexus cardiacus*

Die Aorta ascendens und der Aortenbogen werden ventral und dorsal von einem Geflecht umsponnen, das von den Rr. cardiaci n. vagi und den sympathischen Nn. cardiaci gebildet wird (Abb. 16.20-6). Es enthält ein größeres (Wrisbergi) und mehrere kleine Ganglien und steht dorsal mit dem Plexus pulmonalis in Verbindung. Auch dieser *Plexus cardiacus* setzt sich an der Aortenwurzel in ein *intramurales* Geflecht fort, das größtenteils subepikardial liegt und im Bereich der Vorhöfe, um die Ursprünge und Einmündungen der großen Gefäße sowie im Sulcus coronarius reich an Ganglien ist. Besonders zellreiche Ganglien finden sich in der Nähe des Sinus- und Atrioventrikularknotens des Reizleitungssystems [11].

Die einzelnen Ganglien scheinen mit der Innervation umschriebener Gebiete im Herzen befaßt zu sein [22]. Möglicherweise kommen die verschiedenen Vaguswirkungen auf das Herz (negative Chronotropie, Inotropie, Bathmotropie) durch die Vermittlung jeweils verschiedener intrakardialer Ganglienzellen zustande [11].

Im Thoraxbereich gibt es keine eigentlichen prävertebralen Ganglien. Vermutlich aber erfüllt das *paravertebrale* Ganglion stellatum für das Herz ähnliche integrative Funktionen wie prävertebrale Ganglien für Bauch- und Beckenorgane [4].

4.3 *Plexus aorticus abdominalis*

Die der ventralen Fläche der Aorta abdominalis aufliegenden Nervengeflechte und Ganglien werden unter dem Begriff des *Plexus aorticus abdominalis* zusammengefaßt oder auch als **prävertebrale** Geflechte und Ganglien bezeichnet (Abb. 16.20-8). Die mächtigste unter diesen Geflechtbildungen ist der *Plexus coeliacus* (Plexus solaris, Sonnengeflecht). Er breitet sich zwischen den Ursprüngen der Aa. coeliaca, mesenterica superior und renales aus und setzt sich kaudalwärts in den *Plexus intermesentericus* fort. Zu beiden Seiten der A. coeliaca sind zwei Ganglienknoten in den Plexus coeliacus eingefügt, die auch miteinander zusammenhängen können, *Ganglia coeliaca.* Sie setzen sich kaudalwärts direkt in die an den Abgängen der beiden Aa. renales liegenden *Ganglia aortorenalia* fort, die wiederum in engste Beziehung zum *Ganglion mesentericum superius* treten, das am Abgang der gleichnamigen Arterie liegt. Der gesamte Komplex beherbergt etwa 2 Millionen Neurone [11].

Der *Plexus coeliacus* erhält Nervenfasern aus den Nn. splanchnici majores, minores und in variablem Ausmaß auch Ästchen aus den untersten Brust- und den ersten beiden Lendenganglien des Grenzstranges (N. splanchnicus imus), weiter aus den Nn. vagi und vom N. phrenicus dexter. Von den Ganglien des Plexus coeliacus strahlen Nervenäste in allen Richtungen aus (Sonnengeflecht), von denen viele den Ästen der Aorta folgen, indem sie diese geflechtartig umspinnen. Die Ausstrahlungen zu den Organen erfolgen aber nicht nur entlang der Gefäße, zum Teil ziehen auch selbständige Nervenstränge zu den Organen, vor allem zu den Nebennieren und Nieren (Abb. 16.20-8). Im ganzen kann gesagt werden, daß über den Plexus coeliacus alle Oberbauchorgane ihre sympathische und teils auch parasympathische Innervation beziehen. Er spielt als viszerales Reflexzentrum eine wichtige Rolle.

Ein Druck auf den Plexus coeliacus (Schlag gegen den Bauch) kann durch Auslösung viszeraler Reflexmechanismen zu schweren Symptomen wie Atemnot und Blutdruckabfall führen.

Im einzelnen werden folgende vom Plexus coeliacus ausstrahlende Nervengeflechte beschrieben:

Der *Plexus phrenicus* bildet ein Geflecht um die A. phrenica inferior, verbindet sich mit Bauchästen des N. phrenicus und hat häufig im Bereich des kranialen Poles der rechten Nebenniere ein unpaares makroskopisch sichtbares Ganglion aufzuweisen, das *Ganglion phrenicum*. Vom Plexus phrenicus gelangen Ästchen zur V. cava inferior und zu den Plexus suprarenalis und hepaticus.

Der *Plexus suprarenalis* ist auffallend stark entwickelt. Er besteht aus 15–30 Fasersträngen, die vom Plexus coeliacus, teils unabhängig von Blutgefäßen, zur Nebenniere ziehen (Abb. 16.20-8). Es gibt auch eine direkte Verbindung vom N. splanchnicus major zum Plexus suprarenalis. Die Nervenfasern – auch wenn sie marklos sind – sind zum großen Teil präganglionär sympathisch und enden synaptisch an großen **chromaffinen Zellen** des Nebennierenmarkes. Letztere entsprechen somit **postganglionären sympathischen** Neuronen ohne Axon. Die präsynaptischen Endigungen zeigen große und kleine Vesikel mit elektronendichtem Inhalt. Das Nebennierenmark enthält aber auch multipolare Nervenzellen, „echte" postganglionäre sympathische Neurone, an denen ebenfalls Fasern des Plexus suprarenalis enden und die möglicherweise der Innervation der Nebennierenrinde dienen [19].

Der *Plexus renalis* hängt mit dem Plexus coeliacus, insbesondere mit dem Ganglion coeliacum und aortorenale zusammen und erhält auch Fasern vom N. splanchnicus minor und von den oberen Nn. splanchnici lumbales. Eingestreut in das Geflecht finden sich kleine Ganglien, evtl. auch ein größeres *Ganglion renale posterius* hinter dem Anfangsteil der A. renalis. Das Geflecht setzt sich mit den Ästen der A. renalis in das Niereninnere fort und versorgt dort Gefäße, Glomeruli mit juxtaglomerulärem Apparat und Tubuli [19]. Einzelne Äste gelangen auch zur Nierenkapsel. Verbindungen des Plexus renalis bestehen zu Nervenästen der Nebenniere, zu den Plexus uretericus, testicularis (oder ovaricus) und in geringem Maße zu Nervenästen von sekundär-retroperitonealen Organen wie Duodenum und Kolon.

Der *Plexus hepaticus* wurzelt im Plexus coeliacus und erhält auch zahlreiche Vagusfasern sowie Fasern vom rechten N. phrenicus. Er bildet um die A. hepatica und deren Verzweigungen sowie um die V. portae und deren Äste ganglienhaltige Geflechte, die sich in das Innere der Leber verfolgen lassen. Entlang der entsprechenden Gefäße gelangen auch Nervenfasern zu den Gallengängen und zur Gallenblase *(Plexus cysticus)*. Der unterste Teil des Ductus choledochus wird von Nervenästchen versorgt, die aus jenem Geflecht kommen, das die A. pancreaticoduodenalis superior begleitet und das auch den Pankreaskopf sowie die Pars descendens duodeni versorgt. Die parasympathischen Fasern des Plexus hepaticus dürften erregend auf die Muskulatur von Gallenblase und Gallengängen, hemmend jedoch auf deren Sphinkterapparat wirken.

Als *Plexus gastricus sinister* wird ein Geflecht bezeichnet, das die gleichnamige Arterie umspinnt, Vagus- und Sympathikusfasern enthält und das Gebiet der kleinen Kurvatur von der Cardia bis zum Pylorus innerviert. Der Pylorus erhält, so wie auch die Pars superior duodeni, Äste vom *Plexus gastroduodenalis*, während die große Kurvatur des Magens von Ästchen innerviert wird, die die Aa. gastroepiploicae begleiten.

Der *Plexus lienalis* zieht in Begleitung der A. lienalis und deren Äste zu Milz, Magen und Pankreas. Die Milz erhält vorwiegend sympathische, aber auch viele afferente Fasern [1].

Der *Plexus mesentericus superior* mit dem *Ganglion mesentericum superius* liegt an der Abgangsstelle der A. mesenterica superior von der Aorta und schließt direkt kaudal an den Plexus coeliacus an. Er erhält von diesem sympathische und vor allem vom rechten N. vagus parasympathische Nervenfasern, die sich in sekundären Geflechten entlang der Äste der A. mesenterica superior zu den von dieser versorgten Organen begeben, nämlich zum Pankreas, zu Dünndarm und Dickdarm bis zum Querkolon. In der Darmwand treten die Nervenfasern mit den intramuralen Geflechten in Verbindung.

Der *Plexus intermesentericus* liegt der Aorta abdominalis zwischen der Abgangsstelle der A. mesenterica superior und jener der A. mesenterica inferior auf. Er besteht aus einer verschieden großen Zahl absteigender, aufsteigender und querverlaufender Fasern und steht kranial mit dem Plexus mesentericus superior, kaudal mit dem Plexus hypogastricus superior in Verbindung. Über die **Nn. splanchnici lumbales** erhält er Zuflüsse aus den oberen lumbalen Grenzstrangganglien. Aus dem Plexus intermesentericus gehen weitere Nervengeflechte hervor, die die in diesem Bereich die Aorta abdominalis verlassenden Gefäße umspinnen.

Der *Plexus mesentericus inferior* enthält beim Menschen selten ein größeres Ganglion, meist mehrere kleine Nervenzellansammlungen, die als *Ganglion mesentericum inferius* zusammengefaßt werden können (Abb. 16.20-2). Er folgt den Verzweigungen der A. mesenterica inferior zu den entsprechenden Darmabschnitten und versorgt den Dickdarm vom linken Teil des Querkolons an bis zum Rektum (*Plexus rectalis superior*). Das Geflecht erhält Zuflüsse aus dem Plexus intermesentericus und aus den Nn. splanchnici lumbales. In enge Beziehung zum Plexus mesentericus inferior treten Nervenfaserbündel aus dem Plexus pelvi, die die genannten Darmabschnitte parasympathisch innervieren [29].

Der *Plexus testicularis*, der die gleichnamige Arterie umspinnt und deren Versorgungsbereich sympathisch innerviert, bezieht oben Fasern aus dem Plexus intermesentericus und renalis, weiter unten aus den Plexus hypogastrici superior und inferior.

Der *Plexus ovaricus* umspinnt die gleichnamige Arterie und erhält praktisch die gleichen Faserkontingente wie der Plexus testicularis.

Die *Plexus iliaci* sind Fortsetzungen der präaortalen Nervengeflechte auf die beiden Aa. iliacae communes und begleiten die weiteren Verzweigungen dieser Gefäße. Sie versorgen somit auch die Arterien der unteren Extremitäten. Kranial stehen die Plexus iliaci mit dem Plexus hypogastricus superior in Verbindung.

4.4 Plexus hypogastricus superior

Der *Plexus hypogastricus superior* (Abb. 16.20-8 u. 9) bildet in der Mittellinie die kaudale Fortsetzung des präaortalen Nervengeflechts. Er liegt dem untersten Abschnitt der Aorta abdominalis auf, überkreuzt dann die Teilungsstelle der Aorta und verläuft, meist etwas links von der Medianen, über die V. iliaca communis sinistra in die Gegend des Promontoriums. Das Geflecht erhält seine präganglionären Zuflüsse aus den unteren Thorakal- und oberen Lumbalsegmenten über lumbale Grenzstrangganglien und teilt sich in einen rechten und linken Strang, die *Nn. hypogastrici dexter* und *sinister*. Auch diese Stränge sind eigentlich Nervengeflechte mit eingestreuten kleinsten Ganglien. In kaudalwärts divergierendem Verlauf strahlen sie in den *Plexus hypogastricus inferior dexter* bzw. *sinister* ein. Der Plexus hypogastricus superior und die Nn. hypogastrici geben Ästchen an den Plexus testicularis bzw. ovaricus sowie an den Ureter ab. Im Plexus hypogastricus superior verlaufen in der Regel auch parasympathische Fasern, die, vom Plexus pelvinus aufsteigend, teils entlang der Äste der A. mesenterica inferior, teils als separate Nervenstränge zum Colon transversum, Colon descendens und zum Sigmoid gelangen.

4.5 Plexus hypogastricus inferior

Der *Plexus hypogastricus inferior (Plexus pelvinus)* ist ein dichtes, ganglienreiches Nervengeflecht, das zu beiden Seiten der Organe des kleinen Beckens eine vornehmlich sagittal gestellte Platte bildet (Abb. 16.20-9). Die Ganglien können kollektiv als **Ganglion pelvinum** zusammengefaßt werden (Abb. 16.20-2). Beim Mann liegt es seitlich des Rektums, der Samenblase, der Prostata und des hinteren Anteils der Blase, bei der Frau seitlich des Rektums, der Cervix uteri bzw. des Fornix vaginae und des hinteren Blasenabschnittes. Man kann den Plexus hypogastricus inferior als Sammelzentrum für die die Organe des kleinen Beckens versorgenden sympathischen und parasympathischen Fasern bezeichnen. Er erhält sympathische Fasern aus den Nn. hypogastrici und aus sakralen Grenzstrangganglien sowie parasympathische Fasern aus den Nn. splanchnici pelvini. Unter den sympathischen Fasern finden sich neben postganglionären vor allem auch präganglionäre Fasern, die in den unteren drei thorakalen bzw. obersten lumbalen Rückenmarkssegmenten entspringen. Sie werden in den Ganglien des Plexus hypogastricus inferior umgeschaltet. Viele Ganglienzellen erhalten sowohl parasympathischen wie auch sympathischen präganglionären Input (Abb. 16.20-2) [13]. Die Umschaltung der parasympathischen Fasern erfolgt ebenfalls hier, teils aber erst in der Wand der Eingeweide. Ähnlich wie para- und prävertebrale Ganglien wird auch der Plexus hypogastricus inferior von zahlreichen afferenten Axonen durchzogen, die sehr wahrscheinlich Kollateralen an die Ganglienzellen abgeben und weiter über Nn. splanchnici pelvini und lumbales zu sakralen bzw. thorakolumbalen Rückenmarkssegmenten ziehen. Die Beckenganglien werden somit auch zu regelrechten neuralen Integrationszentren.

In den Beckenganglien liegen cholinerge mit adrenergen Neuronen vermischt [13]. Verschiedene Peptide koexistieren mit den klassischen Transmittern. Eine Besonderheit stellen die sog. „kurzen“ adrenergen Neurone dar, postganglionäre sympathische Neurone, die sich an der Innervation der Urogenitalorgane beteiligen und von Geschlechtshormonen beeinflußt werden [8].

Der Plexus hypogastricus setzt sich in Richtung Eingeweide in weitere Geflechte fort, die die Organe teils direkt, teils über die versorgenden Blutgefäße erreichen.

Der *Plexus vesicalis* liegt der Harnblase seitlich auf und entläßt Fasern, die in der Regel mit den Gefäßen zu den verschiedenen Abschnitten der Harnblase ziehen. Er entsendet auch Fasern zu Samenblasen und Samenleitern *(Plexus deferentiales)*. In der Adventitia aller genannten Organe und in der Muskelwand der Harnblase finden sich verstreut Gruppen von Ganglienzellen, die der Umschaltung parasympathischer und einiger präganglionärer sympathischer Neurone dienen.

Der *Plexus prostaticus* stellt die Fortsetzung des Plexus hypogastricus inferior zur Seitenfläche der Prostata dar. Er ist ein dichtes Geflecht und enthält viele Nervenzellen. Er entläßt Nervenäste zu Prostata, Urethra, Vesicula seminalis, Glandula bulbourethralis und zu den Schwellkörpern. Letztere werden als *Nn. cavernosi penis* bezeichnet. Sie durchsetzen das Diaphragma urogenitale, verbinden sich mit Ästchen aus dem N. pudendus und gelangen unter dem Arcus pubis auf die dorsale Seite des Penis, von wo aus Fasern in das Corpus spongiosum und in das Corpus cavernosum penis eintreten.

Die sympathischen Neurone bewirken hier Vasokonstriktion, die parasympathischen Dilatation und somit **Erektion**. Die sympathischen Fasern vermitteln durch Kontraktion von Samenblasen, Ductus deferens und Prostata die **Emission** des Spermas in die Harnröhre; gleichzeitig werden der Blasensphinkter verschlossen und der Detrusor gehemmt. Die **Ejakulation** erfolgt durch rhythmische Kontraktion der quergestreiften Schwellkörpermuskeln, die über den N. pudendus innerviert werden [19].

Der *Plexus uterovaginalis* liegt im kaudalen Teil des Ligamentum latum. Er enthält eine Anzahl kleinerer und größerer Nervenzellanhäufungen (FRANKENHÄUSER*sches Ganglion*) und entläßt in seinem kranialen Anteil Äste, die in direktem Verlauf oder entlang der Blutgefäße das Corpus uteri und die Tuba uterina erreichen, während kaudalere Äste zur Cervix uteri und zur Vagina *(Nn. vaginales)* ziehen. Die meist entlang der Gefäße verlaufenden Nn. vaginales versorgen außer der Vagina auch die Urethra und die Schwellkörper von Bulbus vestibuli und Klitoris *(Nn. cavernosi clitoridis)*. Der Plexus uterovaginalis hat auch Verbindungen zum Plexus ovaricus.

Als *Plexus rectalis medius* wird die gegen das Rektum gerichtete Fortsetzung des Plexus hypogastricus inferior bezeichnet. Der Plexus rectalis medius steht mit dem Plexus rectalis superior in Verbindung und versorgt den Mastdarm bis zum M. sphincter ani internus. Der **Tonus des Sphinkters** wird durch sympathische Innervation hervorgerufen.

5 *Intramurale Geflechte*

Wie bereits dargelegt worden ist, finden sich im Kapsel- bzw. Wandbereich zahlreicher Eingeweide Nervenfasergeflechte und Ganglienzellen. Sie spielen bei der peripheren Regulierung von Eingeweidefunktionen eine wesentliche Rolle. Insbesondere auf die intramuralen Nervengeflechte des Magen-Darm-Trakts konzentrierte sich in letzter Zeit das Interesse zahlreicher Forscher. Von einer klaren Kenntnis der Verschaltungs- und Funktionsweise dieser „vorgeschobenen Posten“ unseres Nervensystems kann noch keine Rede sein. Doch soll in diesem Abschnitt eine kurze Zusammenfassung einiger wichtiger Forschungsergebnisse gegeben werden, auch wenn viele auf tierexperimentelle Studien zurückgehen.

5.1 *Enterisches Nervensystem (ENS)*

Das Nervensystem des Darmtrakts, das *enterische Nervensystem,* macht einen erheblichen Teil unseres Gesamtnervensystems aus. Die Zahl der Ganglienzellen soll nicht weit entfernt sein von derjenigen des Rückenmarks (etwa 10^8 beim Menschen, [9]).

Das ENS wurde bereits von LANGLEY [18] als dritte eigenständige Komponente des autonomen Nervensystems neben Sympathikus und Parasympathikus erkannt. Allerdings wurde es in den folgenden Jahrzehnten meist als bloße Ansammlung postganglionärer parasympathischer Neurone verkannt und als solche auch in vielen Lehrbuchschemata dargestellt. Erst in neuester Zeit wurden die Komplexität und Eigenständigkeit des ENS wieder gebührend gewürdigt [2, 9, 30, 33]. Die in Abb. 16.20-2 violett dargestellten organnahen Neurone in Brust-, Bauch- und Beckenorganen sollen somit auch nur eine Umschaltung parasympathischer Neurone *symbolisieren* und keineswegs das enterische oder andere intramurale Nervensysteme *repräsentieren*.

5.1.1 Struktur des ENS

Man unterscheidet im wesentlichen zwei ganglienhaltige Plexus, die vom Beginn des Ösophagus bis zum Rektum durchgehend vorhanden sind: einen *Plexus myentericus* (AUERBACH, Abb. 16.20-10a) zwischen äußerer und innerer Schicht der Tunica muscularis und einen *Plexus submucosus* (Abb. 16.20-10b) in der gleichnamigen Tela [9]. Letzerer kann bei den meisten Spezies noch in einen Plexus submucosus *externus* (SCHABADASCH) und einen Plexus submucosus *internus* (MEISSNER) unterteilt werden (STACH, zitiert in [9]). Diese Nervennetze sind dichtmaschig wie ein Moskitonetz und stehen untereinander in Verbindung. An den Knotenpunkten befinden sich kleinere oder größere Nervenzellansammlungen, die sog. **enterischen (intramuralen) Ganglien**. Zahl, Größe und Form enterischer Ganglien variieren in den einzelnen Darmabschnitten beträchtlich. Daneben findet man in allen Schichten von der Serosa bis zur Mukosa ganglienlose Nervengeflechte, die von Axonen enterischer Neurone gebildet werden, in welche aber auch von außen Fasern des Parasympathikus und Sympathikus Eingang finden.

Enterische Ganglien und die Verbindungsstränge zwischen ihnen unterscheiden sich strukturell von anderen autonomen Ganglien und deren Verbindungen dadurch, daß sie keine eigene Bindegewebskapsel besitzen. Auch in ihrem Inneren finden sich weder endoneurales Bindegewebe noch Blutgefäße. Nervenzellen, deren Fortsätze und die enterischen Gliazellen, welche teils SCHWANN-Zellen, teils Astrozyten nahestehen, sind zu einem dichten Neuropil verwoben, ähnlich wie im ZNS. Axone enterischer Ganglienzellen sind stets marklos. Synaptische Kontakte zwischen vesikelgefüllten *Axonendigungen (Boutons, Varikositäten)* und Zellkörpern oder Dendriten sind jenen im ZNS vergleichbar. Häufig beobachtet man aber auch bloße Anlagerungen von Boutons ohne synaptische Membranspezialisation. Die Oberfläche der enterischen Ganglien

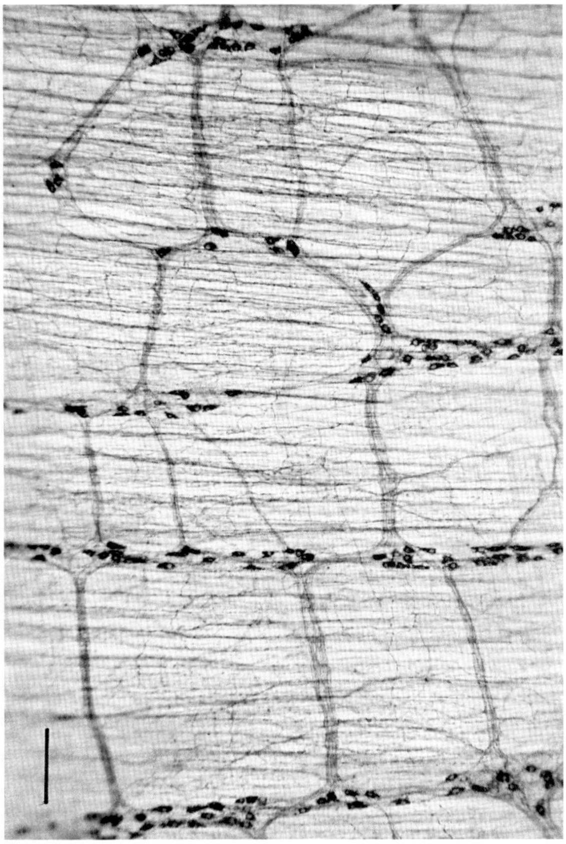

a

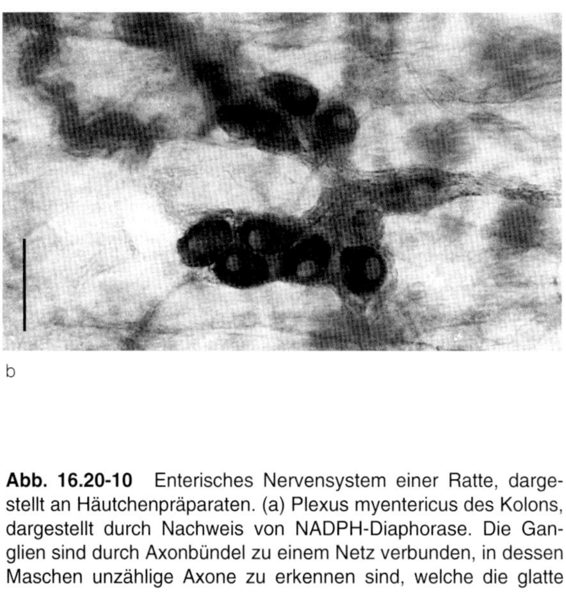

b

Abb. 16.20-10 Enterisches Nervensystem einer Ratte, dargestellt an Häutchenpräparaten. (a) Plexus myentericus des Kolons, dargestellt durch Nachweis von NADPH-Diaphorase. Die Ganglien sind durch Axonbündel zu einem Netz verbunden, in dessen Maschen unzählige Axone zu erkennen sind, welche die glatte Muskulatur innervieren. NADPH-Diaphorase ist ein Marker für nitrerge (Stickoxid produzierende) Neurone, die hemmend auf glatte Muskulatur wirken (Original: Dr. J. Wörl, Erlangen). (Vinzent u. Hope [31a]). (b) Ganglion des Plexus submucosus des Rektums, dargestellt durch Nachweis von Acetylcholinesterase. Beachte die unterschiedliche Form und Größe der Ganglien sowie die unterschiedliche Dicke der Verbindungsstränge. Maßstab = 200 μm (a), 50 μm (b)

wird nur unvollständig von Fortsätzen der enterischen Glia abgedeckt. Zwischen den Lücken schieben sich Nervenzellkörper und deren Fortsätze, die zum Teil mit Transmittervesikeln bepackt sind, direkt unter die Basallamina, welche das gesamte ENS umscheidet. Einerseits können so Stoffe aus dem umgebenden Bindegewebe ziemlich direkt auf enterische Neurone einwirken, andererseits können Transmitter, die aus oberflächlich gelegenen Axonvarikositäten ausgeschüttet werden, mehr oder weniger ungehindert die äußere oder innere Muskelschicht oder auch submuköse Drüsen erreichen. Der Stofftransport aus dem Blut zu den Ganglien scheint jedoch, zumindest im Bereich des Plexus myentericus, eingeschränkt zu sein im Sinne einer Blut-Plexus-Schranke [10].

In der Umgebung enterischer Ganglien, aber auch an anderen Stellen der Tunica muscularis kann man auf die sog. *interstitiellen Zellen* Cajals stoßen. Es sind fortsatzreiche Zellen, die durch *gap junctions* untereinander verbunden sind und nichtspezialisierte enge Kontakte zu glatten Muskelzellen und Axonen zeigen. Ihre Bedeutung ist noch unklar. Aufgrund elektrophysiologischer Befunde wird eine *Schrittmacherfunktion* für die Darmmuskulatur vermutet [31].

Enterische Neurone zeigen eine Vielfalt an Größe (10–35 μm Durchmesser), Form, Verzweigungsmuster ihrer Dendriten und im Verlauf ihrer Axone. Die klassische Einteilung nach Dogiel in drei Grundtypen (Literatur in [9]) wurde in neuerer Zeit ausgebaut und verfeinert [30]. Insbesondere wurden Versuche unternommen, Struktur mit Funktion zu korrelieren, was aber bisher nur zum Teil zu übereinstimmenden Ergebnissen führte.

Klassifizierungsversuche widmeten sich neben der Dendriten- und Axonmorphologie vor allem der Ultrastruktur der vesikelhaltigen Axonvarikositäten sowie dem Gehalt von Zellkörpern und Endigungen an verschiedenen Transmittersubstanzen, die vor allem immunhistochemisch nachgewiesen werden können [9]. Neben Acetylcholin und Monoaminen, insbesondere Serotonin, sind vor allem zahlreiche Peptide zu nennen, wie etwa Substanz P, Somatostatin, VIP, CGRP und Enkephalin.

Die enterischen Ganglien der einzelnen Plexus stehen untereinander in vielfältiger Verbindung (**„intrinsische Verbindungen"**), bilden ein gewissermaßen flächenhaft ausgebreitetes „enterisches Gehirn" („*brain of the gut*", [33]). Die Analogie mit dem zentralnervösen Steuerorgan ergibt sich nicht nur aus der schon lange bekannten Fähigkeit des ENS, die komplexen Vorgänge im Verdauungstrakt (Motilität, Sekretion etc.) autonom, vom ZNS unabhängig, zu steuern, sondern auch aus der Neuropilstruktur und seiner Verbindungskomplexität (Abb. 16.20-11).

Doch das ENS ist lediglich autonom, nicht aber isoliert. Es steht mit dem ZNS über Bahnen des Sympathikus und Parasympathikus in Verbindung (**„extrinsische Verbindungen"**). Der N. vagus als Repräsentant des kranialen Parasympathikus erreicht mit efferenten Fasern aus dem dorsalen Vaguskern Ganglien des Plexus myentericus vom Ösophagus bis zum proximalen Kolon. Ob nur einige wenige Ganglien bzw. Ganglienzellen oder aber die Mehrheit der myenterischen Ganglien so innerviert werden, ist noch Gegenstand der Diskussion [3, 15].

Der sakrale Parasympathikus versorgt nach Umschaltung im Ganglion pelvinum das ENS etwa vom Querkolon bis zum Rektum.

Die Innervationsgebiete von Vagus und sakralem Parasympathikus dürften sich im Bereich des Kolons ausgiebig überlappen. Der oft als Innervationsgrenze zitierte Cannon-Boehmsche Punkt im Bereich der linken Kolonflexur ist eine Fiktion [29].

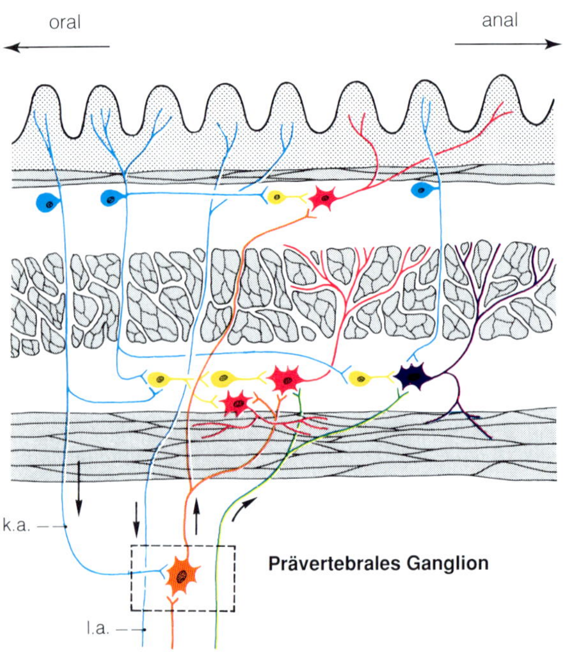

Abb. 16.20-11 Schematisierte, stark vereinfachte Darstellung der Zellarten und Verbindungen im enterischen Nervensystem. Erregende Motoneurone rot; hemmende Motoneurone violett; Interneurone gelb; afferente Neurone blau; k. a. = kurze afferente Fasern mit Zellkörper in der Darmwand; l. a. = lange afferente Fasern mit Zellkörper im Spinal- oder Vagusganglion. Sympathische Neurone orange; parasympathische Fasern grün. (Modifiziert nach Baumgarten [2], Cervero u. Foreman [6], Furness u. Costa [9])

Präganglionäre sympathische Neurone im thorakolumbalen Rückenmark, die zur Innervation des Verdauungstrakts bestimmt sind, entsenden ihre Axone über Nn. splanchnici zu prävertebralen Ganglien (Ggl. coeliacum, mesentericum superius und inferius) sowie zum Ganglion pelvinum, wo die Umschaltung auf postganglionäre Neurone erfolgt. Deren Axone ziehen, oft mesenteriale Blutgefäße begleitend, zu myenterischen und submukösen Ganglien. Nur ein kleiner Teil dieser sympathischen adrenergen Axone gelangt direkt an Blutgefäße der Submukosa und Mukosa, und praktisch gar nichts zur glatten Muskulatur. Eine Ausnahme stellt der M. sphincter ani internus dar, der eine dichte direkte sympathische Innervation aufweist [9].

In all diesen Verbindungsbahnen vom ZNS zur enterischen Peripherie verlaufen **afferente** Nervenfasern, die größtenteils den Kategorien C und Aδ, zu einem sehr geringen Teil Aβ angehören. Die Zellkörper dieser Fasern liegen in *Spinalganglien* sakraler und thorakolumbaler Segmente sowie in den sensorischen Vagusganglien, hauptsächlich im *Ganglion nodosum*. Die peripheren Verzweigungen dieser Neurone bilden meistens keine speziellen eingekapselten Endigungen aus („freie“ Endigungen) – mit Ausnahme der Aβ-Fasern, die von Pacini-Körperchen in den Mesenterien stammen. Man findet diese Endigungen in fast allen Schichten des Verdauungstrakts, vor allem der Tunica muscularis und der Tunica mucosa, sowie in den Mesenterien [21]. Die Axone ziehen durch die verschiedenen intramuralen Plexus und ihre Ganglien, wo sie vereinzelt Kollateralen abgeben sollen, und weiter durch die prävertebralen und pelvinen Ganglien, wo ebenfalls *Kollateralen* an postganglionäre efferente Neurone abgegeben werden [6]. Dadurch werden insbesondere die prävertebralen Ganglien zu „präzentralen“ (vor dem ZNS gelegenen) Reflex- und Integrationszentren (Abb. 16.20-3; [25]).

Die zentralen Fortsätze **spinaler Viszeroafferenzen** treten ins Rückenmark ein und breiten sich über viele Segmente rostrokaudal aus. Durch diese **Divergenz** wird die Information relativ weniger Neurone (weniger als 5% aller Spinalganglienzellen) praktisch über das gesamte Rückenmark verteilt [6, 14].

Viszeroafferente Endigungen finden sich in den Hinterhornlaminae I und V sowie um den Zentralkanal (Lamina X). Einzelne Kollateralen sollen direkt zu präganglionären Zellen im Ncl. intermediolateralis ziehen [6]. Die gastrointestinalen *Vagusafferenzen* endigen an verschiedenen Subnuclei des Vagus-Solitariuskomplexes in viszerotoper Manier. Auch hier kommt es zu direkten Kontakten zwischen Primärafferenzen und präganglionären efferenten Neuronen (s. Kap. 16.14). Von diesen ersten Anlaufstellen ausgehend, wird viszeroafferente Information in zahlreiche spinale und supraspinale Regelkreise eingespeist.

Neben diesen viszeralen *Primärafferenzen* gibt es afferente Neurone, deren Perikaryen im *ENS selbst* liegen. Diejenigen unter ihnen, deren Axone andere enterische Neurone kontaktieren, stellen *intrinsische primär-afferente (sensorische) Elemente* dar. Es gibt aber auch eine relativ große Zahl *„enterischer“* Afferenzen, die aus dem ENS hinaus zu prävertebralen Ganglien projizieren und so neben den Kollateralen von Primärafferenzen eine zweite Kategorie von Afferenzen aus der Peripherie zu postganglionären sympathischen Neuronen repräsentieren (Abb. 16.20-3 u. 11; [6]).

Es wird vermutet, daß letzterer Typ enterischer Afferenzen keine Primärafferenzen im eigentlichen Sinn, sondern afferente Neurone *höherer Ordnung* darstellt, die ihrerseits unter dem synaptischen Einfluß anderer enterischer Nervenzellen stehen [17].

In jüngster Zeit konnten auch enterische Neurone nachgewiesen werden, die sogar direkt bis ins Rückenmark [7] oder in den Hirnstamm [23] projizieren. Mit ihnen schließt sich der neuronale Kreis vom ZNS zum ENS und zurück.

5.1.2 Funktion des ENS

Die Aufgabe des ENS besteht zum einen in der *autonomen Steuerung* der verschiedenen gastrointestinalen Funktionen, vor allem Motilität und Sekretion, aber wahrscheinlich auch der Kinetik des Schleimhautepithels [28] und immunologischer Vorgänge im GALT (gut-associated lymphoid tissue; s. Bd. 1) [34]. Zum anderen nimmt es Impulse aus dem ZNS auf, um sie in die enterischen motorischen Programme zu *integrieren*, und beliefert *rückläufig* außerhalb des Verdauungstrakts gelegene Integrationszentren wie die prävertebralen Ganglien und vermutlich das ZNS selbst.

Zwischen den einzelnen Plexus besteht eine gewisse Arbeitsteilung, indem der Plexus myentericus eher für die Innervation der Tunica muscularis, der Plexus submucosus eher für jene der Mukosa zuständig ist.

Die Arbeit des ENS als „Gehirn" des Verdauungstrakts erfordert das Vorhandensein von *motorischen* und *sensorischen* Neuronen sowie von *Interneuronen* (Abb. 16.20-11). So können lokale (intramurale) *Regelkreise* aufgebaut werden [9]. Dabei kommt den sehr zahlreichen Interneuronen die wichtige Aufgabe zu, die sinnvolle Verbindung von sensorischen Signalen (z. B. Schleimhautreizen) und der motorischen Antwort (z. B. Kontraktion der glatten Muskulatur) herzustellen. Sie fungieren somit als *Integrationsapparat*. Auf diese Weise kommt etwa der **Peristaltikreflex** zustande, der durch rhythmisch abwechselnde und in einer Richtung fortlaufende Kontraktionen und Relaxationen der glatten Muskulatur den Darminhalt weiterbewegt. Die Peristaltik erfordert erregende *und* hemmende Einflüsse auf die glatte Muskulatur, da die Relaxation aufgrund der spontanen Tendenz zur myogenen Kontraktion nicht allein, wie der Skelettmuskulatur, durch Wegfall neuronaler Erregung, sondern nur durch aktive Hemmung der Muskulatur zustande kommen kann [33]. In der Tat beherbergt das ENS erregende (cholinerge, Substanz-P-erge) und hemmende (vermutlich VIPerge und nitrerge, Abb. 16.20-10a) Motoneurone, im Unterschied zum zerebrospinalen NS, das nur erregende Motoneurone aufweist. Während im zerebrospinalen NS der neuronale Integrationsapparat in Gehirn und Rückenmark steckt und der periphere Anteil im Sinne der „gemeinsamen Endstrecke" nur ausführt, was vorher zentral ausgehandelt wurde, beherbergt das ENS seinen eigenen Integrationsapparat in Gestalt der Interneurone in seinen Ganglien. Dieser enterische Integrationsapparat scheint das Hauptziel der extrinsischen parasympathischen und sympathischen Fasern zu sein, um so zentralnervöse „Kommandos" in intestinale Motorik umzusetzen [33].

Als Faustregel gilt, daß der Parasympathikus (cholinerg) Motilität und Sekretion fördert, während der Sympathikus (adrenerg) diese Funktionen eher hemmt. Die Muskulatur der Sphinkteren aber wird in gegensätzlicher Weise beeinflußt. Manche Sphinkteren sind auch von sich aus schon myogen tonisch aktiv und werden z. B. bei der **Nahrungspassage** vom Ösophagus in den Magen (unterer Ösophagussphinkter) oder bei der **Defäkation** (M. sphincter ani internus) durch ein parasympathisches Kommando an ein hemmendes Motoneuron zur Erschlaffung gebracht. Ist dieser Mechanismus gestört, kommt es z. B. zu einer schweren Behinderung des Schluckaktes, der sog. **Achalasie** des unteren Ösophagussphinkters, bei der sich die Speiseröhre wegen des Nahrungsrückstaus allmählich ausweitet. Beim Übertritt von Nahrung in den Magen erfolgt eine Erschlaffung der Fundus-Korpus-Muskulatur, die ebenfalls durch vagale (parasympathische) Impulse an hemmende Neurone ausgelöst wird **(rezeptive Relaxation)**. Allgemein gilt, daß Ösophagus, Magen und Rektum unter stärkerem Einfluß des ZNS stehen und funktionell von ihm auch abhängiger sind als der übrige Verdauungstrakt [25].

Viszeroafferente Neurone, welche Dehnung eines Darmabschnitts sowie mechanische, thermische oder chemische Reizung der Schleimhaut registrieren, ermöglichen den Aufbau von enger oder weiter gespannten *Reflexkreisen*, die je nach Projektionsort ihrer Axone oder Kollateralen intramural bleiben (lokale Reflexe, z. B. **Peristaltik**), über prävertebrale Ganglien (präzentrale Reflexe) oder über das Rückenmark oder den Hirnstamm (zentrale Reflexe) ablaufen können. Solche Reflexe dienen z. B. der Steuerung des **Schluckaktes,** indem sie vagovagal, über eine oder zwei Synapsen im Vagus-Solitarius-Komplex, die Ösophagusperistaltik der Beschaffenheit des Nahrungsbrockens anpassen und das Kommando zur Erschlaffung des unteren Ösophagussphinkters und der Fundus-Korpus-Muskulatur auslösen. Andere Reflexe dienen der Hemmung der Motilität benachbarter oder weiter voneinander entfernter Darmabschnitte. Ein Beispiel dafür wäre der **enterogastrische Reflex**, bei welchem Übertritt von saurem Mageninhalt ins Duodenum reflektorisch über das Ganglion coeliacum (präzentraler Reflex) zu einer Hemmung der Antrummotilität führt und so weitere Übersäuerung des Duodenums verhindert [25]. Viszeroafferente Neurone, die den Glucosegehalt des Nahrungsbreis im Dünndarm feststellen, lösen über einen zentralen Reflex, der auf verschiedenen Niveaus vom Vagus-Solitarius-Komplex bis zum Hypothalamus abläuft, eine Steigerung der **Insulinsekretion** aus den Pankreasinseln aus, noch bevor Glucose überhaupt resorbiert wurde [21].

Viszeroafferenzen, insbesondere solche, die in „sympathischen" Bahnen verlaufen (ohne jedoch damit dem sympathischen System zugeordnet zu sein), leiten vor allem auch **Schmerzimpulse** aus dem Magen-Darm-Trakt. Die auslösenden Reize unterscheiden sich von denen, die z. B. die Haut schmerzhaft reizen würden. So werden etwa Schnitte oder Biopsien aus der Schleimhaut in der Regel gar nicht wahrgenommen, während Überdehnung des Gallengangs oder eines Darmabschnittes zu heftigen, kolikartigen Schmerzen führt. Ob dabei spezifische viszerale Nozizeptoren im Spiele sind oder „gewöhnliche" Mechanorezeptoren, die bei Überdehnung einfach ihre Entladungsfrequenz drastisch erhöhen, ist noch umstritten [6, 14]. Über ihre zentralen Projektionen lösen diese viszeralen Schmerzafferenzen, ähnlich ihren somatischen „Gegenstücken", mit denen sie mehr Gemeinsames als Trennendes aufweisen [24], weitreichende Reaktionen vegetativer (Schweißausbruch, Blutdruckanstieg oder -abfall) oder motorischer (Fluchtreflexe, Erhöhung der Bauchdeckenspannung) Natur sowie Abwehr- und Fluchtverhalten aus. Die Überlappung der zentralen Projektionen viszeraler und somatischer Schmerzafferenzen im Rückenmark wird als ein wahrscheinlicher Grund für das Phänomen des **„fortgeleiteten" Schmerzes** angesehen (s. auch Kap. 16.13). Diese wenigen Beispiele zeigen, wie wichtig Viszeroafferenzen für die Regulation verschiedener Körperfunktionen, für die Aufrechterhaltung der Homöostase sind.

5.2 *Intramurale Geflechte in anderen Organen*

Intramurale Plexus und Ganglien werden auch in *Herz* und *Luftwegen* [11], *Pankreas* [11], *Gallenblase* [20] und verschiedenen Beckenorganen [8, 11] gefunden (Abb. 16.20-2; s. auch Kap. 16.20.4.1, 16.20.4.2 u. 16.20.4.5). Soweit bekannt, ähneln die meisten dieser Ganglien in ihrem Bau eher „typischen" peripheren als enterischen Ganglien. Über intrinsische Verbindungen in diesen Geflechten und die Komplexität der neuralen Verarbeitungsprozesse ist sehr wenig bekannt; sie dürfte jedoch nicht an jene des ENS herankommen, und die Funktion als prä-/postganglionäre Relaisstation mag oft im Vordergrund stehen. Die extrinsischen Verbindungen dieser Ganglien mit dem ZNS und vorgelagerten Ganglien über parasympathische und sympathische Bahnen folgen im großen und ganzen dem Muster, das am Beispiel des ENS dargestellt wurde.

Eine Ausnahme scheint der intramurale Plexus der Gallenblase darzustellen. Er ähnelt in vieler Hinsicht dem ENS des Dünndarms und steht auch mit ihm in Verbindung, so daß er als Teil des ENS angesehen werden kann [20]. Bemerkenswerterweise gibt es auch Verbindungen vom ENS des Magens und Dünndarms zu den Ganglien des Pankreas [16].

Auch gehen von all diesen Organen sowie von *großen Gefäßen* zahlreiche **Afferenzen** aus, die jenen aus dem Verdauungstrakt vergleichbar sind und die zum Aufbau verschiedener Reflexe zur Verfügung stehen (z.B. Lungendehnungs- und andere respiratorische Reflexe, Kreislaufreflexe, Miktionsreflex). Ebenso wie alle inneren Organe über eine doppelte sympathisch-parasympathisch efferente Innervation verfügen, benutzen auch Afferenzen aus diesen Organen beide Wege.

Bedeutsam ist die Kenntnis der **segmentalen Zuordnung** der Afferenzen aus den einzelnen Organen für die Interpretation von klinischen **Schmerzzuständen;** insbesonders dann, wenn die Fortleitung des Schmerzes auf die Körperwand nicht der anatomischen Projektion des erkrankten Organs entspricht. So wird z.B. das Herz aus den Segmenten Th1–Th8 afferent innerviert, was eine der typischen Schmerzausstrahlungen bei einem Herzinfarkt an die Innenseite des linken Oberarms (Dermatom Th1) erklären dürfte. Der Magen erhält seine spinalafferente Innervation vorwiegend aus Th5–Th9, die Leber und Gallenblase aus Th6–Th10, das Pankreas aus Th7–Th9. Schmerzafferenzen aus Beckenorganen ziehen sowohl über sakrale (S2–S4) als auch untere thorakale und obere lumbale Segmente [14].

6 *Beeinflussung sympathischer und parasympathischer Zellgruppen durch höhere „Zentren"*

Der Einfluß unseres Gefühlslebens und Denkens auf die Funktion unserer inneren Organe zeigt, daß es Verbindungen geben muß von der Großhirnrinde und dem limbischen System zu sympathischen und parasympathischen Neuronen, die ja die Pforten zur viszeralen Peripherie darstellen. Aufregung beschleunigt den Herzschlag, Streß kann zu Magengeschwüren führen, Gram kann tödlich sein. Es gibt im unteren Hirnstamm, im Zwischenhirn, aber auch in der Großhirnrinde eine Reihe von Arealen, die sich vorwiegend oder fast ausschließlich mit autonomen Regulationsvorgängen befassen. Die rostralen kortikalen und subkortikalen Strukturen unter ihnen werden gern als „viszerales Vorderhirn" (*„visceral forebrain"*) zusammengefaßt. Es liegt jedoch auf der Hand, daß in den höheren ZNS-Abschnitten immer komplexere Möglichkeiten viszerosomatischer Wechselwirkungen bestehen, so daß die Abgrenzung autonomer Zentren rostral des Rückenmarks immer problematisch bleiben wird.

War man bis vor kurzem der Auffassung, daß absteigende autonome Bahnen, z.B. vom Hypothalamus, aus mehreren Neuronen bestehende, polysynaptische Ketten darstellten, so weiß man heute aufgrund vergleichend-anatomischer tierexperimenteller Studien, daß es eine ganze Reihe von Gebieten im Vorderhirn (Prosencephalon) und Hirnstamm gibt, die *direkt* auf präganglionäre sympathische und parasympathische Zellgruppen projizieren [19].

Für den Vagus-Solitarius-Komplex, den Ncl. ambiguus und auch andere Neuronengruppen des *kranialen Parasympathikus* sind dies der *präfrontale Kortex*, der *Ncl.. centralis amygdalae* und der *Ncl. striae terminalis*, verschiedene Kerne des *Hypothalamus* (insbesondere der kleinzellige Anteil des *Ncl. paraventricularis*, der *laterale Hypothalamus* und die *Zona incerta*), die *Parabrachialkerne* und die *ventrolaterale Medulla oblongata*. Mit fast allen diesen Gebieten unterhält der Vagus-Solitarius-Komplex *reziproke* Beziehungen.

Der Ncl. intermediolateralis des Thorakolumbalmarks und auch die weiter medial gelegenen präganglionären *sympathischen* Zellgruppen sowie der *parasympathische Ncl. intermediolateralis* des Sakralmarks empfangen absteigende Fasern aus dem Hypothalamus, insbesondere wieder dem kleinzelligen *Ncl. paraventricularis*, aus dem *Kölliker-Fuse-Kern*, aus dem *ventrolateralen Tegmentum* von Brücke und Medulla oblongata (hier nicht zuletzt auch von katecholaminergen Neuronen, A5, C1; Näheres s. Kap. 16.14) sowie aus den kaudalen Raphekernen, die zu einem guten Teil Serotonin als Transmitter benutzen. Auch der Onuf-Kern im sakralen Vorderhorn wird direkt aus dem Ncl. paraventricularis innerviert. Diese hypothalamo- und retikulospinalen Bahnen steigen, eher oberflächlich gelegen, im Seitenstrang ab.

Eine gewisse Gegenseitigkeit scheint es wiederum zwischen Hypothalamus und sakralem Ncl. intermediolateralis zu geben, da in letzterem, vermischt mit präganglionären parasympathischen Neuronen, Zellen liegen, die direkt zum Hypothalamus projizieren [5].

Neben diesen direkten Bahnen existieren eine Menge von *indirekten* Verbindungen, über welche die Hirnrinde via limbisches System bzw. Hypothalamus sympathische und parasympathische Neuronen im Rückenmark beeinflussen kann (s. Kap. 16.16 u. 16.19).

Über diese Wege kann die autonome Regulation von Kreislauf und Extrazellularflüssigkeitsvolumen, Atmung, Nahrungsaufnahme und Verdauung sowie Fortpflanzung vom Gehirn gesteuert und in die übrigen leiblichen und seelischen Abläufe und Bedürfnisse *integriert* werden. Da das Gehirn in Wechselbeziehung mit dem zweiten Regulationssystem, dem Endokrinium, steht, ergibt sich so ein äußerst komplexes, aber gleichermaßen effizientes Netzwerk zur Steuerung aller Lebensvorgänge [19]. Die Kenntnis dieser Zusammenhänge findet nicht zuletzt auch in pathogenetischen Konzepten der inneren und vor allem der psychosomatischen Medizin ihren Niederschlag.

Literatur

[1] BARON, R., W. JÄNIG: Sympathetic and afferent neurons projecting in the splenic nerve of the cat. Neurosci. Lett. 94 (1988) 109–113.

[2] BAUMGARTEN, H. G.: Morphologic basis of gastrointestinal motility: Structure and innervation of gastrointestinal tract. In: BERTACCINI, G. (ed.): Handbook of Experimental Pharmacology, Vol. 59/1, pp. 7–53. Springer, Berlin–Heidelberg–New York 1982.

[3] BERTHOUD, H. R., A. JEDRZEJEWSKA, T. POWLEY: Simultaneous labeling of vagal innervation of the gut and afferent projections from the visceral forebrain with DiI injected into the dorsal vagal complex in the rat. J. comp. Neurol. 301 (1990) 65–79.

[4] BOSNJAK, Z. J., J. P. KAMPINE: Cardiac sympathetic afferent cell bodies are located in the peripheral nervous system of the cat. Circ. Res. 64 (1989) 554–562.

[5] BURSTEIN, R., K. D. CLIFFER, G. J. GIESLER JR.: Cells of origin of the spinohypothalamic tract in the rat. J. comp. Neurol. 291 (1990) 329–344.

[6] CERVERO, F., R. D. FOREMAN: Sensory innervation of the viscera. In: LOEWY, A. D., K. M. SPYER (eds.): Central Regulation of Autonomic Functions, pp. 104–125. Oxford University Press, Oxford 1990.

[7] DÖRFFLER-MELLY, J., W. L. NEUHUBER: Rectospinal neurons: Evidence for a direct projection from the enteric to the central nervous system in the rat. Neurosci. Lett. 92 (1988) 121–125.

[8] ELFVIN, L. G. (ed.): Autonomic Ganglia. Wiley, New York 1983.

[9] FURNESS, J. B., M. COSTA: The Enteric Nervous System. Churchill Livingstone, London 1987.

[10] GABELLA, G.: Structure of muscles and nerves in the gastrointestinal tract. In: JOHNSON, L. R. (ed.): Physiology of the Gastrointestinal Tract, 2nd ed., pp. 335–381. Raven Press, New York 1987.

[11] GIBBINS, I.: Peripheral autonomic nervous system. In: PAXINOS, G. (ed.): The Human Nervous System, pp. 93–123. Academic Press, San Diego 1990.

[12] HÖKFELT, T., D. MILLHORN, K. SEROOGY, Y. TSURUO, S. CECCATELLI, B. LINDH, B. MEISTER, T. MELANDER, M. SCHALLING, T. BARTFAI, L. TERENIUS: Coexistence of peptides with classical neurotransmitters. Experientia 43 (1987) 768–780.

[13] JÄNIG, W., E. M. MCLACHLAN: Organization of lumbar spinal outflow to distal colon and pelvic organs. Physiol. Rev. 67 (1987) 1332–1403.

[14] JÄNIG, W., J. F. B. MORRISON: Functional properties of spinal visceral afferents supplying abdominal and pelvic organs, with special emphasis on visceral nociception. In: CERVERO, F., J. F. B. MORRISON (eds.): Visceral Sensation. Progr. Brain Res. 67 (1986) 87–114.

[15] KIRCHGESSNER, A. L., M. D. GERSHON: Identification of vagal efferent fibers and putative target neurons in the enteric nervous system of the rat. J. comp. Neurol. 285 (1989) 38–53.

[16] KIRCHGESSNER, A. L., M. D. GERSHON: Innervation of the pancreas by neurons in the gut. J. Neurosci. 10 (1990) 1626–1642.

[17] KURAMOTO, H., J. B. FURNESS: Distribution of enteric nerve cells that project from the small intestine to the coeliac ganglion in the guinea-pig. J. Autonom. Nerv. Syst. 27 (1989) 241–248.

[18] LANGLEY, J. N.: The Autonomic Nervous System. Heffer & Sons, Cambridge 1921.

[19] LOEWY, A. D., K. M. SPYER (eds.): Central Regulation of Autonomic Functions. Oxford University Press, Oxford 1990.

[20] MAWE, G. M., M. D. GERSHON: Structure, afferent innervation, and transmitter content of ganglia of the guinea pig gallbladder: Relationship to the enteric nervous system. J. comp. Neurol. 283 (1989) 374–390.

[21] MEI, N.: Sensory structures in the viscera. In: OTTOSON, D. (ed.): Progress in Sensory Physiology, Vol. 4, pp. 1–42. Springer, Berlin–Heidelberg–New York 1983.

[22] PARDINI, B. J., K. P. PATEL, P. G. SCHMID, D. D. LUND: Location, distribution and projections of intracardiac ganglion cells in the rat. J. Autonom. Nerv. Syst. 20 (1987) 91–101.

[23] POWLEY, T. L., H. R. BERTHOUD: Vagal projections to the celiac plexus in the rat. Soc. Neurosci. Abstr. 16 (1990) 861.

[24] PRECHTL, J. C., T. L. POWLEY: B-afferents: A fundamental division of the nervous system mediating homeostasis? Behav. Brain Sci. 13 (1990) 289–331.

[25] ROMAN, C., J. GONELLA: Extrinsic control of digestive tract motility. In: JOHNSON, L. R. (ed.): Physiology of the Gastrointestinal Tract, 2nd ed., pp. 507–553. Raven Press, New York 1987.

[26] SADOSHIMA, S., K. FUJII, K. KUSUDA, O. SHIOKAWA, H. YAO, S. IBAYASHI, M. FUJISHIMA: Importance of bilateral sympathetic innervation on cerebral blood flow autoregulation in the thalamus. Brain Res. 413 (1987) 297–301.

[27] SCHRØDER, H. D.: Organization of the motoneurons innervating the pelvic muscles of the male rat. J. comp. Neurol. 192 (1980) 567–587.

[28] SEE, N., M. L. EPSTEIN, J. L. DAHL, P. BASS: The myenteric plexus regulates cell growth in rat jejunum. J. Autonom. Nerv. Syst. 31 (1990) 219–230.

[29] STACH, W.: Über die in der Dickdarmwand aszendierenden Nerven des Plexus pelvinus und die Grenze der vagalen und sakralparasympathischen Innervation. Z. mikrosk.-anat. Forsch. 84 (1971) 65–90.

[30] STACH, W.: A revised morphological classification of neurons in the enteric nervous system. In: SINGER, M. V., H. GOEBELL (eds.): Nerves and the Gastrointestinal Tract, pp. 29–45. MTP Press, 1989.

[31] THUNEBERG, L.: Interstitial cells of Cajal: Intestinal pacemaker cells? Advanc. Anat. Embryol. Cell. Biol. 71 (1982) 1–130.

[31a] VINCENT, S. R., B. T. HOPE: Neurons that say NO. TINS 15 (1992) 108–113.

[32] WILLIAMS, P. L., R. WARWICK: Gray's Anatomy, 36th ed. Churchill Livingstone, Edinburgh 1980.

[33] WOOD, J. D.: Physiology of the enteric nervous system: In: JOHNSON, L. R. (ed.): Physiology of the Gastrointestinal Tract, 2nd ed., pp. 67–109. Raven Press, New York 1987.

[34] ZIMMERMANN, R. P., T. S. GATES, C. R. MANTYH, S. R. VIGNA, M. L. WELTON, E. P. PASSARO JR., P. W. MANTYH: Vasoactive intestinal polypeptide receptor-binding sites in the human gastrointestinal tract: Localization by autoradiography. Neuroscience 31 (1989) 771–783.

16.21 Peripheres Nervensystem

W. ZENKER

1 *Allgemeines*

Wenn man von den Spinal- und Hirnnervenganglien sowie von den Ganglien des viszeralen Nervensystems (S. 13 bzw. S. 21) absieht, stellt das periphere Nervensystem die Gesamtheit der als „Nerven" bezeichneten Leitungsbahnen dar, die das nervöse Zentralorgan – Gehirn und Rückenmark – mit den verschiedenen Strukturen und Organen unseres Körpers verbinden. Periphere Nerven sind zumeist „gemischte" Nerven, in denen motorische, sensorische und viszerale Nervenfasern nebeneinander verlaufen. Je nach der funktionellen Bedeutung des Innervationsgebietes (Haut, Muskeln oder Organ eines Eingeweidetraktes), zeigt jeder Nerv eine für ihn typische Zusammensetzung aus verschiedenen Faserpopulationen, die eine bestimmte Modalität leiten.

Nervenfaserdicken werden am histologischen Querschnittspräparat eruiert. Elektrophysiologen können auf das Nervenfaserkaliber durch Bestimmung der Leitungsgeschwindigkeit rückschließen, da Nervenfaserdicke und Leitungsgeschwindigkeit bis zu einem gewissen Grade korrelieren. Motorische und sensorische Nervenfasern oder deren Subpopulationen zeigen deutliche Unterschiede in der Aktivität bestimmter Enzyme (Acetylcholinesterase [2], Karboanhydrase [6]). Auch bezüglich der Neurotubulusdichten wurden Unterschiede gefunden.

Je nach ihrem Austrittsort unterteilt man die peripheren Nerven in die **Rückenmarksnerven** (Kap. 16.22) und **Hirnnerven** (Kap. 16.23). Spezialisierungen einzelner Nerven sind bei Hirnnerven auffälliger als bei Rückenmarksnerven. So sind Augenmuskelnerven oder der N. hypoglossus in ihrer Zusammensetzung rein motorische Nerven, der N. vestibulocochlearis rein sensorisch, wenn man von den zum Sinnesorgan geleiteten Efferenzen absieht.

2 *Feinbau peripherer Nerven*

2.1 *Nervenfaser*

Ein peripherer Nerv besteht aus einer verschieden großen Zahl von Nervenfasern und umhüllenden Gewebselementen (Abb. 16.21-1). Das Grundelement ei-

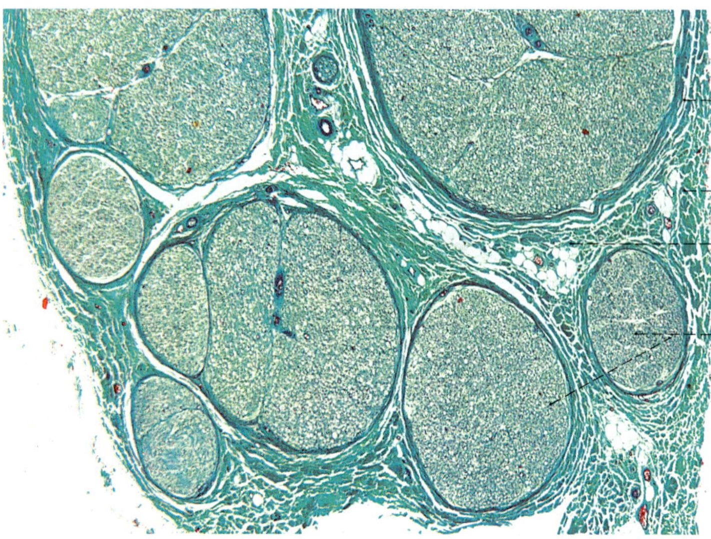

Abb. 16.21-1 Schnitt durch den N. tibialis des Menschen. GOLDENER, Vergr. 35fach.

ner **Nervenfaser** ist das Axon, der Neurit einer Nervenzelle. Axone sind in SCHWANN-Scheidenzellen eingelagert. Von **markhaltigen** Nervenfasern spricht man dann, wenn die SCHWANN-Zellen eine das Axon umhüllende Markscheide ausbilden (Abb. 16.21-2a). **Marklose** Nervenfasern sind solche, deren Axone in furchenförmige Vertiefungen oder kanalartige Einsenkungen der SCHWANN-Zellen eingebettet sind, aber über keine Markscheide verfügen (Abb. 16.21-2b). Furchen und Kanäle werden vom Plasmalemm der SCHWANN-Zelle ausgekleidet. Entwicklungsgeschichtlich handelt es sich hierbei um Invaginationen von Axonen in SCHWANN-Zell-Zytoplasma; deshalb ist das die Kanäle auskleidende Plasmalemm mit dem Oberflächenplasmalemm der SCHWANN-Zelle durch eine Membranduplikatur verbunden, die man **Mesaxon** nennt (Abb. 16.21-2a u. b). In einer einzelnen SCHWANN-Zelle kann ein einziges dickeres oder eine größere Zahl dünnerer Axone eingebettet sein. Der ganze Komplex – eine SCHWANN-Zelle und alle in sie eingelagerten Axone – ist außen von einer Basalmembran umgeben und wird als **REMAK-Faser** bezeichnet.

Im Längsverlauf betrachtet sind marklose oder REMAK-Fasern in der Längsrichtung aufeinanderfolgende SCHWANN-Zellen mit eingelagerten Axonen. Die Axone einer REMAK-Faser können Neuriten funktionell unterschiedlicher Neurone sein. Ob ein Axon marklos bleibt oder eine Markscheide erhält, hängt von seinem Kaliber ab. Oberhalb eines kritischen Kalibers kommt es zur Ausbildung von Markscheiden, die eine viel höhere Leitungsgeschwindigkeit ermöglichen. Bezüglich der Zusammenhänge Nervenfaserkaliber zu Leitungsgeschwindigkeit und Funktion s. Kap. 16.2. Das Kaliberspektrum markloser Axone liegt zwischen 0,1 und 2,4 µm, jenes der markhaltigen zwischen 1,5 und 22 µm. An der Grenze der Spektren gibt es einen Überlappungsbereich.

2.2 *Nervenbindegewebe*

2.2.1 Endoneurium

Die Nervenfasern befinden sich in einem Bindegewebsraum, den man als *Endoneurium* bezeichnet und der gegen die Nachbarschaft durch das Perineurium abgegrenzt wird (Abb. 16.21-1 u. 3). Das Endoneurium besteht aus Bindegewebszellen und zarten kollagenen Fasern, die meist in der Längsrichtung des Nerven verlaufen und in eine homogene Grundsubstanz eingebettet sind. Die Dichte dieser Kollagenfasern kann sehr verschieden sein und ist wahrscheinlich von mechanischen Gegebenheiten des jeweiligen Körperabschnittes abhängig. Im Endoneurium finden sich vereinzelt kleine Blutgefäße und Kapillaren, oft Mastzellen und histiozytäre Elemente. Das endoneurale Kompartiment ist proximalwärts gegen den Subarachnoidalraum offen und setzt sich distalwärts ins Bindegewebe des Nervenendigungs-

Abb. 16.21-2a Dünne markhaltige Faser mit zugehöriger SCHWANN-Zelle. Maus, Vergr. 23 500fach. (Original: P. GROSCURTH, Zürich)

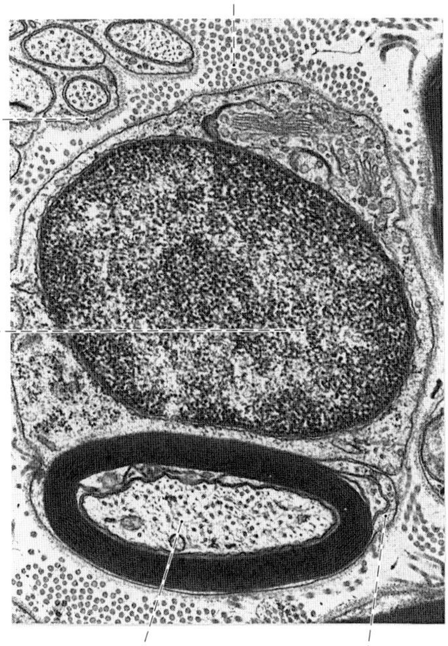

Abb. 16.21-2b Marklose (REMAK-)Faser. Maus, Vergr. 15 400fach. (Original: P. GROSCURTH, Zürich)

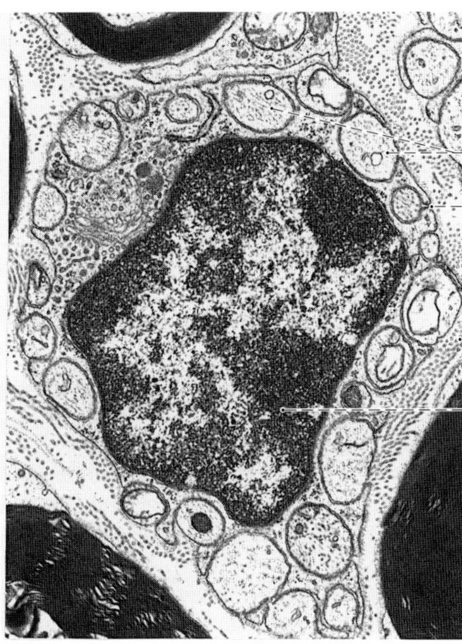

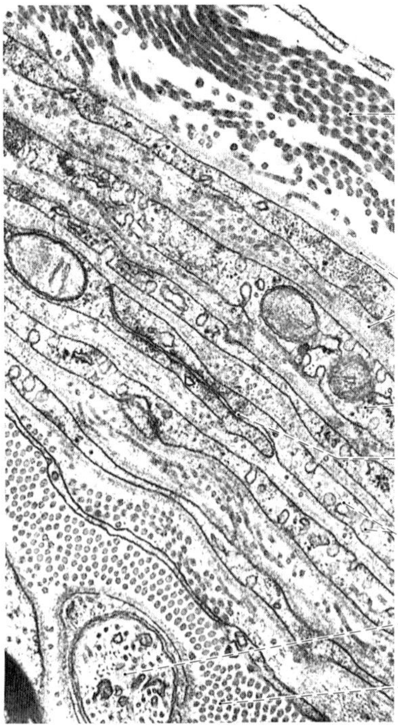

Abb. 16.21-3 Perineurium, peripherer Nerv. Maus, Vergr. 25 000fach. (Original: P. GROSCURTH, Zürich)

gebietes des Nerven fort. Die zwischen den Zellen und Fasern des Endoneuriums befindliche eiweißarme Flüssigkeit bewegt sich langsam in proximodistaler Richtung fort [5].

2.2.2 Perineurium

Dieses umgibt verschieden dicke Bündel von Nervenfasern und besteht bei dünnsten Nervenfaserbündeln aus einer einzigen, bei dickeren aus mehreren konzentrisch angeordneten Schichten flacher Zellen *(Neurothel, Mesothel, perineurales Endothel)* (Abb. 16.21-1 u. 3), die mit ihren Rändern unmittelbar aneinandergrenzen und über Zonulae occludentes und andere Zellhaften verbunden sind [1]. Jede Lage von Perineuriumzellen ist sowohl außen als auch innen von einer Basallamina bedeckt. Oft sind zwischen den einzelnen Zellagen kollagene Fibrillen eingelagert. Das Perineurium steht proximal mit dem *subduralen Neurothel* in Verbindung und scheint wie dieses die Funktion einer Diffusionsbarriere zu haben. Es stellt die eigentliche Blut-Nerven-Barriere dar. Die Perineuriumzellen zeigen viele Pinozytose-Bläschen. Sie erlauben offensichtlich nur einen selektiven Stoffdurchtritt. Peripherwärts verbindet sich das Perineurium mit dem Kapselgewebe nervöser Endapparate oder es entläßt im Falle „freier Nervenendigungen" das zunächst noch umhüllte Axon als offene Röhre in das interstitielle Bindegewebe. Hier befindet sich das nur noch von SCHWANN-Zellen umgebene Endstück des Nerven im Milieu des örtlichen Gewebes.

2.2.3 Epineurium

Nur die feinsten Nervenfaserbündel sind ausschließlich von Perineurium umgeben. Jeder größere Nerv aber besteht aus zahlreichen größeren und kleineren Perineurium-umkleideten Nervenfaserbündeln oder Faszikeln, die in eine Bindegewebsformation eingebettet sind, die man *Epineurium* nennt. Das Epineurium ist ein mehr oder weniger lockeres Bindegewebe (Abb. 16.21-1) adventitiellen Charakters und enthält kollagene Fasern, Fett und elastische Netze. Man spricht von einem inneren oder epifaszikularen Epineurium, das die einzelnen Faszikel umgibt, und von einem äußeren Epineurium, das den ganzen Nerven umscheidet und dessen Einbau in das umgebende Bindegewebe vermittelt. Es zeigt ortsabhängige Unterschiede in der Textur. Das Epineurium enthält kleine Blutgefäße, *Vasa nervorum* und gefäßbegleitende marklose Nervenfasern. Gelegentlich findet man markhaltige Nervenfasern, die in sensible Rezeptorenformationen des Nervenbindegewebes auslaufen können.

Das Epineurium spielt für die Ernährung und den Schutz des Nerven eine wichtige Rolle. Wegen des Gehaltes an elastischen Fasern tritt nach einer Nervendurchtrennung eine Retraktion der Nervenstümpfe ein, die zu einer Kluft bis zu mehreren Zentimetern führen kann. Eine sorgfältig vorgenommene, möglichst spannungsfreie Nervennaht, die sowohl Epineurium als auch Perineurium einzelner Faszikel umfaßt, stellt eine wichtige Voraussetzung für ein möglichst ungehindertes Nachwachsen der Axone und damit für die Wiedererlangung der Funktion dar. Wenn größere Defekte zu überbrücken sind, bedient man sich auch autologer Nerventransplantate.

2.2.4 Vaskularisierung peripherer Nerven und Blut-Nerven-Schranke

Die Vaskularisierung eines peripheren Nerven erfolgt in der Weise, daß in unregelmäßigen Abständen kleine Gefäße an den Nerven herantreten und ein anastomosierendes Netz im Bindegewebe um die einzelnen Faszikel bilden. Aus diesem Netz dringen Gefäße in die Faszikel ein und speisen im Endoneurium ein longitudinal ausgerichtetes Kapillarnetz [4].

So wie es im Zentralnervensystem eine Blut-Hirn-Schranke gibt, besteht im peripheren Nerven eine Blut-Nerven-Barriere. An ihr hat das Perineurium Anteil, vor allem dessen innerste Zellage sowie das Kapillarendothel, dessen Zellen wie bei den Hirnkapillaren durch Zonulae occludentes miteinander verbunden sind. Die Blut-Nerven-Schranke kann durch verschiedene Einflüsse geschädigt werden, wodurch Makromoleküle, Ionen und verschiedene nervenschädigende Substanzen an die Nervensubstanz herankommen können (übermäßige Streckung oder Kompression des Nerven, WALLERsche Degeneration, Diabetes, Toxine).

2.3 Innerer Bauplan eines Nerven

Im Verlaufe eines Nerven wechseln die einzelnen Faszikel vielfach ihre Position zueinander (Abb. 16.21-4a, b); alle paar Millimeter ändert sich daher auch das

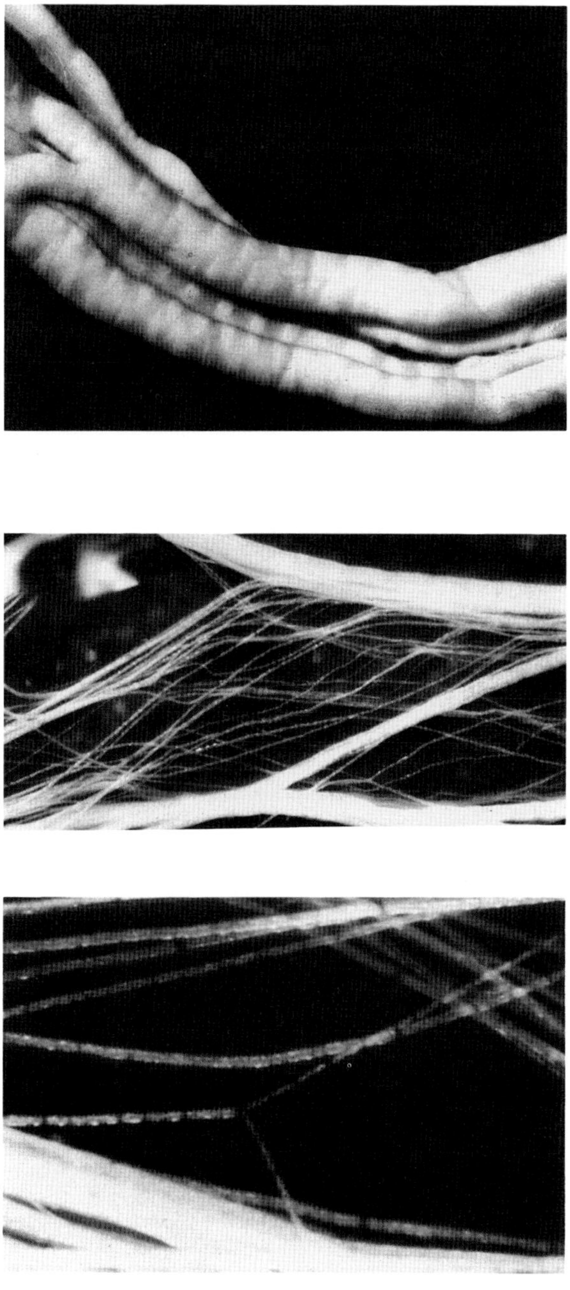

Abb. 16.21-4 N. ischiadicus der Katze. Nach fermentativer Verdauung des Nervenbindegewebes und Faszikel- bzw. Faserisolation. (a) Positionswechsel und Verzweigungen einzelner Faszikel. Vergr. 10fach. (b) Positionswechsel einzelner Nervenfasern innerhalb einzelner Faszikel. Vergr. 15fach. (c) Nervenfaser-Teilung innerhalb eines Nervenfaserbündels des N. ischiadicus. Vergr. 70fach. (Originale: W. THIEL, Graz. Verh. Anat. Ges. Stockholm 1956)

Querschnittsbild eines Nerven; teils handelt es sich um Verwindungen einzelner Nervenfaserbündel gegeneinander, teils um plexusartige Verbindungen, die einen interfaszikulären Faseraustausch ermöglichen [3]. Dort, wo ein Nerv einen Seitenast abgibt, formieren sich die für diesen Ast bestimmten Faszikel meist erst knapp vor dessen Abgang. Es ist jedenfalls interessant, daß Geflechtbildungen nicht nur im makroskopisch sichtbaren Bereich, etwa im Plexus brachialis (s. Kap. 16.22.4.2), auftreten, sondern auch im Feinbau eines peripheren Nerven zu beobachten sind.

2.4 *Kontinuität der Axone in peripheren Nerven*

Jedes Axon eines somatischen Nerven verläuft ohne Unterbrechung von seinem Perikaryon im Zentralorgan (oder Spinalganglion) bis zum Endorgan. Im allgemeinen werden nur im Anfangsteil, und zwar noch innerhalb des Zentralorgans, dann aber erst wieder im distalsten Abschnitt, Seitenästchen, sog. **Kollateralen,** abgegeben. Im Endgebiet kommt es zur baumförmigen Endverzweigung *(Telodendron),* im Falle feinster sensorischer Nerven (III- und IV-Fasern) spielt sich dies bereits außerhalb des Perineuriums ab. Aber auch Axonteilungen im Verlaufe peripherer Nerven werden immer wieder gesehen (Abb. 16.21-4c).

Literatur

[1] AKERT, K., C. SANDRI, E. R. WEIBEL, R. PEPER, H. MOOR: The fine structure of the perineural endothelium. Cell Tiss. Res. 165 (1976) 281–295.

[2] GRUBER, H., W. ZENKER: Acetylcholinesterase: histochemical differentiation between motor and sensory nerve fibres. Brain Res. 51 (1973) 207–214.

[3] MUMENTHALER, M., H. SCHLIACK: Läsionen peripherer Nerven – Diagnostik und Therapie. Thieme, Stuttgart–New York 1987.

[4] RECHTHAND, E., S. I. RAPOPORT: Regulation of the microenvironment of peripheral nerve: role of the blood-nerve barrier. Progr. Neurobiol. 28 (1987) 303–343.

[5] STEER, J. C., F. D. HORNEY: Evidence for passage of cerebrospinal fluid along spinal nerves. Canad. med. Ass. J. 98 (1968) 71–74.

[6] SZABOLCS, M., M. KOPP, G. SCHADEN: Carbonic anhydrase activity of primary afferent neurons in rat: attempt at marking functionally related subpopulations. In: ZENKER, W., W. L. NEUHUBER (eds.): The primary afferent neuron. A survey of recent morpho-functional aspects, pp. 87–91. Plenum Press, New York–London 1990.

16.22 Rückenmarksnerven (Nervi spinales)

W. ZENKER

Allgemeines

Die Rückenmarksnerven, *Nn. spinales,* vermitteln die Verbindung des Rückenmarks mit den Strukturen der Rumpfwand und der Extremitäten. Über den Grenzstrang des Sympathikus stellen sie aber auch die Verbindung zum Eingeweidenervensystem und über besondere Anastomosen mit den untersten drei Hirnnerven her. In der Regel verfügt der Mensch über 32 Spinalnervenpaare, die den Wirbelkanal in der in Kap. 16.5.2 geschilderten Weise verlassen. Jeder Spinalnerv ist einem bestimmten Körperabschnitt, seinem Innervationsgebiet oder **Segment,** zugeordnet. Überlappung sind häufig, und Nervenäste, die benachbarte Segmente miteinander verbinden, sind an mehreren Stellen zu finden. Eine Vermischung von Nervenfasern der Spinalnerven verschiedener Segmente und deren gesetzmäßige Neuverteilung auf periphere Nervenäste kommt in den peripheren Nervengeflechten zustande (z. B. im Plexus brachialis) (s. Abb. 16.5-13). Zu Geflechtbildungen neigen nicht nur die starken Rami anteriores der Spinalnerven; auch Rami posteriores und communicantes zeigen intersegmentale Verbindungen, insbesondere aber die Rami meningei, die letztlich in einem aus vielen Segmenten gespeisten Nervennetz enden.

Nn. spinales und ihre Äste

Wie bereits in Kap. 16.5.2 dargelegt und in Abb. 16.22-1 am Beispiel eines Thorakalsegments gezeigt wird, entsteht jeder Spinalnerv (Truncus nervi spinalis) durch das **Zusammenfließen je einer vorderen und einer hinteren Rückenmarkswurzel**. Die hintere Wurzel führt dem Spinalnerven sensorische Fasern zu, deren Zellkörper im Spinalganglion liegen, die vordere Wurzel motorische und präganglionär sympathische (im Sakralbereich parasympathische) Fasern. Die verschiedenen Faserelemente vermischen sich schon im proximalsten Teil des Spinalnervs, der, kaum entstanden, sich sogleich in folgende Äste aufteilt:
- Rami communicantes,
- Rami meningei,
- Ramus posterior,
- Ramus anterior (der weitaus stärkste Ast).

1 *Rami communicantes*

Einfach oder in 2 bis 4 Einzeläste aufgeteilt, verlaufen die Rami communicantes zum Truncus sympathicus. In unterschiedlicher Weise streben sie dem sympathischen Ganglion des zugeordneten oder eines benachbarten Segmentes zu. Meist wird ein *R. communicans albus* mit vorwiegend markhaltigen präganglionären Fasern von einem *R. communicans griseus* mit vorwiegend marklosen oder sehr dünnen markhaltigen postganglionären Fasern unterschieden (s. Kap. 16.20). Die Unterscheidung gelingt oft nicht eindeutig, da marklose und markhaltige Fasern – neben sympathisch efferenten (für Vasokonstriktion, Schweißdrüsensekretion und Piloarrektion) auch viele sensorische – in beiden Strängen gemischt auftreten oder überhaupt nur ein Einzelstrang existiert.

Während sie im Thorakalbereich in der Regel jeweils vom Stamm eines Spinalnervs entspringen und zumeist in das gleichsegmentige Grenzstrangganglion eintreten, liegen die Verhältnisse in den übrigen Bereichen anders: C1 und C2: Ursprung vom Ramus anterior, Eintritt in das Ganglion cervicale superius. C3 und C4: Ursprung vom R. anterior oder Plexus cervicalis, Einstrahlen ins Ganglion cervicale superius. C5 und C6: ins Ganglion cervicale medium; C7 und C8 ins Ganglion cervicale inferius. Lenden- und Sakralbereich, L1–L5: zu entsprechenden oder benachbarten Grenzstrangganglien. Präganglionäre Fasern und damit „Rr. communicantes albi" kommen nur in den thorakalen Segmenten bzw. im angrenzenden zervikalen und lumbalen Segment vor. Weiter kranial und kaudal gibt es nur Rr. communicantes „grisei" mit postganglionären und sensorischen Nervenfasern.

2 *Rami meningei (N. sinuvertebralis* LUSCHKA*)*

Pro Segment finden sich meist ein dickes und mehrere sehr dünne Ästchen, die zum Teil (oder ausschließlich) von einem Ramus communicans entspringen, um dann über das Foramen intervertebrale zurück in den Wirbelkanal zu ziehen. Hier teilen sie sich in auf- und absteigende (über 2 bis 4 Segmente) Äste, die ein dichtes Nervennetz in der Dura mater, ein weiteres im Liga-

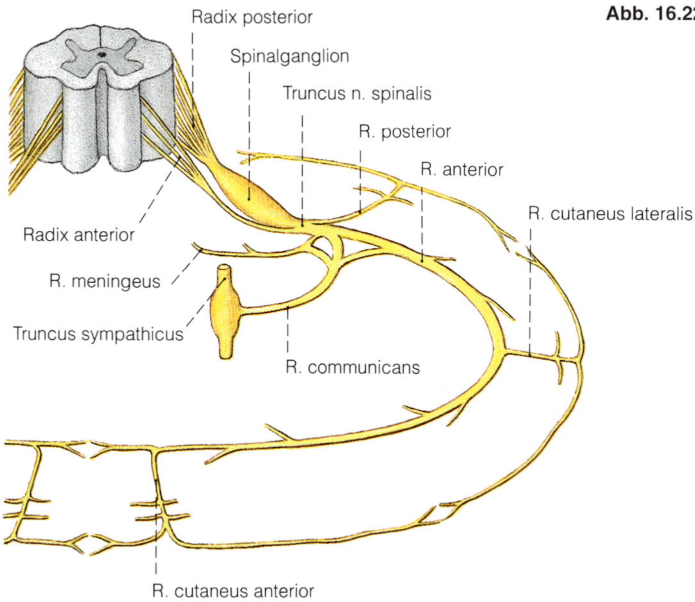

Abb. 16.22-1 Wurzeln und Verzweigungen eines Spinalnervs.

mentum longitudinale posterius speisen. Von letzterem werden auch Periost und Disci intervertebrales innerviert. Die Rami meningei der oberen Zervikalnerven erreichen auch die Dura mater der hinteren Schädelgrube.

3 *Rami posteriores*

Diese sind in Anbetracht ihres kleineren Versorgungsbereiches wesentlich dünner als die Rami anteriores, aber dicker als die Rami communicantes und meningei. Sie enthalten motorische, sensorische und postganglionäre sympathische Fasern. Bald nach ihrem Abgang von N. spinalis teilen sie sich in je einen Ramus medialis und lateralis. Ihr Versorgungsbereich ist:

1. Die Rücken- und Hinterkopfhaut, vom Scheitel bis zur Steißregion (Abb. 16.22-2a). Die laterale Grenze folgt einer Linie, die sich von der lateralen Scheitelgegend zum Akromion, von hier zum unteren Schulterblattwinkel, dann zur Mitte des Darmbeinkammes und lateralwärts bis nahe an den Trochanter major ziehen läßt. Von hier wendet sie sich nach medial zur Steißbeinspitze. Die versorgten Dermatome liegen wesentlich tiefer als die Austrittsstellen der Nerven aus der Wirbelsäule.

2. Die autochthone Rückenmuskulatur. Die Verästelungen der einzelnen Nerven halten sich hier sehr deutlich an die Segmentgrenzen.

3.1 *Rami posteriores der Halsnerven (Nn. cervicales)*

Diese dringen unter Abgabe von Ästen durch die Nackenmuskeln und gelangen zur Haut des Nackens und der Hinterhauptsregion, die sie bis zur Trigeminusgrenze am Scheitel versorgen (Abb. 16.22-2 u. 3). Die einzelnen Äste sind durch variabel auftretende intersegmentale Anastomosen untereinander verbunden (Plexus cervicalis posterior).

Plexus cervicalis posterior

Ramus posterior C1 (N. suboccipitalis): Ein Muskelnerv. Er tritt oberhalb des hinteren Atlasbogens, unmittelbar unter der A. vertebralis ins Trigonum suboccipitale ein, teilt sich in zwei oder mehrere Äste und versorgt die tiefen kurzen Nackenmuskeln, die Mm. recti capitis major et minor, obliqui capitis superior et inferior sowie den M. semispinalis capitis (Abb. 16.22-3).

Häufig besteht eine Anastomose zu C2, die offensichtlich vorwiegend sensorische Fasern enthält [2] und bei fehlendem Spinalganglion C1 für die Leitung von Muskelafferenzen nach C2 von Bedeutung sein kann [5].

Ramus posterior C2: Stärkster aller Rami posteriores. Er gelangt zwischen hinterem Atlasbogen und Lamina des Axis in die Region des Trigonum suboccipitale (Abb. 16.22-3), biegt um den Unterrand des M. obliquus capitis inferior nach oben und teilt sich in einen dickeren medialen und einen dünneren lateralen Ast. Letzterer versorgt die Mm. semispinalis, longissimus und splenius capitis. Der mediale, als N. occipitalis major bezeichnete dickere Ast durchbricht die Mm. semispinalis capitis und trapezius sowie das derbe Bindegewebe der Fascia nuchae etwa 2 cm lateral von der Mittellinie, kaudal und medial von der A. occipitalis. Seine Äste überkreuzen bzw. begleiten jene der A. occipitalis und versorgen die Nackenhaut bis zum Scheitel. Vom Ramus posterior des 2. Halsnervs bzw. dessen Ästen bestehen Anastomosen zu den Rami posteriores von C1 und C3 sowie zum N. occipitalis minor.

Ramus posterior C3: Teilt sich ebenfalls in einen medialen und einen lateralen Ast. Der mediale Ast, als N. occipitalis tertius bezeichnet, beteiligt sich nach Durchtritt durch den M. splenius capitis und M. trape-

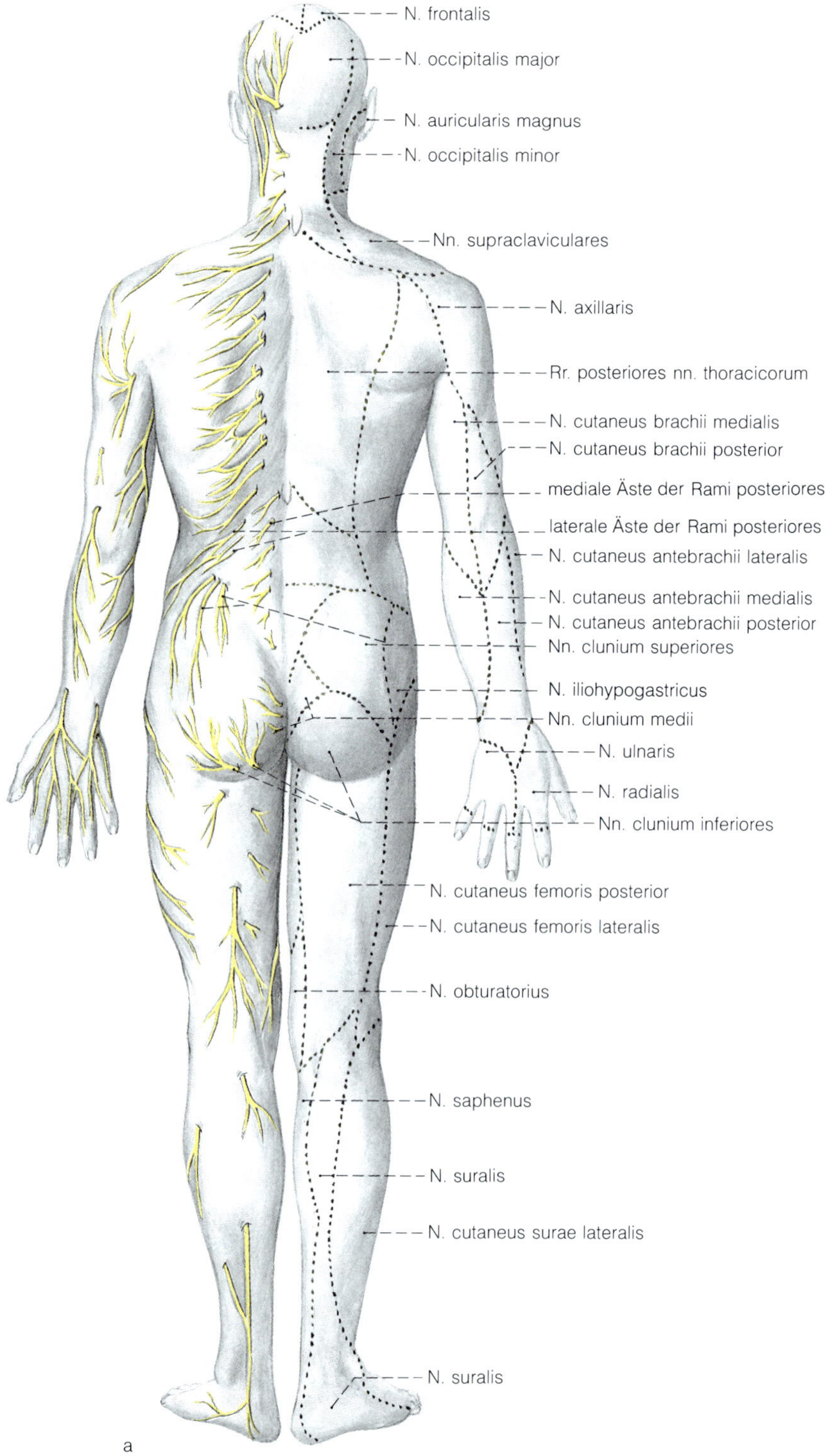

Abb. 16.22-2 Hautnerven und ihre Verteilungsgebiete (punktierte Linien). (a) Ansicht von dorsal. (b) Ansicht von ventral. An den Beinen sind rechts und links bei den gleichen (rechts bezeichneten) Nerven verschiedene Befunde dargestellt.

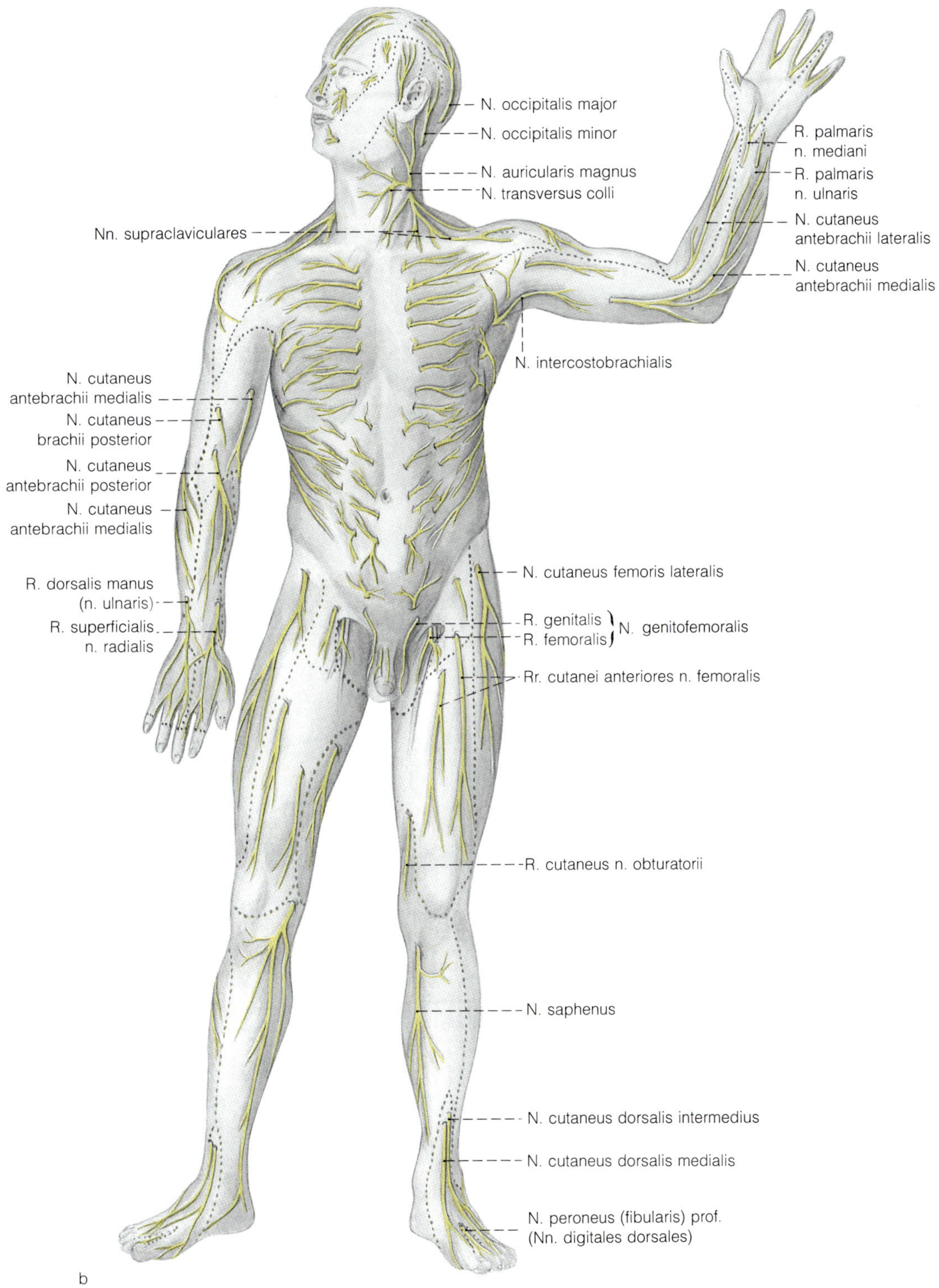
N. occipitalis major
N. occipitalis minor
N. auricularis magnus
N. transversus colli
Nn. supraclaviculares
R. palmaris n. mediani
R. palmaris n. ulnaris
N. cutaneus antebrachii lateralis
N. cutaneus antebrachii medialis
N. intercostobrachialis
N. cutaneus antebrachii medialis
N. cutaneus brachii posterior
N. cutaneus antebrachii posterior
N. cutaneus antebrachii medialis
R. dorsalis manus (n. ulnaris)
R. superficialis n. radialis
N. cutaneus femoris lateralis
R. genitalis
R. femoralis
N. genitofemoralis
Rr. cutanei anteriores n. femoralis
R. cutaneus n. obturatorii
N. saphenus
N. cutaneus dorsalis intermedius
N. cutaneus dorsalis medialis
N. peroneus (fibularis) prof. (Nn. digitales dorsales)

b

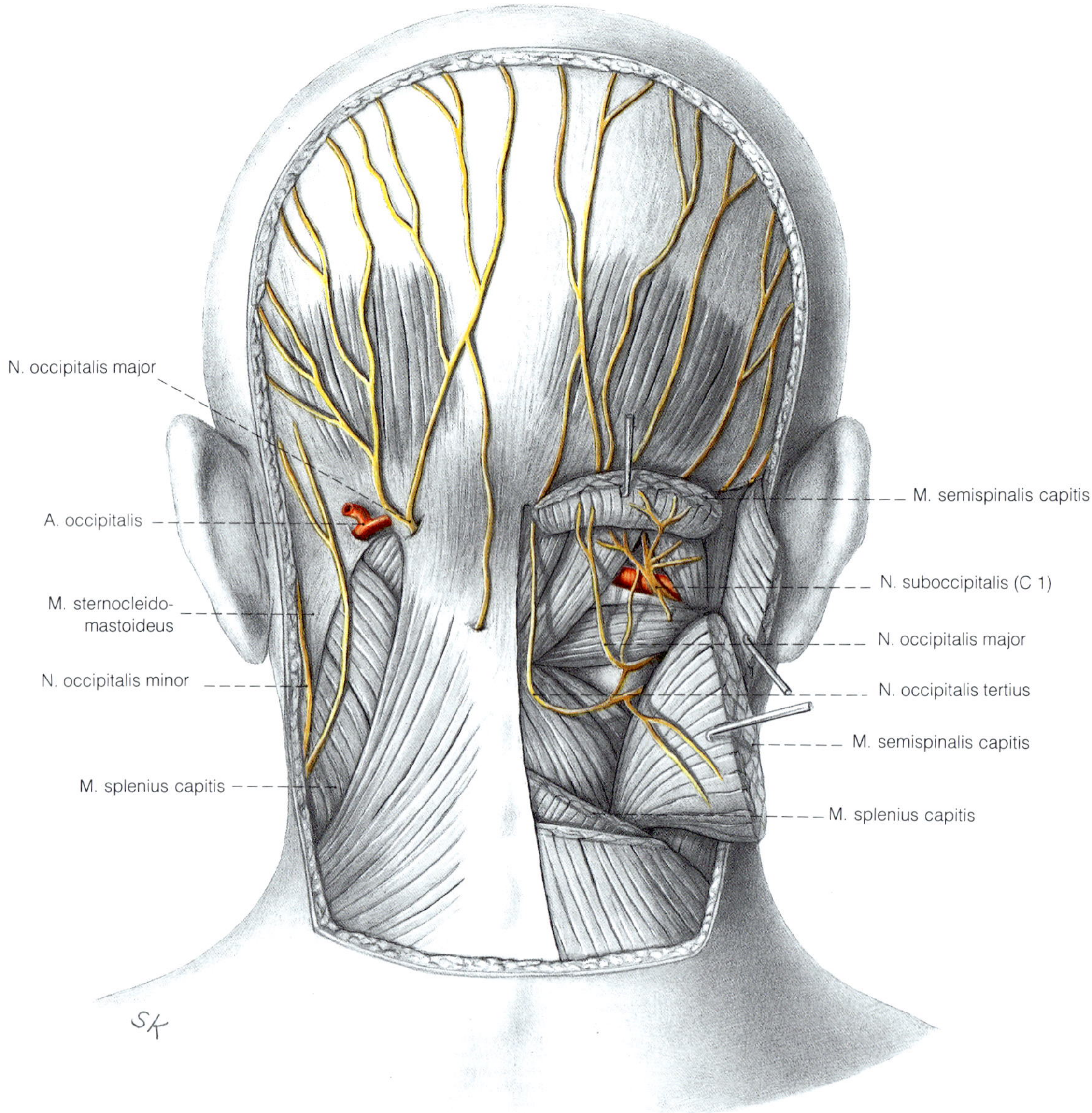

Abb. 16.22-3 Nerven der Nacken- und Hinterhauptsregion. Auf der rechten Seite sind die Mm. splenius und semispinalis capitis durchtrennt.

zius an der Versorgung der Nackenhaut. Der laterale Ast tritt in den M. semispinalis capitis, an den er Äste abgibt, ein und anastomosiert oft mit dem entsprechenden Ast von C2.

Rami posteriores C4-C8: Treten am lateralen Rand der Gelenkfortsätze hervor, teilen sich meist jeweils in mediale und laterale Äste und versorgen die in ihrem Bereich liegenden Anteile der autochthonen Rückenmuskulatur und die Haut darüber.

3.2 Rami posteriores der Brustnerven (Nn. thoracici)

Sie gelangen, dicht an den Gelenkfortsätzen der Brustwirbel vorbeiziehend, in die Loge des M. erector spinae und teilen sich hier in je einen Ramus medialis und lateralis. Die *Rami mediales* kommen zwischen den Mm. semispinalis und multifidus thoracis hervor, versorgen diese Muskeln und erreichen nach Abgabe von Ästen an die übrigen medialen autochthonen Rückenmuskeln neben den Wirbeldornen die Haut.

Die *Rami laterales* treten zwischen den Mm. longissimus und iliocostalis hervor und innervieren diese Muskeln sowie wahrscheinlich auch die Mm. levatores costarum. Die Rami laterales der oberen Brustnerven sind eher dünn und erschöpfen sich großenteils in der Innervation der Muskeln. In der unteren Rückenhälfte sind sie wesentlich stärker und geben neben Muskelästen auch stattliche Hautäste ab (Abb. 16.22-2a).

In der oberen Rückenhälfte breiten sich die Rami mediales so weit lateralwärts aus, daß sie jenes Gebiet versorgen, das in der unteren Rückenhälfte den Rami laterales zufällt. Die zwischen Haut und M. erector spinae gelegenen „eingewanderten" Muskeln (M. serratus posterior superior, M. serratus posterior inferior) werden von Rami posteriores durchstoßen aber nicht innerviert.

Bemerkenswert ist, daß die Rami posteriores auf ihrem Weg durch die autochthone Rückenmuskulatur einen absteigenden Verlauf nehmen, besonders die Rami laterales, deren Hautversorgungsbereich um drei Rippen tiefer liegt als ihre Austrittsstelle aus der Wirbelsäule.

3.3 *Rami posteriores der Lenden- und Kreuznerven (Nn. lumbales et sacrales)*

Die Rami posteriores der fünf Lendennerven teilen sich jeweils in mediale und laterale Äste. Die medialen laufen knapp an den Wirbelgelenken vorbei und erschöpfen sich in der Innervation des M. erector spinae. Die lateralen Äste versorgen ebenfalls den M. erector spinae. Von den oberen drei gelangen Hautäste am lateralen Rand des Erektors über den Darmbeinkamm hinweg zur Haut des Gesäßes, unter der sie als *Nn. clunium superiores* ein Stück weit kaudalwärts verlaufen (Abb. 16.22-2a).

Die Rami posteriores der oberen vier Kreuznerven treten durch die Foramina sacralia posteriora, jene des 5. Sakral- und Kokzygealnervs durch den Hiatus sacralis. Alle diese Nervenäste sind sehr dünn. Mediale Äste der oberen drei Rami posteriores treten in den M. multifidus ein, während die lateralen durch Schlingen geflechtartig miteinander verbunden sind. Von diesen Geflechten gehen dünne Fasern zur Articulatio sacroiliaca und zur Haut der Kreuzbeingegend ab. Einzelne laterale Äste durchbohren den Ursprung des Gluteus maximus und innervieren als *Nn. clunium medii* die Haut der medialen Gesäßgegend. Die Rami posteriores der beiden unteren Sakralsegmente und des Kokzygealnervs sind auch untereinander verbunden und versorgen die Haut über dem unteren Kreuzbein und dem Steißbein.

Pathologische Veränderungen an den Wirbelgelenken, an denen die Rami posteriores unmittelbar vorbeiziehen, oder im Gebiet des M. erector spinae können zu Schmerzen führen.

4 *Rami anteriores*

4.1 *Rami anteriores der oberen Halsnerven (C1–C4/5)*

Sie verlaufen im Sulcus n. spinalis der Wirbelquerfortsätze hinter der A. vertebralis (Ausnahme C1: hier vor der Arterie) und gelangen jeweils zwischen einem M. intertransversarius anterior und posterior an die Vorderfläche des M. scalenus medius. Die oberen vier Rami anteriores erhalten je einen Ramus communicans griseus vom Ganglion cervicale superius, der 5. und 6. vom Ganglion cervicale medium, der 7. und 8. vom Ganglion cervicale inferius. Variable Anastomosen bestehen zum N. vagus und zum N. hypoglossus. In vielen Fällen anastomosiert die Hinterwurzel von C1 mit dem N. accessorius.

Muskeläste (tiefe Äste der Rami anteriores)

Bevor die zervikalen Rami anteriores den Plexus cervicalis und den Plexus brachialis zu bilden beginnen (Abb. 16.22-4), geben sie tiefe Äste an folgende Muskeln ab:

Mm. intertransversarii anteriores cervicis (C2–C7),
Mm. intertransversarii posteriores cervicis,
M. rectus capitis anterior (C1–C2),
M. rectus capitis lateralis (C1),
M. longus capitis (C1–C3),
M. longus colli (C2–C6),
Mm. scaleni (C4–C8).

Längere Äste aus C2–C4 beteiligen sich an der Innervation der im übrigen vom N. accessorius versorgten Mm. sternocleidomastoidei und trapezius (Pars descendens und transversa).

Ansa cervicalis (profunda = Ansa hypoglossi) (Abb. 16.22-4 u. 5): Aus C1 und C2 treten Äste in den Stamm des N. hypoglossus. Sie verlassen den Hypoglossus wieder als Radix superior (anterior) der *Ansa cervicalis* (s. Abb. 16.23-22). Letztere verbindet sich – ventral den großen Halsgefäßen aufliegend – mit der Radix inferior (posterior) ansae cervicalis, die durch den Zusammenfluß von Zweigen aus C2 und C3 entsteht. Die Ansa cervicalis entsendet Muskeläste zur unteren Zungenbeinmuskulatur sowie zum M. geniohyoideus, weiters einen *Ramus thyreohyoideus* zum gleichnamigen Muskel.

Verbindungsäste von C2 und C3 zum N. accessorius beteiligen sich an der Innervation der Mm. sternocleidomastoideus und trapezius. Der M. levator scapulae erhält einen Ast aus den Rami anteriores C3 und C4.

Der **N. phrenicus** (Zwerchfellnerv) (Abb. 16.22-4 bis 6) entsteht durch Zusammenfließen tiefer Äste von C3–C5, verläuft an der Vorderfläche des M. scalenus anterior abwärts und gelangt, zwischen A. und V. subclavia, vor der Pleurakuppel in den Thoraxraum. Er erhält auch feine Ästchen vom unteren Halsgrenzstrangganglion. Der rechte Phrenikus zieht lateral von der V. cava superior, vor der Lungenwurzel, zwischen Perikard und Pleura mediastinalis zum Zwerchfell, das er ventral vom Foramen venae cavae inferioris erreicht. Er durchsetzt hier das Centrum tendineum. Der linke Phrenikus biegt um die Herzspitze und hat daher einen etwas längeren Weg. Er erreicht das Zwerchfell etwas weiter ventral und lateral als der rechte und durchsetzt es bereits in dessen muskulärem Anteil.

Endverzweigungen des Phrenikus am Zwerchfell:

– Ein vorderer Ast in medioventraler Richtung, der nahe dem Sternum mit dem entsprechenden Ast des kontralateralen Phrenikus anastomosiert.

– Ein ventrolateraler Ast, der vor dem seitlichen Blatt des Centrum tendineum lateralwärts zieht.

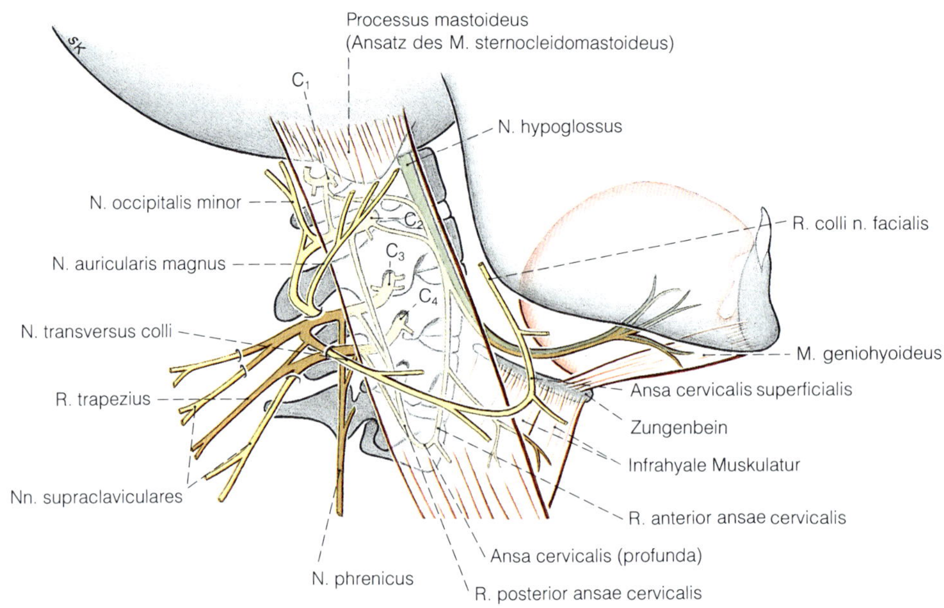

Abb. 16.22-4 Plexus cervicalis und Ansa cervicalis profunda.
Die subfaszial liegenden Nervenanteile: orange, die epifaszialen: gelb, N. hypoglossus: grün. Übersicht, schematisch.

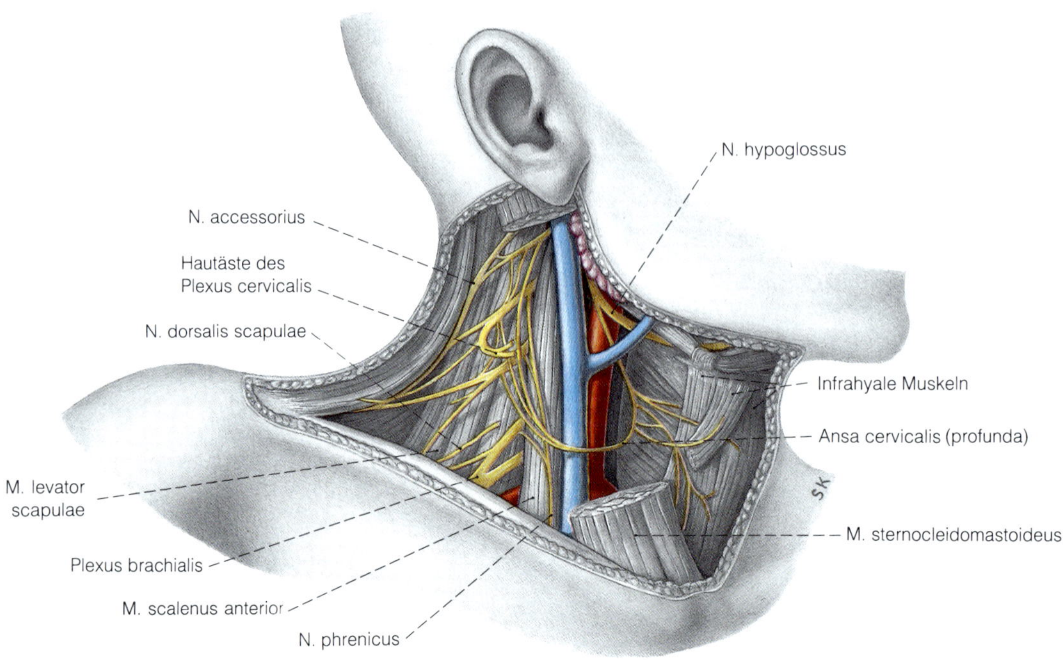

Abb. 16.22-5 Ansa cervicalis profunda und Plexus cervicalis.

Abb. 16.22-6 Nervus phrenicus.

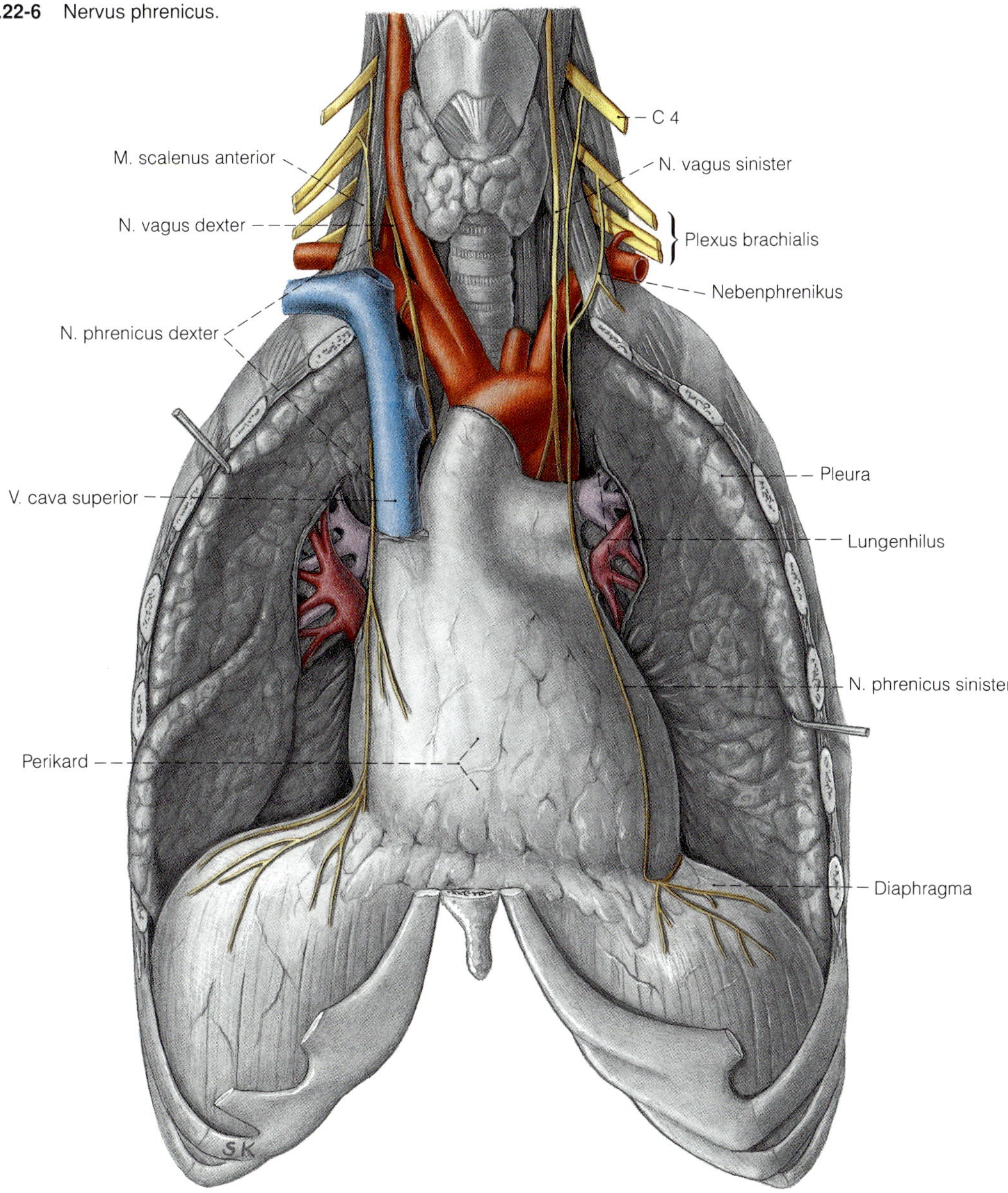

– Ein hinterer Ast, der sich sogleich in einen dorsolateral und einen rein dorsal verlaufenden Ast teilt, der die lumbale Portion des Diaphragmas versorgt. Das Crus dextrum dieses Zwerchfellabschnittes wird, sofern es rechts vom Hiatus oesophageus liegt, vom rechten Phrenikus innerviert, während der links vom Hiatus oesophageus liegende Teil des Crus dextrum und das ganze Crus sinistrum vom linken Phrenikus versorgt wird.

Übrige Phrenikusäste: Auf seinem Weg gibt der N. phrenicus Äste zur Vorderfläche des Herzbeutels *(Rami pericardiaci)*, zur Pars mediastinalis und Pars diaphragmatica pleurae ab. Durch das Foramen venae cavae und den Hiatus oesophageus dringen die *Rami phrenicoabdominales* zur unteren Zwerchfellfläche und breiten sich hier im Peritoneum aus. Feine Phrenikusästchen kommunizieren mit Nerven des Plexus coeliacus, rechts gibt es auch ein kleines *Ganglion phrenicum*. Von kleinen Geflechten entspringen feinste Ästchen zu den Nebennieren und zum Peritoneum der Leber. Möglicherweise gibt es über den Plexus coeliacus noch weitere Verbindungen, z. B. zur Gallenblase. Jedenfalls können bei Entzündungen der Nachbarschaft des N. phrenicus (Mediastinitis, Pleuritis, Cholezystitis) über sensible Phrenikusfasern Schmerzempfindungen (evtl. HEADsche Zonen) in den Dermatomen C3–C5 entstehen. Ob der Nerv neben motorischen und sensorischen auch viszerale Fasern enthält – variable Ausbildungen mit dem Halsgrenzstrang kommen vor –, ist noch nicht klar. Als *Nebenphrenikus* wird eine Varietät bezeichnet, bei der der N. phrenicus Fasern aus dem Plexus brachialis als zusätzliche Quelle erhält, meist über den N. subclavius. Dies spielt bei der Phrenikusexhärese, einer therapeutischen Unterbrechung des Nervs zur relativen Stilllegung eines Lungenflügels durch Zwerchfellruhigstellung, eine praktische Rolle.

Phrenikuslähmung: Die Diagnose ist mit Hilfe der Perkussion oder der Röntgendurchleuchtung zu stellen: paradoxe Zwerchfellbewegung auf der betroffenen Seite, d. h. Hebung statt Senkung des Zwerchfells bei Inspiration. Ursachen: traumatische (evtl. geburtstraumatische) Läsion auf Höhe C3–5, operative Eingriffe, Tumoren, supraklavikuläre Plexusanästhesien.

Hautäste – Plexus cervicalis

Die oberflächlichen Äste der Segmente C1–C4 verbinden sich durch Schlingen zu dem ausschließlich der Hautinnervation dienenden *Plexus cervicalis.* Die daraus hervorgehenden Nerven sind am Hinterrand des M. sternocleidomastoideus etwa in der Mitte des Halses innerhalb eines engbegrenzten Feldes *(Punctum nervosum,* ERB*scher Punkt)* aufzufinden (Abb. 16.22-7), sie strahlen von hier unter Durchbrechung der Lamina superficialis der Fascia cervicalis nach oben, vorne, hinten und unten fächerförmig aus. Es handelt sich um folgende Äste:

N. occipitalis minor (aus C2): Verläuft im dicht verfilzten Bindegewebe am Hinterrand des M. sternocleidomastoideus kranialwärts und versorgt die Haut der lateralen Hinterhauptsgegend. Verbindungen bestehen zum N. occipitalis major (Abb. 16.22-2a, 3, 4, 7).

N. auriculus magnus (aus C2, 3): Überkreuzt kranial ziehend den M. sternocleidomastoideus und innerviert die Haut vor und hinter dem Ohr. Verbindung besteht zum N. occipitalis minor.

N. transversus colli (aus C2, 3): Überquert den M. sternocleidomastoideus in medialer Richtung und verzweigt sich fächerförmig in der Haut der vorderen Halsregion. Über eine Anastomose mit dem Ramus colli nervi facialis *(Ansa cervicalis superficialis)* entsendet der letztere motorische Fasern zum unteren Teil des Platysmas (Abb. 16.22-4 u. 7).

Nn. supraclaviculares (C3, 4): Verlaufen fächerförmig abwärts. Sie bleiben zunächst in einer tieferen Lage als die übrigen Hautäste des Plexus und dringen z. T. erst oberhalb des Schlüsselbeins in die Schulter- und Brusthaut. Man kann eine mediale, mittlere und laterale Gruppe unterscheiden. Von letzterer zieht ein Ast zur Innenseite des M. trapezius. Evtl. besteht eine Vereinigung mit dem N. accessorius (Abb. 16.22-4, 5, 7).

4.2 *Plexus brachialis (C5–Th1)*

4.2.1 Eigentliches Geflecht

Die Rami anteriores des 5. bis 8. Zervikalnervs und des 1. Thorakalnervs bilden den *Plexus brachialis* (Abb. 16.22-8 u. 9), der sich zwischen Skalenuslücke und Achselhöhle ausdehnt. Er erhält Verbindungsäste aus C4 und Th2. Die Plexusbildung zeigt individuelle Unterschiede; ein Grundbauplan ist aber immer erkennbar: C5 und C6 vereinigen sich am lateralen Rand des M. scalenus medius zu einem *oberen (Truncus superior),* C8 und Th1 zu einem *unteren Strang (Truncus inferior),* während C7 für sich allein einen *mittleren Strang (Truncus medius)* bildet. Die drei Stränge sind als solche nur ein kurzes Stück laterokaudalwärts verfolgbar. Oberhalb oder hinter dem Schlüsselbein findet eine Umgruppierung statt: Zunächst teilt sich jeder der drei Stränge in einen ventralen und dorsalen Ast (diese Teilung kann aber auch schon proximal von der Bildung der Trunci erfolgen, wie dies in Abb. 16.22-8 im Falle C5–C6 dargestellt ist). Die dorsalen Äste aller drei Stränge vereinigen sich zum *Fasciculus posterior* des Plexus brachialis, der hinter die A. axillaris zu liegen kommt. Die ventralen Äste des oberen und mittleren Stranges verbinden sich zum *Fasciculus lateralis* des Plexus brachialis, der die A. axillaris lateral flankiert, während der ventrale Ast des unteren Stranges als *Fasciculus medialis* des Plexus brachialis an die mediale Seite der Arterie tritt. Etwas weiter distal erhält der me-

Abb. 16.22-7 Plexus cervicalis mit Ansa cervicalis superficialis. Fascia cervicalis superficialis erhalten.

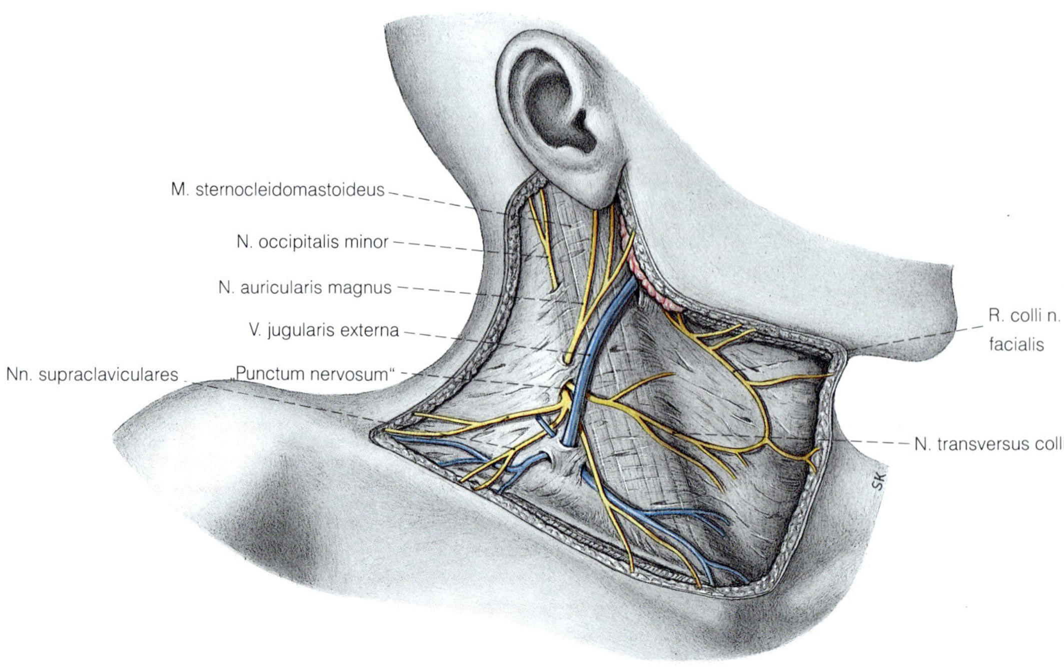

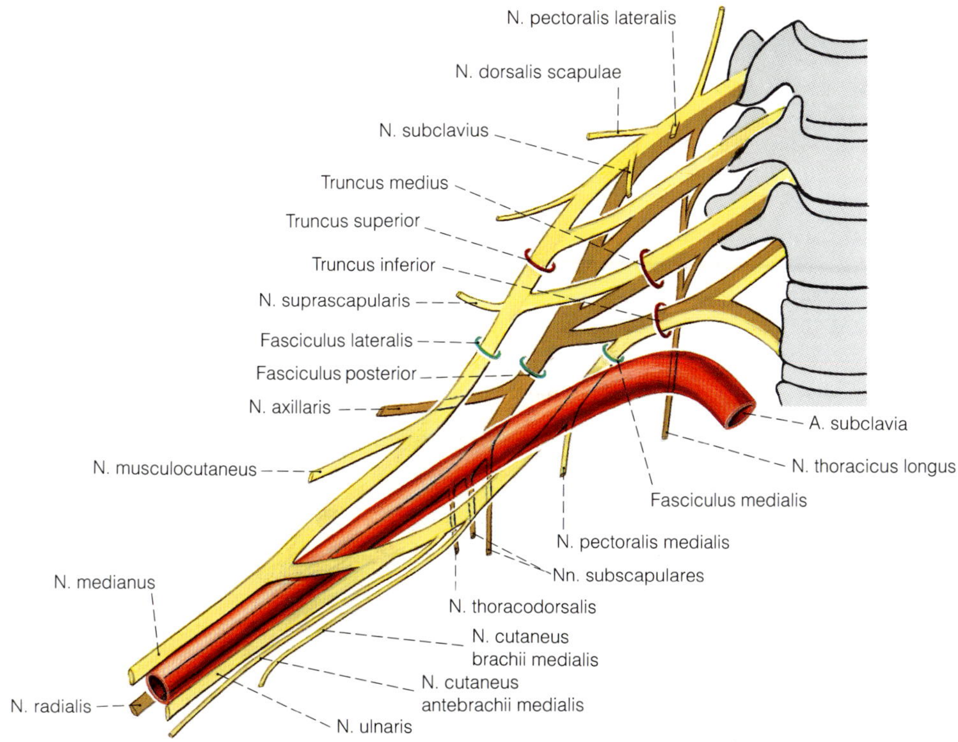

Abb. 16.22-8 Grundbauplan des Plexus brachialis. Schema. Äste der Trunci und der aus ihnen hervorgehenden Nerven: ventrale: gelb; dorsale: orange; A. axillaris bzw. brachialis: rot.

diale Faszikel über einen Verbindungsast aus dem Fasciculus lateralis oft noch Fasern aus C7. Aus den drei Faszikeln gehen distal in charakteristischer Weise die Nerven der oberen Extremität hervor (Abb. 16.22-8):

Fasciculus posterior:	N. axillaris
	N. radialis
Fasciculus lateralis:	N. musculocutaneus
	laterale Medianuswurzel
	(Radix lateralis n. mediani)
Fasciculus medialis:	mediale Medianuswurzel
	(Radix medialis n. mediani)
	N. ulnaris
	N. cutaneus brachii medialis
	N. cutaneus antebrachii medialis

Klinisch wichtige Aspekte der Topographie des Plexus brachialis (Abb. 16.22-9): Die Nn. spinales C5–C7 sind beim Austritt aus den Foramina intervertebralia an deren äußerem Rand stärker fixiert als die Nerven von C8 und Th1 (Ausrisse der letzteren daher häufiger). Sie verlaufen dorsal von der A. vertebralis, zwischen den Mm. intertransversarii anteriores und posteriores cervicis und gelangen durch die Skalenuslücke in das Trigonum colli laterale. Hierbei liegt der Ast aus Th1 dorsal vom Ganglion cervicale inferius (stellatum = cervico-thoracicum) und auf dem Ligamentum costopleurale.

Irritationsmöglichkeiten bestehen von seiten der Pleura (evtl. Tumor). Die im unteren Winkel des Trigonum colli laterale liegende Pars supraclavicularis des Plexus ist relativ schlecht geschützt. Zu beachten ist die enge Nachbarschaft des Truncus inferior zur Cupula pleurae (Irritationen der Haut auf der Kleinfingerseite bei Lungenveränderungen). Halsrippen können zu Einengungen im Bereich der Skalenuslücke führen. Im seitlichen Halsdreieck kranial und dorsal von der A. subclavia gelegen, gelangt der Plexus in den Engpaß zwischen Klavikula (bzw. M. subclavius) und 1. Rippe. Diese Stelle erfährt zusätzlich eine Verengung beim Senken und Rückwärtsbewegen der Schulter. Die Pars infraclavicularis des Geflechts gelangt hinter dem M. pectoralis minor (zugänglich vom Trigonum deltoideopectorale aus) in die Achselhöhle. Hier ist sie verschiedenen Verletzungsmöglichkeiten ausgesetzt.

Obere Plexuslähmung (Duchenne-Erb): Betroffen sind die Plexuswurzeln aus C5 und C6. Parese von Abduktoren und Außenrotatoren des Schultergelenkes, Beuger des Ellenbogengelenkes, M. supinator, evtl. Sensibilitätsausfall an der Schulter und im Medianusgebiet. Ursache sind meist Druckeinwirkungen auf die Pars supraclavicularis von oben.

Mittlere Plexuslähmung: Betroffen ist der Fasciculus posterior und damit das Radialisgebiet.

Untere Plexuslähmung (Déjerine-Klumpke): Läsion der Plexuswurzeln aus C8 und Th1. Betroffen sind meist die langen Fingerbeuger, stets die kurzen Handmuskeln, Sensibilitätsstörung an ulnarer Seite von Unterarm und Hand. Evtl. Horner-Syndrom.

4.2.2 Äste des Plexus brachialis

Neben den Hauptästen entspringen an verschiedenen Stellen des Plexus brachialis Muskeläste, hauptsächlich zu Schultergürtelmuskeln. Unter diesen Muskelästen gibt es solche, die noch im Bereich der segmentalen Rami ventrales entspringen, andere, die weiter distal, nämlich von den Trunci, und schließlich solche, die erst

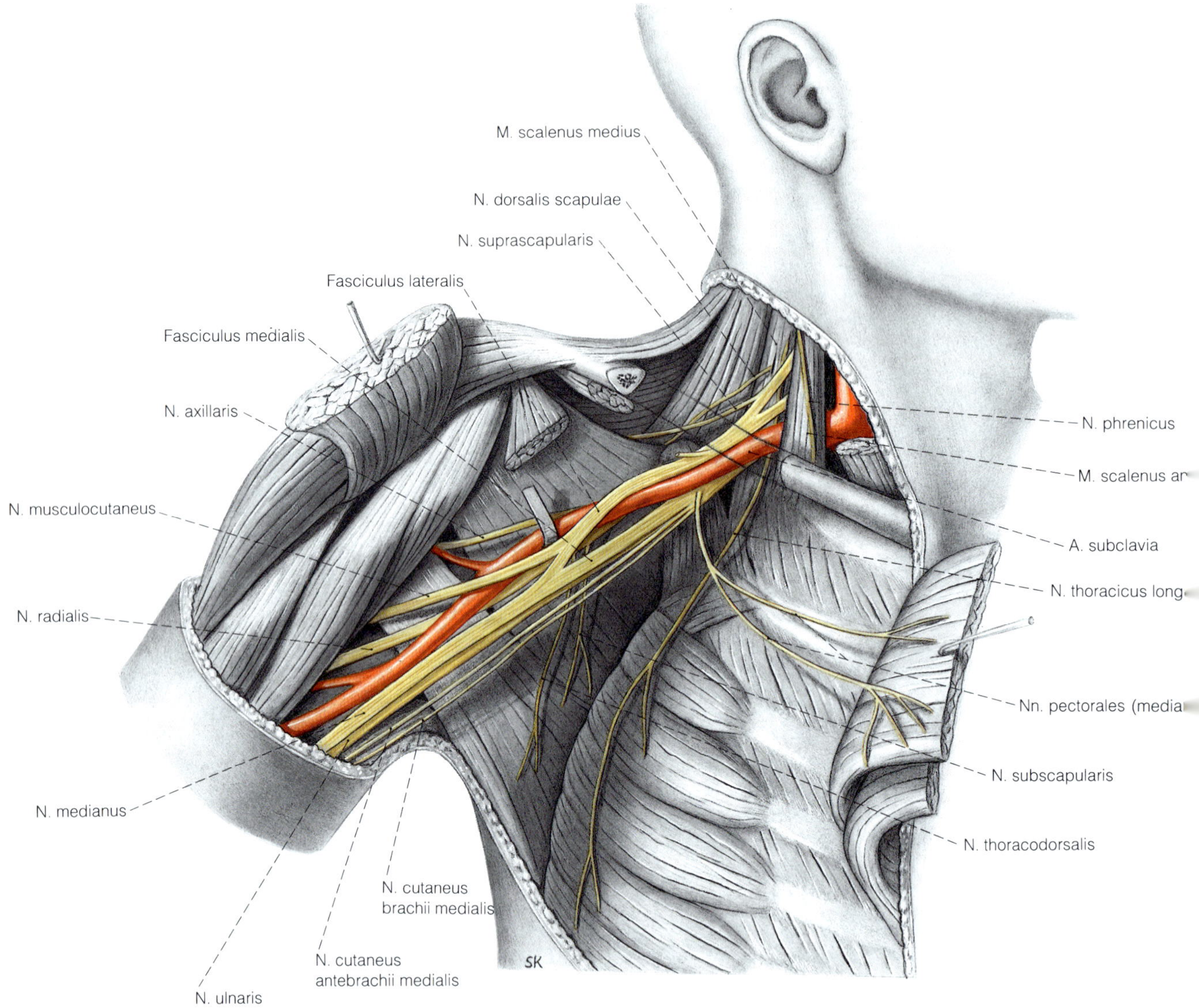

Abb. 16.22-9 Plexus brachialis.

von den Faszikeln abgehen. Für praktische Zwecke unterscheidet man am besten zwischen Nervenästen, die aus dem supraklavikulär gelegenen Teil des Plexus brachialis hervorgehen, und solchen, die den Plexus in dessen infraklavikulärem Teil verlassen (Abb. 16.22-8 u. 9).

Supraklavikuläre Äste zu Hals- und Schultergürtelmuskeln, evtl. zum Zwerchfell

Kurze Äste verlaufen zu den Mm. scaleni (C5–C8) und zum M. longus colli (C5–C8).

N. dorsalis scapulae (C3–C5): Durchbohrt und innerviert den M. scalenus medius, verläuft dann im Trigonum colli laterale entlang dem M. levator scapulae (Abb. 16.22-5 u. 6), zu dem er auch ein Ästchen entsendet, in die Gegend des medialen oberen Schulterblattwinkels. Dort versorgt er – absteigend – die Mm. rhomboidei.

Parese: Skapula nach lateral verschoben, vom Thorax leicht abstehend.

N. thoracicus longus (C5–C7): Seine beiden oberen Wurzeln durchbohren meist kurz nach ihrer Vereinigung den M. scalenus medius. Der Nerv zieht dann hinter dem übrigen Plexus brachialis und hinter der A. axillaris kaudalwärts bis zum untersten Teil des M. serratus lateralis, an den er entlang dessen ganzer kraniokaudaler Ausdehnung Endäste entsendet (Abb. 16.22-9).

Parese: Margo medialis scapulae nach medial verschoben und abstehend (Scapula alata).

N. suprascapularis (C5, C6): Entspringt vom Truncus superior und begibt sich in einem nach oben konkaven Bogen, etwa längs des unteren Omohyoideusbauches, durch die Incisura scapulae zum M. supraspinatus, den er auch innerviert. In Begleitung der A. suprascapularis gelangt sein Endast in die Fossa infraspinata und versorgt den M. infraspinatus. Feinste Zweige entläßt dieser Nerv auch zum Akromioklavikular- und zum Schultergelenk (Abb. 16.22-9 u. 10).

Parese: Außenrotation und geringe Abduktionsschwäche.

N. subclavius: Zieht zum gleichnamigen Muskel, evtl. ein Ast zum N. phrenicus *(Nebenphrenikus).*

Infraklavikuläre Äste zu Schultergürtelmuskeln

Diese entspringen normalerweise bereits aus den Faszikeln:

N. pectoralis lateralis (lateraler Faszikel, C5–C7), überkreuzt A. und V. axillaris ventral im Bereich des Trigonum deltoideopectorale, durchbohrt die Fascia clavipectoralis und innerviert vor allem den M. pectoralis major, mit wenigen Fasern auch den M. pectoralis minor (Abb. 16.22-8).

Parese: Adduktionsschwäche.

N. pectoralis medialis (medialer Faszikel, C8, Th1): Gelangt zwischen A. und V. axillaris nach vorn, durchbohrt ebenfalls die Fascia clavipectoralis und dringt in den M. pectoralis minor ein, den er innerviert. Einige Fasern ziehen zum M. pectoralis major weiter.

Nn. subscapulares (dorsaler Faszikel, C5, C6): Meist zwei an der Zahl, innervieren die Mm. subscapularis und teres major.

N. thoracodorsalis (vom dorsalen Faszikel, evtl. vom N. axillaris oder N. radialis, C6–C8): Begleitet die A. subscapularis bzw. thoracodorsalis und innerviert den M. latissimus dorsi, den er an dessen Innenseite erreicht (Abb. 16.22-8 u. 9).

Parese: Schwächung der Adduktion des retroflektierten Armes. Verstreichen der hinteren Achselfalte.

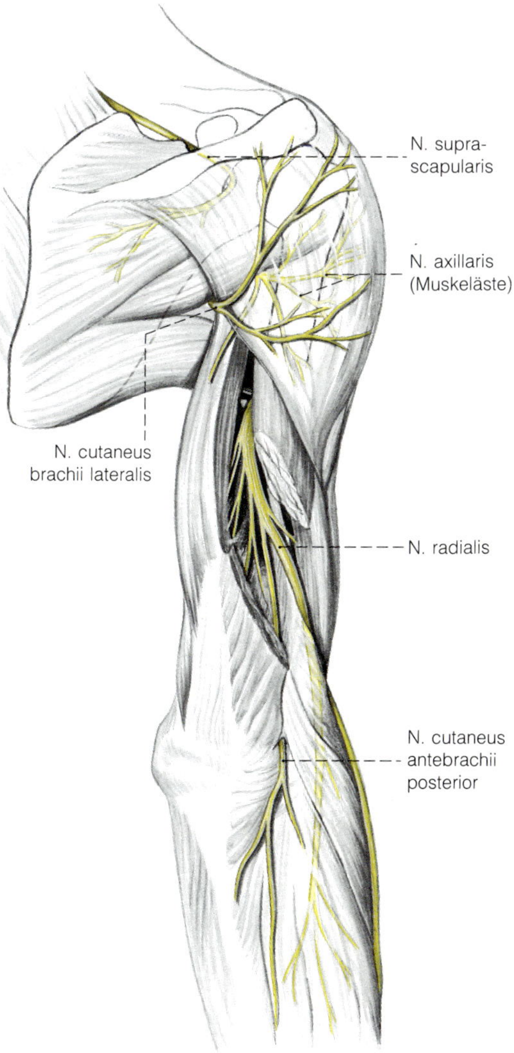

Abb. 16.22-10 N. axillaris und Oberarmabschnitt des N. radialis.

Nerven des Armes

Der Arm wird von folgenden Nerven und ihren Ästen innerviert: N. axillaris, N. radialis, N. musculocutaneus, N. medianus, N. ulnaris, N. cutaneus brachii medialis, N. cutaneus antebrachii medialis.

N. axillaris (dorsaler Faszikel, C5, C6)

Zunächst findet sich dieser Nerv unmittelbar lateral vom N. radialis, hinter der A. axillaris (Abb. 16.22-8 u. 9). Er verläuft sodann gemeinsam mit der A. circumflexa humeri posterior um das Collum chirurgicum humeri durch die laterale Achsellücke, wo er der Schultergelenkskapsel eng anliegt (Recessus axillaris), und erreicht mit je einem Ast den M. deltoideus und den M. teres minor (Abb. 16.22-10 u. 11). Daneben entsendet er feine Ästchen zum Schultergelenk und den *N. cutaneus brachii lateralis superior,* der als Endast am hinteren Rand des M. deltoideus zur Haut über dem Muskel zieht und sich auch noch ein Stück weit auf der lateralen und dorsalen Seite des Oberarms ausbreitet (Abb. 16.22-10 u. 12b). Auch aus den Muskelästen können Hautäste abzweigen.

Der N. axillaris ist bei Luxationen des Schultergelenks und bei Oberarmfrakturen gefährdet. **Parese:** Abduktionsstörung, Sensibilitätsausfall über dem Schultergelenk.

N. radialis (dorsaler Faszikel C5–Th1)

Versorgt die Streckmuskeln am Ober- und Unterarm, dazu den Brachioradialis und den Supinator. Sensibel versorgt er einen Teil der Haut an der Streckseite des Armes und der radialen Hälfte des Handrückens (Abb. 16.22-8 bis 11).

Er verläuft als Fortsetzung des Fasciculus posterior zunächst hinter der A. axillaris (Abb. 16.22-8), überquert die Sehne des M. latissimus dorsi und den M. teres major, gibt hier den *N. cutaneus brachii posterior* ab (Abb. 16.22-12) und dringt in Begleitung der A. profunda brachii zwischen lateralem und medialem Kopf des Trizeps ein (Abb. 16.22-10). Hier entläßt er den *N. cutaneus brachii lateralis inferior* (Abb. 16.22-12a) und die Muskeläste für den M. triceps brachii. Dann bettet er sich in den Sulcus n. radialis des Humerus und gibt den *N. cutaneus antebrachii posterior* ab, der die Faszie über dem Ursprung des M. brachialis durchbricht und die Haut der Streckseite des Unterarms bis zum Handgelenk versorgt (Abb. 16.22-10 u. 12b). Der N. radialis gelangt dann, das Septum intermusculare laterale durchbohrend, in einer langen Schraubentour wieder auf die Beugeseite des Oberarms (Abb. 16.22-11). Hier erreicht er im Spalt zwischen Brachioradialis und Brachialis die Fossa cubiti (Abb. 16.22-13). Er innerviert die Mm. brachioradialis, extensor carpi radialis longus et brevis und gibt manchmal einen Ast an den M. brachialis ab. Vor dem Radiusköpfchen spaltet er sich in die Endäste, *Ramus superficialis* und *Ramus profundus*, die für die Streckseite von Unterarm und Hand bestimmt sind (Abb. 16.22-12 u. 13). Der **Ramus superficialis** („Handradialis") verläuft in der Fortsetzung des Stammes mit der A. radialis, bedeckt vom M. brachioradialis. Im unteren Drittel des Unterarms unterkreuzt er dessen Sehne, um auf die Dorsalseite zu gelangen. Hier versorgt er die radiale Hälfte des Handrückens und mit fünf *Nn. digitales dorsales* die Haut an der Dorsalseite des Daumens, des Zeigefingers und der radialen Hälfte des Mittelfingers (Abb. 16.22-11 u. 12). Die Äste reichen am Zeige- und Mittelfinger bis zur Mittelphalanx.

Über der Handwurzel erfolgt eine Verbindung mit dem entsprechenden Hautast des Ulnaris (R. dorsalis n. ulnaris). Am Unterarm besteht eine Anastomose mit dem Hautast des N. musculocutaneus, dem *N. cutaneus antebrachii lateralis.*

Die zahlreichen Anastomosen erklären die oft nur geringen Sensibilitätsstörungen, die bei Unterbrechung eines einzelnen Hautnervs auftreten. Das Autonomgebiet dieser Nerven ist also klein.

Der **Ramus profundus** (Abb. 16.22-11 u. 13) durchsetzt den M. supinator und gelangt um den Radius herum sogleich auf die Streckseite. Zwischen den beiden Schichten der dorsalen Unterarmmuskulatur gehen strahlenförmig feine Äste an die Strecker ab. Der längste von ihnen reicht als *N. interosseus antebrachii posterior* bis an das Handgelenk, das er samt angrenzendem Periost der Unterarmknochen sensibel versorgt.

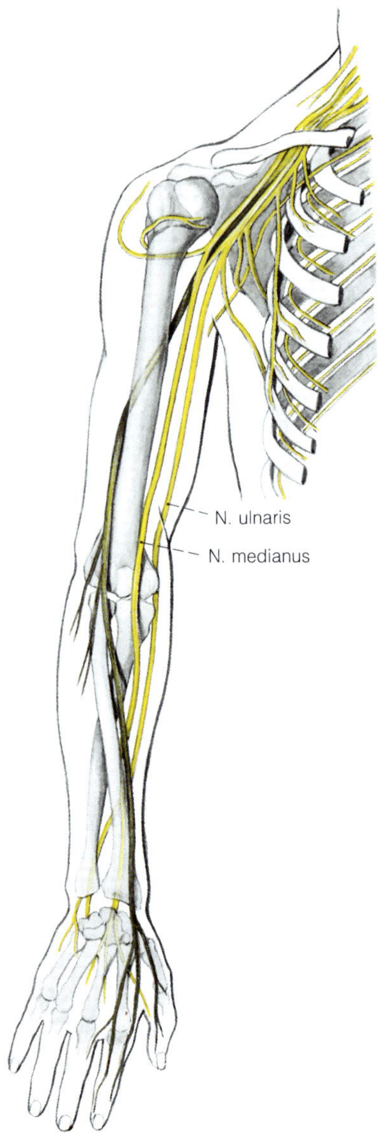

Abb. 16.22-11 Übersicht über den Verlauf des N. radialis. Pronationsstellung. N. radialis mit dunkler Farbe hervorgehoben.

Muskeläste des N. radialis, in der Reihenfolge ihres Abganges (sie ist von praktischem Interesse, da sie der Zeitfolge entspricht, in der die einzelnen Muskeln nach Schädigung und nachfolgender Regeneration des Nervs wieder funktionstüchtig werden):

Triceps, caput longum
Triceps, caput laterale
Triceps, caput mediale
Anconaeus
Brachioradialis
Extensor carpi radialis longus
Supinator
Extensor digitorum communis
Extensor carpi radialis brevis
Abductor pollicis longus
Extensor carpi ulnaris
Extensor digiti quinti proprius
Extensor pollicis longus
Extensor pollicis brevis
Extensor indicis
Extensor digitorum communis (distaler Ast)

Sensorische Äste des N. radialis: Außer Fasern für die Sensibilität der genannten Muskeln entsendet der N. radialis in seinem Verlaufsgebiet sensible Äste zum Schulter-, Ellenbogen- und Handgelenk und zum Periost der benachbarten Knochen.

Die **Läsionsfolgen** sind abhängig von ihrer Lokalisation: Bei Läsion in der Axilla sind Strecker im Ellenbogen- und Handgelenk betroffen. Typisch ist die **Fallhand** (Abb. 16.22-14).

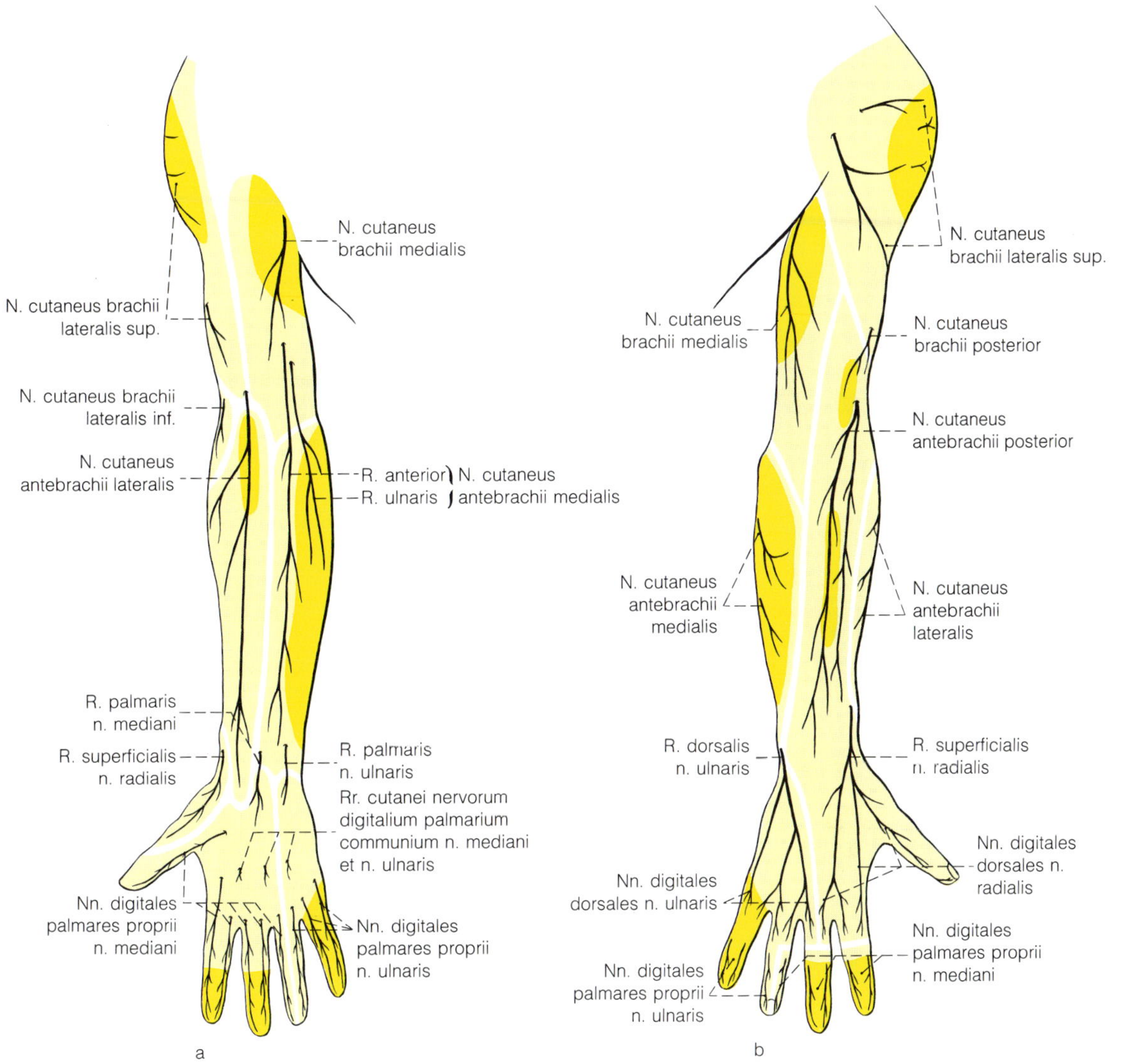

Abb. 16.22-12 Hautnerven des Armes. Übersicht über die durch makroskopische Präparation erfaßbaren (hellgelb) sowie über die autonomen (dunkelgelb) Ausbreitungsgebiete der Hautnerven. (Nach v. Lanz u. Wachsmuth [3])

N. musculocutaneus (lateraler Faszikel C5–C7)

Dieser „Beugenerv am Oberarm“ (Abb. 16.22-8 u. 9) versorgt Bizeps, Coracobrachialis und Brachialis. Er begibt sich zum M. coracobrachialis, den er durchdringt, und verläuft nun zwischen Bizeps und Brachialis an der lateralen Seite der Bizepssehne. Hier tritt er unter die Haut und zieht als *N. cutaneus antebrachii lateralis* bis zum Handgelenk. Er versorgt die Haut am radialen Rand und an der volaren Hälfte des Unterarms bis zum Daumenballen (Abb. 16.22-12a).

Eine fast beständige Anastomose dieses Hautnervs zum Ramus superficialis n. radialis wurde schon erwähnt. Im distalen Drittel des Oberarms kommt eine Verbindung mit dem Medianus vor, so daß dieser in die Sphäre des N. musculocutaneus übergreifen kann. Feine Ästchen gehen zum Periost und ins Foramen nutricium des Humerus. Der Ast zum M. brachialis sendet ein Fädchen zur Beugeseite des Ellenbogengelenkes.

Muskeläste des N. musculocutaneus in der Reihenfolge ihres Abganges:

Coracobrachialis
Bizeps
Brachialis.

Läsionsfolge: Leichte Schwächung der Elevation des Armes nach vorne. Starke Schwächung der Beugung im Ellenbogengelenk, besonders bei supiniertem Unterarm. Kompensatorisch können die Mm. pronator teres (N. medianus) und brachioradialis (N. radialis) eingreifen.

N. medianus (medialer und lateraler Faszikel C6–C8, Th1)

Der N. medianus (Abb. 16.22-8, 9, 13, 15) ist der stärkste Nerv für die volaren Muskeln des Unterarms, in dessen Mitte er verläuft, für die meisten Thenarmuskeln so-

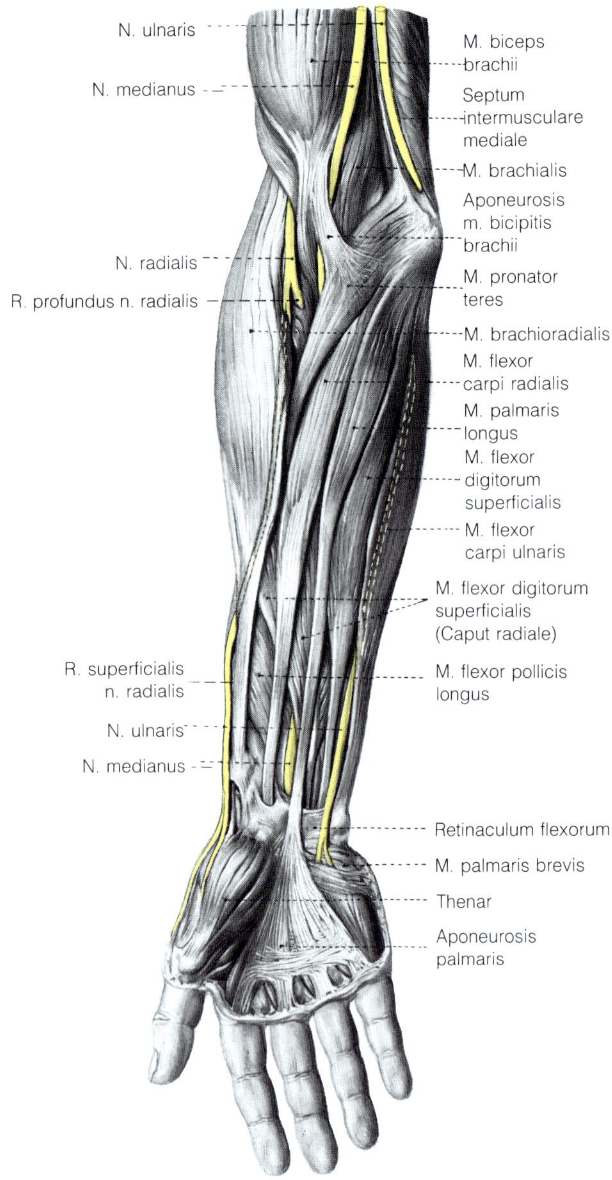

Abb. 16.22-13 Nervenstämme der Ellenbeuge und der Beugeseite des Unterarmes.

wie für die Lumbricales I und II. Sensibel versorgt er einen großen Hautbereich an der Hand.

Seine beiden Wurzeln (Medianuszinken) umgreifen die A. axillaris und vereinigen sich als Medianusgabel auf deren Vorderfläche (Abb. 16.22-8). Der Stamm begleitet im Sulcus bicipitalis medialis die A. brachialis bis in die Ellenbeuge. Dabei liegt der Nerv zunächst vor der Arterie, dann weicht er auf deren ulnare Seite ab. In der Ellenbeuge findet man ihn daher medial von der Arterie, bedeckt von der Aponeurosis m. bicipitis brachii, durch den M. brachialis vom Gelenk geschieden. Er tritt dann zwischen den beiden Köpfen des Pronator teres hindurch und zieht zwischen oberflächlichem und tiefem Fingerbeuger zum Handgelenk. Proximal von diesem liegt er oberflächlich zwischen dem M. flexor carpi radialis und M. palmaris longus (Abb. 16.22-13) und kann hier bei Schnittverletzungen leicht getroffen werden. Nach dem Durchtritt durch den Canalis carpi, den er zwischen dem Sehnenscheidensack und dem Retinaculum flexorum der Fingerbeuger durchsetzt, zerfällt er in drei Äste: *Nn. digitales palmares communes* (Abb. 16.22-12 u. 15). Diese wiederum teilen sich in der Höhe der Fingergrundgelenke in sieben *Nn. digitales palmares proprii* zur Versorgung der Haut von $3^1/_2$ Fingern (Daumen, Zeigefinger, Mittelfinger und Radialseite des Ringfingers). Der *N. digitalis palmaris communis I* gibt am distalen Rand des Retinaculum flexorum einen Muskelast zum Daumenballen ab. Er versorgt dessen Muskeln mit Ausnahme des Adductor pollicis und des tiefen Kopfes des Flexor pollicis brevis. Eine oft vorkommende Anastomose mit dem R. profundus des N. ulnaris (Ansa thenaris) führt bei einzelnen Thenarmuskeln zu einer Doppelinnervation.

Mit Ausnahme einer Anastomose zum N. musculocutaneus werden am Oberarm vom N. medianus keine Äste abgegeben. An der Unterarmstrecke seien folgende Äste erwähnt:

Rami musculares versorgen die volaren Unterarmmuskeln mit Ausnahme des Flexor carpi ulnaris und des ulnaren Teils des Flexor digitorum profundus.

Der *N. interosseus antebrachii anterior* zweigt distal vom Pronator teres ab und verläuft mit der A. interossea anterior auf der Membrana interossea zum M. pronator quadratus. Auf seinem Weg versorgt er den M. flexor pollicis longus und den M. flexor digitorum profundus (Anteil für Zeige- und Mittelfinger).

Der *Ramus palmaris* ist ein sensibler Ast, der über dem Handgelenk durch die Faszie tritt und die Haut des Daumenballens und der radialen Hohlhand versorgt (Abb. 16.22-2b).

Von den *Nn. digitales palmares communes* versorgen der erste und zweite außer dem entsprechenden Anteil der Fingerhaut auch die Mm. lumbricales I und II.

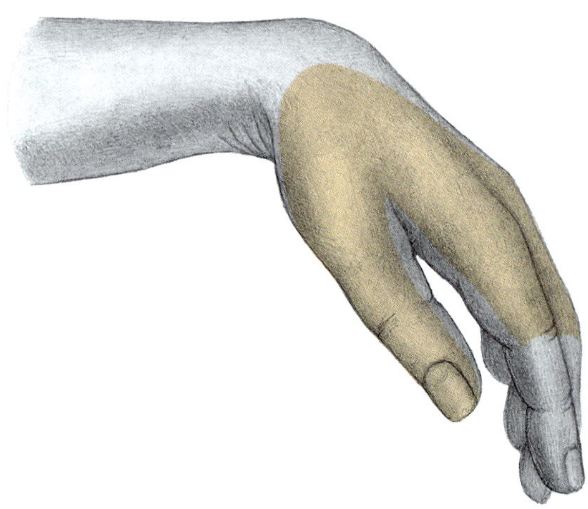

Abb. 16.22-14 „Fallhand" bei Radialislähmung. Orange: Sensibilitätsausfall.

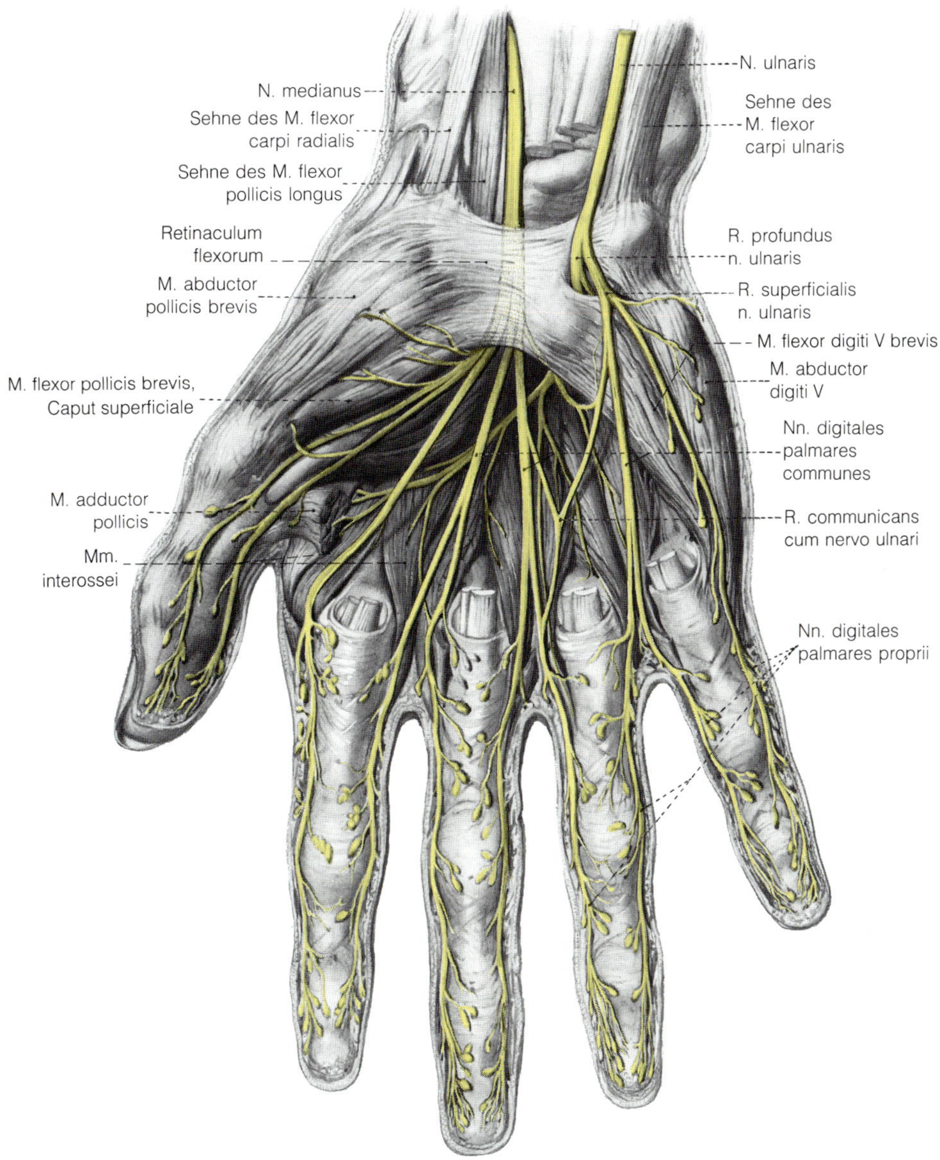

Abb. 16.22-15 Nerven der Hohlhand. Die Sehnen der langen Fingerbeuger und der M. adductor pollicis sind teilweise entfernt. Beachte die VATER-PACINIschen Körperchen.

Der M. lumbricalis II kann auch noch vom N. ulnaris versorgt werden. Der N. digitalis palmaris communis III hat eine konstante Verbindung mit dem benachbarten Fingernerven des N. ulnaris, über die Fasern zu den anliegenden Flächen des IV. und V. Fingers ausgetauscht werden. Auf diesem Weg versieht der Medianus an der radialen Seite des V. Fingers Hilfsdienst. Faseraustausch zwischen Medianus und Ulnaris kann Lähmungsbilder im Thenar- bzw. Hypothenarbereich beeinflussen.

Die *Nn. digitales palmares proprii* versorgen nicht nur die Volarseite des I. bis III. Fingers und die radiale Seite des IV., sondern greifen noch auf die Dorsalseite des II. bis IV. Fingers von der Spitze bis gegen die Grundphalanx über: An der Dorsalseite des Daumens erreichen sie nur die Endphalanx. Im Verhältnis zur Größe der versorgten Hautfelder sind diese Nerven sehr dick. Die nervöse Versorgung der Finger ist sehr dicht.

Der Medianus gibt auf seinem Weg Äste ab zu Ellenbogen- und Handgelenk, zu Periost und zu den Markhöhlen von Radius und Ulna und der betreffenden Metakarpal- und Fingerknochen. Die meisten *vasomotorischen* Fasern für den Arm verlaufen im N. medianus und N. ulnaris.

Muskeläste des N. medianus in der Reihenfolge ihres Abganges:

- Proximaler Teil des Caput humerale des M. pronator teres
- Flexor digitorum superficialis (II. Finger)
- M. palmaris longus
- Distaler Teil des Caput humerale des M. pronator teres und dessen Caput ulnare
- Flexor carpi radialis
- Flexor digitorum superficialis (III. bis V. Finger)
- N. interosseus antebrachii anterior:
  - Flexor digitorum profundus (II. und III. Finger)
  - Flexor pollicis longus
  - Pronator quadratus

Flexor digitorum superficialis (II. Finger)
Abductor pollicis brevis
Flexor pollicis brevis, Caput superficiale
Opponens pollicis
Lumbricalis I (vom N. digitalis palmaris I)
Lumbricalis II (vom N. digitalis palmaris II)

Bei **Lähmung** des *N. medianus* sind Pronation und Beugung der Hand eingeschränkt, die Beugung der Mittel- und Endglieder des I. bis III. Fingers aufgehoben, der Daumen liegt der Hand an, kann nicht oder – bei distaler Läsion – nur beschränkt abduziert bzw. opponiert werden und ist dorsalflektiert: **Affenhand.** Beim Versuch, die Finger zu beugen, entsteht die **Schwurhand** (Abb. 16.22-16). Der Thenar wird atrophisch, die Daumenbewegungen sind eingeschränkt. Der Sensibilitätsausfall betrifft die palmare Haut in ihrem radialen Bereich, darüber hinaus die Haut über den dorsalen Flächen der Endphalangen II und III, u. U. auch IV. Trophisch-vegetative Störungen äußern sich oft in ödematösen Veränderungen an Hand und Fingern. Eine Beengung des N. medianus in seiner Verlaufsstrecke durch den Karpalkanal führt zum **Karpaltunnel-Syndrom** mit Schmerzsensationen und Sensibilitätsstörungen. Zu beachten ist, daß der Druck im Karpalkanal sowohl bei Beugung als auch bei Streckung im Handgebiet stark zunimmt [4].

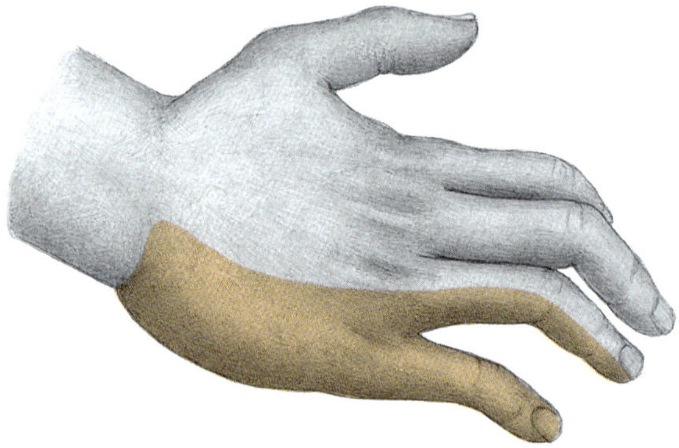

Abb. 16.22-17 „Krallenhand" nach Ulnarisverletzung im Ellbogenbereich. Überstreckung der Fingergrundgelenke und Beugehaltung in den Interphalangealgelenken, vor allem wegen Ausfalles der Mm. interossei und der ulnaren Mm. lumbricales. Atrophie des Hypothenars. Orange: Ausfall der Hautsensibilität.

N. ulnaris (medialer Faszikel C8, Th1)

Der *N. ulnaris* (Abb. 16.22-8, 9, 11, 13, 15) hält sich während seines ganzen Verlaufes an die Ulnarseite des Armes. Versorgt am Unterarm den M. flexor carpi ulnaris und die beiden ulnaren Köpfe des M. flexor digitorum profundus, an der Hand die Muskeln des Hypothenars, sämtliche Mm. interossei, die beiden ulnaren Lumbricales, den tiefen Kopf des M. flexor pollicis brevis und den Adductor pollicis; dazu die Haut des ulnaren Handbereichs.

Der Nerv verläuft im Sulcus bicipitalis medialis an der medialen Seite der A. brachialis distalwärts, durchsetzt im mittleren Oberarmbereich das Septum intermusculare mediale und gelangt so auf die Streckseite, wo er sich in den Sulcus nervi ulnaris des Epicondylus medialis

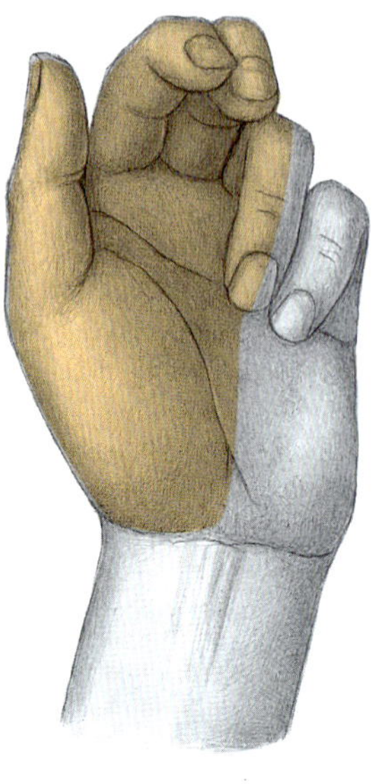

Abb. 16.22-16 „Schwurhand" bei hoher Medianusverletzung. Atrophie der radialen Thenarmuskulatur. Orange: Ausfall der Hautsensibilität.

humeri („Narrenbein") eingräbt. In dieser Knochenrinne wird er durch Faszienverstärkungen gehalten, ist aber oberflächlichen Irritationen ausgesetzt. Stärkeres Anstoßen in dieser Gegend löst lebhaften Schmerz aus, der bis in die beiden ulnaren Finger strahlt und auf diese Weise den sensiblen Hautversorgungsbereich des Nervs anzeigt. Unter einem Sehnenbogen, der die beiden Ursprünge des M. flexor carpi ulnaris verbindet, kehrt der N. ulnaris wieder auf die Beugeseite zurück und zieht, zusammen mit der A. ulnaris, an der lateralen Seite des M. flexor carpi ulnaris zum Handgelenk. Hier befindet er sich über dem Retinaculum flexorum an der radialen Seite des Os pisiforme in einem fibrösen Kanal (Loge DE GUYON), der vom eigentlichen Retinaculum flexorum und fibrösen Zügen gebildet wird, die sich oberflächlich vom Retinaculum abspalten und als Teil des Ligamentum carpi volare (= Verdichtung der Unterarmfaszie) zum Os pisiforme ziehen. Hier teilt sich der Nerv auch in seine Endäste, den Ramus profundus und Ramus superficialis (Abb. 16.22-15).

Gelenk- und Hautastabgaben im Unterarmbereich: *Ramus articularis cubiti:* Abgegeben im Ellenbogenbereich. *Ramus dorsalis n. ulnaris:* Abgang etwa Mitte des Unterarms, zieht unter der Sehne des M. flexor carpi ulnaris zur Streckseite. Aufteilung in Nn. digitales dorsales, die der Versorgung der Haut der Dorsalseite der $2^1/_2$ ulnaren Finger (außer dem vom Medianus innervierten Endphalangenbereich) dienen (Abb. 16.22-12).

Ramus palmaris: Wird im distalen Unterarmdrittel abgegeben, Hautnerv, versorgt palmar die Haut des ulnaren Handgelenkes und Hypothenarbereiches.

Endäste: *Ramus profundus:* Dringt zwischen M. flexor digiti V brevis und M. abductor digiti V in die Tiefe unter die Beugesehnen und bildet einen Nervenbogen, der dem tiefen arteriellen Hohlhandbogen parallel läuft. Von ihm gehen nebst einer Anastomose zum N.

medianus Äste an alle nicht vom N. medianus innervierten kurzen Handmuskeln: Hypothenarmuskeln, sämtliche Mm. interossei, Mm. lumbricales III und IV, M. adductor pollicis und tiefer Kopf des M. flexor pollicis brevis.

Der *Ramus superficialis* gibt einen *N. digitalis proprius* auf die Ulnarseite der Kleinfingerhaut sowie einen *N. digitalis palmaris communis IV* und *V* ab, der sich in zwei *Nn. digitales palmares proprii teilt.* Diese innervieren die Haut der benachbarten Hälften des IV. und des V. Fingers. Neben den Beugeseiten dieser Finger wird auch die Streckseite über Mittel- und Endphalanx innerviert. Eine in der Größe variable Anastomose zieht zum N. digitalis palmaris communis III aus dem N. medianus (Abb. 16.22-15).

Der N. digitalis palmaris communis gibt außerdem einen Muskelast für den M. palmaris brevis ab.

Muskeläste des N. ulnaris in der Reihenfolge ihres Abganges:
Ast zum: proximalen Teil des M. flexor carpi ulnaris
M. flexor digitorum profundus
distalen Teil des M. flexor carpi ulnaris
M. palmaris brevis
Vom R. profundus Äste zu:
Hypothenarmuskeln
M. abductor digiti V
M. flexor digiti V brevis
M. opponens digiti V
Mm. interossei palmares et dorsales
M. adductor pollicis
Caput profundum des M. flexor pollicis brevis
Mm. lumbricales III und IV.

Lähmung: Störung aller Bewegungen, bei denen ulnarisinnervierte Muskeln mitwirken. Der Funktionsausfall aller Mm. interossei und der Lumbricales III und IV bedingt die „Krallenhandstellung" (Abb. 16.22-17). Die erwähnten Muskeln beugen bekanntlich im Grundgelenk und strecken in den übrigen Fingergelenken. Bei ihrem Ausfall überwiegen die Antagonisten, wodurch die Krallenhandstellung zustande kommt, die beim II. und III. Finger weniger ausgeprägt ist, da die Mm. lumbricales I und II vom N. medianus innerviert sind.

Wie man Abb. 16.22-12 entnehmen kann, ist das autonome Ausbreitungsgebiet des N. ulnaris sehr klein und weitgehend auf den V. Finger beschränkt.

Im Sulcus n. ulnaris ist der Nerv Verletzungen ausgesetzt und kann hier unter Umständen auch luxieren.

N. cutaneus brachii medialis (medialer Faszikel C8, Th1)

Der *N. cutaneus brachii medialis* (Abb. 16.22-8 u. 9) ist sehr dünn. Er zieht durch die Axilla an die mediale Seite der V. axillaris und verästelt sich in der Haut der Achselhöhle und der medialen Fläche des Oberarms (Abb. 16.22-12). Eine Anastomose mit dem seitlichen Ast des 2. oder 3. Interkostalnervs wird als *N. intercostobrachialis* bezeichnet (ausstrahlende Schmerzen bei Brustdrüsenerkrankungen).

N. cutaneus antebrachii medialis (medialer Faszikel C8, Th1)

Der *N. cutaneus antebrachii medialis* (Abb. 16.22-8 u. 9) entspringt im Gebiet zwischen A. und V. axillaris. Er verläuft dann medial von der A. brachialis im Sulcus bicipitalis medialis und durchbricht mit der V. basilica zusammen die Faszie. Danach spaltet er sich in einen Ramus anterior und einen Ramus ulnaris, die die Haut an der volaren und ulnaren Seite des Unterarms bis zum Handgelenk versorgen (Abb. 16.22-12a). Autonomgebiet: ein Streifen über dem mittleren Drittel der Ulna.

4.3 *Rami anteriores der Brustnerven (Nn. thoracici)*

Die *Nn. thoracici* (Abb. 16.22-18) bilden die in den Interkostalräumen von hinten nach vorne verlaufenden *Nn. intercostales* und werden jeweils nach den Rippen beziffert, unterhalb deren sie liegen. Der XII. Interkostalnerv wird auch als *N. subcostalis* bezeichnet. Der erste gibt einen starken Ast an den Plexus brachialis ab.

In ihrer proximalen Verlaufsstrecke, etwa bis zu den Rippenwinkeln, werden die Interkostalnerven innen von Fascia endothoracica und Pleura bedeckt. Sie können hier durch pathologische Pleuraveränderungen irritiert werden. Mit dem Beginn der Mm. intercostales interni werden sie zuerst von diesen überlagert, um weiter vorn in den Spalt zwischen Mm. intercostales interni und intimi einzudringen. Die Nerven liegen jeweils unter den entsprechenden Interkostalgefäßen. Die oberen sechs ziehen bis zum Brustbein. Die sechs unteren überschreiten an der Innenseite die den Rippenbogen bildenden aufsteigenden Rippenknorpel und dringen zwischen den Ursprungszacken des Zwerchfells und jenen des M. transversus abdominis in die Bauchwand ein. In der Schicht zwischen M. transversus und M. obliquus internus abdominis verlaufen sie ventral- und medialwärts, dringen in die Rektusscheide ein, wo sie hinter dem M. rectus abdominis zu liegen kommen. Der XII. Interkostalnerv grenzt anfangs an das retrorenale Bindegewebe, sein Endast erscheint etwa handbreit oberhalb der Schamfuge (Abb. 16.22-18).

Muskeläste: Auf ihrem Weg versorgen die Interkostalnerven folgende Muskeln:
Mm. intercostales
Mm. serrati posteriores
Mm. levatores costarum?[1]
sämtliche Bauchmuskeln.

Hautäste: Im wesentlichen versorgen die Interkostalnerven die Haut der Brust- und Bauchwand (Abb. 16.22-2b).

Die *Rami cutanei laterales* durchbrechen die Muskeln in einer seitlichen Reihe. Sie erscheinen zwischen den Zacken des M. serratus anterior, der unterste liegt direkt über der Crista iliaca. Subkutan teilen sie sich in dorsale und ventrale Endäste auf. Die dorsalen von II und III verbinden sich als *Nn. intercostobrachiales* mit dem N. cutaneus brachii medialis. Die ventralwärts verlaufenden Äste der oberen Rami cutanei laterales nennt man auch *Rami mammarii laterales.* Der Ast aus XII

[1] Neben der sicher vorhandenen Innervation der Mm. levatores costarum durch Rami posteriores soll auch eine Zusatzinnervation durch Äste der Interkostalnerven existieren.

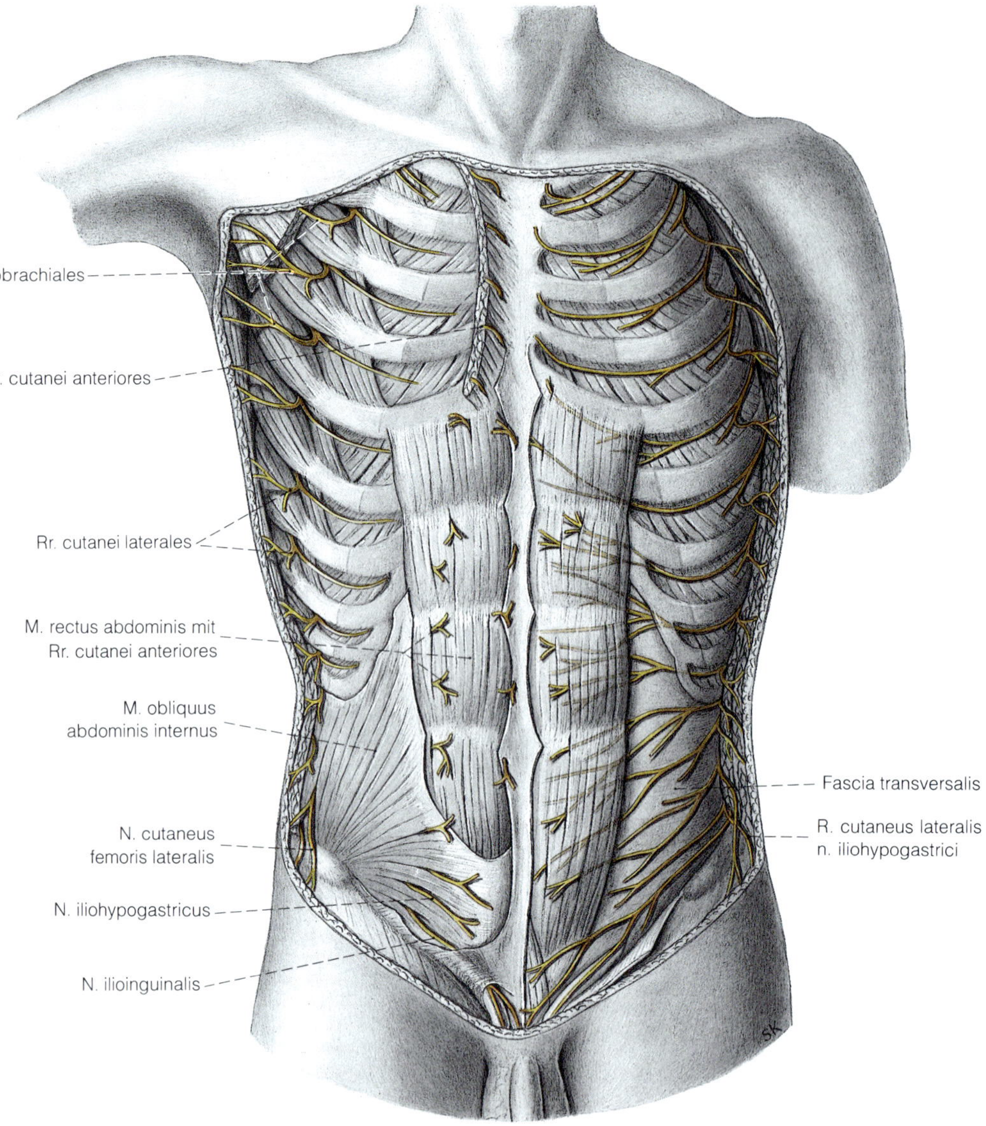

Abb. 16.22-18 Innervation der vorderen Rumpfwand. (Nach RAUBER-KOPSCH [6])

schickt einen Zweig über den Darmbeinkamm zur Haut über dem M. gluteus medius, er ist oft bis gegen den Trochanter major verfolgbar. Die *Rami cutanei anteriores* der oberen Interkostalnerven dringen neben dem Sternum, jene der unteren Interkostalnerven teils lateral vom M. rectus abdominis oder durch ihn hindurch, teils nahe der Linea alba zur Haut. *Rami cutanei anteriores* der II. bis IV. Interkostalnerven versorgen als *Rami mammarii mediales* die Haut der Mamma.

Die von den Interkostalnerven versorgten Dermatome sind gegenüber den Interkostalräumen beträchtlich nach kaudal verschoben.

Viszerale Äste: Nach innen werden Äste an die Pleura costalis und das der Bauchwand anliegende Peritoneum parietale abgegeben.

Folgen von Läsionen der Rumpfnerven
Motorische Störungen: Die Interkostalmuskeln verspannen die Interkostalräume. Lähmung führt zum „Einfallen" ihrer äußeren Begrenzung aufgrund des negativen Drucks im Pleuraraum, weniger zu einer Störung des Atemmechanismus, an dem noch viele andere Muskeln beteiligt sind.

Lähmungen der Bauchmuskeln führen erst bei Läsionen von mehreren benachbarten Rumpfnerven zu manifesten Symptomen: ungewöhnliche Bewegungen der Bauchwand bei der Bauchpresse, Einschränkungen der Kraft bei Rumpfbewegungen, paralytische Bauchwandhernien.

Sensibilitätsstörungen: segmental (s. Kap. 16.5), daher sind Reizerscheinungen der Rumpfnerven schwer von HEADschen Zonen zu unterscheiden.

Vegetative Störungen: Störungen der Piloarrektion, Schweißsekretion und Durchblutung, wenn die Läsion distal vom Einstrahlen des Ramus communicans griseus erfolgt.

4.4 Rami anteriores der Lenden- und Kreuznerven (Nn. lumbales et sacrales)

Die Rami anteriores der Lumbalnerven verlassen den Wirbelkanal über die entsprechenden Foramina intervertebralia, jene der Sakralnerven über die Foramina sacralia anteriora, der Kokzygealnerv *(N. coccygeus)* über den Hiatus sacralis und durch die Ligamenta sacrococcygea. Die Nerven nehmen von L1 bis S1 an Stärke zu und dann schnell wieder ab.

Die Rami anteriores aller Lenden- und Kreuznerven, des Kokzygealnervs und eines Teiles des XII. Thorakalnervs sind durch eine Anzahl von Verbindungsästen untereinander zu einem langgezogenen großen Geflecht, dem *Plexus lumbosacralis*, verbunden. Angesichts großer individueller Variationen fällt es schwer, allgemein gültige klare Grenzen zu ziehen und Unterteilungen vorzunehmen. Im folgenden Schema werden verschiedene Einteilungen auf einen Nenner gebracht.

Plexus lumbosacralis:

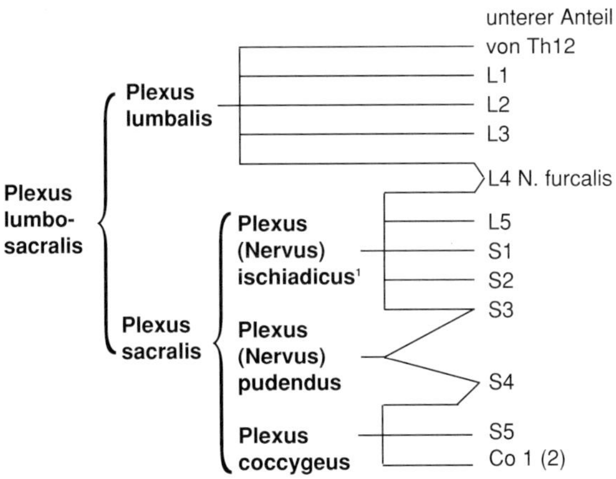

Das Gesamtgeflecht kann im Ganzen um ein Segment kranial oder um ein Segment kaudal verschoben sein. Je nachdem spricht man vom *präfixierten* oder *postfixierten* Typus des Geflechts.

Die aus dem *Plexus lumbalis* hervorgehenden Äste erreichen die untere Extremität *vor dem Hüftgelenk* und versorgen vornehmlich die Vorderseiten des proximalen Anteils der unteren Extremität, während die Nerven des *Plexus sacralis hinter dem Hüftgelenk* abwärts ziehen und die Rückseite des Oberschenkels sowie den größten Teil des Unterschenkels und des Fußes innervieren (Abb. 16.22-19 u. 20).

Der Ramus ventralis von L4 wird als *N. furcalis* (Gabelnerv) bezeichnet, da er sich mit einer Zinke an der Bildung des Plexus lumbalis, mit der anderen am Plexus sacralis beteiligt. Die untere Zinke bildet zusammen mit dem Ramus anterior von L5 den Lendenanteil des Plexus sacralis, der auch als *Truncus lumbosacralis* bezeichnet wird (Abb. 16.22-19).

Der *Plexus pudendus* innerviert Beckenbodenmuskulatur, Haut des Dammes und äußeren Genitales und entläßt auch viszerale Äste mit sympathischen bzw. parasympathischen Fasern.

Die Symptomatologie bei Läsionen der einzelnen Anteile des Plexus lumbosacralis entspricht den genannten Innervationsgebieten.

4.4.1 Plexus lumbalis (Th12–L4)

Der *Plexus lumbalis* (Abb. 16.22-19 u. 21) liegt vor den Processus costales der Lendenwirbel, eingefügt in die Ursprünge des M. psoas major und damit in die Faszienloge dieses Muskels. Einige Ästchen versorgen diesen Muskel, die anderen verlassen ihn an dessen Vorderfläche bzw. Seitenrand. Im einzelnen gehen folgende Nerven aus dem Geflecht hervor (Abb. 16.22-20 u. 21):

Rami musculares (Th12–L4): Versorgen die Mm. psoas major et minor, quadratus lumborum, intertransversarii lumborum, iliacus.

N. iliohypogastricus (L1): Verläuft hinter der Niere, schräg laterokaudalwärts über den M. quadratus lumborum, durchdringt den M. transversus abdominis und kommt dann zwischen diesen und den M. obliquus internus abdominis zu liegen. Oberhalb der Crista iliaca teilt er sich in einen lateralen (Ramus cutaneus lateralis) und vorderen (Ramus cutaneus anterior) Ast. Letzterer zieht zur Haut oberhalb der Leistenregion (Abb. 16.22-18).

Äste: Rami musculares an die Mm. transversus abdominis und obliquus internus abdominis,
Ramus cutaneus lateralis an die Haut der Hüfte,
Ramus cutaneus anterior an die Haut oberhalb des Leistenkanals und des Mons pubis.

N. ilioinguinalis (L1): Hat oft einen gemeinsamen Stamm mit dem N. iliohypogastricus und kann auch im weiteren Verlauf mit diesem verschmolzen bleiben. Als separierter Nerv verläuft er kaudal vom N. iliohypogastricus über den M. quadratus lumborum und durchbricht etwas weiter vorne den M. transversus abdominis. Er gibt Äste an die Bauchmuskeln ab und gelangt dann unter dem Samenstrang in den Leistenkanal, den er durch den äußeren Leistenring wieder verläßt, um die Haut der Leistengegend, der Peniswurzel und des Hodensackes bzw. der großen Schamlippen zu versorgen. Ein Ästchen zieht auch zur Haut der medialen Oberschenkelseite.

Bei **Läsionen** des N. ilioinguinalis kann es zu Schmerzen oder Sensibilitätsausfällen in seinem Versorgungsgebiet kommen.

N. genitofemoralis (L1, 2): Zieht an der Vorderfläche des M. psoas major senkrecht abwärts und gabelt sich in zwei Endäste: *Ramus genitalis:* Zieht über die Vasa iliaca hinweg zum Samenstrang, versorgt den M. cremaster, mit dem er in den Hodensack gelangt, wo er Äste an die Hodenhüllen (einschließlich Tunica dartos) ab-

[1] Der Plexus ischiadicus wird oft als Plexus sacralis im engeren Sinn gebraucht.

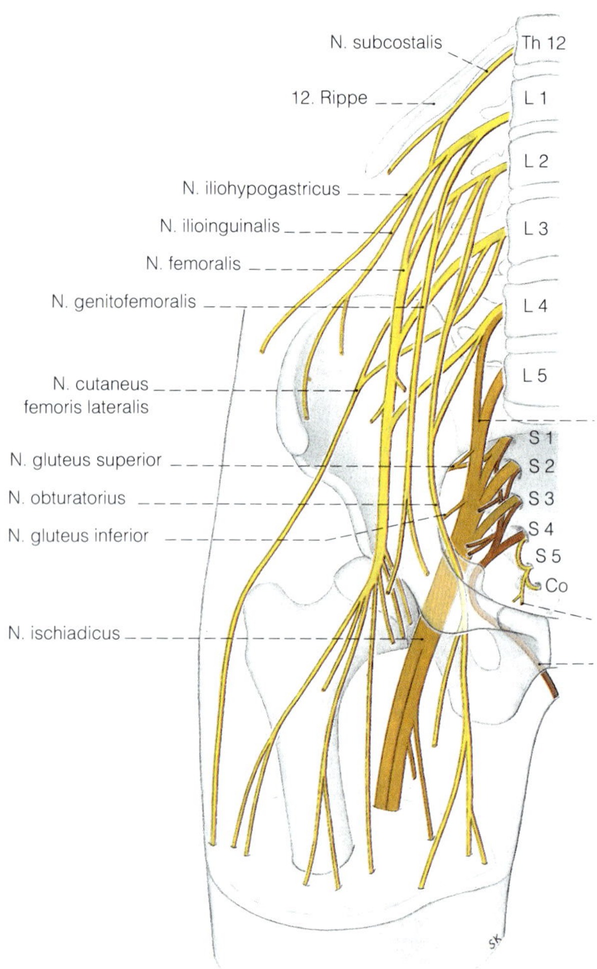

Abb. 16.22-19 Plexus lumbosacralis. Gelb: Plexus lumbalis; orange: Plexus ischiadicus; braun: Plexus pudendus; gelb: Plexus coccygeus. (Unter Verwendung von Abb. 160 aus MUMENTHALER u. SCHLIACK [4])

gibt. *Ramus femoralis:* Zieht lateral von der A. iliaca externa unter dem Leistenband ins Trigonum femorale und erreicht im Bereich des Hiatus saphenus die Haut, die er hier innerviert.

N. cutaneus femoris lateralis (L2, 3): Zieht schräg über den M. iliacus, bedeckt von dessen Faszie, und tritt medial von der Spina iliaca anterior superior unter die Fascia lata, die er einige Zentimeter weiter kaudal mit mehreren Hautzweigen durchbohrt (häufig durchbricht er bereits das Ligamentum inguinale). Er versorgt die laterale und vordere Oberschenkelhaut, letztere bis in die Kniegegend. In der Fossa iliaca entsendet er Äste zum Peritoneum. Erwähnenswert sind hier auch seine Lagebeziehungen: In der rechten Körperhälfte liegt er hinter dem Zäkum, in der linken hinter dem Colon descendens.

Läsionsmöglichkeit bei operativen Eingriffen in Beckenkammnähe: Parästhesien *(Meralgia paraesthetica)*, Schmerzen oder Sensibilitätsausfälle. Irritationen bei mageren Personen.

N. femoralis (L1–L4)

Der *N. femoralis* (Abb. 16.22-19 u. 21) zieht in der Furche zwischen den Mm. psoas und iliacus (die er auch innerviert) zur Lacuna musculorum, durch die er zusammen mit dem M. iliopsoas ins Trigonum femorale gelangt. Hier liegt er lateral von der A. femoralis und zerfällt fächerförmig in seine Endäste:

Rami musculares zu den Mm. iliopsoas, pectineus, sartorius, rectus femoris, vastus lateralis, vastus intermedius, vastus medialis. (Die hier gegebene Reihenfolge entspricht der Asteintrittsfolge und damit auch der Reihenfolge der Regeneration nach einer Läsion des N. femoralis.)

N. arteriae femoralis proprius (nicht immer vorhanden): Zieht zum Gefäßstrang des Oberschenkels.

Rami articulares coxae: Das Hüftgelenk kann über einen eigenen Ast aus dem N. femoralis oder über Zweige aus Muskelästen für die Mm. rectus femoris oder vastus medialis innerviert werden.

Rami cutanei anteriores: Sie durchbrechen in verschiedener Höhe die Fascia lata und versorgen die Haut an der vorderen und medialen Fläche des Oberschenkels bis zur Kniegegend, wo sie an feinen Geflechtsbildungen beteiligt sind.

Äste für das Periost der Femurvorderseite und für die Markhöhle. Oft zieht ein Ast des N. femoralis in Begleitung der A. femoralis und der A. profunda femoris zum

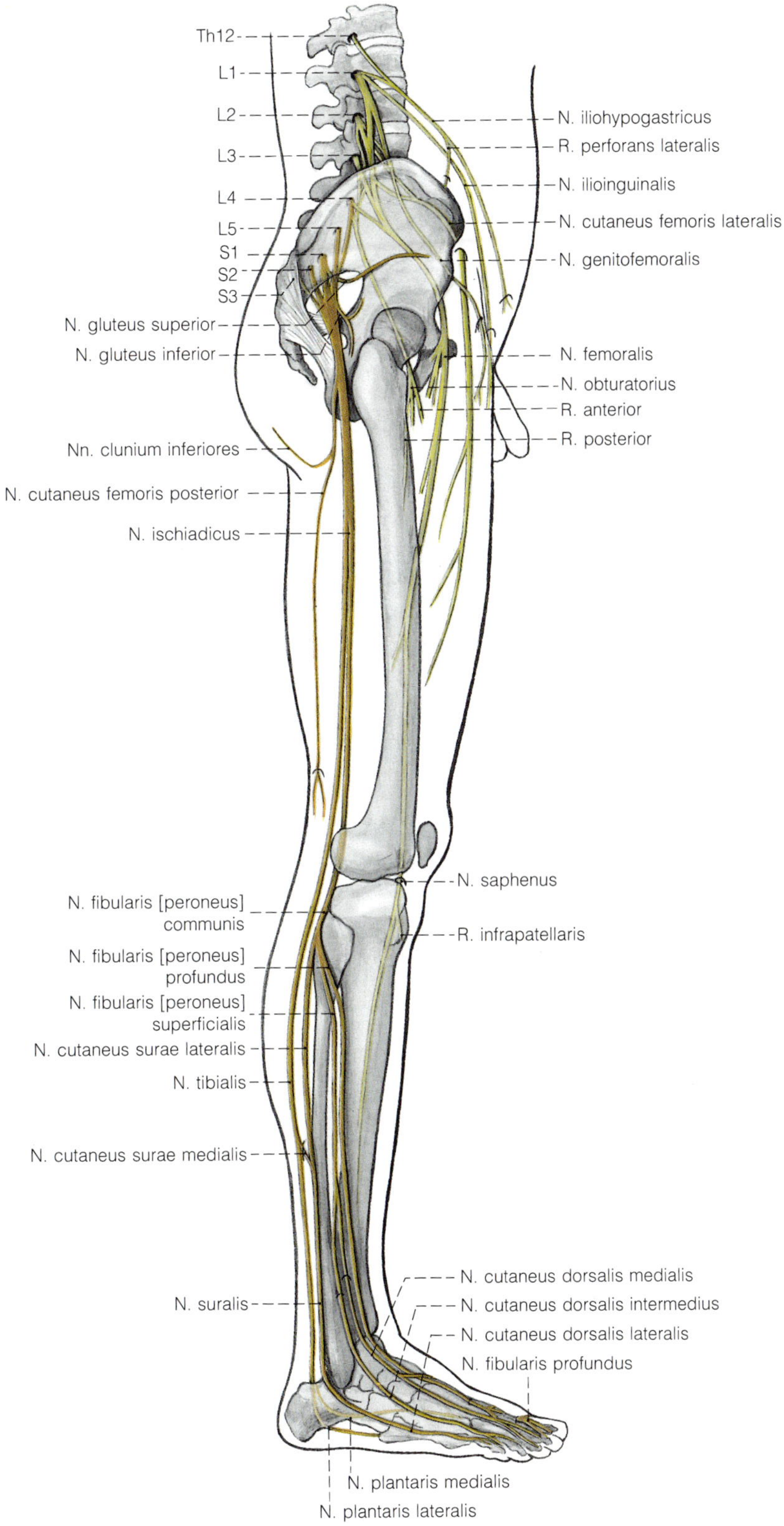

Abb. 16.22-20 Topographische Beziehung der aus dem Plexus lumbalis (gelb) und aus dem Plexus sacralis (braun) hervorgehenden Nerven zum Skelett. Bezeichnung der Stellen, wo die Hautäste die Faszien durchbrechen. (Nach v. LANZ u. WACHSMUTH [3])

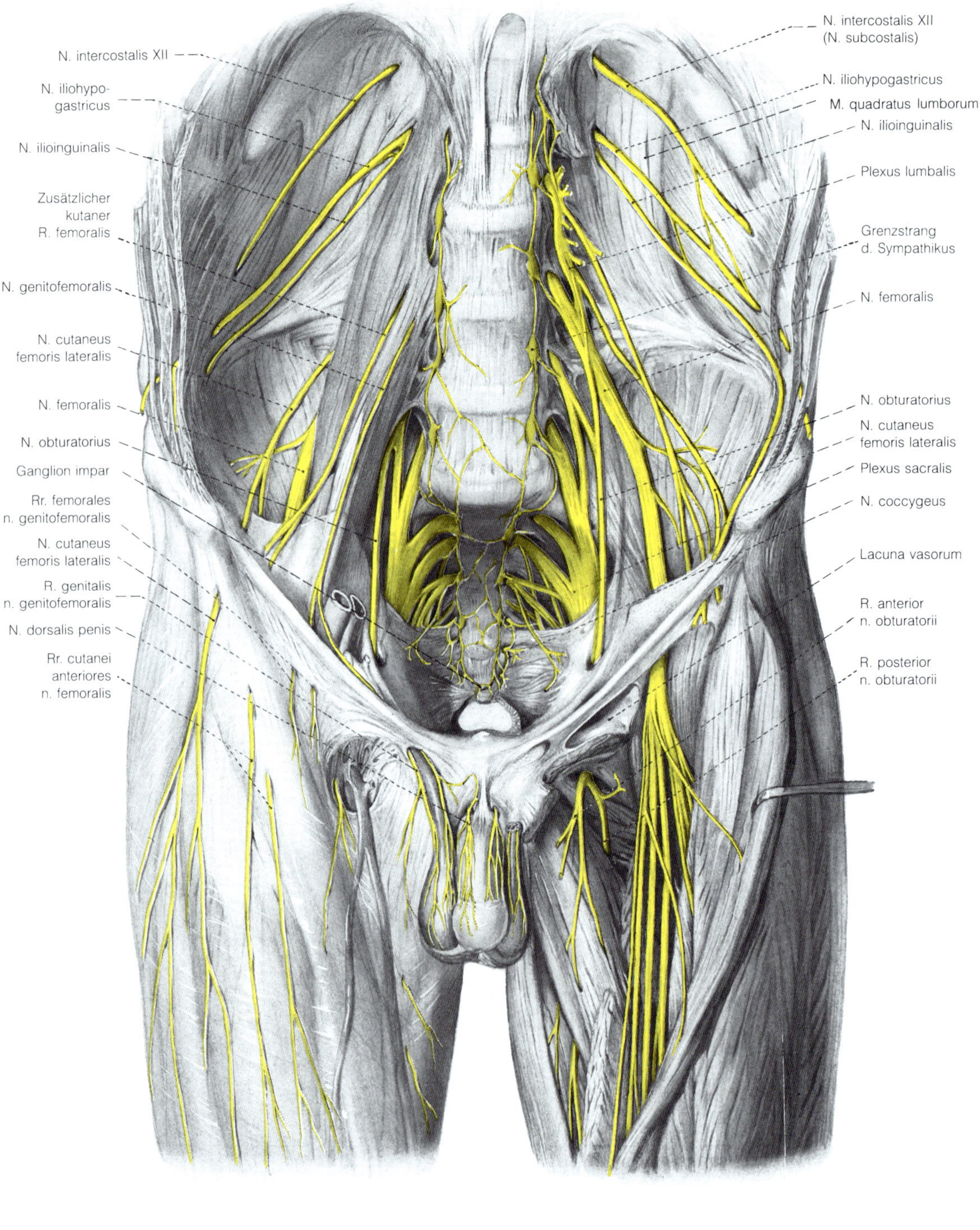

Abb. 16.22-21 Plexus lumbosacralis und seine Äste. Auf der linken Körperseite sind der M. psoas, der M. pectineus und der M. adductor longus entfernt.

Periost und in die Markhöhle des Femurs. Weitere Ästchen zum Periost entstammen verschiedenen Muskelzweigen.

Der *N. saphenus* ist der stärkste Hautast und begleitet die A. femoris lateral in den Adduktorenkanal. Hier überkreuzt er sie und zieht medial von ihr weiter. Er durchbricht dann die Lamina vasto-adductoria und gelangt unter dem Sartorius in die Kniegegend. Er durchbricht zwischen den Sehnen des Sartorius und Grazilis die Faszie, gibt einen *Ramus infrapatellaris* zur Haut der medialen und vorderen Seite des Knies ab und zieht subkutan in Begleitung der V. saphena magna an der medialen Seite des Unterschenkels abwärts. Er versorgt die Haut der medialen Unterschenkel- und Fußseite, etwa bis zum Metatarsophalangealgelenk I (Abb. 16.22-

22), wo er mit dem N. fibularis [peroneus] superficialis anastomosiert.

Eine **Lähmung** des *N. femoralis* führt zu Störung der Hüftbeugung und Kniestreckung. Das Knie kann nur mit Hilfe der Schwerkraft gestreckt werden. Ist es gestreckt, so knickt es bei Belastung ein. Ausfall des Patellarsehnenreflexes, Gefühllosigkeit der Haut an der Vorderseite des Oberschenkels und der medialen Unterschenkelseite. Läsionsmöglichkeiten des Nervs bei retrozäkalen Operationen (Appendix).

N. obturatorius (L2–L4)

Der *N. obturatorius* (Abb. 16.22-19 u. 21) tritt am medialen Rand des M. psoas major hervor und zieht unterhalb der Linea terminalis zum Canalis obturatorius. Im Kanal gibt er einen Ast an den M. obturator externus ab. Während oder nach dem Durchtritt durch den Kanal teilt er sich in zwei Äste – *Ramus anterior* und *Ramus posterior* –, die durch den M. adductor brevis getrennt werden und im wesentlichen die Adduktorengruppe sowie die Haut an der Innenfläche des Oberschenkels versorgen (Abb. 16.22-19).

Wichtige Nachbarschaftsbeziehungen: Beckenlymphknoten, Ureter, Ovar, A. obturatoria.

Äste des Ramus anterior: *Rami musculares* für Mm. pectineus (kann fehlen), adductor brevis, adductor longus, gracilis. Ein *Ramus cutaneus* ist unterhalb des M. adductor longus mit medialen Hautästen des N. femoralis geflechtartig verbunden. Von diesem Geflecht gehen Äste ab, die einen Hautstreifen im distalen Bereich der medialen Oberschenkelseite versorgen (Abb. 16.22-22).

Äste des Ramus posterior: *Rami musculares* versorgen die Mm. adductor minimus, adductor magnus und evtl. auch den M. adductor brevis, falls dieser nicht vom R. anterior versorgt ist.

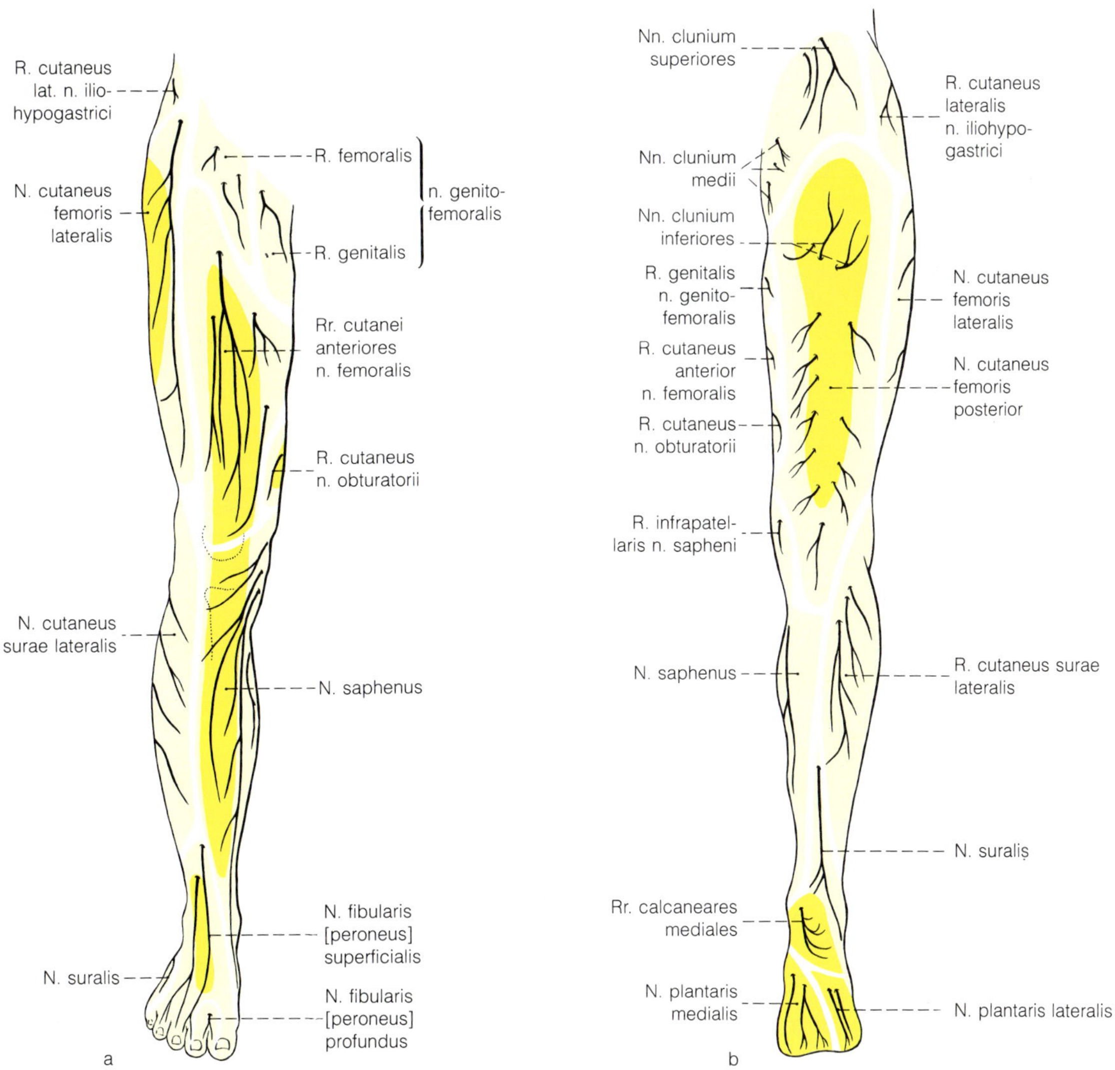

Abb. 16.22-22 Übersicht über die Ausbreitungsgebiete der Hautnerven des Beines. Durch makroskopische Präparation erfaßbare Gebiete hellgelb, Autonomgebiete dunkelgelb. (Nach v. LANZ u. WACHSMUTH [3])

Weitere Äste:

Ein *Ramus articularis coxae* zieht zum Hüftgelenk; er gibt einen Ast zum Periost der Femurrückseite und zur Markhöhle des Femurs ab.

Der *Ramus articularis genus* durchbricht den Adductor magnus und gelangt oft in Begleitung der A. poplitea an die Hinterseite des Kniegelenks, dessen Kapsel er versorgt.

Ein *N. obturatorius accessorius* (L3, 4) kann gelegentlich vorkommen. Er zieht am medialen Rand des M. psoas major abwärts, kreuzt den oberen Schambeinast unter dem M. pectineus und teilt sich in seine Endäste auf, die in den Pectineus und zum Hüftgelenk verlaufen bzw. mit dem Ramus anterior des Hauptnervs verschmelzen.

Bei Beckenbrüchen oder Erkrankungen benachbarter Organe wie des Eierstockes oder des Harnleiters kann der *N. obturatorius* geschädigt werden, ebenso bei Schwangerschaft und Geburt. Bei **Lähmung** ist der Schenkelschluß unmöglich, das kranke Bein kann nicht mehr über das andere geschlagen werden. Beim Gehen wird das Bein stärker zirkumduziert.

4.4.2 Plexus ischiadicus (L4–S3)

Der *Plexus ischiadicus* (= Plexus sacralis im engeren Sinn; Abb. 16.22-19 u. 21) liegt an der Hinter- und Seitenwand des kleinen Beckens, vor dem M. piriformis und bedeckt von den Ästen der A. iliaca interna. Vor dem Geflecht liegt der Ureter und das Colon sigmoideum. Die den Plexus ischiadicus formierenden Nerven konvergieren zum Foramen ischiadicum majus hin. Aus dem Geflecht gehen folgende Nerven hervor (Abb. 16.22-20 bis 23):

Rami musculares zum M. piriformis.

Der *N. gluteus superior* (L4–S1) verläßt die Beckenhöhle durch das Foramen suprapiriforme und gelangt in die Schicht zwischen Mm. gluteus medius und minimus. Ein oberer Endast verzweigt sich an die genannten Muskeln, ein unterer gibt ebenfalls Äste an diese Muskeln ab, außerdem an den M. tensor fasciae latae.

Läsion: Abduktionsschwäche im Hüftgelenk, Seitwärtskippen des Beckens auf die Schwungbeinseite bei jedem Schritt.

Der *N. gluteus inferior* (L5–S2) verläßt das kleine Becken durch den Hiatus infrapiriformis und versorgt den M. gluteus maximus. Einige Äste gehen zum Hüftgelenk.

Läsion: Schwere Störung der Hüftstreckung.

Der *N. cutaneus femoris posterior* (S1–S3) tritt durch den Hiatus infrapiriformis, liegt dann dorsal vom M. ischiadicus und kommt am Unterrand des M. gluteus maximus zum Vorschein, von wo aus Äste als *Nn. clunium inferiores* zur Gesäßhaut und *Rami perineales* zum Damm und weiter bis zur Haut des Hodensackes bzw. der Labia majora ziehen. Der eigentliche Stamm des Nervs zieht dann subfaszial etwa in der Mitte des Oberschenkels, zwischen Bizeps und Semitendinosus, unter regelmäßiger Abgabe von Hautästchen abwärts. In Kniehöhe durchbricht er die Faszie und zieht in Begleitung der V. saphena parva noch ein Stück am Unterschenkel abwärts.

N. ischiadicus (L4–S3)

Der *N. ischiadicus* (Abb. 16.22-20, 21, 23) verläßt das kleine Becken durch das Foramen infrapiriforme, zieht dann über die kleinen Außenrotatoren (Mm. gemelli, obturator internus, quadratus femoris) abwärts, wobei er zwischen Trochanter major und Tuber ischiadicum zu liegen kommt (Abb. 16.22-23). Er ist hinten vom M. gluteus maximus bedeckt und von fettreichem Bindegewebe und zahlreichen Blutgefäßen umgeben. Entzündungen können sich in diesem Raum schnell ausbreiten. Von der A. glutea inferior erhält er die A. comitans nervi ischiadici. Wenn der Nerv dieses „Spatium subglutaeale" kaudal verläßt, befindet er sich zunächst im Winkel zwischen Unterrand des Gluteus maximus und lateralem Rand des Biceps femoris. Diesen unterkreuzt er und legt sich in das Bindegewebslager der Flexorenloge. Zwischen den ischiokruralen Muskeln gelangt er schließlich zur Kniekehle, wo er sich über die V. und A. poplitea lagert. In verschiedener Höhe seines Verlaufes teilt er sich in den starken *N. tibialis,* der die Richtung des Stammes fortsetzt, und in den schwächeren *N. fibularis [peroneus] communis,* der nach lateral abweicht. In Fällen hoher Teilung kann der N. fibularis communis als separater Nerv durch den M. piriformis durchtreten. Aber auch bei tiefer Teilung sind die den beiden Endästen zugeordneten Nervenfasern bereits weit proximal entsprechend gebündelt.

Der N. ischiadicus innerviert sämtliche Beugemuskeln des Oberschenkels und alle Unterschenkel- und Fußmuskeln sowie die Haut des Unterschenkels und des Fußes. Mit seinen Endästen ist er der längste Nerv des menschlichen Körpers. Da er über die Streckseite des Hüftgelenkes, über die Beugeseite des Kniegelenkes und mit seinem Hauptendast N. tibialis dorsal am oberen Sprunggelenk vorbeizieht, wird der Gesamtnerv bei gleichzeitiger Beugung im Hüft- und Streckung im Kniegelenk sowie zusätzlicher Dorsalflexion in den Sprunggelenken angespannt.

Als LASÈGUE-Phänomen bezeichnet man eine durch diese Anspannung ausgelöste starke Schmerzsensation, etwa im Zuge einer Ischialgie. Die ärztliche Prüfung besteht darin, daß man versucht, das im Kniegelenk gestreckte Bein im Hüftgelenk zu beugen.

Bei **Lähmung** des *N. ischiadicus* kommt es zur starken Beeinträchtigung der Streckung im Hüftgelenk, der Außenrotation des Oberschenkels und der Kniebeugung. Hinzu kommen Ausfallserscheinungen der betroffenen Endäste, der Nn. tibialis und fibularis communis. Letztlich resultiert daraus ein Schleifen des Fußes beim Gehen.

Äste des N. ischiadicus bei „normaler" tiefer Teilung:

Rami musculares für die Mm. gemelli, obturator internus und quadratus femoris.

Ein *Ramus articularis coxae* zum Hüftgelenk.

Rami periostales verlaufen meist über die oben erwähnten Rami musculares zum Periost des Tuber ischiadicum und des Trochanter major.

Je ein *Ramus muscularis* innerviert den proximalen Teil des M. semitendinosus, die Mm. semimembranosus und adductor magnus, den langen Kopf des Biceps femoris und den distalen Teil des M. semitendinosus. Die

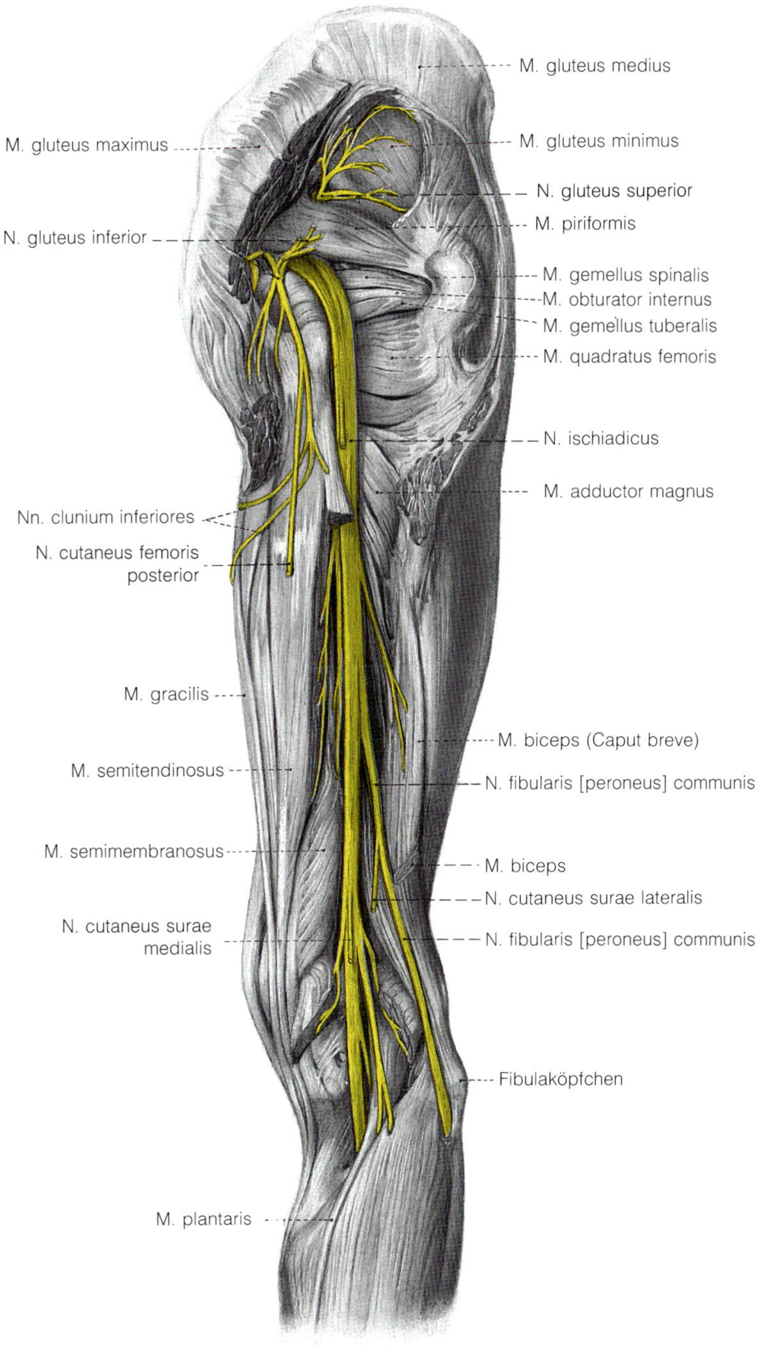

Abb. 16.22-23 Nerven der tiefen Glutealregion und der Beugeseite des Oberschenkels.

genannten Rami musculares können u. U. aus einem gemeinsamen Stamm entspringen.

Ein *Ramus muscularis* versorgt den kurzen Kopf des Biceps femoris (vom Fibularisanteil des Ischiadikus).

Rami articulares genus ziehen zum Kniegelenk.

Endäste des N. ischiadicus

N. fibularis [peroneus] communis (L4–S2) (Abb. 16.22-23) zieht in der Fossa poplitea am medialen Bizepsrand schräg laterokaudalwärts zum Caput fibulae und umschlingt den Hals der Fibula, mit der Bizepssehne bindegewebig verbunden. Hier ist er leicht verletzbar. Er betritt die Fibularisloge, wo er sich in seine Endäste, die *Nn. fibulares superficialis* und *profundus* teilt (Abb. 16.22-24). Noch im Oberschenkelbereich gibt er *Rami articulares* zur Kniegelenkskapsel ab, ferner den *N. cutaneus surae lateralis,* der am lateralen Teil des Gastroknemius subfaszial abwärts läuft, um sich in einen Ast zur Außenseite des Unterschenkels und einen Verbindungsast zum N. suralis *(Ramus communicans fibularis)* zu teilen. Der N. cutaneus surae

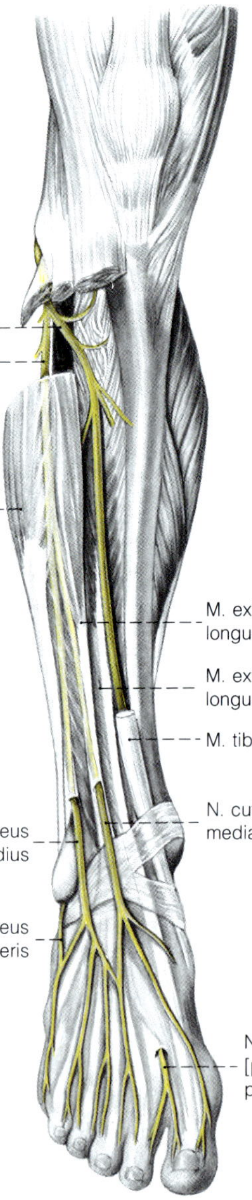

Abb. 16.22-24 Verzweigung des N. fibularis [peronaeus].

lateralis versorgt die Wadenhaut bis zum Malleolus lateralis (Abb. 16.22-22).

Der *N. fibularis [peroneus] superficialis* liegt zunächst zwischen den Köpfen des M. fibularis longus, weiter distal auf dem M. fibularis brevis und durchbricht hier als einheitlicher oder bereits als aufgeteilter Hautnerv die Unterschenkelfaszie. Mit *Rami musculares* versorgt er den M. fibularis longus und M. fibularis brevis; in etwa einem Viertel der Fälle mit einem N. fibularis profundus accessorius partiell auch einen oder beide Zehenstrecker [4]. Zur Haut sendet er folgende Äste:

N. cutaneus dorsalis medialis für die Haut des Fußrückens und des medialen Fußrandes bis zur großen Zehe sowie für den Hautbereich zwischen II. und III. Zehe. Der Hautbereich zwischen I. und II. Zehe bleibt ausgespart und wird von N. fibularis profundus innerviert (Abb. 16.22-24).

N. cutaneus dorsalis intermedius für die Haut des lateralen Fußrückens. Die Endäste der Hautnerven, auch als Nn. digitales pedis bezeichnet, versorgen die dorsale Zehenhaut bis ins Mittelphalangengebiet. Die distalsten Teile der Zehenrücken werden – wie bei der Hand – von plantaren Nerven versorgt.

Der *N. fibularis [peroneus] profundus* durchdringt nach seiner Abzweigung von N. fibularis communis das Septum intermusculare und gelangt in die Streckmuskelloge des Unterschenkels. Hier verläuft er vor der Membrana interossea cruris, unmittelbar lateral vom M. tibialis anterior, zum Fußrücken und versorgt auf diesem Weg die drei langen Extensoren, das Periost der Unterschenkelknochen und das obere Sprunggelenk. Auf dem Fußrücken versorgt er die Mm. extensor digitorum brevis und extensor hallucis brevis und gelangt dann mit der A. dorsalis pedis zum ersten Intermetatarsalraum. Hier spaltet er sich in zwei *Nn. digitales dorsales pedis* für die einander zugekehrten Flächen der I. und II. Zehe. Er anastomosiert auch mit dem N. cutaneus dorsalis medialis.

Lähmung des *N. fibularis communis* bedingt schlaffes Herabhängen der Fußspitze und des äußeren Fußrandes (Spitzfuß); beim Gehen „**Steppgang**".

Der *N. tibialis* (L4–S3) versorgt die Muskeln der Beugeseite des Unterschenkels und des Fußes sowie entsprechende Hautareale. In der Mitte der Kniekehle unter der Faszie und lateral von den Vasa poplitea herabziehend, gelangt er, in Fett eingebettet, zwischen beide Köpfe des Gastroknemius und tritt dann unter dem Sehnenbogen des Soleus hindurch zwischen die oberflächlichen und tiefen Wadenmuskeln (Abb. 16.22-23). In Begleitung der A. tibialis posterior erreicht er hinter dem Malleolus medialis den Canalis malleolaris medialis, das Tor zur Fußsohle. Am Knöchel liegt er zwischen den Sehnen des M. flexor digitorum longus und M. flexor hallucis longus (Abb. 16.22-25). Er teilt sich hier, das Retinaculum musculorum flexorum durchsetzend, in seine Endäste, *N. plantaris medialis* und *N. plantaris lateralis*, die unter dem M. abductor hallucis zur Fußsohle treten.

In der Kniekehle gehen zwei oder mehr *Rami articulares* zum Kniegelenk ab, ferner *Rami musculares* zu den Mm. triceps surae, plantaris und popliteus sowie ein Hautast zur Wade, der *N. cutaneus surae medialis*, der mit der V. saphena parva abwärts zieht und sich mit einem Ast des N. cutaneus surae lateralis zum *N. suralis* verbindet. Dieser gibt hinter dem Malleolus lateralis *Rami calcanei laterales* zur Haut der Ferse ab und zieht am lateralen Fußrand als *N. cutaneus dorsalis lateralis* bis zum Seitenrand der kleinen Zehe. Vom Muskelast zum M. popliteus geht ein dünner *N. interosseus cruris* ab, der, teilweise auf der Membrana interossea liegend, die Gefäße, die benachbarten Knochen und das obere Sprunggelenk versorgt. Hinter dem Malleolus tibiae gehen von diesem Nerven die *Rami calcanei mediales* zur Fersenhaut.

Endäste des *N. tibialis:*

Der *N. plantaris medialis* (Abb. 16.22-25) kommt nach seinem Durchtritt zur Fußsohle in den Sulcus

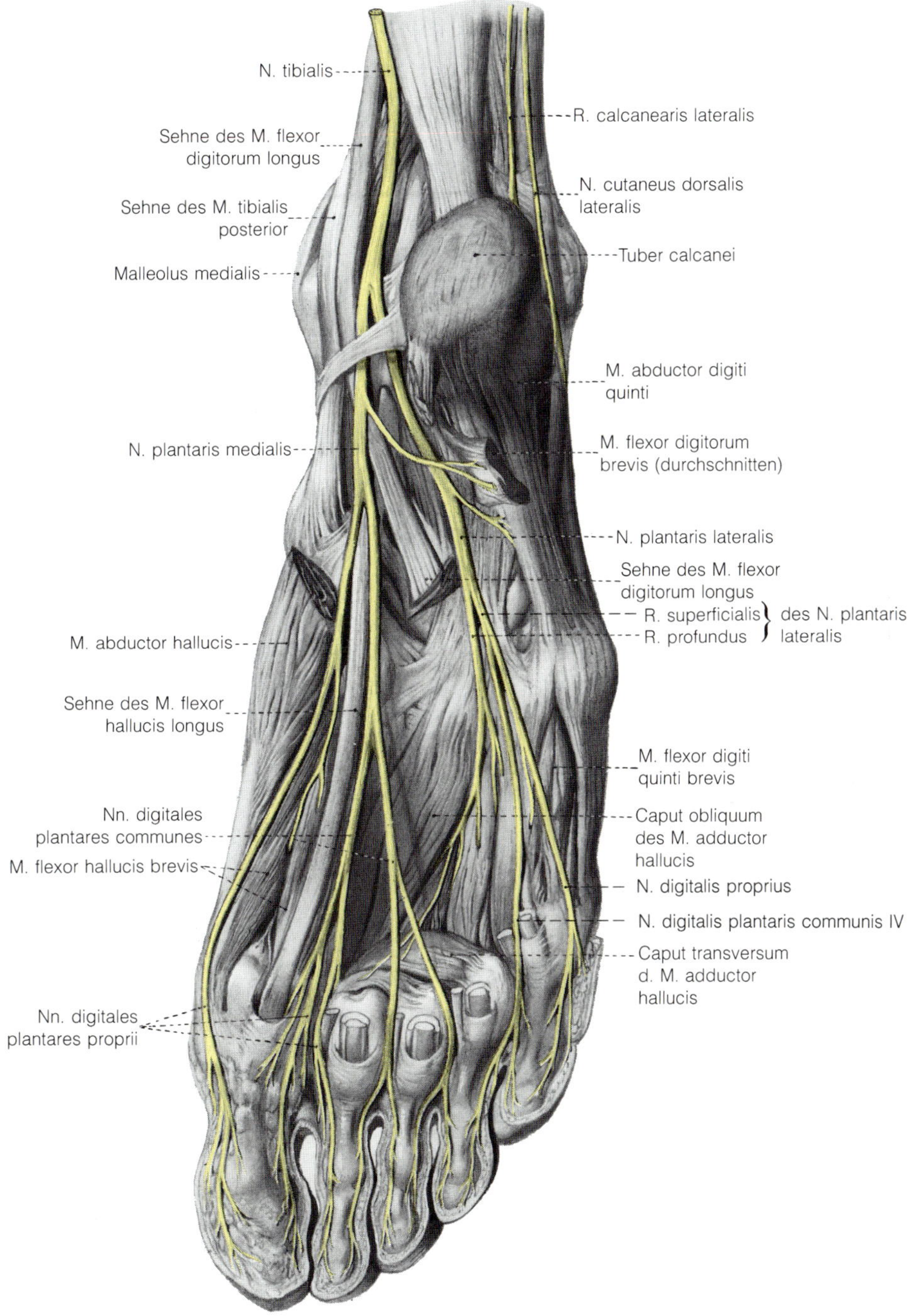

Abb. 16.22-25 Nerven der Fußsohle.

plantaris medialis zwischen M. abductor hallucis und M. flexor digitorum brevis zu liegen und gibt zunächst einen medialen Zweig zum medialen Rand der Großzehe ab. Der laterale Zweig teilt sich auf der Höhe der Basen der Mittelfußknochen in letztlich drei *Nn. digitales plantares communes.* Diese gelangen zwischen den Ausstrahlungen der Plantaraponeurose in das subkutane Gewebe und teilen sich in je zwei *Nn. digitales plantares proprii,* die die einander zugekehrten Seiten der I. bis IV. Zehe (also insgesamt sechs Seiten) sensibel versorgen. Nebst den Plantarflächen innervieren sie auch den Nagelbereich der entsprechenden Zehen. Während seines Verlaufes im Sulcus plantaris medialis sendet der N. plantaris medialis weitere *Hautäste* zum medialen Teil der Fußsohle. *Rami musculares* werden an folgende Muskeln abgegeben: M. abductor hallucis, medialer Kopf des M. flexor hallucis brevis, M. flexor digitorum brevis und Mm. lumbricales I und II. *Rami articulares* gelangen zu den Tarsal- und Metatarsalgelenken. Im ganzen erinnert das Innervationsmuster des N. plantaris medialis an jenes des Medianus an der Hand.

Der *N. plantaris lateralis* zieht zwischen Flexor digitorum brevis und Quadratus plantae in den Sulcus plantaris lateralis. Nach Abgabe von Muskelästen an die Mm. abductor digiti V und quadratus plantae teilt sich der Nerv in einen *Ramus superficialis* und einen *Ramus profundus*. Der Ramus superficialis bildet den *N. digitalis plantaris communis IV*, der in zwei *Nn. digitales proprii* für die einander zugekehrten Seiten der IV. und V. Zehe zerfällt, außerdem den *N. digitalis proprius* für die laterale Seite der kleinen Zehe. Vom Ramus superficialis werden auch die Mm. flexor digiti minimi brevis und opponens digiti minimi sowie die beiden Mm. interossei des vierten Intermetatarsalraumes innerviert.

Der Ramus profundus gelangt an den lateralen Rand des Caput obliquum musculi adductoris hallucis und innerviert die Lumbricales II, III und VI, das Caput transversum des Adductor hallucis und die übrigen Mm. interossei. Im ganzen erinnert das Innervationsfeld des M. plantaris lateralis an das des N. ulnaris an der Hand.

Lähmung des N. tibialis: Plantarflexion, Spreizen und Adduzieren der Zehen unmöglich, Plantarflexion des Fußes weitgehend gestört. Eine schwache Plantarflexion mit Hilfe der nicht betroffenen Fibularismuskulatur ist noch möglich. Hautsensibilität an der Rückseite des Unterschenkels, an der Ferse, Planta pedis und lateralem Fußrand gestört. Ausfall des Achillessehnenreflexes und Sensibilitätsausfälle in entsprechenden Hautbereichen. Autonomgebiet: Haut über der Planta pedis.

Muskeläste aus dem N. ischiadicus und seinen Endästen in der Reihenfolge ihres Abganges:

Vom *N. ischiadicus:*
- M. quadratus femoris
- M. obturator internus und Mm. gemelli
- M. semitendinosus, proximaler Teil
- Mm. semitendinosus und adductor magnus
- Mm. biceps (langer Kopf) und semitendinosus
- Mm. biceps femoris (kurzer Kopf)

Vom *N. fibularis superficialis:*
- M. fibularis longus
- M. fibularis brevis

Vom *N. fibularis profundus:*
- M. tibialis anterior, proximaler Anteil
- Mm. extensor digitorum longus und tibialis anterior, mittlerer Anteil
- M. tibialis anterior, distaler Anteil
- M. extensor hallucis longus, proximaler Teil
- M. extensor hallucis longus, distaler Teil
- Mm. extensores digitorum et hallucis brevis

Vom *N. tibialis:*
- M. gastrocnemius, medialer Kopf
- M. gastrocnemius, lateraler Kopf, und M. soleus, dorsaler Teil
- M. plantaris
- M. popliteus
- M. soleus, ventraler Teil
- M. tibialis posterior
- M. flexor digitorum longus
- M. flexor hallucis longus

Vom *N. plantaris medialis:*
- Mm. abductor hallucis, flexor digitorum brevis, flexor hallucis brevis, Caput mediale, Lumbricales I und II

Vom *N. plantaris lateralis:*
- Mm. opponens digiti minimi, flexor digiti minimi
- Mm. abductor digiti minimi, quadratus plantae
- Mm. interossei, abductor hallucis, flexor hallucis brevis, Caput laterale
- Mm. lumbricales III und IV (II)

4.4.3 Plexus pudendus (hauptsächlich S3, S4, zusätzlich S2 und evtl. S1)

Dieses Geflecht (Abb. 16.22-19) ist nicht klar vom übrigen Plexus sacralis abhebbar. In seinem viszeralen Faserbestand enthält es neben sympathischen vor allem auch parasympathische Fasern. Diese ziehen über 4–6 *Nn. splanchnici pelvici* (Nn. pelvici oder Nn. erigentes) zum Plexus pelvicus bzw. zu den *Ganglia pelvica* und weiter zu den Eingeweiden des kleinen Beckens. Diese viszeralen Nerven werden in Kap. 16.20 weiter abgehandelt.

Der Plexus pudendus liegt am unteren Rand des M. piriformis, kaudal vom Plexus ischiadicus. Er dient der Innervation der Beckenbodenmuskulatur, der Haut des Perineums, des unteren Teiles des Rektums, des Harnblasengrundes, der Urethra und der äußeren Geschlechtsorgane.

Äste:

Rami musculares versorgen den M. levator ani und den M. coccygeus.

Die *Nn. splanchnici pelvici* ziehen zur seitlichen Wand des kleinen Beckens und gelangen über die Ganglia pelvina als *Nn. rectales inferiores* zur unteren Rektumportion, als *Nn. vesicales inferiores* zum Blasengrund und zum M. sphincter urethrae internus und als *Nn. vaginales* zum oberen Anteil der Vagina.

Der *N. pudendus* verläßt das Becken durch den Hiatus infrapiriformis und gelangt mit der A. pudenda interna um die Spina ischiadica herum und durch das Foramen ischiadicum minus in die Fossa ischiorectalis. An deren lateraler Wand zieht er, gedeckt von der Faszie des M. obturator internus, im sog. ALCOCKschen Kanal (Canalis pudendus), nach vorne und erreicht schließlich unter der Symphyse den Rücken des Penis bzw. der Klitoris. Auf diesem Weg werden folgende Äste abgegeben (Abb. 16.22-26):

Ein *Hautnerv* versorgt die Haut über dem Tuber ischiadicum.

Die *Nn. rectales inferiores* ziehen nach vorne und medial durch das Fett der Fossa ischiorectalis zum M. sphincter ani externus und zur Haut der Perianalgegend.

Die *Nn. perineales* ziehen zur Rück- und Unterseite des Skrotums (Nn. scrotales) bzw. zu den dorsalen Teilen der großen und kleinen Schamlippen, zur Schleimhaut der Urethra und zum Introitus vaginae.

Rami musculares versorgen die Mm. transversus perinei superficialis und profundus, bulbospongiosus und ischiocavernosus sowie den Sphincter ani externus. Der *N. dorsalis penis/clitoridis* zieht an der Dorsalseite des/der Penis/Klitoris neben der A. dorsalis penis unter der Fascia penis profunda bis zur Eichel. Er sendet Äste

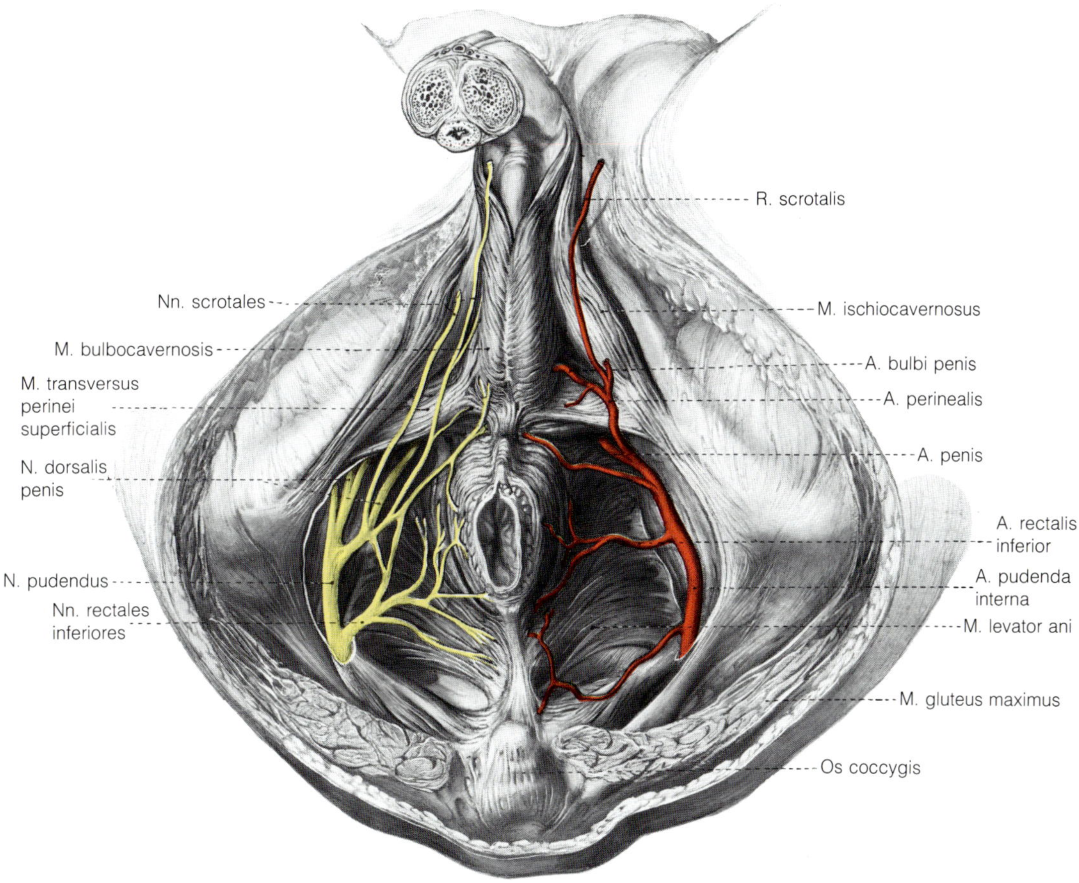

Abb. 16.22-26 Nerven und Arterien des männlichen Dammes.

zum M. transversus perinei profundus, zur Haut des Penis bzw. der Klitoris, zur Glans und zum Präputium. Feinste Ästchen ziehen auch zu den Schwellkörpern (s. Kap. 13.3.10.2 u. 13.4.5.5).

Eine **Lähmung** des *Plexus pudendus* führt zu Funktionsuntüchtigkeit der Sphinkteren von Blase und Darm und zu Störungen der Geschlechtsfunktionen.

4.4.4 Plexus coccygeus (S5–Co1)

Dieses sehr unscheinbare Nervengeflecht entläßt die *Nn. anococcygei,* die auf der ventralen Fläche des M. coccygeus liegen. Die Nerven durchbohren diesen Muskel oder gelangen an dessen unterem Rand vorbei zur Haut, von der sie einen schmalen Streifen zwischen Steißbeinspitze und Anus versorgen.

Literatur

[1] Groen, G. J., B. Baljet, J. Drukker: The innervation of the spinal dura mater: anatomy and clinical implications. Acta neurochir. (Wien) 92 (1988) 39–46.

[2] Kubik. St., M. Manestar: The role of the suboccipital nerve in the sensory innervation of the occipital region. 10th Int. Cong. Anat. (1975).

[3] Lanz, T. v., W. Wachsmuth: Praktische Anatomie. Rickenbacher J., A. M. Landolt, K. Theiler (Hrsg.). Springer, Berlin–Heidelberg–New York 1982.

[4] Mumenthaler, M., H. Schliack: Läsionen peripherer Nerven – Diagnostik und Therapie. Thieme, Stuttgart–New York 1987.

[5] Neuhuber, W. L., W. Zenker: Central distribution of cervical primary afferents in the rat, with emphasis on proprioceptive projections to vestibular, perihypoglossal, and upper thoracic spinal nuclei. J. comp. Neurol. 280 (1989) 231–253.

[6] Rauber-Kopsch,H: Lehrbuch und Atlas der Anatomie des Menschen. Thieme, Leipzig 1940.

16.23 Hirnnerven (Nervi craniales)

W. NEUHUBER

1 *Allgemeines*

Als Hirnnerven werden die rostralsten zwölf Nervenpaare bezeichnet, weil ihre Aus- und Eintrittsstellen im Bereich des Gehirns liegen. Ihre Äste verbreiten sich vorwiegend im Bereich des Kopfes. Sie werden der Einfachheit halber von rostral nach kaudal mit römischen Ziffern bezeichnet und heißen:

I Nervi olfactorii
II N. opticus
III N. oculomotorius
IV N. trochlearis
V N. trigeminus
VI N. abducens
VII N. facialis
VIII N. vestibulocochlearis
IX N. glossopharyngeus
X N. vagus
XI N. accessorius
XII N. hypoglossus

Die **Hirnnerven III–XII** (gelb in Abb. 16.23-1) sind ihrem Aufbau nach *periphere Nerven*. Sie unterscheiden sich aber in der Zusammensetzung ihrer funktionellen Komponenten von den Spinalnerven. Der **I. Hirnnerv** zeichnet sich durch die periphere Lage seiner Perikaryen und deren kontinuierliche Regeneration aus. Der **N. opticus** ist eigentlich ein Anteil des Zwischenhirns. Seine Axone, die anstatt von SCHWANN-Zellen von Gliazellen umhüllt werden, sind als **zentrale Bahn** aufzufassen.

Allerdings weisen auch die Hirnnerven III–XII unterschiedlich lange sog. **zentrale Segmente** auf, in denen noch Gliazellen die Markscheiden bilden. Diese Nervenabschnitte sind besonders verletzlich [17].

Wie in Kap. 16.14 bereits ausgeführt, unterscheiden wir bei den Hirnnerven sieben **funktionelle Komponenten:**

1. somatoefferent (somatomotorisch)
2. allgemein viszeroefferent (parasympathisch)
3. speziell viszeroefferent (branchiomotorisch)
4. allgemein viszeroafferent

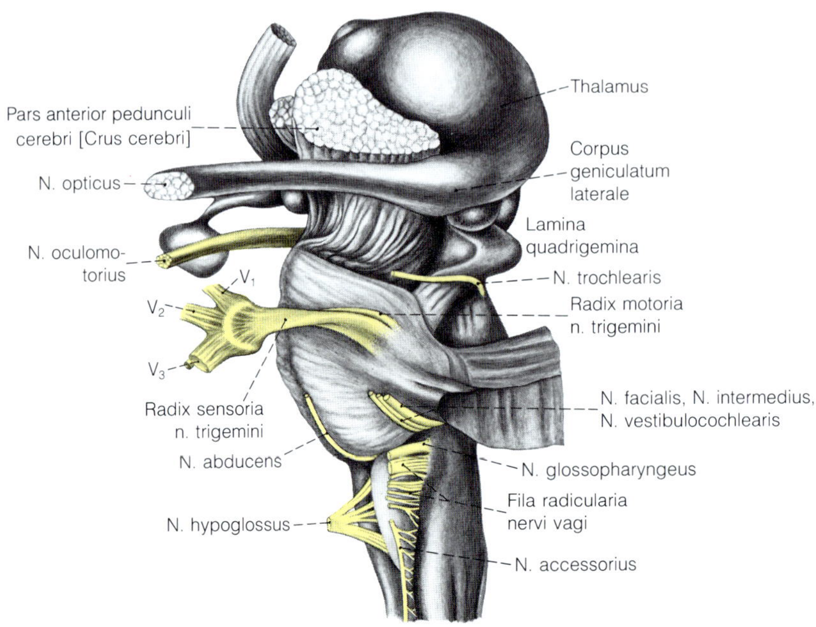

Abb. 16.23-1 Die Hirnnerven. Ursprung aus dem Gehirn.

5. speziell viszeroafferent (Geschmacks- und Geruchssinn)
6. allgemein somatoafferent
7. speziell somatoafferent (Gesichts-, Gehör- und Gleichgewichtssinn)

Für den Begriff *speziell (somato-* oder *viszero-)afferent* war bisher im Deutschen der Begriff sensorisch gebräuchlich; *allgemein (somato-* oder *viszero-)afferent* war mit *sensibel* identisch. Um die Zahl der Synonyme nicht unnötig zu vermehren, soll im folgenden als zusammenfassende Bezeichnung für Afferenzen aus der Körperperipherie nur *sensorisch* verwendet werden, als Gegenstück zu *motorisch* für die Efferenzen.

2 *Nn. olfactorii (I)*

Die etwa 20 *Nn. olfactorii (Fila olfactoria)*, welche die Axone der **Sinneszellen** der Riechschleimhaut enthalten, gelangen durch die Lamina cribrosa, in eine laterale und mediale Reihe geordnet, zum *Bulbus olfactorius* (Abb. 16.23-3). Von ihm zieht der *Tractus olfactorius* zum *Trigonum olfactorium* an der basalen Fläche des Gehirns.

Die Sinneszellen der Riechschleimhaut sind die einzigen Neurone, welche sich auch bei Säugetieren und beim Menschen die lebenslange Fähigkeit zur Regeneration erhalten haben [11].

Über den Verlauf der Riechbahn siehe Kap. 16.26.

3 *N. opticus (II)*

Beide *Nn. optici* ziehen von den Bulbi oculi durch die Canales optici zum *Chiasma opticum* an der Hirnbasis. Aus dem Chiasma treten die beiden *Tractus optici* hervor, welche um die Hirnschenkel herum zu den *Corpora geniculata lateralia* ziehen (Abb. 16.23-1 u. 2). Über den Verlauf der Sehbahn s. Kap. 16.24.

Hinter dem Chiasma opticum zieht der Hypophysenstiel vorbei und gelangt durch das Diaphragma sellae zur Hypophyse. Das Chiasma „schwebt" in einer Entfernung von etwas weniger als 1 cm über der Hypophyse, wobei es im Einzelfall mehr nach vorn oder nach hinten verschoben sein kann. Seitlich vom Chiasma verläuft der Endteil der A. carotis interna. Sie gibt die A. ophthalmica in den Canalis opticus und die A. cerebri anterior über den N. opticus hinweg zur Fissura interhemisphaerica ab.

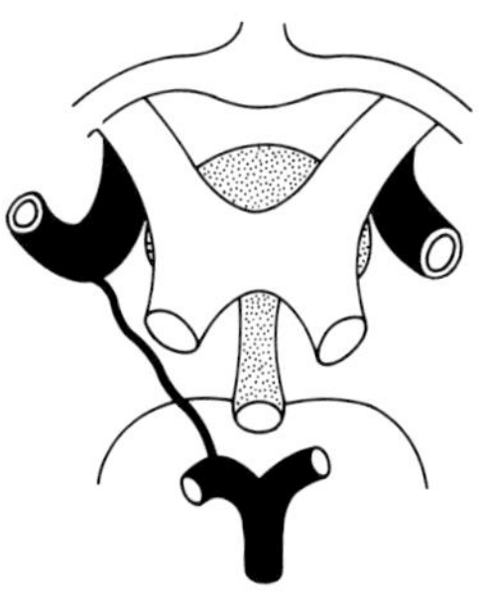

Abb. 16.23-2 Topographie von Chiasma opticum und Hypophyse (punktiert).

4 *N. oculomotorius (III)*

Der *N. oculomotorius* enthält *somatoefferente* (motorische) Fasern für alle äußeren **Augenmuskeln** mit Ausnahme des M. obliquus superior und des M. rectus lateralis. Mit seinem *allgemein viszeroefferenten*, **parasympathischen** Anteil versorgt er den M. ciliaris und den M. sphincter pupillae und bewirkt somit Akkommodation und Pupillenverengung (s. Kap. 16.24). Der Nerv ist im Verhältnis zur versorgten Muskelmasse auffallend stark, da eine Nervenfaser weniger Muskelfasern innerviert, als dies bei anderen Skelettmuskeln der Fall ist; er enthält etwa 24000 Axone.

Der N. oculomotorius erscheint am vorderen Rand der Brücke in der *Fossa interpeduncularis*. Er verläuft zwischen den Aa. cerebri posterior und superior cerebelli und kommt dann lateral der A. communicans posterior zu liegen (Abb. 16.23-3).

Deswegen können Aneurysmen (sackförmige Ausbuchtungen der Gefäßwand) dieser Arterien, insbesondere der A. communicans posterior, Okulomotoriuslähmungen verursachen.

Der N. oculomotorius durchsetzt die Dura seitlich vom Processus clinoideus posterior und zieht in der oberen seitlichen Wand des Sinus cavernosus zur Fissura orbitalis superior, durch welche er in die Augenhöhle gelangt.

In der Wand des Sinus cavernosus geht er Verbindungen mit dem N. ophthalmicus (V_1) und dem Plexus caroticus internus ein. Über die Anastomose mit dem N. ophthalmicus gelangen propriozeptive und protopathische Fasern aus den Augenmuskeln zu ihren Zellkörpern im Ganglion trigeminale und im Ncl. mesencephalicus n. trigemini [4], über jene mit dem Plexus caroticus internus ziehen postganglionäre sympathische Fasern zu den Gefäßen der Augenmuskeln.

Beim Eintritt in die Orbita liegt der N. oculomotorius innerhalb des Anulus tendineus, an dem die geraden Augenmuskeln entspringen, und kommt somit auch innerhalb des Muskelkegels zu liegen. Er ist bereits hier in einen oberen und unteren Ast gespalten. Der *Ramus superior* versorgt den M. levator palpebrae superioris und den M. rectus superior. Der *Ramus inferior* erreicht unterhalb des Sehnerven die Mm. rectus medialis, rectus inferior und obliquus inferior. Die Äste für die geraden Augenmuskeln treten an deren okulärer („innerer") Fläche in die Muskeln ein, der Ast für den M. obliquus inferior erreicht den Muskel an dessen Hinterrand.

Ganglion ciliare

Dieses parasympathische, etwa 2 mm lange Ganglion liegt lateral vom N. opticus in der Orbita (Abb. 16.23-8). Von hinten treten die *Radix oculomotoria (brevis)*, die *Radix sympathica* und die *Radix nasociliaris (longa)* an das Ganglion heran.

Außerdem gelangen, zumindest beim Rhesusaffen, sensorische Fasern aus dem N. maxillaris durch die Fissura orbitalis inferior zum Ganglion und weiter zum Auge (Rami orbitociliares [26]).

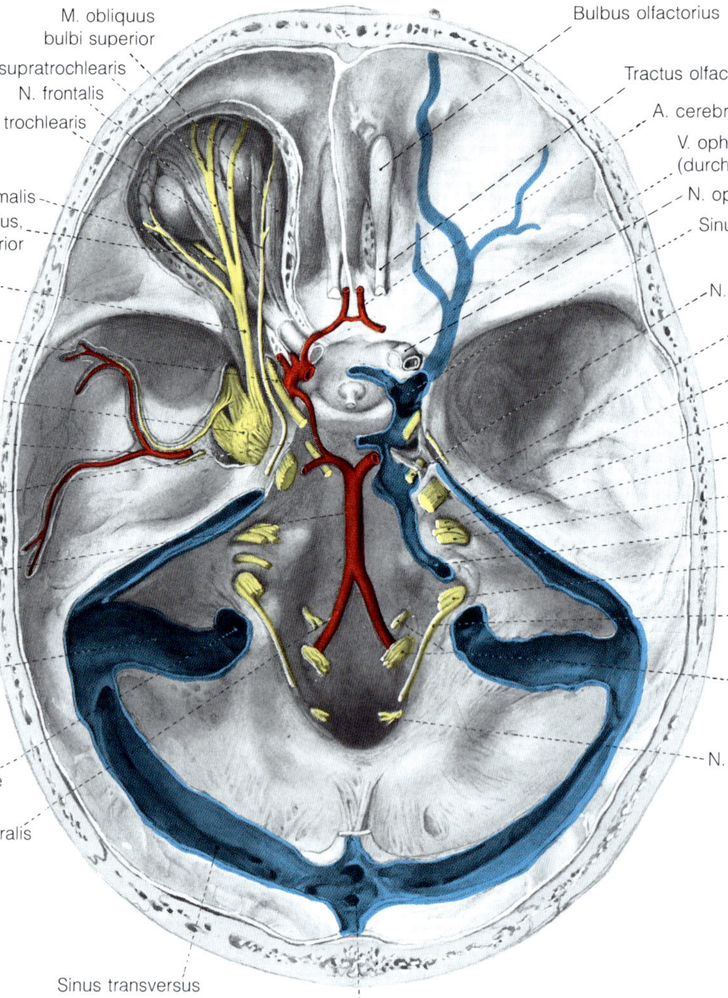

Abb. 16.23-3 Einblick auf die Schädelbasis mit Nervendurchtritten. Links ist das Dach der Augenhöhle entfernt. Die Sinus und die linke Trigeminuszisterne sind eröffnet.

Aus seinem vorderen Rand treten die *Nn. ciliares breves* aus, welche in der Umgebung des Sehnervenaustritts in den Augapfel gelangen.

Die Radix oculomotoria zweigt vom Ramus inferior n. oculomotorii ab und führt allgemein viszeroefferente, präganglionäre parasympathische Fasern aus dem Ncl. oculomotorius accessorius (EDINGER-WESTPHAL) (s. Kap. 16.14) ins Ganglion. Dort findet die Umschaltung auf die postganglionären Neurone statt, deren Axone über die Nn. ciliares breves zum M. ciliaris und M. sphincter pupillae im Bulbus oculi verlaufen.

Über die Radix sympathica werden postganglionäre Fasern aus dem Plexus caroticus internus durch das Ganglion hindurch zu den Gefäßen der Aderhaut geführt.

Die Radix nasociliaris ist ein Ast des N. nasociliaris (s. Kap. 16.23.6.1). Sie besteht aus sensorischen Fasern, die ohne Umschaltung durch das Ganglion durchziehen und in den Nn. ciliares breves zum Bulbus gelangen.

Die Nn. ciliares breves enthalten somit 1. postganglionäre parasympathische, 2. postganglionäre sympathische und 3. sensorische Fasern.

Bei totaler **Okulomotoriuslähmung** hängt das obere Augenlid herab (Ptosis), das Auge ist nach außen und unten (durch die kombinierte Wirkung des M. rectus lateralis und des M. obliquus superior) abgelenkt. Infolge Ausfalls des viszeroefferenten Anteils ist die Pupille weit und die Akkommodation unmöglich. Oft ist aber nur ein Teil des Nerven geschädigt, so daß z. B. nur eine weite Pupille ohne Störung der Augenmotilität gefunden wird.

5 *N. trochlearis (IV)*

Der *N. trochlearis* führt *somatoefferente* (motorische) Fasern zum **M. obliquus bulbi superior**. Als schwächster Hirnnerv, er enthält etwa 3400 Axone, tritt er dorsal aus dem Gehirn, unmittelbar kaudal der Colliculi inferiores [caudales]. In der Cisterna ambiens verläuft er um die Hirnschenkel nach basal, wiederum zwischen den

Aa. cerebri posterior und superior cerebelli. Er dringt knapp hinter dem Türkensattel in den Rand des Tentoriumschlitzes ein. In der seitlichen Wand des Sinus cavernosus liegt der N. trochlearis zwischen dem N. oculomotorius und dem N. ophthalmicus.

Über Anastomosen mit dem N. ophthalmicus gelangen propriozeptive Fasern aus dem M. obliquus superior zu ihren Perikaryen im Ganglion trigeminale.

Der Nerv zieht durch die Fissura orbitalis superior, liegt außerhalb des Anulus tendineus unter dem Orbitadach und tritt in den lateralen Rand des M. obliquus superior ein. (Vom Verlauf der Sehne dieses Muskels durch die Trochlea am oberen Orbitadach hat der Nerv seinen Namen) (Abb. 16.23-1, 3 u. 8).

Bei **Trochlearislähmung** besteht ein leichtes Ein- und Aufwärtsschielen mit Doppelbildern. Den Patienten fällt das Gehen treppab schwer, da der Blick nach schräg unten nur unvollkommen möglich ist.

6 *N. trigeminus (V)*

Der *N. trigeminus* versorgt mit seinem größeren **sensorischen** *(allgemein somatoafferenten)* Anteil von etwa 140000 Fasern [17] die Haut des **Gesichts**, die Cornea und die Bindehaut, die Schleimhäute der **Nasen-** und **Mundhöhle** mit Ausnahme der Zungenwurzel, die **Zähne** mit ihrem Halteapparat und den größten Teil der harten und weichen Hirnhäute einschließlich ihrer Gefäße [21, 27]. Die Grenze zwischen dem Hautinnervationsgebiet des N. trigeminus und jenem der Äste des Plexus cervicalis kann durch die Scheitel-Ohr-Kinnlinie angegeben werden (Abb. 16.23-4). Außerdem führt er *propriozeptive* und protopathische Fasern aus Kau- und Mundbodenmuskulatur, den äußeren Augenmuskeln [4] und vermutlich auch der mimischen Muskulatur [2]. Mit seinem kleineren **motorischen** *(speziell viszeroefferenten)* Anteil innerviert er hauptsächlich **Kau-** und **Mundbodenmuskeln**. In der Peripherie werden den Trigeminusästen allgemein viszeroefferente und speziell viszeroafferente Komponenten aus dem N. facialis (über

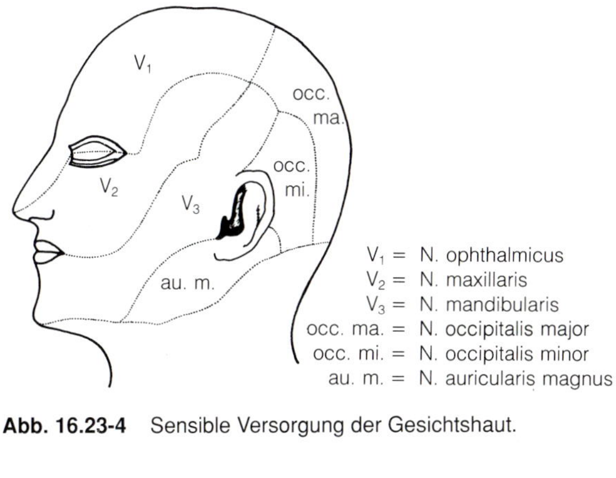

Abb. 16.23-4 Sensible Versorgung der Gesichtshaut.

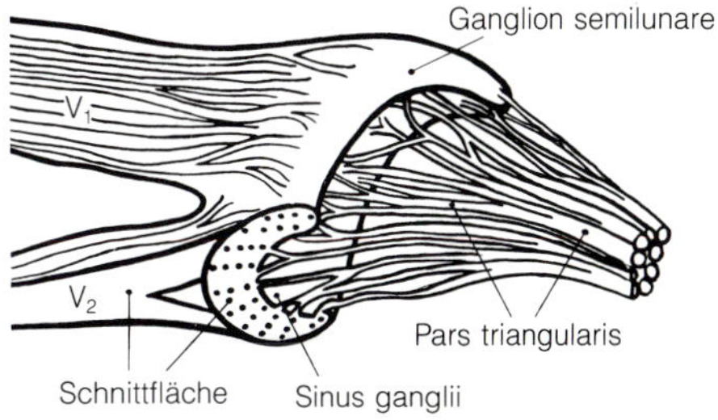

Abb. 16.23-5 Plastisches Schema des Ganglion trigeminale (halbiert). (Nach FERNER [8])

Chorda tympani und N. petrosus major) und dem N. glossopharyngeus (über N. petrosus minor) zugeführt.

Die Trigeminuswurzel geht aus dem *Ganglion trigeminale [semilunare]* (GASSER) hervor, das als sichelförmiger, eineinhalb Zentimeter langer Körper im Bereich der Spitze der Felsenbeinpyramide über der A. carotis interna liegt (Abb. 16.23-3 u. 8).

Zwischen Ganglion und Arterie liegt meist eine Knochenlamelle, oft aber auch nur eine bindegewebige Wand. Die Trigeminuswurzel besteht aus der größeren *Radix sensoria* und der *Radix motoria*. Sie kann in einen kompakten proximalen Abschnitt und einen dreieckigen, netzförmig aufgelösten (plexiformen) distalen Teil gegliedert werden, welcher der Impressio trigemini des Felsenbeins anliegt (Abb. 16.23-5). Beim Überqueren der Felsenbeinkante wird die sensorische Wurzel etwas abgeknickt und derart nach medial torquiert, daß bei ihrem Eintritt seitlich in die Brücke die Fasern aus dem N. mandibularis dorsal, jene aus dem N. ophthalmicus basal zu liegen kommen (Abb. 16.23-1 u. 8). Diese Anordnung wird im spinalen Trigeminustrakt beibehalten und spiegelt sich in der dorso-ventralen Übereinanderlagerung der Endigungsfelder im spinalen Trigeminuskern von Mandibularis-, Maxillaris- und Ophthalmicusafferenzen wider (s. Kap. 16.14).

Die Radix motoria entspringt rostral des Eintritts der sensorischen Wurzel, gelangt an die Unterseite des plexiformen Wurzelabschnittes und des Ganglions und schließt sich ganz dem dritten Trigeminusast an (Abb. 16.23-1 u. 10). Sie soll auch einige sensorische Fasern enthalten [17].

Der plexiforme Teil der Wurzel und das Ganglion trigeminale liegen in einer Ausstülpung des Subarachnoidalraumes, die sich von der Kante der Felsenbeinpyramide unter die Dura der mittleren Schädelgrube bis zur Konvexität des Ganglions erstreckt und von Liquor cerebrospinalis gefüllt ist (*Cavum semilunare* [MECKEL]; *Trigeminuszisterne* nach FERNER).

Das Ganglion trigeminale selbst beherbergt pseudounipolare Nervenzellen und entspricht in Bau und Funktion einem Spinalganglion. Seine Zellen sind entsprechend den drei Hauptästen des Nerven in eine ophthalmische, maxilläre und mandibuläre Abteilung gegliedert. So entsteht eine somatotopische, dem peripheren Innervationsgebiet entsprechende Gliederung, wie sie in anderen sensorischen Ganglien nicht oder kaum gefunden wird. Aber auch innerhalb der einzelnen Abteilungen scheint eine gewisse dorsoventrale Somatotopik zu bestehen,

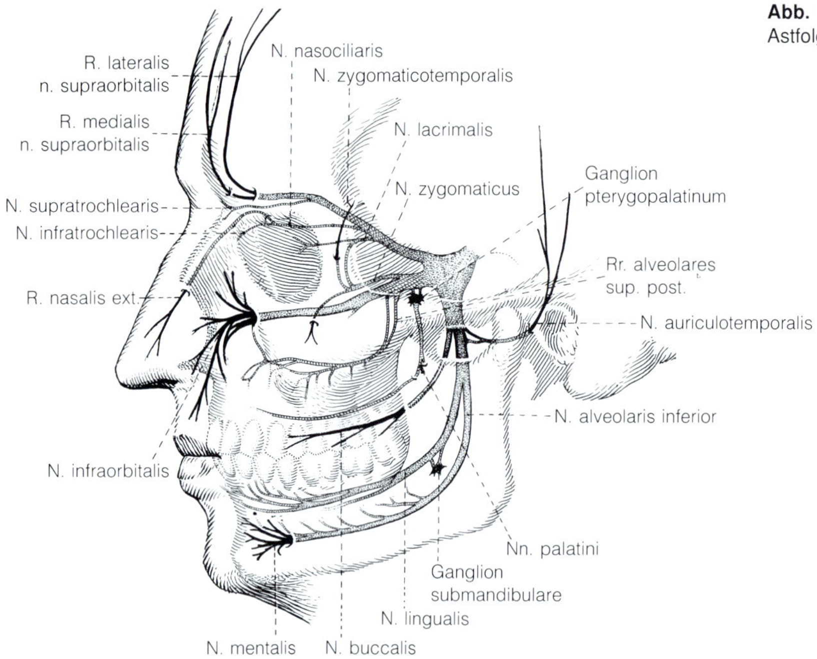

Abb. 16.23-6 Schematische Darstellung der Astfolge des N. trigeminus.

wobei periorale Gebiete von Neuronen versorgt werden, welche mehr in den ventralen, der A. carotis interna benachbarten Anteilen des Ganglions zu finden sind [19]. Ähnlich den Spinalganglien beherbergt das Trigeminusganglion zahlreiche peptidhaltige Nervenzellen. Um einzelne Ganglienzellen wurden Peptid-positive Faserkörbe beobachtet, die von anderen Ganglienzellen abstammen sollen und auch synaptische Kontakte ausbilden [29].

Bei der sog. **Ganglienpunktion,** einer Behandlungstechnik bei Trigeminusneuralgie, wird eine Injektionsnadel durch die Wangenhaut zum Foramen ovale und weiter bis in die Trigeminuszisterne vorgeschoben. Durch die Instillation von Alkohol oder Phenol wird eine schlagartige Schmerzfreiheit im gesamten Innervationsgebiet des Trigeminus erreicht. Dabei muß allerdings der Verlust der gesamten Sensibilität, vor allem der Cornea, in Kauf genommen werden [3].

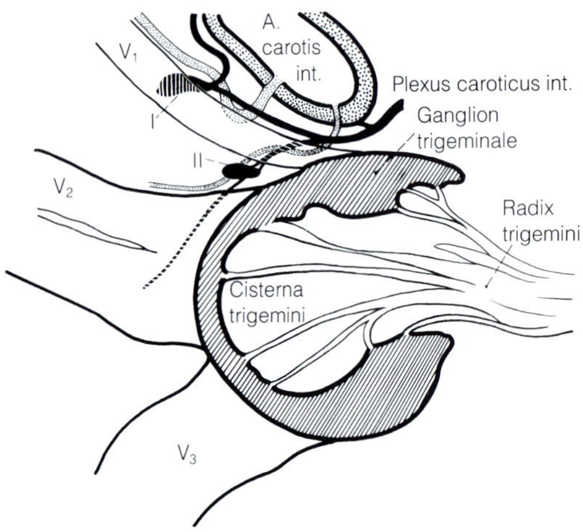

Abb. 16.23-7 Die Lage der vegetativen Ganglien am 1. und 2. Trigeminusast (I, II). (Nach Ferner [8])

Vom vorderen Rand des Ganglion trigeminale strahlen die **drei großen Äste** des Nerven in Richtungen, welche mit den gespreizten ersten drei Fingern einer pronierten Hand anschaulich gemacht werden können: Wendet man dabei den rechten Daumen nach schräg links unten, so entspräche diese Richtung dem Verlauf des linken **N. mandibularis**, der Zeigefinger dem **N. maxillaris** und der Mittelfinger dem **N. ophthalmicus**. Die Verbindungslinie der drei Mittelhandköpfchen entspräche dem Ganglion selbst (Abb. 16.23-3 u. 8).

In der Nähe des Ganglion trigeminale findet sich am ersten und zweiten Trigeminusast je ein kleines sympathisches Ganglion, das seine präganglionären Fasern aus dem Plexus caroticus internus erhält. Die postganglionären Fasern gelangen in die beiden Trigeminusäste und dienen wahrscheinlich der Innervation der Schweißdrüsen an Stirn und Wange (Abb. 16.23-7).

6.1 N. ophthalmicus (V_1)

Dieser sensorische Nerv versorgt – wie der Name sagt – in erster Linie Auge und Augenhöhle (Abb. 16.23-3, 6 u. 8). Er zieht nach Verlassen des Ganglion trigeminale in der seitlichen Wand des Sinus cavernosus, wo er Verbindungen mit den drei Augenmuskelnerven und dem Plexus caroticus internus eingeht, nach vorn.

In der Wand des Sinus gibt er auch einen *Ramus tentorii* ab, welcher scharf nach hinten umbiegt, um Dura und Leptomeningen bis zum Kleinhirnzelt sowie die Sinus rectus und cavernosus zu versorgen.

Der N. ophthalmicus spaltet sich noch vor Eintritt in die Fissura orbitalis superior in die *Nn. lacrimalis, frontalis* und *nasociliaris* auf.

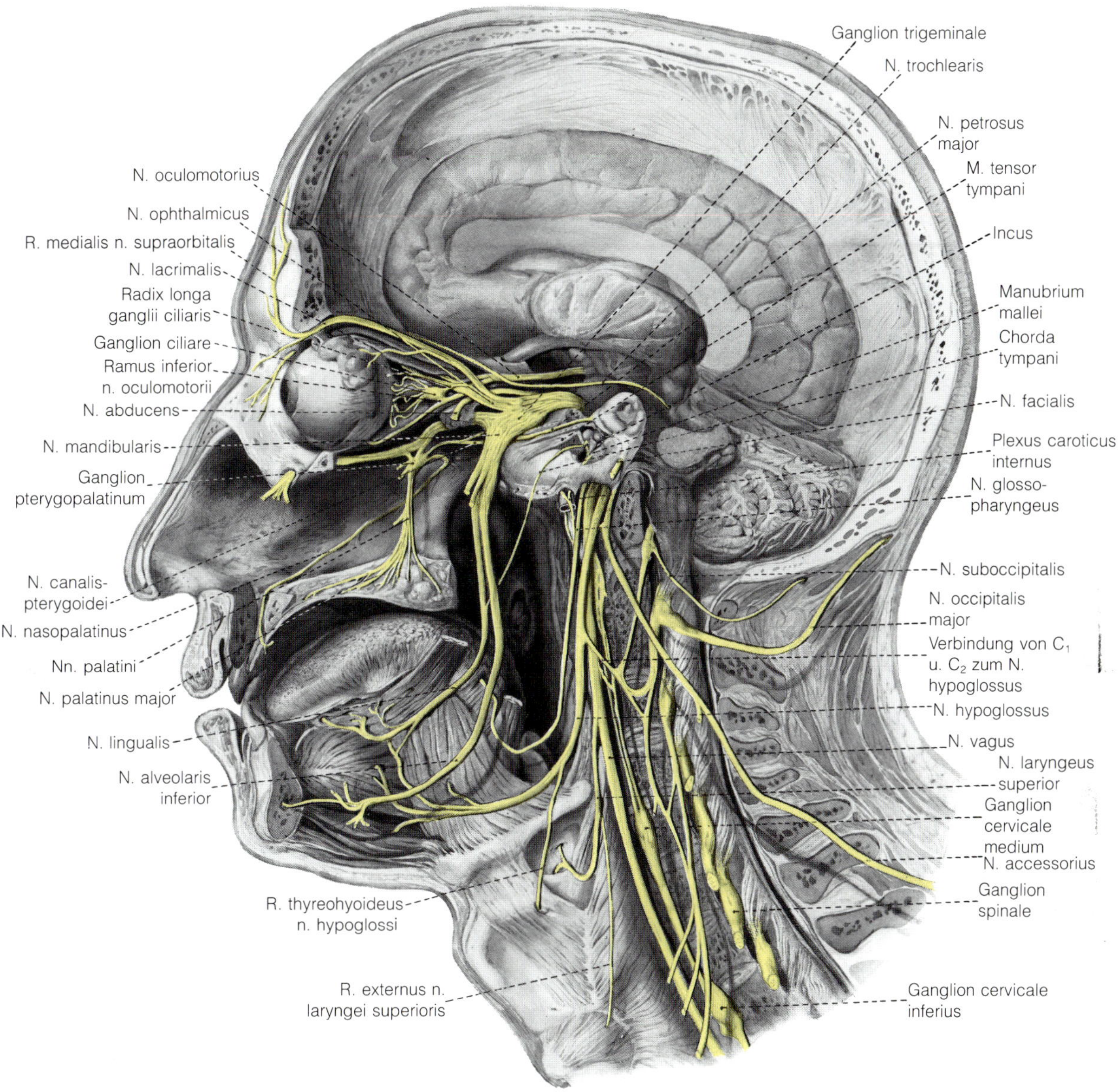

Abb. 16.23-8 Die Nerven des Kopfes. Die linke Kopfhälfte ist größtenteils entfernt, die Nerven wurden belassen.

Der **N. lacrimalis** wendet sich nach lateral zur Tränendrüse, durchsetzt diese und versorgt Haut und Bindehaut des Oberlides und des äußeren Augenwinkels. An der lateralen Wand der Augenhöhle verläuft ein Verbindungsast zum N. zygomaticus, über den parasympathische Fasern aus dem Ganglion pterygopalatinum zur Tränendrüse gelangen sollen (s. auch Kap. 16.23.6.2 u. 16.23.8).

Der **N. frontalis** ist der sensorische Nerv der Stirn und des Oberlides. Er spaltet sich in den *N. supraorbitalis* und den *N. supratrochlearis*. Der N. supraorbitalis setzt mit seinem *Ramus lateralis* die Richtung des N. frontalis fort. Er zieht unter dem Dach der Augenhöhle nach vorn und verläßt sie durch die Incisura supraorbitalis (Foramen supraorbitale). Nach Abgabe von Zweigen an die Bindehaut des Oberlides und des gesamten Bulbus oculi sowie an die Schleimhaut der Stirnhöhle steigt er zur Haut der Stirn auf. Sein Gebiet reicht bis zum Scheitel, wo er sich mit dem N. occipitalis major die Innervation des Skalps teilt. Der *Ramus medialis n. supraorbitalis* wendet sich weiter nach medial, tritt durch die Incisura frontalis (Foramen frontale) und nimmt teil an der Versorgung der Stirnhaut. Der N. supratrochlearis verläuft zwischen Sehne des M. obliquus superior und Orbitadach zur Haut und Bindehaut des inneren Augenwinkels und zur Haut der Nasenwurzel.

Der **N. nasociliaris** versorgt den vorderen Abschnitt der Nasenhöhle und das Auge. Er tritt als einziger Ast des N. ophthalmicus durch den Anulus tendineus in die Orbita, überkreuzt den N. opticus nach medial und teilt sich in seine Ästchen, die Nn. ethmoidales anterior und posterior, den N. infratrochlearis und die Nn. ciliares longi. Außerdem gibt er die Radix nasociliaris an das Ganglion ciliare ab (s. Kap. 16.23.4).

Der *N. ethmoidalis anterior* zieht durch das Foramen ethmoidale anterius zunächst in die vordere Schädelgrube und weiter, durch die Lamina cribrosa, in den oberen Teil der Nasenhöhle. Er versorgt die Schleimhaut im vorderen Bereich

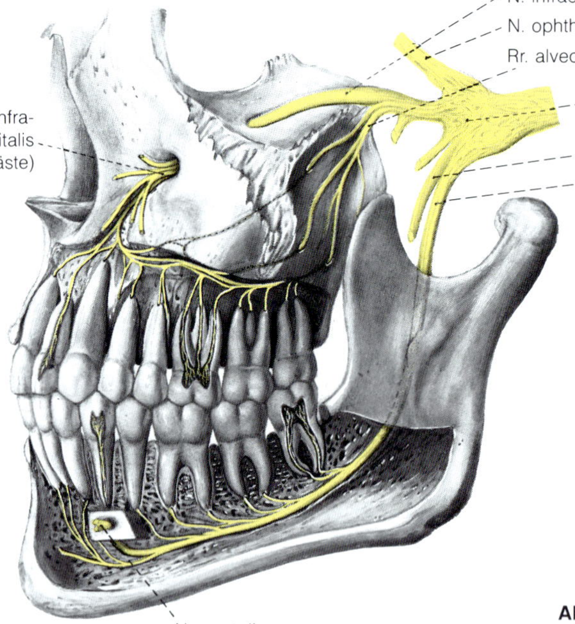

Abb. 16.23-9 Verzweigung des N. trigeminus am Ober- und Unterkiefer. Versorgung der Zähne.

der Nasenhöhle und in den vorderen Siebbeinzellen (Rami nasales anteriores laterales et septi) und tritt als *Ramus nasalis externus* an der Grenze zwischen knöchernem und knorpeligem Nasenskelett wieder aus, um die Haut bis zur Nasenspitze zu innervieren.

Der *N. ethmoidalis posterior* gelangt durch das gleichnamige Foramen zu den hinteren Siebbeinzellen und zur Keilbeinhöhle.

Der *N. infratrochlearis* setzt die Richtung des N. nasociliaris fort und gelangt unterhalb der Trochlea zur Haut des medialen Augenwinkels, zum Tränensack und zur Caruncula lacrimalis.

Die zwei bis drei *Nn. ciliares longi* werden vom N. nasociliaris an seinem Kreuzungspunkt mit dem N. opticus abgegeben und ziehen mit den Nn. ciliares breves, die aus dem Ganglion ciliare entspringen, zum hinteren Pol des Bulbus oculi. Gemeinsam mit der sensorischen Komponente der Nn. ciliares breves, welche ja auch aus dem N. nasociliaris stammt (via Radix nasociliaris und Passage durch das Ganglion ciliare), versorgen sie sensorisch Cornea, Iris und Corpus ciliare. In den Nn. ciliares longi verlaufen auch gewöhnlich die postganglionären sympathischen Fasern für den M. dilatator pupillae; sie gelangen aus dem Plexus caroticus internus über die oben erwähnte Anastomose zum N. ophthalmicus und weiter zum N. nasociliaris.

6.2 *N. maxillaris (V_2)*

Der zweite Ast des Trigeminus (Abb. 16.23-6, 8 u. 9) ist ebenfalls sensorisch. Seine Gebiete sind die äußere Haut über dem Oberkiefer, die Schleimhäute der hinteren und unteren Nasenhöhlenabschnitte, der Kieferhöhle und des Gaumens, das Zahnfleisch und die Oberkieferzähne mit ihrem Halteapparat sowie die Bindehaut des unteren Augenlides.

Der Nerv liegt nach seinem Austritt aus dem Ganglion trigeminale noch im basalsten Abschnitt der seitlichen Wand des Sinus cavernosus und verläuft zum Foramen rotundum, durch welches er in die basal davor liegende Fossa pterygopalatina zieht.

An dieser Stelle kann durch eine Injektion von Lokalanästhetikum der ganze Oberkieferbereich betäubt werden.

Der Stamm des N. maxillaris betritt dann durch die Fissura orbitalis inferior die Orbita, verläuft auf deren Boden nach vorn und gelangt durch den Canalis infraorbitalis und das Foramen infraorbitale zur Haut.

Ein **Ramus meningeus** zweigt noch innerhalb des Schädels vom N. maxillaris ab und versorgt die Hirnhäute der mittleren und vorderen Schädelgrube.

In der Fossa pterygopalatina liegt das erste größere Aufzweigungsgebiet des Nerven.

Zwei kurze **Rami ganglionares** verbinden ihn mit dem *Ganglion pterygopalatinum* (s. Kap. 16.23.8); sie enthalten sensorische und – nach bisheriger Ansicht – auch postganglionäre, parasympathische Fasern (s. unten).

Der **N. zygomaticus** zweigt ebenfalls schon in der Fossa pterygopalatina vom N. maxillaris ab. Er tritt durch die Fissura orbitalis inferior in die Augenhöhle, verläuft entlang ihrer lateralen Wand nach vorn und verzweigt sich in die Jochbeinkanäle. Der *Ramus zygomaticotemporalis* zieht durch den gleichnamigen Kanal zur Haut von Schläfe und Stirn, der *Ramus zygomaticofacialis* durch seinen Kanal zur Haut über dem Jochbein und im lateralen Augenwinkel. Nach klassischer Ansicht ziehen die postganglionären parasympathischen Fasern für die Innervation der Tränendrüse aus dem Ganglion pterygopalatinum über die Rami ganglionares zum N. maxillaris, weiter im N. zygomaticus in die Orbita, über eine Anastomose an deren lateraler Wand zum N. lacrimalis und mit diesem zur Tränendrüse.

Die **Rami alveolares superiores posteriores** verlaufen unter dem Periost des Tuber maxillae und treten durch Kanälchen in den Knochen ein. Sie verlaufen unter der Schleimhaut der Kieferhöhle, innervieren diese und ziehen zu den Oberkiefermolaren. Zusammen mit den *Rami alveolares superiores medius et anteriores*, welche vom Stamm den N. maxillaris auf seinem Verlauf im Orbitaboden abgegeben werden, bilden sie den *Plexus dentalis superior* für die Innervation der Zähne, des Periodontiums, der Gingiva und angrenzender Teile des Sinus maxillaris (Abb. 16.23-9). Die Plexus dentales jeder Seite reichen vorn etwas über die Mittellinie, so daß die Schneidezähne bilateral innerviert werden. In jüngerer Zeit geäußerte Behauptungen über eine bilaterale Innervation auch weiter distal liegender Zähne konnten einer Nachprüfung nicht standhalten [20].

Der **N. infraorbitalis** ist der Endast des N. maxillaris. Er verläuft im gleichnamigen Kanal und strahlt durch das Foramen infraorbitale mit seinen Zweigen zur Haut und Bindehaut des Unterlides, zur seitlichen Hautbekleidung der Nase, zur Schleimhaut des vorderen unteren Nasenhöhlenabschnittes und zur Oberlippe aus.

6.3 N. mandibularis (V_3)

Der *N. mandibularis* (Abb. 16.23-8 bis 11) ist der Hauptnerv der Unterkieferregion. Seine sensorischen Fasern versorgen dort Haut, Schleimhaut und Zähne mit Halteapparat, außerdem zieht ein Ast zur Schläfenhaut. Die motorischen Fasern des Nerven innervieren die Kaumuskeln und die Muskeln des Mundbodens sowie die Mm. tensor veli palatini und tensor tympani. Der Nerv verläßt die Schädelhöhle durch das Foramen ovale und nimmt dabei die ganze Radix motoria auf.

Unmittelbar nach dem Durchtritt durch die Schädelbasis zweigt ein *Ramus meningeus* ab und zieht rückläufig durch das Foramen spinosum zu Dura und Leptomeningen der mittleren Schädelgrube.

Außerhalb des Schädels liegt der Stamm des N. mandibularis in der Fossa infratemporalis medial des M. pterygoideus lateralis und des Unterkieferastes (Abb. 16.23-9 u. 10). Knapp unterhalb des Foramen ovale befindet sich an der medialen Seite des Mandibularisstammes das kleine *Ganglion oticum*, durch welches auch einige Fasern des Mandibularis ohne Umschaltung durchziehen (s. Kap. 16.23.10). In der Fossa infratemporalis teilt sich der N. mandibularis in zwei Stämme, die beide sowohl sensorische wie auch motorische Fasern führen. Der **vordere Stamm** wird als *N. masticatorius* (Kaunerv) bezeichnet, da die meisten seiner Äste Kaumuskeln innervieren.

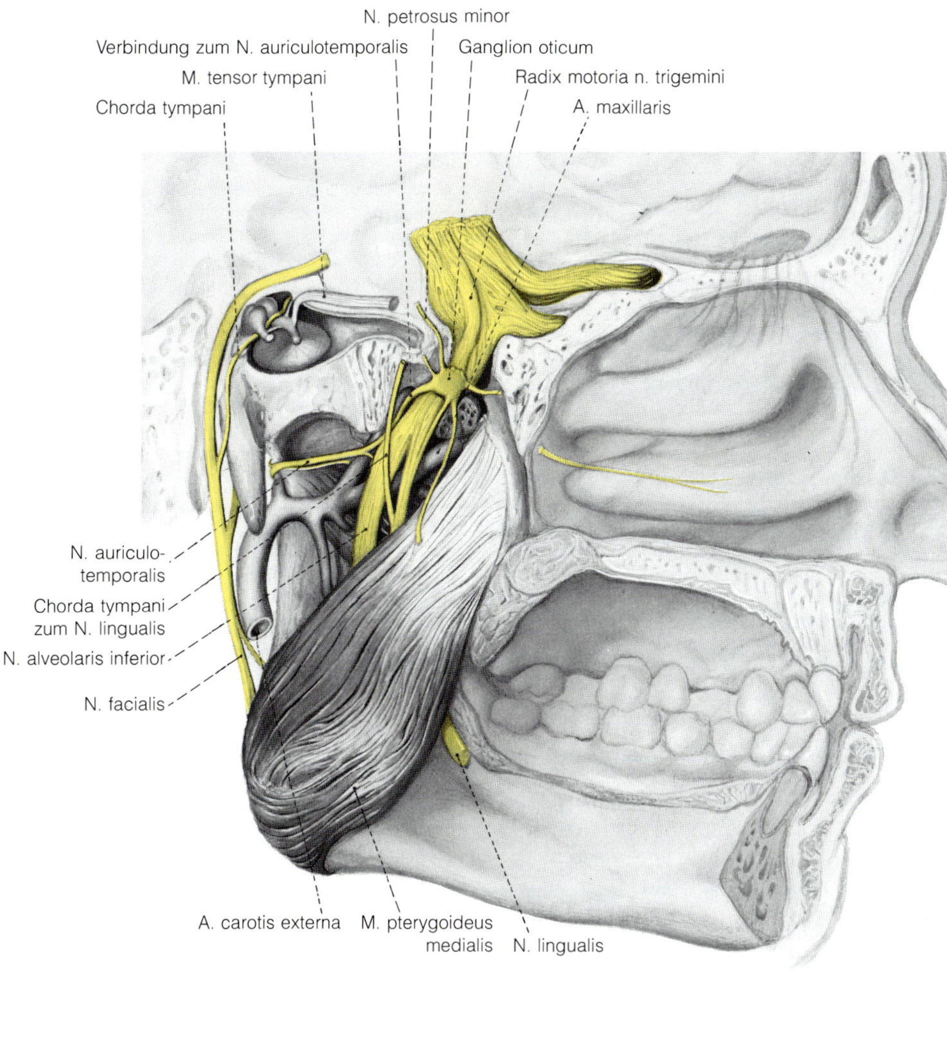

Abb. 16.23-10 Ganglion oticum und seine Verbindungen, von der medialen Seite her dargestellt.

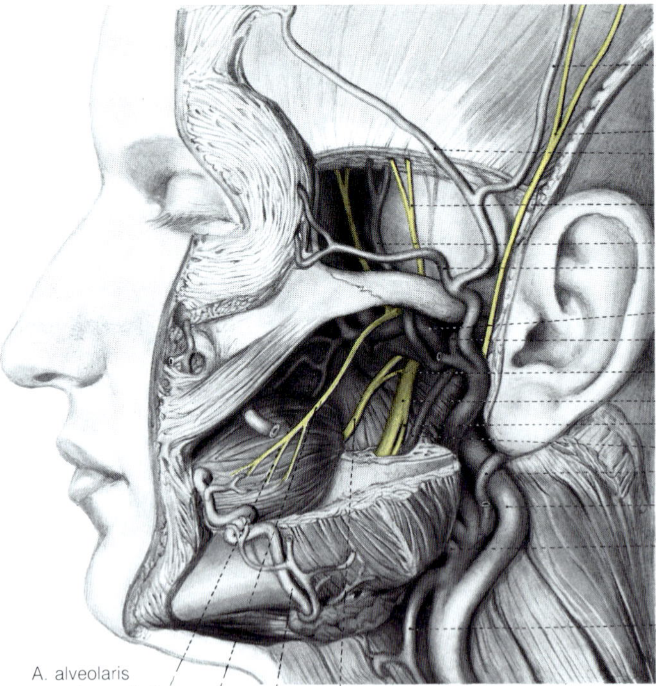

Abb. 16.23-11 Tiefe Gesichtsgegend mit Ästen des N. mandibularis und der Ramifikation der A. maxillaris.

Der **N. pterygoideus medialis** gelangt, dem Ganglion oticum eng angelagert, zum gleichnamigen Muskel. Er entläßt feine Ästchen, die durch das Ganglion zum M. tensor veli palatini und M. tensor tympani ziehen.

Der **N. pterygoideus lateralis** innerviert den gleichnamigen Muskel. Die *Nn. temporales profundi* erreichen den M. temporalis zwischen dem Oberrand des M. pterygoideus lateralis und dem Planum infratemporale von medial her.

Der **N. massetericus** gelangt durch die Incisura mandibulae zum M. masseter.

Der **N. buccalis** ist der einzige sensorische Ast des N. masticatorius. Er erscheint zwischen den beiden Köpfen des M. pterygoideus lateralis und zieht etwa parallel zum Vorderrand des Unterkieferastes abwärts, eingelagert in die Fascia buccotemporalis. Im Bereich des M. buccinator spaltet er sich in mehrere Äste auf, welche Haut und Schleimhaut der Wange und das angrenzende Zahnfleisch versorgen. (Der M. buccinator wird als mimischer Muskel vom N. facialis innerviert.) Anastomosen mit den Rami alveolares superiores posteriores des N. maxillaris kommen vor, welche bei Fehlen des N. buccalis (Aplasie) ihn ersetzen können. In unmittelbarer Nähe des Nerven und von ihm innerviert findet sich das *juxtaorale Organ* (s. Bd.1), eine neuroepitheliale Struktur mit noch ungeklärter, vielleicht rezeptorischer oder endokriner Funktion [30].

Der **hintere Stamm** des N. mandibularis läuft medial vom M. pterygoideus lateralis abwärts und gliedert sich in die *Nn. alveolaris inferior, lingualis* und *auriculotemporalis.*

Der **N. alveolaris inferior** zieht durch das Foramen mandibulae in den Canalis mandibulae, wo er den *Plexus dentalis inferior* für die Zähne, deren Halteapparat und das Zahnfleisch bildet. Er verläßt den Kanal als *N. mentalis* durch das gleichnamige Foramen in Höhe der Prämolaren und versorgt Haut und Schleimhaut von Unterlippe und Kinn.

Bei einer Leitungsanästhesie des N. alveolaris inferior, einem häufigen zahnärztlichen Eingriff, werden die Zähne einer Kieferhälfte und das Hautgebiet des vorderen Unterkieferbereichs unempfindlich. Unvollkommen ist die Anästhesie der Schneidezähne, die von der Gegenseite mitversorgt werden.

Der *N. mylohyoideus* zweigt vom N. alveolaris inferior vor dessen Eintritt in den Canalis mandibulae ab und zieht um den freien hinteren Rand des M. mylohyoideus herum an dessen Unterfläche. Er innerviert diesen Muskel und den Venter anterior m. digastrici.

Der sensorische **N. lingualis** steigt im Bogen schräg nach vorne ab und bleibt im Raum oberhalb des M. mylohyoideus. In Höhe der Wurzel des dritten Unterkiefermolaren liegt er unter der Mundschleimhaut dem Knochen eng an, weshalb bei zahnärztlichen Eingriffen an dieser Wurzel der Nerv in Gefahr ist. Der N. lingualis entsendet in seinem Verlauf *Rami isthmi faucium* zu den Tonsillen und der Schleimhaut des hinteren Mundhöhlenbereichs, *Rami linguales* zur Zunge und einen *Ramus sublingualis* zur Glandula sublingualis und zur Mundbodenschleimhaut.

Dem N. lingualis gesellen sich *präganglionäre parasympathische* Fasern aus dem N. intermedius als *Chorda tympani* zu, die seinen Weg benützen, um zum *Ganglion submandibulare* zu gelangen, wo sie umgeschaltet werden. Der N. lingualis führt außerdem die *Geschmacksfasern* von den vorderen zwei Dritteln der Zunge, welche ebenfalls über Chorda tympani und N. intermedius zum Hirnstamm (Ncl. solitarius) verlaufen (Einzelheiten s. Kap. 16.23.8 u. Kap. 16.14).

Der **N. auriculotemporalis** ist sensorisch. Er wendet sich vom hinteren Stamm des N. mandibularis dicht unterhalb des Foramen ovale nach lateral hinten, umschlingt die A. meningea media und zieht medial und hinter dem Unterkieferast, eingelagert in die Parotis, zur Haut vor dem Ohr und weiter – zusammen mit den Vasa temporalia superficialia – zur Schläfenhaut. Ein kleiner *N. meatus acustici externi* wird zur Gehörgangshaut und zum Trommelfell abgegeben. Mit dem Nerven verlaufen postganglionäre parasympathische Fasern aus dem *Ganglion oticum*, welche auf diesem Weg, z.T. über eine Anastomose mit dem N. facialis, der Parotis zugeführt werden (Näheres s. Kap. 16.23.10).

Der N. trigeminus ist der Nerv des ersten Kiemenbogens. Er versorgt dessen Abkömmlinge, was besonders deutlich im Bereich seiner motorischen Innervation zutage tritt: Kau- und Mundbodenmuskeln sind ursprünglich Schließmuskeln des ersten Kiemenbogens. Auch der M. tensor tympani gehört hierher, was durch seine Lagebeziehung zu den Resten der ersten Schlundtasche, der Tuba auditiva und der Paukenhöhle, ersichtlich ist. Allerdings hat der Muskel später einen Bedeutungswandel durchgemacht.

Die Kenntnis der sog. **Trigeminusdruckpunkte** ist klinisch bedeutsam, da ihre Druckschmerzhaftigkeit Hinweis auf krankhafte Prozesse im Schädelskelett (z.B. Nasennebenhöhlenerkrankungen) oder im Bereich der Hirnhäute und des Gehirns selbst sein kann. Diese auch als *Nervenaustrittspunkte* (der Endäste des Trigeminus) bezeichneten Stellen sind die *Incisura supraorbitalis* (Foramen supraorbitale) (V_1), das *Foramen infraorbitale* (V_2) und das *Foramen mentale* (V_3). In diesem Zusammenhang sei auf den sog. *Subokzipitalpunkt* hingewiesen, welcher über dem Durchtritt des N. occipitalis major (s.d.) durch den Ursprung des M. trapezius an der Linea nuchae superior liegt und somit kein eigentlicher Austrittspunkt eines Nerven aus dem Schädel oder Wirbelkanal ist. Seine Schmerzhaftigkeit hat die gleiche diagnostische Bedeutung wie jene der obengenannten Punkte.

7 N. abducens (VI)

Der *N. abducens* (Abb. 16.23-1, 4 u. 8) führt etwa 6600 *motorische* Fasern zum **M. rectus bulbi lateralis**. Er erscheint am kaudalen Rand der Brücke nahe der Mittellinie, läuft nach vorn und durchsetzt die Dura am Clivus. Von hier aus überquert er die Spitze der Felsenbeinpyramide und gelangt in den Sinus cavernosus, den er lateral von der A. carotis interna durchzieht. Er verläßt den Schädel durch die Fissura orbitalis superior, zieht durch den Anulus tendineus und tritt in den M. rectus lateralis an dessen medialer Seite ein. Von der abduzierenden Wirkung dieses Muskels auf den Bulbus hat der Nerv seinen Namen.

Bei einer **peripheren Abduzenslähmung** schielt das Auge nach innen durch den Zug des M. rectus medialis. Solche Lähmungen kommen oft bei Schädelbasisbrüchen vor, da der Nerv in seinem extraduralen, aber noch intrakraniellen Verlauf am Clivus und an der Felsenbeinspitze besonders verletzlich ist.

Der N. abducens enthält wie die Nn. oculomotorius und trochlearis auch propriozeptive Fasern, welche über eine Anastomose mit dem N. ophthalmicus zu ihren Zellkörpern im Ganglion trigeminale und Ncl. mesencephalicus n. trigemini ziehen (s. Kap. 16.23.4).

8 N. facialis (VII)

Der VII. Hirnnerv (Abb. 16.23-1 u. 3) enthält in erster Linie bis zu 20000 [17] *speziell viszeroefferente* **(branchiomotorische)** Fasern für die **mimische Muskulatur** aus dem *Fazialiskern*, führt aber auch eine *allgemein viszeroefferente* **parasympathische** Komponente aus dem *oberen Speichelkern* für die Innervation einiger **Speicheldrüsen** und der **Tränendrüse** sowie *speziell viszeroafferente* **(Geschmacks-)** und *allgemein somatoafferente* Fasern von den vorderen zwei Dritteln der Zunge und dem äußeren Ohr. Der Nerv ist zweigeteilt in den eigentlichen *N. facialis* und den *N. intermedius*. Letzterer wird wegen seiner Lage zwischen N. facialis und N. vestibulocochlearis so genannt. Der N. intermedius liefert den allgemein viszeroefferenten und den afferenten Anteil, der N. facialis *sensu strictiori* die speziell viszeroefferente Komponente.

N. facialis und N. intermedius entspringen gemeinsam mit dem N. vestibulocochlearis am seitlichen kaudalen Brückenrand rostral der Olive und liegen so im praktisch wichtigen *Kleinhirnbrückenwinkel*. Sie treten gemeinsam mit dem VIII. Hirnnerven durch Porus und Meatus acusticus internus in die Felsenbeinpyramide und verlaufen in einem eigenen Kanal *(Canalis nervi facialis)* bis dicht unter die Vorderfläche des Os petrosum. Dort biegen Fazialis und Intermedius, die inzwischen zu einem gemeinsamen Stamm zusammengefaßt sind, im sog. *äußeren Fazialisknie* scharf nach hinten und lateral um. In diesem Knie liegt das sensorische *Ganglion geniculi* (Abb. 16.23-12), das die Zellkörper der afferenten Fasern beherbergt. Dann wendet sich der Nervenstamm im Canalis facialis im Bogen nach unten, verläuft in der hinteren Wand der Paukenhöhle, von dieser nur durch eine dünne Knochenlamelle getrennt, und tritt durch das Foramen stylomastoideum aus der Schädelbasis aus.

Wegen der engen Nachbarschaft zur Paukenhöhle können Schädigungen des Nerven, z. B. durch Entzündungen oder operative Eingriffe, in diesem Bereich vorkommen.

Die Besprechung der Astfolge des N. facialis intermedius erfolgt nun der Reihe nach entlang seines Verlaufes, welcher in drei Abschnitte unterteilt werden kann: in einen Verlauf 1. im **Canalis facialis**, 2. im Bereich des **Foramen stylomastoideum**, 3. im **Gesicht.**

8.1 Äste, die im Canalis facialis abgegeben werden

Der **N. petrosus major** führt allgemein viszeroefferente und speziell viszeroafferente Fasern.

Er verläßt den Stamm an der Spitze des äußeren Fazialisknies und tritt durch den Hiatus canalis n. petrosi majoris auf die Vorderfläche des Felsenbeins. Er verläuft, von der Dura der mittleren Schädelgrube bedeckt, in einer eigenen Rinne auf das Foramen lacerum zu, tritt an die Unterfläche der Schädelbasis und zieht durch den Canalis pterygoideus. Dabei schließt er sich mit dem sympathischen *N. petrosus profundus* zum *N. canalis pterygoidei* (VIDIANUS) zusammen und erreicht mit ihm schließlich das **Ganglion pterygopalatinum** in der gleichnamigen Fossa. In diesem parasympathischen Ganglion (Abb. 16.23-6) erfolgt die Umschaltung von präganglionären Fasern aus dem *Ncl. salivatorius rostralis [superior]* auf das postganglionäre Neuron. Es weist aber auch enge topographische Zusammenhänge mit dem N. maxillaris auf (s. Kap. 16.23.6.2).

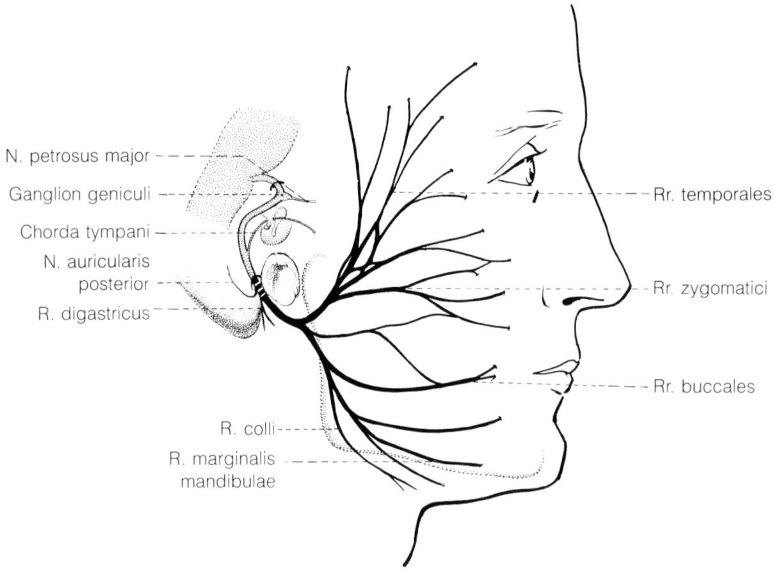

Abb. 16.23-12 Verlauf und Äste des N. facialis.

Es liegt im oberen, etwas geräumigeren Abschnitt der Fossa pterygopalatina. Über ihm und etwas lateral zieht der N. maxillaris vorbei und gibt die Rami ganglionares an das Ganglion ab. Von hinten tritt der *N. canalis pterygoidei* (VIDIANUS) durch den gleichnamigen Kanal in das Ganglion ein. Er setzt sich aus dem *N. petrosus major*, der die präganglionären Fasern führt, und dem *N. petrosus profundus*, einem Zweig des Plexus caroticus internus, zusammen. Aus dem Ganglion treten Äste in die Orbita, die Nasenhöhle, zum Gaumen und zum Rachen aus.

Die *Rami orbitales* betreten die Orbita durch die Fissura orbitalis inferior. Sie verbinden sich mit Zweigen des Plexus caroticus internus zum *Plexus retroorbitalis*, von welchem Äste zur Tränendrüse und auch zum glatten M. orbitalis (der die Fissura orbitalis inferior überbrückt) ziehen. Auf diesem Weg sollen nach neuerer Ansicht postganglionäre parasympathische Fasern aus dem Ganglion pterygopalatinum zur Tränendrüse gelangen [25].

Rami nasales posteriores superiores laterales et mediales gelangen durch das Foramen sphenopalatinum zur Schleimhaut des oberen und mittleren Nasenganges, der Tuba auditiva und des Nasopharynx. Ein langer Ast, der am Septum schräg nach vorne unten verläuft, wird als *N. nasopalatinus* bezeichnet (Abb. 16.23-8). Er zieht durch den Canalis incisivus und versorgt neben dem Septum auch das vordere Drittel der Gaumenschleimhaut.

Die *Nn. palatini* steigen durch den Canalis palatinus zum Gaumen ab. Auf diesem Weg werden noch *Rami nasales posteriores inferiores* zur Schleimhaut des unteren Nasenganges und der Tuba auditiva abgegeben. Der *N. palatinus major* tritt durch das gleichnamige Foramen zur Schleimhaut des harten Gaumens, die *Nn. palatini minores* durch die entsprechenden Foramina zum weichen Gaumen und zur Tonsille.

Der *Ramus pharyngeus* zieht vom Ganglion in einem eigenen Knochenkanal nach hinten zur Wand des Nasopharynx.

Alle Äste, die aus dem Ganglion pterygopalatinum austreten, führen 1) postganglionäre parasympathische Fasern von seinen Perikaryen für die Innervation von Tränen-, Nasen-, Gaumen- und Rachendrüsen sowie von Gesichts- und Hirngefäßen; 2) postganglionäre sympathische Fasern aus dem N. petrosus profundus, welche ohne Umschaltung durch das Ganglion ziehen und hauptsächlich der Gefäßinnervation dienen; 3) sensorische Fasern aus dem N. maxillaris, welche über die Rami ganglionares durch das Ganglion hindurch zu den verschiedenen Ästen geführt werden; die Nn. palatini enthalten außerdem noch Geschmacksfasern aus den Geschmacksknospen des Gaumens. Neuere Untersuchungen zeigen Kollateralen von peptidergen afferenten Trigeminusaxonen zu Zellen des Ganglions, ähnlich wie in prävertebralen Ganglien (s. Kap. 16.20) [28]. Die parasympathischen Neurone des Ganglions selbst enthalten neben Acetylcholin auch VIP [10]. Außer dem Ganglion pterygopalatinum, dem Ganglion submandibulare und dem Ganglion oticum (s.u.) findet man im gesamten Kopfbereich zahlreiche parasympathische *Mikroganglien* [10].

Der **N. stapedius** zweigt im absteigenden Teil des Fazialiskanals in der hinteren Paukenhöhlenwand ab und versorgt den gleichnamigen Muskel.

Die **Chorda tympani** enthält allgemein viszeroefferente, speziell viszeroafferente (für Geschmacksempfindungen) und auch einige allgemein somatoafferente (taktile) Fasern [23].

Sie zieht im Bogen, dem Trommelfell medial anliegend, in eine Schleimhautfalte eingebettet, durch die Paukenhöhle und verläßt diese wieder durch die Fissura sphenopetrosa an der Schädelbasis [7].[1] Beim Lebenden kann man die „Paukensaite" manchmal bei der otoskopischen Untersuchung durch das Trommelfell durchschimmern sehen. Die Chorda tympani nähert sich von hinten dem N. lingualis und schließt sich ihm an, wodurch ihre Geschmacksfasern und die taktilen Fasern, deren Zellkörper im Ganglion geniculi liegen, zu den vorderen zwei Dritteln der Zunge gelangen. Die allgemein viszeroefferenten präganglionären Fasern der Chorda tympani, welche wie jene des N. petrosus major aus dem Ncl. salivatorius rostralis [superior] stammen, zweigen größtenteils vom N. lingualis wieder ab und verlaufen in feinen Verbindungsästen zu den postganglionären Neuronen des **Ganglion submandibulare**. Dieses Ganglion liegt an der konvexen Seite des Bogens des N. lingualis und ist mit ihm durch feine Ästchen verbunden. Manche der postganglionären Axone seiner Zellen schließen sich wieder dem N. lingualis an und ziehen zur Glandula sublingualis. Die postganglionären Fasern für die Glandula submandibularis gelangen über feine Verbindungsäste vom Ganglion zur Drüse. Ein Teil der präganglionären Fasern endet an kleinen, in den distalen Verlauf des N. lingualis eingestreuten Ganglien. Die postganglionären Fasern aus diesen Mikroganglien versorgen die Glandulae sublingualis und apicis linguae.

[1] Die üblicherweise als Austrittsort angegebene Fissura petrotympanica liegt lateral davon.

Der VII. Hirnnerv führt demnach einen wichtigen Teil des kranialen parasympathischen Systems. Die Bahnen für die **Innervation** der genannten **Drüsen** seien nochmals kurz zusammengefaßt:

Für **Tränendrüse, Gaumen-** und **Nasendrüsen:**

Ncl. salivatorius rostralis [superior] – N. intermedius – N. petrosus major – *Ganglion pterygopalatinum*, Umschaltung – N. zygomaticus – Ramus communicans cum nervo lacrimali – N. lacrimalis – Tränendrüse; oder direkter Weg über Plexus retroorbitalis (s. o.) bzw.: Ganglion pterygopalatinum – N. palatini und Nn. nasales posteriores – Gaumen- und Nasendrüsen (Abb. 16.23-13).

Für **Glandulae submandibularis, sublingualis** und **apicis linguae:**

Ncl. salivatorius rostralis [superior] – N. intermedius – Chorda tympani – N. lingualis – *Ganglion submandibulare* – Umschaltung – Speicheldrüsen (Abb. 16.23-14).

Die **Geschmacksfasern** des N. intermedius nehmen, kurz zusammengefaßt, folgenden Verlauf (Abb. 16.23-15):

Geschmacksknospen in den vorderen zwei Zungendritteln – Chorda tympani – Ganglion geniculi; bzw. Geschmacksknospen des Gaumens – Nn. palatini – N. petrosus major – Ganglion geniculi – N. intermedius – Tractus solitarius – rostraler Abschnitt des Ncl. solitarius (Näheres s. Kap. 16.14).

Die taktilen Fasern der Chorda tympani enden offenbar zusammen mit jenen des N. lingualis im sensorischen Hauptkern des Trigeminus [23].

Noch vor dem Austritt aus dem Foramen stylomastoideum verbindet ein *Ramus communicans* den Fazialisstamm mit dem Ramus auricularis n. vagi. Dieser Ast führt vermutlich sensorische Fasern aus dem Fazialis zu ihren Perikaryen im Ganglion rostrale [superius] n. vagi.

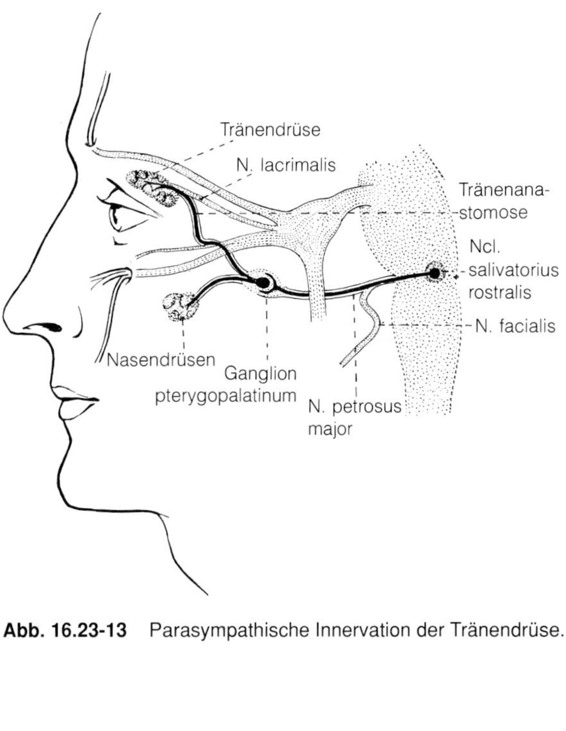

Abb. 16.23-13 Parasympathische Innervation der Tränendrüse.

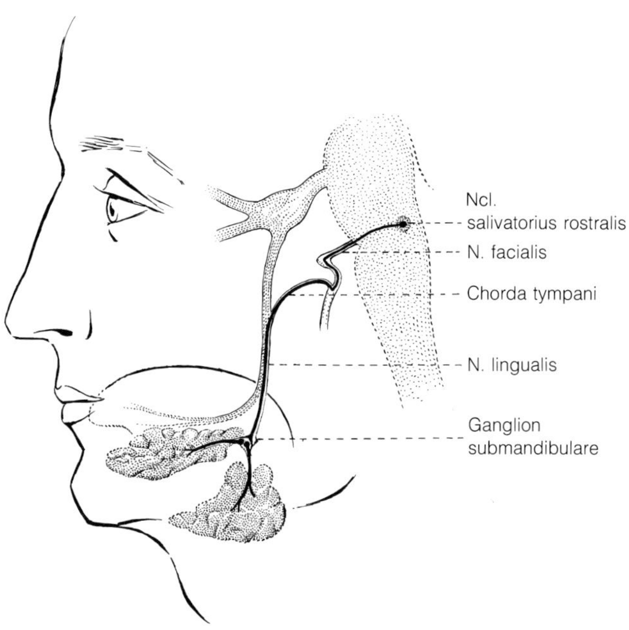

Abb. 16.23-14 Parasympathische Innervation der Unterkiefer- und Unterzungendrüse.

8.2 *Äste, die im Bereich des Foramen stylomastoideum abgegeben werden*

Der **N. auricularis posterior** zweigt nach hinten ab zum Venter occipitalis m. frontooccipitalis und zu Muskeln und Haut der Ohrmuscheln. Er verbindet sich mit dem Ramus auricularis n. vagi. Die Perikaryen der allgemein somatoafferenten Fasern der Haut liegen im Ganglion geniculi und im rostralen Vagusganglion [1]. Ein *Ramus digastricus* und ein *Ramus stylohyoideus* zweigen zum Venter posterior m. digastrici bzw. zum M. stylohyoideus ab.

Am Foramen stylomastoideum und knapp darunter geht der N. facialis *Verbindungen* mit dem N. glossopharyngeus, N. vagus und dem *N. auriculotemporalis* ein. Über die letztere Anastomose gelangt ein großer Teil der postganglionären Fasern aus dem *Ganglion oticum* zur Parotis (s. Kap. 16.23.10).

8.3 *Äste zum Gesicht*

Der Hauptteil der speziell viszeroefferenten (branchiomotorischen) Fasern ist für die Innervation der **mimischen Muskulatur** bestimmt. Er bildet jenen Teil des N. facialis, welcher in der Parotis den *Plexus intraparotideus* bildet. Der Nerv liegt dabei meist lateral von A. carotis externa und V. retromandibularis. Bisweilen findet man ihn medial eines Stammes der V. retromandibularis. Aus dem Plexus formieren sich zwei **Hauptstämme**, deren oberer die Muskeln der Stirn und der Augenlider innerviert, während der untere Stamm die Muskeln von Wange, Lippen und Kinn versorgt (Abb. 16.23-12).

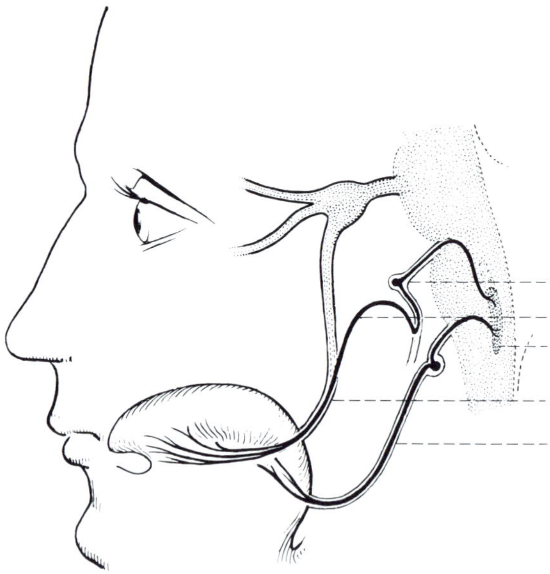

Abb. 16.23-15 Hauptbahnen der Geschmacksleitung.

Die einzelnen Äste treten fächerförmig aus dem Vorderrand der Parotis aus und verlaufen subkutan zu den einzelnen mimischen Muskeln. Dieser Verlauf muß bei der chirurgischen Schnittführung im Gesicht beachtet werden.

Bei den Ästen werden *Rami temporales* für die mimischen Muskeln von Schläfe, Stirn und Augenlidern, *Rami zygomatici* für Muskeln über dem Jochbein und am Unterlid, *Rami buccales* für Muskeln der Wange und um Mund- und Nasenöffnungen, ein *Ramus marginalis mandibulae* für Muskeln der Kinngegend sowie ein *Ramus colli* für das Platysma unterschieden.

In der Peripherie anastomosieren diese Äste mit Zweigen des N. trigeminus; über diese Verbindungen sollen propriozeptive Fasern aus der mimischen Muskulatur zu ihren Perikaryen im Trigeminusganglion verlaufen [2].

Der N. facialis ist der Nerv des zweiten Kiemenbogens. Die von ihm innervierten Muskeln sind Abkömmlinge desselben. Die mimische Muskulatur ist ausgewandert, wobei der Verlauf der zugehörigen Fazialisäste den Weg anzeigt, der von ihren Anteilen eingeschlagen wurde.

Der M. stylohyoideus und der hintere Bauch des M. digastricus lassen durch ihre Lage um den Processus styloideus, der ebenfalls dem zweiten Kiemenbogen entstammt, ihre Herkunft erkennen.

Der N. facialis ist häufig von Lähmungen **(Fazialisparese)** betroffen. Sie werden je nach Sitz der Schädigungen verschiedene Symptome zeigen. Man unterscheidet die zentrale (s. Kap. 16.14) von der hier zu besprechenden **peripheren Lähmung.** Trifft eine Schädigung den N. facialis am Foramen stylomastoideum (Bells *palsy* im englischen Schrifttum, nicht zu verwechseln mit dem Bellschen Phänomen), so ist die gesamte mimische Muskulatur der zugehörigen Gesichtshälfte gelähmt. Das gleichseitige Auge kann nicht geschlossen werden, so daß der Lid- und Kornealreflex fehlen (Abb. 16.23-16); beim vergeblichen Versuch, das Auge zu schließen, wird das physiologische Abweichen des Bulbus nach oben und außen sichtbar, was als Bellsches Phänomen bezeichnet wird. Der Mundwinkel hängt auf der befallenen Seite schlaff herab, der Mund kann nicht zum Pfeifen gespitzt werden, das Zähnezeigen ist unmöglich. Wird der N. facialis im Canalis nervi facialis geschädigt (Nachbarschaft zum Mittelohr!), so treten, je nach Lokalisation der Schädigung in bezug auf die abgehenden Äste, Störungen der Geschmacksempfindung in den vorderen zwei Dritteln der Zunge (Chorda tympani), Hörstörungen (Hyperakusis – N. stapedius) oder Störungen der Tränensekretion (N. petrosus major) auf. Trifft die Schädigung den Kern des Fazialis oder den Verlauf seiner Wurzel in der Brücke (s. Kap. 16.14), so ist das Ergebnis gleichwohl eine Fazialislähmung vom peripheren Typ, allerdings kompliziert durch andere neurologische Ausfälle, da pathologische Prozesse in diesem Bereich meist auch benachbarte Strukturen betreffen (z. B. Kernlähmung des Abduzens, da der Abduzenskern in der „Kehle" des inneren Fazialisknies liegt; s. Kap. 16.14).

9 *N. vestibulocochlearis (VIII)*

Der *N. vestibulocochlearis* (Abb. 16.23-1 u. 3) erscheint lateral vom N. facialis im Kleinhirnbrückenwinkel und betritt mit ihm zusammen den Meatus acusticus internus. Er zerfällt in die *Pars vestibularis* und die *Pars cochlearis*, welche beide insgesamt etwa 50000 speziell somatoafferente Fasern führen [17]. Die Axone der Pars vestibularis stellen die zentralen Äste von Primärafferenzen aus dem Gleichgewichtsorgan dar, deren Perikaryen die bipolaren Zellen des oberen und unteren *Ganglion vestibulare* am Grunde des Meatus acusticus internus sind. Die peripheren Fortsätze der Zellkörper im oberen Ganglion vestibulare innervieren die Cristae des vorderen und seitlichen Bogenganges sowie die Macula utriculi, jene aus dem unteren Ganglion ziehen zur Crista des hinteren Bogenganges und zur Macula sacculi. Die Fasern der Pars cochlearis stellen die Primärafferenzen aus dem Gehörorgan, der Schnecke, dar. Ihre Perikaryen sind die bipolaren Zellen des *Ganglion cochleare [spirale]* (Näheres s. Kap. 16.24). Der N. vestibulocochlearis weist von allen „echten" Hirnnerven das längste zentrale Segment auf [17].

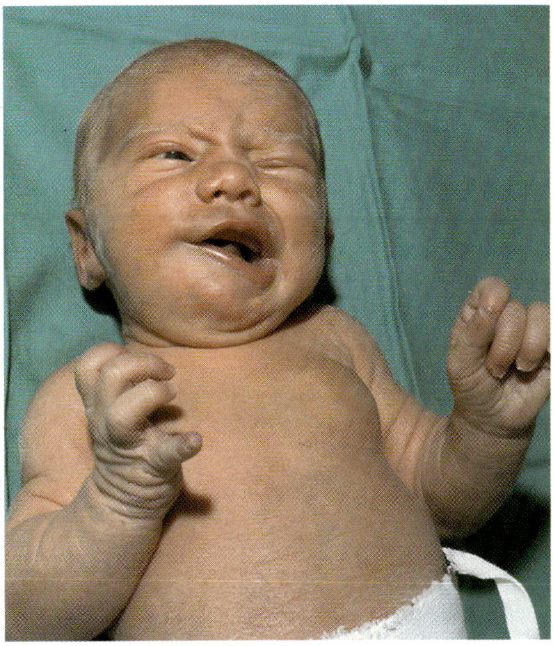

Abb. 16.23-16 Periphere Fazialislähmung, rechts. Die gesunde linke Seite ist stark kontrahiert, die kranke Seite bleibt unbeweglich. (Original: G. Duc, Zürich)

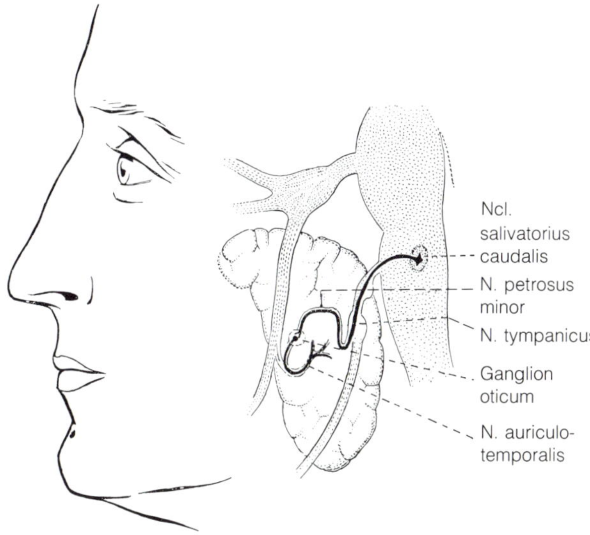

Abb. 16.23-18 Parasympathische Innervation der Parotis (Schema).

10 N. glossopharyngeus (IX)

Der *N. glossopharyngeus* (Abb. 16.10-12, 16.23-1, 3, 8, 16 bis 18) ist der Nerv des dritten Kiemenbogens und verbreitet sich hauptsächlich im Zungen-Schlundbereich. Er führt *allgemein* und *speziell viszeroefferente* sowie *allgemein* und *speziell viszeroafferente* Fasern.

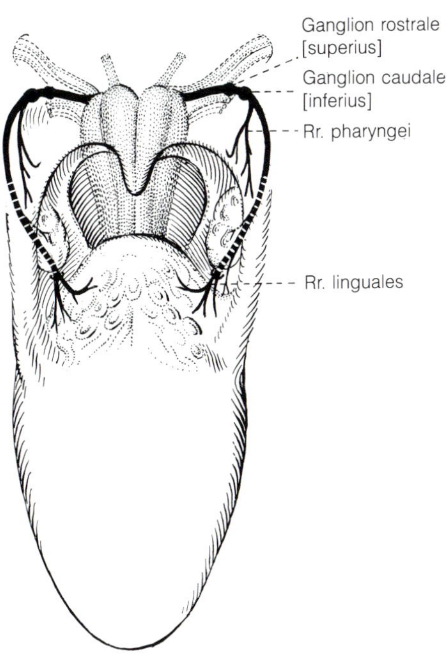

Abb. 16.23-17 Verlauf des N. glossopharyngeus (Schema).

Sein allgemein viszeroefferenter, **parasympathischer** Anteil aus dem *unteren Speichelkern* ist für die Innervation der **Parotis** und kleiner Zungengrunddrüsen bestimmt, mit seiner speziell viszeroefferenten **(branchiomotorischen)** Komponente aus dem *Ncl. ambiguus* versorgt er Teile der **Schlundmuskulatur**. Seine afferenten Fasern stammen aus den Schleimhäuten und **Geschmacksknospen** des hinteren Zungendrittels sowie den **Schleimhäuten** des weichen Gaumens, der Gaumenbögen und der Wand des Naso- und Oropharynx. Außerdem führt er afferente Fasern aus der Paukenhöhle und der Tuba auditiva. Die Perikaryen der afferenten Neurone liegen in den beiden Ganglien des Nerven, dem *Ganglion rostrale [superius]* und dem *Ganglion caudale [inferius, petrosum]*, welche im Aufbau Spinalganglien entsprechen.

Der Nerv verläßt den Hirnstamm in enger Nachbarschaft zum N. vagus, kaudal des N. vestibulocochlearis und dorsal der Olive. Er gelangt in die vordere Abteilung des Foramen jugulare (Pars nervosa), wobei er vom N. vagus durch eine Durabrücke getrennt ist. Innerhalb des Foramen bildet er das kleine, variable Ganglion rostrale [superius], unmittelbar nach seinem Austritt aus der Schädelbasis schwillt er zum Ganglion caudale [inferius] an. Im weiteren folgt er seinem Leitmuskel, dem M. stylopharyngeus, und zieht im Bogen zwischen diesem und dem M. styloglossus zur Zungenwurzel.

Der Reihe nach gibt er folgende Äste ab:

Der **N. tympanicus** führt afferente Fasern für Paukenhöhle und Tube sowie allgemein viszeroefferente präganglionäre parasympathische Fasern aus dem Ncl. salivatorius caudalis [inferior] für die Parotis, die Drüsen der Zungenwurzel und wohl auch der Wangenschleimhaut. Er zweigt vom Stamm am Ganglion caudale [inferior] ab, dringt durch den Canaliculus tympanicus in die Paukenhöhle und bildet hier mit sympathischen Fasern (Nn. caroticotympanici aus dem Plexus caroticus internus) den *Plexus tympanicus*. Aus diesem Plexus geht der **N. petrosus minor** hervor, welcher die Vorderwand der Felsenbeinpyramide etwas vor dem N. petrosus major durchbricht, parallel mit diesem unter der Dura zum Foramen lacerum verläuft, dort an die Unterfläche der Schädelbasis gelangt und in das **Ganglion oticum** tritt, welches medial dem N. mandibularis anliegt. Von seinen multipolaren Zellen gehen die postganglionären Fasern zur Parotis, indem sie sich dem N. auriculotemporalis anschließen. Kurz zusammengefaßt, wird die **Parotis** auf folgendem Weg **innerviert**:

Ncl. salivatorius caudalis [inferior] – N. tympanicus – Plexus tympanicus – N. petrosus minor – *Ganglion oticum*, Umschaltung – N. auriculotemporalis – (zum größten Teil) Ramus communicans cum nervo faciali – Parotis.

Die Verbindung des Glossopharyngeus über den N. tympanicus zum Ganglion oticum wird auch als JACOBSON*sche Anastomose* bezeichnet (Abb. 16.23-18). Neben der JACOBSONschen Anastomose besitzt das **Ganglion oticum** noch ein paar weniger wichtige Verbindungen. Ein kleiner Ast verbindet das Ganglion mit der Chorda tympani, ein anderer mit dem N. petrosus major. Auf diesem Weg sollen Geschmacksfasern von den vorderen zwei Dritteln der Zunge ihre Perikaryen im Ganglion geniculi erreichen, ohne das Mittelohr passieren zu müssen (Chorda tympani – Ganglion oticum – N. petrosus major – Ganglion geniculi – N. intermedius – Ncl. solitarius). Auch einige präganglionäre Fasern des N. intermedius sollen diese Verbindung benutzen. Über eine Verbindung zum N. buccalis sollen postganglionäre Fasern zu den Drüsen der Wangenschleimhaut gelangen. Ein Ast aus dem sympathischen Plexus der A. meningea media verläuft durch das Ganglion oticum und gelangt mit den parasympathischen Fasern zur Parotis. Aus dem Ganglion oticum stammt auch die parasympathische Versorgung der Blutgefäße der Unterlippe, und es beteiligt sich an der Innervation der Hirngefäße [10].

Der *Ramus musculi stylopharyngei* wird als kurzer Ast vom Stamm des N. glossopharyngeus an den gleichnamigen Muskel abgegeben.

Rami pharyngei ziehen zum Plexus pharyngeus in der Pharynxwand und versorgen Teile des oberen Schlundschnürers und der Rachenschleimhaut.

Rami tonsillares werden zur Tonsille und zur Wand des Isthmus faucium (Schlundenge) abgegeben.

Rami linguales strahlen in die Schleimhaut des Zungengrundes und führen Geschmacksfasern für die Papillae circumvallatae und foliate, Berührungs-, Temperatur- und Schmerzfasern für die Schleimhaut sowie präganglionäre, parasympathische Fasern, welche an kleinen intralingualen Ganglien zur Innervation der Zungengrunddrüsen umgeschaltet werden. Die Geschmacksfasern haben ihre Perikaryen wahrscheinlich im Ganglion caudale [inferius] und verlaufen über den Tractus solitarius zum Ncl. solitarius, wo sie kaudal von den Geschmacksafferenzen der Chorda tympani und des N. petrosus major endigen (Abb. 16.23-15).

Fasern für Berührungs-, Temperatur- und Schmerzempfindung gehören Zellkörpern vermutlich in beiden Ganglien des Glossopharyngeus an und verlaufen über den spinalen Trigeminustrakt zum spinalen Trigeminuskern [3].

Der *Ramus sinus carotici* verläuft zur Teilungsstelle der A. carotis communis, wo seine Aufzweigungen die Wand des Sinus caroticus und das *Glomus caroticum* innervieren. Diesen Ästen gesellen sich Zweige aus dem N. vagus und dem Halsgrenzstrang zu. In der Wand des Sinus caroticus gelegene Rezeptorstrukturen reagieren auf Anstieg des arteriellen Drucks. Über markhaltige afferente Fasern wird diese Information zum Hirnstamm weitergeleitet und löst reflektorisch eine Verlangsamung des Herzschlages und eine Senkung des arteriellen Blutdrucks aus. Im Glomus caroticum wird ein Sinken der Sauerstoffspannung bzw. ein Anstieg der CO_2-Spannung des Blutes registriert, was zu einer reflektorischen Änderung von Atemfrequenz und Atemtiefe führt.

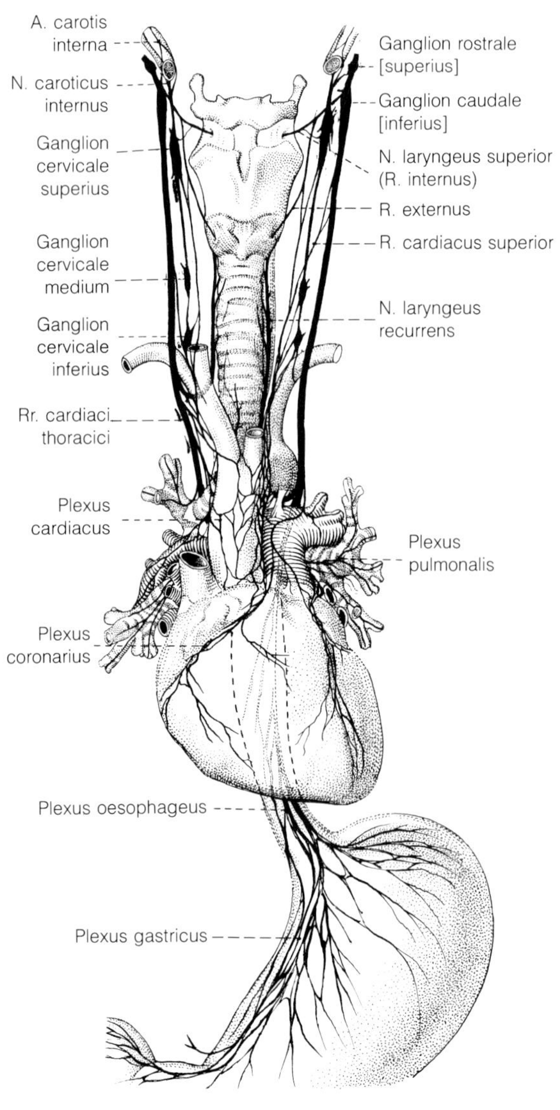

Abb. 16.23-19 Verlauf des N. vagus und des Halssympathikus.

11 N. vagus (X)

Der *N. vagus* (Abb. 16.10-12, 16.23-1, 3, 8 u. 19) ist der bedeutendste Nerv des **parasympathischen** Systems. Er ist aus der Verschmelzung des vierten, fünften und sechsten Kiemenbogennerven (*speziell viszeroefferente* Komponente) mit *allgemein viszeroefferenten* (parasympathischen) und *afferenten* Anteilen entstanden [12]. Auf seinem Weg vom Kopf, dem Hals entlang, durch die Brusthöhle zur Bauchhöhle versorgt er die Eingeweide, und dieses weite Herumschweifen, Vagabundieren, hat ihm seinen Namen „Vagus“ eingetragen. Durch seine Ausbreitung von Kopfeingeweiden bis zum Dickdarm überbrückt er die Lücke, die zwischen dem kranialen und sakralen Parasympathikus besteht. Seinen vielfältigen Aufgaben entsprechend, enthält er folgende Faserkomponenten: *Speziell viszeroefferente* **(branchiomotorische)** Fasern für die **quergestreifte Muskulatur** von **Schlund, Gaumen, Kehlkopf** und **Speiseröhre;** *allgemein viszeroefferente* Fasern für **glatte Muskulatur** und **Drüsen** des **Verdauungstraktes** vermutlich bis weit ins Kolon hinein sowie für **glatte Muskeln** und Drüsen des **Respirationstrakts**; diese Fasern dürften allesamt an Zellen der intramuralen Ganglien umgeschaltet werden (s. Kap. 16.20); *kardioinhibitorische* Fasern, welche die **Herzfrequenz** und **Herzkraft** vermindern; *allgemein viszeroafferente* Fasern von sämtlichen efferent innervierten **Eingeweiden**; *allgemein somatoafferente* Fasern von der Haut des **äußeren Gehörganges** sowie über eine Verbindung mit dem N. hypoglossus aus der Zunge [22]. Diesen verschiedenen funktionellen Komponenten entsprechen differenziert angeordnete Kerne im Hirnstamm und zwei sensorische Ganglien (s. Kap. 16.14).

Zehn bis achtzehn Wurzelfäden, die dorsal der Olive zwischen dem N. glossopharyngeus und den Radices craniales des N. accessorius entspringen, sammeln sich zu einem **Stamm**, der das Foramen jugulare mit dem N. accessorius, jedoch getrennt vom N. glossopharyngeus durchzieht. Im Foramen jugulare liegt das *Ganglion rostrale [superius, jugulare]*, welches einem Spinalganglion entspricht, und die Perikaryen der sensorischen Fasern vor allem des *R. auricularis n. vagi* (für die Haut des äußeren Gehörgangs), aber auch des *Ramus meningeus* (für die Hirnhäute und -gefäße der hinteren Schädelgrube) sowie jene von afferenten Neuronen enthält, welche peripher mit dem N. hypoglossus verlaufen [22].

Unterhalb des Foramen jugulare folgt das *Ganglion caudale [inferius, nodosum]*, eine etwa 3 cm lange, spindelförmige Auftreibung, die zum überwiegenden Teil aus sensorischen, pseudounipolaren Nervenzellen besteht. Die Axone dieser sensorischen Zellen stellen etwa 80% der Gesamtfaserzahl des Vagusstammes, die im Halsbereich etwa 20000 markhaltige und vermutlich zehnmal mehr marklose Fasern, also bis zu 200000 Axone ausmachen soll [9]. Neuere Befunde legen allerdings Zweifel an einem solch hohen Anteil afferenter Fasern nahe [24]. Bei manchen Spezies (Kaninchen, Katze) scheint das Ganglion caudale auch katecholaminproduzierende Zellen zu enthalten, die als *ektopische* sympathische Neuronen und *small intensely fluorescent (SIF) cells* (s. Kap. 16.20) angesehen werden. Neuerdings konnte aber auch in einigen pseudounipolaren, sensorischen Zellen zumindest das Schrittmacherenzym der Katecholaminsynthese (Tyrosinhydroxylase) gefunden werden [18].

Ähnlich vielen Spinalganglienzellen enthält ein Teil der Neurone der Vagusganglien Neuropeptide [13].

Über eine somatotopische Zuordnung von Neuronengruppen im Ganglion caudale zu bestimmten Organen gibt es widersprüchliche Befunde [14]. In der Gegend des Ganglion caudale bestehen Verbindungen zwischen N. vagus und den Nn. glossopharyngeus, accessorius, hypoglossus sowie mit dem Ganglion cervicale superius des Truncus sympathicus. Von dort stammen auch adrenerge Fasern, die im N. vagus verlaufen (Literatur in [24]).

Der starke **Stamm** des N. vagus schließt sich den großen Halsgefäßen an und liegt innerhalb deren Bindegewebsscheide zwischen V. jugularis interna und A. carotis interna bzw., weiter kaudal, A. carotis communis. Rechts gelangt er vor die A. subclavia, links an die Vorderfläche des Aortenbogens und steigt, beidseits hinter dem Lungenstiel gelegen, zum Ösophagus ab. In dessen Adventitia verflechten sich beide Vagusstämme zum weitmaschigen *Plexus oesophageus.*

11.1 Halsteil des Vagus

Aus dem Halsteil des Vagus werden Äste zum Schlund, Kehlkopf und Herzen abgegeben.

Die **Rami pharyngei** bilden mit Ästen des Glossopharyngeus, des Ramus externus n. laryngei superioris und des Sympathikus den Plexus pharyngeus in der Rachenwand. Dieses Geflecht enthält somit (branchio-)motorische, sensorische und sympathische Fasern. Der Vagusanteil versorgt dabei den mittleren und, über den Ramus externus des N. laryngeus superior (s. u.) den unteren Schlundschnürer und beteiligt sich auch an der Innervation des oberen Konstriktors. Er versorgt auch die Mm. palatoglossus, palatopharyngeus, uvulae und levator veli palatini. Durch diese ausgiebige Schlundinnervation wird der N. vagus zum wichtigsten Schlucknerven.

Der **N. laryngeus superior**, der eigentliche Nerv des vierten Kiemenbogens, verläßt den Vagusstamm nahe dem unteren Pol des Ganglion caudale [inferius] und verläuft medial der Carotis interna und den Ästen der Carotis externa. Er teilt sich in einen *Ramus externus*, der die Mm. cricothyroideus und constrictor pharyngis inferior versorgt, und einen *Ramus internus.* Dieser tritt durch die Membrana thyrohyoidea, gelangt unter die Schleimhaut des Recessus piriformis, wo er eine Anastomose mit dem N. laryngeus inferior bildet, und versorgt mit sensorischen Fasern die Schleimhaut von den Valleculae epiglotticae und deren unmittelbarer Umgebung bis zur Stimmritze. Propriozeptive Fasern stammen von Muskelspindeln der Kehlkopfmuskulatur (Literatur in [3]); präganglionäre, parasympathische Axone werden an kleinen Ganglienzellen, die im Verlauf des Nerven oder in der Submukosa des Kehlkopfes liegen sollen, umgeschaltet und dienen der Innervation der Kehlkopfdrüsen. Einige Geschmacksfasern stammen wohl von Geschmacksknospen an der Hinterfläche der Epiglottis.

Die **Rami cardiaci cervicales superiores et inferiores** variieren in Zahl und Abgang vom Vagusstamm. Meist sind es zwei bis drei Nerven, die den Vagus unterhalb des Ganglion caudale verlassen, oft geht ein Ast vom N. laryngeus superior ab. Mit der A. carotis communis gelangen die Äste teils vor, teils hinter dem Aortenbogen zu den dort gelegenen oberflächlichen bzw. tiefen *Plexus cardiaci*. Es finden sich mehrere Verbindungen mit den Nn. cardiaci des Halsgrenzstranges. Die Rami cardiaci führen efferente kardioinhibitorische und auch afferente Fasern vom Herz und dem Anfangsteil der großen Gefäße. Ein Teil dieser afferenten Axone leitet die Information über eine Steigerung des Blutdruckes in der Aorta, die von Rezeptoren in der Wand registriert wird, zum Hirnstamm, wo dann blutdrucksenkende Reflexe ausgelöst werden (s. Kap. 16.14). Ein eigentlicher N. depressor, wie er beim Kaninchen zu finden ist, soll beim Menschen nicht isoliert, sondern vielmehr im Verband der anderen genannten Herznerven verlaufen.

11.2 Brustteil des Vagus

Aus dem Brustteil des N. vagus gehen rückläufig Nerven zum Kehlkopf, ferner Äste zum Herzen, zur Lunge und zur Speiseröhre.

Der **N. laryngeus recurrens** ist der eigentliche Nerv des sechsten Kiemenbogens (der Nerv des fünften bildet sich mit seinem Kiemenbogen im Laufe der Entwicklung zurück). Er schlingt sich rechts um die A. subclavia, links um den Aortenbogen, um rückläufig den Kehlkopf zu erreichen. Er benutzt als Weg die Rinne zwischen Luft- und Speiseröhre, wobei beide Organe Äste von ihm erhalten. Der Endast gelangt als *N. laryngeus inferior* durch den Ursprung des unteren Schlundschnürers in den Kehlkopf und teilt sich hier in einen hinteren und vorderen Ast, die mit Ausnahme des M. cricothyroideus alle Muskeln des Kehlkopfes versorgen.

Der Nerv wird dadurch zum „Stimmnerven". **Läsionen:** Da der Rekurrens hinter der Schilddrüse und der A. thyroidea inferior verläuft, kann er bei Operationen an dieser (Strumektomie!) gezerrt oder verletzt werden, was bei einseitiger Schädigung zu Heiserkeit aufgrund der fehlenden Einstellbewegung des gelähmten Stimmbandes führt, bei doppelseitiger Läsion zu Stridor und akuter Erstickungsgefahr, da in diesem Falle durch beidseitigen Ausfall der Wirkung des M. cricoarytaenoideus posterior die inspiratorische Öffnung der Stimmritze nicht oder kaum möglich ist **(Rekurrenslähmung)**.

Der eigentümliche Weg des Rekurrens ist ein klassisches Beispiel für die Bedeutung der entwicklungsgeschichtlichen Vorgänge beim Zustandekommen anatomischer Lagepläne. Die beiden großen Gefäßbögen, um die sich jederseits der Rekurrens schlingt, lagen ursprünglich als rechte und linke vierte Kiemenbogenartie in der Halsgegend, von wo sie im Laufe der Entwicklung, links weiter als rechts, nach kaudal gewandert sind. Der Rekurrens wurde dabei mitgezogen und ist aus diesem Grunde auch links länger als rechts.

Rami cardiaci thoracici zweigen z. T. vom Bogen des N. recurrens, z. T. vom Vagusstamm weiter kaudal ab und ziehen zum Plexus cardiacus.

Rami tracheales versorgen die Trachea, *Rami pulmonales* treten von dorsal an den Lungenstiel heran und bilden den *Plexus pulmonalis.* Die Plexus beider Seiten kommunizieren miteinander, so daß jede Lunge bilateral innerviert wird. Die afferenten Fasern des Plexus pulmonalis sind wichtig für die reflektorische Steuerung der Atmung. Bei ihrer Ausschaltung tritt eine abnorme Vertiefung und meist auch Verlangsamung der Atmung ein. Reizung der afferenten Nervenendigungen in der Schleimhaut von Kehlkopf, Luftröhre und Bronchien ruft reflektorisch Husten hervor.

Präganglionäre, parasympathische Fasern gelangen nach Umschaltungen in kleinen Ganglien, welche in den Plexus pulmonalis eingestreut sind oder in der Bronchialwand liegen, an die glatte Muskulatur und die Drüsen des Bronchialbaumes.

Rami pericardiaci gelangen zum Herzbeutel.

Rami oesophagei bilden ein weitmaschiges Geflecht um die Speiseröhre.

11.3 Bauchteil des Vagus

Aus dem Speiseröhrengeflecht entwickelt sich der Bauchteil des N. vagus, indem es sich zu einem **Truncus vagalis anterior** und einem **Truncus vagalis posterior** bündelt. Die Trunci gelangen durch den Hiatus oesophageus an die Vorder- bzw. Hinterfläche des Magens und zweigen sich in dessen Wand wieder auf.

Der Truncus vagalis anterior setzt die Richtung des linken, der Truncus vagalis posterior jene des rechten Vagusstammes fort; die Änderung der Lage zum Ösophagus von *links* nach *anterior* bzw. von *rechts* nach *posterior* ist auf die Magendrehung zurückzuführen. Durch die Vermischung von links- und rechtsseitigen Vagusanteilen im Bereich der Plexus oesophageus enthalten die beiden Trunci jeweils Fasern aus beiden Nn. vagi. Allerdings überwiegen, zumindest bei der Ratte, im Truncus vagalis anterior Fasern aus dem linken N. vagus; im Truncus vagalis posterior finden sich etwa gleiche Anteile aus beiden Nn. vagi [6].

Der Truncus vagalis anterior gibt durch das Omentum minus den *R. hepaticus* ab und breitet sich in der Magenvorderwand bis zum Pylorus aus. Der Truncus vagalis posterior versorgt die Magenhinterwand, gibt ebenfalls Rami hepatici und einen starken Ast zum Ganglion coeliacum ab, von wo aus die Vagusfasern gemeinsam mit den Ästen des Sympathikus entlang der Gefäße zu den einzelnen Organen bis in den Bereich des Colon descendens verlaufen. Die allgemein viszeroefferenten Axone des Vagus abdominalis sind als präganglionäre parasympathische Fasern aufzufassen, welche an bestimmten Zellen der intramuralen Plexus zur Innervation von glatter Muskulatur und Drüsen umgeschaltet werden. Dabei besteht dieses Faserkontingent nicht nur aus bewegungs- und sekretionsanregenden, sondern auch – insbesondere für Magenfundus und Korpus – bewegungshemmenden (relaxierenden) Anteilen, die ihre Wirkung durch Zwischenschaltung von hemmenden intramuralen Neuronen entfalten (s. Kap. 16.20). Zahlreiche afferente Fasern verteilen sich in der Muskelwand und Mukosa des Darmtraktes sowie in den übrigen Bauchorganen. Im gesamten Verlauf des N. vagus finden sich Paraganglien (s. o.) zwischen die Faserbündel eingestreut, über deren Funktion spekuliert wird [16].

Bei einseitigen **Vagus-** und **Glossopharyngeuslähmungen**, welche meist gemeinsam auftreten, ist der Schluckreflex von der erkrankten Seite aus nicht auslösbar; bei der Auslösung von der gesunden Seite aus (durch Berührung der Pharynxwand mit einem Spatel) werden Gaumensegel und Rachenhinterwand zur gesunden Seite hin verzogen. Weiter besteht eine Rekurrenslähmung. Störungen der vegetativen Funktionen fallen bei einseitiger Lähmung nicht ins Gewicht. Beidseitige Lähmungen führen zu schwersten Schluck-, Atem- und Kreislaufstörungen, die früher oder später zum Tode führen.

12 N. accessorius (XI)

Der *N. accessorius* (Abb. 16.10-12, 16.23-1, 3, 8 u. 20) setzt sich aus einem **kranialen** Anteil, *Radices craniales*, aus dem *Ncl. ambiguus,* und einem **spinalen** Anteil, *Radices spinales,* aus dem *Ncl. spinalis n. accessorii* zusammen (s. Kap. 16.14). Ersterer stellt die kaudale Fortsetzung des N. vagus dar, letzterer kann als ins Rückenmark verlagerter Kern der *speziell viszeroefferenten* Reihe angesehen werden.

Die Radices craniales entspringen dorsal der Olive in kaudaler Fortsetzung der Wurzelfasern des N. vagus, die Radices spinales seitlich aus dem Halsmark zwischen Hinter- und Vorderwurzeln. Die Spinalwurzeln bündeln sich, ziehen neben dem Halsmark zwischen Hinterwurzeln und Ligamentum denticulatum nach kranial und

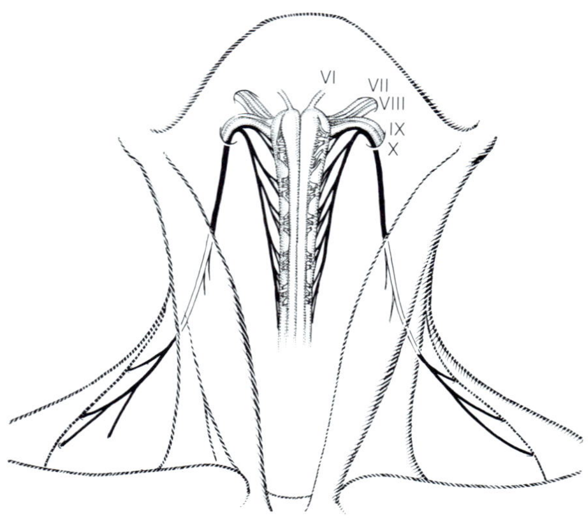

Abb. 16.23-20 Verlauf des N. accessorius (Schema).

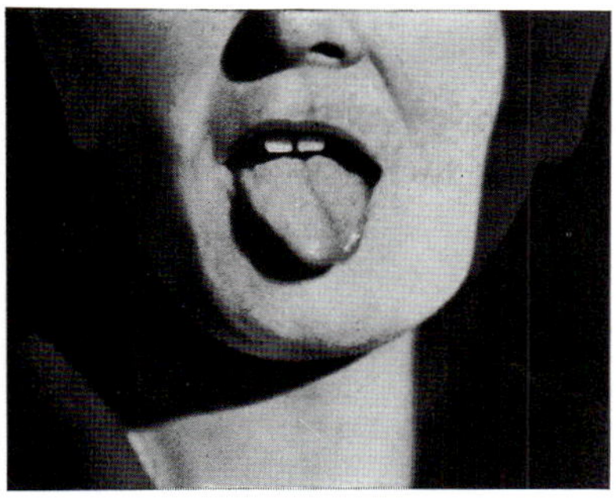

Abb. 16.23-21 Hypoglossuslähmung links mit beträchtlicher Atrophie der linken Zungenhälfte. (Nach VERAGUTH)

betreten die Schädelhöhle durch das Foramen occipitale magnum. Kurz vor dem Austritt aus der Pars nervosa des Foramen jugulare vereinigen sich kraniale und spinale Wurzeln zu einem kurzen Stamm.

Nach dem Austritt aus dem Schädel zerfällt der Nerv wieder in seine beiden Teile, indem er meist zwischen Ganglion rostrale [superius] und Ganglion caudale [inferius] n. vagi den kranialen Anteil als **Ramus internus**

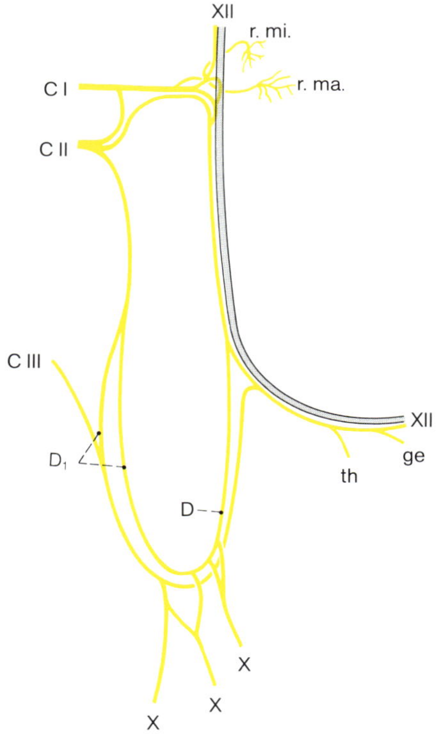

Abb. 16.23-22 Verbindungen des N. hypoglossus mit den Zervikalnerven. XII = N. hypoglossus. C I, C II, C III = vordere Äste des I. bis III. Zervikalnerven. D = Radix superior ansae cervicalis, D_1 = Radix inferior ansae cervicalis aus C II und C III, bilden zusammen die Ansa cervicalis. r.mi. und r.ma. = Äste für M. rectus capitis ventralis und M. longus capitis. ge = Ast zum M. geniohyoideus. th = Ast zum M. thyrohyoideus. X = Äste zu den übrigen infrahyalen Muskeln.

an den Vagus abgibt. Der Ramus internus liefert **(brachio)motorische** Fasern für **Schlund-** und **Kehlkopfmuskulatur**. Der spinale Anteil zieht als **Ramus externus**, die V. jugularis interna dorsal oder ventral kreuzend, weiter zu den **Mm. sternocleidomastoideus** und **trapezius**.

Der Ast zum M. trapezius durchläuft das lymphknotenreiche, seitliche Halsdreieck, über dem M. levator scapulae liegend, und geht Verbindungen mit Ästen des Plexus cervicalis ein. Auf diesem Weg gelangen weitere motorische und vor allem sensorische, u. a. propriozeptive Fasern in den N. accessorius. Trapezius und Sternokleidomastoideus erhalten aber auch selbständige Zweige aus dem Plexus cervicalis. Über die Häufigkeit der verschiedenen Anastomosenvarianten orientiert [5].

Bei einer **Akzessoriuslähmung** ist das Heben des Armes über die Horizontale erschwert. Ursache ist meist eine Verletzung des Nerven bei Lymphknotenentfernungen im seitlichen Halsdreieck. Wenn auch der Ast zum M. sternocleidomastoideus betroffen ist, weicht beim Kopfneigen das Kinn zur gelähmten Seite ab; das Kopfwenden zur gesunden Seite ist gegen Widerstand erschwert.

13 N. hypoglossus (XII)

Der etwa 9000 Fasern zählende [17] *N. hypoglossus* (Abb. 16.23-1, 3, 8 u. 22) versorgt die innere (intrinsische) und äußere (extrinsische) **Zungenmuskulatur**. Er ist an sich *somatoefferent (motorisch)*, erhält jedoch in seinem Verlauf *afferente* Fasern über *Anastomosen* mit benachbarten Nerven. Seine Wurzelfäden erscheinen zwischen Pyramide und Olive an der basalen Fläche der Medulla oblongata und setzen somit die Reihe der zervikalen Vorderwurzeln fort. Der Nerv ist aus der Verschmelzung von vier präzervikalen Vorderwurzeln entstanden, die mit den zugehörigen Okzipitalsomiten in den Schädel aufgenommen worden sind [12].

Ursprünglich angelegte Hinterwurzeln und Spinalganglien verschwinden im Laufe der Entwicklung meist vollständig.

Die Wurzeln durchtreten meist in zwei Bündeln die Dura und verlassen den Schädel durch den Canalis nervi hypoglossi in der seitlichen Umrahmung des Foramen magnum. Dann wendet sich der Nerv dorsal und lateral um N. vagus und A. carotis interna herum, läuft entlang der letzteren abwärts und im Bogen durch das Trigonum caroticum, lateral an den Aufzweigungen der A. carotis externa vorbei. Kranial des Zungenbeins gelangt er zwischen M. hyoglossus und M. mylohyoideus zur Zunge und mit einem Ast zum M. geniohyoideus.

Nach seinem Austritt aus dem Schädel geht der N. hypoglossus Verbindungen mit dem N. vagus und dem Ganglion cervicale superius ein, wodurch ihm sensorische und sympathische Fasern zugeführt werden. Am Vorderrand des M. hyoglossus anastomosiert er mit dem N. lingualis.

Die Bahn des N. hypoglossus wird von Fasern aus den Spinalnerven C1 und C2 benützt, welche ihn zum größten Teil als *Radix superior ansae cervicalis* wieder verlassen, um mit Fasern aus C2 und C3 (Radix inferior) die *Ansa cervicalis* zu bilden. (Ein Teil der Fasern aus C1 und C2 läuft im Hypoglossus weiter zum M. thyrohyoideus und geniohyoideus.)

Die Ansa stammt somit aus Zervikalnerven und führt *motorische* und *sensorische* Fasern für die **infrahyale Muskulatur**. Sensorische Fasern, z.T. auch propriozeptiver Natur aus dem M. geniohyoideus sowie der extrinsischen und intrinsischen Zungenmuskulatur verlaufen im peripheren Abschnitt des Hypoglossus und ziehen dann über die Radix superior zu ihren Zellkörpern in zervikalen Spinalganglien [22].

Bei einseitiger **Lähmung des N. hypoglossus** weicht die herausgestreckte Zunge durch das Überwiegen der gesunden Seite nach der erkrankten Seite ab. Nach längerem Bestehen der Lähmung verfällt die betroffene Zungenhälfte der Atrophie.

Literatur

[1] Arvidsson, J., L. Thomander: An HRP study of the central course of sensory intermediate and vagal fibers in the peripheral facial nerve branches in the cat. J. comp. Neurol. 223 (1984) 35–45.

[2] Baumel, J. J.: Trigeminal-facial nerve communications. Their function in facial muscle innervation and reinnervation. Arch. Otolaryngol. 99 (1974) 34–44.

[3] Brodal, A.: Neurological anatomy in relation to clinical medicine, 3rd ed. Oxford University Press, New York–Oxford 1981.

[4] Buisseret-Delmas, C., P. Buisseret: Central projections of extraocular muscle afferents in cat. Neurosci. Lett. 109 (1990) 48–53.

[5] Caliot, Ph., P. Cabanié, V. Bousquet, D. Midy: A contribution to the study of the innervation of the sternocleidomastoid muscle. Anat. Clin. 6 (1984) 21–28.

[6] Dennison, S. J., B. L. O'Connor, M. H. Aprison, V. E. Merritt, D. L. Felten: Viscerotopic localization of preganglionic parasympathetic cell bodies of origin of the anterior and posterior subdiaphragmatic vagus nerves. J. comp. Neurol. 197 (1981) 259–269.

[7] Fasel, J.: Zum Austritt der Chorda tympani aus der Basis cranii externa. Acta anat. 126 (1986) 205–207.

[8] Ferner, H.: Zur Anatomie der intrakraniellen Abschnitte des Nervus trigeminus. Z. Anat. Entwickl. Gesch. 114 (1949/50) 108–122.

[9] Gabella, G.: Structure of the Autonomic Nervous System. Chapman and Hall Ltd. London. John Wiley & Sons. Inc. New York 1976.

[10] Gibbins, I.: Peripheral autonomic nervous system. In: Paxinos, G. (ed.): The Human Nervous System, pp. 93–123. Academic Press, San Diego 1990.

[11] Graziadei, P. P. C., G. A. Monti Graziadei: Continuous nerve cell renewal in the olfactory system. In: Jacobson, M. (ed.): Handbook of Sensory Physiology. Vol. 9, Development of Sensory Systems, pp. 55–83. Springer, Berlin–Heidelberg–New York 1978.

[12] Hamilton, W. J., H. W. Mossman: Human embryology, 4th edition. The MacMillan Press Ltd., London–Basingstoke 1978.

[13] Helke, C. J., K. M. Hill: Immunohistochemical study of neuropeptides in vagal and glossopharyngeal afferent neurons in the rat. Neuroscience 26 (1988) 539–551.

[14] Kalia, M., M.-M. Mesulam: Brain stem projections of sensory and motor components of the vagus complex in the cat: II. Laryngeal, tracheobronchial, pulmonary, cardiac, and gastrointestinal branches. J. comp. Neurol. 193 (1980) 523–553.

[15] Katz, D. M., K. A. Markey, M. Goldstein, I. B. Black: Expression of catecholaminergic characteristics by primary sensory neurons in the normal adult rat in vivo. Proc. Natl. Acad. Sci. USA 80 (1983) 3526–3530.

[16] Kummer, W., W. L. Neuhuber: Vagal paraganglia of the rat. J. electron micr. technique 12 (1989) 343–355.

[17] Lang, J.: Kopf. In: von Lanz, T., W. Wachsmuth (Hrsg.): Praktische Anatomie 1, Teil 1A. Springer, Berlin–Heidelberg–New York–Tokyo 1985.

[18] Lieberman, A. R.: Sensory ganglia. In: Landon, D. V., (ed.): The Peripheral Nerve, pp. 188–278. Chapman and Hall, London 1976.

[19] Marfurt, C. G.: The somatotopic organization of the cat trigeminal ganglion as determined by the HRP technique. Anat. Rec. 201 (1981) 105–118.

[20] Matthews, B., S. J. W. Lisney: Do primary afferents from tooth-pulp cross the midline? Brain Res. 158 (1978) 303–312.

[21] Mayberg, M. R., N. T. Zervas, M. A. Moskowitz: Trigeminal projections to supratentorial pial and dural blood vessels in cats demonstrated by HRP histochemistry. J. comp. Neurol. 223 (1984) 46–56.

[22] Neuhuber, W., A. Mysicka: Afferent neurons of the hypoglossal nerve of the rat as demonstrated by HRP tracing. Anat. Embryol. 158 (1980) 349–360.

[23] Nomura, S., N. Mizuno: Central distribution of afferent and efferent components of the chorda tympani in the cat as revealed by the HRP method. Brain Res. 214 (1981) 229–237.

[24] Prechtl, J. C., T. L. Powley: The fiber composition of the abdominal vagus of the rat. Anat. Embryol. 181 (1990) 101–115.

[25] Ruskell, G. L.: The distribution of autonomic postganglionic nerve fibers to the lacrimal gland in monkeys. J. Anat. 109 (1971) 229–242.

[26] Ruskell, G. L.: Ocular fibres of the maxillary nerve in monkeys. J. Anat. 118 (1974) 195–203.

[27] Steiger, H. J., J. M. Tew jun., J. T. Keller: The sensory representation of the dura mater in the trigeminal ganglion of the cat. Neurosci. Lett. 31 (1982) 231–236.

[28] Suzuki, N., J. E. Hardebo, Ch. Owman: Trigeminal fibre collaterals storing substance P and calcitonin gene-related peptide associate with ganglion cells containing choline acetyltransferase and vasoactive intestinal polypeptide in the sphenopalatine ganglion of the rat. An axon reflex modulating parasympathetic ganglionic activity? Neuroscience 30 (1989) 595–604.

[29] Yamamoto, M., H. Kondo: Calcitonin gene-related peptide (CGRP)-immunoreactive nerve varicosities in synaptic contact with sensory neurons in the trigeminal ganglion of rats. Neurosci. Lett. 104 (1989) 253–257.

[30] Zenker, W.: Juxtaoral Organ (Chievitz' Organ), Morphology and Clinical Aspects. Urban & Schwarzenberg, München–Wien–Baltimore 1982.

16.24 Auge

G. RAGER und E. VAN DER ZYPEN[1]

1 *Übersicht*

Das Auge mit dem Sehnerven ist in der *Orbita* untergebracht und wird von Hilfseinrichtungen umgeben. So ruht der Augapfel, *Bulbus oculi,* an seiner Rückseite auf einem weichen Fettpolster, *Corpus adiposum orbitae,* das für ihn eine Gelenkpfanne bildet. In diesem Lager wird das Auge durch sechs äußere Augenmuskeln (vier gerade und zwei schräg verlaufende) bewegt. Die Augenlider verteilen die Tränenflüssigkeit, reinigen die Hornhaut und schützen die der Außenwelt zugekehrte Oberfläche des Bulbus, indem sie sich reflektorisch schließen, sobald eine Gefahr droht (Abb. 16.24-1). Der Tränenapparat, bestehend aus Tränendrüse und ableitenden Tränenwegen, befeuchtet die Oberfläche und spült kleinste Fremdkörper hinweg.

Der Augapfel hat annähernd Kugelgestalt. Von seinen Durchmessern ist der vertikale der kleinste. An der Kugel unterscheidet man einen Äquator sowie einen vorderen und einen hinteren Pol; etwas nasal vom hinteren Pol befindet sich die Austrittsstelle des Sehnervs. Um ein Objekt scharf sehen zu können, wird das Auge so eingestellt, daß dieser Gegenstand an der Stelle des schärfsten Sehens, das ist die *Fovea centralis* der Netzhaut, abgebildet wird. Da die Fovea aber nicht ganz zentral, sondern etwas temporal vom hinteren Bulbus liegt, weichen die Sehachse (Verbindung zwischen Fovea und fixiertem Gegenstand) und die Bulbusachse etwas voneinander ab (Abb. 16.24-2).

Bei einem normalsichtigen (= **emmetropen**), in Akkommodationsruhe befindlichen Auge ist die Augenachse gerade so lang, daß aus dem Unendlichen kommende Lichtstrahlen sich auf der Netzhaut vereinigen. Ist das Auge zu lang, dann vereinigen sich die Strahlen schon vor der Netzhaut und weichen nach der Kreuzung wieder auseinander; auf der Netzhaut entsteht daher ein unscharfes Bild. Diesen Zustand nennt man Kurzsichtigkeit (**Myopie**): Man vermag Gegenstände nur in kurzen Entfernungen scharf zu sehen. Umgekehrt ist bei angeborener Weitsichtigkeit (**Hypermetropie**) das Auge zu kurz. Die Strahlen treffen sich erst hinter der Netzhaut; Man kann Gegenstände nur in weiten Entfernungen scharf sehen. So stellt schon die Achsenlänge des Augapfels eine wichtige Funktionsgrundlage dar.

Die Hauptmasse des Augapfels bildet ein durchsichtiger, z. T. flüssiger Inhalt, der von drei Häuten umschlossen wird. Die **äußere Augenhaut,** *Tunica externa bulbi,* besteht aus der **Lederhaut,** *Sclera,* und Teilen der **Hornhaut,** *Cornea.* Die Sklera hat eine derbe Faserstruktur, die wie ein bindegewebiges Skelett die äußere Form des Augapfels sichert. Die Kornea ist transparent, sie gleicht einem Fenster für den Eintritt der Lichtstrahlen.

Die **mittlere Augenhaut** bildet die Gefäßhaut, *Tunica vasculosa bulbi, Uvea.* Den vordersten Abschnitt der Uvea bildet die Regenbogenhaut, **Iris,** die als Blende die Pupille umgrenzt. Etwa auf der Höhe, auf welcher die Sklera in die Kornea übergeht, verdickt sich die mittlere Augenhaut zu einem Ringwulst, dem **Strahlenkörper,** *Corpus ciliare,* der den **Akkommodationsmuskel,** M. ciliaris, enthält. Der ganze übrige (hintere) Anteil der Uvea wird auch **Aderhaut,** *Choroidea,* genannt.

Die **innere Augenhaut,** *Tunica interna* (sensoria) *bulbi,* besteht aus der **Netzhaut,** dem *Stratum nervosum* und *Stratum pigmentosum retinae.* Der lichtempfindliche Teil wird als **Pars optica retinae** bezeichnet. In jenen Teilen des Auges, in denen der inneren Augenhaut diese Funktion nicht mehr zukommt, da sie rein geometrisch von Lichtstrahlen nicht erreicht werden kann, setzen sich Retina und Pigmentepithel als einschichtige Epithellamellen fort, um gemeinsam die Innenflächen des Ziliarkörpers und die Rückfläche der Iris zu überziehen.

Den **Inhalt** des Augapfels machen die lichtbrechenden Medien aus. Zu ihnen gehört die **Linse,** *Lens,* die durch das Strahlenbändchen, **Zonula ciliaris (ZINNI),** am Ziliarkörper aufgehängt ist. Der Raum hinter der Linse ist von dem zähflüssigen, gallertigen **Glaskörper,** *Corpus vitreum,* ausgefüllt. Die **vordere Augenkammer,** *Camera anterior,* ist der Raum zwischen Hornhaut einerseits, Linse und Iris andererseits. Die **hintere Augenkammer,** *Camera posterior,* erstreckt sich von der Irisrückfläche bis zur Vorderfläche des Glaskörpers. Beide Kammern sind mit **Kammerwasser** gefüllt.

2 *Inhalt der Orbita*

Über die knöchernen Wände der Orbita, ferner über die Foramina mit ihren Verbindungen zur mittleren Schädelgrube, zur Fossa pterygopalatina und zu den Regiones faciales s. Kap. 8.3 in Bd. 1.

[1] E. VAN DER ZYPEN: Kap. 16.24.1 bis 16.24.9
G. RAGER: Kap. 16.24.10 bis 16.24.15

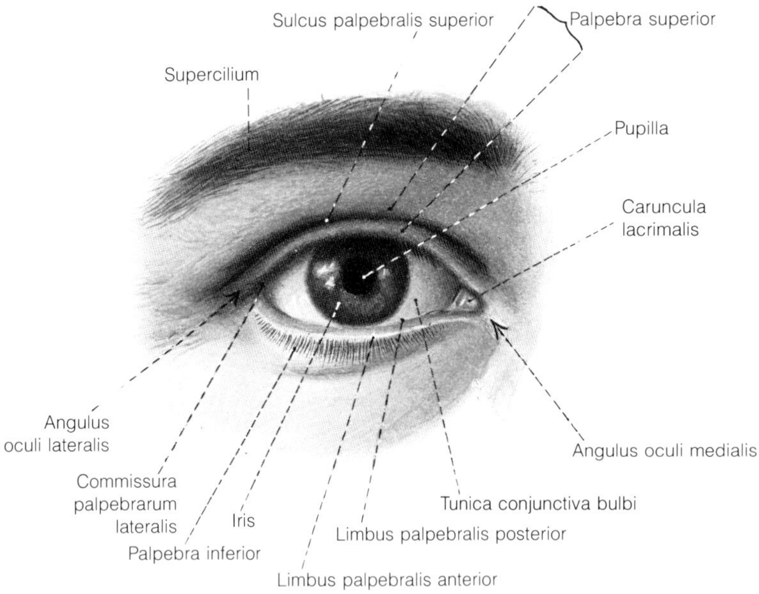

Abb. 16.24-1 Das rechte Auge von vorne.

Der knöcherne Trichter wird von **Periost** überzogen, der *Periorbita.* Es handelt sich um eine Sonderform des Periostes, bestehend aus kollagenen und elastischen Fasern. Am Foramen n. optici ist es mit der Durascheide des N. opticus verwachsen und überbrückt als **Membrana orbitalis** die Fissura orbitalis inferior.

In diese Membran ist der **M. orbitalis** eingelagert. Indem dieser Muskel die Fissura orbitalis inferior überzieht, bildet er arkadenartige Öffnungen für die V. ophthalmica inferior, den N. sowie A. und V. infraorbitalis und den N. zygomaticus. Die glatten Muskelfasern werden von sympathischen Fasern innerviert, die aus dem N. petrosus profundus über das Ganglion pterygopalatinum ziehen.

Man nimmt an, daß eine Kontraktion des Muskels das Lumen der V. ophthalmica inferior einengt und damit eine Blutstauung in der Orbita, mit dem klinischen Symptom des **Exophthalmus** (Hervortreten der Augen), bewirkt.

Die Orbita ist im übrigen von **Fettgewebe,** *Corpus adiposum orbitae,* ausgefüllt. In diesem verlaufen die Gefäße und Nerven für das Auge und seine Bewegungsmuskulatur. Das Auge ist in einer vorderen Höhlung des Fettkörpers eingelagert. Diese Höhle wird durch ein derbes Bindegewebe, die **TENONsche Kapsel** (Capsula bulbi) vom Fettkörper abgegrenzt. Die TENONsche Kapsel bildet eine Art Gelenkfläche für den Bulbus. Am Bulbus ist sie nahe dem N. opticus an der Sklera befestigt, vorne reicht sie unter der Conjunctiva bulbi bis in die Nähe der Kornea. Die Augenmuskeln durchstoßen die Kapsel schräg, wobei die Muskelfaszie in das Bindegewebe der Capsula bulbi übergeht. Zwischen TENONscher Kapsel als Gelenkpfanne und Bulbus als Gelenkkopf findet sich das **Spatium circumbulbare,** das eine Art Gelenkspalt darstellt.

2.1 *Augenlider (Palpebrae) und Bindehaut (Tunica conjunctiva)*

Die Augenlider entstehen als ringförmiger Hautwulst, der das Auge umrahmt. Im 4. Fetalmonat wachsen die Lider aufeinander zu und verkleben mit ihren freien Rändern. Diese Verklebung löst sich vor der Geburt, bei vielen Säugern erst später. Bei geschlossenen Lidern befindet sich vor dem Augapfel ein kapillarer Spalt, dessen Oberfläche mit einer Schleimhaut, der **Bindehaut,** *Tunica conjunctiva,* ausgekleidet ist. Dieser Spalt ist der **Bindehautsack,** dessen Schleimhaut die Rückfläche der Lider als *Tunica conjunctiva palpebrarum* und die vordere Sklera als Tunica conjunctiva bulbi überzieht. Am Übergang zwischen Lid und Augapfel liegt der obere bzw. untere **Fornix** (Abb. 16.24-3). Im Fornix bildet die Schleimhaut eine Anzahl horizontaler Reservefalten, die für extreme Bewegungen des Augapfels vorrätig gehalten werden. Am medialen (nasalen) Augenwinkel enthält der Bindehautsack eine kleine halbmondförmige Falte, **Plica semilunaris conjunctivae,** und medial davon ein direkt im Lidwinkel gelegenes rundliches Gebilde, das Tränenwärzchen, **Caruncula lacrimalis** (Abb. 16.24-4).

Form und Festigkeit der **Lider** beruhen auf deren Innenskelett, den **Tarsi** *(Tarsus superior* und *Tarsus inferior),* die als halbovale, aus dichtem Bindegewebe bestehende Platten das Lidgerüst darstellen. Die Tarsi sind medial und lateral durch feste Bänder (**Ligg. palpebralia mediale** et **laterale**) an der Orbitalwand befestigt. Diese Bänder sind gleichzeitig Sehnen des M. orbicularis oculi. Der Tarsus superior ist ferner über das **Septum orbitale** mit dem Periost der Margo orbitalis superior (ossis frontalis) verbunden. Nach hinten geht der Tarsus superior in die Aponeurose des **M. levator palpebrae su-**

perioris über (Abb. 16.24-3). Dieser Aponeurose legt sich der **M. tarsalis** innen an. Die vom Sympathikus innervierten glatten Mm. tarsales superior et inferior bewirken eine Retraktion der Augenlider.

Dem Tarsus liegt außen die *Pars palpebralis* des **M. orbicularis oculi** an. Der quergestreifte Muskel wird vom N. facialis (N. VII) (N. III) innerviert. Seine Lähmung bewirkt eine Ptosis (Herunterhängen des Lides). Eine Ptosis des Lides kann auch bei Lähmung des M. levator palpebrae entstehen. Der Muskel entspringt an der orbitalen Fläche der Ala minor ossis sphenoidalis. Er verläuft über dem M. rectus superior und wird, wie dieser, vom oberen Ast des N. oculomotorius (N. III) innerviert.

Die Lider sind außen von einem mehrschichtigen verhornten **Plattenepithel** mit wenigen Lanugohaaren überzogen. Der Lidrand ist etwa 2 mm breit und besitzt einen stumpfen *Limbus palpebralis anterior* sowie einen scharfkantigen *Limbus palpebralis posterior*, an dem das verhornte Plattenepithel in das unverhornte geschichtete Epithel der Conjunctiva tarsi übergeht. Im Bereich des Fornix conjunctivae wechselt dieses in ein geschichtetes hochprismatisches Epithel mit eingelagerten Becherzellen, ein Epithel, das auch für die Conjunctiva bulbi charakteristisch ist.

Am Lidrand finden sich zahlreiche MEISSNERsche Tastkörperchen und feine Nervenendigungen. Der Lidrand ist daher besonders berührungs- und schmerzempfindlich.

Am vorderen Lidrand stoßen die langen **Zilien** (Wimpern), in 3–4 Reihen angeordnet, an die Oberfläche. In den Haarschaft der Zilien münden die Ausführungsgänge von Talgdrüsen, *Glandulae sebaceae* (**ZEISsche Drüsen**).

Eine entzündliche Anschwellung der ZEISschen Drüsen wird als **Gerstenkorn (Hordeolum)** bezeichnet.

In Nachbarschaft der Haarwurzeln der Zilien liegen auch apokrine Duftdrüsen, *Glandulae ciliares* (**MOLLsche Drüsen**), die entweder selbständig am Lidrand oder in die Haarbälge einmünden (Abb. 16.24-3).

Im Tarsus entwickeln sich bereits ab dem 4. Embryonalmonat holokrin sezernierende Talgdrüsen, *Glandulae tarsales* (**MEIBOMsche Drüsen**). Es handelt sich um 30–40 (20–30 im Unterlid) bis zu 8 mm lange Drüsenbäumchen. Ihre Ausführungsgänge öffnen sich nahe dem Limbus posterior am Lidrand. Das Ende der Ausführungsgänge wird von Abzweigungen des M. orbicularis oculi umfaßt. Eine Kontraktion dieses *RIOLANschen Muskels* preßt den Talg aus den Drüsengängen aus.

Abb. 16.24-2 Horizontalschnitt meridional durch den rechten Augapfel (schematisiert).

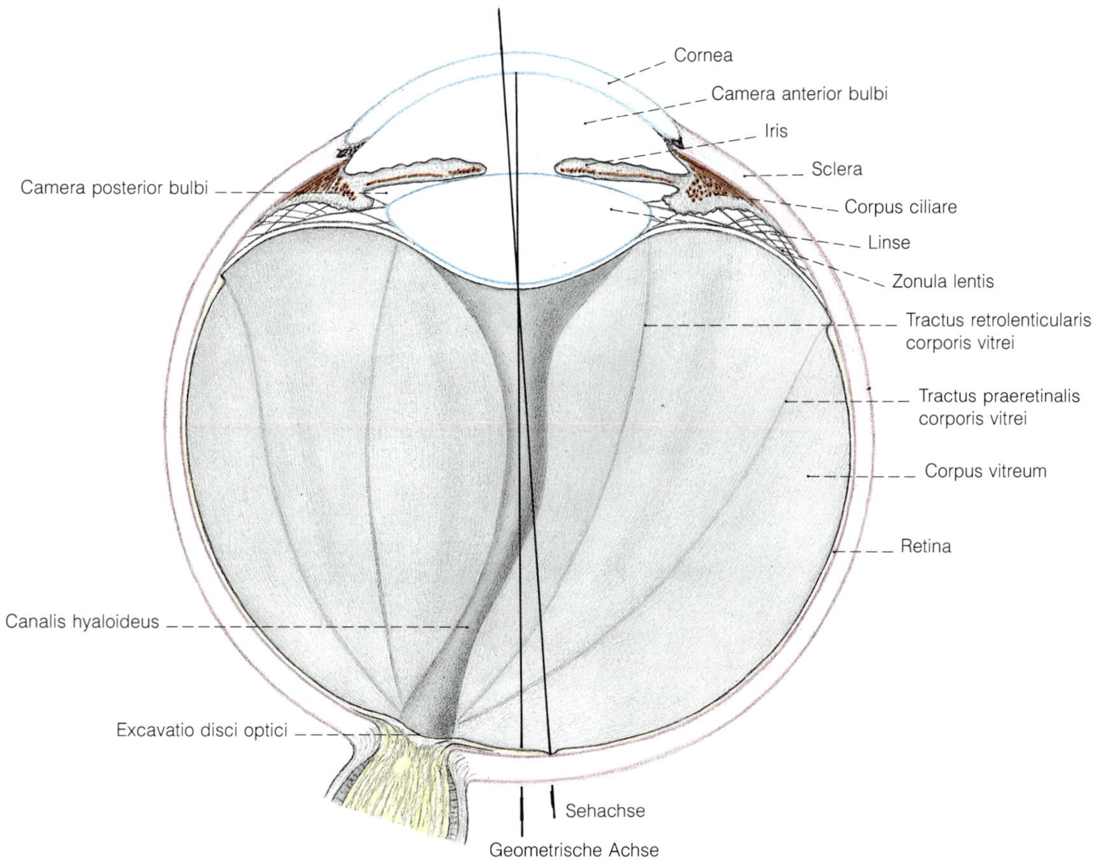

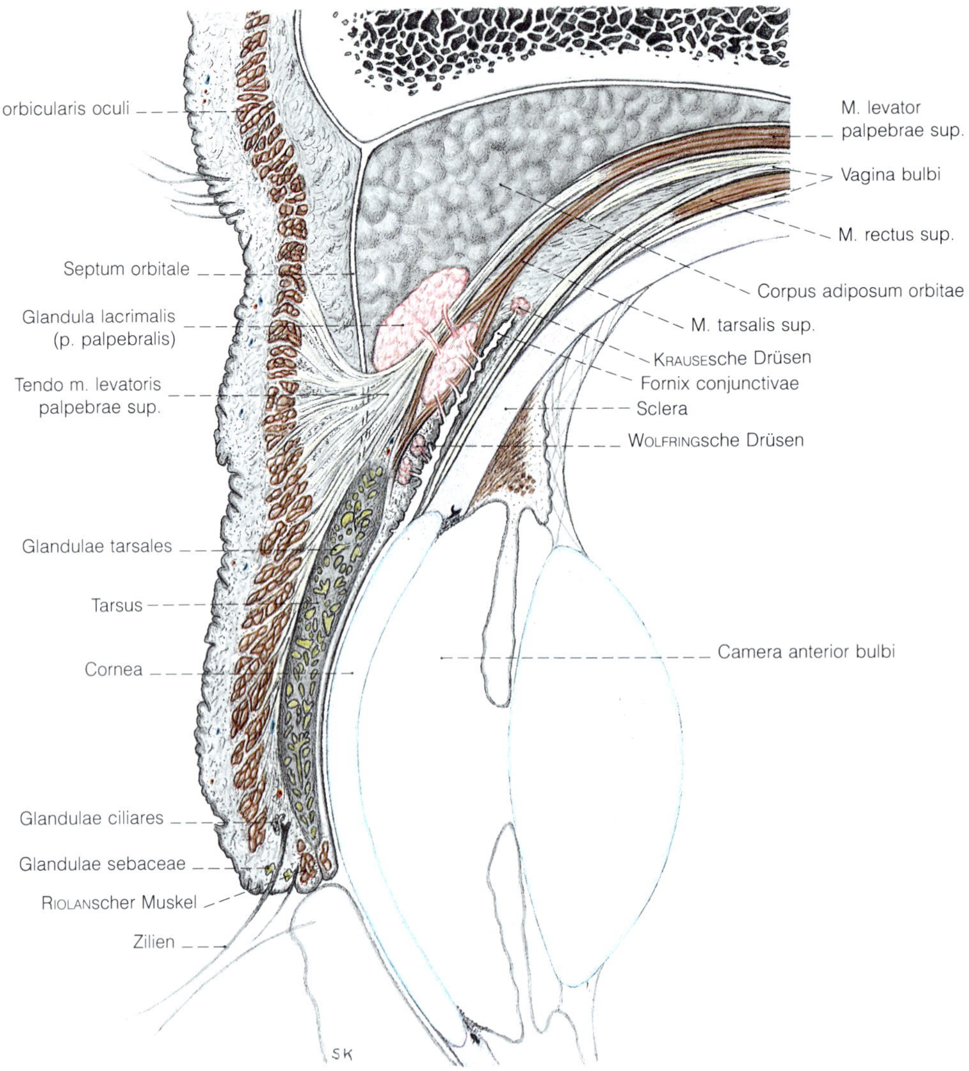

Abb. 16.24-3 Sagittalschnitt durch das obere Augenlid und den vorderen Augenabschnitt. (Schematisiert; in Anlehnung an LANZ u. WACHSMUTH [27a])

Eine chronische Entzündung der MEIBOMschen Drüsen wird als **Hagelkorn (Chalazion)** bezeichnet.

Neben den genannten Drüsen kommen in der Conjunctiva tarsi und im Fornix conjunctivae **HENLEsche Drüsen** vor, die den LIEBERKÜHNschen Krypten des Dünndarmes vergleichbar sind. Sie produzieren, wie auch die Becherzellen, einen mukoiden Schleim und beteiligen sich damit an der Bildung des dreischichtigen präkornealen Tränenfilms. Bei den **KRAUSEschen** und **WOLFRINGschen Drüsen** handelt es sich um unterschiedlich lokalisierte, versprengte Anteile der Tränendrüse (Glandulae lacrimales accessoriae).

Die Tunica propria tarsi besteht aus einem zellreichen retikulären Bindegewebe; es bilden sich jedoch keine Lymphfollikel aus. Die Subkutis der Lider besteht aus einem lockeren Bindegewebe.

Allgemeine Wasserretention führt zu starken Schwellungen der Lider (Ödem). Die „Schattenringe" um die Augen, z. B. bei fieberhaften Erkrankungen, beruhen auf einem Wasserverlust der Haut, wobei die dunkle Tönung durch die Venen, die durch das dünne Plattenepithel durchscheinen, zustande kommt.

Die **Gefäßversorgung** der Lider übernehmen Äste der *A. lacrimalis* und *A. temporalis superficialis* von lateral, Äste der *A. nasociliaris* und *A. facialis* von medial. Die **Sensibilität** wird über die *Rami palpebrales n. supraorbitalis* in den N. ophthalmicus und die *Rami palpebrales n. infraorbitalis* in den N. maxillaris geleitet.

Im lockeren Bindegewebe der Conjunctiva bulbi ist ein engmaschiges Gefäßnetz eingelagert (episklerales Gefäßnetz), das vorwiegend aus den *Aa. ciliares anteriores* gespeist wird. Bei Entzündungen der Konjunktiva oder Schädigungen der Kornea kommt es zu einer starken Erweiterung der Gefäße („gerötete Augen"). Die Conjunctiva bulbi ist ähnlich dem Augenrand sehr schmerz- und berührungsempfindlich. Die Erregungsleitung erfolgt über die Nn. ciliares longi in den N. ophthalmicus. Die Berührung der Konjunktiva führt zum reflektorischen Lidschluß (**Konjunktivalreflex**).

Die Bindehaut besitzt zwei **Lymphsysteme,** ein oberflächliches und ein tiefes. Die regionären Lymphknoten liegen präaurikulär bzw. submandibulär. Zu den letzteren fließt die über den nasalen Lidwinkel abgeleitete Lymphe.

Die erwähnte Plica semilunaris (Abb. 16.24-4) ist das Rudiment eines dritten Lides niederer Wirbeltiere, der Rest einer Nickhaut. Sie stellt beim Menschen nur noch eine vertikale Falte mit einer zur Hornhaut gerichteten Konkavität dar. Eine von lateral zugängliche 2 mm tiefe Tasche verstreicht bei Auswärtswendung des Augapfels. Die Plica besitzt die anatomischen Eigenschaften einer Bindehaut und eines Lides zugleich. Einerseits ist sie von einer Schleimhaut mit mehrschichtigem Zylinderepithel und Becherzellen überzogen, das einem lockeren Bindegewebe, reich an Lymphozyten und Plasmazellen, aufliegt. Andererseits enthält sie glatte Muskelzellen sowie – überwiegend bei farbigen Rassen – Knorpel. Außerdem besitzt sie Epithelkrypten und Drüsenreste und in der Fetalzeit transitorisch das Analogon einer HARDERschen Tränendrüse niederer Tierklassen.

Die **Karunkel** *(Caruncula lacrimalis)* (Abb. 16.24-4) ist aus fettreichem Bindegewebe, Plattenepithel und Schleimhautinseln aufgebaut und trägt 15–20 farblose Härchen, die nach nasal gewendet sind. Sie besitzt Talgdrüsen, Becherzellen, akzessorische seröse Drüsen und glatte Muskelzellen. Die Karunkel wird von Fasergruppen benachbarter Muskeln, M. orbicularis oculi und M. rectus medialis, erreicht, so daß das ganze Gebilde mit den Augenbewegungen etwas mehr hervortritt bzw. zurücksinkt.

2.2 *Tränenorgane*

Die **Tränenflüssigkeit,** *Lacrima,* dient der Benetzung und gegebenenfalls Spülung der Hornhaut und des Bindehautsackes. Sie beteiligt sich an der Bildung des präkornealen Tränenfilms und verhindert dadurch die Austrocknung der empfindlichen Kornea. Die **Tränendrüse,** *Glandula lacrimalis,* liegt oberhalb des lateralen (temporalen) Lidwinkels in der *Fossa glandulae lacrimalis* des Os frontale (Abb. 16.24-5). Von hier aus fließt die Tränenflüssigkeit durch die ganze Breite des Bindehautsackes zum medialen (nasalen) Lidwinkel, wo die Abzugskanäle mit den **Tränenpünktchen,** *Puncta lacrimalia,* auf der Unter- und Oberlidkante beginnen. Diese saugen die Tränenflüssigkeit in die Tränenkanälchen, Canaliculi lacrimales (Abb. 16.24-6), die in den **Tränensack,** *Saccus lacrimalis,* münden. Von hier geht der Weg durch den **Tränennasengang,** *Ductus nasolacrimalis,* der unterhalb der unteren Muschel (im Meatus nasi inferior) in die Nase mündet. Die Mündung ist ventilartig zu verschließen, so daß keine Luft in den Tränennasengang eingepreßt werden kann.

Die **Tränendrüse,** *Glandula lacrimalis,* wird durch eine laterale Ausbreitung der Sehne des M. levator palpebrae superioris in einen größeren, oberen Teil, *Pars orbitalis,* und einen kleineren, locker gefügten, unteren Teil, *Pars palpebralis,* geschieden. Beide Abschnitte werden durch eine Brücke aus Drüsengewebe miteinander verbunden. Der orbitale Drüsenlappen schickt 2–5, der palpebrale 6–8 Ausführungsgänge zum Fornix conjunctivae. Alle Ausführungsgänge passieren den palpebralen Lappen der Tränendrüse. Es würde genügen, diesen zu exstirpieren, um die ganze Tränendrüse funktionell auszuschalten.

Der feinere Bau der tubuloazinären Drüse ähnelt der Parotis, jedoch fehlen Sekretrohre und Schaltstücke (Abb. 16.24-7). In den Endstücken wurden entsprechend unterschiedlicher elektronenmikroskopischer Manifestationen der Sekretgranula verschiedene Zelltypen beschrieben. Vielleicht sind die beschriebenen Unterschiede lediglich Ausdruck verschiedener Funktionszustände. Myoepitheliale Zellen sind oft im Endstückbereich zu sehen. Im interstitiellen Bindegewebe (Stroma) der Drüsenendstücke liegen regelmäßig Gruppen von Lymphozyten und Plasmazellen.

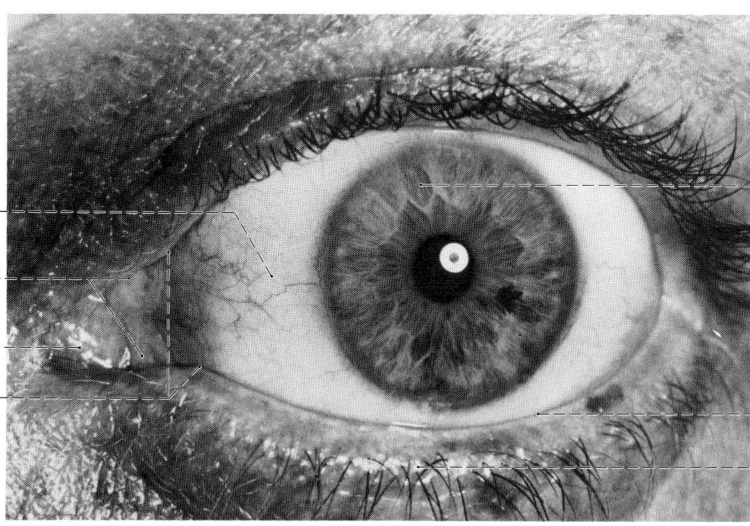

Abb. 16.24-4 Lidspaltenbereich mit Plica semilunaris und Caruncula lacrimalis.

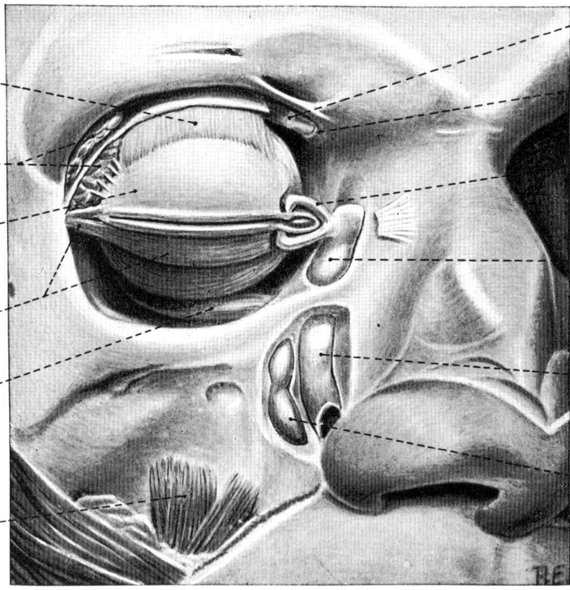

Abb. 16.24-5 Tränenapparat nach Entfernung des Septum orbitale. An den Lidfaserplatten sind das mediale Ende und das Ligamentum palpebrale mediale entfernt.

Die Tränenflüssigkeit bildet nur die mittlere von drei Schichten des präkornealen Tränenfilms. Die innere Schicht ist aus Schleim und wird von den Becherzellen der Konjunktiva geliefert. Die äußere Schicht ist ölig und stammt von den MEIBOMschen Tarsaldrüsen.

Die sekretorische, parasympathische **Innervation** der Tränendrüse erfolgt vom *Ncl. salivatorius superior* aus. Die präganglionären Fasern laufen über den *N. intermedius* (sekretorischer Anteil des N. facialis, N. VII), *N. petrosus major* zum *Ganglion pterygopalatinum.* Im Ganglion erfolgt die Umschaltung auf die postganglionäre Strecke. Postganglionäre Fasern legen sich dem sensiblen N. zygomaticus an (aus dem N. maxillaris) und gelangen mit ihm in die seitliche Orbitalwand. Über eine Anastomose dieses Nervs mit dem N. lacrimalis (Ast des sensiblen N. ophthalmicus) erreichen die postganglionären, sekretorischen, parasympathischen Fasern die Tränendrüse. Es ist anzunehmen, daß der Trigeminus den afferenten Schenkel eines Reflexbogens und der Parasympathikus den efferenten Schenkel darstellt. Sympathikusfasern des postganglionären Nervengeflechtes um die A. lacrimalis wirken vermutlich über die Vasomotorik auf die Tränensekretion ein (s. auch Kap. 16.14 u. 16.23).

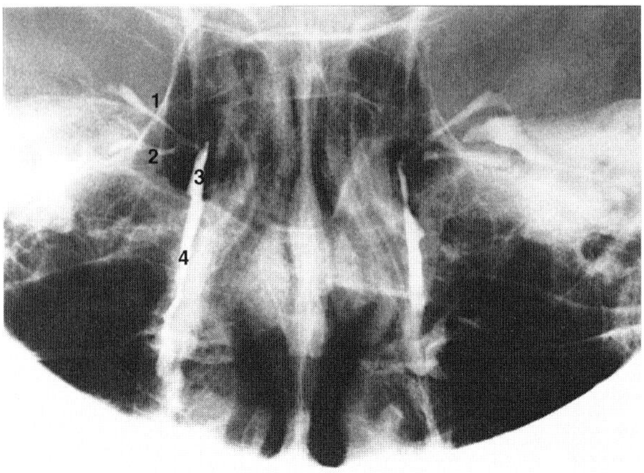

Abb. 16.24-6 Röntgenkontrastdarstellung der Tränenabflußwege; a. p.-Schädelaufnahme. (Original: Dr. I. ROBERT, Augenklinik Zürich). 1 = Canaliculus lacrimalis sup., 2 = Canaliculus lacrimalis inf., 3 = Saccus lacrimalis, 4 = Ductus nasolacrimalis.

Das einzelne **Punctum lacrimale** beginnt mit einer weiten Mündung, die sich trichterförmig verengt und in den vertikal stehenden Anfangsteil des **Tränenkanälchens** übergeht. Bei geschlossenen Lidern liegt der untere Tränenpunkt weiter lateral als der obere. Die Tränenkanälchen biegen nach dem vertikalen Anfangsstück zu horizontalem Verlauf nasalwärts um und vereinigen sich noch vor dem Tränensack. Feine Muskelbündel, die von der Pars palpebralis des M. orbicularis oculi abzweigen, umspinnen den vertikalen Schenkel mit spiraligen, den horizontalen Schenkel mit fast längsgestellten Zügen.

Der **Tränensack** (Abb. 16.24-5 u. 6) wird in die Fossa sacci lacrimalis durch ein Periostblatt eingeschlossen, das sich von der Crista lacrimalis anterior bis zur Crista posterior ausspannt. Das Ligamentum palpebrale mediale überkreuzt den Tränensack, dessen Kuppe oberhalb davon zum Vorschein kommt. Die Kapazität des Tränensackes kann durch Injektion auf das Sechsfache gesteigert werden. Der **Tränennasengang** liegt im knöchernen *Canalis nasolacrimalis,* über den er aber unten hinausragt, wo seine mediale Wand von der Nasenschleimhaut zugedeckt wird (Abb. 16.24-6). Seine Länge differiert von 1,2 bis 2,4 cm. Seine Lichtung ist spaltförmig, seine Schleimhaut besitzt Becherzellen und ein Zylinderepithel, das teilweise mit Flimmerhaaren besetzt ist. Der Ductus nasolacrimalis wird von einem Venengeflecht umsponnen.

Beim Feten ist er als solider Zellstrang angelegt. Wird dieser Strang bis zum Zeitpunkt der Geburt nur unvollständig kanalisiert, so ergibt sich eine angeborene **Dakryostenose,** die durch einfache Sondierung zu beheben ist.

Der Tränenabfluß steht unter muskulärem Einfluß. Dabei sollen Saug- und Druckmechanismen für eine aktive Beförderung der Flüssigkeit sorgen: Zunächst wirken die Kanälchen allein infolge ihrer Kapillarität ansaugend. Fasern der Pars lacrimalis des M. orbicularis oculi sollen bei der Lidöffnung die vertikalen Abschnitte der Kanälchen und den Tränensack so weit dilatieren, daß ein zusätzlicher ansaugender Effekt zustande kommt. So ist eine regelrechte, mit dem Lidschluß synchrone Tränenwegperistaltik radiographisch nachzuweisen. Der Tränensack ändert sein Volumen jeweils in Abhängigkeit von der Muskelaktion. Nur der Abfluß auf der letzten Strecke der Tränenwege erfolgt passiv, wenngleich selbst hier eine mit der Lidöffnung gekoppelte Öffnung der HASNERschen Nasenschleimhautfalte des Tränennasenganges festgestellt worden ist.

Zur Aufsaugung der Tränenflüssigkeit muß die innere Lidkante dem Augapfel dicht anliegen, so daß die Tränenpunkte in die Tränenflüssigkeit eintauchen. Das Epithel muß benetzungsfähig sein. Eine Störung einer dieser beiden Bedingungen hat ein Überlaufen der Tränen über den Lidrand zur Folge.

2.3 *Topographie, Nerven und Gefäße der Orbita*

Eine Übersicht über die im Folgenden besprochenen Nerven und Gefäße der Orbita geben die Tabellen 16.24-1 u. 2 (s. auch Kap. 10.5 u. 10.6 in Bd. 1 und Kap. 16.23 in diesem Band).

Die meisten äußeren Augenmuskeln entspringen an einem sehnigen Ring, dem *Anulus tendineus communis* (ZINNI). Er umfaßt das Foramen n. optici und Teile der Fissura orbitalis superior.

Der Anulus tendineus communis teilt die **Fissura orbitalis superior** in drei Abschnitte. Der **N. trochlearis** zieht durch den oberen Abschnitt der Fissur außerhalb

Abb. 16.24-7 Histologischer (a; HE-Färbung) und elektronenmikroskopischer (b; Original: Prof. W. KÜHNEL, Anatomisches Institut, Lübeck) Schnitt durch die menschliche Tränendrüse.

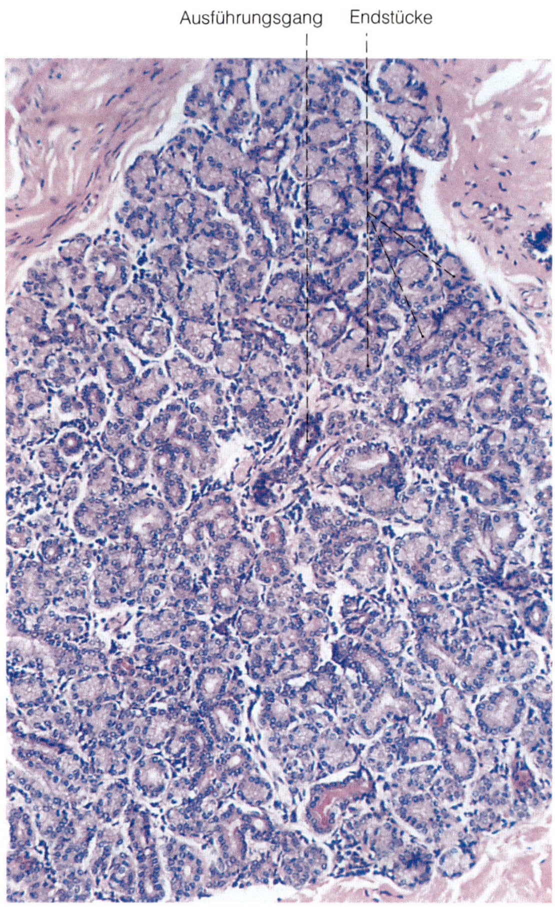

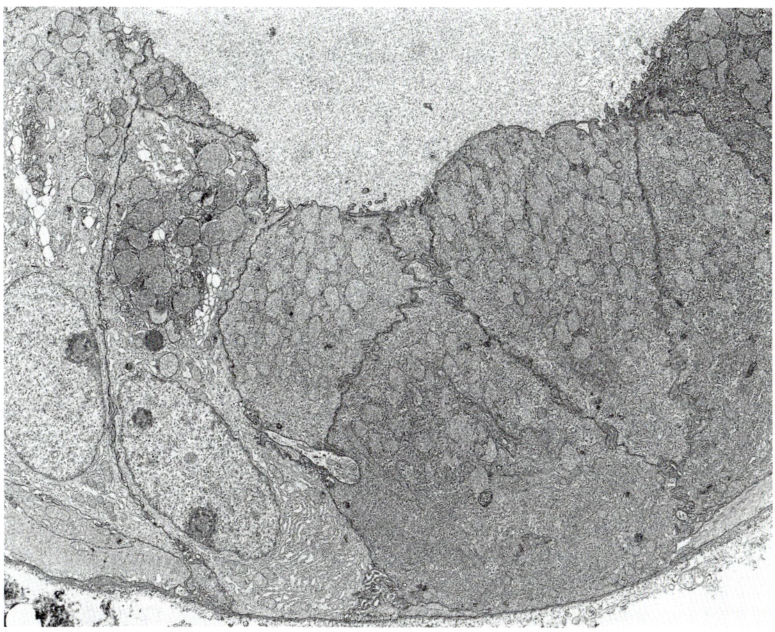

Tabelle 16.24-1 Übersicht über die Nerven der Orbita

Nerv, Äste	Kern	Faserqualität, Verlauf	Funktion
N. III (oculomotorius)	Ncl. originis n. III am Boden des Aquaeductus cerebri in Höhe der Colliculi superiores	somatomotorisch, viszeromotorisch; verläßt Hirnstamm in Fossa interpeduncularis, zieht zwischen A. cerebelli sup. und A. cerebri post. in Seitenwand des Sinus cavernosus, durch Fissura orbitalis sup., teilt sich innerhalb des Anulus tendineus communis	motorische Innervation der meisten äußeren Augenmuskeln; parasympathische Innervation des M. ciliaris und M. sphincter pupillae
N. IV (trochlearis)	Ncl. originis n. IV	somatomotorisch, verläßt Hirnstamm dorsal unter Colliculi inferiores, zieht durch Cisterna ambiens, durch Fissura orbitalis sup. oberhalb Anulus tendineus communis	innerviert M. obliquus sup.
N. V_1 (ophthalmicus)	Ncl. mesencephalicus n. trigemini	somatosensibel für Auge und Gesichtshaut um Orbita, propriozeptive Fasern für Augenmuskeln; verläuft durch Fissura orbitalis sup., laterale Wand des Sinus cavernosus; Perikaryen im Ganglion trigeminale	
– *N. lacrimalis*		sensibel für Tränendrüse, temporale Haut der Lider (Rr. palpebrales), Konjunktiva (Rr. conjunctivales), zieht außerhalb Anulus tendineus communis durch Fissura orbitalis sup.	über eine Anastomose mit dem N. zygomaticotemporalis gelangen parasympathische, postganglionäre Fasern in Nervenhülle des N. lacrimalis zur Tränendrüse
– *N. frontalis*		sensible Innervation der Stirnhaut, zieht außerhalb Anulus tendineus communis über M. levator palpebrae sup.	teilt sich in einen R. supraorbitalis medialis und lateralis sowie *N. supratrochlearis;* letzterer zieht über Trochlea des M. obliquus sup. zum medialen Augenwinkel
– *N. nasociliaris*		breite sensible Funktion für Auge, Nase Stirnbeinhöhle, Keilbeinhöhle, Haut des medialen Augenwinkels, Konjunktiva, zieht durch Anulus tendineus communis	*Nn. ciliares longi,* durchlaufen teilweise als Radix longa ganglii ciliaris ohne Umschaltung das Ganglion, die Nerven ziehen nahe dem N. opticus in die Sklera ein, versorgen Choroidea, Corpus ciliare, Iris, Kornea *N. ethmoidalis post.* zieht durch gleichnamiges Foramen zur Schleimhaut der Cellulae ethmoidales und des Sinus sphenoidalis *N. ethmoidalis ant.* zieht durch gleichnamiges Foramen, versorgt Dura mater der vorderen Schädelgrube, zieht mit Rr. nasales durch Lamina cribrosa in Nasenhöhle *N. infratrochlearis* besitzt Rr. palpebrales et conjunctivales
N. VI (abducens)	Ncl. originis n. VI am Boden der Rautengrube, oberhalb der Striae medullares ventriculi quarti im Bereich des Colliculus facialis	somatomotorisch, verläßt Hirnstamm zwischen Pyramis und Pons, zieht am Clivus in die Dura mater ein, läuft durch Sinus cavernosus, dann innerhalb des Anulus tendineus communis durch die Fissura orbitalis sup.	motorische Innervation des M. rectus lateralis

des Sehnenringes in die Orbita ein. Kurz nach dem Durchtritt wendet er sich nach medial, überkreuzt den M. levator palpebrae superioris und dringt von oben in das hintere Drittel des M. obliquus superior ein (Abb. 16.24-8).

Der **N. ophthalmicus** teilt sich bereits vor der Fissura orbitalis superior in seine drei Hauptäste auf. Von diesen ziehen der N. frontalis und der N. lacrimalis mit dem N. trochlearis durch den oberen Teil der Fissur.

Der **N. frontalis** verläuft zwischen Periorbita und M. levator palpebrae superioris bis zur Orbitamitte, wo er sich in den kräftigen *N. supraorbitalis* und den dünneren *N. supratrochlearis* aufteilt. Letzterer zieht oberhalb der Trochlea in die Haut des medialen, oberen Augenwinkels. Der N. supraorbitalis teilt sich rostral nochmals in die *Nn. supraorbitalis medialis* und *lateralis* auf. Beide Nerven versorgen sensibel das Oberlid und die Stirnhaut.

Tabelle 16.24-2 Übersicht über die Gefäße der Orbita

Gefäß (alles Äste der *A. ophthalmica*)	**Verlauf**	**Versorgungsgebiet, Bemerkungen**
A. centralis retinae	zieht von medial unten in den N. opticus ein zur Retina	versorgt mit Arteriolae temporales retinae sup. et inf. sowie Arteriolae nasales retinae sup. et inf. das 2. und 3. Neuron der Retina
Aa. ciliares posteriores longae	ein lateraler und ein medialer Ast, ziehen zwischen Sklera und Choroidea zum Corpus ciliare	bilden Circulus arteriosus iridis major gemeinsam mit Ästen der Aa. ciliares post. breves und Aa. ciliares ant.; versorgen Ziliarkörper, Iris, Limbus, haben rückläufige Äste zur Choroidea
Aa. ciliares posteriores breves	12–15 Gefäße, ziehen nahe dem N. II durch die Sklera	versorgen Choroidea, Endäste ziehen in Circulus arteriosus iridis major
A. lacrimalis	zieht in Tränendrüse ein und weiter zur Haut des lateralen Augenwinkels	versorgt Tränendrüse und Haut des lateralen Augenwinkels, gibt eine A. ciliaris ant. ab, die nahe der Ansatzstelle des M. rectus sup. die Sklera durchbricht und in den Circulus arteriosus iridis major einmündet
A. supraorbitalis	zieht über M. levator palpebrae sup. und durch Incisura supraorbitalis med. et. lat. zur Stirnhaut	teilt sich, wie N. frontalis, in R. medialis und lateralis, gibt eine A. ciliaris ant. ab, die in den Circulus arteriosus iridis major einmündet
A. ethmoidalis posterior	zieht durch Foramen ethmoidale post. zur Schleimhaut der hinteren Siebbeinzellen und des Sinus sphenoidalis	
A. ethmoidalis anterior	zieht durch Foramen ethmoidale ant.	gibt A. meningea ant. ab, zieht dann durch Lamina cribrosa in Nasenhöhle
Aa. musculares	ziehen unter die äußeren Augenmuskeln	versorgen die äußeren Augenmuskeln und geben Aa. ciliares ant. ab
Aa. palpebrales mediales	gehen zu den Augenlidern	bilden Arcus palpebralis sup. et inf. mit Ästen der A. lacrimalis
A. dorsalis nasi	Endast	bildet am medialen Augenwinkel eine Anastomose mit A. angularis aus der A. facialis
V. ophthalmica superior	zieht außerhalb Anulus tendineus communis durch Fissura orbitalis sup.; mündet in Sinus cavernosus	sammelt Blut aus Auge, den Augenlidern, Siebbeinzellen, Sinus sphenoidalis und den meisten äußeren Augenmuskeln; bildet mit V. dorsalis nasi klinisch bedeutsame Anastomose mit V. angularis, Ast der V. facialis
V. ophthalmica inferior	mündet entweder innerhalb der Orbita in V. ophthalmica sup. oder zieht durch unteren Teil der Fissura orbitalis sup. in Sinus cavernosus	sammelt Blut aus der unteren Orbitahälfte; hat über die Fissura orbitalis inf. Verbindung zum Plexus pterygoideus. Entzündungen aus Ober- und Unterkiefer können über diese Anastomose in den Sinus cavernosus fortgeleitet werden

Der **N. lacrimalis** verläuft oberhalb des M. rectus lateralis zur Tränendrüse. Entlang der lateralen Orbitalwand hat er eine Verbindung zum N. zygomaticotemporalis; über diese Verbindung gelangen sekretorische Fasern vom Ganglion pterygopalatinum zur Tränendrüse.

Durch den oberen Teil der Fissura orbitalis superior zieht auch die **V. ophthalmica superior.** Sie sammelt das Blut aus der Orbita, den Augenmuskeln und der Tränendrüse und führt es dem Sinus cavernosus zu.

Über die V. dorsalis nasi steht sie mit der V. angularis, einem Endast der V. facialis, in Verbindung. Eine weitere venöse Anastomose besteht über die V. ophthalmica inferior zum Plexus pterygoideus. Die V. ophthalmica inferior verläßt die Orbita durch die Fissura orbitalis inferior.

Der untere Teil der Fissura orbitalis superior wird von der Periorbita überbrückt.

Innerhalb des Anulus tendineus communis treten durch die Fissura orbitalis superior der N. abducens, N. nasociliaris und N. oculomotorius. Der **N. abducens** biegt zwischen beiden Ästen des N. oculomotorius in die Orbita ein, lagert sich dann der Innenseite des M. rectus lateralis an und tritt in der Mitte der Ausdehnung dieses Muskels in ihn ein (Abb. 16.24-8). Der **N. nasociliaris** zieht ebenfalls zwischen beiden Anteilen des N. oculomotorius in die Orbita. Der Nerv steigt an der lateralen Wand des N. opticus aufwärts und gibt dabei zahlreiche *Nn. ciliares longi* ab. Ein Teil dieser Fasern durchläuft das *Ganglion ciliare,* das sich der late-

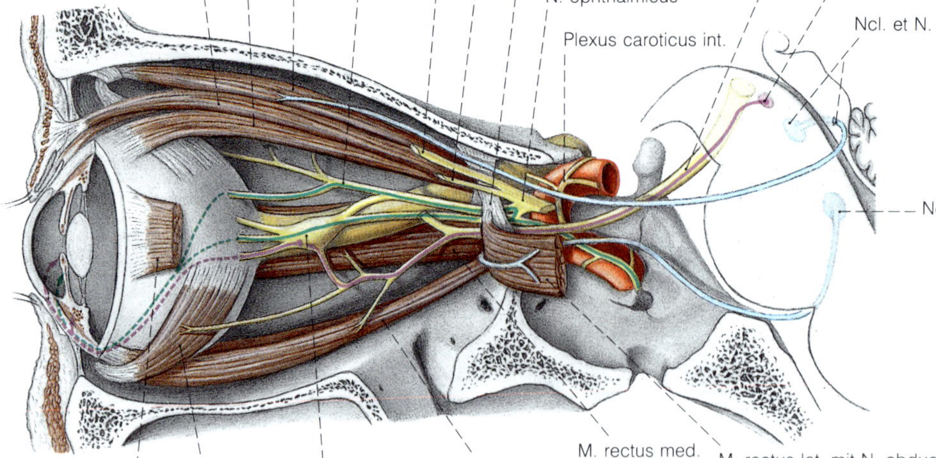

Abb. 16.24-8 Topographie des peripheren Verlaufs der Hirnnerven III, IV, V und VI in der linken Orbita. Die laterale Orbitawand wurde entfernt, der M. rectus lateralis durchtrennt (schematisiert). Schwarz: somatosensible Bahn von Kornea, Iris und Choroidea; violett: parasympathische Efferenz mit Umschaltung im Ganglion ciliare für die Innervation des M. ciliaris und des M. sphincter pupillae; grün: postganglionäre, sympathische Efferenz für die Innervation des M. dilatator pupillae. (Modifiziert nach Netter [29a])

ralen Fläche des *N. opticus* anlegt (Abb. 16.24-8). Die Nn. ciliares longi ziehen kranzförmig in die Sklera ein und verlaufen zwischen Sklera und Choroidea rostral bis zur Kornea. Sie leiten die Sensibilität des Auges. Der Hauptstamm des N. nasociliaris steigt an der lateralen Fläche des N. opticus auf, überkreuzt gemeinsam mit der *A. ophthalmica* den Sehnerven und zieht dann an die mediale Fläche der Orbita. Zwischen M. obliquus superior und M. rectus medialis teilt er sich in seine drei Endäste auf, den *N. ethmoidalis posterior, N. ethmoidalis anterior* und *N. infratrochlearis* (Abb. 16.24-8).

Der **N. oculomotorius** teilt sich schon vor dem Durchtritt durch die Fissura orbitalis superior in einen *Ramus superior* und *Ramus inferior.* Innerhalb des Anulus tendineus communis umgreifen diese beiden Äste des N. oculomotorius den N. abducens und N. nasociliaris. Der Ramus superior zieht dorsal des N. nasociliaris aufwärts und dringt nach Abgabe eines Astes für den M. levator palpebrae superioris von unten in den M. rectus superior ein (Abb. 16.24-8). Der stärkere Ramus inferior unterkreuzt mit seinen somatischen Fasern den N. opticus und teilt sich in *Rami musculares* für die Mm. rectus medialis, inferior und obliquus inferior auf. Vor der Kreuzung mit dem N. opticus verlassen die parasympathischen, präganglionären Fasern den Hauptstamm und ziehen als Nn. ciliares breves in das **Ganglion ciliare** ein, das an der lateralen Fläche des N. opticus liegt. Obschon das Ganglion eine sensible *(Radix longa)*, sympathische *(Radix sympathica)* und parasympathische *(Radix brevis)* Wurzel besitzt, werden in diesem Ganglion nur die parasympathischen Fasern auf die postganglionäre Strecke umgeschaltet. Sie dienen der Innervation des M. ciliaris und M. sphincter pupillae (Abb. 16.24-8).

Die **A. ophthalmica** entspringt innerhalb des Sinus cavernosus aus der A. carotis interna und verläuft unter dem N. opticus durch den Canalis opticus in den Kegel der äußeren Augenmuskeln. Im proximalen Teil der Orbita zieht sie lateral um den N. opticus herum, überkreuzt ihn und läuft schließlich an der medialen Orbitalwand, begleitet vom N. nasociliaris rostralwärts. Ihre Äste haben einen ähnlichen Verlauf wie die Aufzweigungen des N. ophthalmicus. Die *A. lacrimalis* zweigt seitlich des N. opticus aus der A. ophthalmica ab und zieht zur Tränendrüse. Die A. supraorbitalis begleitet den gleichnamigen Nerven. Die 12–20 *Aa. ciliares posteriores breves* treten an der Austrittsstelle des N. opticus in die Sklera ein (Abb. 16.24-9). Sie münden in das choroidale Gefäßnetz; ihre Ausläufer erreichen aber auch den **Circulus arteriosus iridis major.** Dieser Gefäßkranz wird hauptsächlich von den *Aa. ciliares posteriores longae* gebildet, die am hinteren Umfang des Bulbus in die Sklera einziehen und zwischen Sklera und Choroidea nach rostral ziehen (Abb. 16.24-10). Die *Aa. ciliares anteriores* stammen zumeist aus der A. lacrimalis und A. supraorbitalis. Sie umgeben den Kornealrand, durchbohren die Sklera an der Ansatzstelle der geraden Augenmuskeln und münden in den Circulus arteriosus iridis major ein (Abb. 16.24-10a). Auch die *Aa. con-*

junctivales posteriores und *anteriores* stammen aus der A. lacrimalis. Die *A. centralis retinae* tritt etwa 1 cm hinter dem Bulbus von unten her in den N. opticus ein. Im Bereich des Discus n. optici teilt sie sich in *Arteriolae temporales* et *nasales retinae superiores* und Arteriolae temporales et *nasales retinae inferiores* auf (Abb. 16.24-10b). Die Gefäße übernehmen die Ernährung des zweiten und dritten Neurons der Retina.

3 *Bewegungsapparat des Auges, Augenmuskulatur*

Bewegungen des Augapfels können wie in einem Kugelgelenk um drei Achsen ausgeführt werden, die sich im Drehpunkt schneiden. Dieser liegt nahe dem Augenmittelpunkt. Die Verbindung des Drehpunktes mit dem fixierten Objekt der Umwelt ergibt die **Blicklinie** (Sehachse). Bei der Primärstellung liegen die Blicklinien horizontal und parallel zur Sagittalebene des Kopfes. Der Blickpunkt befindet sich im Unendlichen.

Zur Bewegung des Augapfels dienen vier gerade und zwei schräge Muskeln: Die vier Mm. recti bilden einen Kegel, dessen Spitze in der Umgebung des Canalis opticus und dessen Basis vor dem Äquator des Auges liegt. Zur Vervollständigung dieses Augenmuskelkegels kommen zwei schräg verlaufende Muskeln, Mm. obliquus superior et inferior, hinzu. Die breiten, sehnigen Ansätze der geraden Muskeln liegen 5,5–8 mm vom Hornhautrand entfernt (Abb. 16.24-11 u. 12).

Die Ursprungssehnen der geraden Muskeln, des M. obliquus superior und des M. levator palpebrae superior, vereinigen sich zu einem Sehnenring, *Anulus tendineus communis* (ZINNI). Dieser Ring umschließt den *Canalis n. optici* und reicht bis über die *Fissura orbitalis superior* hinüber. Die längliche Fissur wird durch den Anulus tendineus communis in drei Abschnitte unterteilt.

Die seitlichen **geraden Augenmuskeln** (Abb. 16.24-13) sind so gelagert, daß sie bei der Primärstellung des Auges in dessen Horizontalebene liegen und den Augapfel um die vertikale Achse adduzieren bzw. abduzieren; sie sind Horizontalmotoren (Abb. 16.24-13a). Die Innervation des **M. rectus medialis** erfolgt durch den N. oculomotorius; jene des **M. rectus lateralis** durch den N. abducens.

Der **M. rectus superior** (Abb. 16.24-11) zieht schräg über den Augapfel hinweg und bildet mit der geradeaus gestellten Blicklinie einen Winkel von 25–27°. Nur wenn die Blicklinie um diesen Betrag abduziert ist, wenn also die Längsachse des Muskels mit der Blicklinie zusammenfällt, ist der Muskel ein reiner Heber. Sonst rollt er gleichzeitig den Bulbus um die Blicklinie als Achse einwärts, derart, daß der obere Augenpol sich nasenwärts neigt. Mit zunehmender Adduktion wird die rollende Komponente größer (Abb. 16.24-13b u. c). Die Innervation des M. rectus superior erfolgt durch den N. oculomotorius.

Die rotatorische Komponente verschiedener Augenmuskeln ist für das stereoskopische Sehen von Bedeutung, da die Sehachse nicht der optischen Achse des Auges entspricht, sondern von dieser um ca. 5° nach temporal und 3° nach unten abweicht.

Der **M. rectus inferior** (Abb. 16.24-14) hat die gleiche Richtung wie der M. rectus superior. Infolgedessen erfolgt auch bei ihm die alleinige Senkung des Augapfels nur bei Abduktion der Blicklinie um 25°. Je mehr das Auge adduziert steht, um so mehr rollt der Muskel die Blicklinie auswärts, also den oberen Augenpol schläfenwärts (Abb. 16.24-13c). Er wird vom N. oculomotorius innerviert.

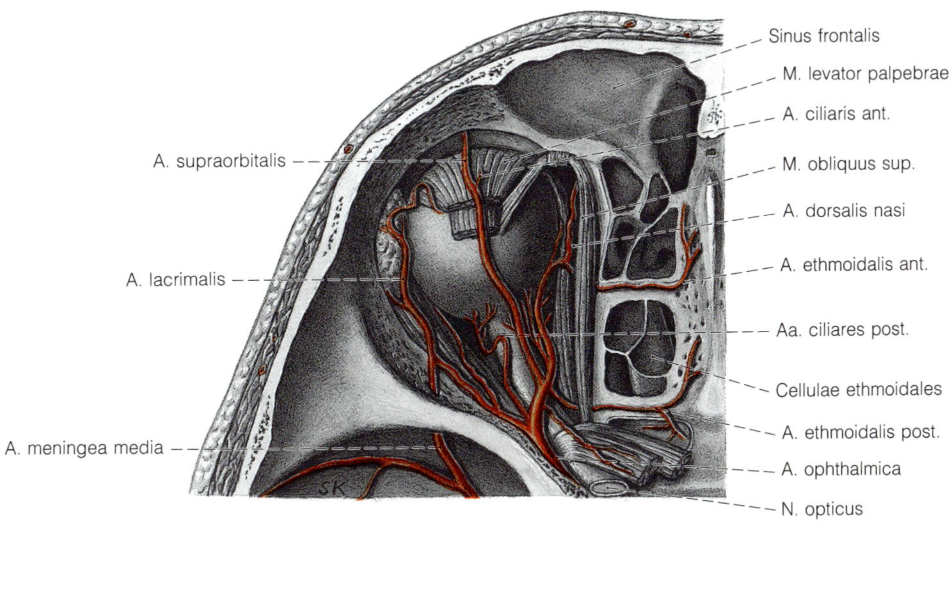

Abb. 16.24-9 Topographie der Äste der A. ophthalmica. Blick von oben in die linke Orbita nach Entfernen des Orbitadaches und Durchtrennung des M. levator palpebrae und M. rectus superior. (Schematisiert nach RAUBER-KOPSCH)

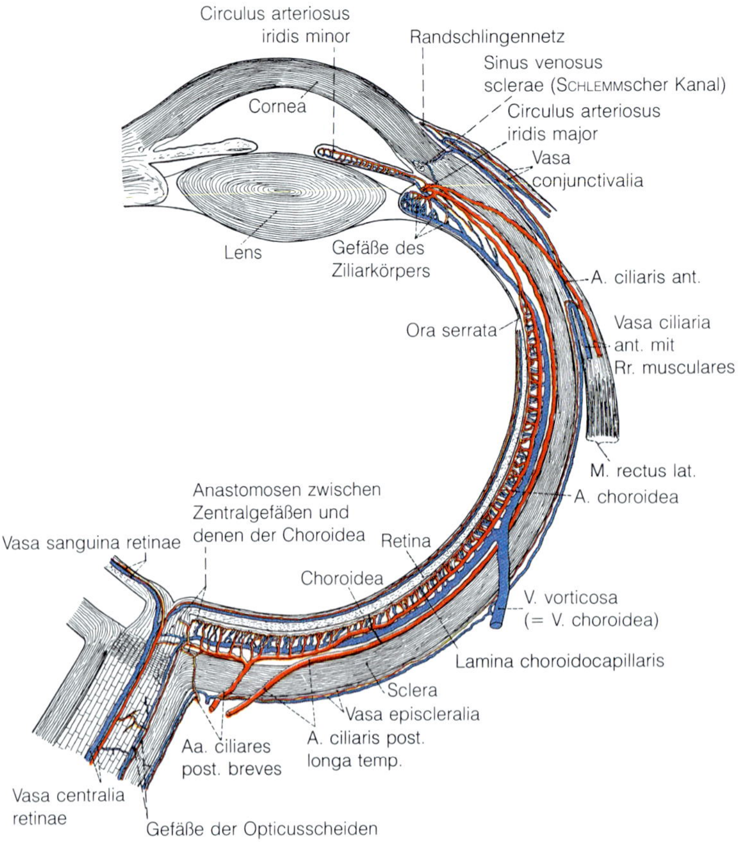

Abb. 16.24-10a Kreislauf im Auge. (Schematisch nach SOBOTTA [42a])

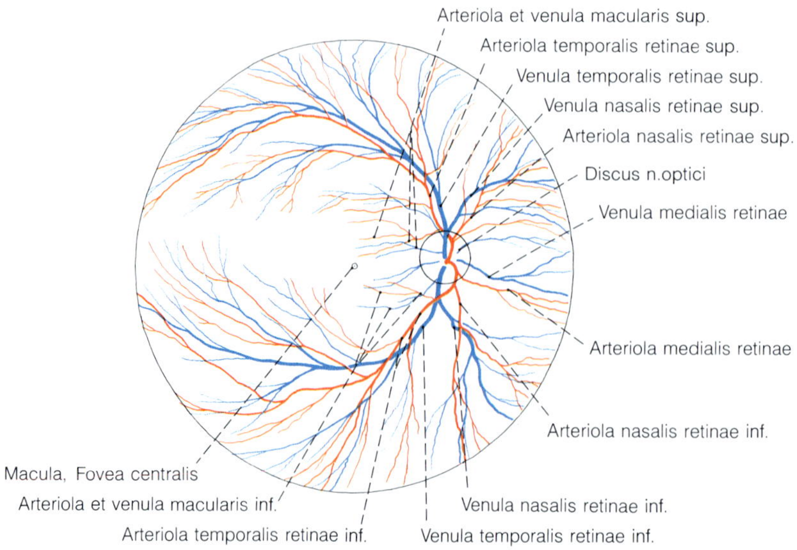

Abb. 16.24-10b Blutgefäße der Netzhaut des rechten Auges. Blick auf den Augenhintergrund. Schema.

Der **M. obliquus superior** (Abb. 16.24-11 u. 12) zieht über dem M. rectus medialis nach vorn zur Fovea trochlearis des Os frontale an der medialen Orbitalwand. Hier wird die rundliche Sehne durch einen rinnenförmigen Knorpel, der durch Faserzüge an der Fovea oder Spina trochlearis befestigt ist, abgelenkt. Beim Durchtritt durch diese Rolle (Trochlea) erhält die Sehne oftmals einen Schleimbeutel und wendet sich nach lateral hinten. Der Muskelbauch bildet mit der Sehne einen spitzen Winkel (50°). Die Sehne gelangt unter dem M. rectus superior hindurch hinter den Äquator, wo der Ansatz auf der temporalen Seite erfolgt. Aus der Lage dieser Sehnenstrecke zum Achsenkreuz ergibt sich, daß der Muskel den oberen Bulbuspol einwärts rollt, die

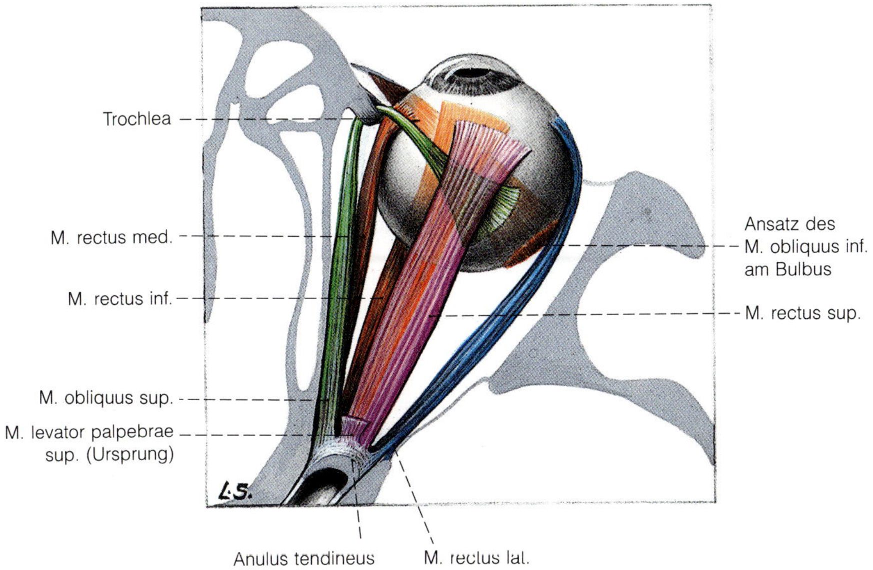

Abb. 16.24-11 Die Muskeln des rechten Augapfels, schematisch in der Ansicht von oben. Die Muskeln wurden z. T. durchscheinend dargestellt.

Blicklinie senkt und gleichzeitig nach lateral wendet. Bei 40° Abduktion ist nur die Rollfunktion wirksam (Abb. 16.24-13b u. c). Die Innervation des M. obliquus superior erfolgt durch den N. trochlearis.

Der **M. obliquus inferior** (Abb. 16.24-14 u. 15) entspringt am unteren Ende der Crista lacrimalis posterior und wendet sich unter dem M. rectus inferior zur lateralen Seite des Augapfels, wo er hinter dem Äquator ansetzt. Er hebt die Blicklinie, rückt den oberen Bulbuspol auswärts und abduziert. Der Blick weist dann nach kranial und lateral. Der Muskel wird vom N. oculomotorius innerviert.

Es gibt also für die Auswärts- und Einwärtswendung nur je einen Muskel, für die Senkung und Hebung hingegen je zwei. In dem Maße, wie bei der Seitwärtswendung der Einfluß des einen Hebers (bzw. Senkers) schwächer wird, steigt der Einfluß des zweiten. Alle Vertikalmotoren haben eine rollende Komponente. Für

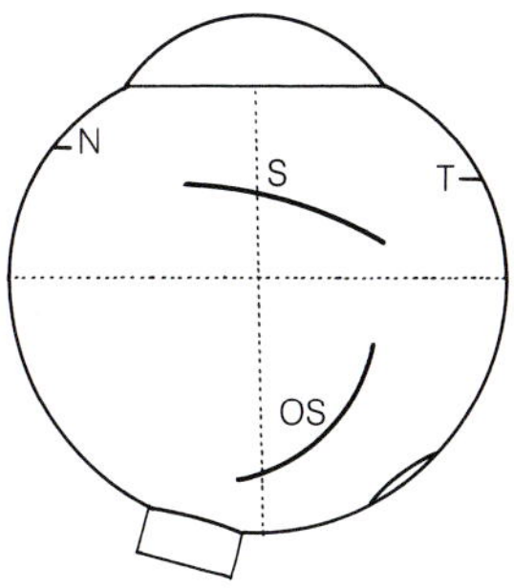

Abb. 16.24-12 Ansatzlinien der Augenmuskelsehnen am rechten Augapfel von oben mit Benutzung einer Abbildung bei Eisler, N = Ansatz des M. rectus med., S = Ansatz des M. rectus sup., T = Ansatz des M. rectus lat., OS = Ansatz des M. obliquus sup.

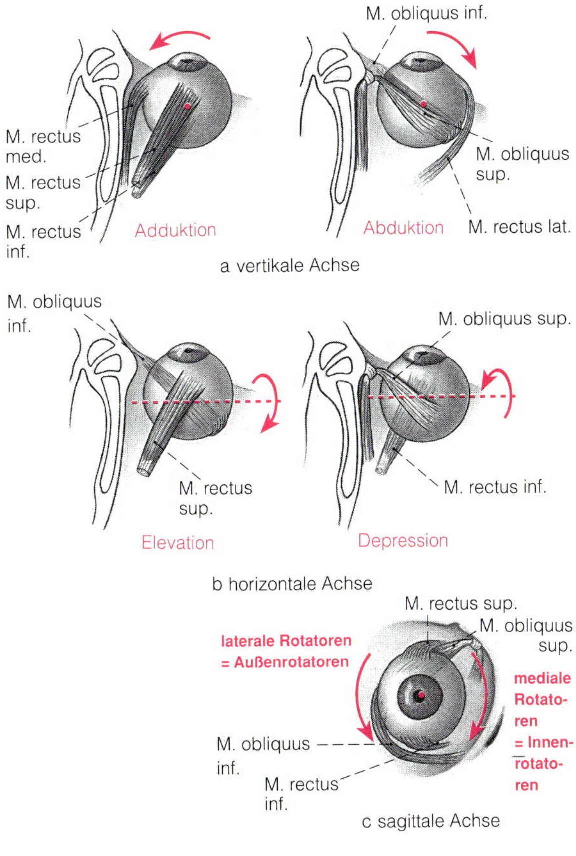

Abb. 16.24-13 Funktionsschema der äußeren Augenmuskeln. Bewegungen um die vertikale Achse (a), horizontale Achse (b) und sagittale Achse (c). Dargestellt ist der rechte Augapfel, (a) und (b): Ansicht von oben, (c): Ansicht von vorne. (Nach Grant)

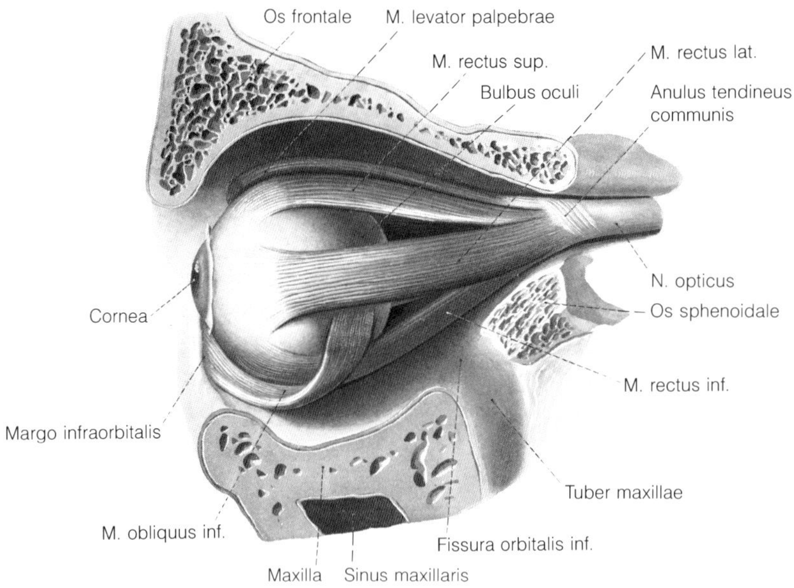

Abb. 16.24-14 Muskeln der linken Augenhöhle von der Seite.

die Erreichung der Zwischenstellungen sind sogar jeweils drei Muskeln erforderlich (Abb. 16.24-13). Man kann das Auge nicht in jeder Stellung beliebig um die Blicklinie rotieren. Jeder Stellung der Blicklinie ist nur eine einzige Rotationsstellung zugeordnet.

Die Muskulatur beider Augen ist auf nervösem Wege so aneinander gekoppelt, daß das eine Auge nicht unabhängig vom anderen benutzt werden kann. Beide werden zusammen wie ein einheitliches Organ, wie ein „Doppelauge", bewegt. Dies geschieht auch dann noch, wenn ein Auge erblindet ist.

Es ist ferner zu beachten, daß die geraden Muskeln den Bulbus in die Orbita hineinziehen. Dem wirken die schrägen Augenmuskeln entgegen. Manche Tiere, wie Amphibien, Reptilien und manche Säuger, z. B. Wiederkäuer, besitzen einen besonderen M. retractor bulbi.

Die Augenmuskeln bestehen aus auffallend dünnen Muskelfasern, zwischen denen sich reichlich Bindegewebe befindet, das sehr viele Nervenfasern und Blutgefäße enthält. Viele Muskelfasern sind **fokal** innerviert, d. h., jede Einzelmuskelfaser verfügt über eine einzige motorische Endplatte, wie dies in der übrigen Skelettmuskulatur die Norm ist. Daneben gibt es aber in den Augenmuskeln zahlreiche **multipel** innervierte Muskelfasern, das sind Muskelfasern, die in ihrem Verlauf mehrere myoneurale Synapsen aufweisen. Histochemisch und ultrastrukturell lassen sich in beiden Gruppen von Muskelfasern verschiedene Typen unterscheiden, die offenbar unterschiedliche physiologische Eigenschaften haben. Die außerordentlich fein steuerbaren Blickbewegungen stellen zweifellos an die Augenmuskulatur und ihren Innervationsapparat besondere Anforderungen. Die motorischen Einheiten sind sehr klein; im übrigen haben Einzelfaserisolationen gezeigt, daß viele Muskelfasern nicht von der Ursprungs- bis zur Ansatzsehne laufen, wie man dies aufgrund mikroskopischer Betrachtung erwarten würde, sondern daß vielmehr Faserverzweigungen und Faserverknüpfungen besonderer Art einen sehr komplizierten inneren Bauplan dieser Muskeln ergeben [29, 51]. Die motorische Feinregulation der äußeren Augenmuskeln bedarf einer ebenso genauen propriozeptiven Kontrolle (s. Kap. 16.24.13.1).

4 Äußere Augenhaut (Tunica fibrosa bulbi)

Die äußere Hülle des Auges besteht aus Kornea und Sklera.

4.1 Hornhaut (Cornea)

Die Hornhaut ist der vordere, durchsichtige Teil der Tunica fibrosa bulbi. Ihre Wölbung mit mehr als 40 dptr. Brechkraft muß zeitlebens formbeständig bleiben. Sie hat einen kleineren Krümmungsradius (7–8 mm) als die Sklera und als die Vorderfläche der Linse.

Die Kornea hat neben ihrer Transparenz noch andere Besonderheiten: Sie ist avaskulär, viskoelastisch und gegen Deformation sehr widerstandsfähig; ferner weist sie eine große Resistenz gegen Infektionen auf. Die Transparenz der Kornea begründet sich zum einen auf dem regelmäßigen Aufbau eines dünnen Epithels, zum zweiten dem Fehlen von Blutgefäßen und zum dritten der Organisation des Stroma corneae in Zusammenhang mit dem Metabolismus dieser Schicht.

Die Kornea hat eine Affinität zu Wasser. Eine Quellung durch vermehrte Wasseraufnahme führt zur Hornhauttrübung.

Die Hornhaut geht an ihrem Rand, *Limbus corneae*, unmittelbar in die Sklera über. Der Falz der Sklera schiebt sich oben und unten weiter vor als an den Seiten (Abb. 16.24-26). So ergibt sich ein ellipsenförmiger Rahmen mit einem vertikalen Durchmesser von 10,6 mm und einem horizontalen Durchmesser von 11,6 mm. Am Hornhautscheitel beträgt die Gewebsdicke 0,5 mm, am Hornhautrand 0,7 mm. Im Zusammenhang damit weist die Hornhautvorderfläche eine schwächere Krümmung auf als die Rückfläche.

Optisch wirksam ist die Vorderfläche der Hornhaut, d.h. die Grenzfläche gegen die Luft. Sie ist nicht genau kugelig gewölbt. Der vertikale Meridian ist etwas stärker gekrümmt als der horizontale, doch wird diese Abweichung normalerweise durch eine entgegengerichtete Abweichung der Linsenwölbung ausgeglichen. Ist dies nicht der Fall, so werden Punkte nicht punktförmig auf der Netzhaut abgebildet (**Astigmatismus**).

Die Kornea besteht aus fünf Schichten. 1. Epithel, 2. Lamina limitans anterior (BOWMANsche Membran), 3. Stroma, 4. Lamina limitans posterior (DESCEMETsche Membran), 5. Endothel (Mesothel).

Das **Kornealepithel** setzt sich aus einer konstanten 5- bis 6schichtigen Lage von unverhornten Zellen zusammen (Abb. 16.24-16). Es stellt mit 70 µm Höhe ca. 10% der gesamten Dicke der Kornea dar. Durch häufige mitotische Teilung der Basalzellen beträgt die Turnover-Zeit nur ca. 7 Tage. Die zylindrische basale Epithelschicht liegt einer 480 Å dicken Basallamina auf.

Die mit zahlreichen Einfaltungen ausgestattete laterale Zellmembran der Basalschicht und der nächstfolgenden Schichten sind durch Desmosomen und vereinzelt Maculae occludentes miteinander verbunden. Wandernde Histiozyten und Lymphozyten liegen vereinzelt zwischen den Epithelzellen. Das Plattenepithel der Oberfläche (5 µm Durchmesser) enthält Aggregate von Glykogengranula. Der Interzellularraum ist durch Zonulae occludentes abgeschlossen. An der Oberfläche bilden sich Mikrovilli und Mikroplicae aus (Abb. 16.24-16). Die Falten dienen der Befestigung des präkornealen Tränenfilms. Dieser setzt sich, wie oben bereits dargelegt, aus drei Schichten zusammen. Eine äußere Fettschicht wird von MEIBOMschen Drüsen gebildet. Die wäßrigen Anteile der mittleren Schicht liefert die Tränendrüse. Die innerste Schicht besteht aus Mukoproteinen, die von den konjunktivalen Becherzellen sezerniert werden. Die amöboide Beweglichkeit der Kornealepithelzellen, bedingt durch ihren Gehalt an Aktinfilamenten, trägt zur schnellen Abdeckung von Epitheldefekten bei.

Die 8–14 µm dicke **BOWMANsche Membran** (Abb. 16.24-16) stellt eine zellfreie Kollagenschicht dar. Das engmaschige Netzwerk dünner kollagener Fibrillen (Durchmesser 140–270 Å) ist mit einer proteoglykanreichen Grundsubstanz angefüllt. Die Mischung von Kollagen Typ I und V (evtl. II) soll für den kleinen Durchmesser der Kollagenfibrillen verantwortlich sein [3].

Das **Stroma corneae** stellt mit 500 µm 9/10 der gesamten Dicke der Kornea dar. Es besteht aus 200–250 Kollagenlamellen, von denen jede etwa 2 µm dick ist.

Innerhalb der einzelnen Lamellen liegen die Kollagenfibrillen dicht gepackt parallel orientiert (Abb. 16.24-16). Die einzelnen Kollagenfibrillen haben einen relativ konstanten, altersunabhängigen Querdurchmesser von ca. 30 nm. Die plattenartigen Lamellen sind gegeneinander winkelig verlagert. Separiert, aber auch zusammengehalten werden sie durch eine Kittsubstanz, in der ein zweidimensionales zelluläres Netz aus verzweigten Fibroblasten (Keratozyten) eingelagert ist. Neben Kollagen vom Typ I, III, V und VII finden sich in der interfibrillären Substanz Glykosaminoglykane (70% Hyaluronsäure, 20% Chondroitinsulfat) [3].

Bei der **DESCEMETschen Membran** *(Lamina limitans posterior,* Glasmembran) handelt es sich um eine PAS-positive, ca. 10 µm dicke Basallamina der Endothelzellen (Abb. 16.24-16). Sie besteht aus zwei Schichten, wobei der anteriore Anteil kollagene Fibrillen enthält [37].

Abb. 16.24-15 Längsschnitt durch Augapfel und Orbita.

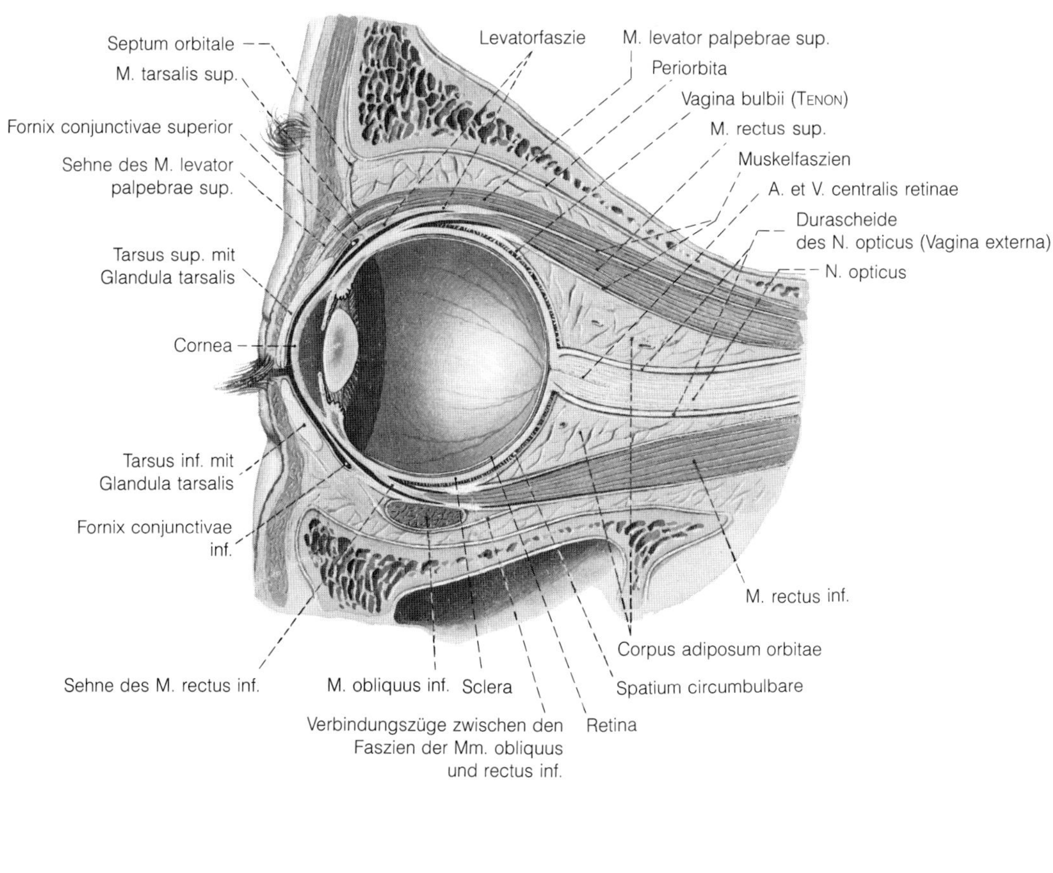

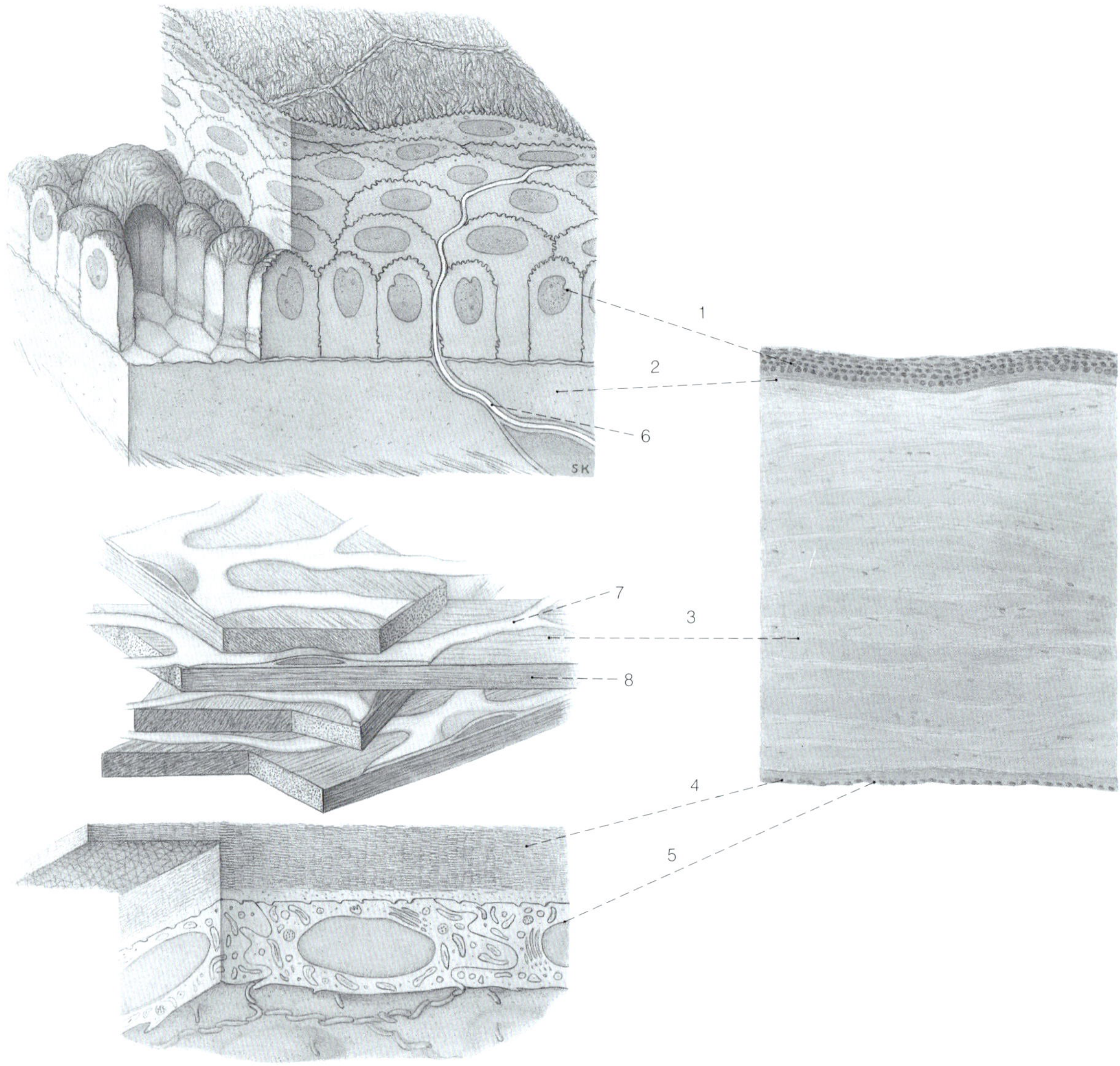

Abb. 16.24-16 Bau der Kornea; rechts: histologischer Schnitt, links: Aufbau aufgrund elektronenmikroskopischer Analyse (schematisiert). 1 = Epithel, 2 = BOWMANsche Membran, 3 = Stroma corneae, 4 = DESCEMETsche Membran, 5 = Endothel, 6 = sensibler Nerv, 7 = Keratozyt, 8 = Bündel kollagener Fibrillen.

Dieser Anteil verdickt sich im Alter besonders nahe dem Limbus corneae (**Arcus senilis**).

Das **Kornealendothel** (Abb. 16.24-16) bildet eine einschichtige, hexagonal angeordnete Lage platter Zellen, deren Interzellularräume durch Zonulae occludentes abgedichtet sind. Es handelt sich um die zelluläre Grenzschicht zur Augenvorderkammer. Das an Mitochondrien reiche Mesothel beteiligt sich am aktiven Transport osmotisch aktiver Substanzen und ist für die Synthese der DESCEMETschen Membran verantwortlich. Der Erhaltungszustand des Endothels spielt für den Erfolg einer Hornhauttransplantation eine entscheidende Rolle.

Die Kornea ist das am besten **sensibel** versorgte Gewebe des Auges. Die sensiblen Fasern entstammen dem N. ophthalmicus. Als Nn. ciliares longi durchlaufen die markhaltigen Axone die Sklera und treten am Limbus in die Kornea ein. Unter der BOWMANschen Membran bilden sie einen nervösen Plexus. Während des Durchtritts durch die Lamina limitans anterior verlieren die Axone ihre Markscheide und dringen schließlich ohne SCHWANNsche Hülle zwischen den Epithelzellen bis in die zweitoberste Schicht des Kornealepithels vor.

Konjunktivale, episklerale und sklerale **Gefäße** bilden am Limbus corneae ein Randschlingennetz, über das die nutritive Versorgung der Kornea erfolgt. An der Ernährung ist aber auch das Epithel beteiligt, indem es den Sauerstoff aus der Luft aufnimmt, was für die aerobe Glykolyse notwendig ist. Die aerobe Glykolyse spielt eine große Rolle im Abtransport von Wasser und wirkt damit der Hornhauttrübung entgegen [25]. Das Epithel beteiligt sich ferner am Transport von Natrium- und Chlorionen. Das Endothel ist für den Transport von Glukose zuständig, die es dem Kammerwasser entzieht.

4.2 Lederhaut (Sclera)

Die Sklera bildet 94% der äußeren fibrösen Augenhaut. Sie ist für die Aufrechterhaltung der Formkonstanz des Augapfels von großer Bedeutung. Es handelt sich um ein viskoelastisches Gewebe, das in Verbindung mit dem intraokulären Druck die durch den Zug der äußeren Augenmuskeln entstehende Neigung zur Deformation des Bulbus kompensiert.

75% des Trockengewichtes der Sklera macht das Kollagen aus, mit einem hohen Anteil an Hydroxyprolin. Der Gehalt der Sklera an Proteoglykanen ist deutlich geringer als der der Kornea. 45% der Proteoglykane ist Dermatan-Sulfat. Die Sklera hat einen trägen Metabolismus und ist entsprechend zellarm. Sinkt der Wassergehalt der Sklera unter 40% ab oder steigt er über 80%, so wird sie transparent.

Die Sklera bildet annähernd eine Kugelform mit einem Radius von 12 mm. Ihre Dicke ist unterschiedlich und beträgt nahe dem Limbus 0,8 mm. Hinter dem Ansatz der Mm. recti ist sie nur 0,3 mm dick, um nahe der Durchtrittsstelle des N. opticus wieder eine Dicke von 1 mm zu erreichen.

Vorne endet die Sklera am **Limbus,** wo sie einen *Sulcus scleralis internus* für die Verzapfung mit der Kornea bildet (Abb. 16.24-26). Obschon ein scharfer Übergang zwischen Kornea und Sklera besteht, verflechten sich die kollagenen Fasern beider Anteile der äußeren Augenhaut untrennbar miteinander. Im inneren Bereich des Limbus besitzt die Sklera einen ringförmigen Sulcus, in den der SCHLEMM*sche Kanal* eingelagert ist. Der Sulcus endet hinten mit dem *Skleralsporn.* An diesem befestigt sich das *korneosklerale Trabekelwerk,* das vorne in die DESCEMETsche Membran der Kornea ausläuft.

Ein **hinteres Loch** in der Sklera dient dem Durchtritt des N. opticus. Das Foramen liegt 3 mm medial und 1 mm kaudal der optischen Achse. Die innere Öffnung ist mit 2 mm Durchmesser kleiner als die äußere Öffnung (3,5 mm). Kollagene Bündel des inneren Skleraanteils überbrücken das Foramen und bilden somit die siebförmige Lamina cribrosa (s. Abb. 16.24-46).

Neben diesen beiden großen Foramina durchstoßen eine Reihe kleiner Kanäle (**Emissarien**) die Sklera. Es handelt sich um Ein- oder Austrittspforten von Gefäßen und Nerven, die, in ein lockeres Bindegewebe eingebettet, die Sklera in schräger Richtung durchlaufen (Abb. 16.24-22). Unmittelbar hinter der Limbusregion durchstoßen ca. 25 *Collector-Channels* die Sklera. Sie leiten das **Kammerwasser** aus dem SCHLEMMschen Kanal in den episkleralen Venenplexus. Auch Äste der Aa. ciliares anteriores durchziehen nahe dem Limbus die Sklera. Nahe der Insertion der äußeren Augenmuskeln dringen größere Äste der Aa. ciliares anteriores durch die Lederhaut. Klinisch von größerer Bedeutung sind die Emissarien hinter dem Äquator. Durch vier Kanäle ziehen die **Vortexvenen** aus der Sklera. Die beiden *Aa. ciliares posteriores longae* durchstoßen in einem Abstand von ca. 3 mm nasal bzw. temporal des N. opticus die Sklera. Durch horizontal verlaufende Kanäle innerhalb der Substantia propria sclerale ziehen neben den Aa. ciliares posteriores longae auch die *Nn. ciliares longae.* Etwa 20 *Aa. ciliares breves* treten in Nähe der Durchtrittsstelle des N. opticus in die Sklera ein.

Mikroskopisch lassen sich an der Sklera **drei Schichten** unterscheiden. Die Episklera, das Stroma sclerale (Substantia propria) und die Lamina fusca. Die dünne fibrovaskuläre **Episklera** steht vor dem Äquator über feine Bindegewebsstränge mit der TENONschen Kapsel in Verbindung und verflechtet sich ferner mit den Sehnen der äußeren Augenmuskeln.

Die Dicke der kollagenen Fibrillen des **Stroma sclerale** ist außerordentlich variabel und schwankt zwischen 30 und 300 nm. Eine Ordnung der kollagenen Faserbündel läßt sich nur in Nähe der Insertionsstelle der äußeren Augenmuskeln erkennen, wo sie senkrecht zur Ansatzstelle orientiert sind [26], sowie um die Austrittsstelle des N. opticus, wo sie zirkulär verlaufen.

Die innere **Lamina fusca** besteht aus einer dünnen Lage lockeren Bindegewebes, das kontinuierlich in die suprachoroidalen und supraziliaren Bindegewebslamellen übergeht. Die Lamina fusca ist reicher an Fibroblasten und Melanozyten als die übrige Sklera.

5 Gefäßhaut (Tunica vasculosa bulbi, Uvea)

Unter **Uvea** versteht man die **Regenbogenhaut** *(Iris),* den **Strahlenkörper** *(Corpus ciliare)* und die **Aderhaut** *(Choroidea).*

5.1 Regenbogenhaut (Iris)

Die als Blende funktionierende *Iris* ist der vorderste Anteil der Uvea. Sie stellt ein bewegliches Diaphragma zwischen Vorder- und Hinterkammer des Auges dar. Die beim Menschen rundliche Pupille kann sich in Abhängigkeit vom Lichteinfall durch die Eigenmuskulatur der Iris bis auf 1,5 mm verkleinern *(Miosis),* andererseits bis auf 12 mm vergrößern *(Mydriasis).*

Die Iris (Abb. 16.24-17) ist gegen die Augenhinterkammer durch eine geschlossene Pigmentepithelschicht abgegrenzt. Gegen die Augenvorderkammer bildet sie eine nur lückenhafte Lage verzweigter Mesothelzellen aus. Zwischen beiden Grenzschichten findet sich ein lockeres, geschichtetes Bindegewebe, in das die iriseigene Muskulatur, ein ausgeprägtes Gefäßnetz, Nerven und verschiedenartige Zellen eingelagert sind.

Entwicklungsgeschichtlich sind zwei Anteile der Iris zu unterscheiden. Pigmentepithel und Muskulatur entwickeln sich aus dem neuroektodermalen Augenbecher, während Stroma iridis und das Mesothel der Vorderfläche aus dem Mesenchym der Kopfganglienleiste entstehen.

Die **Mesothelzellen** der Irisvorderfläche stehen über schlanke Zellausläufer miteinander in Verbindung und bilden derart ein flächenhaftes zelluläres Netz aus (Abb. 16.24-17). Am Übergang der größeren Außenzone *(Pars ciliaris)* zur *Pars pupillaris* finden sich Einbuchtungen der Oberfläche, die als FUCHS*sche Krypten* mit bloßem Auge sichtbar sind (Abb. 16.24-4).

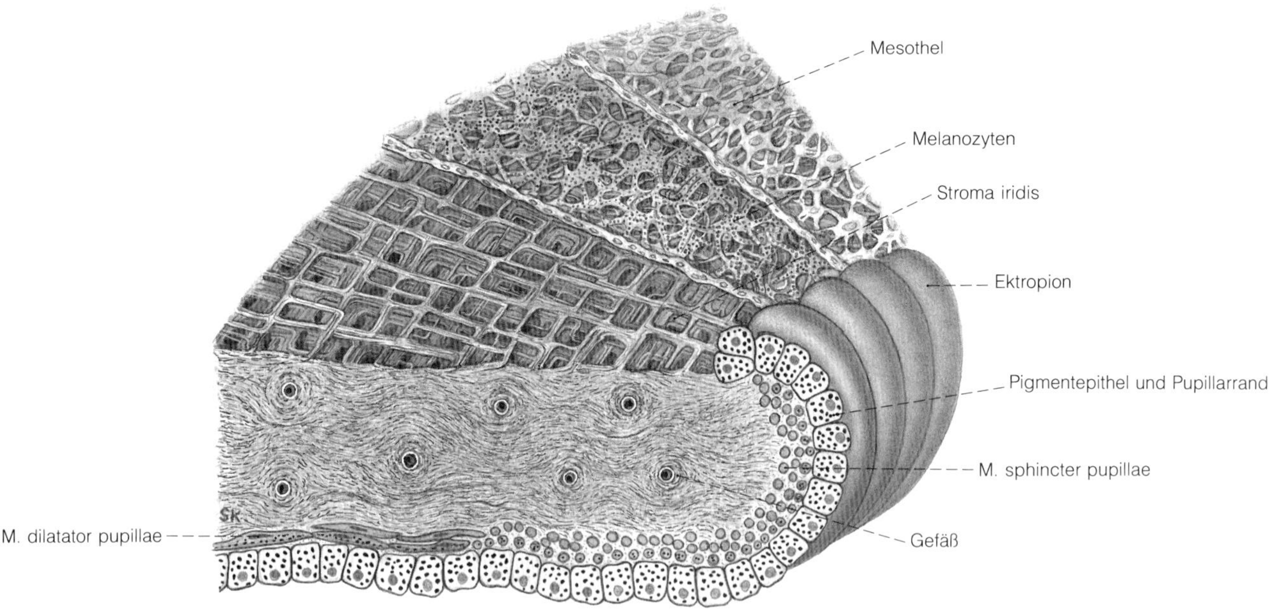

Abb. 16.24-17 Aufbau der menschlichen Iris; Segment aus dem pupillennahen Anteil der Iris (oben Vorderfläche, unten Rückfläche).

Das **Stroma iridis** besteht aus parallel zur Oberfläche orientierten Netzen kollagener Faserbündel. Die einzelnen Fasernetze liegen derart übereinander geschichtet, daß zahlreiche von der Oberfläche in die Tiefe reichende Krypten und Kanälchen entstehen (Abb. 16.24-17), durch die Kammerwasser und Partikel bis zu einer Größe von 200 µm in das Stroma iridis eindringen können [16, 48]. Als Zellformen finden sich im Stroma iridis verzweigte Fibroblasten, eine unterschiedliche Anzahl von Melanozyten, Mastzellen und sog. *clump cells.* Von letzteren werden zwei Arten unterschieden: Typ-1-Zellen sind den Makrophagen verwandt und liegen angehäuft am Pupillarrand; bei den Typ-2-Zellen handelt es sich um mehrkernige pigmenthaltige Zellen neuroektodermaler Herkunft.

Lage und Anzahl der Melanozyten bestimmen die Augenfarbe. Die braune Augenfarbe entsteht durch eine dichte Lage von Melanozyten unmittelbar unter dem Mesothel der Irisvorderseite (Abb. 16.24-17). Bei den Helläugigen ist die Zahl der Melanozyten stark reduziert. Die blaue Farbe resultiert durch Reflexion des kurzwelligen blauen Lichtes am Pigmentepithel der Irisrückseite, während die langwelligen Strahlen im Stroma absorbiert werden.

Das zweischichtige **Pigmentepithel** der Irisrückseite entstammt dem vorderen Anteil des Augenbechers. Am Pupillarrand ist es gebördelt (physiologisches Ektropion) (Abb. 16.24-17). Die der Hinterkammer zugewandte Oberfläche zeigt tiefe radiale und zahlreiche zirkuläre Falten. Die Pigmentepithelzellen haben Zylinderform. Die der Hinterkammer zugewandte basale Oberfläche weist zahlreiche Invaginationen auf, die von einer Basalmembran überbrückt werden. Die seitlichen Interzellularräume sind durch Zonulae occludentes verschlossen, so daß kein Kammerwasser von der Augenhinterkammer in das Stroma iridis eindringen kann.

Das anteriore Pigmentepithel des Augenbechers ist in Umwandlung zur glatten Muskulatur begriffen. Es besteht aus einem apikalen Epithelanteil und einer basalen muskulären Portion. Dies zeigt an, daß der M. dilatator pupillae, aber auch der M. sphincter pupillae aus dem neuroektodermalen Epithel des Augenbechers hervorgehen.

Der **M. sphincter pupillae** mißt $0{,}75 \times 1$ mm und ist zirkulär nahe dem Pupillarrand ausgebildet. 6–8 glatte Muskelzellen bilden über *gap junctions* eine Funktionseinheit, die von einer Basalmembran umhüllt wird. Jede einzelne der mit Myofilamenten dicht beladenen Zellen wird über eine cholinerge Synapse innerviert.

Die radiär angeordneten Zellen des **M. dilatator pupillae** sind mit ihrem epithelialen Anteil über Desmosomen und *gap junctions* mit dem Pigmentepithel verbunden. Die einschichtige Zellage hat einen Durchmesser von nur 12 µm. Die Innervation erfolgt überwiegend durch noradrenerge Axone, wenn auch eine geringe Zahl cholinerger Axone synaptische Kontakte zu einzelnen Muskelzellen aufweist.

Die Iris erfährt nicht allein eine reiche parasympathische und sympathische **Innervation**, vielmehr erreichen auch markhaltige sensible Fasern aus den Nn. ciliares longi die Iris, verlieren im Stroma iridis ihre Markscheide und verzweigen sich bis unmittelbar unter das Mesothel der Irisvorderfläche. Organisierte nervöse Endorganellen werden nicht ausgebildet.

Die Iris beherbergt ein dichtes **Gefäßnetz.** Nahe der Iriswurzel bilden die Aa. ciliares posteriores longae und die Aa. ciliares anteriores einen **Circulus arteriosus iridis major** aus, von dem verzweigte Arteriolen abgehen, die vorwiegend radiär auf den Pupillarrand zulaufen. Am Übergang zur Pars pupillaris wird ein zweiter, unvollständiger Gefäßring **(Circulus arteriosus iridis minor)** ausgebildet. Es bestehen ausgiebige arteriovenöse Anastomosen. Die Kapillaren sind nicht fenestriert [20]. Für die Irisgefäße charakteristisch ist die besondere Form der Adventitia (Abb. 16.24-17), in der sich mehrere Schichten kollagener Faserbündel spiralig, mal im Uhrzeigersinn, mal entgegen dem Uhrzeigersinn, um das Endothelrohr wickeln. Diese besondere Konstruktion der Adventitia verhindert, daß die Gefäße bei Mydriasis abgeknickt werden.

Obschon Kammerwasser von der Augenvorderkammer aus in die Maschen des Stroma iridis eindringt, findet keine Resorption oder Sekretion von Kammerwasser durch die Irisgefäße statt, wie durch Tracersubstanzen nachgewiesen wurde. Es wird vermutet, daß die Vielzahl der Gefäße mit arteriovenösen Shunts der Konstanterhaltung der Kammerwassertemperatur dient.

5.2 *Strahlenkörper (Ziliarkörper, Corpus ciliare)*

Das *Corpus ciliare* dehnt sich im hinteren Abschnitt der vorderen Bulbushälfte aus. Es erstreckt sich von der *Ora serrata,* wo ein scharfer Übergang in die sensorische Retina besteht, bis zur Iriswurzel und dem Skleralsporn, der 1,5 mm hinter dem Limbus corneae liegt. Der Ziliarkörper übernimmt sehr unterschiedliche funktionelle Aufgaben. Sein Epithel sezerniert das **Kammerwasser.** Mit Hilfe dieser Flüssigkeit übernimmt der Ziliarkörper nutritive Aufgaben für die Linse und Teile der Kornea. Der Strahlenkörper enthält den für die Naheinstellung notwendigen Muskel *(M. ciliaris);* er beteiligt sich am Aufbau des Halteapparates für die Linse und produziert die Hyaluronsäure für den Glaskörper.

Auf der temporalen Seite hat das Corpus ciliare eine Ausdehnung von 5,6–6,3 mm. Auf der nasalen Seite ist es etwa 1 mm kürzer. Die posteriore Partie ist flach *(Pars plana, Orbiculus ciliaris)* (Abb. 16.24-18), der vordere Abschnitt weist 70–80 radiär gestellte, etwa 1 mm hohe, 0,5 mm breite, 2 mm lange Falten auf *(Pars plicata, Corona ciliaris)* (Abb. 16.24-18 u. 26). Die Pars plana verfügt nur über eine dünne Schicht kollagenen Bindegewebes zwischen Epithel und Sklera, so daß das Pigmentepithel als dunkler Streifen durch die an dieser Stelle dünne Sklera durchscheint.

Entwicklungsgeschichtlich gehen das Stroma corporis ciliaris und der Akkommodationsmuskel aus dem Mesenchym der Kopfganglienleiste, die beiden Epithelschichten aus dem Augenbecher hervor. Entsprechend der Einstülpung der Augenblase zum Augenbecher ist das innere, unpigmentierte Epithel mit seiner basalen Oberfläche zur Augenhinterkammer, mit der apikalen Fläche zum Pigmentepithel orientiert. Das Pigmentepithel berührt mit seinem apikalen Anteil das unpigmentierte Epithel. Es ist die direkte Fortsetzung des Pigmentepithels der Retina, entspricht demnach dem äußeren Augenbecherblatt.

An der **Ora serrata** (Abb. 16.24-18) geht die sensorische Retina abrupt in das einschichtige, unpigmentierte, kubische Epithel der Pars plana über. Die sensorische Re-

Abb. 16.24-18 Innenseite des vorderen Augensegmentes mit Korona und Orbiculus ciliaris. (Original: AMSLER)

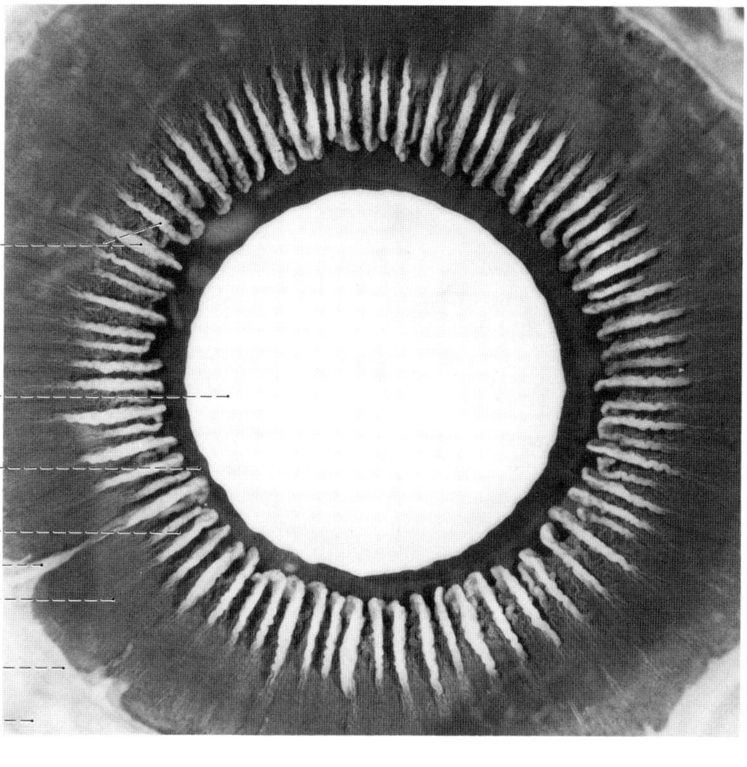

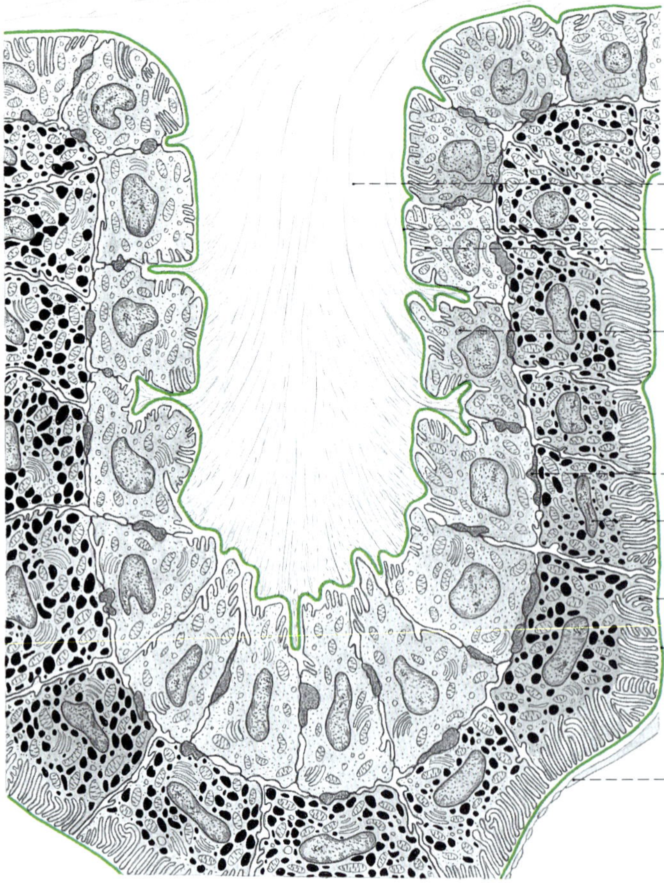

Abb. 16.24-19 Aufbau des zweischichtigen Ziliarepithels aufgrund elektronenmikroskopischer Analyse; dargestellt ist eine Ziliarkrypte.

tina reicht mit pyramidenförmigen Fortsätzen ein Stück weit in die Pars plana hinein *(Processus dentales;* Abb. 16.24-18). Sie sind nasal deutlicher ausgeprägt als temporal. Diese Processus dentales begrenzen leistenförmige Erhebungen, die sich bis in die Täler der Pars plicata verfolgen lassen.

Die **unpigmentierten Ziliarepithelzellen** (Abb.16.24-19) haben eine Höhe und Breite von 10–15 µm, sind jedoch in der Pars plana niedriger als in der Pars plicata. Die unpigmentierten Epithelzellen sind charakterisiert durch tiefe Einfaltungen des basalen Plasmalemms und ausgeprägte Interdigitationen benachbarter Zellen. Die Basalmembran *(Membrana limitans interna)* zieht über die Einfaltungen hinweg. Im Alter erfährt die Membrana limitans interna eine starke Verdickung und wird mehrschichtig. Die unpigmentierten Zellen sind im Bereich der Pars plicata reich an Mitochondrien und geschichtetem rauhem endoplasmatischem Retikulum. Aufgrund des Nachweises von Karboanhydrase wird angenommen, daß dieses Epithel aktiv an der Sekretion des Kammerwassers beteiligt ist [2]. Die entsprechenden Zellen in der Pars plana weisen ein gut entwickeltes glattes endoplasmatisches Retikulum auf und enthalten zahlreiche Intermediärfilamente. Vermutlich sind diese hinteren Zellen Bildner saurer Proteoglykane (Hyaluronsäure) für den Glaskörper. An den seitlichen Zellmembranen bilden sich Desmosomen, Zonulae adhaerentes, occludentes und *gap junctions* aus. Die Zonulae occludentes werden als ein wichtiges Korrelat der **„Blut-Kammerwasser-Schranke“** angesehen.

Das **Pigmentepithel** des Ziliarkörpers setzt sich an der Iris in den M. dilatator pupillae fort. Die kubischen Zellen sind weniger hoch als die unpigmentierten Epithelzellen. Die stromawärts gelegenen basalen Einfaltungen werden ebenfalls von einer Basallamina *(Membrana limitans externa)* überbrückt, in die im Bereich der Pars plana die Bruch*sche Membran* der Choroidea ausläuft. Die geschlängelten Interzellularräume sind nicht durch Zonulae occludentes verschlossen. Daher soll dieser Schicht keine Funktion in der Blut-Kammerwasser-Schranke zukommen.

Die funktionelle Bedeutung des Pigmentepithels im Bereich des Ziliarkörpers ist bis heute unklar. Die apikalen Zellmembranen von Pigmentepithel und unpigmentiertem Epithel stehen über *gap junctions* und Zonulae occludentes miteinander in Verbindung. Mit Mikrovilli ausgefüllte Erweiterungen der apikalen Membranen beider Zellschichten werden als Ziliarkanälchen bezeichnet (Abb. 16.24-19).

Das **Stroma corporis ciliaris** besteht aus einem lockeren kollagenen Bindegewebe, das Fibroblasten, Melanozyten, Mastzellen und wenige Makrophagenzellen enthält. Es setzt sich anterior in das Bindegewebe des Trabekelwerkes und der Iris, nach außen in das Bindegewebe des Ziliarmuskels fort. Das Stroma enthält einen dichten Gefäßplexus. Die fenestrierten Kapillaren haben einen engen Kontakt zum Pigmentepithel.

Im Alter verdichtet sich das stromale Bindegewebe und schiebt sich zwischen die Bündel des M. ciliaris vor [47]. Im Stroma corporis ciliaris finden sich ein ausgeprägter, vorwiegend sympathischer Nervenplexus sowie einige sensible Axone.

An dem aus glatten Muskelzellen aufgebauten **M. ciliaris** werden in der klassischen Histologie drei Portionen unterschieden: ein äußerer, meridionaler Muskel *(*BRÜCKE*scher Muskel)*, eine mittlere, radiale *Pars obliqua* und ein innerer, zirkulärer Muskel *(*MÜLLER*scher Muskel)* (Abb. 16.24-20). Der äußere, meridionale Muskel entspringt an den Bindegewebslamellen des Supraziliarraumes und inseriert größtenteils am Skleralsporn. Ein anderer Teil dieses Muskels läuft in die korneoskleralen Trabekel aus. Es wird angenommen, daß eine Kontraktion des BRÜCKEschen Muskels die intertrabekulären Räume erweitern kann und einem Kollabieren des SCHLEMMschen Kanals entgegenwirkt.

Pilokarpin, das eine Kontraktion des Ziliarmuskels bewirkt, führt zu einer Verbesserung des Abflusses von Kammerwasser in den SCHLEMMschen Kanal [17].

Die mittlere, radiale, und die innere, zirkuläre Muskelportion lösen sich in das Stroma corporis ciliaris auf. Nach der klassischen Vorstellung führt eine Kontraktion dieser Muskelportionen zu einer Verlagerung des Ziliarkörpers nach vorne und innen, was eine Entspannung der Zonulafasern zur Folge hat (Naheinstellung). Die elektronenmikroskopische Analyse des M. ciliaris erbrachte eine andere funktionelle Vorstellung

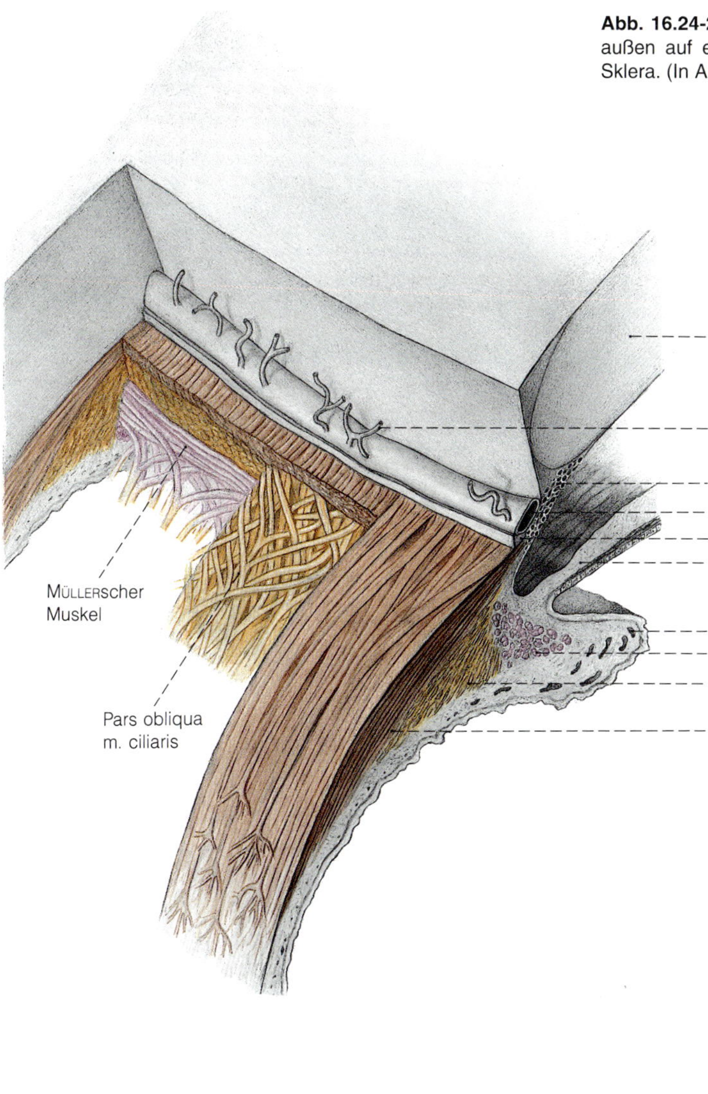

Abb. 16.24-20 Schema über den Bau des M. ciliaris. Blick von außen auf ein Segment der Kammerbucht nach Entfernen der Sklera. (In Anlehnung an HOGAN, ALVARADO, WEDDELL [20])

(Abb. 16.24-20) [46]. 6–8 glatte Muskelzellen sind durch eine geschlossene Fibrozytenhülle zu Funktionseinheiten zusammengefaßt. Diese Einheiten durchflechten sich gitterartig. Eine Kontraktion der Funktionseinheiten führt zu einem Aufrichten des Scherengitters, wodurch sich der Durchmesser der ziliaren Zirkumferenz verkleinert und der Ziliarkörper nach vorne verlagert wird. Hierbei tritt eine Erschlaffung des Zonulaapparates ein. Der Ziliarmuskel ist überwiegend **parasympathisch** innerviert. Die Bedeutung sympathischer Synapsen an verschiedenen Muskelzellen ist unklar. Ein intermuskuläres sympathisches Nervennetz hat vorwiegend vasomotorische Funktion.

Im **Supraziliarraum** zwischen Sklera und Ziliarmuskel liegen Bänder kollagener Faserbündel, die parallel zum BRÜCKEschen Muskel angeordnet sind. Die kollagenen Bänder gehen kontinuierlich in die Sklera über. Beim Jugendlichen kann Kammerwasser über den Supraziliarraum in die Vortexvenen abfließen.

Die **Blutversorgung** des Ziliarkörpers stammt aus den beiden Aa. ciliares posteriores longi und den Aa. ciliares anteriores. Die posterioren Arterien verlaufen im Supraziliarraum, während die sieben Aa. ciliares anteriores die Sklera an den Ansatzstellen der Mm. recti durchstoßen. Beide arteriellen Zuflüsse vereinigen sich, um den Circulus arteriosus iridis major zu bilden. Von diesem gehen Gefäße in die Iris, den Ziliarmuskel, in das enge Gefäßnetz der Ziliarfalten und rückläufig in die Arteriolen der Choroidea ab. Das venöse Blut fließt größtenteils in die Vortexvenen ab.

5.3 *Aderhaut (Choroidea)*

Die **Choroidea** ist der posteriore Anteil der Uvea. Die nutritive Schicht ist hinten am Canalis n. optici und vorne am Skleralsporn befestigt. Sie liegt der inneren Schicht der Sklera *(Lamina fusca)* an.

Die Choroidea übernimmt Nährfunktionen für das Pigmentepithel und die Rezeptorenschicht der Retina. Der choroidale Blutfluß ist ferner verantwortlich für die Temperaturkonstanz im hinteren Augenabschnitt und ist über die BRUCHsche Membran an der Regulation des intraokulären Druckes sowie dem Vorgang der Desakkommodation beteiligt.

Als Nährhaut entsteht die Choroidea ontogenetisch frühzeitig. Ein primitives Gefäßnetz tritt schon in der 5. Schwangerschaftswoche auf, wenn auch die differenzierte Choroidokapillaris erst im 3. und 4. Schwangerschaftsmonat ausgebildet wird.

Aufgrund der Gefäßanordnung unterscheidet man an der Choroidea drei Zonen: Die äußere, skleranahe Schicht der großen einstrahlenden Gefäße (*HALLERsche Schicht*), die in der Mitte gelegene *Lamina vasculosa* und die dem Pigmentepithel dicht anliegende *Lamina choroidocapillaris* (Abb. 16.24-21).

Die Gefäße der **HALLERschen Schicht** stammen größtenteils aus Aufzweigungen der Aa. ciliares posteriores breves, die rund um den N. opticus die Sklera in schräger Richtung durchbrechen. Ergänzt wird dieser arterielle Zufluß von rekurrierenden Gefäßen, die im Bereich der Ora serrata aus den Aa. ciliares anteriores und Aa. ciliares posteriores longae hervorgehen. Die Gefäße verzweigen sich in einer lockeren, melanozytenreichen Bindegewebsschicht, dem Spatium suprachoroidale, durch das

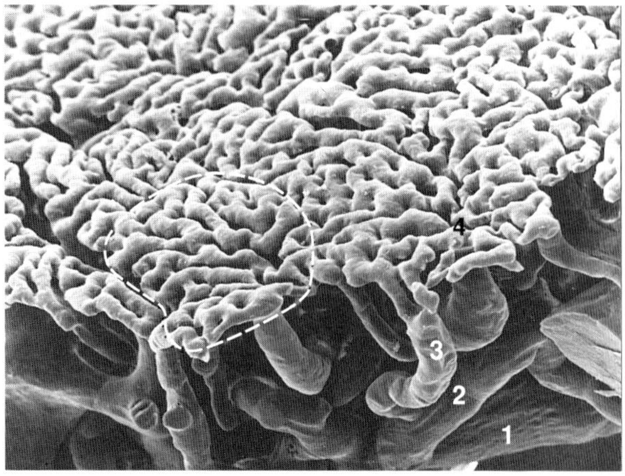

Abb. 16.24-21 Ausbreitung der Gefäße der Choroidea. Rasterelektronenmikroskopische Aufnahme eines Gefäßausgusses. 1 = Ast der Aa. ciliares post. breves, 2 = Gefäße der Lamina vasculosa, 3 = Arteriole, 4 = Kapillarnetz der Lamina choroidocapillaris, markierter Bereich = Lobulus.

beim Jugendlichen auch Kammerwasser fließt. Die Arterien besitzen eine deutlich ausgeprägte Lamina elastica interna und externa.

Die elastischen Platten der Gefäßwände verlieren sich im Bereich der **Lamina vasculosa.** Die großen Gefäße gehen unter Aufzweigung in die weitlumigen Arteriolen über.

Die **Lamina choroidocapillaris** besteht aus einem charakteristischen, zweidimensionalen, engen Gefäßnetz (Abb. 16.24-21). Es setzt sich aus einzelnen kapillären Läppchen (Lobuli) zusammen, die zentral ihren Blutstrom aus einer oder mehreren Arteriolen erhalten [44]. Das Blut fließt in der Läppchenperipherie in Venolen ab. Die Kapillaren zeigen im Querschnitt eine elliptische Form, wobei die breite Seite parallel zum Pigmentepithel ausgerichtet ist (Abb. 16.24-21). Das Kapillarendothel weist zahlreiche Poren auf, die von einem Diaphragma verschlossen sind.

Das venöse Blut sammelt sich in vier intraskleral gelegenen **Vortexvenen** *(Vv. vorticosae)*, die in die V. orbitalis superior und inferior einmünden (Abb. 16.24-22).

In die Gefäße der Choroidea ergießt sich 85% der das Auge erreichenden Blutmenge. Die Blutflußgeschwindigkeit durch die Choroidalgefäße ist hoch, so daß das venöse Blut nur 3% weniger Sauerstoff enthält als das arterielle Blut [1].

Zwischen Lamina choroidocapillaris und retinalem Pigmentepithel ist eine vierte Schicht der Choroidea gelegen, die *Lamina vitrea* (*Complexus basalis*, **BRUCHsche Membran**). Es handelt sich um eine 2 μm dicke kollagenelastische, PAS-positive Schicht. Die BRUCHsche Membran bildet sich zwischen der Basalmembran der Choroidokapillaris und derjenigen des retinalen Pigmentepithels aus. Sie ist dreischichtig [49]. In ihrer Mitte formiert ein dichtes Netz elastischer Fasern eine 0,8 μm dicke flächenartige Platte, die lichtmikroskopisch gut sichtbar ist. Zwischen den Lücken des Netzwerkes stehen eine innere und eine äußere Schicht kollagener Fibrillen miteinander in Verbindung. Die BRUCHsche Membran ist zellfrei und nervenlos. Sie erfüllt mehrere Aufgaben: Sie ist für die Aufrechterhaltung des **intraokulären Druckes** mitverantwortlich, und sie soll das Einwachsen von Choroidalgefäßen in das Pigmentepithel verhindern. Zudem ist sie neben den Basalmembranen von Choroidokapillaris und Pigmentepithel an der Bildung der **Blut-Retina-Schranke** beteiligt, indem sie den Stoffaustausch zwischen beiden Schichten kontrolliert. Schließlich wirkt die BRUCHsche Membran als elastische Schicht dem Akkommodationsvorgang entgegen, ist also an der **Desakkommodation** (s. Kap. 16.24.6.3) beteiligt.

Im Alter kommt es zu einer Verdickung der BRUCHschen Membran durch Akkumulation von vorwiegend PAS-positivem Material (Formation von Drusen).

Die Choroidea wird über die Nn. ciliares longi et breves reichhaltig **innerviert.** Neben sensiblen finden sich vor allem zahlreiche vegetative vasomotorische Axone. Letztere werden teilweise in multipolaren Ganglienzellen umgeschaltet, die in der HALLERschen Schicht und der Lamina vasculosa gelegen sind. Zahlreiche parasympathische Nerven stammen aus dem Ganglion pterygopalatinum [40]. Diese Axone sollen an den Gefäßen der Choroidea VIP (vasoactive intestinal polypeptide) freisetzen, was die Durchblutung der Choroidea fördert (Vasodilatation) [31].

Das Aufleuchten vieler Säugetieraugen beim Auftreffen eines Lichtstrahls geht von einer lichtreflektierenden Bindegewebsschicht aus, die an der Außenseite der Lamina choroidocapillaris liegt und als Tapetum lucidum bezeichnet wird. Dieses Tapetum besteht aus mehreren Lagen flacher oder faserartiger Zellen, die feine Kristallspieße enthalten und einen hohen Gehalt an Zink aufweisen.

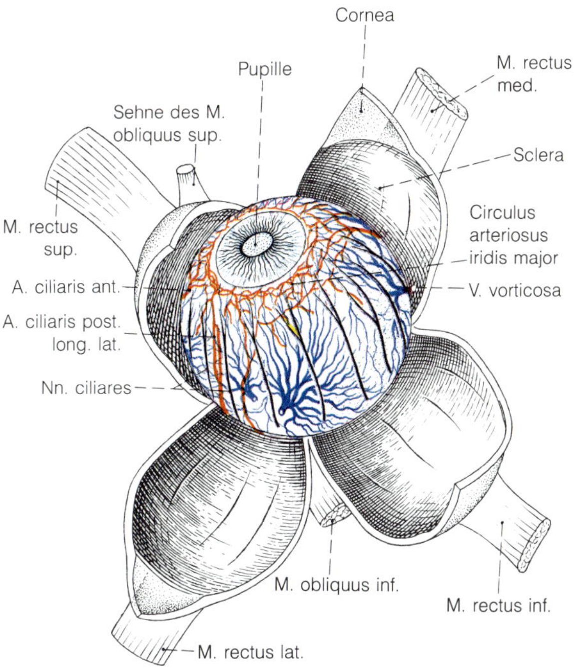

Abb. 16.24-22 Durch zwei Schnitte, die sich am Hornhautscheitel kreuzen, sind Kornea und Sklera in vier Teile gespalten und von der Uvea zurückgeklappt wie die gelbe Schale einer Orange von der weißen Faserhaut. Aa. choroideae rot, Vv. vorticosae blau, Nn. ciliares schwarz.

6 *Linse (Lens) und Aufhängeapparat (Zonula ciliaris [ZINNI])*

6.1 *Linse*

Der Aufbau der Linse *(Lens)* ist nur aus der **Entwicklungsgeschichte** heraus verständlich. Sie entsteht aus dem Ektoderm, induziert durch die vorwachsende Augenblase. Das Ektoderm wird an der entsprechenden Stelle mehrschichtig *(Linsenplakode),* senkt sich mit Bildung des Augenbechers zunächst als Grube *(Fovea lentis),* dann als vom Ektoderm isoliertes Bläschen *(Vesicula lentis)* ab. Schon das primitive Linsenblasenepithel sezerniert nach außen (Epithelbasis) eine Basalmembran, die später zur Linsenkapsel wird. Gleichzeitig mit der Bildung der Kapsel entwickelt sich auch die Gefäßhaut *(Tunica vasculosa lentis),* und zwar auf der Vorderseite von Ästen der *Aa. ciliares longae* über die sog. *Pupillarmembran,* an der Hinterfläche über die *A. hyaloidea,* einem Ast der A. centralis retinae. Die Tunica vasculosa bildet sich kurz vor der Geburt wieder zurück. Eine unvollständige Rückbildung hat Sehstörungen zur Folge.

Die bikonvexe Linse des Erwachsenen ist hinten stärker gekrümmt (r = 6 mm) als vorne (r = 10–11 mm) und besitzt am Äquator einen queren Durchmesser von etwa 9 mm. Der hintere Linsenpol ruht in einer entsprechenden Vertiefung des Glaskörpers, von dem er aber durch einen feinen Flüssigkeitsspalt **(BERGERscher Raum)** getrennt ist. Die Linse ist allseits von Kammerwasser umgeben. Der vordere Linsenpol ragt in die Augenvorderkammer vor.

An der Linse sind Kapsel, subkapsuläres Epithel und Linsenfasern zu unterscheiden. Die ausgereifte **Capsula lentis** ist vorne dicker (10–19 µm) als an der Linsenrückfläche (5 µm). Sie ist sehr elastisch und widerstandsfähig. Wird sie verletzt, so krempeln sich ihre Wundränder nach außen. Die lichtmikroskopisch homogen wirkende Kapsel erweist sich elektronenoptisch als lamellär gegliedert. Die Lamellen bestehen aus feinsten Fibrillen und amorpher Grundsubstanz. Die Kapsel ist eine semipermeable Membran; an der avaskulären Linse obliegt ihr eine wesentliche Stoffwechselfunktion.

Nur das ursprüngliche **Vorderwandepithel** des Linsenbläschens behält das ganze Leben über seine Funktion bei. Die Zellen der Hinterwand hingegen wachsen in die Höhlung des Bläschens hinein und bilden die ersten Fasern der Linsensubstanz. Das Linsenepithel ist einschichtig. Fortsätze der Linsenzellen wirken der Deformation beim Akkommodationsvorgang entgegen. Die polnahen Epithelzellen sind nicht imstande, Linsenfasern zu bilden. Man muß insofern eine ruhende zentrale Zone von einer germinativ aktiven Peripherie unterscheiden. Am Äquator geht das Linsenepithel durch bipolares Wachstum und allmähliche Streckung in die **Linsenfasern** über (Abb. 16.24-23), deren Kerne in einem nach vorne konvexen Bogen aufgereiht sind. Die verlängerte Innenseite dieser Zellen ragt unter das Linsenvorderflächenepithel. Den älteren Fasern im Linsenzentrum ist der Zellkern verlorengegangen. Nur die ganz zentral gelegenen Fasern stammen noch vom

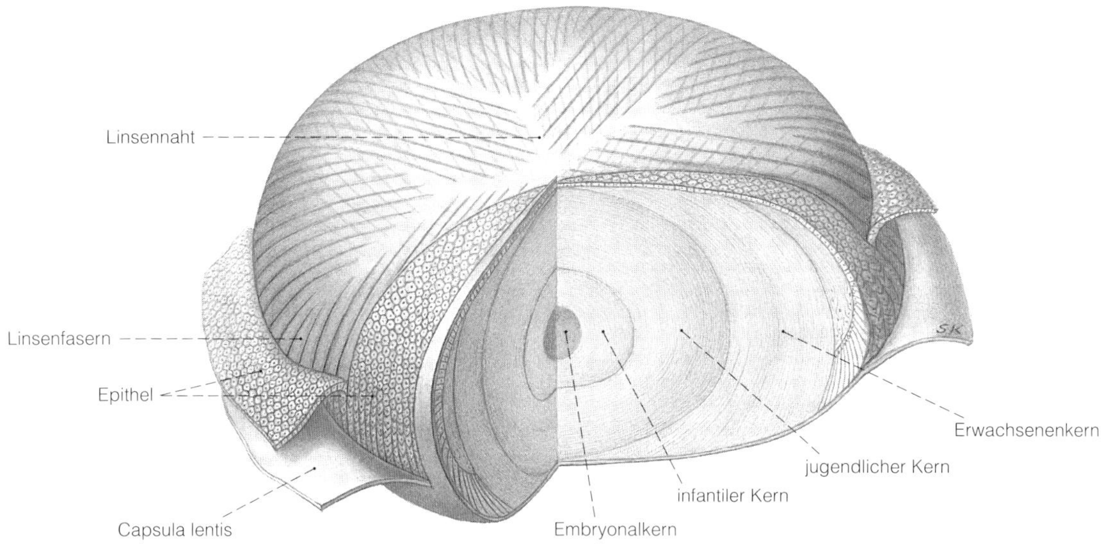

Abb. 16.24-23 Bau der Linse (schematisiert); ein Sektor wurde bis zur Mitte herausgeschnitten, die Capsula lentis und das Linsenephitel wurden von der Vorderfläche abgeschält.

Epithel der embryonalen Linsenhinterwand. Sie bleiben zeitlebens erhalten und transparent. Das Nachwachsen von Epithelzellen zu Linsenfasern vollzieht sich nur am Äquator. Hier sind die Linsenfasern im Querschnitt bandförmig sechskantig. Indem sie mit den Breitseiten aufeinander lagern, entstehen radiär ausgerichtete Lamellen. Die einzelnen Lamellen stehen durch druckknopfartige Haftkomplexe miteinander in Verbindung (Abb. 16.24-24). An den Kanten bestehen Interdigitationen benachbarter Lamellen. Beim Erwachsenen hat man 2100–2300 solcher Lamellen gezählt, bei einem 3monatigen Kind 1470. Die Linse wächst demnach zeitlebens und nimmt an Gewicht und Volumen stetig zu. So hat die Linse eines 1jährigen Kindes ein Gewicht von 145 mg bei einem Volumen von 140 µl und einem frontalen Durchmesser von 8 mm. Beim 80jährigen beträgt das Gewicht der Linse 260 mg bei einem Volumen von 240 µl und einem frontalen Durchmesser von 9,6 mm [12].

Bei einigen niederen Wirbeltieren verlaufen die Linsenfasern von Pol zu Pol. Sind die Fasern nicht so lang, so ist der Ansatz linear **(Linsennaht)** statt punktförmig.

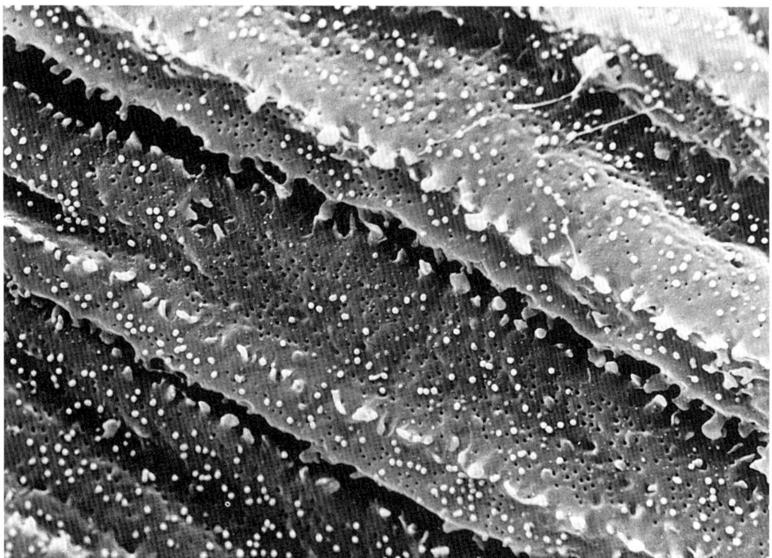

Abb. 16.24-24 Linsenfasern; rasterelektronenmikroskopische Aufnahme von menschlichen Linsenfasern im mittleren Lebensalter.

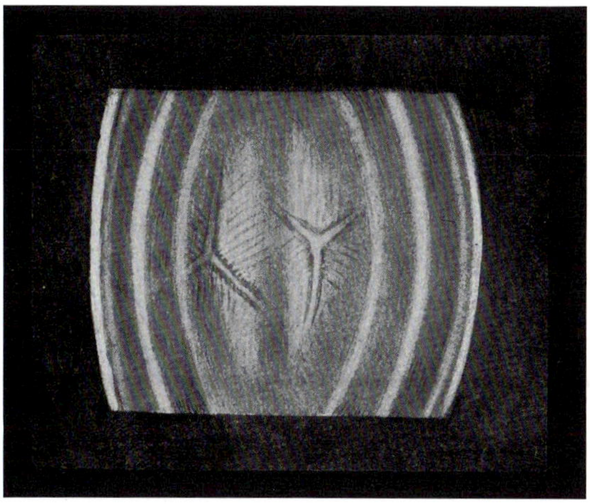

Abb. 16.24-25 Linse im Spaltlampenbild mit den Diskontinuitätsflächen (Original: MEESMANN). Einfarbig wiedergegeben.

Beim menschlichen Neugeborenen stoßen die Linsenfasern vorne und hinten in einer dreistrahligen Naht zusammen, so daß jeweils eine vom Pol ausgehende Faser an der Gegenseite auf einen Strahl der Nahtfigur trifft. Die beiden Nahtfiguren, **„Linsenstern"**, sind um 60° gegeneinander verstellt. So haben sich im Fetalkern ein aufrechtes (vorne) und ein umgekehrtes (hinten) Ypsilon gebildet (Abb. 16.24-25). Die später entstehenden Linsenfasern vereinigen sich schon auf komplexeren Nahtlinien. Die noch jüngeren Fasermassen, die sich dann beim Erwachsenen darüber lagern, formen Nahtfiguren mit 6–10 unregelmäßigen Hauptarmen und zahlreichen Nebenarmen (Abb. 16.24-23). Die Fasern sind alle gleich lang. Die Nahtpaare müssen immer entgegengesetzt konfiguriert sein, weil die auf der einen Linsenhälfte am weitesten polwärts reichenden Fasern auf der anderen jeweils die kürzesten sind und umgekehrt.

So besteht etwa gegen das 30. Lebensjahr die Linse aus einer weichen, zähen Rinde, die allmählich in einen festeren, weniger wasserhaltigen **Kern** übergeht (Abb. 16.24-23).

Die entwicklungsgeschichtlich ältesten Anteile der Linse liegen am weitesten innen, während die späteren Lagen das embryonale Linsenzentrum schichtweise umschließen.

Diese Schichten lassen sich am lebenden Auge mit Hilfe der Spaltlampenmikroskopie verfolgen (Abb. 16.24-25). Die Grenzflächen dieser Zonen werfen das Licht stärker zurück als die dazwischen liegende Substanz (Diskontinuitätszonen). Dem eigentlichen Embryonalkern der Linse entspricht – entgegen bisheriger Darstellungen – nur das zentrale Dunkelintervall des Linsenkerns. Die umgebende bohnenförmige Struktur gehört bereits zum Fetalkern (3.–8. Monat). Die nächste Schicht findet erst in der Pubertät ihren Abschluß. Dieser jugendliche Kern wird vom Erwachsenenkern umschlossen (Abb. 16.24-23). Aufgrund einer solchen Anordnung kann die Position einer Linsentrübung noch retrospektiv der entsprechenden ontogenetischen Phase zugeordnet werden.

Die ursprünglich nur wachstumsbedingte Schichtung der Linse wirkt der sphärischen und chromatischen Aberration entgegen und verleiht dem Ganzen eine höhere Refraktion, als von der brechenden Außenfläche allein aufgebracht werden könnte. Der ständige Schrumpfungsprozeß der Linsenmitte wird vom appositionellen Wachstum der Peripherie teilweise ausgeglichen. Der erhöhte Brechungsindex alternder Fasern wiegt die zunehmende Abflachung der Linsenkonturen auf. Die Linsenfasern des Äquators sind verdickt. Sie müssen deshalb einen elliptischen Verlauf nehmen, dies um so stärker, je weiter peripher eine Faser liegt.

Die altersbedingte Abnahme des Wassergehaltes macht die Linse spröder. Die Tendenz, sich spontan abzurunden, nimmt ab (Einschränkung der Akkommodationsbreite – Alterssichtigkeit, **Presbyopie**).

Die häufigste Erkrankung der Linse ist ihre Eintrübung (**grauer Star – Katarakt**). Auch die verletzte Linse trübt sich und quillt.

6.2 *Zonulafasern*

Unter den *Zonulafasern (Ligamentum suspensorium lentis, Zonula ciliaris* [ZINNI]*)* versteht man den Aufhängeapparat der Linse (Abb. 16.24-26). Die Fasern entspringen am Ziliarepithel der Pars plana, ziehen nach vorne in die Täler der Ziliarfalten, wo sie sich aufsplittern und durch andere Fasern ergänzt werden. Sie biegen dann in die Augenhinterkammer und inserieren an der Linse, teils vor, teils hinter dem Äquator.

Die Zonulafasern treten erstmals im 3. Schwangerschaftsmonat in Erscheinung. Ihr Bildungsort ist das unpigmentierte Ziliarepithel vorwiegend im Bereich der Pars plana. Die Fibrillen haben jedoch keinen Kontakt zur Zellmembran, sondern verankern sich in der Basalmembran dieser Zellen (Membrana limitans interna). In der Basalmembran entstehen sie als Mikrofibrillen mit einem Durchmesser von 8–12 nm und einer Querstreifungsperiodik von 120 Å. Außerhalb der Basalmembran formieren sich die Mikrofibrillen zu Fibrillen, die einen Durchmesser von ca. 1 µm aufweisen. Schließlich gruppieren sich zahlreiche Fibrillen zu Fibrillenbündeln (Fasern) zusammen, die mit einem Durchmesser von 60 µm mit der Lupe sichtbar sind. Sie werden durch eine PAS-positive Zwischensubstanz zusammengehalten.

Die dicken **Haltefasern** entstehen im posterioren Drittel der Pars plana. Während ihres Verlaufes über die Pars plana erhalten sie Zuwachs von dünneren Fibrillenbündeln (**Spannfasern**) [38]. Die Fasern ziehen zwischen die Ziliarfalten, wo sie sich als flache Bänder in der Basalmembran der Seitenwand der Ziliarfalten verankern (Abb. 16.24-27). In dieser Region findet eine Aufspaltung der Fasern statt (Zonulagabel). Der größte Teil der Fasern zieht nahe dem Äquator an die Vorder- und Rückseite der Linse, wo sie sich unter Auflösung in Mikrofibrillen in der Linsenkapsel verankern. Schmalere Fasern, die ebenfalls an der Zonulagabel vom Hauptstrang abzweigen, erreichen die Linsenkapsel im Bereich des Äquators. In den Tälern der Ziliarfalten entstehen kurze Spannfasern, die in die langen Haltefasern einbezogen werden.

Obschon die Mikrofibrillen und Fasern keinen morphologisch faßbaren Alterungsprozessen unterliegen, wird der Zonulaapparat im Alter spröde und zerreißt leichter als bei Jugendlichen.

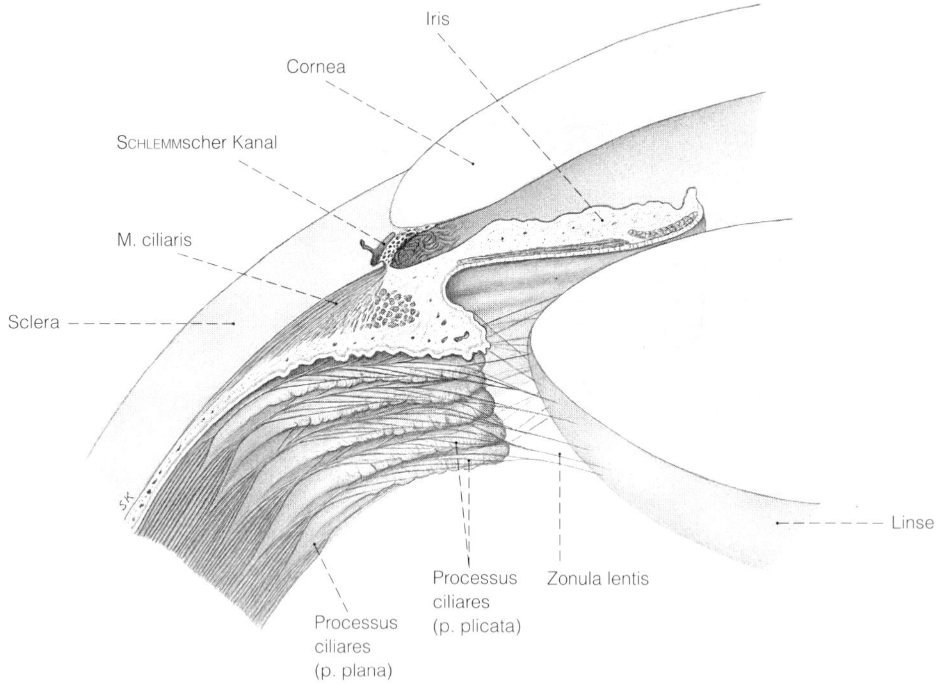

Abb. 16.24-26 Kammerbucht und Akkommodationsapparat des menschlichen Auges.

6.3 Akkommodationsmechanismus

Linse, Zonula und Ziliarmuskel-Aderhaut-System stellen eine sinnvolle Einrichtung dar, durch die der Brechungszustand des Auges je nach Bedarf geändert werden kann. Die sich kontrahierenden meridionalen Muskelfasern bewegen die hinteren Ursprungspunkte der Linsenaufhängefasern nach vorn. Die gleichzeitige Umgruppierung des dreidimensionalen Ziliarmuskelgitters in eine zirkuläre Ausrichtung schiebt die Ziliarfortsätze dem Linsenäquator entgegen. Die Zonula erschlafft. Die Linse nähert sich dank ihrer eigenen Elastizität mehr der Kugelform. Ihre Brechkraft nimmt zu. Das Auge wird auf die Nähe eingestellt. Diesen Vorgang nennt man **Akkommodation** (Abb. 16.24-28). Durch Erschlaffung der Muskeleinheiten wird das muskuläre Gitter wieder in die meridional orientierte Funktionsphase zurückgeführt. Die vorher passiv gespannten elastischen Bestandteile der Aderhaut (BRUCHsche Membran) ziehen sich zusammen. Die Zonulafasern werden angespannt und die Linse dadurch abgeflacht. Diesen Vorgang der Einstellung auf die Ferne nennt man **Desakkommodation.** Es ist die Ruhestellung beim Sehen, da trotz Anspannung der Zonulafasern der Ziliarmuskel erschlafft ist.

In Linse, Zonula und Lamina elastica der BRUCHschen Membran scheint ein geschlossenes elastisches System verwirklicht zu sein, an dessen Vorderabschnitt der Ziliarmuskel angreift. Durch seine Kontraktion verringert sich die Spannung im Aufhängeapparat der Linse, während sie im elastischen Aderhautgerüst ansteigt. Die in der Aderhaut gespeicherte elastische Kraft ist so groß, daß sie bei der Erschlaffung des Ziliarmuskels die Abflachung der Linse und die Verlängerung des Muskels unterstützt. Bei dieser Aktion müssen alle Ursprungspunkte der Aufhängefasern eine koordinierte Bewegung ausführen, weil sonst die Linse eine asymmetrische Verkrümmung (**Linsenastigmatismus**) erfährt. Es gibt also keine ungeordnet verlaufenden Aufhängefasern, kein zufälliges Relief des Corpus ciliare, keine beliebige Anordnung der Ziliarmuskelfasern. Alle Teile sind in diesem funktionellen System aufeinander abgestimmt und ergeben durch ihr Zusammenwirken eine gleichmäßige Zu- und Abnahme der Linsenwölbung. An der Akkommodation ist auch die Hornhaut mit ihrer Krümmung beteiligt, weil sie passiv durch die Zugsysteme stärker gekrümmt wird (Abb. 16.24-28).

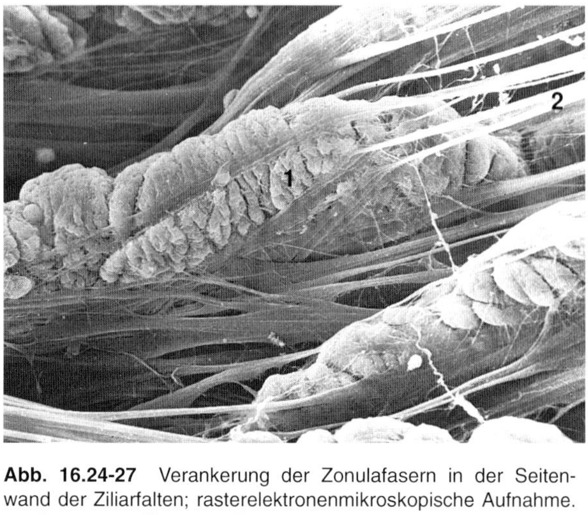

Abb. 16.24-27 Verankerung der Zonulafasern in der Seitenwand der Ziliarfalten; rasterelektronenmikroskopische Aufnahme. 1 = Processus ciliaris, 2 = Zonula lentis.

7 *Augenkammern (Camerae bulbi)*

7.1 *Augenhinterkammer (Camera posterior)*

Der hintere Anteil der Augenhinterkammer (Abb. 16.24-2) liegt zwischen Glaskörper und der Pars plana des Ziliarkörpers. Der zonuläre, vordere Anteil wird seitlich von der Pars plicata, medial von der Linse und anterior von der Irisrückseite begrenzt (Abb. 16.24-26). In die Augenhinterkammer wird das Kammerwasser sezerniert, es umfließt die Linse und gelangt durch die Pupille in die Augenvorderkammer.

7.2 *Augenvorderkammer (Camera anterior)*

Die Augenvorderkammer (Abb. 16.24-2) wird posterior durch die Iris- und Linsenvorderfläche, anterior durch das Kornealendothel begrenzt. Sie hat eine Tiefe von 2,6 mm (peripher) bis 4,4 mm (zentral). Im Alter nimmt die Tiefe der Vorderkammer ab. Das Volumen der Vorderkammer beträgt ca. 200 µl. In der Vorderkammer zirkuliert das Kammerwasser, indem es, an der Kornea abgekühlt, nach unten sinkt und an der Irisvorderfläche, aufgeheizt durch das Vorbeiströmen an den Irisgefäßen, wieder aufsteigt. Der Abfluß des Kammerwassers erfolgt in der sog. *Kammerbucht,* dem iridokornealen Winkel.

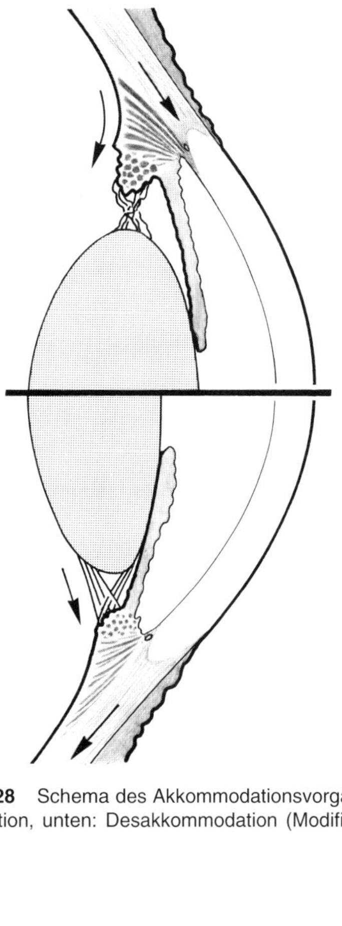

Abb. 16.24-28 Schema des Akkommodationsvorganges. Oben: Akkommodation, unten: Desakkommodation (Modifiziert nach A. FALLER)

7.3 *Kammerwasser (Humor aquosus)*

Das Kammerwasser ist ein Sekretionsprodukt des Ziliarepithels. Die Sekretionsrate beträgt 2 µl/min. Na^+- und Cl^--Ionen, Bikarbonate und freie Aminosäuren treten im Kammerwasser in einer höheren Konzentration auf als im Blutplasma. Die Konzentration an Ascorbinsäure beträgt gar das 20- bis 30fache derjenigen des Blutplasmas. Das Kammerwasser hat Nährfunktionen für die Linse und Teile der Kornea und trägt wesentlich zur Konstanterhaltung des intraokulären Druckes bei.

8 *Kammerwinkel (Angulus iridocornealis, Limbus)*

Der **iridokorneale Winkel** ist sowohl morphologisch wie klinisch ein wichtiger Teil des vorderen Augenabschnittes. Hier geht das Kornealepithel in das Konjunktivalepithel über. Die ausgerichteten Lamellen des Stroma corneae verlieren sich im durchflochtenen Bindegewebe der Sklera. Aus Kornealendothel und DESCEMETscher Membran entsteht das sog. **korneosklerale Trabekelwerk.** Schließlich findet sich an dieser Stelle der Übergang vom Ziliarkörper in die Iriswurzel, wobei es zur Ausbildung der **uvealen Trabekel** kommt (Abb. 16.24-26). Korneosklerale und uveale Trabekel bilden ein schwammartiges Gerüst, durch dessen Maschen das Kammerwasser zu einem ringförmigen Abflußkanal (SCHLEMMscher Kanal) abgeleitet wird. SCHLEMMscher Kanal und trabekuläres Maschenwerk sind phylogenetische Neuerwerbungen und existieren nur beim Menschen und bei höheren Primaten. In der Ontogenese bildet sich ein reguläres Trabekelwerk erst im 7.–8. Schwangerschaftsmonat aus.

Zentrale Struktur am Abflußort des Kammerwassers ist der **SCHLEMMsche Kanal** *(Sinus venosus sclerae)* (Abb. 16.24-29). Er schmiegt sich als geschlossener Ring in eine Einkerbung der Sklera *(Sulcus internus sclerae),* die posterior von einem für das menschliche Auge charakteristischen bindegewebigen Ringwulst **(Skleralsporn)** begrenzt wird (Abb. 16.24-20 u. 26). In der anterior-posterioren Ausdehnung hat der Kanal eine Weite von 350–500 µm. Er schimmert bei der gonioskopischen Untersuchung als dunkler Streifen durch das vorgelagerte Trabekelwerk. Während die Außenwand des SCHLEMMschen Kanals mit der Sklera fest verwachsen ist, zeigt die **Innenwand** strukturelle Besonderheiten des Endothels. Es handelt sich um eine einschichtige, geschlossene Lage schlanker Zellen. Die Interzellularräume sind durch Zonulae occludentes verschlossen. Eine Basalmembran wird nur unvollständig und in wechselnder Dichte ausgebildet. Die Endothelzellen der Innenwand formieren intrazelluläre Kanälchensysteme, die sich dynamisch den Abflußverhältnissen anzupassen vermögen: Bei hohem Augeninnendruck bilden sich intrazelluläre Vakuolen (Abb. 16.24-30), die einen Durchmesser von 4–25 µm haben können [21]. Die Vakuolen haben eine breite Öffnung zur Vorderkammerseite. Sie öffnen sich zeitweise in das Lumen des

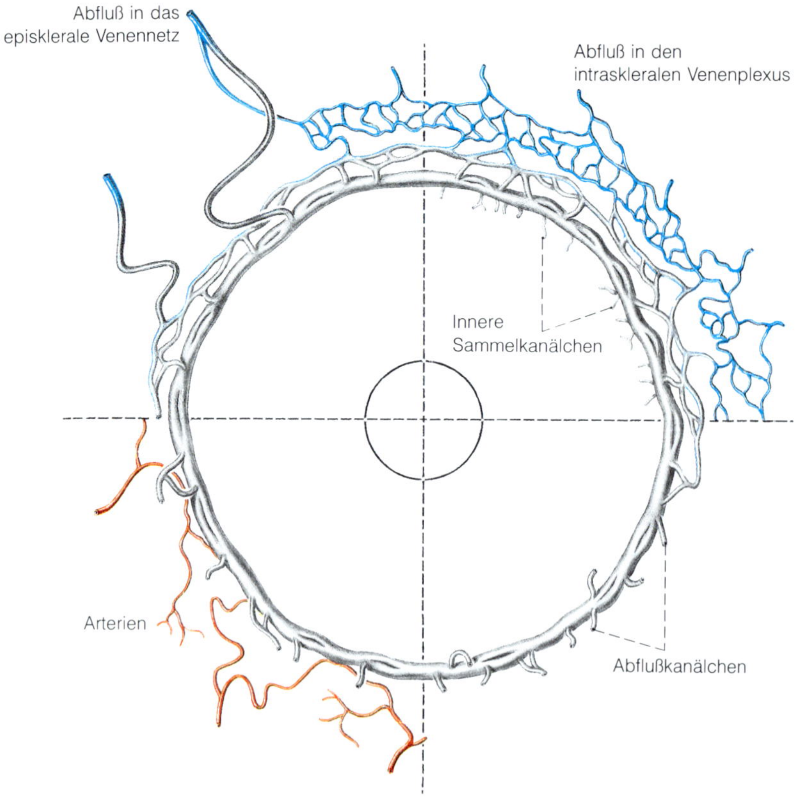

Abb. 16.24-29 Schema des SCHLEMMschen Kanals. In jedem Quadranten wird ein anderes System dargestellt: Links oben: Gefäße, die in das episklerale Venennetz abführen. Rechts oben: Abflußgefäße in den intraskleralen Venenplexus sowie Abgang der inneren Sammelkanälchen. Rechts unten: Abgang der äußeren Abflußkanälchen. Links unten: Darstellung der Arterien; sie haben keine Kontinuität mit den Kanälchen des SCHLEMMschen Kanals.

Durch die weiten Maschen des uvealen Trabekelwerkes sickert das Kammerwasser in das **korneosklerale Trabekelwerk,** das nahe der Iriswurzel bis zu 20 Schichten aufweist. Es reicht anterior ebenfalls bis an die SCHWALBEsche Linie heran und ist posterior am Skleralsporn und am vorderen Ende des Ziliarkörpers befestigt. Die Lamellen des Trabeculum corneosclerale treten entweder direkt oder über die Zwischeninsertion am Skleralsporn mit dem meridionalen (BRÜCKEschen) SCHLEMMschen Kanals und fallen nach Entleerung des Inhaltes wieder in sich zusammen. Je höher der Augeninnendruck, desto mehr werden derartige Kanälchensysteme formiert.

Der Innenwand des SCHLEMMschen Kanals ist das Trabekelwerk vorgelagert. An ihm unterscheidet man drei Anteile: uveale Trabekel, korneosklerale Trabekel und juxtakanalikuläre Zone. Die inneren, **uvealen Trabekel** bilden ein weitmaschiges Netz, das von der Iriswurzel bis zum Ende der DESCEMETschen Membran (SCHWALBEsche Linie) reicht (Abb. 16.24-31). Breite Gewebspfeiler, die von der Iriswurzel in die uvealen Trabekel ausstrahlen, sind phylogenetische Reste der bei anderen Säugern ausgebildeten FONTANAschen Säulen. Das uveale Trabekelwerk besteht aus nur 2–3 hintereinander gelagerten Schichten. Die einzelnen Trabekel weisen eine Zentralregion aus kollagenem Bindegewebe auf, die allseits von Mesothelzellen umhüllt ist. Die Mesothelzellen benachbarter Trabekel stehen über Zellausläufer miteinander in Verbindung.

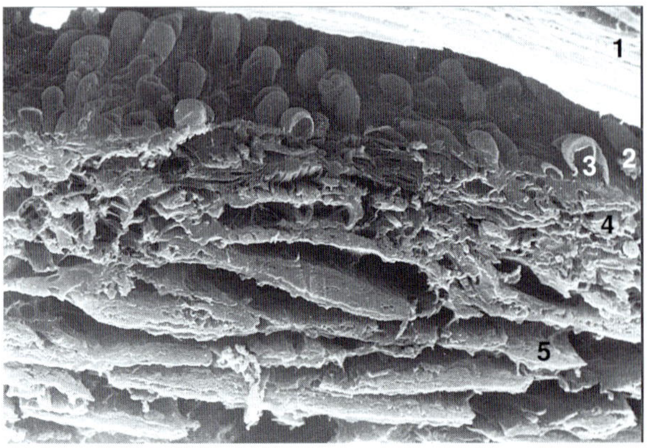

Abb. 16.24-30 Sagittalschnitt durch den SCHLEMMschen Kanal und das Trabekelwerk des menschlichen Auges; rasterelektronenmikroskopische Aufnahme. 1 = Sklera, 2 = SCHLEMMscher Kanal, 3 = Vakuolen der Innenwand, 4 = juxtakanalikuläres Trabekelwerk, 5 = korneosklerale Trabekel.

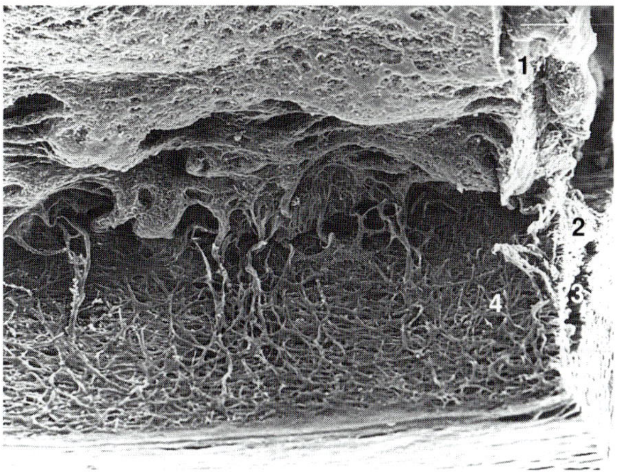

Abb. 16.24-31 Limbus corneae des menschlichen Auges; Blick mit dem Rasterelektronenmikroskop von der Vorderkammer auf die Kammerbucht. 1 = Iris, 2 = Skleralsporn, 3 = SCHLEMMscher Kanal, 4 = uveales Trabekelwerk.

Ziliarmuskel in Kontakt. Eine Kontraktion dieser äußeren Ziliarmuskelportion führt also zu einem Zug am Trabekelwerk. Über diesen Mechanismus können die intertrabekulären Räume erweitert, möglicherweise auch die Innenwand des SCHLEMMschen Kanals gedehnt und damit der Abfluß von Kammerwasser in den SCHLEMMschen Kanal verbessert werden.

Das Trabeculum corneosclerale löst sich unmittelbar unter dem SCHLEMMschen Kanal in das **juxtakanalikuläre Gewebe** auf (Abb. 16.24-30). Diese an Glykosaminoglykanen reiche Zone ist an der Aufrechterhaltung des intraokulären Druckes wesentlich beteiligt.

Eine Verdichtung des juxtakanalikulären Gewebes führt zum **grünen Star (Glaucoma chronicum simplex)** [39].

Das Trabekelwerk erfüllt also verschiedenartige Aufgaben: Die **phagozytierenden Trabekelmesothelzellen** wirken einer Verlegung des Abflußortes durch Fremdkörper entgegen. Durch Kontraktion des Ziliarmuskels kann der **Abflußwiderstand** gesteuert werden. Über den gleichen Mechanismus wird ein **Kollabieren** des Trabekelwerkes und des SCHLEMMschen Kanals **verhindert.** Schließlich wird der **Augeninnendruck** durch Sekretion von Glykosaminoglykanen der Zellen des juxtakanalikulären Gewebes (Trabeculum cribriforme) beeinflußt.

Vom SCHLEMMschen Kanal fließt das Kammerwasser in 25–35 Kollektorvenen **(Abflußkanälchen)** ab (Abb. 16.24-29). Diese sind nasal zahlreicher als temporal ausgebildet. Die Kollektorvenen leiten die Augenflüssigkeit in den intraskleralen Venenplexus, die Episkleralvenen und die Subkonjunktivalvenen ab.

Beim Jugendlichen fließen etwa 7–10% des Kammerwassers über den supraziliaren und suprachoroidalen Spalt in die Vortexvenen sowie in die Venen des Ziliarkörpers ab.

Die Kammerwinkelregion wird arteriell von Ästen der Aa. ciliares anteriores versorgt. Obschon Kapillarschlingen bis dicht an das hintere Ende des SCHLEMMschen Kanals heranziehen, kommunizieren beide Systeme nicht miteinander. Im Trabekelwerk, an der Innenwand des SCHLEMMschen Kanals und im Skleralsporn breitet sich ein parasympathisches, sympathisches und sensibles Nervengeflecht aus. Die Bedeutung der Nerven in dieser Region ist ungeklärt.

9 Glaskörper (Corpus vitreum)

Der Glaskörper, der sich zwischen Linse und Retina ausbreitet, nimmt $^4/_5$ des Augenvolumens ein. Er besteht zu 99% aus Wasser, sein spezifisches Gewicht beträgt 1,0060. Die hohe Viskosität des gelartigen, zellfreien Glaskörpers ist durch seinen hohen Gehalt an Hyaluronsäure bedingt, die von den unpigmentierten Epithelzellen der Pars plana sezerniert wird.

Der Glaskörper hat zwei verschiedene Bestandteile: eine **wäßrige Phase** (Humor vitrei) und eine **feste Phase** (Residualprotein). Das Residualprotein ist zu kollagenen Mikrofibrillen kondensiert, die sich vor allem im Kortex des Glaskörpers anreichern. Die Mikrofibrillen haben einen Durchmesser von 120–160 Å und weisen eine Periodik von 220 Å auf. Die Hyaluronsäure ist in Form langer Ketten im Humor vitrei konzentriert.

Dünne bindegewebige **Septen** führen zu einer Unterteilung des Corpus vitreum in drei Abschnitte [11] (Abb. 16.24-2). Der *Tractus praeretinalis* zieht von der Papilla n. optici zum hinteren Ende der Ora serrata. Er begrenzt medial die präretinale Glaskörperzone, die der Membrana limitans interna der Retina dicht anliegt. Die Mikrofibrillen des Kortex verankern sich im ganzen Bereich der Retina, aber auch im Bereich der Pars plana des Ziliarkörpers mit der Membrana limitans interna, die der Basalmembran der MÜLLERschen Zellen bzw. des unpigmentierten Ziliarepithels entspricht. Ein *Tractus retrolenticularis* zieht von der Papilla n. optici zur Seitenwand der vorderen Glaskörperbucht *(Fossula lentis)*, in der die Linse liegt. Dieses bindegewebige Septum steht in Kontakt zu Zonulafasern, die von Bündeln der Haltefasern des Zonulaapparates zum Kortex des Glaskörpers abzweigen. Zwischen Tractus praeretinalis und Tractus retrolenticularis dehnt sich die **Intermediärzone** des Glaskörpers aus. Die mittlere, retrolentikuläre Zone des Glaskörpers wird von einem individuell unterschiedlich erhaltenen Kanal (**Canalis hyaloideus,** CLOQUETscher Kanal) durchzogen (Abb. 16.24-2), durch den in der Embryonalzeit die *A. hyaloidea* mit ihrer Gliahülle zur Hinterfläche der Linse zieht.

Für die Bildung des fibrillenreichen Kortex und der Glaskörpersepten werden **Hyalozyten** verantwortlich gemacht. Es handelt sich um amöboid bewegliche Zellen, die sich zwischen Membrana limitans interna und dem Cortex vitrei vorwiegend entlang den Ästen der *A. centralis retinae* fortbewegen. Die Herkunft der Hyalozyten ist unklar.

Mit zunehmendem Alter schrumpft das Bindegewebsgerüst des Glaskörpers, der Humor vitrei wird teilweise resorbiert. Hierdurch entstehen vitreale Stränge, die durch ihre Haftung an der Membrana limitans interna einen Zug an der Retina bewirken. Dieser Zug kann zu der gefürchteten **Netzhautablösung** (Ablatio retinae) führen.

10 Retina (Pars optica retinae, innere Augenhaut)

Die Retina ist eine 200 µm dicke Schicht von Nerven- und Pigmentepithelzellen, die den Augenhintergrund auskleidet. Sie entwickelt sich aus der Augenblase und ist somit neuroektodermalen Ursprungs. Wenn die Augenblase zum Augenbecher eingesunken ist, liegen zwei Blätter aufeinander; das innere Blatt wird *Stratum nervosum*, das äußere *Stratum pigmentosum retinae* genannt. Derjenige Teil der Retina, der im Auge des Erwachsenen den Ziliarkörper und die Iris bedeckt, differenziert sich nicht zu einem neuronalen Netzwerk, sondern bleibt zweischichtig, mit einem hochprismatischen inneren Blatt als Fortsetzung des Stratum nervosum und einem pigmentierten äußeren Blatt als Fortsetzung des Stratum pigmentosum. Da dieser Teil keine Photorezeptoren enthält, wird er als **Pars caeca** *(Pars ciliaris* und *Pars iridica retinae)* von der **Pars optica** unterschieden (Abb. 16.24-10a). Der Übergang von der Pars optica retinae zur Pars caeca erfolgt an der **Ora serrata,** die aus 17–34 Zacken besteht. An der Ora serrata und im Bereich des Sehnervenaustritts ist die Pars optica retinae an ihrer Unterlage befestigt. Im ganzen übrigen Bereich, der dem ehemaligen Sehventrikel entspricht, ist sie nur **lose** mit dem Pigmentepithel verzapft, was die häufigen Netzhautablösungen verständlich macht.

Mit Hilfe des Augenspiegels gelingt es, durch die Pupille das Augeninnere zu beleuchten und es gleichzeitig zu betrachten (Abb. 16.24–32). Man sieht dabei den **Augenhintergrund,** *Fundus oculi.* Da die Retina transparent ist, erscheint der Augenhintergrund rötlich, vor allem vom Blutgehalt der angrenzenden Gewebe her. Zwei Stellen heben sich deutlich ab: der **gelbe Fleck,** *Macula lutea,* mit der *Fovea centralis,* und die **Papilla n. optici,** der Austrittsstelle des Sehnervs. Die gelbe Farbe der Macula lutea wird durch die Ansammlung eines Schirmpigments hervorgerufen, das sich in allen Schichten befindet und die Gefahr der Photooxidation, die wegen der fehlenden Blutgefäße im Bereich der Fovea besonders groß ist, wesentlich verringert. Die Macula lutea ist ein ovales Feld mit einem Durchmesser von etwa 3 mm. Sie liegt etwa 4 mm temporal vom Discus n. optici und enthält eine kleine Vertiefung, die **Fovea centralis,** den Ort des schärfsten Sehens. Die Fovea centralis bildet eine trichterförmige Einsenkung mit einem oberen Durchmesser von 1,5 mm und einem unteren Durchmesser von 0,4 mm (Abb. 16.24-35). Der Discus n. optici ist eine elliptische Scheibe mit einem vertikalen Durchmesser von 1,8 mm und einem horizontalen Durchmesser von 1,6 mm. Er ist blaß und leicht gelb gefärbt. Im Bereich des Discus befinden sich nur Nervenfasern, keine Photorezeptoren; deshalb ist er der **blinde Fleck** im Gesichtsfeld. Über den Discus n. optici tritt die *A. centralis retinae* in die Retina ein, teilt sich in einen oberen und einen unteren Ast, die sich jeweils wieder in einen nasalen und temporalen Zweig aufteilen. Die resultierenden vier Arterienäste versorgen jeweils einen Quadranten der Netzhaut. Viele Endäste konvergieren zur Fovea centralis, die selbst aber von Gefäßen frei ist (Abb. 16.24-32). Die *V. centralis retinae* und ihre größeren Zuflüsse folgen weitgehend dem Verzweigungsmuster der entsprechenden Arterien.

Am lichtmikroskopischen Präparat lassen sich von außen nach innen **zehn Schichten** unterscheiden (Abb. 16.24-33 u. 34):

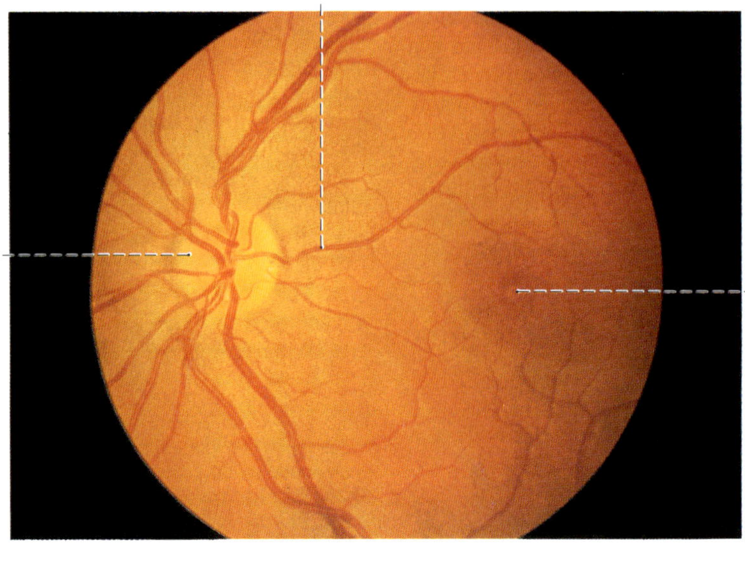

Abb. 16.24-32 Fundusfotografie des linken Auges. (Original: Universitäts-Augenklinik Zürich)

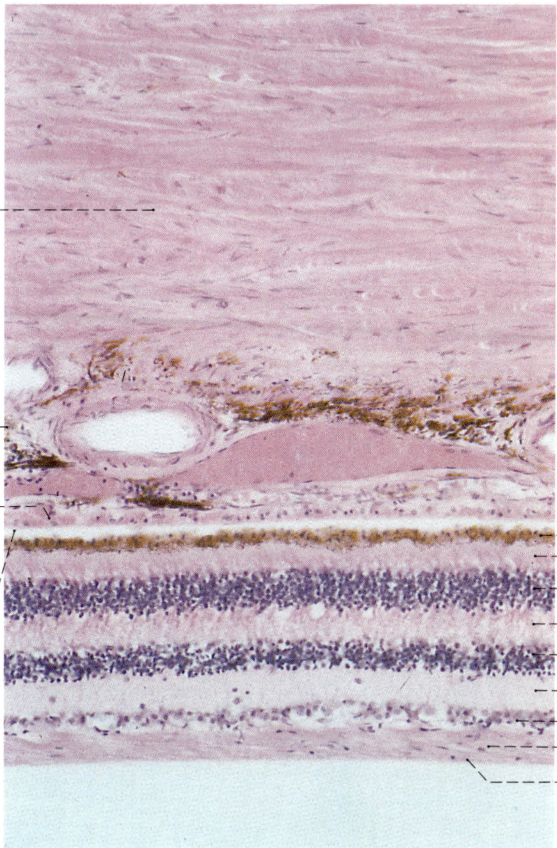

Abb. 16.24-33 Meridionalschnitt durch die Netzhaut. Vergr. 75fach. (Original: CH. REMÉ, Universitäts-Augenklinik Zürich)

1. *Stratum pigmentosum* (Pigmentepithel, PE)
2. *Stratum neuroepitheliale* (Außen- und Innensegmente der Stäbchen und Zapfen, AS, IS)
3. *Stratum limitans externum* (äußere Grenzschicht, ÄGS)
4. *Stratum nucleare externum* (äußere Körnerschicht, ÄKS)
5. *Stratum plexiforme externum* (äußere plexiforme Schicht, ÄPS)
6. *Stratum nucleare internum* (innere Körnerschicht, IKS)
7. *Stratum plexiforme internum* (innere plexiforme Schicht, IPS)
8. *Stratum ganglionare* (Ganglienzellschicht, GZS)
9. *Stratum neurofibrarum* (Nervenfaserschicht, NFS)
10. *Stratum limitans internum* (innere Grenzschicht, IGS).

Obwohl die Photorezeptoren und die Bipolarzellen noch keine Neurone im eigentlichen Sinne sind, weil sie keine Aktionspotentiale, sondern nur graduierte Potentiale generieren, werden doch im Hinblick auf die Informationsverarbeitung in der Retina drei hierarchische Stufen unterschieden. Die erste hierarchische Stufe oder das **1. Neuron** der Sehbahn sind die Photorezeptoren. Die Bipolarzellen bilden das **2. Neuron,** die Ganglienzellen das **3. Neuron.** Die Ganglienzellaxone sind im Sehnerv gebündelt und projizieren auf die Hauptzellen des Corpus geniculatum laterale, welche das **4. Neuron** der Sehbahn darstellen (s. Abb. 16.24-55).

Das Stratum nervosum der Retina wird über seine ganze Ausdehnung relativ gleichmäßig angelegt. Im Laufe der Ontogenese verjüngen sich die retinalen Schichten von zentral nach peripher als Folge von Zelltod und interstitiellem Wachstum. Dadurch ist die Retina des Erwachsenen um den Discus herum 0,5 mm, in der Nähe der Ora serrata nur noch 0,1 mm dick.

10.1 Stratum pigmentosum (Pigmentepithel)

Das **Pigmentepithel** reicht vom Rand des Discus n. optici bis zur Ora serrata und überzieht darüber hinaus als eine der beiden Schichten der Pars caeca retinae die inneren Flächen des Ziliarkörpers und der Iris. Das einschichtige, isoprismatische Epithel ist mit der Choroidea verwachsen. Das basale, der BRUCHschen Membran zugekehrte Plasmalemm ist stark gefaltet; das apikale Plasmalemm bildet Mikrovilli und Taschen aus, die sich in den Raum zwischen den Außengliedern der Photorezeptoren erstrecken und bis zu 7 µm lang werden können. Die Zellen sind apikal über *Zonulae occludentes* und *adhaerentes* miteinander verbunden. Der Zellkern, die Mitochondrien und sehr viel glattes Ergastoplasma liegen auf der basalen Seite des Zyto-

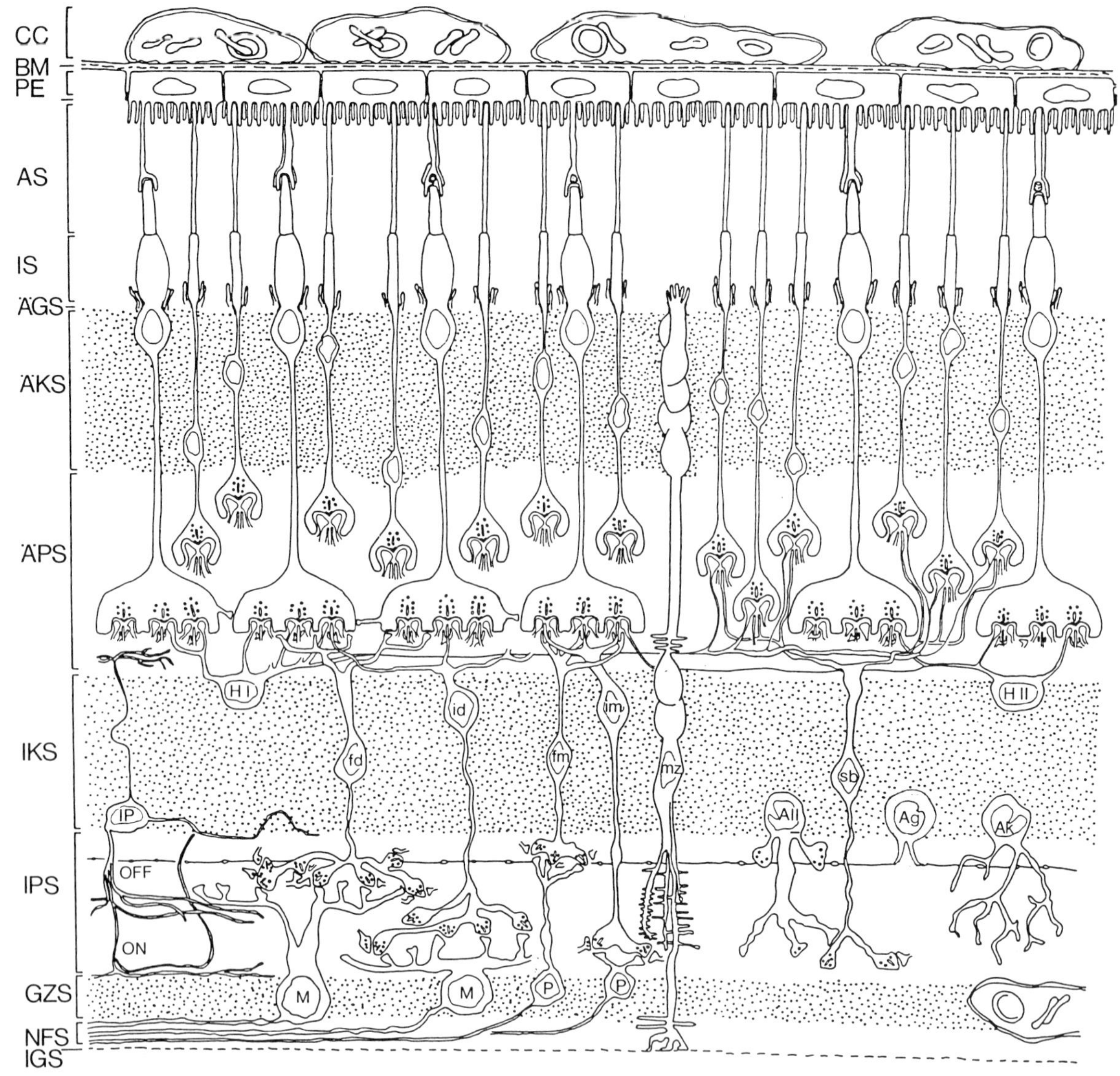

Abb. 16.24-34 Schema der retinalen Schichten und der wichtigsten Zelltypen mit ihrer Verschaltung. Die Endknöpfe der Stäbchen und die Endfüße der Zapfen sind stark vergrößert, um die Verbindungen mit den Horizontal- und Bipolarzellen zeigen zu können. Von den vielen Amakrinzelltypen sind nur zwei gezeigt, die AII-Amakrine, die stratifizierte mit großem Dendritenfeld (Ag) und die nichtstratifizierte mit kleinem Feld (Ak). Die IPS ist nur in eine ON- und OFF-Schicht unterteilt. Die Schicht der Stäbchenbipolaren (Lamina c), die sich in unmittelbarer Nachbarschaft zu den Ganglienzellperikaryen befindet, ist nicht angegeben. Von den M- und P-Ganglienzellen ist jeweils eine mit ON- und eine mit OFF-Zentrum dargestellt. HI, HII = die beiden Typen von Horizontalzellen. fd = flache diffuse, id = invaginierende diffuse Bipolarzellen; fm = flache, im = invaginierende Zwergbipolarzellen *(midget)*; sb = Stäbchenbipolarzelle; mz = MÜLLER-Zelle. Angabe der Schichten: CC = Lamina choroidocapillaris; BM = BRUCHsche Membran; PE = Pigmentepithel; AS = Außensegmente, IS = Innensegmente der Stäbchen und Zapfen; ÄGS = äußere Grenzschicht; ÄKS = äußere Körnerschicht; ÄPS = äußere plexiforme Schicht; IKS = innere Körnerschicht; IPS = innere plexiforme Schicht; GZS = Ganglienzellschicht; NFS = Nervenfaserschicht; IGS = innere Grenzschicht, IP = interplexiforme Zelle; M = magnozelluläre, P = parvozelluläre Ganglienzellen. (Modifiziert nach RODIECK [36])

plasmas. Im apikalen Bereich des Zytoplasmas finden sich die bis zu 3 μm langen *Melanosomen* und *Phagosomen* mit lamellenartigem Inhalt. Letztere weisen auf eine besondere Funktion des Pigmentepithels hin, nämlich die **Phagozytose** von abgeschilferten Partikeln der Außensegmente der Photorezeptoren, insbesondere der Stäbchen. Neben der Phagozytose übernehmen die Pigmentepithelzellen weitere wichtige Funktionen: Sie besorgen den **Stoffaustausch** zwischen der Choroidokapillaris und den Photorezeptoren, sie regenerieren Retinal, das Chromophor des Rhodopsins und **schirmen** die Außensegmente der Photorezeptoren vor Schädigung (Photooxidation) ab.

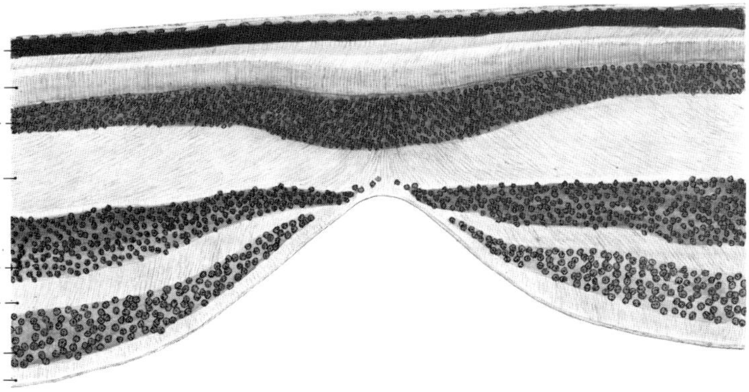

Abb. 16.24-35 Fovea centralis. Vergr. 100fach.

10.2 Stratum nervosum

10.2.1 Photorezeptoren (Stratum neuroepitheliale, Stratum limitans externum, Stratum nucleare externum)

Da die **Photorezeptoren (1. Neuron der Sehbahn)** sich über die drei Schichten – Stratum neuroepitheliale, limitans externum und nucleare externum – ausdehnen, werden diese Schichten gemeinsam besprochen. Es gibt zwei Arten von Photorezeptoren, die nach dem Aussehen ihrer Außensegmente als **Stäbchen** (zylindrisch) oder als **Zapfen** (konisch) bezeichnet werden. Im menschlichen Auge gibt es etwa 110–125 Millionen Stäbchen und 5–7 Millionen Zapfen. Damit beträgt das Verhältnis Stäbchen zu Zapfen etwa 25:1. Die Verteilung sowie die Form und Größe der beiden Rezeptortypen variieren je nach Retinaareal. In der **Fovea centralis** wird die Fähigkeit zum schärfsten Sehen u. a. dadurch erreicht, daß ausschließlich Zapfen vorhanden sind. Die Zapfen der Fovea sind schlanker geformt als an anderen Stellen der Retina und erreichen hier ihre höchste Dichte (147000/mm^2). Zur weiteren Verbesserung der Sehschärfe trägt bei, daß alle über dem Sinnesepithel liegenden Retinaschichten an den Rand der Fovea gedrängt werden, wodurch eine konische Vertiefung (*Fovea* = Grube) entsteht, die am Rand von einer wallartigen Aufschichtung begrenzt wird. Im Zentrum dieser Grube befindet sich die *Foveola*, ein Areal von etwa 0,4 mm Durchmesser, in dem die Zapfen frei liegen und deshalb den Lichtstrahl direkt, ohne dazwischenliegende Schichten empfangen können (Abb. 16.24-35). Mit wachsendem Abstand von der Fovea centralis nimmt die Dichte der Zapfen ziemlich schnell ab und behält dann einen konstanten Wert (ca. 5000/mm^2) bis zur Ora serrata bei. Die Stäbchendichte nimmt von Null innerhalb der Fovea zunächst stark zu (bis auf 160000/mm^2) und dann langsam gegen die Peripherie hin wieder ab; doch übertrifft sie auch hier die Zahl der Zapfen bei weitem. Im Bereich der Fovea bilden die Zapfen ein reguläres hexagonales Mosaik mit einem minimalen Abstand von Zentrum zu Zentrum von 2–3 µm. Dieser Abstand entspricht ungefähr der erreichbaren Auflösung von einer Bogenminute [19]. Die Zapfen dienen dem **Tages-** und **Farbensehen** *(photopisch),* die Stäbchen dem **Dämmerungssehen** *(skotopisch).*

Der **innere Aufbau** der Stäbchen und Zapfen (Abb. 16.24-36) ist in den Grundzügen ähnlich: Das Außensegment enthält den Sehfarbstoff, ist also der Lichtsensor. Es ist über eine Art Zilium mit dem Innensegment verbunden. An das Innensegment schließt – beim Stäbchen über eine längere Einschnürung („Außenfaser"), beim Zapfen über eine wenig ausgeprägte Einschnürung oder direkt – der den Kern tragende Anteil der Rezeptorzelle an. Eine weitere Einschnürung des Zytoplasmas, die „Innenfaser" oder das Axon, leitet zu dem kegelförmig verbreiterten Endstück über, das beim Stäbchen nur als **Endknöpfchen** *(rod spherule),* beim Zapfen als relativ großer **Endkolben** *(cone pedicle)* ausgebildet ist.

Das **Außensegment der Stäbchen** ist zylinderförmig und enthält einen Stapel von 600–1000 flachen Scheiben, ähnlich den Münzen einer Geldrolle. Die einzelnen Scheiben sind etwa 2 µm breit und 20 nm dick. Sie werden stets an der dem Innensegment zugewandten Basis des Außensegments aus Material neu gebildet, das in den Innensegmenten synthetisiert und dann nach oben verschoben wird (Abb. 16.24-37). Das äußere Drittel des Außensegmentes wird umgeben von den Mikrovilli der Pigmentepithelzellen. Hier werden die alten Scheiben zusammen mit dem sie umschließenden Teil des Plasmalemms abgestoßen und von den Pigmentepithelzellen **phagozytiert.** Die Zeit, in der ein Außensegment gänzlich erneuert wird, soll bei Primaten 9–13 Tage betragen. Der Abbau der äußeren Scheiben erfolgt rhythmisch und ist für die normale Funktion der Retina unerläßlich.

Die **Außensegmente der Zapfen** (Abb. 16.24-36) sind konisch und kürzer als die der Stäbchen. Die Membranstapel bilden keine getrennten Scheiben, sondern stellen Einfaltungen des Plasmalemms dar, die im gesamten Außensegment miteinander verbunden bleiben. Die Proteinsynthese scheint in ähnlicher Weise abzulaufen

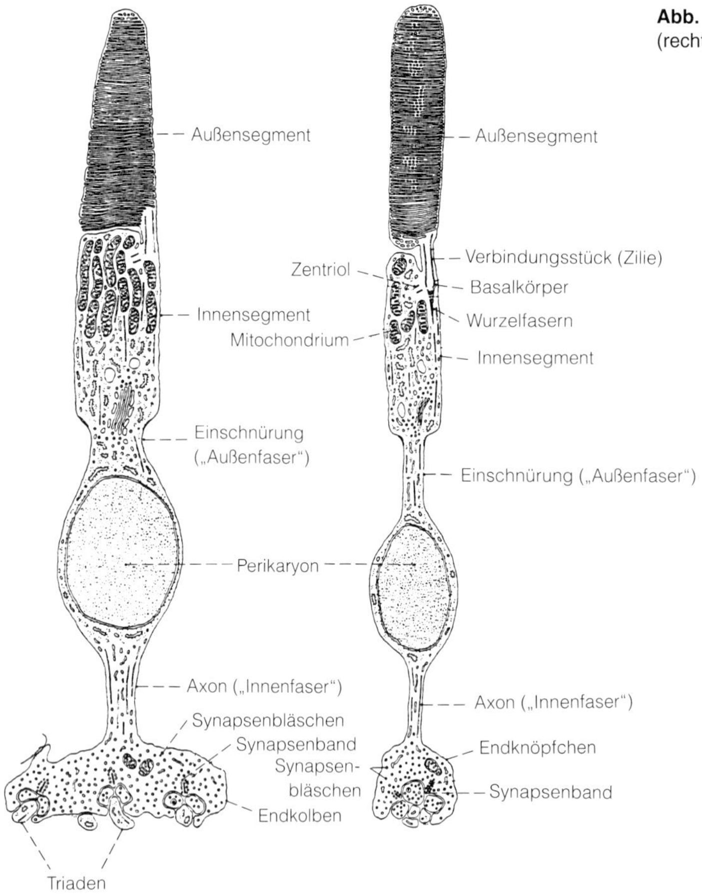

Abb. 16.24-36 Schema der Ultrastruktur von Stäbchen (rechts) und Zapfen (links). (Nach GENESER [14])

wie bei den Stäbchen. Vermutlich unterliegen auch die Außensegmente der Zapfen einer kontinuierlichen Erneuerung und werden vom Pigmentepithel phagozytiert.

Das **Innensegment** gliedert sich in ein distales, azidophiles **Ellipsoid** und in ein proximales, basophiles **Myoid.** Beide Bereiche sind reich an Glykogen. Das Ellipsoid ist von Mitochondrien ausgefüllt. Im Myoid finden sich neben glattem endoplasmatischem Retikulum freie Ribosomen und Anteile des GOLGI-Apparates.

Auf der Höhe des Übergangs des Stäbchenmyoids in die Außenfaser bzw. des Zapfenmyoids in das Zapfenzellsoma befindet sich das *Stratum limitans externum.* Es wird durch Zonulae adhaerentes gebildet, von denen die meisten die MÜLLER-Zellen mit dem Innensegment der Stäbchen- und Zapfenzellen verbinden; andere sind zwischen zwei MÜLLER-Zellen ausgebildet, selten auch zwischen Stäbchen- und Zapfenzellen. In dieser Höhe endet das Zellsoma der MÜLLER-Zellen; die Mikrovilli erstrecken sich noch nach distal und umgreifen die Basis von Stäbchen und Zapfen.

Die **Perikaryen** der Stäbchen und Zapfen bilden das **Stratum nucleare externum.** Während die Kerne der Zapfen sich unmittelbar proximal der äußeren Grenzmembran zu einer Reihe ordnen, sind die Kerne der Stäbchen auf mehrere Lagen verteilt. Die Einschnürung des Zytoplasmas zwischen Innensegment und Perikaryon ist bei den Zapfenzellen entsprechend kurz, bei den Stäbchenzellen wesentlich länger. Der proximale Pol des Perikaryons setzt sich in das Axon fort, das Mikrotubuli und Filamente enthält und in das Endknöpfchen der Stäbchen bzw. den Endkolben der Zapfen übergeht (Abb. 16.24-34).

Die Moleküle der **Sehpigmente** sind wesentliche Bestandteile der Scheibenmembranen der Außensegmente. Die Sehpigmente bestehen aus dem Protein *Opsin,* das im Innensegment synthetisiert wird, und dem Chromophor *Retinal* (Aldehyd des Retinols). Minimale Unterschiede in der Aminosäuresequenz des Opsins führen zu den unterschiedlichen Absorptionsmaxima der blau- (430 nm), grün- (530 nm) und rotempfindlichen (560 nm) Zapfen. **Rhodopsin** ist das Sehpigment der Stäbchen; es ist gleichartig zusammengesetzt und hat seine größte spektrale Empfindlichkeit bei 510 nm, also im grünen Teil des Spektrums. Solange sich die Rezeptoren im Dunkeln befinden, besteht eine hohe Na^+-Permeabilität der Außensegmente. Bei Belichtung wird der Einstrom von Na^+-Ionen in das Außensegment vermindert, der Photorezeptor wird hyperpolarisiert. An der Photorezeptor-Synapse wird die Transmitterfreisetzung beendet. Die nachgeschalteten Zellen reagieren auf dieses Signal.

Im einzelnen laufen dabei folgende Prozesse ab: Mit dem einfallenden Licht wird das 11-cis- in das all-trans-Retinal umgewandelt und das Rhodopsin aktiviert (Abb. 16.24-38). Das aktivierte Rhodopsin bindet an das Membranprotein Transducin, dessen α-Untereinheit freigesetzt wird. Schließlich wird Retinal vom Opsin abgespalten. Über eine weitere Kaskade kommt es zur Aktivierung einer vom zyklischen Guanosin-monophosphat (cGMP) abhängigen Phosphodiesterase, wodurch rasch das cGMP in Guanosin-5'-monophosphat (5'-GMP) umgewandelt wird. Da cGMP als intrazellulärer Botenstoff die Ionenkanäle offen hält, schließen sich diese Kanäle jetzt, und die Rezeptorzelle wird von etwa -40 mV auf -80 mV hyperpolarisiert. Durch die Enzymkaskade wird eine millionenfache Verstärkung erreicht. Dies erklärt, warum ein absorbiertes Lichtquant ausreicht, um ein Stäbchen zu hyperpolarisieren.

Nach Beendigung des Lichtreizes lagern sich die Untereinheiten des Transducins wieder zu einem Molekül zusammen, die Phosphodiesterase wird inaktiviert, und der cGMP-Spiegel steigt rasch wieder an. Dadurch werden die Ionenkanäle wieder geöffnet, die Zelle wird depolarisiert. Das all-trans-Retinal wird durch enzymatische Isomerisierung in die 11-cis-Form überführt, das sich an das Opsin anlagert. Wurde bei starker Belichtung das Retinal zu Retinol reduziert, dann erfolgt eine Regenerierung des Retinals aus dem Retinol vorwiegend im Pigmentepithel, ein Prozeß, der aber mehr Zeit in Anspruch nimmt.

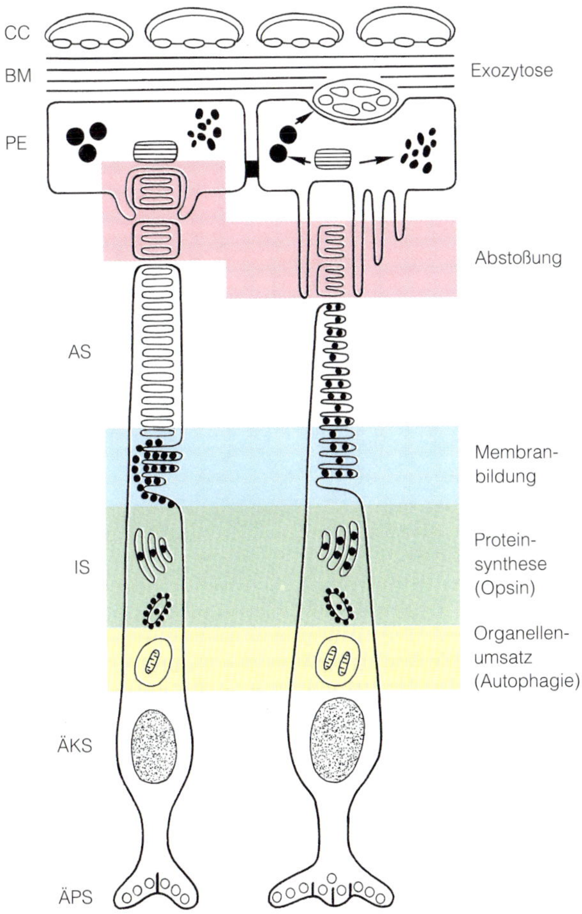

Abb. 16.24-37 Proteinsynthese und Erneuerung der Außensegmente der Photorezeptoren. Die Lipoproteine und das Photopigment werden im Innensegment (IS) synthetisiert und dann in das Außensegment (AS) verlagert. (Nachweis durch radioaktiv markierte Aminosäuren, die durch schwarze Punkte angedeutet sind). Die apikalen Teile des AS werden abgestoßen und vom Pigmentepithel (PE) phagozytiert. Dieser Prozeß ist vor allem für die Stäbchen nachgewiesen. Er ist stark lichtabhängig. Auf diese Weise werden die AS durchschnittlich alle 10 Tage erneuert. Weitere Abkürzungen wie in Abb. 16.24-34. (Nach dem Original von Ch. Remé, Universitäts-Augenklinik Zürich)

10.2.2 Äußere plexiforme Schicht (Stratum plexiforme externum)

Die ÄPS kann in drei Unterschichten oder Zonen aufgeteilt werden. Die **Außenzone** (distal) enthält die Axone der Zapfen und Stäbchen. Die **Mittelzone** umfaßt die Endknöpfe der Stäbchen und die Endkolben der Zapfen. In der **Innenzone** befinden sich die verzweigten Fortsätze der Bipolar- und Horizontalzellen.

Die **Endkolben der Zapfen** haben drei Arten von Zellkontakten (Abb. 16.24-34, 36, 39 u. 40): invaginierende Kontakte in Form der Triaden, flache Kontakte und seitliche Nexus *(gap junctions)* zwischen verschiedenen Rezeptorzellen. In den **Triaden** befinden sich auf der präsynaptischen Seite Lamellen oder Synapsenbänder, die von einem Kranz von synaptischen Bläschen umgeben sind. Die präsynaptische Membran selbst weist keine Spezialisierung auf. Auf der postsynaptischen Seite befinden sich regelmäßig drei Fortsätze. Die beiden lateralen Fortsätze stammen von Horizontalzellen und stoßen bis an die präsynaptische Membran vor. Der mittlere Fortsatz endet etwa 100 nm von dieser Membran entfernt und gehört zu einer invaginierenden Bipolarzelle. Ein Endkolben hat in der Nähe der Fovea etwa 20, in der peripheren Retina 40–50 Triaden. **Flache synaptische Kontakte** werden an der Basis des Endkolbens durch flache Bipolarzellen gemacht. Die Kontakte sind durch prä- und postsynaptische Membranverstärkungen gekennzeichnet. Lamellen und Vesikel fehlen. Ein Endkolben kann bis zu 500 solcher Kontakte aufweisen. Über **seitliche Nexus** *(gap junctions)* können Endkolben mit anderen Endkolben oder mit Endknöpfen von Stäbchen verbunden sein. Diese Nexus vermitteln wahrscheinlich eine elektrotonische Signalübertragung, welche das Signal bei schwachen Lichtreizen verbessert (Unterdrückung des Rauschens).

Die **Endknöpfe der Stäbchen** besitzen in der Regel nur eine Invagination. Auf der präsynaptischen Seite sieht die Invagination aus wie die Triade der Zapfen. Auf der postsynaptischen Seite sind die beiden lateralen, synapsennahen Elemente Fortsätze von Horizontalzellen (ausschließlich vom Typ HI), im mittleren oder zentralen Bereich können aber bis zu drei Fortsätze von Bipolarzellen invaginieren.

10.2.3 Innere Körnerschicht (Stratum nucleare internum)

In dieser Schicht befinden sich die Perikaryen von vier Zelltypen: Am Übergang zur äußeren plexiformen Schicht liegen die **Horizontalzellen**, in der Mitte die **Bipolar-** und **Müller-Zellen** und am Übergang zur inneren plexiformen Schicht die **Amakrinzellen.** Seit kurzem sind auch **interplexiforme Zellen** beschrieben, deren Perikaryen nahe der inneren plexiformen Schicht liegen; sie werden häufig den Amakrinzellen zugeordnet (Abb. 16.24-34). Während die Bipolarzellen als zweites Neuron die Information nach zentral weiterleiten, besorgen die Horizontal- und Amakrinzellen die Querverbindungen. Die interplexiformen Zellen ermöglichen eine Rückkopplung von der inneren plexiformen in die

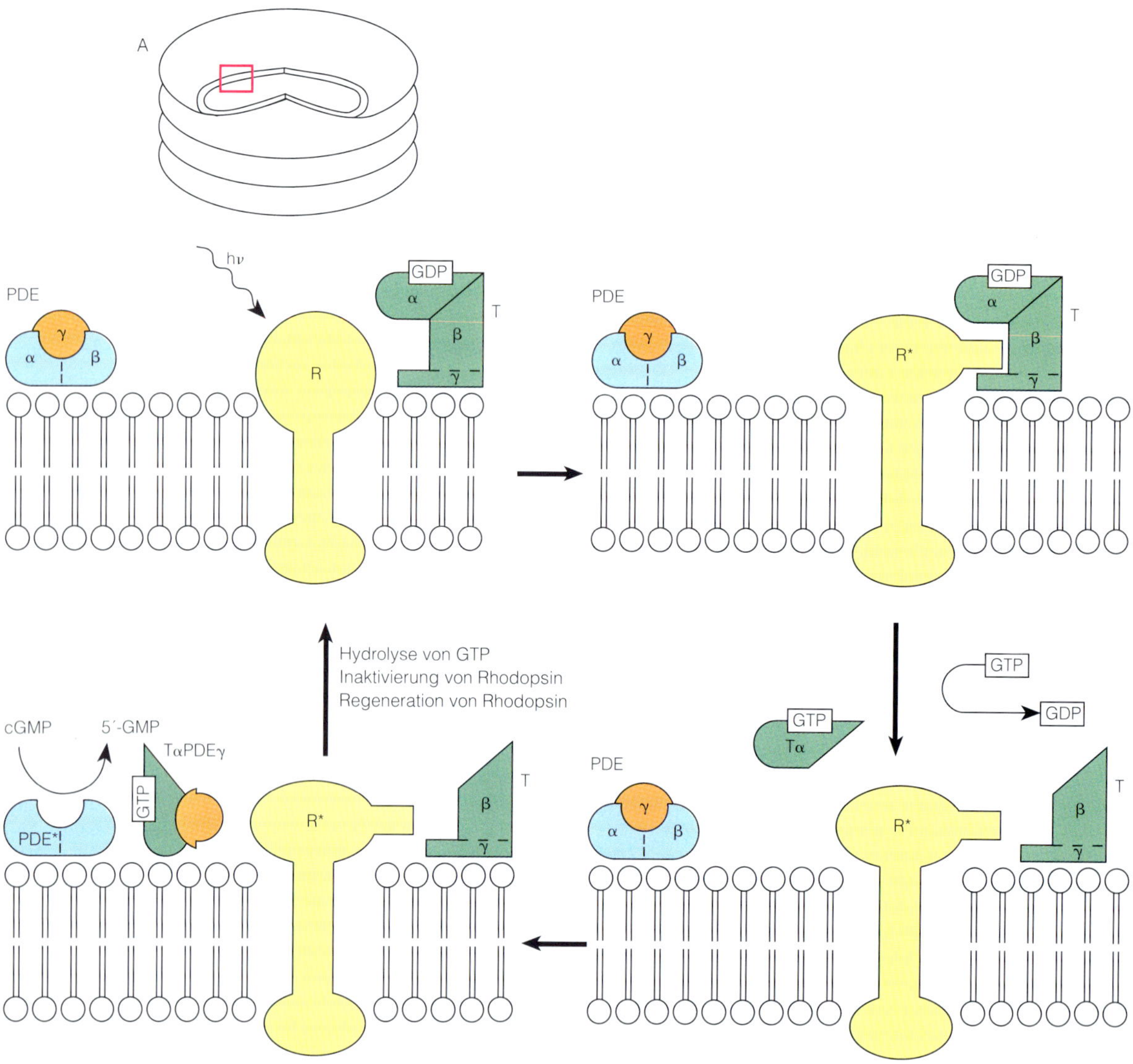

Abb. 16.24-38 Die lichtinduzierte Erregungskaskade. Das Sehpigment ist wesentlicher Bestandteil der Scheibchenmembran im Außensegment (A). Rhodopsin nimmt ein Photon auf (hυ) und wird dadurch aktiviert (R*). Rhodopsin* bindet an das Membranprotein Transducin (T), wobei dessen α-Untereinheit freigesetzt wird. Über eine weitere Kaskade kommt es zur Aktivierung einer vom cGMP abhängigen Phosphodiesterase (PDE), wodurch rasch das cGMP in 5'-GMP umgewandelt wird. Die Ionenkanäle schließen sich jetzt, die Rezeptorzelle wird hyperpolarisiert. GTP wird dann sehr schnell zu GDP hydrolisiert. Dadurch vereinigt sich die α-Untereinheit wieder mit dem Rest des Transducin-Moleküls. Die PDE wird ebenfalls schnell wieder zusammengefügt. Die Ionenkanäle öffnen sich. (Nach Stryer [42])

äußere plexiforme Schicht [9]. Die Müller-Zellen sind radiäre Gliazellen.

Bei den **Bipolarzellen (2. Neuron der Sehbahn)** lassen sich Zapfen- und Stäbchenbipolare unterscheiden. Bei den **Zapfenbipolarzellen** gibt es folgende Untergruppen: **Invaginierende Zapfenbipolarzellen** haben einen Dendriten, der in die Triaden der Zapfenendkolben eindringt; ihr Axon endet in der proximalen IPS, nahe den Perikaryen der Ganglienzellen. Die Dendriten der **flachen Zapfenbipolarzellen** enden an der Basis der Zapfenendkolben; die Axone breiten sich in der distalen IPS aus. Beide Untergruppen können entweder mit mehreren Zapfenendigungen **(diffuse Bipolarzellen)** oder nur mit einem Endkolben (**Zwergbipolarzellen,** *midget bipolar cells*) verbunden sein. Letztere ermöglichen eine 1 : 1-Verbindung zwischen einer Zapfenzelle und einer Ganglienzelle, wodurch die hohe räumliche Auflösung des Zapfenmosaiks auch bei den Ganglienzellen beibehalten wird (Abb. 16.24-34).

Die **Stäbchenbipolarzellen** können aufgrund mehrerer Kriterien von den Zapfenbipolaren unterschieden werden: Ihre Dendriten sind feiner und buschiger, sie gehen tiefer in die ÄPS hinein und kontaktieren in Abhängigkeit von der Exzentrizität ungefähr 15–40 Stäbchen-

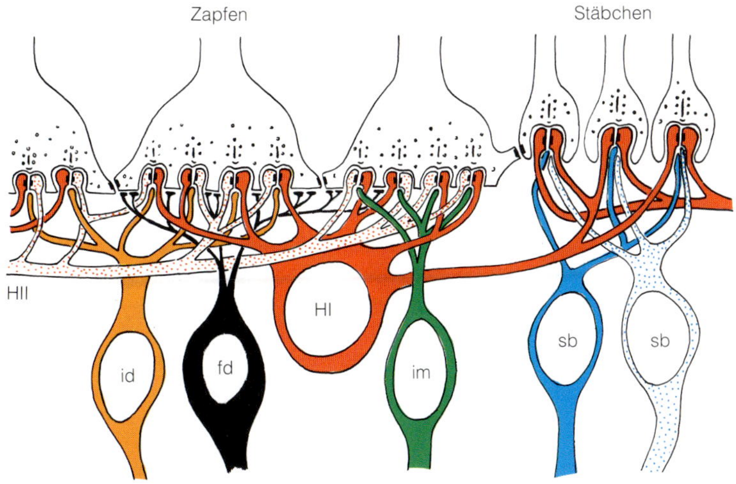

Abb. 16.24-39 Verschaltung in der äußeren plexiformen Schicht. Die Dendriten der Stäbchenbipolarzellen (sb) gehen ausschließlich an die Endknöpfe der Stäbchen. Im Gegensatz zu den Zapfenendkolben besteht das mittlere Element der Triade nicht aus einem, sondern aus mehreren dendritischen Fortsätzen. Die Dendriten der invaginierenden Bipolarzellen ziehen als mittleres Element zu den Triaden der Zapfenendkolben. Während die invaginierenden Zwergbipolarzellen (im) mit nur einem Zapfen verbunden sind, kontaktieren die diffusen Bipolarzellen (id, Abb. 16.24-34) mehrere Zapfen. Von den flachen Bipolarzellen ist nur der diffuse Typ (fd) gezeichnet, der an die Basis von mehreren Zapfenendkolben geht. Von den Horizontalzellen ist nur der HI-Typ gezeichnet. Sein Axon geht als seitliches Element an die Stäbchenendknöpfe, der Dendrit ist mit mehreren Zapfenendkolben verbunden. Die Endigungen der Photorezeptoren sind seitlich durch Nexus miteinander verbunden.

endknöpfe. Ihre Axone enden in der proximalen IPS nahe den Ganglienzellperikaryen.

Wie oben gezeigt, setzen die Photorezeptoren im Dunkeln ihren Transmitter frei, der wahrscheinlich eine exzitatorische Aminosäure ist. Durch den Lichtreiz wird die Transmitterfreisetzung beendet. Obwohl diese Lichtantwort immer gleichartig ist, reagieren die **Zapfenbipolarzellen** auf den Lichtreiz in ihrem rezeptiven Feldzentrum entweder mit *Depolarisation* **(ON-Zellen)** oder mit *Hyperpolarisation* **(OFF-Zellen).** Diese unterschiedliche Antwort wird durch zwei verschiedene Transmitterrezeptoren in der dendritischen Membran der Bipolarzellen verursacht. Bei den OFF-Bipolarzellen werden durch den Photorezeptor-Transmitter unspezifische Kationenkanäle geöffnet und die Zelle depolarisiert, bei den ON-Bipolarzellen werden die Kanäle geschlossen und die Zelle hyperpolarisiert. Es konnte nachgewiesen werden, daß in der Regel die OFF-Bipolarzellen identisch sind mit den flachen, die ON-Zellen mit den invaginierenden Bipolarzellen (Abb. 16.24-34, 39 u. 42).

Stäbchenbipolarzellen antworten auf einen Lichtreiz nicht mit De- oder Hyperpolarisation, sondern nur mit Depolarisa-

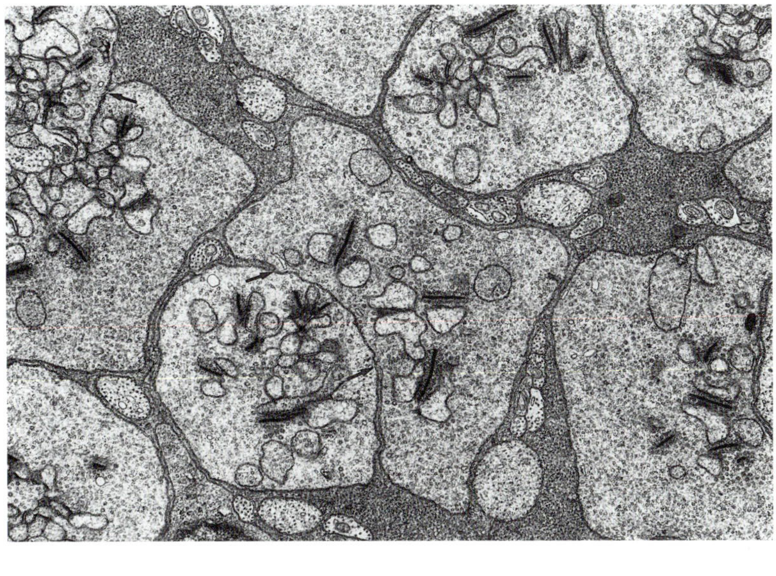

Abb. 16.24-40 Endfüße und Synapsen der Photorezeptoren im Tangentialschnitt. Die Photorezeptoren (helle Strukturen) heben sich deutlich ab von der Glia (MÜLLER-Zellen, dunkle Strukturen). Durch die Glia werden sie in der Regel voneinander isoliert. Im Bereich der Nexus grenzen aber ihre Membranen direkt aneinander (Pfeile). Die Endfüße enthalten Lamellen, die von einem Kranz von synaptischen Bläschen umgeben sind. Je nach relativer Höhe des Schnittes sind zwei oder drei invaginierende Fortsätze bei den Triaden zu sehen. Die MÜLLER-Zellen sind dicht gepackt mit Glykogen und Mikrotubuli und erscheinen deshalb elektronendicht. Hühnerretina. Balken: 1 µm. (Original: G. RAGER, Anatomisches Institut Fribourg)

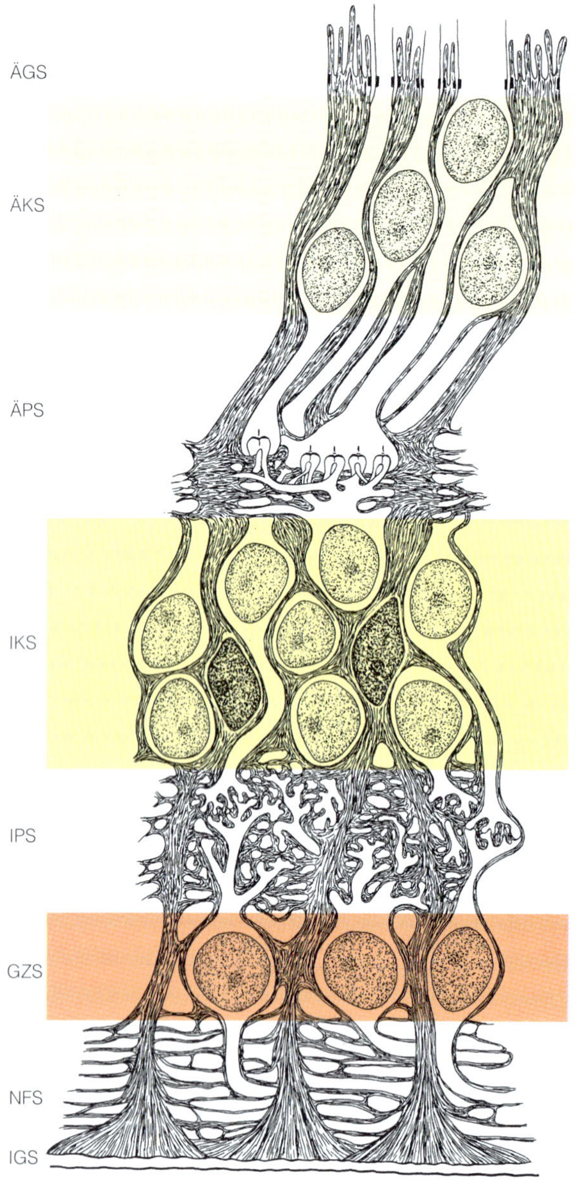

Abb. 16.24-41 Radiärglia (MÜLLER-Zellen) in der Retina. Die Perikaryen dieser Zellen befinden sich in der IKS. Die radiären Fortsätze reichen von der äußeren bis zur inneren Grenzschicht. Im Bereich der ÄPS und der IPS hat die Zelle auch zahlreiche horizontale Fortsätze. (Modifiziert nach HOGAN et al. [20])

tion. Der Wechsel der Polarität von ON und OFF wird erst in der IPS durch zwei verschiedene Synapsentypen von Amakrinzellen vollzogen. Die Stäbchenbipolarzellen erregen Amakrinzellen vom Typ AII. Die AII-Zellen verzweigen sich in der IPS auf zwei Ebenen und erreichen so einerseits die OFF-Zapfenbipolar- und OFF-Ganglienzellen, andererseits die ON-Zapfenbipolar- und ON-Ganglienzellen. In der OFF-Schicht der IPS gibt sie ihr Signal über eine hemmende chemische (glyzinerge), in der ON-Schicht über eine erregende elektrische Synapse weiter (Abb. 16.24-43).

Es werden zwei Typen von **Horizontalzellen** unterschieden, nämlich HI und HII. Die **HI-Zellen** besitzen ein langes Axon (bis zu 1 mm) mit einem buschigen Axonterminalsystem, das ausschließlich mit den Endknöpfchen der Stäbchen verbunden ist. Der **HII-Typ** hat nur ein rudimentäres Axon, das an den Zapfenendkolben terminiert. Die Dendriten beider Zelltypen verzweigen sich in der Nähe des Perikaryons und nehmen Kontakt mit mehreren Zapfenendkolben auf, und zwar mit 7–14 in der zentralen, 12–30 in der peripheren Retina.

Die **MÜLLER-Zellen** sind **Gliazellen,** die sich von der inneren bis zur äußeren Grenzmembran erstrecken und sich in den plexiformen Schichten auch horizontal ausbreiten (Abb. 16.24-40 u. 41). Sie sind reich an Glykogen und Mikrotubuli, weshalb ihr Zytoplasma elektronendicht erscheint. Man nimmt an, daß sie als Stützgerüst und als elektrischer Isolator eine wichtige Funktion haben. Sie können das bei der Signalübertragung frei werdende extrazelluläre Kalium aufnehmen und dadurch selbst depolarisiert werden. Der damit entstehende Dipol könnte einen Beitrag zur b-Welle des Elektroretinogramms leisten [35]. Die MÜLLER-Zellen werden von einigen Autoren zu den fibrillären Astrozyten gerechnet. Weitere Astrozyten befinden sich in der Nervenfaserschicht.

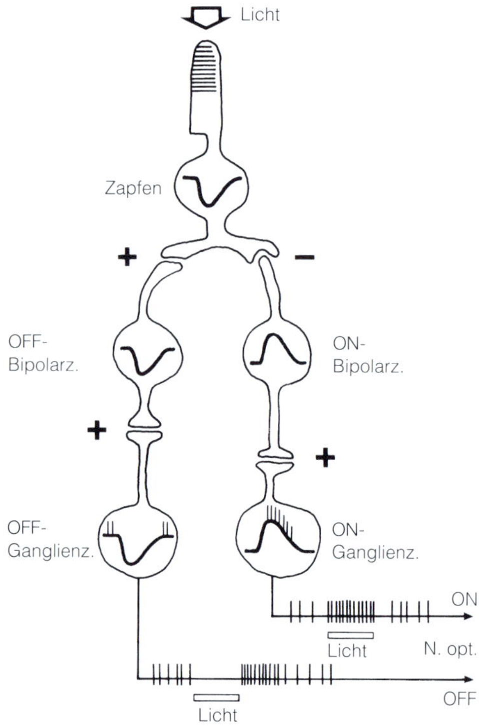

Abb. 16.24-42 ON- und OFF-Kanäle. Durch den Lichtreiz werden die Zapfenrezeptorzellen hyperpolarisiert. Die nachgeschalteten Zapfenbipolarzellen antworten je nach Transmitterrezeptor mit De- (-) oder Hyperpolarisation (+). Die Bipolarzellen geben ihre Polarisation mit gleichem Vorzeichen (+) an die Ganglienzellen weiter. Die ON-Ganglienzellen werden erregt und erzeugen Aktionspotentiale, die über den N. opticus weitergeleitet werden; die OFF-Ganglienzellen werden gehemmt. Depolarisation wird als Auslenkung nach oben, Hyperpolarisation als Auslenkung nach unten gekennzeichnet. Die vertikalen Striche bedeuten Aktionspotentiale. (Aus PEICHL [33])

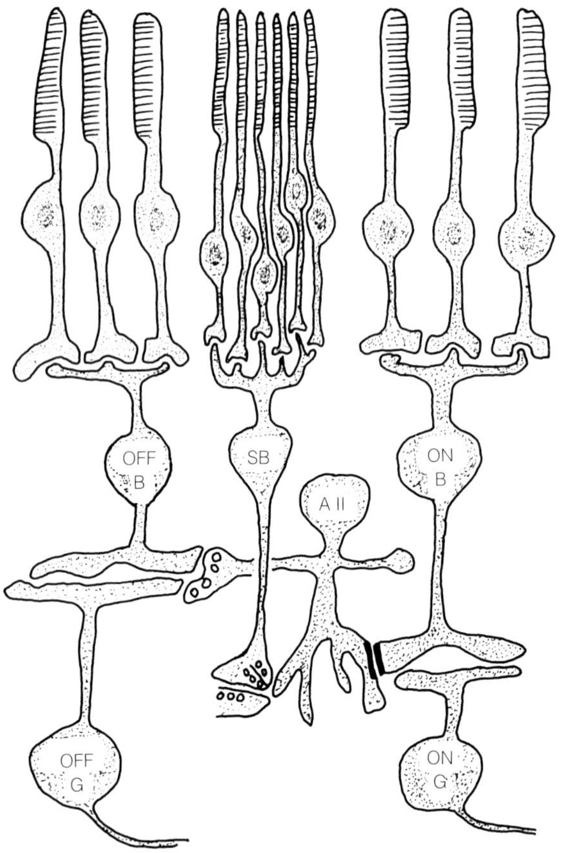

Abb. 16.24-43 Die Stäbchenbahn. Die Stäbchenbipolarzellen (SB) sind ausschließlich mit Stäbchenendknöpfchen verbunden. Sie reagieren auf die Hyperpolarisierung der Photorezeptoren immer mit Depolarisation und erregen die AII-Amakrinzellen. Diese hemmen in der OFF-Schicht die OFF-Ganglienzellen mit chemischen Synapsen und erregen in der ON-Schicht die ON-Ganglienzellen mit elektrischen Synapsen. Auf diese Weise werden die Lichtantworten der Stäbchen in den ON- bzw. OFF-Kanal der Zapfenbahn eingespeist. B = Zapfenbipolarzelle; G = Ganglienzelle. (Nach Wässle u. Boycott [50])

Wie der Name griechischen Ursprungs sagt, besitzen die **Amakrinzellen** keinen langen Fortsatz, d.h. kein typisches Axon. Statt dessen haben sie zahlreiche stark verzweigte Fortsätze, die Merkmale von Dendriten wie von Axonen aufweisen. Sie sind **Interneurone,** die Synapsen empfangen und Synapsen machen können. Es gibt zwei Populationen von Amakrinzellen; die größere hat ihr Perikaryon im proximalen Teil der IKS, die kleinere in der Ganglienzellschicht. Letztere wird auch als deplazierte Amakrinzelle bezeichnet. Aufgrund von Lage, Struktur und Transmittergehalt sind in den letzten Jahren mehr als 30 verschiedene Typen von Amakrinzellen beschrieben worden. Wahrscheinlich gibt es keinen Transmitter im ZNS, der nicht auch in einer Amakrinzelle vertreten wäre.

Bei den meisten Synapsen der Retina und des Cortex cerebri werden entweder exzitatorische oder inhibitorische Transmitter ausgeschüttet. Die Vielfalt der Transmitter im Kortex wird durch Afferenzen geliefert, die aus den Kernen des Hirnstamms kommen. Diese Axone überziehen den ganzen Kortex und modulieren dessen Aktivität. Die Retina der Säuger empfängt keine modulierende Innervation von außen. Man könnte sich deshalb vorstellen, daß die Amakrinzellen die **Modulation** der retinalen Aktivität besorgen und damit die Retina an spezifische visuelle Situationen anpassen wie z.B. wechselnde spektrale Zusammensetzung des Sonnenlichts während des Tages [50].

Morphologisch können an Hand der Verteilung ihrer Fortsätze in der IPS zwei Haupttypen von Amakrinzellen unterschieden werden [6], die *diffusen,* deren Fortsätze sich vertikal über die ganze IPS verteilen, und die *stratifizierten,* deren Fortsätze sich in einer oder in mehreren Ebenen der IPS ausbreiten.

10.2.4 Innere plexiforme Schicht (Stratum plexiforme internum)

Diese Schicht besteht aus dicht gepackten **Fortsätzen** der Amakrin-, Bipolar- und Ganglienzellen (Abb. 16.24-34). Die Amakrinzellen machen axodendritische und axosomatische Kontakte mit Ganglienzellen und axoaxonale Kontakte mit Bipolarzellen einerseits, Amakrinzellen andererseits. Die Bipolarzellen machen axodendritische und axosomatische Synapsen mit Ganglien- und Amakrinzellen. Sie bilden charakteristische Synapsen aus, sog. **Dyaden** [10]. Die Dyaden sind Doppelkontakte, die präsynaptisch eine Lamelle und eine Ansammlung von Vesikeln zeigen; postsynaptisch sind ein Ganglienzelldendrit und ein Fortsatz einer Amakrinzelle beteiligt. Die Stäbchenbipolarzellen bilden eine Ausnahme; sie enden nicht direkt an Ganglienzellen. Die Synapsendichte in der IPS wird auf $4 \times 10^8/mm^3$ geschätzt.

10.2.5 Ganglienzellschicht (Stratum ganglionare)

Die Ganglienzellschicht besteht aus **Ganglienzellen (3. Neuron der Sehbahn)** und deplazierten Amakrinzellen. Die Ganglienzellen sind multipolare Neurone mit einem Durchmesser von 10–30 μm und einem großen Zellkern. Die Dendriten variieren in Zahl und Verzweigungsmuster. Die Axone laufen in der Nervenfaserschicht in radialer Richtung zur Papilla und bündeln sich dort zum N. opticus. Die Dichte der Ganglienzellen nimmt von der Makula, wo 6 Reihen von Zellen übereinandergelagert sein können, zur Peripherie hin stark ab; dort ist in der Regel nur eine Reihe von Zellen vorhanden.

Es ist anzunehmen, daß auch in der Primatenretina (wie z.B. bei der Katze) nach morphologischen, immunzytochemischen und funktionellen Kriterien etwa 15–20 verschiedene Ganglienzelltypen vorhanden sind. Bislang sind aber nur zwei Typen genauer bekannt, die Pβ- und die Pα-Zellen[1]. Die **Pβ-Zellen** ma-

[1] Der Buchstabe P soll darauf hinweisen, daß es sich um Ganglienzelltypen der Primatenretina handelt [34]. Die Pα-Zellen werden auch als M-Zellen (magno), die Pβ-Zellen als P-Zellen (parvo) bezeichnet [41].

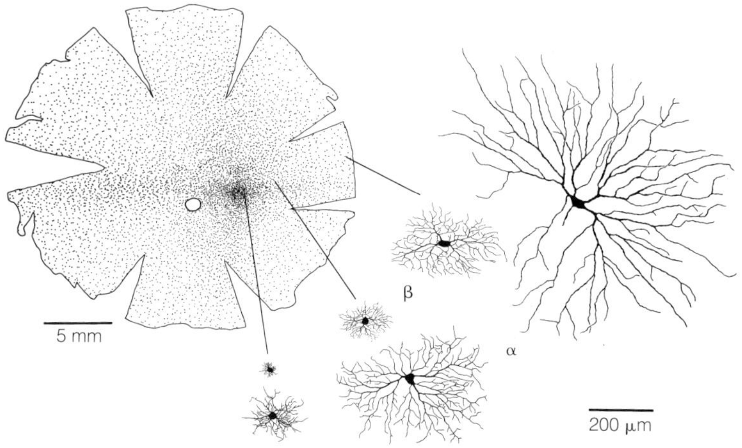

Abb. 16.24-44 Größe und Dichte der Ganglienzellen als Funktion des retinalen Ortes (Katzenretina). Die Retina ist als Flachpräparat *(whole mount)* ausgebreitet. Auf ihr ist die Dichte der α-Zellen wiedergegeben, die von der Area centralis zur Peripherie stark abnimmt. Für die α- und die β-Zellen ist exemplarisch gezeigt, wie die Größe des Perikaryons und des Dendriten vom Zentrum zur Peripherie hin zunimmt. Damit ändern sich auch die Größe des rezeptiven Feldes und die Zahl der Photorezeptoren, die auf eine Ganglienzelle konvergieren. Die Verhältnisse in der Primatenretina sind ähnlich. (Aus PEICHL [33])

chen etwa 80% der Ganglienzellen aus. Die Größe ihrer dendritischen Felder nimmt von der Peripherie zur Zentralregion hin ab (Abb. 16.24-44). Die foveale Pβ-Zelle wird dann zur Zwergganglienzelle *(midget)*, die ihren monosynaptischen Eingang nur noch von einem Zapfen über eine Zwergbipolarzelle erhält. Die Pβ-Zellen sind farbempfindlich, antworten tonisch auf den Lichtreiz und haben kleine konzentrische rezeptive Felder. Sie entsprechen funktionell den X-Zellen. Sie projizieren zu den parvozellulären Schichten des Corpus geniculatum laterale (CGL). Die **Pα-Zellen** machen 10% der Ganglienzellen aus. Sie sind bedeutend größer als die Pβ-Zellen, nicht farbempfindlich, antworten phasisch auf den Lichtreiz, haben große konzentrische rezeptive Felder und projizieren zu den magnozellulären Schichten des CGL. Sie entsprechen funktionell den Y-Zellen (s. Lehrbücher der Physiologie). Die übrigen 10% der Ganglienzellen bilden eine heterogene Gruppe von verschiedenen Zelltypen mit unterschiedlichen rezeptiven Feldeigenschaften. Sie projizieren vorwiegend zu subkortikalen Zentren (Colliculus superior, Area praetectalis) und können funktionell den W-Zellen zugeordnet werden.

Ein **rezeptives Feld** ist „diejenige Region in der Retina, die beleuchtet werden muß, um eine Antwort in einer bestimmten Faser" des N. opticus zu bekommen [18]. Funktionell besteht es aus einem ungefähr kreisförmigen Zentrum und einem konzentrischen Umfeld. Wird bei Belichtung des Zentrums die Zelle erregt **(ON-Ganglienzelle)**, so führt die Belichtung des Umfeldes zur Hemmung der Zellaktivität. Zentrum und Umfeld verhalten sich antagonistisch. Bei **OFF-Ganglienzellen** ist es gerade umgekehrt. Sie werden durch einen dunklen Reiz im Zentrum erregt. Diese rezeptiven Feldeigenschaften ergeben sich aus der Struktur (Abb. 16.24-45). Die Größe und Form des Zentrums ist primär gegeben durch die Ausbreitung des Ganglienzelldendriten, an den die Rezeptorsignale über ON und OFF-Bipolarzellen vermittelt werden. Das Zentrum ist aber etwas größer als der Ganglienzelldendrit, weil es um den Einzugsbereich der vorgeschalteten Bipolarzellen erweitert wird. Das hemmende Umfeld wird erzeugt durch laterale Inhibition (Horizontal- und Amakrinzellen).

Ganglienzellen können funktionell klassifiziert werden als ON-, OFF- und ON/OFF-Zellen (Abb. 16.24-42). Mit diesem funktionellen Typ korreliert die Stratifizierung der Dendriten in der IPS. Die Dendriten der OFF-Zellen breiten sich ebenso wie die Axone der OFF-Bipolarzellen nahe der IKS aus, die Dendriten der ON-Zellen treffen sich mit den Axonen der ON-Bipolaren weiter proximal. Die ON/OFF-Zellen haben Dendriten, die sich in beiden Unterschichten der IPS verzweigen (bistratifizierte Dendriten) und Eingang sowohl von der OFF- als auch von der ON-Unterschicht der IPS erhalten. Die Stäbchenbipolarzellen endigen noch weiter proximal an Amakrinzellen. Sie bilden eine dritte Unterschicht in der IPS, deren Dicke von der Anzahl der Stäbchen abhängt. Daraus ergeben sich drei Unterschichten der IPS: *Lamina a* ist eine OFF-Schicht; sie liegt am weitesten distal, angrenzend an die IKS. *Lamina b* ist eine ON-Schicht; sie liegt in der Mitte. *Lamina c* ist die Schicht der Stäbchenbipolaren; sie liegt am weitesten proximal, nahe den Ganglienzellen. Durch Vermittlung der AII-Amakrinzellen werden die Signale der Stäbchenbipolaren in die ON- bzw. OFF-Kanäle der Zapfenbipolarzellen eingespeist.

10.2.6 Nervenfaserschicht (Stratum neurofibrarum)

Die Axone der Ganglienzellen konvergieren aus der ganzen Retina auf die Papille hin. Auf der nasalen Hälfte der Retina bilden sie ein einfaches radiäres Muster. Auf der temporalen Hälfte wird der Verlauf der Axone etwas komplizierter durch die Makula. Von der Macula lutea zieht ein geschlossenes Faserbündel *(papillomakuläres Bündel)* direkt zur Papille. Die Axone aus der temporalen Retina weichen an der Fovea bogenförmig aus. Sie erreichen die Papille ober- und unterhalb des papillomakulären Bündels. Die Axone verlaufen in Bündeln, die von Fortsätzen der MÜLLER-Zellen und Astrozyten begleitet werden. Eine Markscheide erhalten sie erst im N. opticus.

10.2.7 Innere Grenzschicht (Stratum limitans internum)

Sie besteht aus den Endfüßchen der MÜLLER-Zellen und Astrozyten und aus der 0,5 µm dicken Basalmembran. Die Basalmembran ist zum Glaskörper hin völlig glatt.

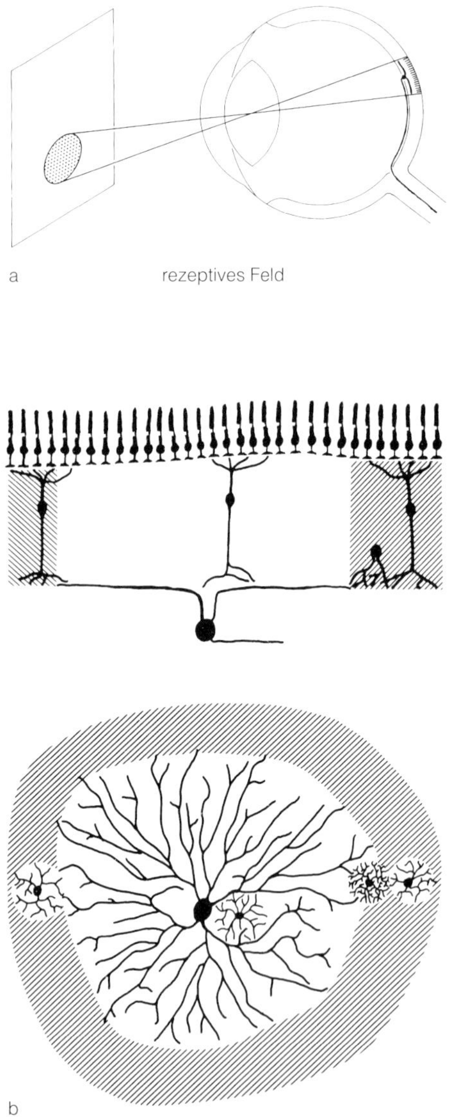

Abb. 16.24-45 Strukturelle Basis eines rezeptiven Feldes der Retina. In (a) ist der Bereich im Gesichtsfeld gekennzeichnet, der beleuchtet sein muß, um eine Antwort einer bestimmten Ganglienzelle zu erhalten. In (b) sind oben die Photorezeptoren skizziert, die vermittels der Bipolarzellen im Einzugsbereich des Ganglienzelldendriten liegen. Der Einzugsbereich wird erweitert durch die Dendriten von Bipolaren und Amakrinen, die am Rande liegen (schraffierter Bereich). Unten sind die Dendritenfelder der Ganglienzelle und der auf sie konvergierenden Bipolaren und Amakrinen in der Aufsicht gezeichnet. (Aus PEICHL [33])

11 Sehbahn

11.1 N. opticus, Chiasma opticum, Tractus opticus

Die Axone der retinalen Ganglienzellen verlassen die Retina über den Pedunculus opticus, über welchen die Retina mit dem Diencephalon verbunden ist. Der Pedunculus opticus wird während der Ontogenese immer mehr von Axonen aufgefüllt und dadurch umgewandelt zum Sehnerv, **N. opticus.** Dieser ist entsprechend seiner Herkunft wie weiße Substanz des ZNS aufgebaut und damit eine **Hirnbahn.** In seinem Verlauf unterscheidet man eine *Pars intraocularis* (2 mm), eine *Pars orbitalis* (25–30 mm), eine *Pars intracanalicularis* (5 mm) und eine *Pars intracranialis* (13 mm).

Die **Pars intraocularis** ist als *Discus n. optici* (Sehnervenpapille oder Sehnervenkopf) der direkten Beobachtung mit dem Augenspiegel zugänglich. Der Diskus erscheint am roten Augenhintergrund als gelbliche Scheibe. Die Nervenfasern sind in diesem intraokulären Abschnitt marklos und lassen die an der Sehnervendurchtrittsstelle siebartig aufgelockerte **Lamina cribrosa sclerae** sowie den folgenden weißen, markhaltigen Abschnitt des Sehnervs durchscheinen (Abb. 16.24-46). Das geringere Volumen, das der intraokuläre Sehnerv wegen seiner Zusammensetzung aus marklosen Fasern gegenüber dem markhaltigen orbitalen Abschnitt einnimmt, kommt in einem zentralen Grübchen der Papille – *physiologische Exkavation* – zum Ausdruck. Diese kann größer oder kleiner, flach oder steil begrenzt sein; normalerweise erreicht sie nicht den Rand der Papille. Dies kann jedoch in pathologischen Situationen der Fall sein. Die temporale Papillenhälfte erscheint normalerweise etwas blasser, da hier nur die Fasern des makulären Bündels verlaufen. Wenn das Pigmentepithel und die Choroidea etwas außerhalb des Sehnervenrandes enden, liegt bei ophthalmoskopischer Betrachtung eine sichel- oder ringförmige, hellweiß erscheinende Zone der Sklera zwischen Pigmentring und Optikusrand frei *(Skleralring).*

Die in der knöchernen Orbita befindliche **Pars orbitalis** des N. opticus verläuft, eingelagert in Fettgewebe, in leichten Biegungen und ist leicht verdrillt.

Zur Streckung des Nervs kommt es bei extremen Exkursionen des Augapfels oder im Krankheitsfall (Protrusio bulbi bei raumverdrängenden Prozessen, Exophthalmus bei Morbus BASEDOW).

Etwa 1,5–2 cm vom Bulbus entfernt treten die A. und V. centralis retinae, von Bindegewebe begleitet, in den nasalen unteren Quadranten des Sehnervs ein. Über den *Canalis opticus (Pars intracanalicularis)* gelangt der N. opticus in die Schädelhöhle. Er ist in diesem Bereich besonders fixiert und leicht verletzlich. Etwa 1 cm oberhalb des Tuberculum sellae vereinigt er sich mit dem Sehnerven des anderen Auges zum **Chiasma opticum.**

Als Bestandteil des Gehirns wird der Sehnerv durch eine Fortsetzung der drei Hirnhäute umhüllt. Er besitzt demnach eine **Dura-** und **Leptomeningealscheide** *(Va-*

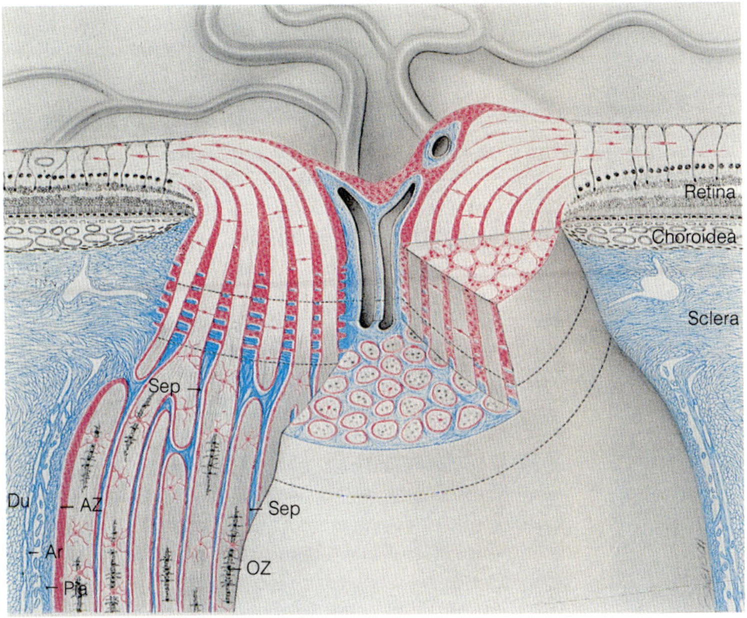

Abb. 16.24-46 Dreidimensionale Darstellung der Austrittsstelle des Sehnervs. Die MÜLLER-Zellen gehen kontinuierlich in die Astrozyten des N. opticus (rot) über. Die Axone der Ganglienzellen werden durch die Astrozyten (AZ) in etwa 1000 Faszikel eingeteilt. Sobald die Faszikel die Lamina cribrosa (obere punktierte Linie) erreichen, werden sie auch von Bindegewebe (blau) umgeben. Die Lamina cribrosa ist eine Fortsetzung der Sklera. Am Ende der Lamina cribrosa (untere punktierte Linie) werden die Axone myelinisiert. In den Faszikeln befinden sich jetzt Säulen von Oligodendrozyten (schwarze Zellen, OZ) und einige Astrozyten (rote Zellen). Die Faszikel bleiben bis zum Chiasma von Bindegewebssepten (Sep), die von der Pia mater (Pia) stammen, umhüllt. Nach außen folgen auf die Pia die Arachnoidea (Ar) und die Dura mater (Du). In der Mitte des Nervs befinden sich die zentralen retinalen Gefäße. (Nach HOGAN et al. [20])

gina externa und *interna n. optici)*. Ein **Subarachnoidalraum** umgibt den N. opticus und kommuniziert mit den Liquorräumen des Gehirns. Beim Übergang in die Augenhöhle teilt sich die mit der knöchernen Wand des Canalis opticus verwachsene Dura: Das äußere Blatt wird zum Periost der Augenhöhle, das innere Blatt begleitet den Sehnerven, schützt ihn vor Zerrungen und strahlt in die Sklera ein. An der Orbitaspitze ist die Dura zu einer Ringform verdichtet *(Anulus tendineus communis)*, die den äußeren Augenmuskeln zum Ursprung dient.

Von der **Pia mater** aus strahlen Bindegewebssepten in den Sehnerven ein und durchsetzen ihn in längsverlaufenden Zügen, die auch Querverbindungen aufweisen. Die Piascheide umgibt im ganzen etwa 800–1200 Faszikel des Sehnervs und führt ihm auch Blutgefäße zu (Abb. 16.24-46 u. 47). Die Faszikel bestehen aus markhaltigen Nervenfasern, Astro- und Oligodendrozyten. Die Zahl der Nervenfasern beträgt etwa 1,2 Millionen [27, 32]. 92% dieser Fasern sind nicht dicker als 1 μm, die Durchmesser der übrigen variieren zwischen 2 und 10 μm.

Im **Chiasma opticum** kreuzen 53% der Fasern zur anderen Seite (Abb. 16.24-48). Die kreuzenden Fasern stammen aus der nasalen Retinahälfte und lagern sich im **Tractus opticus** mit den korrespondierenden Fasern der temporalen Retina des anderen Auges zusammen, wodurch ein Bereich des Gesichtsfeldes durch eng benachbarte ipsi- und kontralaterale Fasern repräsentiert

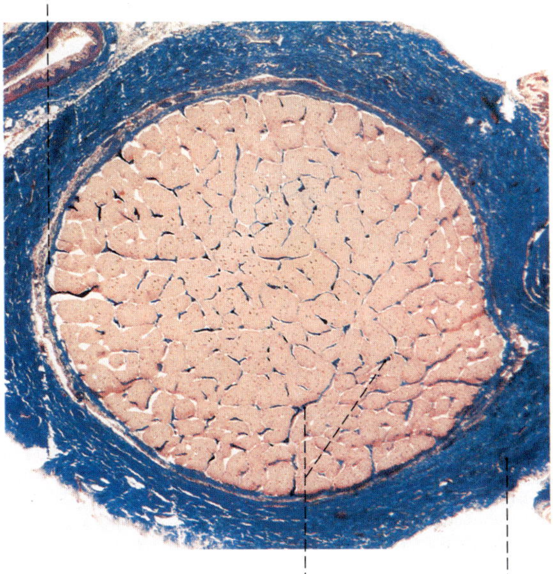

Abb. 16.24-47 Querschnitt durch den orbitalen retrobulbären Abschnitt des Sehnervs. Färbung: GOLDNER. Vergr. 20fach.

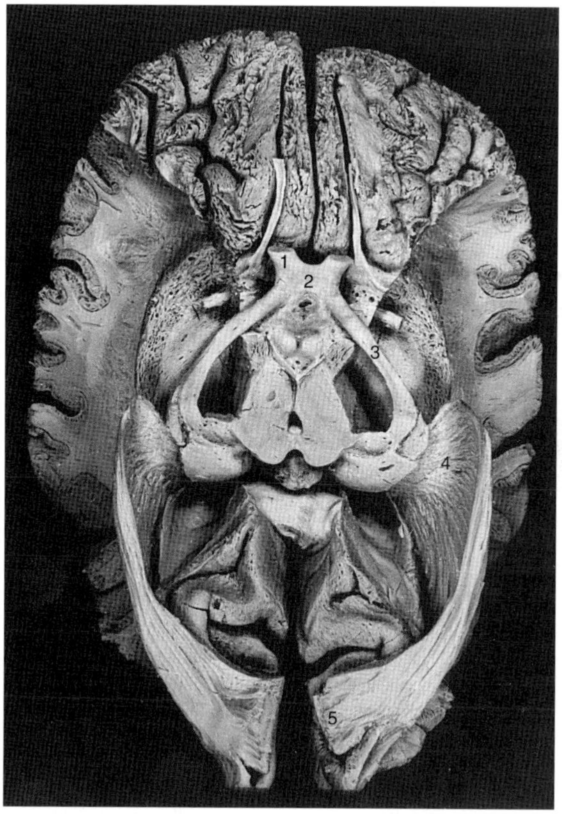

Abb. 16.24-48 Die Sehbahn mit Faserung der Radiatio optica. 1 = N. opticus; 2 = Chiasma opticum; 3 = Tractus opticus; 4 = Radiatio optica; 5 = Area 17. (Original: E. VAN DER ZYPEN, Anatomisches Institut Bern)

ist (Abb. 16.24-49). Insgesamt enthält jeder Tractus opticus Fasern der **korrespondierenden Netzhauthälften:** der linke also die Fasern von beiden linken Retinahälften (entspricht der rechten Gesichtfeldhälfte), der rechte die Fasern von beiden rechten Retinahälften (linke Gesichtsfeldhälfte). Das Chiasma opticum selbst ist ein flaches scherenförmiges Gebilde. Es liegt dort, wo die Vorderwand des III. Ventrikels in dessen Boden übergeht, und damit auf dem Diaphragma sellae turcicae. Es hat enge topische Beziehungen zu Infundibulum und Hypophyse. Oberhalb des Chiasmas kreuzt die A. communicans anterior die Seite, seitlich vom Chiasma liegt beiderseits je eine A. carotis interna (s. Abb. 16.24-56).

Das Chiasma opticum setzt sich seitlich und nach hinten in die beiden **optischen Trakte** *(Tractus opticus)* fort. Diese verlaufen zwischen Substantia perforata anterior und Tuber cinereum, umschlingen die rostralen Anteile der Hirnschenkel und enden größtenteils im Corpus geniculatum laterale (CGL). Ein kleiner Teil der Fasern verläuft im Brachium colliculi superioris weiter zum Colliculus superior bzw. zur Area praetectalis.

Die **Topographie** der retinalen Fasern in der Sehbahn ist beim Menschen nicht so gut bekannt wie bei Tieren, weil experimentell-anatomische Untersuchungen mit Markierungssubstanzen beim Menschen nicht möglich sind. Deshalb wird die heute gängige Vorstellung wahrscheinlich nur annähernd der Wirklichkeit entsprechen. Sie ist zum Teil aus Befunden an Primaten ergänzt. Gemäß den zur Verfügung stehenden Daten liegen die *makulären* Fasern nach dem Austritt aus dem Bulbus oculi entsprechend ihrem retinalen Ursprung temporal; zur Mitte des Sehnervs hin nehmen sie einen ungefähr zentralen Platz ein. Im Chiasma liegen sie dorsal, im Tractus opticus dorsomedial, und im CGL enden sie im Bereich des kaudalen Pols [22, 23]. Je weiter sich die Fasern vom Auge entfernen, desto weniger kohärent wird das Bündel. Die *peripheren* Fasern liegen in der Mitte des N. opticus, annähernd topographisch richtig um das makuläre Bündel herum; im Zentrum des Chiasmas liegen sie unterhalb der makulären Fasern, wobei das monokuläre Segment am weitesten ventral repräsentiert ist; im Tractus opticus kommen die Fasern aus den oberen Retinaquadranten ventromedial, jene aus den unteren Quadranten lateral zu liegen. Im CGL projizieren sie zu den weiter rostral gelegenen Gebieten, wobei die Anordnung im Traktus beibehalten wird, indem die Fasern aus dem oberen Quadranten in der medialen Hälfte, die aus dem unteren Quadranten in der lateralen Hälfte des CGL enden. Diese Befunde lassen vermuten, daß auch beim Menschen die früh in der Ontogenese entstehenden Fasern, nämlich das makuläre Bündel, entlang der pialen Oberfläche ins Gehirn einwachsen, während die später entstehenden Fasern, welche aus weiter peripher gelegenen Retinagebieten stammen, sich nach außen hin anlagern. Man kann also von einer *chronotopen Anordnung* der Fasern in der Sehbahn sprechen.

11.2 Corpus geniculatum laterale

Die meisten Axone des N. opticus enden im *Corpus geniculatum laterale* (CGL). Das CGL ist ein spezifischer thalamischer Kern, der zur ventrolateralen Reihe gehört (s. Kap. 16.16.3). Er liegt am posterioren Ende des Thalamus dorsalis und wölbt sich nach lateral vor. In ihn mündet die *Radix lateralis* des Tractus opticus. Das CGL besteht aus zwei Kernen, dem *Ncl. dorsalis* (CGLd) und dem *Ncl. ventralis* (CGLv). Letzterer wird auch *Ncl. praegeniculatus* genannt; er liegt rostro-dorso-medial vom CGLd. Während das CGLd die wichtigste Schaltstation (Relaisstation) der retinalen Fasern auf dem Weg zum visuellen Kortex darstellt, enden im CGLv nur wenige Fasern, deren Information dann vor allem an das okulomotorische System weitergeleitet wird. Aus diesem Grund wird im Folgenden nur vom CGLd gesprochen, das abgekürzt als CGL bezeichnet wird (Abb. 16.24-50).

Das CGL ist ungefähr 6×8 mm groß und besteht aus sechs kappenartig gekrümmten Zellschichten, die durch Marklamellen voneinander getrennt sind. Die Radix lateralis tritt an der ventromedial liegenden Konkavität, dem Hilus des CGL, in den Kernbereich ein. Die Schichten des CGL werden, am Hilus beginnend, von 1 bis 6 durchgezählt. Die Laminae 1 und 2 enthalten ca. 20–30 μm große Neurone; sie werden deshalb als *magnozelluläre* Schichten bezeichnet. Die darauf folgenden Laminae 3–6 enthalten kleinere Neurone (bis zu 20 μm) und heißen deshalb *parvozelluläre* Schichten. Die großen Ganglienzellen der Retina (Pα-Zellen) projizieren in die magnozellulären, die kleineren Pβ-Zellen in die parvozellulären Schichten. Insgesamt ist im CGL die **kontralaterale Hälfte** des Gesichtsfeldes repräsentiert. Davon projiziert die kontralaterale nasale Retina in die Schichten 1, 4 und 6, die ipsilaterale temporale Retina in die Schichten 2, 3 und 5 (Abb. 16.24-50).

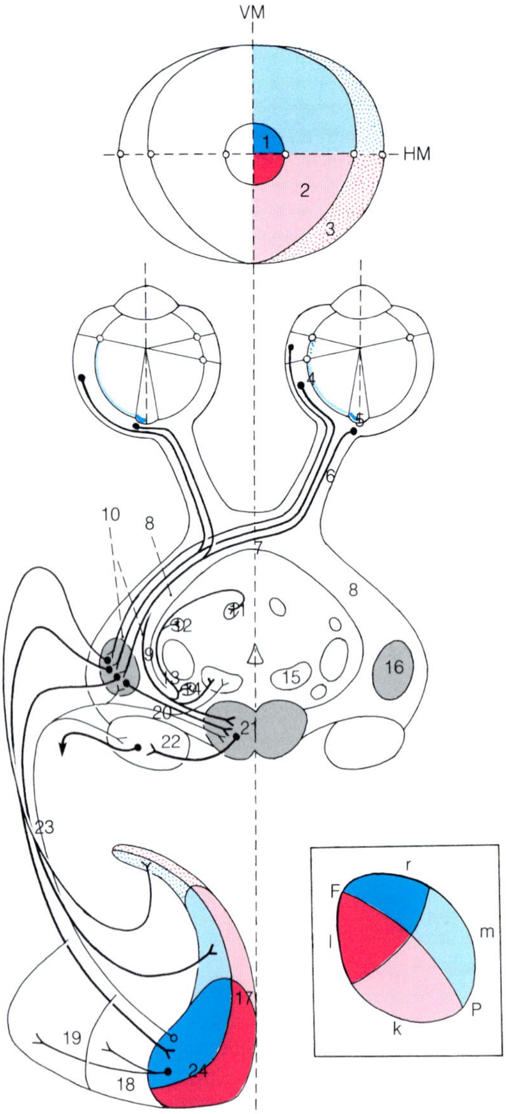

Abb. 16.24-49 Schema der Sehbahn. Das Gesichtsfeld (oben) ist in drei Zonen unterteilt: zentraler (1, ca. zentrale 10° um die Fovea centralis [5]), peripherer binokulärer (2) und monokulärer (3) Bereich. Durch den vertikalen (VM) und den horizontalen Meridian (HM) wird das Gesichtsfeld in Quadranten eingeteilt. Die rechte Gesichtsfeldhälfte (Symbole) wird auf die linke temporale und die rechte nasale Retina (4) abgebildet. Die Fasern ziehen über den N. opticus (6) ungekreuzt und gekreuzt (Chiasma, 7) in den zur Gesichtsfeldhälfte kontralateralen Tractus opticus (8). Die Radix medialis (9) bildet die extragenikuläre Sehbahn und endet im akzessorischen optischen System (Nuclei terminales medialis 11, lateralis 12 und dorsalis 14 über den Tractus opticus accessorius 13), in der Area praetectalis (15) und über das Brachium colliculi superioris (20) im Colliculus superior (21). Die Radix lateralis (10) endet im Corpus geniculatum laterale (CGL, 16). Die Fasern des CGL projizieren über die Radiatio optica (23) auf die Area 17 (17) und zum Teil auch zum Colliculus superior. Der obere Quadrant der Gesichtsfeldhälfte ist unterhalb der Fissura calcarina (24) repräsentiert. Efferenzen der Area 17 ziehen zu den kortikalen Areae 18 und 19 sowie zum CGL, Colliculus superior, Area praetectalis und Pulvinar (22), das seinerseits wieder Afferenzen aus dem Colliculus superior erhält. Die Oberfläche des linken Colliculus superior ist in dem Rechteck dargestellt. Von der kontralateralen Gesichtsfeldhälfte innervieren die zentralen 10° das vordere Drittel, der obere Quadrant die mediale Hälfte und der untere Quadrant die laterokaudale Hälfte des Colliculus superior. Das monokuläre Segment ist nur posteromedial repräsentiert (nicht gezeichnet). F = Fovea; P = Peripherie; r = rostral; m = medial; l = lateral; k = kaudal. Die Verbindungslinie FP entspricht dem horizontalen Meridian. (Modifiziert nach NIEUWENHUYS et al. [30])

Während der frühen Ontogenese ist das CGL ein homogener, ungeschichteter Kern. Erst durch die Interaktion mit den einwachsenden retinalen Fasern segregieren die Neurone in die genannten Schichten. So wird verständlich, warum das monokuläre Segment des CGL, in welches ausschließlich Fasern aus der kontralateralen Retina projizieren, keine Schichtung aufweist. Das monokuläre Segment ist jener Teil der nasalen Retina, dem kein Abschnitt der temporalen Retina des anderen Auges entspricht (Abb. 16.24-49). Im CGL ist es rostrolateral und -medial repräsentiert. In ihm bleiben die Schichten 4 und 6 ungetrennt (Abb. 16.24-50 u. 51).

Das kontralaterale halbe Gesichtsfeld wird im CGL **topographisch** abgebildet (Abb. 16.24-51). Die makulären Fasern projizieren zum kaudalen Pol, die peripheren in die weiter rostral gelegenen Gebiete, das monokuläre Segment in den rostralen Abschnitt. Jeder Netzhautpunkt ist durch eine Säule von Zellen abgebildet, die radiär vom Hilus durch alle Schichten geht. Die kortikalen Afferenzen fügen sich ebenfalls in diese Topographie ein. Dem blinden Fleck (Papilla n. optici) entsprechen zellfreie radiäre Spalten in den Laminae 4 und 6.

Die Zahl der Neurone im CGL entspricht ziemlich genau der Zahl der retinalen Ganglienzellen. Die 1:1-Verbindung ist wahrscheinlich für die makulären Fasern gültig; periphere Fasern zeigen jedoch eine gewisse *Divergenz,* d.h., sie innervieren mehrere CGL-Zellen. Zugleich *konvergieren* mehrere afferente Fasern an einem Neuron. Die Hauptneurone oder **Relaiszellen** sind vom GOLGI-Typ I. Ihre Dendriten sind in der Regel auf eine Lamina begrenzt. Daneben gibt es **Interneurone** (GOLGI-Typ II), deren Axon die laminären Grenzen überschreiten kann. Die retinalen Afferenzen enden in der Regel in synaptischen Komplexen (*Glomeruli*) am proximalen Dendriten, und zwar vorwiegend der Relaiszellen. Ein Glomerulus besteht aus der Endigung der afferenten retinalen Fasern, der dendritischen Oberfläche bzw. den Spines der Relaiszelle und inhibitorischen Synapsen von Interneuronen, die an den Projektionsneuronen wie auch an den Fortsätzen anderer Interneurone enden. Das Ganze wird von Glialamellen eingefaßt [43].

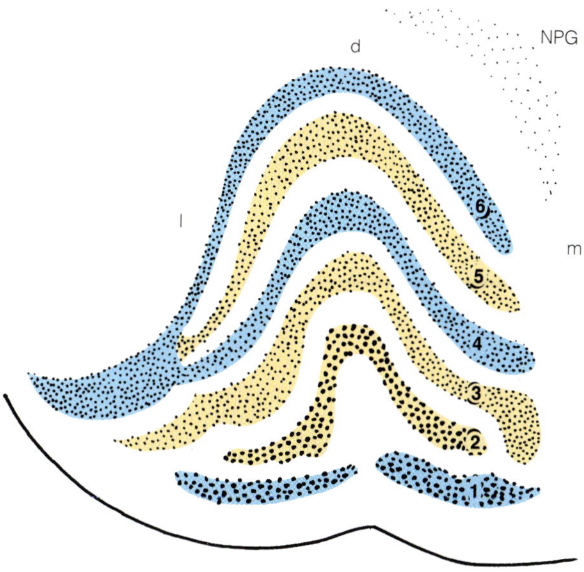

Abb. 16.24-50 Querschnitt durch das Corpus geniculatum laterale. Die sechs (1–6) zellulären Schichten sind voneinander durch die interlaminären Zonen getrennt. Lateral sind die Schichten 4 und 6 nicht getrennt (monokuläres Segment). Die parvozellulären Schichten 3–6 sind durch feine, die magnozellulären Schichten 1 und 2 durch dicke Punkte gekennzeichnet. Die kontralaterale Retina projiziert in die Schichten 1, 4 und 6 (blau), die ipsilaterale in die Schichten 2, 3 und 5 (gelb). l = lateral, m = medial, d = dorsal. NPG = Ncl. praegeniculatus. (Nach Gray [15])

Außer den retinalen **Afferenzen** projizieren Neurone der *Lamina 6 der Area 17* topographisch auf das CGL. Ihre Axone endigen weiter peripher an den Dendriten der Relaiszellen. Das CGL erhält ferner Eingang aus der *Formatio reticularis.* Die **Efferenzen** des CGL projizieren hauptsächlich in die *Area 17* (über die Radiatio optica), aber auch in den *Colliculus superior.*

Das CGL ist nicht nur ein Relaiskern, wie man lange Zeit glaubte; es findet dort auch eine bedeutende intralaminäre Interaktion zwischen retinalen, kortikalen und retikulären Afferenzen und durch die Vermittlung der Interneurone statt. Die Eingänge aus der Formatio reticularis haben eine wichtige Filterfunktion. Eine interlaminäre Interaktion findet aber praktisch nicht statt. Die Information aus den beiden Augen bleibt weitgehend getrennt. Sie wird erst im visuellen Kortex zusammengeführt.

11.3 Radiatio optica, Projektion auf die Area 17

Der Hauptteil der efferenten Fasern des CGL bildet die **Radiatio optica** oder den *Tractus geniculocalcarinus* (Abb. 16.24-48 u. 49). Die Fasern der Radiatio optica ziehen zuerst durch die Pars retrolenticularis der inneren Kapsel. Dann biegen sie um den Seitenventrikel herum und ziehen schließlich okzipitalwärts zur Area 17. Viele Fasern der Radiatio optica erreichen ihr Ziel nicht auf dem kürzesten Weg. Die Fasern aus dem monokulären Segment und aus der peripheren binokulären Retina ziehen weit nach rostral in den Temporallappen hinein, dann um das Cornu temporale des Seitenventrikels und enden schließlich am rostralen Teil der Area 17. Die zentralen und makulären Fasern machen einen kleineren Bogen nach vorne und enden nahe oder am Okzipitalpol. Fasern aus dem oberen Quadranten der kontralateralen Gesichtsfeldhälfte enden ventral von der Fissura calcarina, diejenigen aus dem unteren Quadranten dorsal der Fissura calcarina. Damit ergibt sich eine **retinotope Projektion** der kontralateralen Gesichtsfeldhälfte auf die Area 17 (Abb. 16.24-49 u. 52).

Die Fasern aus dem CGL sind nicht nur topographisch organisiert, sondern auch auf Unterschichten der Area 17 verteilt. Die magnozellulären Schichten des CGL projizieren vorwiegend in die Lamina 4Cα, die parvozellulären in die Lamina 4Cβ [8, 24].

Die Abbildung der Retina auf die Area 17 ist nicht einfach proportional zur jeweiligen retinalen Fläche. Die Repräsentation der Fovea umfaßt einen sehr großen Bereich der Area 17, während die periphere Retina nur einem kleinen Bereich der Area 17 zugeordnet ist (Abb. 16.24-49 u. 52).

Die Zuordnung einer Fläche der Retina bzw. des visuellen Feldes zu einer kortikalen Fläche wird durch den **kortikalen Vergrößerungsfaktor M** ausgedrückt (Flächenvergrößerung: M^2 = Kortexfäche [mm^2]/visuelles Feld [$Grad^2$]). Die Änderung der kortikalen Vergrößerung von zentral nach peripher folgt einer monotonen Funktion. Die Flächenvergrößerung ist im Bereich der Fovea um Faktor 1000 größer als in der Peripherie. Man geht davon aus, daß die Flächenvergrößerung M^2 der jeweiligen Ganglienzelldichte proportional ist.

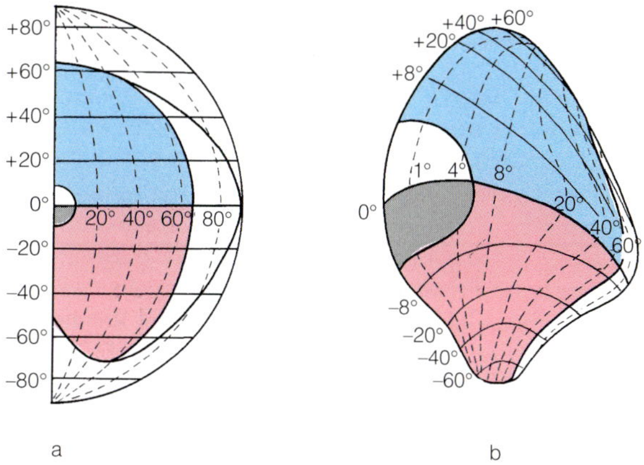

Abb. 16.24-51 Repräsentation des rechten halben Gesichtsfeldes (a) auf dem linken CGL (b). Das CGL ist aufgefaltet. Der vertikale Meridian begrenzt die beiden Teilbilder auf der linken Seite, der horizontale Meridian verläuft waagrecht. Das Azimut wird repräsentiert durch die gestrichelten, die Elevation durch die ausgezogenen Linien. Die Zentralregion liegt kaudal, das monokuläre Segment (weiß) rostral. Dazwischen befindet sich das periphere binokuläre Gesichtsfeld (blau für den oberen, rot für den unteren Quadranten). (Nach Carpenter u. Sutin [7])

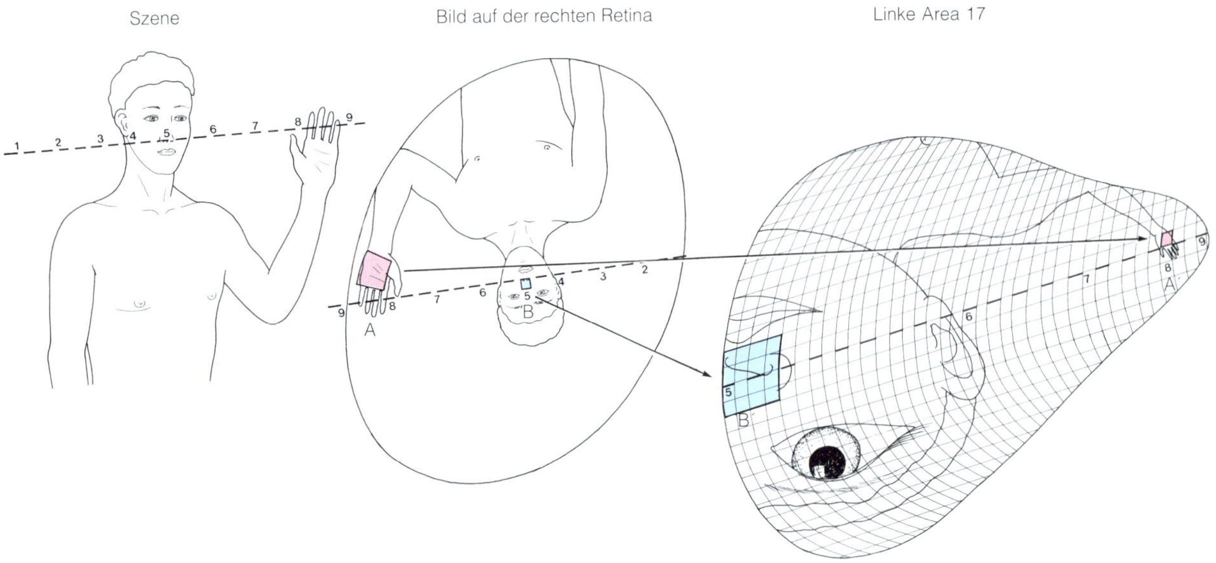

Abb. 16.24-52 Repräsentation des Gesichtsfeldes auf der Area 17 (V1). Die von der Szene ausgehenden Lichtstrahlen erzeugen ein umgekehrtes Bild auf der Netzhaut. Entsprechend dem kortikalen Vergrößerungsfaktor M wird die zentrale Retina sehr viel stärker vergrößert als die periphere. Der Übergang von zentraler zu peripherer Vergrößerung erfolgt kontinuierlich. Deshalb erscheint das Bild verzerrt. Über die Area 17 ist ein Netz von gleicher Maschengröße gelegt, welches die Hyperkolumnen symbolisiert. Daraus wird ersichtlich, daß eine Hyperkolumne in der Peripherie (bei 9) ein sehr viel größeres retinales Feld analysiert als im Zentrum. Zur Verdeutlichung ist das Feld (rot), das in der retinalen Peripherie die Handfläche repräsentiert, auf eine Hyperkolumne in der kortikalen Peripherie projiziert. Umgekehrt beansprucht das sehr kleine Feld in der zentralen Retina (Nasenspitze, blau) ein Gebiet von mehreren Hyperkolumnen im Bereich der kortikalen Zentralregion. (Modifiziert nach Frisby [13])

11.4 *Extragenikuläre Sehbahn*

Unter dem Begriff **extragenikuläre Bahn** faßt man alle Projektionen des Auges zusammen, die nicht im CGL, der Hauptumschaltstelle der Sehbahn, enden. Bereits im Bereich des Chiasma opticum verlassen retinofugale Fasern oder Kollateralen derselben den Tractus opticus und ziehen zum **rostralen Hypothalamus** *(retinohypothalamische Projektion)*. Sie endigen am *Ncl. suprachiasmaticus*, einem Kerngebiet, das bei der Regulation von biologischen Rhythmen (z. B. Tag-Nacht-Rhythmus) eine wichtige Rolle spielt.

An verschiedenen Stellen des Tractus opticus verlassen andere Fasern die genikuläre Sehbahn *(Tractus opticus accessorius)* und ziehen zu drei kleinen mesenzephalen Kerngebieten, den *Nuclei terminales dorsalis, lateralis* und *medialis*, die zum **akzessorischen optischen System** (AOS) gehören (Abb. 16.24-49). Der Ncl. terminalis dorsalis liegt in der Nähe des rostralen Teils des Colliculus superior, der Ncl. terminalis lateralis liegt ventrokaudal vom Corpus geniculatum mediale, der Ncl. terminalis medialis befindet sich nahe dem medialen Rand der Substantia nigra. Diese Kerne erhalten ihre Afferenzen vor allem aus der kontralateralen Retina. Die Nuclei terminales sind reziprok mit dem Ncl. tractus optici verbunden und projizieren zum dorsalen Abschnitt der unteren Olive. Die untere Olive wiederum sendet Kletterfasern in den Lobus flocculonodularis des Cerebellums. Durch diese Verbindungen ist das AOS in die Okulomotorik eingebunden, und zwar einmal über den Ncl. tractus optici (richtungsabhängige visuelle Information), zum anderen über das Cerebellum und das Vestibularissystem.

Ein Teil der Fasern der Radix medialis des Tractus opticus zieht zur **Area praetectalis,** die in fünf verschiedene Zellgruppen aufgeteilt werden kann: Ncl. tractus optici, Ncl. praetectalis olivaris und die Nuclei praetectales medialis, anterior und posterior. Die Area praetectalis ist eine wichtige Schaltstation sowohl der Okulomotorik als auch der Steuerung visueller Reflexe.

Der Hauptteil der Radix medialis des Tractus opticus zieht zum **Colliculus superior** und erzeugt auf dessen oberflächlicher Zone eine topographische Abbildung der kontralateralen homonymen Gesichtsfeldhälften (Abb. 16.24-49; s. Kap. 16.24.13). Diese topographische Abbildung kongruiert mit derjenigen, die von Fasern des visuellen Kortex gemacht wird. Der Colliculus superior projiziert über das Pulvinar thalami wieder zurück zum visuellen Kortex (s. Abb. 16.24-54).

11.5 *Visuelle Kerne des Pulvinar thalami*

Wegen ihrer starken Einbindung in das visuelle System werden die *Nuclei inferior et lateralis* des Pulvinars hier besprochen. Sie können als Fortsetzung der lateralen Gruppe des Thalamus dorsalis betrachtet werden (s. Kap. 16.16.3). Sie erhalten visuelle Afferenzen aus Lamina 5 der Area 17 und Lamina 6 der Areae 18/19 sowie aus den oberflächlichen Schichten des Colliculus superior und aus der Area praetectalis. Die Efferenzen dieser beiden Kerne gehen zur Area 17 (v. a. Lamina 1), zu den Areae 18/19 (v. a. Laminae 2 und 4) und zum

Assoziationskortex am okzipitoparietalen Übergang und im inferotemporalen Bereich. Die Funktion dieser Pulvinarkerne ist noch wenig bekannt. Nach Läsion der Area 17 bleibt eine gewisse visuelle Diskriminationsfähigkeit übrig, die über den Colliculus superior und die Nuclei pulvinares inferior et lateralis an den visuellen Assoziationskortex vermittelt wird.

12 *Visuelle Reflexe*

Für den intakten Sehvorgang ist die reflektorische Regelung der Lichtstärke auf der Netzhaut *(Pupillenweite)*, der Nah-Fern-Einstellung der Augenlinse *(Akkommodation)* und der Einstellung der Blicklinien *(Augenkonvergenz)* sehr wichtig. Die klinische Untersuchung der entsprechenden Reflexmechanismen spielt sowohl in der ophthalmologischen als auch in der neurologischen Diagnostik eine wesentliche Rolle.

12.1 *Lichtreflex*

Der Lichtreflex führt zu einer **Pupillenverengung** in beiden Augen, wenn Licht auf die Retina trifft. In Dunkelheit, aber auch bei bestimmten sensiblen Reizen, vor allem bei Schmerz, kommt es zu einer **Pupillenerweiterung.** Den afferenten Schenkel des Lichtreflexes stellen Optikusfasern dar, die in der *Area praetectalis* enden. Hier erfolgt die Umschaltung auf ein zweites Neuron, das zum *Ncl. oculomotorius accessorius* (EDINGER-WESTPHAL) projiziert. Von diesem Kern ziehen *präganglionäre parasympathische* Fasern über den N. oculomotorius zum *Ganglion ciliare.* Dort kommt es zur Umschaltung auf postganglionäre Neurone, deren Axone über die *Nn. ciliares breves* zum Auge ziehen und den M. sphincter pupillae innervieren (Abb. 16.24-8 u.53).

Auch wenn Licht auf nur eine Retina fällt, verengen sich die Pupillen beider Augen **(konsensuelle Pupillenreaktion).** Dies hängt damit zusammen, daß retino-prätektale Fasern gekreuzt und ungekreuzt durch das Chiasma opticum verlaufen und so Impulse von jedem Auge zu beiden Areae praetectales gelangen.

Die Pupillenerweiterung wäre an sich bereits durch die Hemmung des Lichtreflexes möglich. Wahrscheinlich erfolgt sie aber aktiv durch Innervation des M. dilatator pupillae, der sympathisch innerviert ist. Die entsprechenden präganglionären Neurone liegen in der Zona intermedia des letzten zervikalen bzw. ersten und zweiten thorakalen Rückenmarkssegmentes, die postganglionären Neurone im Ganglion cervicale superius. Von hier aus erreichen die sympathischen Fasern das Auge über den Plexus caroticus internus.

12.2 *Akkommodationsreflex*

Bei der Einstellung der Augen auf einen nahen Gegenstand kommt es zu einer Verstärkung der **Linsenkrümmung,** zu einer **Konvergenz** der Augen und zu einer **Pupillenverengung,** wodurch die Tiefenschärfe vergrößert wird. Der afferente Schenkel dieses Reflexgeschehens führt über die gesamte Sehbahn bis zur primären Sehrinde (Abb. 16.24-53). Der efferente Schenkel führt von der Sehrinde zur Area praetectalis und mündet dort in die gleichen Bahnverbindungen ein wie der Lichtreflex. Vom Ncl. oculomotorius accessorius aus erfolgt die Innervation des M. ciliaris (Akkommodationsmuskel) und des M. sphincter pupillae. Über die Kerne des Okulomotoriuskomplexes werden außerdem die für die Konvergenz verantwortlichen Mm. recti mediales innerviert.

Obwohl ein großer Teil der Bahnen des Akkommodationsreflexes identisch ist mit jenen des Lichtreflexes, gibt es Erkrankungen (Tabes dorsalis), bei denen die reflektorische Pupillenverengung im Rahmen des Akkommodationsreflexes erhalten, der Lichtreflex aber gestört ist (ARGYLL-ROBERTSON-**Symptom**).

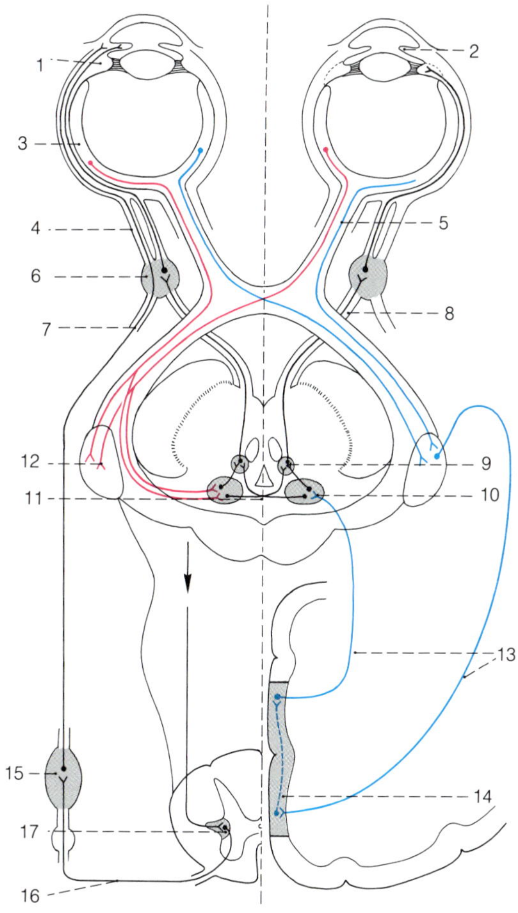

Abb. 16.24-53 Licht- (links) und Akkommodationsreflex (rechts). 1 = Corpus ciliare; 2 = Iris; 3 = Retina; 4 = Nn. ciliares breves; 5 = N. opticus; 6 = Ganglion ciliare; 7 = R. sympathicus; 8 = N. oculomotorius; 9 = Ncl. accessorius n. oculomotorii; 10 = Area praetectalis; 11 = Commissura posterior; 12 = CGL; 13 = Radiatio optica; 14 = Area striata; 15 = Ganglion cervicale superius; 16 = R. communicans albus; 17 = Centrum ciliospinale. (Modifiziert nach Nieuwenhuys et al. [30])

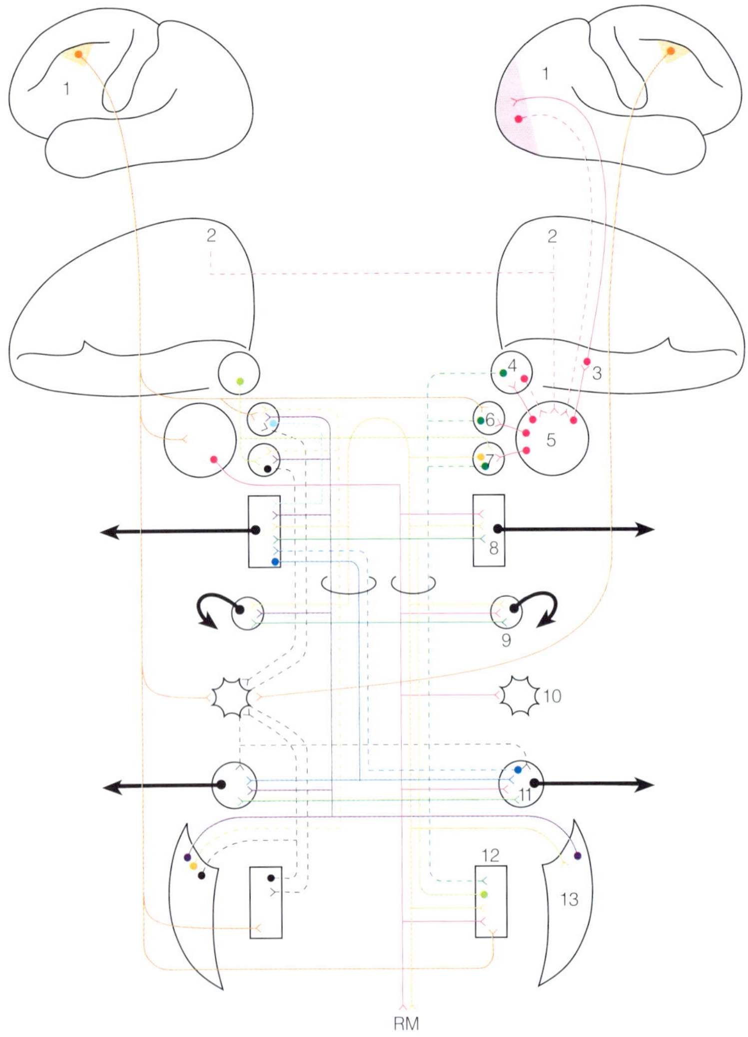

Abb. 16.24-54 Vereinfachtes Schaltschema der Okulomotorik. 1 = kortikale Felder (Areae 17, 18, 19 und Area 8); 2 = Eingang aus der Retina; 3 = visuelle Kerne des Pulvinar thalami; 4 = Area praetectalis; 5 = Colliculus superior; 6 = riMLF (rostraler interstitieller Kern des MLF); 7 = Ncl. interstitialis CAJAL; 8 = Ncl. oculomotorius; 9 = Ncl. trochlearis; 10 = PPRF (paramediane pontine retikuläre Formation); 11 = Ncl. abducens; 12 = Ncl. praepositus n. hypoglossi; 13 = Vestibulariskomplex; RM = Rückenmark. Die Kreise um die longitudinalen Bahnen deuten den Fasciculus longitudinalis medialis (MLF) an.

13 Steuerung der Augenbewegungen

Sehen mit hoher räumlicher Auflösung, z. B. Lesen, ist nur dann möglich, wenn die Gegenstände unserer Wahrnehmung auf den zentralen Bereich der Retina abgebildet werden. Wenn wir uns bewegen, wenn sich etwas in der Umwelt bewegt oder wenn wir andere Gegenstände fixieren möchten, ist ein ständiges Nachführen der Augenstellung nötig. Die Anpassung der Augenstellung wird vom okulomotorischen System durch die Steuerung der Augenbewegungen (Abb. 16.24-54) geleistet.

Im Zusammenspiel mit anderen Systemen (z. B. Vestibularissystem) wird von der Okulomotorik außer der Fixierung (Foveation) des Objekts auch noch gewährleistet, daß das Objekt kohärent wahrgenommen wird, auch wenn sich der Kopf oder der Körper nicht in der üblichen aufrechten Haltung befindet (Stabilisierung des Netzhautbildes). Um diese komplizierte Aufgabe zu lösen, braucht das okulomotorische System Informationen wenigstens aus folgenden Bereichen: Die Retina zeigt das Objekt im Zusammenhang mit seiner Umgebung. Die Propriozeptoren der äußeren Augenmuskeln berichten über die Stellung der Augen in der Orbita. Die Propriozeptoren der Hals- und Nackenmuskeln informieren über die Stellung des Kopfes im Verhältnis zum Körper. Das Vestibularissystem meldet die Stellung des Kopfes im Raum (bezogen auf die Schwerkraft). Nach Verrechnung dieser Informationen im okulomotorischen System werden die Steuerungsbefehle über die Motoneurone der Augenmuskelkerne an die äußeren Augenmuskeln als Effektoren weitergegeben. Die Formulierung dieser Anforderungen an die Okulomotorik führte dazu, daß wichtige Bahnverbindungen in diesem System aufgeklärt werden konnten. Ein vollständiges und kohärentes Bild der zentralen Steuerungsmechanismen steht aber noch aus. Wir werden im Folgenden über die Eingänge in das System, die Vermittlung dieser Eingänge über die supranukleären oder präokulomotorischen Strukturen an die Augenmuskelkerne und schließlich über die internukleäre Verschaltung berichten. Dabei wird die Darstellung der zugehörigen Hirnstammstrukturen (s. Kap. 16.14) als bekannt vorausgesetzt.

13.1 Eingänge in das okulomotorische System

Die **Retina** projiziert in dieses System auf zwei Wegen, nämlich über den *Colliculus superior* und die *Area praetectalis.* Fasern, die vorwiegend aus der kontralateralen nasalen, aber auch aus der ipsilateralen temporalen Retina stammen, ziehen über den Tractus opticus und das Brachium colliculi superioris in das Stratum opticum des Colliculus und terminieren im *Stratum griseum superficiale (Stratum cinereum)*. Sie bilden eine retinotope Karte von der homonymen kontralateralen Gesichtsfeldhälfte in der Weise, daß die Zentralregion auf das rostrale Drittel, die peripheren Gebiete auf die kaudalen Zweidrittel des Colliculus projizieren. Der obere Quadrant ist medial vom horizontalen Meridian, der untere lateral davon repräsentiert (Abb. 16.24-49). Aus den ipsilateralen visuellen Areae 17, 18 und 19 projizieren Pyramidenzellen aus der Schicht V ebenfalls über das Brachium zum Colliculus. Sie erreichen das Stratum griseum superficiale über das Stratum zonale, die äußerste Schicht des Colliculus, und bilden eine retinotope Karte, die mit jener der retinalen Fasern deckungsgleich ist.

Die *Area praetectalis* (Abb. 16.24-4g) erhält ebenfalls direkte retinale Eingänge aus dem Tractus opticus (Ncl. olivaris praetectalis, Ncl. tractus optici und Ncl. sublentiformis). Sie gibt die Information vor allem über den Ncl. praepositus an das okulomotorische System weiter.

Die *Propriozeptoren der Augenmuskeln* liefern die nötige Information über die Stellung der Augen in der Orbita. Die Informationen aus dem *Gleichgewichtsorgan* werden über die Vestibulariskerne an die Steuerungszentren der Augenmuskeln vermittelt.

Es ist nicht genau bekannt, wie die Information von den Augenmuskeln das okulomotorische System erreicht. Einige Afferenzen scheinen über die Augenmuskelnerven in den Hirnstamm zu gelangen. Die meisten Afferenzen verlaufen über die Augenmuskelnerven, wechseln aber über „Anastomosen" in der Orbita oder im Sinus cavernosus zum N. ophthalmicus und erreichen den mesenzephalen und den rostralen spinalen Kern des Trigeminus [28]. Auf dem Weg über das Cerebellum und den Colliculus superior sollen die Informationen dann die Augenmuskelkerne erreichen [4]. Inwieweit diese Information genutzt wird, ist allerdings noch nicht klar. Die Propriozeptoren der zervikalen Segmente des Rückenmarks (Hals- und Nackenbereich) projizieren hauptsächlich über das Vestibularissystem und den Colliculus superior in das okulomotorische System. Sie projizieren aber nur zum kleineren Teil direkt zum Vestibularissystem; die meisten erreichen es über die Formatio reticularis und das Cerebellum.

13.2 Supranukleäre Zentren

Keiner der beschriebenen Eingänge endet direkt an den Augenmuskelkernen, sondern an vorgeschalteten Zentren, die als supranukleäre Zentren bezeichnet werden. Von ihnen sind heute folgende bekannt: die internukleären Neurone vor allem des Ncl. abducens, die paramediane pontine retikuläre Formation (PPRF)[1], die Vestibulariskerne, der Ncl. praepositus, der rostrale interstitielle Kern des medialen longitudinalen Fasciculus (riMLF), der Ncl. interstitialis Cajal, der Colliculus superior und die Area praetectalis.

[1] Aus Gründen der Einheitlichkeit werden hier überall die englischen Abkürzungen gebraucht.

Die **internukleären Neurone** im Ncl. abducens projizieren über den medialen longitudinalen Fasciculus (MLF) auf die Motoneurone der Augenmuskelkerne. Besonders bekannt ist die „Sechs-zu-Drei-Verbindung", in der die Interneurone des Ncl. abducens (VI) selektiv auf die Motoneurone des kontralateralen Ncl. oculomotorius (III) projizieren, welche den M. rectus medialis innervieren. Diese Verbindung ist wesentlich für die Adduktion des Auges bei der konjugierten horizontalen Blickbewegung. Die Interneurone des Ncl. oculomotorius projizieren auf die Motoneurone beider Abduzenskerne („Drei-zu-Sechs-Verbindung", Abb. 16.24-54).

Die **PPRF** wird als „pontines Blickzentrum" bezeichnet. Sie erhält Afferenzen vom ipsi- und kontralateralen frontalen Blickzentrum (Area 8), vom kontralateralen Colliculus superior und von den ipsilateralen Ncl. interstitialis Cajal, der Formatio reticularis des Mesencephalons, dem Vestibulariskomplex, Ncl. praepositus und anderen Hirnstammzentren. Sie projiziert exzitatorisch zum ipsilateralen, inhibitorisch zum kontralateralen Ncl. abducens. Über die ipsilateralen Ncl. praepositus und riMLF erreicht sie den Ncl. oculomotorius. Die Fasern der PPRF verlaufen in der Nähe des MLF. Die PPRF wirkt in entscheidender Weise an der Generierung und Kontrolle schneller konjugierter Augenbewegungen (Sakkaden) mit.

Die Efferenzen des Komplexes der **Vestibulariskerne** laufen im Fasciculus longitudinalis medialis (MLF). Sie sind inhibitorisch auf der ipsilateralen, exzitatorisch auf der kontralateralen Seite und bilden einen Teil des vestibulo-okulären Reflexweges, über den die Bewegungen des Kopfes durch entgegengesetzte Augenbewegungen kompensiert werden. Dadurch wird das visuelle Bild auf der Retina aufrecht und stabil gehalten.

Der **Ncl. praepositus** liegt zwar unmittelbar vor dem Ncl. n. hypoglossi, neurophysiologische Experimente haben aber ergeben, daß er funktionell von ihm unabhängig ist. Er erhält Afferenzen aus beiden Areae 8, dem ipsilateralen Ncl. interstitialis Cajal, dem riMLF und dem Ncl. tractus optici (Area praetectalis). Er projiziert zu allen Augenmuskelkernen, und zwar ipsi- und kontralateral. Man nimmt an, daß er an der Integration des Bewegungssignals beteiligt ist, um die Augenposition zu erhalten.

Der **rostrale interstitielle Kern des MLF (riMLF)** steht vorwiegend unter dem Einfluß der kaudalen medialen PPRF, ferner des rostralen Ncl. vestibularis und des frontalen Blickfeldes (Area 8). Er projiziert zu den ipsilateralen Motoneuronen der Nuclei oculomotorius et trochlearis. Er ist beteiligt an der Programmierung schneller vertikaler Augenbewegungen. Es wird angenommen, daß er aus der PPRF das Signal erhält, das die verschiedenen Komponenten der Augenbewegungen triggert und koordiniert.

Kaudal vom riMLF liegt der seit langem bekannte **Ncl. interstitialis Cajal**, der Afferenzen aus der Area praetectalis, dem Colliculus superior, den vestibulären Kernen und wahrscheinlich auch aus der Area 8 empfängt. Er projiziert zu den ipsi- und kontralateralen Nuclei oculomotorius et trochlearis, wobei die Fasern zu den kontralateralen Kernen über die Commissura posterior verlaufen. Er projiziert außerdem zum ipsilateralen Ncl. vestibularis medialis und zum Rückenmark. Ähnlich wie der riMLF ist er an der Steuerung vertikaler Blickbewegungen beteiligt.

Der **Colliculus superior** ist ein bedeutendes Koordinationszentrum. Man unterscheidet eine oberflächliche Zone, in welche die oben beschriebenen visuellen Afferenzen einstrahlen, und eine tiefe Zone, die neben einer Reihe nichtvisueller Eingänge Afferenzen aus der Area 8 und der Area praetectalis erhält. Die einzige bekannte direkte Projektion zu den kontralateralen Augenmuskelkernen kommt aus der tiefen Zone als Teil des Tractus tectobulbaris und tectospinalis; indirekte Projektionen laufen über den riMLF und den Ncl. interstitialis Cajal, die PPRF, die Formatio reticularis des Mesencephalons, den Ncl. praepositus und die pontozerebelläre Bahn. Die Hauptleistung dieses Koordinationszentrums besteht darin, die konjugierten Augenbewegungen so zu steuern, daß das interessierende Objekt auf die Fovea abgebildet wird *(Foveation)*. Wenn das Objekt für die visuelle Analyse eingefangen ist, wird es

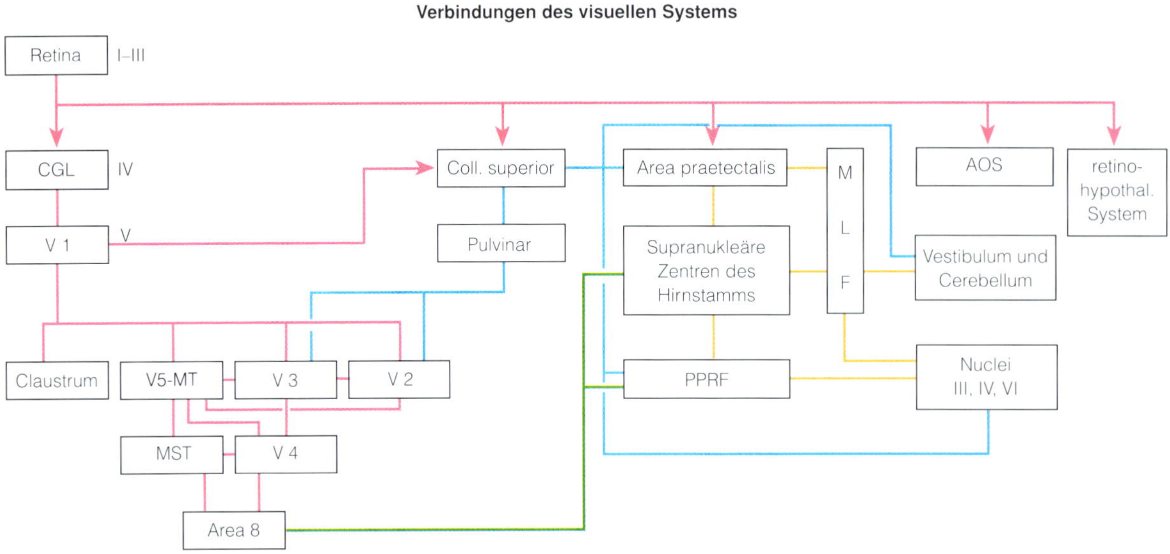

Abb. 16.24-55 Blockschaltbild des visuellen Systems. Es wurden nur die visuellen Zentren gezeichnet, die direkt oder indirekt Eingang aus der Retina bekommen. Andere Eingänge wie z. B. die spinalen Afferenzen zum okulomotorischen System sind nicht berücksichtigt. Die Verbindungen der höheren visuellen Areae (V2, V3, V4, V5-MT und Area 8) sind gemäß den Befunden bei Rhesusaffen dargestellt (Van Essen [45]). Sie sind für den menschlichen visuellen Kortex noch nicht in jedem Falle abgesichert. Es wurde vor allem auf den Weg zum frontalen Augenfeld (Area 8) geachtet, weil von dort wieder wichtige Verbindungen zu den okulomotorischen Zentren ausgehen. Andere visuelle Areae wurden der Übersichtlichkeit halber weggelassen. Weitere Abkürzungen: AOS = akzessorisches optisches System; CGL = Corpus geniculatum laterale; MLF = mediales longitudinales Längsbündel, Fasciculus longitudinalis medialis; PPRF = paramediane pontine Formatio reticularis. Die römischen Zahlen I bis V in der linken Bildhälfte bedeuten das 1. bis 5. Neuron der Sehbahn.

durch entsprechend koordinierte Augenbewegungen weiter verfolgt. Bei dem Entdecken und Verfolgen bewegter Objekte („Orientierungsantwort") spielt auch der zerebelläre Eingang eine bedeutende Rolle.

Bei der **Area praetectalis** ist der Ncl. tractus optici hervorzuheben. Er projiziert indirekt zu den Augenmuskelkernen, und zwar vor allem über den Ncl. praepositus. Weitere indirekte Verbindungen der Area praetectalis laufen über den Colliculus superior und den Ncl. interstitialis Cajal. Der Ncl. tractus optici ist eine wichtige Vermittlungsstation für den horizontalen optokinetischen Nystagmus. (Weiterführende Literatur zur Okulomotorik: [5].)

13.3 *Willentliche Augenbewegungen und frontales Augenfeld*

Die willkürlichen Augenbewegungen werden über den Cortex cerebri ausgelöst, und zwar das frontale Augenfeld (Area 8) und die parietotemporalen Areale (Areae 7a und 7b) und die laterale intraparietale Region (LIP). Vom frontalen Augenfeld gehen die Impulse über die bereits beschriebenen Wege über den Colliculus superior und die Area praetectalis an das okulomotorische System des Hirnstamms [4, 7].

14 *Struktur des visuellen Systems*

Die Struktur des visuellen Systems und seine Vernetzung mit anderen Systemen wird mit dem Blockschaltbild in Abb. 16.24-55 dargestellt. Jede Untereinheit ist selbst wieder mit zahlreichen anderen Teilsystemen vernetzt.

Anstelle der bisherigen Bezeichnungen der visuellen kortikalen Areae nach Brodmann haben sich neue Bezeichnungen durchgesetzt, die bezüglich ihrer Verbindungen und Funktionen besser abgegrenzt sind als die Areae nach Brodmann. Die visuelle Area I (**V1**) entspricht der Area 17, die visuelle Area II (**V2**) ist jedoch nicht mehr deckungsgleich mit Area 18. **V3** (vor allem orientierungs- und richtungsempfindliche Zellen, wenig ansprechbar auf Farbe) und **V4** (hoher Anteil von farbempfindlichen Zellen) sind weitere gut abgrenzbare visuelle Regionen. Die Region **V5** liegt am Übergang von Okzipital-, Parietal- und Temporalkortex und enthält vor allem bewegungsempfindliche Zellen. Weil sie in ihren Eigenschaften der Region MT bei Neuweltaffen analog ist, wird sie auch **V5-MT** genannt.

15 *Läsionen der Sehbahn*

Da die Sehbahn und die zentralen Verbindungen der Okulomotorik zu den am besten untersuchten Gebieten des Gehirns gehören, ist im visuellen System eine besonders genaue neurologische Diagnostik möglich. Es lassen sich zwei Hauptgruppen von Läsionen unterscheiden, nämlich solche, die auf der Wahrnehmungsseite liegen, und solche, welche die Blick- und die Pupillenmotorik betreffen.

15.1 *Gesichtsfeldausfälle*

Zerstörung eines Sehnervs hat für das betroffene Auge die völlige Erblindung und das Erlöschen der direkten Lichtreaktion der Pupille zur Folge (Abb. 16.24-56). Das Chiasma opticum

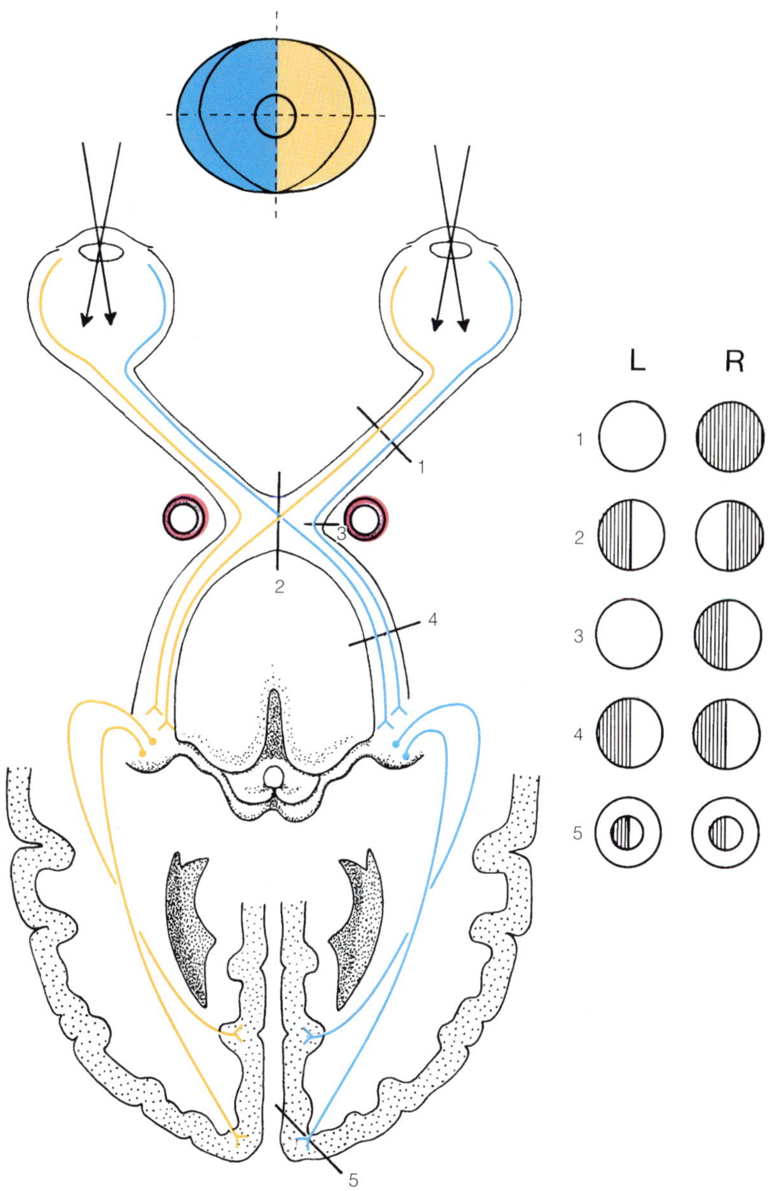

Abb. 16.24-56 Läsionen der Sehbahn. Das Gesichtsfeld ist wie in Abb. 16.24-49 dargestellt. Die Gesichtsfeldausfälle bei Läsionen an den Stellen 1 bis 5 der Sehbahn sind rechts gezeigt. 1 = Erblindung des rechten Auges; 2 = bitemporale Hemianopsie; 3 = nasale Hemianopsie rechts; 4 = homonyme Hemianopsie; 5 = homonymes hemianopisches Zentralskotom.

liegt topographisch gesehen an einem besonders gefährdeten Ort, weshalb es relativ häufig von Läsionen betroffen ist. Wird das Chiasma median durchtrennt, dann fallen die temporalen Gesichtsfeldhälften (nasale Retinahälften) aus: **bitemporale Hemianopsie.** Hypophysentumoren können eine entsprechende Schädigung hervorrufen. Wird das Chiasma von lateral etwa durch Verkalkung oder durch ein Aneurysma der benachbarten A. carotis interna komprimiert, dann werden die Fasern aus der temporalen Retinahälfte geschädigt, und es kommt zu einer **Hemianopsie,** die als **binasal** bezeichnet wird, wenn die Kompression beidseitig erfolgt. Die Unterbrechung des Tractus opticus führt zur Blindheit der gleichnamigen kontralateralen Gesichtsfeldhälfte, **homonyme Hemianopsie.** Das gleiche gilt von Läsionen der Radiatio optica und der Area 17. Es handelt sich immer um Störungen des homonymen Gesichtsfeldes, wobei meistens nur Teile des Gesichtsfeldes betroffen sind, da die Repräsentation des Gesichtsfeldes in der Radiatio optica und in der Area 17 wesentlich ausgedehnter ist als im Tractus opticus. Wenn der Okzipitalpol betroffen ist (z. B. durch Kontusion bei Unfällen), führt dies zu einem **homonymen hemianopischen Zentralskotom.**

15.2 Störungen der Blickmotorik

Die pathologische Analyse der Läsionen bei Störungen der Blickmotorik hat sehr viel zur Kenntnis der Bahnverbindungen beigetragen. Umgekehrt kann durch die genauere Kenntnis der Bahnverbindungen eine präzisere neurologische Diagnostik betrieben werden. Aus den zahlreichen neurologischen Störungen seien hier nur einige erwähnt.

Bei den Augenbewegungen unterscheiden wir **Blickzielbewegungen** (Sakkaden, Einstellbewegungen, Blicksprünge) und langsame, kontinuierliche **Folgebewegungen.** In der Gruppe der **horizontalen Blicklähmungen** führen die kortikalen (Area 8) und subkortikalen Läsionen zu einer Blicklähmung zur Gegenseite, weil die Fasern vor den Augenmuskelkernen kreuzen. Das intakte Augenfeld gewinnt in der tonischen Dauerinnervation der Bulbi das Übergewicht. Die Bulbi sind zur Seite des Herdes „hinübergeschoben", der Kranke „blickt seinen Herd an". Die pontinen Läsionen betreffen Strukturen, auf welche die bereits gekreuzten frontopontinen Bahnen treffen. Es kommt zu einer Blicklähmung zur Seite des Herdes, „der

Kranke schaut vom Herd weg". **Vertikale Blickparesen** werden vor allem durch Läsionen im Tegmentum mesencephali verursacht (Ncl. interstitialis CAJAL und riMLF).

15.3 Störungen der Pupillenmotorik

Ist der N. opticus unterbrochen, dann kommt es nicht nur zur totalen Erblindung des Auges, sondern auch zur **amaurotischen Pupillenstarre:** Die Belichtung des erblindeten Auges löst keine Verengung der Pupille aus, Belichtung des gesunden Auges führt zu einer konsensuellen Verengung des blinden Auges. Ist der N. oculomotorius gelähmt, dann reagiert die Pupille weder direkt noch indirekt auf Lichteinfall oder bei Konvergenz **(absolute Pupillenstarre).** Wird der pupillomotorische Reflexbogen zwischen Area praetectalis und Ncl. accessorius n. oculomotorii unterbrochen (Abb. 16.24-50), dann sind die direkte und die konsensuelle Lichtreaktion meist auf beiden Augen erloschen **(reflektorische Pupillenstarre).**

Literatur

[1] ALM, A., A. BILL: Blood flow and oxygen extraction in the cat uvea at normal and high intraocular pressures. Acta physiol. Scand. 80 (1970) 19–28.

[2] BECKER, B.: Carbonic anhydrase and the formation of aqueous humor. Amer. J. Ophthal. 47 (1959) 342–361.

[3] BIRK, D. E., J. M. FITCH, T. F. LINSENMAYER: Organization of collagen types I and V in the embryonic chicken cornea. Invest. Ophthal. 27 (1986) 1470–1477.

[4] BRODAL, A.: Neurological Anatomy in Relation to Clinical Medicine. Oxford University Press, New York 1981.

[5] BÜTTNER-ENNEVER, J. A.: Neuroanatomy of the Oculomotor System. Reviews of Oculomotorical Research, Vol. 2. Elsevier, Amsterdam 1988.

[6] CAJAL, S. R.: La rétine des vertébrés. La Cellule 9 (1893) 119–255.

[7] CARPENTER, M. B., J. SUTIN: Human Neuroanatomy. Williams & Wilkins, Baltimore 1983.

[8] CREUTZFELDT, O. D.: Cortex Cerebri. Springer, Berlin 1983.

[9] DOWLING, J.: The Retina. An Approachable Part of the Brain. Belknap Press, London 1987.

[10] DOWLING, J., B. B. BOYCOTT: Organization of the primate retina. Proc. roy Soc. Lond. B. 166 (1966) 80–111.

[11] EISNER, G.: Clinical anatomy of the vitreous. In: JACOBIEC, F. A. (ed.): Ocular Anatomy, Embryology, and Teratology, pp. 391–424. Harper & Row, Philadelphia 1982.

[12] FRANÇOIS, J.: Total and regressive cataracts. In: FRANÇOIS, J. (ed.): Congenital Cataracts, pp. 175–193. Royal Van Gorcum, Assen (Netherlands) 1959.

[13] FRISBY, J. P.: Optische Täuschungen. Sehen–Wahrnehmen–Gedächtnis. Weltbild, Augsburg 1989.

[14] GENESER, F.: Histologie. Deutsche Ausgabe bearbeitet von W. SCHWERDTFEGER. Deutscher Ärzteverlag, Köln 1990.

[15] GRAY'S Anatomy. 37th ed. WILLIAMS, P. L., R. WARWICK, M. DYSON, L. H. BANNISTER (eds.). Churchill Livingstone, Edinburgh 1989.

[16] GREGERSEN, E.: The tissue spaces in the human iris and their communications with the anterior chamber by way of the iridic crypts. Acta Ophthal. 36 (1958) 819–828.

[17] GRIERSON, I., W. R. LEE, S. ABRAHAM: Effects of pilocarpine on the morphology of the human outflow apparatus. Brit. J. Ophthal. 62 (1978) 302–313.

[18] HARTLINE, H. K.: The response of single optic nerve fibers of the vertebrate eye to illumination of the retina. Amer. J. Physiol. 121 (1938) 400–415.

[19] HELMHOLTZ, H. VON: Handbuch der physiologischen Optik. 3. Aufl. Voss, Hamburg–Leipzig 1909–1911.

[20] HOGAN, M. J., J. A. ALVARADO, J. E. WEDDELL: Histology of the Human Eye. W. B. Saunders, Philadelphia–London–Toronto 1971.

[21] HOLMBERG, A.: The fine structure of the inner wall of Schlemm's canal. Arch. Ophthal. 62 (1959) 956–958.

[22] HOYT, W. F., O. LUIS: Visual fiber anatomy in the infrageniculate pathway of the primate. Arch. Ophthal. 68 (1962) 94–106.

[23] HOYT, W. F., O. LUIS: The primate chiasm. Arch. Ophthal. 70 (1963) 69–85.

[24] HUBEL, D. H.: Eye, Brain, and Vision. Scientific American Library, New York 1988.

[25] KINOSHITA, J. H.: Some aspects of the carbohydrate metabolism of the cornea. Invest. Ophthal. 1 (1962) 178–186.

[26] KOKOTT, W.: Das Spaltlinienbild der Sklera. Klin. Mbl. Augenheilk. 92 (1934) 177–185.

[27] KUPFER, C., L. CHUMBLEY, J. DE C. DOWNER: Quantitative histology of optic nerve, optic tract and lateral geniculate nucleus of man. J. Anat. 101 (1967) 393–401.

[27a] LANZ T. V., W. WACHSMUTH: Praktische Anatomie. Kopf Teil B. Springer, Berlin–Heidelberg–New York 1979.

[28] MANNI, E., G. PALMIERI, R. MARINI: Central pathway of the extraocular muscle proprioception. Exp. Neurol. 42 (1974) 181–190.

[29] MAYR, R., J. GOTTSCHALL, H. GRUBER, W. NEUHUBER: Internal structure of cat extraocular muscle. Anat. Embryol. 148 (1975) 25–34.

[29a] NETTER, F. H.: Farbatlanten der Medizin. Bd. 5: Nervensystem I. Thieme, Stuttgart 1987.

[30] NIEUWENHUYS, R., J. VOOGD, C. VAN HUIJZEN: The Human Central Nervous System. A Synopsis and Atlas. 3rd ed. Springer, Berlin–Heidelberg–New York 1988.

[31] NILSSON, S. F. E., J. LINDER, A. BILL: Characteristics of uveal vasodilation produced by facial nerve stimulation in monkeys, cats and rabbits. Exp. Eye Res. 40 (1985) 841–852.

[32] OPPEL, O.: Microscopic investigations of the number and caliber of the medullated nerve fibers in the optic fasciculus in man. Arch. Ophthal. 166 (1963) 19–27.

[33] PEICHL, L.: Prinzipien der Bildverarbeitung in der Retina. Optometrie 3 (1990) 3–12.

[34] PERRY, V. H., R. OEHLER, A. COWEY: Retinal ganglion cells that project to the dorsal lateral geniculate nucleus in the macaque monkey. Neuroscience 12 (1984) 1101–1123.

[35] RAGER, G.: The cellular origin of the b-wave in the electroretinogram – a developmental approach. J. comp. Neurol. 188 (1979) 225–244.

[36] RODIECK, R. W.: The primate retina. Comp. Primate Biol. 4 (1988) 203–278.

[37] RODRIGUES, M. M., G. O. WARING III, J. HACKETT, P. DONOHOO: Cornea. In: JAKOBIEC, F. A. (ed.): Ocular Anatomy, Embryology, and Teratology, pp. 153–165. Harper & Row, Philadelphia 1982.

[38] ROHEN, J. W.: Scanning electron microscopic studies of the zonular apparatus in human and monkey eyes. Invest. Ophthal. 18 (1979) 133–144.

[39] ROHEN, J. W., R. WITMER: Electron microscopic studies on the trabecular meshwork in glaucoma simplex. Albrecht v. Graefes Arch. klin. exp. Ophthal. 183 (1972) 251–266.

[40] RUSKELL, G. L.: Facial parasympathetic innervation of the choroidal blood-vessels in monkeys. Exp. Eye Res. 12 (1971) 166–172.

[41] SHAPLEY, R., V. H. PERRY: Cat and monkey retinal ganglion cells and their visual functional roles. Trends Neur. 9 (1986) 229–235.

[42] STRYER, L.: Die Sehkaskade. Spektrum der Wissenschaft 9 (1987) 86–95.

[42a] SOBOTTA, J.: Atlas der Anatomie des Menschen. 18. Aufl. Urban & Schwarzenberg, München–Wien–Baltimore 1982.

[43] SZENTAGOTHAI, J.: Neuronal and synaptic architecture of the lateral geniculate nucleus. In: AUTRUM, H., R. JUNG,

W. R. LOEWENSTEIN, D. W. MACKAY, H. L. TEUBER (eds.): Handbook of Sensory Physiology. Bd. VII/3, pp. 141–176. Springer, Berlin 1973.

[44] TORCZYNSKI, E.: Choroid and suprachoroid. In: JAKOBIEC, F. A. (ed.): Ocular Anatomy, Embryology, and Teratology, pp. 553–585. Harper & Row, Philadelphia 1982.

[45] VAN ESSEN, D. C.: Functional organization of primate visual cortex. In: PETERS, A., E. G. JONES (eds.): Cerebral Cortex. Vol. 3. Visual Cortex, pp. 259–329. Plenum, New York 1985.

[46] VAN DER ZYPEN, E.: Über die Bedeutung des Ziliarmuskels für den Kammerwasserabfluß. Eine elektronenmikroskopische Studie. Verh. Anat. Ges. 66 (1971) 245–252.

[47] VAN DER ZYPEN, E.: Die Bedeutung der Altersveränderungen am Corpus ciliare des menschlichen Auges für die Presbyopie und die Kammerwasserzirkulation. Verh. Anat. Ges. 69 (1975) 665–671.

[48] VAN DER ZYPEN, E.: The arrangement of the connective tissue in the stroma iridis of man and monkey. Exp. Eye Res. 27 (1978) 349–357.

[49] VAN DER ZYPEN, E., F. FANKHAUSER: Die Bruch'sche Membran und ihre Bedeutung für die Retinopexie nach Laserbestrahlung. Klin. Mbl. Augenheilk. 196 (1990) 338–341.

[50] WÄSSLE, H., B. B. BOYCOTT: Functional architecture of the mammalian retina. Physiol. Rev. 71 (1991) 447–480.

[51] ZENKER, W., H. ANZENBACHER: On the different forms of myo-neural junction in two types of muscle fiber from external ocular muscles on the rhesus monkey. J. Cell. comp. Physiol. 63 (1964) 273–285.

16.25 Makroskopische und mikroskopische Anatomie des statoakustischen Organs. Hörleitung

W. FIRBAS

1 *Einleitung*

Im Bereich des menschlichen Ohres sind zwei Sinnesorgane für die Aufnahme mechanischer Reize untergebracht: das **Gehör**- und das **Gleichgewichtsorgan.** Dieses Nebeneinander zweier Sinnessysteme erklärt sich aus der Evolution dieser Region. Die für den Menschen und die höheren Wirbeltiere zutreffende Gliederung in äußeres, mittleres und inneres Ohr ist das Resultat einer langandauernden Entwicklung (Abb. 16.25-1). Das **Reizverteilungs**- und **Reiztransformationsorgan** (Innenohr) wurde für die Aufnahme akustischer Reize durch **Reiztransportorgane** (äußeres und mittleres Ohr) ergänzt. Der ursprüngliche Teil – das Innenohr – ist bei einfach gebauten Vertebraten in erster Linie Sitz des Gleichgewichtssinnes. Das Innenohr, aufgrund seiner komplizierten räumlichen Gestaltung auch als **Labyrinth** bezeichnet, besteht aus Hohlräumen, die durch Einstülpung eines Ektodermbezirks der Kopfregion, der *Labyrinthplakode*, entstanden sind und die mit einer Flüssigkeit, der *Endolymphe*, gefüllt sind. Die typische Gliederung des Labyrinths als Gleichgewichtsorgan findet sich fast bei allen Vertebraten [32]. Es besteht aus Hohlräumen, die miteinander verbunden sind, dem *Utriculus* und dem *Sacculus*. Vom Utriculus gehen drei halbkreisförmige enge Gänge ab, die aufeinander senkrecht stehen, die *Bogengänge*. Das Gehörorgan entwickelt sich aus einer Erweiterung des Sacculus, die als *Lagena* bezeichnet wird (Abb. 16.25-2).

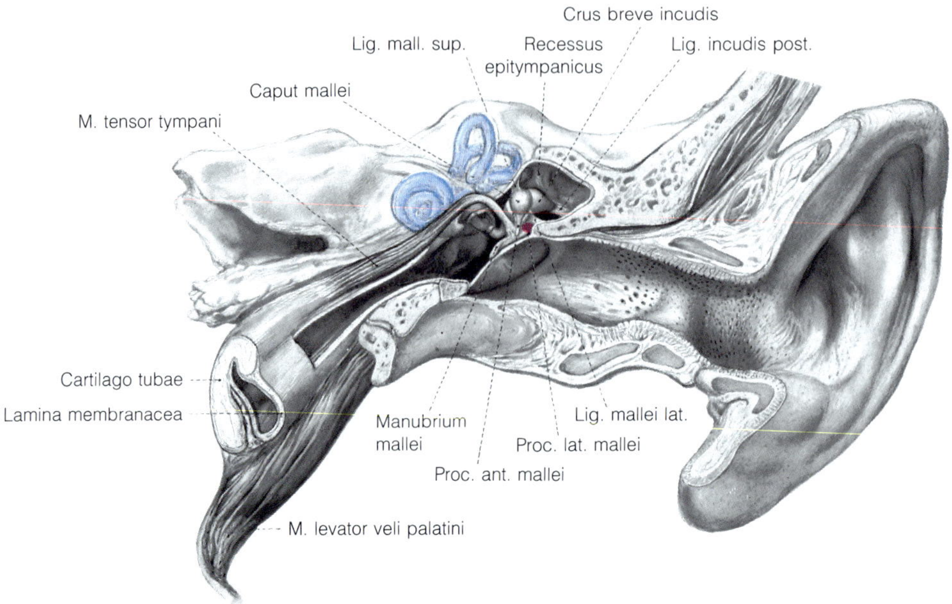

Abb. 16.25-1 Übersicht über das äußere Ohr, das Mittelohr und das innere Ohr (rot: Recessus membranae tympani superior).

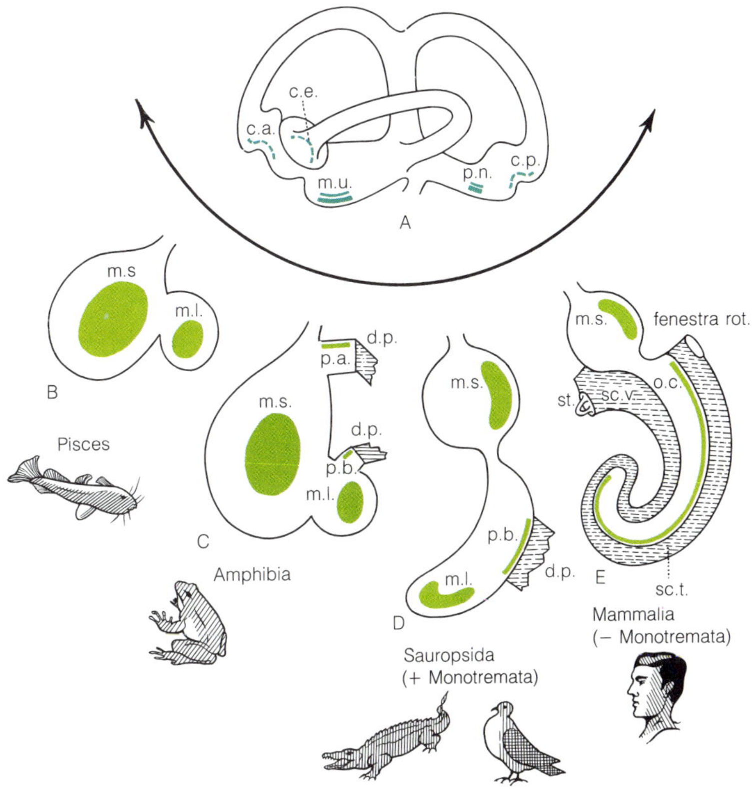

Abb. 16.25-2 Schemata zur vergleichenden Anatomie des Labyrinths. A: der allen Klassen gemeinsame Utriculus mit den drei Bogengängen; m. u. = Macula utriculi; p. n. = Papilla neglecta; c. a., c. e., c. p. = Crista anterior, externa (= lateralis), posterior; B, C, D, E: = die untere Labyrinthhälfte bei Fischen, Amphibien, Sauropsiden und Säugern; m. s. = Macula sacculi; m. l. = Macula lagenae; p. a. = Papilla amphibiorum; p. b. = Papilla basilaris; o. c. = CORTIsches Organ; sc. v., sc. t. = Scala vestibuli, Scala tympani; d. p. = Ductus perilymphaticus; st. = Stapes. (Nach DE BURLET [6] und WESTON)

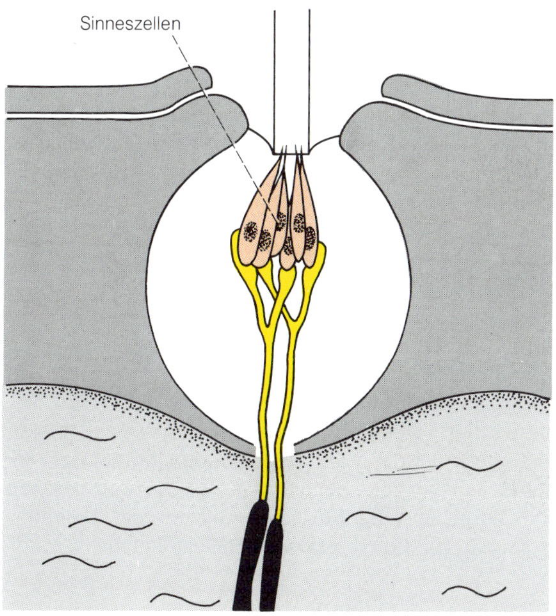

Abb. 16.25-3 Sinneshügel (Neuromast) des Seitenlinienorgans. Sinneszellen (rosa) und ableitende Nervenfasern. (Nach FLOCK [9])

Aus dieser Lagena entsteht schließlich die **Schnecke** *(Cochlea)* der höheren Wirbeltiere (Vögel und Säugetiere). In den einzelnen Abschnitten des Labyrinths finden sich Rezeptoren, die die Transduktion der mechanischen Reize in Zellerregungen bewirken. Diese Rezeptoren sind sekundäre Sinneszellen, die zugehörigen afferenten Nervenzellen gehören zum VIII. Hirnnerven, dem **N. vestibulocochlearis**. Die Sinneszellen des Labyrinths lassen sich im Prinzip von den Sinneszellen des Seitenlinienorgans der Fische und Amphibien ableiten. Gleichgewichts-, Gehör- und Seitenlinienorgan werden zum Acustico-Lateralis-System zusammengefaßt. Die Sinneszellen des Seitenlinienorgans finden sich in den Neuromasten (Abb. 16.25-3) [9]. Die Sinneszellen besitzen Zilien, die in eine gallertige Masse *(Cupula)* eintauchen. Durch Wasserströmung wird die Cupula abgebogen. Die Sinneshaare werden durch diese Scherung in adäquater Weise gereizt [8]. Die Scherung der Sinneshaare ist auch im Gleichgewichts- und Gehörorgan als adäquater Reiz wirksam. Drehbeschleunigung und geradlinige Beschleunigung wirken am Gleichgewichtsorgan, herantransportierte Schallwellen am Gehörorgan in gleicher Weise.

Die Sinneszellen sind im Labyrinth zu Sinneszellagern (Sinnesepithelien) zusammengefaßt: *Cristae ampullares* in den Bogengängen, *Macula utriculi* und *Macula sacculi* (Otolithenmembranen) und das CORTIsche Organ in der Cochlea. Das ursprüngliche Sinnesorgan ist also das Gleichgewichtsorgan. Akustische Reize werden aber auch schon von Fischen wahrgenommen. Mit der Entwicklung der Landwirbeltiere entfaltete sich das Gehörorgan in entsprechender Weise. Allmählich bildete sich ein äußerst wirkungsvolles Übertragungssystem für Schallwellen von der Luft zum Innenohr heraus. Dieses Übertragungssystem wirkt verstärkend, indem es die Schallwellen gezielt an die Rezeptoren des Innenohrs heranbringt. Anatomisch äußert sich die Entstehung dieses schalleitenden Apparats in der Ausbildung des Mittelohres. Von der ersten Kiementasche wächst die **Paukenhöhle** *(Cavum tympani [Cavitas tympanica])* aus. Sie bleibt mit dem Pharynx durch die **Ohrtrompete** *(Tuba auditiva [auditoria]* EUSTACHII*)* in Verbindung und ist daher mit Luft erfüllt. Von der Außenseite des Kopfes ist die Paukenhöhle nur durch das dünne **Trommelfell** *(Membrana tympani [tympanica])* getrennt. Ektoderm und Entoderm stoßen hier also aneinander. Die Schallwellen werden von außen über das Mittelohr an das Labyrinth herangebracht. Das Labyrinth ist im Schläfenbein untergebracht und von Flüssigkeit *(Perilymphe)* umgeben. Die Hohlräume des Schläfenbeins, in denen die Teile des Labyrinths untergebracht sind, werden als **knöchernes Labyrinth** bezeichnet. Das knöcherne Labyrinth öffnet sich mit zwei Fenstern: **ovales Fenster** *(Fenestra vestibuli)* und **rundes Fenster** *(Fenestra cochleae)* gegen das Cavum tympani. Die Schallwellen müssen auf die Perilymphe übertragen werden, um das Labyrinth zu erreichen. Die Übertragung der Schallwellen wird von knöchernen Strukturen übernommen. Bei Amphibien, Reptilien und Vögeln erfüllt diese Aufgabe die *Columella* (Abb. 16.25-4). Die Columella ist mit dem Trommelfell verwachsen und steckt mit dem anderen Ende im ovalen Fenster *(Fenestra vestibuli)*. Dadurch kann

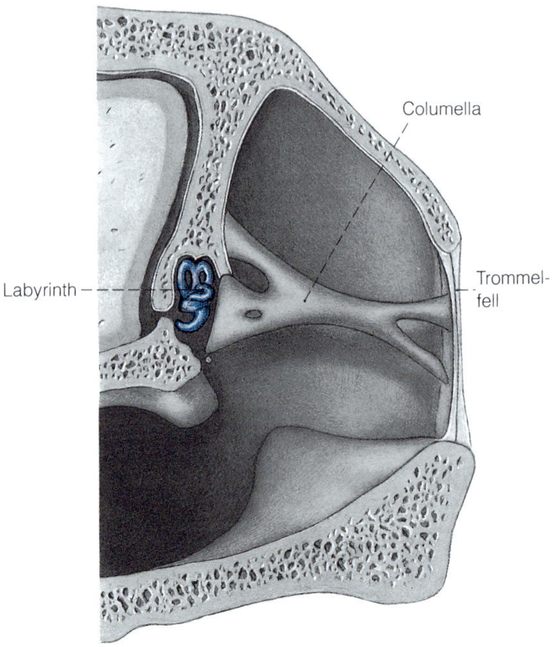

Abb. 16.25-4 Columella als schallübertragendes Skelettstück zwischen Trommelfell und Innenohr. (Nach ROMER [27])

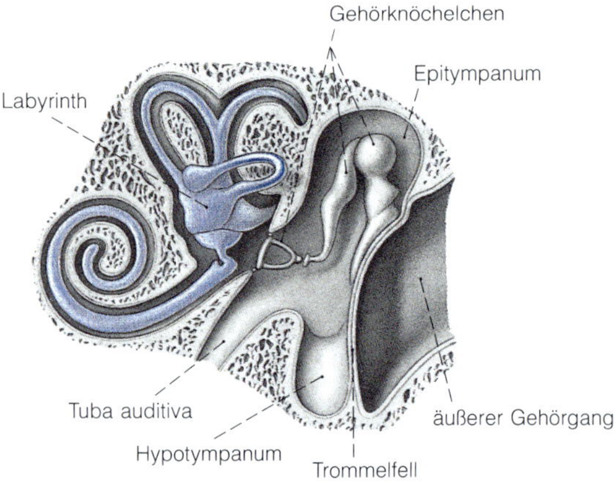

Abb. 16.25-5 Gehörknöchelchenkette der Säugetiere. (Nach ROMER [27])

die Columella die durch auftreffende Schallwellen entstandenen Trommelfellschwingungen auf die Perilymphe übertragen. Bei den Säugetieren wird dieser Schallleitungsapparat weiter verfeinert: Zur Columella, die als **Steigbügel** *(Stapes)* verwendet wird, treten nach einer einzigartigen Entwicklung zwei weitere Knochen, **Hammer** *(Malleus)* und **Amboß** *(Incus)* (Abb. 16.25-5). Nach der REICHERT-GAUPPschen Theorie [27] haben sich diese beiden Knöchelchen aus den Knochen des primären Kieferskeletts (Articulare und Quadratum) der niederen Vertebraten entwickelt.

Für die Übertragung der Schallwellen vom Trommelfell zum Innenohr stehen den Säugetieren damit eine Kette von Knöchelchen zur Verfügung. Diese Verbesserung des Leitungsapparats führt zu einer höheren Leistungsfähigkeit des Sinnesorgans: Geringere Intensitäten und ein weiteres Frequenzspektrum können übertragen werden [14]. Auch das äußere Ohr ist erst bei den Säugetieren ausgebildet. Neben einem äußeren Gehörgang, der auch schon bei Vögeln zu finden ist, entwickelt sich die Ohrmuschel. Sie ist ein typisches Merkmal der Säugetiere und ermöglicht vor allem die besonders genaue Lokalisation einer Schallquelle.

2 *Äußeres Ohr*

Das äußere Ohr dient dem Auffangen der Schallwellen. Nur wenn die Ohrmuschel größer ist als die Wellenlänge der aufgefangenen Schallwellen, kann sie als wirkungsvoller Schallfänger funktionieren. Für den Menschen bedeutet das, daß die Schallaufnahme unter 1000 Hertz[1] weniger gut möglich ist. Bioakustisch gesehen, sind Form und Stellung der Ohrmuschel besonders wichtig für die Lokalisation einer Schallquelle. Wird die

[1] Hertz = Einheit der Frequenz (Zahl der Schwingungen pro Sekunde)

Stellung der Ohrmuschel z. B. durch eine operative Korrektur verändert, so kann sich das Vermögen, eine Schallquelle zu lokalisieren, verschlechtern.

Die äußere Ohröffnung liegt zwischen den ersten beiden Viszeralbogen. Die Ohrmuschelgrube entsteht durch eine Verbreiterung der ersten Kiemenfurche. Die Bildung der **Ohrmuschel** *(Auricula)* verläuft sehr variabel. Die fertige Ohrmuschel besitzt ein Skelett aus elastischem Knorpel. Das **Ohrläppchen** *(Lobulus)* enthält nur Fettgewebe. Das knorpelige Gerüst der Ohrmuschel ist reich gegliedert (Abb. 16.25-6). Der Grad der Einrollung des *Helixrandes*, die Entwicklung des *Tragus* und *Antitragus* sowie die Ausbildung des Ohrläppchens sind sehr variabel. Bisweilen ist am Ohrrand ein **DARWINsches Höckerchen** *(Tuberculum auriculae)* ausgebildet, das der Ohrspitze des Säugetierohres entspricht.

Die **Ohrmuschel** steht in einem Winkel von 25–45° vom Schädel ab.

Stärker abstehende Ohren sind bei Männern häufiger. Fehlstellungen können durch Einschnitte an der Medialseite korrigiert werden. Der plastische Aufbau eines neuen Ohres bei Aplasie oder Zerstörung ist schwierig, daher soll ein bei einem Unfall abgetrenntes Ohr aufbewahrt und wieder angenäht werden, da es relativ leicht anwächst.

Die Haut, die die Ohrmuschel überzieht, hat wenige Schweißdrüsen. Bei manchen Säugetieren mit großen Ohren (Elefant) kann die dünne und gut durchblutete Haut durch Wärmeabgabe zur Temperaturregulation beitragen. Die Haut ist außen fest, innen locker mit der Unterlage (Knorpel) verbunden. Die Außenseite schluckt daher den Schall weniger und reflektiert ihn gut in den äußeren Gehörgang.

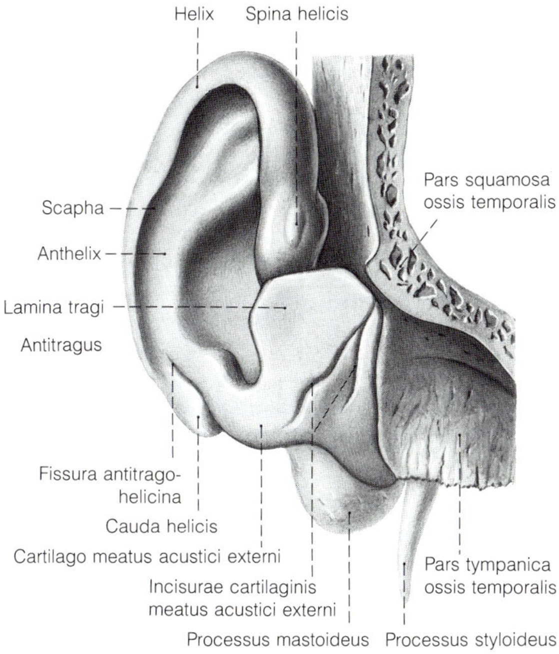

Abb. 16.25-6 Knorpel des rechten äußeren Ohres im Zusammenhang mit dem Schläfenbein. (Nach SOBOTTA)

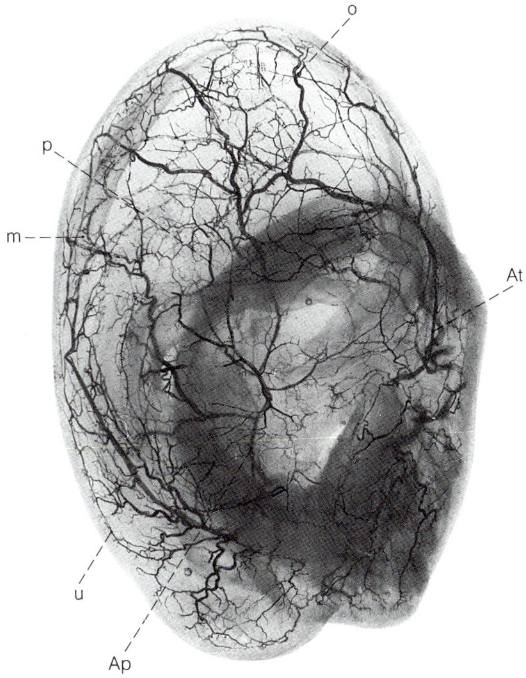

Abb. 16.25-7 An einer mit Tusche injizierten menschlichen Ohrmuschel, die nach SPALTEHOLZ durchsichtig gemacht wurde, sieht man die versorgenden Arterien: A. auricularis posterior. (Ap) mit oberen (o), mittleren (m) und unteren (u) Ästen. Der perforierende Ast (p) liegt im oberen Teil. At = A. temporalis superficialis.

Die Ohrmuschel ist durch einige Ligamente an das Os temporale geheftet. Verschiedene Muskeln ziehen vom Schädel an die Ohrmuschel bzw. finden sich an beiden Seiten des Ohrknorpels. Sie werden vom N. facialis innerviert. Es gibt drei äußere Ohrmuskeln und sieben Binnenmuskeln. Die äußeren sind die *Mm. auricularis anterior, superior* und *posterior*, sie verändern die Ohrstellung. Die Beweglichkeit und die aktive Verformbarkeit der menschlichen Ohrmuschel sind aber, verglichen mit der anderer Säugetiere, relativ gering. Die sensible Innervation der Außenseite erfolgt durch den *N. mandibularis (N. auriculotemporalis)*, die der Innenseite durch den *Plexus cervicalis (N. auricularis magnus)*. Die Blutversorgung der Ohrmuschel, besonders der Haut, ist sehr gut und wird von mehreren Gefäßen geliefert *(A. temporalis superficialis, A. occipitalis* und *A. auricularis posterior)*.

Die A. auricularis posterior versorgt mit einigen Ästen die Hinterseite der Ohrmuschel. Mit einem perforierenden Ast tritt sie auch an die Außenseite (Abb. 16.25-7). Bisweilen übernimmt aber die A. occipitalis fast die gesamte Versorgung der Rückseite.

Der **äußere Gehörgang** entsteht aus der ersten Kiemenfurche. Es sind zwei Abschnitte zu unterscheiden: der primäre mediale und der sekundäre laterale. Nur im lateralen Anteil finden sich Haar- und Drüsenanlagen. Am fertigen Gehörgang sind ein **knorpeliger** und ein **knöcherner Teil** zu unterscheiden. Der knöcherne

Gehörgang wird von der Pars tympanica des Schläfenbeins gebildet. Der gesamte Gehörgang bis zum Trommelfell ist etwa 24 mm lang. Wegen der Lage des Trommelfells sind die Wände verschieden lang: Vorne und unten sind sie länger als oben und hinten. Der Gehörgang verläuft schraubenförmig.

Das am Ende liegende Trommelfell wird erst sichtbar, wenn man durch Zug an der Ohrmuschel nach hinten und oben die Anfangskrümmung ausgleicht. Beim Kind ist der Gehörgang kürzer, und damit liegt das Trommelfell oberflächlicher und kann leichter inspiziert werden.

An der Vorderwand des Gehörgangs liegt die *Glandula parotidea.* Es können daher Entzündungen dieser Drüse durch den Knorpel oder durch Knochendehiszenzen *(Foramen* HUSCHKE) in den äußeren Gehörgang einbrechen. Wenn man mit dem Finger in den äußeren Gehörgang eingeht, kann man die Bewegungen des Unterkieferköpfchens beim Öffnen des Mundes spüren.

Die Haut des knorpeligen Gehörgangs besitzt neben Haaren *(Tragi)* charakteristische Drüsen. Es gibt Talgdrüsen und apokrine Drüsen, die mit ihrem Sekret den Talg aufweichen. Das Sekret dieser apokrinen Drüsen enthält neben Lipiden auch verschiedene Kohlehydrate. Das Gemisch von Drüsensekreten und Epidermisschuppen wird als **Ohrenschmalz (Cerumen)** bezeichnet. Es werden zwei Typen von Cerumen unterschieden: ein flüssiger und ein trockener Typ. Der trockene Typ ist von hellerer Farbe. Das Epithel des äußeren Gehörgangs und des Trommelfells zeigt charakteristische Zellwanderungen, wodurch das Cerumen nach außen transportiert wird.

Durch mangelhafte Reinigung kann ein Zeruminalpfropf entstehen, der natürlich die Schalleitung im äußeren Gehörgang behindert. Es kann nötig sein, den Pfropf durch Spülung des Gehörgangs zu entfernen.

Die Haut im Gehörgang ist fest mit der Unterlage verbunden. Die Haut des Gehörgangs ist gut innerviert (erogene Zone). Neben dem *N. auriculotemporalis* und dem *N. auricularis magnus* ist auch der *Ramus auricularis n. vagi* an der Innervation beteiligt.

Entzündungen im Gehörgang (Furunkel) sind äußerst schmerzhaft, da infolge der festen Haftung der Haut an ihrer Unterlage sofort starke Spannungen entstehen.

Der Vagusast ist dafür verantwortlich, daß bei Berührung der Haut im Gehörgang über den N. vagus reflektorisch Hustenstöße ausgelöst werden können. Kleine, im Gehörgang liegende Fremdkörper können sogar Ursache für chronischen Hustenreiz sein.

Bau und Ausstattung des äußeren Gehörgangs können als Schutzeinrichtungen für das Trommelfell verstanden werden. Akustisch gesehen, leitet der Gang von der Ohrmuschel aufgenommene Luftschwingungen zum Trommelfell. Die Luftsäule im Gehörgang kann Resonanzschwingungen zeigen, was zur Verstärkung bestimmter Frequenzen (2500–5000 Hz) beiträgt.

3 *Trommelfell*

Am Ende des äußeren Gehörgangs liegt das **Trommelfell** *(Membrana tympani [tympanica]).* Das Trommelfell schließt den äußeren Gehörgang gegen die Paukenhöhle ab. Es ist im *Sulcus tympanicus* des *Os tympanicum* befestigt. Da das Tympanicum hinten oben eine *Incisura tympanica* hat, ist das Trommelfell hier an der *Pars squamosa* des *Os temporale* fixiert. Das Trommelfell ist mit einem verstärkten Anulus fibrocartilagineus am Knochen befestigt. Beim Neugeborenen liegt das Trommelfell nahezu horizontal, beim Erwachsenen ist es so eingefügt, daß es nach vorne, unten und lateral geneigt ist. Der äußere Gehörgang ist also oben kürzer als unten.

Bei otoskopischer Betrachtung zeigt sich das Trommelfell als perlmuttgraue, elliptische Fläche, die in der Mitte *(Umbo)* etwas eingezogen ist (Abb. 16.25-8). Der horizontale Durchmesser beträgt 8,5 mm, der vertikale 10 mm, die Dicke ist etwa 0,1 mm. Vom Umbo nach vorne oben zieht die *Stria mallearis,* hervorgerufen durch den mit der Innenseite des Trommelfells verwachsenen **Hammergriff** *(Manubrium mallei).* Am oberen Ende der Stria mallearis laufen die beiden *Plicae malleares (anterior et posterior)* nach vorne oben und hinten oben. Zwischen den beiden Falten liegt die *Pars flaccida* (**SHRAPNELLsche Membran**) des Trommelfells. Der übrige, größere Teil des Trommelfells wird als *Pars tensa* bezeichnet. Die beiden Anteile unterscheiden sich im Aufbau.

Vom Umbo nach vorne unten wird bei der Beleuchtung des Trommelfells ein **dreieckiger Lichtreflex** sichtbar. Die Lage des Lichtreflexes ermöglicht Rückschlüsse auf die Stellung und Spannung der Membrana tympani. Unter günstigen Bedingungen sind noch weitere Details der Gehörknöchelchen und des Mittelohrs durchschimmernd zu erkennen.

Zur Orientierung wird das Trommelfell in vier Quadranten eingeteilt. Der Mittelpunkt des Quadrantennetzes ist der Umbo.

Das Trommelfell läßt mehrere **Schichten** erkennen: außen die **Cutisschicht** *(Stratum cutaneum,* gebildet von der Haut des äußeren Gehörgangs), in der Mitte die **Lamina propria** *(Stratum fibrosum)* und innen die **Schleimhautschicht** *(Stratum mucosum,* ohne Submukosa dem Stratum fibrosum aufliegend). Das Stratum fibrosum als schallaufnehmender Anteil zeigt in der Pars tensa charakteristische Faserverlaufsrichtungen (Abb. 16.25-9). Es werden radiär, zirkulär, transversal und parabolisch verlaufende Bündel kollagener Fasern unterschieden. In der Pars flaccida ist die Faserschicht dünn und locker gewebt.

Das Trommelfell wird vorwiegend vom äußeren Gehörgang aus mit Blut versorgt (Äste der A. auricularis profunda, A. temporalis superficialis und A. auricularis posterior). Die Innervation erfolgt über *Ramus auricularis n. vagi, Plexus pharyngeus* und *Plexus tympanicus.*

4 *Mittelohr*

Unter **Mittelohr** [17] versteht man verschiedene, mit Schleimhaut ausgekleidete, lufthaltige Räume im Os temporale. Hauptraum des Systems ist das *Cavum tympani* **(Paukenhöhle)** mit dem schalleitenden Apparat

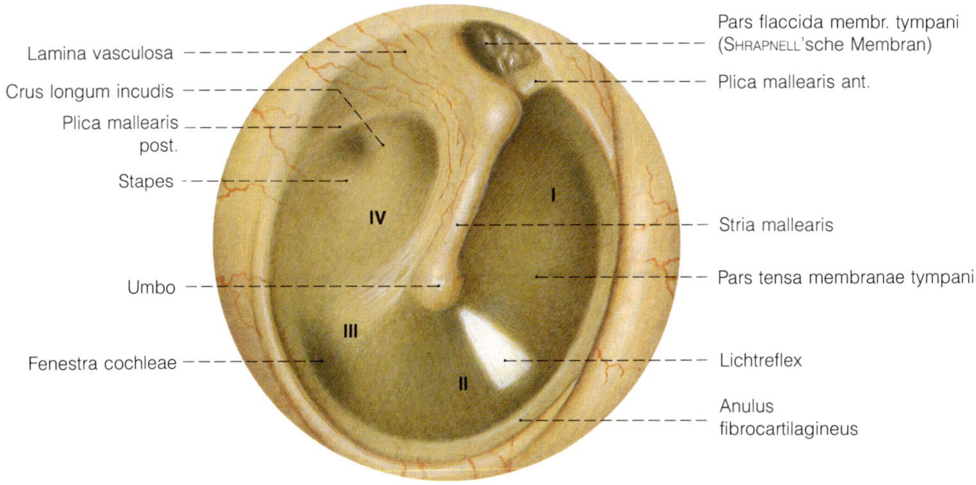

Abb. 16.25-8 Normales rechtes Trommelfell des Menschen – otoskopisches Bild. I = vorderer oberer Quadrant, II = vorderer unterer Quadrant, III = hinterer unterer Quadrant, IV = hinterer oberer Quadrant.

(Gehörknöchelchen). Ihm angeschlossen sind nach hinten das *Antrum mastoideum*, das zu den *Cellulae mastoideae (Adnexa mastoidea)* führt, und die *Tuba auditiva* **(Ohrtrompete)** nach vorne medial. Neben den Cellulae mastoideae gibt es noch weitere luftgefüllte Räume (Pneumatisation des Os temporale). Es sind also die einzelnen Räume, ihre Wände und ihr Inhalt zu beschreiben.

4.1 Paukenhöhle (Cavum tympani [Cavitas tympanica])

Die Paukenhöhle ist ein hoher und schmaler Raum zwischen dem Trommelfell und dem Labyrinth. Der Abstand zwischen Trommelfell und Labyrinth beträgt nur etwa 2 mm. An der Paukenhöhle können sechs Wände und drei Stockwerke unterschieden werden. Durch die Tuba auditiva ist die Paukenhöhle mit dem Nasenrachenraum *(Epipharynx)* in Verbindung. Die Paukenhöhle und ihre Nebenräume sind mit Schleimhaut ausgekleidet. Da die Schleimhaut auch den Inhalt der Paukenhöhle (Gehörknöchelchen, Mittelohrmuskeln und Nerven) überzieht, entstehen Übergangsfalten und Schleimhautbuchten. Manche dieser Übergangsfalten enthalten stärkere Züge von Bindegewebsfasern und werden daher als Bänder (Ligamente) bezeichnet.

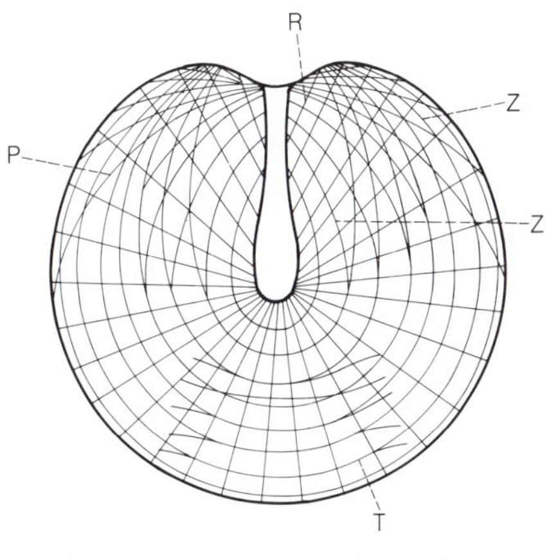

Abb. 16.25-9 Anordnung der Fasern in der Lamina propria des menschlichen Trommelfells. Z = Zirkulärfasern, P = parabolische Fasern, R = Radiärfasern, T = Transversalfasern. (Nach KIRIKAE [16])

Die Schleimhaut, auch als **Mukoperiost** bezeichnet, besteht aus einer einschichtigen Epithellage und einem dünnen Bindegewebsstroma. Das Epithel setzt sich aus Flimmerzellen und Becherzellen, stellenweise aus platten Zellen zusammen. Die Zelltypen sind verschieden verteilt. Im Hypotympanum, am Tubeneingang und in der Tube gibt es zahlreiche Flimmerzellen (88% Flimmerzellen, 12% Becherzellen). In den Cellulae mastoideae gibt es fast keine Becherzellen. Bei chronischen Entzündungen im Mittelohr vermehren sich die schleimproduzierenden Becherzellen.

Die Schleimhaut des Mittelohrs besitzt also ein mukoziliäres Transportsystem, das als Teil des Abwehrsystems im Mittelohr verstanden werden kann.

Das Cavum tympani wird in ein oberes Stockwerk, **Epitympanum** *(Recessus epitympanicus, Atticus*, dessen oberster Teil als *Pars cupularis* bezeichnet wird; über dem Trommelfell gelegen), in ein mittleres, **Mesotympanum** (hinter dem Trommelfell gelegen), und in ein unteres Stockwerk, **Hypotympanum** (unter dem Trommelfell gelegen), unterteilt. Die sechs Wände der Paukenhöhle werden in bezeichnender Weise nach den nachbarlichen Beziehungen benannt. Der größte Teil der **lateralen Wand** *(Paries membranaceus)* wird vom Trommelfell gebildet. Im oberen Teil ist diese Wand knöchern (die Pars squamosa bildet das *Scutum tympanicum*). Durch diesen knöchernen Wandteil kann der Recessus epitympanicus operativ erreicht werden (Abb. 16.25-10). Die gegenüberliegende **mediale Wand** *(Paries labyrinthicus)* erhält ihr Relief durch das dahinterlie-

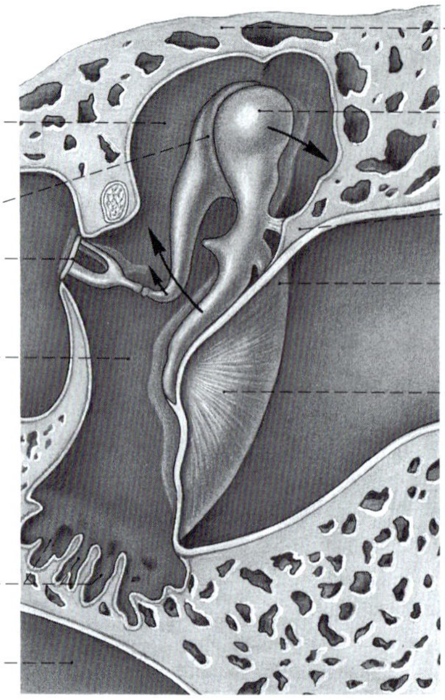

Abb. 16.25-10 Frontalschnitt durch die Pauke. Pfeile und Strichelung zeigen Bewegungsmechanismus und Lageänderung von Trommelfell und Gehörknöchelchen bei Schalleinwirkung.

gende Labyrinth (Abb. 16.25-11). Am auffälligsten sind die beiden **Labyrinthfenster:** *Fenestra vestibuli (ovalis)* und *Fenestra cochleae (rotunda)*. In der Fenestra vestibuli sitzt die Fußplatte (Basis) des Steigbügels. Die Fenestra cochleae ist durch eine Membran *(Membrana tympani secundaria)* verschlossen. Die beiden Fenster sind verschieden groß: Die Fläche der Fenestra vestibuli beträgt 3 mm^2, die der Fenestra cochleae 2 mm^2 [22]. Zwischen den beiden Fenstern erhebt sich das auffällige *Promontorium*, das durch die Basalwindung der Schnecke aufgeworfen wird. Bei manchen Säugetieren (z.B. beim Meerschweinchen) ragt fast die ganze Schnecke in die Paukenhöhle. Bei solchen Tieren können experimentelle Eingriffe an der Schnecke leicht durchgeführt werden. Unterhalb des Promontoriums liegt die Nische zum runden Fenster *(Fossula fenestrae cochleae)*. Nach vorne zu läuft das Promontorium gegen den *Canalis musculotubarius* aus. Der obere *Semicanalis m. tensoris tympani* endet mit einem nach lateral gerichteten Fortsatz *(Processus cochleariformis)*. Die Sehne des *M. tensor tympani* zieht von hier nach lateral zum Hammer (Abb. 16.25-11).

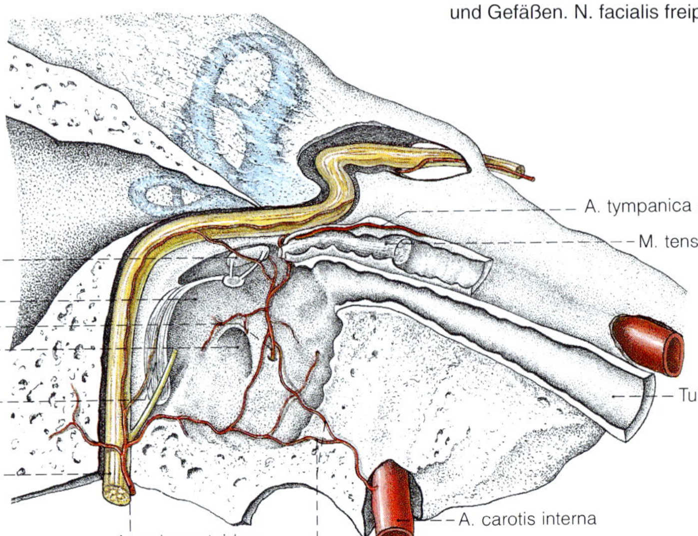

Abb. 16.25-11 Mediale Paukenwand mit Binnenohrmuskeln und Gefäßen. N. facialis freipräpariert.

Die feinen Furchen auf der Oberfläche des Promontoriums werden durch die Äste des Plexus tympanicus hervorgerufen, über den sich der *N. tympanicus* aus dem *N. glossopharyngeus* mit dem *N. petrosus minor* verbindet (JACOBSONsche Anastomose, parasympathische Fasern führen vom N. glossopharyngeus zum *Ganglion oticum).*

Die **hintere Wand** der Paukenhöhle *(Paries mastoideus)* vermittelt den Zugang *(Antrum mastoideum)* zu den *Cellulae mastoideae.* Als *Aditus ad antrum* bezeichnet man den Übergang vom Cavum tympani zum Antrum mastoideum. Überdies ist hier, oberhalb der Fenestra vestibuli, die *Prominentia canalis facialis* zu erkennen. Über der Vorwölbung des Fazialiskanals liegt die *Prominentia canalis semicircularis lateralis* (Vorwölbung des lateralen Bogengangs). Am absteigenden Teil des Fazialiskanals findet sich die *Eminentia pyramidalis*, an deren Spitze der M. stapedius austritt. Hinter dem Fazialiskanal gibt es einen variablen *Sinus tympani* (Abb. 16.25-11).

Dieser Raum spielt bei chronischen Mittelohrentzündungen eine Rolle. Er kann operativ nicht nur vom Trommelfell aus, sondern auch durch den Processus mastoideus hindurch (über die retrofazialen Zellen) erreicht werden.

Die enge Beziehung des N. facialis zur Paukenhöhle ergibt sich durch den Einbau des Nervs im Os temporale **(Canalis facialis)**. Am Verlauf des etwa 30 mm langen Kanals lassen sich mehrere Abschnitte unterscheiden. Das erste Segment **(labyrinthärer Abschnitt)** beginnt am Fundus des Meatus acusticus internus *(Area canalis facialis)* und verläuft nach vorne und lateral, quer zur Pyramidenachse. Am *Geniculum* des Canalis facialis *(Ganglion geniculi*, Abgang des *N. petrosus major)* beginnt das zweite Segment **(tympanaler Abschnitt)**. Es verläuft nach hinten lateral, oberhalb der Fenestra vestibuli. Das dritte Segment des Fazialiskanals verläuft nach abwärts (**mastoidales** oder **vertikales Segment**) bis zum *Foramen stylomastoideum*. Knapp vor dem Ende des Kanals entspringt vom N. facialis die *Chorda tympani*, die rückläufig in die Paukenhöhle zieht. Die Chorda tympani verläuft zwischen Hammer und Amboß, von Schleimhaut überzogen, und verläßt die Mittelohrhöhle durch die *Fissura petrotympanica* (GLASER).

Da der Fazialiskanal nicht immer und überall eine knöcherne Wand besitzt, erklärt sich das leichte Übergreifen von Entzündungen des Mittelohrs auf den N. facialis. Bei den sehr häufigen Fazialislähmungen kann eine operative Dekompression des Nervs nötig sein. Die Mikrochirurgie des N. facialis im Bereich des Os temporale ist ein wichtiges Gebiet der operativen Ohrenheilkunde.

Die **vordere Wand** der Paukenhöhle *(Paries caroticus)* grenzt an den *Canalis caroticus.* Nach vorne geht die Tuba auditiva ab *(Ostium tympanicum tubae auditivae)*. Oberhalb liegt, wie erwähnt, der M. tensor tympani.

Der **Boden** *(Paries jugularis)* der Paukenhöhle liegt an der *Fossa jugularis* und ist damit der *V. jugularis interna* benachbart. Man erkennt die *Prominentia styloidea*, hervorgerufen durch den unterhalb angelagerten Processus styloideus.

Das **Dach** *(Paries tegmentalis)* wird vom *Tegmen tympani* gebildet, das an die mittlere Schädelgrube grenzt.

Entzündungen des Mittelohrs können sich sowohl auf die V. jugularis interna (Thrombophlebitis) als auch auf den Temporallappen des Gehirns (otogene Hirnabszesse) ausbreiten.

4.2 *Inhalt der Paukenhöhle*

Im Cavum tympani sind die drei Gehörknöchelchen und die beiden Mittelohrmuskeln (Binnenohrmuskeln) untergebracht. Außerdem verlaufen Nerven (Chorda tympani, Plexus tympanicus) durch die Paukenhöhle.

Die **drei Gehörknöchelchen** *(Ossicula auditus [auditoria])* sind **Hammer** *(Malleus)*, **Amboß** *(Incus)* und **Steigbügel** *(Stapes)*. Sie bilden eine bewegliche Kette (Abb. 16.25-12), die an einem Ende am Trommelfell und am anderen Ende in der Fenestra vestibuli befestigt ist. Gelenke gibt es zwischen Hammer und Amboß *(Articulatio incudomallearis)* und zwischen Incus und Stapes *(Articulatio incudostapedia)*. Das *Manubrium mallei* ist mit dem Trommelfell verwachsen (außen als Stria mallearis sichtbar). Die *Basis stapedis* sitzt mit einem *Ligamentum anulare* im Vorhoffenster verankert. Während beim Jugendlichen dieses Band aus gleichmäßigen Faserzügen besteht, kommen bei älteren Individuen Spalträume im Ligament vor, wodurch die Befestigung des Steigbügels im Vorhoffenster einem echten Gelenk ähnelt. Da die Gehörknöchelchen mit Schleimhaut überzogen sind, bilden sich Übergangsfalten von der Wand des Mittelohrs (Plicae, Ligamenta) heraus. Die als Ligamente bezeichneten Schleimhautzüge dienen zur ausgewogenen Verankerung der Gehörknöchelchen in der Paukenhöhle.

So unterscheidet man beim Malleus drei Ligamente: *Ligamentum mallei superius, laterale* und *anterius*, beim Incus ein *Ligamentum incudis superius* und *posterius*. Bei manchen Säugetieren sind Teile des Malleus fest mit dem Os tympanicum verwachsen. Die durch Schalleinwirkung entstehenden Schwingungen des Hammers laufen hier anders ab als bei den freischwingenden menschlichen Gehörknöchelchen.

Die beiden **Mittelohrmuskeln**, *M. tensor tympani* und *M. stapedius*, setzen am Malleus bzw. am Stapes an. Der größere M. tensor tympani entspringt hauptsächlich im Semicanalis musculi tensoris tympani im vorderen Teil des Os temporale. Am Processus cochleariformis biegt die Endsehne des doppelt gefiederten Muskels nach lateral um und zieht zum Malleus, wo sie medial, am Manubrium mallei, ansetzt. Der M. stapedius entspringt in einem knöchernen Fach *(Cavum musculi stapedii)* neben dem Canalis facialis (Abb. 16.25-13). Die Sehne des Muskels liegt in der Eminentia pyramidalis. An der Spitze der Eminentia pyramidalis tritt die Sehne des Muskels aus und zieht von dorsal zu ihrem Ansatzpunkt am Übergang von *Crus posterius* zum *Caput stapedis*. Der M. tensor tympani gehört zum Mate-

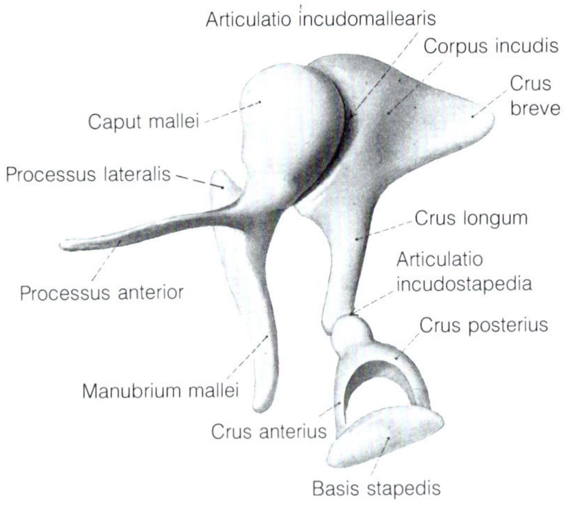

Abb. 16.25-12 Die rechten Gehörknöchelchen eines Kindes im natürlichen Zusammenhang. (Nach SOBOTTA)

Abb. 16.25-13 Aufblick auf das rechte Trommelfell mit Gehörknöchelchen ohne Steigbügel, von innen. Tube, Paukenhöhle und Antrum sind durch einen Sagittalschnitt eröffnet. Die Schnittflächen liegen nicht in einer Ebene.

rial des ersten Kiemenbogens und wird daher vom N. mandibularis innerviert, der M. stapedius, vom zweiten Kiemenbogen abstammend, erhält seine motorische Innervation vom N. facialis. Die Wirkungsweise des M. stapedius wird in Abb. 16.25-14 schematisch dargestellt (Näheres s. Kap. 16.25.4.5).

Nach Ultrastruktur und Innervation zu schließen, sind die beiden Muskeln befähigt, kurze, schnelle Kontraktionen mit geringer Kraftentwicklung durchzuführen. Beide Muskeln gehören zu den am feinsten innervierten Skelettmuskeln des Körpers (1:2,6 als Nerv-Muskel-Relation beim M. stapedius und 1:5,7 beim M. tensor tympani der Katze). Die **Innervation der Schleimhaut** erfolgt durch den *N. glossopharyngeus (N. tympanicus)*. Der N. tympanicus speist zusammen mit den Nn. caroticotympanici (sympathische Fasern) den Plexus tympanicus. Der auffälligste Nerv im Cavum tympani ist die *Chorda tympani*. Diese verläßt den Canalis facialis am Boden der Paukenhöhle und zieht zwischen Malleus und Incus nach vorne zur Fissura petrotympanica (GLASER). Auf ihrer Verlaufsstrecke durch das Mittelohr ist die Chorda tympani natürlich von Schleimhaut umgeben. Es entstehen dadurch die beiden Hammerfalten, die vom Rand des Trommelfells zum Manubrium mallei ziehen. Zwischen den Falten und dem Trommelfell bilden sich die Trommelfelltaschen. Die hintere Trommelfelltasche setzt sich in den *Recessus membranae tympani superior* (PRUSSAKscher Raum) fort. Dieser Raum ist lateral durch die Pars flaccida des Trommelfells, medial vom Hals des Hammers, unten vom Processus lateralis und oben vom lateralen Hammerband begrenzt (in der Abb. 16.25-1 ist der Raum rot dargestellt).

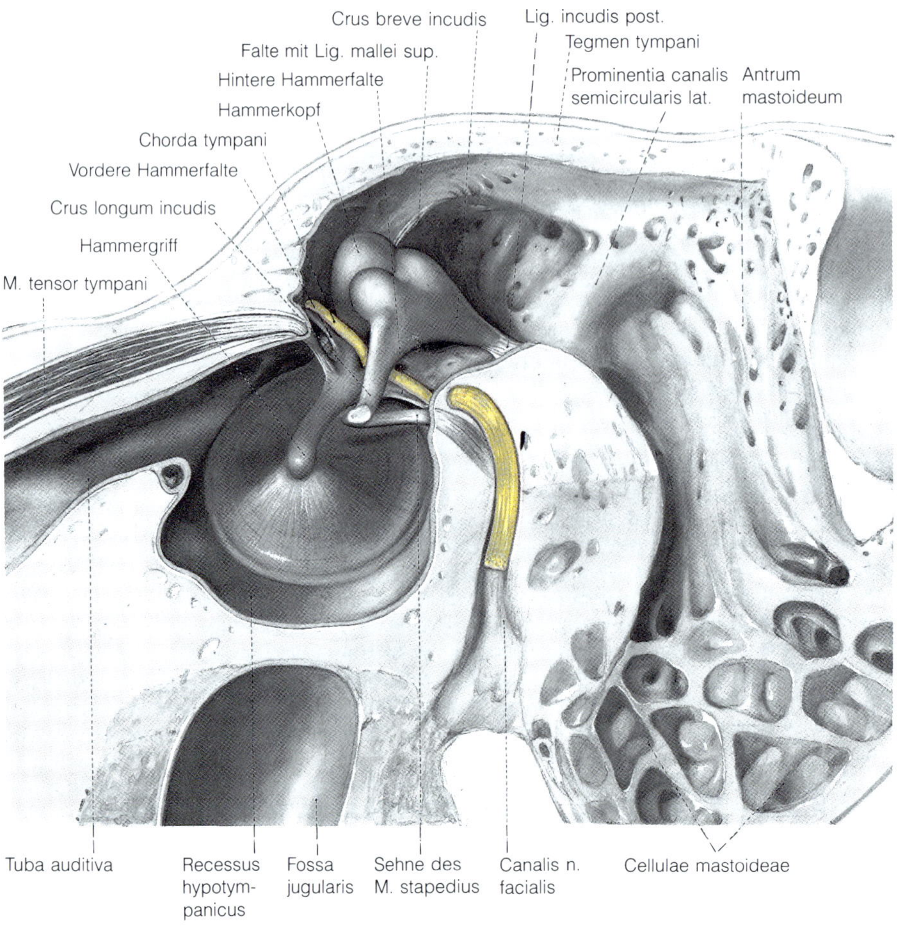

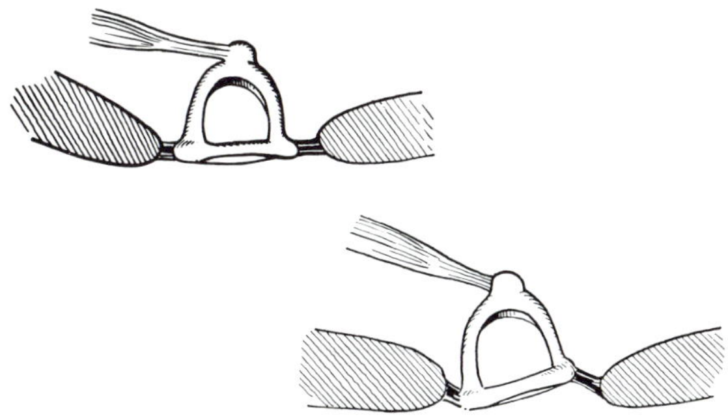

Abb. 16.25-14 Wirkung des M. stapedius auf den Steigbügel.

Die **arterielle Versorgung des Mittelohrs** und seines Inhalts erfolgt über eine größere Anzahl von Arterien (Abb. 16.25-11): *Aa. caroticotympanicae* (aus der A. carotis interna), *A. tympanica inferior* (aus der A. pharyngea ascendens), *A. stylomastoidea* und *A. tympanica posterior* (aus der A. auricularis posterior), *A. petrosa superficialis* (aus der A. meningea media, zieht mit dem N. petrosus major), *A. tympanica superior* (aus der A. meningea media), *A. subarcuata* (aus der A. labyrinthi oder aus der A. inferior anterior cerebelli), *A. tympanica anterior* (aus der A. maxillaris, versorgt die Gehörknöchelchen), *A. auricularis profunda* (aus der A. maxillaris) und kleine Arterien entlang der Tuba auditiva. Die Aufzählung zeigt die Beziehungen des Mittelohrs zur Nachbarschaft deutlich auf.

4.3 Ohrtrompete (Tuba auditiva [auditoria] Eustachii)

Die *Tuba auditiva [auditoria]*, Verbindungsrohr zwischen Paukenhöhle und Pharynx, etwa 37 mm lang, beginnt mit dem *Ostium tympanicum tubae* an der Vorderwand des Cavum tympani und endet mit dem *Ostium pharyngeum tubae* im Nasopharynx. Sie ist teils knöchern (ein Drittel), teils knorpelig-membranös (zwei Drittel). Am Übergang der beiden Teile ist die engste Stelle *(Isthmus)*. Die Tube verläuft von oben lateral und hinten nach unten, medial und vorne (Abb. 16.25-11). Beim Kind ist sie kürzer, relativ weiter und liegt fast horizontal. Der elastische Tubenknorpel hat im Querschnitt (Abb. 16.25-1) eine charakteristische Form: Er liegt medial und oben und bildet eine Rinne. Lateral werden die Tubenwand und der Tubenboden von Bindegewebe gebildet. Die Schleimhaut der Tube besitzt ein mukoziliäres Transportsystem, das einen Flüssigkeitsstrom gegen den Pharynx hin unterhält. Gegen das pharyngeale Ende sind in die Schleimhaut vermehrt Lymphfollikel eingelagert, so daß an der Mündungsstelle im Pharynx von einer *Tonsilla tubaria* gesprochen wird.

Die Schleimhaut der Tube verfügt über ein ausgeprägtes Abwehrsystem gegen das Eindringen von Infektionen in die Paukenhöhle. Neben dem mukoziliären Transportsystem spielen sekretorische und phagozytotische Aktivitäten sowie ein eigenes immunbiologisches System mit lokalen und systemischen Vorgängen wichtige Rollen.

Da an der membranösen Wand der Tube der M. tensor veli palatini entspringt und unterhalb davon der M. levator veli palatini verläuft, wird die normalerweise elastisch geschlossene Tube bei der Kontraktion dieser Muskeln erweitert. Auch der **M. salpingopharyngeus** spielt eine Rolle bei der Eröffnung der Tube. Die Motorik der Tubenöffnung wird wahrscheinlich über nervöse Rezeptoren im Trommelfell reflektorisch gesteuert.

Die Tube wird beim Schlucken aktiv erweitert und ermöglicht dadurch die Belüftung der Paukenhöhle. Dadurch wird der Druckausgleich zwischen Pharynx und Mittelohrhöhle möglich. Beim Überwinden großer Höhenunterschiede muß der Druckausgleich zwischen Mittelohr und Außenwelt über die Tube erfolgen. Erfolgt kein Druckausgleich, ist das Hören erschwert.

Diese Druckstörung kann durch den **Valsalva-Versuch** (bei geschlossenem Mund und zugehaltener Nase wird die Luft in Nase und Tube gepreßt) oder durch den **Toynbee-Versuch** (Schlucken bei verschlossenem Mund und zugehaltener Nase) behoben werden. Die Luft kann leichter aus dem Mittelohr in den Pharynx als umgekehrt.

4.4 Pneumatisation des Os temporale

Die Pneumatisation des Os temporale beginnt postnatal vom Cavum tympani und vom Antrum mastoideum aus. Obwohl um das 6. Lebensjahr die Pneumatisation weitgehend ausgebildet ist, wird auch im späteren Leben der Knochen noch weiter von der Schleimhaut rarefiziert. So entsteht eine große Anzahl luftgefüllter Räume *(Cellulae)* im Schläfenbein (Abb. 16.25-15). Folgende Regionen solcher Zellen können unterschieden werden: **Zellen des Processus mastoideus, perilabyrinthäre Zellen, Zellen der Pyramidenspitze** und **akzessorische Zellen**. Im Bereich des Processus mastoideus liegen die Zellen um das Antrum, im Tegmen tympani, in der Umgebung des Sinus sigmoideus, um den Canalis facialis (retrofaziale Zellen) und in der Spitze des Processus mastoideus. Da der Processus mastoideus sich aus der Pars squamosa und der Pars petrosa des Os temporale

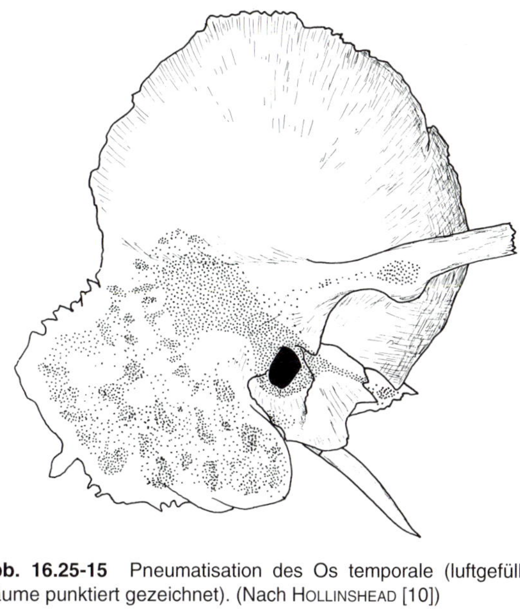

Abb. 16.25-15 Pneumatisation des Os temporale (luftgefüllte Räume punktiert gezeichnet). (Nach Hollinshead [10])

bildet, findet sich innerhalb des Processus ein knöchernes Septum zwischen den Zellen der beiden Anteile. Die perilabyrinthären Zellen gruppieren sich um das Labyrinth. Die Grenze zu den Zellen der Pyramidenspitze wird durch die Cochlea gebildet. Die Zellen der Pyramidenspitze liegen um den Canalis caroticus und unterhalb der Tuba auditiva. Die akzessorischen Zellen können in der Squama **(vertikale Portion)**, im Processus zygomaticus **(horizontale Portion)**, im Processus styloideus und im Os occipitale vorkommen.

Alle diese Zellen können bei Entzündungen des Mittelohrs mit betroffen sein. Wenn durch Eiterung Knochenmaterial zerstört wurde, ist die operative Entfernung der Zellen **(Mastoidektomie)** nötig. Die Nachbarschaft des Sinus sigmoideus (Abb. 16.25-16) zu den entzündeten Zellen kann zu einer Sinusthrombose führen, über das Tegmen tympani kann eine Meningitis oder ein Hirnabszeß entstehen, der N. facialis und das Labyrinth können erkranken, und schließlich ergeben sich bei Entzündungen der Zellen in der Pyramidenspitze manchmal Läsionen des N. trigeminus und des N. abducens.

4.5 Funktion des Mittelohres

Der auf das Trommelfell auftreffende **Luftschall** muß durch das Mittelohr auf die Perilymphe des Innenohres übertragen werden. Das Trommelfell ist durch die Gehörknöchelchen an das ovale Fenster gekoppelt. Eine direkte Übertragung des Luftschalls auf das ovale Fenster und damit auf die Perilymphe hätte zur Folge, daß über 98% der Schallenergie reflektiert würden. Durch das Trommelfell und die Gehörknöchelchen wird die Schallenergie in geeigneter Weise auf das Innenohr übertragen. Wesentlich ist dabei die Druckänderung, die durch die unterschiedlichen Flächen von Trommelfell und Steigbügelplatte (Trommelfellfäche 55 mm^2, Stapesbasis 3 mm^2, unterhalb 2400 Hz Druckerhöhung von 1:17) und die unterschiedlich langen Hebelarme von Hammer und Amboß (Druckerhöhung 1:3) erzielt wird. Der Druck wird also unterhalb von 2400 Hz 22fach verstärkt.

Früher wurde der Knochenleitung des Schalls über die Schädelknochen für den Transport höherer Frequenzen eine Bedeutung zugeschrieben. Durch neue Untersuchungstechniken ist aber erkannt worden, daß die Gehörknöchelchen auch höhere Frequenzen weiterleiten können. Die gute Empfindlichkeit des Säugetierohres für hohe Frequenzen scheint sogar weitgehend von der Gehörknöchelchenkette abzuhängen. Die einfachere Columella-Übertragung (Abb. 16.25-4) wirkt nur unterhalb von 3000 Hz so gut wie die Gehörknöchelchenkette.

Für diese Frequenzen, die auch in der menschlichen Sprache vorkommen, ist eine der Columella ähnliche Prothese zur Schallübertragung durchaus geeignet. Eine solche Prothese wird zur Mittelohrrekonstruktion bei Verletzungen oder bei Otosklerose verwendet.

Das Trommelfell schwingt bei Übertragung tiefer und hoher Frequenzen in unterschiedlicher Weise. Das Schwingungsbild bei Untersuchung mit der Laser-Holographie ist in Abb. 16.25-17 dargestellt. Bei hohen Frequenzen schwingt das Trommelfell nur mehr partiell. Die menschlichen Gehörknöchelchen sind sehr gut ausgewuchtet und können daher außerordentlich

Abb. 16.25-16 Der rechte Warzenfortsatz ist aufgemeißelt, die hintere Gehörgangswand ist größtenteils entfernt, die Bogengänge und der Canalis facialis sind eröffnet. Man beachte die Nachbarschaft des Sinus sigmoideus.

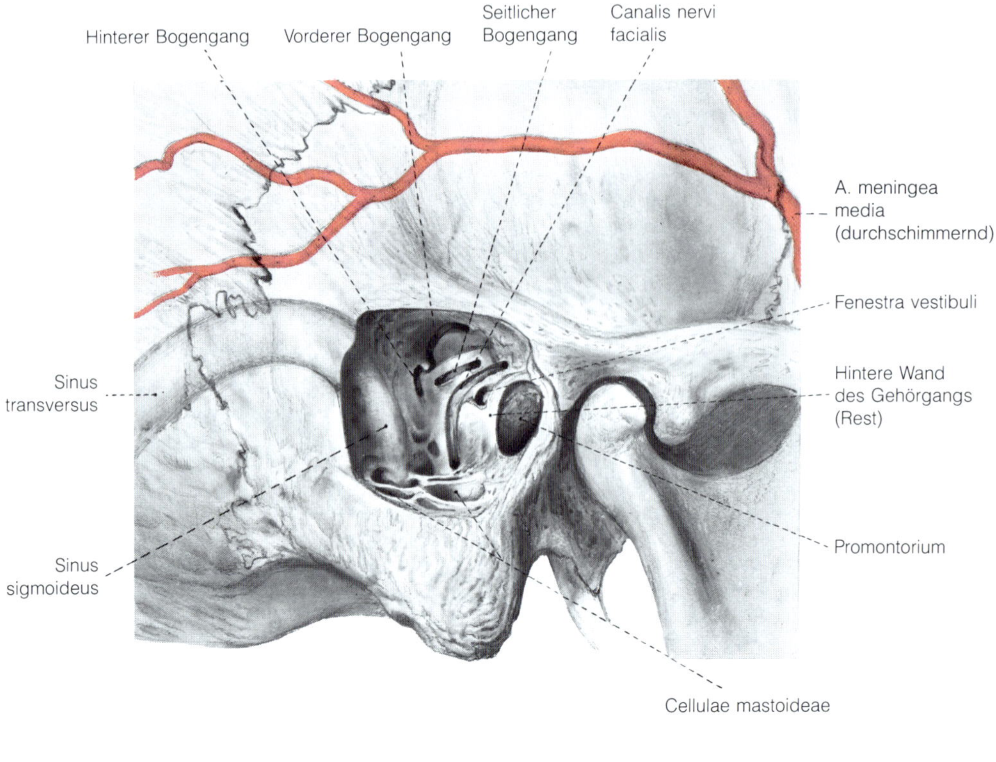

Abb. 16.25-17 Hologramme des schwingenden Trommelfells der Katze bei 969 Hz (a) und bei 4000 Hz (b). (Nach TONNDORF, KHANNA u. GREENFELD [31])

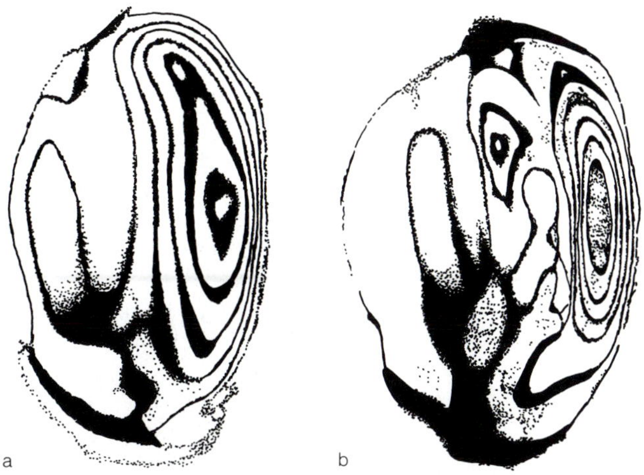

leicht in Schwingung versetzt werden. Bei normalem Schalldruck beträgt die Auslenkung des Stapes nur wenige Zehntel Ångström (1 Å = 10^{-1} nm).

Die Bedeutung der beiden **Mittelohrmuskeln** läßt sich kurz folgendermaßen beschreiben: Der M. stapedius zieht den vorderen Schenkel des Steigbügels aus dem ovalen Fenster heraus, den hinteren drückt er hinein (Abb. 16.25-14). Der M. tensor tympani zieht das Trommelfell einwärts und den Steigbügel nach vorne. Die beiden Mittelohrmuskeln wirken antagonistisch. Die Reihe der Gehörknöchelchen wird dadurch fester aneinander gepreßt, die beiden Muskeln arbeiten hier also als Synergisten. Die Anspannung der beiden Muskeln erweitert den Lautstärkenbereich des Gehörorgans. Tiefe Frequenzen werden besonders gedämpft, wodurch die hohen Frequenzen bevorzugt weitergeleitet werden. Die Tätigkeit der beiden Mittelohrmuskeln bewirkt also nicht nur einen Schutz des Innenohrs vor zu hoher Schallbelastung. Die Reflexe der beiden Mittelohrmuskeln werden zur efferenten Kontrolle der Schallaufnahme benützt [19].

Kurz vor und während einer Vokalisation beobachtet man eine Kontraktion der Mittelohrmuskeln, wodurch die Übertragung der eigenen Stimme abgeschwächt wird.

Neben der Leitung des Schalls über das Mittelohr **(Luftleitung)** spielen noch die **Knochenleitung** und die **ossotympanale Leitung** (vom Unterkiefer auf den äußeren Gehörgang) eine gewisse Rolle.

Die Knochenleitung ist für klinische Untersuchungen des Hörvermögens wichtig. Zu diesem Zweck wird eine schwingende Stimmgabel direkt auf den Schädel gesetzt. Um eine gleiche Hörempfindung zu erzielen, muß der dem Knochen angebotene Schall ungefähr 20 Dezibel lauter sein. Der Energieverlust durch die Knochenleitung ist also beträchtlich. Bei Behinderung der Schalleitung über das Mittelohr ändert sich die Differenz zwischen Luft- und Knochenleitung.

Eine Beeinträchtigung des Schalleitungsapparates führt zur Herabsetzung des Hörvermögens, zur **Schalleitungsschwerhörigkeit.** Sie kann durch einen Zeruminalpfropf, durch Fremdkörper im äußeren Gehörgang, durch Trommelfellperforation, durch Veränderungen der Gehörknöchelchen bei chronischer Mittelohrentzündung oder durch Fixierung des Stapes im ovalen Fenster (z.B. bei der Otosklerose) verursacht werden. Durch mikrochirurgische Eingriffe, wie z.B. eine Tympanoplastik oder eine Stapesmobilisation, läßt sich eine solche Schalleitungsstörung bessern. Auch eine Funktionsstörung der Tube mit nachfolgender Resorption der Luft im Mittelohr und Behinderung der Schwingungsfähigkeit führt zu einer Beeinträchtigung des Gehörs. So kommt es bei Berg- und Talfahrten mit Auto oder Bergbahn zu einem Taubheitsgefühl auf beiden Ohren mit dem Eindruck der Hörverschlechterung. Diese Erscheinung kann durch Schlucken ausgeglichen werden. Im Gegensatz zur geschlossenen Tube findet bei der klaffenden Tube ein ständiger Lufteintritt in die Paukenhöhle statt. Die Schallwellen gelangen sowohl vom Ohr als auch vom Pharynx in das Mittelohr, und die so entstehende Interferenz führt zu einem verzerrten Hören der eigenen Stimme (Autophonie).

5 *Innenohr*

Das Innenohr oder **Labyrinth** stellt ein im Os temporale eingebettetes Hohlraumsystem dar (Abb. 16.25-18 u. 19). Nach der Funktion läßt es sich in einen **statischen** (Vorhof und Bogengänge) und in einen **akustischen Teil** (Schnecke) aufgliedern. Traditionsgemäß werden ein **knöchernes Labyrinth** und ein darin eingelagertes **häutiges Labyrinth** unterschieden. Das Perioticum als embryonale Umhüllung des Innenohres ossifiziert ab dem 4. Embryonalmonat. Der Labyrinthknochen gilt als der härteste Knochen des Körpers (Pars petrosa).

Er zeigt verschiedene Besonderheiten, u.a. kann hier die **Otosklerose** als typische Erkankung beobachtet werden. Durch Einwachsen von Blutgefäßen entstehen spongiöse Knochenherde, die später in gefäßarme, kompakte Knochen übergehen (Stadium der Sklerose). Durch einen solchen Prozeß kann beispielsweise der Stapes im ovalen Fenster eingemauert werden und Taubheit entstehen [28].

5.1 *Knöchernes Labyrinth*

Die Labyrinthkapsel bildet Räume zur Aufnahme des häutigen Labyrinths. Der **Vorhof** *(Vestibulum)* steht auf der einen Seite mit der **Schnecke** *(Cochlea),* auf der an-

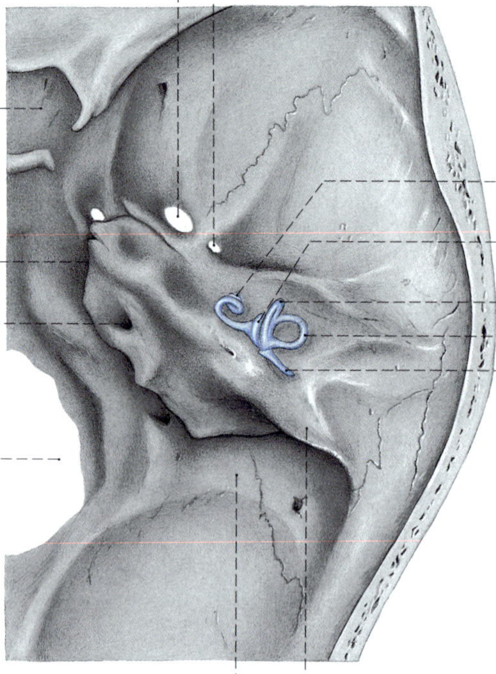

Abb. 16.25-18 Ausguß des inneren Ohres im durchsichtig gemachten Felsenbein.

deren mit den **drei Bogengängen** *(Canales semicirculares)* in Verbindung. Im Vestibulum sind der Sacculus und der Utriculus untergebracht. Vom Vestibulum zur zerebellären Fläche der Schläfenbeinpyramide verläuft der *Aquaeductus (Canaliculus) vestibuli,* in dem der Ductus endolymphaticus liegt. Der Vorhof steht über das **ovale Fenster** *(Fenestra vestibuli)* in Verbindung mit dem Mittelohr (Stapes-Fußplatte).

Die drei knöchernen Bogengänge, Canales semicirculares, liegen annähernd in den drei Hauptebenen des Raums und stehen zueinander senkrecht. Vor der Mündung in den Vorhof ist der eine Schenkel eines jeden Bogenganges zu einer *Ampulla* aufgetrieben *(Crus ampullare)*, der andere Schenkel bleibt ohne diese Erweiterung *(Crus simplex)*. Zwei Ampullen liegen vorne, eine hinten. Man unterscheidet den **vorderen (oberen) Bogengang** *(Canalis semicircularis anterior)*, den **hinteren** *(Canalis semicircularis posterior)* und den **lateralen (horizontalen) Bogengang** *(Canalis semicircularis lateralis)*. Der obere Bogengang richtet seine Konvexität gegen die Pyramidenkante und bildet hier die *Eminentia arcuata*. Er steht senkrecht zur Längsachse der Pyramide. Beim Neugeborenen ist der obere Bogengang noch nicht komplett in das Os temporale einbezogen. In seiner Biegung liegt die nach medial gerichtete *Fossa subarcuata*. Bei verschiedenen Säugetierarten bleibt diese Grube zeitlebens erhalten und beherbergt den Flocculus cerebelli, einen Teil der Kleinhirnhemisphäre. Der hintere Bogengang liegt annähernd parallel zur hinteren Pyramidenfläche. Der laterale Bogengang wölbt sich gegen die Paukenhöhle vor – *Prominentia canalis semicircularis lateralis* an der Hinterwand der Paukenhöhle (Abb. 16.25-13 u. 16). Während die drei Ampullen ebenso wie das einfache Ende des lateralen Bogengangs isoliert in den Vorhof einmünden, vereinigen sich die einfachen Schenkel des vorderen und hinteren Bogengangs zu einem kurzen gemeinsamen Schenkel (*Crus commune*, Abb. 16.25-20). In den knöchernen Bogengängen liegen die häutigen Bogengänge *(Ductus semicirculares)* mit den rezeptorischen Strukturen *(Cristae ampullares)* in den membranösen Ampullen.

Die **Schnecke** *(Cochlea)* bildet ein in einer logarithmischen Spirale gewundenes Rohr. Die Zahl der Windungen variiert bei den Säugetieren: Die niederen Säugetiere haben kurze Schnecken (eine bis eineinhalb Windungen), beim Menschen gibt es zweieinhalb Windungen, und bei Nagetieren werden viereinhalb bis fünf Windungen beobachtet [22]. Die Windungen der menschlichen Schnecke werden als **Basal-**, **Mittel-** und **Spitzenwindung** bezeichnet. Sie drehen sich um eine

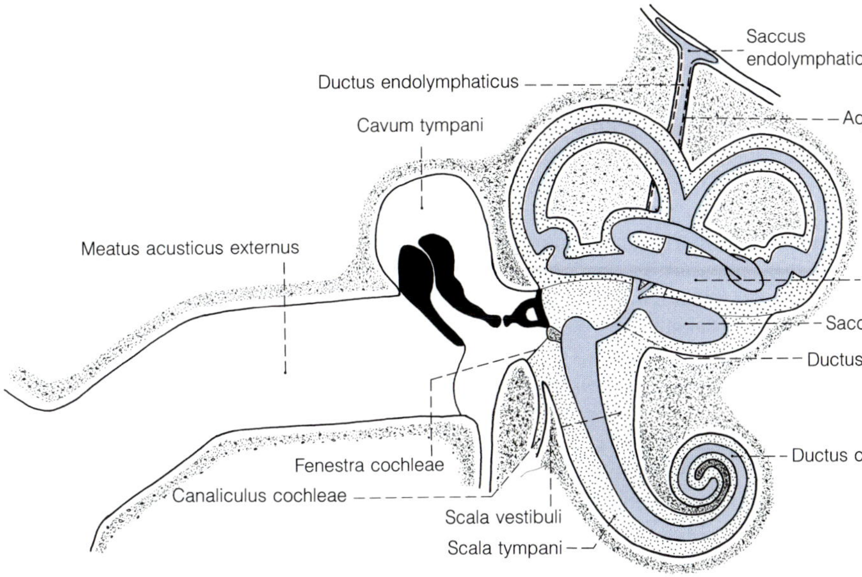

Abb. 16.25-19 Schematische Darstellung des Labyrinths, Endolymphraum blau, Perilymphraum punktiert. (Nach De Burlet [6])

Abb. 16.25-20 Häutiges Labyrinth mit Nerven, von lateral gesehen.

Achse, den *Modiolus*. Die Basis der Schnecke zeigt zum inneren Gehörgang, ihre Spitze weist nach vorne, lateral und unten (Abb. 16.25-18).

Die Höhe der Cochlea vom Unterrand der basalen Windung bis zur Spitze beträgt 4–4,5 mm. Die Spitzenwindung erhebt sich nicht mehr über die Mittelwindung, so daß es in diesem Bereich keine Spindel mehr gibt. Die Schnecke enthält einen 30–37 mm langen, gegen das obere Ende sich verengenden Kanal, der sich um den Modiolus windet und in der Cupula endet.

Vom Modiolus entspringt die *Lamina spiralis ossea (primaria)*, ein etwa 1 mm breites Knochenplättchen,

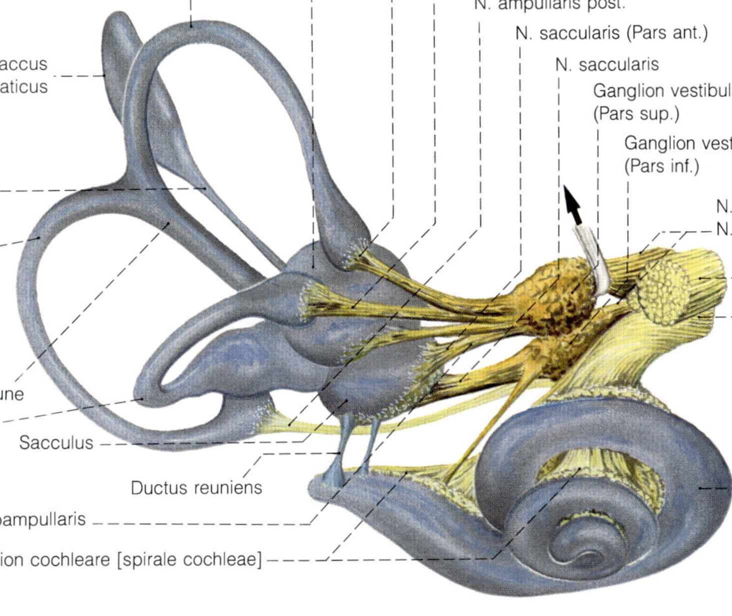

das, an der Basis der Schnecke beginnend, unter allmählicher Breitenzunahme sich bis zur Cupula um den Modiolus windet und dort mit einem Fortsatz, dem *Hamulus laminae spiralis*, endet. Diese Spirallamelle trennt zusammen mit der Basilarmembran den Schneckengang in die obere *Scala vestibuli* und die untere *Scala tympani* (Abb. 16.25-31). Die Scala vestibuli öffnet sich in den Vorhof, während die Scala tympani durch die Membrana tympani secundaria im runden Fenster (Fenestra cochleae) abgeschlossen ist und Kontakt mit dem Mittelohr hat. Von der Scala tympani führt der *Canaliculus cochleae* an die Außenseite der Schädelbasis, er enthält den Ductus perilymphaticus. Die beiden Skalen stehen durch das *Helicotrema* in der Spitze der Schnecke miteinander in Verbindung. Am Beginn der Basalwindung liegt gegenüber der Lamina spiralis ossea primaria die *Lamina spiralis ossea secundaria*. Dieses schmale Knochenplättchen verschwindet im Verlauf der Basalwindung, an ihm ist die Basilarmembran bzw. die tympanale Portion des *Ligamentum spirale* verankert. Die membranöse Struktur in der Cochlea ist der *Ductus cochlearis*. Er enthält das **Cortische Organ**, den akustischen Rezeptor.

Zum knöchernen Labyrinth zählt auch der **innere Gehörgang** *(Meatus acusticus internus)*. Er ist etwa 10 mm lang und hat einen Durchmesser von 5 mm. Er enthält Nerven (N. facialis mit N. intermedius, N. vestibulocochlearis mit *Ganglion vestibulare*) und Gefäße (A. und V. labyrinthi). Am Ende des inneren Gehörgangs *(Fundus)* erkennt man Öffnungen im Knochen für diese Gebilde.

Die Beurteilung des inneren Gehörgangs im Röntgenbild oder im Computertomogramm ist zur Feststellung von Tumoren (Akustikusneurinom) wichtig.

5.2 Häutiges Labyrinth

Das häutige Labyrinth (Sacculus, Utriculus, drei Ductus semicirculares = vestibulärer Apparat; Ductus cochlearis = akustischer Apparat, *Ductus* und *Saccus endolymphaticus*) ist ein geschlossenes System von Hohlräumen (Abb. 16.25-20), das in der knöchernen Labyrinthkapsel liegt und wenistens an einer Wandseite durch Bindegewebe fest am Knochen fixiert ist.

Zwischen Knochen und membranösem Organ findet sich in den **perilymphatischen Räumen** (*Spatium perilymphaticum*, bestehend aus den Perilymphräumen des vestibulären Labyrinths und der Scala vestibuli und der Scala tympani der Schnecke) die **Perilymphe**. Die Perilymphe ist eine extrazelluläre Flüssigkeit, entstanden durch eine Kombination von Substanzen aus dem Liquor cerebrospinalis und dem Blut. Aus den Kapillaren des Perilymphraumes wird Flüssigkeit abgegeben, von den Venen aufgenommen. Kommunikationen mit dem Liquorraum gibt es über den *Ductus perilymphaticus* (im *Aquaeductus chochleae*) und über das perineurale Gewebe des N. vestibulocochlearis [28].

Alle Hohlräume des häutigen Labyrinths sind untereinander verbunden und mit Endolymphe gefüllt. Die **Endolymphe** wird von der Stria vascularis in der Schnecke, vom Planum semilunatum der Cristae ampullares und entsprechenden Epithelteilen der Macula utriculi und Macula sacculi gebildet. Die Resorption und Reinigung der Endolymphe erfolgt im *Saccus endolymphaticus*, der zwischen zwei Durablättern an der zerebellären Fläche der Pyramide liegt.

Die Resorption von Endolymphe dient der Druckregulierung im Endolymphraum. Mit der Endolymphe gelangen aber auch Antigene in den Saccus endolymphaticus, der mit einer lokalen immunbiologischen Reaktion antwortet. Die Endolymphe ist wie eine intrazelluläre Flüssigkeit zusammengesetzt, sie enthält sehr viel Kalium. Über die Zusammensetzung der Innenohrflüssigkeiten orientiert Abb. 16.25-21.

5.3 Vestibulärer Anteil des Innenohres

Der vestibuläre Anteil des häutigen Labyrinths besteht aus **Sacculus, Utriculus** und den **drei Ductus semicirculares** (Abb. 16.25-22). Die einzelnen Abschnitte stehen untereinander und mit dem Ductus cochlearis in Verbindung. Trotzdem bestehen regionale Unterschiede in der Zusammensetzung der Endolymphe und im Aufbau der elektrischen Potentiale.

Der *Ductus endolymphaticus* geht vom Verbindungsgang zwischen Utriculus und Sacculus *(Ductus utriculosaccularis)* ab und führt im Aquaeductus vestibuli zum Saccus endolymphaticus in der Schädelhöhle (Abb. 16.25-19). Vom Sacculus führt der *Ductus reuniens* seitständig in den Ductus cochlearis. In den einzelnen Abteilungen des vestibulären Apparates finden sich Sinnesepithelien: im Utriculus die *Macula utriculi*, im Sacculus die *Macula sacculi* und in den Bogengängen die *Cristae ampullares*. Das membranöse Labyrinth ist von einem einschichtigen, platten bis isoprismatischen Epithel ausgekleidet. An den Rezeptorarealen ist das Epithel verdickt. Die Epithelzellen des Labyrinths stammen von den ektodermalen Zellen des Labyrinthbläschens ab.

Der Aufbau des Sinnesepithels ist, abgesehen von den regionalen Abwandlungen, prinzipiell gleich. Die über

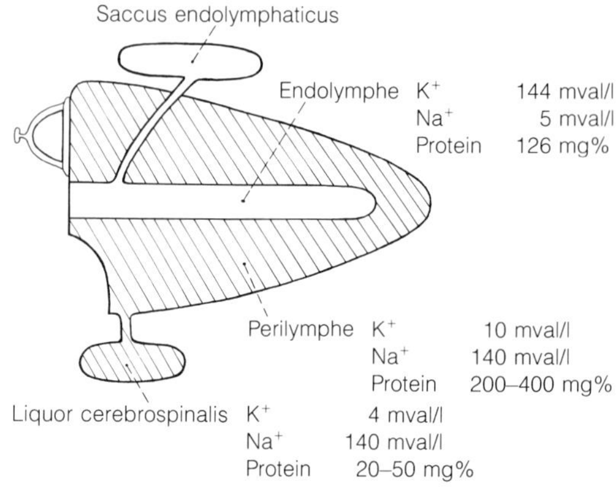

Abb. 16.25-21 Zusammensetzung der Innenohrflüssigkeiten. (Nach Schuknecht [28])

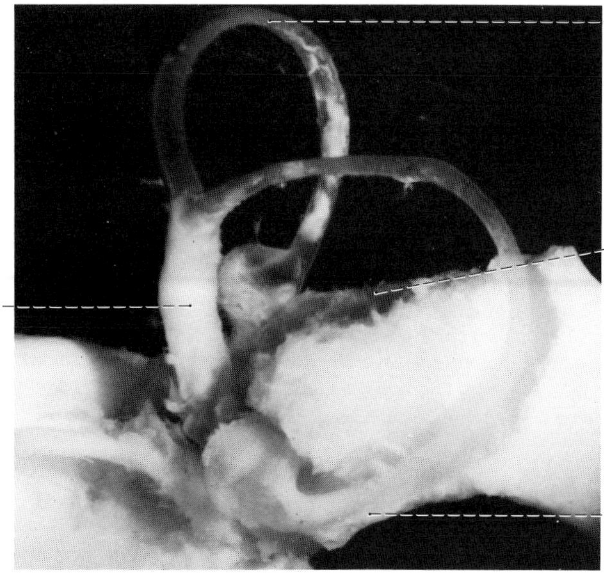

Abb. 16.25-22 Häutige Bogengänge des menschlichen rechten Ohres von hinten. (Mikropräparation von LANGE)

den Sinnesepithelien liegende gallertige Masse ist hingegen unterschiedlich gebaut: An den Cristae ampullares ist sie als *Cupula* ausgebildet (Abb. 16.25-27), an den Maculae sind kristalline Partikel aus Kalziumkarbonat eingelagert. Man nennt sie *Statoconia* oder **Otolithen**, weshalb das Sinnesepithel als **Statokonienmembran** bezeichnet wird (Abb. 16.25-23, 28 u. 29).

Im **vestibulären Sinnesepithel** finden sich zwei Rezeptorentypen [33]: Typ I oder **flaschenförmige Haarzelle** und Typ II oder **zylindrische Haarzelle** (Abb. 16.25-24 u. 41). Außer durch ihre Form unterscheiden sich die beiden Zelltypen durch ihre Innervation an der Basis der Zellen. Beim Typ I ist der größte Teil der Zelle von einem *afferenten Nervenkelch (Calix)* umgeben, an dem vereinzelt efferente Nervenendigungen zu sehen sind. An den Zellen vom Typ II gibt es mehrere kleinere afferente und efferente Nervenendigungen. Die afferente Synapse beim Typ I ist möglicherweise z.T. eine elektrische Synapse, beim Typ II sind die afferenten Synapsen sicher chemische.

Als ein möglicher afferenter Transmitter der vestibulären Haarzellen wird GABA (γ-Aminobuttersäure) angesehen [13]. Allerdings wurde GABA auch in den kelchförmigen, möglicherweise reziproken Synapsen an den Typ-I-Haarzellen nachgewiesen. GABA könnte daher eine Wirkung auf diese Haarzellen haben.

Beide Zelltypen tragen an der Oberfläche, die sie der gallertigen Deckschicht zuwenden, Sinneshaare: 80 bis 100 Stereozilien und 1 Kinozilie. Die Kinozilie findet sich in bestimmter Lage zu den Stereozilien. Die Sinneszellen werden deshalb als **polarisiert** bezeichnet. Für die Erregbarkeit der Haarzelle scheint das Kinozilium keine Rolle zu spielen, da man bei experimenteller Entfernung eine unveränderte Erregbarkeit beobachtet.

Beim Menschen zählt man rund 76000 Haarzellen an jeder Crista ampullaris, 18000 an der Macula sacculi und 33000 an der Macula utriculi [26]. Die Sinneszellen werden von Stützzellen begleitet, die an der Oberfläche zur Festigung eine retikuläre Membran bilden. Die afferenten Nervenendigungen sind der Beginn der peripheren Fortsätze der bipolaren Ganglienzellen des Ganglion vestibulare. Die zentralen Fortsätze dieser

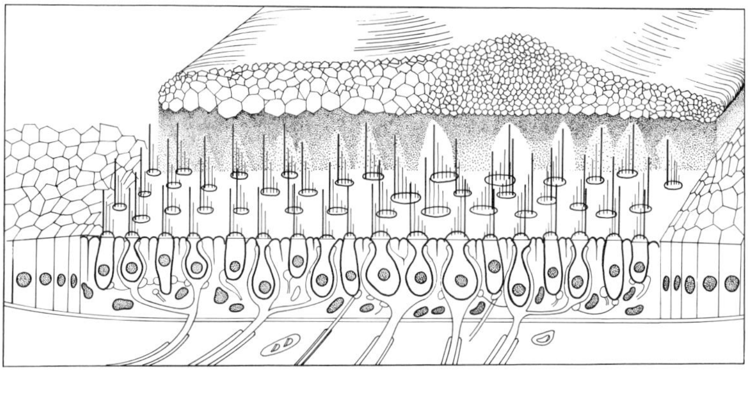

Abb. 16.25-23 Statokonienmembran. (Nach LINDEMAN [18])

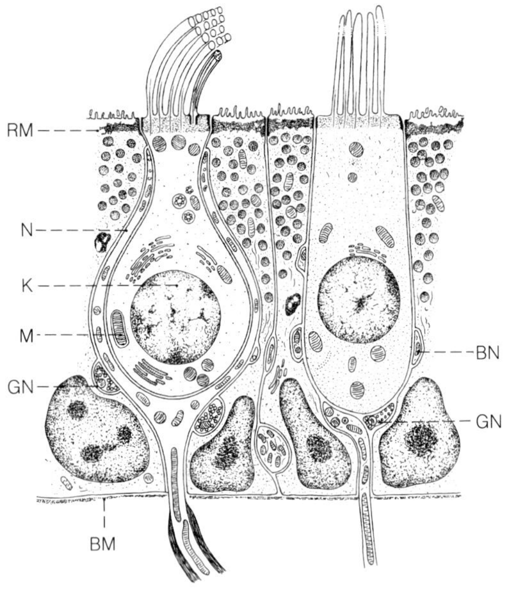

Abb. 16.25-24 Links flaschenförmige (Typ I), rechts zylindrische (Typ II) vestibuläre Sinneszelle. Dazwischen Stützzellen. Zwei verschiedene Nervenendigungen an der Basis der Haarzellen. BN = afferente Nervenendigung, GN = efferente Nervenendigungen, M = Mitochondrien, N = Nervenkelch, RM = Retikularmembran, K = Zellkern, BM = Basalmembran. (Nach ENGSTRÖM u. WERSÄLL [7])

Ganglienzellen bilden den N. vestibularis. Die efferente Innervation der vestibulären Sinneszellen stammt aus Kernen des Hirnstamms in der Nähe des Fazialisknies und des kaudalen Gebietes der Formatio reticularis pontis. Ihre Bedeutung für die Funktion der Sinneszellen ist noch unklar, man kann sich eine Verstellung der Empfindlichkeit vorstellen.

Das auf den Cristae ampullares in den Bogengängen befindliche Epithel wird von einer gallertartigen Cupula, die bis zum Ampullendach reicht, bedeckt (Abb. 16.25-25 u. 26). Die Cupulae enthalten Kanäle, in denen die Sinneshaare der Haarzellen liegen (Abb. 16.25-27). Nur die längeren Stereozilien liegen in den Kanälen, die kurzen können sich unterhalb der Cupula frei bewegen.

Die Statokonienmembranen der Macula sacculi und Macula utriculi besitzen an ihrer Oberfläche Ansammlungen von kleinen Kalziumkarbonatkristallen, deren Form auf rasterelektronenmikroskopischen Bildern gut zu erkennen ist (Abb. 16.25-28 u. 29).

Beim Menschen sind es Kalzitkristalle, bei Amphibien Aragonit. Die Statokonien können zeitlebens verändert werden. In der Kindheit wachsen sie, im Alter verschwinden viele von ihnen. Die meisten Statokonien werden von der gallertigen Masse zusammengehalten, die aus sauren Mucopolysacchariden und Glykoproteinen besteht. Unter dieser Statokonienmembran liegt eine Zone säulenförmiger Filamente, die mit den Mikrovilli der Stützzellen Verbindungen eingehen. Die Zilien der Haarzellen liegen in Aussparungen der Statokonienmembran.

Mit Hilfe der Haarzellen im Utriculus und wahrscheinlich auch im Sacculus nimmt der Mensch die Schwerkraft und linearen Beschleunigungen (in Richtung und Größe) wahr. Die Abbiegung der Zilien (Scherung) durch die Statokonienmembran wirkt als reizübertragender Mechanismus.

Die Sinneshaare an den Cristae ampullares werden wahrscheinlich durch Auslenkung der Cupula umgebogen, was zur Erregung der Zellen führt. Die Auslenkung der Cupula aus ihrer normalen Lage soll durch die Trägheit der Endolymphe im Bogengang bei Drehung erfolgen. Durch diesen Mechanismus können Drehbewegungen in den drei Ebenen des Raumes mittels der drei aufeinander senkrecht stehenden Bogengänge registriert werden. Untersuchungen über die Mechanismen des vestibulären Apparates wurden ursprünglich an Fischen durchgeführt, neuerdings dienen die Haarzellen des Sacculus vom Ochsenfrosch als Untersuchungsobjekt. Die dabei gewonnenen Ergebnisse können ohne weiteres auch auf die höheren Wirbeltiere übertragen werden. Die Polarisierung der Sinneszellen ist für die Erregung mitverantwortlich: Erfolgt die Abbiegung der Sinneshaare über die Stereozilien zum Kinozilium hin, so wird die Haarzelle depolarisiert, Abbiegung in umgekehrter Richtung führt zu einer Hyperpolarisation der Sinneszelle [11].

Die Erregungen der Sinneszellen werden durch afferente Synapsen auf die afferenten Neurone des *N. vestibularis* übertragen und von diesen zum Rautenhirn geleitet. Die peripheren Fortsätze der meist bipolaren Nervenzellen des *Ganglion vestibulare* (SCARPA) laufen in mehreren Bündeln *(N. utriculoampullaris, N. ampullaris posterior, N. saccularis)* – Abb. 16.25-20 – zum Fundus meatus acustici interni, wo die Perikaryen liegen. Nach dem Durchtritt durch die Basalmembran im Sinnesepithel erhalten die Fasern ihre Markscheiden, die sich über die Perikaryen (markhaltige Ganglienzellen) auf die zentralen Fortsätze erstrecken. Der N. vestibularis läuft im Meatus acusticus internus zum Kleinhirnbrückenwinkel, wo er ins Rautenhirn eintritt. Beim Menschen umfaßt der N. vestibularis rund 18000 Fasern. Die Vestibularisfasern enden größtenteils an den

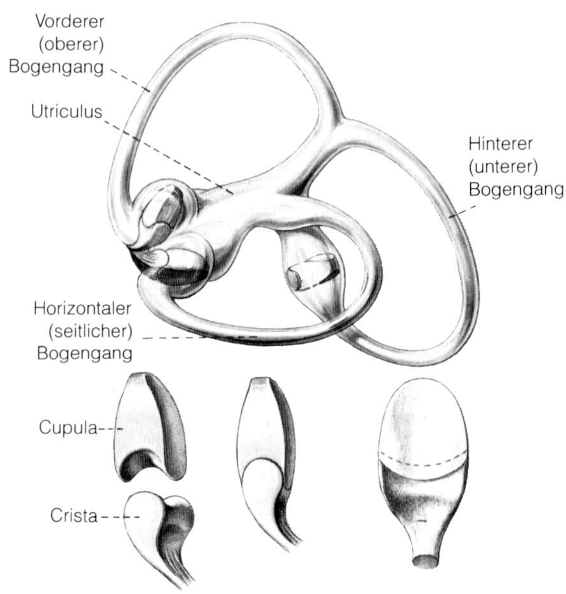

Abb. 16.25-25 Das Bogengangsystem des Menschen mit eingezeichneten Cristae ampullares. Linkes Labyrinth schräg von oben außen gesehen. Darunter isolierte Crista mit Cupula.

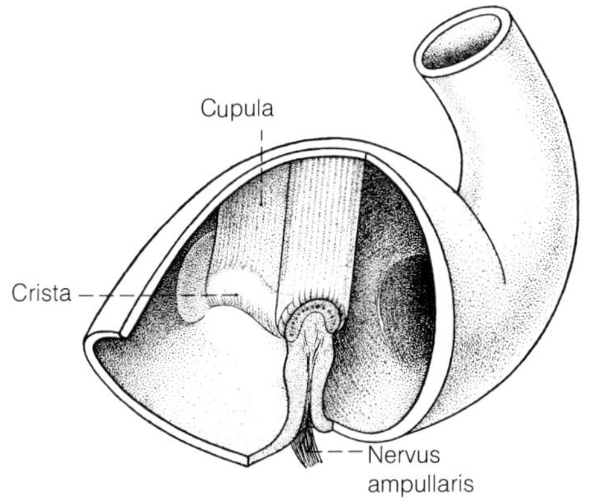

Abb. 16.25-26 Eröffnete Bogengangsampulle. Crista und Cupula sichtbar. (Nach WERNER [32])

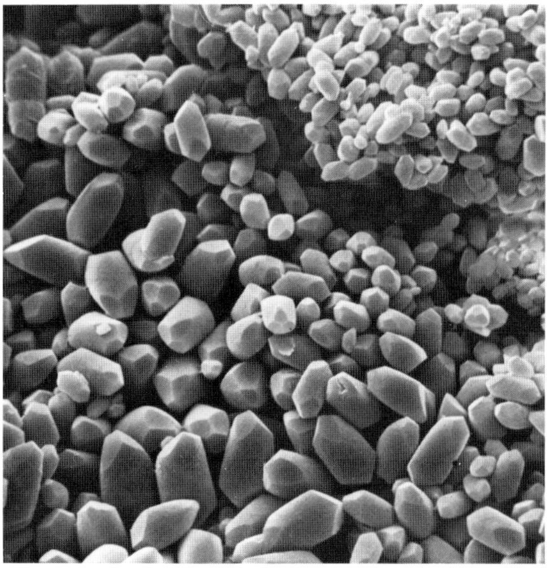

Abb. 16.25-28 Rasterelektronenmikroskopisches Bild der Statokonien vom Meerschweinchen, Vergr. 675fach. (Original: B. KELLERHALS u. W. VILLIGER)

Vestibulariskernen, ein kleinerer Teil zieht als direkte sensorische Bahn ins Kleinhirn. Im N. vestibularis sind auch efferente Fasern enthalten, so läuft auch zuerst das olivocochleäre Bündel (efferente Innervation der Cochlea) im N. vestibularis.

Über die zentralen Verbindungen der Vestibulariskerne orientiert Kap. 16.14. Von den zahlreichen Wirkungen der vestibulären Erregungen soll hier nur kurz der Einfluß auf die äußere Augenmuskulatur angeführt werden: Die Reaktion wird als **Nystagmus** *(„Augenzittern“)* bezeichnet. Bei Winkelbeschleunigung des Kopfes kommt es zu einer langsamen Abweichung der Augäpfel entgegengesetzt zur Drehbewegung. Diese langsame Drehbewegung ist vestibulär gesteuert. Eine darauffolgende rasche Bewegung der Augen im Drehungssinn ist eine optisch ausgelöste Korrekturbewegung. Die Richtung des Nystagmus wird übereinkunftsgemäß nach der raschen Bewegung benannt. Nach Anhalten der Kopfdrehung setzt ein Nystagmus nach der entgegengesetzten Seite ein.

Ein Nystagmus läßt sich auch durch Spülung des äußeren Gehörgangs mit kaltem (20°) oder warmem (47 °C) Wasser auslösen. Der gegen die hintere Gehörgangswand gerichtete Wasserstrahl soll die Auslösung einer thermischen Endolymphströmung zur Folge haben, die zum kalorischen Nystagmus führt. Kaltspülung bewirkt einen Nystagmus nach der entgegengesetzten Seite, Warmspülung nach der gleichen. Diese kalorische

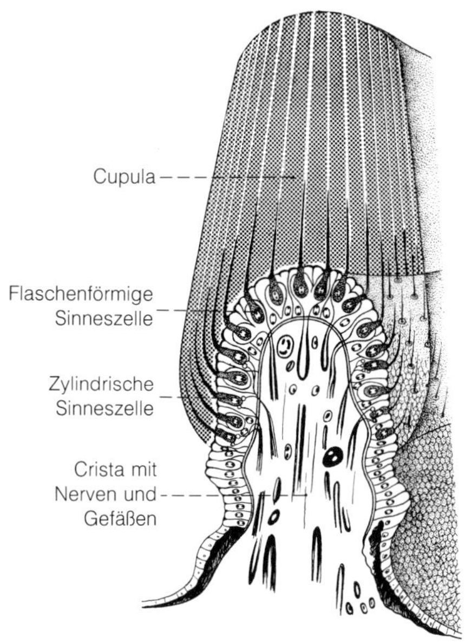

Abb. 16.25-27 Crista ampullaris. Die Haare der Sinneszelle ragen, in feinen Kanälchen liegend, in die Cupula hinein. (Nach WERSÄLL u. BAGGER-SJÖBÄCK [33])

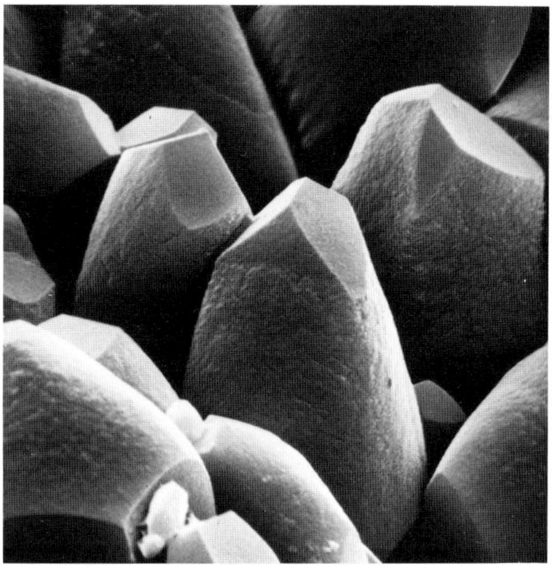

Abb. 16.25-29 Rasterelektronenmikroskopisches Bild der Statokonien vom Meerschweinchen, Vergr. 2850fach. (Original: B. KELLERHALS u. W. VILLIGER)

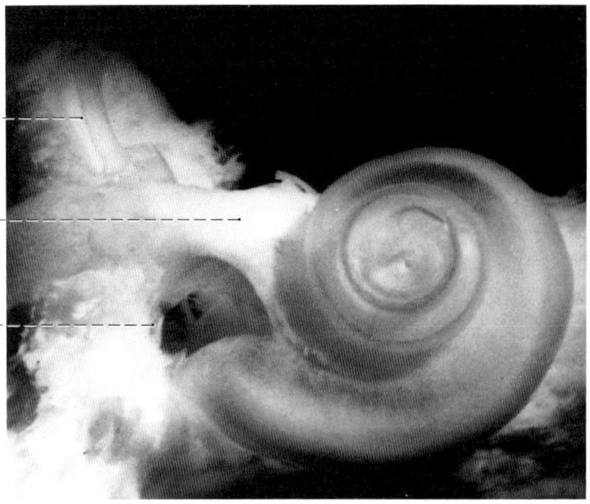

Abb. 16.25-30 Rechte häutige Schnecke des Menschen mit offenem Vestibulum. Mikropräparation. (Original: Beck)

Prüfung dient als Routineuntersuchung in der Klinik zur Feststellung der Erregbarkeit der Bogengänge, die beim gesunden Menschen seitengleich ist.

Nach der Untersuchung des kalorischen Nystagmus im schwerelosen Zustand ist eine Diskussion über seine Auslösung entbrannt. Dichteunterschiede der Endolymphe dürften im schwerelosen Zustand keine Rolle spielen.

5.4 *Akustischer Anteil des Innenohres (Schnecke – Cochlea)*

Die häutige **Schnecke** (Abb. 16.25-30), der Ductus cochlearis, zieht spiralig gewunden vom Vorhof (Schneckenbasis) zur Schneckenspitze. An der Basis steht der Ductus cochlearis durch den engen Ductus reuniens mit dem Sacculus in Verbindung (Abb. 16.25-20). Der Ductus cochlearis nimmt nur einen Teil des Schneckenvolumens ein, der Rest wird von den weiten Perilymphräumen (Scala vestibuli, Scala tympani) beansprucht (Abb. 16.25-31). Der im Querschnitt dreieckige Ductus cochlearis (Abb. 16.25-31 u. 32) wird gegen die Scala vestibuli durch die dünne *Membrana vestibularis* (Reissner*sche Membran)* abgegrenzt. Gegen die Scala tympani breitet sich zwischen dem freien Rand der Lamina spiralis ossea primaria und dem an der Außenwand der Cochlea befindlichen Ligamentum spirale die **Basilarmembran** *(Lamina basilaris)* aus. Sie ist der me-

Abb. 16.25-31 Axialschnitt durch die Schnecke, Mensch. Außenrand der Lamina spiralis ossea (mit x bezeichnet), in der Basalwindung bis unter den Limbus vordringend, in der Spitzenwindung außerhalb des Schneckenganges. Dickenabnahme des Ligamentum spirale von basal nach apikal. Vergr. 18fach. (Aus Neubert [21])

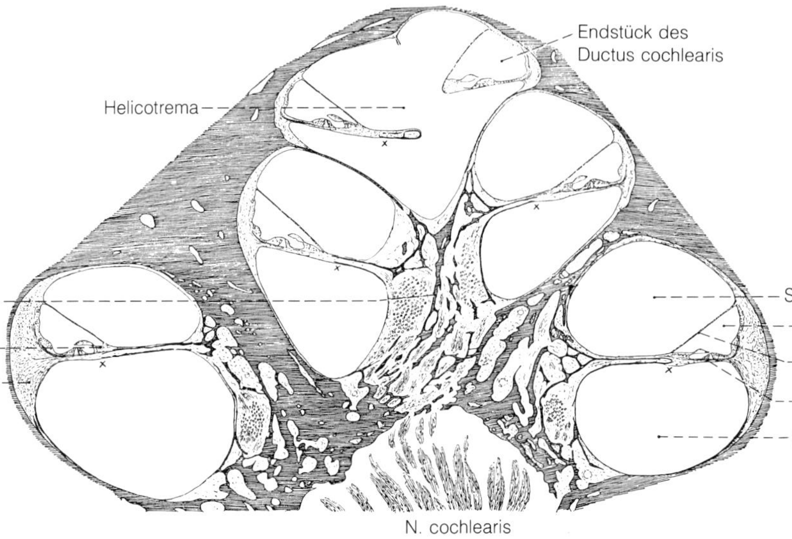

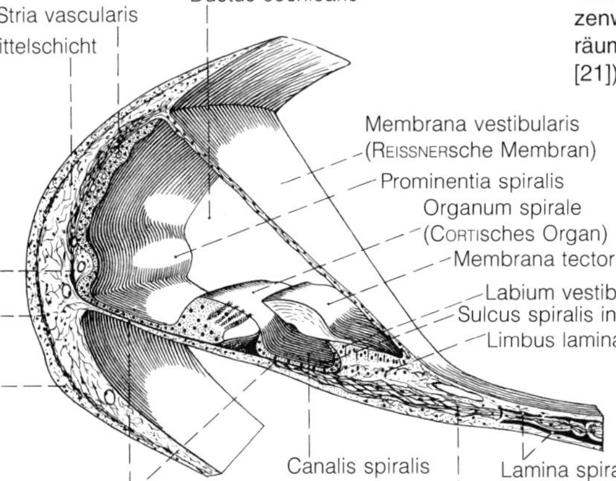

Abb. 16.25-32 Ductus cochlearis, quer, aus der Spitzenwindung der Schnecke (Mensch), Schnittfläche räumlich ergänzt. Vergr. etwa 70fach. (Aus NEUBERT [21])

chanisch wichtigste Teil des Ductus cochlearis. Die äußere Wand des Ductus cochlearis wird durch das im Querschnitt dreieckige *Ligamentum spirale* gebildet. In der Basalwindung wird das Ligament durch die *Lamina spiralis ossea secundaria* gestützt.

Der **Ductus cochlearis** ist mit Endolymphe gefüllt. Seine Innenseite ist von einem Epithel ausgekleidet, das von den Zellen des Labyrinthbläschens abstammt. In den einzelnen Zonen des Schneckengangs zeigt das Epithel beträchtliche Unterschiede. Der Ductus cochlearis ist außen von verschiedenen Bindegewebszellen belegt, die mit dem Perilymphraum in Verbindung stehen können. Die Wände des Ductus cochlearis sollen nun im einzelnen näher beschrieben werden [29].

Die **REISSNERsche Membran**, die die Grenze gegen die Scala vestibuli bildet, ist eine dünne, gefäßlose Haut, die aus einer Basallamina und einer innen und außen liegenden einfachen Zellschicht besteht. Außen liegen große, zum perilymphatischen Gewebe gehörende Zellen, innen polygonale, platte Epithelzellen mit zahlreichen Mikrovilli gegen den Endolymphraum.

Die **äußere Wand** des Ductus cochlearis wird vom *Ligamentum spirale* gebildet. Gegen die Endolymphe ist es von den Zellen der Stria vascularis und der Prominentia spiralis bedeckt. Das Ligamentum spirale, das zur Verankerung der Basilarmembran dient (Abb. 16.25-32), besteht aus einem lockeren, schwammartigen Gewebe, gebildet aus Bindegewebszellen und Fasern. Die Fasern haben einen spezifischen Aufbau, sie sind biochemisch dem Keratin ähnlich. Es handelt sich also weder um kollagene noch um elastische Fasern [12]. Die extrazellulären Räume des Ligamentum spirale stehen mit den Perilymphräumen der Cochlea in Verbindung. Die Epithelzellen der Stria vascularis sind direkt mit dem Ligament verbunden, es existiert hier keine Basallamina.

Das Epithel der *Stria vascularis* (Abb. 16.25-33) ist besonders auffällig. Als einziges Epithel im Körper enthält das Epithel Kapillaren. Es gibt drei Arten von Zellen: marginale, dunkle (chromophile) und helle (chromophobe) und basale Zellen. Die besonders gute Durchblutung der Stria vascularis (Abb. 16.25-43 u. 44) weist darauf hin, daß hier besondere Stoffwechselvorgänge der Cochlea ablaufen.

Die Stria vascularis wirkt als Kaliumpumpe; sie pumpt Kalium in den Endolymphraum und sorgt daher für den hohen Kaliumgehalt der Endolymphe (Abb. 16.25-21). Diese Elektrolytverteilung ist für den Aufbau der elektrischen Potentiale verantwortlich (Abb. 16.25-34). Die Stria vascularis hat einen höheren Sauerstoffverbrauch als Nieren- oder Hirngewebe, was durch die lebhaften Transportvorgänge bedingt ist.

Die **untere Wand** des Ductus cochlearis, die den Schneckengang von der Scala tympani trennt, wird durch die Basilarmembran gebildet. Sie ist einerseits an der vestibulären Lamelle der Lamina spiralis ossea primaria, andererseits am Ligamentum spirale befestigt. Die vestibuläre Lamelle der Lamina spiralis wird von Nervenfasern durchbohrt *(Habenula perforata,* Abb. 16.25-35). Wie später beschrieben wird, ist die Basilarmembran der wichtigste Teil der Cochlea für die Umwandlung der Schallenergie in die Erregung der Sinneszellen. Auf der Basilarmembran liegt der zum Sinnesepithel differenzierte Teil des Ductus cochlearis, das Organum spirale oder das **CORTIsche Organ**. An der Basilarmembran werden zwei Abschnitte unterschieden: die *Pars tecta* unter dem CORTIschen Organ und die *Pars pectinata* gegen das Ligamentum spirale hin. Die Basilarmembran besteht aus Fasern von keratinartigem Charakter, die eine zusammenhängende Schicht unter dem CORTIschen Organ bilden. Die Fibrillen laufen radiär (d.h. von der Spirallamelle zum Ligamentum spirale). In der Pars pectinata ist darunter, gegen die Scala tympani, noch eine zweite Faserschicht ausgebildet, die längsverlaufende Fibrillenbündel enthält. In der Basilarmembran ist das *Vas spirale* eingebettet, ein Gefäß, das für die Versorgung des CORTIschen Organs wichtig ist. Unterhalb der Faserschicht der Basilarmembran liegt die tympanale Belegschicht, eine einfache, mehr oder weniger dicht angeordnete Lage von Bindegewebszellen. Die Breite und Dicke der beim Menschen rund

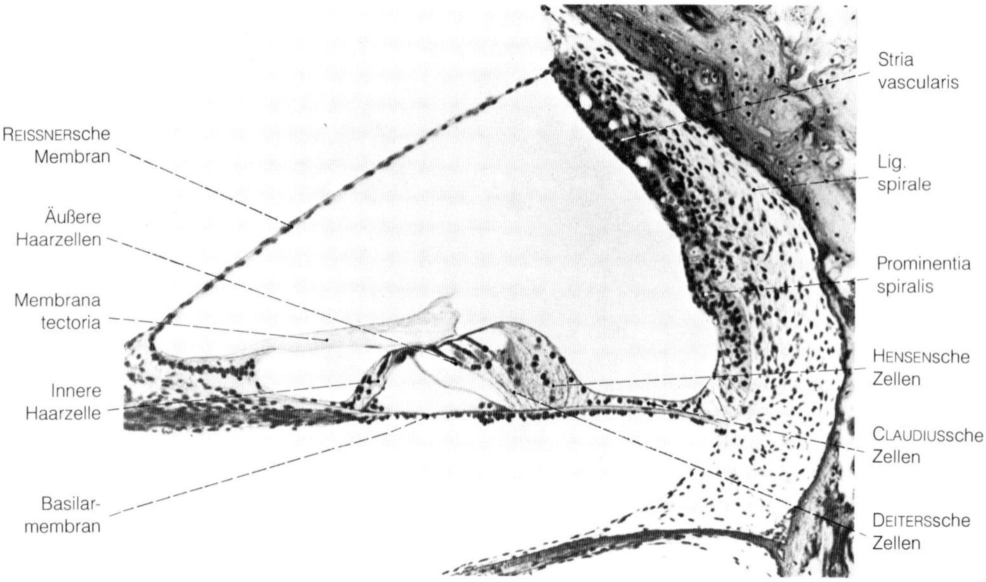

Abb. 16.25-33 Ductus cochlearis des Menschen.

34 mm langen Basilarmembran ändern sich im Verlauf der Schneckenwindungen. In der Basalwindung beträgt die Breite etwa 200 µm, in der Mittelwindung 340 µm und in der Spitzenwindung 360 µm (Abb. 16.25-46).

Oberhalb der Basilarmembran liegt, dem Endolymphraum zugewandt, das Sinnesepithel, die *Papilla spiralis* **(CORTIsches Organ).** Beginnend an der Verankerung der REISSNERschen Membran, liegt hier ein Streifen Epithel, der bis zur Außenwand des Ductus cochlearis bis in die Gegend der Prominentia spiralis reicht. In dieser Epithellage sind die Sinneszellen *(Haarzellen)* mit Hilfe verschiedener Stützzellen eingebettet. Über dem Sinnesepithel liegt die *Membrana tectoria*, die der Statokonienmembran und der Cupula der vestibulären Rezeptorzellen entspricht (Abb. 16.25-37). Die Membrana tectoria ist am *Limbus laminae spiralis osseae* befestigt; sie wird auch von den Limbuszellen produziert. Im Bereich des CORTIschen Organs ist die Tektorialmembran locker verankert. Da die Membrana tectoria über den Haarzellen liegt, ist sie am Transduktionsprozeß in der Cochlea beteiligt. Die lichtmikroskopisch homogen aussehende Membran besteht aus einer homogenen Grundsubstanz und Mikrofibrillen. Außen aufgelagert sind weitere homogene Schichten.

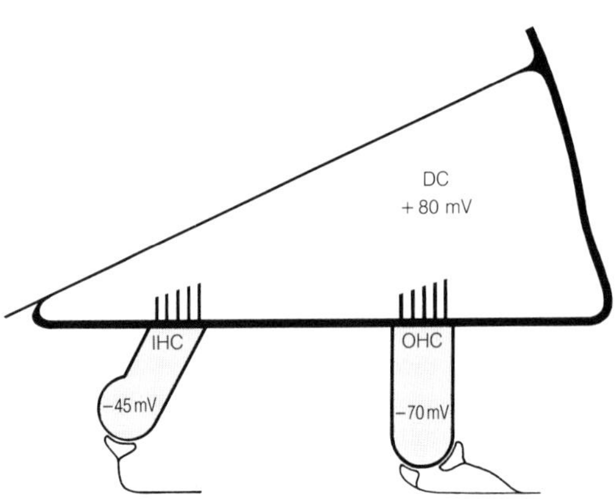

Abb. 16.25-34 Elektroanatomie der Cochlea. Der Ductus cochlearis (DC) zeigt eine positive Spannung von 80 mV, die Haarzellen sind unterschiedlich negativ geladen, die äußeren Haarzellen (OHC) haben −70 mV, die inneren −40 mV (IHC). (Nach WERSÄLL u. BAGGER-SJÖBÄCK [33])

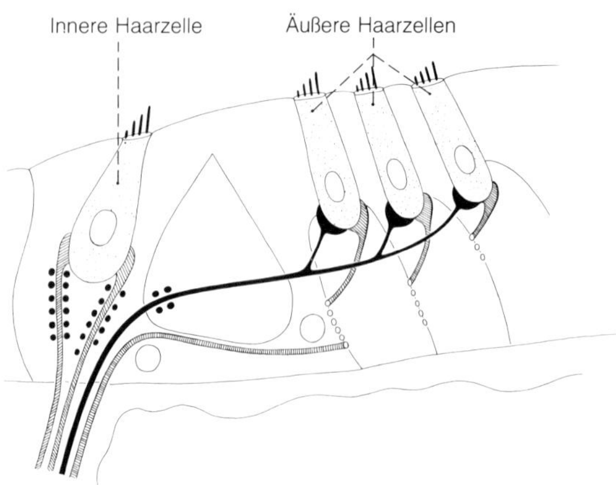

Abb. 16.25-35 Schematische Darstellung des CORTIschen Organs. Gestrichelt: afferente Nervenfasern, schwarz: efferente Nervenfasern; spiralig verlaufende Fasern sind als schwarze Punkte oder leere Kreise dargestellt. (Nach SPOENDLIN [30])

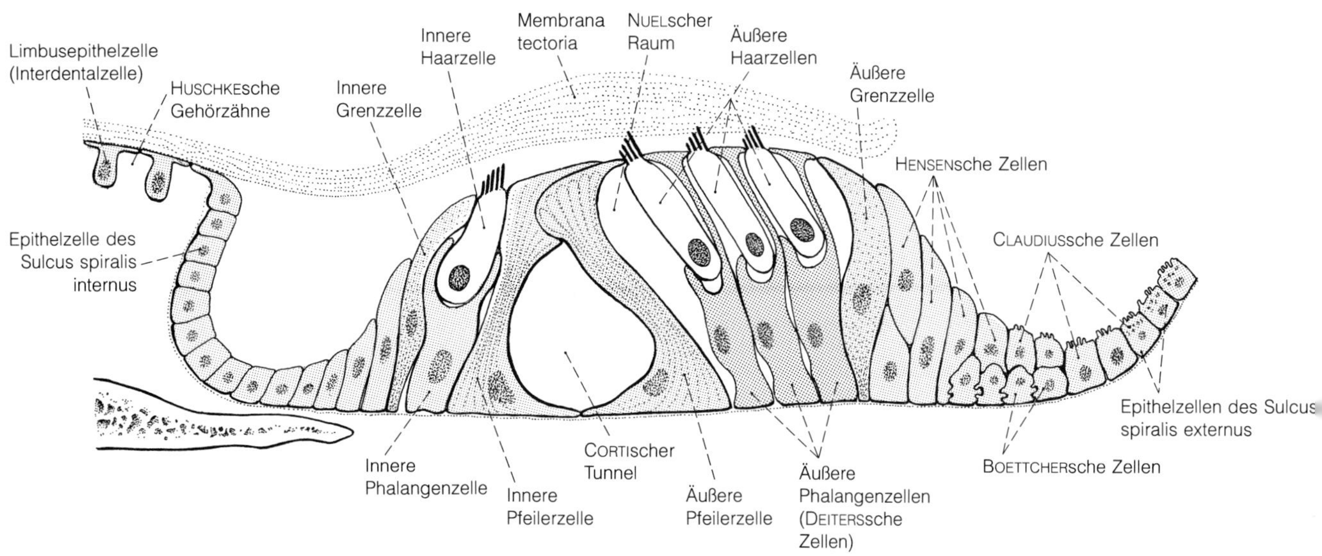

Abb. 16.25-36 Schematische Darstellung der Stützzellarchitektur des CORTIschen Organs. Die Schneckenachse ist links zu denken.

Im CORTIschen Organ lassen sich, beginnend am *Sulcus internus*, nach außen folgende **Zelltypen** unterscheiden (Abb. 16.25-36): Am inneren Sulcus (Abb. 16.25-32) liegen die **inneren Sulcuszellen**, darauf folgen die **Grenzzellen**, die **inneren Phalangenzellen**, die einfache Reihe der **inneren Haarzellen**, die **inneren** und die **äußeren Pfeilerzellen**, die den inneren Tunnel aufbauen, dann folgen die **DEITERS-Zellen**, auf denen die 3–4 Reihen **äußerer Haarzellen** sitzen. Die extrazellulären Räume rund um die äußeren Haarzellen werden als **NUELsche Räume** bzw. als **äußerer Tunnelraum** bezeichnet. Nach außen reihen sich dann noch die **HENSENschen** (mit Lipoidtropfen) und die **CLAUDIUSschen Zellen** (Abb. 16.25-33) an, die dann in das Epithel des *äußeren Sulcus* übergehen. Die Zellen reichen mit ihren Ober-

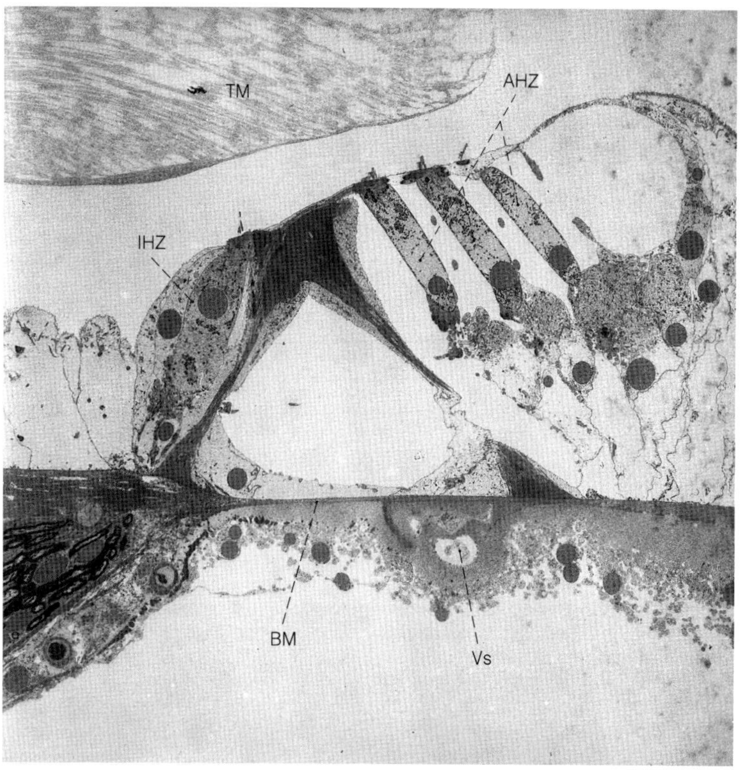

Abb. 16.25-37 TEM-Bild des CORTIschen Organs vom Meerschweinchen. Innere Haarzellen (IHZ), äußere Haarzellen (AHZ), Tektorialmembran (TM), Basilarmembran (BM) mit Vas spirale (Vs). (Original: H. SPOENDLIN)

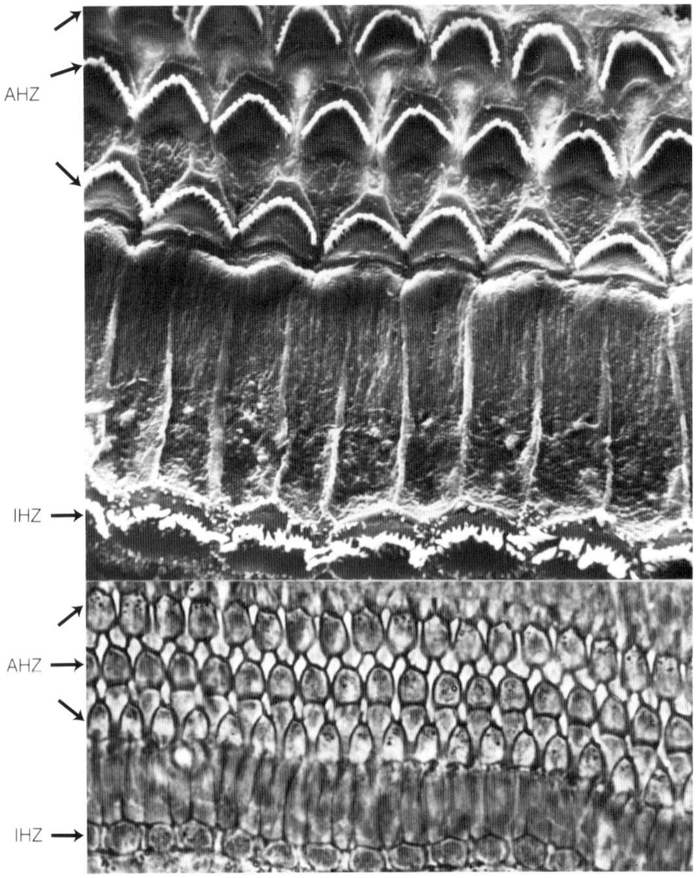

Abb. 16.25-38 Oberflächenbild des CORTIschen Organs, unten lichtmikroskopisch, oben rasterelektronenmikroskopisch. Vergr. ca. 420fach. Die Sinneshaare der inneren (IHZ) und äußeren Haarzellen (AHZ) sind zu erkennen. (Original: D. J. LIM)

flächen in den Endolymphraum. Im Bereich der Haarzellen wird ein fester Abschluß in Form der Membrana reticularis gebildet. Haarzellen, Pfeilerzellen und DEITERS-Zellen sind durch desmosomenartige Verbindungen zusammengehalten. Es kommen also nur die Oberflächen der Zellen mit der Endolymphe in Berührung, die Zelleiber selbst werden von modifizierter Perilymphe (CORTI-Lymphe) umspült, die sich im Tunnelraum und in den NUELschen Räumen findet.

Die Sinneszellen (Haarzellen) des CORTIschen Organs sind also als einfache Reihe **innerer Haarzellen** und als die drei- bis (apikal) vierfachen Reihen **äußerer Haarzellen** ausgebildet. Von den vestibulären Sinneszellen unterscheiden sich die Haarzellen des CORTIschen Organs vor allem durch ihre Sinneshaare: Von dem fetal ausgebildeten Kinozilium bleibt nur bisweilen ein Basalkorpuskel übrig. Die an den reifen Haarzellen vorhandenen Sinneshaare sind Stereozilien. Die Stereozilien sind in charakteristischer Ausbildung und Anordnung in Oberflächenbildern vom CORTIschen Organ zu erkennen (Abb. 16.25-38, 39 u. 40). In den Stereozilien ist Aktin enthalten. Das regelmäßige Muster der Sinneszellen läßt sich lichtmikroskopisch im Häutchenpräparat (Oberflächenpräparat) gut studieren. Nach experimentellen Eingriffen am Versuchstier (Schalltrauma, ototoxische Stoffe) kommt es zum Zugrundegehen von Haarzellen [28]. Das jeweils charakteristische Schädigungsmuster kann erkannt werden.

Die äußeren und inneren Haarzellen unterscheiden sich durch viele morphologische (Abb. 16.25-41) und funktionelle Merkmale: Zahl (beim Menschen 3400 innere und 13 000 äußere Haarzellen [2]), Form, Ausbildung der Sinneshaare, Histochemie (die äußeren Haarzellen enthalten besonders viel Glykogen), Innervation, Empfindlichkeit für normale Reize und Empfänglichkeit für Schäden (beim Lärmschaden gehen zuerst die äußeren Haarzellen zugrunde). Es bestehen folgende Innervationsunterschiede: An den Basen der inneren Haarzellen finden sich große afferente Synapsen, an den äußeren Haarzellen große efferente Synapsen und nur kleine afferente. Außerdem sind fast alle Neurone des N. cochlearis den inneren Haarzellen zugeordnet [30]. Die inneren Haarzellen übermitteln also die akustische Information, während den äußeren Haarzellen eine andere Rolle zukommt.

Während beim Säugetier die Haarzellen ihre Teilungsfähigkeit postnatal verloren haben, gibt es bei niederen Wirbeltieren und sogar beim Vogelohr zeitlebens Zellteilungen von Haarzellen. Nach einem Schalltrauma werden die verlorenen Haarzellen wieder durch Teilung verbliebener Stammzellen ergänzt. Dem entspricht auch die postnatale Teilungsfähigkeit zentraler akustischer Neurone (Singzentren) im Vogelgehirn.

Mit der **Isolierung von Haarzellen** aus den Sinnesepithelien des Innenohres [3] begann eine neue Epoche der Innenohrforschung. In geeignetem Nährmedium bleiben isolierte Haarzellen bis zu vier Tagen am Leben und lassen sich unter dem Mikroskop beobachten und mit experimentellen Eingriffen beeinflussen (Abb. 16.25-42). Die meisten Ergebnisse stammen von den äußeren Haarzellen. Diese Zellen zeigen langsame und rasche Kontraktionen. Das Ruhemembranpotential an äußeren Haarzellen beträgt –70 mV, an inneren Haarzellen um –40 mV [13]. Elektrische Stimulierung führt zur reversiblen Kontraktion der äußeren Haarzellen. Diese Elektromotilität wird durch

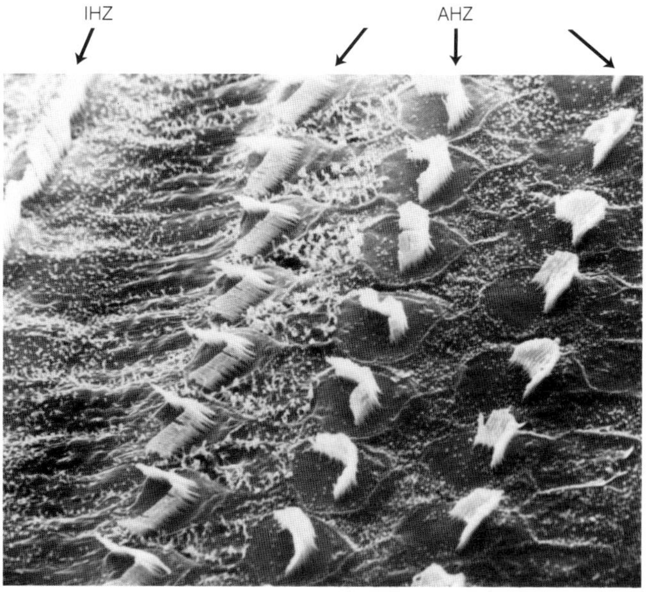

Abb. 16.25-39 Rasterelektronenmikroskopisches Bild des CORTIschen Organs. Man sieht die der Endolymphe zugekehrten Oberflächen der Haarzellen. IHZ = innere Haarzellen, AHZ = äußere Haarzellen. Vergr. 845fach. (Original: D. J. LIM)

diskrete elektrische Ströme (Bestandspotential) der Stria vascularis ausgelöst. Der Stromfluß ändert sich bei mechanischer Beanspruchung der Haarzellen (Schallwellen) und führt zu einem Rezeptorpotential. Durch die aktive Bewegung der äußeren Haarzellen wird das mechanische Ereignis an der Basilarmembran örtlich verstärkt und führt zu einer verbesserten frequenzspezifischen Erregung der inneren Haarzellen [11]. Gleichzeitig ist die Elektromotilität der äußeren Haarzellen wahrscheinlich die Quelle für die **otoakustische Emission (KEMP-Echo)**. Die mechanische Deformierung der Stereozilien an den Haarzellen öffnet Ionenkanäle für den Einstrom von Kaliumionen und Kalziumionen. Jedes Stereozilium hat wahrscheinlich nur einen Ionenkanal, was die biochemische Untersuchung dieser Membranteile erschwert. Die mechanische Spezialisierung der Stereozilien wird durch Verbindungsstrukturen, die transversal und apikal zwischen den Stereozilien verlaufen, deutlich. Diese Querverbindungen (cross-links) wirken als elastische Federn zwischen den steifen Stereozilien. Die Stereozilien haben eine für die zu empfangende Frequenz typische Länge. Bei den Haarzellen in der Schneckenbasis, die hohe Frequenzen empfangen sollen, sind die Stereozilien kurz (bis 0,8 μm), bei den Haarzellen in der Schneckenspitze gibt es lange Stereozilien. Die Stereozilien sind hochempfindlich, ihre Auflösungsfähigkeit für Schwingungen liegt nur knapp über der BROWNschen Molekularbewegung. Eine geringfügigste Ablenkung der Stereozilien, vergleichbar der Ablenkung um eine Daumenbreite an der Spitze des Eiffelturms, führt bereits zu einer Eröffnung der Ionenkanäle und damit zur Erregung der Haarzelle. Bei der inneren Haarzelle führt die Depolarisation zur Ausschüttung eines Transmittters, möglicherweise Glutamat, und zur Erregung der afferenten Nervenzellen des N. cochlearis. Auch diese Nervenzellen scheinen Glutamat als Transmitter am ZNS zu verwenden.

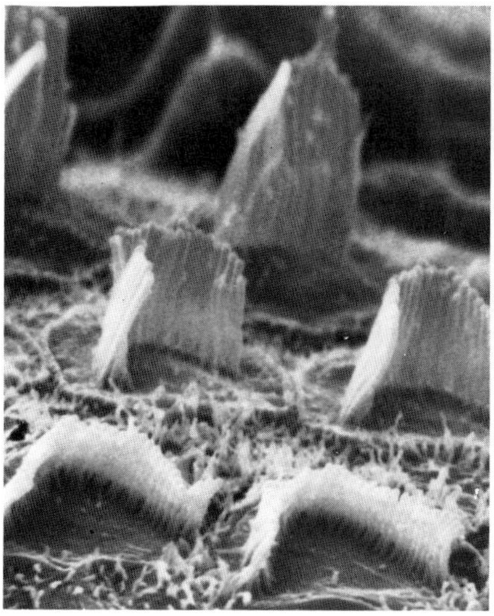
a

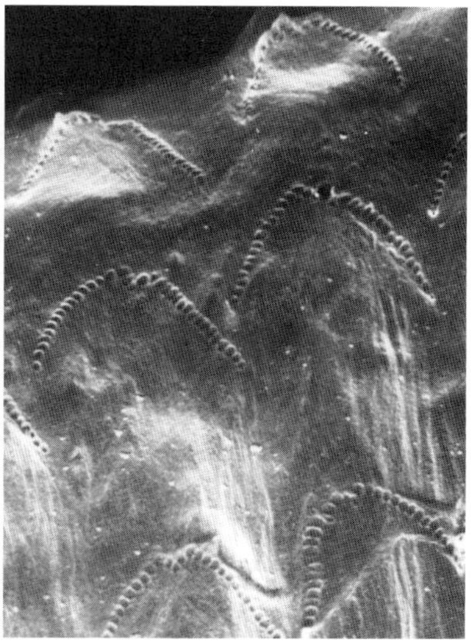
b

Abb. 16.25-40 (a) Sinneshaare der äußeren Haarzellen. (b) Unterfläche der Membrana tectoria mit Ausnehmungen für die Stereozilien. Vergr. ca. 2100fach. (Original: D. J. LIM)

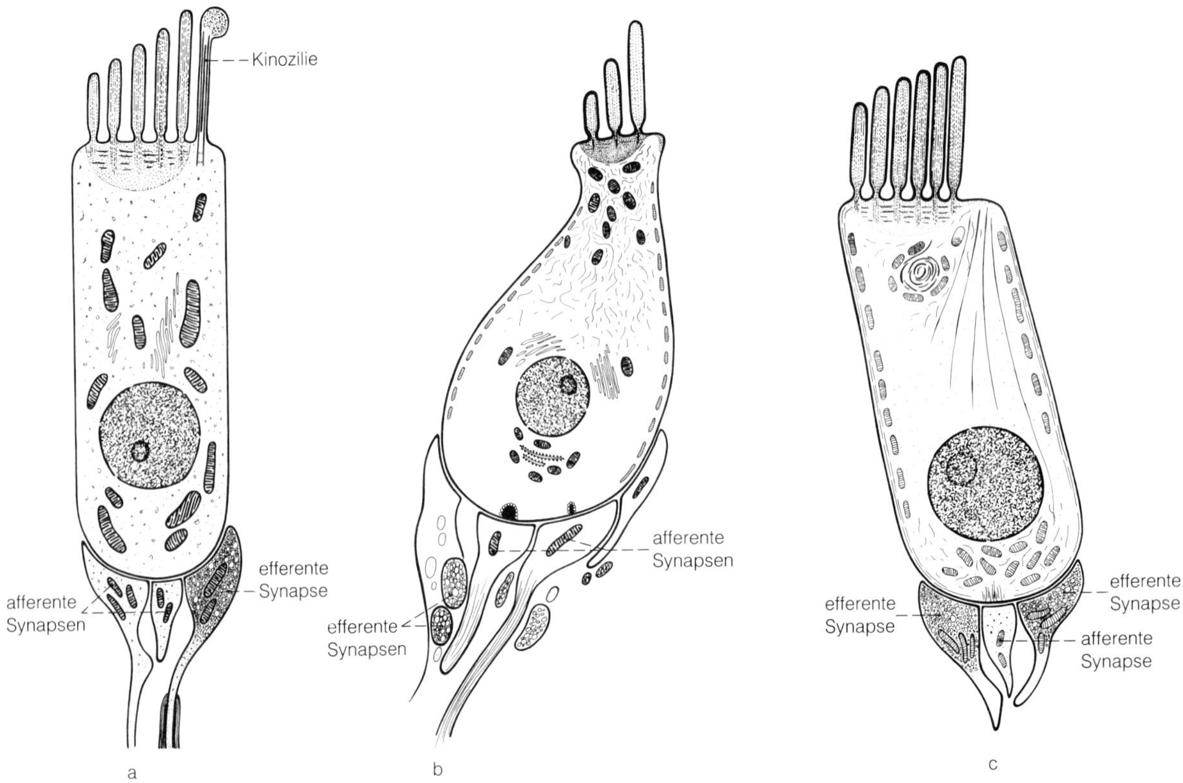

Abb. 16.25-41 (a) Haarzelle des vestibulären Systems (Typ II) mit afferenten und efferenten Synapsen. (Nach HUDSPETH [11]). (b) Innere Haarzelle des CORTIschen Organs mit afferenten Synapsen und efferenten Synapsen an den afferenten Nervenfasern. (Nach ENGSTRÖM u. WERSÄLL [7]). (c) Äußere Haarzelle des CORTIschen Organs mit efferenten und afferenten Synapsen. (Nach ENGSTRÖM u. WERSÄLL [7])

Die **Gefäßversorgung der Cochlea** beginnt mit der *A. labyrinthi*, die den *Ramus cochlearis* und den *Ramus vestibulocochlearis* zur Versorgung der Cochlea abgibt. Die Verteilung der Gefäße in der Cochlea erfolgt über die Scala vestibuli und die Lamina spiralis ossea primaria. Der venöse Abfluß erfolgt über die Scala tympani (Abb. 16.25-43 u. 44). Die Kapillaren der Stria vascularis und das Vas spirale an der Basilarmembran unterhalb des CORTIschen Organs sind für die Funktion der Cochlea besonders wichtig.

Die größeren Gefäße der Cochlea werden bis in den Modiolus von adrenergen Fasern begleitet. In der Cochlea kommen drei Arten von Nervenfasern vor: afferente, von den Sinneszellen kommend, efferente, die zu den äußeren Haarzellen und zu den afferenten Fasern unterhalb der inneren Haarzellen ziehen, und schließlich vegetative (sympathische), die den Arterien folgen.

Durchblutungsstörungen im Innenohr sind für Hörstörungen verantwortlich (akuter **Hörsturz** bei Verschluß der A. labyrinthi). Bei mangelnder Durchblutung der Stria vascularis kommt es zu Störungen der Ionenverteilung in der Cochlea [28].

Die Durchblutung der Cochlea hängt vom systemischen Blutdruck ab. Daneben spielt aber auch die Autoregulation der Blutverteilung in den Gefäßen der Cochlea eine wichtige Rolle; sie ähnelt der des Gehirns [13].

Erwähnenswert ist schließlich, daß sich die Funktionstüchtigkeit der Sinneszellen der Cochlea, deren Differenzierung im 3. Schwangerschaftsmonat erfolgt, bereits im 5. Monat einstellt [24]. Der Mensch wird also mit einem voll funktionsfähigen Gehörorgan geboren.

Aufgrund dieses Entwicklungsganges sind Feten schon lärmgefährdet, was bei Frühgeburten im Inkubator beachtet werden sollte [24].

5.5 *Funktion der Cochlea*

Der adäquate Reiz für das Hörorgan ist Schall, dessen Wellen durch Transportorgane (äußeres und mittleres Ohr) zum **Reizverteilungsorgan** und **Reiztransformationsorgan**, der Cochlea, gebracht werden. Dabei werden die Schallwellen **von Luft auf Flüssigkeit** (Perilymphe) übertragen. Die dazu nötige Druckverstärkung wird vom Mittelohr bewerkstelligt. Die Gehörknöchelchen sind über den Stapes an die Fenestra vestibuli und damit an die Perilymphe gekoppelt. Die Druckstöße der Schallwellen werden auf die Perilymphe übertragen. Da die Flüssigkeit praktisch inkompressibel ist, muß ein Druckausgleich möglich sein: Er erfolgt über das Schneckenfenster (Fenestra cochleae), das durch eine verformbare Membran verschlossen ist. Die Perilymph-

Abb. 16.25-42 Isolierte Haarzellen vom Meerschweinchen. (a) Äußere Haarzelle. (b) Innere Haarzelle. (c) Vestibuläre Haarzelle, Typ II. (Original: H. P. ZENNER, U. ZIMMERMANN, R. ZIMMERMANN)

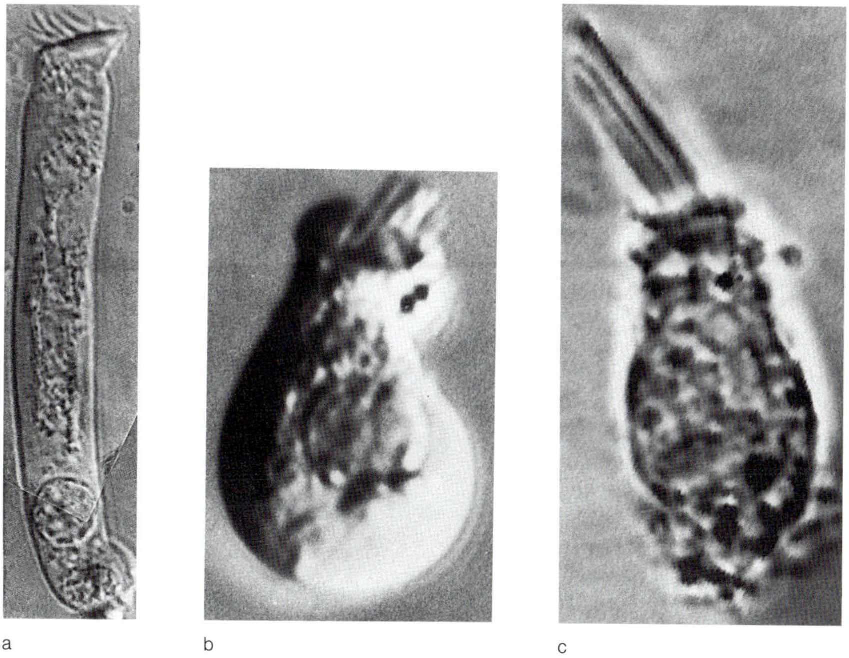

räume der Cochlea sind durch den Ductus cochlearis voneinander getrennt und nur an der Spitze der Cochlea durch das Helicotrema verbunden. Der Ductus cochlearis kann daher als Schneckentrennwand bezeichnet werden. Durch die Druckstöße auf die Perilymphe wird diese Schneckentrennwand deformiert. Es entstehen Wellenbewegungen von der Basis zur Spitze der Schnecke. Die Wellenbewegung entwickelt sich in Abhängigkeit von der Frequenz der Druckschwankungen (Abb. 16.25-45): Bei hoher Frequenz wird nur die Basis der Schnecke zu Schwingungen angeregt, bei niedriger Frequenz laufen die Wellen bis in die Spitze der Schnecke. Es kommt also zu einer räumlichen Auftrennung der Schallwellen **(mechanische Frequenzanalyse in der Schnecke)**.

Da bei diesen Vorgängen die Basilarmembran im Vordergrund steht, hat v. BÉKÉSY (Nobelpreis für Medizin 1961) an vereinfachten Modellen der Cochlea (wie in Abb. 16.25-45) die Schwingungsverhältnisse bei Schalleinwirkung studiert. Er kam zur Ansicht, daß die hydromechanische Frequenzanalyse in der Cochlea durch Wanderwellen ermöglicht wird [1]. Er konnte seine Modellvorstellungen durch direkte Beobachtung der Schwingungen an Versuchstierschnecken und an menschlichen Schnecken von Leichen bestätigen. Damit wurde die einfache Resonanztheorie des Hörens von HELMHOLTZ entkräftet. HELMHOLTZ war der Ansicht, daß die einzelnen Frequenzen „Saiten" in der Basilarmembran zur Resonanzschwingung brächten.

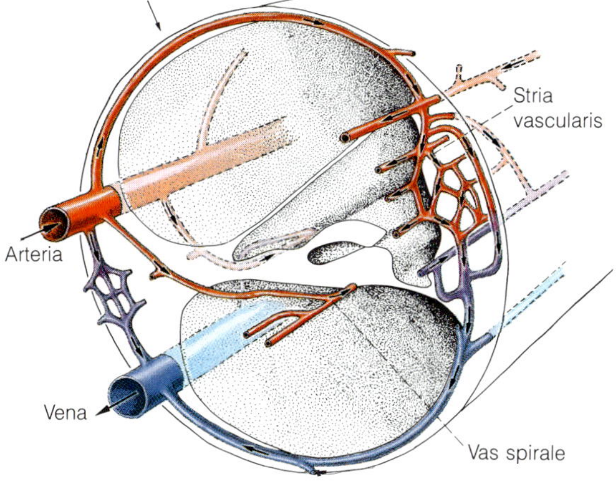

Abb. 16.25-43 Schema der Blutversorgung der Cochlea.

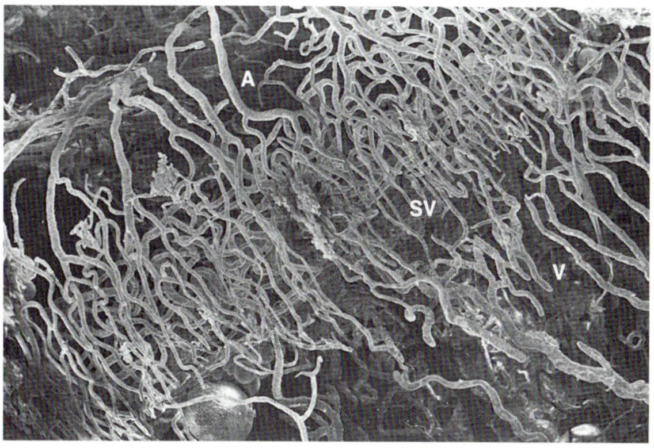

Abb. 16.25-44 REM-Bild einer Mikrokorrosion der Meerschweinchencochlea. Kapillaren der Stria vascularis (SV), die von Arteriolen (A) gespeist werden. V = Venolen. (Original: P. FRANZ)

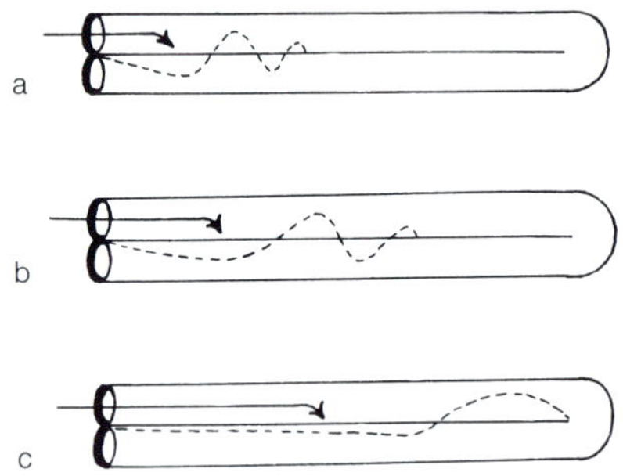

Abb. 16.25-45 Schematische Darstellung der Wanderwellenbildung in der Cochlea. Die Cochlea ist gestreckt gezeichnet. Die Schneckentrennwand, der Ductus cochlearis, ist nur als Strich dargestellt. a = hohe Frequenz, b = mittlere Frequenz, c = niedrige Frequenz. (Nach Quilliam [25])

Diese „Hörsaiten" sind morphologisch gar nicht nachweisbar. Neue Untersuchungen haben die Ansichten v. Békésys bestätigt: Mit Hilfe des Mössbauer-Effekts können die ganz kleinen Schwingungen der Basilarmembran gemessen werden. Die Meßergebnisse stehen in Einklang mit den Beobachtungen v. Békésys [14].

Die **Frequenzdispersion** in der menschlichen Cochlea ist in Abb. 16.25-46 an einer Projektion der Basilarmembran eingezeichnet. Die Bewegungen der Basilarmembran werden über die Stützzellen und die Tektorialmembran auf die Reizumformer, die Haarzellen, übertragen. Wie bei den vestibulären Sinneszellen ist dabei die Abbiegung der Sinneshaare wesentlich. Obwohl die mechanische Frequenzanalyse durch die Basilarmembran sehr genau ist, wird sie durch mikromechanische Vorgänge an den Stereozilien noch weiter verbessert [11]. In den Stereozilien und ihren Verankerungen hat Flock Aktin nachgewiesen. Möglicherweise kann unter dem Kommando der efferenten Innervation die Empfindlichkeit der Haarzellen durch Verstellung der Stereozilien verändert werden. Kemp [15] hat offensichtlich mit der Aktinausrüstung in Zusammenhang stehende aktive Echovorgänge („Kemp-Echo") beschrieben, die bei Stoffwechselstörung verschwinden. Die Haarzellen haben also nicht nur passive, sondern auch aktive Eigenschaften.

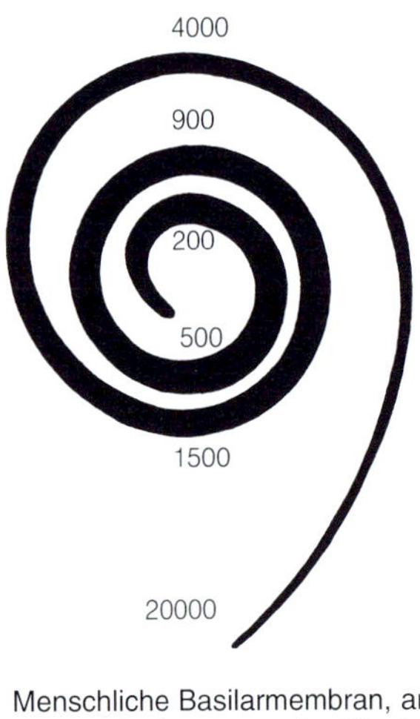

Abb. 16.25-46 Menschliche Basilarmembran, an der die Zuordnung der Tonhöhen (in Hz) eingetragen ist. (Nach Wever [34])

Die bei der Erregung der Haarzellen entstehenden Ströme können als reizsynchrone Mikrophonpotentiale abgeleitet werden. Die Erregungen der Haarzellen werden über afferente Synapsen auf die Cochlearisneurone übertragen. Damit beginnt die neurale Kodierung der Schallreize, die im wesentlichen von den inneren Haarzellen her erfolgt.

Nach dem Verlust von Haarzellen durch Schalltrauma oder ototoxische Substanzen (Antibiotika) wird auch eine absteigende Degeneration der Nervenzellen des N. cochlearis beobachtet. Die daraus resultierende Schwerhörigkeit wird als **Innenohrschwerhörigkeit** (sensorineuraler Hörverlust) bezeichnet. Ihr steht die Schalleitungsschwerhörigkeit bei Schäden des Außen- und Mittelohrs gegenüber.

Die Hörfähigkeit des Menschen ist durch eine Aufnahmefähigkeit für Frequenzen von 16–16000 Hertz charakterisiert, eine besondere Empfindlichkeit liegt zwischen 1000 und 4000 Hertz.

Unser nächster Verwandter, der Schimpanse, hat eine höhere Empfindlichkeit bei Tönen über 8000 Hertz, eine geringere bei tiefen Tönen (unter 250 Hertz) und im Bereich zwischen 2000 und 4000 Hertz. Es zeigt sich auch eine geringere Fähigkeit für die Unterscheidung verschieden hoher Töne, was die Wahrnehmung von Sprachlauten vermindert.

6 *Innervation des Cortischen Organs*

Im Bereich des Cortischen Organs finden sich afferente und efferente Nerven, während adrenerge Fasern überwiegend im Bereich des Modiolus enden.

Die **afferenten Neurone** sind die bipolaren Nervenzellen des Ganglion spirale. Ihre Perikaryen liegen im *Canalis spiralis modioli*, also in der Cochlea. Diese bipolaren Nervenzellen stehen in einem bestimmten Verhältnis zu den Rezeptorzellen. Nach neueren Untersuchungen [30] sind etwa 95% der Spiralganglienzellen den inneren Haarzellen zugeordnet. Ihre Dendriten laufen im Bereich des Cortischen Organs radial. Nur 5% der Spiralganglienzellen empfangen die Erregungen von den äußeren Haarzellen. Die Dendriten dieser Ganglienzellen nehmen einen spiraligen Verlauf. Die Nervenfasern sind ab der Habenula perforata von Markscheiden umgeben. Auch die Perikaryen sind markhaltig. Die zentralen Fortsätze der Spiralganglienzellen bilden am Fundus des Meatus acusticus internus den N. cochlearis. Die Anordnung der Fasern ähnelt den in der Elektrotechnik üblichen Kabelbäumen bei einer spiraligen Leitungsführung. Beim Menschen zählt man 30000–40000 Ganglienzellen. Der N. cochlearis betritt gemeinsam mit dem N. vestibularis am Kleinhirnbrückenwinkel den Hirnstamm.

Das *olivocochleare Bündel*, das aus Kernen der oberen Olive über den N. vestibularis zum N. cochlearis ins Cortische Organ zieht, ist die Grundlage der **efferenten Innervation** des Cortischen Organs. Es besteht aus einem großzelligen und einem kleinzelligen System, die gekreuzt und ungekreuzt zu den äußeren Haarzellen und überwiegend an die afferenten Fasern unter den inneren Haarzellen ziehen (Abb. 16.25-47). Die efferenten Fasern lassen sich gut von den afferenten Fasern differenzieren, weil sie große Mengen histochemisch dar-

Abb. 16.25-47 Innervation des Cortischen Organs: schwarz: afferente Nerven, rot: efferente Nerven.

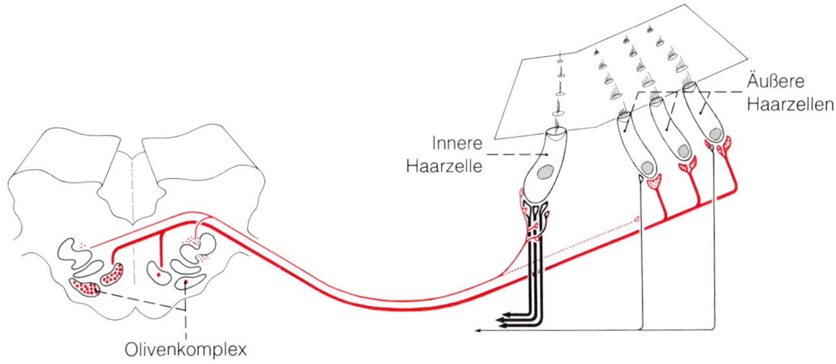

stellbarer Acetylcholinesterase enthalten. Sie zeigen eine starke Endverzweigung mit einer hohen Anzahl von Synapsen.

Neuerdings vermutet man, daß es zwei biochemisch unterschiedlich charakterisierte efferente Systeme gibt. Ein cholinerges, das vorwiegend in der Schneckenbasis wirkt, und ein GABAerges, das in der Schneckenspitze tätig ist. Acetylcholin als efferenter Transmitter ist gut vertreten. Muskarinische Acetylcholinrezeptoren vermitteln die zentrifugale Innervation an den äußeren Haarzellen. Das mediale, großzellige markhaltige System führt zu den äußeren Haarzellen und hemmt deren Aktivität. Das kleinzellige laterale, marklose System endet an den afferenten Nervenfasern unterhalb der inneren Haarzellen und hemmt wahrscheinlich den Abfluß der afferenten Erregung. Bei Überlastung des Ohres kann so das ZNS beschützt werden. Neben klassischen Transmittern werden auch neuromodulatorische Peptide nachgewiesen: Enkephalin, Calcitonin gene-related peptide und Substanz P [13]. Inwiefern auch diese Peptide über die efferente Innervation wirken, ist noch nicht bekannt.

Die Synapsen an den Haarzellen des menschlichen Cortischen Organs unterscheiden sich an den afferenten Synapsen der inneren Haarzellen: Die einzelnen Neurone bilden mehrere Synapsen an einer inneren Haarzelle. Bei den äußeren Haarzellen sind afferente Synapsen auch als reziproke Synapsen ausgebildet. Da ein afferentes Neuron mit vielen äußeren Haarzellen in Verbindung steht, können kurze Feedback-Strecken entstehen.

7 *Hörbahn*

In der Hörbahn sind ein **aufsteigendes (afferentes)** und ein **absteigendes (efferentes) System** zu unterscheiden.

Die **erste Station** der Hörbahn (Abb. 16.25-48) sind die afferenten Neurone des *Ganglion spirale*.

Die wichtigsten **zentralen Stationen** der aufsteigenden Hörbahn (Abb. 16.25-48) sind die **Cochlearisendkerne** (*Ncl. cochlearis anterior [ventralis]* und *Ncl. cochlearis posterior [dorsalis]*), die **obere Olive** *(Ncl. olivaris metencephali)*, die **Trapezkörperkerne** *(Nuclei corporis trapezoidei)*, die **Kerne der lateralen Schleife** *(Nuclei lemnisci lateralis)*, **Colliculus inferior**, **Corpus geniculatum mediale** und **Hörrinde.**

Die Axone des N. cochlearis teilen sich nach ihrem Eintritt in den Hirnstamm und enden alle am Ncl. cochlearis posterior und anterior. Das ventrale Kerngebiet wird in einen posteroventralen, anteroventralen und interstitiellen Kern unterteilt. In allen Kerngebieten werden rund 90000 Nervenzellen gezählt.

Von den Cochleariskernen, der **zweiten Station** der Hörbahn, ziehen die Fasern in drei Gruppen weg:

1. Als *Stria acustica dorsalis* (Monakow) (liegen unter den Striae medullares ventriculi quarti und sind daher nicht sichtbar) vom dorsalen Kern zur Gegenseite ziehend, um sich dem Lemniscus lateralis anzuschließen.

2. Als *Stria acustica intermedia* (Held) vom posteroventralen Teil des Ncl. cochlearis anterior, enden beidseitig im Olivenkomplex.

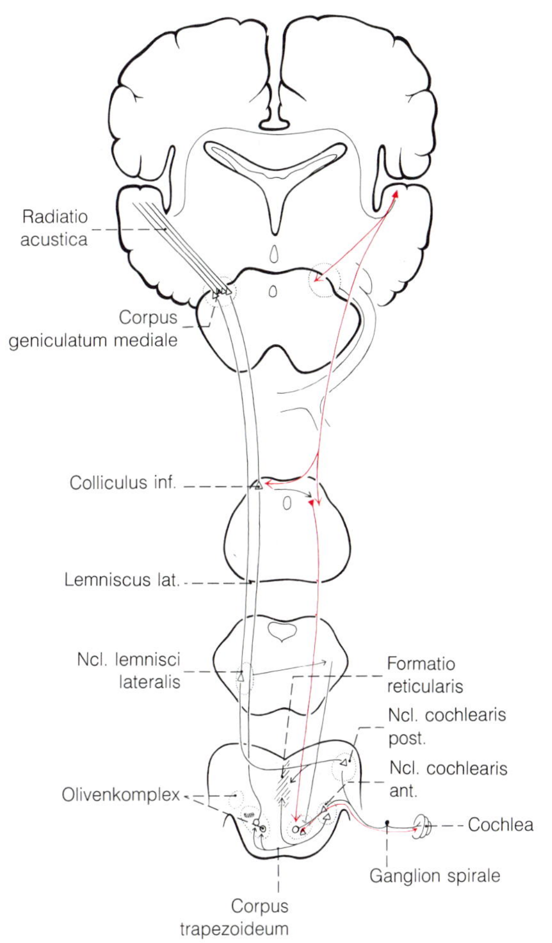

Abb. 16.25-48 Schematische Übersicht der Hörbahn, schwarz: aufsteigende Systeme, rot: absteigende Systeme.

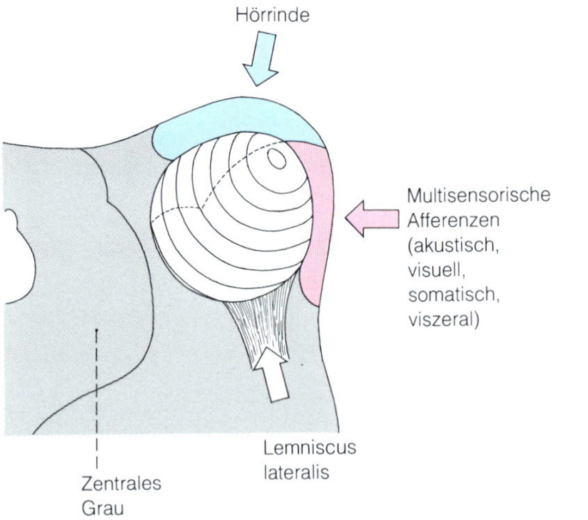

Abb. 16.25-49 Schema des Colliculus inferior. Die drei Abschnitte (Ncl. centralis, externus und pericentralis) empfangen den Großteil ihrer Afferenzen aus weitgehend verschiedenen Quellen. Dadurch wird der Colliculus inferior über seine Funktion als akustischer Relaiskern hinaus zu einem Reflexintegrationszentrum. Rot: Ncl. externus, blau: Ncl. pericentralis, weiß: Ncl. centralis. (Modifiziert nach Carpenter u. Sutin [4] sowie Coleman u. Clerici [5])

3. Als *Corpus trapezoideum* kreuzen die meisten Fasern des anteroventralen und interstitiellen Teils des Ncl. cochlearis anterior die Seite und laufen in den Lemniscus lateralis. Die Fasern enden beidseitig im Olivenkomplex, in den Kernen des Lemniscus lateralis, aber hautsächlich im Colliculus inferior.

Aufsteigende Cochlearisfasern enden auch an der Formatio reticularis, von wo sie als unspezifische Hörbahn aufsteigen. Die spezifische Hörbahn ist in ihren zentralen Teilen tonotop gegliedert, d.h., die von den einzelnen Abschnitten der Cochlea kommenden Fasern projizieren geordnet aufwärts und leiten daher nach Frequenzen geordnet. In den entsprechenden Kerngebieten finden sich laminierte Anteile.

Die Kerne der aufsteigenden Hörbahn in der Brücke sind die Kerne des Trapezkörpers, des oberen Olivenkomplexes und die Kerne des Lemniscus lateralis. Der obere Olivenkomplex läßt sich in einen *lateralen* (S-förmiges Segment), einen *medialen* und *ventralen periolivären Teil* gliedern. Ab dem Olivenkomplex gibt es Verbindungen von beiden Cochleae, also eine binaurale Analyse des Schalls.

Der Lemniscus lateralis führt zum Colliculus inferior; dort enden alle Fasern. Der Lemniscus umfaßt etwa 194000 Fasern. Im Colliculus inferior werden drei Teile unterschieden, ein *zentraler Kern*, ein *äußerer Kern* und eine *Randzone*. Der zentrale Kern ist die wichtigste Station der aufsteigenden Hörbahn. Darüber hinaus empfängt der Colliculus inferior Afferenzen aus verschiedenen Quellen und funktioniert als Reflexintegrationszentrum (Abb. 16.25-49).

Vom Colliculus inferior laufen im Brachium colliculi inferioris etwa 500000 Fasern zum *Corpus geniculatum mediale*. Am Corpus geniculatum mediale enden alle aufsteigenden Hörbahnfasern. Von seinen Hauptkernen aus ziehen die Fasern als *Radiatio acustica* im sublentikulären Teil der Capsula interna zum *auditorischen Kortex* im Temporallappen [14]. Im Sylvischen Abschnitt des Gyrus temporalis superior liegen die *Gyri temporales transversi* (Heschlsche Querwindungen) (Abb. 16.25-50). Über die Hörrinde orientiert Kap. 16.18.

Das **absteigende Hörbahnsystem** (Abb. 16.25-48) wird von rückläufigen Verbindungen des aufsteigenden Systems gebildet. Bei der Informationsverarbeitung dienen die absteigenden Fasern der Anpassung, Filterung und Kontrastverbesserung (Heraushören wichtiger Signale aus dem Umgebungslärm). Die Vorstellungen über die Funktion der absteigenden Fasern sind noch recht hypothetisch. Von der Hörrinde laufen Fasern zum Corpus geniculatum mediale, zum Colliculus inferior und zur Brücke. Vom Colliculus inferior steigen Fasern zum Olivenkomplex und zu den Cochleariskernen ab.

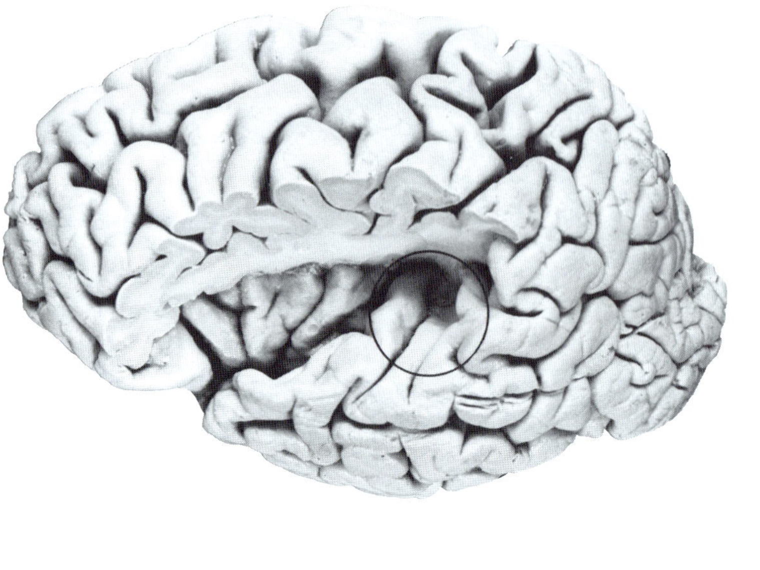

Abb. 16.25-50 Linke Gehirnhälfte nach Entfernung des Operculum parietale. Man sieht dorsal von der Fissura cerebralis lateralis und hinter der Insel die Gyri temporales transversi (Heschl) (Kreis), die vom Gyrus temporalis superior nahezu im rechten Winkel dorso-medialwärts abbiegen.

Über die **Funktion** der einzelnen Abschnitte der Hörbahn lassen sich einige zusammenfassende Angaben machen. Die Schwingungen der Basilarmembran erregen wie angeführt die Haarzellen. Die Spiralganglienzellen übernehmen die Erregungen von den Haarzellen. Damit erfolgt die neurale Kodierung der Schallereignisse. Die einzelnen Nervenzellen sind den Gebieten der Cochlea zugeordnet (Ortsprinzip der Tonhöhenübermittlung). Bei niedrigen Frequenzen entladen sich die Spiralganglienzellen aber auch synchron zu den Schallwellen (Frequenzprinzip der Tonhöhenübermittlung) [34]. Neben der Frequenz können aber die Spiralganglienzellen auch Daten über die Phasenlage der Schallwellen und die Intensität des Schalls nach zentral leiten.

Seit einiger Zeit werden bei Zerstörung des CORTIschen Organs Elektroden am N. cochlearis implantiert, um über Mikrophone direkt akustische Information in den N. cochlearis zu leiten.

Die Cochleariskerne verteilen die Erregungen des N. cochlearis auf verschiedene zentrale Stationen. Die wichtigste Bahn ist die aufsteigende Projektion zum Kortex.

Literatur

[1] V. BÉKÉSY, G.: Experiments in Hearing. McGraw-Hill, New York 1960.
[2] BREDBERG, G.: Cellular pattern and nerve supply of the human organ of Corti. Acta oto-laryng. (Stockh.) Suppl. 236 (1968) 1–135.
[3] BROWNELL, W. E.: Outer hair cell electromotility and otoacoustic emissions. Ear and Hearing 11/2 (1990) 82–92.
[4] CARPENTER, M., J. SUTIN: Human Neuroanatomy. Williams and Wilkins, Baltimore 1983.
[5] COLEMAN, J. R., W. J. CLERICI: Sources of projection to subdivisions of the inferior colliculus in the rat. J. comp. Neurol. 262 (1987) 215–226.
[6] DE BURLET, H. M.: Vergleichende Anatomie des statoakustischen Organs. In: Handb. der vergl. Anat. d. Wirbeltiere. Urban & Schwarzenberg, Berlin–Wien 1934.
[7] ENGSTRÖM, H., J. WERSÄLL: The ultrastructural organization of the organ of Corti and of vestibular sensory epithelia. Exp. Cell Res. 5 Suppl. (1958) 460–492.
[8] FLOCK, A.: Transducing mechanisms in the lateral line canal organ receptors. Cold Spr. Harb. Symp. quant. Biol. 30 (1965) 133–144.
[9] FLOCK, A.: Sensory transduction in hair cells. In: Handb. Sens. Physiol., Vol. 1, Springer, Berlin–Heidelberg–New York 1971.
[10] HOLLINSHEAD, W. H.: Anatomy for Surgeons. Vol. 1. The Head and Neck. Harper and Row, Philadelphia 1982.
[11] HUDSPETH, A. J.: How the ear's works work. Nature 341/6241 (1989) 397–404.
[12] IURATO, S.: Submicroscopic Structure of the Inner Ear. Pergamon Press, Oxford 1967.
[13] JAHN, A. F., J. SANTOS-SACCHI: Physiology of the Ear. Raven Press, New York 1988.
[14] KEIDEL, W. D., S. KALLERT, M. KORTH: The Physiological Basis of Hearing. Thieme, Stuttgart–New York 1983.
[15] KEMP, D. T.: Stimulated acoustic emissions from within the human auditory system. J. acoust. Soc. Amer. 64 (1978) 1386–1391.
[16] KIRIKAE, I.: The Structure and Function of the Middle Ear. The University of Tokyo Press, Tokyo 1960.
[17] KOBRAK, H. G.: The Middle Ear. The University of Chicago Press, Chicago 1959.
[18] LINDEMANN, H. H.: Studies on the morphology of sensory regions of the vestibular apparatus. Erg. Anat. Entwickl. Gesch. 42 (1969) 1–113.
[19] MOORE, B. C. J.: An Introduction to the Psychology of Hearing. Academic Press, London–New York 1982.
[20] MÜLLER, G.: Über das efferente auditorische System der Wirbeltiere. Verh. Anat. Ges. 76 (1982) 531–532.
[21] NEUBERT, K.: Die Basilarmembran des Menschen und ihr Verankerungssystem. Z. Anat. Entwickl. Gesch. 114 (1950) 538–588.
[22] NEUBERT, K., E. WÜSTENFELD: Morphologie des akustischen Organs. In: Handb. Zool. Bd. 8, 29. Lief. De Gruyter, Berlin 1962.
[23] PUJOL, R.: Anatomie et physiologie de la cochlée. Arch. internat. Physiol. Biochem. 97/4 (1989) A51–A78.
[24] PUJOL, R., M. LAVIGNE-REBILLARD, A. UZIEL: Physiological correlates of development of the human cochlea. Seminars Perinatol. 14/4 (1990) 275–280.
[25] QUILLIAM, T. A.: Sonic waves and hearing in man. Med. Biol. Ill. 22 (1972) 39–45.
[26] ROSENHALL, U.: Degenerative patterns in the aging human vestibular neuroepithelia. Acta oto-laryng. (Stockh.) 76 (1973) 208–220.
[27] ROMER, A. S.: Vergleichende Anatomie der Wirbeltiere. Parey, Hamburg–Berlin 1971.
[28] SCHUKNECHT, H. F.: Pathology of the Ear. Harvard University Press, Cambridge 1974.
[29] SPOENDLIN, H.: The organization of the cochlear receptor. Advanc. Oto-rhino-laryng. 13 (1966) 1–214.
[30] SPOENDLIN, H.: Neural connections of the outer hair cell system. Acta oto-laryng. (Stockh.) 87 (1979) 381–387.
[31] TONNDORF, J., S. M. KHANNA, E. C. GREENFIELD: The function of reconstructed tympanic membranes. Ann. Otol. (St. Louis) 80 (1971) 861–871.
[32] WERNER, CL. F.: Das Gehörorgan der Wirbeltiere und des Menschen. Thieme, Leipzig 1960.
[33] WERSÄLL, J., D. BAGGER-SJÖBÄCK: Morphology of the vestibular sense organ. In: Handb. Sens. Physiol., Vol. VI/1. Springer, Berlin–Heidelberg–New York 1974.
[34] WEVER, E. G.: Theory of Hearing. Dover, New York 1949.

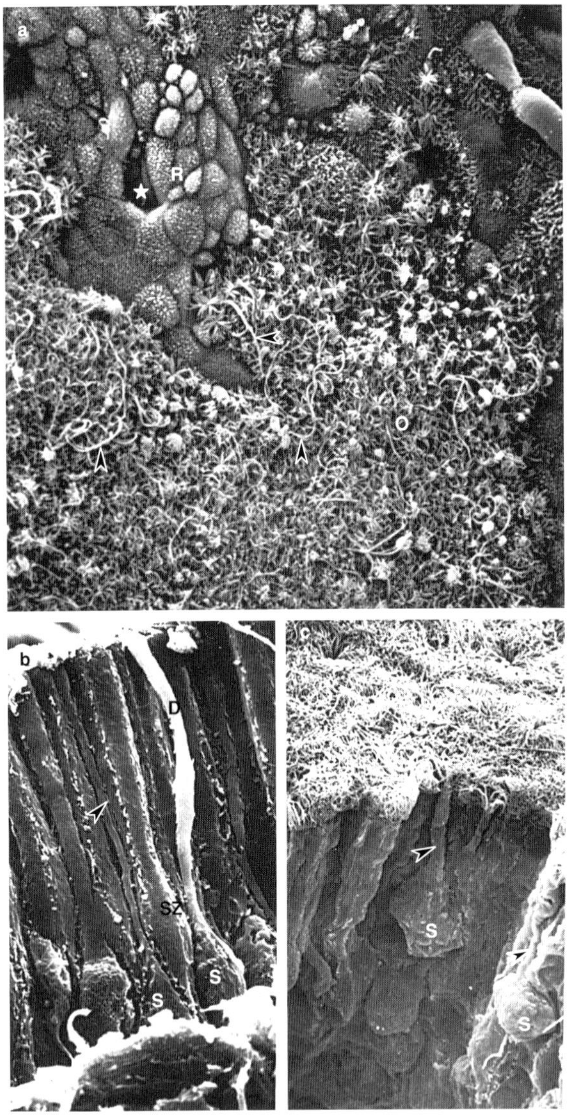

Abb. 16.26-3 Menschliches Riechepithel im elektronenmikroskopischen Rasterbild.
(a) Übergangsgebiet zwischen Regio respiratoria (R) und olfactoria (O). Aufsicht auf die mit Kinozilien besetzte Schleimhaut bei schwacher Vergrößerung (621fach). Pfeilspitzen weisen auf die z. T. sehr langen Sinneshaare. Die Mündung eines Drüsenkanälchens ist mit (*) bezeichnet.
(b) Profil der Riechschleimhaut in der ventralen Regio olfactoria. Sinneszellen (S) mit basalen Zellkörpern und schlanken apikalen Dendriten (D), umgeben von Stützzellen (SZ). Diese sind mit Sinneszellen oft durch feinste Fortsätze (Pfeilspitze) verbunden (Vergr. 3000fach).
(c) Blick schräg nach unten auf die angebrochene Riechschleimhaut der dorsalen Regio olfactoria. Man erkennt Oberfläche und Profil des Epithels. Die Sinneszellen besitzen relativ kurze Dendriten (Pfeilspitzen) mit Büscheln von Kinozilien, die einen dichten Rasen bilden (Vergr. 4000fach). (Nach Morrison u. Costanzo [7])

Unter den **Basalzellen** gibt es solche, die polygonal begrenzt sind und sich durch einen heterochromatinreichen Kern und zahlreiche Tonofibrillen auszeichnen – wahrscheinlich Zellen mit Stützfunktion –, und andere, die eher rundlich begrenzt sind und einen euchromatinreichen Kern haben. Letztere erinnern an Neuroblasten und sind wahrscheinlich die Stammzellen potentieller Sinneszellen, die als **Blastemzellen** bezeichnet werden [1].

1.3 *Mikrovillizellen*

Diese wurden erst kürzlich identifiziert [6, 7]; sie besitzen einen birnenförmigen Zelleib mit neuronähnlichem Zytoplasma, der relativ nahe an der Schleimhautoberfläche sitzt. Basal erstreckt sich ein axonartiger Fortsatz in die Tiefe, dessen weiterer Verlauf unklar ist. Es könnte sich bei dieser Zelle um einen zweiten Typ von Chemorezeptor handeln. Er ist etwa ein Zehntel so häufig wie die klassischen Sinneszellen.

1.4 *Glandulae olfactoriae (Bowmansche Drüsen)*

Innerhalb der Lamina propria der Riechschleimhaut finden sich kleine tubuloazinöse Drüsen, die ihr Sekret an die Oberfläche der Riechschleimhaut durch enge Gänge abgeben. Das an den Oberflächenfilm abgegebene Sekret spielt – möglicherweise zusammen mit Sekreten aus der übrigen Nasenschleimhaut – eine wichtige Rolle für den Transduktionsvorgang. Der olfaktorische Mukosafilm enthält nämlich ein spezifisches Bindungsprotein (OBP) mit hoher Affinität für die meisten Geruchsstoffe, das die Rezeptorbindung begünstigen könnte [11].

1.5 *Vomeronasalorgan*

Viele Tiere besitzen in der olfaktorischen Schleimhaut noch weitere spezialisierte Zellkomplexe, die das **Vomeronasalorgan** bilden, das als bilateral angelegte Struktur in der Schleimhaut des Nasenseptums liegt und bei Reptilien einen kanalförmigen Zugang in die Mundhöhle besitzt. Die zentralen Fortsätze des Vomeronasalorgans gelangen zum akzessorischen Bulbus olfactorius und weisen spezifische zentrale Projektionen, speziell zum medialen Mandelkern, auf.

Beim Menschen ist das Vomeronasalorgan jedoch nur im Embryonalstadium deutlich, kann sich aber beim Adulten als kurzer blinder, dorsalwärts verlaufender Kanal an der Nasenscheidewand erhalten.

1.6 *N. terminalis*

Der *N. terminalis* (NT) ist anatomisch vom Olfaktoriussystem zu trennen. Heute weiß man aber, daß er mit Geruchsfunktionen im weiteren Sinne doch in Zusammenhang steht. Seine bipolaren Ganglienzellen liegen teils in den Nervenbündeln eingebettet, teils medial entlang dem Bulbus olfactorius und senden ihre unmyelinisierten peripheren Fortsätze durch die Lamina cribrosa in die septale Nasenschleimhaut. Deren Endigungen scheinen nach Beobachtungen an niederen Vertebraten auf **Pheromone** anzusprechen und stehen im Dienste der Fortpflanzung [15]. Beim **Menschen** ist der NT ebenfalls **vorhanden**. Über seine zentralen Verknüpfungen ist noch wenig bekannt. Bei Nagern projizieren die sensorischen Ganglienzellen des NT-Systems auf die Area praeoptica, die als Sexualzentrum bekannt ist. Mindestens ein Kontingent der NT-Fasern enthält efferente vegetative Elemente und endigt in der Umgebung von Blutgefäßen der Riechschleimhaut; in den Nervenendigungen wurden mit LHRH beladene Sekretgranula gefunden.

2 *Zentrale Geruchsbahnen*

Das zentrale olfaktorische System besteht aus *primären, sekundären* und *tertiären Repräsentationsgebieten* im Telencephalon, Diencephalon und Mesencephalon. Der Bulbus olfactorius bildet die erste Zwischenstation der olfaktorischen Bahn.

2.1 *Bulbus olfactorius*

Der *Bulbus olfactorius (primäres olfaktorisches Areal)* ist eine doppelt angelegte ovale Ausstülpung des Telencephalons, die durch den Tractus olfactorius stielartig mit dem Gehirn verbunden ist. Eine regionale, d. h. topische Repräsentation der Riechschleimhaut im Bulbus olfactorius wurde nachgewiesen. Der Bulbus olfactorius weist eine laminäre Struktur auf, die aber beim Menschen weniger stark differenziert ist als bei makrosmatischen Tieren. Man unterscheidet in ventrodorsaler Richtung der bulbofugalen Erregungsleitung die folgenden Schichten: 1. *Stratum fibrosum,* 2. *Stratum glomerulosum,* 3. *Stratum plexiforme externum,* 4. *Stratum mitrale,* 5. *Stratum plexiforme internum,* 6. *Stratum granulosum.*

Die erstaunlich differenzierte Mikroverschaltung des Bulbus olfactorius, die von CAJAL (1911) erstmals beschrieben wurde, ist in Abb. 16.26-4 vereinfacht wiedergegeben. Die aus der Riechschleimhaut eintreffende Information wird einer komplexen **internen Verarbeitung** unterzogen, an der verschiedene Typen von Schaltzellen (BLANES-Zellen, VAN-GEHUCHTEN-Zellen, GOLGI-Zellen) beteiligt sind. Hervorzuheben ist die für den Bulbus charakteristische Bildung von **Glomeruli** in der zweiten Schicht, wo die dendritischen Verästelungen der beiden Projektionszellen (**Mitralzellen** und **Pinselzellen**) mit den periglomerulären Interneuronen in Kontakt treten. Der Ausgang der Projektionsneuronen wird aber auch durch zentrale, z.T. peptidhaltige Afferenzen aus dem olfaktorischen Kortex (s. Kap. 16.26.2.3), dem lateralen Hypothalamus sowie aus den cholinergen, katecholamin- und serotoninergen Kerngebieten des basalen Vorderhirns und des Hirnstamms beeinflußt [4, 9]. Bei diesen Vorgängen spielen die Schaltzellen der tieferen

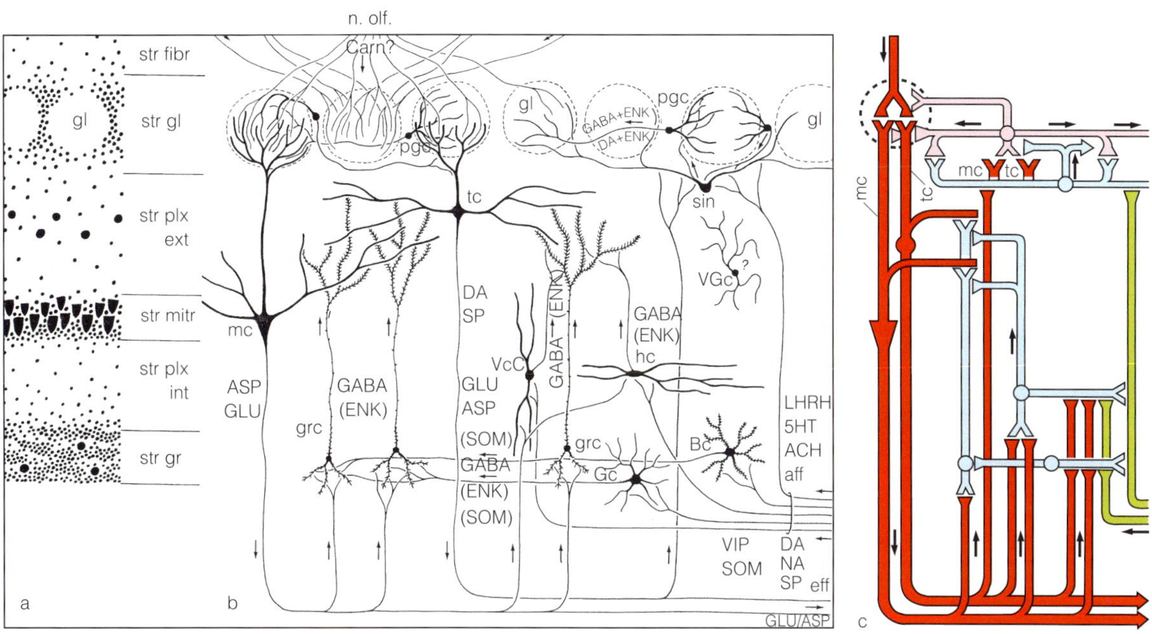

Abb. 16.26-4 Bulbus olfactorius. (a) Zytoarchitektur schematisiert (NISSL-Präparat). (b) Synaptische Verschaltung nach GOLGI-Präparaten, stark vereinfacht. (c) Schaltschema mit Angabe der exzitatorischen (rot) und inhibitorischen (blau) Nervenzellen. Grün: zentrifugale Innervation, violett: periglomeruläre Schaltzellen. Die dendro-dendritischen Synapsen im Stratum plexiforme externum sind meist „reziprok", d. h. leiten in beiden Richtungen. (RALL et al. [10])
n. olf. = n. olfactorius, str = Stratum, fibr = fibrosum, gl = glomerulosum, plx ext = plexiforme externum, mitr = mitrale, plx int = plexiforme internum, gr = granulosum, Bc = BLANES-Zellen, Gc = GOLGI-Zellen, grc = Körnerzellen, hc = horizontale Schaltzellen, mc = Mitralzellen, pgc = periglomeruläre Zellen, sin = oberflächliche Schaltzellen, tc = Pinselzellen (auch Büschelzellen genannt), vcC = vertikale Schaltzellen, VGc = VAN-GEHUCHTEN-Zellen. (Nach NIEUWENHUYS [8]). Transmitter: ACH = Acetylcholin, ASP = Asparat, Carn = Karnosin, DA = Dopamin, ENK = Enkephalin, GABA = γ-Aminobuttersäure, GLU = Glutamat, 5HT = Serotonin, LHRH = Luteoliberin, na = Noradrenalin, SOH = Somatostatin, SP = Substanz P, VIP = vasoaktives intestinales Hormon.

Schichten, insbesondere die amakrinen **Körnerzellen,** eine wichtige Rolle. (Nähere Angaben über die Verschaltung des Bulbus olfactorius in [8].)

Abb. 16.26-5 Lokalisation des olfaktorischen Kortex (schattiert). Links: Basis des Stirnhirns mit Limen insulae. Rechts: Schläfenlappen umgeklappt, komplementär, d.h. von oben. Die schattierte Gegend umfaßt makroskopisch das Areal im Bereich der Stria olfactoria lateralis (Str. olf. lat.), die Substantia perforata anterior (S. perf. ant.) sowie Segmente des Gyrus ambiens (G. amb.) und des Gyrus semilunaris (G. semilun.). Das Tuberculum olfactorium (Tub. olf.) liegt im Bereich der Substantia perforata anterior, der Cortex praepiriformis (A. praepir. front. + temp.) liegt über und neben der Stria olfactoria lateralis und greift auf den Schläfenlappen über. Die Regio retrobulbaris (nicht markiert) liegt im Bereich des Tractus olfactorius (Tr. olf.). G. rect. = Gyrus rectus, B. olf. = Bulbus olfactorius, N. cort. = Ncl. corticalis, G. parahipp. = Gyrus parahippocampalis, A. entorhin. = Area entorhinalis, Tr. opt. = Tractus opticus, Ch. opt. = Chiasma opticum, N. diag. band = Ncl. bandelettae diagonalis, Str. olf. med. = Stria olfactoria medialis. Rechts oben: Die orbitalen Repräsentationsgebiete des Geruchssinns (schraffiert) in Area 12 (LPOF = Area orbitofrontalis lateralis posterior) und Area 13 (CPOF = Area orbitofrontalis centralis posterior) beim Affen. (Nach Takagi [13])

2.2 *Tractus olfactorius*

Der *Tractus olfactorius* verläßt den kaudalen Pol des Bulbus und zieht über die basale Fläche des Lobus frontalis, bis er in die Hirnbasis einmündet. Unmittelbar vorher teilt sich der Tractus olfactorius in eine mediale und eine laterale *Stria olfactoria.* Die Anfangsteile dieser Striae begrenzen zusammen mit dem diagonalen Band von Broca ein Gebiet, das als *Substantia perforata anterior*, vergleichend neuroanatomisch als *Tuberculum olfactorium* bezeichnet wird. Die mediale Stria olfactoria verliert sich in Richtung Gyrus paraterminalis und Indusium griseum auf der medialen Oberfläche des Lobus frontalis. Die Stria olfactoria lateralis beschreibt am Limen insulae einen scharfen Bogen, bevor sie in den rostromedialen Teil des Lobus temporalis eintritt (Abb. 16.26-5). Eine wenig ausgeprägte Stria olfactoria intermedia setzt über eine kurze Strecke den Verlauf des Tractus olfactorius fort und läuft dann in der Substantia perforata anterior fächerförmig aus.

2.3 *Sekundäres olfaktorisches Areal (olfaktorischer Kortex)*

Die zweite Repräsentationsstufe wird von allokortikalen Graumassen gebildet, die direkte Projektionen vom Bul-

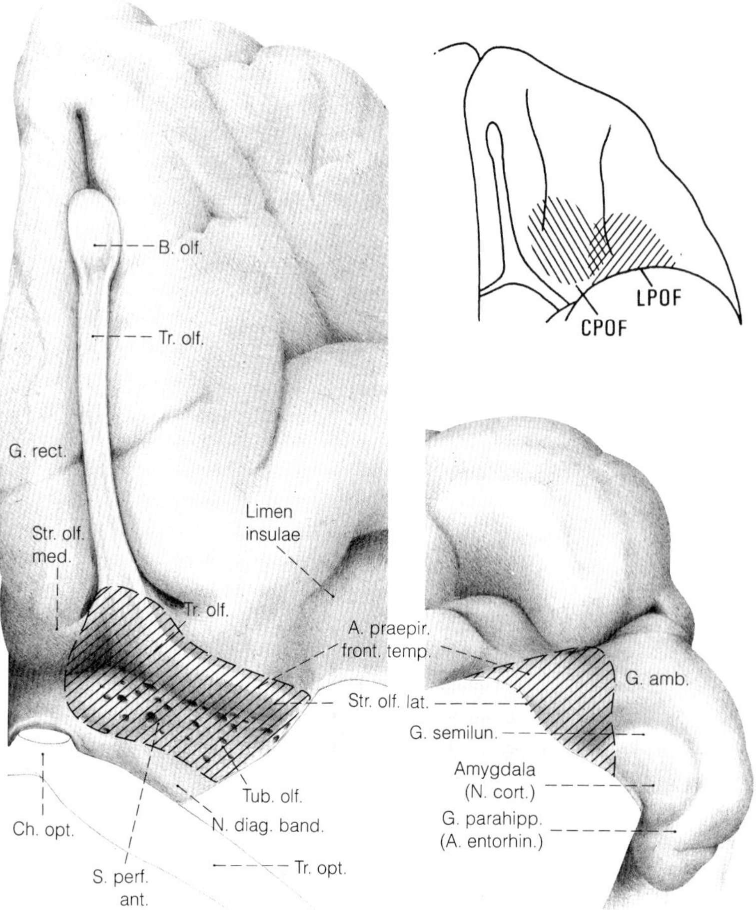

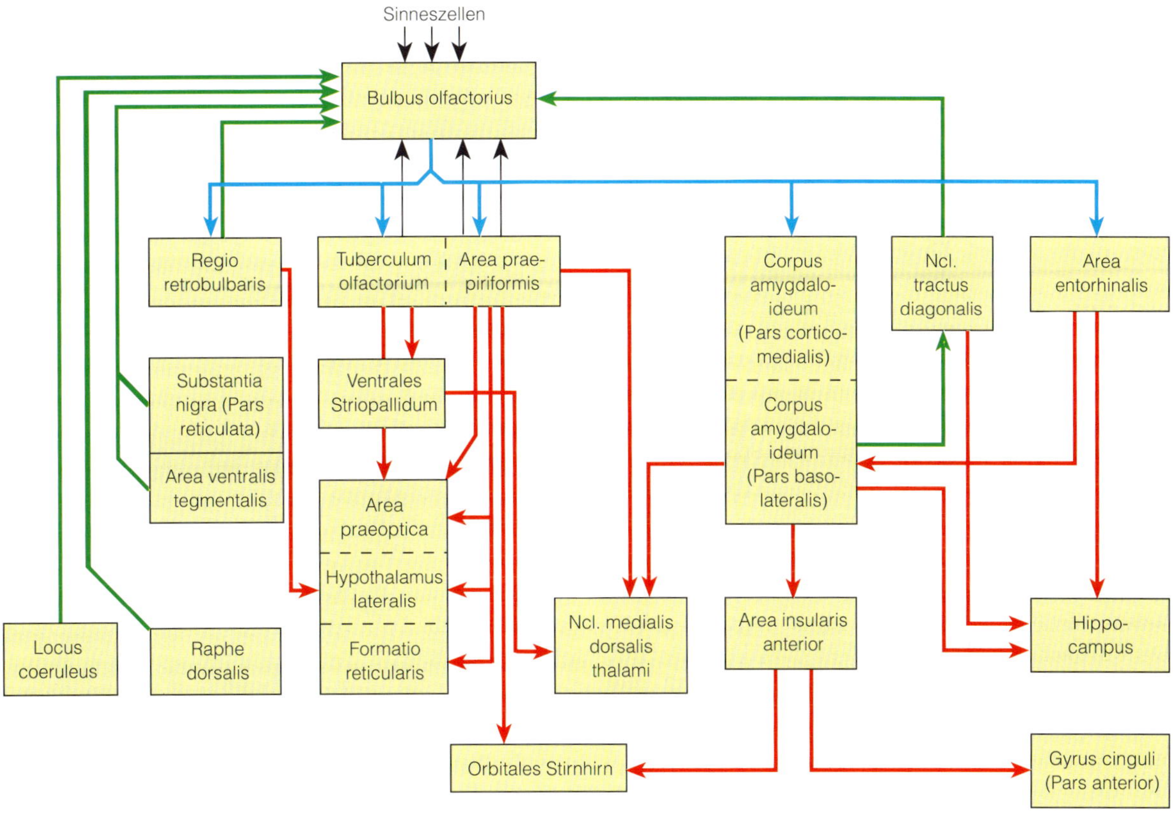

Abb. 16.26-6 Zentrale Geruchsbahnen. Blau: sekundäre Projektionen, rot: tertiäre und quaternäre Projektionen. Grün: zentrifugale Innervation des Bulbus olfactorius. Beachte, daß der Hippocampus erst in dritter und vierter Linie olfaktorische Informationen erhält. Der Übersichtlichkeit wegen wurden reziproke Verbindungen meist weggelassen. Auch die Beziehungen zur Septalregion und zum Indusium griseum sind nicht berücksichtigt, weil insbesondere beim Menschen darüber zu wenig gesicherte Befunde vorliegen.

bus olfactorius beziehen (Abb. 16.26-5). Sie umfaßt zur Hauptsache die Regio retrobulbaris, das Tuberculum olfactorium, den Cortex praepiriformis, den Ncl. corticalis amygdalae und die Area entorhinalis [14].

Die **Regio retrobulbaris** (vergleichend anatomisch als Ncl. olfactorius anterior bezeichnet) besteht aus einem dreischichtigen Rindentypus, der ebenso wie der Bulbus olfactorius beim Menschen deutliche Zeichen der Rückbildung aufweist.

Die spärlichen Zellager liegen z. T. noch innerhalb des Bulbus olfactorius, erstrecken sich kaudalwärts längs des Tractus olfactorius bis zum Übergang in den Cortex praepiriformis. Die Regio retrobulbaris hat zahlreiche afferente und efferente Beziehungen mit Strukturen des basalen Vorderhirns und leitet olfaktorische Information via Commissura anterior zum gleichnamigen Gebiet des Bulbus olfactorius der Gegenseite.

Das **Tuberculum olfactorium** wird von einer relativ dünnen, aber mehrschichtigen Lage grauer Substanz gebildet, die im Bereich der *Substantia perforata anterior* liegt. Es besteht in den dorsalen Lagen zudem aus striären Anteilen des *Ncl. accumbens* und bildet mit diesem zusammen den ventralen, sog. *limbischen Anteil* des *Striatums* (s. Kap. 16.17.2).

Diesen striären Zellgruppen im Tuberculum olfactorium liegen Ausläufer des ventralen Globus pallidus gegenüber, die ebenfalls zum limbischen System (s. Kap. 16.19) gerechnet werden können [4]. Durch die enge Beziehung zum Tuberculum olfactorium erhält damit das Corpus striatum auf relativ direktem Weg Informationen aus dem Geruchsorgan; dies im Gegensatz zu den sehr indirekten Verbindungen mit anderen Sinnessphären. Ein weiteres typisches Merkmal der dorsalen Schichten bilden die noch immer geheimnisreichen **Inseln von Calleja** [2], die aus scharf begrenzten rundlichen Anhäufungen von sehr kleinen Nervenzellen am Übergang zwischen Tuberculum olfactorium und Ncl. accumbens bzw. lateralem Septum bestehen. Die Inseln sind reich an LHRH und Östradiol-Bindungsstellen.

Der **Cortex praepiriformis** kann in einen frontalen und einen temporalen Abschnitt unterteilt werden (Abb. 16.26-5). Der frontale Teil grenzt kaudalwärts und seitlich an das Tuberculum olfactorium und liegt an der Basis des Stirnhirns teilweise vor der Stria olfactoria lateralis. Der temporale Anteil erstreckt sich vom Limen insulae auf ein kleines anteromediales Gebiet des Lobus temporalis (Abb. 16.26-5). Kaudal geht der Cortex praepiriformis in den *Ncl. corticalis* des *Corpus amygdaloideum* über.

Die **Area entorhinalis** wird in Kap. 16.19.2.2 behandelt, weil sie als allokortikales polysensorisches Assoziationsareal zum limbischen System gerechnet wird. Dagegen werden die vorher beschriebenen sekundären olfaktorischen Gebiete zusammengefaßt unter dem Namen des **olfaktorischen Kortex** [14].

2.4 Tertiäres olfaktorisches System

Vom olfaktorischen Kortex gibt es Projektionen u. a. über mediales Vorderhirnbündel, Stria terminalis und Stria medullaris zu den tertiären Zentren (Abb. 16.26-6), die teils polysensorische Assoziationsfunktionen erfüllen, teils im Dienste des instinktiven Verhaltens stehen: vordere Inselregion, Area septalis, basolateraler Mandelkern, Hippocampus, Area praeoptica, Hypothalamus und Formatio reticularis. Schließlich gelangt die Information vom Cortex praepiriformis auf thalamischem (via Ncl. medialis dorsalis) und offenbar auch auf extrathalamischem Weg zum **orbitalen Stirnhirn**, wo bei Primaten mit Hilfe von neurophysiologischen Untersuchungen eine zweifache olfaktorische Repräsentation nachgewiesen wurde (Abb. 16.26-5). Diese schließt nachbarschaftlich an die orbito-insulären Felder für Geschmack und viszerale Sensorik an, und ihre bilaterale Abtragung löst beim Versuchstier signifikante Störungen des olfaktorischen Unterscheidungsvermögens und des olfaktorisch induzierten Lernverhaltens aus [12, 13].

Literatur

[1] Andres, K. H.: Der Feinbau der Regio olfactoria von Makrosmatikern. Z. Zellforsch. mikr. Anat. 69 (1966) 140–154.

[2] Fallon, J. H., S. E. Loughlin, C. E. Ribak: The islands of Calleja complex of rat basal forebrain. III. Histochemical evidence for a striopallidal system. J. comp. Neurol. 218 (1983) 91–120.

[3] Graziadei, P. P. C., G. A. Monti-Graziadei: Continuous nerve cell renewal in the olfactory system. In: Jacobson, M. (ed.): Handbook of Sensory Physiology, vol. 9, pp. 55–83. Springer, Berlin–Heidelberg–New York 1978.

[4] Heimer, L, R. D. Switzer, G. W. van Hoesen: Ventral striatum and ventral pallidum. Components of the motor system? TINS 5 (1982) 83–87.

[5] Lancet, D.: Vertebrate olfactory reception. Ann. Rev. Neurosci. 9 (1986) 329–355.

[6] Moran, D. T., J. C. Rowley, B. W. Iafek, M. A. Lovell: The fine structure of the olfactory mucosa in man. J. Neurocytol. 11 (1982) 721–746.

[7] Morrison, E. E., R. M. Costanzo: Morphology of the human olfactory epithelium. J. comp. Neurol. 297 (1990) 1–13.

[8] Nieuwenhuys, R.: Chemoarchitecture of the Brain. Springer, Berlin–Heidelberg–New York–Tokyo 1985.

[9] Olmos, J. de, H. Hardy, L. Heimer: The afferent connections of the main and accessory olfactory bulb formations in the rat: An experimental HRP study. J. comp. Neurol. 181 (1978) 213–244.

[10] Rall, W., G. M. Shepherd, T. S. Reese, M. W. Brightman: Dendrodendritic synaptic pathway for inhibition in the olfactory bulb. Exp. Neurol. 14 (1966) 44–56.

[11] Snyder, S. H., P. B. Sklar, P. M. Hwang, J. P. Pevsner: Molecular mechanisms of olfaction, TINS 12 (1989) 35–38.

[12] Takagi, S. F.: Dual systems for sensory olfactory processing in higher primates. TINS 2 (1979) 313–315.

[13] Takagi, S. F.: Studies on the olfactory nervous system. Progr. Neurobiol. 27 (1986) 195–250.

[14] Turner, B. H., K. C. Gupta, M. Mishkin: The locus and cytoarchitecture of the projection areas of the olfactory bulb in Macaca mulatta. J. comp. Neurol. 177 (1978) 381–396.

[15] Wirsig, C. R., C. M. Leonard: Terminal nerve damage impairs mating behavior of the male hamster. Brain Res. 417 (1987) 293–303.

16.27 Geschmacksorgan

W. Zenker

Die spezifischen Rezeptionsapparate für die Geschmackswahrnehmung sind die **Geschmacksknospen,** *Caliculi gustatorii.* Sie stellen im Epithel liegende Zellgruppen mit besonderer Innervation dar. Sie finden sich vor allem im Bereich der Papillae vallatae und foliatae der Zunge, in geringer Zahl auch an den Papillae fungiformes, am weichen Gaumen und den vorderen Gaumenbögen, an der Hinterwand des Mesopharynx, der hinteren Epiglottisfläche und gelegentlich sogar an den Spitzen der Aryknorpel. Bei Neugeborenen gibt es nicht nur eine viel größere Zahl von Geschmacksknospen, sondern auch eine größere räumliche Verbreitung; mit zunehmendem Alter konzentrieren sie sich auf die zuerst genannten Lokalisationen. Im Bereich der Papillae vallatae liegen sie in den Wänden der Gräben; es wurden bis zu 270 pro Papille gezählt [2]. In den Grund des Wallgrabens münden die Ausführungsgänge der serösen Ebnerschen Spüldrüsen. Ihr Sekret spült die Geschmacksstoffe wieder heraus, um deren längeres Verweilen im Rezeptorenbereich zu verhindern. Auch im Bereich der Papillae foliatae finden sich die Geschmacksknospen vor allem den Furchen zugekehrt.

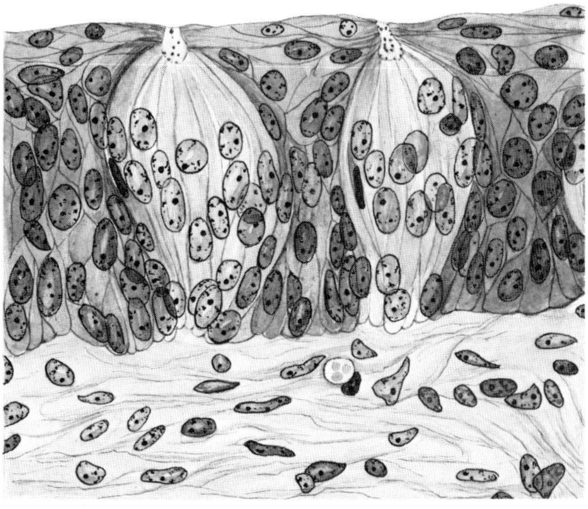

Abb. 16.27-1 Zwei Geschmacksknospen aus einer Papilla vallata des Menschen. Beachte die schwächere Anfärbung der Geschmacksknospenzellen gegenüber dem übrigen Epithel der Zunge. Der Geschmacksporus ist in beiden Geschmacksknospen gerade im Schnitt getroffen. Vergr. 590fach.

Jede Geschmacksknospe besteht aus 30–80 langgestreckten Zellen, die zentral gerade ausgerichtet sind, peripher aber, entsprechend der Knospenform des Gesamtorgans, abgebogen sind. Basalwärts grenzen die Zellen an die Basalmembran, die die Geschmacksknospen vom darunterliegenden Bindegewebe trennt, oberflächenwärts reichen sie bis zum **Geschmacksporus,** *Porus gustatorius,* einem kurzen Kanal, der die oberflächlichste Lage der Plattenepithelzellen durchbohrt und die Kommunikation mit der Mundhöhle herstellt (Abb. 16.27-1). Die Zellen der Geschmacksknospen sind besonders differenzierte Epithelzellen. Ihr Zytoplasma erscheint in den gängigen Übersichtsfärbungen hell, die meist ovalen Zellkerne liegen etwa in Zellmitte. Elektronenmikroskopisch wurden mehrere Zelltypen unterschieden [1, 5], von denen einige als **Sinnes-,** andere als **Stützzellen** gedeutet wurden (Abb. 16.27-2). Die Zellen zeigen Mikrovilli, einige von ihnen ragen mit langen Fortsätzen tief in den Geschmacksporus hinein. Die Fortsätze der Sinneszellen sollen dicker sein [1]. Im apikalen Zellbereich befindliche dichte Granula stellen möglicherweise Vorstufen des den Geschmacksporus ausfüllenden, an Polysacchariden reichen Materials dar.

Andere Zellen entbehren solcher Granula und zeigen an der Zellbasis Bläschenansammlungen, die sich in Form, Größe und hinsichtlich ihrer Lokalisation in unmittelbarer Nachbarschaft von Nervenfasern bzw. Nervenendigungen wie synaptische Bläschen verhalten. Vom benachbarten normalen Epithel unterscheiden sich die Zellen der Geschmacksknospen durch den viel geringeren Gehalt an Mikrofibrillen. Alle Zellen der Geschmacksknospen erreichen die Basallamina, nicht alle den Geschmacksporus. Letztere werden als **Basalzellen** bezeichnet und als Stammzellen für die übrigen Zellen gedeutet, da sie oft Mitosen erkennen lassen. Es ist ein Charakteristikum der Zellen der Geschmacksknospen, daß sie einer **ständigen Erneuerung** unterliegen. Ob hierbei in benachbarten Epithelzellen nachgewiesene Tachykinine mit mitogener Wirkung eine Rolle spielen, ist noch nicht klar. Die Lebensdauer der Zellen – ausgenommen der basal liegenden Stammzellen – dürfte nur einige Tage betragen. Die Differenzierung neugebildeter Zellen zu Sinneszellen erfolgt unter dem trophischen Einfluß der innervierenden Neurone.

Es ist anzunehmen, daß die an die Geschmacksknospen herankommenden chemischen Verbindungen in

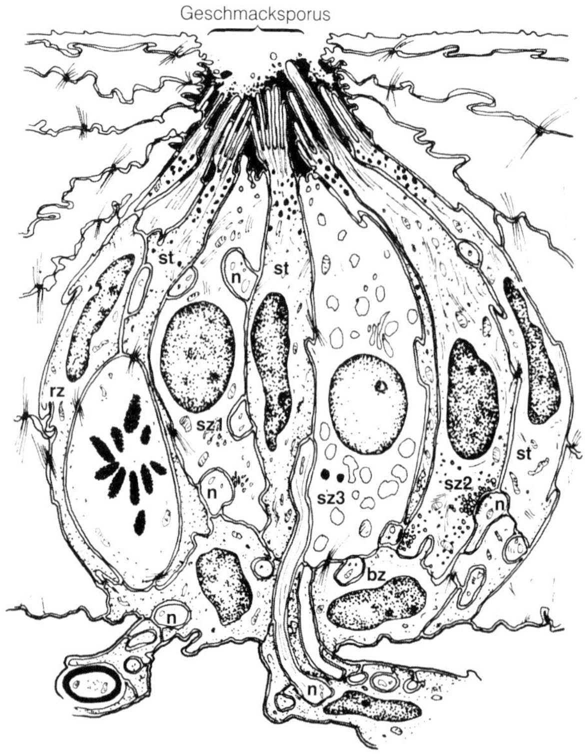

Abb. 16.27-2 Halbschematische Darstellung einer Geschmacksknospe aus einer Papilla foliata des Kaninchens. Sinneszellen mit verschiedener morphologischer Charakteristik als sz1, sz2 und sz3 bezeichnet. Beachte den synaptischen Charakter der Beziehung von sz2 zu einer Nervenfaser. Die mit st bezeichneten Zellen besitzen lange Mikrovilli und dichte Granula im Bereich des Geschmacksporus. Sie stellen möglicherweise Stützzellen dar. Die Randzelle (rz) gehört möglicherweise auch zum Stützzellapparat. bz = die basal liegende Stammzelle. n = marklose Nervenfasern. (Aus Andres [1])

das den Geschmacksporus ausfüllende Material hineindiffundieren und nur mit den apikalen Zellteilen in Kontakt kommen, da **Membranverbindungskomplexe** diese Zellteile mit den jeweiligen Nachbarzellen so verbinden, daß die Interzellulärräume gegenüber dem Geschmacksporus abgeschlossen sind.

Nach Verlust ihrer Markscheide dringen die **Nervenfasern** von basal her in die Geschmacksknospen ein und treten in enge Beziehung zu den Epithelien. Ein Zelltyp zeigt auffallend viele Kontakte, ohne daß sich besondere Spezialisierungen an den Kontaktstellen feststellen lassen. Andererseits ergeben sich besondere Beziehungen zu jenem Zelltyp, der lokale Ansammlungen von Bläschen zeigt, die an synaptische Vesikel gemahnen (s. oben).

Die subjektiven Geschmacksempfindungen können noch nicht einem bestimmten Zelltyp zugeordnet werden [3]. Neuere Befunde sprechen dafür, daß in einer einzelnen Geschmacksknospe mehrere Geschmacksmodalitäten wahrgenommen werden können und jeder Modalität ein anderer Transduktionsmechanismus zugrunde liegt, wobei verschiedene Mechanismen sich auf verschiedene Zellen verteilen. Auch kann nicht ausgeschlossen werden, daß andere, weniger spezifische Nervenendigungen im Mundbereich an der Geschmackswahrnehmung teilnehmen. Auffällig ist nur eine topographische Verteilung verschiedener Empfindungsqualitäten: Salzig und süß an der Zungenspitze, sauer an den Seiten, bitter im hinteren Zungenbereich. Für ein weiteres Eindringen in die Problematik wird auf [4] verwiesen.

Über Geschmacksleitung s. Kap. 16.14 u. 16.23. Im übrigen sei auch auf Band I verwiesen.

Literatur

[1] Andres, K. H.: Neue morphologische Grundlagen zur Physiologie des Riechens und Schmeckens. Arch. Oto-Rhino-Laryng. 210 (1975) 1–41, Kongreßbericht.

[2] Arey, L. B., M. J. Tremaine, F. L. Monzingo: The numerical and topographical relations of taste buds to human circumvallatae papillae throughout the life span. Anat. Rec. 64 (1935) 9–25.

[3] Beidler, L. M.: Physiological properties of mammalian taste receptors. In: Wolstenholme, G. W. E., J. Knight (eds.): Taste and Smell in Vertebrates. Ciba-Foundation Symposium, Churchill, London 1970.

[4] Kruger, L., P. W. Mantyh: Gustatory and related chemosensory systems. In: Björklund, A., T. Hökfelt (eds.): Handbook of Chemical Neuroanatomy, Vol. 7. Elsevier, Amsterdam 1989.

[5] Murray, R. G., A. Murray: The anatomy and ultrastructure of taste endings. In: Wolstenholme, G. W. E., J. Knight (eds.): Taste and Smell in Vertebrates. Ciba-Foundation Symposium, Churchill, London 1970.

16.28 Haut

P. FRITSCH

1 *Allgemeiner Aufbau und Funktionen der Haut*

Die Haut *(Cutis, Integumentum commune)* ist ein großes, flächenhaftes Organ, das den äußersten Überzug des Organismus und somit dessen physikalische Barriere zur Außenwelt bildet [4, 8, 10, 16, 19, 21, 22]. Ihr sehr komplexer Aufbau befähigt sie, sich geschmeidig den Bewegungen und Formveränderungen des Körpers anzupassen und gleichzeitig einer Vielfalt von Aufgaben gerecht zu werden, die aus dieser Grenzstellung erwachsen: Sie bildet einen sehr wirksamen Schutz gegen physikalische, chemische und mikrobiologische Noxen, ist ferner Träger eines fein einstellbaren thermoregulatorischen Systems – Gefäßsystem und Schweißdrüsen –, besitzt exkretorische Funktionen und ist schließlich auch der Sitz einer Reihe von Sinnesrezeptoren, die Informationen aus der Umwelt erkennen und an die Sinneszentren weiterleiten. Darüber hinaus ist die Haut Träger der morphologischen Merkmale der Individualität, spielt als Exerzierplatz der Physiognomie eine wesentliche kommunikative Rolle und belegt einen höheren psychologischen Stellenwert als die meisten übrigen Organe des Körpers.

Die Haut des erwachsenen Menschen bedeckt durchschnittlich 2 m^2, ist zwischen 1,5 und 4 mm dick und wiegt 3 kg, unter Einrechnung des Fettgewebes bis zu 20 kg. Sie ist aus zwei hauptsächlichen Schichten aufgebaut: einer **äußeren epithelialen** *(Epidermis, Oberhaut)* und einer **inneren bindegewebigen** Schicht *(Dermis, Lederhaut)*. Die **Epidermis** ist ein geschichtetes Plattenepithel, das sich aus *Keratinozyten* in verschiedenen Stadien der Differenzierung zusammensetzt, daneben aber auch sogenannte symbiontische Zellen beherbergt *(Melanozyten,* LANGERHANS-*Zellen,* MERKEL-*Zellen)*, und produziert als funktionelles Endprodukt die *Hornschicht (Stratum corneum)*, die Trägerin der Barrierefunktion der Haut. Die **Dermis** ist eine fibroelastische Schicht aus kollagenem Bindegewebe. Ihr locker gewebter oberflächlicher Anteil *(Corium, Stratum papillare)* ist Träger des Gefäß- und Nervensystems der Haut, während der tiefe, straff gewebte Anteil *(Stratum reticulare)* der Haut mechanische Festigkeit verleiht. Von der Dermis ziehen bindegewebige Septen in das darunterliegende **subkutane Fettgewebe** *(Unterhaut)*, teilen dieses dadurch in Lappen und Läppchen auf und verankern es an den tiefen Bindegewebsfaszien und am Periost *(Retinacula cutis)*. Epidermaler Abkunft, aber tief in das Bindegewebe der Haut eingebettet, sind die **Anhangsgebilde der Haut** (Haare, Nägel, Talg- und Schweißdrüsen).

Dieser grundsätzliche Aufbau der Haut ist erheblichen örtlichen Schwankungen unterworfen, die der Funktion und der Charakteristik der jeweiligen Region angepaßt sind: Manche Strukturen der Haut sind auf bestimmte Körpergegenden beschränkt (Nägel, apokrine Schweißdrüsen, Papillarleisten von Finger- und Zehenkuppen), andere Gebilde regionsweise verschieden dicht (ekkrine Schweißdrüsen) oder von unterschiedlichem Aufbau (Haare, Talgdrüsen). Die deutlichsten Schwankungen bestehen im Kaliber der Hautstrukturen (Abb. 16.28-1): So ist etwa die Hornschicht von Handflächen und Fußsohlen besonders dick, im Gesicht und in den großen Beugen hingegen besonders dünn. Die retikuläre Dermis erreicht ihre größte Dicke an der Rückenhaut, ihre geringste am Skalp. Das subkutane Fettgewebe ist in den verschiedenen Körperregionen nicht nur sehr wechselnd reichlich angelegt, sondern unterscheidet sich auch in seiner Verankerung an den tieferen Bindegewebsschichten und damit in seiner Verschieblichkeit. Alle diese regionalen Charakteri-

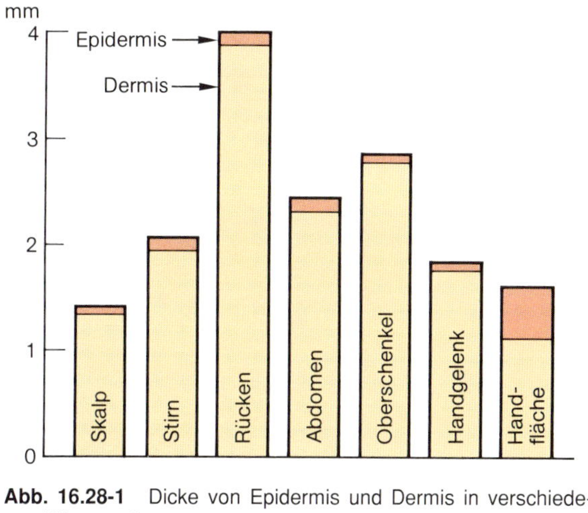

Abb. 16.28-1 Dicke von Epidermis und Dermis in verschiedenen Körperregionen.

stika der Haut sind ontogenetisch determiniert und bleiben daher auch nach Transplantation in der neuen Umgebung erhalten.

Die Funktionen der Haut können in *Sinnes-* und *Schutzfunktionen* unterteilt werden. Die Sinnesfunktionen ergeben sich aus dem Vorhandensein der Rezeptoren für Wärme-, Schmerz- und Tastreize (s. unten). Die Schutzfunktionen der Haut sind von sehr komplexer Natur:

Mechanischer Schutz: Das straffe, reißfeste Fasergeflecht der Dermis schützt vor scherenden und reibenden Noxen; das subkutane Fett fängt als Schutzpolster stumpfe Gewalteinwirkung auf, verteilt sie und mildert sie dadurch ab.

Thermoregulation: Die Haut besitzt eine äußere (das abortive Haarkleid) und eine innere Isolationsschicht (das subkutane Fett). Zur Wärmeabgabe dient ein fein regulierbares Kühlungssystem (Gefäßapparat und Schweißdrüsen).

Schutz gegen Ultraviolettstrahlung: Melaninpigmentierung.

Schutz gegen Infektionen: Das Milieu der Hautoberfläche ist trocken und sauer und daher keimfeindlich.

Immunologischer Schutz: Die in der Epidermis als Symbionten befindlichen LANGERHANS-Zellen stellen den periphersten Teil des Immunsystems dar und besitzen die Fähigkeit der Antigenverarbeitung und -präsentation.

Barrierefunktion: Diese wesentlichste Funktion der Haut bewirkt die Unterbindung des Stoffaustausches zwischen Organismus und Umwelt und verhindert daher das Austrocknen des Körpers sowie das Eindringen körperfremder Substanzen.

2 Epidermis

2.1 Aufbau

Die Epidermis ist ein geschichtetes, verhornendes Plattenepithel und funktioniert als holokrines Organ: Am Ende des Differenzierungsganges wandeln sich die Keratinozyten – sie stellen etwa 90% der Epidermalzellpopulation – in die funktionstragenden toten **Korneozyten** *(Hornzellen)* um. Korneozyten sind kernlose, ganz mit *Keratin* (ein filamentöses Protein, das spezifische Differenzierungsprodukt der Epidermis) in einer amorphen Grundsubstanz gefüllte Zellen, die mit einer zementartigen Kittsubstanz miteinander zu einer Lamelle (Hornschicht) verbunden sind. Die Epidermis sitzt mit ihrer Basallamina der Dermis auf **(dermoepidermale Junktionszone)**. Der Verlauf dieser Grenzfläche ist sägezahnartig undulierend (Funktion: besserer mechanischer Halt und Bildung einer „Platzreserve" der weniger elastischen Epidermis bei tangentialem Zug; Abb. 16.28-2a). Die zapfenartig vorspringenden Teile der Epidermis werden **Reteleisten**, die von ihnen umschlossenen Bindegewebsportionen **dermale Papillen** genannt.

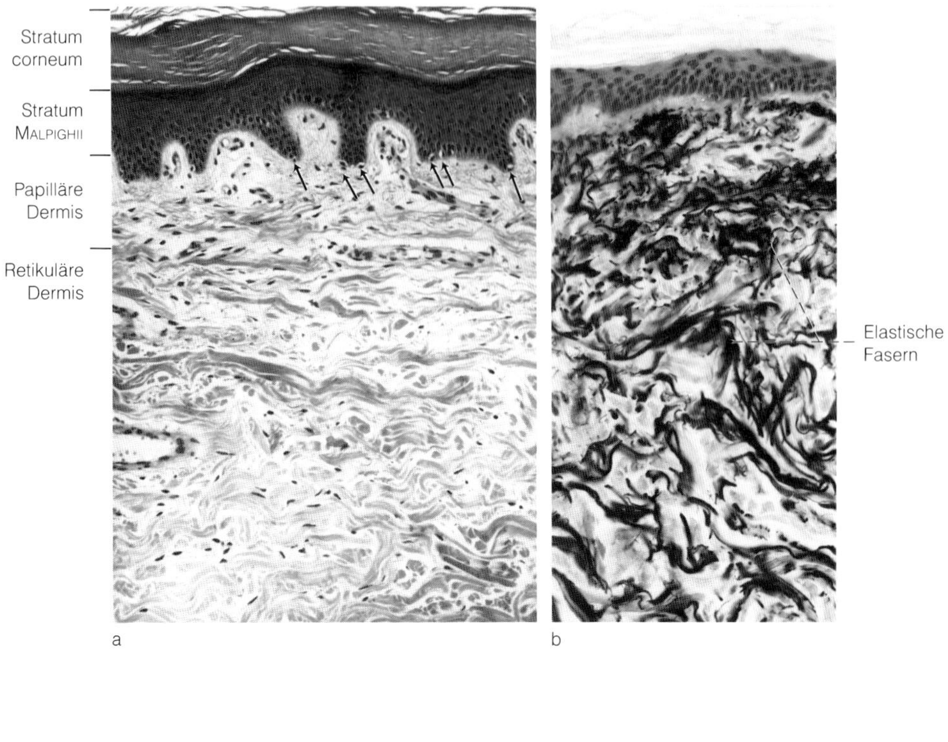

Abb. 16.28-2 Epidermis und Dermis, histologische Übersicht. (a) Handrücken (relativ breites Stratum corneum). HE-Färbung. (b) Unterschenkel (Elastica-Färbung). Die hellen Zellen in der Basalschicht der Epidermis sind Melanozyten (Pfeile). Beachte den undulierenden Verlauf der Dermoepidermalgrenze (Wechselspiel von Retezapfen und dermalen Papillen – s. Text) und die unterschiedliche Architektur der Kollagen- und elastischen Fasern in der papillären und tieferen Dermis (Näheres s. Text). Vergr. 100fach.

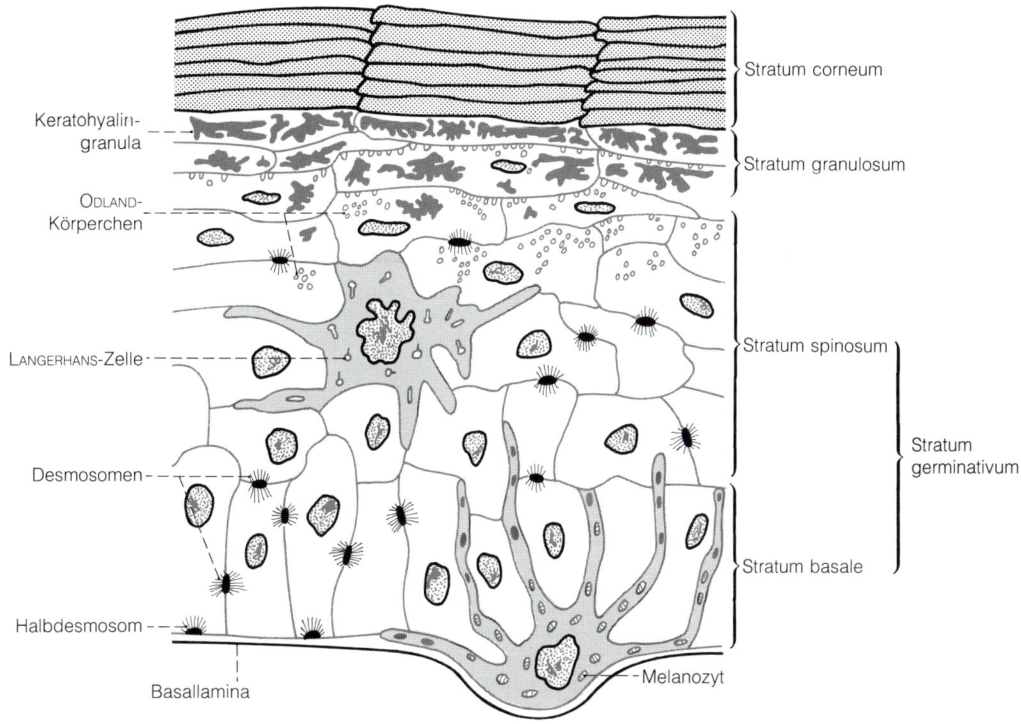

Abb. 16.28-3 Aufbau der Epidermis.

Man unterscheidet vier Schichten der Epidermis (Abb. 16.28-3): Das **Stratum basale** ist die Matrixschicht der Epidermis und besteht aus zylindrischen Zellen, die direkt der Basallamina aufsitzen. Darüber liegt das 2 bis 5 Zellagen breite **Stratum spinosum:** Hier tritt eine allmähliche horizontale Umorientierung der Zellachse ein (die Keratinozyten nehmen automatisch die oberflächensparendste Form eines Polyeders – die eines Tetrakaidekaeders – ein); Stratum basale und spinosum werden auch zusammenfassend als **Stratum germinativum** bezeichnet. Darüber befindet sich das **Stratum granulosum:** eine Schicht aus 1–3 Zellagen, die durch die tief basophilen Keratohyalinkörner (Vorläufer der Matrixsubstanz des Keratins) gekennzeichnet ist. Das Stratum granulosum ist der Schauplatz rapide ablaufender, scheinbar konträrer Stoffwechselvorgänge: der Differenzierung und des Zelltodes. Hier werden die Zellen abgeplattet, starr, immobil und in einer streng geometrischen Anordnung aneinander fixiert (Abb. 16.28-4). Das Stratum granulosum geht abrupt – an Handflächen und Fußsohlen über die Zwischenstufe des dünnen **Stratum lucidum** – in die äußerste Zellschicht, das **Stratum corneum**, über. Dieses besteht aus völlig verhornten, fest kohärenten, plättchenartigen (in der Aufsicht hexagonalen), kernlosen Korneozyten (15–25, an den Fußsohlen mehr als 100 Zellagen), die zu ineinander verzahnten, geldrollenähnlichen Säulen angeordnet sind (Abb. 16.28-4). Die streng geometrische Anordnung der differenzierenden Epidermalzellen geht bei gesteigerter Proliferation verloren und ist auch physiologischerweise an Handflächen und Fußsohlen nicht gegeben [1, 15, 24].

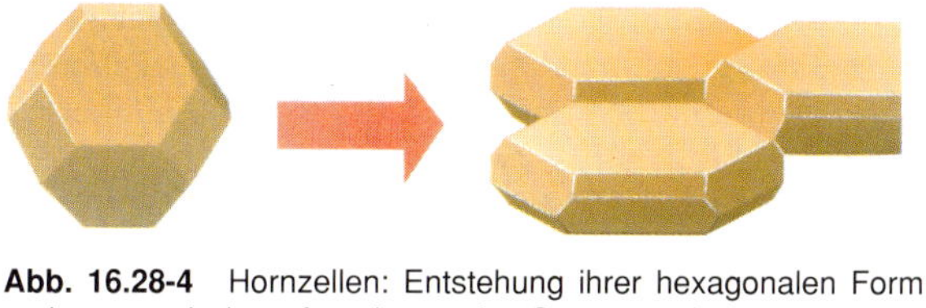

Abb. 16.28-4 Hornzellen: Entstehung ihrer hexagonalen Form und geometrischen Anordnung. Im Stratum spinosum nehmen die Zellen aus physikalischen Gründen die Form eines Tetrakaidekaeders ein, im Rahmen der Differenzierung werden sie abgeplattet.

2.2 *Feinstruktur und Differenzierung der Keratinozyten*

Außer den üblichen Zellorganellen enthalten **Keratinozyten** [3, 4, 17, 22, 31] (Abb. 16.28-5) ein auffällig stark entwickeltes Netzwerk intermediärer (10 nm) zytoplasmatischer Filamente *(Keratinfilamente, Tonofilamente)* (Abb. 16.28-6). Die Keratinfilamente durchziehen gebündelt *(Tonofibrillen)* mit perinukleärer Aggregation das Zytoplasma der Keratinozyten und inserieren an Spezifikationen der Zellmembran, den Desmosomen.

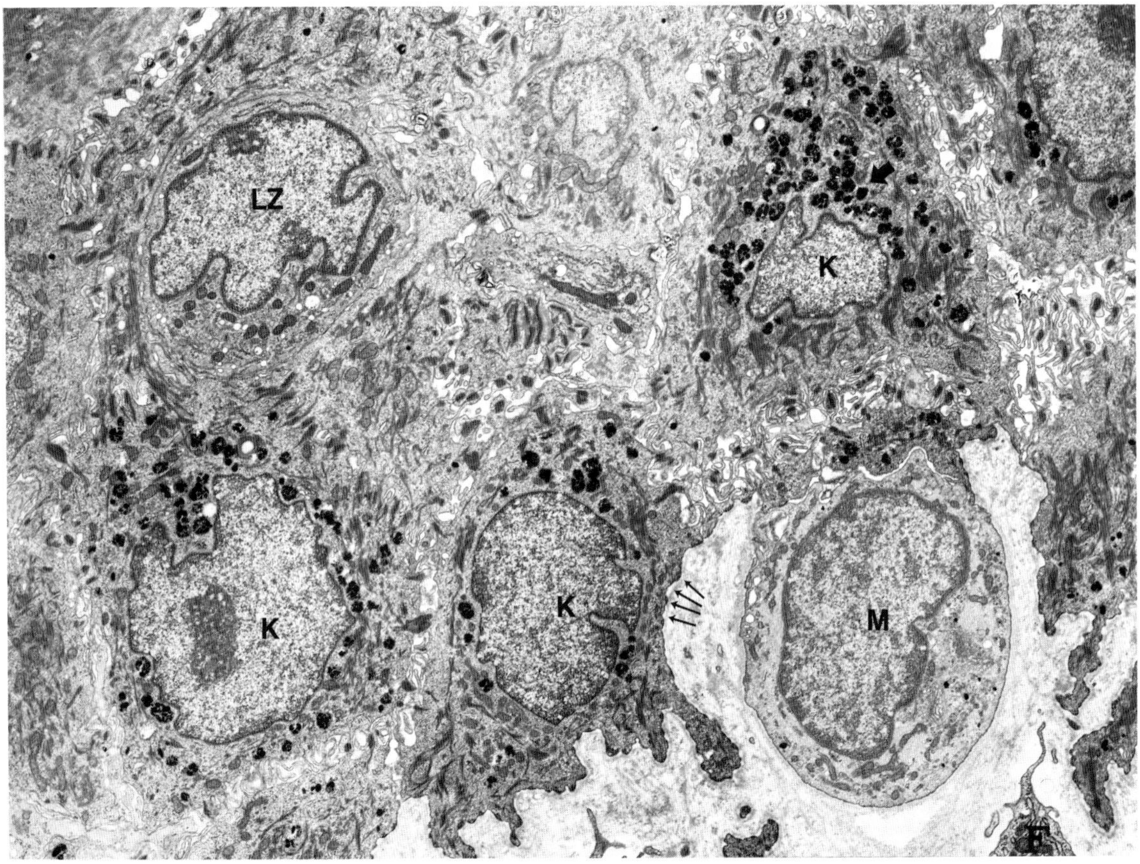

Abb. 16.28-5 Stratum germinativum der Epidermis, elektronenmikroskopische Übersicht. Mehrere basale und suprabasale Keratinozyten (K), ein Melanozyt (M) und eine LANGERHANS-Zelle (LZ). Unterhalb der Keratinozyten und auch des Melanozyten die Basallamina (kleine Pfeile). Der Melanozyt wölbt sich in die papilläre Dermis vor; unter ihm ein Teil eines Fibroblasten (F). Zwischen den Keratinozyten findet sich das Spaltsystem des Interzellularraumes. Die Keratinozyten zeigen an ihrem oberen Pol, z. T. kappenartig, reichlich Melanosomenkomplexe (dicker Pfeil). Die LANGERHANS-Zelle besitzt einen in charakteristischer Weise gekerbten Kern. EM, Vergr. 7700fach.

Die **Desmosomen** (Abb. 16.28-6) dienen der mechanischen Haftung zwischen benachbarten Keratinozyten (s. Bd. 1, Kap. 2). Desmosomen sind keine permanenten Strukturen, sondern werden dauernd neu gebildet und abgebaut (eine aktive Zellbewegung wäre sonst unmöglich). Jeder Keratinozyt besitzt zahlreiche solche Desmosomen, die nach Fixierung im histologischen Präparat den Zellen als Schrumpfungsartefakt ein stacheliges (spinöses) Aussehen geben. Desmosomen finden sich in der gesamten Dicke der Epidermis einschließlich der Hornschicht. Die basalen Keratinozyten haften an der Basallamina mit sogenannten *Halbdesmosomen* (s. unten).

ODLAND-Körperchen (Lamellarkörperchen) treten im oberen Stratum spinosum auf. Sie sind kleine, ovale, lamellierte Zellorganellen (80 bis 130 nm), die im GOLGI-Apparat gebildet werden und an die Peripherie der Zelle auswandern, mit dieser verschmelzen und durch Exozytose ihren Inhalt in den Interzellularraum abgeben (Abb. 16.28-7). Der **Interzellularraum** ist ein schmales Spaltsystem von konstanter Breite (18 nm), das von einer an Proteoglykanen reichen Interzellularsubstanz erfüllt ist und bis in die Höhe des Stratum granulosum auch für höhermolekulare Stoffe (auch zwischen den Desmosomen!) durchgängig ist. Der aus Glykoproteinen, Lipiden und Enzymen bestehende Inhalt der ODLAND-Körper wandelt sich im Interzellularraum in breite, lamellierte Lipidschichten um (ODLAND-*Lamellen)*, die den Interzellularspalt ausfüllen und abrupt undurchlässig machen. Aus den ODLAND-Lamellen entsteht die zementartige Kittsubstanz der Hornschicht.

Im Stratum granulosum kommt ein weiteres Differenzierungsprodukt der Epidermis, die **Keratohyalinkörner** (Abb. 16.28-7), zur Entwicklung: im Lichtmikroskop rundliche und stark basophile, im Elektronenmikroskop bizarr konfigurierte, amorphe und elektronendichte Strukturen, die sich an die Keratinfilamente anlagern und sie schließlich völlig umschließen. Die Einwirkung eines im Keratohyalin enthaltenen basischen Proteins, *Filaggrin,* bewirkt eine irreversible Aggregation

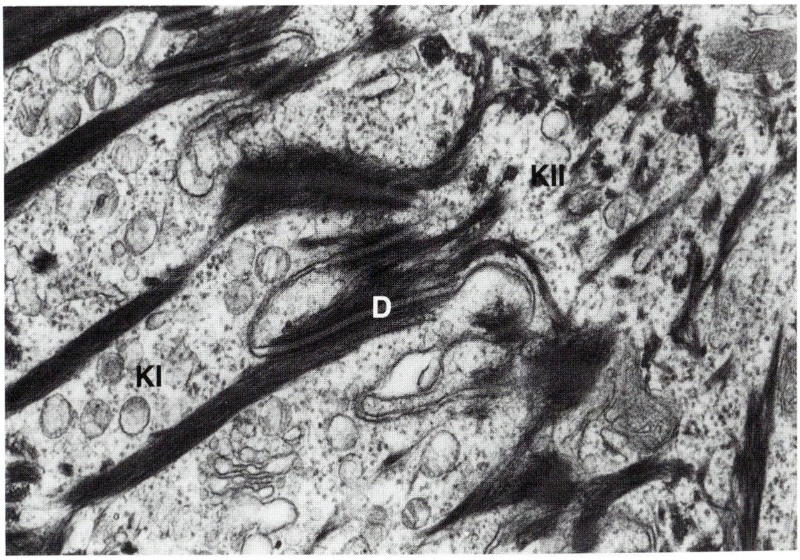

Abb. 16.28-6 Feinstruktur der Keratinozyten. Zwei Keratinozyten (K I, K II) aus dem oberen Stratum spinosum sind durch den dünnen, zickzackartig von links oben nach rechts unten verlaufenden Interzellularraum voneinander getrennt. Im Verlaufe desselben finden sich zahlreiche Desmosomen (eines davon durch D gekennzeichnet), in die von beiden Seiten Tonofilamentbündel einstrahlen. EM, Vergr. 51 000fach.

der Keratinfilamente und löst damit die abrupt einsetzende *Verhornung* der Keratinozyten aus: Verschwinden der Kernmembran, der Mitochondrien und Ribosomen sowie Umwandlung des Zytoplasmas in ein dichtes amorphes Material. Gleichzeitig kommt es zum Entstehen einer randständigen Verdichtung am inneren Blatt der Plasmamembran *(marginal band)* durch Polymerisation eines löslichen Vorläuferproteins *(Involukrin)* und unter Beteiligung des Proteins Lorizin. Die Quervernetzung der Proteine im Stratum corneum erfolgt durch eine Transglutaminase.

2.3 Hornschicht und Barrierefunktion

Die Hornschicht ist ein dünnes (≈ 10 μm), reißfestes und fast völlig undurchlässiges Häutchen, das – ähnlich einer Ziegelmauer aus Korneozyten mit einer zementartigen Dichtsubstanz aneinandergefügt – die Epidermis wie eine Plastikmembran überzieht. Sie ist in ihrer Gesamtheit Träger der Barrierefunktion (Beweis: sukzessive Verdünnung der Hornschicht führt zu exponentieller Zunahme der Durchlässigkeit). Durch Zerfall der Zementsubstanz zerbröckelt die Hornschicht in ihrer

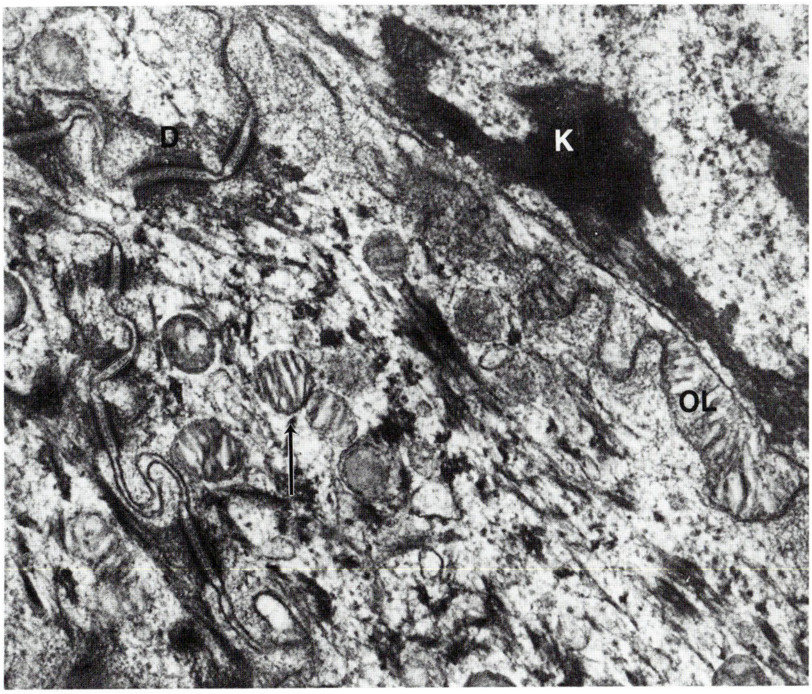

Abb. 16.28-7 Feinstruktur der Keratinozyten. Im oberen Pol einer Zelle aus dem hohen Stratum spinosum finden sich reichlich ODLAND-Körperchen (Pfeil), die peripher wandern, ihren Inhalt in den Interzellularraum ergießen und dort die ODLAND-Lamellen (OL) ausbilden. K = Keratohyalinkörnchen. D = Desmosom. EM, Vergr. 60 000fach.

oberflächlichsten Lage *(Stratum disjunctum)* in Einzelzellen, die – für das freie Auge unsichtbar – abschuppen. Die Hornschicht ist sehr widerstandsfähig gegen physikalische und chemische Noxen (Säuren, weniger Laugen), jedoch relativ empfindlich gegen organische Lösungsmittel (Extraktion der Zementsubstanz) und Detergenzien (Zerstörung der Zellmembranen). Wegen des Proteincharakters der Hornzellen ist die Hornschicht hygroskopisch: Bei längerer Wasserexposition kommt es zur Quellung und damit zu einer drastischen Änderung der physikalischen Eigenschaften (Abnahme der Reißfestigkeit, Zunahme der Plastizität, Beeinträchtigung der Undurchlässigkeit).

Die Barrierefunktion der Hornschicht ist physiologischerweise unvollkommen: Sie gewährt einen minimalen Flüssigkeits- und Stoffaustausch zwischen Organismus und Umwelt (Perspiratio insensibilis); andererseits kann jeder niedermolekulare Stoff in geringem Umfang durch die Haut eindringen, wobei lipidlösliche Substanzen vor wasserlöslichen bevorzugt sind. Intoxikationen durch perkutane Penetration lipophiler Substanzen sind daher möglich (Beispiel: Phenol). Das Lipidmaterial im Interzellularspalt (Lipidbarriere) verhindert weitgehend die Resorption hydrophiler Makromoleküle. Physische Lücken der Barrierefunktion stellen die Öffnungen der Hautanhangsgebilde dar (Haarfollikel, Schweißdrüsen). Da der Querschnitt dieser Kontinuitätsunterbrechungen lediglich 0,1% der Hornschichtoberfläche beträgt, fällt er quantitativ nicht ins Gewicht [7, 19].

2.4 *Epidermale Kinetik*

Die Epidermis steht durch ständige Abschilferung von Zellen aus der Hornschicht nach außen und Rekrutierung neugebildeter Zellen aus der Matrixschicht in einem Fließgleichgewicht. Mitosen laufen lediglich in der Basalschicht ab. Von ihr steigt ein ständiger Strom von Keratinozyten in die höheren Zellschichten auf; sie verlieren dabei die Fähigkeit zur Zellteilung und differenzieren. Die Bewegung der Zellen im Stratum spinosum ist individuell und aktiv (die Vis a tergo nachrückender Zellen ist *nicht* die treibende Kraft der Zellwanderung). Die Transitzeit eines Keratinozyten durch das Stratum spinosum beträgt etwa 14 Tage, die Erneuerungszeit der Hornschicht (turnover) beträgt gleichfalls etwa zwei Wochen. Die durchschnittliche Zeit zwischen Mitose und Abschilferung eines Keratinozyten an der Hautoberfläche beträgt daher etwa einen Monat.

Die Mitoserate normaler Haut beträgt etwa 1% der Basalzellen.

Auf jegliche Alteration traumatischer, thermischer, aktinischer, chemischer oder entzündlicher Natur antwortet die Epidermis mit Steigerung der Proliferation. Am klarsten zeigt sich dies bei der Wundheilung: Kleinste Verletzungen der Epidermis rufen nach einer etwa 24stündigen Latenzperiode eine vehemente synchronisierte Mitosewelle der Basalschicht hervor, deren Ziele der Ersatz des verlorengegangenen epidermalen Gewebes und die Schließung des Defektes sind. Sichtbare Spätfolge der Hyperproliferation ist die Ausbildung von Schuppen.

Die Steigerung der Proliferation ist demnach ein sehr empfindliches Instrument, mit dem die Epidermis auf die ständig aus der Umwelt auf sie zukommenden mechanischen und anderen Reize reagiert und damit die Homöostase der Epidermis gewährleistet [29].

3 *Epidermale Symbionten*

3.1 *Melanozyten*

Die **Melanozyten** [12, 16, 20] sind Pigment (Melanin) produzierende Dendritenzellen neuroektodermaler Abkunft, die in der 8. Schwangerschaftswoche über die Dermis in die Basalschicht der Haut des Fetus einwandern und etwa 4% der epidermalen Zellpopulation stellen. Sie sitzen mit ihrem Zelleib unmittelbar der Basallamina von Epidermis und Haarfollikeln auf (Abb. 16.28-5), besitzen weder Desmosomen noch Halbdesmosomen und entsenden ihre Dendriten durch den Interzellularraum bis in das mittlere Stratum spinosum (Abb. 16.28-3). Sie liegen einzeln, halten zueinander etwa gleich große Abstände (in etwa hexagonaler Anordnung) und schwanken in ihrer Dichte je nach Körperregion zwischen 500 und 2000/mm^2 Hautoberfläche (Abb. 16.28-8); am dichtesten bestanden sind die belichteten Hautregionen (Gesicht, Handrücken), Mamillen und das Genitale. Die Melanozyten verlieren unter normalen Umständen nie den Kontakt mit der Basallamina und beteiligen sich nicht an der Aufwärtsbewegung der Keratinozyten. Eine laterale Lokomotion der Melanozyten entlang der Basalmembran ist möglich (z. B. bei der Wundheilung), verläuft jedoch sehr langsam.

Die Melanozyten erscheinen am histologischen Schnitt hell (Abb. 16.28-2a), weil ihr spezifisches Produkt, das tief braunschwarze Melanin, innerhalb der Melanozyten überwiegend als farblose Vorstufe vorliegt.

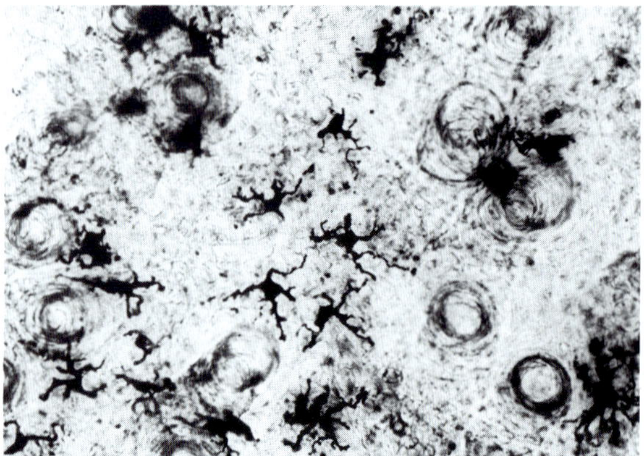

Abb. 16.28-8 Melanozyten in einer epidermalen Sheet-Präparation (isolierte Epidermis in Aufsicht). Die Melanozyten sind als schwarzgefärbte, einzelstehende, etwa hexagonal angeordnete verzweigte Zellen zu erkennen. DOPA-Färbung, Vergr. 200fach.

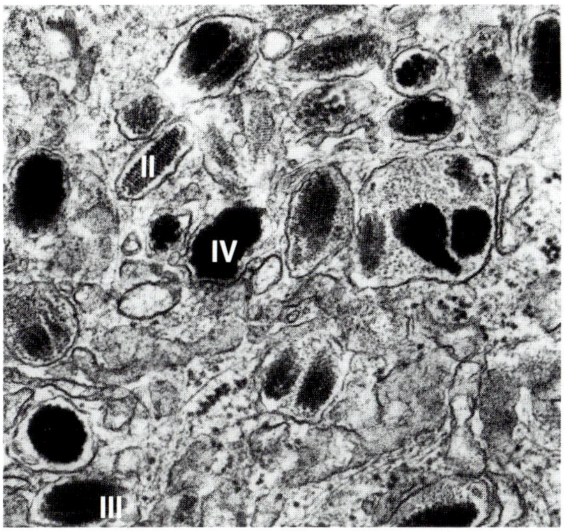

Abb. 16.28-9 Melanosomen in verschiedenen Reifestadien aus dem Zytoplasma einer menschlichen Melanomzelle. Repräsentative Melanosomen sind mit römischen Zahlen entsprechend ihren Reifegraden bezeichnet (II, III, IV). EM, Vergr. 88000fach.

Melanin ist ein unlösliches Polymerisationsprodukt von Tyrosin, das durch die Tyrosinase, ein Kupfer enthaltendes Enzym, innerhalb einer spezifischen membranlimitierten Organelle, dem **Melanosom,** synthetisiert wird (s. Bd. 1). Man unterscheidet vier Reifungsstadien der Melanosomen (Abb. 16.28-9 u. 10). Gleichzeitig mit der Reifung wandern die Melanosomen innerhalb der Dendriten des Melanozyten peripherwärts und werden schließlich an dessen Spitze in die benachbarten Keratinozyten transportiert (Pigmenttransfer) (Abb. 16.28-10). Jeder Melanozyt versorgt auf diese Weise etwa 30 Keratinozyten (sog. **epidermale Melanineinheit**). Im Zytoplasma des Keratinozyten erscheinen die Melanosomen – bei Kaukasiern – zu mehreren in sog. **Melanosomenkomplexe** paketiert und werden kappenartig über dem Zellkern angereichert (Schutz des Genoms vor UV-Schäden). Die Farbe der Haut und ihre Schattierungen werden durch Anzahl, Größe und Verteilung der Melanosomen *innerhalb der Keratinozyten* bestimmt. Schwarze besitzen mehr, länglichere und größere Melanosomen als Weiße, jedoch die *gleiche* Zahl von Melanozyten. Die Melanosomen liegen – wegen ihrer Größe – bei Schwarzen in den Keratinozyten einzeln (Folge: die Dispersion und Absorption von Licht durch wenige große Melanosomenkomplexe ist geringer als durch viele kleinere, einzeln liegende Melanosomen; Schwarze erscheinen daher dunkler). Melanin ist in den unteren Zellagen der Epidermis am dichtesten und unterliegt in den oberen Schichten einem (noch nicht genau bekannten) Abbauvorgang. Die Hornschicht von Kaukasiern ist normalerweise pigmentfrei.

Man unterscheidet zwei Arten von Melanin: das braunschwarze, nahezu unlösliche und gegenüber fast allen Chemikalien resistente *Eumelanin* und die Gruppe der gelblich-rötlichen, schwefelhaltigen, in verdünntem Alkali löslichen *Phäomelanine* (das dominierende Pigment bei Rothaarigen). Die menschlichen Pigmentzellen, auch von Individuen mit dunkler Komplexion, erzeugen sowohl Eu- als auch Phäomelanine in wechselnder, aber regional determinierter Mengenrelation.

3.2 Langerhans-Zellen

Die Langerhans-*Zellen* [27] sind suprabasale, im Stratum spinosum befindliche Dendritenzellen mit zentraler Rolle im „Immunorgan Haut“. Sie sind aus dem Knochenmark stammende, wie Granulozyten und Makrophagen der myeloischen Zellreihe angehörende Leukozyten und entsprechen immunologisch noch unreifen lymphoiden dendritischen Zellen (Steinman-*Zellen)* (Abb. 16.28-5 u. 11). Sie stellen etwa 4–5% der epidermalen Zellpopulation. Langerhans-Zellen sind ab der 14. Embryonalwoche in der Haut nachweisbar; sie sind regelmäßig (in hexagonaler Anordnung) und relativ gleichmäßig dicht (500–1000/mm^2) über die Körperoberfläche verteilt, stehen durch Zellteilung und durch Zufluß aus der Dermis in Homöostase und sind im histologischen Präparat (HE-Färbung) nicht erkennbar; ihre Sichtbarmachung kann nur durch histochemische oder immunzytochemische Darstellung ihrer besonderen Oberflächenmarker (ATPase, Klasse-II-Antigen)

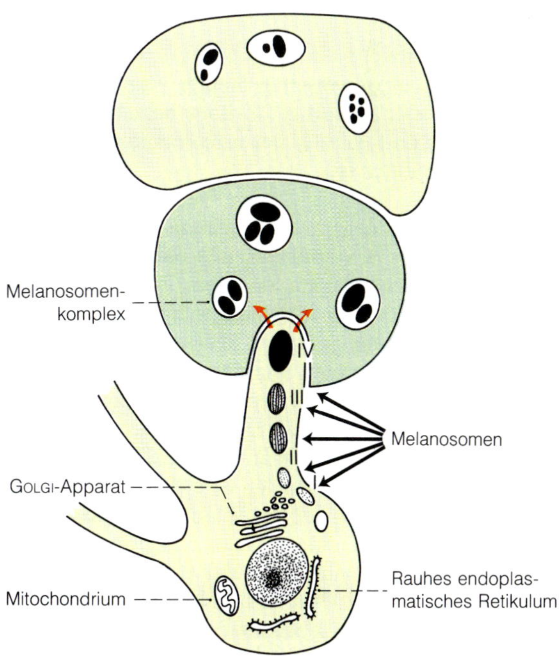

Abb. 16.28-10 Pigmenttransfer. Die Melanosomen werden im Melanozyten aus dem Golgi-Apparat und dem rauhen endoplasmatischen Retikulum gebildet, machen ihren spezifischen Differenzierungsprozeß durch (Stadien I–IV) und wandern gleichzeitig im Dendriten peripherwärts. Von dort gelangen sie in die Keratinozyten, wo sie als Melanosomenkomplexe in Erscheinung treten.

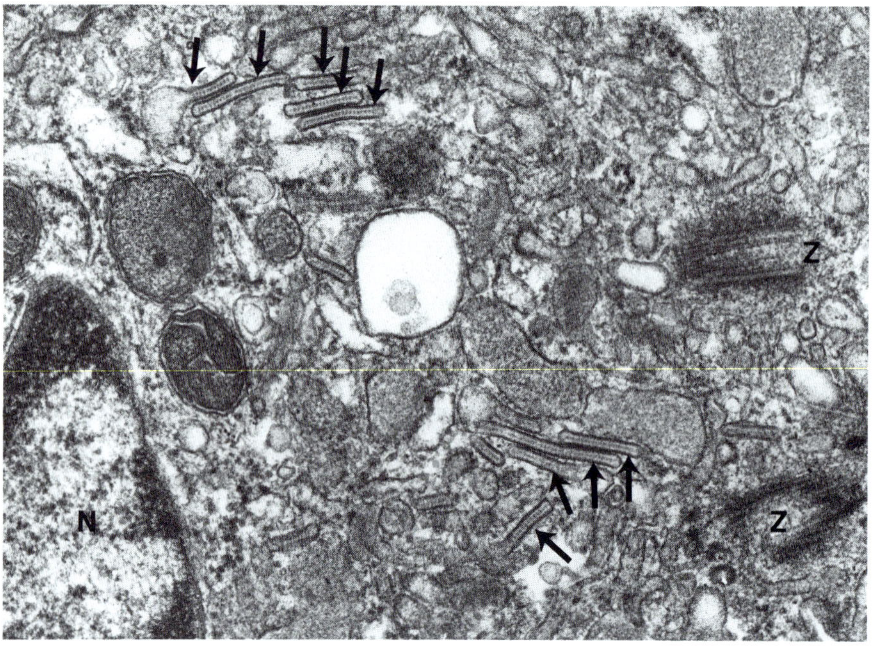

Abb. 16.28-11 LANGERHANS-Zelle. Im Zytoplasma zahlreiche LANGERHANS-Zellgranula (Pfeile) mit charakteristischer trilaminärer Struktur und (teilweise) Tennisschlägerform. Z = Zentriolen, N = Kern. EM, Vergr. 70000fach.

oder im Elektronenmikroskop erfolgen (diagnostische Merkmale: charakteristisch gelappter Kern und trilaminäre tennisschlägerartige Zellorganellen [BIRBECK-*Granula*], deren Funktion mit rezeptorspezifischer Endozytose verbunden ist).

Die LANGERHANS-Zellen sind imstande, ruhende T-Helfer-Lymphozyten zu stimulieren und damit primäre Immunantworten einzuleiten. Sie verlassen nach Kontakt mit einem Antigen und Durchlaufen eines Reifungsprozesses die Epidermis, gelangen über die afferente Lymphe in den Lymphknoten und aktivieren dort als reife, immunologisch hochaktive dendritische Zellen (hier als *interdigitierende Retikulumzellen* bezeichnet) T-Helferzellen mit dem passenden antigenspezifischen Rezeptor. LANGERHANS-Zellen spielen eine tragende Rolle bei der Kontaktdermatitis, der Transplantatabstoßungsreaktion und zahlreichen anderen immunologischen Prozessen der Haut. Ihre Funktion wird von physikochemischen Agenzien (z. B. UV-Licht) und von den von Keratinozyten produzierten Zytokinen moduliert.

3.3 MERKEL-Zellen

Die MERKEL-Zellen [9] sind im Stratum basale befindliche, einzeln oder in Gruppen vorkommende, sehr spärliche Sinneszellen neuroektodermaler Abkunft, die meist an der Basis eines Retezapfens der Basallamina direkt aufsitzen (Abb. 16.28-12). Sie besitzen ein blasses Zytoplasma mit Zytokeratinfilamenten, einen lobulierten Kern und sind etwas größer als die benachbarten Keratinozyten, mit denen sie durch Desmosomen verbunden sind. Am basalen Pol der MERKEL-Zelle finden sich charakteristische rundliche, elektronendichte Granula (neurosekretorische Granula). Unmittelbar unterhalb der MERKEL-Zelle befindet sich eine flache axonale

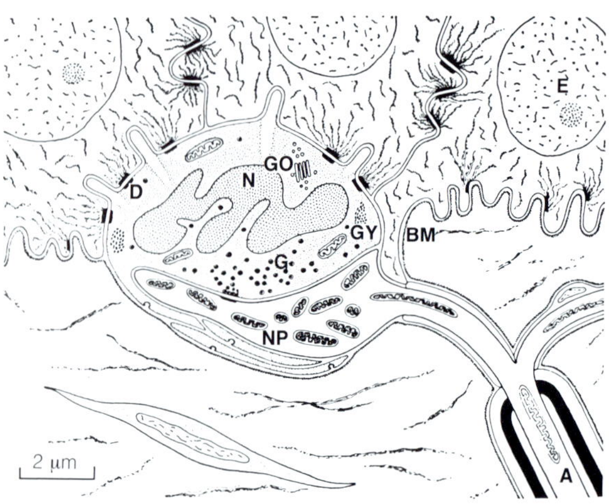

Abb. 16.28-12 MERKELsche Zelle. Diese sitzt direkt der Basallamina (BM) auf, ist mit den benachbarten Basalzellen mit Desmosomen (D) verbunden und besitzt am unteren Pol sekretorische Granula (G). Unter der MERKELschen Zelle die Nervenendplatte (NP), die aus einem ummarkten Axon (A) hervorgeht. GY = Glykogen, GO = GOLGI-Apparat, E = Keratinozyt, N = Zellkern. (Aus IGGO u. MUIR [11])

Endplatte, deren dermale Seite von einer SCHWANN-Zelle umschlossen ist; die Basallamina der SCHWANN-Zelle ist in diesem Bereich in Kontinuität mit der Basallamina der Epidermis. Der Komplex MERKEL-Zelle – Nervenendigung wird als MERKEL-*Scheibe* bezeichnet; analoge, meist größer dimensionierte Strukturen in Follikelnähe werden PINKUS-*Haarscheiben* genannt. MERKEL-Zellen enthalten Neuropeptide und neuronspezifische Enolase. Sie wurden als Mechanorezeptoren interpretiert, deren adäquater Stimulus die Deformation der Epidermalzellen darstellt; wahrscheinlich handelt es sich um neurosekretorische Zellen, die gemeinsam mit den chromaffinen Zellen des Respirations- und Gastrointestinaltraktes zum sog. APUD-System zählen.

4 *Dermoepidermale Verbindungszone*

Diese Zone der Verankerung [5] der Epidermis an der Dermis (Abb. 16.28-13) ist von komplexem Aufbau und ein mechanischer Locus minoris resistentiae der Haut. Die Basalzellen sitzen der **Basallamina** *(Lamina densa)* auf. Die Haftung der Basalzellen an der Basallamina ist besonders fest im Bereich von Hemidesmosomen, die über Ankerfilamente (Kalininfilamente) und Ankerfibrillen (Typ-VII-Kollagen) mit der Basallamina und darunter gelegenen dermalen Kollagenfasern verbunden sind (s. Bd. 1, Kap. 2 und 4).

Abb. 16.28-13 Dermoepidermale Verbindungszone. In der oberen Bildhälfte ein Keratinozyt mit Tonofilamenten, der der Basallamina (BL) aufsitzt und an dieser eine Reihe von Halbdesmosomen (dicke Pfeile) ausbildet. Die Basallamina ist mit Ankerfibrillen (kleine Pfeile) an das dermale Kollagen (CF) fixiert. EM, Vergr. 55000fach.

5 *Dermis*

5.1 *Dermales Bindegewebe*

Die Dermis ist ein fibroelastisches Gewebe [3, 21] von hoher Reißfestigkeit und Elastizität und Träger der die Haut versorgenden Gefäße und Nerven; sie besteht überwiegend aus netzartig ineinander verflochtenen Kollagenfaserbündeln mit angedeuteter Parallelausrichtung sowie elastischen Fasern. Die Beschaffenheit der **papillären Dermis** unterscheidet sich von der der **retikulären Dermis**: sie ist zellreicher, lockerer, aus dünneren Kollagenfasern aufgebaut und reicher an elastischen Fasern (Abb. 16.28-2a, b). In der gesamten Breite der Dermis findet sich Kollagen Typ I; unterhalb der Basallamina und in einer dünnen Schicht um die Hautanhangsgebilde und Gefäße findet sich zusätzlich Kollagen Typ III (etwa 15% der Gesamtmenge an Kollagen). Die Fasern sind in eine hochvisköse gelartige Grundsubstanz aus Proteoglykanen eingebettet (hauptsächlich Hyaluronsäure, daneben Chondroitin- und Dermatansulfat). Das Wasserbindungsvermögen dieser Proteoglykane bewirkt den sog. *Turgor* der Haut; im Zuge der

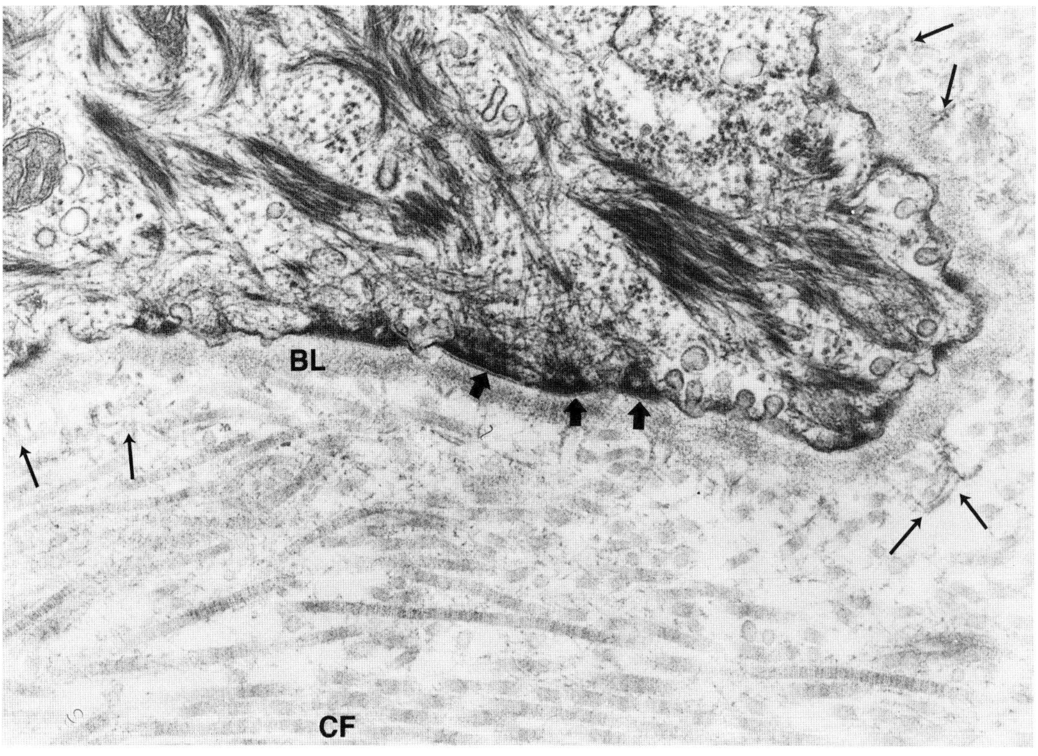

Hautalterung nimmt die Wasserbindungskapazität und damit der Gewebsturgor ab (Entstehung von Hautfalten).

Zwischen den Faserbündeln liegen die Zellen der Dermis: **Fibroblasten** synthetisieren, remodellieren und bauen die Kollagenmatrix mit spezifischen Enzymen (Kollagenase, Gelatinase etc.) ab und produzieren auch Fibronektin. **Makrophagen** kommen in der Dermis reichlich vor; sie stammen aus dem Knochenmark und gelangen als Monozyten über die Blutbahn in die Dermis. **Mastzellen** sind gleichfalls aus dem Knochenmark eingewanderte Zellen, sie sind besonders dicht in der papillären Dermis um Gefäße und Hautanhangsorgane (Abb. 16.28-14).

Mechanische Eigenschaften der Haut: Reißfestigkeit und Elastizität sind fast ausschließlich Leistungen der retikulären Dermis. Straffheit und Dehnbarkeit ergeben sich aus der Architektur des Kollagenfasergeflechts; das Rückschnellen in die Ausgangslage (Verstreichen von Falten) ist hingegen Funktion der elastischen Fasern.

Die Haut besitzt im Normalzustand einen sehr geringen Elastizitätsmodul (Quotient aus aufgewendeter Zugkraft pro Querschnittseinheit und relativem Längenzuwachs) und ist daher ideal geeignet, scherenden Kräften oder der Beanspruchung in Gelenksnähe nachzukommen. Mit zunehmender Anspannung steigt der Elastizitätsmodul steil an. Kollagenfasern haben einen sehr hohen Elastizitätsmodul; die Elastizität der Haut in den ersten Phasen der Dehnung geht auf architektonische Umformungen und nicht auf Dehnung einzelner Bestandteile zurück: bei Dehnung der Haut tritt zunächst eine Straffung und Parallelausrichtung des zunächst wenig geordneten Kollagenfasergeflechts ein, wobei mit wachsendem Zug immer mehr Fasern rekrutiert werden. Im selben Maß wächst der Dehnungswiderstand, der bei völliger Anspannung der Fasern sein Maximum erreicht.

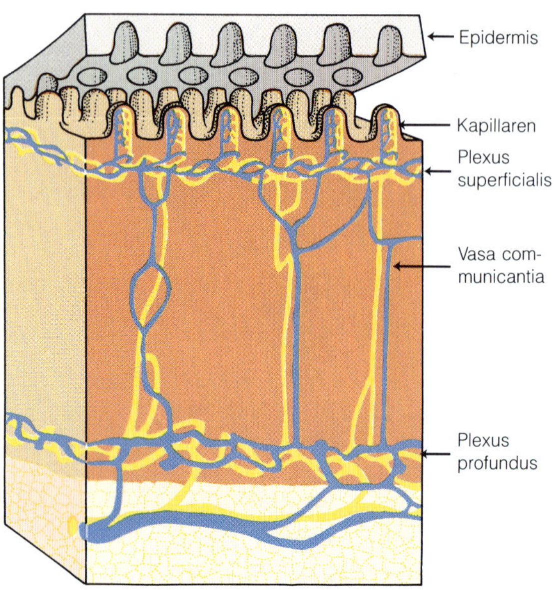

Abb. 16.28-14 Gefäßsystem der Haut. Epidermis etwas hochgeklappt. (Nach: ACKERMANN [1])

Hält der Zug weiter an, kommt es zum „Fließen" der Fasern, und eine bleibende Dehnung der Haut ist die Folge (Striae gravidarum). Die geringe vorgegebene Parallelausrichtung bewirkt, daß die Haut nicht in allen Richtungen gleich gut dehnbar ist und daß eine runde Einstichstelle daher durch Retraktion zu einem längsovalen Defekt wird. Der lange Durchmesser der Ellipse zeigt den Verlauf der sog. LANGER*schen Spaltlinien* an.

5.2 Gefäße

Das **Blutgefäßsystem** der Haut (Abb. 16.28-14) wird aus den Hautästen der subkutanen muskulokutanen Arterien und perforierenden kleinen Muskelarterien gespeist. Aus diesen entstehen zwei horizontale arterioläre Gefäßplexus, ein tiefer (Grenzfläche Subkutis – Dermis) und ein oberflächlicher (Grenzfläche papilläre – retikuläre Dermis), die durch vertikale Verbindungsgefäße kommunizieren. Aus dem oberflächlichen arteriolären Plexus steigen arterielle Schleifen zur Epidermis auf und speisen das Mikrozirkulationssystem (s. unten), aus dem der Abfluß über analoge oberflächliche und tiefe Venenplexus erfolgt. Die Dichte der Gefäßnetze ist für die bloße Versorgung der Haut weit überproportioniert und ein Ausdruck ihrer thermoregulatorischen Funktion. Arterielle und venöse Schenkel können durch an den Akren besonders reichliche arteriovenöse Anastomosen kurzgeschlossen werden; diese sind durch eine besonders stark ausgeprägte Muskelschicht ausgezeichnet (Gefäßglomus).

Die **Mikrozirkulation** der Haut erfolgt durch ein von den dermalen Arteriolen ausgehendes, sich in die dermalen Papillen ramifizierendes System kleinster Gefäße; die Anhangsgebilde der Haut (Haarfollikel, Drüsen) verfügen über eigene, direkt von den arteriolären Gefäßplexus gespeiste Kapillarnetze. Die hintereinandergeschalteten Abschnitte des Mikrozirkulationssystems werden üblicherweise wie folgt klassifiziert: kleine dermale Arteriolen, arterielle und venöse Kapillaren, postkapilläre Venolen, Sammelvenolen, muskuläre Venolen und schließlich größere Sammelvenen. Die kleinen dermalen Arteriolen besitzen keine zirkuläre Elastica interna, sondern lediglich isolierte längsverlaufende Elastikastränge, die am Übergang in die Kapillaren verschwinden. Alle arteriellen Hautgefäße sind durch besonders dicke Basallaminae ausgezeichnet.

Das **Lymphgefäßsystem** der Haut dient dem Abtransport flüssiger und partikulärer Substanzen aus dem Extrazellularraum der Dermis. Die Lymphgefäße sind sehr dünnwandig, von unregelmäßigem Kaliber und bestehen aus einem vor allem in den terminalen Abschnitten reichlich durchbrochenen Endothelrohr mit einer Basallamina; sie enden mit einer kolbenartigen Auftreibung in den dermalen Papillen. Größere Lymphgefäße besitzen zahlreiche dünnwandige Klappen; sie vereinigen sich zu Lymphsträngen, die unabhängig von den venösen Gefäßen in die tieferen Schichten absteigen [25, 26].

5.3 *Nerven*

Die Haut besitzt nur sensible und sympathische Nerven [2, 13]; die ersteren dienen der Sinnesperzeption, letztere der Versorgung der Haarmuskeln, Gefäße und Schweißdrüsen. Allerdings werden diese auch von dünnkalibrigen Nervenfasern umsponnen, welche durch Freisetzung ihres Inhaltes, meist Peptiden, lokale Wirkungen an diesen Effektoren entfachen können (z. B. lokale Regulation der Hautdurchblutung).

Die **sensiblen Hautnerven** gehen im Subkutangewebe vorwiegend aus markhaltigen Nerven hervor und bilden an der Grenze zur retikulären Dermis einen tiefen Nervenplexus, der über vertikale Verbindungsäste in der papillären Dermis mit einem zweiten, oberflächlichen Plexus in Verbindung steht. Letzterer besteht sowohl aus markhaltigen wie marklosen Nervenfasern. Von beiden Plexus können Nervenfasern zu sensorischen Endorganen abgehen.

Es ist ein ganzes Spektrum derartiger sensorischer Endorgane bekannt, wobei jedoch die Zuordnung spezifischer Sinnesfunktionen (Berührung, Schmerz, Juckreiz, Kitzeln, Wärme, Kälte) zu spezifischen Rezeptoren keineswegs klar möglich ist. Man neigt heute (anders als früher) zu der Meinung, daß verschiedene Empfindungsqualitäten über gemeinsame sensorische Endorgane vermittelt werden können. Folgende grundsätzliche Arten von Endorganen werden unterschieden: MERKEL-*Scheiben* (s. oben), *„freie" Nervenendigungen* und *spezifische Sinnesrezeptoren* (wahrscheinlich ausschließlich Mechanorezeptoren).

„Freie" Nervenendigungen sind die zahlenmäßig vorherrschenden und wahrscheinlich auch funktionell wichtigsten sensorischen Endorgane [10]. Sie finden sich in der papillären Dermis, gelegentlich auch intraepidermal, und bestehen aus blind endenden marklosen Nervenfasern, die von einer SCHWANN-Zelle eingescheidet und von deren Basallamina überzogen (also nicht völlig frei) sind. Häufig sind die Endigungen pinselförmig aufgesplittert; von einem Axon kann auf diese Weise bis zu 1 cm^2 Hautoberfläche versorgt werden, wobei es zu beträchtlichen Überlappungen mit dem Nachbaraxon kommt. Haarfollikel und Schweißdrüsen sind von Geflechten derartiger „freier" Nervenendigungen umsponnen.

Spezifische Sinnesrezeptoren sind nervöse Endorgane, in denen terminale Axonabschnitte zu bindegewebigen und SCHWANNschen Strukturelementen in besondere Beziehung treten. Man unterscheidet an Haarfollikel gebundene (lanzettförmige Nervenendigungen, RUFFINI-Endkörperchen) und die unbehaarte Haut bevorzugende (MEISSNERsche Tastkörperchen, Lamellenkörperchen) Sinnesrezeptoren (Näheres s. Kap. 16.29).

Autonome Nervenfasern treten im Verband mit den sensiblen Nervenästen in die Haut ein und verbreiten sich in dieser entlang dem Gefäßsystem. Sensible und sympathische Dermatome sind jedoch nicht streng koinzident. In der Haut finden sich nur postganglionäre sympathische, jedoch keine parasympathischen Fasern. Man unterscheidet cholinerge (Versorgung der Schweißdrüsen), adrenerge (Haarmuskeln) und purinerge autonome Nervenfasern der Haut.

6 *Hautanhangsgebilde*

6.1 *Haare*

Haare [6, 14, 16, 23] sind verhornte epitheliale Strukturen, die zyklisch und asynchron aus spezifizierten Einstülpungen der Epidermis, den Haarfollikeln (Haarbälge), entstehen. Anders als in der Tierwelt erfüllen die Haare beim Menschen eine nur geringfügige thermische und (mit Ausnahme von Wimpern und Brauen) keine mechanische Schutzfunktion. Ihre Hauptaufgabe ist die eines Augmentationsorgans der Sinnesperzeption, die durch das Vorhandensein eines dichten Netzes sensorischer Nervenfasern um die Follikel gewährleistet wird. Die anatomische Beschaffenheit der Haare (Kaliber, Länge, Kräuselung) unterliegt ebenso wie mechanische

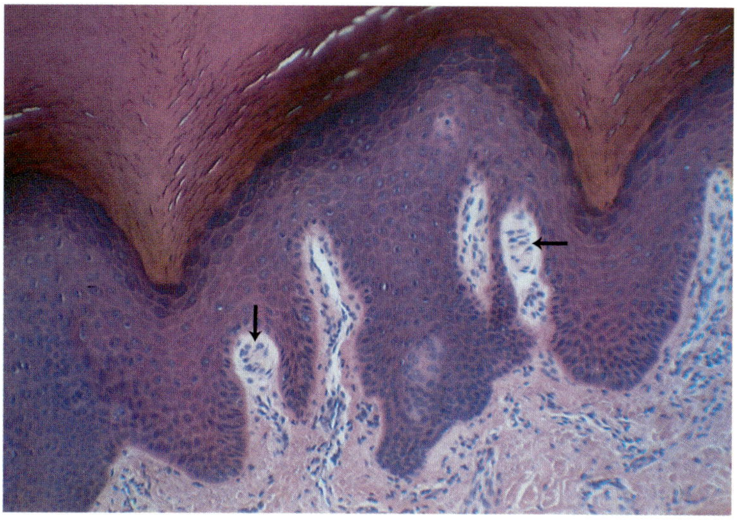

Abb. 16.28-15 MEISSNERsche Tastkörperchen in Bindegewebspapillen der Kutis (Pfeil). Beachte die unmittelbare Nachbarschaft zur Epidermis. Vergr. 100fach.

Eigenschaften, Wachstumsrate, Dauer und Phasenverteilung des Haarzyklus sowie Dichte der Haarfollikel einer ausgeprägten regionalen Variation; so schwankt etwa die Haarlänge zwischen einigen Millimetern und mehr als 50 cm, die Haardicke zwischen einigen wenigen und einigen hundert Mikrometern.

Man unterscheidet grundsätzlich **Terminalhaare** (Langhaare) und **Lanugohaare** (Flaumhaare). Das Gros der Langhaare stellen die *Haupthaare* (Capilli) und die *Barthaare*. Sonderfälle von Terminalhaaren sind *Kräuselhaare* und *Borstenhaare:* Zu ersteren zählen die *Schamhaare* (Pubes) und die *Achselhaare* (Hirci), zu letzteren die *Wimpern* (Zilien), die *Augenbrauen* (Superzilien), die *Haare des äußeren Gehörgangs* (Tragi) und des *Naseneingangs* (Vibrissae). Die Beschaffenheit des aus einem gegebenen Follikel gebildeten Haares ist nicht unabänderlich determiniert: Lanugohaarfollikel sind unter bestimmten physiologischen (sexuelle Reife) oder pathologischen Bedingungen im Stande, Langhaare auszubilden (z. B. Barthaare); umgekehrt wandeln sich Teminalhaarfollikel des Haupthaares im Zug der männlichen Glatzenbildung in Lanugohaarfollikel um. Kräuselhaare verlieren im physiologischen Alter ihre Kräuselung und werden zu gewöhnlichen Langhaaren.

Mit Ausnahme von Handflächen, Fußsohlen, Fingern und Zehen sowie Teilen des Genitales ist das Integument überall mit Haarfollikeln besetzt. Beim Mann sind bis zu 95% der Körperhaare Langhaare, bei der Frau nur bis zu 35%. Die Haarfollikel sind oft in Gruppen angeordnet. Terminalhaarfollikel können bis 3 mm oder tiefer in das Fettgewebe vorragen, Lanugohaarfollikel meist weniger als 1 mm in die Dermis. Die Haarfollikel und damit das von ihnen gebildete Haar stehen zur Hautoberfläche in einem Winkel von etwa 70°, wobei die Haare einer Region in der Regel parallel ausgerichtet sind. Die Spitze des Winkels weist hierbei nach kranial bzw. proximal, ausgenommen in Regionen mit Wirbelbildungen (Scheitel, Kreuzbein).

6.1.1 Bauprinzip des Haarapparates

Das Haar besteht aus dem freien **Haarschaft** und der in der röhrenförmigen Haarwurzelscheide steckenden **Haarwurzel**, die sich an der Basis des Follikels zum **Haarbulbus** (Haarzwiebel) verdickt; dieser überwölbt glockenartig die **dermale Papille.** Haarbulbus und dermale Papille bilden zusammen die **Matrix** des Haares. Die Seitenwände des Haarfollikels werden durch die epithelialen **Haarwurzelscheiden** gebildet. An diese schließt sich der **dermale Haarbalg** an, bestehend aus einer inneren Lage von zirkulären und einer äußeren Lage von längsgerichteten Kollagenfasern. An der Leeseite des Haarfollikels liegt die **Talgdrüse,** deren Ausführungsgang *(Ductus sebaceus)* an der Grenze zwischen dem oberen und mittleren Drittel des Haarfollikels in dessen Lumen einmündet. Knapp vor der Einmündungsstelle findet sich die engste Stelle des Haarfollikels *(Isthmus).* Unterhalb der Talgdrüse verläuft der Musculus arrector pili; er inseriert an einer wulstartigen Austreibung des Follikels und endet im Kollagen der oberen Dermis. Seine Kontraktion hat ein Aufrichten des Haares und gleichzeitig Auspressen der Talgdrüsen in das Follikelinfundibulum zur Folge. Etwa vorhandene apokrine Schweißdrüsen münden in das Follikelinfundibulum knapp oberhalb der Einmündung des Ductus sebaceus (Abb. 16.28-16, 17 u. 18).

6.1.2 Aufbau des Haares und Haarfollikels

Die **Haarmatrix** ist eine Anhäufung undifferenzierter, sich schnell teilender Epithelzellen, die glockenförmig die dermale Haarpapille überwölben. Letztere spielt eine wichtige Rolle bei der Induktion der embryonalen Haarbildung und der Determination der Differenzierungsrichtung der Haarmatrixzellen. Die Matrix bildet den Haarschaft und die innere, nicht aber die äußere Haarwurzelscheide aus.

Der **Haarschaft** besteht aus kernlosen, voll keratinisierten und dicht gepackten fusiformen Zellen. Bei Langhaaren (nicht jedoch bei Lanugohaaren) kann man

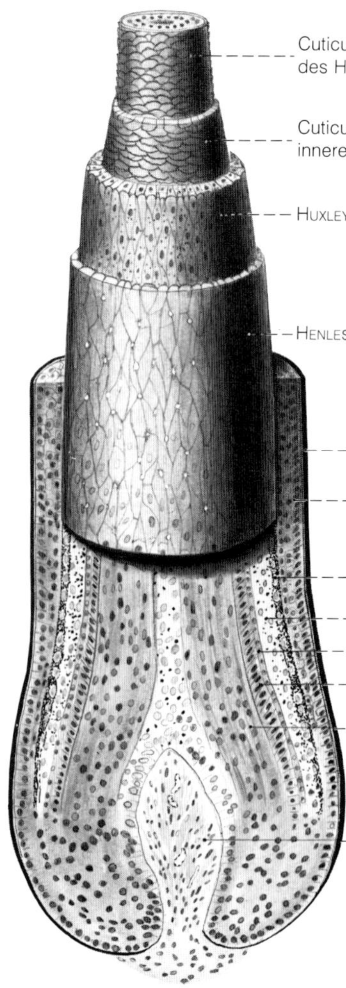

Abb. 16.28-16 Die Schichten des Haares und seiner Wurzelscheiden.

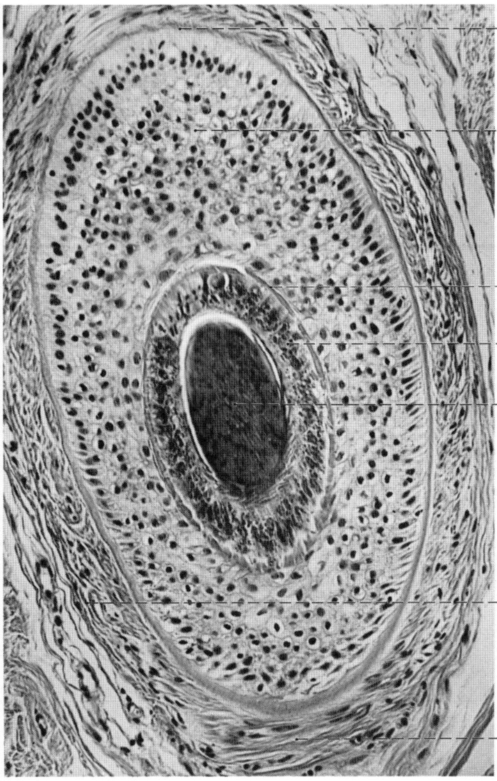

Abb. 16.28-17 Querschnitt durch einen Haarfollikel in der Höhe der Verhornung der inneren Wurzelscheiden. Beachte: Die HENLEsche Schicht im Stadium der Verhornung: Die Zellkerne sind noch teilweise vorhanden, reichlich Trichohyalingranula. HE, Vergr. 150fach.

zwischen einem peripheren *Cortex (Haarrinde)* und der zentralen *Medulla (Haarmark)* unterscheiden; die Medulla besteht aus locker angeordneten Hornzellen, zwischen denen sich in unregelmäßigen Abständen kleine, mit Luft gefüllte Hohlräume vorfinden. Die äußerste Hülle des Haarschaftes wird durch die *Cuticula pili* gebildet, eine aus mehreren Lagen von einander dachziegelartig überlappenden Keratinschüppchen aufgebaute Hornzellschicht. Der freie Rand dieser Hornschüppchen weist in Richtung zum Follikelostium.

Die **Haarwurzelscheiden** (Abb. 16.28-16 u. 17) besitzen einen komplexen Aufbau: Die innerste Schicht, die *Cuticula des Haarfollikels*, ist analog der Cuticula des Haarschaftes aus dachziegelartig überlappenden Hornplättchen aufgebaut; da der freie Rand der Hornplättchen zur Follikelbasis zeigt, interdigitieren die Hornplättchen mit denen der Cuticula des Haarschaftes und bewirken damit eine zusätzliche mechanische Verankerung des Haares. Die Cuticula sitzt der *inneren Haarwurzelscheide* auf, die wieder in zwei Lagen zerfällt: die innere (lumenwärtige) mehrschichtige HUXLEYsche und die dermalwärts angrenzende einlagige HENLEsche Schicht. An diese schließt sich die *äußere Haarwurzelscheide* an, ein mehrschichtiges, aus glykogenreichen hellen Zellen bestehendes Epithel, das im Aufbau der interfollikulären Epidermis ähnelt. Die äußere Haarwurzelscheide ruht auf einer besonders dichten Basallamina auf (Glashaut).

Der Einmündungspunkt des Ductus sebaceus teilt den Haarfollikel in zwei anatomisch und funktionell höchst unterschiedliche Abschnitte: den oberen (infundibulären) und den tiefen (infrainfundibulären) Anteil. Der *infrainfundibuläre* Anteil birgt den noch nicht voll ausdifferenzierten Teil des Haarschaftes und ist die Stelle seiner Verankerung. In ihm wird der Haarschaft von der inneren Wurzelscheide fest und ohne Zwischenraum umschlossen und mit den gegensinnig ausgerichteten Schüppchen der beiden Cuticulae verzahnt. Ein Auswachsen des Haares ohne synchrones Mitwachsen der inneren Haarwurzelscheide ist unmöglich; diese hat daher die Funktion einer Gleit- und Führungsschicht des auswachsenden Haares. Die innere Wurzelscheide verjüngt sich nach distal durch fortschreitende Verhornung und Desintegration und verschwindet schließlich in Höhe der Einmündung des Ductus sebaceus ganz. Distal davon, also im *Infundibulum*, ist der Haarschaft nur mehr von der äußeren Wurzelscheide umschlossen. Das Infundibulum stellt einen trichterartigen Freiraum dar, der vom Sekret der Talg- und apokrinen Schweißdrüse erfüllt ist und den Habitat der follikulären Mikroflora darstellt. Weitere Unterschiede zwischen den beiden Follikelanteilen betreffen den Verhornungstyp (s. unten) und ihr Verhalten im Haarzyklus: Der infundibuläre Anteil ist von permanenter Natur, der infrainfundibuläre hingegen den zyklischen Form- und Funktionsänderungen unterworfen.

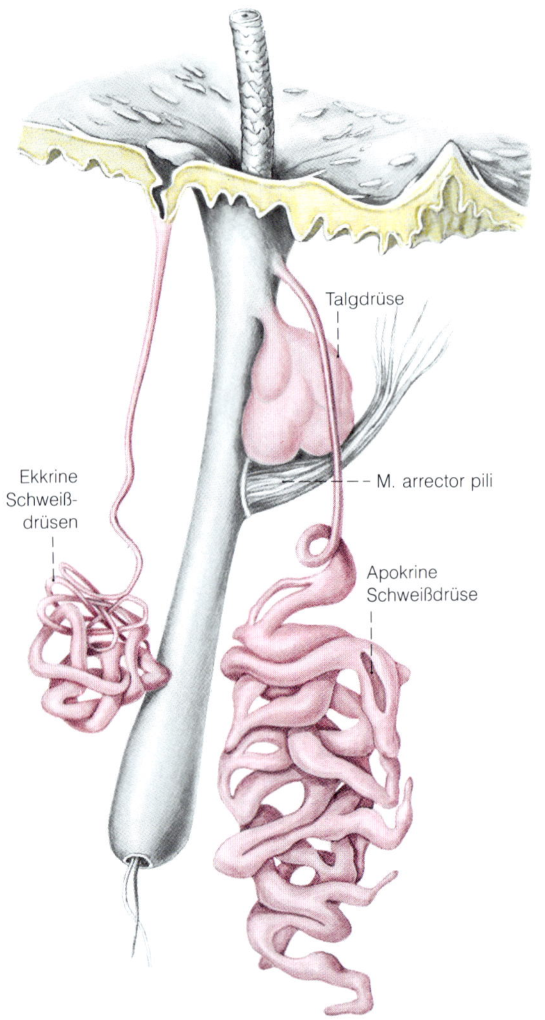

Abb. 16.28-18 Adnexgebilde der Haut und ihre Beziehungen zueinander. (Nach Montagna u. Parakkal [21])

Haare enthalten neben den Zytokeratinen der Intermediärfilamente (Tonofilamente) große Mengen spezifischer **Haarkeratine,** die sich biochemisch von Keratinen der Nägel unterscheiden lassen. Sie bilden den Hauptteil der Proteine des Haares. Das Keratinmuster ist in den verschiedenen Abschnitten des Haares (Mark, Rinde, Cuticula) unterschiedlich.

Die Cuticula der Haarwurzelscheide und die beiden Lagen der inneren Haarwurzelscheide entstehen aus den peripheren Portionen des Haarbulbus; die Differenzierung erfolgt wie bei den Kortexzellen. Die Cuticula und die innere Haarwurzelscheide lösen sich bis zur Höhe des Eintritts des Ductus sebaceus auf; im infundibulären Anteil des Haarfollikels besteht die Wand des Follikels nur mehr aus der äußeren Haarwurzelscheide, die morphologisch der interfollikulären Epidermis gleicht und auch den *epidermalen* Verhornungstyp besitzt (Ausbildung eines Stratum granulosum).

6.1.3 Haarbildung

Die Medulla entsteht aus dem zentralen Teil der Haarmatrix, die Differenzierung setzt hier am frühesten ein. Der Haarkortex entsteht aus etwas peripherer gelegenen Zellportionen des Bulbus, die Differenzierung setzt etwas später (höher) ein als bei der Medulla (keratogene Zone) und manifestiert sich als Auftreten von 7-nm-Filamenten, die an Menge schnell anwachsen und sukzessive von einer amorphen Matrixsubstanz umschlossen werden. Diese Matrixsubstanz entsteht aus elektronendichten Vorläuferstrukturen, den *Trichohyalinkörnchen*. Die Verhornung setzt abrupt ein: Zellkern und Zellorganellen verschwinden, die Kortexzellen wandeln sich in keratingefüllte Säckchen um. Dieser Verhornungstyp, der lichtmikroskopisch durch das Fehlen eines Stratum granulosum gekennzeichnet ist, wird *trichilemmal* genannt.

6.1.4 Haarzyklus

Die Produktion des Haares erfolgt zyklisch (Abb. 16.28-19); der Lebenszyklus eines Haares setzt sich aus der **Anagen-(Wachstums-)** und der **Telogen-(Ruhe-)Phase** zusammen; zwischen ihnen die kurze **Katagen-(Rückbildungs-)Phase**. Das Ende der Anagenphase ist durch Sistieren der Zellteilungen im Haarbulbus gekennzeichnet; die Differenzierung schreitet jedoch weiter fort. Durch Vakuolisierung und Resorption löst sich die Matrix vom Rest des Haarfollikels ab; letzterer formt jetzt einen aus den Wurzelscheiden gebildeten Blind-

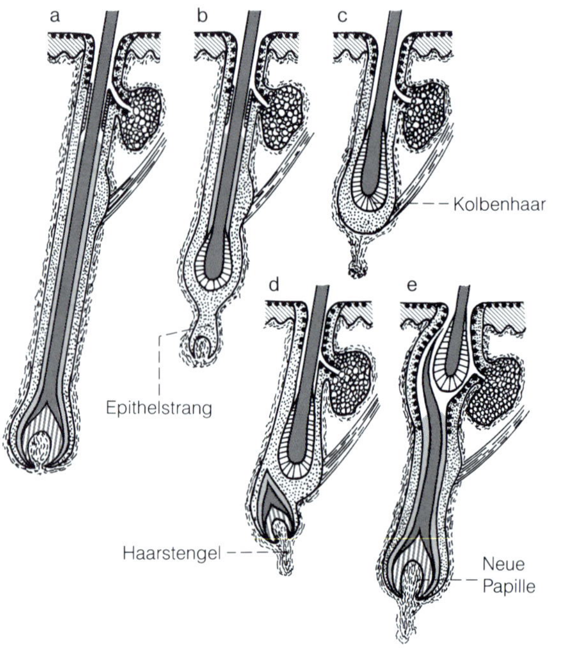

Abb. 16.28-19 Der Haarzyklus. (a) Anagenphase, (b) Katagenphase, (c) Telogenphase, (d) beginnende Anagenphase, (e) Austreibung des Telogenhaares durch das nachsprießende Anagenhaar. (Nach Pinkus u. Mehregan [24]

sack, der ein locker in ihm steckendes sog. **Kolbenhaar** enthält. Der Blindsack wandert langsam nach auswärts. Unterhalb des Blindsackes – und mit ihm durch einen Strang Bindegewebe aus dem dermalen Haarbalg verbunden (Leitschiene für das nachwachsende neue Haar!) – bleibt der **Haarwurzelkeim** zurück, ein Aggregat von Matrixepithelzellen und Fibroblasten der dermalen Papille. Nach Ablauf einer Latenzperiode sprießt aus dem Haarwurzelkeim ein neues Haar, das das im oberen Follikelabschnitt noch steckende Kolbenhaar austreibt.

Die Dauer der einzelnen Phasen ist für die verschiedenen Haartypen verschieden *(Faustregel:* Je länger der Haartyp, desto länger die Anagenphase); am Kapillitium dauert die Anagenphase etwa drei Jahre, die Telogenphase etwa drei Monate; der Prozentsatz der Telogenhaare am gesunden Kapillitium ist demnach etwa 10%.

Die biologische Charakteristik eines Haares wird durch die regionale Determination und eine Reihe regulierender Faktoren bestimmt, von denen Hormone die bei weitem wichtigsten sind. Androgene beispielsweise stimulieren in der Bart- und Genitalregion das Haarwachstum; am Kapillitium führen sie hingegen zum Gegenteil, nämlich zur Verdünnung und schließlich Umwandlung der Terminalhaare in Lanugohaare („männliche Glatzenbildung"). Östrogene verlängern die Anagenphase und wirken sich damit in einer Verdichtung des Haarbestandes aus. Thyroxin bewirkt eine Akzeleration des Haarwachstums und damit eine Verdünnung des Haarbestandes durch Verkürzung sowohl der Anagen- als auch der Telogenphase.

6.2 *Talgdrüsen*

Talgdrüsen sind, mit Ausnahme der wenigen sog. freien Talgdrüsen der Genitalien und der Mundschleimhaut, an den Follikelapparat gebundene und in den infundibulären Anteil des Follikels mündende einfache oder multilobuläre azinäre holokrine Drüsen (Abb. 16.28-18; [16, 18, 28]). Die MEIBOMschen Drüsen des Augenlids sind spezialisierte Talgdrüsen. Die Drüsenkörper besitzen eine periphere Lage von Matrixzellen, gegen das Zentrum zu werden die Zellen immer stärker von Fettvakuolen durchsetzt und schließlich in eine homogene Talgmasse umgewandelt (Abb. 16.28-20). Die Zahl der Talgdrüsen schwankt am Körper nur wenig (bis 900/cm^2), ihre Größe ist jedoch regional verschieden; an den sog. seborrhoischen Arealen (Kopfhaut, Gesicht und Brust) sind die Drüsen viellappig und hypertroph. Die Funktion des Talgs in der Tierwelt liegt darin, das Haarkleid geschmeidig, wasserabstoßend und sein chemisches Milieu keimfeindlich zu gestalten.

Auch die Talgproduktion steht unter komplexer hormoneller Kontrolle. Den größten Einfluß auf die Talgdrüsenaktivität besitzen wieder die Androgene: Mit Beginn der Pubertät setzen Größenwachstum und Produktionsbeschleunigung ein und werden erst wieder im Laufe des Alterungsprozesses rückläufig. Diese Entwicklung bleibt bei Kastraten und bei Androgendefizienz aus. Östrogene wirken hemmend auf die talgdrüsenstimulierende Aktion von Androgenen, jedoch nur in unphysiologisch hohen Dosen.

Die Zusammensetzung des Talgs ist unabhängig von der produzierten Quantität. Das qualitativ charakteristische Lipid des Talgs ist *Squalen*, seine Hauptmasse wird jedoch durch verschiedene *Triglyceride* gebildet. Diese werden durch Esterasen von in der Haut, insbesondere den Haarfollikeln, residenten Korynebakterien gespalten; die entstandenen freien Fettsäuren bewirken das physiologisch saure Milieu der Hautoberfläche.

6.3 *Nägel*

Nägel sind Platten aus hartem Keratin; ihre Funktionen sind der mechanische Schutz der Finger- und Zehenakren, Verfeinerung der Greiffunktion sowie Augmentation des Tastsinns.

Die Nägel entstehen als flache Einstülpungen der Haut an den dorsalen Finger-(Zehen-)Endgliedern (Abb. 16.28-21a und b). Die **Nagelplatte** wird daher proximal und (in geringerem Maße) seitlich teilweise von einer Hautduplikatur bedeckt: dem **Nagelfalz.** Der **proximale Nagelfalz** *(Eponychium)* setzt sich nach distal in die *Cuticula* **(Nagelhäutchen)** fort (Funktion: Infektionsschutz der Nagelmatrix). Sein dorsaler Anteil zeichnet sich durch prominente Reteleisten und ein wohlentwickeltes Gefäßnetz aus (Objekt der intravitalen Kapillarmikroskopie); sein ventraler (der Nagel-

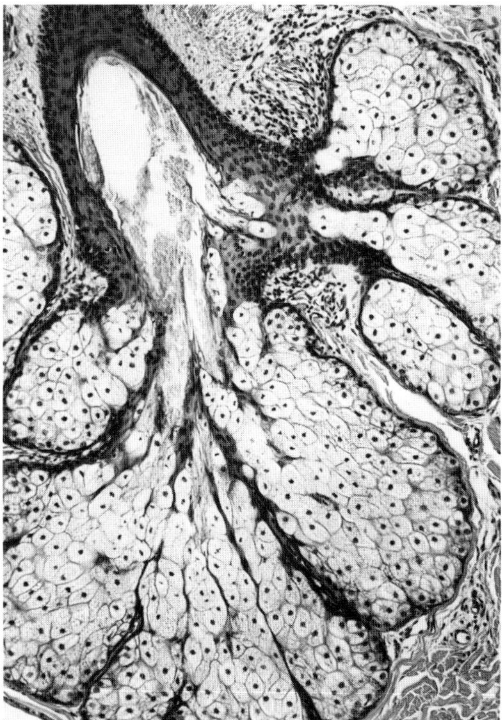

Abb. 16.28-20 Multilobuläre Talgdrüse und ihre Mündung in den Haarfollikel. HE, Vergr. 120fach.

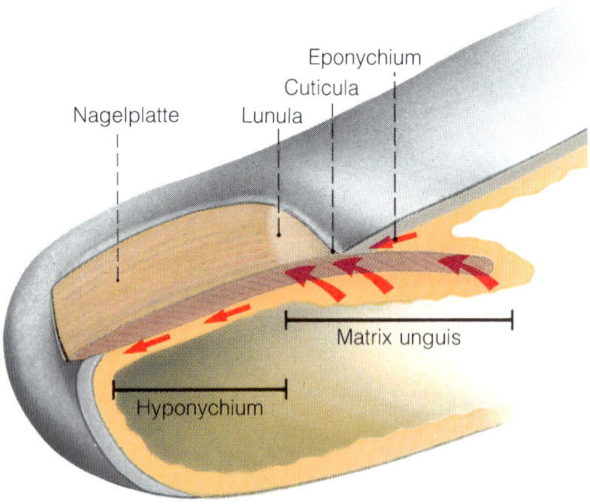

Abb. 16.28-21 (a) Anatomie des Nagels und Nagelbildung. Die Pfeile zeigen die unterschiedliche Wanderungsrichtung der Zellen aus der Matrix und aus dem Hyponychium an; letztere bilden eine Gleitschiene für den auswachsenden Nagel.

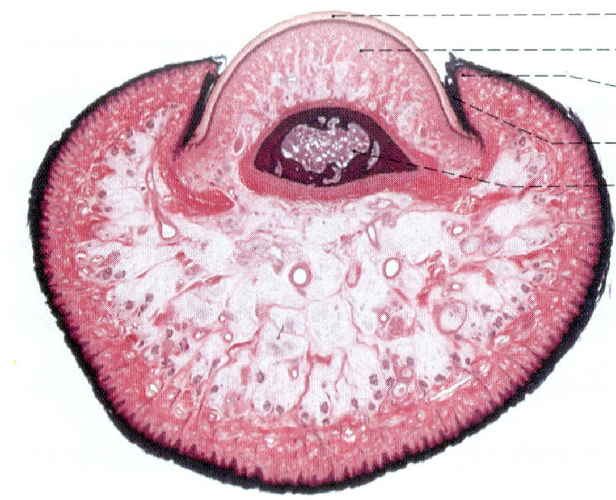

Abb. 16.28-21 (b) Fingerendglied eines menschlichen Neugeborenen mit Nagelplatte (Querschnitt).

platte zugekehrter) Anteil besitzt eine dünne Epidermis und beteiligt sich nicht an der Nagelbildung. Der Boden des Nagelfalzes, ungefähr der Ausdehnung des Eponychiums entsprechend, ist die **Matrix des Nagels;** lediglich ein halbmondförmiger Streifen der Matrix ragt über den Rand des Eponychiums heraus (Lunula). Nach distal geht die Matrix in das **Nagelbett** *(Hyponychium)* über; da die voll keratinisierte Nagelplatte durchscheinend ist, erscheint das Nagelbett rötlich. Die Nagelplatten bestehen aus kernlosen Korneozyten; die chemische Zusammensetzung des harten Nagelkeratins unterscheidet sich von der des weicheren Hautkeratins durch einen höheren Anteil an Schwefel.

Das Epithel der Matrix ist dick und, wie auch das des Hyponychiums, durch besonders mächtige längsverlaufende Reteleisten gekennzeichnet (mechanische Funktion). Die Verhornung läuft ohne Ausbildung von Keratohyalin ab und ähnelt parakeratotischer Verhornung. Die proximalen Anteile der Matrix bilden die oberflächlichen, die distalen die tiefen Anteile der Nagelplatte aus. Die Zellteilung erfolgt in allen Anteilen der Nagelmatrix gleichzeitig. Die Dicke eines Nagels ist Funktion der Menge von Matrixzellen (nicht der Wachstumsgeschwindigkeit). Der Nagel wächst distal, dem Nagelbett tangential aufliegend, aus. Dies wird dadurch erreicht, daß die vom Hyponychium gebildeten Hornzellen (der Verhornungstyp ist ähnlich wie bei der Nagelmatrix) fest in die Unterfläche des Nagels inkorporiert werden (Niederholfunktion; würde man ein Stück Nagelmatrix *ohne* Nagelbett z. B. in die Bauchhaut transplantieren, entstünde ein senkrecht aufragender Hornkegel). Der ventrale Aspekt der Nagelplatte ist weicher und gegenüber chemischen, aber auch infektiösen Noxen weniger resistent.

Das Nagelwachstum wird im Lauf des Lebens langsamer, zusätzlich wird der Nagel dünner. Die Wachstumsgeschwindigkeit ist individuell verschieden, auch zwischen den Nägeln eines Individuums (0,5–1,2 mm/Woche). Faustregel: Je länger der Finger (Zehe), desto schneller das Nagelwachstum. Der durchschnittliche Turnover eines Fingernagels beträgt sechs Monate; Fußnägel wachsen etwa halb so rasch wie Fingernägel.

6.4 *Schweißdrüsen*

Der menschliche Organismus besitzt zwei Typen von Schweißdrüsen [15]: die vorwiegend auf Achsel- und Perigenitalgegend lokalisierten, in Haarfollikel mündenden und **adrenerg innervierten apokrinen** Drüsen und die über den gesamten Körper verteilten, von Haarfollikeln unabhängigen und **cholinerg innervierten ekkrinen** Schweißdrüsen. Über die Funktion der ersteren ist wenig bekannt; man vermutet eine kommunikative Funktion, da das Sekret der apokrinen Drüsen unter Einfluß der adaptierten bakteriellen Flora intensive Duftstoffe zu bilden vermag. Die letzteren spielen eine wichtige Rolle zur Erhaltung des Wärmegleichgewichtes des Organismus, erhalten die Hornschicht in hydriertem Zustand und damit geschmeidig und schützen sie so vor Reibungstraumen. Apokrine Schweißdrüsen sind phylogenetisch relativ alt, ekkrine Schweißdrüsen hingegen finden sich nur beim Menschen.

6.4.1 Ekkrine (merokrine) Schweißdrüsen

Ekkrine Schweißdrüsen (Gesamtzahl zwischen 2 und 4 Millionen) (Abb. 16.28-22) sind mit ca. 600/cm^2 am dichtesten an den Fußsohlen und mit ca. 100/cm^2 am spärlichsten am Oberschenkel. Jede Schweißdrüse wiegt 30–40 μg, das Gesamtgewicht der Drüsen beträgt daher nicht weniger als etwa 100 g.

Ekkrine Schweißdrüsen sind einfache tubuläre Drüsen, die in der Embryonalzeit von der Epidermis aus in die Dermis einsprossen. Sie bestehen aus einem Drüsenendstück, das als unregelmäßiger lockerer Knäuel in der tiefen Dermis und Subkutis liegt, und einem senkrecht aufstrebenden Ausführungsgang, der in lockeren Schrauben durch die Dermis zieht, an der Basis eines Retezapfens die Epidermis erreicht und hier in steilen Windungen an der Hautoberfläche mündet. Die Drüsen sind in der Dermis von einer kapselähnlichen Bindegewebsverdichtung umgeben und besitzen ein dichtes Gefäß- und Nervennetz.

Der sekretorische Anteil der Tubuli ist einschichtig, von größerem Durchmesser als der Ausführungsgang und besteht aus drei Zelltypen: helle Zellen (sekretorische Zellen; reich an Glykogen und Mitochondrien; liegen zentral), dunkle Zellen (enthalten sekretorische Mukoidgranula; liegen peripher) und myoepitheliale Zellen (diskontinuierlich direkt der Basallamina anliegend; besitzen glattmuskuläre kontraktile Proteine und umgeben den sekretorischen Knäuel in flachen Spiralen). Die myoepithelialen Zellen sind für den intrakanalikulären Transport der Schweißflüssigkeit von Bedeutung und stellen wahrscheinlich einen Schutzmechanismus bei Sekretstau durch Okklusion dar. Das Epithel des Ausführungsganges ist zwei- bis dreischichtig; die innere Lage besitzt lumenwärts eine kondensierte Lage intermediärer Filamente (Cuticula). Die Zellen des Ausführungsganges sind durch Desmosomen verbunden und verhornen in ihrer intrakornealen Portion.

Obwohl die Schweißdrüsen bei der Geburt völlig ausgebildet sind, stellt sich die Fähigkeit zu schwitzen beim Neugeborenen erst innerhalb der ersten Lebenswoche ein. In den Endstücken der ekkrinen Schweißdrüsen wird von den klaren Zellen ein gegenüber dem Plasma isotoner oder leicht hypertoner **Primärschweiß** sezerniert. Als Mechanismus vermutet man aktiven Transport von Natriumionen in das Drüsenlumen mit nachfolgender passiver Diffusion von Wasser; die Aktivität der Natriumpumpe und damit die Menge der Schweißproduktion wird von den Zentren der Wärmeregulation im Hypothalamus kontrolliert. Der isotone Primärschweiß wird im Ausführungsgang wieder teilweise rückresorbiert; da jedoch NaCl ungleich mehr als Wasser rückresorbiert wird, resultiert ein hypotoner Schweiß. Die NaCl-Rückresorption läuft gleichförmig und unabhängig von der Durchflußmenge an Primärschweiß ab, bei höherer Schweißproduktion steigt daher die NaCl-Konzentration des Schweißes. Die nervöse Kontrolle der Schweißproduktion erfolgt durch cholinerge Fasern. Intrakutane Injektion von Acetylcholin triggert innerhalb weniger Sekunden die Schweißproduktion; im Gegensatz zu Acetylcholin kann Pilocarpin auch die denervierte Drüse zur Schweißproduktion stimulieren.

Neben Elektrolyten beinhaltet Schweiß viele andere Bestandteile des Plasmas, wie diverse Proteine, Aminosäuren, Immunglobuline der meisten Klassen sowie viele harnpflichtige Substanzen (exkretorische Funktion). Unter extremen Bedingungen kann der Organismus bis 10 l Schweiß pro Tag produzieren. Ein gutes Beispiel für die exkretorische Funktion des Schweißes liefert Äthylalkohol: Nach Erreichen des Verteilungsgleichgewichtes im Körper wird er in Harn und Schweiß in derselben Konzentration ausgeschieden.

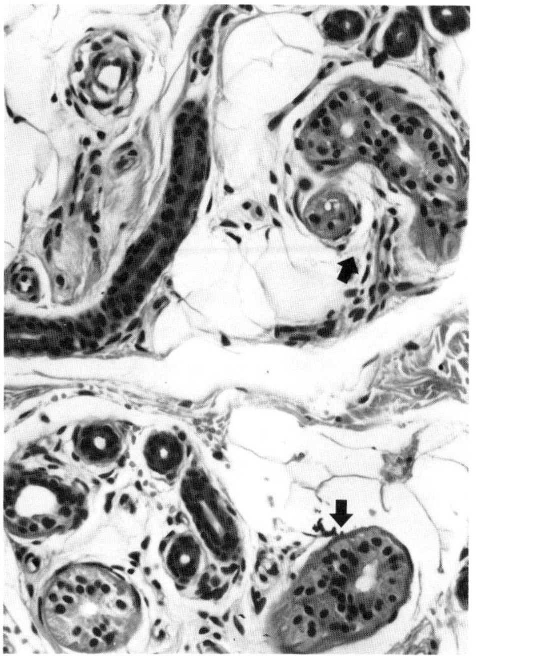

Abb. 16.28-22 Ekkrine Schweißdrüse mit sekretorischen Anteilen (Pfeile) und Ausführungsgang. HE, Vergr. 120fach.

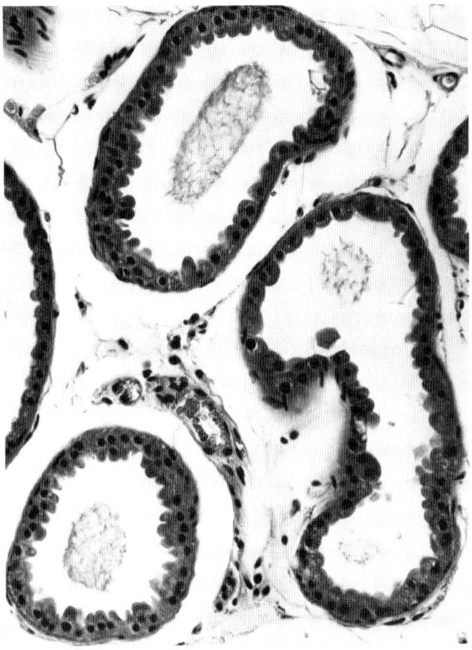

Abb. 16.28-23 Apokrine Schweißdrüse, sekretorischer Anteil. Beachte die kappenartig in das Drüsenlumen vorspringenden Zytoplasmafortsätze der sekretorischen Zellen. HE, Vergr. 120fach.

6.4.2 Apokrine Schweißdrüsen

Apokrine Schweißdrüsen (Abb. 16.28-23) sind auf Achseln, die Genitoanalregion, Brustwarzen und – weniger dicht – auf Gesicht, Skalp und Abdomen beschränkt. Spezialisierte apokrine Schweißdrüsen sind ferner die MOLLschen Drüsen am Augenlid und die Glandulae ceruminosae des äußeren Gehörganges. Das Verhältnis der apokrinen zu den ekkrinen Schweißdrüsen ist in den Achseln wie 1:1, in den übrigen Prädilektionsstellen wie 1:10.

Im Aufbau besitzen die apokrinen große Ähnlichkeit mit den ekkrinen Schweißdrüsen. Wie diese sind sie einfache tubuläre Drüsen, deren sekretorischer Anteil als knäueliges Konvolut in der tiefen Dermis und Subkutis liegt. Der Ausführungsgang mündet hingegen in den infundibulären Abschnitt des Haarfollikels (Abb. 16.28-18).

Der sekretorische Anteil besteht aus weitlumigen Tubuli mit einschichtigem Epithel, das aus lediglich einer Zellart besteht; diese sind gegen das Lumen hin zipfelig ausgezogen, wobei durch Schnittartefakte häufig Portionen der Zellfortsätze frei im Lumen zu liegen scheinen. Dieser morphologische Befund wurde früher als Hinweis für eine besondere Art der Sekretion, eben der apokrinen Sekretion, interpretiert. Diese Deutung trifft nach heutiger Auffassung nicht zu; das Sekret der apokrinen Drüsen wird in elektronendichten, PAS-positiven Sekretgranula produziert und durch Exozytose in das Drüsenlumen abgegeben. Das Sekret enthält charakteristischerweise ein dunkles lipofuszinähnliches Pigment, das gelegentlich auch makroskopisch sichtbar ist.

Die apokrinen Schweißdrüsen sind zwar schon bei Geburt angelegt, nehmen ihre Funktion aber erst mit Einsetzen der Pubertät auf.

Literatur

[1] ACKERMAN, A. B.: Histologic Diagnosis of Inflammatory Skin Diseases. Lea & Febiger, Philadelphia 1978.

[2] BOURLOND, A.: Cutaneous innervation. J. invest. Derm. 67 (1976) 106–109.

[3] BREATHNACH, A. S.: An Atlas of the Ultrastructure of Human Skin. Churchill, London 1971.

[4] BREATHNACH, A. S., K. WOLFF: Structure and development of skin. In: FITZPATRICK, T. B., A. Z. EISEN, K. WOLFF, I. M. FREEDBERG, K. F. AUSTEN (eds.): Dermatology in General Medicine, 4th ed. McGraw-Hill, New York 1991.

[5] BRIGGAMAN, R. A., C. E. WHEELER: The epidermal-dermal junction. J. invest. Derm. 65 (1975) 71–84.

[6] EBLING, F. J.: The biology of hair. In: MITCHELL, A. J., E. A. KRULL (eds.): Hair Disorders. Dermatologic Clinics, pp. 467–481. W. B. Saunders, Philadelphia 1987.

[7] ELIAS, P. M.: Epidermal lipid, membranes and keratinization. Int. J. Derm. 20 (1981) 1–19.

[8] FRITSCH, P.: Dermatologie, 3. Aufl. Springer, Berlin–Heidelberg–New York 1990.

[9] HARTSCHUH, W., E. WEIHE, M. REINECKE: The Merkel cell. In: BEREITER-HAHN, J., A. G. MATOLTSY, K. S. RICHARDS (eds.): Biology of the Integument, 2, VI, pp. 605–620. Springer, Berlin–Heidelberg-New York 1986.

[10] GANS, O., G. K. STEIGLEDER: Normale und pathologische Anatomie der Haut. In: JADASSOHN, J.: Handbuch der Haut- und Geschlechtskrankheiten, Ergänzungswerk, I und II. Springer, Berlin–Heidelberg–New York 1964, 1968.

[11] IGGO, A., A. R. MUIR: The structure and function of a slowly adapting touch corpuscle in hairy skin. J. Physiol. (Lond.) 200 (1969) 763–796.

[12] KAWAMURA, T., T. B. FITZPATRICK, M. SEIJI: Biology of Normal and Abnormal Melanocytes. University Park Press, Baltimore–London–Tokyo 1971.

[13] KENSHALO, D. R.: Sensory Functions of the Skin of Humans. Plenum Press, New York–London 1979.

[14] KOBORI, T., W. MONTAGNA: Biology and Disease of the Hair. University Park Press, Baltimore 1975.

[15] LEVER, W. F., G. SCHAUMBURG-LEVER: Histopathology of the Skin, 7th ed. J. B. Lippincott, Philadelphia-Toronto 1990.

[16] MATOLTSY, A. G., K. JIMBOW, T. B. FITZPATRICK, W. C. QUEVEDO, R. E. CHAPMAN, M. BELL, K. HASHIMOTO, K. HORI, M. ASO, W. B. QUAY: The skin of mammals. In: BEREITER-HAHN, J., A. G. MATOLTSY, K. S. RICHARDS (eds.): Biology of the Integument, 2, VI, pp. 255–373. Springer, Berlin 1986.

[17] MICHEL, S., R. SCHMIDT, B. SHROOT, U. REICHERT: Morphological and biochemical characterisation of the cornified envelopes from human epidermal keratinocytes of different origin. J. invest. Derm. 91 (1988) 11–15.

[18] MONTAGNA, W. R., R. A. ELLIS, A. SILVER: Advances in Biology of Skin, Vol. IV. The Sebaceous Glands. Pergamon Press, Oxford 1963.

[19] MONTAGNA, W., W. L. LOBITZ: The Epidermis. Academic Press, London–New York 1964.

[20] MONTAGNA, W., F. HU: Advances in Biology of Skin, Vol. 8: The Pigmentary System. Pergamon Press, New York 1967.

[21] MONTAGNA, W., P. F. PARAKKAL: The Structure and Function of Skin, 3rd ed. Academic Press, New York 1974.
[22] ODLAND, G. F.: Structure of the skin. In: GOLDSMITH, L. A. (ed.): Biochemistry and Physiology of the Skin, pp. 3–63. Oxford University Press, New York–Oxford 1983.
[23] ORFANOS, C. E., W. MONTAGNA, G. STÜTTGEN (eds.): Hair Research. Status and Future Aspects. Springer, Berlin–Heidelberg–New York 1981.
[24] PINKUS, H., A. H. MEHREGAN: A Guide to Dermatohistopathology, 2nd ed. Appleton-Century-Crofts, New York 1976.
[25] RYAN, T. J.: Structure, pattern and shape of the blood vessels of the skin. In: JARRET, A. (ed.): The Physiology and Pathophysiology of the Skin, Vol. 2, p. 577. Academic Press, New York 1973.
[26] RYAN, T. J.: Cutaneous circulation. In: GOLDSMITH L. A. (ed.): Biochemistry and Physiology of the Skin, Vol. II, pp. 817–877. Oxford University Press, New York–London 1983.
[27] SCHULER, G.: Epidermal Langerhans Cells. CRC Press Inc., Boca Raton, Fl, 1990.
[28] STRAUSS, J. S., P. E. POCHI, D. T. DOWNING: The sebaceous glands: twenty-five years of progress. J. invest. Derm. 67 (1976) 90–97.
[29] WRIGHT, N. A.: The cell proliferation kinetics of the epidermis. In: GOLDSMITH, L. A. (ed.): Biochemistry and Physiology of the Skin, Vol. I, pp. 203–229. Oxford University Press, New York–London 1983.
[30] ZAIAS, N.: The Nail in Health and Disease. Spectrum, New York 1980.
[31] ZELICKSON, A. S.: Ultrastructure of Normal and Abnormal Skin. Lea & Febiger, Philadelphia 1967.

16.29 Sensible Nervenendigungen

Z. HALATA

1 *Übersicht*

Das Zentralnervensystem erhält über verschiedene sensible Nervenendigungen Informationen aus der Außen- und Innenwelt des Körpers. Allgemein werden die sensiblen Nervenendigungen in exterozeptive, propriozeptive und interozeptive Rezeptoren unterteilt. Die **exterozeptiven** Nervenendigungen (Rezeptoren der Haut und der Schleimhaut der Körperöffnungen) informieren das ZNS über die Außenwelt, die **propriozeptiven** Nervenendigungen (Rezeptoren der Muskulatur, der Muskelfaszien, Sehnen und Gelenkkapseln) über die Lage des Körpers im Raum [18]. Die **interozeptiven** Systeme dagegen informieren das ZNS über das innere Milieu des Körpers, wie Eingeweidezustand und Blutdruck.

Die sensiblen Nervenendigungen bestehen aus einem neuralen, einem glialen und einem bindegewebigen Bestandteil. Menge und jeweilige Anordnung der einzelnen Bestandteile sind an die Umgebung des Gewebes angepaßt und bestimmen Form, Größe und Typ der Nervenendigung [11, 12]. Sie ermöglichen die optimale Übertragung von Reizen auf die Nervenendigung und bestimmen zum Teil deren Funktion.

Der **neurale** Anteil besteht aus dem Axon einer sensorischen Ganglienzelle eines Spinal- oder Hirnnervs. Der Durchmesser der Axone ist vom Typ der Nervenendigung abhängig. Je komplizierter die Struktur der Nervenendigung ist, desto größer sind die Axondurchmesser. Das terminale Axon weist an seinen Enden Auftreibungen auf [1]. Es enthält Ansammlungen von Mitochondrien und Vesikeln, die elektronenoptisch leer oder osmiophil sein können, außerdem Neurotubuli und Neurofilamente, die eine unregelmäßige, „terminale" Anordnung aufweisen [19]. Die zytoplasmatische Membran des Axons *(Axolemm)* kann schmale, unterschiedlich lange Fortsätze, *Spiculae,* in die Umgebung schicken.

Der **gliale** Bestandteil wird von der terminalen SCHWANN-Zelle gebildet. Diese bildet keine Markscheide. Sie umhüllt auf unterschiedliche Art und Weise die terminalen Axone der Nervenendigung. Die Anordnung der oft sehr flachen zytoplasmatischen Lamellen der terminalen SCHWANN-Zelle gibt dem Körperchen seine typische Form. Ihre Hülle kann unvollständig sein (meist bei freien Nervenendigungen) oder kann komplizierte symmetrische Systeme bilden (Innenkolben der PACINIschen Körperchen der Säuger und der HERBSTschen Körperchen der Vögel).

Der **bindegewebige** Anteil weist große Unterschiede im Aufbau auf. Es handelt sich hier um Abkömmlinge des Endoneuriums, Perineuriums und Epineuriums. Je größer die Nervenendigungen sind, desto mehr Komponenten der bindegewebigen Hüllen weisen sie auf. Die einfachsten freien Nervenendigungen besitzen keine bindegewebige Komponente und liegen „nackt" im Epithel der Haut und der Schleimhäute oder im Bindegewebe einiger Organe. Die Dehnungsrezeptoren des Bewegungsapparates haben neben der endoneuralen Komponente eine unvollständige perineurale Komponente: die Kapsel. Die komplizierten PACINIschen Körperchen besitzen eine vollständige mehrschichtige perineurale Kapsel. Das Epineurium der peripheren Nerven ist mit dem Bindegewebe der Nervenendigung verschmolzen und nicht von der Umgebung zu unterscheiden.

Die Struktur der sensiblen[1] Nervenendigungen ist von der Struktur der Umgebung abhängig [11, 12]. Dementsprechend unterscheiden wir charakteristisch gebaute Nervenendigungen in verschiedenen Gewebsarealen. Im Epithel der Haut und des Haarfollikels kommen die MERKELschen Nervenendigungen vor, im straffen Bindegewebe RUFFINIsche Körperchen und GOLGI-Sehnen-Organe, in der Papillarschicht der Leistenhaut MEISSNERsche Körperchen, im bindegewebigen Haarbalg der Dermis Palisaden von lanzettförmigen Nervenendigungen, im Skelettmuskel Muskelspindeln. Die Reize aus der Außen- bzw. Innenwelt werden von der Umgebung der Nervenendigungen (Epidermis, Bindegewebe der Dermis, der Muskelfaszien, Sehnen, Gelenkkapseln usw.) aufgenommen und auf diese übertragen. In Extremfällen formiert sich die Umgebung zu einem hochspezialisierten Tastorgan, in dem mehrere Typen von Nervenendigungen nebeneinander vorkommen, bei den Säugetieren beispielsweise die EIMERschen Organe der Zapfenhaut oder die Sinushaare. Das Epithel, das Bindegewebe und die Blutgefäße spielen in

[1] „Sensibel" und „sensorisch" bezeichnen in diesem Buch das gleiche

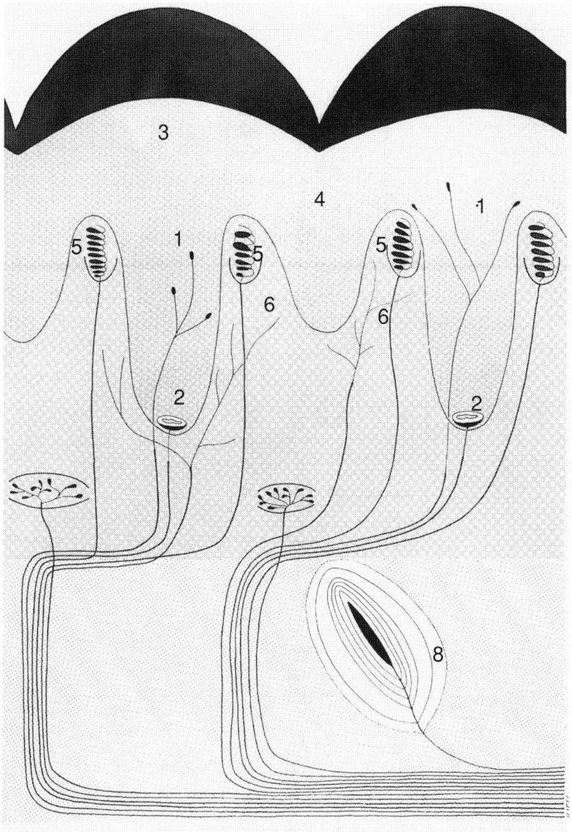

Abb. 16.29-1 Schematische Darstellung der Innervation der Leistenhaut. Freie Nervenendigungen liegen in den Drüsenleisten der Epidermis (1) und in der Papillarschicht der Dermis (6). MERKELsche Nervenendigungen (2) findet man in der Basalschicht der Drüsenleisten. In den Bindegewebspapillen zwischen den Drüsen- (3) und Haftleisten (4) befinden sich MEISSNERsche Körperchen (5). RUFFINIsche Körperchen (7) liegen in der Retikularschicht der Dermis. VATER-PACINIsche Körperchen (8) findet man innerhalb der Dermis im Panniculus adiposus. (Aus HALATA [12])

den Tastorganen eine ähnliche Rolle wie die Hilfsapparate anderer Sinnesorgane (z. B. Trommelfell, Kornea usw.). Von der Struktur der Umgebung unabhängig sind dagegen einige Typen von freien Nervenendigungen wie Thermorezeptoren und Nozizeptoren.

Die Anzahl und Verteilung von Nervenendigungen variieren beträchtlich. Einige Areale der Haut und Schleimhaut sind dicht und von vielen verschiedenen Typen von Nervenendigungen innerviert (z. B. Zunge, Lippe, Fingerhaut); andere, wie zum Beispiel die Haut des Rückens, werden von nur wenigen Nervenendigungen versorgt.

2 *Freie Nervenendigungen*

Am besten ist die Struktur der freien Nervenendigungen (Abb. 16.29-1 u. 2) an solchen Stellen beschrieben, an denen man erfahrungsgemäß keine vegetativen und keine durchlaufenden Nervenfasern vermutet – nämlich in der Epidermis und in der Papillarschicht der Dermis der Haut. Hier ist eine Verwechslung mit vegetativen efferenten Nervenfasern sehr unwahrscheinlich. Allgemein kann man je nach Kaliber freie Nervenendigungen der Gruppe-III- und -IV-Fasern unterscheiden.

2.1 Freie Nervenendigungen der Epidermis

Die freien Nervenendigungen der Epidermis enden bei den Primaten und beim Menschen in der Leistenhaut der Finger im Stratum granulosum oder zwischen dem Stratum granulosum und dem Stratum spinosum als knopfförmige Verdickungen (Abb. 16.29-1). Das afferente Axon ist in der Dermis markhaltig und hat einen Durchmesser von ca. 1–3 μm. Es verliert seine Markscheide noch in der Dermis und läuft in der Epidermis senkrecht zur Oberfläche. Die Anzahl dieser Nerventerminalen wird auf 1–5/μm^2 geschätzt [8].

2.2 Freie Nervenendigungen der Dermis

Die freien Nervenendigungen in der Dermis der Haut weisen eine große Variabilität auf, die von verschiedenen Faktoren, wie der Dicke der Haut, der Behaarung oder der Körperregion, abhängig ist. Topographisch kann man die Nervenendigungen in diejenigen des oberflächlichen Nervenplexus der Papillarschicht und solche des tieferen Plexus der Retikularschicht der Dermis unterteilen.

Beim Menschen wurden in der Papillarschicht der Haut bisher zwei Typen von Nervenendigungen, die keinen korpuskulären Charakter haben, beschrieben [8]. Beide Typen unterscheiden sich durch das afferente Axon. Der erste Typ wird von Gruppe-III-Fasern repräsentiert und befindet sich sowohl in der behaarten als auch in der unbehaarten Haut. Die markhaltigen afferenten Axone haben einen Durchmesser von 1–4 μm. In

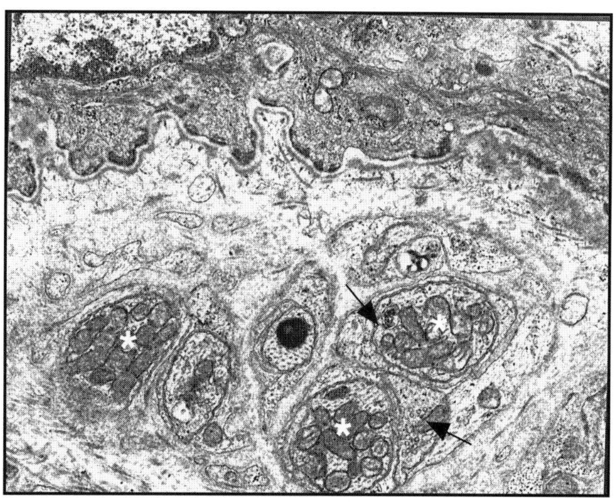

Abb. 16.29-2 Querschnitt durch die Corona glandis. Freie Nervenendigungen mit Mitochondrien (*) sind von Zytoplasmalamellen der SCHWANN-Zellen bedeckt (↑) und liegen dicht unter der Basalmembran der Epidermis. Hausziege; EM Bild, Vergr. 11 500fach.

der Papillarschicht der Dermis verlieren sie ihre Markscheide, verzweigen sich mehrfach und sind dann unvollständig von terminalen SCHWANN-Zellen umhüllt. Der überwiegende Teil dieser marklosen Axone endet wenige Mikrometer unterhalb der Basalschicht der Epidermis (Abb. 16.29-2). Ein kleinerer Teil nimmt mit der Basalmembran der Epidermis Kontakt auf. Einige dieser Nervenendigungen sind kälteempfindlich und deshalb den Thermorezeptoren zuzuordnen [14]. Immunhistochemische Studien zeigen, daß ein Teil dieser Nervenendigungen in der Papillarschicht der Fingerhaut beim Menschen Substanz-P-, ein anderer Teil Neurokinin-A-Aktivität [5] aufweist (beide Substanzen gehören zu den Neurotransmittern der sensorischen Nervenendigungen). Aller Wahrscheinlichkeit nach vermittelt ein großer Teil dieser Nervenendigungen neben der Kälteempfindung und Nozizeption (Schmerzempfindung) auch eine mechanorezeptive Funktion [16].

Der zweite Typ befindet sich am Ende einer IV-Faser (Durchmesser 0,5–1,0 μm). Die Axone verzweigen sich in der Papillarschicht mehrfach und verlaufen beinahe parallel zur Unterseite der Epidermis. Der überwiegende Teil endet in der Papillarschicht der Dermis. Einige dünne Fasern können auch Kontakt zur Basalmembran der Epidermis aufnehmen. Auffallend ist die Armut des Axoplasmas an Organellen. Möglicherweise handelt es sich bei diesem Typ um eine poly- oder multimodale sensorische Nervenendigung (Nozi-, Thermo- und Mechanorezeptor) [8].

2.3 *Freie Nervenendigungen des Bewegungsapparates*

Die Anzahl der nicht korpuskulären Nervenendigungen in den Gelenkkapseln ist nach neueren Untersuchungen ungewöhnlich hoch. Es existiert im Moment noch keine Methode, die mit Sicherheit alle freien Nervenendigungen in der Gelenkkapsel erfaßt. Man hat aber nach Ausschaltung des Sympathikus eine Zählung sensorischer Axone durchgeführt und festgestellt, daß die Nerven der Kniegelenkkapsel der Hauskatze zu

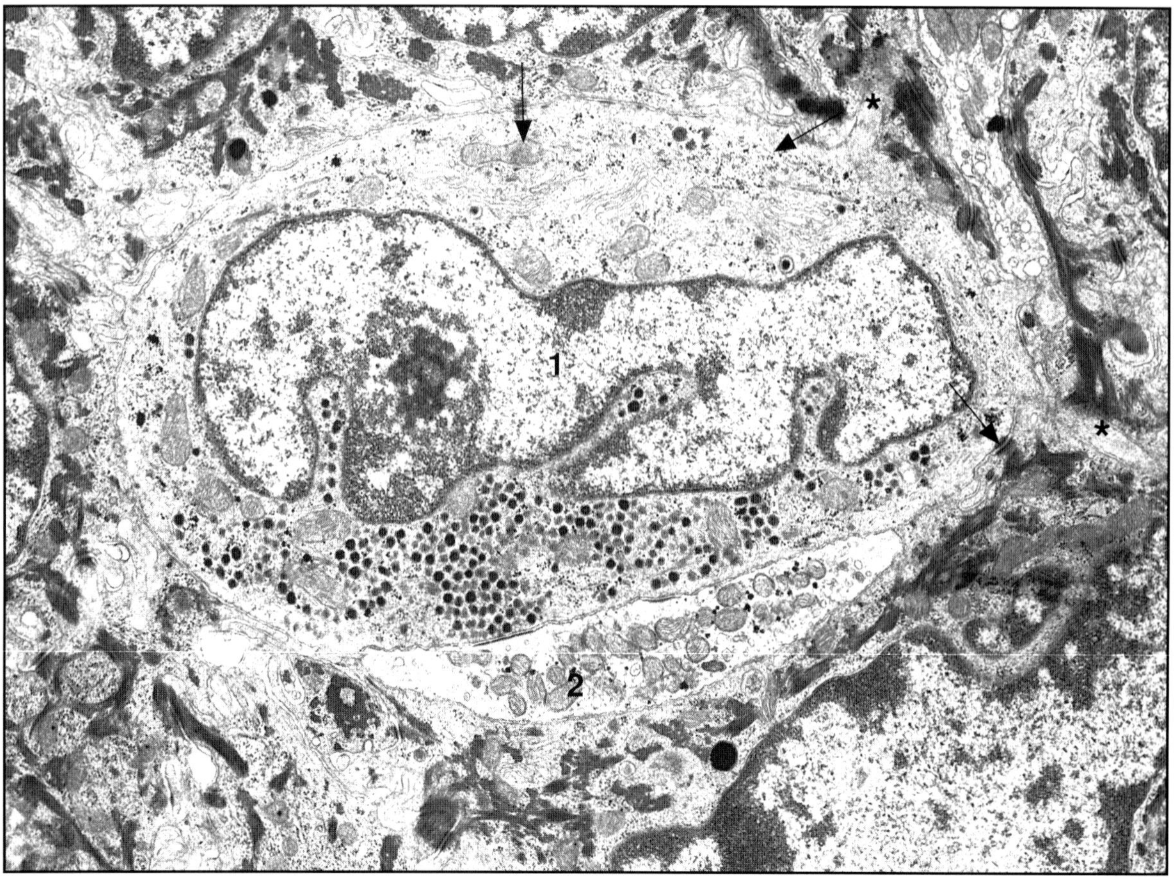

Abb. 16.29-3 MERKELsche Nervenendigung in der Zapfenhaut des Planum nasale. Die MERKELsche Nervenendigung besteht aus einer MERKELschen Zelle (1) und aus einem Nervendiskus (2). Die MERKELsche Zelle ist mit den Keratinozyten der Umgebung mit Hilfe von Desmosomen verbunden (Pfeile) und besitzt stachelartige Fortsätze, die mit den Keratinozyten keine Verbindungen haben und meistens in die Zwischenräume hineinragen (*). Im basalen Abschnitt des Zytoplasmas befinden sich osmiophile Granula. Zwischen dem Nervendiskus und der zytoplasmatischen Membran der MERKELschen Zelle kommen synapsenähnliche Verbindungen vor. Hauskatze; EM Bild, Vergr. 14000fach.

ca. 34% aus Gruppe-IV- und/oder -III-Fasern bestehen [17]. Viele dieser Fasern sind nozizeptiv, zeigen einen sehr hohen Schwellenwert und werden nur durch massive Gewebsschäden (z. B. Arthritis) erregt.

Im Bindegewebe der Muskulatur (Epimysium, Perimysium, Sehnen) wurden zwei Typen freier Nervenendigungen beschrieben: Nervenendigungen der Gruppe-III-Axone und Nervenendigungen von Gruppe-IV-Fasern. Über die Funktion der Nervenendigungen in Sehnen und Muskelfaszien wird spekuliert. Aufgrund physiologischer Untersuchungen nimmt man an, daß Nervenendigungen, die einen engen Kontakt zum Bindegewebe aufweisen, als Mechanorezeptoren Dehnung registrieren, während solche, die in der Nähe der Gefäße liegen, nozi-, thermo- oder chemorezeptive Funktion oder polymodal-nozizeptive Aufgaben haben [2].

2.4 *Freie Nervenendigungen in der Wand von Hohlorganen*

Die Wand einiger Hohlorgane kann zwei Arten von Empfindungen wahrnehmen: Schmerz und Wandspannung. Für beide Arten der Empfindung sind in der Wand zwei Typen von freien Nervenendigungen verantwortlich. In der Trachea zum Beispiel [10] werden die Veränderungen der Wandspannung durch verzweigte Terminalfasern in der Lamina propria registriert. Die dazugehörigen Nervenfasern sind markhaltig und haben einen Durchmesser von 4–6 µm. Die nozizeptiven Nervenendigungen liegen subepithelial, in der glatten Muskulatur der Muskularis und perivaskulär. Die afferenten Axone sind marklos (IV-Fasern).

Andere Organe, wie die Pulpa der Zähne und die Kornea, haben keine korpuskulären Nervenendigungen, so daß man auch hier verschiedene Funktionen der sogenannten freien Nervenendigungen vermuten muß.

3 *MERKELsche Nervenendigungen*

Die MERKELschen Nervenendigungen (Abb. 16.29-3) befinden sich bei den Säugern ausschließlich in der Haut und in den Schleimhäuten mit mehrschichtigem Plattenepithel und liegen in der Basalschicht der Epidermis. In der behaarten Haut liegen MERKELsche Nervenendigungen in den sogenannten Tastscheiben oder in der Basalschicht von spezialisierten Haarfollikeln (Sinnushaare, Konturhaare und einige Lanugohaare) unterhalb der Talgdrüse der Haarfollikel.

Eine MERKELsche Nervenendigung (Abb. 16.29-3) besteht aus einer MERKELschen Zelle und einer Axonendigung. Die MERKELschen Zellen sind ellipsoid und haben einen Durchmesser von 9–19 µm. Sie sind durch Desmosomen mit den Keratinozyten der Umgebung verbunden. Ihr Zellkern ist groß und gelappt. Das Zytoplasma ist hell und besitzt eine große Anzahl von Mikrofilamenten, die in verschiedenen Richtungen verlaufen und sich in fingerförmige Ausläufer des Zytoplasmas fortsetzen. Diese fingerförmigen Ausläufer sind unterschiedlich lang und tauchen in interzelluläre Räume ein, oft in Keratinozyten des Stratum basale und des Stratum spinosum invaginiert. Außer Mikrofilamenten besitzt die MERKELsche Zelle typische osmiophile Granula mit einem Durchmesser von 80–120 nm. Sie befinden sich in dem Teil des Zytoplasmas, der in Kontakt mit der Nervenendigung steht.

Die MERKELschen Zellen der Sinushaare und der Konturhaare (Abb. 16.29-5) haben die gleiche Struktur wie die der unbehaarten Haut. Sie haben aber eine andere Gestalt. Sie sind als länglich ovale Platten schuppenförmig unterhalb der Talgdrüse im Epithel der Haarzwiebel angeordnet.

Die afferente Nervenfaser ist im dermalen Plexus myelinisiert und hat einen Durchmesser von 3–5 µm. In der Papillarschicht, dicht unter der Basalschicht der Epidermis (ca. 10–50 µm), verliert das Axon seine Markscheide; in der Epidermis bildet es eine diskusförmige Verdickung, die sich direkt an die basale Fläche der MERKELschen Zelle in den Drüsenleisten der Leistenhaut und den Tastscheiben der behaarten Haut anlegt. Zwischen der MERKELschen Zelle und dem Nervendiskus sind synapsenähnliche Verbindungen vorhanden.

Beim Menschen kommen MERKELsche Nervenendigungen in der behaarten Haut auch subepidermal in der Dermis vor.

Die MERKELschen Zellen sind Abkömmlinge des Ektoderms. Ob sie sich aus Epidermiszellen oder aus der Neuralleiste entwickeln, ist umstritten. Einige Autoren rechnen sie zu den sogenannten Paraneuronen.

Die MERKELschen Nervenendigungen der Säuger haben die Funktion eines langsam adaptierenden Mechanorezeptors, der auf statische und dynamische Reize reagiert und auch für Vibrationsreize empfindlich ist [15]. Eine offene Frage ist, in welcher Form sich die MERKELsche Zelle am Empfang bzw. an der Übertragung des Reizes beteiligt [13]. Die Form der MERKELschen Zelle mit ihren zahlreichen fingerförmigen Fortsätzen, die in das Zytoplasma der umgebenden Keratinozyten invaginiert sind, spricht für eine mechanische Funktion.

4 *Lamellenkörperchen*

Die Gruppe der Lamellenkörperchen (Abb. 16.29-4 bis 8) bildet nach den freien Nervenendigungen die numerisch größte Gruppe der sensorischen Nervenendigungen. Die Lamellenkörperchen zeigen Unterschiede im Aufbau, die aufgrund von Imprägnationsmethoden unterschiedlich bewertet wurden, was zu verschiedenen Namensgebungen geführt hat (DOGIELsche Körperchen, KRAUSEsche Endkolben, MEISSNERsche Körperchen und GOLGI-MAZZONIsche Körperchen). Erst mit Hilfe der Elektronenmikroskopie konnte man einige Merkmale festlegen. Es werden daher heute unterschieden:

- Lamellenkörperchen ohne perineurale Kapsel und
- Lamellenkörperchen mit perineuraler Kapsel

4.1 *Lamellenkörperchen ohne perineurale Kapsel*

Lamellenkörperchen ohne perineurale Kapsel sind in der Literatur vor allem unter der Bezeichnung MEISSNER*sche Körperchen* bekannt. Bei den Primaten und

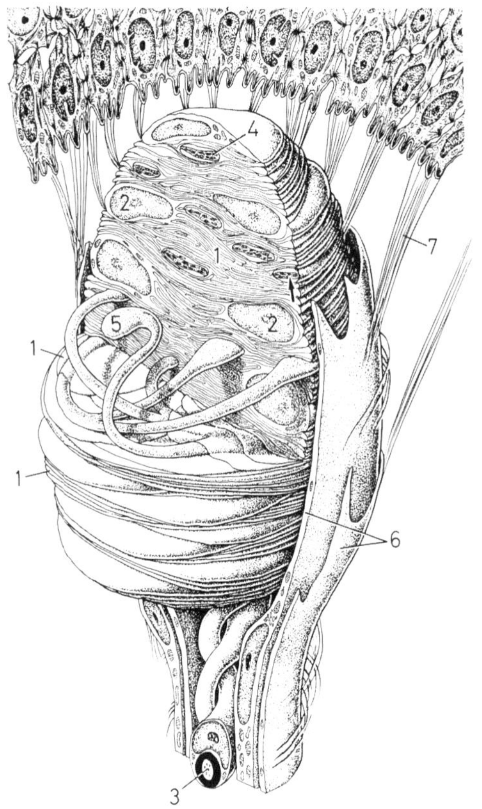

Abb. 16.29-4 Räumliche Darstellung eines MEISSNERschen Körperchens aus der Fingerhaut des Menschen. 1 = zytoplasmatische Lamellen der terminalen SCHWANN-Zellen, 2 = Zellkerne der terminalen SCHWANN-Zellen, 3 = markhaltiges Axon, 4 und 5 = Verdickungen der terminalen Axonverzweigungen. Die perineuralen Zellen umhüllen das Körperchen nur basal (6). 7 = kollagene Mikrofibrillen zwischen dem Körperchen und den Wurzelfüßchen der basalen Epithelzellen. (Aus KRSTIC' [17])

beim Menschen kommen sie im Bindegewebe der Papillen des Stratum papillare der Leistenhaut, der Schleimhaut der Mundhöhle, der Stimmritze und außerdem im Bindegewebe des Anus vor. Darüber hinaus wurden sie auch in den Papillen der unbehaarten Haut der Lippe des Affen, des Augenlides und des Penis bei Primaten und beim Menschen beschrieben.

4.1.1 MEISSNERsche Körperchen

Am besten sind die MEISSNERschen Körperchen (Abb. 16.29-4) im Stratum papillare der Leistenhaut der Finger und der Zehen von Primaten und Menschen untersucht. Ihre Anzahl pro Quadratmillimeter der Leistenhaut ist vom Alter abhängig. Zwischen dem 11. und 30. Lebensjahr wurden in der Fingerhaut des Menschen bis zu 24 MEISSNERsche Körperchen pro Quadratmillimeter gezählt. Mit dem Alter verringert sich ihre Anzahl [6]. So wurden in der Leistenhaut von 70–84jährigen Menschen ca. 6 MEISSNERsche Körperchen pro Quadratmillimeter gezählt. Die Anzahl in der Leistenhaut der großen Zehe beträgt etwa die Hälfte der Anzahl in der Fingerhaut und ist ebenfalls vom Alter abhängig.

Die typischen MEISSNERschen Körperchen in den Bindegewebspapillen der Leistenhaut haben eine länglich-ovale Form. Ihre Längsachse ist senkrecht zur Hautoberfläche orientiert. Sie sind 40–70 μm breit und 100–150 μm lang. Sie liegen unmittelbar unter der Basalmembran in einer Epithelkrypte, die von der Basalschicht der Epidermis einer Drüsenleiste *(Crista intermedia)*, einer Haftleiste *(Crista limitans)* und zwei Querleisten begrenzt ist (Abb. 16.29-1). Das Dach dieser Krypten liegt in der Fingerhaut der Primaten in der gleichen Höhe wie der Boden der Furche zwischen zwei Drüsenleisten. Auf diese Weise ist das MEISSNERsche Körperchen, obwohl es in der Dermis liegt, der der Oberfläche am nächsten liegende Tastapparat [11, 12]. Es liegt der Basalmembran der Drüsenleiste an und ist von der Haftleiste meistens durch eine Kapillarschleife abgeschirmt. Es besteht aus markhaltigen Axonen (Durchmesser 3–5 μm) und deren Endigungen, aus terminalen SCHWANN-Zellen, die auch als **Lamellarzellen** bezeichnet werden, und aus einer Bindegewebskapsel.

Nach dem Verlust der Markscheide innerhalb des Körperchens verzweigen sich die marklosen Axone mehrfach, die einzelnen Äste verlaufen schraubenför-

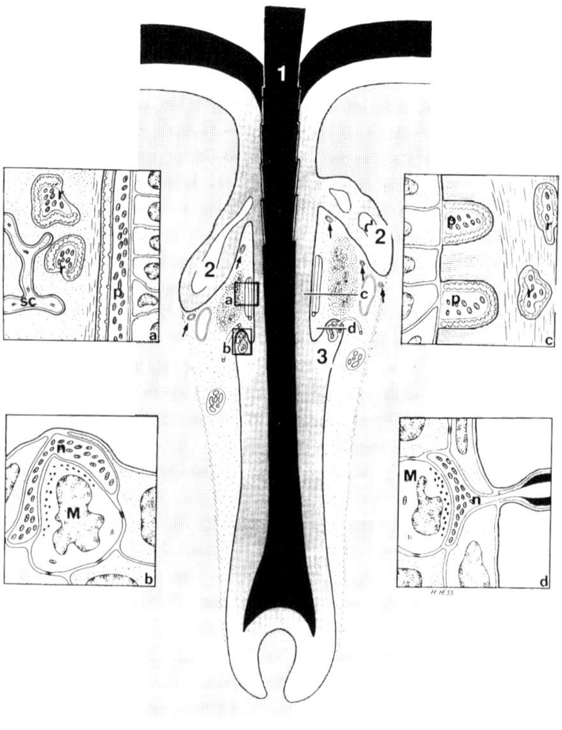

Abb. 16.29-5 Schematische Darstellung der Innervation eines Konturhaares. 1 = Haarschaft, 2 = Talgdrüse, 3 = „Stehkragen" des Haarfollikels mit MERKELschen Nervenendigungen. (a) bis (d) zeigen Details. (a) und (c) Pilo-RUFFINIsche und lanzettförmige Nerventerminalen im Längs- (a) und Querschnitt (c) und MERKELsche Nervenendigungen im Längs- (b) und Querschnitt (d). (↑) = freie Nervenendigungen, sc = SCHWANN-Zelle, r = Nervenendigungen des PILO-RUFFINI-Organs, p = Palisaden der lanzettförmigen Nervenendigungen, M = MERKELsche Zellen, n = Nervenendigungen der MERKELschen Zellen. (Aus HALATA [12])

mig und weisen plattenförmige Auftreibungen auf, die mit ihrer Längsachse parallel zur Oberfläche der Haut und damit senkrecht zur Längsachse des Körperchens orientiert sind. Die terminalen SCHWANN-Zellen umhüllen die marklosen Äste der afferenten Axone und ihre Verdickungen.

Das Zytoplasma der SCHWANN-Zellen mit dem Zellkern liegt in der Peripherie des Körperchens und erscheint im Lichtmikroskop als eine Kapsel. In das Innere des Körperchens schicken die SCHWANN-Zellen schmale, abgeplattete zytoplasmatische Lamellen, die die Nerventerminalen umhüllen. Sie bilden eine ein- bis vierschichtige Hülle um die Nervenverdickungen. Zwischen den zytoplasmatischen Lamellen verlaufen kollagene Fibrillen. Sie gehen kontinuierlich über in die Bindegewebsfasern der Papillarschicht der Dermis. Mit Hilfe dieser Fasern ist das Körperchen in der Bindegewebspapille aufgehängt [1].

MEISSNERsche Körperchen in der menschlichen Fingerhaut können von einer bis sieben afferenten Nervenfasern versorgt werden. Die große Variationsbreite in der Anzahl der Axone erklärt sich aller Wahrscheinlichkeit nach durch die Altersabhängigkeit. Mit dem Alter verringert sich nicht nur die Anzahl der Körperchen, sondern auch die Anzahl der afferenten myelinisierten Axone. Auch Krankheiten, wie z. B. Diabetes mellitus, können die Anzahl der MEISSNER-Körperchen und deren afferente Axone verringern.

Die MEISSNERschen Körperchen sind mittelschnell adaptierende Mechanorezeptoren [20], die auf Druck reagieren. Durch den mechanischen Druck auf die Oberfläche der Leistenhaut wird die Drüsenleiste in die Dermis hineingedrückt und der obere Pol des Körperchens gegen den unteren Pol gedreht. Auf diese Weise wird über die kollagenen Fibrillen an den Nerventerminalen gezerrt und mechanisch ein Aktionspotential ausgelöst, dessen Bandbreite zwischen 10 und 400 Hz liegt [15].

4.1.2 Lanzettförmige Nervenendigungen der Haarfollikel

Diese ähneln in ihrer Struktur sehr den MEISSNERschen Körperchen. Sie sind in der älteren Literatur auch unter dem Namen **Terminalfasern** bekannt (Abb. 16.29-5).

Die Nerventerminalen gehören zu afferenten Axonen des tieferen Nervengeflechtes der Haut. Ein Haarfollikel wird von ca. 10–20 markhaltigen afferenten Axonen (Axondurchmesser 4–6 µm) versorgt. Die Anzahl der Nerventerminalen ist von der Dicke des Haarfollikels abhängig. Dickere Kontur- und Terminalhaare besitzen mehr, kleinere Lanugohaare dagegen weniger Nerventerminalen. Die Nerventerminalen verlaufen parallel zur Längsachse des Haarfollikels. Sie sind im Querschnitt länglich-oval, und die längere Achse des Ovals ist radiär zur Längsachse des Haarfollikels orientiert. Mehrere lanzettförmige Nervenendigungen bilden mit ihren Nerventerminalen um die Verdickung des Haarfollikels unterhalb der Talgdrüse einen palisadenartigen Kranz. Sie sind an den abgeplatteten Seiten des Ovals in ganzer Länge von terminalen SCHWANN-Zellen umgeben [19].

Die Kapsel besteht ausschließlich aus Fibroblasten und kollagenen Fibrillen. Sie bildet die äußere Begrenzung des bindegewebigen Haarbalges.

Die lanzettförmigen Rezeptoren sind in ihrer Funktion mit den MEISSNERschen Körperchen verwandt und adaptieren mittelschnell [20]. Die Bewegung des Haarschaftes wird über das Follikelepithel und seine Basallamina auf die Palisade der Nervenendigungen übertragen. Aktionspotentiale entstehen nur während einer Haarbewegung, die eine kritische Geschwindigkeit übersteigt. Die Frequenz der Aktionspotentiale steigt mit der Geschwindigkeit der Bewegung des Haares.

4.2 *Lamellenkörperchen mit perineuraler Kapsel*

Die Lamellenkörperchen mit perineuraler Kapsel weisen eine noch größere morphologische Vielfalt auf als die ohne perineurale Kapsel. Dementsprechend existiert in der alten, aber auch in der neueren Literatur eine verwirrend große Anzahl von verschiedenen Bezeichnungen (Endbüschel, Endbäumchen, KRAUSEsche Endkolben, GOLGI-MAZZONIsche, DOGIELsche, Genital- sowie PACINIsche oder VATER-PACINIsche Körperchen). Jeder dieser Typen weist wiederum eine große Variabilität auf. Sie unterscheiden sich voneinander in der Anzahl der afferenten Axone (ein bis zwei), in der Verzweigungsart der marklosen Äste innerhalb des Innenkolbens und in der Anzahl der Innenkolben. Mit Hilfe von elektronenmikroskopischen Untersuchungen wurden die eingekapselten Körperchen in zwei Typen aufgeteilt:

- *einfache eingekapselte Körperchen mit einem Innenkolben* (Synonyme [11]: KRAUSE*sche zylindrische* und *kugelige Endkolben,* DOGIEL*sche Körperchen,* GOLGI-MAZZONI*sche Körperchen, Genitalkörperchen, kleine* VATER-PACINI*sche Körperchen)* und
- VATER-PACINI*sche Körperchen.*

4.2.1 Einfache eingekapselte Körperchen mit einem Innenkolben

Einfache eingekapselte Körperchen mit einem Innenkolben (Abb. 16.29-6) wurden in der Dermis der unbehaarten und behaarten Haut, des Stratum fibrosum der Gelenkkapseln, in der Submukosa einiger Hohlorgane (Lippen, Wangen, Gaumen und Zunge, Kehlkopf, Mastdarm, Vagina und Harnblase) sowie im Bindegewebe der Skelettmuskulatur bzw. einiger GOLGI-Sehnen-Organe beobachtet. Im Gegensatz zu den großen VATER-PACINIschen Körperchen liegen die kleinen eingekapselten Körperchen mit einem Innenkolben oft im straffen Bindegewebe, manchmal in Bändern oder an den Ansatzstellen der Skelettmuskulatur.

Die Körperchen sind meistens länglich-oval, im Bindegewebe der Glans penis können sie auch rundlich sein. Der Durchmesser variiert von 10 bis 200 µm, ihre Länge kann bis zu 500 µm betragen. Häufig kommen verzweigte und in sich verdrehte Formen der Körperchen vor.

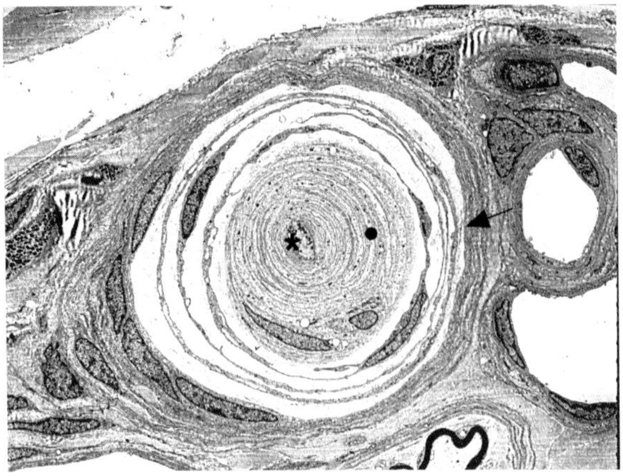

Abb. 16.29-6 Einfaches eingekapseltes Körperchen mit Innenkolben aus dem Stratum fibrosum der Kniegelenkkapsel einer Katze. (*) = terminales Axon mit Mitochondrien, (•) = Lamellensystem der terminalen SCHWANN-Zellen (innenkolben) und (↑) = die perineurale Kapsel. Vergr. 1700fach.

Am Aufbau sind drei Komponenten beteiligt, nämlich das afferente Axon mit seinem Terminale, die terminalen SCHWANN-Zellen, die einen sog. Innenkolben bilden, und die perineurale Kapsel. Die markhaltige afferente Nervenfaser hat einen Durchmesser von 3–6 μm. Nach dem Verlust der Markscheide kann sich das Axon verzweigen. Die marklosen Abschnitte des Axons bilden die terminale Strecke. Oft findet man im Verlauf des Axons dornförmige Ausstülpungen des Axolemms, die in Spalten zwischen die Lamellen des Innenkolbens hineinragen. Die terminale SCHWANN-Zelle bildet das als **Innenkolben** bezeichnete Lamellensystem.

Die perineuralen Kapselzellen bilden konzentrische Schichten um den Innenkolben. Jede Schicht ist an den Außenseiten von einer Basallamina bedeckt. In den Spalten zwischen benachbarten Basallaminae verlaufen kollagene Fibrillen. Die Anzahl der Lamellen der perineuralen Kapsel ist von der Größe des Körperchens, aber auch von der Spezies abhängig. Die Kapsel bildet die Verlängerung des Perineuriums des peripheren Nervs.

Die kleinen Lamellenkörperchen reagieren auf Druck, adaptieren schnell und werden als Beschleunigungsdetektoren klassifiziert [22].

4.2.2 VATER-PACINIsche Körperchen

VATER-PACINIsche Körperchen (Abb. 16.29-7 u. 8) sind die größten Mechanorezeptoren der Säugetiere. Es ist deshalb auch nicht verwunderlich, daß sie früh entdeckt und beschrieben worden sind. Man darf heute annehmen, daß die Körperchen von VATER (1741) entdeckt und von PACINI (1831) ausführlich beschrieben worden sind [11]. Sie sind im Organismus der Säugetiere und des Menschen weit verbreitet. Sie kommen vor allem in der Tiefe der Dermis oder in der Tela subcutanea vor. Außerdem wurden sie im Peritoneum parietale, in Mesenterien, in der Pleura parietalis, im Pankreas, in der Harnblase, in der Adventitia der Urethra, in der Tunica dartos des Skrotums, unter der Kapsel der Prostata, in der Wand der Tuba uterina und der Vagina sowie in der Glandula suprarenalis an der Grenze zwischen Kortex und Medulla beobachtet. Im Bewegungsapparat befinden sich die VATER-PACINIschen Körperchen in den Muskelsepten, an der Membrana interossea cruris, im Periost und im periartikulären Bindegewebe.

Die Größe der VATER-PACINIschen Körperchen ist von ihrer Lokalisation abhängig. Die größten wurden im Mesenterium der Hauskatze beobachtet (mehrere Millimeter in der Länge und Breite). Ihre Form ist länglich-oval. Sie haben prinzipiell eine ähnliche Struktur wie die kleinen Lamellenkörperchen, nur die Anzahl der Zytoplasmalamellen des Innenkolbens (bis zu 60) und die der Schichten der perineuralen Kapsel (bis zu 50) ist wesentlich höher.

Das afferente Axon eines PACINIschen Körperchens hat einen Durchmesser von 6–10 μm und ist markhaltig. Allgemein findet man in den typischen PACINIschen Körperchen nur ein afferentes Axon. Die Körperchen mit zwei oder mehreren Axonen und dementsprechend mehreren Innenkolben wurden oft als **GOLGI-MAZZONI-Körperchen** bezeichnet. Die PACINIschen Körperchen

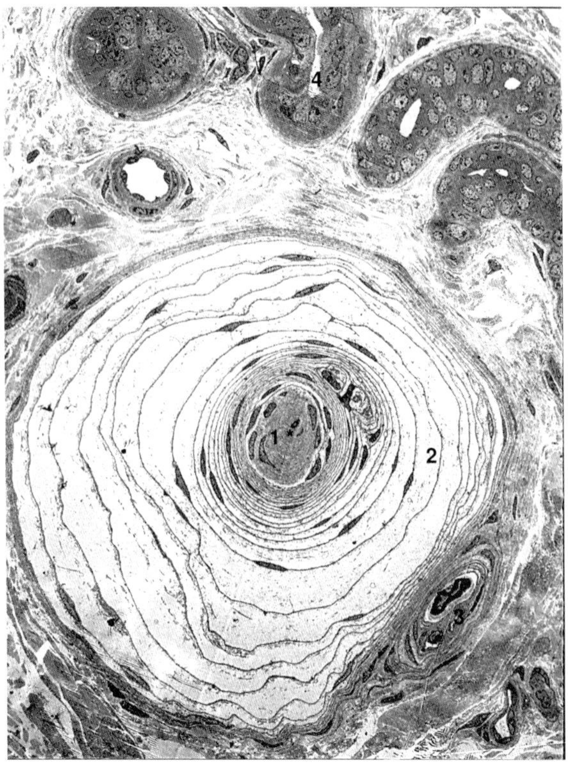

Abb. 16.29-7 VATER-PACINIsches Körperchen aus der Fingerhaut eines Primaten. * = afferentes Axon, 1 = Innenkolben, 2 = Schichten der perineuralen Kapsel, 3 = markhaltiges Axon, 4 = Schweißdrüse. Macaca mulatta; EM Bild, Vergr. 500fach. (Aus HALATA [11])

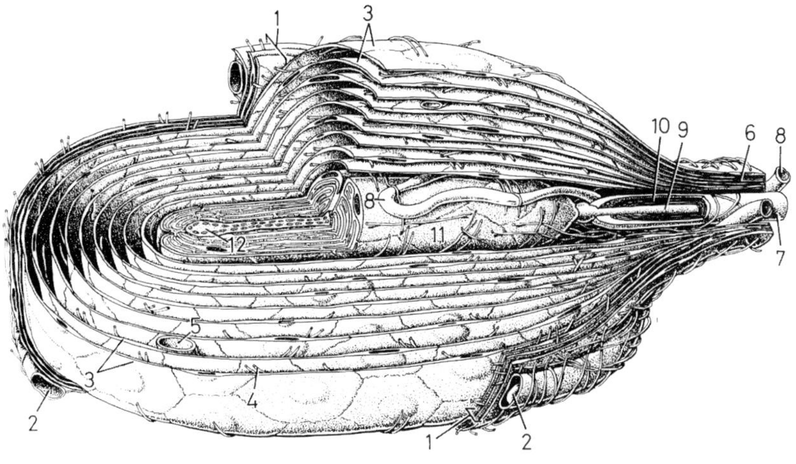

Abb. 16.29-8 Räumliche Darstellung eines VATER-PACINIschen Körperchens. 1 und 3 = Schichten der perineuralen Kapsel, 2, 5 und 8 = Blutgefäße außerhalb und innerhalb des Körperchens, 4 = kollagene Mikrofibrillen zwischen den Schichten der perineuralen Kapsel, 6 = Perineurium, 7 = markhaltige Nervenfaser, 9 = Axon, 10 = Markscheide, 11 = terminale SCHWANN-Zellen des Innenkolbens, 12 = terminales Axon. (Aus KRSTIC' [17])

mit mehreren Axonen wurden überwiegend im menschlichen Praeputium penis, in der Glans penis und in der Kniegelenkkapsel beobachtet.

Die VATER-PACINIschen Körperchen funktionieren als Beschleunigungsdetektoren und adaptieren schnell. Sie reagieren besonders gut auf Vibrationsreize. Die Schichten der Kapsel und die Lamellen des Innenkolbens wirken wie eine Reihe von Stoßdämpfern, durch die die Energie langsamer Bewegungen aufgefangen wird. Nur eine schnelle Verformung kann die beiden Lamellensysteme (Kapsel und Innenkolben) überwinden und sich bis zum Nerventerminal des Innenkolbens fortpflanzen. Die VATER-PACINIschen Körperchen können mechanische Schwingungen zwischen 40 und mehr als 1000 Hz aufnehmen [15].

5 *RUFFINIsche Körperchen*

Die RUFFINIschen Körperchen (Abb. 16.29-9; [12]) kommen in der behaarten und der unbehaarten Haut, in Gelenkkapseln und im Periodontium der Zähne bei Säugetieren und Menschen vor.

In der unbehaarten Haut liegen sie im Stratum reticulare der Dermis. In der behaarten Haut wurden sie im Stratum reticulare der menschlichen Kopfhaut zwischen Haarfollikeln beobachtet, in anderen Bereichen als Pilo-RUFFINI-Komplexe in Verbindung mit Haarfollikeln von Konturhaaren und Wimpern [4]. Die RUFFINIschen Körperchen der Gelenkkapseln liegen im Stratum fibrosum.

Das Körperchen in der Dermis hat eine perineurale Kapsel, die einen offenen Zylinder bildet. Die beiden Enden des Zylinders sind abgerundet oder zugespitzt; durch die Öffnungen treten Bündel kollagener Fasern der Dermis in das Körperchen hinein und am anderen Ende aus dem Körperchen heraus. Die Nerventerminalen sind zwischen diesen Bündeln verankert. Das afferente Axon ist myelinisiert, hat einen Durchmesser von ca. 5 µm und tritt in den Zylinder entweder an einem der zugespitzten Enden oder an seiner Längsseite ein. Ein perineuraler Zylinder eines RUFFINIschen Körperchens wird meistens von einem markhaltigen Axon innerviert. In einigen Zylindern kann sich das markhaltige Axon in zwei markhaltige Äste verzweigen, die erst dann ihre Markscheide verlieren und typische Nerventerminalen bilden.

Die sog. **Pilo-RUFFINI-Komplexe** [4, 19] wurden immer in Verbindung mit dem bindegewebigen Haarbalg einiger Haare (überwiegend von Konturhaaren, gelegentlich aber auch von Wollhaaren) beobachtet. Sie besitzen keine perineurale Kapsel. Das afferente Axon hat einen Durchmesser von ca. 4 µm und ist myelinisiert. Es läuft schraubenförmig unterhalb der Talgdrüse am Haarfollikel entlang. Nach dem Verlust der Markscheide verzweigen sich die nichtmyelinisierten Terminalen mehrfach und sind schließlich zusammen mit ihren terminalen SCHWANN-Zellen im bindegewebigen Haarbalg des Haarfollikels dicht unterhalb der Talgdrüse verankert. Die Nerventerminalen haben eine ähnliche Struktur wie in anderen RUFFINIschen Körperchen. Sie verlaufen zirkulär, senkrecht zur Längsachse des Haarfollikels. Sie werden auch *„circular lanceolate receptor axons"* genannt [1]. Physiologische und morphologische Untersuchungen [4] haben gezeigt, daß sie eine ähnliche Funktion wie RUFFINIsche Körperchen der behaarten Haut der Hauskatze [9] aufweisen und auf Biegung des Haarschaftes im Haarfollikel reagieren.

Die RUFFINIschen Körperchen in den Gelenkkapseln (Abb. 16.29-9) lassen sich prinzipiell in drei Typen aufteilen: Körperchen ohne Kapsel, Körperchen mit einer bindegewebigen Kapsel mit Anteilen perineuraler Zellen und schließlich RUFFINIsche Körperchen vom GOLGI-Sehnen-Organ-Typ. Alle drei Typen der Körperchen kommen im Stratum fibrosum vor. Die Anteile des Stratum fibrosum, die durch Bänder verstärkt sind oder eine ähnliche Anordnung der kollagenen Fasern wie die Bänder oder die Sehnen aufweisen, enthalten RUFFINIsche Körperchen, die an GOLGI-Sehnen-Organe erinnern. Körperchen mit einer bindegewebigen Kapsel und Körperchen ohne Kapsel kommen sowohl an der Oberfläche als auch in der Tiefe des Stratum fibrosum vor.

Die RUFFINIschen Körperchen im Periodontium der Zähne haben keine perineurale Kapsel. Die Nerventerminalen sind zwischen den kollagenen Fibrillen des Periodontiums verankert.

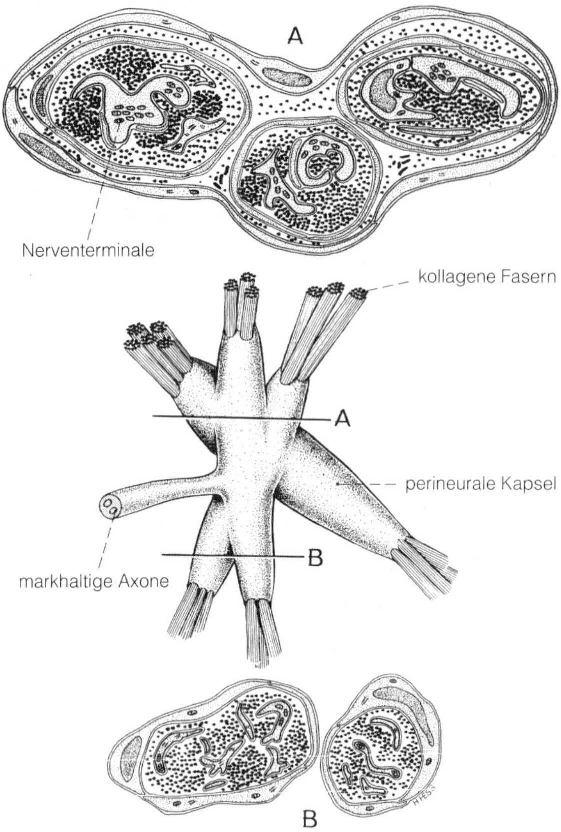

Abb. 16.29-9 Halbschematische Darstellung eines RUFFINIschen Körperchens aus der Gelenkkapsel. Das Körperchen besteht aus drei Zylindern, deren Längsachse parallel zur Richtung der kollagenen Fasern des Stratum fibrosum verläuft. Zwei afferente markhaltige Axone innervieren das Körperchen. A und B sind Querschnitte durch die Zylinder. (Aus HALATA u. MUNGER [13])

Die RUFFINIschen Körperchen sind typische Dehnungsrezeptoren mit langsamer Adaptation [4, 9]. Die Nerventerminalen passen sich an die Struktur des Bindegewebes an. Es ist sehr wahrscheinlich, daß es bei einem Umbau des Bindegewebes (Verletzungen, Veränderung der Stellung der Gelenke, Narben, Alterungsprozesse) auch zu einem Umbau des RUFFINIschen Körperchens und damit zu einer Anpassung an die neue Textur des kollagenen Fasergeflechtes kommt.

6 *GOLGI-Sehnen-Organe*

Die GOLGI-Sehnen-Organe (GSO; Abb. 16.29-10) gehören zur Gruppe eingekapselter Rezeptoren des Bewegungsapparates. Sie kommen fast ausschließlich (94%) an den Verbindungsstellen zwischen Muskulatur und Sehne vor. Die restlichen 6% wurden in den Hauptsehnen beobachtet [3]. GSO wurden bisher in allen untersuchten Sehnen, sogar im Centrum tendineum des Zwerchfells und in den Intersectiones tendineae des M. rectus abdominis, beschrieben.

Die Anzahl der GSO ist von der Spezies und vom Muskelindividuum abhängig. So wurden in den „langsamen" Muskeln, wie zum Beispiel dem M. soleus, vergleichsweise mehr GOLGI-Organe gefunden als in „schnellen" Muskeln (M. flexor digitorum brevis oder M. gastrocnemius).

Die GSO sind spindelförmige Körperchen. Die maximale Länge beim Menschen beträgt 1600 µm, der maximale Durchmesser 120 µm. Die Körperchen sind sowohl am muskulären als auch an dem der Sehne zugewandten Ende zugespitzt, wobei das muskuläre Ende um etwa 25% dicker ist als das sehnige Ende.

Die überwiegende Anzahl (63%) der GSO ist einfach spindelförmig, der Rest weist eine Verzweigung des muskulären oder sehnigen Endes in zwei oder drei Zipfel auf. Das muskuläre Ende enthält eine unterschiedliche Anzahl von Muskelfasern (3–25), die in das Körperchen oder in seine Kapsel einstrahlen. In 5–15% der GSO befinden sich kleine Lamellenkörperchen. Sie liegen meist innerhalb der Kapsel des Körperchens, es wurden aber auch VATER-PACINIsche Körperchen an der Kapsel der GSO selbst [3] beschrieben. Ca. 6% der GSO enthalten auch freie Nervenendigungen.

Die eigentlichen GSO bestehen aus mehreren afferenten Axonen und ihren terminalen Verzweigungen, aus den terminalen SCHWANN-Zellen *(„lamelläre Zellen")* und aus einer perineuralen Kapsel [21]. Die afferenten

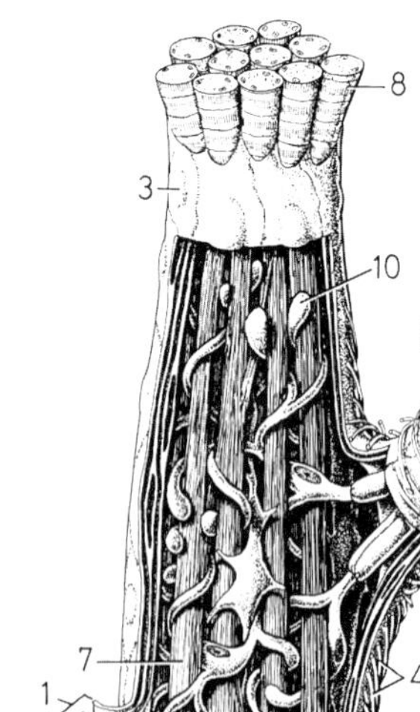

Abb. 16.29-10 Räumliche Darstellung eines GOLGI-Sehnen-Organs. 1 und 3 = perineurale Kapsel, 2 = Perineurium des peripheren Nervs, 4 = kollagene Mikrofibrillen des Endomysiums, 5, 6 und 7 = Sehnenfasern, 8 = Muskelfasern, 9 = markhaltige Nervenfasern, 10 = terminale Verdickung des Axons. (Aus KRSTIC' [17])

Axone sind myelinisiert und erreichen die Körperchen an deren Längsseite. Das Perineurium des Nervs geht in die Kapsel des Körperchens über. Es sind in den GSO zwei Klassen von Nervenfasern beschrieben: Axone mit einem Durchmesser von 5–7 μm und Axone mit einem Durchmesser von 12–15 μm [7]. In einem Körperchen werden immer mehr als drei markhaltige Nervenfasern beobachtet. Nach dem Eintritt in das Körperchen können sich die Fasern verzweigen. Sie verlieren ihre Markscheide. Ihre terminalen Abschnitte verlaufen zwischen Bündeln kollagener Fibrillen; die einzelnen Verzweigungen weisen Verdickungen auf, die zwischen den kollagenen Fibrillen verankert sind. Die Nerventerminalen sind von terminalen SCHWANN-Zellen umhüllt, an einigen Stellen nur von Basallamina.

Die terminale SCHWANN-Zelle bildet, ähnlich wie bei den RUFFINIschen Körperchen, dünne, flache zytoplasmatische Lamellen, die zum Teil die Nerventerminalen umgeben, zum Teil sich zwischen den Bündeln der kollagenen Fasern verankern.

Die Kapsel besteht aus mehreren Schichten flacher Zellen, die die gleiche Struktur wie das Perineurium der Nervenfaszikel aufweisen. An den zugespitzten Enden laufen Bündel kollagener Fasern und zum Teil auch Ausläufer quergestreifter Muskelfasern in das Körperchen hinein und aus dem Körperchen wieder heraus. Kapselzellen unterteilen das Körperchen in mehrere längsorientierte Kammern.

Ähnlich wie das RUFFINIsche Körperchen gehört das GSO zu den langsam adaptierenden Mechanorezeptoren [15]. Im Gegensatz zu den Muskelspindeln, die überwiegend auf die Dehnung der Muskelfasern reagieren, weist das GSO höhere Empfindlichkeit für die Kontraktion des Muskels auf, da sie die Dehnung seiner Sehne oder Aponeurose registriert. Die topographische Anordnung und die Anzahl der GSO spielen dabei eine große Rolle. Ein GSO reagiert auf die Kontraktion einer oder nur weniger benachbarter motorischer Muskelfasereinheiten. Die Anzahl der Propriozeptoren in der Muskulatur ist von Muskel zu Muskel unterschiedlich. Die propriozeptiven Zentren im Rückenmark können die Muskelperipherie „erkennen“ und die Position kodieren. Diese Information wird als Grundlage für die Steuerung der Motorik benutzt.

7 *Muskelspindel (Fusus neuromuscularis)*

Die Muskelspindeln gehören zur Gruppe eingekapselter Mechanorezeptoren des Bewegungsapparates (Abb. 16.29-11 u. 12). In der Regel haben alle quergestreiften Skelettmuskeln Muskelspindeln.

Die Anzahl der Muskelspindeln ist vom Muskeltyp, seiner Struktur und seiner Funktion abhängig [22]. Grundsätzlich kommen die Muskelspindeln in Muskeln und Muskelanteilen mit einer sog. „Haltefunktion“ häufiger vor als bei Muskeln und Muskelanteilen, die schnelle Bewegungen ausführen. In Extremfällen können kleine Gelenkmuskeln, wie M. plantaris oder M. supinator, eine so große Anzahl von Muskelspindeln und auch GOLGI-Sehnen-Organen besitzen, daß die propriozeptive Funktion dieser Muskeln im Vordergrund steht. Die Anzahl der Muskelspindeln in den einzelnen Muskeln bleibt nach der Geburt konstant, ändert sich also mit zunehmendem Alter bzw. Wachstum nicht.

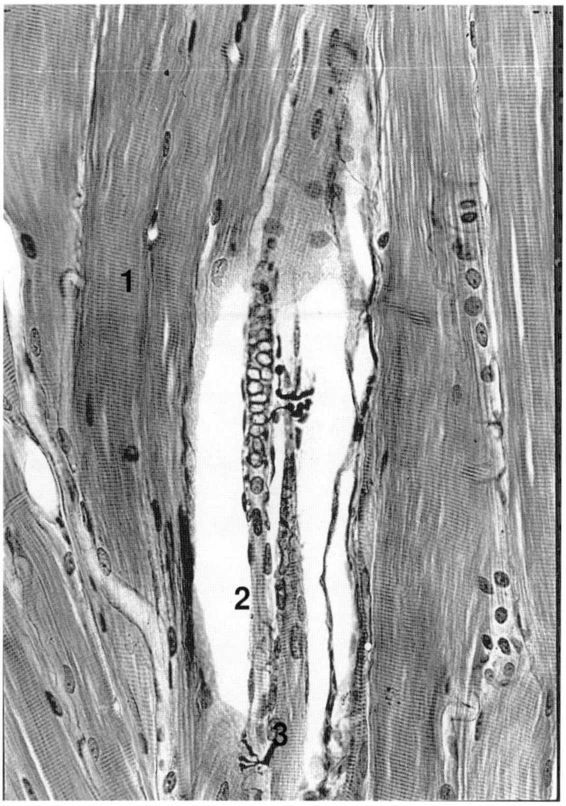

Abb. 16.29-11 Muskelspindel in einem Längsschnitt. 1 = Muskelfasern des M. supinator, 2 = intrafusale Muskelfasern mit primären und sekundären Nervenendigungen, 3 = motorisches Axon. Monodelphis domestica, Ellenbogengelenk; Versilberung, Vergr. 250fach.

Muskelspindeln sind ca. 2–10 mm lang und 0,2 mm dick. Ihre Länge ist von der Länge des Muskels und von ihrer Lage im Muskel abhängig. Im Längsschnitt unterscheidet man eine mittlere **äquatoriale Region** – hier ist die Muskelspindel am dicksten – und zwei zugespitzte Enden, die **Polregionen.**

Jede Muskelspindel besteht aus einer **Kapsel,** aus Muskelfasern, die man als **intrafusale Muskelfasern** bezeichnet, und aus sensorischen, motorischen und vegetativen Nervenfasern mit ihren **Nervenendigungen** [3].

Die **äußere Kapsel** ist perineuriumartig organisiert und steht auch mit dem Perineurium der eintretenden Nerven in kontinuierlicher Verbindung.

Die **intrafusalen Muskelfasern** sind von Zellen des Endomysiums umgeben, die um die einzelnen intrafusalen Muskelfasern die sog. *Spindelscheide* bilden. Die Spindelscheide umhüllt auch Nervenfasern und Nervenfaserbündel und löst sich zu den Polen der Muskelspindel hin auf. Zwischen ihr und der äußeren Kapselzellschicht liegt der sog. *periaxiale Spalt.*

Die intrafusalen Muskelfasern werden nach der Anordnung der Zellkerne in der Äquatorialebene in kürzere, dünnere **Kernketten-** *(„nuclear chain“)* und längere, dickere **Kernsackfasern** *(„nuclear bag“)* unterteilt. Bei den Kernkettenfasern sind die Zellkerne äquatorial

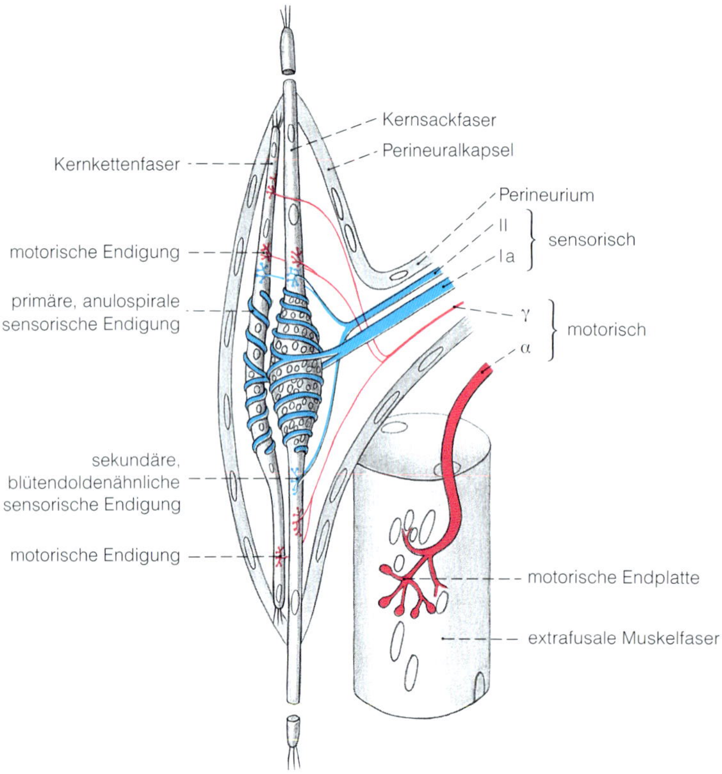

Abb. 16.29-12 Räumliche Darstellung einer Muskelspindel. Beachte, daß einzelne intrafusale Muskelfasern die Spindelkapsel an den Polen durchbrechen können, um noch eine Strecke weit im interstitiellen Bindegewebe des Muskels zu verlaufen. Endoneurium und gelegentlich vorkommende III- und IV-Fasern wurden in dieser Zeichnung nicht berücksichtigt. Hingegen ist zum Vergleich ein Segment einer extrafusalen Muskelfaser samt motorischer Endplatte eingefügt.

im Zellinneren in Reihen angeordnet, während sie in den Kernsackfasern in einem verdickten mittleren Abschnitt eine Anhäufung bilden. Im allgemeinen ist die Anzahl der Kernkettenfasern in den Spindeln größer als die der Kernsackfasern. In den Muskelspindeln des Menschen variiert die Anzahl der Kernsackfasern zwischen 1 und 5 und die der Kernkettenfasern zwischen 2 und 11.

Die **sensorischen** Axone sind myelinisiert. Man kann sie in Gruppe-Ia- und -II-Fasern unterteilen. Die Ia-Fasern haben vor dem Eintritt in die Muskelspindel einen Durchmesser von 6–15 μm, die Gruppe-II-Fasern einen von ca. 6 μm. In der Regel wird jede Muskelspindel von jeweils einer Ia- und einer II-Nervenfaser innerviert. Sie treten in den periaxialen Spalt der Muskelspindel in Höhe der Äquatorialebene ein. Das Perineurium des Nervs geht in die Kapsel über. Im periaxialen Spalt verzweigen sich die Nervenfasern meistens dichotomisch und bilden um die intrafusalen Muskelfasern sensorische Nervenendigungen: Die Ia-Nervenfasern bilden in der Äquatorialzone um Kernsack- und Kernkettenfasern **primäre Nervenendigungen,** die sog. anulospiralen Nervenendigungen. Die Gruppe-II-Nervenfasern bilden die **sekundären Nervenendigungen,** die oberhalb und unterhalb der primären Nervenendigungen eine bis zu 700 μm lange Zone der Kernkettenfasern innervieren. Die sekundären Nervenendigungen können entweder anulospirale oder „Blütendolden"-Form aufweisen.

Die anulospiralen Nervenendigungen bilden um beide Typen intrafusaler Muskelfasern halbmondförmige oder ringförmige Nerventerminalen, die in tiefen Rinnen des Sarkolemms liegen.

Die **motorischen** Nervenendigungen werden von myelinisierten efferenten Aγ-Fasern gebildet. Die Efferenzen haben einen Durchmesser von ca. 2–8 μm und sind cholinerg. Meist treten sie zusammen mit den afferenten Axonen in der Äquatorialregion in die Muskelspindel ein, verzweigen sich und bilden oberhalb und unterhalb der sensorischen Nervenendigungen an den Kernsackfasern und Kernkettenfasern Nerventerminalen. Es kommt auch vor, daß intrafusale Muskelfasern von Aβ-Fasern motorisch innerviert werden. Aβ-Fasern geben Äste sowohl an intrafusale Muskelfasern als auch an motorische Endplatten extrafusaler Muskelfasern ab.

Die Muskelspindel ist ein Dehnungsrezeptor, der parallel zu den extrafusalen Muskelfasern orientiert ist. Aus physiologischen Untersuchungen [20] geht hervor, daß die Muskelspindeln die Länge eines Muskels vor, während und nach einer Kontraktion messen. Es wird nicht nur das Ausmaß der Dehnung, sondern auch die Geschwindigkeit, mit der sich die Länge ändert, gemessen. Wahrscheinlich signalisieren die schnell adaptierenden Nervenendigungen der sog. *„dynamic nuclear bag1"-Fasern* die Veränderungen während der Bewegung, während die Nervenendigungen der sog. *„static nuclear bag2"-Fasern* auf die statische Anspannung reagieren. Die Nervenendigungen der Kernkettenfasern adaptieren langsamer. Mit Hilfe der motorischen Nervenendigungen kann die Länge der intrafusalen Fasern eingestellt und damit die Wirkung der Kontraktion der extrafusalen Fasern kompensiert werden. An den Polen der Muskelspindeln wurden myelinisierte Nervenfasern der Gruppe III und nichtmyelinisierte Nervenfasern der Gruppe IV beobachtet. Sie können innerhalb der Kapsel, im periaxialen Raum und auch außerhalb der Kapsel im Endomysium der benachbarten extrafusalen Muskelfasern sog. „freie Nervenendigungen" bilden.

Literatur

[1] ANDRES, K. H., M. VON DÜRING: Morphology of cutaneous receptors. In: AUTRUM, H., R. JUNG, W. R. LOEWENSTEIN, D. M. MACKAY (eds.): Handbook of Sensory Physiology, pp. 3–28. Springer, Berlin–Heidelberg–New York 1973.

[2] ANDRES, K. H., M. VON DÜRING, R. F. SCHMIDT: Sensory innervation of the Achilles tendon by group III and IV afferent fibers. Anat. and Embryol. 172 (1985) 145–156.

[3] BARKER, D.: The morphology of muscle receptors. In: HUNT, C. C. (ed.): Handbook of Sensory Physiology. Muscle Receptors. pp. 2–190. Springer, Berlin–Heidelberg–New York 1974.

[4] BIEMESDERFER, D., B. L. MUNGER, J. BINCK, R. DUBNER: The pilo-Ruffini complex: a non-sinus hair and associated slowly-adapting mechanoreceptor in primate facial skin. Brain Res. 142 (1978) 197–222.

[5] BJÖRKLUND, H., C.-J. DALSGAARD, C.-E. JONSSON, A. HERMANSSON: Sensory and autonomic innervation of non-hairy and hairy human skin. An immunohistochemical study. Cell Tiss. Res. 243 (1986) 51–57.

[6] BOLTON, C. F., R. K. WINKELMANN, P. J. DYCK: A quantitative study of Meissners corpuscles in man. Neurology (Minneap.) 16 (1966) 1–9.

[7] BRIDGMAN, C. F.: The structure of tendon organs in the cat: a proposed mechanism for responding muscle tension. Anat. Rec. 162 (1968) 209–220.

[8] CAUNA, N.: Fine morphological characteristics and microtopography of the free nerve endings of the human digital skin. Anat. Rec. 198 (1980) 643–656.

[9] CHAMBERS, M. R., K. H. ANDRES, M. VON DÜRING, A. IGGO: The structure and function of the slowly adapting type II mechanoreceptor in hairy skin. Quart. J. exp. Physiol. 57 (1972) 417–445.

[10] DÜRING, M. VON, K. H. ANDRES, J. IRAVANI: The fine structure of the pulmonary stretch receptor in the rat. Z. Anat. Entwckl.-Gesch. 143 (1974) 215–222.

[11] HALATA, Z.: The mechanoreceptors of the mammalian skin. Ultrastructure and morphological classification. Advanc. Anat. Embryol. Cell Biol. 50 (1975) 1–77.

[12] HALATA, Z.: Sensory innervation of the hairless and hairy skin in mammals including humans. In: ZENKER, W., W. NEUHUBER (eds.): Primary Afferent Neuron: A Survey of Recent Morpho-functional Aspects. pp. 19–34. Plenum Publishing Corporation, New York 1990.

[13] HALATA, Z., B. L. MUNGER: The ultrastructure of Ruffini and Herbst corpuscles in the articular capsule of domestic pigeon. Anat. Rec. 198 (1980) 681–692.

[14] HARTSCHUH, W., E. WEIHE, M. REINECKE: The Merkel cell. In: BEREITER-HAHN, J., A. G. MATOLTSY, K. S. RICHARDS (eds.): Biology of the Integument. Vol. 2, Vertebrates, pp. 605–620. Springer, Berlin–Heidelberg–New York 1986.

[15] HENSEL, H.: Cutaneous thermoreceptors. In: IGGO, A. (ed.): Handbook of Sensory Physiology. Somatosensory System, pp. 79–110. Springer, Berlin–Heidelberg–New York 1973.

[16] IGGO, A.: Sensory receptors in the skin of mammals and their sensory functions. Rev. neurol. 141 (1985) 599–613.

[17] KRSTIC', R. V.: Die Gewebe des Menschen und der Säugetiere. Springer, Berlin–Heidelberg–New York 1978.

[18] KRUGER, L., E. R. PERL, M. J. SEDIVEC: Fine structure of myelinated mechanical nociceptor endings in cat hairy skin. J. comp. Neurol., 198 (1981) 137–154.

[19] LANGFORD, L. A., H.-G. SCHAIBLE, R. F. SCHMIDT: Structure and function of fine joint afferents: Observations and speculations. In: HAMANN, W., A. IGGO (eds.): Sensory Receptor Mechanisms, pp. 241–251. World Scientific, Singapore 1984.

[20] MCCLOSKEY, D. I.: Kinaesthetic sensibility. Physiol. Rev., 58 (1978) 763–820.

[21] MUNGER, B. L., Z. HALATA: The sensory innervation of the primate facial skin. I. Hairy skin. Brain Res. Rev. 5 (1983) 45–80.

[22] SCHMIDT, R. F.: Somato-viscerale Sensibilität: Hautsinne, Tiefensensibilität, Schmerz. In: SCHMIDT, R. W., G. THEWS (Hrsg.): Physiologie des Menschen, S. 206–225. Springer, Berlin–Heidelberg–New York 1976.

[23] SCHOULTZ, T. W., J. E. SWETT: The fine structure of the Golgi tendon organs. J. Neurocytol. 1 (1972) 1–26.

[24] VOSS, H.: Tabelle der absoluten und relativen Muskelspindelzahlen der menschlichen Skelettmuskulatur. Anat. Anz. 129 (1971) 562–572.

16.30 Paraganglien

P. Böck

1 *Überblick*

Paraganglien sind kleine, zum Teil regelhaft an bestimmten Stellen vorkommende Ansammlungen von fortsatzlosen, katecholaminhaltigen (chromaffinen) Zellen, die von Hüllzellen umgeben sind. Die Paraganglien gehen aus der Anlage des Sympathikus hervor und sind beim Neugeborenen stärker entwickelt als beim Erwachsenen. Während für das Glomus caroticum die Funktion als Chemorezeptor nachgewiesen ist, bleibt die funktionelle Bedeutung der übrigen Paraganglien noch offen.

2 *Vorkommen und Verteilung*

In oder an peripheren vegetativen Ganglien lassen sich Zellgruppen nachweisen, die sich charakteristisch von Ganglienzellen oder Schwann-Zellen unterscheiden. Sie werden **paraganglionäre Zellen** genannt und als Abkömmlinge der *Neuralleiste* aufgefaßt. Paraganglionäre Zellen liegen einzeln oder in kleinen Gruppen, so daß sie oft nur der histologischen Untersuchung zugänglich sind. Ansammlungen paraganglionärer Zellen werden auch als **Glomera** bezeichnet [5]. Die Bezeichnungen „Paraganglion", „Glomus" und „Körperchen" können synonym verwendet werden.

Man kennt organhafte, makroskopisch nachweisbare Gebilde, die aus paraganglionärem Gewebe aufgebaut sind und anatomisch präpariert werden können. Hierzu gehören das **Glomus caroticum** *(Paraganglion caroticum)*, das in der Aufzweigung der A. carotis communis gelegen ist, das Zuckerkandlsche Organ, *Paraganglion aorticum abdominale*, am Abgang der A. mesenterica inf., und das Nebennierenmark, *Paraganglion suprarenale.* Das **Nebennierenmark** nimmt eine Sonderstellung ein und wird im Zusammenhang mit der Nebenniere in Kap. 14.5 abgehandelt.

Einige der mikroskopisch kleinen Paraganglien, die aufgrund ihrer konstanten anatomischen Lage regelmäßig gefunden werden, haben eigene Namen erhalten. Die wichtigsten sind in Abb. 16.30-1 schematisch dargestellt. Es handelt sich um: Die **Paraganglia supracardialia,** die am Abgang der linken Koronararterie und verteilt im Bindegewebe zwischen aufsteigender Aorta und Truncus pulmonalis, bis hin zum Ductus bzw. Ligamentum Botalli vorkommen; das **Paraganglion pulmonale** *(Glomus pulmonale),* das an der hinteren Zirkumferenz des Truncus pulmonalis, an der Stelle seiner Aufzweigung, liegt und als Element der ersten Gruppe oft gesondert genannt wird; die **Paraganglia aortica,** die an der Vorderseite des Aortenbogens liegen und auch das

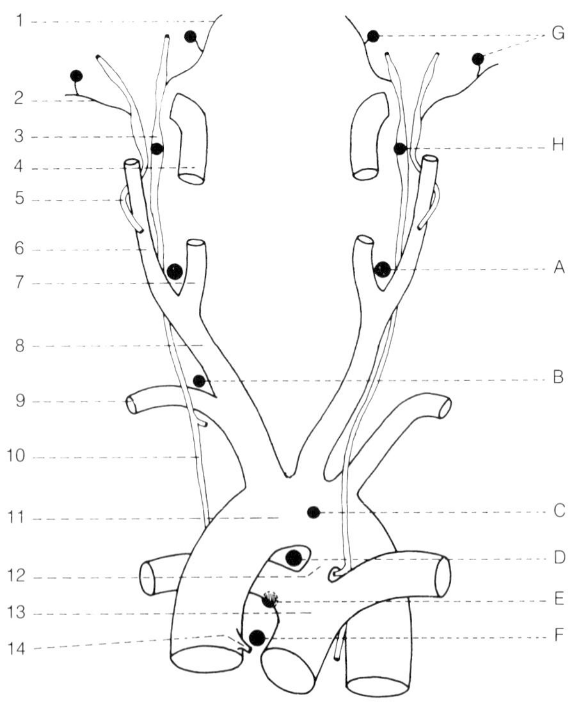

Abb. 16.30-1 Schematische Darstellung der Lage konstant auftretender paraganglionärer Zellgruppen im Brust-Hals-Bereich beim Menschen. A = Glomus caroticum (Paraganglion caroticum); B, C = rechtes bzw. linkes Paraganglion subclavium; D, E, F = obere, mittlere und untere aortico-pulmonale Paraganglien: dabei entspricht E dem Paraganglion pulmonale (Glomus pulmonale), und F den Paraganglia supracardialia am Abgang der linken Koronararterie; G = tympano-jugulare Paraganglien; H = Paraganglion nodosum. 1 = R. auricularis n. vagi; 2 = R. tympanicus n. glossopharyngei; 3 = Ggl. inf. n. vagi; 4 = V. jugularis int.; 5 = N. glossopharyngeus; 6 = A. carotis int.; 7 = A. carotis ext.; 8 = A. carotis communis; 9 = A. subclavia dextra; 10 = N. vagus; 11 = Arcus aortae; 12 = Ductus arteriosus Botalli; 13 = Truncus pulmonalis; 14 = A. coronaria sinistra. (Nach Kjaergaard [4])

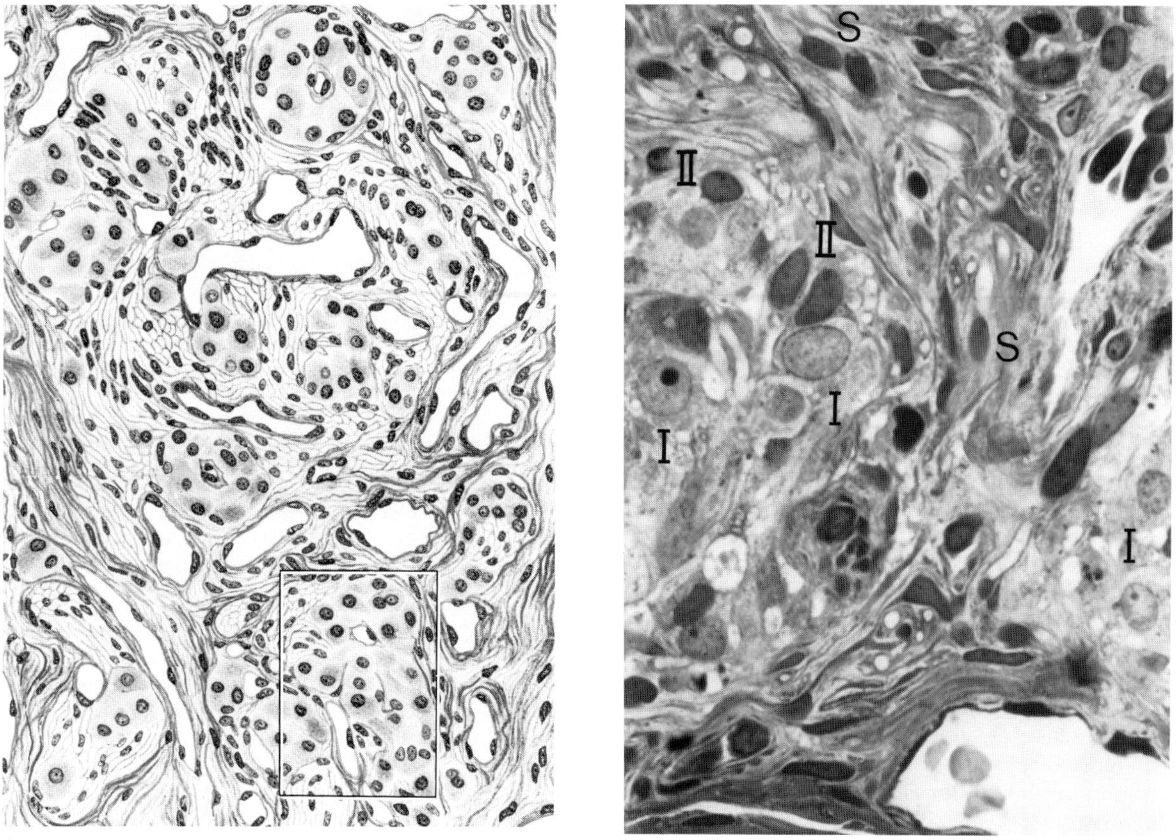

a b

Abb. 16.30-2 Glomus caroticum (Paraganglion caroticum), Mensch. (a) Die Zeichnung zeigt Gruppen paraganglionärer Zellen, die in ein Geflecht von Nervenstämmchen des N. glossopharyngeus und N. vagus eingelagert sind. Das markierte Areal am unteren Rand der Abb. entspricht dem in (b) gezeigten Präparatausschnitt. Vergr. 180fach. (Nach WATZKA [5]). (b) Semidünnschnitt. Die epitheloiden Zellnester werden von Hauptzellen (I) und Hüllzellen (II) gebildet. Die Hauptzellen sind durch runde bis ovale Kerne mit lockerer Chromatinstruktur gekennzeichnet, die Hüllzellen besitzen ovale Kerne mit dichterer Struktur. Damit gleichen die Kerne der Hüllzellen den Kernen von SCHWANN-Zellen (S). Die paraganglionären Zellgruppen sind durch Faszikel markfreier Axone, durch zartes Bindegewebe und durch Gefäße voneinander getrennt. Vergr. 650fach.

Paraganglion subclavium am Ursprung der linken und rechten A. subclavia mit einschließen; die **Paraganglia laryngeum superius** et **inferius,** die dorsolateral im Taschenband bzw. dorsolateral am Ringknorpel gelegen sind; das **Paraganglion nodosum,** das aus einer Gruppe paraganglionärer Zellen an und im Ganglion inferius n. vagi sowie am Bulbus venae jugularis *(Paraganglion jugulare)* besteht; und schließlich das **Paraganglion tympanicum,** das von paraganglionären Zellen entlang des Verlaufes des Plexus tympanicus gebildet wird.

Die Hauptmenge der paraganglionären Zellen ist **unregelmäßig verstreut** und findet sich vor allem assoziiert mit den Nervengeflechten des kleinen Beckens, des Retroperitoneums, unter dem Epikard der Herzvorhöfe und entlang der größeren Bronchien.

3 *Mikroskopische Anatomie*

Bereits im lichtmikroskopischen Präparat (Abb. 16.30-2) lassen sich im paraganglionären Gewebe zwei Zellformen unterscheiden. Die **Hauptzellen** sind oval bis polygonal geformt; sie besitzen einen runden Kern mit lockerer Chromatinstruktur. Im Durchmesser erreichen sie etwa 15 µm und sind damit wesentlich kleiner als Ganglienzellen. Ihr Zytoplasma ist nur schwach färbbar. Diese Zellen liegen in Strängen oder Ballen beisammen, wobei sie einzeln oder zu mehreren von Hüllzellen umgeben sind. Die **Hüllzellen** besitzen dichter strukturierte, längliche Kerne und zarte, weitreichende Zytoplasmafortsätze. Sie entsprechen den SCHWANN-Zellen.

Die beschriebenen Zellformen sind für das Parenchym aller Paraganglien charakteristisch. Weitere Charakteristika des paraganglionären Gewebes sind der **Reichtum an Gefäßen und Nerven.** Dünnwandige, weitlumige Kapillaren nähern sich dem Parenchym bis 1 µm, und zahlreiche markfreie Axone dringen zwischen die epitheloid angeordneten Hauptzellen [1].

Behandelt man die Gewebe mit Fixationsmitteln, die Chromsalze enthalten, so färben sich viele – aber nicht alle – Paraganglien zart gelbbraun an: **chromaffine Reaktion.** Positiv reagierende Paraganglien wurden *chromaffine Paraganglien*, ihre Hauptzellen *chromaffine Zellen* genannt. Da die chromaffine Reaktion als Nachweis für *Katecholamine* (Dopamin, Noradrenalin, Adrenalin) im Gewebe gilt, wurden die chromaffinen Paraganglien als katecholaminspeichernde Gewebe interpretiert und dem *sympathischen*, die negativ reagierenden Paraganglien im Gegensatz dazu dem *parasympathischen* System zugezählt [5]. Untersuchungen mit empfindlicheren histochemischen Methoden haben jedoch gezeigt, daß auch die Hauptzellen der nicht chromierbaren Paraganglien Katecholamine speichern (Abb. 16.30-3; [2]). Somit erscheint eine Unterscheidung zwischen sympathischen und parasympathischen Paraganglien unangebracht, vielmehr sind offenbar **alle Paraganglien** dem **Sympathikus** zuzuzählen.

Elektronenmikroskopische Untersuchungen an Paraganglien haben gezeigt, daß das **Zytoplasma der Hauptzellen** durch die Einlagerung zahlreicher **Granula** gekennzeichnet ist (Abb. 16.30-4). Derartige membranbegrenzte Vesikel mit elektronendichtem Inhalt (Durchmesser 80 bis 200 nm) sind als submikroskopische Speicherorganellen für **Katecholamine** bekannt; in diesen Partikeln lassen sich die biogenen Amine auch elektronenmikroskopisch-zytochemisch nachweisen. Alle üblicherweise auftretenden Zellorganellen sind in den Hauptzellen ebenfalls vorhanden. Das Verhalten der **Hüllzellen,** das dem der SCHWANN-Zellen gleicht, wird im elektronenmikroskopischen Bild besonders deutlich (Abb. 16.30-4). Die Hüllzellen besitzen keine Speichergranula für Katecholamine. Wo Hüllzellen oder Hauptzellen an das Interstitium grenzen, ist eine Basalmembran ausgebildet. Die Endothelien der Kapillaren an den paraganglionären Zellen sind fenestriert. Markfreie Axone, die zuerst von SCHWANN-Zellen, dann von Hüllzellen des paraganglionären Gewebes in der üblichen Form umgeben sind, erreichen die Hauptzellen und bilden an deren Oberfläche **synaptische Kontakte** (Abb. 16.30-4b). Nach morphologischen Kriterien sind diese Kontakte als *efferente* Verbindungen aufzufassen. Auch diese Beschreibung gilt für alle Paraganglien [1, 6].

Mit modernen, immunhistochemischen Methoden wurde in letzter Zeit gezeigt, daß paraganglionäre Zellen nicht nur Katecholamine, sondern auch **Neuropeptide** speichern [3]. So konnten in den chromaffinen Zellen des Nebennierenmarkes und in paraganglionären Zellen Peptide mit *opioider Wirkung* nachgewiesen werden: Methionin- und Leucin-Enkephalin, Dynorphin und α-Neoendorphin. Die granuläre Verteilung der Reaktionsprodukte, die bei diesen Untersuchungen beobachtet wurde, zeigt, daß die Peptide ebenfalls in den elektronendichten Granula der paraganglionären Zellen gespeichert werden. Als Abkömmlinge des Neuroektoderms weisen die paraganglionären Zellen auch andere Charakteristika neuroendokriner Zellen auf, wie Immunreaktivität für *Neuronen-spezifische Enolase (NSE)* und *Chromogranin A.*

Die **Funktion** der Paraganglien ist zur Zeit noch nicht vollkommen klar, doch ist für das Glomus caroticum nachgewiesen, daß es als **Chemorezeptor** auf das Absinken von pO_2, das Ansteigen von pCO_2 und auf Azidität im Blut anspricht. Vom Sinusnerv, einem Ast des N. glossopharyngeus, der das Glomus caroticum versorgt, können afferente Impulse abgeleitet werden, sobald man die erwähnten Reize setzt.

Ob dabei die Hauptzellen des paraganglionären Gewebes als Sinneszellen (Rezeptorzellen) fungieren oder ob freie Axonendigungen direkt als Rezeptoren wirksam sind, ist noch nicht entschieden.

Man neigt heute zur Annahme, daß Axonendigungen, die für das Absinken des Sauerstoffpartialdruckes empfindlich sind, durch sog. **reziproke Synapsen** auch die chromaffinen Zellen steuern. Bei dieser Art von Synapse findet man im Bereich der Membranappositionen Ansammlungen der beschriebenen elektronendichten Granula auf Seite der chromaffinen Zelle und Ansammlungen von leeren, sog. synaptischen Bläschen in den Axonendigungen. Die Hypothese sieht vor, daß die Abnahme des Sauerstoffpartialdruckes zur Depolarisierung der Axon-

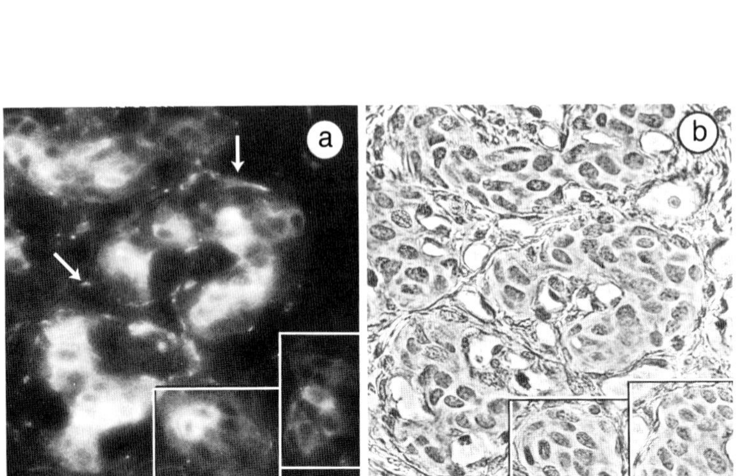

Abb. 16.30-3 Formaldehyd-induzierte Fluoreszenz der Katecholamine im Glomus caroticum (a), und (b) die gleiche Stelle des ungefärbten Präparates im Phasenkontrastmikroskop. Man sieht zarte, fluoreszierende Axone (Pfeile in a) zwischen den Gruppen unterschiedlich stark aufleuchtender paraganglionärer Zellen; besonders in den umrandeten Arealen zeigen die Hauptzellen deutliche Unterschiede in ihrer Fluoreszenzintensität. Mit Hilfe dieser empfindlichen histochemischen Methode läßt sich nachweisen, daß auch nicht chromierbare paraganglionäre Zellen Katecholamine speichern. Vergr. 180fach. (Nach BÖCK u. GORGAS [2])

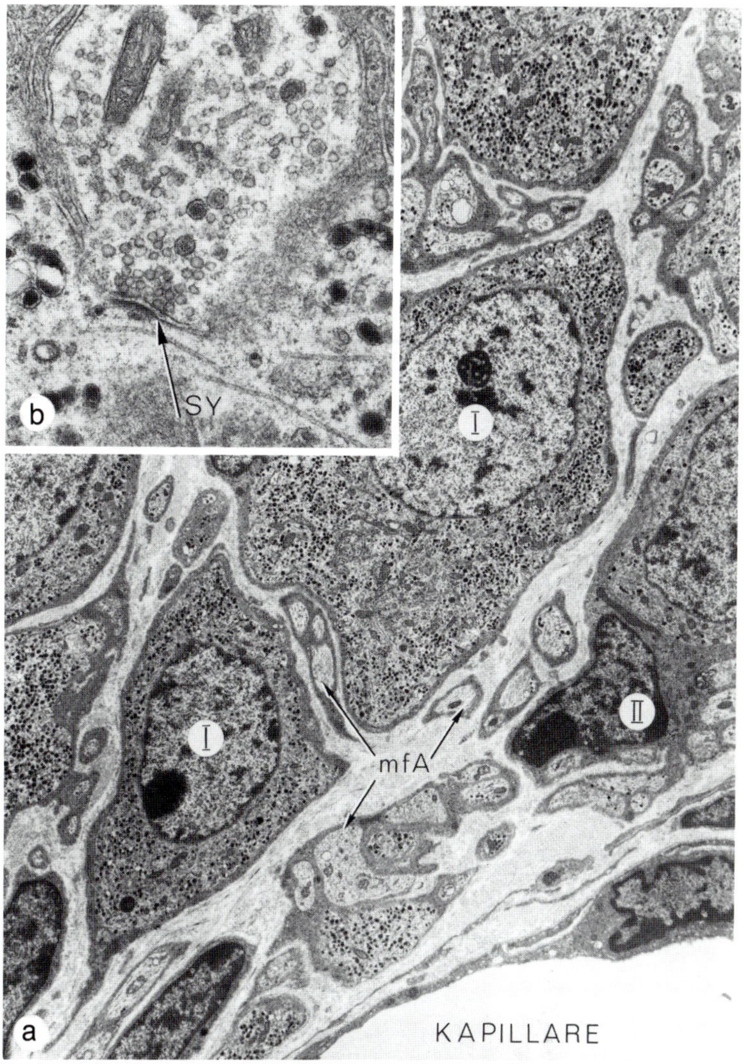

Abb. 16.30-4 Paraganglionäres Gewebe aus dem Plexus suprarenalis vom Meerschweinchen. (a) Die elektronenmikroskopische Übersichtsaufnahme zeigt mehrere Hauptzellen (I) und Hüllzellen (II), die mit ihren Zytoplasmafortsätzen die Hauptzellen umfassen. Im Gegensatz zum Glomus caroticum liegen die Hauptzellen in diesem Fall einzeln und sind nicht zu epitheloiden Inseln vereinigt. Hauptzellen sind durch zahllose elektronendichte Granula im Zytoplasma ausgezeichnet. Zwischen den Zellen liegen angeschnitten plumpe Fortsätze der Hauptzellen, die anhand der Granula identifiziert werden können, sowie markfreie Axone (mfA). Vergr. 2500fach. (b) Synaptische Axonendigung (SY) an einer paraganglionären Zelle. Der Pfeil weist auf den synaptischen Spalt, links davon die postsynaptische Membranverdickung, rechts die Ansammlung von synaptischen Bläschen in der Axonendigung. Vergr. 13000fach.

endigung führt; dabei wird aus den dort gelegenen „leeren" Vesikeln ein Transmitter freigesetzt (wahrscheinlich Acetylcholin), der die chromaffine Zelle zur Exozytose der elektronendichten Granula auf der anderen Seite der Synapse bringt; der hier enthaltene Transmitter (wahrscheinlich Dopamin) führt wieder zur Polarisierung der Axonmembran. Das geschilderte System arbeitet so als hemmende Rückkoppelung des Chemorezeptors.

Einzeln gelegene paraganglionäre Zellen in sympathischen Ganglien können durch Ausschüttung von Dopamin zur Hemmung (und dadurch Modulation) der Impulstransmission beitragen. Schließlich ist durch den erwähnten Nachweis von Enkephalinen in paraganglionären Zellen die Hypothese einer endokrinen Funktion wieder aktuell geworden.

Gegen die Annahme, daß die Hauptzellen der Paraganglien Sinneszellen sind, spricht neben histologischen Gesichtspunkten (Lage im Endoneuralraum von Nerven, Aufbau epitheloider Zellnester ohne Polarisierung) die Beobachtung, daß sich aus allen Paraganglien Geschwülste entwickeln können, sog. **Paragangliome** oder **Chemodektome.** Dabei soll der letztere Name andeuten, daß sich der Tumor von einem Gewebe herleitet, für das chemorezeptorische Fähigkeiten bestehen. Entsprechend der Entdifferenzierung der Geschwulst ist die Fähigkeit der Paragangliome, Katecholamine zu synthetisieren und zu speichern, unterschiedlich ausgeprägt.

Die Paraganglien sollen beim Menschen im Verlauf des Lebens eine **Rückbildung** erfahren, von der nur das Nebennierenmark und das Glomus caroticum ausgenommen sind. Es ist aber auch denkbar, daß einfach nur die Zahl der paraganglionären Zellen nach der Geburt konstant bleibt. Im heranwachsenden Organismus würden dann disseminierte Zellgruppen immer unscheinbarer werden.

Literatur

[1] Böck, P.: The Paraganglia. In: Oksche, A., L. Vollrath (Hrsg.): Handbuch der mikroskopischen Anatomie des Menschen, 6. Bd., 8. Teil. Springer, Berlin–Heidelberg–New York 1982.

[2] Böck, P., K. Gorgas: Catecholamine fluorescence and staining with lead haematoxylin of the carotid body type I-cells. In: Coupland, R. E., W. G. Forssmann (eds.): Peripheral Neuroendocrine Interaction, pp. 106–111. Springer,

Berlin–Heidelberg–New York 1978.
[3] Heym, Ch. (ed.): Histochemistry and Cell Biology of Autonomic Neurons and Paraganglia. Springer, Berlin–Heidelberg–New York 1987.
[4] Kjaergaard, J.: Anatomy of the Carotid Glomus and Carotid Glomus-like Bodies (Non-chromaffin Paraganglia). F. A. D. L.'s Forlage, Copenhagen 1973.
[5] Watzka, M.: Die Paraganglien. In: v. Möllendorff, W. (Hrsg.): Handbuch der mikroskopischen Anatomie des Menschen. 6. Bd., 4. Teil, S. 262–308. Springer, Berlin 1943.
[6] Yates, R. D., J. A. Mascorro, J. T. Hansen, I-Li Chen: Comparison of the structure of carotid and subclavian bodies and abdominal paraganglia. In: Eränkö, O. (ed.): SIF cells. Structure and Function of the Small, Intensely Fluorescent Sympathetic Cells, pp. 54–65. Fogarty International Center Proceedings No. 30, 1976.

Sachverzeichnis

Halbfett gesetzte Seitenzahlen beziehen sich auf die Hauptfundstellen des Stichwortes

D

L

N

O

Q

R

T